Dictionnaire médical *de poche*

Ibrahim Marroun
Thomas Sené

Jacques Quevauvilliers

Dictionnaire médical *de poche*

3e édition

Elsevier Masson

ELSEVIER

Elsevier Masson SAS, 65, rue Camille-Desmoulins, 92442 Issy-les-Moulineaux cedex, France

Dictionnaire médical de poche 2018, 3e édition, de Ibrahim Marroun, Thomas Sené
et Jacques Quevauvilliers.

ISBN : 978-2-294-74721-2
e-ISBN : 978-2-294-74902-5

Les figures de l'atlas anatomique ont étés réalisées par Cyrille Martinet

Mode d'emploi

Pour chaque entrée sont indiqués :

► le genre grammatical : substantif masculin *(s. m.)*, substantif féminin *(s. f.)*, verbe *(v.)*, adjectif *(adj.)* ;

► la traduction anglaise : *(angl. ...)* ;

► la ou les définitions : **1. ... 2. ... ;**

► les déclinaisons : ⌔ ;

► les synonymes : SYN. ;

► ou un renvoi : ☞ ; pour les termes anatomiques, un renvoi systématique vers les termes de la nouvelle nomenclature.

Abréviations utilisées

adj.	adjectif	mg	milligramme
angl.	anglais	min	minute
cm	centimètre	ml	millilitre
Eq	équivalent	mol	mole
s. f.	substantif féminin	µm	micromètre
g	gramme	nm	nanomètre
h	heure	s	seconde
l	litre	SI	Système international
lat.	latin	SYN.	Synonyme
m	mètre	U	unité
s. m.	substantif masculin	*v.*	verbe
mEq	milliéquivalent	☞	voir

A

ABAISSE-LANGUE *s. m. (angl. tongue depressor).* Instrument en forme de palette pour abaisser la langue et examiner la cavité buccale et l'oropharynx.

ABANDONNIQUE *adj.* Qualifie une personne craignant l'abandon.

ABAROGNOSIE *s. f. (angl. abarognosis).* Perte de la reconnaissance des sensations de poids.

ABARTICULAIRE *adj. (angl. abarticular).* Qui n'affecte pas une articulation ou qui est situé loin d'elle.

ABASIE *s. f. (angl. abasia).* Perte de la faculté de marcher, par défaut de coordination des mouvements, une astasie est souvent associée.

ABATTEMENT *s. m. (angl. prostration exhaustion).* État caractérisé par une diminution considérable des forces physiques et des fonctions psychiques.

ABCÉDÉ *adj. (angl. abscessed).* Transformé en abcès.

ABCÈS *s. m. (angl. abscess).* Collection purulente contenue dans une cavité néoformée. Il reçoit des noms différents selon sa localisation (alvéolaire, cérébral, mammaire, sous-phrénique, etc.) et selon sa nature ou son étiologie (amibien, streptococcique, etc.). ◇ **ALVÉOLAIRE** *(angl. alveolar —).* Abcès localisé au bord alvéolaire de la dent par suite d'une infection du périodonte et des tissus osseux périalvéolaire et périradiculaire. ◇ **AMIBIEN** *(angl. amebic —).* Complication grave de l'amibiase consistant en une collection purulente généralement hépatique, produite par *Entamoeba histolytica.* ◇ **ANNULAIRE** *(angl. ring —).* Infiltration purulente, en forme d'anneau, de la périphérie de la cornée. ◇ **APICAL** *(angl. apical —).* Tout abcès situé à l'apex d'une racine dentaire ou d'un organe. ◇ **ARTHRIFLUENT** *(angl. arthrifluent —).* Abcès froid, habituellement tuberculeux, dont le point de départ est une lésion ostéo-articulaire et qui s'étend dans les tissus mous environnants. Peu utilisé. ◇ **ASEPTIQUES (SYNDROME DES)** *s. (angl. aseptic abscess).* Syndrome caractérisé par la survenue de collections profondes abcédées, souvent récidivantes, sans étiologie infectieuse identifiée. Parfois associé à des maladies systémiques. ◇ **BILOCULAIRE** *(angl. bicameral or shirt-stud —).* Tout abcès formé de deux cavités qui communiquent par un orifice étroit. Il est aussi appelé abcès en bouton de chemise ou en bissac. ◇ **CANALICULAIRE** *(angl. galactophoric —).* Abcès développé dans les canaux galactophores de la glande mammaire. SYN. *ABCÈS GALACTOPHORIQUE.* ◇ **CASÉEUX** *(angl. caseous —).* Abcès froid tuberculeux contenant une matière qui, par sa couleur et sa consistance, rappelle le fromage (caséum). ◇ **CHAUD** *(angl. acute —).* Abcès d'évolution rapide, se manifestant par des signes inflammatoires locaux et une réaction générale fébrile. ◇ **EN BOUTON DE CHEMISE** *(angl. shirt-stud —).* ☞ *ABCÈS BILOCULAIRE.* ◇ **ENKYSTÉ** *(angl. encysted —).* Abcès situé dans une cavité séreuse. ◇ **ÉPIDURAL** *(angl. epidural —).* ☞ *ABCÈS EXTRADURAL.* ◇ **EXTRADURAL** *(angl. extradural —).* Abcès situé entre la dure-mère et la table interne de l'os. ◇ **FÉCAL** *(angl. fecal —).* ☞ *ABCÈS STERCORAL.* ◇ **FROID** *(angl. cold —).* Abcès formé au cours d'une infection chronique, habituellement d'origine tuberculeuse ou mycosique, sans signes inflammatoires aigus et sans fièvre. ◇ **GALACTOPHORIQUE** ☞ *ABCÈS CANALICULAIRE.* ◇ **LACRYMAL** *(angl. lacrymal —).* Abcès compliquant une infection du sac lacrymal. ◇ **MARGINAL** *(angl. marginal —).* Abcès situé au niveau de la marge anale. ◇ **MÉTA-**

STATIQUE *(angl. metastatic —).* Abcès secondaire, d'origine embolique dont les germes en cause proviennent d'un foyer à distance et sont véhiculés par voie hématogène. ◇ **MILIAIRE** *(angl. miliary —).* Microabcès souvent multiples, de la grosseur d'un grain de millet, disséminés dans un organe ou un viscère. Habituellement d'origine tuberculeuse. ◇ **DE BRODIE** *(angl. Brodie's —).* Abcès centro-osseux limité par une densification osseuse s'observant dans l'ostéite chronique. ◇ **PÉRITONSILLAIRE** *(angl. peritonsillar —).* Abcès consécutif à la diffusion dans le tissu péritonsillaire de la tonsillite pultacée, suppurée ou phlegmoneuse. SYN. *PHLEGMON PÉRI-AMYGDALIEN.* ◇ **PHLEGMONEUX** *(angl. diffuse phlegmon).* Abcès aigu diffus du tissu conjonctif, non délimité par une paroi. ◇ **PRÉLACRYMAL** *(angl. prelacrymal —).* Abcès formé au niveau de l'os lacrymal ou unguis, se présentant comme une tuméfaction de l'angle interne de l'œil, sous le bord supérieur de l'orbite. ◇ **PRÉMAMMAIRE** *(angl. premammary —).* Petit abcès sous-cutané extraglandulaire du sein, secondaire à l'abcédation d'une lymphangite suppurée. ◇ **PRIMAIRE** *(angl. primary —).* Abcès provenant d'une lésion primitive pyogène. ◇ **RÉSIDUEL** *(angl. residual —).* Abcès formé au niveau des résidus d'un foyer inflammatoire purulent ou séquellaire d'un traitement antibiotique. ◇ **RÉTROCÆCAL** *(angl. retrocecal — ; postcecal —).* Abcès formé en arrière du cæcum, complication de l'appendicite aiguë. ◇ **RÉTROMAMMAIRE** *(angl. retromammary —).* Abcès situé entre la paroi thoracique et la glande mammaire. ◇ **SOUS-MAMMAIRE** ☞ *ABCÈS RÉTROMAMMAIRE.* ◇ **SOUS-PÉRITONÉAL** *(angl. subperitoneal —).* Abcès situé entre la paroi abdominale et le péritoine pariétal. ◇ **SOUS-PHRÉNIQUE** *(angl. subphrenic —).* Abcès abdominal situé en dessous du diaphragme et localisé à l'étage ou à une partie de l'étage sus-mésocolique, compliquant généralement un processus suppuré intra-abdominal. ◇ **STERCORAL** *(angl. stercoral —).* Abcès pariéto-abdominal ou périnéal fistulisé dans le gros intestin et qui contient des matières fécales. ◇ **STÉRILE** *(angl. sterile —).* Abcès dont le contenu, après culture, ne révèle pas la présence de micro-organismes. ◇ **TONSILLAIRE** *(angl. tonsillar —).* Abcès de l'une ou des deux tonsilles, complication d'une tonsillite suppurée. ◇ **TRAUMATIQUE** *(angl. traumatic —).* Abcès secondaire à l'infection d'un hématome ou de résidus nécrotiques. ◇ **URINEUX** *(angl. urinary —).* Abcès formé à proximité de l'urètre, à la suite d'une plaie de celle ci.

ABDOMEN *s. m. (NA. abdomen). (angl. abdomen belly).* Partie inférieure du tronc, située entre le thorax, dont elle est séparée par le diaphragme, et le bassin. La cavité de l'abdomen (cavité abdominale) contient la plus grande partie de l'appareil digestif, de l'appareil urinaire et des organes génitaux internes. ◇ **AIGU** *(angl. acute abdominal syndrome).* Syndrome abdominal aigu pouvant nécessiter une intervention chirurgicale rapide. ◇ **EN ACCORDÉON** Augmentation de volume de l'abdomen, qui apparaît et disparaît rapidement. ◇ **OBSTIPUM** *(angl. obstipum abdomen).* Malformation congénitale rare consistant en un raccourcissement d'un muscle droit de l'abdomen. ◇ **PENDULUM** ☞ *VENTRE EN BESACE.*

ABDOMINAL *adj. (angl. abdominal).* Qui se rapporte à l'abdomen.

ABDUCENS (NERF) *(NA. n. abducens). (angl. abducens nerve).* Sixième paire des nerfs crâniens innervant le muscle droit latéral de l'œil. SYN. *NERF MOTEUR OCULAIRE EXTERNE. ATLAS ANATOMIQUE DES NERFS EN ANNEXE.*

ABDUCTEUR *adj. (angl. abducens abducent).* Se dit d'un muscle qui sert à l'abduction. S'emploie aussi comme substantif.

ABDUCTION *s. f. (angl. abduction).* Mouvement par lequel un membre ou un segment de membre est écarté de l'axe médian du corps, et position qui en résulte.

ABERRANT *adj. (angl. aberrant).* Qui dévie du cours normal ou du type habituel ; se dit d'un organe ou d'un tissu situé en dehors de sa localisation normale.

ABERRATION *s. f.* **1.** Toute déviation de l'état normal. **2.** Tout défaut de l'image donnée par un instrument d'optique, un système optique (tel que l'œil). ◇ **CHROMATIQUE** *(angl. chromatic—).* Aberration optique due au fait que l'indice de réfraction d'une substance varie en fonction de la longueur d'onde de la lumière qui la traverse. ◇ **CHROMOSOMIQUE** *(angl. chromosome—).* Altération de la structure d'un chromosome par rapport au chromosome d'origine. Les principales aberrations sont la délétion, la translocation, l'inversion et la duplication. SYN. *MUTATION.* ◇ **DIOPTRIQUE** ☞ *ABERRATION SPHÉRIQUE.* ◇ **SPHÉRIQUE** *(angl. spherical—).* Défaut des surfaces optiques selon lequel les rayons lumineux réfractés au voisinage de la périphérie ne convergent pas exactement au foyer. Le foyer d'un tel système optique n'est donc pas ponctuel. SYN. *ABERRATION DIOPTRIQUE.*

ABH (ANTIGÈNES) *(angl. ABH antigens).* Antigènes mucopolysaccharidiques érythrocytaires des groupes sanguins A, B et AB ; voir aussi H (substance). Ce sont des agglutinogènes.

ABLATION *s. f. (angl. ablation).* Action d'enlever du corps un de ses organes ou une formation pathologique. SYN. *EXÉRÈSE, EXCISION, EXTIRPATION.* ◇ **ENDOCAVITAIRE** ☞ *ABLATIVES (MÉTHODES).*

ABLATIVES (MÉTHODES) *(angl. ablation techniques).* Destruction par électrocoagulation (par radiofréquence) d'une partie localisée des voies de conduction intracardiaques au cours de troubles graves du rythme.

ABLÉPHARIE *s. f. (angl. ablephary).* Absence congénitale des paupières.

ABO (SYSTÈME) *(angl. ABO blood group).* Un des principaux groupes sanguins érythrocytaires. La détermination du groupe dans le système ABO (A, B, AB ou O) se base sur les caractéristiques des antigènes présents à la surface des érythrocytes (A, B, AB ou O) et sur les anticorps présents dans le sang (anticorps anti-A, anti-B). Une transfusion entre 2 groupes ABO incompatibles entraîne un accident transfusionnel immédiat. Le groupe O est donneur universel et le groupe AB receveur universel. ☞ *GROUPE SANGUIN (ÉRYTHROCYTAIRE).*

ABORTIF *adj.* **1.** Qui provoque l'avortement (s'emploie aussi comme substantif). **2.** Qui n'aboutit pas au terme normal de son développement. EX. *fœtus abortif.*

ABOUCHEMENT *s. m. (angl. connexion).* Application de l'ouverture d'un conduit à celle d'un autre conduit afin qu'ils communiquent. EX. *abouchement de vaisseaux.*

ABOULIE *s. f. (angl. abulia).* Perte ou diminution de la volonté ; le désir ou la volonté d'agir peuvent persister alors que l'énergie pour le faire manque. S'observe surtout chez les dépressifs, les obsessionnels et au cours des démences.

ABRACHIE *s. f. (angl. abrachia).* Absence congénitale des bras.

ABRASION *s. f.* **1.** Action de racler ou frotter à l'aide d'un objet dur. **2.** Ablation par raclage de certaines formations cutanées ou muqueuses. ◇ **DENTAIRE** *(angl. dental—).* Usure physiologique ou pathologique des dents.

ABSENCE *s. f. (angl. absence).* Atténuation ou suspension brève de la conscience qui accompagne certaines crises épileptiques généralisées de type petit mal.

ABSORBANT **1.** *adj.* Qui absorbe ; qui est capable d'absorber. **2.** *s. m.* Substance qui peut absorber un gaz, un liquide ou un rayonnement.

ABSORPTIOMÉTRIE *s. f. (angl. bone absorptiometry).* SYN. *OSTÉODENSITOMÉTRIE.*

ABSORPTION *s. f.* **1.** Pénétration et rétention d'une substance venant de l'extérieur dans la structure interne d'une autre substance. **2.** Dissipation d'une partie de l'énergie d'un rayonnement électromagnétique ou corpusculaire dans un milieu matériel.

ABSTINENCE *s. f. (angl. abstinence).* Renonciation partielle ou totale à la satisfaction d'une envie. ☞ *JEÛNE, DIÈTE.*

ABUS ◇ **DE SUBSTANCES PSYCHOACTIVES** *s. m. (angl. abuse).* Usage exagéré d'une substance ou d'un médicament nocif pour la santé (abus de tabac, d'alcool, etc.).

ACALCULIE *s. f. (angl. acalculia).* Incapacité de reconnaître ou d'écrire des chiffres et d'effectuer des calculs élémentaires simples, observée dans certaines aphasies.

ACANTHOCYTE *s. m. (angl. acanthocyte).* Hématie déformée, d'aspect irrégulièrement épineux. ☞ *ÉCHINOCYTE.*

ACANTHOME *s. m. (angl. acanthoma).* Tumeur cutanée formée aux dépens de la couche muqueuse de Malpighi, comme la verrue vulgaire.

ACANTHOSIS NIGRICANS *(angl. acanthosis nigricans).* Pigmentation anormale de la peau localisée principalement aux aisselles, au cou et aux régions génitocrurales qui présente des végétations papillomateuses ; coexistence fréquente avec un cancer digestif en particulier de l'estomac. L'acanthosis nigricans s'observe également dans une forme de diabète avec hyperinsulinisme majeur par absence génétique de récepteurs à l'insuline. SYN. *DYSTROPHIE PAPILLAIRE ET PIGMENTAIRE.*

ACAPNIE *s. f. (angl. acapnia).* Diminution de la quantité d'anhydride carbonique dans le sang. SYN. *HYPOCAPNIE.*

ACARBOSE *s. m. (angl. acarbose).* Inhibiteur de l'α-glucosidase, enzyme nécessaire à la dégradation intestinale des disaccharides en monosaccharides, empêchant donc l'absorption de ces derniers. Il est utilisé dans le traitement du diabète non insulinodépendant.

ACARICIDE *adj. (angl. acaricide).* Qui détruit les acariens. S'emploie aussi comme substantif.

ACARIENS *s. m. pl. (angl. Acari).* Ordre d'arthropodes appartenant à la classe des Arachnides. De nombreux acariens vivent en parasites sur l'homme et les animaux, par exemple le sarcopte de la gale, les tiques, etc.

ACAUDÉ *adj. (angl. acaudate ; acaudal).* Dépourvu de queue ou de coccyx.

ACCÉLÉRINE *s. f. (angl. accelerin).* Facteur de la coagulation, produit par l'activation de la pro-accélérine (facteur V), accélérant la transformation de prothrombine (facteur II) en thrombine (facteur IIa). SYN. *FACTEUR VI.*

ACCÈS *s. m. (angl. fit).* Phénomène morbide évoluant par poussées aiguës, plus ou moins régulières. Ex. *accès de fièvre, de goutte, de toux.*

ACCESSOIRE *adj. (angl. accessory).* Auxiliaire, qui vient s'ajouter à un autre organe généralement plus important ; se dit de certaines glandes, de certains muscles ou nerfs. ◇ **(NERF)** *adj. (NA. n. accessorius). (angl. — nerve).* Onzième paire crânienne, moteur pour le sternocléidomastoïdien et le trapèze. SYN. (désuet) *NERF SPINAL. ATLAS ANATOMIQUE DES NERFS EN ANNEXE.*

ACCIDENT *s. m. (angl. accident).* Se dit de tout phénomène traumatique ou morbide fortuit qui survient chez un individu sain ou au cours d'une maladie. ◇ **DU TRAVAIL** *(angl. professional —).* Événement imprévu survenu du fait ou à l'occasion du travail, qui provoque une lésion ou une perturbation fonctionnelle de l'organisme, temporaire ou permanente. ◇ **PRIMAIRE, SECONDAIRE, TERTIAIRE** *(angl. primary, secondary, tertiary stages of syphilis).* Manifestations qui caractérisent les différentes périodes évolutives de la syphilis. On parle également de phase primaire, secondaire… ◇ **ISCHÉMIQUE TRANSITOIRE** Syndrome neurologique résolutif en moins de 24 heures en rapport avec une ischémie dans un territoire encéphalique limité, généralement par embolie artérielle. ◇ **VASCULAIRE CÉRÉBRAL** *(angl. cerebral stroke).* Terme regroupant les pathologies cérébrales en rapport avec une ischémie (Ex. *embolie ou thrombose*) ou une hémorragie.

ACCOMMODATION *s. f.* **1.** Modification généralement spontanée de l'œil lui permettant de voir distinctement des objets à des distances différentes. Elle est principalement réalisée par le muscle ciliaire et le cristallin. L'amplitude de l'accommodation se mesure en dioptries. **2.** En obstétrique, modification dans le dernier trimestre de la grossesse, de la position du fœtus : tête dans la partie la plus large de l'utérus et siège dans la partie supérieure. ◇ **ABSOLUE** *(angl. absolute —).* Pouvoir d'accommodation de chaque œil, pris séparément. ◇ **NÉGATIVE** *(angl. negative —).* Accommodation de l'œil lors de la vision des objets au loin, par relâchement du muscle ciliaire. ◇ **POSITIVE** *(angl. positive —)*. Accommodation de l'œil lors de la vision des objets rapprochés, par contraction du muscle ciliaire. ◇ **RELATIVE** *(angl. relative —)*. Pouvoir d'accommodation d'un œil variant du repos à l'effort maximal d'accommodation.

ACCOUCHEMENT *s. m. (angl. delivery ; labor)*. Ensemble des phénomènes mécaniques et physiologiques conduisant à la sortie du fœtus et de ses annexes hors des voies génitales maternelles. L'accouchement se déroule en trois temps : dilatation du col, expulsion du fœtus et délivrance. ◇ **DIRIGÉ** *(angl. induced labor)*. Accouchement au cours duquel le médecin intervient par des moyens divers pour abréger le travail ou le rendre moins douloureux. ◇ **DYSTOCIQUE** *(angl. dystocia)*. Accouchement pathologique dont la cause est d'origine fœtale ou maternelle. ◇ **GÉMELLAIRE** *(angl. twins delivery)*. Accouchement de deux fœtus jumeaux. ◇ **PRÉMATURÉ** *(angl. early delivery)*. Accouchement d'un fœtus viable avant 37 semaines d'aménorrhée. ◇ **PROVOQUÉ** *(angl. induced labor)*. Accouchement s'effectuant à la suite d'un déclenchement artificiel du travail, provoqué soit par la rupture des membranes, soit par l'administration de médicaments stimulant la maturation du col utérin ou la contraction utérine.

ACCOUCHEUR ◇ **(MAIN D')** *s. m.* ☞ *MAIN D'ACCOUCHEUR.*

ACCOUTUMANCE *s. f. (angl. addiction habituation)*. Augmentation de la tolérance à une drogue développée à la suite de son administration répétée. ◇ **OU TOLÉRANCE** La nécessité d'augmenter la quantité consommée d'une substance psychoactive afin d'obtenir le même effet initial.

ACCRÉTION *s. f.* **1.** Croissance normale d'un tissu par apport de substances organiques. **2.** Adhérence de parties normalement séparées.

ACE Abréviation d'antigène carcino-embryonnaire.

ACELLULAIRE *adj.* **1.** Qui est dépourvu de cellules. **2.** Se dit des micro-organismes dont l'organisation interne est différente de celle d'une cellule.

ACÉPHALE *adj. (angl. acephalous)*. Qui est dépourvu de tête.

ACÉTABULAIRE *adj. (angl. acetabular)*. Qui se rapporte ou qui appartient à l'acétabulum.

ACÉTABULUM *s. m. (NA. acetabulum). (angl. acetabulum)*. Cavité de l'os coxal dans laquelle vient s'articuler la tête du fémur. SYN. *CAVITÉ COTYLOÏDE, COTYLE.*

ACÉTAZOLAMIDE *s. m. (angl. acetazolamide)*. Dérivé sulfamidé inhibiteur de l'anhydrase carbonique. Il est utilisé dans le traitement du glaucome et du mal des montagnes.

ACÉTIQUE *adj. (angl. acetic)*. Qui est de la nature du vinaigre ou de l'acide acétique. ◇ **(ACIDE)** *(angl. — acid)*. Liquide incolore, d'odeur fortement piquante, de formule CH_3COOH. Il est soluble dans l'eau, l'alcool et l'éther. À l'état pur, il agit comme caustique. En solution, il est utilisé comme antiseptique.

ACÉTONE *s. f. (angl. acetone)*. Liquide incolore, d'odeur fruitée caractéristique et de saveur brûlante. On la trouve dans l'urine des diabétiques et des sujets soumis à un jeûne glucidique.

ACÉTONÉMIE *s. f. (angl. acetonemia)*. Présence d'acétone ou d'autres corps cétoniques dans le sang. SYN. *CÉTONÉMIE.*

ACÉTONURIE *s. f. (angl. ketonuria)*. Présence d'acétone dans l'urine. SYN. *CÉTONURIE.*

ACÉTYLCHOLINE *s. f. (angl. acetylcholine)*. Ester acétylé de la choline. C'est le médiateur de l'influx nerveux du système parasympathique, du système préganglionnaire sympathique, des plaques motrices musculaires et de la médullo-surrénale. Elle a des propriétés vasodilatatrices, bronchoconstrictrices et renforce le péristaltisme intestinal.

ACÉTYLCHOLINESTÉRASE *s. f. (angl. acetylcholinesterase)*. Enzyme inactivant l'acétylcholine. Elle est inhibée par différents produits, dont certains s'utilisent comme insecticides d'action toxique sur le système nerveux, et certains traitements de la myasthénie.

ACÉTYLCYSTÉINE *s. f. (angl. acetylcysteine).* Médicament utilisé comme mucolytique.

ACÉTYLSALICYLIQUE (ACIDE) *(angl. acetylsalicylic acid).* Composé inhibiteur de la cyclo-oxygénase, doté de propriétés analgésiques (pour des douleurs d'intensité légère ou modérée), antipyrétiques, anti-inflammatoires et antiagrégantes plaquettaires. SYN. (nom déposé) *ASPIRINE.*

AcHA Abréviation pour anticorps anti-HA. ☞ *HÉPATITE A (HA).*

ACHALASIE *s. f. (angl. achalasia).* Relâchement défectueux d'un sphincter par anomalie des contractions sus-jacentes. ◇ **DU CARDIA** ☞ *CARDIOSPASME.* ◇ **PELVI-RECTALE** *(angl. pelvi-rectal —).* Dilatation et hypertrophie du côlon d'origine congénitale. ◇ **SPHINCTÉRIENNE** *(angl. sphincteral —).* Achalasie d'un ou de plusieurs des muscles sphinctériens du gros intestin.

AcHBc Abréviation pour anticorps anti-HBc. ☞ *HÉPATITE B (HB).*

AcHBe Abréviation pour anticorps anti-HBe. ☞ *HÉPATITE B (HB).*

AcHBs Abréviation pour anticorps anti-HBs. ☞ *HÉPATITE B (HB).*

ACHÉILIE *s. f. (angl. acheilia).* Absence congénitale d'une ou des deux lèvres.

ACHILLE (TENDON D') ☞ *TENDON CALCANÉEN.*

ACHILLÉEN *adj. (angl. achillous).* Qui se rapporte au tendon achilléen (tendon calcanéen).

ACHIRIE *s. f. (angl. acheiria).* Absence congénitale d'une ou des deux mains. SYN. *ACHEIRIE.*

ACHLORHYDRIE *s. f. (angl. achlorhydria).* Absence d'acide chlorhydrique dans le suc gastrique. SYN. *ANACHLORHYDRIE.*

ACHOLIE *s. f. (angl. acholia).* Diminution ou arrêt de la sécrétion biliaire.

ACHONDROPLASIE *s. f. (angl. achondroplasia).* Maladie héréditaire grave du nourrisson, à transmission autosomique dominante, consistant en un défaut de développement des cartilages rhizoméliques des membres, qui entraîne un nanisme dysharmonieux. SYN. *MALADIE DE PARROT.*

ACHROMATOPHILE *adj. (angl. achromatophil).* Qui résiste à l'action des colorants.

ACHROMATOPSIE *s. f. (angl. achromatopsia).* Absence congénitale (affection autosomique récessive) ou acquise de la perception des couleurs, rendant la vision grise. SYN. *ACHROMASIE.* ◇ **PARTIELLE** ☞ *DYSCHROMATOPSIE.*

ACHROMIE *s. f. (angl. achromia).* Absence ou diminution de la pigmentation cutanée et, en général, absence de coloration d'un élément quelconque. ◇ **CONGÉNITALE TOTALE** ☞ *ALBINISME.*

ACHYLIE *s. f. (angl. achylia).* Absence de sécrétion. ◇ **GASTRIQUE** *(angl. gastric —).* Absence dans le suc gastrique d'acide chlorhydrique et d'enzymes gastriques, due à des causes diverses : cancer de l'estomac, maladie de Biermer, gastrite chronique atrophique.

ACICLOVIR *s. m. (angl. aciclovir).* Médicament antiviral, inhibiteur de l'ADN polymérase virale, efficace contre les infections herpétiques, le zona et la varicelle. Le valaciclovir est un précurseur de l'aciclovir, utilisé par voie orale dans les mêmes indications.

ACIDE *s. m. (angl. acid).* Tout corps pouvant libérer des ions H^+ et pouvant réagir avec une base pour former un sel et de l'eau. On distingue : les acides minéraux ou inorganiques d'une part, et les acides organiques d'autre part. ◇ **AMINÉ** *(angl. aminoacid).* Substance contenant une fonction acide (généralement carboxylique) et une fonction amine. On en dénombre 21 qui sont les principaux constituants des protéines. SYN. *AMINOACIDE.* ◇ **AMINÉ ESSENTIEL OU INDISPENSABLE** *(angl. essential aminoacid).* Acide aminé qui ne peut être synthétisé par l'organisme et qui doit donc être fourni par l'alimentation. Huit acides aminés sont indispensables pour l'homme : leucine, isoleucine, lysine, méthionine, phénylalanine, thréonine, tryptophane, et valine. ◇ **AMINÉ SEMI-ESSENTIEL** *(angl. essential aminoacid).* Acide aminé dont la synthèse endogène peut être insuffisante dans certaines situations. C'est le cas de la cystéine, la glutamine, la taurine, l'arginine et l'histidine. ◇ **BILIAIRE**

(angl. bile —). Acide formé dans le foie à partir du cholestérol. Ce sont les acides cholique et chénodésoxycholique qui forment les sels biliaires et les acides lithocolique et désoxycholique formés dans l'intestin. ◇ **GRAS** *(angl. fatty —).* Acide organique dont la molécule comporte une longue chaîne carbonée ouverte et un groupement acide situé en bout de chaîne. Les acides gras constituent notamment les lipides. Ils peuvent être saturés ou non. ◇ **GRAS ESSENTIEL** *(angl. essential fatty —).* Acide gras nécessaire au bon fonctionnement des cellules, qui n'est pas synthétisé par l'organisme, et doit donc être apporté par l'alimentation. Ex. *l'acide linoléique, etc.*

ACIDÉMIE *s. f. (angl. acidemia).* Diminution du pH sanguin.

ACIDES NUCLÉIQUES Ce sont les acides ribonucléiques (Abréviation : ARN). et désoxyribonucléiques (Abréviation : ADN). ☞ *RIBONUCLÉIQUE (ACIDE), DÉSOXYRIBONUCLÉIQUE (ACIDE).*

ACIDITÉ *s. f.* **1.** Propriété d'un acide exprimée par la concentration en ions hydrogène. Elle se traduit par un pH inférieur à 7. **2.** Qualité d'une substance qui a une saveur aigre. ◇ **IONIQUE** Acidité d'une solution représentée par sa concentration en ions H^+ libres. SYN. *ACIDITÉ RÉELLE.* ◇ **POTENTIELLE** Acidité de réserve d'une solution acide, due à l'existence d'ions H^+ susceptibles d'être libérés. ◇ **RÉELLE** ☞ *ACIDITÉ IONIQUE.* ◇ **TITRABLE URINAIRE** *(angl. urinary titratable acidity).* Concentration d'ions H^+ libres dans l'urine.

ACIDO-ALCOOLO RÉSISTANT *adj. (angl. acid-fast).* Qualifie certains bacilles et notamment les *Mycobactéries*, dont le plus fréquent est le bacille tuberculeux, qui colorées par la fuchsine ne peuvent être décolorées par l'alcool et l'acide nitrique.

ACIDOCÉTOSE *s. f. (angl. ketoacidosis).* Acidose produite par l'accumulation dans l'organisme de grandes quantités de corps cétoniques ; il s'agit d'une conséquence de la glyconéogenèse à partir de la réserve graisseuse de l'organisme ; elle survient en cas de diabète insulinodépendant non traité. ☞ *CÉTOACIDOSE.*

ACIDORÉSISTANT *adj. (angl. acid-fast).* Se dit des bactéries qui, une fois colorées par certains colorants histologiques, résistent à la décoloration par les acides, comme le bacille tuberculeux (BK).

ACIDOSE *s. f. (angl. acidosis).* Trouble de l'équilibre acido-basique avec augmentation de l'acidité, résultant soit d'une formation excessive ou d'une élimination insuffisante d'acides, soit d'une perte excessive de bases. L'acidose se manifeste cliniquement par : fatigue, somnolence, vertiges, céphalées, anorexie, vomissements, diarrhée, etc. ◇ **COMPENSÉE** *(angl. compensated —).* Acidose dans laquelle le pH sanguin reste normal, par la mise en jeu des mécanismes régulateurs de l'équilibre acido-basique. ◇ **DÉCOMPENSÉE** *(angl. uncompensated —).* Acidose dans laquelle le pH sanguin est abaissé au-dessous de 7,35. ◇ **LACTIQUE** *(angl. lactic —).* Acidose due à un taux plasmatique excessif en lactates. Se voit dans le diabète avec insuffisance rénale et hépatique, dans les ischémies tissulaires, dans les états de choc, dans l'intoxication alcoolique et au cours du jeûne et de l'hypoxie. Son pronostic est péjoratif. ◇ **MÉTABOLIQUE** *(angl. metabolic —).* Acidose résultant d'une production excessive d'acides organiques ou inorganiques, ou d'une perte excessive de bases. ◇ **RÉNALE** *(angl. renal —).* Acidose due à une insuffisance rénale globale ou par atteinte tubulaire congénitale. ◇ **RESPIRATOIRE** *(angl. respiratory —).* Acidose due à une rétention de CO_2 dans le sang par insuffisance ventilatoire pulmonaire. ◇ **TUBULAIRE RÉNALE** *(angl. renal tubular —).* Acidose secondaire à un défaut de réabsorption tubulaire de bicarbonates ou par défaut de sécretion des ions H^+.

ACIDURIE *s. f. (angl. aciduria).* Excès d'acides dans l'urine.

ACINÉSIE *s. f. (angl. akinesia).* Impossibilité ou difficulté d'exécuter certains mouvements. Lenteur anormale des mouvements volontaires. SYN. *AKINÉSIE.*

ACINETOBACTER Coccobacilles à Gram négatif, aérobies stricts. Ils sont les agents de septicémies et de processus suppuratifs chez les immunodéprimés et les malades de réanimation. Le plus fréquent étant *A. baumannii*.

ACINEUX *adj. (angl. acinous).* Qui a la forme d'une grappe.

ACINUS *s. m.* **1.** Petite cavité glandulaire arrondie en forme de cul-de-sac, se déversant dans un canal excréteur. **2.** Ensemble anatomique et fonctionnel constitué par la ramification d'une bronchiole terminale en canaux alvéolaires auxquels sont appendus les alvéoles pulmonaires.

ACMÉ *s. f. (angl. acme).* Période d'intensité maximale d'une maladie.

ACNÉ *s. f. (angl. acne).* Affection dermatologique ayant comme point de départ les follicules pilosébacés. ◇ **DES ADOLESCENTS** ☞ *ACNÉ VULGAIRE.* ◇ **AGGREGATA** *(angl. acnea aggregata).* Dermatose inflammatoire chronique formée de folliculites et périfolliculites, dans laquelle les lésions, constituées de pustules, sont groupées en plaques recouvertes de croûtes sèches. SYN. *ACNÉ CONGLOBATA.* ◇ **ATROPHIQUE** ☞ *ACNÉ VULGAIRE.* ◇ **BROMIQUE** ☞ *ACNÉ HALOGÉNIQUE.* ◇ **CACHECTICORUM** *(angl. folliclis).* Tuberculose cutanée du tronc et des jambes avec cicatrices indélébiles. ◇ **CHÉLOÏDIENNE** *(angl. keloid —).* Variété d'acné vulgaire caractérisée par des folliculites papuleuses localisées à la nuque, déterminant à la longue des bourrelets fibreux cicatriciels. ◇ **CONGLOBATA** ☞ *ACNÉ AGGREGATA.* ◇ **CORNÉE** *(angl. acnea cornea).* Kératose folliculaire se présentant sous forme de placards d'évolution subaiguë ou chronique. ◇ **ECZÉMATIQUE** ☞ *ACNÉ MILIAIRE RÉCIDIVANTE.* ◇ **ÉLÉPHANTIASIQUE** ☞ *RHINOPHYMA.* ◇ **HALOGÉNIQUE** *(angl. halogenous —).* Acné due à l'utilisation d'halogènes. Ce terme s'applique à l'acné bromique et à l'acné iodique. ◇ **HYPERTROPHIQUE** ☞ *RHINOPHYMA.* ◇ **IODIQUE** *(angl. iodid —).* ☞ *ACNÉ HALOGÉNIQUE.* ◇ **JUVÉNILE** ☞ *ACNÉ VULGAIRE.* ◇ **KERATOSA** ☞ *ACNÉ CORNÉE.* ◇ **LUPOÏDE** ☞ *BROCQ (SYCOSIS LUPOÏDE DE).* ◇ **MENTAGRA** ☞ *SYCOSIS.* ◇ **MILIAIRE RÉCIDIVANTE** *(angl. grutum).* Variété pustuleuse d'acné rosacée. SYN. *ACNÉ ECZÉMATIQUE.* ◇ **MOLLUSCUM** ☞ *MOLLUSCUM CONTAGIOSUM.* ◇ **NÉCROTIQUE** *(angl. acnea necrotica).* Acné chronique, caractérisée par une éruption papulo-pustuleuse, située principalement sur le front. Les pustules sont groupées, chacune présentant un bouchon central de consistance dure qui, lorsqu'il disparaît, laisse une cicatrice déprimée et indélébile. ◇ **PICEALIS** *(angl. tar —).* Forme d'acné observée chez les ouvriers qui manipulent du goudron ou ceux qui sont exposés aux vapeurs de cette substance. ◇ **PONCTUÉE** ☞ *ACNÉ VULGAIRE.* ◇ **PUSTULEUSE** *(angl. pustulous —).* Variété d'acné vulgaire caractérisée par la présence d'abcès. ◇ **RODENS** ☞ *ACNÉ NÉCROTIQUE.* ◇ **ROSACÉE** *(angl. acnea rosacea).* Inflammation chronique de la face et du nez caractérisée par un érythème, des télangiectasies et des papulo-pustules, apparaissant en général après la quarantaine. SYN. *COUPEROSE.* ◇ **SÉBACÉE CONCRÈTE** ☞ *KÉRATOSE SÉNILE.* ◇ **SÉBACÉE CORNÉE** ☞ *KÉRATOSE FOLLICULAIRE ACUMINÉE.* ◇ **VARIOLIFORME** ☞ *ACNÉ NÉCROTIQUE.* ◇ **VULGAIRE** *(angl. teenage —).* Éruption folliculaire favorisée par les androgènes, caractérisée par des comédons, des papulopustules superficielles ou profondes, localisées le plus souvent au visage, au dos et à la partie supérieure du thorax, chez des sujets jeunes. C'est une complication fréquente de la séborrhée. SYN. *ACNÉ JUVÉNILE, ACNÉ DES ADOLESCENTS.*

ACORÉE *s. f. (angl. acorea).* Absence congénitale de la pupille par agénésie ou imperforation de l'iris. SYN. *ACORIE.*

ACOUMÉTRIE *s. f. (angl. acoumetry).* Étude clinique de l'acuité auditive (tests au diapason de Rinne et de Weber).

ACOUPHÈNE *s. m. (angl. tinnitus).* Perception auditive parasite, objective (acouphène pulsatile d'origine vasculaire, par exemple) ou subjective (bourdonnement, sifflement, etc.).

ACQUIS *adj. (angl. acquired).* Qui n'est pas congénital, mais apparaît après la fécondation.

ACRÂNIE *s. f. (angl. acrania acranius).* Malformation caractérisée par l'absence partielle ou totale du crâne.

ACRINIE *s. f. (angl. acrinia).* Diminution ou absence des sécrétions.

ACROASPHYXIE *s. f. (angl. acroasphyxia).* Pâleur et refroidissement des doigts et des orteils, première phase de la maladie de Raynaud. ◇ **CHRONIQUE** ☞ *ACROCYANOSE.*

ACROCÉPHALIE *s. f. (angl. acrocephalia).* Déformation du crâne qui est anormalement haut, « en pain de sucre » ou « en tour ». Elle est due à une soudure précoce des sutures. SYN. *HYPSICÉPHALIE, OXYCÉPHALIE.*

ACROCYANOSE *s. f. (angl. acrocyanosis).* Cyanose chronique des extrémités observée surtout chez les jeunes filles en rapport avec une hypotonie veinulaire souscutanée.

ACRODERMATITE *s. f. (angl. acrodermatitis).* Dermatite des extrémités. ◇ **ENTÉROPATHIQUE** *(angl. — enteropathica).* Maladie grave de l'enfance qui se caractérise par l'apparition de vésicules et de bulles autour des orifices naturels et au niveau des extrémités, se compliquant d'une diarrhée chronique et d'une alopécie partielle ou complète. Cette affection héréditaire à transmission autosomique récessive est due à une carence en zinc par défaut congénital d'absorption. SYN. *SYNDROME DE DANBOLT ET CLOSS.*

ACROESTHÉSIE *s. f. (angl. acroesthesia).* Sensibilité douloureuse anormale des extrémités.

ACROMACRIE *s. f. (angl. acromacria).* Malformation congénitale des quatre membres, qui sont allongés et grêles.

ACROMÉGALE *adj. (angl. acromegalic).* Qui est atteint d'acromégalie. S'utilise également comme substantif.

ACROMÉGALIE *s. f. (angl. acromegaly).* Maladie chronique caractérisée par l'augmentation du volume des os et des parties molles des mains, des pieds et du visage. Elle est due à une sécrétion exagérée d'hormone somatotrope par un adénome du lobe antérieur de l'hypophyse. L'évolution est sévère avec insuffisance cardiaque, diabète, hypertension artérielle. La survenue de l'acromégalie au moment de la puberté va réaliser un acromégalogigantisme.

ACROMÉLALGIE *s. f. (angl. acromelalgia).* Affection caractérisée par des accès de douleur localisés au niveau des doigts et des orteils survenant le plus souvent la nuit. SYN. *ÉRYTHROMÉLALGIE.*

ACROMÉLIQUE *adj. (angl. acromelic).* Qui se rapporte à l'extrémité d'un membre.

ACROMIAL *adj. (angl. acromial).* Qui se rapporte à l'acromion.

ACROMION *s. m. (NA. acromion). (angl. acromion).* Processus triangulaire de la scapula, qui s'articule avec l'extrémité externe de la clavicule.

ACROPARESTHÉSIE *s. f. (angl. acroparesthesia).* Paresthésie des extrémités à type de fourmillement, d'engourdissement des doigts et de l'avant-bras. Elle est en rapport le plus souvent avec une compression nerveuse périphérique.

ACROPATHIE *s. f. (angl. acropathy).* Terme général désignant toute affection des extrémités. ◇ **ULCÉRO-MUTILANTE** *(angl. Denny-Brown's syndrome).* Affection héréditaire à transmission autosomique dominante, due à une atteinte des nerfs périphériques et des racines postérieures avec maux perforants, déformations osseuses, ostéolyse et troubles sensitifs. Une forme sporadique, non héréditaire, a été décrite sous le nom de syndrome de Bureau et Barrière.

ACROSYNDROME *s. m. (angl. acrosyndrome).* Terme désignant l'ensemble des troubles vasomoteurs des extrémités.

ACTE MANQUÉ *(angl. parapraxis).* Action motrice ou verbale d'apparence illogique qui représente un compromis entre l'intention consciente et un désir refoulé.

ACTE MÉDICAL *(angl. medical treatment).* Acte que seul un médecin est autorisé par la loi à accomplir, et qui caractérise donc sa profession.

ACTH *(angl. ACTH).* Abréviation du terme anglais *adrenocorticotrophic hormone.* ☞ *CORTICOTROPHINE.*

ACTIF *adj. (angl. active).* Qui se caractérise par une action ; s'oppose à passif. Efficace, en parlant d'un médicament.

ACTINIQUE *adj. (angl. actinic).* Se dit d'un rayonnement qui exerce une action chimique (les rayons ultraviolets par exemple).

ACTINITE *s. f. (angl. actinic dermatitis).* Toute inflammation cutanée provoquée par les rayons solaires.

ACTINOCANCER *s. m. (angl. actinocancer).* Cancer cutané secondaire à des radiations lumineuses.

ACTINOMYCES *s. m.* Genre de bactéries anaérobies, dont les espèces *A. israelii* et *A. meyeri* provoquent l'actinomycose chez l'homme.

ACTINOMYCINE *s. f. (angl. actinomycin).* Antibiotique isolé à partir de cultures de *Streptomyces parvulus* utilisé comme antimitotique.

ACTINOMYCOSE *s. f. (angl. actinomycosis).* Maladie chronique infectieuse causée par *Actinomyces israelii*, caractérisée par la formation de lésions granulomateuses indurées, qui s'abcèdent en des points multiples. On en distingue trois formes : cervicofaciale, la plus fréquente, pulmonaire, et abdominale.

ACTINOTHÉRAPIE *s. f. (angl. actinotherapy).* Utilisation des rayons lumineux, infrarouges et ultraviolets, produits artificiellement par des appareils ou lampes, à des fins thérapeutiques.

ACTION *s. f. (angl. action).* Toute fonction ou tout mouvement d'un organe ou de l'ensemble du corps. ◇ **LOCALE, GÉNÉRALE** *(angl. local, general —).* Action qui se manifeste respectivement dans une partie du corps ou dans la totalité de l'organisme.

ACTITEST ☞ *FIBROTEST ET ACTITEST.*

ACTIVATEUR *s. m.* **1.** Substance nécessaire ou favorable à l'activité d'une enzyme ou d'un système enzymatique. **2.** Substance favorisant la croissance d'une substance ou d'une chaîne enzymatique déterminée et participant à la différenciation cellulaire chez l'embryon. ◇ **TISSULAIRE DU PLASMINOGÈNE** *(angl. tissue plasminogen —).* Substance possédant une activité fibrinolytique puissante en transformant le plasminogène du thrombus en plasmine. Son dérivé, le ténectéplase, est utilisé par voie intraveineuse dans le traitement de la thrombose coronarienne aiguë.

ACTIVATION *s. f.* **1.** Accélération ou augmentation de l'activité d'un corps sous l'influence de faibles quantités d'un autre corps ou d'irradiations. **2.** Augmentation de l'excitabilité d'une structure nerveuse sous l'influence d'un stimulus. ◇ **ÉLECTRIQUE DU CŒUR** Née dans le nœud sinusal, l'activation se propage aux atria, atteint le nœud atrioventriculaire puis le faisceau atrioventriculaire et ses branches jusqu'au myocarde ventriculaire avec pour résultat la contraction cardiaque.

ACTIVITÉ *s. f.* **1.** Ensemble d'opérations et d'actions propres à une personne ou à une entité. **2.** En physique, nombre de désintégrations nucléaires spontanées d'une source radioactive par unité de temps. L'unité d'activité est le becquerel. ◇ **OPTIQUE** *(angl. optical —).* Propriété que possèdent certaines substances de faire tourner le plan de polarisation de la lumière qui les traverse. ◇ **RÉNINE PLASMATIQUE** Activité enzymatique plasmatique d'origine rénale conduisant à la formation d'angiotensine I.

ACTOMYOSINE *s. f. (angl. actomyosin).* Substance contractile du muscle, constituée par la combinaison de deux protéines : la myosine A et l'actine.

ACUITÉ *s. f.* **1.** Caractère de ce qui est aigu. **2.** Finesse de perception d'un organe sensoriel (acuité visuelle, acuité auditive).

ACUMINÉ *adj. (angl. acuminate).* Qui se termine en pointe.

ACUPUNCTURE *s. f. (angl. acupuncture).* Méthode thérapeutique connue depuis l'Antiquité, d'origine chinoise, consistant à obtenir un état d'analgésie, par stimulation périphérique des points d'énergie au moyen d'aiguilles. Cette stimulation tonifie ou disperse l'énergie de la zone de l'organe que l'on cherche à soigner.

ACUTISATION *s. f.* Passage d'une maladie d'un état chronique à un état aigu.

ACYL-COA-CHOLESTÉROL ACYL-TRANSFÉRASE *s. f.* Enzyme catalysant l'estérification du cholestérol par transfert d'un radical acyl.

ADACTYLIE *s. f. (angl. adactylia).* Absence congénitale des doigts ou des orteils.

ADAM (POMME D') *(angl. Adam's apple).* Proéminence au niveau de la partie antérieure du cou, formée par le cartilage thyroïde. Elle est plus marquée chez l'homme que chez la femme.

ADAMANTIN *adj. (angl. adamantine).* Qui se rapporte à l'émail dentaire.

ADAMANTINOME *s. m. (angl. adamantinoma).* ☞ *AMÉLOBLASTOME.* ◇ **HYPOPHYSAIRE** *(angl. pituitary —).* ☞ *CRANIOPHARYNGIOME.*

ADAMKIEWICZ (ARTÈRE D') *(NA. arteria radicularis anterior magna). (angl. Adamkiewicz's artery).* Artère nourricière des deux tiers antérieurs de la moelle thoracolombaire. Son interruption entraîne une ischémie médullaire définitive. SYN. *ARTÈRE DU RENFLEMENT LOMBAL.*

ADAMS-STOKES (SYNDROME D') *(angl. Adams-Stokes syndrome).* Ensemble des troubles circulatoires (syncope, chute de la pression artérielle, pâleur) et nerveux (vertiges, crises convulsives) déterminés par un arrêt plus ou moins prolongé de la circulation cérébrale dû à un pouls lent permanent par bloc atrioventriculaire. SYN. *POULS LENT PERMANENT.*

ADAPTATION *s. f.* **1.** Acquisition par un être vivant de caractères anatomiques et physiologiques lui permettant de vivre dans un nouveau milieu ou dans de nouvelles conditions biologiques. **2.** Faculté de l'œil de s'accoutumer à des variations d'intensité lumineuse. ◇ **(SYNDROME D')** Ensemble de réactions générales de l'organisme soumis à une agression.

ADDICTION *s. f. (angl. addiction).* Anglicisme employé pour désigner la dépendance psychique ou physique à une substance mais également à un comportement, une situation ou une relation affective. ☞ *DÉPENDANCE.*

ADDIS (COMPTE D') *(angl. Addis' count).* Dénombrement des éléments (hématies, leucocytes et cylindres) contenus dans l'urine émise sur une période déterminée (en général 3 heures).

ADDISON (MALADIE D') *(angl. Addison's disease).* Insuffisance surrénale chronique avec cinq manifestations majeures : anémie, asthénie, hypotension, troubles gastriques et hyperpigmentation (mélanodermie). Biologie : effondrement du cortisol plasmatique, hyponatrémie, hyperkaliémie et anémie. La rétraction corticale d'origine auto-immune en est la cause. Nécessité d'un traitement à vie par les hormones surrénaliennes.

ADDISONIEN *adj.* **1.** Qui se rapporte à la maladie d'Addison. **2.** Qui est atteint de la maladie d'Addison. Peut être également utilisé comme substantif.

ADDITIF *s. m. (angl. additive).* Toute substance qui, incorporée aux produits naturels, modifie les caractéristiques organoleptiques ou de composition des aliments. Les additifs sont ajoutés intentionnellement dans le but d'améliorer l'aspect, l'arôme, la saveur, la conservation, etc., des aliments.

ADDUCTEUR *adj. (angl. adductor).* Se dit d'un muscle qui entraîne un mouvement d'adduction. S'emploie aussi comme substantif.

ADDUCTEURS (SYNDROME DES) Inflammation tendineuse des muscles adducteurs de la cuisse, après un effort violent.

ADDUCTION *s. f. (angl. adduction).* Mouvement, actif ou passif, par lequel un membre ou un segment de membre est rapproché de l'axe médian du corps ; position qui en résulte. S'oppose à l'abduction.

ADÉNECTOMIE *s. f. (angl. adenectomy).* Exérèse chirurgicale d'un ganglion lymphatique entier (à différencier d'une biopsie ganglionnaire qui ne prélève qu'un fragment de ganglion lymphatique).

ADÉNINE *s. f. (angl. adenine).* Base purique constitutive des acides désoxyribonucléique et ribonucléique, et de certaines coenzymes. Ancienne vitamine B4.

ADÉNITE *s. f. (angl. adenitis).* Inflammation des ganglions (ou nœuds) lymphatiques, se traduisant par une tuméfaction douloureuse. Peut être aiguë, subaiguë ou chronique. SYN. *LYMPHADÉNITE.* ◇ **PHLEGMONEUSE** ☞ *ADÉNOPHLEGMON.*

ADÉNOCANCER *s. m.* SYN. (peu usité d') *ADÉNOCARCINOME.*

ADÉNOCARCINOME *s. m. (angl. adenocarcinoma).* Carcinome développé aux dépens d'un épithélium glandulaire dont la structure rappelle grossièrement celle d'une glande.

ADÉNOCULTURE *s. f.* Mise en culture du suc d'un ganglion (ou nœud) lymphatique obtenu généralement par ponction.

ADÉNOFIBROME *s. m. (angl. adenofibroma).* Association d'un adénome et d'un fibrome : tumeur bénigne formée de tissu conjonctif fibreux et d'éléments glandulaires. SYN. *FIBROADÉNOME.*

ADÉNOFIBROMYOME *s. m. (angl. adenofibromyoma).* Tumeur bénigne formée à la fois de tissu conjonctif, musculaire et glandulaire.

ADÉNOGRAMME *s. m.* Proportion relative des éléments cellulaires trouvés sur un frottis obtenu après ponction d'un ganglion (ou nœud) lymphatique.

ADÉNOHYPOPHYSE *s. f.* ☞ *ANTÉHYPOPHYSE.*

ADÉNOÏDE *adj. (angl. adenoid).* Dont la structure rappelle celle d'une glande (Ex. *épithélioma adénoïde*) ou d'un ganglion (ou nœud) lymphatique (Ex. *végétations adénoïdes*).

ADÉNOÏDECTOMIE *s. f. (angl. adenoidectomy).* Exérèse chirurgicale des végétations adénoïdes.

ADÉNOÏDIEN *adj. (angl. adenoid).* Qualifie les végétations adénoïdes.

ADÉNOLIPOME *s. m. (angl. adenolipoma).* Tumeur glandulaire bénigne contenant une grande quantité de tissu adipeux.

ADÉNOLYMPHITE *s. f. (angl. lymphadenitis).* ☞ *LYMPHADÉNITE, ADÉNITE.*

ADÉNOMATEUX *adj. (angl. adenomatous).* Qui est de la nature d'un adénome, qui se rapporte à un adénome.

ADÉNOMATOSE *s. f. (angl. adenomatosis).* Hyperplasie adénomateuse du parenchyme de plusieurs glandes.

ADÉNOME *s. m. (angl. adenoma).* Tumeur bénigne développée aux dépens d'une formation glandulaire, et dont la structure rappelle plus ou moins celle de la glande dont elle provient. ◇ **ACIDOPHILE** *(angl. acidophilic —).* ☞ *ADÉNOME ÉOSINOPHILE.* ◇ **ALVÉOLAIRE** *(angl. alveolar —).* Adénome dont la structure rappelle celle d'une glande de type alvéolaire. ◇ **BASOPHILE** *(angl. basophilic —).* Adénome hypophysaire constitué de cellules basophiles sécrétant l'ACTH et responsable du syndrome de Cushing. SYN. *ADÉNOME À ACTH.* ☞ *CUSHING (MALADIE DE), CUSHING (SYNDROME DE).* ◇ **CHROMOPHOBE** *(angl. chromophobe —).* Tumeur de l'hypophyse non sécrétante constituée de cellules chromophobes (résistantes aux colorants acides et basiques). SYN. *ADÉNOME NON SÉCRÉTANT.* ◇ **DIVERTICULAIRE** *(angl. umbilical —).* Tumeur bénigne congénitale de l'ombilic, constituée de restes épithéliaux du canal omphalo-mésentérique. ◇ **FIBREUX** ☞ *FIBROADÉNOME.* ◇ **GÉLATINEUX** *(angl. gelatinous goiter).* Goitre colloïde. ◇ **HIDRADÉNOÏDE** ☞ *HIDRADÉNOME.* ◇ **LANGERHANSIEN** ☞ *INSULINOME.* ◇ **LYMPHOMATEUX** ☞ *ADÉNOLYMPHOME, CYSTADÉNOLYMPHOME.* ◇ **OMBILICAL** ☞ *ADÉNOME DIVERTICULAIRE.* ◇ **PLÉOMORPHE** Tumeur parotidienne la plus fréquente, mixte (bénigne à potentiel de dégénérescence maligne). Peut se voir dans toutes les glandes salivaires. ◇ **SÉBACÉ** *(angl. — sebaceum).* Adénome se développant habituellement dans l'épaisseur du cuir chevelu ou dans les téguments de la face et dont la structure rappelle celle des glandes sébacées. ◇ **SUDORIPARE** ☞ *HIDRADÉNOME.* ◇ **TOXIQUE** *(angl. toxic goiter).* Tumeur thyroïdienne bénigne avec hyperthyroïdie ; hyperfixant à la scintigraphie au niveau de l'adénome avec extinction du parenchyme normal ; la TSH est effondrée. ◇ **TUBULEUX** *(angl. tubular —).* Adénome dont les éléments épithéliaux se disposent régulièrement pour constituer des tubes (ou des tubules) de forme et de dimensions variables, plus ou moins réguliers ou enchevêtrés.

ADÉNOMECTOMIE *s. f. (angl. adenomectomy).* Ablation d'un adénome. Ce terme désigne habituellement l'ablation d'un adénome prostatique.

ADÉNOMÉGALIE *s. f. (angl. adenomegaly).* Hypertrophie (ou augmentation de volume) des ganglions (ou nœuds) lymphatiques, de diamètre supérieur à 1cm. SYN. *ADÉNOPATHIE.*

ADÉNOMYOME *s. m. (angl. adenomyoma).* Tumeur bénigne composée de tissu glandulaire et de fibres musculaires lisses.

ADÉNOPATHIE *s. f. (angl. adenopathy).* Hypertrophie (ou augmentation de volume) des ganglions (ou nœuds) lymphatiques, de diamètre supérieur à 1cm. SYN. *ADÉNOMÉGALIE.* ◇ **ANGIO-IMMUNOBLASTIQUE** *(angl. immunoblastic lymphadenopathy).* ☞ *LYMPHOME ANGIO-IMMUNOBLASTIQUE.* ◇ **PRIMAIRE** *(angl. primary state—).* Atteinte nodale observée dans la syphilis primaire. ◇ **SATELLITE** *(angl. satellite lymph node).* Tuméfaction des nœuds lymphatiques qui drainent les vaisseaux lymphatiques provenant de la région où est située la lésion initiale.

ADÉNOPHLEGMON *s. m. (angl. adenophlegmon).* Inflammation suppurée d'un nœud lymphatique et du tissu conjonctif adjacent. SYN. *ADÉNITE PHLEGMONEUSE.*

ADÉNOSARCOME *s. m. (angl. adenosarcoma).* Adénome dont le tissu conjonctif a subi une transformation cancéreuse de type sarcomateux.

ADÉNOSINE *s. f. (angl. adenosine).* Nucléoside formé par l'union d'une molécule d'adénine (base purique) et d'une molécule de D-ribose.

ADENOVIRIDAE Famille de virus à ADN bicaténaire, à symétrie cubique, dépourvus d'enveloppe et présentant des spicules ; leur taille est comprise entre 30 nm et 70 nm. Cette famille comprend les *Aviadenovirus* (touchant les oiseaux), les *Mastadenovirus* (touchant les mammifères), dont les adénovirus.

ADÉNOVIRUS *s. m. (angl. adenovirus).* Virus à ADN bicaténaire, appartenant à la famille des *Adenoviridae* à l'origine d'infections humaines peu graves. Utilisé comme vecteur de thérapie génique.

ADÉNYLCYCLASE *s. f. (angl. adenylcyclase).* Système enzymatique localisé dans la membrane cellulaire et constituant un système biologique important grâce auquel de nombreuses hormones peuvent exercer leur action.

ADH Abréviation pour *antidiuretic hormone*, désignant la vasopressine. ☞ *VASOPRESSINE.*

ADHÉRENCE *s. f. (angl. adhesion).* Union entre deux surfaces ou organes voisins, normalement séparés. Elle peut être congénitale ou secondaire à un processus inflammatoire. ◇ **INTERTHALAMIQUE** *(NA. adhesio interthalamica). (angl. adhesio interthalamica).* Bande de substance grise qui relie les faces internes des deux thalamus.

ADHÉSION PLAQUETTAIRE *(angl. platelet adhesion).* Premier temps de l'hémostase primaire, représentée par l'adhésion des plaquettes à l'endothelium ou au sous-endothélium vasculaire.

ADIADOCOCINÉSIE *s. f. (angl. adiadochokinesis).* Impossibilité d'exécuter rapidement des mouvements alternatifs (faire les marionnettes par exemple) ; elle traduit une lésion cérébelleuse.

ADIPECTOMIE *s. f. (angl. adipectomy).* Ablation chirurgicale d'une masse de tissu adipeux, pratiquée surtout au niveau de la paroi abdominale et de la région fessière. SYN. *LIPECTOMIE.*

ADIPOCYTE *s. m. (angl. adipocyte).* Cellule à contenu lipidique.

ADIPOSE *s. f. (angl. adiposis).* Excès de graisse dans le tissu cellulaire sous-cutané, en particulier lorsqu'elle est circonscrite à certaines régions du corps. SYN. *ADIPOSITÉ.* ◇ **DOULOUREUSE** *(angl. Dercum's disease).* ☞ *DERCUM (MALADIE DE).*

ADIPSIE *s. f. (angl. adipsia).* Diminution ou suppression anormale de la soif.

ADITUS *s. m. (NA. aditus). (angl. aditus).* Mot latin signifiant entrée, accès. ◇ **AD ANTRUM** *s. m.* Canal faisant communiquer la cavité tympanique avec l'antre mastoïdien. SYN. *CANAL TYMPANOMASTOÏDIEN.* ◇ **DE L'AQUEDUC DE SYLVIUS** *(angl. —ad aquaeductum cerebri).* Orifice par lequel l'aqueduc du mésencéphale s'ouvre dans la paroi postéro-inférieure du troisième ventricule. ◇ **LARYNGÉ** *(NA. —laryngis). (angl.*

— *of larynx).* Orifice supérieur du larynx, limité par l'épiglotte, les aryténoïdes et les replis aryténo-épiglottiques. SYN. *MARGELLE LARYNGÉE, ENTRÉE DU LARYNX.*

ADJUVANT *adj.* **1.** Se dit d'une substance qui, administrée avant ou en même temps qu'un antigène, modifie et généralement augmente la réponse immunologique de l'hôte. S'emploie aussi comme substantif. **2.** Se dit d'un traitement destiné à compléter le traitement principal.

ADN *(angl. DNA).* Abréviation d'acide désoxyribonucléique. ☞ *DÉSOXYRIBONUCLÉIQUE (ACIDE).*

ADOLESCENCE *s. f. (angl. adolescence teenage).* Période de la vie comprise entre l'enfance et l'âge adulte.

ADRÉNALECTOMIE *s. f. (angl. adrenalectomy).* Ablation chirurgicale d'une glande surrénale, pouvant être totale ou partielle. SYN. *SURRÉNALECTOMIE.*

ADRÉNALINE *s. f. (angl. adrenaline).* Hormone sécrétée par la médullosurrénale. Elle agit en stimulant les récepteurs adrénergiques post-synaptiques du système orthosympathique. L'adrénaline renforce la fonction cardiaque, accélère le cœur, élève la pression artérielle et contracte les artères (sauf les coronaires et les artères musculaires). Elle inhibe la motricité bronchique et digestive, élève la glycémie et est mydriatique. SYN. *ÉPINÉPHRINE.*

ADRÉNARCHE *s. f. (angl. adrenarche).* Déclenchement, avant la puberté, de la sécrétion androgène surrénalienne.

ADRÉNERGIQUE *adj. (angl. adrenergic).* Qui agit par libération d'adrénaline. EX. *récepteur, nerf adrénergique.*

ADRÉNOLEUCODYSTROPHIE *s. f. (angl. adrenoleukodystrophy).* Affection héréditaire peroxisomale, à transmission récessive liée au X, frappant surtout les jeunes garçons. Elle associe une démyélinisation cérébrale à une insuffisance surrénale et testiculaire. Les cellules surrénaliennes présentent des inclusions lipidiques spécifiques. Il s'agit d'une maladie de surcharge par accumulation d'acides gras de très longue chaîne.

ADRÉNOLYTIQUE *adj. (angl. adrenolytic).* Qui inhibe l'action de l'adrénaline.

ADRÉNOPRIVE *adj. (angl. adrenoprival).* Qui se rapporte ou qui est dû à l'insuffisance ou à l'absence de la fonction surrénalienne.

ADSORPTION *s. f. (angl. adsorption).* Phénomène d'adhésion superficielle, qui se produit lorsqu'une substance solide, liquide ou gazeuse, entre en contact avec une autre substance solide ou liquide, sans qu'il y ait combinaison chimique ou dissolution.

ADULTE *adj. (angl. adult).* Qui est parvenu au terme de sa croissance ou à maturité.

ADVENTICE *s. f. (NA. tunica adventitia vasorum). (angl. tunica adventitia vasorum).* ☞ *TUNIQUE ADVENTICIELLE.*

ADVENTICECTOMIE *s. f. (angl. adventicectomia).* Sympathectomie par résection de l'adventice périartériel.

ADYNAMIE *s. f. (angl. adynamia).* Extrême faiblesse musculaire caractérisant certaines maladies. ☞ *ASTHÉNIE.*

AÉRATEUR TRANSTYMPANIQUE Dispositif (en forme de diabolo ou de tube) introduit à travers le tympan pour faire communiquer l'oreille moyenne et l'oreille externe, afin d'aérer l'oreille moyenne (le plus souvent lors d'otites séro-muqueuses de l'enfant).

AÉRO-ANAÉROBIE *adj. (angl. aeroanareobic).* Se dit d'un micro-organisme pouvant croître aussi bien en milieu aérobie qu'anaérobie.

AÉROBIE **1.** *adj. (angl. aerobic).* Se dit d'un micro-organisme qui a besoin d'air ou d'oxygène libre pour vivre. **2.** *s. m. (angl. aerobe).* Le micro-organisme lui-même. ◇ **FACULTATIF** *(angl. facultative aerobe).* Se dit d'un micro-organisme qui, normalement, ne se développe pas en présence d'oxygène, mais qui, dans certaines conditions, est capable de vivre dans un milieu oxygéné. ◇ **OBLIGATOIRE** *(angl. obligate aerobe).* Se dit d'un micro-organisme qui ne peut vivre qu'en présence d'oxygène libre. SYN. *AÉROBIE STRICT.*

AÉROBILIE *s. f.* Présence d'air dans les voies biliaires.

AÉROCOLIE *s. f.* Distension du côlon par accumulation d'air ou de gaz.

AÉROGASTRIE *s. f. (angl. aerogastria).* Présence d'air dans l'estomac, pouvant provoquer sa distension.

AEROMONAS Genre de bactéries de la famille des *Aeromonadaceae* responsables d'infections opportunistes.

AÉROPHAGIE *s. f. (angl. aerophagia).* Déglutition spasmodique d'air suivie d'éructations.

AÉROSOL *s. m. (angl. aerosol).* Suspension dans l'air ou dans un gaz de particules solides ou liquides dont la dimension est comprise entre 0,1 et 50 micromètres. EX. *aérosols insecticides, aérosols médicamenteux.*

AFFECT *s. m. (angl. affect).* État émotionnel, pénible ou agréable, qui se présente comme une décharge temporaire ou sous une forme stable et prolongée. ◇ **ABRASÉ** *m. (angl. flat).* absence complète d'expression affective. ◇ **ÉMOUSSÉ** *m. (angl. blunted).* Réduction significative de l'intensité de l'expression affective. ◇ **INAPPROPRIÉ** *m. (angl. inappropriate).* Discordance entre l'expression affective et le contenu du discours ou de la pensée.

AFFECTION *s. f. (angl. disease).* État morbide, maladie.

AFFÉRENT *adj. (angl. afferent).* Qui va de la périphérie vers le centre ; qui amène à un organe.

AFFLUX *s. m. (angl. afflux).* Arrivée abondante ou soudaine de sang ou d'un autre liquide dans un organe ou une partie du corps.

AFFRONTEMENT *s. m. (angl. bringing into apposition).* Rapprochement bord à bord des lèvres d'une incision ou d'une plaie, avant sa suture.

AFIBRINOGÉNÉMIE *s. f. (angl. afibrinogenemia).* Absence congénitale ou acquise de fibrinogène sanguin par consommation excessive (coagulation intravasculaire disséminée) ou par excès de destruction (fibrinolyse). L'afibrinogénémie est responsable d'un syndrome hémorragique diffus. SYN. *AFIBRINÉMIE.*

AFIPIA FELIS Bacille à Gram négatif, son caractère pathogène pour l'homme n'est pas prouvé.

AFLATOXINE *s. f. (angl. aflatoxin).* Toxine produite par le champignon *Aspergillus flavus* pouvant contaminer les arachides et provoquer des intoxications alimentaires du bétail et des oiseaux de basse-cour nourris avec des tourteaux d'arachides. On en connaît 4 types naturels : B1, B2, G1 et G2. Les aflatoxines sont régulièrement impliquées dans des intoxications humaines en Afrique et en Asie. Elles sont également impliquées dans le développement de carcinome hépatocellulaire.

AGALACTIE *s. f. (angl. agalactia).* Absence de la sécrétion de lait après l'accouchement, un des éléments du syndrome de Sheehan. SYN. *AGALAXIE.*

AGAMMAGLOBULINÉMIE *s. f. (angl. agammaglobulinemia).* Absence ou diminution très marquée des gammaglobulines plasmatiques. Elle peut être d'origine congénitale ou acquise.

AGAR-AGAR *s. m. (angl. agar).* Substance mucilagineuse, préparée à partir de diverses algues. Elle est utilisée comme laxatif doux et essentiellement comme milieu de culture en bactériologie sous la forme d'une gelée. SYN. *AGAR, GÉLOSE.*

AGASTRIE *s. f. (angl. agastria).* Absence d'estomac.

ÂGE *s. m. (angl. age).* Temps qui s'est écoulé depuis la naissance d'un individu, et dans lequel on distingue quatre périodes : enfance, adolescence, maturité et vieillesse. ◇ **ANATOMIQUE** *(angl. anatomical —).* Degré de développement d'un individu évalué sur la base de l'état de développement du système osseux (degré d'ossification des os, fermeture des fontanelles du crâne). L'âge anatomique ne correspond pas toujours à l'âge chronologique. SYN. *ÂGE OSSEUX.* ◇ **CHRONOLOGIQUE (OU LÉGAL)** *(angl. chronological —).* Âge mesuré en années de vie. ◇ **GESTATIONEL** *(angl. gestational —).* Âge de la grossesse à partir du jour de la conception. ◇ **MENTAL** *(angl. mental —).* Âge qui correspond au développement intellectuel d'un sujet, selon les tests de QI. ◇ **MÛR** ☞ *MATURITÉ.* ◇ **OSSEUX** *(angl. bone —).* ☞ *ÂGE ANATOMIQUE.*

AGÉNÉSIE *s. f.* **1.** Absence ou arrêt de développement d'un organe ou d'une partie du corps. **2.** Incapacité d'engendrer ; stérilité ou impuissance.

AGENT *s. m. (angl. agent).* Substance capable d'agir sur l'organisme. ⬭ **BACTÉRIOLYTIQUE** ☞ *BACTÉRIOPHAGE.* ⬭ **TENSIOACTIF** *(angl. surface active —).* Substance qui diminue la tension superficielle du liquide dans laquelle elle est dissoute.

AGGLUTINATION *s. f. (angl. agglutination).* Groupement en petits amas de cellules ou de micro-organismes porteurs d'un antigène (agglutinogène), en suspension dans un liquide en présence de l'anticorps spécifique (agglutinine) correspondant. ⬭ **FLAGELLAIRE** ☞ *AGGLUTINATION H.* ⬭ **DE GROUPE** *(angl. coagglutination).* Agglutination d'un groupe de micro-organismes voisins par un sérum immun correspondant à un seul d'entre eux. SYN. *COAGGLUTINATION.* ⬭ **H** *(angl. H —).* Type d'agglutination bactérienne due à l'action des anticorps anti-H sur les antigènes flagellaires H. ⬭ **MACROSCOPIQUE, MICROSCOPIQUE** *(angl. macroscopic, microscopic —).* Respectivement, agglutination visible à l'œil nu, et agglutination visible seulement au microscope. ⬭ **O** *(angl. O —).* Type d'agglutination bactérienne due à l'action des anticorps anti-O sur les antigènes somatiques O. ⬭ **PASSIVE** *(angl. passive —).* Agglutination dans laquelle les antigènes sont fixés sur un support inerte. ⬭ **(RÉACTION D')** *(angl. — test).* Réaction permettant d'identifier un antigène en le mettant en présence de l'anticorps correspondant. Inversement, mise en évidence d'un anticorps par l'antigène homologue (sérodiagnostic).

AGGLUTININE *s. f. (angl. agglutinin).* Anticorps capable d'entraîner l'immobilisation et l'agglutination des bactéries ou des cellules auxquelles il correspond de manière spécifique. ⬭ **ANTI-RH** *(angl. anti Rhesus factor).* Agglutinine correspondant à un facteur dit rhésus présent sur les globules rouges de certains sujets dits rhésus positif. Elle n'existe pas normalement dans le sang, mais elle apparaît chez une femme enceinte Rh-négative porteuse d'un fœtus Rh-positif, ou à la suite de plusieurs transfusions avec du sang Rh-positif. ⬭ **CHAUDE** *(angl. warm —).* Anticorps dont l'action est optimum à une température de 37 °C. ⬭ **FROIDE** *s. f. (angl. cryoagglutinin).* Agglutinine dont l'action maximale se produit à basse température, entre 0 et 4 °C ; elle apparaît au cours de certaines infections (mycoplasme, etc.), dans certaines hémopathies lymphoïdes malignes ou de façon idiopathique (maladie des agglutinines froides). ⬭ **IMMUNE** *(angl. immune —).* Agglutinine spécifique qui existe dans le sang d'un sujet préalablement immunisé par l'antigène correspondant. ⬭ **IRRÉGULIÈRE** *(angl. irregular —).* Anticorps présent dans le sérum dirigé contre les hématies mais indépendant du système ABO. ⬭ **NATURELLE** *(angl. natural —).* Agglutinine spécifique produite spontanément sans immunisation préalable par l'antigène correspondant.

AGGLUTINOGÈNE *s. m. (angl. agglutinogen).* Antigène présent dans les bactéries et sur certains globules rouges qui entraîne la production d'agglutinine. ⬭ **A ET B** *(angl. hemagglutinogen).* Agglutinogènes des globules rouges humains avec lesquels réagissent les isoagglutinines anti-A et anti-B correspondantes pour définir les quatre principaux groupes sanguins. ⬭ **RH** ☞ *RH.*

AGITATION *s. f. (angl. agitation).* Désordre psychomoteur avec exaltation psychique réalisant un état d'excitation avec agressivité.

AGLOSSIE *s. f. (angl. aglossia).* Absence congénitale de langue.

AGNATHE *s. m. (angl. agnathus).* Qui est dépourvu de mandibule. (S'emploie également comme adjectif).

AGNOSIE *s. f. (angl. agnosia).* Impossibilité de reconnaître les objets d'après leurs qualités (forme, couleur, température, etc.), bien que les fonctions sensorielles (vision, audition, etc.) soient intactes. Ce trouble est le plus souvent lié à des lésions cérébrales bilatérales. ⬭ **CORPORELLE** ☞ *ASOMATOGNOSIE.* ⬭ **DES PHYSIONOMIES** ☞ *PROSOPAGNOSIE.* ⬭ **SPATIALE** *(angl. spatial —).* Impossibilité de localiser un objet dans l'espace du côté opposé à la lésion. ◇ **SPATIALE UNILATÉRALE** *(angl. unilateral spatial —)*. Négligence d'un hémiespace, le plus souvent le gauche, s'accompagnant d'une hémianopsie latérale gauche. ◇ **TACTILE** ☞ *ASTÉRÉOGNOSIE*. ◇ **VISUELLE** *(angl. visual —)*. Impossibilité de représentation visuelle dans certaines lésions du lobe occipital. ☞ *ASTÉRÉOGNOSIE*.

-AGOGUE *(angl. -agogue)*. Suffixe d'origine grecque indiquant la conduction ou l'évacuation d'une substance. Ex. *emménagogue, cholagogue, etc.*

AGONIE *s. f. (angl. death struggle)*. Ultime phase qui précède la mort, marquée par l'extinction progressive des fonctions vitales.

AGONISTE *adj. (angl. agonist)*. Se dit d'un muscle qui est essentiel pour un mouvement. S'emploie aussi comme substantif.

AGORAPHOBIE *s. f. (angl. agoraphobia)*. Crainte morbide des lieux caractérisée par la peur de se trouver dans un endroit où il est difficile de s'échapper ou de trouver du secours. Par extension, désigne également la peur dans les transports, les endroits ouverts ou clos et de la foule.

AGRAFE *s. f. (angl. clamp ; grasper)*. **1.** Crochet métallique étroit, en forme de « U », aux extrémités incurvées, employé pour fermer les plaies cutanées superficielles, pour anastomoser deux segments digestifs, pour fermer une extrémité d'un segment digestif, ou encore pour faire l'hémostase d'un organe plein. **2.** En orthopédie, pièce métallique d'ostéosynthèse dont les deux extrémités, coudées à angle droit et pointues, s'enfoncent chacune dans un des segments osseux à fixer.

AGRANULOCYTE *s. m. (angl. agranulocyte)*. Leucocyte dépourvu de granulations.

AGRANULOCYTOSE *s. f. (angl. agranulocytosis)*. État pathologique caractérisé par un défaut aigu et sélectif de production médullaire des granulocytes, avec diminution des polynucléaires neutrophiles sanguins en dessous de $500/mm^3$, pouvant être à l'origine d'états infectieux graves (notamment angine ulcéronécrotique). Elle s'observe en particulier au cours de la prise de certains médicaments (agranulocytose médicamenteuse ou iatrogène).

AGRAPHIE *s. f. (angl. agraphia)*. Incapacité d'écrire due à des lésions cérébrales affectant les systèmes spécifiquement impliqués dans cette fonction. ◇ **APHASIQUE** *(angl. aphasic agraphia)*. Agraphie respectant les mouvements du graphisme et caractérisée par des paragraphies, une dyssyntaxie, un agrammatisme et une dysorthographie. ◇ **APRAXIQUE** *(angl. apraxic —)*. Désorganisation des mouvements de l'écriture avec perturbation de l'agencement spatial des signes graphiques et persévération.

AGRÉGANT *adj. (angl. aggregating)*. Qui est responsable de l'agrégation, globulaire ou plaquettaire.

AGRÉGATION *s. f. (angl. aggregation)*. Action de réunir des éléments distincts en un tout. ◇ **DES HÉMATIES** *(angl. red cells —)*. Amas de globules rouges dans la microcirculation ; l'exagération de ce phénomène augmentant la viscosité sanguine et pouvant conduire à l'obstruction vasculaire. ◇ **PLAQUETTAIRE** *(angl. platelet —)*. Phénomène qui se produit à la suite de l'adhésion plaquettaire et dans lequel, sous l'action de l'ADP libéré, les plaquettes se fixent les unes aux autres en formant un thrombus blanc, dernier stade de l'hémostase primaire.

AGRESSION *s. f. (angl. aggression)*. En biologie, désigne tout ce qui attente à l'équilibre ou à l'intégrité organique.

AGRESSIVITÉ *s. f.* **1.** Tendance qui s'exprime par un comportement (réel, symbolique, ou fantasmé) d'hostilité et d'attaque envers autrui ou soi-même. **2.** Capacité d'un micro-organisme envahisseur à attaquer et à vaincre les défenses de l'organisme envahi.

AGUEUSIE *s. f. (angl. ageusia)*. **1.** Absence totale ou partielle du goût. **2.** Perte totale du goût.

AGYRIE *s. f. (angl. agyria)*. Anomalie cérébrale congénitale, caractérisée par l'absence de gyrus c'est-à-dire l'absence de circonvolutions cérébrales. SYN. *LISSENCÉPHALIE*.

AIGREUR D'ESTOMAC *(angl. heartburn).* Brûlure épigastrique associée à une hyperchlorhydrie.

AIGU *adj. (angl. acute).* Se dit d'une affection qui présente une évolution rapide.

AIGUILLE *s. f. (angl. needle).* Instrument métallique long et pointu, utilisé pour les sutures, les ponctions et les injections. ◇ **À CATARACTE** *(angl. cataract —).* Aiguille très pointue utilisée lors de l'extraction du cristallin dans l'opération de la cataracte. ◇ **À PARACENTÈSE** *(angl. paracentesis —).* Aiguille longue, fine, lancéolée, utilisée pour inciser le tympan. ◇ **HYPODERMIQUE** *(angl. hypodermic —).* Aiguille creuse et cylindrique, utilisée pour l'injection de substances dans le derme, l'hypoderme ou le tissu cellulaire sous-cutané. Elle possède un biseau long. ◇ **INTRAMUSCULAIRE** *(angl. intramuscular —).* Aiguille creuse et cylindrique, plus longue que l'aiguille hypodermique, utilisée pour introduire des substances et médicaments dans les muscles, en particulier dans la région fessière. ◇ **INTRAVEINEUSE** *(angl. intravenous —).* Aiguille creuse et cylindrique, à biseau court, utilisée pour introduire des substances ou des médicaments dans une veine, par ex. au pli du coude. Elle est généralement plus courte que les aiguilles hypodermiques et intramusculaires. ◇ **LANCÉOLÉE** *(angl. knife —).* Aiguille droite possédant une pointe à section triangulaire, utilisée habituellement pour la dissection. ◇ **À LIGATURE** *(angl. ligation —).* Aiguille fine en acier, pourvue d'un chas à son extrémité courbe pour passer une ligature sous l'artère.

AILE *s. f. (angl. wing).* Chacune des deux parties latérales d'un organe ou d'une pièce osseuse, disposées de façon symétrique par rapport à la ligne médiane. ◇ **BLANCHE, EXTERNE ET INTERNE** *(NA. area vestibularis). (angl. area vestibularis external, internal white —).* ☞ *AIRE VESTIBULAIRE.* ◇ **CÉRÉBELLEUSE** *(NA. ala cerebelli). (angl. ala cerebelli).* Prolongement latéral du lobule central du cervelet. ◇ **GRISE** *(NA. fovea inferio).* ☞ *FOVEA INFERIOR.* ◇ **ILIAQUE** *(angl. ala ilii).* ☞ *ILIUM.* ◇ **DU LOBULE CENTRAL DU CERVELET** ☞ *AILE CÉRÉBELLEUSE.* ◇ **DU NEZ** *(angl. — of nose).* Chacune des parties latérales inférieures, mobiles, du nez, bordant les narines. ◇ **ORBITAIRE** *(NA. ala minor ossis sphenoidalis). (angl. minor — of sphenoid).* ☞ *AILE DU SPHÉNOÏDE.* ◇ **DU SPHÉNOÏDE** *(NA. ala sphenoidalis). (angl. — of sphenoid bone).* Nom donné à deux masses latérales de l'os sphénoïde : les grandes ailes situées en arrière et les petites ailes qui recouvrent la partie postérieure de la fosse orbitaire. ◇ **DU VOMER** *(NA. ala vomeris). (angl. — of vomer).* Chacun des bords du canal sur la face supérieure du vomer.

AILERON ◇ **ANATOMIQUE DE LA ROTULE** *s. m. (angl. anatomic — of patella).* Chacune des deux bandelettes conjonctivo-tendineuses situées de chaque côté de la patella. ◇ **DU LIGAMENT LARGE** *(angl. lateral — of the broad ligament).* ☞ *PLI DU LIGAMENT LARGE. L. LARGE DE L'UTÉRUS (ATLAS ANATOMIQUE DES LIGAMENTS EN ANNEXE).* ◇ **DU SACRUM** *(angl. lateral — of sacrum).* Partie latérale et supérieure du sacrum, s'articulant avec l'os iliaque.

AINE *s. f. (NA. inguen). (angl. groin).* SYN. *RÉGION DU CANAL INGUINAL.*

AINS Abréviation d'anti-inflammatoire non stéroïdien.

AIR *s. m. (angl. air).* Mélange gazeux constituant l'atmosphère terrestre, composé d'environ une part d'oxygène pour quatre d'azote en volume, ainsi que de faibles quantités d'anhydride carbonique, d'ammoniaque, de gaz rares et de matières organiques en suspension. ◇ **COMPLÉMENTAIRE** *(angl. inspiratory reserve volume).* Quantité d'air pouvant entrer dans les poumons en plus de l'air courant lors d'une inspiration forcée (environ 1 500 mL). SYN. *VOLUME DE RÉSERVE INSPIRATOIRE.* ◇ **CONFINÉ** *(angl. confined —).* Par opposition à l'air libre, air plus ou moins vicié par la respiration et la combustion. ◇ **COURANT** *(angl. tidal volume).* Quantité d'air inspiré ou expiré pendant un mouvement respiratoire normal (environ 500 mL). SYN. *VOLUME COURANT.* ◇ **DE RÉSERVE EXPIRATOIRE** *(angl. expiratory reserve volume).* Quantité d'air rejetée en plus de l'air courant, lors d'une expiration forcée (environ 1 500 mL). SYN. *VOLUME DE RÉSERVE EXPIRATOIRE, AIR SUPPLÉMENTAIRE.* ◇ **RÉSIDUEL** *(angl. residual volume).* Air qui reste dans les poumons après une expiration forcée (environ 1 500 mL). ◇ **SUPPLÉMENTAIRE** ☞ *AIR DE RÉSERVE EXPIRATOIRE.*

AIRE *s. f. (angl. area).* En anatomie, surface délimitée. ◇ **ASSOCIATIVE** *(angl. association —).* Aire du cortex cérébral dont la fonction consiste en l'établissement d'une corrélation harmonieuse entre les impressions reçues et les influx moteurs. ◇ **AUDITIVE** *(angl. acoustic — auditory —).* Région temporale du cortex cérébral où aboutissent les voies cochléaires centrales. Sa destruction bilatérale entraîne une surdité. ◇ **CALCARINIENNE** *(angl. — striata).* Centre visuel ; portion du cortex cérébral du lobe occipital occupant les deux lèvres et le fond du sillon calcarin. SYN. *AIRE STRIÉE.* ◇ **CÉNESTHÉSIQUE** *(angl. cenesthetic —).* Région pariétale du cortex cérébral destinée à la perception du sens musculaire et des caractères des objets qui entrent en contact avec le corps. ◇ **COCHLÉAIRE** *(NA. area cochlea). (angl. cochlear —).* Partie du méat acoustique interne. SYN. *TUBERCULE ACOUSTIQUE.* ◇ **CYTOARCHITECTONIQUE DE BRODMANN** *(angl. Brodmann's —).* Zones du cortex cérébral qui possèdent la même stratification cellulaire, délimitées et numérotées par Brodmann. ◇ **INTERCONDYLAIRE DU TIBIA** *(NA. area intercondylaris anterior tibiae). (angl. anterior intercondylian —).* Surface entre les deux zones articulaires du tibia. ◇ **MOTRICE** *(angl. motor —).* Toute zone de l'écorce cérébrale située à l'origine des voies motrices pyramidales ou extrapyramidales et dont la stimulation provoque des réponses motrices. ◇ **MOTRICE PYRAMIDALE** *(angl. pyramidal [motor] —).* Zone du cortex cérébral liée à l'intégration et à la transmission efférente de l'expression motrice en réponse au stimulus sensoriel. Cette zone se situe exactement à l'avant du sillon de Rolando. SYN. *AIRE PYRAMIDALE, AIRE PRÉCENTRALE.* ◇ **OLFACTIVE** *(angl. olfactory —).* Aire cérébrale, qui comprend le bulbe olfactif, le tractus et le fornix, le gyrus du cingulum et l'uncus. ◇ **PARIÉTALE** ☞ *LOBE PARIÉTAL.* ◇ **PARIÉTALE ASCENDANTE** *(angl. ascending parietal gyrus).* Centre récepteur de la sensibilité générale, correspondant à la partie antérieure du gyrus postcentral, en arrière de la scissure de Rolando. ◇ **PLACENTAIRE** Portion de l'ectoderme de l'œuf unie à la paroi de l'utérus. ◇ **PRÉCENTRALE** *(angl. precentral —).* ☞ *AIRE MOTRICE PYRAMIDALE.* ◇ **DE PROJECTION** *(angl. projection —).* Terme désignant les aires du cortex cérébral en relation avec les fonctions sensorielles et motrices du cerveau, qui sont unies par des fibres de projection avec les parties sous-jacentes du système nerveux central. ◇ **ROLANDIQUE** *(angl. rolandic —).* ☞ *AIRE MOTRICE PYRAMIDALE.* ◇ **SEPTALE** *(angl. subcallosa —).* Aire corticale rhinencéphalique située immédiatement en avant et latéralement par rapport à la lame terminale. ◇ **SILENCIEUSE** *(angl. silent —).* Aire du cortex cérébral dont les lésions ne s'accompagnent d'aucun signe moteur ou sensoriel. ◇ **SOMESTHÉSIQUE** *(angl. somatosensory —).* Aire de réception spécifique des sensations tactiles et corporelles du gyrus postcentral. ◇ **VESTIBULAIRE** *(NA. area vestibularis). (angl. vestibular —).* Zone située sur le plancher du quatrième ventricule, sur laquelle passent les stries médullaires du quatrième ventricule. ◇ **VISUELLE** *(angl. visual —).* Gyrus angulaire du lobe occipital ; zone de réception spécifique des messages visuels.

AIT Abréviation d'accident ischémique transitoire. ☞ *ACCIDENT ISCHÉMIQUE TRANSITOIRE.*

AKATHISIE *s. f. (angl. akathisia).* Difficulté à rester assis et nécessité compulsive de se déplacer. Elle s'observe essentiellement chez les parkinsoniens et dans le syndrome des jambes sans repos. SYN. *ACATHISIE.*

AKINÉSIE *s. f. (angl. akinesia).* Lenteur et réduction de la motilité automatique et volontaire en l'absence de toute paralysie.

ALAISE *s. f.* ☞ *ALÈZE.*

ALALIE *s. f. (angl. alalia).* Impossibilité de s'exprimer par la parole, en raison d'un trouble organique ou fonctionnel. ◇ **CONGÉNITALE** *AUDIMUTITÉ.* ◇ **IDIOPATHIQUE** *AUDIMUTITÉ.*

ALANINE *s. f. (angl. alanine).* Acide aminé non essentiel, présent dans de nombreuses protéines. Sa désamination oxydative conduit à l'acide pyruvique, produit intermédiaire du métabolisme glucidique.

ALAT Abréviation d'alanine-aminotransférase. ☞ *TRANSAMINASE.*

ALBINISME *s. m. (angl. albinism).* Absence congénitale, partielle ou totale, de pigment mélanique dans la peau, le système pileux et les yeux, se transmettant suivant le mode autosomique dominant ou récessif. SYN. *ACHROMIE CONGÉNITALE.* ◇ **ACQUIS** ☞ *VITILIGO.* ◇ **PARTIEL** *(angl. partial —).* Absence congénitale de pigmentation dans des zones déterminées.

ALBUGINÉE *s. f. (NA. tunica albuginea). (angl. albuginea).* ☞ *TUNIQUE ALBUGINÉE.*

ALBUGO *s. m.* Trouble trophique des ongles caractérisés par la formation de petites tâches blanches transversales.

ALBUMINE *s. f. (angl. albumin).* Protéine de poids moléculaire élevé, se trouvant dans de nombreux tissus animaux (sérum sanguin, œuf, lait, muscle), ainsi que dans certains végétaux. Elle est soluble dans l'eau et coagulable par la chaleur.

ALBUMINÉMIE *s. f. (angl. serum albumin level).* Taux d'albumine dans le sang (normalement de 36 à 48 g/L).

ALBUMINURIE *s. f. (angl. albuminuria).* Présence d'albumine dans les urines. ◇ **ALIMENTAIRE** *(angl. digestive —).* Albuminurie consécutive à un repas riche en protéines. ◇ **CICATRICIELLE** ☞ *ALBUMINURIE RÉSIDUELLE.* ◇ **CLINOSTATIQUE** ☞ *ALBUMINURIE HYPOSTATIQUE.* ◇ **CYCLIQUE** *(angl. cyclic —).* Apparition, à certains moments de la journée, d'une petite quantité d'albumine dans les urines ; ce type d'albuminurie est observé principalement chez les sujets jeunes. ◇ **ESSENTIELLE** *(angl. essential —).* Albuminurie fonctionnelle indépendante de toute néphropathie ; elle comprend les formes cycliques et posturales. ◇ **FONCTIONNELLE** *(angl. functional —).* Toute albuminurie passagère qui n'est pas vraiment pathologique, telle que celle de la grossesse ou de l'adolescence. ◇ **GRAVIDIQUE** *(angl. gravid —).* Albuminurie bénigne observée parfois lors d'une grossesse normale, principalement au cours du troisième trimestre. ◇ **HYPOSTATIQUE** *(angl. postural —).* Forme d'albuminurie posturale qui apparaît lorsque le sujet reste couché sur le dos. ◇ **INTERMITTENTE** ☞ *ALBUMINURIE CYCLIQUE.* ◇ **DE L'ADOLESCENCE** ☞ *ALBUMINURIE CYCLIQUE.* ◇ **LORDOTIQUE** *(angl. lordotic —).* Albuminurie orthostatique, observée dans des états d'hyperlordose vertébrale. ◇ **ORTHOSTATIQUE** *(angl. orthostatic —).* Variété d'albuminurie bénigne qui apparaît lorsque le sujet est debout, mais qui disparaît lorsqu'il se couche. ◇ **PHYSIOLOGIQUE** *(angl. physiologic —).* Albuminurie transitoire observée après un effort, pendant la grossesse, etc. ◇ **POSTRÉNALE** *(angl. postrenal —).* Albuminurie dont l'origine se trouve en un point de l'appareil urinaire autre que les tubes rénaux. ◇ **DE POSTURE** ☞ *ALBUMINURIE ORTHOSTATIQUE.* ◇ **RÉSIDUELLE** *(angl. residual —).* Albuminurie qui persiste après une néphrite aiguë.

ALCALIN *adj. (angl. alkaline).* Qui a les propriétés d'un alcali, notamment un pH supérieur à 7 ; qui contient un alcali.

ALCALINOTHÉRAPIE *s. f. (angl. alkalitherapy).* Emploi thérapeutique des substances alcalines, par exemple dans les cas d'hyperchlorhydrie ou d'ulcère gastrique.

ALCALOÏDE *s. m. (angl. alkaloid).* Nom générique donné à des substances organiques azotées de caractère basique, d'origine végétale et de structure chimique variée et complexe, qui possèdent à faibles doses des effets physiologiques marqués chez l'homme et l'animal (les principaux sont la morphine, la caféine, la strychnine, l'atropine, la colchicine…).

ALCALOSE *s. f. (angl. alkalosis).* Alcalinité excessive des liquides de l'organisme, due à un apport exagéré de bases ou à leur excrétion insuffisante, ou à une perte exagérée d'acides avec pH du sang artériel supérieur à 7,40. ◇ **COMPENSÉE** *(angl. compensated —).* État dans lequel les taux d'acide carbonique et de bicarbonates varient dans le même sens. ◇ **DÉCOMPENSÉE** *(angl. uncompensated —).* État dans lequel le pH sanguin artériel s'élève. ◇ **MÉTABOLIQUE** *(angl. metabolic —)*. Alcalose par excès de bases ou perte excessive d'acides. ◇ **RESPIRATOIRE OU GAZEUSE** *(angl. gaseous —)*. Alcalose due à une perte non compensée d'anhydride carbonique par hyperventilation.

ALCAPTONURIE *s. f. (angl. alcaptonuria)*. Présence d'alcaptone (produit de dégradation incomplète de certains acides aminés) dans l'urine, mise en évidence par l'apparition d'une coloration rouge sombre de l'urine exposée à l'air. L'alcaptonurie peut ne s'accompagner d'aucun signe clinique. Il s'agit d'une anomalie enzymatique héréditaire à transmission récessive.

ALCOOL *s. m.* **1.** Nom d'ensemble des composés organiques qui résultent de la substitution d'un ou plusieurs atomes d'hydrogène des hydrocarbures aliphatiques, ou des chaînes latérales des hydrocarbures cycliques, par un ou plusieurs groupements hydroxyles (OH). On les divise en mono–, di–, tri–, tétra–, penta–, hexavalents, selon qu'un, deux, trois, quatre, cinq ou six atomes d'hydrogène ont été remplacés par l'hydroxyle dans l'hydrocarbure. **2.** Nom courant de l'alcool éthylique. ◇ **ABSOLU** *(angl. pure —)*. Alcool éthylique qui ne contient pas plus de 1 % de son poids d'eau. ◇ **AMYLIQUE** *(angl. amyl —)*. $C_5H_{12}O$. Il a été utilisé comme hypnotique. ◇ **BENZYLIQUE** *(angl. benzyl —)*. Composé de formule C_7H_8O, tiré du benzaldéhyde. Il est utilisé comme antiseptique. ◇ **BUTYLIQUE** *(angl. butyl —)*. $C_4H_{10}O$. Un des isomères du butanol. Liquide incolore, tiré du sucre de betterave. Il est utilisé en histologie et en microscopie. SYN. *BUTANOL*. ◇ **CAMPHRÉ** *(angl. camphorated —)*. Solution alcoolique de camphre dans la proportion de 10 parties de camphre pour 70 d'alcool et 20 d'eau. Il est stimulant et rubéfiant. ◇ **ÉTHYLIQUE** *(angl. ethanol)*. Liquide incolore, volatil, d'odeur agréable, obtenu par la fermentation alcoolique des sucres. Il est employé comme antiseptique et entre dans la composition de diverses préparations pharmaceutiques. À fortes doses, l'alcool est un poison narcotique, qui provoque une intoxication avec troubles de la coordination musculaire, délire et coma. SYN. *ÉTHANOL*. ◇ **ISOAMYLIQUE** *(angl. isoamyl —)*. 3-Méthyl-1-butanol, $C_5H_{12}O$. Alcool amylique de fermentation. Il est toxique. ◇ **MÉTHYLIQUE** *(angl. methanol)*. Alcool préparé par distillation du bois et obtenu également par synthèse. Il est très toxique. SYN. *MÉTHANOL*. ◇ **PRIMAIRE, SECONDAIRE, TERTIAIRE** *(angl. primary, secondary, tertiary —)*. Alcools qui, de par la place occupée par le groupement hydroxyle dans la molécule, possèdent respectivement les fonctions $-CH_2OH$, -CHOH- et =COH-. ◇ **PROPYLIQUE** *(angl. n-propyl —)*. C_3H_8O. Liquide incolore, à odeur de fruits. C'est un dissolvant.

ALCOOLAT *s. m. (angl. alcoholate)*. Préparation obtenue par distillation de l'alcool en présence d'une ou de plusieurs substances aromatiques ou médicamenteuses.

ALCOOLATURE *s. f. (angl. alcoholature)*. Préparation médicamenteuse obtenue par macération à parties égales de plantes fraîches dans l'alcool.

ALCOOLISATION *s. f. (angl. alcoholization)*. Traitement par injection d'alcool, en particulier dans les névralgies.

ALCOOLISME *s. m. (angl. alcoholism)*. Intoxication par l'alcool. ◇ **AIGU** *(angl. acute —)*. Ébriété, trouble momentané causé par l'abus de boissons alcoolisées. ◇ **CHRONIQUE** *(angl. chronic —)*. Ensemble des troubles liés à l'ingestion répétée et prolongée de doses excessives d'alcool.

ALCOOLOGIE *s. f. (angl. alcohology)*. Étude des effets cliniques de l'éthylisme.

ALCOOLOMANIE *s. f. (angl. alcoholomania)*. Appétence morbide pour les boissons alcoolisées. SYN. *ALCOOLODÉPENDANCE*.

ALDOLASE *s. f. (angl. aldolase)*. Complexe enzymatique intervenant dans le catabolisme du fructose. Présente chez le fœtus, elle réapparaît chez l'adulte dans l'hépatite aiguë, le cancer du foie, les pathologies musculaires et à la phase de début de l'infarctus du myocarde.

ALDOSTÉRONE *s. f. (angl. aldosterone)*. Hormone minéralocorticoïde sécrétée par la corticosurrénale, l'aldostérone joue un rôle fondamental dans la régulation du bilan sodium/potassium. L'excès d'aldostérone entraîne une hypertension artérielle et une hypokaliémie par hyperkaliurie et une alcalose métabolique. La sécrétion normale d'aldostérone est inversement corrélée à la natrémie et à la volémie.

ALDOSTÉRONISME *s. m. (angl. aldosteronism).* Production excessive d'aldostérone. SYN. *HYPERALDOSTÉRONISME.*

ALDOSTÉRONURIE *s. f. (angl. aldosteronuria).* Présence et taux d'aldostérone dans les urines.

ALEXIE *s. f. (angl. alexia word-blindness).* Trouble acquis de la compréhension du langage écrit. SYN. *CÉCITÉ VERBALE.*

ALÈZE *s. f. (angl. draw sheet).* Pièce de toile imperméabilisée utilisée pour protéger des souillures le lit du malade ou la table d'opération. (On écrit aussi alèse ou alaise).

ALGIDE *adj. (angl. algid).* Qui est caractérisé ou accompagné par une sensation de froid intense. Ex. *collapsus algide, fièvre algide.*

ALGIE *s. f. (angl. pain).* Douleur, généralement en l'absence d'une lésion visible. ◇ **SYMPATHIQUE** ☞ *SYMPATHALGIE.* ◇ **VASCULAIRE DE LA FACE** Céphalée intense péri- et rétrorbitaire unilatérale progressivement étendue à l'hémiface, évoluant par crises répétées, associés à des signes homolatéraux (larmoiement, congestion nasale, oedème palpébral, sudation, rougeur, ptosis, myosis, sensation de plénitude d'oreille). ☞ *NÉVRALGIE FACIALE.*

ALGO- *(angl. algo-).* Préfixe d'origine grecque signifiant douleur.

ALGODYSTROPHIE SYMPATHIQUE *s. f. (angl. sympathetic algodystrophy).* Syndrome caractérisé par des douleurs, des troubles vasomoteurs, un enraidissement articulaire, des troubles trophiques, une ostéoporose et lié à une perturbation de l'innervation sympathique.

ALGOPARESTHÉSIES *s. f. pl. (angl. painful paraesthesia).* Paresthésies douloureuses souvent à prédominance distale, survenant au cours des atteintes des racines sensitives de la moelle ou des fibres sensitives des troncs nerveux périphériques.

ALIBOUR (EAU D') Orthographe inexacte. ☞ *DALIBOUR.*

ALICAMENT *s. m. (angl. functional food).* Néologisme créé par contraction d'aliment et de médicament. Substance nutritive présentant également un intérêt thérapeutique essentiellement de prévention (ex. phytostérol du soja) ou aliment artificiellement enrichi en substances (vitamines, oligo-éléments).

ALIÉNATION MENTALE Autrefois, tout état de privation de la raison : folie, idiotie, etc.

ALIÉNÉ *adj. (angl. insane).* Sujet qu'une maladie mentale prive de l'usage normal de son intelligence et de sa volonté. Terme désuet.

ALIÉNISTE *s. m. (angl. alienist).* Autrefois, médecin spécialisé dans l'étude et le traitement de l'aliénation mentale. Ce terme est remplacé par celui de psychiatre.

ALIMENT *s. m. (angl. food).* Substance dont la consommation sert à la nutrition des tissus ou à la production d'énergie. ◇ **D'ÉPARGNE** Substance qui, comme le café ou le kola, aurait la propriété de stimuler le fonctionnement de l'organisme sans épuiser ses réserves nutritives. Ces substances, qui diminuent les sensations de fatigue et de faim, ne sont pas des aliments au sens exact du terme.

ALIMENTATION *s. f.* **1.** *(angl. feeding).* Action de nourrir ou de se nourrir. **2.** *(angl. diet).* Le régime alimentaire. ◇ **ARTIFICIELLE** *(angl. artificial diet).* Introduction de substances nutritives dans l'organisme de sujets qui ne sont pas en état de s'alimenter par eux-mêmes. ◇ **FORCÉE** **1.** Alimentation d'un sujet pratiquée contre sa volonté. **2.** Administration d'aliments en quantité excédant l'appétit du sujet.

ALITEMENT *s. m. (angl. confinement).* Séjour forcé d'un malade au lit.

ALLAITEMENT *s. m. (angl. lactation).* Alimentation du nourrisson avec du lait. ◇ **ARTIFICIEL** *(angl. bottle feeding).* Allaitement au biberon. ◇ **MATERNEL** *(angl. breast feeding).* Allaitement au sein par la mère. **◇ MIXTE** *(angl. combined feeding).* Allaitement au sein et au biberon.

ALLANTOÏDE *s. f. (angl. allantois).* Membrane embryonnaire qui naît à l'extrémité postérieure de l'intestin de l'embryon. Elle forme le cordon ombilical et le placenta.

ALLÈLE *s. m. (angl. allele).* Chacun des deux gènes occupant un même locus sur les chromosomes homologues, de même fonction, mais exercée de façon différente. Chaque allèle est transmis par un parent. SYN. *GÈNE ALLÉLOMORPHE.* **◇ DOMINANT** *(angl. dominant —).* Allèle qui nécessite un seul locus pour s'exprimer. **◇ RÉCESSIF** *(angl. recessive —).* Allèle qui nécessite deux loci pour s'exprimer.

ALLÉLOMORPHE (GÈNE) *(angl. allele).* SYN. *ALLÈLE.*

ALLÉLOMORPHISME *s. m. (angl. allelomorphism).* Ensemble des phénomènes relatifs aux gènes allélomorphes. SYN. *ALLÉLISME.*

ALLERGÈNE *s. m. (angl. allergen).* Antigène d'origine animale ou végétale capable de provoquer une réaction allergique.

ALLERGIE *s. f. (angl. allergy).* État de sensibilité spécifique, pathologiquement exagérée, à une substance antigénique (allergène), se manifestant après au moins deux contacts avec ledit antigène. **◇ LATENTE** *(angl. latent —).* Allergie ne se manifestant que lors de tests, sans manifestation clinique.

ALLERGIQUE *adj. (angl. allergic).* Qui est provoqué par une sensibilisation à un allergène. EX. *rhinite allergique.* Qui se rapporte à l'allergie.

ALLERGISATION *s. f. (angl. allergization).* Introduction dans l'organisme de substances allergènes.

ALLERGOLOGIE *s. f. (angl. allergology).* Étude de l'allergie et de ses manifestations morbides.

ALLERGOLOGUE *s. m. (angl. allergologist).* Médecin spécialiste en allergologie.

ALLESTHÉSIE *s. f.* ☞ *ALLOESTHÉSIE.*

ALLOANTICORPS *s. m.* ☞ *ISOANTICORPS.*

ALLOCINÉSIE *s. f. (angl. allokinesia).* Trouble de la motilité dans lequel un mouvement demandé à un membre est effectué par le membre opposé.

ALLOESTHÉSIE *s. f. (angl. allochiria alloesthesia).* Troubles de la localisation des sensations tactiles. Le sujet ressent la sensation en un point plus ou moins symétrique, du côté opposé à celui de la stimulation. SYN. *ALLOCHIRIE.*

ALLOGÉNIQUE *adj. (angl. allogenic).* Qualifie les variations génétiques entre individus d'une même espèce ; se dit d'une greffe quand le greffon n'est pas identique génétiquement au receveur. SYN. *HOMOLOGUE.*

ALLOGREFFE *s. f. (angl. allograft).* Greffe où donneur et receveur appartiennent à la même espèce et diffèrent par un ou plusieurs antigènes d'histocompatibilité. SYN. *GREFFE HOMOLOGUE.*

ALLOPATHIE *s. f. (angl. allopathy).* Méthode thérapeutique fondée sur le principe hippocratique *contraria contrariis curantur*, et qui vise à provoquer dans l'organisme des effets contraires à ceux que produit la maladie ; il s'agit du traitement médical classique, opposé à l'homéopathie. ☞ *HOMÉOPATHIE.*

ALOPÉCIE *s. f. (angl. alopecia).* Chute partielle ou générale, des poils ou des cheveux. **◇ CONGÉNITALE** *(angl. congenital —).* Forme rare d'alopécie diffuse ou régionale, souvent familiale. **◇ EN AIRES** SYN. *PELADE.*

ALPHA-1-ANTITRYPSINE *s. f. (angl. alpha-1-antitrypsin).* Glycoprotéine produite par l'hépatocyte et présente dans le sérum sanguin. Elle est responsable du pouvoir inhibiteur du sérum à l'égard de nombreuses enzymes et notamment de la trypsine. Quand son taux sérique est diminué, c'est à l'origine d'affections pulmonaires chroniques et parfois hépatiques. C'est une des rares protéines non dégradées dans le tube digestif.

ALPHA-BLOQUANT **1.** *adj. (angl. alpha-blocker).* Qui bloque les récepteurs alpha-adrénergiques. **2.** *s. m. (angl. alpha-blocking agent).* Médicament capable de bloquer les récepteurs alpha-adrénergiques.

ALPHA-FŒTOPROTÉINE *s. f. (angl. alpha-fetoprotein).* Glycoprotéine normalement produite par les hépatocytes fœtaux et disparaissant à la naissance. Elle est sécrétée dans un certain nombre d'affections du foie (cancer primitif, hépatites aiguës, cirrhose) et par certaines tumeurs embryonnaires.

ALPHA-GLOBULINES (α-GLOBULINES) *s. f. pl. (angl. alphaglobulins).* Ensemble des globulines plasmatiques ayant, en électrophorèse à pH 8,6, la plus grande mobilité. Le taux des alpha-globulines augmente au cours des maladies inflammatoires et néoplasiques. On distingue les alpha 1 (α1-lipoprotéine, orosomucoïde, α1-antitrypsine) et les alpha 2 (céruléoplasmine, haptoglobine).

ALPHA-LIPOPROTÉINES (α-LIPOPROTÉINES) *s. f. (angl. alphalipoproteins).* Lipoprotéines de haute densité comportant une forte proportion d'apoprotéine A et peu de cholestérol. Le HDL (abusivement appelé « bon cholestérol ») a un rôle protecteur contre l'athérome. SYN. *HDL.*

ALPHA-MIMÉTIQUE *adj. (angl. alphamimetic).* Qui imite l'action des récepteurs alpha-adrénergiques.

ALPHA-STIMULANT *adj. ou s. m.* **1.** Qui stimule les récepteurs alpha-adrénergiques. **2.** Médicament capable de stimuler les récepteurs alpha-adrénergiques.

ALPHAVIRUS Genre de virus pathogènes pour les vertébrés, de la famille des *Togaviridae*, comprenant les virus agents des encéphalites équines, le virus de la Chikungunya ou le virus de Middelburg.

ALUMINIUM *s. m. (angl. aluminium).* Corps simple métallique, blanc, brillant, léger, ductile et malléable, de numéro atomique 13. Certains de ses sels sont employés comme astringents, désinfectants et protecteurs de la muqueuse digestive en particulier l'hydroxyde, le phosphate et le silicate. Il est également employé comme adjuvant de certains vaccins. Symbole : Al.

ALVÉOLAIRE *adj. (angl. alveolar).* Qui se rapporte aux alvéoles, en particulier dentaires ou pulmonaires ; qui est formé d'alvéoles.

ALVÉOLE *s. m. (angl. alveolus).* En anatomie, petite cavité. ◇ **DENTAIRE** *(angl. dental —).* Cavité creusée dans le maxillaire et la mandibule, dans laquelle s'implante la racine de la dent. ◇ **PULMONAIRE** *(angl. pulmonary —).* Cul-de-sac terminal des bronchioles pulmonaires.

ALVÉOLECTOMIE *s. f. (angl. alveolectomy).* Résection totale de la paroi alvéolaire d'une dent.

ALVÉOLITE *s. f.* **1.** Inflammation d'un alvéole dentaire. Elle peut être sèche (d'origine ischémique) ou purulente (d'origine infectieuse). **2.** Inflammation des alvéoles pulmonaires.

ALVÉOLOTOMIE *s. f. (angl. alveolotomy).* Incision d'un alvéole dentaire.

ALVÉOLYSE *s. f. (angl. alveolysis).* Destruction ou disparition de la paroi de l'alvéole dentaire, qui entraîne la désimplantation de la dent.

ALZHEIMER (MALADIE D') *(angl. Alzheimer's disease).* Forme de démence présénile, mais touchant également le sujet âgé, caractérisée par une déchéance mentale rapide, avec désorientation, troubles mnésiques puis démence complète, s'accompagnant de troubles du langage et d'apraxie. Elle évolue en quelques années vers la cachexie et la mort. Anatomiquement, il existe une atrophie de l'écorce cérébrale, surtout des régions pariéto-temporo-occipitales, des lésions de l'hippocampe et une dilatation des ventricules cérébraux. Histologiquement, plaques contenant des dépôts de peptide amyloïde et une dégénérescence neurofibrillaire.

AMANITA Genre de champignons basidiomycètes qui comprend des espèces vénéneuses, telles que *A. muscaria*, ou mortelles, comme *A. phalloides, A. virosa.* D'autres espèces sont comestibles. Nom vernaculaire : amanite.

AMANTADINE *s. f. (angl. amantadine).* Produit utilisé dans la chimioprophylaxie des infections grippales provoquées par le virus A, ainsi que dans le traitement de la maladie de Parkinson.

AMARIL *adj. (angl. amaril).* Qui se rapporte à la fièvre jaune.

AMASTIE *s. f. (angl. amastia).* Absence congénitale des mamelles. SYN. *AMAZIE.*

AMAUROSE *s. f. (angl. amaurosis).* Cécité sans lésion visible de l'œil, pouvant être due à une affection du nerf optique, de la rétine, du système nerveux central ou d'origine vasculaire. ◇ **CENTRALE** *(angl. central —).* Amaurose secondaire à une maladie ou à une lésion du système nerveux central. ◇ **CONGÉNITALE** *(angl. congenital —).* Privation congénitale de la vue, le plus souvent due à une dégénérescence tapéto-rétinienne. ◇ **DIABÉTIQUE, HYSTÉRIQUE, URÉMIQUE** *(angl. diabetic, hysterical, uremic —).* Amaurose secondaire à l'une de ces étiologies. ◇ **FUGACE PARTIELLE** *(angl. — fugax).* Amaurose partielle et transitoire se traduisant par des scotomes, des scintillements, des vertiges, des nausées et des céphalées. ◇ **RÉFLEXE** *(angl. reflex —).* Amaurose due à une réaction réflexe, secondaire à un traumatisme à distance de l'œil. ◇ **SYMPATHIQUE** *(angl. sympathetic —).* Amaurose fonctionnelle d'un œil, par transmission réflexe, après traumatisme de l'œil controlatéral. ◇ **TOXIQUE** *(angl. toxic —).* Amaurose produite par un agent toxique, en particulier l'alcool et/ou le tabac.

AMBLYOPIE *s. f. (angl. amblyopia).* Baisse de l'acuité visuelle sans lésion organique de l'œil et non améliorable par une correction de l'œil. ◇ **ALCOOLIQUE** *(angl. alcoholic —).* Diminution progressive de l'acuité visuelle consécutive à l'intoxication alcoolique. ◇ **CHROMATIQUE** *(angl. color —).* Trouble de la vision des couleurs. ◇ **PAR DÉFAUT D'USAGE** *(angl. strabismic —).* Amblyopie unilatérale chez certains strabiques. SYN. *AMBLYOPIA EX ANOPSIA.* ◇ **RÉFLEXE** *(angl. reflex —).* Baisse de la vision résultant d'une irritation périphérique. ◇ **TOXIQUE** *(angl. toxic —).* Baisse de la vision résultant d'une intoxication, le plus souvent tabagique ou alcoolique.

AMBULANCE *s. f.* **1.** Voiture équipée pour le transport des blessés ou des malades. **2.** Hôpital temporaire destiné à assurer les premiers secours aux soldats blessés ou malades.

AMBULATOIRE *adj. (angl. day surgery, ambulatory surgery, same-day surgery, day-only surgery).* **1.** Qui s'accompagne de déambulation. **2.** Se dit d'un traitement qui laisse au malade la possibilité de se déplacer et de vaquer à ses occupations. **3.** Capable de se déplacer et de vaquer à ses occupations. EX. *malade ambulatoire.* **4.** Chirurgie ambulatoire : l'opéré reste hospitalisé moins de 24 heures et retourne à son domicile le jour même de l'intervention. En France, elle est définie comme un ou des actes chirurgicaux programmés et réalisés dans les conditions techniques nécessitant impérativement la sécurité d'un bloc opératoire, sous une anesthésie de mode variable et suivie d'une surveillance postopératoire permettant, sans risque majoré, la sortie du patient le jour même. Sur le plan réglementaire, c'est une structure de soins alternative à l'hospitalisation, et on limite sa durée journalière d'ouverture à 12 heures.

AMÉLIE *s. f. (angl. amelia).* Absence des quatre membres.

AMÉLOBLASTE *s. m. (angl. ameloblast).* Cellule génératrice de l'émail dentaire. SYN. *ADAMANTOBLASTE.*

AMÉLOBLASTOME *s. m. (angl. ameloblastoma).* Tumeur épithéliale généralement bénigne, mais récidivante, se développant dans les maxillaires à partir des cellules génératrices de l'émail mais ayant perdu cette capacité. Une évolution maligne est possible. SYN. *ADAMANTOME.* ◇ **PITUITAIRE** ☞ *CRANIOPHARYNGIOME.*

AMÉNORRHÉE *s. f. (angl. amenorrhoea).* Absence de menstruation. Elle peut être primitive ou primaire, ou secondaire selon que les règles ne sont pas apparues à partir de l'âge de la puberté ou qu'elles ont cessé chez une femme réglée.

AMÉTROPIE *s. f. (angl. ametropia).* Anomalie de la réfraction oculaire, dans laquelle les images ne se forment pas au niveau de la rétine, provoquant une hypermétropie, une myopie ou un astigmatisme. ◇ **AXILE OU AXIALE** *(angl. axial —).* Amétropie due au fait que le diamètre antéro-postérieur du globe oculaire est trop long ou trop court.

AMIANTE *s. m. (angl. asbestos).* Silicate de magnésium et de calcium, fibreux, incombustible, utilisé comme isolant. L'inhalation de fibres microscopiques d'amiante est responsable de tumeurs malignes, en particulier de la plèvre (mésothéliome malin) et du poumon. SYN. *ASBESTE.*

AMIANTOSE *s. f. (angl. amianthosis).* Forme de pneumoconiose due à l'inhalation de poussières d'amiante. L'amiante peut être responsable de cancers de la plèvre et du poumon. SYN. *ASBESTOSE.*

AMIBE *s. f. (angl. ameba).* Animal protozoaire unicellulaire appartenant à l'ordre des Amibiens, dont la forme change avec la formation et la rétraction continues de prolongements protoplasmiques appelés pseudopodes, au moyen desquels l'amibe se déplace. Certaines espèces sont parasites de l'homme. ☞ *ENTAMOEBA.*

AMIBIASE *s. f. (angl. amebiasis).* Maladie parasitaire due à une amibe *Entamoeba histolytica*, qui peut être aiguë (dysentérie amibienne) ou chronique. ◇ **INTESTINALE** *(angl. intestinal —).* Infection de l'intestin par une amibe *Entamoeba histolytica*.

AMICROBIEN *adj.* **1.** Qui ne contient pas de germes. **2.** Qui n'est pas dû aux microbes.

AMIDON *s. m. (angl. starch).* Polyoside d'origine végétale formé par l'union de nombreuses molécules de glucose. La salive et le suc pancréatique transforment l'amidon en maltose. Hormis son rôle alimentaire, l'amidon s'emploie comme émollient en poudre ou en pommade. ◇ **ANIMAL** ☞ *GLYCOGÈNE.*

AMIDOPYRINE *s. f. (angl. amidopyrine aminopyrine).* Antipyrétique et antalgique oral qui n'est plus autorisé du fait de sa toxicité.

AMILORIDE *s. m. (angl. amilorid).* Médicament diurétique qui agit en inhibant la sécrétion du potassium au sein du tube contourné distal et qui provoque secondairement une augmentation de l'excrétion du sodium, du chlore et de l'eau.

AMIMIE *s. f. (angl. amimia).* Perte de l'expression faciale se rencontrant fréquemment dans les syndromes parkinsoniens ou psychiatriques. ◇ **MOTRICE** *(angl. motor —).* Trouble de l'exécution de la mimique. ◇ **RÉCEPTIVE** *(angl. amnesic —).* Trouble de la compréhension des gestes.

AMINE *s. f. (angl. amine).* Nom générique des composés organiques azotés dérivés de l'ammonium. Elles entrent dans la composition des acides aminés.

AMINO-ACIDÉMIE *s. f. (angl. aminoacidemia).* Teneur du sang en acides aminés libres.

AMINO-ACIDURIE *s. f. (angl. aminoaciduria).* Teneur de l'urine en acides aminés libres.

AMINOCAPROÏQUE (ACIDE) Acide amino 6-hexanoïque. Il est utilisé pour ses propriétés antifibrinolytiques dans les hémorragies dues à l'activité du système fibrinolytique, il est également utilisé en traitement local de contusions oculaires.

AMINOPHYLLINE *s. f. (angl. aminophylline).* Sel double de théophylline et d'éthylènediamine ; diurétique, antiasthmatique et tonicardiaque. Ses indications sont désormais limitées.

AMINOSIDES *s. m. pl. (angl. aminoglycosides).* Groupe important d'antibiotiques bactéricides possédant de nombreuses propriétés communes : ils sont mal résorbés après administration orale et franchissent mal la barrière hémato-encéphalique. Ils sont particulièrement actifs contre les germes à Gram négatif (et pour certains contre *M. tuberculosis*) et les staphylocoques. Ils présentent une toxicité pour la huitième paire crânienne et pour le rein. Ce groupe comporte la streptomycine, la kanamycine, la néomycine, la gentamycine, la tobramycine, l'amikacine, etc.

AMINOTRANSFÉRASE *s. f. (angl. aminotransferase).* ☞ *TRANSAMINASE.*

AMIODARONE *s. m. (angl. amiodarone).* Antiarythmique majeur, classe III de Vaughan-Williams, utilisé dans la prévention et le traitement des tachycardies ventriculaires, des fibrillations atriales et du flutter. Contient une proportion élevée d'iode, parfois à l'origine de dysthyroïdies.

AMITRIPTYLINE *s. f. (angl. amitriptyline).* Antidépresseur tricyclique, inhibiteur non sélectif de la recapture de la monoamine. Utilisé également dans le traitement des douleurs neuropathiques. ☞ *ANTIDÉPRESSEUR.*

AMMONIÉMIE *s. f. (angl. ammonemia).* Teneur du sang en ammoniaque. Elle est de l'ordre de 50 micromol par litre dans le sang artériel et plus élevée dans le sang veineux. L'hyperammoniémie a pour conséquences des troubles nerveux et digestifs sévères. Elle s'observe en cas de défaillance hépatique grave.

AMMONIUM *s. m. (angl. ammonium ion).* Radical monovalent $-NH_4$; son comportement chimique est analogue à celui des métaux alcalins. Parmi ses sels, seul est utilisé le chlorure comme acidifiant urinaire.

AMNÉSIE *s. f. (angl. amnesia).* Perte partielle ou totale de la mémoire. ◇ **ANTÉROGRADE** *(angl. anterograde —).* Amnésie des faits récents depuis l'épisode pathologique avec oubli à mesure et préservation de la capacité de mémoire immédiate. ◇ **DISSOCIATIVE OU PSYCHOGÈNE** *(angl. dissociative amnesia).* Incapacité à se rappeler des informations autobiographiques importantes, souvent d'origine traumatique, elle peut être sélective pour des événements spécifiques ou globale de son identité ou de son histoire. ◇ **ÉLECTIVE** *(angl. circumscribed —).* Amnésie circonscrite à des événements déterminés ; il s'agit fréquemment d'un symptôme névrotique. ◇ **DE FIXATION** *(angl. amnesia).* Impossibilité de fixer le souvenir à partir d'un moment donné avec désorientation temporospatiale. ◇ **HIPPOCAMPIQUE** *(angl. antero and retrograde —).* Amnésie antérograde et rétrograde par lésion du système limbique, rencontrée dans le syndrome de Korsakoff. ◇ **LACUNAIRE** *(angl. lacunar —).* Amnésie portant sur des fragments limités et bien déterminés du passé. ◇ **MAMILLO-THALAMIQUE** Amnésie mêlant des troubles de l'apprentissage et du rappel souvent accompagnée de troubles du comportement. ◇ **POST-TAUMATIQUE** *(angl. traumatic —).* Troubles de mémoire divers survenant au décours d'un traumatisme crânien. ◇ **RÉTRO-ANTÉROGRADE** *(angl. retroanterograde —).* Amnésie qui porte à la fois sur les faits qui précèdent et qui suivent immédiatement certains événements soudains. ◇ **RÉTROGRADE** *(angl. retrograde —).* Incapacité à évoquer les faits du passé précédant et englobant parfois l'épisode pathologique. ◇ **SECTORIELLE** *(angl. sectorial —).* Amnésie par déficit spécifique des fonctions supérieures.

AMNÉSIQUE *adj. (angl. amnesic).* Qui est atteint d'amnésie.

AMNIOCENTÈSE *s. f. (angl. amniocentesis).* Ponction de la cavité amniotique et prélèvement de liquide amniotique en vue d'une analyse. Son indication principale est la recherche d'anomalies chromosomiques ou enzymatiques graves.

AMNIOCYTE *s. m. (angl. amniocyte).* Cellule d'origine fœtale présente dans le liquide amniotique.

AMNIOGENÈSE *s. f. (angl. amniogenesis).* Formation et développement de l'amnios.

AMNIOS *s. m. (angl. amnion).* Membrane mince tapissant tout l'intérieur de la cavité où se trouve le fœtus (cavité amniotique). Elle engaine le cordon ombilical jusqu'à l'ombilic du fœtus.

AMNIOSCOPE *s. m. (angl. amnioscope).* Endoscope lumineux qui permet la visualisation instantanée du fœtus et du liquide amniotique.

AMNIOSCOPIE *s. f. (angl. amnioscopy).* Observation directe du fœtus, de la couleur et de la qualité du liquide amniotique grâce à un endoscope introduit dans le canal cervical, au contact du pôle inférieur de l'œuf.

AMNIOTIQUE *adj. (angl. amniotic).* Qui se rapporte à l'amnios.

AMNIOTITE *s. f. (angl. amniotitis).* Inflammation de l'amnios.

AMODIAQUINE *s. f. (angl. amodiaquine).* Antipaludéen dérivé de la 4-aminoquinoléine. Elle s'emploie en association dans le traitement des accès de paludisme.

AMOEBICIDE *adj. (angl. amebicid).* Qui détruit les amibes.

AMOEBOME *s. m. (angl. ameboma).* Fausse tumeur inflammatoire due aux amibes.

AMOXICILLINE *s. f. (angl. amoxicillin).* Pénicilline du groupe des aminopénicillines (pénicillines A), utilisée en particulier dans les pneumopathies aiguës, les infections urinaires et naso-sinusiennes, les endocardites et les méningites. ☞ *PÉNICILLINE.*

AMPc *(angl. cyclic AMP).* Abréviation d'acide adénosine monophosphate cyclique.

AMPHÉTAMINE *s. f. (angl. amphetamine).* Amine sympathicomimétique stimulant le système nerveux central. Elle diminue la sensation de fatigue, le besoin de sommeil et l'appétit, améliore le rendement psychomoteur. À long terme, elle détermine des effets psychotoxiques. Elle s'emploie dans le traitement de la narcolepsie.

AMPHIARTHROSE *s. f. (angl. amphiarthrosis).* ☞ *SYMPHYSE.*

AMPHORIQUE *adj. (angl. amphoric).* Qui rappelle le bruit que l'on obtient en soufflant dans le goulot d'une bouteille. Se dit d'une résonance, d'une respiration ou d'un souffle.

AMPHORO-MÉTALLIQUE (SYNDROME) *(angl. amphoro-metallic syndrome).* Au cours du pneumothorax, association d'un souffle amphorique et d'un retentissement métallique de la voix et de la toux.

AMPHOTÉRICINE *s. f. (angl. amphotericin).* Antibiotique antifongique obtenu à partir de *Streptomyces nodosus.* Son action se situe sur la membrane cellulaire. Il en existe deux types : A et B. On utilise l'amphotéricine B, qui est administrée par voie intraveineuse dans le traitement des mycoses généralisées (aspergillose, candidose, cryptococcose, coccidioïdomycose). Elle peut être employée à l'état simple ou complexée dans des formulations lipidiques afin d'en atténuer la toxicité.

AMPICILLINE *s. f. (angl. ampicillin).* Pénicilline semi-synthétique du groupe des aminopénicillines, indiquée en particulier dans les infections respiratoires, ORL et stomatologiques. ☞ *PÉNICILLINE.*

AMPLIATION *s. f. (angl. ampliation).* Augmentation du volume thoracique à l'inspiration ou du volume abdominal au cours des ascites et pendant la grossesse.

AMPLIFICATEUR DE BRILLANCE *(angl. intensifying screen).* Tube à vide permettant, par amplification électronique d'une image radioscopique, d'accroître de plus de 10 000 fois sa luminance. L'avantage de l'amplificateur de luminance est l'obtention d'images de grande qualité avec une irradiation moindre du malade. SYN. *AMPLIFICATEUR DE LUMINANCE.*

AMPLIFICATION GÉNIQUE *(angl. polymerase chain reaction [PCR]).* Technique de biologie moléculaire permettant de détecter de très petites quantités d'ADN, par multiplication sélective d'un fragment d'ADN par une ADN-polymérase. En dehors de son intérêt diagnostique, l'amplification génique permet de quantifier la charge virale : intérêt en particulier dans le traitement des infections par les virus VIH, VHB, VHC, etc. Cette technique permet également la mise en évidence de modifications géniques.

AMPLIMÈRE *s. m. (angl. amplimer).* Produit de l'amplification génique.

AMPOULE *s. f.* **1.** *(angl. ampulla).* En anatomie, dilatation de forme arrondie située le long d'un conduit, d'un canal ou au niveau d'une cavité. **2.** *(angl. phial).* Petit récipient en verre de forme allongée, effilé à l'une de ses extrémités et hermétiquement fermé afin que son contenu reste stérile ; il s'utilise essentiellement pour conserver les solutions destinées aux injections hypodermiques. **3.** *(angl. blister).* Tuméfaction sous épidermique remplie de sérosité produite par un frottement prolongé. ◇ **DE LA TROMPE UTÉRINE** *(NA. ampulla tubae uterinae). (angl. ampulla of uterine tube).* Portion élargie de la trompe près de son extrémité ovarienne. ◇ **DE VATER** *(NA. ampulla hepatopancreatica). (angl. ampulla of Vater ; ampulla of bile duct).* ☞ *AMPOULE HÉPATOPANCRÉATIQUE.* ◇ **DU CONDUIT DÉFÉRENT** *(NA. ampulla ductus deferentis). (angl. ampulla of ductus deferens).* Segment rétrovésical du canal déférent. ◇ **DU CONDUIT LACRYMAL** *(NA. ampulla ductus lacrimalis). (angl. ampulla of lacrimal duct).* Dilatation du conduit lacrymal en arrière du point lacrymal. ◇ **ÉPIPHRÉ-**

NIQUE *(angl. phrenic ampulla).* Dilatation fusiforme supradiaphragmatique visible à l'exploration radiologique de l'œsophage à portion distale après ingestion d'un produit de contraste. Sa présence ne se traduit pas cliniquement. ◇ **GALACTOPHORE** *(NA. ampulla lactiferae). (angl. ampulla lactiferae).* Portion dilatée d'un canal galactophore avant qu'il ne pénètre dans le mamelon. ◇ **HÉPATOPANCRÉATIQUE** *(NA. ampulla hepatopancreatica). (angl. hepatopancreatic ampulla).* Dilatation inconstante constituée par l'abouchement commun du conduit cholédoque et du conduit pancréatique au niveau de la papille duodénale majeure. ◇ **RECTALE** *(NA. ampulla recti). (angl. rectal ampulla).* Partie élargie du rectum, située immédiatement au-dessus du sphincter anal.

AMPULLAIRE *adj. (angl. ampullar).* Qui ressemble à une ampoule.

AMPUTATION *s. f.* **1.** Ablation chirurgicale d'un membre ou d'un segment de membre, par section de ses parties osseuses. Lorsque le plan de section du membre passe par une cavité articulaire, on parle de désarticulation. **2.** Par extension, ablation chirurgicale d'un organe, d'un viscère ou d'un tissu. ◇ **CONGÉNITALE** *(angl. absence of limb).* Amputation intra-utérine d'un membre du fœtus par une bride amniotique constrictive. SYN. *AMPUTATION AMNIOTIQUE.* ◇ **PATHOLOGIQUE** *(angl. pathological —).* Amputation spontanée secondaire à un processus pathologique (gangrène, nécrose). ◇ **SPONTANÉE** *(angl. spontaneous —).* Perte d'un membre ou d'une partie d'un membre qui n'est pas causée par un traumatisme ou une intervention chirurgicale.

AMSLER (CARTONS D') Carré quadrillé à fond blanc utilisé pour l'exploration rapide du champ visuel. SYN. *GRILLE D'AMSLER.*

AMUSIE *s. f. (angl. amusia).* Incapacité à reconnaître les sons musicaux, relevant d'une lésion du lobe temporal droit.

AMYÉLINIQUE *adj. (angl. amyelinic).* Qui est dépourvu de myéline.

AMYGDALE *s. f.* ☞ *TONSILLE.*

AMYGDALIEN *adj.* ☞ *TONSILLAIRE.*

AMYGDALITE *s. f.* ☞ *TONSILLITE.*

AMYLACÉ *adj. (angl. amylaceous).* Qui contient de l'amidon, qui est de la nature de l'amidon, qui lui ressemble.

AMYLASE *s. f. (angl. amylase).* Enzyme qui catalyse l'hydrolyse de l'amidon en maltose et en dextrine. On trouve une amylase dans la salive (ptyaline) et une dans le suc pancréatique. ◇ **PANCRÉATIQUE** *(angl. pancreatic —).* Amylase produite par le pancréas. ◇ **SALIVAIRE** *(angl. ptyalin).* Enzyme soluble de la salive qui hydrolyse rapidement l'amidon cuit, lentement l'amidon cru, et le glycogène en dextrine et maltose. SYN. *PTYALINE.*

AMYLASÉMIE *s. f. (angl. amylasemia).* Taux d'amylase dans le sang. Il est très augmenté au cours des pancréatites aiguës et, à un moindre degré, lors de l'inflammation des glandes parotides telle que celle existant dans les oreillons.

AMYLASURIE *s. f. (angl. amylasuria).* Présence et taux d'amylase dans l'urine.

AMYLOÏDE *adj. (angl. amyloid).* Qui ressemble à l'amidon. ◇ **(DÉGÉNÉRESCENCE)** ☞ *AMYLOSE.* ◇ **(PROTÉINE)** *(angl. — protein).* Protéine dont il existe plusieurs variétés, chacune correspondant à une variété d'amylose. Caractérisée par sa structure bêtaplissée. ◇ **(SUBSTANCE)** *(angl. — matter).* Assemblage de protéines, d'une glycoprotéine, de glycoaminoglycanes et d'apoprotéine E. Son aspect voisin de celui de l'amidon lui a valu son nom. Il en existe plusieurs variétés chimiques en fonction de la nature de la protéine (dite protéine amyloïde) qui entre dans sa constitution.

AMYLOÏDOSE *s. f. (angl. amyloidosis).* ☞ *AMYLOSE.*

AMYLOSE *s. f. (angl. amyloidosis).* Maladie liée à l'infiltration des tissus par une substance amyloïde. Ces dépôts peuvent concerner la plupart des organes et se manifester notamment par : un syndrome néphrotique, une insuffisance rénale, une insuffisance cardiaque, des troubles du rythme ou de la conduction, des troubles digestifs divers, une hépatosplénomégalie ou une polyneuropathie. L'évolution et le pronostic sont fonction du type de substance amyloïde et de sa localisation. Les localisations cardiaques et neurologiques périphériques sont de mauvais pronostic. SYN. *DÉGÉNÉRESCENCE AMYLOÏDE.*

AMYOTONIE *s. f. (angl. amyotonia).* Déficience ou absence du tonus musculaire. SYN. *MYATONIE.*

AMYOTROPHIE *s. f. (angl. amyotrophia).* Atrophie musculaire touchant les muscles striés. SYN. *ATROPHIE MUSCULAIRE.*

ANABOLISANT **1.** *adj. (angl. anabolic).* Qui favorise l'anabolisme. **2.** *s. m. (angl. anabolic steroid).* Composé apparenté à la testostérone, favorisant la production des protéines. Ces produits sont utilisés dans des affections diverses et également comme substances dopantes.

ANABOLISME *s. m. (angl. anabolism).* Assimilation des matières nutritives et transformation de celles-ci en tissus vivants ; c'est la première phase du métabolisme.

ANACHLORHYDRIE *s. f.* ☞ *ACHLORHYDRIE.*

ANAÉROBIE *adj. (angl. anaerobic).* Se dit d'un micro-organisme qui ne peut se développer que dans un milieu dépourvu d'air ou d'oxygène libre. ◇ **FACULTATIF** *(angl. facultative anaerobe).* Micro-organisme qui vit habituellement dans l'air, mais qui peut vivre dans un milieu qui en est dépourvu. ◇ **STRICT** *(angl. obligate anaerobe).* Micro-organisme qui ne peut vivre et se développer que dans un milieu dépourvu d'air ou d'oxygène libre. SYN. *ANAÉROBIE OBLIGATOIRE.*

ANAGÈNE *adj. (angl. anagen).* Se dit de la phase de croissance du cheveu dans le cycle pilaire.

ANAL *adj. (angl. anal).* Qui se rapporte à l'anus.

ANALEPTIQUE *adj. (angl. analeptic (drug)).* Qui stimule le système nerveux central au niveau des centres cardiovasculaires et respiratoires. S'emploie aussi comme substantif.

ANALGÉSIE *s. f. (angl. analgesia).* Perte de la sensibilité à la douleur.

ANALGÉSIQUE *adj. (angl. analgesic).* Qui supprime ou atténue la douleur. S'emploie aussi comme substantif.

ANAMNÈSE *s. f. (angl. anamnesis).* **1.** Ensemble des renseignements fournis au médecin par le malade ou par son entourage sur l'histoire d'une maladie ou les circonstances qui l'ont précédée. **2.** Ensemble des renseignements recueillis sur l'histoire et les détails d'une maladie, auprès du malade lui-même ou de ses proches.

ANAPHASE *s. f. (angl. anaphase).* Phase de la mitose consécutive à la métaphase, au cours de laquelle les chromosomes subissent un dédoublement longitudinal : les deux séries de chromosomes filles se séparent l'une de l'autre et se dirigent vers les pôles opposés de la cellule pour former le diaster. ☞ *MITOSE.*

ANAPHRODISIAQUE *adj. (angl. anaphrodisiac).* Qui atténue ou supprime le désir sexuel.

ANAPHYLACTIQUE *adj. (angl. anaphylactic).* Qui est en rapport avec l'anaphylaxie.

ANAPHYLAXIE *s. f. (angl. anaphylaxis).* Hypersensibilité immédiate, dite de type 1, spécifique d'un antigène auquel l'organisme a été préalablement exposé au moins deux semaines plus tôt, pouvant aboutir à une vasodilatation et à une bronchoconstriction parfois létales. Ce terme est parfois utilisé pour désigner toute augmentation de sensibilité de l'organisme à un antigène. SYN. *HYPERSENSIBILITÉ DE TYPE IMMÉDIAT.* ☞ *ALLERGIE, CHOC ANAPHYLACTIQUE.* ◇ **ACTIVE** *(angl. active —).* Anaphylaxie provoquée par l'administration d'une protéine étrangère. ◇ **HÉTÉROLOGUE** *(angl. heterologus —).* Anaphylaxie passive provoquée par l'injection du sérum d'un animal d'une espèce différente. ◇ **PASSIVE** *(angl. passive —).* Anaphylaxie résultant de l'injection du sérum d'un animal ou d'une personne préalablement sensibilisée.

ANAPLASIE *s. f. (angl. anaplasia).* Régression des cellules (habituellement tumorales) à une forme très primitive et indifférenciée.

ANARCHIE VENTRICULAIRE À l'électrocardiogramme apparition de complexes ventriculaires irréguliers et atypiques préludant à la fibrillation ventriculaire.

ANARTHRIE *s. f. (angl. anarthria).* Trouble acquis du langage avec difficulté majeure de l'expression parlée avec conservation de la compréhension verbale et écrite. Elle est en rapport avec une lésion de là région de l'opercule médian gauche ou une lésion sous-corticale. SYN. *APHASIE MOTRICE.*

ANASARQUE *s. f. (angl. anasarca).* Œdème qui affecte tout l'organisme. Œdème généralisé. ◇ **FŒTO-PLACENTAIRE** *(angl. hydrops fetalis).* État pathologique caractérisé par la présence d'une ascite et de volumineux œdèmes chez le fœtus ou le nouveau-né.

ANASTOMOSE *s. f.* Communication naturelle entre deux ou plusieurs conduits.

ANATOMIE *s. f.* **1.** Science qui étudie la structure et la morphologie de l'homme ou des animaux. **2.** À l'origine, dissection d'un corps organisé. ◇ **APPLIQUÉE** *(angl. applied —).* Étude anatomique appliquée au diagnostic et au traitement des affections. ◇ **ARTISTIQUE** *(angl. artistic —).* Étude de l'anatomie en relation avec les arts plastiques. SYN. *ANATOMIE PLASTIQUE.* ◇ **COMPARÉE** *(angl. comparative —).* Étude comparative des structures animales ou végétales. ◇ **DESCRIPTIVE** *(angl. descriptive —).* Branche de l'anatomie qui étudie la morphologie et la constitution des différents organes du corps. ◇ **FONCTIONNELLE** *(angl. functional —).* Branche de l'anatomie qui étudie les relations existant entre la structure des organes ou parties du corps et leurs fonctions. ◇ **GÉNÉRALE** *(angl. general —).* Branche de l'anatomie qui étudie la structure fondamentale des organes et de leurs éléments, ainsi que leur appartenance à des appareils et systèmes déterminés. ◇ **MACROSCOPIQUE** *(angl. gross —).* Partie de l'anatomie qui étudie les structures des tissus et organes visibles à l'œil nu. ◇ **MICROSCOPIQUE** *(angl. microscopic —).* ☞ *HISTOLOGIE.* ◇ **PATHOLOGIQUE** ☞ *ANATOMOPATHOLOGIE.* ◇ **RADIOLOGIQUE** Étude des organes et tissus par diverses techniques d'examen radiologique. ◇ **RÉGIONALE** *(angl. regional —).* Étude anatomique d'une région particulière de l'organisme. ◇ **TOPOGRAPHIQUE** *(angl. topograhic —).* Partie de l'anatomie qui étudie plus particulièrement les rapports des différents organes du corps entre eux.

ANATOMOPATHOLOGIE *s. f.* Science qui traite des altérations organiques provoquées par la maladie.

ANATOMOPATHOLOGISTE *s. m. (angl. pathologist).* Médecin qui pratique l'examen, macroscopique ou microscopique, des tissus ou des organes excisés chirurgicalement ou prélevés après la mort.

ANATOXINE *s. f. (angl. anatoxin).* Toxine inactivée par l'action combinée du formol et de la chaleur, qui a perdu ses propriétés toxiques, mais qui conserve ses propriétés immunisantes.

ANCA Abréviation de *Antineutrophil Cytoplasmic Antibody*. Il s'agit d'auto-anticorps anticytoplasmiques des polynucléaires. Leur spécificité antigénique peut orienter vers certaines maladies ; ils s'observent dans certaines vascularites.

ANCYLOSTOMA Genre de vers nématodes, parasites de l'intestin grêle de l'homme et de certains animaux. L'espèce *A. duodenale*, la plus commune, est un ver de 10 à 12 mm de long, qui se fixe à l'intestin grêle (en particulier au duodénum) et provoque une maladie appelée ankylostomiase. Des espèces voisines, *Necator americanus* et *A. brasiliense*, parasitent également l'homme.

ANDROGÈNE **1.** *adj. (angl. androgenic).* Qui provoque l'apparition des caractères sexuels masculins. **2.** *s. m. (angl. androgen).* Hormone stéroïde qui favorise le développement des organes génitaux externes chez l'homme, la formation du sperme et l'apparition des caractères sexuels secondaires masculins. Les androgènes stimulent également l'anabolisme protidique. Selon leur origine, on distingue deux variétés d'androgènes : les uns proviennent des testicules, essentiellement la testostérone, les autres, produits dans les deux sexes, proviennent des surrénales.

ANDROGÉNOTHÉRAPIE *s. f. (angl. androgenous therapy).* Utilisation des androgènes en thérapeutique.

ANDROGYNE *adj.* En anthropologie, individu qui possède certains caractères sexuels du sexe opposé.

ANDROGYNIE *s. f. (angl. androgyny androgynism).* État d'un individu androgyne. ☞ *PSEUDO-HERMAPHRODISME.*

ANDROÏDE *adj. (angl. android).* Qui ressemble à l'homme ; qui présente des caractères masculins.

ANDROLOGIE *s. f. (angl. andrology).* Étude de l'homme (en tant que sexe masculin) et des maladies qui lui sont propres, en particulier des affections de l'appareil génital.

ANDROPAUSE *s. f. (angl. male climateric).* Arrêt ou ralentissement de l'activité sexuelle chez l'homme, dû au vieillissement, et accompagné de certains troubles d'ordre général (terme sans signification physiologique précise). Notion discutable.

ANDROSTÉRONE *s. f. (angl. androsterone).* Forme d'élimination de la testostérone, de faible activité androgénique.

ANÉCHOGÈNE *adj. (angl. anechogenic).* Se dit d'une structure sans écho en échographie.

ANÉMIE *s. f. (angl. anemia).* Étymologiquement, manque de sang ; cliniquement, diminution au-dessous des valeurs normales de la concentration en hémoglobine dans le sang circulant (au-dessous de 13 g/dL chez l'homme et 12 g/dL chez la femme), par déperdition (hémorragie), destruction des érythrocytes ou défaut de formation. ◇ **À SPHÉROCYTES** *(angl. hereditary spherocytosis).* ☞ *SPHÉROCYTOSE HÉRÉDITAIRE, MINKOWSKI-CHAUFFARD (MALADIE DE).* ◇ **AIGUË** *(angl. acute —).* Terme peu spécifique désignant une anémie d'apparition subite, par exemple l'anémie d'origine hémorragique. ◇ **APLASIQUE** *(angl. aplastic —).* Anémie provoquée par l'absence des précurseurs médullaires de la lignée sanguine érythroïde, d'origine primitive ou secondaire (agents toxiques, infections, néoplasies, leucémies, etc.). SYN. *ANÉMIE ARÉGÉNÉRATIVE, ÉRYTHROBLASTOPÉNIE.* ◇ **APLASTIQUE** ☞ *ANÉMIE APLASIQUE.* ◇ **ARÉGÉNÉRATIVE** Anémie d'origine centrale (ou médullaire), caractérisée par une diminution des réticulocytes sanguins (< 100-150 000/mm^3). ☞ *ANÉMIE APLASIQUE.* ◇ **DE BIERMER** ☞ *BIERMER (ANÉMIE OU MALADIE DE).* ◇ **DE BLACKFAN-DIAMOND** ☞ *BLACKFAN-DIAMOND (ANÉMIE DE).* ◇ **LOCALE** ☞ *ISCHÉMIE.* ◇ **DRÉPANOCYTAIRE** *(angl. sickle-cell —). ANÉMIE À HÉMATIES FALCIFORMES.* ☞ *DRÉPANOCYTOSE.* ◇ **ELLIPTOCYTAIRE** *(angl. ovalocytosis).* SYN. *OVALOCYTOSE.* ☞ *ELLIPTOCYTOSE.* ◇ **ESSENTIELLE** ☞ *ANÉMIE IDIOPATHIQUE.* ◇ **FERRIPRIVE** *(angl. iron deficiency).* Anémie liée à une carence en fer (ou martiale), le plus souvent arégénérative, hypochrome et microcytaire. SYN. *ANÉMIE HYPOSIDÉRÉMIQUE.* ◇ **À HEMATIES FALCIFORMES** ☞ *DRÉPANOCYTOSE.* ◇ **HÉMOLYTIQUE** *(angl. hemolytic —).* Anémie due à une destruction excessive d'érythrocytes dans le sang, soit d'origine extracorpusculaire (destruction mécanique, présence d'auto-anticorps, présence d'une substance toxique…), soit d'origine intracorpusculaire (fragilité membranaire, défaut enzymatique…). SYN. *HÉMOLYSE.* ◇ **HYPOCHROME** *(angl. hypochromic —).* Anémie caractérisée par une diminution de la teneur corpusculaire moyenne en hémoglobine (TCMH) (< 27 pg) et/ou de la concentration corpusculaire moyenne en hémoglobine (CCMH) (< 30 %) des hématies. ◇ **HYPOSIDÉRÉMIQUE** ☞ *ANÉMIE FERRIPRIVE.* ◇ **IDIOPATHIQUE** Anémie dont la cause n'est pas connue ou identifiée. SYN. *ANÉMIE ESSENTIELLE, ANÉMIE PRIMAIRE.* ☞ *ANÉMIE PERNICIEUSE.* ◇ **MACROCYTAIRE** *(angl. macrocytic).* Anémie caractérisée respectivement par l'augmentation du volume globulaire moyen (VGM) (> 100 fl) des érythrocytes. L'anémie macrocytaire peut s'observer au cours des carences en vitamine B12, des myélodysplasies, de la grossesse. ◇ **MÉGALOBLASTIQUE** *(angl. megaloblastic —).* Anémie caractérisée par la présence abondante dans la moelle osseuse de mégaloblastes, témoignant d'une altération de l'érythropoïèse le plus souvent par carence en vitamine B12 ou en folates. ◇ **MICROCYTAIRE** *(angl. microcytic).* Anémie caractérisée par la diminution du volume globulaire moyen (VGM) (< 80 fL) des érythrocytes. L'anémie microcytaire peut s'observer au cours de la carence en fer (ou martiale), de l'inflammation chronique, des thalassémies. ◇ **NORMOCHROME** Anémie caractérisée par une teneur corpusculaire moyenne en hémoglobine (TCMH) et une concentration corpusculaire moyenne en hémoglobine (CCMH) normales. ☞ *ANÉMIE NORMOCYTAIRE.* ◇ **NORMOCYTAIRE** *(angl. normocytic —).* Anémie caractérisée par un volume globulaire moyen (VGM) normal. ◇ **PAR CARENCE (OU CARENTIELLE)** *(angl. nutritional —).* Toute anémie due à un défaut d'apport alimentaire ou à un trouble de l'absorption du fer et des vitamines nécessaires à l'érythropoïèse. ◇ **PERNICIEUSE** *(angl. pernicious —).* Terme désuet de l'anémie mégaloblastique ou par carence en vitamine B12. ◇ **PRIMAIRE (OU PRIMITIVE)** ☞ *ANÉMIE IDIOPATHIQUE.* ◇ **RÉFRACTAIRE** *(angl. refractory —).* Anémie secondaire à une insuffisance qualitative de l'érythropoïèse ou dysérythropoïèse. ☞ *MYÉLODYSPLASIE.* ◇ **RÉGÉNÉRATIVE** *(angl. regenerative —).* Anémie d'origine périphérique caractérisée par une augmentation du nombre des réticulocytes (> 100-150 000/mm^3), témoignant d'une activité érythropoïétique accrue de la moelle osseuse. Elle se rencontre dans les hémorragies aiguës ou l'hémolyse. ◇ **SECONDAIRE** *(angl. secondary —).* Toute anémie liée à une affection qui n'intéresse pas d'emblée les organes hématopoïétiques. SYN. *ANÉMIE SYMPTOMATIQUE.* ◇ **SIDÉROBLASTIQUE** *(angl. sideroblastic —).* Anémie caractérisée par la présence dans la moelle osseuse d'un grand nombre de sidéroblastes présentant des granulations ferrugineuses disposées en couronnes autour du noyau (sidéroblastes en couronnes). Elle peut être congénitale ou acquise. ◇ **SIDÉROPÉNIQUE** ☞ *ANÉMIE FERRIPRIVE.* ◇ **SYMPTOMATIQUE** Anémie caractérisée par la présence de signes fonctionnels (asthénie, dyspnée…) et/ou physiques (pâleur…). ☞ *ANÉMIE SECONDAIRE.*

ANÉMIQUE *adj.* ☞ *ANÉMIE.*

ANENCÉPHALIE *s. f. (angl. anencephaly).* Absence congénitale de l'encéphale.

ANÉPHRIQUE *adj.* Dépourvu de rein.

ANESTHÉSIE *s. f.* **1.** Perte d'une ou de plusieurs formes de sensibilité. **2.** Suppression réversible de la sensibilité soit en rapport avec un état morbide, soit provoquée au moyen d'anesthésiques, le plus souvent en vue d'une intervention chirurgicale. ◇ **AFFECTIVE OU PSYCHIQUE** *(angl. mental —).* Perte de l'affectivité ou insensibilité à la joie ou à la peine. ◇ **CROISÉE** *(angl. crossed —).* Anesthésie touchant un hémicorps et liée à une lésion nerveuse controlatérale. ◇ **DE BASE** *(angl. basal —).* Anesthésie produite par l'administration d'analgésiques narcotiques avant l'anesthésie générale et ayant pour but de réduire la quantité d'anesthésique nécessaire pour celle-ci. Aussi appelée « prémédication ». ◇ **DE CONDUCTION** *(angl. regional —).* Toute anesthésie réalisant l'interruption de la transmission nerveuse entre la périphérie et l'axe cérébro-spinal. SYN. *ANESTHÉSIE LOCO-RÉGIONALE.* ◇ **DE CONTACT** *(angl. surface —).* Anesthésie locale par application directe de l'agent anesthésiant sur une muqueuse ou sur la peau. ◇ **DISSOCIÉE** *(angl. dissociated — dissociation —).* Anesthésie thermique et nociceptive avec persistance de la sensibilité tactile. ◇ **DOULOUREUSE** *(angl. — dolorosa).* Hyperalgésie combinée à une anesthésie tactile dans le même territoire. Elle s'observe dans les polyneuropathies et dans l'hyperpathie thalamique. ◇ **EN CIRCUIT FERMÉ** *(angl. closed —).* Anesthésie générale par inhalation obtenue avec un appareil réalisant une enceinte respiratoire close. ◇ **EN SELLE** *(angl. saddle bloc —).* ☞ *QUEUE DE CHEVAL (SYNDROME DE LA).* ◇ **ENDONEURALE** *(angl. endoneural —).* Anesthésie régionale obtenue par injection d'un anesthésique dans la gaine du tronc nerveux qui innerve la région. Technique abandonnée. ◇ **ÉPIDURALE** *(angl. epidural —).* ☞ *ANESTHÉSIE PÉRIDURALE.* ◇ **GÉNÉRALE** *(angl. general —).* Anesthésie visant à obtenir une narcose, l'agent anesthésique étant introduit par voie intraveineuse, par inhalation ou par voie rectale. ◇ **INTRAVEINEUSE** *(angl. intravenous —).* Anesthésie générale réalisée par injection intraveineuse d'un produit anesthésique. ◇ **LOCALE** *(angl. local —).* Anesthésie d'une région limitée du corps, obtenue par infiltration d'anesthésiques locaux, ou par réfrigération, soit avec de la glace, soit en vaporisant un liquide très volatil. ◇ **PAR INHALATION** *(angl. inhalation —).* Anesthésie générale réalisée par inhalation d'un gaz (protoxyde d'azote, etc.) ou de vapeurs de diverses substances anesthésiques (halothane, isoflurane, etc.). ⇔ **PAR INSUFFLATION** *(angl. insufflation — Meltzer's —)*. Anesthésie générale obtenue au moyen d'une insufflation intratrachéale d'un mélange gazeux. ⇔ **PAR RÉFRIGÉRATION** *(angl. refrigeration —)*. Anesthésie produite par refroidissement d'une partie du corps par application d'éther, de chlorure d'éthyle, de mélanges frigorifiques, etc. ⇔ **PARASACRÉE, PARAVERTÉBRALE** *(angl. parasacral, paraverteral —)*. Anesthésie obtenue par injection d'anesthésiques autour des nerfs sacrés ou rachidiens près de leur point d'émergence. ⇔ **PÉRIDURALE** *(angl. epidural block)*. Anesthésie régionale obtenue en injectant l'anesthésique à travers le ligament jaune compris entre deux lames vertébrales, sur la ligne des processus épineux et au niveau désiré, de la septième vertèbre cervicale à la cinquième vertèbre lombale. Cette méthode d'anesthésie est fréquemment utilisée lors de l'accouchement. ⇔ **RACHIDIENNE** *(angl. spinal —)*. ☞ *RACHIANESTHÉSIE*. ⇔ **RECTALE** *(angl. rectal —)*. Anesthésie générale produite par l'introduction de l'agent anesthésique dans le rectum. ⇔ **RÉGIONALE** *(angl. regional —)*. Anesthésie d'une partie du corps obtenue par infiltration d'un tronc ou d'un plexus nerveux, par injection intrarachidienne ou par injection directe de l'anesthésique dans les tissus où l'on doit opérer. ⇔ **SOUS-MUQUEUSE** *(angl. submucosal —)*. Anesthésie obtenue par injection de l'anesthésique sous une membrane muqueuse. ⇔ **SPLANCHNIQUE** *(angl. splanchnic nerve block)*. Anesthésie régionale d'un viscère obtenue par injection d'un anesthésique au niveau d'un ganglion (par exemple le ganglion semi-lunaire) ou d'un nerf splanchnique. ⇔ **TACTILE** *(angl. tactile —)*. Perte ou altération du tact. ⇔ **THERMIQUE** *(angl. thermal —)*. Perte de la sensibilité à la chaleur ou au froid. ⇔ **TRONCULAIRE** Anesthésie obtenue par infiltration d'un tronc nerveux.

ANESTHÉSIOLOGIE *s. f. (angl. anesthesiology)*. Branche de la médecine qui traite de l'anesthésie et de la réanimation.

ANESTHÉSIOLOGISTE *s. m.* **1.** Anesthésiste. **2.** Médecin spécialiste en anesthésiologie. Terme peu usité.

ANESTHÉSIQUE **1.** *adj.* Qui provoque une insensibilité locale ou générale. **2.** *s. m.* Agent ou substance produisant une anesthésie.

ANESTHÉSISTE *s. m. (angl. anesthesist, anesthesiologist)*. Médecin qui pratique l'anesthésie, médecin spécialisé en anesthésiologie.

ANEURINE *s. f. (angl. aneurin)*. Vitamine B1 ou thiamine.

ANÉVRYSME *s. m. (angl. aneurysm)*. Cavité formée par la dilatation des parois d'une artère et contenant du sang. On trouve également l'orthographe « anévrisme ». ⇔ **ABDOMINAL** *(angl. abdominal —)*. Anévrysme de l'aorte abdominale. ⇔ **AMPULLAIRE** *(angl. ampullary —)*. Petit anévrysme sacciforme qui se constitue le plus souvent au niveau d'une artère cérébrale. ⇔ **AORTIQUE** *(angl. aortic —)*. Anévrysme siégeant sur l'aorte, le plus souvent dans sa partie thoracique. Le risque majeur est la fissuration et la rupture qui seront prévenues par résection chirurgicale suivie d'une greffe ou par un traitement endoluminal. ⇔ **ARTÉRIO-VEINEUX** *(angl. arteriovenous —)*. Communication permanente et anormale entre une artère et une veine d'origine le plus souvent traumatique, parfois chirurgicale ou congénitale. ⇔ **AXIAL** *(angl. axial —)*. Dilatation anévrysmale intéressant toute la circonférence du vaisseau. ⇔ **CARDIAQUE** *(angl. cardiac —)*. Cavité se développant après un infarctus, limitée par la paroi myocardique et communiquant avec l'intérieur du cœur. ⇔ **CIRCONSCRIT** *(angl. circumscribed —)*. ☞ *ANÉVRYSME VRAI*. ⇔ **CIRSOÏDE** *(angl. cirsoid —)*. Tumeur molle pulsatile formée d'artérioles terminales dilatées reliées aux veines correspondantes par des communications artério-veineuses. Elle siège surtout à la main, à la face et au cuir chevelu. SYN. *TUMEUR CIRSOÏDE, ANÉVRYSME ANASTOMOTIQUE*. ⇔ **CYLINDRIQUE** *(angl. cylindroid —)*. Dilatation uniforme d'un segment d'artère qui prend l'aspect d'un tube cylindrique. SYN. *ANÉVRYSME TUBULAIRE*. ⇔ **DISSÉ-**

QUANT *(angl. dissecting —).* Anévrysme se développant dans l'épaisseur de la paroi artérielle, aux dépens de la média, entre les tuniques externe et interne décollées par une hémorragie consécutive à une déchirure de cette tunique interne. ◇ **EMBOLIQUE** *(angl. embolic —).* Anévrysme développé au point d'arrêt d'un embole septique. ◇ **EXOGÈNE** *(angl. exogeneous —).* Anévrysme secondaire à une lésion vasculaire traumatique. ◇ **(FAUX)** *(angl. false —).* Masse sanguine constituée par le sang épanché à la suite d'une plaie vasculaire. La masse sanguine est retenue par les tissus qui entourent le vaisseau. ◇ **FUSIFORME** *(angl. fusiform —).* Anévrysme artériel en forme de fuseau. ◇ **HERNIAIRE** *(angl. hernial —).* Anévrysme dont le sac est constitué par la paroi interne du vaisseau, qui passe à travers les autres tuniques externes rompues. ◇ **LATÉRAL** *(angl. lateral —).* Anévrysme situé sur un seul côté d'une artère. ◇ **MILIAIRE** *(angl. miliary —).* Petit anévrysme siégeant sur les artérioles, en particulier du cerveau. ◇ **MYCOTIQUE** *(angl. mycotic —).* Anévrysme artériel dû à une greffe infectieuse sur les parois du vaisseau au cours d'une endocardite bactérienne subaiguë. ◇ **OSTÉOÏDE** *(angl. osteoid —).* Tumeur osseuse pulsatile. ◇ **PAR ANASTOMOSE OU ANASTOMOTIQUE** *(angl. anastomatic —).* ☞ *ANÉVRYSME CIRSOÏDE.* ◇ **PAR TRACTION** *(angl. traction —).* Anévrysme provoqué par la traction sur l'aorte du canal de Botal, atrophié de façon incomplète. ◇ **SACCIFORME** *(angl. saccular —).* Dilatation artérielle sacciforme, dont la poche communique avec l'artère par un canal étroit, le collet. ◇ **TUBULAIRE** *(angl. tubular —).* ☞ *ANÉVRYSME CYLINDRIQUE.* ◇ **VARIQUEUX** *(angl. varicose —).* Anévrysme dans lequel existe une communication permanente entre l'artère et une veine contiguë à travers le sac anévrysmal. ◇ **VENTRICULAIRE** *(angl. ventricular —).* ☞ *ANÉVRYSME CARDIAQUE.* ◇ **VRAI** *(angl. true —).* Anévrysme développé dans la paroi artérielle, dont au moins une des tuniques reste intacte. SYN. *ANÉVRYSME CIRCONSCRIT.*

ANÉVRYSMECTOMIE *s. f. (angl. aneurysmectomy).* Résection d'un anévrysme.

ANÉVRYSMORRAPHIE *s. f. (angl. aneurysmorrhaphy).* Cure chirurgicale d'un anévrysme artériel, qui consiste à ouvrir la poche anévrysmale, puis à suturer par l'intérieur les orifices artériels qui s'y trouvent. SYN. *ENDOANÉVRYSMORRAPHIE.*

ANGÉIOLOGIE *s. f.* ☞ *ANGIOLOGIE.*

ANGÉITE *s. f. (angl. angeitis).* Inflammation d'un vaisseau sanguin ou lymphatique. Les angéites sont classées suivant la nature et la taille du vaisseau atteint. SYN. *VASCULARITE.* ◇ **ALLERGIQUE** *(angl. diffuse —).* Affection caractérisée par la nécrose fibrinoïde des parois des petits vaisseaux en rapport avec le dépôt endothélial de complexes immuns. Ces lésions se retrouvent dans un grand nombre d'affections systémiques dont la périartérite noueuse, la maladie de Horton, la maladie de Wegener etc. ◇ **D'HYPERSENSIBILITÉ DE ZEEK** *(angl. Zeek's hypersensitivity angeitis).* Vascularite des petits vaisseaux principalement cutanés et pulmonaires, liée à des complexes immuns, survenant après une administration médicamenteuse, sérique ou l'exposition à un germe. Elle se manifeste constamment par un purpura, fréquemment par des arthralgies et éventuellement par une atteinte viscérale (nerfs, glomérules, cœur, tube digestif). ◇ **GRANULOMATEUSE** ☞ *CHURG ET STRAUSS (ANGÉITE OU SYNDROME DE).* ◇ **NÉCROSANTE** Inflammation nécrotique des parois des artères de moyen calibre par un processus immuno-allergique. Elle est observée en particulier dans la maladie de Horton, la périartérite noueuse, le syndrome de Wegener et l'angéite de Churg et Strauss. ◇ **VISCÉRALE** *(angl. visceral —).* Toute affection caractérisée par des lésions disséminées des petites artères, comme le lupus érythémateux disséminé, la périartérite noueuse.

ANGIECTASIE *s. f. (angl. angiectasia).* Dilatation régulière d'un vaisseau sanguin.

ANGINE *s. f. (angl. sorethroat pharyngitis angina).* Inflammation aiguë et diffuse de la muqueuse oropharyngée. Dans l'usage courant, on désigne souvent par ce terme l'amygdalite aiguë (tonsillite). ◇ **DE POITRINE** *(angl. angina pectoris).* Syndrome caractérisé par des crises douloureuses paroxystiques constrictives siégeant dans la région précordiale, irradiant parfois dans le bras gauche, et s'accompagnant d'une angoisse, d'une sensation de mort imminente. Elles sont presque toujours dues à l'athérosclérose coronarienne, qui induit une ischémie myocardique. SYN. *ANGOR PECTORIS, STÉNOCARDIE.* ◇ **DIPHTÉRIQUE** *(angl. diphterial tonsillitis).* Angine pseudomembraneuse due à *Corynebacterium diphteriae*, qui s'observe dans la diphtérie. ◇ **FUSO-SPIRILLAIRE** ☞ *VINCENT (ANGINE DE).* ◇ **PHLEGMONEUSE** *(angl. phlegmonous angina).* Tonsillite accompagnée d'un abcès péri-amygdalien en voie de collection, le plus souvent unilatérale. ◇ **PSEUDO-MEMBRANEUSE** *(angl. pseudomembranous angina).* Angine s'accompagnant de fausses membranes blanchâtres adhérentes, comme l'angine diphtérique. ◇ **PULTACÉE** *(angl. pultaceous angina).* Tonsillite dans laquelle les tonsilles sont recouvertes d'un exsudat blanchâtre, non adhérent aux muqueuses. ◇ **ROUGE** Angine aiguë avec un aspect rouge des tonsilles palatines et du pharynx. ◇ **ULCÉRO-NÉCROTIQUE** *(angl. angina necrotica).* Angine grave parfois hémorragique, pouvant être due à une hémopathie, une angine de Vincent, un chancre syphillitique ou un cancer. ◇ **VÉSICULEUSE** *(angl. herpetic angina).* Présence de vésicules sur les tonsilles palatines et/ou la muqueuse pharyngée, dues le plus souvent au virus de l'herpès (HSV) ou au coxsackie virus de l'herpangine.

ANGIOBLASTE *s. m. (angl. angioblast).* Cellule contribuant à donner naissance à un vaisseau sanguinc

ANGIOBLASTOME *s. m. (angl. angioblastoma).* Tumeur du système nerveux central formée aux dépens de vaisseaux sanguins. Il peut siéger dans le cervelet ou se former à partir des méninges du cerveau et de la moelle épinière (méningiome angioblastique). SYN. *HÉMANGIOBLASTOME.*

ANGIOCHOLÉCYSTITE *s. f. (angl. angiocholecystitis).* Inflammation de la vésicule et des voies biliaires.

ANGIOCHOLÉCYSTOGRAPHIE *s. f. (angl. angiocholangiography).* Radiographie des voies biliaires et de la vésicule biliaire après injection ou ingestion d'un produit de contraste radio-opaque.

ANGIOCHOLÉGRAPHIE *s. f.* ☞ *CHOLANGIOGRAPHIE.*

ANGIOCHOLITE *s. f. (angl. choledochitis).* Inflammation des voies biliaires intra- et extrahépatiques. SYN. *CHOLANGITE.*

ANGIODERMITE *s. f. (angl. angiodermatitis).* Inflammation des vaisseaux de la peau. ◇ **NÉCROTIQUE** Ulcère cutané hyperalgique des membres inférieurs survenant chez l'hypertendu par oblitération artérielle. SYN. *ULCÈRE DE MARTORELL.* ◇ **PIGMENTÉE ET PURPURIQUE** ☞ *DERMITE OCRE.*

ANGIODIASCOPIE *s. f. (angl. angiodiascopy).* Examen visuel, par transillumination, des vaisseaux sanguins des extrémités.

ANGIODYSPLASIE *s. f. (angl. vascular dysplasia).* Anomalie du développement des vaisseaux.

ANGIOFLUOROGRAPHIE RÉTINIENNE À LA FLUORESCÉINE *(angl. fluorescein angiography of eye).* Procédé de coloration du fond d'œil au moyen duquel on obtient, après injection intraveineuse de fluorescéine, des images permettant d'apprécier les vaisseaux rétiniens et leur dynamique circulatoire.

ANGIOGRAPHIE *s. f. (angl. angiography).* Radiographie des vaisseaux sanguins après injection d'un produit de contraste radio-opaque. ◇ **NUMÉRIQUE** ☞ *ANGIOGRAPHIE NUMÉRISÉE OU NUMÉRIQUE.* ◇ **NUMÉRISÉE OU NUMÉRIQUE** *(angl. computerized —).* Méthode d'amplification et de traitement d'une image radiographique vasculaire. L'image analogique obtenue sur l'écran d'un amplificateur de luminance est transformée en image numérique. Elle est traitée sous cette forme, puis est reconstituée sous sa forme conventionnelle avec de nombreuses améliorations : augmentation du contraste, soustraction, agrandissement, etc. SYN. *ANGIOGRAPHIE DIGITALE.*

ANGIOKÉRATOME *s. m. (angl. angiokeratoma).* Petit angiome cutané à surface rugueuse, hyperkératosique, localisé principalement aux mains, à la face et au scrotum.

ANGIOLOGIE *s. f. (angl. angiology).* Partie de l'anatomie qui traite des vaisseaux sanguins et lymphatiques. SYN. *ANGÉIOLOGIE.*

ANGIOMATOSE *s. f. (angl. angiomatosis).* Toute affection (souvent congénitale ou héréditaire) caractérisée par la présence d'angiomes multiples. ◇ **BACILLAIRE** *(angl. bacillary —).* Affection due à *Rochalimaea quintana ou henselae*, observée surtout chez des immunodéprimés. ◇ **CÉRÉBRALE** *(angl. cerebral —).* Affection due à la présence d'angiomes calcifiés à la face interne du crâne, associée à une comitialité avec arriération mentale. ◇ **DE LEBER** ☞ *LEBER (ANGIOMATOSE MILIAIRE DE).* ◇ **HÉMORRAGIQUE HÉRÉDITAIRE** SYN. *RENDU-OSLER (MALADIE DE).* ◇ **RÉTINIENNE** *(angl. Lindaun's disease).* Maladie caractérisée par une petite tumeur pédiculée constituée par des vaisseaux et de la névroglie. SYN. *MALADIE DE VON HIPPEL.*

ANGIOME *s. m. (angl. angioma).* Tumeur caractérisée par la prolifération de tissu vasculaire sanguin (hémangiome) ou lymphatique (lymphangiome). Il s'agit d'une dysplasie vasculaire et non pas d'une tumeur au sens propre. ◇ **CAVERNEUX** *(angl. cavernous hemangioma).* Angiome formé par des espaces pleins de sang, séparés par des travées de tissu conjonctif et revêtus d'un endothélium. L'ensemble ressemble aux corps caverneux. Ces angiomes siègent le plus souvent au niveau du foie, des muscles, de la langue, de la peau et résultent d'une dysplasie veineuse. ◇ **CUTANÉ** ☞ *ANGIOME PLAN.* ◇ **DE CYRANO** Angiome siégeant au bout du nez. SYN. *ANGIOME DE PINOCCHIO.* ◇ **FISSURAIRE** *(angl. fissural —).* Angiome cutané localisé dans une région correspondant à une fissure ou une fente pendant la vie embryonnaire, ultérieurement soudée (lèvres par exemple). ◇ **PLAN** *(angl. naevus flammeus ; birthmark).* Espèce de nævus formé par une maille de vaisseaux dilatés et se présentant sous la forme d'une tache rouge ou violacée pâlissant à la pression. SYN. *NÆVUS VASCULAIRE PLAN, TACHE DE VIN.* ◇ **SÉNILE** ☞ *TACHE RUBIS.* ◇ **SERPIGINEUX** *(angl. — serpiginosum).* Maladie de la peau caractérisée par la présence dans le derme de petits points vasculaires disposés en anneaux, disséminés sur tout le corps, sauf sur les paumes des mains et les plantes des pieds. ◇ **STELLAIRE** *(angl. spider —).* Malformation vasculaire cutanée constituée d'un point rouge central et saillant d'où partent des arborisations télangiectasiques. ◇ **SIMPLE** *(angl. simple —).* Angiome de la peau ou des muqueuses formé d'une maille de petits vaisseaux ou de capillaires dilatés semblables aux vaisseaux normaux, reliés par du tissu conjonctif. SYN. *ANGIOME CAPILLAIRE.* ◇ **TUBÉREUX** *(angl. tuberous angioma, strawberry mark).* Angiome siégeant dans le tissu sous-cutané, à surface irrégulière, mamelonnée, plus ou moins saillant avec une tendance à l'accroissement en surface et en profondeur. SYN. *FRAISE.*

ANGIOMYOME *s. m. (angl. angiomyoma).* Myome contenant de nombreux vaisseaux sanguins.

ANGIOPATHIE *s. f. (angl. angiopathy).* Nom générique désignant les affections des vaisseaux sanguins. ◇ **AMYLOÏDE CÉRÉBRALE** *(angl. cerebral amyloid —).* Démence sénile avec dépôt de substance amyloïde dans les vaisseaux méningés et corticaux.

ANGIOPLASTIE *s. f. (angl. angioplasty).* Procédé destiné à réparer ou à remodeler un vaisseau sanguin, notamment quand il est obstrué ou sténosé par des lésions athéromateuses. L'angioplastie transluminale percutanée consiste à dilater une artère rétrécie par une plaque d'athérome ou une malformation grâce à un cathéter inséré dans le vaisseau à distance de la lésion.

ANGIOPOÏÈSE *s. f. (angl. angiopoiesis).* Développement des vaisseaux sanguins.

ANGIOSARCOME *s. m. (angl. angiosarcoma).* Tumeur maligne résultant de la prolifération des cellules réticulaires et endothéliales des vaisseaux sanguins, localisée le plus souvent au foie, à la rate ou aux membres ; fréquente au cours du sida.

ANGIOSCANNER *s. m. (angl. angioscan).* Examen tomodensitométrique avec opacification vasculaire.

ANGIOSCLÉROSE *s. f. (angl. angiosclerosis).* Sclérose des parois des vaisseaux sanguins.

ANGIOSCOPIE *s. f. (angl. angioscopy).* Examen des vaisseaux au moyen d'un angioscope (angioscopie des capillaires cutanés), d'un ophtalmoscope (angioscopie rétinienne) ou après injection de fluorescéine (angiofluoroscopie).

ANGIOSPASME *s. m. (angl. angiospasm).* Contraction spasmodique des artères provoquant une ischémie en aval, comme dans le syndrome de Raynaud.

ANGIOSPASTIQUE *adj. (angl. angiospastic).* Qui s'accompagne de spasme vasculaire.

ANGIOSTATINE *s. f. (angl. angiostatin).* Substance inhibant l'angiogenèse et expérimentée *in vitro* dans le développement des tumeurs qu'elle serait susceptible de freiner en diminuant leur néovascularisation.

ANGIOSTÉNOSE *s. f. (angl. angiostenosis).* Diminution localisée du calibre d'un vaisseau.

ANGIOTENSINASE *s. f. (angl. angiotensinase).* Enzyme détruisant l'angiotensine.

ANGIOTENSINE *s. f. (angl. angiotensin).* Polypeptide libéré à partir de l'angiotensinogène par action de la rénine. Il existe deux angiotensines, I et II. L'angiotensine I, inactive est transformée par l'enzyme de conversion d'origine hépatique en angiotensine II, qui provoque une vasoconstriction des artérioles périphériques et une hypertension artérielle. L'angiotensine II stimule également la production d'aldostérone. SYN. *ANGIOTONINE, HYPERTENSINE.*

ANGIOTENSINOGÈNE *s. m. (angl. angiotensinogen).* α_2-globuline d'origine hépatique que la rénine transforme en angiotensine I.

ANGLE *s. m. (angl. angle).* Figure formée par deux demi-droites ou deux demi-plans qui se coupent. ◇ **ALPHA** *(angl. alpha —).* Angle formé par l'intersection de l'axe visuel avec l'axe optique géométrique. ◇ **BIORBITAIRE** *(angl. biorbital —).* Angle formé par l'intersection des axes antéropostérieurs des orbites. ◇ **CARDIO-HÉPATIQUE** *(angl. cardiohepatic —).* Angle formé par le bord droit du cœur et la surface supérieure du lobe droit du foie. ◇ **CÉPHALO-AURICULAIRE** Angle formé par le pavillon de l'oreille avec la surface latérale de la tête. ◇ **COSTAL** *(angl. costal —).* Angle postérieur de l'axe de la côte, entre la tête et le corps de la côte. ◇ **CRANIO-FACIAL** *(angl. metafacial — Serres' —).* Angle entre les axes basifacial et basicrânien au niveau de la partie moyenne de la suture sphéno-ethmoïdale. ◇ **CRANIOMÉTRIQUE** Tout angle servant de mesure anthropométrique. ◇ **D'ABERRATION** *(angl. — of aberration).* ☞ *ANGLE DE DÉVIATION.* ◇ **D'ÉLÉVATION** *(angl. elevation —).* Angle que forment dans un plan vertical, l'axe de l'œil regardant vers le haut ou vers le bas, et l'axe de l'œil en position normale. ◇ **D'INCIDENCE** *(angl. — of incidence).* Angle formé par un rayon qui pénètre dans un milieu réfringent avec une ligne perpendiculaire à la surface de ce milieu. ◇ **DE CONVERGENCE** *(angl. — of convergence).* Angle que forment l'axe de fixation de l'objet considéré et l'axe de l'œil regardant à l'infini. ◇ **DE DÉCLINAISON DU COL DU FÉMUR** *(angl. — of declination — of femoral torsion).* Angle formé par deux plans, l'un qui passe par le grand axe de l'épiphyse du fémur et l'autre par le grand axe de la diaphyse. ◇ **DE DÉVIATION** *(angl. — of deviation).* Angle formé par le rayon réfracté et le prolongement du rayon incident. SYN. *ANGLE D'ABERRATION.* ◇ **DE FILTRATION** ☞ *ANGLE IRIDOCORNÉEN.* ◇ **DE RÉFLEXION, DE RÉFRACTION** *(angl. — of reflexion — of refraction).* Angle formé par une ligne perpendiculaire à la surface du milieu et le rayon qui respectivement se reflète ou se réfracte sur ce milieu. ◇ **DROIT DU CÔLON** *(angl. hepatic flexure of colon).* Courbe du côlon à l'union de ses portions ascendante et transverse. ◇ **DUODÉNOJÉJUNAL** *(angl. duodenal flexure).* Courbure au point d'union du duodénum avec le jéjunum. ◇ **EXTERNE DE L'ŒIL** *(angl. lateral — of eye).* Angle formé par les paupières au niveau du canthus externe de l'œil. ◇ **FACIAL** *(angl.*

facial —). Chacun des différents angles proposés pour la mesure du prognathisme. ◇ **GAMMA** *(angl. gamma —).* Angle formé par l'axe de fixation et l'axe géométrique de l'œil. ◇ **GAUCHE DU CÔLON** *(angl. splenic flexure of colon).* Courbe du côlon à l'union de ses portions transverse et descendante. ◇ **GONIAQUE** *(angl. gonial —).* SYN. (peu usité) *ANGLE MANDIBULAIRE.* ◇ **ILÉOCÆCAL** *(angl. ileocecal —).* Angle formé par l'iléon et le cæcum. ◇ **IRIDOCORNÉEN** *(angl. iridal —).* Angle formé à la périphérie de la chambre antérieure de l'œil par la cornée et l'iris. SYN. *ANGLE SCLÉROCORNÉEN.* ◇ **LATÉRAL DU CERVELET** *(angl. cerebello-pontile —).* Saillie angulaire arrondie sur le bord latéral de l'hémisphère cérébelleux. ◇ **MANDIBULAIRE** *(angl. — of mandibule, — of jaw).* Angle formé par la branche montante et la branche horizontale de la mandibule. SYN. *ANGLE GONIAQUE.* ◇ **MÉSIAL** *(angl. mesial —).* Angle formé par le bord incisif et la face mésiale d'une incisive ou d'une canine. ◇ **MÉTAFACIAL** *(angl. metafacial — Serres' —).* Angle entre la base du crâne et le processus ptérygoïde. ◇ **NASOMALAIRE** Angle obtus dont le sommet se trouve sur la racine du nez (point naso-spinal), et qui est formé par les plans correspondant aux orifices antérieurs des orbites. ◇ **OCCIPITAL** *(angl. occipital —). DAUBENTON (ANGLE DE).* ◇ **OPHRYOSPINAL** *(angl. ophyrospinal —).* Angle situé sur l'arête nasale antérieure entre les lignes qui partent du point auriculaire et de l'ophryon. ◇ **OPTIQUE** ☞ *ANGLE VISUEL.* ◇ **PONTOCÉRÉBELLEUX** *(angl. pontocerebellar —).* Angle formé par le pont et le bord inférieur du pédoncule cérébelleux moyen. ◇ **PONTOCÉRÉBELLEUX (SYNDROME DE L')** *(angl. pontocerebellar — syndrome).* Syndrome dû aux tumeurs de l'angle (neurinome de l'acoustique), avec troubles auditifs, hypoesthésie de la face et syndrome cérébelleux. ◇ **SACRO-VERTÉBRAL ANTÉRIEUR** *(angl. sacrovertebral —).* Angle formé par le sacrum et la cinquième vertèbre lombale. ◇ **SOMATO-SPLANCHNIQUE** *(angl. somatosplanchnic —).* Angle formé par l'union des feuillets somatique et splanchnique du mésoblaste chez l'embryon. ◇ **SOUS-PUBIEN** *(angl. subpubic —).* Angle de l'arcade pubienne. ◇ **SPHÉNOÏDAL** *(angl. sphenoidal —).* Angle défini par une ligne point sphénoïdal-basion et par une ligne point sphénoïdal-nasion. Il donne le degré d'inflexion sagittale de la base du crâne. ◇ **STERNAL** *(angl. sternal —).* Angle formé par le manubrium et le corps du sternum. SYN. *ANGLE DE LOUIS.* ◇ **VEINEUX** *(angl. venous —).* Angle formé entre les veines sub-clavière et jugulaire interne. ◇ **VISUEL** *(angl. visual — optic —).* Angle sous lequel est vu un objet quelconque. Il est formé par les rayons qui, partant des extrémités de l'objet, se croisent au point nodal de l'œil pour aboutir à la rétine. SYN. *ANGLE OPTIQUE.* ◇ **XIPHOÏDIEN** *(angl. xyphoid —).* Angle formé par les bords de l'échancrure xiphoïdienne.

ANGOISSE *s. f. (angl. anxiety, anguish).* État affectif de caractère déplaisant à type de peur intense qui s'accompagne en règle générale de symptômes neurovégétatifs, spasmes, dyspnée, tachycardie… et qui se produit en réponse à un sentiment de menace imminente. ◇ **D'ABANDON** *s. f. (angl. abandonment —).* État dont l'origine serait en relation avec un abandon réel ou fantasmatique à des époques précoces du développement, et dont les symptômes principaux sont l'angoisse devant des situations d'abandon et la recherche de sécurité. ◇ **DE CASTRATION** *(angl. castration anxiety).* En psychanalyse, angoisse survenant au cours du complexe d'Œdipe chez l'enfant qui craint la punition paternelle pour ses désirs incestueux envers sa mère.

ANGOR *s. m. (angl. angina).* Douleur angoissante d'origine cardiovasculaire, généralement précordiale. ☞ *ANGINE DE POITRINE.* ◇ **ABDOMINAL** *(angl. abdominal —).* Douleur abdominale paroxystique et angoissante observée dans l'insuffisance artérielle des vaisseaux du tube digestif. ◇ **DE DÉCUBITUS** *(angl. decubitus —).* Angine de poitrine survenant au repos et particulièrement la nuit, précédant un infarctus. ◇ **D'EFFORT** *(angl. effort —).* Angor provoqué par un effort, en général la marche. ◇ **INTESTINAL** *(angl. intestinal —).* SYN. *AN-*

GOR ABDOMINAL. ◇ **PECTORIS** ☞ *ANGINE DE POITRINE.* ◇ **TYPE PRINZMETAL** *(angl. Prinzmetal's —).* Variante d'angine de poitrine avec crises intenses et prolongées et, à l'ECG, un aspect caractéristique du segment ST (sus-dénivellation).

ANGUILLULOSE *s. f. (angl. Strongloidiasis).* Infection parasitaire due à *Strongyloides stercoralis.* ☞ *STRONGYLOÏDOSE.*

ANHÉDONIE *s. f. (angl. anhedonia).* Perte partielle ou totale de la capacité à éprouver du plaisir dans les actes qui normalement le produisent. S'observe en particulier dans les dépressions majeures.

ANHISTE *adj. (angl. having no cellular structure).* Qui ne possède pas de structure déterminée.

ANHYDRASE *s. f. (angl. anhydrase).* Enzyme qui catalyse l'élimination d'eau d'un composé. ◇ **CARBONIQUE** *(angl. carbonic —).* Enzyme qui catalyse la déshydratation réversible de l'acide carbonique en anhydride carbonique et eau.

ANICTÉRIQUE *adj. (angl. anicteric).* Qui n'est pas accompagné d'ictère.

ANILISME *s. m. (angl. anilism).* Intoxication aiguë ou chronique par l'aniline. L'anilisme aigu entraîne rapidement la mort avec cyanose, paralysie et coma.

ANION *s. m. (angl. anion).* Ion chargé négativement. Dans l'électrolyse, l'anion se dirige vers l'anode. ☞ *ION.*

ANISAKIASE *s. f. (angl. anisakiasis).* Infection intestinale par des larves d'*Anisakis simplex*, s'accompagnant de la formation d'un granulome intestinal éosinophile. Elle affecte les poissons des mers froides (harengs, sardines) et est transmise à l'homme par la consommation de poissons insuffisamment cuits. Elle est également impliquée dans des manifestations allergiques.

ANISAKIS *(angl. Anisakidae).* Genre de vers nématodes de la famille des *Ascaridés*, parasites des mammifères marins.

ANISOCHROMIE *s. f. (angl. anisochromia).* Inégalité de coloration des érythrocytes, qui sont plus ou moins chargés d'hémoglobine.

ANISOCORIE *s. f. (angl. anisocoria).* Inégalité de diamètre entre les deux pupilles.

ANISOCYTOSE *s. f. (angl. anisocytosis).* Inégalité de taille des éléments d'une population cellulaire, en particulier des érythrocytes.

ANISOMÉTROPIE *s. f. (angl. anisometropia).* Inégalité du pouvoir de réfraction entre les deux yeux. ◇ **MIXTE** *(angl. antimetropia).* Anisométropie dans laquelle un œil est hypermétrope et l'autre myope.

ANISOPHORIE *s. f. (angl. anisophoria).* Déviation latente des axes visuels, sur un plan horizontal, d'un œil par rapport à l'autre.

ANITE *s. f. (angl. proctitis).* Inflammation de l'anus.

ANKYLOSE *s. f. (angl. ankylosis).* Abolition ou limitation des mouvements d'une articulation normalement mobile. ◇ **ARTIFICIELLE** *(angl. artificial —).* Ankylose provoquée intentionnellement par une intervention chirurgicale. ◇ **EXTRACAPSULAIRE** *(angl. extracapsular —).* Ankylose due à la rigidité des formations périarticulaires. SYN. *ANKYLOSE EXTRA-ARTICULAIRE, FAUSSE ANKYLOSE.* ◇ **FIBREUSE** *(angl. fibrous —).* Ankylose due à la formation de brides fibreuses à l'intérieur de l'articulation. ◇ **INTRACAPSULAIRE** *(angl. intracapsular —).* Ankylose due à la rigidité des tissus à l'intérieur même de l'articulation. SYN. *ANKYLOSE INTRA-ARTICULAIRE.* ◇ **OSSEUSE** *(angl. bony —).* Ankylose due à la soudure partielle ou totale des os d'une articulation.

ANKYLOSTOME *s. m. (angl. ancylostome).* Ver nématode hématophage, parasite de l'intestin grêle de l'homme.

ANKYLOSTOMIASE *s. f. (angl. ancylostomiasis).* Maladie parasitaire provoquée par des ankylostomes *(Ancylostoma duodenale* et *Necator americanus).* Cette affection s'accompagne d'une anémie importante due à de petites et continuelles hémorragies provoquées par la présence de ces vers parasites sur la muqueuse duodénale et jéjunale. Associée à des troubles digestifs, de la fièvre et un état dépressif. L'infestation se fait par pénétration directe des larves dans la bouche ou par voie transcutanée. Également appelée ankylostomose.

ANNEAU *s. m. (NA. anulus ou annulus). (angl. ring).* Organe, zone ou structure anatomique de forme annulaire. ◇ **CONJONCTIVAL** *(NA. anulus conjunctivae). (angl. conjunctival —).* Zone circulaire correspondant à la terminaison de la conjonctive sur le bord de la cornée. SYN. *LIMBE CONJONCTIVAL.* ◇ **CRURAL** *(angl. crural —).* ☞ *ANNEAU FÉMORAL.* ◇ **DE KAYSER-FLEISCHER** *(angl. Kayser-Fleischer ring).* Pigmentation du limbe sclérocornéen, due à des dépots de cuivre et s'observant dans la maladie de Wilson. ◇ **DU TROISIÈME ADDUCTEUR** ☞ *HIATUS TENDINEUX.* ◇ **FÉMORAL** *(NA. anulus femoralis). (angl. femoral —).* Orifice supérieur du canal fémoral. Il livre passage aux vaisseaux fémoraux. ◇ **FIBREUX ATRIOVENTRICULAIRE** ☞ *ANNEAU FIBREUX DU CŒUR.* ◇ **FIBREUX DU CŒUR** *(NA. anulus fibrosus cordis). (angl. fibrous ring of the heart).* Chacun des anneaux fibreux situés autour des orifices atrioventriculaires droit et gauche et des orifices artériels de la base du cœur. SYN. *CERCLES TENDINEUX DE LOWER.* ◇ **INGUINAL PROFOND** *(NA. anulus inguinalis profondis). (angl. deep inguinal —).* Orifice du fascia transversalis livrant passage au cordon spermatique chez l'homme ou au ligament rond chez la femme. C'est l'entrée du canal inguinal. ◇ **INGUINAL SUPERFICIEL** *(NA. anulus inguinalis superficialis). (angl. superficial inguinal —).* Orifice situé dans l'aponévrose du muscle oblique externe et livrant passage au cordon spermatique ou au ligament rond, c'est la sortie du canal inguinal. ◇ **OMBILICAL** *(NA. anulus umbilicalis). (angl. umbilical —).* Orifice situé dans la paroi abdominale, par lequel le cordon ombilical communique avec le fœtus. ◇ **TENDINEUX COMMUN** *(NA. tendineus communis). (angl. common tendinous ring).* Tendon d'insertion des muscles droits de l'œil. Il répond à la portion interne de la fissure orbitale supérieure qui livre passage aux nerfs lacrymal, frontal, nasociliaire, oculomoteur et abducens, et à la racine sympathique du ganglion ophtalmique. ◇ **TYMPANIQUE** *(NA. anulus tympanicus). (angl. tympanic —).* Anneau fibrocartilagineux qui attache la membrane tympanique à l'os temporal.

ANNEXECTOMIE *s. f. (angl. adnexectomy).* Ablation des annexes de l'utérus (ovaire et trompe utérine) pouvant être uni- ou bilatérale. SYN. *OOPHORO-SALPINGECTOMIE.*

ANNEXES *s. f. pl. (angl. adnexa).* Appendices ou formations adjointes à un organe. ◇ **DE L'UTÉRUS** *(angl. — uteri).* Ensemble constitué par les ovaires, les trompes utérines et les ligaments larges. ◇ **FŒTALES** *(angl. fetal —).* Ensemble des formations éliminées à la naissance : cordon ombilical, amnios, placenta et caduque.

ANNEXITE *s. f. (angl. adnexitis).* Inflammation des annexes de l'utérus. SYN. *SALPINGO-OVARITE.*

ANNULAIRE **1.** *adj. (angl. annular).* En forme d'anneau. **2.** *s. m. (angl. ring finger).* Le quatrième doigt de la main.

ANNULOCYTE *s. m. (angl. annular erythrocyte).* Érythrocyte aminci, observé dans les anémies hypochromes sévères, caractérisé par une répartition de l'hémoglobine en forme d'anneau, vers la périphérie. SYN. *LEPTOCYTE.*

ANNULOPLASTIE **1.** *s. f. (angl. annuloplasty).* Intervention destinée à corriger l'insuffisance d'une valve cardiaque, le plus souvent liée à sa dilatation. **2.** *n. (angl. Annuloplasty).* Mise en place d'un anneau dans une valve cardiaque afin d'assurer un remodelage de celle-ci.

ANODIN *adj. (angl. harmless).* Se dit d'un médicament inoffensif, qui n'a que peu ou pas d'effets.

ANODONTIE *s. f. (angl. anodontia).* Absence congénitale des dents.

ANOMALIE *s. f.* **1.** Variation ou déviation d'un caractère par rapport à la normalité. **2.** Particularité organique d'un individu comparé à la majorité des individus de son espèce.

ANOPHÈLE *s. m. (angl. anophele).* Moustique appartenant au genre *Anopheles.* Vecteur notamment du paludisme.

ANOPHELES Genre de moustiques de la famille des Culicidés porteurs du parasite du paludisme, qu'ils transmettent par piqûre. Il existe de très nombreuses espèces responsables de la transmission du paludisme.

ANOPHTALMIE *s. f. (angl. anophthalmia).* Absence congénitale du globe oculaire.

ANOPSIE *s. f.* **1.** Perte de la vue avec intégrité des organes de réception (rétine, nerf optique). **2.** Strabisme dirigé vers le haut.

ANORCHIDIE *s. f. (angl. anorchism).* Absence congénitale des testicules. SYN. *ANORCHIE.* ☞ *CRYPTORCHIDIE.*

ANOREXIE *s. f. (angl. anorexia).* Diminution marquée ou perte de l'appétit. ⊂ **MENTALE** *(angl. —nervosa).* Trouble psychiatrique, observé en particulier chez les adolescentes, caractérisé par une restriction prolongée des apports énergétiques, menant à un amaigrissement important et une aménorrhée. Perturbation spécifique de l'image corporelle avec peur obsédante de prendre du poids ou de devenir gros.

ANOREXIGÈNE **1.** *adj.* Qui produit l'anorexie. **2.** *s. m.* Médicament induisant une diminution de la sensation de faim.

ANORGANIQUE *adj. (angl. inorganic).* Se dit d'un phénomène dont l'origine n'est pas une lésion organique, comme certains souffles cardiaques.

ANOSMIE *s. f. (angl. anosmia).* Perte complète de l'odorat.

ANOSOGNOSIE *s. f. (angl. anosognosia).* Absence de conscience de sa propre maladie, pourrait être d'origine neurologique ou psychique.

ANOVULATION *s. f. (angl. anovulation).* Suspension ou arrêt définitif de l'ovulation.

ANOVULATOIRE *adj. (angl. anovulatory ; anovular).* Qui n'est pas accompagné d'ovulation. Ex. *cycle menstruel anovulatoire.*

ANOXÉMIE *s. f. (angl. anoxemia).* Diminution de la quantité d'oxygène transportée par le sang artériel, se traduisant par une diminution de l'apport d'oxygène aux tissus et aux viscères.

ANOXIE *s. f. (angl. anoxia).* Diminution de l'apport d'oxygène aux tissus, conséquence de l'anoxémie.

ANSE *s. f. (angl. ansa loop).* Nom donné par comparaison à un organe ou à une structure anatomique incurvée en forme d'anse. ⊂ **CERVICALE** *(NA. ansa cervicalis). (angl. loop of hypoglossal nerve).* Anastomose de la branche descendante de l'hypoglosse avec la branche descendante interne du plexus cervical. SYN. *ANSE DE L'HYPOGLOSSE.* ⊂ **DE L'HYPOGLOSSE** *(angl. ansa hypoglossi).* ☞ *ANSE CERVICALE.* ⊂ **DU NÉPHRON** *(NA. ansa nephroni). (angl. loop of Henle).* Partie du tubule rénal en forme de U située dans la médullaire, s'étendant de la fin du tube contourné proximal au début du tube contourné distal. ⊂ **INTESTINALE** *(angl. intestinal loop).* Chacune des portions de l'intestin grêle en forme d'anse. ⊂ **LENTICULAIRE** *(NA. ansa lenticularis). (angl. ansa lenticularis).* Faisceau de fibres issues du globus pallidus, se dirigeant vers les noyaux gris thalamique et sous-thalamique. ⊂ **MÉMORABLE** ☞ *WRISBERG (ANSE MÉMORABLE DE).* ⊂ **PÉDONCULAIRE** *(NA. ansa peduncularis). (angl. ansa peduncularis).* Segment de l'anse lenticulaire situé entre la région sous-thalamique et le pédoncule cérébral. Il est essentiellement formé par les fibres postérieures de l'anse lenticulaire destinées au noyau rouge et aux noyaux réticulés. ⊂ **SUBCLAVIÈRE** *(NA. ansa subclavia). (angl. subclaviar ansa).* Petit nerf qui s'étend entre les ganglions cervicaux moyen et inférieur et entoure, en formant une anse, l'artère subclavière. SYN. *ANSE DE VIEUSSENS.*

ANSÉRINE (PEAU) État de la peau produit par l'érection passagère des follicules pileux sous l'effet du froid. ☞ *CHAIR DE POULE.*

ANTAGONISTE *adj.* **1.** Se dit d'un muscle dont l'action s'oppose à celle d'un autre muscle. **2.** Se dit d'un médicament qui inhibe l'action d'un autre médicament. **3.** Se dit de la dent de la mâchoire opposée qui vient au contact de la dent homologue. S'emploie aussi comme substantif. ⊂ **MÉTABOLIQUE** *adj.* ☞ *ANTIMÉTABOLITE.*

ANTALGIQUE *adj. (angl. analgesic).* Qui calme la douleur. S'emploie aussi comme substantif.

ANTE MORTEM Locution latine signifiant « avant la mort ».

ANTE PARTUM Locution latine signifiant « avant l'accouchement ».

ANTÉBRACHIAL *adj. (angl. antecubital).* Qui se rapporte à l'avant-bras (antébrachium).

ANTÉBRACHIUM *s. m. (angl. forearm).* Partie du membre supérieur située entre le poignet et le coude. SYN. *AVANT-BRAS.*

ANTÉCÉDENTS *s. m. pl. (angl. case history).* Tous faits ou circonstances antérieurs à une maladie et qui concernent l'état de santé du sujet examiné, de sa famille ou de ses ascendants.

ANTÉDÉVIATION *s. f.* Tout déplacement d'un organe en avant.

ANTÉFLEXION *s. f. (angl. anteflexion).* Inclinaison en avant de la partie supérieure d'un organe, avec formation d'un angle de flexion.

ANTÉHYPOPHYSAIRE *adj. (angl. adenohypophyseal).* Qui se rapporte au lobe antérieur de l'hypophyse.

ANTÉHYPOPHYSE *s. f. (angl. adenohypophysis).* Lobe antérieur de l'hypophyse. SYN. *ADÉNOHYPOPHYSE.*

ANTÉNATAL *adj. (angl. antenatal).* Qui existe ou qui se produit avant la naissance.

ANTÉPOSITION *s. f. (angl. anteposition).* Déplacement global d'un organe en avant.

ANTÉPRANDIAL *adj. (angl. anteprandium).* Qui se produit avant le repas. SYN. *PRÉPRANDIAL.*

ANTÉVERSION *s. f. (angl. anteversion).* Inclinaison en avant de l'axe vertical d'un organe, sans flexion. EX. *antéversion de l'utérus.*

ANTHÉLIX *s. m. (NA. antihelix). (angl. antihelix).* Saillie de la face externe du pavillon de l'oreille, concentrique à l'hélix, dont elle est séparée par la gouttière de l'hélix.

ANTHELMINTHIQUE *adj. (angl. anthelminthic).* ☞ *ANTIHELMINTHIQUE.*

ANTHRACOÏDE *adj. (angl. anthracoid).* Qui ressemble à un anthrax ; qui a l'apparence ou la couleur du charbon.

ANTHRACOSE *s. f. (angl. anthracosis).* Variété de pneumoconiose due à l'inhalation de poussières de charbon.

ANTHRACOSILICOSE *s. f. (angl. anthracosilicosis).* Pneumoconiose mixte associant une anthracose et une silicose.

ANTHRACYCLINES *s. f. (angl. anthracyclines).* Groupe de médicaments anticancéreux mais cardiotoxiques, isolés de souches de *Streptomyces* et comprenant principalement la daunorubicine, la doxorubicine, l'idarubicine, l'épirubicine et la pirarubicine. Ils agissent par inhibition de la topoisomérase II.

ANTHRAX *s. m. (angl. carbuncle).* Inflammation de nature infectieuse, circonscrite, dure et douloureuse, du tissu sous-cutané par suite de l'agglomération de plusieurs furoncles. L'évolution se fait vers la suppuration et la nécrose. Elle est due au staphylocoque doré.

ANTHROPOBIOLOGIE *s. f. (angl. anthropobiology).* Étude de l'homme et des singes anthropoïdes.

ANTHROPOMÉTRIE *s. f. (angl. anthropometry).* Ensemble des techniques de mensuration du corps humain.

ANTI-ACIDE *adj. (angl. antacid).* Qui neutralise ou réduit l'acidité, notamment celle du suc gastrique. Également employé comme substantif.

ANTIAGRÉGANT **1.** *adj. (angl. antisludge).* Qui s'oppose à la formation en amas des éléments figurés du sang. **2.** *s. m.* Désigne essentiellement les antiagrégants plaquettaires, tels que l'aspirine, le clopidogrel…

ANTIALDOSTÉRONE *adj. (angl. aldosterone inhibitor).* Qui s'oppose aux effets de l'aldostérone. Employé également comme substantif.

ANTIALLERGIQUE *adj. (angl. antiallergic).* Qui possède des propriétés s'opposant à l'allergie. S'emploie aussi comme substantif.

ANTIAMARIL *adj. (angl. antiamarilic).* Qui agit contre la fièvre jaune.

ANTIANDROGÈNE *adj. (angl. antiandrogen).* Qui s'oppose aux effets des androgènes. S'emploie aussi comme substantif.

ANTIANÉMIQUE *adj. (angl. antianemic).* Qui combat ou prévient l'anémie.

ANTIANGINEUX *adj. (angl. antianginal).* Se dit d'un médicament actif contre l'insuffisance coronaire. S'emploie également comme substantif.

ANTIARYTHMIQUE *adj. (angl. antiarrhythmic).* Qui combat l'arythmie. Comme substantif désigne tout médicament empêchant ou traitant les troubles du rythme cardiaque. Les antiarythmiques sont divisés en quatre groupes (classification de Vaughan-Williams) comportant les stabilisateurs de membrane, les -bloquants adrénergiques, les produits bloquant la sortie cellulaire du potassium, et les inhibiteurs calciques.

ANTIASTHMATIQUE *adj. (angl. antiasthmatic).* Qui prévient ou soulage les crises d'asthme. S'emploie également comme substantif.

ANTIBACTÉRIEN *adj. (angl. antibacterial).* Qui inhibe le développement des bactéries ou les détruit. S'emploie également comme substantif.

ANTIBIOGRAMME *s. m. (angl. antibiogram).* Résultat de l'étude *in vitro* de la sensibilité d'une bactérie à différents antibiotiques. Il permet de guider le traitement de l'infection déterminée par ce germe.

ANTIBIOTHÉRAPIE *s. f. (angl. antibiotherapy).* Emploi thérapeutique des antibiotiques.

ANTIBIOTIQUE *s. m. (angl. antibiotic).* Toute substance, naturelle ou synthétique, capable d'inhiber *in vivo* le développement des bactéries. Selon qu'ils sont actifs contre beaucoup ou peu de germes, on les divise en antibiotiques à large spectre ou à spectre étroit. On peut également les classer en antibiotiques bactériostatiques ou bactéricides selon qu'ils enrayent la multiplication des germes ou qu'ils en assurent la destruction. Les antibiotiques sont divisés en familles dont les principales sont : les bêtalactamines, les aminosides, les phénicolés, les cyclines, les macrolides, les rifamycines, les glycopeptides, les sulfamides, les imidazoles… Voir ces termes. (S'emploie aussi comme adjectif.)

ANTICANCÉREUX *s. m. (angl. antineoplastic).* Toute substance utilisée dans le but de détruire les cellules cancéreuses ou d'empêcher leur prolifération. (S'emploie aussi comme adjectif.) SYN. *ANTINÉOPLASIQUE.*

ANTICARIEUX *adj. (angl. anticarious).* Qui prévient ou combat la carie dentaire.

ANTICHOLÉRIQUE *adj. (angl. anticholeroid).* Qui s'oppose au choléra.

ANTICHOLINERGIQUE *adj. (angl. anticholinergic).* Qui s'oppose à l'action de l'acétylcholine au niveau des nerfs parasympathiques en paralysant les éléments glandulaires et musculaires de ces nerfs.

ANTICHOLINESTÉRASIQUE *s. f. (angl. anticholinesterase).* Substance qui inhibe la cholinestérase et les estérases qui scindent l'acétylcholine en ses constituants inactifs.

ANTICOAGULANT *s. m. (angl. anticoagulant).* Substance qui empêche ou retarde la coagulation du sang. Selon leur mode d'action, on distingue : l'héparine et ses analogues qui sont des anticoagulants directs, les antivitamines K qui inhibent la synthèse du complexe prothrombique, les anticoagulants oraux directs qui ciblent le facteur II ou le facteur Xa. S'emploie aussi comme adjectif. ◇ **CIRCULANT** *(angl. circulating —).* Substance empêchant la formation normale du caillot. Ce sont habituellement des anticorps dirigés contre un facteur de la coagulation et se manifestant par un déficit apparent en leur facteur-cible. Certains de ces anticorps ont une activité antiprothrombinase (anticorps antiphospholipide) et se manifestent *in vitro* par un allongement du temps de céphaline et éventuellement *in vivo* par des thromboses ou des complications obstétricales. ☞ *ANTIPHOSPHOLIPIDE.*

ANTICODON *s. m. (angl. anticodon).* Groupe tri-nucléosidique (triplet) terminal de l'ARN de transfert s'hybridant avec le codon homologue de l'ARN messager.

ANTICONCEPTIONNEL *adj. (angl. contraceptive).* Qui empêche la fécondation de l'ovule par le spermatozoïde et, par conséquent, la grossesse. S'emploie aussi comme substantif. ☞ *CONTRACEPTIF.*

ANTICONVULSIVANT *adj. (angl. anticonvulsant).* Qui supprime ou prévient les convulsions. S'emploie aussi comme substantif.

ANTICORPS *s. m. (angl. antibody).* Complexe glycopeptidique, se liant spécifiquement à une substance appelée antigène, produit par les cellules lymphoïdes B (surtout les plasmocytes), généralement après contact avec ledit antigène. Chaque anticorps est constitué de quatre chaînes : deux chaînes légères identiques et deux chaînes lourdes identiques. Les anticorps sont le support de l'immunité humorale. Abréviation : Ac. SYN. *IMMUNOGLOBULINE.* ◇ **ANTI-CD20** Anticorps dirigé contre l'antigène membranaire CD20 des lymphocytes B. Il est utilisé en thérapeutique essentiellement contre les lymphomes B et la polyarthrite rhumatoïde. ◇ **ANTI-HÉPATITE** *(angl. antihepatitis —).* Ce sont les anticorps anti-VHA pour le virus de l'hépatite A ; anti-HBc, anti-HBe, anti-HBs pour le virus B ; anti-VHC pour le virus C ; anti-VHD pour l'agent delta. ◇ **ANTILEUCOCYTAIRE** *(angl. leucocyte —).* Anticorps pouvant détruire les leucocytes. ◇ **ANTIMITOCHONDRIES** *(angl. antimitochondria —).* Auto-anticorps associés à la cirrhose biliaire primitive. ◇ **ANTINUCLÉAIRE** *(angl. antinuclear —).* Auto-anticorps dirigé contre un constituant du noyau cellulaire. Symbole : AAN. SYN. *ANTICORPS ANTINOYAU.* ◇ **ANTIPEPTIDE CYCLIQUE CITRULLINÉ** *(angl. anticyclic citrullinated peptide —).* Auto-anticorps dirigé contre des peptides comprenant une molécule de citrulline. Ces Ac sont souvent détectables précocement dans la polyarthrite rhumatoïde et en sont presque spécifiques. La recherche de ces anticorps a supplanté celle des anti-filagrine, anti-kératine et anti-périnucléaire, qui ont en fait des cibles analogues, mais sont moins sensibles et moins spécifiques de la polyarthrite rhumatoïde. ◇ **ANTITISSUS** *(angl. antitissue —).* Anticorps dirigés contre des antigènes de certains tissus et responsables d'un grand nombre d'affections : thyroïdite de Hashimoto (Ac. anti-thyroglobuline ou anti-thyropéroxydase), cirrhose biliaire primitive (Ac. antimitochondries), etc. ◇ **BLOQUANT** *(angl. blocking —).* Anticorps inhibant d'autres anticorps, des récepteurs ou des lymphocytes. ◇ **CHAUD** *(angl. warm —).* Anticorps agissant à 37 °C. ◇ **CIRCULANT** *(angl. circulating —).* Anticorps présent dans le plasma, agent de l'immunité humorale. ◇ **FROID** *(angl. cold agglutinin).* Anticorps actif à basse température. ◇ **IMMUN** *(angl. immune —).* Anticorps n'existant pas normalement et apparaissant dans le sérum à la suite d'une transfusion ou d'une grossesse. ◇ **INCOMPLET** *(angl. incomplete —).* Anticorps qui se fixe sur son antigène sans l'agglutiner. ◇ **MONOCLONAL** *(angl. monoclonal —).* Anticorps sécrété par une seule lignée de plasmocytes et ne fixant qu'un seul antigène. Utilisé pour le diagnostic et en thérapeutique. ◇ **NATUREL** *(angl. natural —).* Anticorps existant dans le sérum sans contact préalable avec l'antigène correspondant. ◇ **NEUTRALISANT** *(angl. neutralizing —).* Anticorps inactivant virus, toxines ou enzymes. ◇ **PRÉCIPITANT** *(angl. precipitin).* Anticorps se combinant à l'antigène correspondant pour l'inactiver par précipitation.

ANTIDÉPRESSEUR *adj. (angl. antidepressant).* Qui combat les états dépressifs. S'emploie aussi comme substantif. Les antidépresseurs appartiennent à plusieurs familles : dérivés imipraminiques (tricycliques), inhibiteurs de la recapture de la sérotonine et/ou de l'adrénaline, IMAO (inhibiteurs de la mono-amino-oxydase) et les antidépresseurs noradrénergiques et sérotoninergiques spécifiques. SYN. *THYMOANALEPTIQUES.*

ANTIDIABÉTIQUE ORAL *(angl. oral antidiabetic).* Médicament réduisant l'hyperglycémie : sulfamide, biguanide, gliptine, inhibiteur des alpha-glucosidases intestinales, gliflozines. Tous utilisés par voie orale dans le traitement du diabète de type 2. Les glitazones qui entraient dans cette catégorie ne sont plus autorisés.

ANTIDIARRHÉIQUE *adj. (angl. antidiarrheal).* Qui est actif contre la diarrhée.

ANTIDIURÉTIQUE *adj. (angl. antidiuretic).* Qui diminue la sécrétion urinaire. S'emploie aussi comme substantif. ◇ **HORMONE** *(angl. — hormone).* ☞ *VASOPRESSINE.* ◇ **(SYNDROME DE SÉCRÉTION INAPPROPRIÉE D'HORMONE)** *(angl. inappropriate ADH syndrome).* ☞ *SCHWARTZ-BARTTER (SYNDROME DE).*

ANTIDOTE *s. m. (angl. antidote).* Substance qui neutralise les effets produits par un toxique ou un médicament. SYN. *CONTRE-POISON.* ◇ **CHIMIQUE** *(angl. chemical —).* Antidote qui modifie la structure chimique du poison. ◇ **MÉCANIQUE** *(angl. mecanic —).* Antidote qui empêche l'absorption du poison dans les tissus. ◇ **PHYSIOLOGIQUE** *(angl. physiological —).* Substance qui neutralise un poison en provoquant des effets contraires à ceux du poison.

ANTIÉMÉTIQUE *adj. (angl. antiemetic).* Qui arrête ou prévient les vomissements. SYN. *ANTIVOMITIF OU ANTIÉMÉTISANT.*

ANTIÉPILEPTIQUE *adj. (angl. anticonvulsivant).* Qui exerce une action symptomatique sur l'épilepsie, soit en prévenant les crises, soit en en diminuant la fréquence ou la gravité. S'emploie aussi comme substantif.

ANTIFIBRILLANT *(angl. antifibrillatory).* Qui empêche la fibrillation myocardique. S'emploie aussi comme substantif.

ANTIFIBRINOLYTIQUE **1.** *adj. (angl. antifibrinolytic).* Qui empêche la fibrinolyse. **2.** *s. m.* Se dit d'une substance qui inhibe l'activité du plasminogène.

ANTIFOLIQUE *adj. (angl. antifolate).* Qui s'oppose à l'action de l'acide folique. S'emploie aussi comme substantif ; substance antimétabolique se comportant comme une antivitamine.

ANTIFONGIQUE *adj. (angl. antifungal).* Qui détruit les champignons ou inhibe leur développement. S'emploie aussi comme substantif. SYN. *ANTIFUNGIQUE.*

ANTIGÈNE *s. m. (angl. antigen).* Substance qui, introduite dans un organisme, provoque la formation d'un anticorps spécifique. Les protéines et les polysaccharides de poids moléculaire élevé sont des antigènes forts. Un antigène peut être figuré (par exemple, une cellule bactérienne) ou soluble (par exemple, une toxine bactérienne). ◇ **ACE** ☞ *ANTIGÈNE CARCINOEMBRYONNAIRE.* ◇ **CA** *(angl. carbohydrate —).* Terme correspondant à différents antigènes utilisés comme marqueurs tumoraux. Les principaux sont les antigènes : CA 15.3 dans le cancer du sein, CA 125 dans les cancers ovariens, CA 19.9 dans les cancers digestifs et en particulier pancréatiques. ◇ **CARCINOEMBRYONNAIRE** *(angl. carcinoembryogenic —).* Glycoprotéine sérique utilisée comme marqueur tumoral peu spécifique des adénocarcinomes, notamment coliques. Abréviation : ACE. ◇ **DES HÉPATITES VIRALES** *(angl. viral hepatitis —).* HA pour l'hépatite A ; pour l'hépatite B, il existe 3 antigènes : HBc qui siège au centre de la particule de Dane et n'est pas détectable en routine, HBe et HBs, antigène de surface. HC pour l'hépatite C, antigène de surface. ◇ **ÉRYTHROCYTAIRE** *(angl. blood-group —).* Les deux plus importants sont les antigènes A et B qui définissent les groupes sanguins O, A, B et AB. ◇ **FLAGELLAIRE** ☞ *ANTIGÈNE H.* ◇ **H** *(angl. H —).* Antigène provenant des flagelles des bactéries mobiles. ◇ **HÉTÉROGÉNÉTIQUE (OU HÉTÉROPHILE)** *(angl. heterophil —).* Antigène commun à plusieurs espèces animales. ◇ **HLA (HUMAN LEUCOCYTES ANTIGEN)** *(angl. HLA —).* Groupes d'antigènes d'histocompatibilité, présents à la surface de toutes les cellules nucléées de l'organisme. On les désigne par : HLA-A, HLA-B, HLA-C et HLA-D. Ils jouent un rôle important dans le phénomène de rejet des greffes et dans certaines maladies chroniques. ◇ **O** *(angl. O —).* Antigène somatique porté par le corps bactérien ; il s'agit d'un polysaccharide spécifique de la paroi des bactéries à Gram négatif. ◇ **P24** *(angl. P24 —).* Antigène produit lors de la réplication du VIH dans les lymphocytes : marqueur de l'évolutivité de l'infection par le VIH. ◇ **PROSTATIQUE SPÉCIFIQUE** *(angl. prostate specific — (PSA)).* Marqueur spécifique du cancer de la prostate. ◇ **SOMATIQUE** ☞ *ANTIGÈNE O.* ◇ **TISSULAIRE** ☞ *ANTIGÈNE HLA (HUMAN LEUCOCYTES ANTIGEN).* ◇ **VI** *(angl. Vi —).* Antigène présent dans la capsule de certaines bactéries, telles que *Salmonella typhi*, qui possédent une grande virulence.

ANTIGÉNIQUE *adj. (angl. antigenic).* Qui se rapporte à un antigène, qui possède les propriétés d'un antigène.

ANTIGONADOTROPE *adj. (angl. antigonadotrophic).* Qui inhibe la sécrétion et/ou l'action des gonadotrophines. S'emploie aussi comme substantif.

ANTIGOUTTEUX *adj.* Qui s'oppose à la goutte et à ses manifestations. Employé également comme substantif.

ANTIHELMINTHIQUE *adj. (angl. anthelmintic).* Se dit d'une substance qui détruit ou élimine les vers intestinaux. On écrit aussi « anthelminthique ».

ANTIHÉMORRAGIQUE *adj. (angl. antihemorrhagic).* Qui arrête ou prévient les hémorragies.

ANTIHISTAMINIQUE *adj. (angl. antihistaminic).* Qui s'oppose aux effets de l'histamine. S'emploie aussi comme substantif. Les antihistaminiques sont utilisés surtout dans le traitement des allergies, parfois dans le traitement des ulcères gastroduodénaux.

ANTIHYPERTENSEUR *adj. (angl. antihypertensive).* Qui fait baisser ou prévient l'hypertension artérielle. S'emploie aussi comme substantif. Très nombreux, les antihypertenseurs sont classés en plusieurs groupes : centraux (comme la clonidine) ; diurétiques ; -bloquants ; sympatholytiques ; inhibiteurs calciques ; inhibiteurs de l'enzyme de conversion ; antagonistes du récepteur de l'angiotensine II, etc.

ANTILYMPHOCYTAIRE *adj. (angl. antilymphocytic).* Qui s'oppose aux lymphocytes, qui les détruit.

ANTIMÉTABOLITE *s. m. (angl. antimetabolite).* Composé de constitution voisine de celle d'un métabolite, susceptible de se substituer à celui-ci et d'entraver ainsi le processus métabolique normal. Par exemple, les sulfamides sont des antimétabolites de l'acide para-aminobenzoïque. Certains antimétabolites sont utilisés comme anticancéreux.

ANTIMICROBIEN *adj. (angl. antimicrobial).* Qui empêche le développement des microbes. S'emploie aussi comme substantif. ☞ *ANTIBACTÉRIEN.*

ANTIMIGRAINEUX *adj. (angl. antimigrainous).* Qui combat ou prévient la migraine. S'emploie aussi comme substantif.

ANTIMITOTIQUE *adj. (angl. antimitotic).* Qui s'oppose à la mitose cellulaire (s'utilise aussi comme substantif). Les antimitotiques sont utilisés dans la chimiothérapie du cancer.

ANTIMYCOSIQUE *adj. (angl. antifungal).* Qui détruit les champignons microscopiques ou empêche leur croissance. SYN. *ANTIMYCOTIQUE, ANTIFUNGIQUE.*

ANTIMYDRIATIQUE *adj. (angl. antimidriatic).* Qui s'oppose à l'action des dilatateurs de la pupille. S'emploie aussi comme substantif.

ANTINÉOPLASIQUE *adj. (angl. antineoplastic).* ☞ *ANTICANCÉREUX.*

ANTIOXYDANT *adj. (angl. antioxidant).* Qui retarde ou qui prévient l'oxydation. Utilisé comme substantif, désigne les médicaments comme la vitamine E et C qui s'opposent à l'action des radicaux libres.

ANTIPALUDIQUE *adj. (angl. antimalarial).* Qui prévient ou combat le paludisme. S'emploie aussi comme substantif. SYN. *ANTIPALUDÉEN.*

ANTIPARALLÈLE *adj. (angl. antiparallel).* Qualifie l'orientation inverse des brins complémentaires de l'ADN.

ANTIPARASITAIRE *adj. (angl. antiparasitic).* Qui s'attaque aux parasites. Utilisé également comme substantif.

ANTIPARKINSONIEN *adj. (angl. antiparkinsonian).* Qui agit sur les symptômes rigidité et tremblements de la maladie de Parkinson. S'utilise aussi comme substantif.

ANTIPÉDICULAIRE *adj. (angl. antipedicular).* Qui détruit les poux. SYN. *ANTIPÉDICULEUX, ANTIPHTIRIAQUE.*

ANTIPELLAGREUSE (VITAMINE) *(angl. antipellagra (vitamin)).* ☞ *VITAMINE PP.*

ANTIPÉRISTALTISME *s. m. (angl. antiperistalsis).* Péristaltisme inversé.

ANTIPHOSPHOLIPIDE *s. m. (angl. antiphospholipid).* Anticorps dirigé contre les phospholipides. Ceux-ci peuvent s'observer isolément : on peut parler de « portage d'antiphospholipides ». S'ils s'associent à au moins une thrombose artérielle, veineuse ou capillaire ou bien à des complications obstétricales (trois fausses couches spontanées ou une tardive), il s'agit d'un syndrome des antiphospholipides. Employé aussi comme adjectif. Abréviation : APL.

ANTIPLAQUETTAIRE *adj. (angl. antiplatelet).* Qui s'oppose à l'action, et notamment à l'agrégation, des plaquettes sanguines. Comme substantif désigne un agent s'opposant à l'agrégation plaquettaire comme l'aspirine.

ANTIPLASMINE *s. f. (angl. plasmin inhibitor).* Inhibiteur enzymatique naturel de la fibrinolysine (plasmine), s'opposant à la dissolution du caillot.

ANTIPROGESTATIF *adj. (angl. antiprogesterone).* Qualifie une substance s'opposant à la gestation.

ANTIPROTÉASE *s. f. (angl. antiprotease).* Médicament antirétroviral s'opposant aux protéases virales et utilisé dans le traitement des infections par le VIH. C'est le cas du ritonavir, de l'indinavir, du saquinavir, etc.

ANTIPROTHROMBINE *s. f. (angl. antiprothrombin).* Substance qui, comme certains anticoagulants, inhibe la formation de prothrombine ou empêche sa transformation en thrombine.

ANTIPSYCHOTIQUE *s. m. (angl. antipsychotic).* ☞ *NEUROLEPTIQUE.*

ANTIPURIQUE *s. f.* Médicament anticancéreux s'opposant à la synthèse des bases puriques.

ANTIPYRÉTIQUE *adj. (angl. antipyretic).* Qui prévient ou combat la fièvre. S'utilise également comme substantif. SYN. *FÉBRIFUGE.*

ANTIPYRIMIDIQUE *s. m.* Médicament anticancéreux de synthèse qui agit en s'opposant à la synthèse des bases pyrimidiques dans l'organisme.

ANTIPYRINE *s. f.* ☞ *PHÉNAZONE.* ◇ **(ACÉTYLSALICYLATE D')** SYN. *PHÉNAZONE.* ◇ **(SALICYLATE D')** *(angl. — salicylate).* ☞ *PHÉNAZONE.*

ANTIRABIQUE *adj. (angl. antirabic).* Qui agit contre la rage Ex. *sérum ou vaccin antirabique.* S'emploie également comme substantif.

ANTIRACHITIQUE *adj. (angl. antirachitic).* Qui prévient ou combat le rachitisme.

ANTIRÉTROVIRAL *s. m. (angl. antiretroviral).* Médicament inhibant la transcriptase inverse ou les protéases et utilisé dans le traitement des infections par le VIH.

ANTIRHUMATISMAL *adj. (angl. antirheumatic).* Qui exerce une action anti-inflammatoire dans certaines affections rhumatismales.

ANTISCABIEUX *adj. (angl. scabicide).* Qui est actif dans le traitement de la gale.

ANTISCORBUTIQUE *adj. (angl. antiscorbutic).* Qui prévient ou soigne le scorbut.

ANTISÉCRÉTOIRE *adj. (angl. antisecretory).* Qui inhibe partiellement ou totalement l'activité sécrétoire d'une glande, en particulier la sécrétion d'ions H^+ par la muqueuse gastrique. S'utilise aussi comme substantif.

ANTISENS *s. m. (angl. antisense).* Nucléotide bloquant la synthèse protéique en empêchant l'action d'un ARN messager. SYN. *NON-SENS.*

ANTISEPSIE *s. f. (angl. antisepsis).* Ensemble des procédés physiques ou chimiques destinés à empêcher le développement des germes pathogènes ou à accélérer leur destruction. ☞ *DÉSINFECTION.* ◇ **PHYSIOLOGIQUE** ☞ *AUTO-ANTISEPSIE.*

ANTISEPTIQUE *adj.* **1.** Qui se rapporte à l'antisepsie. S'utilise aussi comme substantif. **2.** Qui détruit les germes pathogènes, notamment par application externe. S'emploie aussi comme substantif.

ANTISÉRUM *s. m. (angl. antiserum).* Terme général pour désigner un sérum contenant des anticorps à la suite de l'injection d'antigènes étrangers.

ANTISPASMODIQUE *adj. (angl. antispasmodic).* Qui prévient ou qui combat les spasmes. SYN. *SPASMOLYTIQUE.*

ANTISTREPTOLYSINE O *s. f. (angl. antistreptolysin O).* Anticorps qui neutralise la streptolysine (toxine produite par le streptocoque) apparaissant dans le sang au cours des affections dues aux streptocoques hémolytiques A. Sa détermination en laboratoire est utilisée comme témoin d'une infection streptococcique. Abréviation : ASLO.

ANTITÉTANIQUE *adj. (angl. antitetanic).* Qui prévient ou traite le tétanos.

ANTITHROMBINE *s. f. (angl. antithrombin).* Substance inhibitrice de la thrombine qui joue un rôle majeur dans la coagulation sanguine, en particulier comme cofacteur de l'héparine.

ANTITHYROÏDIEN *adj. (angl. antithyroid).* Qui inhibe la sécrétion des hormones thyroïdiennes ; qui est actif dans le traitement de l'hyperthyroïdie. S'emploie aussi comme substantif.

ANTITOXINE *s. f. (angl. antitoxin).* Anticorps spécifique que l'organisme produit sous l'action d'une toxine, comme la toxine tétanique ou diphtérique, ou d'un venin (araignées, serpents), pour en combattre les effets.

ANTITOXIQUE *adj. (angl. antitoxic).* Qui neutralise ou combat les actions d'un poison ou d'une toxine.

ANTITRAGUS *s. m. (NA. antitragus). (angl. antitragus).* Éminence du pavillon de l'oreille située en face du tragus.

ANTITUBERCULEUX *adj. (angl. antituberculous).* Qui détruit les bacilles tuberculeux ; qui est actif dans le traitement de la tuberculose. (S'utilise également comme substantif pour désigner les différents médicaments actifs contre le bacille tuberculeux.)

ANTITUSSIF **1.** *adj.* Qui calme ou prévient la toux. **2.** *s. m.* Médicament de la toux.

ANTIULCÉREUX *adj. (angl. antiulcerous).* Qui s'oppose aux ulcères gastro-duodénaux. S'emploie aussi comme substantif.

ANTIVÉNÉRIEN *adj. (angl. antivenereal).* Efficace dans la prophylaxie ou le traitement des maladies vénériennes.

ANTIVENIMEUX *adj. (angl. antivenom).* Qui combat l'action des venins (de serpents, d'insectes, etc.).

ANTIVIRAL **1.** *adj. (angl. antiviral).* Qui s'oppose au développement des virus ; qui détruit les virus. **2.** *s. m.* Désigne les agents virustatiques et virulicides.

ANTIVITAMINE *s. f. (angl. antivitamin).* Substance qui inhibe l'action d'une vitamine. ~ **K** *(angl. oral anticoagulant).* Substance anticoagulante, active par voie orale, et s'opposant à la synthèse, déterminée par la vitamine K, des enzymes hépatiques nécessaires à la coagulation sanguine. Utilisée dans le traitement des maladies thromboemboliques.

ANTIVOMITIF *adj.* ☞ *ANTIÉMÉTIQUE.*

ANTIXÉNIQUE *adj. (angl. antixenic).* Qui se rapporte à la réaction du tissu vivant à l'égard d'une substance étrangère.

ANTIXÉROPHTALMIQUE *adj. (angl. antixerophtalmic).* Efficace contre la xérophtalmie. Se dit de la vitamine A.

ANTRE *s. m. (NA. antrum). (angl. antrum).* Cavité naturelle, osseuse ou viscérale. ~ **DU CARDIA** *(NA. — cardiacum). (angl. cardiac —).* Dilatation de l'œsophage précédant son abouchement dans l'estomac. ~ **MASTOÏDIEN** *(NA. — mastoideum). (angl. mastoid — tympanic —).* Espace situé dans le processus mastoïde du temporal et qui communique avec la cavité tympanique. ~ **PYLORIQUE** *(NA. — pyloricum). (angl. pyloric —).* Portion basse, presque horizontale, de l'estomac, qui communique avec le duodénum par le pylore. ~ **TYMPANIQUE** ☞ *ANTRE MASTOÏDIEN.*

ANTRECTOMIE *s. f. (angl. antrectomy).* Résection de l'antre gastrique du pylore. SYN. *ANTRO-PYLORECTOMIE.*

ANTRITE *s. f.* Inflammation de l'antre pylorique.

ANTRO-PYLORECTOMIE ☞ *ANTRECTOMIE.*

ANURIE *s. f. (angl. anuria).* Suppression ou forte diminution de la sécrétion de l'urine ; elle peut être excrétoire ou sécrétoire. ~ **CALCULEUSE** ☞ *ANURIE EXCRÉTOIRE.* ~ **EXCRÉTOIRE** *(angl. urinary retention).* Anurie causée par une obstruction des uretères. ~ **SÉCRÉTOIRE** *(angl. — of renal origin).* Anurie due à un arrêt de la fonction rénale.

ANUS *s. m. (NA. anus). (angl. anus).* Orifice terminal du tube digestif. ~ **ARTIFICIEL** *(angl. colostomy ; stoma).* Ouverture chirurgicale de l'intestin avec mise à la peau le plus souvent de l'abdomen.

ANUSCOPE *s. m. (angl. proctoscope).* Spéculum destiné à l'examen de l'anus et de la partie inférieure du rectum.

ANXIÉTÉ *s. f. (angl. anxiety).* Émotion pénible d'attente, de peur d'un danger imprécis. ☞ *ANGOISSE.* ⟡ **ANTICIPATOIRE** *f. (angl. anticipatory).* État d'inquiétude permanent focalisé sur le risque de survenue d'une nouvelle attaque de panique et sur ses conséquences éventuelles. ⟡ **DE PERFORMANCE** *f.* Anxiété liée à la performance et l'évaluation. Elle pourrait être stimulante et disparaître au moment de l'évaluation ou invalidante constituant une forme mineure de phobie sociale. ⟡ **DE SÉPARATION** Anxiété excessive et inappropriée concernant la séparation d'avec les personnes auxquelles le sujet est attaché avec un retentissement socioprofessionnel important. ⟡ **GÉNÉRALISÉE** *(angl. generalized —).* Trouble psychiatrique caractérisé par un état d'anxiété chronique, excessive, non en rapport avec une situation précise, concerne des événements de la vie quotidienne, accompagnée de troubles neurovégétatifs.

ANXIOGÈNE *adj. (angl. anxiogenic).* Qui cause l'anxiété.

ANXIOLYTIQUE *adj. (angl. tranquilizer).* Qui réduit l'anxiété pathologique. S'emploie aussi comme substantif pour les médicaments possédant cette propriété (en particulier les benzodiazépines). ☞ *TRANQUILLISANT.*

AORTE *s. f. (NA. aorta). (angl. aorta).* Artère principale du corps, partant du ventricule gauche, donnant naissance à toutes les artères et se terminant au niveau de la quatrième vertèbre lombaire par bifurcation en deux artères iliaques primitives. *ATLAS ANATOMIQUE DES ARTÈRES EN ANNEXE.* ⟡ **À CHEVAL** Malformation congénitale dans laquelle l'aorte naît des deux ventricules et s'accompagne d'une communication interventriculaire. ⟡ **À DROITE** *(angl. right aortic arch dextropositionned —).* Anomalie de position de la crosse de l'aorte qui, formée à partir du quatrième arc aortique droit, se trouve du côté droit du médiastin. SYN. *DEXTROPOSITION DE L'AORTE.* ⟡ **ABDOMINALE** *(NA. — abdominalis). (angl. abdomidal —). ATLAS ANATOMIQUE DES ARTÈRES EN ANNEXE.* ⟡ **(ARC DE L')** *(NA. arcus aortae). (angl. arch of — aortic arch). ATLAS ANATOMIQUE DES ARTÈRES EN ANNEXE.* ⟡ **ASCENDANTE** *(NA. pars — ascendeus). (angl. ascending —). ATLAS ANATOMIQUE DES ARTÈRES EN ANNEXE.* ⟡ **CAUDALE** *(NA. arteria sacralis mediana). A. SACRALE MÉDIANE (ATLAS ANATOMIQUE DES ARTÈRES EN ANNEXE).* ⟡ **(CROSSE DE L')** *(NA. arcus aortae). (angl. arch of —). ATLAS ANATOMIQUE DES ARTÈRES EN ANNEXE.* ⟡ **DORSALE** *(angl. dorsal —).* Vaisseau embryonnaire formé par l'union des aortes primitives. ⟡ **(GRAND SINUS DE L')** *(NA. sinus aortae).* ☞ *SINUS AORTIQUE.* ⟡ **PLICATURÉE** *(angl. pseudocoarctation of — kinked —).* ☞ *PSEUDOCOARCTATION DE L'AORTE.* ⟡ **PRIMITIVE** *(angl. primitive —).* Chacun des deux troncs vasculaires principaux de l'embryon. ⟡ **THORACIQUE** *(NA. — thoracica). (angl. thoracic —). ATLAS ANATOMIQUE DES ARTÈRES EN ANNEXE.* ⟡ **THORACIQUE DESCENDANTE** *(NA. — descendens). (angl. descending — thoracic —). ATLAS ANATOMIQUE DES ARTÈRES EN ANNEXE.*

AORTOGRAPHIE *s. f. (angl. aortography).* Radiographie de l'aorte après injection d'un produit de contraste opaque aux rayons X.

AORTOPLASTIE *s. f. (angl. aortoplasty).* Angioplastie de l'aorte.

AOÛTAT *s. m. (angl. harvest mite, chigger).* Larve de *Trombicula autumnalis*, responsable d'une dermatose prurigineuse. SYN. *ROUGET.*

APAREUNIE *s. f.* Incapacité ou impossibilité d'accomplir le coït.

APATHIE *s. f. (angl. apathy).* Manque de sentiment ou d'émotion ; impassibilité ou indifférence affective.

APEPSIE *s. f. (angl. apepsia).* Ralentissement de la digestion, dû le plus souvent à une insuffisance de sécrétion des enzymes digestives. ⟡ **ACHLORHYDRIQUE** *(angl. anachlorhydric —).* Trouble digestif dû à l'absence de sécrétion gastrique d'acide chlorhydrique.

APÉRISTALTISME *s. m. (angl. aperistalsis).* Absence de mouvements péristaltiques.

APEX *s. m. (NA. apex). (angl. apex).* Sommet, extrémité, pointe d'un organe. ⟡ **DE LA FIBULA** *(NA. apex capitis fibulae). (angl. head of fibula).* Processus styloïde de la fibula.

◇ **DU CŒUR** *(angl. apex of the heart)*. Pointe du cœur. ◇ **ORBITAIRE (SYNDROME DE L')** ☞ *ROLLET (SYNDROME DE)*.

APGAR (INDICE D') *(angl. Apgar score)*. Méthode d'évaluation globale de l'état d'un enfant à la naissance, fondée sur la recherche des signes cliniques les plus caractéristiques et faciles à déceler, afin d'établir un bilan général. Ces signes, cotés selon le degré de gravité par 0, 1 ou 2 (0 étant la gravité maximale), comprennent : A = aspect (coloration), P = pouls (fréquence cardiaque), G = grimace (réponse réflexe à la stimulation de la plante du pied), A = activité (mobilité), R = respiration. Un total de 10 points est considéré comme le meilleur possible. (Le nom APGAR a été proposé comme acronyme mnémotechnique des signes étudiés ; il correspond au nom de la pédiatre qui a mis au point ce test, Virginia Apgar).

APHAGIE *s. f. (angl. aphagia)*. Impossibilité de déglutir ; dysphagie extrême.

APHAKIE *s. f. (angl. aphakia)*. Absence de cristallin.

APHAQUE 1. *adj. (angl. aphakic)*. Se dit d'un œil dépourvu de cristallin. **2.** *s. m.* Personne dont un œil ou les deux yeux sont dépourvus de cristallin.

APHASIE *s. f. (angl. aphasia)*. Trouble acquis du langage consécutif à une lésion cérébrale le plus souvent de l'hémisphère gauche qui perturbe l'utilisation des règles nécessaires pour la production et/ou la compréhension d'un message verbal. ◇ **AGRAMMATIQUE** *(angl. agrammatism)*. Aphasie non fluente qui se caractérise par un langage agrammatique correspondant à un stade évolutif d'une aphasie de Broca. ☞ *AGRAMMATISME*. ◇ **AMNÉSIQUE** *(angl. amnesic —)*. Forme d'aphasie dans laquelle l'élément sémiologique fondamental est un manque du mot provoquant des arrêts du discours et des périphrases, sans trouble de la compréhension ni paraphrasies. ◇ **COMPLÈTE** *(angl. total —)*. Aphasie caractérisée par une suspension du langage et une incompréhension totale. ◇ **CROISÉE** *(angl. crossed —)*. Désigne l'aphasie des droitiers avec lésion droite. Elle débute par un mutisme qui évolue en quelques jours ou quelques mois vers l'agrammatisme avec de possibles paraphasies phonémiques et de rares défauts anomiques. ◇ **DE BROCA** ☞ *BROCA (APHASIE DE)*. ◇ **DE CONDUCTION** *(angl. conduction —)*. Aphasie caractérisée par un langage fluent, généralement contaminé par des paraphasies littérales, une bonne compréhension et une répétition défectueuse. ◇ **DE WERNICKE** *(angl. Wernicke's —)*. ☞ *WERNICKE (APHASIE DE)*. ◇ **MOTRICE** *(angl. motor —)*. Aphasie qui correspond classiquement à l'aphasie de Broca. ◇ **PAROXYSTIQUE** *(angl. paroxystic —)*. Crise épileptique aphasique. ◇ **SENSORIELLE** *(angl. sensory —)*. Noncompréhension des sons, des signes écrits et des gestes. ◇ **SOUS-CORTICALE** *(angl. subcortical —)*. Aphasie provoquée par des lésions qui affectent les fibres connectant les centres du langage entre eux ou avec leurs efférences ou leurs afférences. ◇ **TOTALE** *(angl. total —)*. Aphasie dont la sémiologie associe les caractéristiques de l'aphasie de Broca et d'importants troubles de la compréhension. ◇ **TRANSCORTICALE** *(angl. transcortical –)*. Aphasie dont la caractéristique sémiologique fondamentale réside dans la préservation de la répétition.

APHONIE *s. f. (angl. aphonia)*. Perte de la voix, ne pouvant être que chuchotée. ◇ **PSYCHOGÈNE** Aphonie majeure où le patient, en général hystérique, perd jusqu'à la faculté de chuchoter.

APHRODISIAQUE *adj. (angl. aphrodisiac)*. Qui éveille ou stimule le désir sexuel. S'emploie aussi comme substantif.

APHTE *s. m. (angl. aphtha)*. Petite ulcération jaunâtre, ronde ou ovalaire, entourée d'un liseré rouge, succédant à une vésicule, et siégeant sur la muqueuse buccale ou pharyngée ou sur la muqueuse génitale. Elle s'accompagne d'une sensation de brûlure.

APHTOSE *s. f. (angl. aphthosis)*. Affection caractérisée par l'apparition d'aphtes sur les muqueuses buccales et génitales. ☞ *BEHÇET (MALADIE OU SYNDROME DE)*.

APICAL *adj. (angl. apical)*. Qui appartient ou qui se rapporte au sommet d'un organe. Ex. *segment apical d'un lobe pulmonaire*.

APLASIE *s. f. (angl. aplasia).* Insuffisance ou arrêt de développement d'un tissu ou d'un organe. ◇ **MÉDULLAIRE** *(angl. aplastic anemia —).* Insuffisance de production par la moelle des lignées myéloïdes normales (érythroblastique, granulocytaire et mégacaryocytaire). Elle peut être idiopathique, d'origine toxique, virale ou par irradiation. ◇ **MONILIFORME** *(angl. monilethrix).* Dystrophie congénitale du système pileux, caractérisée par la présence dans les poils et les cheveux d'étranglements et de renflements. SYN. *MONILETHRIX.*

APNÉE *s. f. (angl. apnea).* Interruption temporaire de la respiration.

APNÉES DU SOMMEIL (SYNDROME D') *(angl. sleep apnea syndrome).* Apnée obstructive liée au collapsus inspiratoire du pharynx ; elle se traduit par un ronflement majeur avec brèves périodes d'apnée et entraîne hypoxie, hypercapnie, hypertension artérielle pulmonaire et polyglobulie. L'obésité joue un rôle majeur. La mort subite est possible.

APOCRINE *adj. (angl. apocrine).* Se dit du type de sécrétion dans laquelle les produits sécrétés se concentrent à une extrémité de la cellule et sont expulsés en même temps qu'une partie du protoplasme cellulaire.

APODIE *s. f. (angl. apodia).* Absence congénitale des pieds.

APOENZYME *s. f. (angl. apoenzyme).* Partie protéinique spécifique d'une enzyme, qui avec la coenzyme constitue une enzyme complète.

APOFERRITINE *s. f. (angl. apoferritin).* Protéine formée dans la muqueuse intestinale ; elle capte le fer contenu dans les aliments et le stocke dans l'organisme sous forme de ferritine.

APOMORPHINE *s. f. (angl. apomorphine).* Alcaloïde dérivé de la morphine. Fortement émétique par voie parentérale, elle s'employait dans les cures de désintoxication alcoolique.

APONÉVROSE *s. f. (NA. aponeurosis). (angl. aponeurosis).* Enveloppe conjonctive liée à la structure musculaire. ◇ **DU SUBSCAPULAIRE** *(angl. subscapular —).* Membrane insérée sur la circonférence de la fosse subscapulaire. ◇ **DU SUPRAÉPINEUX** *(angl. supraspinatus —).* Couche membraneuse épaisse qui enveloppe partiellement le muscle supraépineux. ◇ **ÉPICRÂNIENNE** *(NA. galea aponeurotica). (angl. epicranial —).* ☞ *GALÉA APONÉVROTIQUE.* ◇ **PALMAIRE, PLANTAIRE** *(angl. palmar — plantar —).* Respectivement, systèmes aponévrotiques de la paume de la main et de la plante du pied. ◇ **PÉRINÉALE** *(angl. perineal membrane).* Ensemble des trois systèmes aponévrotiques annexés aux plans musculaires du périnée. Ce sont l'aponévrose pelvienne ou aponévrose périnéale profonde, l'aponévrose périnéale moyenne et l'aponévrose périnéale superficielle. ◇ **PHARYGOBASILAIRE** *(angl. pharyngeal —).* Formations aponévrotiques annexées aux muscles du pharynx.

APONÉVROSITE *s. f. (angl. aponeurositis).* Inflammation d'une aponévrose.

APOPHYSE *s. f. (angl. apophysis).* ☞ *PROCESSUS.*

APOPHYSITE *s. f. (angl. apophysitis).* Inflammation d'une apophyse (processus). ◇ **TIBIALE DES ADOLESCENTS** ☞ *OSGOOD-SCHLATTER (MALADIE D').*

APOPLEXIE *s. f.* **1.** Suspension brusque et plus ou moins complète de toutes les fonctions cérébrales (mouvement, sensibilité, conscience), causée le plus souvent par une hémorragie cérébrale ou une embolie. SYN. *ICTUS, ATTAQUE.* **2.** Par analogie, toute hémorragie au sein d'un organe.

APOPROTÉINE *s. f. (angl. apoprotein).* Peptide d'origine hépatique qui constitue la partie protéique des lipoprotéines. Il existe cinq groupes d'apoprotéines majeures, A, B, C, D, E. SYN. *APOLIPOPROTÉINE.*

APOPTOSE *s. f. (angl. apoptosis).* Mort cellulaire génétiquement programmée (suicide cellulaire). Ce mécanisme de mort cellulaire intervient dans la formation de l'embryon par élimination de certains tissus (pour façonner le cerveau, ou encore les doigts). Le dérèglement de l'apoptose semble jouer un rôle essentiel dans de nombreuses maladies, telles que les cancers par défaut d'apoptose, les maladies neurodégénératives (maladie d'Alzheimer, de Parkinson) par excès d'apoptose.

APPAREIL *s. m.* **1.** *(angl. apparatus).* En anatomie, ensemble des organes qui concourent à la même fonction. **2.** *(angl. device).* Pansement, bandage ou dispositif appliqué sur le corps afin de soigner une lésion ou corriger une difformité. ◇ **HYOÏDIEN** *s. m. (angl. hyoid apparatus).* Ensemble constitué par l'os hyoïde et les pièces qui le rattachent à la base du crâne (ligament stylo-hyoïdien, processus styloïde). ◇ **JUXTA-GLOMÉRULAIRE** *(angl. juxtaglomemular apparatus).* Formation cellulaire sécrétant la rénine située entre les artères afférentes et efférentes du glomérule rénal. ◇ **LACRYMAL** *(NA. apparatus lacrimalis). (angl. lacrymal apparatus).* Ensemble constitué par la glande lacrymale et les voies lacrymales. ◇ **PSYCHIQUE** *(angl. psychical apparatus).* Concept de Freud utilisé comme modèle théorique pour expliquer la structuration du psychisme humain en systèmes (conscient, préconscient, inconscient), instances (moi, surmoi, ça) et formes de circulation et de régulation des énergies psychiques.

APPENDICE *s. m.* **1.** Partie accessoire ou dépendante d'une structure principale. **2.** En langage courant, l'appendice vermiculaire. ◇ **CAUDAL** *(angl. human tail).* Vestige de la queue embryonnaire au niveau de la région coccygienne. ◇ **DU TESTICULE** *(NA. appendix testis). (angl. testicular appendage).* Vestige du canal de Müller en forme de kyste, inséré à la partie supérieure du testicule. SYN. *APPENDICE SESSILE.* ◇ **DU VENTRICULE LARYNGÉ** *(angl. — of ventricule of larynx).* Prolongement ascendant du ventricule laryngé. ◇ **ILÉOCÆCAL** ☞ *APPENDICE VERMICULAIRE.* ◇ **OMENTAL** *(angl. epiploic —).* Chacun des appendices graisseux recouverts d'omentum inséré sur le côlon. ◇ **VERMICULAIRE** *(angl. vermiform —).* Prolongement du cæcum, de forme tubulaire et plus ou moins flexueux, de longueur variable, qui s'ouvre dans le cæcum par un orifice. ◇ **VERMIFORME** ☞ *APPENDICE VERMICULAIRE.*

APPENDICECTOMIE *s. f. (angl. appendicectomy). appendectomy).* Ablation chirurgicale de l'appendice vermiculaire.

APPENDICITE *s. f. (angl. appendicitis).* Inflammation aiguë ou chronique de l'appendice vermiculaire, qui s'accompagne d'une réaction péritonéale plus ou moins importante. ◇ **FULMINANTE** *(angl. fulminating —).* Appendicite très grave compliquée rapidement de péritonite, souvent mortelle. ◇ **GAUCHE** *(angl. left-sided —).* Forme clinique d'appendicite où les signes d'appel sont plus importants du côté gauche de l'abdomen, due à un appendice de longueur excessive, qui se dispose transversalement. ◇ **LARVÉE** *(angl. insidious —).* Appendicite latente, qui peut évoluer à tout moment. ◇ **OBLITÉRANTE** *(angl. obstructive —).* Appendicite subaiguë avec sclérose et épaississement progressif de la sous-muqueuse appendiculaire qui provoquent l'oblitération de la lumière appendiculaire. ◇ **PELVIENNE** *(angl. pelvic —).* Appendicite à symptomatologie pelvienne, en raison d'un appendice anormalement bas ou plongeant dans le petit bassin. ◇ **PERFORANTE** *(angl. perforated —).* Appendicite aiguë compliquée d'une perforation de l'organe, entraînant une péritonite généralisée ou localisée. ◇ **STERCORALE** *(angl. stercoral — fecal —).* Appendicite due à des concrétions fécales obstruant la lumière de l'organe.

APPENDICULAIRE *adj. (angl. appendicular).* Qui se rapporte à un appendice, le plus souvent à l'appendice vermiculaire.

APPÉTENCE *s. f. (angl. appetency).* En psychologie, attirance vers un objet déclenchée par une pulsion.

APPÉTIT *s. m. (angl. appetite).* Désir normal plus ou moins intense de satisfaire une nécessité organique, notamment de s'alimenter. Ce désir de manger est de caractère sélectif, et non pas impérieux comme la faim.

APRAGMATISME *s. m. (angl. apragmatism).* Inaptitude à entreprendre une action dirigée vers un but précis.

APRAXIE *s. f. (angl. apraxia).* Désorganisation gestuelle ne répondant ni à un trouble moteur, ni à un trouble sensitif, ni à un trouble de la compréhension, le plus souvent par lésion pariétale cérébrale gauche. ◇ **BUCCOLINGUOFACIALE**

Apraxie qui affecte les gestes oraux et phonatoires normaux du langage, survenant au cours de l'aphasie de Broca. ◇ **CONSTRUCTIVE** *(angl. constructive —).* Incapacité à réaliser les gestes nécessaires à la réalisation sur ordre ou à la copie de dessins, ou à l'assemblage des pièces d'un puzzle ou d'une construction. ◇ **DE L'HABILLAGE** *(angl. dressing —).* Désorganisation des gestes mis en jeu dans l'habillage, par lésion pariétale de l'hémisphère mineur, qui, dans ses formes pures, survient en dehors de toute apraxie idéatoire ou idéomotrice. ◇ **DE LA MARCHE** *(angl. gait —).* Impossibilité d'effectuer les mouvements impliqués dans la marche, en dehors de toute paralysie. Elle est observée dans les lésions frontales bilatérales. ◇ **IDÉATOIRE** *(angl. ideational —).* Altération, au cours des actes complexes, de la succession logique et harmonique des gestes, qui restent exécutés correctement lorsqu'ils sont réalisés de façon isolée. ◇ **IDÉOMOTRICE** *(angl. ideomotor —).* Perturbation des gestes simples, atteignant plus souvent les gestes sur ordre que les gestes imités. ◇ **MÉLOKINÉTIQUE** *(angl. kinetic —).* Apraxie unilatérale se manifestant par des difficultés d'exécution de mouvements nécessitant une activité musculaire complexe. S'observe surtout dans les lésions préfrontales. ◇ **OCULOMOTRICE** *(angl. Cogan's syndrome).* Absence congénitale des mouvements latéraux du regard, avec conservation des mouvements verticaux. Le trouble est compensé par une rotation violente de la tête dans le sens désiré, pour compenser le déplacement dans le sens opposé des globes oculaires. SYN. *APRAXIE DU REGARD.* ◇ **RÉPULSIVE** *(angl. repellent —).* Forme d'apraxie caractérisée par la survenue de mouvements de retrait déclenchés par le contact.

APUD *(angl. APUD).* ☞ *SYSTÈME APUD.*

APUDOME *s. m. (angl. apudoma).* Tumeur des cellules du système APUD *(Amine Precursor Uptake and Decarboxylation)* ayant une origine embryologique commune : la crête neurale. Ces tumeurs sécrètent en général des hormones. Les plus fréquentes siègent dans l'hypophyse (tumeurs à stimulines), les parathyroïdes, la médullo-surrénale (phéochromocytome), le pancréas (insulinome, glucagonome, somatostatinome) et le grêle (carcinoïdes). Les apudomes peuvent se présenter sous la forme de néoplasies endocriniennes multiples (NEM).

APYREXIE *s. f. (angl. apyrexia).* Absence de fièvre.

APYROGÈNE *adj. (angl. apyrogenic).* Qui ne produit pas de fièvre.

AQUARIUMS (MALADIE DES) *(angl. fish-tank granuloma).* Affection des mains due à *Mycobacterium marinum* chez les sujets s'occupant de poissons exotiques.

AQUEDUC *s. m. (angl. aqueduct).* En anatomie, nom donné à certains canaux fins, creusés dans un os (par exemple l'aqueduc du limaçon) ou reliant des cavités organiques. ◇ **COCHLÉAIRE** *(NA. aqueductus cochleae). (angl. — of cochlea).* Canalicule situé dans l'os temporal et livrant passage à une veine et à des espaces périlymphatiques. ◇ **DU LIMAÇON** ☞ *AQUEDUC COCHLÉAIRE.* ◇ **DU VESTIBULE** *(NA. aqueductus vestibuli). (angl. — of the vestibule).* Fin canal osseux qui s'ouvre sur la face postérieure du rocher et qui livre passage à une veine et au canal endolymphatique. ◇ **MÉSENCÉPHALIQUE** *(NA. aqueductus mesencephali). (angl. — of mesencephalon).* Canal faisant communiquer les 3e et 4e ventricules cérébraux. SYN. *AQUEDUC DE SYLVIUS.*

ARACHIDONIQUE (ACIDE) *(angl. arachidonic acid).* Acide gras essentiel non saturé. La cyclo-oxygénase le transforme en prostaglandine, prostacycline et thromboxane A_2 et la lipo-oxygénase en leucotriène. Les anti-inflammatoires inhibent la formation de ces dérivés.

ARACHNODACTYLIE *s. f. (angl. arachnodactyly).* Longueur exagérée des doigts de la main et du pied, avec amincissement des phalanges et atrophie musculaire. Cette malformation peut s'associer à d'autres atteintes, en particulier cardiaques. SYN. *DOLICHOSTÉNOMÉLIE.* ☞ *MARFAN (MALADIE DE).*

ARACHNOÏDE *s. f. (NA. arachnoidea). (angl. arachnoid).* Fine membrane méningée de l'encéphale et la moelle, comprise entre la pie-mère et la dure-mère. Elle est séparée de la pie-mère par l'espace sous-arachnoïdien, rempli de liquide céphalorachidien.

ARACHNOÏDITE *s. f. (angl. arachnoiditis).* Inflammation fibreuse de l'arachnoïde pouvant compliquer les méningites purulentes ou tuberculeuses, les hémorragies méningées, ou survenir de manière primitive. L'arachnoïdite entraîne la formation de kystes.

ARBOVIRUS *s. m. (angl. arbovirus).* Grand groupe de virus très divers, dont la plupart sont pathogènes pour les vertébrés et qui ont en commun le fait d'être transmis par des arthropodes. Les Arbovirus sont responsables des arboviroses, affections essentiellement tropicales dont les plus fréquentes sont la dengue, la fièvre jaune, et certaines encéphalites.

ARBRE *s. m. (angl. tree).* En médecine, toute disposition qui rappelle la ramification végétale. ◇ **BRONCHIOLAIRE** *(NA. arbor bronchialitis). (angl. bronchial —).* Portion terminale alvéolaire d'une bronchiole ; acinus pulmonaire. ◇ **DE VIE DE LA CAVITÉ DU COL DE L'UTÉRUS** *(NA. arbor vitae uteri). (angl. plicae palmatae cervicis).* Éminence verticale des parois antérieure et postérieure de cette cavité, de laquelle partent un certain nombre de colonnes ou rugosités. ◇ **DE VIE DU CERVELET** *(NA. arbor vitae cerebelli). (angl. arbor vitae cerebelli).* Disposition que présentent les prolongements de la substance médullaire du cervelet, qui, lorsqu'ils font l'objet d'une section verticale d'un des lobules, offrent une forte ressemblance avec des ramifications végétales.

ARC **1.** *s. m.* Portion d'une courbe et en particulier d'un cercle. **2.** Organe ou partie d'organe ayant cette forme. ◇ **ANTÉRIEUR ET POSTÉRIEUR DE L'ATLAS** *(NA. arcus anterior et posterior atlantis). (angl. anterior and posterior — of atlas).* Deux lames arciformes qui forment, avec les masses latérales, l'atlas. ◇ **AORTIQUE OU ARTÉRIEL** *(NA. arcus aortae). (angl. aortic —).* Vaisseau de l'embryon unissant les aortes ventrale et dorsale. Il en existe cinq paires chez l'homme. C'est à partir de ces anastomoses transitoires que se constituent la crosse aortique et ses grosses branches ainsi que l'artère pulmonaire. ◇ **BIAURICULAIRE** *(angl. auricular —).* Arc de la voûte crânienne compris entre les orifices des méats acoustiques externes. ◇ **BRANCHIAUX** *(angl. branchial —).* Quatre paires d'arcs cartilagineux de l'embryon dans la région du cou. Ils sont parcourus par les arcs aortiques. ◇ **BREGMATICO-LAMBDOÏDE** *(angl. parietal —).* Arc qui s'étend tout le long de la suture sagittale. SYN. *ARC PARIÉTAL.* ◇ **COSTAL** *(NA. arcus costalis). (angl. costal —).* Courbure formée par une côte et son cartilage. ◇ **DE L'AORTE** *(angl. aortic —).* ☞ *AORTE (ARC DE L').* ◇ **HÉMAL** *(angl. hemal —).* Arc constitué par la partie antérieure du corps vertébral et par les côtes. ◇ **HYOÏDIEN** *(angl. hyoid —).* Deuxième arc branchial qui donne naissance au stapes, au processus styloïde, au ligament stylo-hyoïdien et à la petite corne de l'os hyoïde. ◇ **ILIOPECTINÉ** *(angl. fascia iliopectinea).* Épaississement de la partie interne du fascia iliaca, s'étendant entre l'arcade fémorale et l'éminence iliopectinée. ◇ **MANDIBULAIRE** *(angl. mandibular —).* Deuxième arc branchial qui donne naissance au malleus, à l'uncus et au cartilage de Meckel. ◇ **NASO-BREGMATIQUE** *(angl. frontal —).* Arc allant de la racine du nez jusqu'au bregma. SYN. *ARC FRONTAL.* ◇ **NEURAL** ☞ *ARC VERTÉBRAL.* ◇ **PULMONAIRE** *(angl. pulmonary —).* Le cinquième arc aortique du côté gauche ; il est à l'origine de l'artère pulmonaire. ◇ **RÉFLEXE** *(angl. reflex —).* Voie nerveuse suivie par un acte réflexe, constituée par le nerf afférent qui conduit l'impulsion, le centre nerveux, et le nerf efférent qui amène l'impulsion vers un organe périphérique. ◇ **SÉNILE** *(angl. arcus senilis).* ☞ *GÉRONTOXON.* ◇ **VERTÉBRAL** *(NA. arcus vertebrae). (angl. vertebral —).* Arc postérieur de la vertèbre, formé par les pédicules et les processus épineux. Il délimite, avec la face postérieure de la vertèbre, le foramen vertébral.

ARCADE *s. f. (angl. arcade arch).* Structure anatomique de forme arquée. Terme général utilisé pour désigner des éléments de nature osseuse, fibreuse ou vasculaire. ◇ **ALVÉOLAIRE** *(NA. arcus alveolaris mandi-*

bulae et maxillae). (angl. alveolar arch of mandible and maxilla). Arc formé par l'ensemble des alvéoles dentaires du bord libre des maxillaires supérieur et inférieur. ◇ **CRURALE** *(angl. inguinal ligament).* Corde fibreuse tendue de l'épine iliaque antéro-supérieure à l'épine du pubis. SYN. *ARCADE FÉMORALE.* ◇ **DENTAIRE** *(NA. arcus dentalis). (angl. dental arch).* Arc formé par l'ensemble des dents d'une mâchoire, supérieure ou inférieure. ◇ **DORSALE DU CARPE** *(angl. dorsal carpal arch).* Petites artères antérieures et postérieures, qui traversent transversalement le poignet et s'anastomosent aux artères radiale et ulnaire. ◇ **FÉMORALE** ☞ *ARCADE CRURALE.* ◇ **ORBITAIRE** *(NA. margo supraorbitalis ossis frontalis). (angl. orbital arch of frontal bone).* Rebord saillant de la paroi supérieure de l'orbite, qui forme une partie de l'os frontal et se termine de chaque côté par les processus orbitaires. ◇ **PALMAIRE PROFONDE** *(NA. arcus palmaris profundus). (angl. deep palmar arch).* Arc artériel de la paume de la main, formé par l'artère radiale et la branche profonde de l'artère ulnaire. ◇ **PALMAIRE SUPERFICIELLE** *(NA. arcus palmaris superficialis). (angl. superficial palmar arch).* Arc artériel palmaire, constitué par la terminaison de l'artère ulnaire et par une branche de l'artère radiale. ◇ **PLANTAIRE** *(NA. arcus plantaris). (angl. plantar arterial arch).* Arc formé par l'artère plantaire latérale et l'artère dorsale du pied. ◇ **PUBIENNE** *(NA. arcus pubicus). (angl. pubic arch).* Arcade osseuse formée par les branches ischio-pubiennes droite et gauche. ◇ **SOURCILIÈRE** *(NA. margo supraorbitalis).* ☞ *BORD SUPRA-ORBITAIRE.* ◇ **ZYGOMATIQUE** *(angl. zygomatic arch).* Arcade formée par le processus temporal de l'os zygomatique et le processus zygomatique du temporal.

ARCHÉOCÉRÉBELLUM *s. m. (NA. archeocerebellum). (angl. archaeocerebellum).* Partie du cervelet la plus ancienne phylogénétiquement. Elle comprend, chez l'homme, le nodulus, le flocculus et les noyaux du toit. SYN. *LOBE FLOCCULONODULAIRE, ARCHÉOCERVELET.*

ARCHÉOCORTEX *s. m. (angl. archicortex).* ☞ *ARCHICORTEX.*

ARCHICORTEX *s. m. (angl. archicortex).* Partie olfactive du rhinencéphale, dont le développement est antérieur à celui du néocortex. SYN. *ARCHÉOCORTEX.*

ARÉFLEXIE *s. f. (angl. areflexia).* Absence de réflexes.

ARENAVIRIDAE Famille de virus regroupant des virus responsables de fièvres hémorragiques : fièvre de Lassa, fièvre hémorragique d'Argentine (virus Junin), fièvre hémorragique de Bolivie (virus Machupo) et de la chorioméningite lymphocytaire.

ARÉNAVIRUS *s. m. (angl. arenavirus).* Virus de la famille des *Arenaviridae.*

ARÉOLE *s. f.* **1.** Petit espace ou interstice dans un tissu. **2.** Zone rougeâtre annulaire autour d'un point inflammatoire. ◇ **MAMMAIRE** *(NA. areola mammae). (angl. — of mammary gland).* Surface annulaire pigmentée qui entoure le mamelon. ◇ **OMBILICALE** *(angl. umbilical —).* Zone pigmentée qui entoure parfois l'ombilic.

ARGENT *s. m. (angl. silver).* Élément métallique, blanc, malléable et bon conducteur, de numéro atomique 47. Certains de ses sels sont utilisés pour leurs propriétés astringentes et antiseptiques. Symbole : Ag. ◇ **COLLOÏDAL** *(angl. colloidal —).* Préparation à base d'argent dans laquelle le métal a été suffisamment divisé pour former une suspension permanente dans l'eau. ◇ **(NITRATE D')** *(angl. — nitrate).* Utilisé comme caustique pour les plaies bourgeonnantes, sous forme de crayons.

ARGININE *s. f. (angl. arginine).* Acide aminé constituant des protéines, particulièrement abondant dans les protamines ; il joue un rôle important dans le cycle de l'urée.

ARIBOFLAVINOSE *s. f. (angl. ariboflavinosis).* Affection en rapport avec un état de carence alimentaire en riboflavine (vitamine B2), caractérisé par des lésions des téguments et des muqueuses, par des lésions oculaires (vascularisation anormale de la cornée) et une anémie.

ARN Abréviation d'acide ribonucléique. ☞ *RIBONUCLÉIQUE (ACIDE), ARN.*

ARNICA *s. f. (angl. arnica).* Plante de la famille des Astéracées. La teinture d'arnica reste utilisée contre les contusions, les entorses.

ARNm Abréviation pour ARN messager.

ARNt Abréviation pour ARN de transfert.

AROMATHÉRAPIE *s. f. (angl. aromatherapy).* Méthode thérapeutique utilisant des huiles végétales essentielles.

AROMATIQUE *adj.* **1.** Qui possède une odeur, en général agréable et pénétrante. **2.** En chimie, se dit des corps possédant un ou plusieurs noyaux benzéniques, anthracéniques, etc.

ARRÊT CARDIAQUE *(angl. cardiac arrest).* Arrêt brutal des battements du cœur, entraînant la disparition du pouls et des bruits cardiaques, l'effondrement de la pression artérielle, l'arrêt de la circulation sanguine. Il nécessite la mise en œuvre immédiate d'un massage cardiaque et d'une assistance respiratoire, les cellules nerveuses ne pouvant survivre plus de trois à cinq minutes à l'arrêt circulatoire.

ARRIÈRE-CAVITÉ DES ÉPIPLOONS SYN. *PETITE CAVITÉ.* ☞ *BOURSE OMENTALE.*

ARSENIC *s. m. (angl. arsenic).* Élément de numéro atomique 33. C'est une poudre grise d'aspect métallique, d'odeur alliacée, très toxique. Les sels d'arsenic s'utilisaient autrefois en médecine, en particulier dans le traitement de la syphilis. Symbole : As. ◇ **(TRIOXYDE D')** Sel d'arsenic utilisé dans certaines hémopathies malignes (leucémie aiguë promyélocytaire, etc.).

ARTÉFACT *s. m.* **1.** Toute modification ou altération qui n'est pas naturelle, mais produite par une manipulation. En histologie et en microscopie, on utilise ce terme pour désigner une altération artificielle d'un tissu lors de sa préparation pour l'examen microscopique. **2.** Phénomène parasite faussant le tracé d'un appareil enregistreur, dû à la technique utilisée, à l'appareil lui-même, etc.

ARTÈRE *s. f. (angl. artery).* Chacun des vaisseaux qui conduisent le sang lancé par les ventricules du cœur, vers toutes les parties de l'organisme. Une artère possède trois tuniques : une tunique externe (l'adventice), une tunique moyenne et une tunique interne, formée de cellules endothéliales. On distingue les artères de gros calibre ou de type élastique, les artères de moyen calibre ou de type musculaire, et les artérioles qui précèdent immédiatement les capillaires. *ATLAS ANATOMIQUE DES ARTÈRES EN ANNEXE.* ◇ **HÉLICINE** *(angl. helicine —).* Artère à disposition hélicoïdale que l'on observe dans les organes érectiles. ◇ **NOURRICIÈRE** *(angl. nutrient —).* Se dit des artères qui apportent le sang dans les os et passent par les trous nourriciers. ◇ **TERMINALE** *(angl. terminal —).* Artère qui ne se divise pas en branches ou qui se termine directement par des capillaires.

ARTÉRIOGRAPHIE *s. f. (angl. arteriography).* Radiographie des artères après injection d'un milieu de contraste radio-opaque. ◇ **CÉRÉBRALE** *(angl. cerebral —).* Radiographie des artères du cerveau après injection, par voie transcutanée ou par cathétérisme, d'un produit opacifiant. SYN. *ANGIOGRAPHIE CÉRÉBRALE.* ◇ **SÉLECTIVE** *(angl. selective —).* Radiographie d'une artère déterminée par injection d'un milieu de contraste radio-opaque directement dans celle-ci ou dans la région à explorer.

ARTÉRIOLE *s. f. (angl. arteriole).* Fine branche terminale d'une artère, qui relie cette dernière aux capillaires.

ARTÉRIOPATHIE *s. f. (angl. arteriopathy).* Nom générique donné aux affections des artères.

ARTÉRIOSCLÉREUX *adj.* **1.** Qui se rapporte à l'artériosclérose. **2.** Qui est atteint d'artériosclérose.

ARTÉRIOSCLÉROSE *s. f. (angl. arteriosclerosis).* Induration et épaississement pathologiques des parois artérielles, en particulier de l'intima, par formation de plaques d'athérome, avec tendance à l'oblitération. ◇ **CÉRÉBRALE** *(angl. cerebral —).* Sclérose des artères cérébrales. ◇ **DIFFUSE** *(angl. diffuse —).* Sclérose artérielle prédominant sur les fibres musculaires de la tunique moyenne et s'étendant également à la tunique interne. ◇ **OBLITÉRANTE** *(angl. obstructive —).* Ensemble des troubles circulatoires des membres résultant de l'obliration chronique progressive artérioscléreuse des artères qui les vascularisent.

ARTÉRIOSPASME s. *m.* *(angl. arteriospasm).* Spasme des parois d'une artère.

ARTÉRIOTOMIE s. *f.* *(angl. arteriotomy).* Incision généralement longitudinale d'une artère, pratiquée pour soustraire du sang à l'organisme, pour introduire un cathéter ou pour atteindre et supprimer un obstacle à la circulation.

ARTÉRITE s. *f.* *(angl. arteritis).* Nom générique donné à toutes les atteintes artérielles d'origine inflammatoire ou dégénérative. La localisation aux membres inférieurs, particulièrement fréquente chez les sujets athéromateux, et plus particulièrement diabétiques et fumeurs, évolue en 4 stades : 1, de latence clinique ; 2, de claudication intermittente ; 3, avec des douleurs de décubitus ; 4, de gangrène. ◇ **OBLITÉRANTE** *(angl. obstructive —).* Endartérite chronique caractérisée par l'obstruction partielle ou totale de la lumière du vaisseau. ◇ **TEMPORALE** *(angl. temporal —).* ☞ *HORTON (MALADIE DE).*

ARTHRALGIE s. *f.* *(angl. arthralgia).* Douleur articulaire.

ARTHRECTOMIE s. *f.* *(angl. arthrectomy).* Résection d'une articulation, en particulier de la membrane synoviale et des fongosités, en respectant les surfaces articulaires. SYN. *SYNOVECTOMIE.*

ARTHRITE s. *f.* *(angl. arthritis).* Inflammation d'une articulation d'origine infectieuse (bactérienne, virale, mycosique), immunologique (par dépôt de complexes antigène-anticorps ou autoimmuns) ou métabolique. ◇ **AIGUË** *(angl. acute —).* Arthrite d'évolution aiguë, caractérisée par l'association de douleur, chaleur, rougeur et tuméfaction. ◇ **ALLERGIQUE** *(angl. allergic —).* Arthrite d'origine allergique, observée notamment dans la maladie sérique. ◇ **BLENNORRAGIQUE** *(angl. gonococceal —).* Arthrite aiguë due au gonocoque. SYN. *ARTHRITE GONOCOCCIQUE.* ◇ **CHRONIQUE JUVÉNILE** ☞ *STILL (MALADIE DE).* ◇ **EXSUDATIVE** *(angl. exudative —).* Arthrite s'accompagnant d'un exsudat intra ou périarticulaire. ◇ **FONGUEUSE** *(angl. tuberculous —).* Arthrite tuberculeuse. ◇ **GONOCOCCIQUE** ☞ *ARTHRITE BLENNORRAGIQUE.* ◇ **GOUTTEUSE** *(angl. gouty —).* Arthrite due à la goutte. ◇ **RÉACTIONNELLE** *(angl. reactive —).* Arthrite autoimmune qui apparaît au cours d'infections localisées, en particulier intestinales ou de l'appareil urinaire. ◇ **SÈCHE** *(angl. — deformans).* Arthrite chronique sans exsudat liquide. ◇ **SUPPURÉE** *(angl. suppurative —).* Arthrite caractérisée par la présence de pus intra-articulaire, due à des micro-organismes pyogènes. ◇ **SYPHILITIQUE** Arthrite due à la syphilis. ◇ **TUBERCULEUSE** *(angl. tuberculous —).* Arthrite survenant en général comme complication d'un foyer tuberculeux primitif (le plus souvent pulmonaire). SYN. *ARTHRITE FONGUEUSE.* ◇ **URATIQUE** ☞ *ARTHRITE GOUTTEUSE.*

ARTHROCENTÈSE s. *f.* *(angl. arthrocentesis).* Ponction d'une articulation.

ARTHRODÈSE s. *f.* *(angl. arthrodesis).* Fixation chirurgicale d'une articulation ; ankylose artificielle.

ARTHROGRAPHIE s. *f.* *(angl. arthrography).* Radiographie d'une articulation dans laquelle on a introduit un gaz (arthrographie gazeuse) ou une substance opaque aux rayons X (arthrographie opaque).

ARTHROLOGIE s. *f.* *(angl. arthrology).* Partie de l'anatomie qui traite des articulations.

ARTHROPATHIE s. *f.* *(angl. arthropathy).* Toute affection articulaire. ◇ **NEUROGÈNE** *(angl. neurogenic —).* Arthropathie secondaire à des lésions médullaires ou du système nerveux périphérique. SYN. *ARTHROPATHIE NERVEUSE.* ◇ **STATIQUE** *(angl. static —).* Affection articulaire d'un membre due à un déséquilibre statique. ◇ **TABÉTIQUE** *(angl. Charcot' joint).* Arthropathie observée chez les patients atteints de tabès dorsal. SYN. *ARTHROPATHIE DE CHARCOT.*

ARTHROPLASTIE s. *f.* *(angl. arthroplasty).* Chirurgie plastique des articulations ; création de néoarticulations pour remédier à une ankylose.

ARTHROPNEUMOGRAPHIE s. *f.* *(angl. arthropneumography).* Radiographie d'une articulation après injection d'un gaz. Technique abandonnée. SYN. *ARTHROGRAPHIE GAZEUSE.*

ARTHROSCOPIE *s. f. (angl. arthroscopy).* Examen direct de l'intérieur d'une articulation grâce à un endoscope spécial, l'arthroscope ; permet les biopsies ou certains traitements locaux.

ARTHROSE *s. f. (angl. arthrosis).* Altération destructrice des cartilages ou des fibrocartilages articulaires, de nature dégénérative, non inflammatoire avec production d'ostéophytes et de chondrophytes. Ses principales localisations sont la hanche (coxarthrose), le genou (gonarthrose), la colonne vertébrale à ses différents niveaux (cervicarthrose, dorsarthrose, lombarthrose), les mains, les pieds.

ARTHROTOMIE *s. f. (angl. arthrotomy).* Incision chirurgicale d'une articulation.

ARTICULAIRE *adj. (angl. articular).* Qui se rapporte à une articulation ; qui affecte les articulations.

ARTICULATION *s. f. (angl. articulation joint).* Ensemble des éléments par lesquels les os s'unissent les uns aux autres. ◇ **ALVÉOLODENTAIRE** *(angl. dentoalveolar articulation).* Articulation par implantation de la racine dentaire dans l'alvéole correspondant du bord dentaire de la mandibule ou du maxillaire. La racine et l'alvéole sont unis par le ligament alvéolodentaire. Il s'agit d'une gomphose. ☞ *GOMPHOSE.* ◇ **ARTHRODIALE** *(angl. arthrodial articulation).* ☞ *ARTICULATION PLANE.* ◇ **COMPOSÉE** *(angl. compound articulation).* Articulation qui unit entre eux plus de deux os. ◇ **CONDYLIENNE** *(angl. condylar articulation).* Ancienne dénomination. ☞ *ARTICULATION ELLIPSOÏDE.* ◇ **DIARTHRODIALE** *(angl. diarthrodial articulation).* ☞ *DIARTHROSE.* ◇ **ELLIPSOÏDE** *(angl. ellipsoidal —).* Articulation dans laquelle la partie articulaire concave s'articule avec la partie convexe en forme d'ellipse. ◇ **EN SELLE** *(NA. articulatio sellaris). (angl. sellar articulation).* Articulation diarthrodiale dont les surfaces sont en forme de selle. L'une est concave dans un sens et convexe dans l'autre. La surface opposée est inversement conformée. ◇ **IMMOBILE** *(angl. articulatio fibrosa).* ☞ *SYNARTHROSE.* ◇ **MOBILE** ◇*DIARTHROSE*◇ **PAR EMBOÎTEMENT RÉCIPROQUE** ☞ *ARTICULATION EN SELLE.* ◇ **PLANE** *(NA. articulatio plana). (angl. plane —).* Articulation de surfaces articulaires planes ou presque planes, qui permet des mouvements de glissement des surfaces articulaires, comme celle des processus articulaires des vertèbres entre elles. ◇ **SEMIMOBILE** ☞ *SYMPHYSE.* ◇ **SIMPLE** *(NA. articulatio simplex). (angl. simple —).* Articulation qui unit entre eux deux os seulement. ◇ **SPHÉNOÏDE** *(NA. articulation sphenoidea). (angl. sphenoid articulation).* Diarthrose formée par une tête qui s'emboîte dans une cavité et se meut dans toutes les directions. EX. *l'articulation coxofémorale.* ◇ **SYNARTHRODIALE** *(angl. synarthroidal articulation).* ☞ *SYNARTHROSE.* ◇ **TALOCRURALE** *(angl. ankle joint).* Articulation entre la jambe et le pied, comprenant deux saillies, les malléoles interne et externe. SYN. *CHEVILLE.* ◇ **TRANSVERSE DU TARSE** *(angl. transverse tarsal joint).* Union du calcanéus et du talus avec les autres os du tarse. Elle résulte de la combinaison des articulations talocalcanéonaviculaire et calcanéocuboïdienne. ◇ **TROCHOÏDE** *(angl. trochoidal articulation).* ☞ *TROCHOÏDE.*

ARTICULÉ *adj. (angl. articulated).* Qui possède une ou plusieurs articulations. ◇ **DENTAIRE** *(angl. dental articulation).* Rapport entre les arcades dentaires ou entre une dent et ses antagonistes pendant l'occlusion.

ARYTÉNOÏDE *s. m. (angl. arytenoid).* Cartilage aryténoïde. Chacun des deux cartilages donnant insertion aux cordes vocales inférieures.

ARYTHMIE *s. f. (angl. arrhythmia).* Irrégularité d'un rythme ; ce terme désigne essentiellement une anomalie du rythme cardiaque caractérisée par des battements ventriculaires irréguliers. ◇ **ALLORYTHMIQUE** *(angl. allorhythmic —).* Arythmie périodique ou rythmée. ◇ **COMPLÈTE** *(angl. continuous —).* Trouble du rythme cardiaque caractérisé par des contractions ventriculaires survenant à intervalles irréguliers et due en général à une fibrillation atriale. ◇ **EXTRASYSTOLIQUE** *(angl. extrasystolic —).* Irrégularité du rythme cardiaque en rapport avec des extrasystoles. ◇ **NODALE** *(angl. junctional —).* Arythmie par rythme nodal. ☞ *RYTHME NODAL.* ◇ **RESPIRATOIRE** *(angl. respiratory sinus —).* Irrégularité du rythme cardiaque qui coïncide avec les mouvements respiratoires d'inspiration et d'expiration. Il s'agit d'une variété d'arythmie sinusale. ◇ **SINUSALE** *(angl. sinus —).* Irrégularité non pathologique du rythme cardiaque due à une perturbation de la cadence des excitations au niveau du nœud sinusal et donnant lieu à des alternances d'accélération et de ralentissement de la cadence cardiaque. ◇ **VAGALE** *(angl. sinus —).* Arythmie sinusale due aux variations du tonus vagal sous l'influence notamment du cycle respiratoire.

ARYTHMOGÈNE *adj. (angl. arrythmogenic).* Qui est responsable de troubles du rythme cardiaque.

ASAT *(angl. ASAT).* Abréviation d'aspartate amino-transférase. ☞ *TRANSAMINASE.*

ASBESTOSE *s. f. (angl. asbestosis).* Forme de pneumoconiose due à l'inhalation de poussières d'amiante. L'amiante peut être responsable de cancers de la plèvre et du poumon. C'est une maladie professionnelle. ☞ *AMIANTOSE.*

ASCARICIDE *adj. (angl. ascaricide).* Qui détruit les ascarides.

ASCARIDE *s. m. (angl. ascarid).* Ver appartenant au genre *Ascaris.*

ASCARIDIASE *s. f. (angl. ascaridiosis).* Infection par des ascarides et troubles qui en résultent : troubles gastro-intestinaux, broncho-pulmonaires, etc. SYN. *ASCARIDIOSE.*

ASCARIS Genre de vers nématodes de la famille des Ascarididés, parasites de l'intestin des animaux vertébrés. L'espèce qui parasite habituellement l'homme est *A. lumbricoides.* ◇ ***LUMBRICOIDES*** *(angl. eelworm ; roundworm).* Espèce très répandue d'ascaride, de couleur blanc rosé, d'une longueur de 10 à 25 cm. Il parasite l'intestin grêle de l'homme, et il est souvent à l'origine de divers troubles locaux ou généraux (inflammation et obstruction intestinales, troubles nerveux, etc.). L'infestation se fait par ingestion directe des œufs qui contiennent les embryons.

ASCHOFF-TAWARA (NŒUD D') ☞ *NŒUD ATRIOVENTRICULAIRE.*

ASCITE *s. f. (angl. ascites).* Accumulation de liquide dans la cavité péritonéale par exsudation ou transsudation. ◇ **CHYLEUSE** *(angl. chylous ascites).* Présence de chyle dans la cavité péritonéale, observée dans certaines atteintes du système lymphatique. SYN. *CHYLOPÉRITOINE.* ◇ **HÉMORRAGIQUE** *(angl. hemorrhagic —).* Ascite constituée d'un liquide qui contient du sang. ◇ **PSEUDO-CHYLEUSE** *(angl. pseudochylous —).* Ascite dont le liquide a un aspect laiteux ressemblant au chyle ; cet aspect n'est pas dû à la présence de graisses, mais à la mucine et à des glycoprotéides.

ASCORBIQUE (ACIDE) *(angl. ascorbic acid).* Composé cristallin très répandu dans les végétaux, les aliments d'origine animale, les organes du corps. C'est la dénomination chimique de la vitamine C. ☞ *VITAMINE C.*

ASEPSIE *s. f.* **1.** Absence de micro-organismes dans un milieu déterminé. **2.** Ensemble des moyens visant à empêcher la contamination d'objets, de substances, d'organismes, ou de locaux préalablement désinfectés.

ASEPTIQUE *adj.* **1.** Qui se rapporte à l'aseptie. **2.** Qui ne contient pas de germes.

ASEXUÉ *adj. (angl. asexual).* Qui n'a pas de sexe. Se dit aussi de la phase de développement d'un organisme pendant laquelle il se reproduit de manière asexuelle (sans union de gamètes mâle et femelle).

ASIALIE *s. f. (angl. asialia).* Absence de sécrétion salivaire.

ASILE *s. m. (angl. asylum).* Autrefois, établissement psychiatrique.

ASLO ☞ *ANTISTREPTOLYSINE O.*

ASOMATOGNOSIE *s. f. (angl. asomatognosia).* Absence de conscience d'une partie plus ou moins importante du corps ; elle témoigne d'une lésion du lobe pariétal, le plus souvent droit.

ASPARTIQUE (ACIDE) *(angl. aspartic acid).* Acide aminé impliqué dans le métabolisme de l'urée.

ASPERGILLOME *s. m. (angl. aspergilloma).* Masse pseudo-tumorale (mycétome) se développant dans une cavité résiduelle (en général caverne tuberculeuse) et due à une variété d'*Aspergillus*. SYN. *MYCÉTOME.*

ASPERGILLOSE *s. f. (angl. aspergillosis).* Infection provoquée par la présence de champignons filamenteux du genre *Aspergillus* dans l'organisme. ◇ **PULMONAIRE** *(angl. pulmonary —).* Infection des poumons due à des champignons du genre *Aspergillus* ; elle survient souvent sur un terrain immunodéprimé ou sur des séquelles pulmonaires antérieures.

ASPERGILLUS Genre de champignons ascomycètes, qui se développent sur les matières organiques en décomposition. ◇ ***FUMIGATUS*** Vit à l'état saprophyte sur le foin, la paille, les céréales et autres produits végétaux. Chez l'homme, elle est responsable d'infections cutanées et pulmonaires et elle provoque aussi des maladies chez les animaux qui consomment des céréales infectées. ◇ ***NIDULANS*** Espèce responsable du mycétome blanc, peut également provoquer des infections osseuses. ◇ ***NIGER*** Aspergillus pathogène, isolé dans le cérumen.

ASPERMATISME *s. m. (angl. aspermatism).* Défaut d'émission du sperme dû soit à l'absence de sécrétion, soit à l'impossibilité de l'éjaculation.

ASPHYXIE *s. f. (angl. asphyxia).* Arrêt de la respiration provoqué par tout phénomène qui s'oppose à l'échange gazeux entre le sang et l'atmosphère au niveau des poumons. ◇ **BLANCHE** *(angl. white — — pallida).* Asphyxie s'accompagnant de pâleur. ◇ **BLEUE** *(angl. blue — , — livida).* Asphyxie caractérisée par la couleur bleu violacé des téguments. ◇ **DES NOUVEAU-NÉS** *(angl. — neonatorum).* Cause fréquente de mort apparente du nouveau né par défaut d'oxygène dans le sang fœtal. ◇ **LOCALE** *(angl. local —).* ☞ *ACROASPHYXIE.* ◇ **MÉCANIQUE** *(angl. mechanical —).* Asphyxie due à un obstacle mécanique à la ventilation pulmonaire, qui peut se situer à l'intérieur comme à l'extérieur des voies respiratoires. Dans le premier cas, on inclut les asphyxies par corps étrangers ou par immersion, et dans le second cas, la pendaison, l'étouffement facial, l'écrasement ou l'ensevelissement. ◇ **TRAUMATIQUE** *(angl. traumatic —).* Cyanose de la tête et du cou, qui résulte de la compression soudaine et grave du thorax ou de l'abdomen. ☞ *MASQUE ECCHYMOTIQUE.*

ASPIRINE *s. f. (angl. aspirin).* ☞ *ACÉTYLSALICYLIQUE (ACIDE).*

ASPLÉNIE *s. f. (angl. asplenia).* Absence de rate.

ASSIMILATION *s. f. (angl. assimilation).* Incorporation des substances nutritives par l'organisme. ◇ **MENTALE** *(angl. mental —).* Réception et appréciation correcte des impressions sensorielles.

ASSISTANCE CIRCULATOIRE *(angl. circulatory assistance).* Ensemble des moyens utilisés pour remédier temporairement à une défaillance cardiaque aiguë. SYN. *ASSISTANCE CARDIO-CIRCULATOIRE.*

ASTASIE *s. f. (angl. astasia).* Trouble de la coordination motrice rendant impossible la station debout immobile, en l'absence de paralysie.

ASTASIE-ABASIE *s. f. (angl. astasia-abasia).* Impossibilité de marcher et de maintenir la station debout en l'absence de troubles moteurs ou sensitifs des membres inférieurs.

ASTÉRÉOGNOSIE *s. f. (angl. astereognosis).* Perte de la faculté de reconnaissance des objets par le tact, consécutive à une lésion du lobe pariétal.

ASTÉRIXIS *s. m. (angl. asterixis).* Mouvements saccadés et brusques de flexion-extension de la main et de latéralité des doigts. Ils s'observent dans les encéphalopathies métaboliques, en particulier hépatiques et respiratoires. SYN. *FLAPPING TREMOR.*

ASTHÉNIE *s. f. (angl. asthenia).* Diminution des forces, affaiblissement de l'état général, fatigabilité.

ASTHÉNOSPERMIE *s. f. (angl. asthenospermia).* Perte de motilité ou de vitalité des spermatozoïdes.

ASTHMATIQUE *adj. (angl. asthmatic).* Qui se rapporte à l'asthme ou qui est atteint d'asthme.

ASTHME *s. m. (angl. asthma).* Affection caractérisée par une dyspnée paroxystique à prédominance expiratoire. Elle est due à une sténose bronchiolaire par spasme de la musculature lisse des bronchioles ainsi que par œdème et hypersécrétion de la muqueuse bronchique. Elle est la conséquence d'une hyperréactivité bronchique à des stimuli divers. ◇ **CARDIAQUE** *(angl. cardiac —).* Crise dyspnéique nocturne survenant chez un malade atteint d'insuffisance cardiaque gauche. ◇ **SYMPTOMATIQUE** *(angl. pseudoasthma).* Asthme bronchique déclenché par une tumeur ou un corps étranger dans les voies respiratoires. SYN. *PSEUDO-ASTHME.*

ASTIGMATE *adj. (angl. astigmatic).* Se dit d'un système optique, d'un œil ou d'un sujet qui présente un astigmatisme.

ASTIGMATISME *s. m. (angl. astigmatism).* Défaut de courbure des milieux de réfraction de l'œil empêchant les rayons lumineux de converger tous en un seul foyer ponctuel. ◇ **ACQUIS** *(angl. acquired —).* Astigmatisme secondaire à une pathologie ou à un traumatisme de l'œil. ◇ **COMPOSÉ** *(angl. compound —).* Astigmatisme s'associant soit à une hypermétropie soit à une myopie. ◇ **CONFORME À LA RÈGLE OU DIRECT** *(angl. — with the rule).* Astigmatisme dans lequel le méridien de la plus grande réfraction est vertical. ◇ **CONGÉNITAL** *(angl. congenital —).* Astigmatisme existant depuis la naissance. ◇ **CONTRAIRE À LA RÈGLE OU INDIRECTE** *(angl. — against the rule).* Astigmatisme dans lequel le méridien de la plus grande réfraction est horizontal. ◇ **CORNÉEN** *(angl. corneal —).* Astigmatisme secondaire à un défaut de courbure ou du pouvoir de réfraction de la cornée. ◇ **CRISTALLINIEN** *(angl. lenticular —).* Astigmatisme secondaire à une imperfection de la surface du cristallin. ◇ **HYPERMÉTROPIQUE** *(angl. hypermetropic —).* Astigmatisme dans lequel un des méridiens principaux de l'œil est hypermétrope alors que l'autre est emmétrope (c'est-à-dire normal). Dans l'astigmatisme hypermétropique composé, les deux méridiens principaux sont hypermétropes ; de même, dans l'astigmatisme myopique composé, les deux méridiens principaux sont myopes. ◇ **IRRÉGULIER** *(angl. irregular —).* Astigmatisme caractérisé par le fait qu'au niveau d'un même méridien les rayons lumineux ne convergent pas sur un foyer identique. ◇ **MIXTE** *(angl. mixed —).* Astigmatisme dans lequel un méridien principal est myope alors que l'autre est hypermétrope. ◇ **MYOPIQUE** *(angl. myopic —).* Astigmatisme dans lequel un des méridiens principaux est myope alors que l'autre est emmétrope. ◇ **RÉGULIER** *(angl. regular —).* Astigmatisme dans lequel le pouvoir de réfraction de l'œil est constant au niveau de chaque méridien et augmente ou diminue uniformément d'un méridien à l'autre.

ASTRAGALE *s. m.* ☞ *TALUS.*

ASTRAGALECTOMIE *s. f. (angl. astragalectomy).* Résection de l'astragale (talus).

ASTRINGENT *adj. (angl. astringent).* Qui réduit la perméabilité membranaire.

ASTROBLASTOME *s. m. (angl. astroblastoma).* Tumeur cérébrale maligne constituée de cellules présentant les mêmes caractères que les astroblastes. Il s'agit d'un gliome.

ASTROCYTE *s. m. (angl. astrocyte).* Cellule gliale hérissée de prolongements cytoplasmiques plus ou moins ramifiés, lui donnant une forme d'étoile. Les astrocytes sont un constituant essentiel de la macroglie.

ASTROCYTOME *s. m. (angl. astrocytoma).* Tumeur la plus fréquente du système nerveux central, formée d'astrocytes. Selon son degré de malignité, on distingue les grades I, II, III et IV, le pronostic étant d'autant plus défavorable que le grade est élevé. SYN. *ASTROBLASTOME, GLIOBLASTOME MULTIFORME.*

ASYMBOLIE *s. f. (angl. asymbolia).* Perte de la capacité de reconnaître les symboles ou les signes qui correspondent aux idées. L'asymbolie à la douleur se caractérise par l'absence de réaction à la douleur alors que les sensibilités sont intactes. L'asymbolie tactile désigne l'incapacité à reconnaître, sans le secours des yeux, la nature d'un objet placé dans la main, malgré l'intégrité des sensibilités superficielle et proprioceptive.

ASYMPTOMATIQUE *adj. (angl. asymptomatic).* Qui ne présente pas de symptômes cliniques.

ASYNCHRONISME *s. m. (angl. asynchronism).* Apparition à des moments différents de phénomènes normalement synchrones.

ASYNERGIE *s. f. (angl. asynergia).* Absence de coordination entre les mouvements musculaires s'observant dans certains syndromes cérébelleux. ☞ *ATAXIE.*

ASYSTOLIE *s. f. (angl. asystole).* Arrêt des contractions ventriculaires cardiaques.

ATAVISME *s. m. (angl. atavism).* « Réapparition, chez un descendant, d'un caractère quelconque des ascendants demeuré latent pendant une ou plusieurs générations intermédiaires » : Legendre. SYN. *RÉVERSION, HÉRÉDITÉ ANCESTRALE.*

ATAXIE *s. f. (angl. ataxia).* Troubles de la coordination des mouvements, au niveau des membres et du tronc, avec conservation de la force musculaire. L'ataxie peut se manifester dans la station debout (ataxie statique), dans la marche (ataxie locomotrice) ou lors de l'exécution d'un mouvement (ataxie cinétique). Elle touche la direction et l'amplitude du mouvement ainsi que le maintien postural. ◇ **CÉRÉBELLEUSE** *(angl. cerebellar —).* Ataxie par lésion cérébelleuse, soit statique par atteinte vermienne, soit cinétique par atteinte des hémisphères cérébelleux. ◇ **FRONTALE** *(angl. frontal —).* Troubles ataxiques, comportant surtout un déséquilibre de la marche et de la station debout, observés dans les tumeurs frontales. ◇ **HÉMISPHÉRIQUE** *(angl. hemispheric —).* Ataxie avec élargissement du polygone de sustentation et rétropulsion par lésions sus-tentorielles. ◇ **HÉRÉDITAIRE** ☞ *FRIEDREICH (MALADIE DE).* ◇ **LOCOMOTRICE PROGRESSIVE** ☞ *TABÈS.* ◇ **OPTIQUE** *(angl. optical —).* Incapacité de diriger le mouvement d'un membre vers un stimulus visuel. C'est l'un des éléments du syndrome de Balint. ◇ **PSYCHOMOTRICE** ☞ *PARALYSIE GÉNÉRALE PROGRESSIVE.* ◇ **SPINALE** *(angl. spinal —).* Ataxie par lésion médullaire. ◇ **SPINOCÉRÉBELLEUSE** *(angl. hereditary cerebellar —).* Ataxie cérébelleuse héréditaire, caractérisée par la dégénérescence des voies spinocérébelleuses. ◇ **VESTIBULAIRE** *(angl. labyrinthic —).* Ataxie caractérisée par une latéropulsion, associée à des vertiges, par atteinte vestibulaire.

ATÉLECTASIE *s. f. (angl. atelectasis).* Affaissement des alvéoles pulmonaires qui se vident d'air et se rétractent, en général par suite d'une sténose ou d'une obstruction bronchique.

ATHÉLIE *s. f. (angl. athelia).* Absence congénitale du mamelon.

ATHÉROGÈNE *adj. (angl. atherogenic).* Qualifie les processus de formation de l'athérome (athérogénèse).

ATHÉROMATEUX *adj. (angl. atheromatous).* Qui est de la nature de l'athérome.

ATHÉROMATOSE *s. f. (angl. atheromatosis).* État caractérisé par des athéromes étendus, multiples.

ATHÉROME *s. m. (angl. atheroma).* Dépôt lipidique, jaunâtre, grumeleux, qui se forme sur la paroi interne des artères et qui peut se calcifier ou s'ulcérer. C'est la manifestation initiale de l'athérosclérose.

ATHÉROSCLÉROSE *s. f. (angl. atherosclerosis).* Sclérose artérielle par dépôt de lipides dans l'intima associé à une prolifération des fibres élastiques et à une calcification de la média conduisant à l'oblitération artérielle. Elle touche les grosses et moyennes artères.

ATHÉTOSE *s. f. (angl. athetosis).* Troubles moteurs caractérisés par des mouvements involontaires, incoordonnés, lents, de faible amplitude, prédominant aux extrémités, liés au dysfonctionnement des systèmes inhibant l'activité des motoneurones. Elle traduit une atteinte du système extra-pyramidal de mécanisme mal connu.

ATHREPSIE *s. f. (angl. athrepsia).* Disparition complète du tissu adipeux se produisant au cours des premiers mois de la vie chez des nourrissons atteints de dénutrition extrême.

ATHYMIE *s. f.* **1.** Absence ou perte de l'affectivité. **2.** Absence de thymus.

ATHYROÏDIE *s. f. (angl. athyria).* Absence congénitale de la glande thyroïde.

ATLAS *s. m. (angl. atlas).* Première vertèbre cervicale articulée en haut avec l'occipital et en bas avec l'axis. *ATLAS ANATOMIQUE DES OS EN ANNEXE.*

ATONIE *s. f. (angl. atony).* Relâchement, faiblesse ou diminution de la tonicité normale d'un tissu ou d'un organe, en particulier du tonus musculaire.

ATONIQUE *adj. (angl. atonic).* Qui a perdu son tonus normal.

ATOPIE *s. f. (angl. atopy).* Prédisposition familiale à certaines allergies, telles que le rhume des foins, l'asthme, l'eczéma infantile. Ces affections sont déclenchées par des allergènes habituellement non pathogènes et sont en rapport avec une production exagérée d'IgE.

ATORVASTATINE *s. f. (angl. atorvastatin).* Inhibiteur de la HMG-CoA-réductase utilisé dans le traitement des hypercholestérolémies.

ATOXIQUE *adj. (angl. atoxic).* Qui n'est pas toxique.

ATRÉSIE *s. f. (angl. atresia).* Absence congénitale ou occlusion (complète ou non) d'un orifice ou d'un conduit naturel.

ATRIAL *adj. (angl. atrial).* En rapport avec l'atrium.

ATRICHIE *s. f. (angl. atrichia).* Absence congénitale de poils ou de cheveux. SYN. *ATRICHOSE, ATRICHIASE.*

ATRIOGRAMME *s. m.* Partie de l'électrocardiogramme correspondant à l'activité de l'atrium. SYN. *AURICULOGRAMME.*

ATRIOPEPTIDE *s. f.* ☞ *PEPTIDE ATRIAL NATRIURÉTIQUE.*

ATRIOVENTRICULAIRE *adj. (angl. atrioventricular).* Qui se rapporte à l'atrium et au ventricule.

ATRIUM *s. m. (NA. atrium). (angl. atrium).* Cavités cardiaques au nombre de deux, droite et gauche, à parois minces, séparées par la cloison interatriale et communiquant avec les ventricules. L'atrium droit reçoit le sang veineux des veines caves supérieure et inférieure. L'atrium gauche reçoit le sang oxygéné venant des poumons par les veines pulmonaires. SYN. *OREILLETTE.*

ATROPHIE *s. f. (angl. atrophy).* Réduction du volume d'une cellule, d'un tissu ou d'un organe au cours de phénomènes physiologiques, ou de processus pathologiques. ◇ **ARTHRITIQUE** *(angl. arthritic —).* Atrophie des muscles voisins d'une articulation dont la mobilité est supprimée ou limitée du fait de lésions diverses. ◇ **BLANCHE DE MILLIAN** Atrophie cutanée, dépigmentée avec fibrose et téléangiectasies siégeant au niveau des membres inférieurs, porteurs de varices anciennes. ◇ **BRUNE** *(angl. brown —).* Atrophie caractérisée par le dépôt dans le cytoplasme cellulaire d'un pigment jaune à grains fins et réguliers, la lipofuschine. Elle atteint généralement le cœur, les muscles et le foie du sujet âgé. ◇ **CÉRÉBELLEUSE TARDIVE À PRÉDOMINANCE CORTICALE** *(angl. delayed cortical cerebellar —).* Atrophie tardive du cortex cérébelleux, caractérisée par un syndrome cérébelleux statique et dynamique. Outre cette forme principale, il existe d'autres types d'atrophie cérébelleuse, secondaires à l'alcoolisme et à la dénutrition, et au cours de syndromes paranéoplasiques qui peuvent apparaître plus précocement. Il existe également des formes héréditaires (atrophie cérébello-olivaire familiale de Holmes) et d'autres dans le cadre de syndromes périphériques. ◇ **CONCENTRIQUE** *(angl. concentric —).* Forme d'atrophie qui progresse de la périphérie vers l'intérieur, comme l'atrophie osseuse qui débute au niveau du périoste. ◇ **EXCENTRIQUE** *(angl. eccentric —).* Atrophie qui progresse de l'intérieur vers la périphérie, comme l'atrophie osseuse qui débute au niveau de la moelle osseuse. ◇ **MULTISYSTÉMATISÉE** *(angl. multiple system atrophy).* Affection dégénérative sporadique combinant de façon variable un syndrome parkinsonien, des signes cérébelleux ou pyramidaux à une dysautonomie. Ce terme regroupe des maladies autrefois distinguées entre elles : syndrome de Shy et Drager, dégénérescence striatonigrique et atrophie olivopontocérébelleuse. ☞ *SHY-DRAGER (SYNDROME DE).* ◇ **MUSCULAIRE** *(angl. muscular —).* Diminution prolongée du volume des muscles due à l'immobilisation prolongée en cas de fracture, luxation, etc. ◇ **OLIVO-PONTO-CÉRÉBELLEUSE** *(angl. olivopontocerebellar —).* Hérédodégénérescence spino-ponto-cérébelleuse transmise sur le mode autosomique dominant, avec ataxie, asynergie et marche vacillante, atteignant généralement les sujets âgés et évoluant vers un état démentiel. ◇ **PIGMENTAIRE** *(angl. pigmentary —).* Atrophie caractérisée par l'accumulation de pigments dans les cellules atrophiées. ◇ **SYMPATHIQUE** *(angl. sympathetic —).* Atrophie d'un organe, secondaire à celle de son homologue controlatéral. ◇ **TOXIQUE** *(angl. toxic —).* Atrophie d'un organe due à l'action de substances toxiques, notamment au cours d'un processus infectieux.

ATROPINE *s. f. (angl. atropine).* Alcaloïde de la belladone, parasympatholytique. Elle provoque une relaxation des muscles lisses intestinaux, du sphincter de l'iris (mydriase) et une paralysie de l'accommodation (cycloplégie), une diminution des sécrétions externes (salive, sueur), une tachycardie, etc. À fortes doses, elle stimule la respiration et induit des manifestations centrales (excitation, délire, syndrome confusionnel).

ATROPINISME *s. m. (angl. atropinism).* Intoxication par l'atropine ou la belladone. À l'origine de mydriase, tachycardie, sécheresse cutanéo-muqueuse, hyperthermie et rarement des signes neurologiques graves.

ATS Abréviation pour antithyroïdiens de synthèse.

ATTAQUE *s. f. (angl. attack stroke).* Survenue plus ou moins brutale d'une maladie ou d'une affection sujette à récidives ; par exemple : attaque de goutte, attaque d'apoplexie. ◇ **CÉRÉBRALE** ☞ *APOPLEXIE.*

ATTELLE *s. f. (angl. splint).* Planchette ou lame en bois, métal, carton, plastique, plâtre, etc., plus ou moins rigide, appliquée sur le corps pour maintenir en place des parties mobiles ou déplacées, en particulier des os fracturés ou des luxations ou entorses graves.

ATTICITE *s. f. (angl. atticitis).* Inflammation de l'attique du tympan (récessus épitympanique).

ATTICOTOMIE *s. f. (angl. atticotomy).* Ouverture chirurgicale de l'attique du tympan (récessus épitympanique).

ATTIQUE *s. m.* ☞ *RÉCESSUS ÉPITYMPANIQUE.*

ATTITUDE *s. f. (angl. attitude posture).* Position du corps, maintenue par l'activité posturale des muscles. ◇ **ANTALGIQUE** *(angl. analgesic posture).* Position que le malade adopte spontanément pour atténuer une douleur. ◇ **CÉRÉBELLEUSE** *(angl. cerebellar attitude).* Contracture tonique généralisée, avec flexion des membres supérieurs, extension des membres inférieurs, rigidité de la nuque et opisthotonos, observée dans les lésions du cervelet, notamment du vermis. ◇ **D'ÉCOUTE** *(angl. listening attitude).* Attitude du patient ayant des hallucinations auditives. Celui-ci arrête de parler soudainement avec un regard dans le vide comme s'il écoutait une voix.

ATTRITION *s. f. (angl. attrition).* Excoriation superficielle, abrasion.

ATYPIE *s. f. (angl. atypia).* État ou condition de non-conformité à un type ou au type courant.

AUBÉPINE *s. f. (angl. hawthorn).* Petit arbre épineux de la famille des rosacées. Utilisé dans le traitement des palpitations et comme sédatif mineur.

AUDIOGRAMME *s. m. (angl. audiogram).* Enregistrement de l'acuité auditive d'un individu.

AUDIOLOGIE *s. f. (angl. audiology).* Science qui étudie les phénomènes et les troubles de l'audition.

AUDIOMÉTRIE *s. f. (angl. audiometry).* Ensemble des techniques permettant de mesurer l'audition. ◇ **OBJECTIVE** *(angl. objective —).* Ensemble des techniques qui n'exigent pas une réponse volontaire et consciente. Les plus utilisées sont : les otoémissions acoustiques (OEA) et les potentiels évoqués acoustiques automatisés (PEAA) chez le nouveau né. Les potentiels évoqués auditifs précoces (PEAP) non automatisés et les *Auditory Steady State Responses* (ASSR) sont utilisés chez l'enfant entre 3 mois et 3 ans. ◇ **TONALE** *(angl. pure tone —).* Méthode d'audiométrie utilisant des sons purs d'intensité et de fréquences variables. ◇ **VOCALE** *(angl. speech —).* Méthode d'audiométrie utilisant la voix étalonnée (série de mots ou de phrases d'intensité variable), représentant l'intelligibilité.

AUDIOPROTHÉSISTE *s. m. (angl. hearing prosthetist).* Spécialiste procédant à l'appareillage des déficiences auditives.

AUDITIF *adj. (angl. auditory).* Qui se rapporte à l'ouïe.

AUDITION *s. f. (angl. audition).* Perception et compréhension des sons et des mots, action d'entendre pour comprendre.

AURA *s. f. (angl. aura).* Sensation ou phénomène particulier qui précède le paroxysme d'une maladie, notamment d'une crise d'épilepsie. L'aura peut être constituée de symptômes moteurs, sensitifs, sensoriels, vasomoteurs, sécrétoires ou psychiques. SYN. *SIGNAL SYMPTÔME.* ◇ **ASTHMATIQUE** *(angl. — asthmatica).* Sensation d'oppression thoracique qui précède une crise d'asthme bronchique. ◇ **AUDITIVE** *(angl. auditory —).* Sensation auditive qui précède parfois une crise d'épilepsie. ◇ **CINESTHÉSIQUE** *(angl. kinesthetic —).* Sensation de mouvement au niveau d'une partie quelconque du corps, avec ou sans mouvement réel de ce territoire. ◇ **CURSATIVA** *(angl. — cursativa).* Tendance à courir qui précède immédiatement une crise d'épilepsie. ◇ **ÉPIGASTRIQUE** *(angl. epigastric —).* Ensemble des symptômes moteurs, sensitivo-sensoriels, végétatifs ou psychiques marquant le début d'une crise d'épilepsie.

AURAL *adj. (angl. aural).* Qui se rapporte à l'oreille ou à l'aura.

AURICULAIRE *s. m. (angl. little finger).* Cinquième doigt ou petit doigt de la main.

AURICULAIRE *adj. (angl. auricular).* Qui se rapporte à un atrium ou à l'oreille.

AURICULE *s. f. (NA. auricula). (angl. pinna).* Lame fibrocartilagineuse recouverte de peau, située sur la partie latérale de la tête, et qui, avec le méat acoustique externe, forme l'oreille externe. SYN. *PAVILLON DE L'OREILLE.* ◇ **ATRIALE** *(NA. — atrii). (angl. atrial auricula).* Diverticule des cavités atriales cardiaques. ◇ **CERVICALE** *(angl. cervical auricula).* Petit appendice cartilagineux recouvert de peau observé parfois sur le côté du cou, à l'endroit de l'ouverture sur l'extérieur d'une fente branchiale persistante.

AURICULOTHÉRAPIE *s. f. (angl. auriculotherapy).* Stimulation de certains points de l'oreille par des aiguilles ou la pose d'un fil proposé dans les désintoxications tabagiques et le traitement de certaines douleurs.

AURIDE *s. f. (angl. aurid).* Lésions cutanées provoquées par la chrysothérapie (traitement par les sels d'or).

AUSCULTATION *s. f. (angl. auscultation).* Méthode d'exploration clinique consistant à écouter les bruits qui se produisent à l'intérieur du corps. ◇ **IMMÉDIATE** *(angl. direct —).* Auscultation pratiquée directement sans interposition du stéthoscope. ◇ **MÉDIATE** *(angl. mediate —).* Auscultation pratiquée au moyen du stéthoscope. ◇ **OBSTÉTRICALE** *(angl. obstetric —).* Auscultation pratiquée durant la grossesse et destinée à apprécier les battements du cœur du fœtus. ◇ **PLESSIMÉTRIQUE** *(angl. plessesthesia).* Association de l'auscultation et de la percussion.

AUTISTE *adj.* **1.** Qui se rapporte à l'autisme. **2.** Qui est atteint d'autisme (s'emploie également comme substantif).

AUTO-AGGLUTINATION *s. f. (angl. autoagglutination).* Agglutination spontanée des hématies d'un sujet par son propre sérum, due à la présence d'une agglutinine adsorbable dans le sérum et de l'antigène correspondant sur les globules.

AUTO-AGGLUTININE *s. f. (angl. autoagglutinin).* Agglutinine sérique capable d'agglutiner les érythrocytes du propre sang du sujet.

AUTO-ALLERGIE *s. f. (angl. autoallergy).* Sensibilisation d'un organisme à ses propres constituants, par la constitution d'auto-antigènes. SYN. *AUTOSENSIBILISATION.*

AUTO-ANTICORPS *s. m. (angl. autoantibody).* Anticorps dirigé contre un antigène provenant de l'organisme même du sujet (autoantigène). SYN. *ANTICORPS AUTOLOGUE.*

AUTO-ANTIGÈNE *s. m. (angl. autoantigen).* Substance antigénique élaborée par l'organisme lui-même et réagissant contre lui. Ce phénomène peut apparaître en cas d'affection touchant le tissu porteur de l'antigène par diminution ou disparition de la tolérance immunitaire ou par mise en circulation d'antigènes normalement isolés comme ceux de la thyroïde, de l'uvée, du cristallin, de la myéline etc. SYN. *ANTIGÈNE AUTOLOGUE.*

AUTOCLAVE *s. m. (angl. autoclave).* Appareil servant à la stérilisation par vapeur sous pression à des températures supérieures à 100 °C.

AUTOCRINE *adj. (angl. autocrine).* Se dit d'une cellule qui synthétise des substances agissant sur ses propres récepteurs.

AUTOGREFFE *s. f. (angl. autograft).* Greffe dans laquelle le greffon est prélevé sur le sujet lui-même. SYN. *GREFFE AUTOPLASTIQUE, GREFFE AUTOLOGUE.*

AUTOHÉMOLYSE *s. f. (angl. autohemolysis).* Hémolyse produite par des agents hémolytiques contenus dans le propre sérum du sujet.

AUTO-IMMUNISATION *s. f. (angl. autoimmunization).* Apparition, chez un individu, d'autoanticorps ou d'une réaction d'hypersensibilité retardée, sous l'influence d'autoantigènes.

AUTO-IMMUNITÉ *s. f. (angl. autoimmunity).* Condition caractérisée par une réponse immunitaire dirigée contre les propres constituants d'un organisme. Ce phénomène est à l'origine de maladies auto-immunes parmi lesquelles certaines anémies hémolytiques, la thyroïdite d'Hashimoto, le lupus érythémateux systémique, etc.

AUTO-INFECTION *s. f. (angl. autoinfection).* Infection provoquée par des germes déjà présents dans l'organisme.

AUTO-INTOXICATION *s. f. (angl. self-intoxication).* Intoxication par des toxines produites dans l'organisme et non éliminées.

AUTOLOGUE *adj. (angl. autologous).* Qui appartient au sujet lui-même.

AUTOLYSE *s. f.* **1.** Suicide. **2.** Dégradation d'un tissu par des enzymes sécrétées par ses propres cellules. SYN. *AUTODIGESTION, AUTOPROTÉOLYSE.*

AUTOMATISME *s. m. (angl. automatism).* Accomplissement de mouvements, d'actes involontaires, pouvant s'observer au cours d'une épilepsie, du somnanbulisme, d'une psychose hallucinatoire. ◇ **AMBULATOIRE** *(angl. ambulatory —).* État dans lequel un individu déambule et exécute des actes mécaniquement, sans avoir conscience de ce qu'il fait. ◇ **CARDIAQUE** *(angl. cardiac —).* Contraction autonome du cœur. ◇ **MÉDULLAIRE (RÉFLEXE D')** *(angl. mass reflex).* Activité réflexe sous-lésionnelle en cas d'interruption complète de la moelle épinière. ◇ **MENTAL** *(angl. command mental —).* Conviction délirante chez un patient que ses pensées et ses actes sont commandés de l'extérieur. SYN. *SYNDROME DE CLÉRAMBAULT.*

AUTOMÉDICATION *s. f. (angl. self-medication).* Traitement institué par un malade de sa propre initiative.

AUTOMUTILATION *s. f. (angl. automutilation).* Lésions physiques volontaires produites sur soi-même.

AUTONOME *adj. (angl. autonomic autonomous).* Qui possède une indépendance fonctionnelle. ☞ *SYSTÈME NERVEUX AUTONOME.*

AUTONOMIE *s. f. (angl. autonomy).* Indépendance fonctionnelle.

AUTOPIQUEUR *s. m.* Appareil utilisé par le diabétique pour obtenir une goutte de sang capillaire afin d'analyser sa glycémie.

AUTOPSIE *s. f. (angl. autopsy).* Examen d'un cadavre et dissection de ses différents organes afin d'établir les causes de la mort. SYN. *NÉCROPSIE.*

AUTORADIOGRAPHIE *s. f. (angl. autoradiography).* Radiographie d'un objet radioactif obtenue grâce aux radiations qu'il émet lui-même. L'image obtenue dépend de la distribution et de la concentration des substances radioactives qu'il contient. S'il s'agit d'un tissu, on peut en étudier la structure.

AUTOSOME *s. m. (angl. autosome).* Chromosome non sexuel.

AUTOSUGGESTION *s. f. (angl. autosuggestion).* Modification de son propre état, croyance ou comportement en réponse à des stimuli provenant du sujet lui-même.

AUTOTRANSFUSION *s. f. (angl. autotransfusion).* Transfusion à un sujet de son propre sang.

AUTOVACCIN *s. m. (angl. autovaccine).* Vaccin préparé à partir de cultures de germes provenant du malade lui-même. SYN. *VACCIN AUTOGÈNE.*

AUXOLOGIE *s. f. (angl. auxology).* Science qui étudie la croissance.

AVALVULAIRE *adj. (angl. avalvular).* Qui est dépourvu de valvules.

AVANT-BRAS *s. m. (NA. antebrachium). (angl. forearm).* Partie du membre supérieur située entre le poignet et le coude.

AVANT-PIED *s. m.* ☞ *MÉTATARSE.*

AVASCULAIRE *adj. (angl. avascular).* Qui est dépourvu de vaisseaux sanguins ou lymphatiques.

AVEUGLE *adj. (angl. blind).* Qui est privé de la vue. S'emploie aussi comme substantif.

aVF En électrocardiographie, symbole de la dérivation unipolaire augmentée dans laquelle l'électrode exploratrice est fixée sur la jambe gauche (F pour *foot*, « pied » en anglais).

AVITAMINOSE *s. f. (angl. avitaminosis).* Terme générique désignant tout ensemble de troubles dû à un manque d'une ou de plusieurs vitamines. L'avitaminose est généralement liée à une carence alimentaire, mais peut aussi être due à un défaut d'absorption digestive ou d'utilisation.

AVK Abréviation d'antivitamine K.

aVL En électrocardiographie, symbole de la dérivation unipolaire augmentée dans laquelle l'électrode exploratrice est fixée sur le bras gauche (L pour *left*, « gauche » en anglais).

AVORTEMENT *s. m. (angl. abortion).* Expulsion, spontanée ou provoquée, d'un fœtus avant qu'il soit viable, c'est-à-dire en principe avant 180 jours de vie intra-utérine. ◇ **CHROMOSOMIQUE** *(angl. — by chromosome aberration).* Aberration chromosomique grave entraînant la mort de l'œuf dans les premières semaines suivant la fécondation. ◇ **HABITUEL** *(angl. habitual —).* Avortement spontané se répétant lors de grossesses successives. SYN. *AVORTEMENT À RÉPÉTITION.* ◇ **PROVOQUÉ** *(angl. induced —).* Avortement survenant à la suite d'interventions locales ou générales (manœuvres instrumentales ou actions médicamenteuses). En France, l'avortement pratiqué légalement, sous certaines conditions, est désigné sous le nom d'interruption volontaire de grossesse (IVG). ◇ **SPONTANÉ** *(angl. spontaneous —).* Avortement qui survient en dehors de toute intervention volontaire, locale ou générale. SYN. *FAUSSE COUCHE.* ◇ **THÉRAPEUTIQUE** *(angl. therapeutic —).* Avortement provoqué pour soustraire la mère aux dangers que la grossesse peut entraîner pour sa vie ou sa santé, ou pour empêcher la naissance d'un enfant porteur de tares héréditaires ou congénitales. ◇ **TUBO-ABDOMINAL** *(angl. tubal —).* Expulsion dans la cavité abdominale de l'embryon implanté dans la portion ampullaire ou infundibulaire de la trompe. ☞ *GROSSESSE EXTRA-UTÉRINE.*

aVR En électrocardiographie, symbole de la dérivation unipolaire augmentée dans laquelle l'électrode exploratrice est fixée sur le bras « droit » (R pour *right*, « droit » en anglais).

AVULSION *s. f. (angl. avulsion).* Action d'arracher, notamment une dent.

AXÉNIQUE *adj. (angl. germ-free).* Se dit des animaux nés et élevés dans des conditions expérimentales telles qu'ils n'ont été parasités par aucun micro-organisme.

AXÉROPHTOL s. m. ☞ *VITAMINE A.*

AXILLA s. f. ☞ *FOSSE AXILLAIRE.*

AXILLAIRE adj. *(angl. axillary).* Qui se rapporte à l'aisselle.

AXIS s. m. *(NA. axis). (angl. axis).* Deuxième vertèbre cervicale. *ATLAS ANATOMIQUE DES OS EN ANNEXE.*

AXONE s. m. *(angl. axone).* Prolongement cytoplasmique unique de la cellule nerveuse, de longueur très variable, qui représente la partie essentielle de la fibre nerveuse. SYN. *CYLINDRAXE.*

AZATHIOPRINE s. f. *(angl. azathioprine).* Antipurique employé comme immunodépresseur, par exemple dans la prévention du rejet des greffons et dans les formes sévères de maladies auto-immunes.

AZOOSPERMIE s. f. *(angl. azoospermia).* Absence de spermatozoïdes dans le sperme. SYN. *AZOOSPERMATISME.*

AZOTE s. m. *(angl. nitrogen).* Élément gazeux, incolore et inodore, de numéro atomique 7. On le trouve à l'état libre dans l'air atmosphérique, dont il constitue environ les quatre cinquièmes. Il forme des composés très importants : ammoniac, acide nitrique, cyanure, etc. C'est un constituant de base des acides aminés et des protéines. Symbole : N. ◇ **(MONOXYDE D')** *(angl. — oxide).* Substance de formule NO, puissant vasodilatateur. ◇ **NON PROTÉIQUE** *(angl. non-protein —).* Azote de l'ensemble des constituants azotés du sang à l'exclusion des protéines, c'est-à-dire azote de l'urée, de l'acide urique, de la créatinine, de la créatine, etc. ◇ **RÉSIDUEL** *(angl. rest —).* Différence entre l'azote total non protéique et l'azote uréique. ◇ **URÉIQUE** *(angl. urea —).* Azote qui se trouve dans l'urine ou le sang comme constituant de l'urée.

AZOTÉMIE s. f. *(angl. azotemia).* Taux d'azote non protéique dans le sang. Ce terme est souvent confondu avec celui d'urémie, les taux de l'azote non protéique et de l'urée variant généralement de façon parallèle. ◇ **EXTRARÉNALE** *(angl. extrarenal —).* Excès d'azote non protéique dans le sang en l'absence d'affection rénale.

AZOTÉMIQUE ◇ **(SYNDROME)** adj. *(angl. uremic syndrome).* Ensemble des perturbations en rapport avec l'augmentation de l'azotémie et d'une façon plus générale avec l'insuffisance rénale.

AZOTURIE s. f. *(angl. azoturia).* Excès d'urée et d'autres composés azotés dans l'urine.

AZYGOS adj. *(angl. azygos).* Impair : veine azygos. *ATLAS ANATOMIQUE DES VEINES EN ANNEXE.* ◇ **(GRANDE VEINE)** Affluent de la veine cave supérieure. ◇ **(LOBE)** *(angl. — lobe).* Partie médiale du lobe supérieur du poumon qui peut devenir indépendante dans une variante anatomique rare due à une position aberrante de la veine azygos.

AZYMIE s. f. *(angl. azymia).* Absence d'enzymes.

B

B_1 *(angl. S_1).* Premier bruit du cœur marquant le début de la systole ventriculaire et provoqué par la fermeture des valves atrioventriculaires.

B_2 *(angl. S_2).* Deuxième bruit du cœur marquant la fin de la systole ventriculaire et provoqué par la fermeture des valves aortiques et pulmonaires.

B_3 *(angl. S_3).* Troisième bruit du cœur dû au remplissage rapide ventriculaire, n'est pas audible à l'état normal.

B_4 *(angl. S_4).* Quatrième bruit du cœur dû à la contraction atriale, n'est pas audible à l'état normal.

BABINSKI (SIGNE DE) *(angl. Babinski's sign).* Extension lente du gros orteil, parfois associée à l'extension des quatre autres orteils (signe de l'éventail), provoquée par la stimulation de la partie externe de la plante du pied. Normalement, cette stimulation provoque la flexion des orteils. Ce signe traduit une lésion de la voie pyramidale. SYN. *PHÉNOMÈNE DES ORTEILS.*

BABY BLUES Trouble apparaissant dans la semaine après l'accouchement et caractérisé par une tristesse transitoire, des crises de larmes, une labilité émotionnelle, une irritabilité et des idées d'incapacité centrées sur les soins à donner au bébé.

BACILLAIRE *adj.* **1.** Qui se rapporte aux bacilles. **2.** Se dit d'un malade atteint de tuberculose qui élimine des bacilles tuberculeux dans son expectoration. S'emploie aussi comme substantif. SYN. *BACILLIFÈRE.*

BACILLE *s. m. (angl. bacillus).* Toute bactérie en forme de bâtonnet. ◇ **TUBERCULEUX** ☞ *MYCOBACTERIUM TUBERCULOSIS.* ◇ **TYPHIQUE** *SALMONELLA TYPHI.* ◇ **VIRGULE** *(angl. — comma).* Vibrion responsable du choléra. SYN. *VIBRIO CHOLERAE.*

BACILLÉMIE *s. f. (angl. bacillemia).* Présence de bacilles dans le sang, en particulier de bacilles tuberculeux.

BACILLURIE *s. f. (angl. bacilluria).* Présence de bacilles, notamment tuberculeux, dans l'urine. ☞ *BACTÉRIURIE.*

BACITRACINE *s. f. (angl. bacitracin).* Antibiotique obtenu à partir de *Bacillus subtilis.* Elle est constituée par un mélange de polypeptides (bacitracines A, B et C). Son activité est analogue à celle de la pénicilline mais, en raison de sa néphrotoxicité, elle est réservée à l'usage local surtout en ophtalmologie.

BACTÉRICIDE *adj. (angl. bactericidal).* Qui détruit les bactéries.

BACTÉRIE *s. f. (angl. bacterium).* Micro-organisme unicellulaire appartenant au règne (ni végétal, ni animal) des Protistes procaryotes. Les bactéries se multiplient généralement par division binaire (scission) et peuvent former des regroupements caractéristiques. Certaines bactéries sont mobiles grâce à des flagelles ou d'autres moyens de déplacement (glissement). Certaines sont pathogènes pour l'homme et différentes espèces animales (staphylocoques, salmonelles, etc.) et d'autres interviennent dans divers cycles biologiques (par exemple, dans le cycle de l'azote).

BACTÉRIÉMIE *s. f. (angl. bacteremia).* Présence de bactéries dans le sang.

BACTÉRIOLOGIE *s. f. (angl. bacteriology).* Science consacrée à l'étude des bactéries. ◇ **HYGIÉNIQUE, SANITAIRE** *(angl. public health —).* Branche de la bactériologie consacrée principalement à la prévention des infections, basée sur l'étude des micro-organismes responsables et de leur mode de destruction. ◇ **MÉDICALE, PATHOLOGIQUE** *(angl. medical — ; pathological —).*

Branche de la bactériologie qui s'intéresse surtout aux effets produits par les bactéries et leurs toxines sur l'organisme animal. ◇ **SYSTÉMATIQUE** *(angl. systematic —).* Branche de la bactériologie qui étudie la classification et l'écologie des bactéries.

BACTÉRIOLYSE *s. f. (angl. bacteriolysis).* Dissolution ou décomposition des bactéries à l'intérieur ou à l'extérieur de l'organisme vivant.

BACTÉRIOLYSINE *s. f. (angl. bacteriolysin).* Anticorps capable de détruire des bactéries.

BACTÉRIOLYTIQUE *adj.* **1.** Qui se rapporte à la bactériolyse. **2.** Qui peut détruire une bactérie par dissolution.

BACTÉRIOPHAGE *s. m. (angl. bacteriophage).* Virus infectant des bactéries. Souvent désignés par l'abréviation phages, les bactériophages présentent une grande spécificité de groupe, permettant le classement de l'espèce bactérienne. Ils jouent un rôle important dans la transmission des informations génétiques d'une bactérie à une autre, et peuvent être responsables de la diffusion des facteurs de résistance aux antibiotiques (transduction), comme c'est le cas pour les staphylocoques.

BACTÉRIOSTATIQUE *adj. (angl. bacteriostatic).* Qui empêche la multiplication des bactéries sans les détruire. S'emploie aussi comme substantif.

BACTÉRIOTOXINE *s. f. (angl. bacteriotoxin).* Toxine bactérienne.

BACTÉRIURIE *s. f. (angl. bacteriuria).* Présence de bactéries dans l'urine.

BADIGEONNAGE *s. m. (angl. painting).* Action d'enduire la peau ou certaines muqueuses d'une substance médicamenteuse, notamment antiseptique.

BAERMANN (TECHNIQUE DE) *(angl. Baermann's method).* Méthode d'examen des selles pour la mise en évidence d'anguillules.

BAGASSOSE *s. f. (angl. bagassosis).* Pneumoconiose provoquée par l'inhalation de poussière de bagasse de canne à sucre. Il s'agit d'un processus immunologique.

BAIN *s. m.* **1.** Immersion du corps ou d'une partie de celui-ci dans un milieu solide, liquide ou gazeux, dans un but hygiénique ou thérapeutique. **2.** Milieu tel que l'eau, le sable, l'huile ou toute autre substance, interposé entre la flamme et le corps chauffé dans les manipulations chimiques. ◇ **ALCALIN** *(angl. alkaline —).* Bain dans une solution diluée de carbonate alcalin, prescrit dans certaines maladies de peau. ◇ **ANTIPYRÉTIQUE** *(angl. antipyretic —).* Bain froid que l'on administre pour faire baisser la fièvre. ◇ **AROMATIQUE** *(angl. aromatic —).* Bain médicamenteux, dont l'eau a été parfumée par une décoction de plantes ou d'essences aromatiques. ◇ **ASTRINGENT** *(angl. astringent —).* Bain dans une eau contenant de l'acide tanique, de l'alun ou un autre astringent. ◇ **CHAUD** *(angl. hot —).* Bain d'eau dont la température est de 37 °C à 40 °C. ◇ **COLLOÏDAL** *(angl. colloid —).* Bain contenant de la gélatine, de l'amidon ou du son, employé dans certaines affections cutanées. ◇ **D'AIR** *(angl. air —).* Exposition du corps dénudé à l'air, ce dernier étant en général réchauffé ou additionné de vapeur, dans un but thérapeutique. ◇ **D'AMIDON** *(angl. starch —).* Bain chaud additionné d'amidon, employé dans le prurit et l'eczéma. ◇ **D'ANHYDRIDE CARBONIQUE** *(angl. carbon dioxide —).* Bain dont l'eau est imprégnée d'anhydride carbonique. ◇ **D'ÉTUVE SÈCHE** *(angl. hot air —).* Bain d'air chaud à 50 °C, destiné à stimuler la circulation et la transpiration. ◇ **DE BOUE** *(angl. mud —).* Application thérapeutique de boue chaude. ◇ **DE CRÉOSOTE** *(angl. creosote —).* Bain contenant de la créosote et de la glycérine, que l'on emploie dans certaines affections cutanées. ◇ **DE GLYCÉRINE** *(angl. glycerin —).* Bain dont l'eau est additionnée de glycérine. ◇ **DE LUMIÈRE** *(angl. light —).* Exposition totale ou partielle du corps aux rayons solaires ou à des rayons lumineux provenant d'une autre source. ◇ **DE MOUSSE** *(angl. foam —).* Bain d'eau rendue mousseuse par l'addition d'une substance telle que la saponine et par le passage de bulles d'oxygène ou d'air. ◇ **DE MOUTARDE** *(angl. mustard —).* Bain d'eau additionnée d'une quantité variable de moutarde en poudre. SYN. *BAIN SINAPISÉ.* ◇ **DE SABLE** **1.** Immersion du corps dans du sable humide, au bord de la mer. **2.** Immersion du corps dans du sable sec et chaud. ◇ **DE SAUNA** *(angl. sauna —).* Bain de chaleur sèche, que l'on prend nu dans une pièce appelée sauna, et qui est suivi de tapotements vifs et répétés sur l'ensemble du corps et d'une douche froide. ◇ **DE SOLEIL** *(angl. light— sun —).* Exposition du corps dénudé aux rayons du soleil. ◇ **DE SON** *(angl. bran —).* Bain contenant une décoction de son, prescrit dans certaines affections cutanées. Il est calmant et émollient. ◇ **DE TERRE** *(angl. earth —).* Immersion du corps dans une masse de terre ou de sable chaud. ◇ **DE VAPEUR** *(angl. vapor —).* Exposition du corps à une atmosphère chargée de vapeur d'eau, utilisée dans les affections rhumatismales chroniques et les maladies de la peau, ainsi que comme stimulant général. SYN. *BAIN D'ÉTUVE HUMIDE.* ◇ **EFFERVESCENT** *(angl. bubble —).* Bain d'anhydride carbonique. ◇ **ÉMOLLIENT** *(angl. emollient —).* Bain d'eau contenant une substance émolliente, comme une décoction de son. ◇ **FARADIQUE** *(angl. hydrogalvanic —).* Bain d'eau dans laquelle on fait passer un courant faradique pour traiter le patient. ◇ **FERRUGINEUX** *(angl. ferruginous —).* Bain qui contient du sulfate de fer. ◇ **FROID** *(angl. cold —).* Bain tonifiant dont la température est de 12 °C à 18 °C. ◇ **INDIEN** *(angl. variety of turkish —).* Variété de bain turc associé à un massage. ◇ **IODÉ** *(angl. iodide —).* Bain dont l'eau est additionnée d'iode et d'iodure de potassium. ◇ **ROMAIN** *(angl. roman —).* Méthode de thermothérapie qui consistait à faire passer le sujet dans trois chambres *(tepidarium, calidarium, frigidarium)* à températures différentes, respectivement 60 °C, 80 °C et température ambiante. ◇ **RUSSE** *(angl. russian —).* Bain de vapeur chaude suivi de friction et d'immersion dans l'eau froide. ◇ **SINAPISÉ** ☞ *BAIN DE MOUTARDE.* ◇ **SULFUREUX** *(angl. sulfurous —).* Bain d'eau additionnée de trisulfure de potassium ou de sodium, prescrit dans certaines affections cutanées. ◇ **TEMPÉRÉ** *(angl. tepid —).* Bain d'eau à une température de 25 °C à 30 °C. ◇ **TURC** *(angl. turkish —).* Bain dans lequel l'individu passe dans des chambres à température progressivement croissante et est ensuite soumis à des frictions et à une douche chaude puis froide.

BAL Abréviation de *British Anti Lewisite*, désignant le dimercaprol. Substance qui neutralise les effets toxiques de l'arsenic, du mercure et de l'or. Il est utilisé en injections intramusculaires. (La lewisite était un gaz de combat arsénical.)

BALANCEMENT RESPIRATOIRE DU MÉDIASTIN Déplacement inspiratoire du médiastin vers le côté sain au cours de l'atélectasie.

BALANITE *s. f. (angl. balanitis).* Inflammation de la muqueuse du gland de la verge. ◇ **CIRCINÉE** *(angl. — circinata).* Balanite due à des spirochètes. ◇ **DE ZOON** *(angl. Zoon's erythroplasia plasma cell —).* ☞ *ZOON (BALANITE DE).* ◇ **GANGRENEUSE** *(angl. gangrenous —).* Forme commune de balanite phagédénique. Ulcérations destructrices douloureuses qui débutent au niveau du prépuce ou du gland et s'étendent au pénis, pouvant atteindre le scrotum et le pubis.

BALANOPOSTHITE *s. f. (angl. balanoposthitis).* Inflammation de la muqueuse du gland et du prépuce. ◇ **ÉROSIVE CIRCINÉE** *(angl. erosive —).* Inflammation de la muqueuse du gland et du prépuce, qui se caractérise par des ulcérations superficielles polycycliques bordées d'un liseré blanc.

BALANTIDIASE *s. f. (angl. balantidiasis).* Infection rare due à un parasite (*Balantidium coli*) du tube digestif des mammifères et en particulier le porc. SYN. *DYSENTERIE BALANTIDIENNE.*

BALBUTIEMENT *s. m. (angl. stammering).* Articulation imparfaite des mots comme au début du langage chez le petit enfant.

BALLISME *s. m. (angl. ballismus).* Mouvement involontaire, ample, stéréotypé, brusque, prédominant au membre supérieur, en particulier à sa racine, épargnant la face, lié le plus souvent à une lésion du noyau sous-thalamique.

BALLONISATION ◇ DE LA VALVE MITRALE *s. f. (angl. mitral valve prolapse syndrome).* ☞ *BARLOW (SYNDROME DE).*

BALLONISATION *s. f. (angl. Unna's cell).* Processus cutané dans lequel les cellules malpighiennes se gonflent, leurs noyaux se multiplient et se fragmentent, et les cellules éclatent. Ce processus s'observe essentiellement au cours de certaines infections à virus comme le zona et la varicelle.

BALLONNEMENT *s. m. (angl. ballooning).* Sensation de gonflement au niveau de l'estomac ou de l'abdomen, généralement liée à une accumulation de gaz dans l'estomac et l'intestin.

BALNÉATION *s. f. (angl. balneotherapy).* Administration de bains thérapeutiques.

BALNÉOTHÉRAPIE *s. f. (angl. balneotherapy).* Emploi thérapeutique des bains (d'eau, de boue, de soleil, etc.).

BALSAMIQUE *adj. (angl. balsamic).* Qui contient un baume, qui en a les propriétés.

BANCAL *adj. (angl. bow-legged).* Qui a les jambes torses (forme de *genu valgum*).

BANDAGE *s. m.* **1.** Pièce ou bande de textile destinée à être appliquée sur une partie du corps pour maintenir un pansement, exercer une compression ou immobiliser cette partie dans une position voulue. **2.** Par extension, tout dispositif ou appareil utilisé en chirurgie comme moyen de contention, de compression, etc. ◇ **COMPRESSIF** *(angl. compression —).* Bandage exerçant une pression continue sur la région où il est appliqué. ◇ **HERNIAIRE** *(angl. truss).* Bandage servant à maintenir une réduction herniaire. ◇ **PLÂTRÉ** *(angl. plaster —).* Bandage effectué à l'aide d'une bande de tissu imprégnée de plâtre. La bande est humidifiée au moment où elle est posée et le plâtre durcit après avoir séché.

BANQUE *(angl. bank).* En génétique, collection de clones cellulaires où chaque cellule renferme un exemplaire différent d'ADN recombiné à un vecteur. ◇ **(DU SANG, DES YEUX, DU SPERME, ETC.)** *(angl. blood, eye, sperm... —).* Établissements créés dans le but de recueillir et de conserver des organes ou des produits humains pouvant être utilisés ultérieurement par d'autres individus.

BARANESTHÉSIE *s. f. (angl. baranesthesia).* Abolition de la sensibilité profonde à la pression.

BARBITAL *s. m. (angl. barbital).* Acide diéthylbarbiturique. Hypnotique. ◇ **SODIQUE** *(angl. sodium —).* Sel monosodique du barbital. Hypnotique.

BARBITURIQUE (ACIDE) *s. m. (angl. barbituric acid).* Substance cristalline de laquelle dérivent les barbituriques. SYN. *MALONYLURÉE.*

BARBITURIQUES *s. m. pl. (angl. barbiturates).* Médicaments dérivés de l'acide barbiturique ou malonylurée. Tous ces produits possèdent des propriétés hypnotiques, anesthésiques et anticonvulsivantes. On les sépare en fonction de la durée de leur effet en : a) barbituriques à durée d'action prolongée, comme le phénobarbital, utilisés comme sédatifs et anticonvulsivants, b) barbituriques à durée d'action courte ou intermédiaire, ne sont plus utilisés, c) barbituriques à durée d'action ultracourte, comme le thiopental ou l'hexobarbital, utilisés en tant qu'anesthésiques généraux par voie intraveineuse.

BARBITURISME *s. m. (angl. barbiturism).* Intoxication aiguë ou chronique par les barbituriques.

BARESTHÉSIE *s. f. (angl. baresthesia).* Sensibilité à la pression des tissus profonds.

BARIATRIQUE *adj. (angl. bariatric).* Qui concerne l'obésité morbide.

BARLOW ◇ (MALADIE DE) *(angl. Barlow's disease).* Affection causée chez l'enfant par un déficit en vitamine C et caractérisée par des symptômes osseux (douleur, hématomes sous-périostés), des hémorragies multiples, une anémie. SYN. *SCORBUT INFANTILE.* ◇ **(SYNDROME DE)** *(angl. Barlow's syndrome).* Prolapsus, au cours de la systole, d'une ou des deux valves mitrales refoulées dans l'atrium gauche. Anomalie fréquente chez la jeune femme, avec tachycardie, claquement caractéristique (clic) à l'auscultation et aspect caractéristique à l'écho cardiaque. SYN. *BALLONISATION DE LA VALVE MITRALE.*

BAROGNOSIE s. f. *(angl. barognosis)*. Capacité d'appréciation du poids et de la consistance des objets.

BARORÉCEPTEUR s. m. *(angl. baroreceptor)*. Récepteur nerveux sensible aux variations de la pression artérielle. Les plus importants sont situés sur la paroi de la crosse aortique et au niveau du sinus carotidien. SYN. *PRESSORÉCEPTEUR*.

BAROTRAUMATISME s. m. *(angl. barotrauma)*. Lésion provoquée par des changements brusques et répétés de la pression atmosphérique ; désigne en particulier les lésions du tympan chez les aviateurs et les plongeurs sous-marins.

BAROTROPISME s. m. *(angl. barotropism)*. Réaction d'orientation d'un organisme (végétal ou animal) fixé provoquée par une différence de pression.

BARR (CORPUSCULE DE) *(angl. Barr's body)*. Petite masse de chromatine condensée, présente dans les noyaux des cellules somatiques des mammifères femelles et dans le syndrome de Klinefelter chez l'homme. Sa recherche permettait la détermination du sexe nucléaire sur frottis de cellules jugales. Il correspond à un chromosome X inactivé. SYN. *CHROMATINE SEXUELLE*.

BARRAGE s. m. *(angl. thought blocking)*. En psychiatrie, interruption involontaire brusque du discours pendant quelques secondes. Symptôme observé chez les patients atteints de schizophrénie.

BARRIÈRE s. f. *(angl. barrier)*. Obstacle, empêchement. ◇ **ALVÉOLO-CAPILLAIRE** *(angl. alveolo-capillary —)*. Barrière constituée par l'ensemble paroi alvéolaire, paroi capillaire et tissu interstitiel séparant l'air alvéolaire des hématies. ◇ **HÉMATO-ENCÉPHALIQUE** *(angl. blood-brain —)*. Barrière membraneuse entre les vaisseaux sanguins et le liquide céphalorachidien, qui empêche le passage des bactéries et des toxines, constituée de l'endothélium des vaisseaux des plexus choroïdes et de la pie-mère, l'épendyme des ventricules et l'endothélium des capillaires.

BARTHOLINITE s. f. *(angl. bartholinitis)*. Inflammation des glandes de Bartholin (glandes vestibulaires majeures).

BARYTE s. f. **1.** *(angl. barium hydroxide)*. Hydroxyde de baryum. Produit très toxique utilisé comme réactif de laboratoire. **2.** *(angl. baryum sulphate)*. En langage clinique, sulfate de baryum, utilisé comme produit de contraste en radiologie digestive.

BAS DÉBIT (SYNDROME DE) *(angl. low-output syndrome)*. Baisse du débit cardiaque avec élévation de la pression veineuse centrale en rapport avec une défaillance myocardique aiguë.

BASE s. f. **1.** Partie inférieure d'un organe ou point d'attache d'un organe. **2.** Tout corps pouvant libérer des ions OH^-. Les bases réagissent avec les acides pour former des sels. On distingue les bases minérales (soude, potasse, etc.) et les bases organiques (amines, par exemple). **3.** Principe actif d'un médicament. ◇ **DE SUSTENTATION** *(angl. base)*. Surface délimitée par les plantes des pieds en position debout. ◇ **DU CŒUR** *(NA. basis cordis). (angl. — of heart)*. Secteur de la surface extérieure du cœur, orienté vers le haut et l'arrière, et constitué par la face postérieure des atria. ◇ **DU CRÂNE** *(NA. basis cranii). (angl. — of cranium)*. Partie inférieure du crâne, divisée en fosses et pourvue du foramen magnum et d'autres orifices livrant passage aux nerfs crâniens et à des vaisseaux. ◇ **PURIQUE** *(angl. purine —)*. Toute substance à caractère basique dérivée de la purine. Les principales bases puriques qui constituent les acides nucléiques sont l'adénine et la guanine. ◇ **PYRIMIDIQUE** *(angl. pyrimidine —)*. Toute substance à caractère basique dérivée de la pyrimidine. Les bases pyrimidiques qui constituent les acides nucléiques sont la cytosine, la thymine et l'uracile.

BASEDOW (MALADIE DE) *(angl. Graves' disease)*. Hyperthyroïdie auto-immune, touchant plus volontiers la femme. Cliniquement : elle associe goitre vasculaire, exopthalmie vraie, tachycardie, tremblements, amaigrissement, nervosité et hypersudation. Biologiquement : hypersécrétion de T_3 et de T_4, TSH effondrée, présence d'anticorps antirécepteurs TSH. Le traitement habituel utilise les antithyroïdiens de synthèse. SYN. *GOITRE EXOPHTALMIQUE.*

BASEDOWIEN 1. *adj.* *(angl. basedowian).* Qui se rapporte au goitre exophtalmique. 2. *s. m.* Sujet atteint de goitre exophtalmique.

BASEDOWISME AIGU *(angl. thyroid crisis).* Poussée aiguë d'hyperthyroïdie survenant au cours de la maladie de Basedow dans les suites d'une thyroïdectomie mal préparée.

BASOCELLULAIRE *adj.* *(angl. basicellular).* Qui se rapporte à la couche de cellules la plus profonde (basale) de l'épiderme. Se dit notamment de cancers de la peau provenant de ces cellules. ☞ *ÉPITHÉLIOMA BASOCELLULAIRE.*

BASOPHILE *s. m.* 1. *(angl. basophilic).* Élément qui se colore facilement par les colorants basiques. 2. *(angl. basophil).* Leucocyte qui possède un noyau plurilobé et dont le cytoplasme contient des granulations qui se colorent par les colorants basiques. SYN. *GRANULOCYTE BASOPHILE, POLYNUCLÉAIRE BASOPHILE.*

BASOPHILIE *s. f.* 1. Affinité d'une cellule ou d'un tissu pour les colorants basiques. 2. Augmentation anormale du nombre des granulocytes basophiles dans le sang.

BASSIN ◇ **OBLIQUE OVALAIRE** *(angl. Naegele's pelvis).* Bassin déformé dans lequel le diamètre conjugué a une direction oblique du fait d'un défaut de développement d'une moitié de bassin.

BATHMOTROPE *adj.* *(angl. bathmotropic).* Qui se rapporte à l'excitabilité musculaire.

BÂTONNETS *s. m.* *(angl. retinal rods).* Éléments réceptifs particuliers de la rétine, auxquels on attribue le rôle principal dans la transmission des impressions visuelles, une fois l'œil adapté à l'obscurité.

BATTEMENT *s. m.* *(angl. beat).* Pulsation du cœur ou des artères. ◇ **ECTOPIQUE** *(angl. ectopic —).* Contraction cardiaque prenant son origine dans un foyer autre que le nœud sino-atrial. ◇ **PRÉMATURÉ** ☞ *EXTRASYSTOLE.*

BAUHIN (VALVULE DE) ☞ *VALVE ILÉOCÆCALE.*

BAUHINITE *s. f.* *(angl. ileocaecal valve inflammation).* Inflammation de la valve iléocæcale (valvule de Bauhin).

BAUME *s. m.* 1. Produit naturel aromatique, d'origine végétale, formé de résine riche en acide benzoïque et en acide cinnamique. 2. Médicament aromatique, de consistance molle, employé pour des frictions et des onctions ou pour faire des préparations liquides à base d'alcool ou d'huile. ◇ **DU CANADA** *(angl. Canada —).* Oléorésine fournie par *Abies balsamea*, conifère d'Amérique du Nord, qui était utilisée pour le montage des coupes histologiques. ◇ **DU PÉROU** *(angl. Peruvian —).* Produit aromatique extrait du *Myroxylon balsamum* utilisé comme antiseptique et en cosmétique ; potentiel allergisant. ◇ **TRANQUILLE** Huile préparée avec diverses plantes narcotiques et aromatiques (jusquiame, pavot, lavande, romarin, etc.), et utilisée comme calmant, en frictions.

BAV *(angl. AVB).* Abréviation de bloc atrioventriculaire.

BBD *(angl. RBBB).* Abréviation de bloc de branche droit.

BBG *(angl. LBBB).* Abréviation de bloc de branche gauche.

BCG *(angl. BCG).* Abréviation de bacille bilié de Calmette-Guérin. ☞ *VACCIN BCG.*

BÉANCE DU COL UTÉRIN *(angl. incompetent cervix).* Insuffisance de fermeture de l'orifice interne du col de l'utérus. Congénitale ou consécutive à un traumatisme obstétrical, elle peut être à l'origine d'avortements spontanés répétés. SYN. *BÉANCE ISTHMIQUE.*

BEC ACROMÉGALIQUE *(angl. acromegalic lipping).* Saillie anormale du tubercule de la selle turcique visible à la radiographie du crâne de profil chez les acromégales.

BEC-DE-LIÈVRE *s. m.* *(angl. hare lip).* Malformation congénitale de la face par défaut de soudure des bourgeons faciaux, consistant en une fente de la lèvre supérieure, souvent associée à une fente de la mâchoire supérieure et de la voûte du palais.

BEC-DE-PERROQUET *s. m.* *(angl. beaked osteophyte).* Excroissance osseuse en forme de crochet qui apparaît sur le corps des vertèbres dans certains types de rhumatisme chronique. Elle est visible sur la radiographie de la colonne vertébrale.

BÉCÉGITE *s. f. (angl. BCG infection; BCGitis).* Complication exceptionnelle de la vaccination ou de l'immunothérapie par BCG : nécrose locale avec adénopathies, localisations viscérales.

BÉCHIQUE *adj. (angl. bechic).* Qui calme la toux.

BECQUEREL *s. m. (angl. becquerel).* Unité SI (système international) d'activité radioactive, équivalant à une désintégration par seconde. Cette unité a remplacé le curie. Symbole : Bq.

BÉGAIEMENT *s. m. (angl. stuttering).* Défaut d'élocution caractérisé par une difficulté à prononcer ou à enchaîner certaines syllabes, sans qu'il y ait atteinte des organes de la phonation.

BÉHAVIORISME *s. m. (angl. behaviorism).* École de psychologie basée sur l'étude scientifico-expérimentale du comportement (*behaviour*). Elle met au second plan l'hérédité, les instincts et la constitution du sujet, et est centrée en priorité sur l'importance de l'apprentissage. SYN. *COMPORTEMENTALISME.*

BEHÇET (MALADIE OU SYNDROME DE) *(angl. Behçet's syndrome).* Maladie parfois familiale qui se manifeste par des aphtes buccaux et/ou génitaux douloureux récurrents, des lésions oculaires, des arthrites et des lésions à type de vascularite de la peau et du système nerveux central, des thromboses vasculaires récidivantes. Cette affection évolue par poussées et son pronostic est sévère tant sur le plan fonctionnel que vital.

BELLADONE *s. f. (angl. deadly nightshade ; belladonna).* Plante solanacée d'Europe et d'Asie *(Atropa belladonna)*. Les feuilles, dont les principes actifs sont l'atropine et l'hyoscyamine, sont utilisées comme mydriatique, antispasmodique et antisudoral.

BENCE-JONES ◇ (ALBUMOSE OU PROTÉINE DE) *(angl. Bence-Jones protein).* Dénomination obsolète, mais restant usitée, de chaînes légères d'immunoglobulines monoclonales, qui apparaissent dans les urines et dans le sang au cours du myélome et de la maladie de Waldenström. ◇ **(PROTÉINURIE DE)** *(angl. Bence-Jones proteinuria).* Quantification de l'excrétion urinaire de chaînes légères libres d'immunoglobulines. Sa présence en grande quantité peut être un signe de myélome.

BÉNIGNITÉ *s. f. (angl. benignity).* Caractère d'une maladie dont la guérison s'obtient facilement.

BÉNIN *adj. (angl. benign).* Qui n'est pas malin ; qui est dépourvu de gravité. S'applique en particulier aux tumeurs et aux infections.

BENZÈNE *s. m. (angl. benzene).* Liquide incolore, volatil, très inflammable, obtenu à partir du goudron de houille. Il est employé comme solvant et pour la synthèse de nombreux composés organiques. C'est un carcinogène. ◇ **(HEXACHLORURE DE)** *(angl. — hexachloride).* Insecticide puissant. Il fut utilisé en particulier contre la gale, désormais interdit.

BENZODIAZÉPINE *s. f. (angl. benzodiazepine).* Nom générique d'un grand nombre de substances utilisées en thérapeutique pour leurs propriétés sédatives, anxiolytiques, myorelaxantes et anticonvulsivantes.

BENZOLISME *s. m. (angl. benzolism).* Intoxication professionnelle chronique par le benzol (mélange de benzène avec ses homologues). Peut se manifester par des céphalées, des troubles du comportement, de l'anémie et un risque leucémique accru.

BÉQUILLARDS (SYNDROME DES) *(angl. crutch palsy).* Troubles neuro-circulatoires observés chez les infirmes utilisant des béquilles. Ils sont dus à la compression du paquet vasculo-nerveux dans le creux axillaire.

BÉQUILLE *s. f. (angl. crutch).* Longue canne, prenant point d'appui sous l'aisselle, utilisée en cas de lésion ou de paralysie d'un ou des deux membres inférieurs.

BERGER (MALADIE DE) *(angl. Berger's disease).* Glomérulonéphrite par dépôt d'IgA dans le mésangium. C'est la plus fréquente des glomérulonéphrites chroniques d'évolution prolongée, évoluant éventuellement vers l'insuffisance rénale avec hypertension artérielle.

BÉRIBÉRI *s. m. (angl. beriberi).* Affection due à une carence d'apport en vitamine B1 (riz décortiqué), caractérisée par une polynévrite avec manifestations d'insuffisance cardiaque. Parfois une encéphalopathie dite de Gayet-Wernicke. SYN. *AVITAMINOSE B1.* ◇ **ATROPHIQUE, PARALYTIQUE, SEC** *s. m. (angl. atrophic, paralytic, dry —).* Forme de béribéri caractérisée par une paralysie prédominant aux membres inférieurs. ◇ **HUMIDE, HYDROPIQUE** *(angl. wet —).* Forme clinique du béribéri caractérisée par une insuffisance cardiaque à débit élevé s'accompagnant d'une vasodilatation périphérique avec œdèmes. La forme aiguë est appelée *Shoshin* béribéri. ◇ **INFANTILE** *(angl. infantile —).* Forme souvent grave de béribéri chez les enfants nourris par des mères souffrant elles-mêmes de béribéri.

BERTILLONNAGE *s. m. (angl. anthropometric identification).* Méthode anthropométrique d'identification et de classification des individus, particulièrement des criminels.

BÉRYLLIOSE *s. f. (angl. berylliosis).* Pneumoconiose causée par le béryllium, dont la lésion anatomique la plus caractéristique est un granulome.

BESNIER-BOECK-SCHAUMANN (MALADIE DE) *(angl. sarcoidosis).* Maladie systémique chronique d'étiologie inconnue, caractérisée histologiquement par une réaction inflammatoire granulomateuse formée de cellules épithélioïdes et géantes non nécrosantes. Les différentes localisations (peau, ganglions, poumon, os, etc.) déterminent les diverses formes cliniques connues. L'évolution est généralement favorable sous corticoïdes. SYN. *SARCOÏDOSE.*

BESREDKA (MÉTHODE DE) *(angl. tachyphylaxis).* Méthode visant à assurer une protection contre les accidents anaphylactiques de la sérothérapie en injectant une très petite quantité de sérum (0,1 à 0,01 mL), deux heures avant l'injection à visée curative. SYN. *VACCINATION ANTIANAPHYLACTIQUE.*

BEST (INDICE DE) Méthode évaluant l'activité d'une maladie de Crohn en fonction d'un score fondé sur des paramètres cliniques (digestifs et extradigestifs) et biologiques (hématocrite).

BÊTA (RAYONS) ☞ *RAYONNEMENT IONISANT.*

BÊTA-2-MICROGLOBULINE *s. f. (angl. β2-microglobulin).* Protéine de faible poids moléculaire, de structure analogue à celle des immunoglobulines G. Dans le sérum, son taux peut être élevé au cours des hémopathies lymphoïdes, de l'infection par le VIH et de l'insuffisance rénale chronique.

BÊTABLOQUANT *s. m. (angl. β-blocking agent).* Substance inhibant de façon compétitive la stimulation des récepteurs bêta-adrénergiques : bêta 1 pour le cœur, bêta 2 pour les bronches, les fibres musculaires striées et le muscle utérin. En thérapeutique pratique, le but recherché est le blocage des récepteurs bêta 1 du cœur. Les bêtabloquants sont utilisés dans l'insuffisance coronarienne chronique, l'hypertension artérielle, certains troubles du rythme.

BÊTAGLOBULINES *s. f. pl. (angl. betaglobulins).* Globulines plasmatiques ayant une mobilité électrophorétique intermédiaire entre celles des alphaglobulines et des gammaglobulines.

BÉTAÏNE *s. f.* Triméthylglycine ; substance qui agit comme donneur de méthyle pour la biosynthèse de la méthionine et d'autres composés méthylés.

BÊTALACTAMASE *s. f. (angl. Beta-lactamase).* Enzyme dont les différents types sont des produits ou des constituants de la majorité des bactéries à Gram positif et à Gram négatif. Ces enzymes ont la propriété d'hydrolyser le noyau bêtalactame des pénicillines et des céphalosporines et donc de les inactiver. Agent de résistance aux antibiotiques.

BÊTALACTAMINES *s. f. (angl. Betalactam).* Groupe d'antibiotiques bactéricides possédant, dans leur formule, un noyau bêtalactame. Ce groupe comprend les pénicillines et les céphalosporines.

BÊTALIPOPROTÉINES *s. f. pl. (angl. betalipoproteins).* Lipoprotéines du sérum sanguin de basse densité (1,019-1,063) riches en cholestérol et en apolipoprotéines B et E. Leur absence congénitale (abêtalipoprotéinémie) se traduit par des troubles graves. Leur taux est élevé chez les sujets atteints d'hypercholestérolémie. Abréviation : LDL.

BÊTAMÉTHASONE *s. f. (angl. betamethasone).* Stéroïde de synthèse à activité glucocorticoïde et anti-inflammatoire puissante, et une activité minéralocorticoïde faible.

BÊTAMIMÉTIQUE *adj. (angl. betamimetic).* Se dit des médicaments doués de propriétés stimulantes des récepteurs bêta-adrénergiques. Ces produits s'emploient comme bronchodilatateurs dans le traitement de la crise d'asthme, et en périnatalogie comme tocolytiques en cas de menace d'accouchement prématuré. SYN. *BÊTA-STIMULANT.*

BÊTATHÉRAPIE *s. f. (angl. betatherapy).* Traitement par les rayons bêta émis par des substances radioactives ; par extension, traitement utilisant les électrons produits par des bêtatrons.

BÊTATRON *s. m. (angl. betatron).* Accélérateur de particules, producteur d'électrons de haute énergie (jusqu'à 300 MeV) pouvant être utilisés directement en thérapie ou, après bombardement d'un matériau, fournir des rayons X très pénétrants utilisés en radiothérapie.

BÉZOARD *s. m. (angl. bezoar).* Concrétions se formant dans l'estomac ou l'intestin de certains animaux (ruminants) et occasionnellement chez l'homme. Ces concrétions sont généralement constituées de poils ou de cheveux (trichobézoard), de débris végétaux (phytobézoard) ou d'un mélange de ces corps (trichophytobézoard).

BIBLOC *s. m. (angl. biblock).* Perturbation de la conduction dans les branches du faisceau de His, touchant simultanément les branches droite et gauche de ce faisceau.

BICARBONATE *s. m. (angl. bicarbonate).* Sel de l'acide carbonique dans lequel un seul atome d'hydrogène a été remplacé par un métal. L'anion bicarbonate HCO_3 est l'un des principaux anions du milieu intérieur ; il constitue l'essentiel de la réserve alcaline. ◇ **STANDARD** *(angl. standard —).* Concentration sanguine de l'ion bicarbonate à l'état normal.

BICATÉNAIRE *adj. (angl. double-stranded).* Qui possède deux chaînes, comme l'acide désoxyribonucléique.

BICÉPHALE *adj. (angl. bicephalus).* Qui a deux têtes ; en tératologie, on emploie l'adjectif dicéphale.

BICEPS *s. m. (angl. biceps).* Muscle à deux chefs. *ATLAS ANATOMIQUE DES MUSCLES EN ANNEXE.*

BICHAT (BOULE GRAISSEUSE DE) *(angl. buccal fat pad).* Masse lobulée adipeuse qui occupe l'espace compris entre le masseter et le muscle buccinateur ; elle est plus développée chez les enfants.

BICIPITAL *adj.* **1.** Qui se rapporte au muscle biceps. Ex. *réflexe bicipital.* **2.** Qui possède deux chefs ou têtes. Se dit surtout d'un muscle.

BICORNE *adj. (angl. bicornuate).* Qui possède deux pointes ou cornes. Ex. *utérus bicorne.*

BICUSPIDE *adj. (angl. bicuspid).* Qui présente deux cuspides ou saillies pointues. Ex. *dent bicuspide (prémolaire), valvule bicuspide du cœur.*

BICUSPIDIE *s. f.* Anomalie d'une valve aortique ou pulmonaire qui ne comporte que deux cupsides au lieu de trois.

BICYCLETTE ERGOMÉTRIQUE *(angl. ergometric bicycle).* Bicyclette dont l'effort de pédalage peut être préréglé et utilisé dans les épreuves d'effort et la rééducation des cardiaques.

BIÈRE ◇ **(LEVURE DE)** *s. f. (angl. brewer's yeast).* ☞ *LEVURE.* ◇ **(SYNDROME DES BUVEURS DE)** *(angl. — drinkers' syndrome).* Hyponatémie de dilution avec hyperhydratation cellulaire due à l'absorption de grandes quantités de bière.

BIERMER (ANÉMIE OU MALADIE DE) *(angl. pernicious anemia).* Anémie due à une carence en vitamine B12, consécutive à un défaut de sécrétion du facteur intrinsèque indispensable à son absorption et liée à une gastrite atrophique auto-immune.

Cliniquement : anémie extrême avec glossite atrophique de Hunter et syndrome neuro-anémique. Biologiquement : anémie normochrome macrocytaire avec mégaloblastose médullaire. Autrefois mortelle (anémie pernicieuse), elle est curable par administration parentérale de vitamine B12.

BIFIDE *adj. (angl. bifid).* Fendu en deux parties. Se dit des malformations avec fissure médiane.

BIFIDOBACTERIUM Genre de bactéries anaérobies à Gram positif, saprophytes de l'appareil digestif de l'homme et des animaux. Ces bactéries ont une importance dans l'industrie laitière.

BIFOCAL *adj. (angl. bifocal).* Qui possède deux foyers. Se dit d'un verre optique.

BIGÉMINÉ *adj. (angl. bigeminal).* Double, redoublé ; qui survient par paire. ☞ *POULS BIGÉMINÉ.*

BIGÉMINISME *s. m.* Trouble du rythme cardiaque dû à une extrasystole régulièrement couplée à chaque systole normale.

BIGUANIDE *s. m. (angl. biguanide).* Antidiabétique oral, utilisé dans le diabète de type II ; agit en augmentant la sensibilité périphérique à l'insuline. Plusieurs biguanides ont été retirés car à l'origine d'acidoses lactiques, désormais la metformine est le seul autorisé.

BILAN *s. m. (angl. balance).* Résultat de la comparaison entre les apports et les pertes d'une substance ou d'un élément déterminés. ◇ **DE SANTÉ** *(angl. check-up).* Examen médical périodique complet. ◇ **ÉNERGÉTIQUE** *(angl. energy —).* Balance des apports et des dépenses d'énergie dans l'organisme. ◇ **MUSCULAIRE** *(angl. muscular evaluation).* Évaluation de la force d'un muscle par une cotation comprenant cinq degrés. 0 : aucune contraction ; 1 : contraction visible mais sans déplacement ; 2 : mouvement partiel contre la pesanteur ; 3 : mouvement complet contre la pesanteur ; 4 : mouvement pouvant vaincre une résistance moyenne ; 5 : mouvement normal pouvant vaincre une forte résistance.

BILATÉRAL *adj. (angl. bilateral).* Qui se rapporte à deux côtés opposés ou symétriques. Qui affecte les deux côtés du corps ou d'un organe.

BILE *s. f. (angl. bile).* Substance liquide, visqueuse, jaune-verdâtre, de saveur amère, à réaction alcaline et de densité variable (de 1,026 à 1,302). Elle contient de l'eau, du cholestérol, des pigments biliaires provenant de l'hémolyse et des sels biliaires contribuant à l'émulsification et à la digestion des graisses. Elle est sécrétée par le foie, mise en réserve dans la vésicule biliaire et excrétée dans le duodénum par le conduit cholédoque. ◇ **A, B, C** *(angl. A, B, C —).* Bile provenant respectivement du cholédoque, de la vésicule biliaire et du conduit hépatique. ◇ **BLANCHE** *(angl. white —).* Liquide incolore parfois présent dans les voies biliaires en cas d'obstacle total sur la voie biliaire principale.

BILHARZIOSE *s. f. (angl. bilharziasis).* ☞ *SCHISTOSOMIASE.*

BILIAIRE *adj. (angl. biliary).* Qui se rapporte à la bile.

BILIAIRES (ACIDES) *(angl. biliary acids).* Composés dérivés du cholestérol et conjugués avec la glycine ou la taurine. Les acides biliaires les plus importants sont les acides cholique, désoxycholique, chénodésoxycholique et lithocholique. Ils contribuent à la digestion des graisses.

BILIEUX *adj. (angl. bilious).* Qui est dû à une hypersécrétion de bile.

BILIGENÈSE *s. f. (angl. biligensis).* Formation ou sécrétion de la bile.

BILIGRAPHIE *s. f. (angl. cholangiography).* SYN. *CHOLANGIOGRAPHIE.*

BILIRUBINE *s. f. (angl. bilirubin).* Pigment biliaire. On peut le trouver dans l'urine et dans les tissus en cas d'ictère. Il se forme par dégradation de l'hémoglobine des globules rouges dans les cellules réticulo-endothéliales. La bilirubine est transportée dans le sang sous forme insoluble dans l'eau, liée à l'albumine : c'est la bilirubine libre, ou indirecte. Dans le foie, elle est conjuguée à l'acide glycuronique : c'est la bilirubine conjuguée, ou directe, pouvant être excrétée par la bile.

BILIRUBINÉMIE *s. f.* **1.** Présence physiologique de bilirubine dans le sang. La bilirubine s'y trouve sous forme libre et sous forme conjuguée. La bilirubinémie totale varie de 4 à 8 mg/L. **2.** Par extension, présence de bilirubine en excès, qu'elle se manifeste ou non par un ictère cliniquement décelable.

BILIRUBINURIE *s. f. (angl. bilirubinuria).* Présence pathologique de bilirubine dans l'urine, sous forme conjuguée. On l'observe au cours des hépatites et des ictères par obstruction.

BILIURIE *s. f. (angl. biliuria).* Présence de bile ou de sels biliaires dans l'urine.

BILIVERDINE *s. f. (angl. biliverdin).* Pigment biliaire vert, formé dans le tissu réticulo-endothélial à partir de l'hémoglobine. Sa réduction conduit à la bilirubine. Elle est présente dans les calculs biliaires et dans l'urine des malades ictériques.

BILOBÉ *adj. (angl. bilobate).* Qui est divisé en deux lobes.

BILOBULÉ *adj. (angl. bilobular).* Qui est divisé en deux lobules.

BILOCULAIRE *adj. (angl. bilocular).* Qui est divisé en deux cavités ou compartiments.

BIMALLÉOLAIRE *adj. (angl. bimalleolar).* Qui se rapporte aux deux malléoles, externe et interne, de la jambe. Ex. *fracture bimalléolaire.*

BIMANUEL *adj. (angl. bimanual).* Qui se fait avec les deux mains.

BIMASTOÏDIEN *adj. (angl. bimastoid).* Qui se rapporte aux deux processus mastoïdiens.

BINOCULAIRE *adj.* **1.** Qui se rapporte aux deux yeux ou qui s'effectue avec les deux yeux. **2.** Qui comporte deux oculaires. Ex. *microscope binoculaire.*

BINUCLÉAIRE *adj.* ☞ *BINUCLÉÉ.*

BINUCLÉÉ *adj. (angl. binuclear binucleate).* Qui possède deux noyaux. SYN. *BINUCLÉAIRE.*

BINUCLÉOLÉ *adj. (angl. binucleolate).* Qui possède deux nucléoles.

BIOCATALYSEUR *s. m. (angl. biocatalyst).* Groupe de substances organiques d'importance capitale, indispensables à la vie de l'organisme. Leur rôle est comparable à celui des catalyseurs de la chimie inorganique.

BIOCHIMIE *s. f. (angl. biochemistry).* Science qui traite de la constitution chimique des êtres vivants et des réactions chimiques dont ils sont le siège. SYN. *CHIMIE BIOLOGIQUE.*

BIODÉGRADABLE *adj. (angl. biodegradable).* Se dit des substances susceptibles d'être décomposées par des organismes vivants, en particulier par des micro-organismes.

BIODISPONIBILITÉ *s. f. (angl. bioavailability).* Vitesse et taux d'absorption d'un principe actif à partir d'une préparation pharmaceutique donnée, déterminés au moyen de la courbe temps/concentration dans la circulation générale, ou par la mesure de l'excrétion urinaire.

BIOÉLÉMENT *s. m. (angl. bioelement).* Tout élément chimique entrant dans la constitution des êtres vivants.

BIOÉTHIQUE *s. f. (angl. bioethics).* Étude des problèmes moraux que posent certains aspects de la thérapeutique médicale (transplantations, procréation assistée, etc.).

BIOGENÈSE *s. f.* **1.** Origine de la vie ou des organismes vivants. **2.** Théorie selon laquelle un être vivant ne peut provenir que d'un autre être vivant.

BIOLOGIE *s. f. (angl. biology).* Science de la vie ou étude des êtres vivants, animaux et végétaux, et de tous les phénomènes qui régissent leur vie. La biologie moléculaire est l'étude des êtres vivants à l'échelle des molécules.

BIOLOGISTE *s. m. (angl. biologist).* Spécialiste en biologie.

BIOLUMINESCENCE *s. f. (angl. bioluminescence).* Émission de lumière par des êtres vivants.

BIOMASSE *s. f. (angl. biomass).* Masse de matière vivante, animale ou végétale, subsistant en équilibre sur une surface donnée du sol ou dans un volume donné d'eau.

BIOMATÉRIAU *s. m. (angl. biomaterial).* Substances anorganiques servant à fabriquer des organes artificiels, ou des matériels utilisés en médecine (hémodyalise, etc.).

BIOMÉTRIE *s. f. (angl. biometrics).* Application des méthodes statistiques aux phénomènes biologiques.

BIOMICROSCOPE *s. m. (angl. biomicroscope).* Appareil servant à examiner l'œil, constitué d'un microscope binoculaire et d'un dispositif d'éclairage appelé lampe à fente. ☞ *LAMPE À FENTE.*

BIOPROTHÈSE *s. f. (angl. bioprothesis).* Valvule artificielle destinée au remplacement des valves mitrales et aortiques ; d'origine humaine, porcine ou bovine. SYN. *HÉTÉROGREFFE VALVULAIRE.*

BIOPSIE *s. f. (angl. biopsy).* Prélèvement sur le corps vivant d'un fragment de tissu ou d'organe en vue d'un examen microscopique ou d'une analyse biochimique. ◇ **ENDOSCOPIQUE** *(angl. endoscopic —).* Biopsie réalisée au cours d'une endoscopie, avec prélèvement d'un échantillon pour examen histologique. ◇ **PAR ASPIRATION** *(angl. aspiration —).* Prélèvement par aspiration, à l'aide d'une aiguille, d'un liquide organique ou d'un fragment tissulaire dans l'organisme.

BIOPSIE-EXÉRÈSE *s. f. (angl. excisional biopsy).* Ablation d'une tumeur et examen microscopique immédiat de celle-ci.

BIORYTHME *s. m. (angl. biorhythm).* ☞ *CHRONOBIOLOGIE.*

BIOTAXIE *s. f. (angl. biotaxis).* Science de la classification des êtres vivants. SYN. *TAXINOMIE.*

BIOTINE *s. f. (angl. biotin).* Facteur de croissance également appelé vitamine H ou vitamine B8, membre le plus répandu du complexe vitaminique B.

BIOVULAIRE *adj. (angl. biovular).* Qui provient de deux ovules ; qui se rapporte à deux ovules.

BIPARE *adj. (angl. biparous).* Se dit d'une femme qui a accouché deux fois.

BIPOLAIRE *adj.* **1.** Qui possède deux pôles. **2.** Se dit de la cellule nerveuse pourvue de deux prolongements. **3.** Qui se rapporte aux deux pôles d'un circuit électrique ou d'une cellule. ◇ **TROUBLE** Trouble de l'humeur caractérisé par la présence d'un épisode maniaque qui précède ou succède à des épisodes hypomaniaques ou dépressifs.

BISACODYL *s. m. (angl. bisacodyl).* Dérivé du diphénylméthane, utilisé comme laxatif stimulant.

BISALBUMINÉMIE *s. f. (angl. bisalbuminemia).* Présence de deux sortes d'albumine dans le plasma, mise en évidence par électrophorèse. Sans signification pathologique, cet état peut être d'origine génétique ou bien survenir lors d'une pancréatite aiguë ou après administration de fortes doses de bêtalactamines.

BISEXUALITÉ *s. f.* **1.** Présence de caractères des deux sexes chez un même individu. **2.** Goût sexuel pour les deux sexes.

BISEXUÉ *adj. (angl. bisexual).* Qui possède les deux sexes. SYN. *HERMAPHRODITE.*

BISMUTH *s. m. (angl. bismuth).* Métal de couleur blanc argenté, de numéro atomique 83. Ses sels étaient autrefois largement utilisés en médecine, en particulier dans le traitement de la syphilis et dans les affections inflammatoires de l'estomac et des intestins. En raison de sa toxicité neurologique, le bismuth n'est plus utilisé que sous forme de sous-gallate et de sous-succinate, essentiellement en traitement local dans la pathologie hémorroïdaire. Il est également employé en association à des antibiotiques dans le traitement d'éradication d'*Helicobacter pylori*. Symbole : Bi.

BISMUTHISME *s. m. (angl. bismuthism).* Intoxication par le bismuth. Dans sa forme chronique, se traduit par une encéphalopathie, des convulsions et une atteinte rénale.

BISTOURI *s. m. (angl. scalpel).* Instrument chirurgical comportant un manche et une lame tranchante. ◇ **À ULTRASONS** *(angl. ultrasonic dissector).* Instrument qui utilise des ultrasons pour fragmenter, disséquer et aspirer les tissus biologiques ; peut également avoir un effet hémostatique. ◇ **ÉLECTRIQUE** *(angl. electric knife ; electrocautery).* Aiguille ou pointe métallique constituant une des électrodes dans un circuit électrique à haute fréquence, utilisée pour sectionner des tissus ou pour arrêter par coagulation un saignement.

BITHÉRAPIE *s. f. (angl. bitherapy).* Utilisation conjointe de deux médicaments (antibiotiques, antiviraux par exemple).

BITONAL *adj. (angl. two-toned).* Qui a deux tons.

BJ Initiales de Bravais-Jackson. ◇ **(ÉPILEPSIE)** *(angl. jacksonnian epilepsy).* Épilepsie localisée, dite bravais-jacksonnienne.

BK Abréviation de bacille de Koch (bacille tuberculeux).

BLALOCK-TAUSSIG (ANASTOMOSE DE) *n. (angl. Blalock-Taussig shunt).* Intervention de chirurgie palliative dans les cardiopathies à débit pulmonaire abaissé, qui a pour but d'augmenter le débit artériel pulmonaire. Elle est indiquée dans les cardiopathies cyanogènes avec sténose pulmonaire telles que la tétralogie de Fallot pour attendre une correction complète.

BLANC *adj.* **1.** Dont la couleur résulte de la somme des radiations du spectre solaire. S'emploie aussi comme substantif. **2.** Qui n'a pas donné de résultat. Ex. *ponction blanche.* ◇ **D'ARGENT, DE PLOMB** *(angl. silver, lea — carbonate).* Carbonate basique d'argent, de plomb. ◇ **D'ESPAGNE** *adj. (angl. calcium carbonate).* Carbonate de calcium. ◇ **DE L'ŒIL** ☞ *SCLÉROTIQUE.*

BLAND-WHITE-GARLAND (SYNDROME DE) *(angl. Bland-White-Garland syndrome).* Anomalie congénitale rare caractérisée par la naissance de l'artère coronaire gauche au niveau de l'artère pulmonaire.

BLASTE *(angl. blast).* Suffixe désignant une cellule jeune, qui n'est pas arrivée à maturité. Ex. *érythroblaste, lymphoblaste, myéloblaste, etc.*

BLASTOCÈLE *s. m. (angl. blastocele).* Cavité de la blastula.

BLASTODERME *s. m. (angl. blastoderm).* Portion de l'œuf des mammifères qui donne naissance à l'embryon ; elle est constituée de deux feuillets, l'ectoderme et l'endoderme. ◇ **BILAMINAIRE, TRILAMINAIRE** *(angl. bilaminar, trilaminar —).* Périodes de développement au cours desquelles l'embryon est représenté par les deux ou trois feuillets primitifs, respectivement. ◇ **EMBRYONNAIRE, EXTRA-EMBRYONNAIRE** *(angl. embryonic, extra-embryonic —).* Respectivement, parties du blastoderme donnant naissance à l'embryon proprement dit et aux annexes embryonnaires.

BLASTOME *s. m. (angl. blastoma).* Tumeur maligne développée à partir d'un type cellulaire embryonnaire. Ex. *la tumeur embryonnaire du rein, appelée néphroblastome.*

BLASTOMÈRE *s. m. (angl. blastomere).* Chacune des cellules formées par segmentation de l'œuf fécondé.

BLASTOMYCÈTES *(angl. Blastomycetes).* Catégorie de champignons microscopiques se reproduisant par bourgeonnement. Elle comprend des genres présentant un grand intérêt en pathologie (*Candida* par exemple). Ce terme n'a plus de signification taxonomique.

BLASTOMYCOSE *s. f. (angl. blastomycosis).* Maladie due à des champignons de l'espèce *Blastomyces dermatitis.* À l'origine en premier lieu d'une atteinte pulmonaire parfois chronique ; mais aussi d'atteintes cutanées, osseuses, méningées. ◇ **NORD-AMÉRICAINE** *(angl. North American —).* Ancien nom de la blastomycose. ◇ **SUD-AMÉRICAINE** *(angl. South American —).* ☞ *PARACOCCIDIOÏDOMYCOSE.*

BLASTULA *s. f. (angl. blastula).* Stade du développement de l'œuf qui fait suite à la morula et qui se caractérise par la formation d'une cavité liquidienne, appelée blastocèle, entre les blastomères. SYN. *BLASTOCYTE.*

BLENNORRAGIE *s. f. (angl. gonorrhea).* Maladie contagieuse transmise principalement par contact sexuel et due à un micro-organisme spécifique, le gonocoque (*Neisseria gonorrhoeae*). Elle est caractérisée par une inflammation des voies génito-urinaires, avec écoulement muco-purulent et douleurs à la miction. SYN. *GONORRHÉE, CHAUDE-PISSE.*

BLENNORRHÉE *s. f. (angl. blennorrhea).* Tout écoulement chronique muco-purulent.

BLÉOMYCINE *s. f. (angl. bleomycin).* Antibiotique obtenu à partir de produits de fermentation de *Streptomyces verticillus*, il se fixe sur l'ADN cellulaire et utilisé comme cytostatique dans le traitement de certains cancers.

BLÉPHARISME *s. m. (angl. blepharism).* ☞ *BLÉPHAROSPASME.*

BLÉPHARITE *s. f. (angl. blepharitis).* Inflammation du bord libre de la paupière. ◇ **ANGULAIRE** *(angl. — angularis).* Blépharite ulcéreuse qui intéresse le canthus interne et bloque le point lacrymal. ◇ **CILIAIRE** *(angl. — ciliaris).* Blépharite subaiguë ou chronique, localisée au bord ciliaire. ◇ **CROÛTEUSE** *(angl. crusted —).* Blépharite caractérisée par une sécrétion jaunâtre formant des croûtes et agglutinant les cils. ◇ **MARGINALE** Blépharite ciliaire. ◇ **SQUAMEUSE** *(angl. — squamosa).* Blépharite ciliaire dans laquelle des squames se forment sur le bord libre des paupières. ◇ **ULCÉREUSE** *(angl. — ulcerosa).* Forme ulcéreuse de la blépharite ciliaire.

BLÉPHAROCHALASIS *s. f. (angl. blepharochalasis).* Relâchement du tissu sous-cutané de la paupière supérieure, dont la peau devient mince, flasque et ridée. Il se forme un repli cutané qui tombe en tablier jusqu'au rebord ciliaire.

BLÉPHAROCONJONCTIVITE *s. f. (angl. blepharoconjunctivitis).* Inflammation simultanée des paupières et de la conjonctive.

BLÉPHARODIASTASIS *s. m. (angl. blepharodiastasis).* Distance anormalement grande entre les paupières.

BLÉPHAROPHIMOSIS *s. m. (angl. blepharophimosis).* Rétrécissement de la fente palpébrale, cicatriciel ou en rapport avec le vieillissement.

BLÉPHAROPLASTIE *s. f. (angl. blepharoplasty).* Chirurgie plastique des paupières.

BLÉPHAROSPASME *s. m. (angl. blepharospasm).* Contraction spasmodique du muscle orbiculaire des paupières. Le blépharospasme peut être isolé ou faire partie d'un syndrome plus étendu.

BLÉPHAROTIC *s. m. (angl. blepharon tic).* Tic localisé aux paupières (tic de clignotement, tic de clignement, tic d'écarquillement).

BLEU *s. m.* **1.** La cinquième des sept couleurs du spectre solaire. **2.** SYN. (langage courant) *ECCHYMOSE.* ◇ **BORRELL** *(angl. Borell's —).* Colorant obtenu en ajoutant de l'oxyde d'argent à une solution de bleu de méthylène. Il est utilisé pour colorer les spirochètes. ◇ **DE MÉTHYLÈNE** *(angl. methylene —).* Substance colorante bleue tirée du goudron de houille, utilisée en histologie et en bactériologie, et en thérapeutique comme antiseptique local (badigeonnage de la gorge) et antiseptique urinaire. Le bleu de méthylène est également employé dans le traitement des méthémoglobinémies. ◇ **DE PRUSSE** *(angl. Prussian —).* Ferrocyanure ferrique. Poudre bleu foncé, utilisée comme colorant. SYN. *BLEU DE BERLIN.* ◇ **DE TOLUIDINE** *(angl. toluidine —).* Colorant basique utilisé en histologie et en bactériologie. Capable de neutraliser l'action de l'héparine. ◇ **TRYPAN** *(angl. trypan —).* Colorant dérivé de la benzidine utilisé en histologie. Il fut utilisé dans le traitement des trypanosomiases.

BLEUE (MALADIE) *(angl. congenital cyanosis).* Affection congénitale cyanosante due au passage du sang veineux dans le sang artériel (*shunt* veino-artériel) au cours de différentes malformations cardiaques.

BLOC *s. m.* **1.** Obstacle à la transmission d'une excitation. **2.** Trouble de la diffusion. **3.** Lien. **4.** Fusion. ◇ **ALVÉOLO-CAPILLAIRE** *(angl. alveolocapillary —).* Trouble de la diffusion de l'oxygène de l'air à travers la paroi des alvéoles pulmonaires et des capillaires. Il est dû à un épaississement des parois alvéolaires et s'observe en particulier au cours des fibroses pulmonaires. ◇ **ATRIOVENTRICULAIRE** *(angl. atrioventricular —).* Trouble du rythme cardiaque caractérisé par le ralentissement ou l'interruption de la conduction entre les atria et les ventricules, au niveau du nœud atrioventriculaire ou du faisceau de His. Il existe trois degrés de bloc. Dans le bloc du premier degré, les contractions atriales sont transmises avec un allongement de l'espace PR au-delà de 0,20 s. Dans le bloc du deuxième degré, certaines contractions atriales n'atteignent pas les ventricules. Dans le bloc de troisième degré, ou complet, la conduction est complètement interrompue, et les rythmes atrial et ventriculaire sont indépendants, la fréquence des complexes ventriculaires étant comprise entre 25 et 50 par minute. ◇ **CARDIAQUE** *(angl. heart —)*. Trouble du rythme en rapport avec une perturbation dans le système de conduction intracardiaque. Selon le siège du bloc, on distingue : les blocs sino-atriaux, intra-atriaux, atrioventriculaires ou de branche. ◇ **DE BRANCHE** *(angl. bundle branch —)*. Trouble de la conduction intracardiaque qui siège dans une des deux branches, droite ou gauche, du faisceau de His. Il est caractérisé par l'élargissement et le crochetage de l'onde QRS, au-delà de 0,12 s dans sa forme complète, et entre 0,10 et 0,12 s dans sa forme incomplète. ◇ **FASCICULAIRE** *(angl. fascicular —)*. Trouble de conduction au niveau d'une branche de faisceau de His. ◇ **FOCAL** Activation retardée d'une partie restreinte de la paroi ventriculaire gauche, liée à l'atteinte de rameaux distaux du faisceau atrioventriculaire. ◇ **NEUROMUSCULAIRE** *(angl. neuromuscular —)*. Absence ou insuffisance de la réponse musculaire à l'influx nerveux, au niveau de la plaque motrice. ◇ **OPÉRATOIRE** *(angl. operating theatre, operating room)*. Ensemble des locaux et du matériel nécessaires aux interventions chirurgicales. ◇ **PARAVERTÉBRAL** *(angl. paravertebral —)*. Anesthésie due à l'injection d'anesthésiques près de l'émergence des nerfs rachidiens. ◇ **SINO-ATRIAL** *(angl. sinoatrial —)*. Absence de formation ou de transmission de l'impulsion sinusale, accompagnée d'une absence de l'onde P à l'ECG. ◇ **VERTÉBRAL** *(angl. intervertebral synostosis)*. Fusion, congénitale ou acquise, de deux ou plusieurs vertèbres ; elle peut être partielle ou totale.

BLOCAGE *s. m.* Arrêt brusque de la fonction de certains organes. ◇ **ARTICULAIRE** *(angl. articular blocking)*. Diminution de l'amplitude des mouvements d'une articulation. ◇ **DE LA PENSÉE** *(angl. thought blocking)*. Arrêt subit dans le cours des idées ou au milieu d'une phrase, sans défaut intellectuel ni trouble sensoriel. ◇ **MÉNINGÉ** *(angl. spinal — subarachnoidal —)*. Arrêt de la circulation du liquide céphalorachidien dans les espaces sous-arachnoïdiens, épendymaires et ventriculaires. Il peut être dû à des adhérences inflammatoires (méningite) ou à une compression (tumeur). ◇ **VENTRICULAIRE** *(angl. ventricular obstruction)*. Obstruction inflammatoire des ouvertures médianes et latérales du quatrième ventricule, qui empêche la communication des ventricules cérébraux avec les espaces sous-arachnoïdiens. Elle a pour conséquence une hypertension intracrânienne.

BLOCPNÉE *s. f. (angl. blockpnea)*. Équivalent non douloureux de l'angine de poitrine. Sensation de blocage respiratoire, de manque d'air, survenant à l'effort et disparaissant à l'arrêt de celui-ci.

BLOTTING *s. m. (angl. blotting)*. Terme anglais désignant le transfert de macromolécules d'un gel vers une membrane où elles se fixent. SYN. *BUVARDAGE, EMPREINTE.* ☞ *WESTERN BLOT, DOT BLOT.*

BOITERIE *s. f. (angl. limping)*. ☞ *CLAUDICATION.*

BOL *s. m. (angl. bolus)*. En pharmacie, grosse pilule de consistance molle, surtout utilisée en médecine vétérinaire. ◇ **ALIMENTAIRE** *(angl. alimentary —)*. Masse alimentaire mastiquée et imprégnée de salive, prête à être déglutie.

BOLUS *s. m. (angl. bolus)*. Quantité de médicament ou de produit de contraste injectés rapidement et en une fois par voie intraveineuse dans un but thérapeutique ou diagnostique.

BOMBE AU CÉSIUM *(angl. cesium bomb)*. ☞ *CÉSIUM (BOMBE AU).*

BOMBE AU COBALT *(angl. cobalt bomb)*. ☞ *COBALT (BOMBE AU).*

BOMBÉSINE *s. f. (angl. bombesin)*. Polypeptide isolé de la peau du crapaud européen *Bombina bombina*. Des polypeptides proches, *Gastrine releasing protein* ou GRP, présents chez les mammifères stimulent la sécrétion de la gastrine et inhibent l'appétit.

BORATE *s. m. (angl. borate)*. Sel de l'acide borique.

BORBORYGME *s. m. (angl. borborygmus)*. Bruit intestinal produit par la présence de gaz ou de liquides dans le tractus intestinal.

BORD ⇔ **GINGIVAL** *(NA. margo gingivalis).* ☞ *MARGE GINGIVALE.* ⇔ **PUPILLAIRE** *(NA. margo pupillaris iridis).* ☞ *MARGE PUPILLAIRE DE L'IRIS.* ⇔ **SUPRA-ORBITAIRE** *(angl. supraorbital arch).* Saillie de la face antérieure du frontal au-dessus de l'arcade orbitaire.

BORDET ET GENGOU (MILIEU DE) *(angl. Bordet-Gengou culture medium).* Milieu de culture pour *Bordetella Pertussis*, bacille de la coqueluche, à base de pommes de terre glycérinées.

BORDETELLA Genre de bactéries comportant deux espèces pathogènes : *B. pertussis* et *B. parapertussis*, constitué de coccobacilles à Gram négatif, aérobies stricts ; ils sont pathogènes des voies respiratoires supérieures. ⇔ ***PARAPERTUSSIS*** Agent d'affections voisines de la coqueluche. ⇔ ***PERTUSSIS*** Agent responsable de la coqueluche. SYN. *BACILLE DE BORDET-GENGOU.*

BORDET-WASSERMANN (RÉACTION DE) *(angl. Wassermann's reaction).* Application de la réaction de Bordet-Gengou (fixation du complément) au sérodiagnostic de la syphilis.

BORGNE *adj.* Se dit également d'un conduit ou d'une cavité se terminant en cul-de-sac.

BORGNE *adj.* Qui n'a qu'un œil ou qui ne voit que d'un œil. S'emploie aussi comme substantif. ☞ *MONOPHTALME.*

BORIQUE (ACIDE) *(angl. boric acid).* Antiseptique qui est utilisé essentiellement en lotion (eau boriquée), en collyre et en pommade (vaseline boriquée).

BORISME *s. m. (angl. borism).* Intoxication par les composés du bore (acide borique, etc). À l'origine de signes digestifs intenses, et d'atteintes hépatiques, neurologiques et rénales.

BORNHOLM (MALADIE DE) *(angl. Bornholm's disease).* Maladie épidémique due au virus Coxsackie B caractérisée par des douleurs musculaires violentes à la base du thorax, accompagnées de fièvre, de céphalées et parfois de manifestations pleuropulmonaires et de signes d'encéphalite. Elle évolue rapidement vers la guérison. SYN. *MYALGIE ÉPIDÉMIQUE.*

BORRÉLIOSE *s. f. (angl. borreliosis).* Toute affection provoquée par des spirochètes du genre *Borrelia* (fièvres récurrentes à tiques ou à poux).

BOSSELURES COLIQUES *(angl. colic relief).* Reliefs de la paroi externe du côlon situés dans l'intervalle des bandelettes longitudinales et séparés par des sillons transversaux.

BOT *adj.* Déformé. ☞ *PIED BOT.*

BOTHRIDIE *s. f. (angl. bothridium).* Chacune des deux ventouses présentes sur la tête de certains ténias (les bothriocéphales) et qui les caractérise. Elle constitue l'organe de fixation du ver à la paroi intestinale de l'hôte.

BOTHRIOCÉPHALE *s. m. (angl. bothriocephalus).* Genre de vers cestodes parasites de l'intestin de l'homme et de nombreuses espèces animales. SYN. *DIPHYLLOBOTHRIUM.*

BOTRYOMYCOME *s. m. (angl. botryomycoma).* Petite tumeur inflammatoire bénigne, presque toujours pédiculée, d'aspect framboisé, due à une infection chronique à pyogènes ; elle siège surtout aux doigts ou à la plante des pieds. SYN. *GRANULOME PYOGÉNIQUE.*

BOTTE *s. f. (angl. boot).* Orthèse enveloppant le pied et une partie de la jambe.

BOTULISME *s. m. (angl. botulism).* Intoxication grave, due à la toxine de *Clostridium botulinum*, produite par l'ingestion de charcuteries et de conserves avariées. Elle se caractérise par des troubles gastro-intestinaux, des symptômes nerveux d'origine centrale, une ophtalmoplégie double, une sécheresse de la bouche et du larynx, et des paralysies progressives d'évolution parfois mortelles.

BOUCHE *s. f. (NA. os). (angl. mouth).* Cavité de la partie inférieure de la face, première partie du tube digestif, délimitée par la voûte palatine, la langue, les lèvres, les joues, le voile du palais et le pharynx. La partie périphérique de la cavité buccale (vestibule de la bouche) est séparée du reste de la bouche par les gencives et les arcades dentaires.

BOUCHE-À-BOUCHE *s. m. (angl. mouth-to-mouth resuscitation).* Technique de ventilation artificielle dans laquelle l'opérateur insuffle l'air de sa bouche dans la bouche du patient.

BOUCHE-À-NEZ *s. m. (angl. mouth-to-nose resuscitation).* Méthode de ventilation artificielle, utilisée en cas d'obstruction de la bouche, dans laquelle l'opérateur insuffle avec sa bouche de l'air dans les narines du patient.

BOUCHON *s. m. (angl. plug).* Amas de sécrétions ou d'autres matières accumulées dans un conduit ou dans un espace anatomique. ◇ **DE CÉRUMEN** *(angl. cerumen —).* ☞ *CÉRUMEN.* ◇ **MUQUEUX** *(angl. mucous —).* Masse semi-solide, transparente, homogène, sécrétée par les glandes hypertrophiées de la muqueuse cervicale, et qui obstrue le col de l'utérus durant la grossesse.

BOUCHUT ◇ **(TUBERCULE DE)** Localisation rétino-choroïdienne au cours de la méningite tuberculeuse, visible au fond d'œil sous forme de petites taches floues.

BOUE *s. f. (angl. mud).* Vase, limon, etc., qui s'utilise en bains ou en applications locales, principalement dans le traitement d'affections rhumatismales et arthritiques.

BOUFFÉE DE CHALEUR *(angl. flush).* Sensation soudaine et passagère de chaleur au visage, généralement accompagnée de rougeur. Elle apparaît surtout chez les femmes lors de la ménopause.

BOUFFÉE DÉLIRANTE AIGUË *(angl. transient delusional disorder).* Appelée également trouble psychotique bref ou transitoire, il s'agit d'un épisode délirant, souvent bref, apparaissant brutalement chez un sujet n'ayant pas d'antécédents psychiatriques.

BOUFFISSURE *s. f. (angl. puffiness).* Empâtement des téguments ne s'accompagnant pas de signe d'inflammation et dû à l'infiltration diffuse de sérosités dans le tissu sous-cutané.

BOUGIE *s. f. (angl. bougie).* Sonde pleine, cylindrique, rigide ou flexible, utilisée pour l'exploration, le calibrage ou la dilatation d'un canal : œsophage, rectum, col de l'utérus, urètre, etc. ◇ **FILIFORME** *(angl. filiform —).* Bougie de calibre très fin. ◇ **OLIVAIRE** *(angl. olive-tipped —).* Bougie possédant à son extrémité un renflement en forme d'olive et utilisée en particulier pour la dilatation de l'urètre.

BOUGIRAGE *s. m. (angl. bougienage).* Méthode de dilatation d'un canal au moyen de bougies.

BOUILLON DE CULTURE *s. m. (angl. broth).* Liquide obtenu par décoction dans l'eau de viande ou d'organes d'animaux (foie, rate, etc.), utilisé comme milieu de culture en microbiologie.

BOUIN (LIQUIDE DE) *(angl. Bouin's fluid).* Liquide fixateur composé d'acide picrique, d'acide acétique et de formol. SYN. *PICROFORMOL.*

BOULIMIE *s. f. (angl. bulimia).* Survenue récurrente d'accès hyperphagiques qui consiste à la consommation rapide et incontrôlable d'une grande quantité d'aliments en temps limité.

BOURBILLON *s. m. (angl. core of boil).* Point central d'un furoncle, formé par un amas de pus et de tissu dermique nécrosé, qui s'élimine lors de l'ouverture du furoncle.

BOURDONNET *s. m. (angl. pledget).* **1.** Rouleau de compresses stériles, maintenu par les fils de suture sur les bords d'une plaie, assurant, par compression, l'hémostase et le modelage de la cicatrice. **2.** Rouleau ou plaque en matière résorbable ou non résorbable placé sous les fils de sutures pour éviter que ces dernières ne coupent les tissus dans lesquels elles passent.

BOURRELET *s. m. (angl. pad roll).* Renflement en certains endroits du corps. ◇ **ARTICULAIRE** *(angl. articular labrum).* Ancienne dénomination. ☞ *BOURRELET MARGINAL.* ◇ **COTYLOÏDIEN** ☞ *LABRUM ACÉTABULAIRE.* ◇ **DU CORPS CALLEUX** ☞ *SPLÉNIUM DU CORPS CALLEUX.* ◇ **GLÉNOÏDIEN** *(angl. labrum glenoidale).* ☞ *LABRUM GLÉNOÏDAL.* ◇ **INTERURÉTÉRAL** *(angl. interureteric fold).* Ancienne dénomination. ☞ *PLI INTERURÉTÉRIQUE.* ◇ **MARGINAL** *(angl. labrum).* Anneau fibrocartilagineux disposé sur la périphérie de certaines cavités articulaires, dont il augmente les dimensions. SYN. *BOURRELET ARTICULAIRE.*

BOURSE *s. f. (angl. bursa).* Nom donné à différentes structures anatomiques. ⊂⊃ **OMENTALE** *(NA. bursa omentalis). (angl. omental —).* Diverticule de la cavité péritonéale située derrière l'estomac et le petit omentum, et devant le pancréas et le rein gauche. Elle est limitée en haut par la coupole diaphragmatique, en bas par le mésocôlon transverse, à gauche par la rate, et à droite ne dépasse pas la première portion du duodénum. Elle communique avec la cavité péritonéale par le foramen omental. SYN. *ARRIÈRE-CAVITÉ DES ÉPIPLOONS, PETITE CAVITÉ.* ⊂⊃ **SYNOVIALE** *(NA. bursa synovialis). (angl. synovial —).* Membrane conjonctive limitant une cavité close et dont le rôle est de faciliter le glissement des organes auxquels elle est annexée, en particulier les tendons et les muscles.

BOURSES *s. f.* ☞ *SCROTUM.*

BOUTON *s. m.* **1.** Terme général désignant une petite papule, pustule ou vésicule sur la peau. **2.** Structure en forme de protubérance. ⊂⊃ **À ANASTOMOSE** *(angl. Jaboulay-Murphy button).* Instrument métallique composé de deux pièces, mâle et femelle, qui s'emboîtent mutuellement, employé en chirurgie pour réaliser des anastomoses digestives (intestinales ou gastro-entérales). ⊂⊃ **AORTIQUE** *(angl. aortic knob).* Nom donné à l'arc supérieur gauche de la silhouette cardiovasculaire vue radiologiquement de face, et correspondant à la partie supérieure horizontale de la crosse de l'aorte. ⊂⊃ **D'ALEP, DE BISKRA** *(angl. oriental sore).* ☞ *LEISHMANIOSE CUTANÉE.* ⊂⊃ **D'ÉPISCLÉRITE** *(angl. episcleral node).* Nodule douloureux, dur, violacé, situé dans la région ciliaire à 2-3 cm du limbe, en général du côté temporal. Il n'a pas tendance à s'ulcérer, mais il peut laisser des taches grises sur lesquelles adhère la conjonctive. ⊂⊃ **D'ORIENT** ☞ *LEISHMANIOSE CUTANÉE.*

BOUVERET (MALADIE DE) *(angl. Bouveret's syndrome).* Affection caractérisée par la survenue répétée d'accès de tachycardie (180 à 220 pulsations par minute) régulière à début et fin brusques, durant de quelques minutes à plusieurs heures. SYN. *TACHYCARDIE PAROXYSTIQUE ESSENTIELLE.*

BOWEN (MALADIE DE) *(angl. Bowen's disease).* Dyskératose cutanée évoluant lentement vers la transformation cancéreuse siégeant sur le tronc et les membres. SYN. *DERMATOSE PRÉCANCÉREUSE DE BOWEN.*

BOWMAN (CAPSULE DE) *(angl. Bowman's capsule).* ☞ *CAPSULE GLOMÉRULAIRE.*

BRACHIAL *adj. (angl. brachial).* Qui se rapporte au bras.

BRACHIALGIE *s. f. (angl. brachialgia).* Névralgie du plexus brachial, ou douleur dans le bras.

BRACHIOCÉPHALIQUE *adj. (angl. brachiocephalic).* Qui se rapporte au bras et à la tête. ⊂⊃ **(TRONC)** *(NA. truncus brachiocephalicus). (angl. — trunk).* Branche droite de la crosse aortique donnant la carotide commune et la subclavière droite. *ATLAS ANATOMIQUE DES ARTÈRES EN ANNEXE.*

BRACHYCÉPHALE *adj. (angl. brachicephalous).* Qui a la tête large et courte, aplatie à sa partie postérieure. S'emploie aussi comme substantif.

BRACHYDACTYLIE *s. f. (angl. brachydactyly).* Brièveté anormale des doigts ou des orteils due à une malformation congénitale ou à un arrêt de leur croissance.

BRACHYGNATHIE *s. f. (angl. brachygnathia).* Brièveté anormale de la mandibule.

BRACHYMÉLIE *s. f. (angl. micromelia).* Brièveté anormale des membres par rapport au tronc.

BRACHYMORPHE *adj.* Se dit d'un corps trapu, dont les dimensions transversales sont relativement très développées par rapport aux dimensions longitudinales.

BRACHYŒSOPHAGE *s. m. (angl. brachyesophagus).* Brièveté anormale de l'œsophage.

BRACHYPHALANGIE *s. f. (angl. brachyphalangia).* Présence d'une ou de plusieurs phalanges anormalement courtes à un doigt ou à un orteil.

BRACHYPNÉE *s. f. (angl. brachypnoea).* Respiration courte et lente.

BRADYARYTHMIE *s. f.* Bradycardie irrégulière traduisant une arythmie lente.

BRADYCARDIE s. f. *(angl. bradycardia).* Ralentissement de la fréquence cardiaque à un rythme inférieur à 60 par minute. La bradycardie peut être physiologique ou pathologique, sinusale, nodale ou due à un bloc atrioventriculaire. ◇ **CENTRALE** *(angl. central —).* Bradycardie dépendant d'une affection du système nerveux central. ◇ **ESSENTIELLE** *(angl. essential —).* Bradycardie physiologique, sans cause organique apparente. ◇ **NODALE** *(angl. nodal —).* Bradycardie caractérisée par l'absence de systole atriale. ◇ **SINUSALE** *(angl. sinus —).* Bradycardie de rythme sinusal, provoquée par la diminution de la fréquence de dépolarisation du nœud sinusal. ◇ **VAGALE** *(angl. vagal —).* Bradycardie due à l'augmentation du tonus parasympathique.

BRADYDIASTOLIE s. f. Allongement du temps diastolique de la contraction cardiaque.

BRADYKINÉSIE s. f. *(angl. bradykinesia).* Lenteur anormale des mouvements automatiques et volontaires, observée notamment dans les syndromes parkinsoniens.

BRADYKININE s. f. *(angl. bradykinin).* Polypeptide endogène qui provoque la contraction des muscles lisses, une augmentation de la perméabilité capillaire et une baisse de la pression artérielle.

BRADYPEPSIE s. f. *(angl. bradypepsia).* Digestion lente.

BRADYPHASIE s. f. *(angl. bradyphasia).* Trouble de la parole consistant en une prononciation extrêmement lente.

BRADYPHÉMIE s. f. *(angl. bradyphemia).* Ralentissement du rythme d'émission des mots.

BRADYPNÉE s. f. *(angl. bradypnea).* Respiration anormalement lente.

BRADYPSYCHIE s. f. *(angl. bradypsychia).* Ralentissement du cours de la pensée avec lenteur de l'idéation.

BRANCARD s. m. *(angl. stretcher).* Civière à bras utilisée pour le transport des malades ou des blessés. Il en existe différents modèles.

BRAS s. m. *(NA. brachium). (angl. arm).* Partie du membre supérieur comprise entre l'épaule et le coude. ◇ **DU COLLICULUS INFÉRIEUR** *(NA. — colliculi inferioris). (angl. brachium of inferior colliculus).* Bras d'union entre le colliculus inférieur et le corps géniculé interne. SYN. *BRAS CONJONCTIVAL POSTÉRIEUR.* ◇ **DU COLLICULUS SUPÉRIEUR** *(NA. — colliculi superioris). (angl. brachium of superior colliculus).* Bras d'union entre le colliculus supérieur et le corps géniculé externe. SYN. *BRAS CONJONCTIVAL ANTÉRIEUR.*

BRASSARD s. m. *(angl. cuff).* Pièce généralement ajustable au bras, telle que celle dont sont pourvus les instruments de mesure de la pression sanguine.

BRAVAIS-JACKSONIENNE (CRISE) *(angl. Jacksonian epilepsy).* Épilepsie partielle à sémiologie somatomotrice élémentaire.

BREDOUILLEMENT s. m. *(angl. mumbling).* Vice de prononciation qui consiste à précipiter les mots les uns à la suite des autres sans les espacer.

BREGMA s. m. *(NA. bregma). (angl. bregma).* Point situé sur la surface du crâne correspondant à la fontanelle antérieure du nouveau-né.

BRÉVILIGNE adj. *(angl. brachymorphic).* Se dit d'un individu de petite taille et d'aspect trapu.

BRIDE s. f. **1.** Membrane ou cordon de tissu conjonctif qui relie deux surfaces séreuses après un processus inflammatoire (péritoine, plèvre). **2.** ☞ *FREIN.*

BRIDGE s. m. Terme anglais signifiant pont surtout employé en odontologie et désignant une prothèse.

BROCA ◇ **(ANGLE AURICULAIRE DE)** *(angl. Broca's angle).* Angles formés entre le point auriculaire et d'autres points : alvéolaire, nasal, bregmatique, lambdoïdien, etc. SYN. *ANGLE AURICULOCRÂNIEN.* ◇ **(ANGLE BASILAIRE DE)** Angle entre la ligne nasion-basion et la ligne opisthion-basion (plan du foramen magnum). ◇ **(APHASIE DE)** *(angl. Broca's aphasia).* Aphasie motrice avec des lésions qui dépassent habituellement l'aire cérébrale du même nom. ◇ **(CENTRE MOTEUR DE)** *(angl. Broca's motor speech area).*

Centre cérébral du langage parlé. ◇ **(CIRCONVOLUTION DE)** *(angl. Broca's convolution)*. ☞ *GYRUS FRONTAL INFÉRIEUR.* ◇ **(POINT DE)** *(angl. Broca's point)*. ☞ *POINT AURICULAIRE.* ◇ **(RÉGION DE)** *(angl. Broca's region)*. SYN. *CENTRE MOTEUR DE BROCA.*

BROCHE *s. f. (angl. pin)*. Tige en acier, généralement pointue à une extrémité, utilisée en chirurgie osseuse pour opérer une traction sur un membre ou comme moyen d'ostéosynthèse.

BRODIE (ABCÈS DE) *(angl. Brodie's abscess)*. Foyer circonscrit d'ostéomyélite chronique, de localisation métaphysaire, généralement au tibia.

BROME *s. m. (angl. bromine)*. Élément liquide, de numéro atomique : 35. Ses différents sels entrent dans la composition de nombreux médicaments. Symbole : Br.

BROMHIDROSE *s. f. (angl. bromhidrosis)*. Excrétion de sueur abondante et fétide, souvent localisée aux aisselles et à la plante des pieds. On écrit aussi bromidrose. SYN. *OSMHIDROSE.*

BROMISME *s. m. (angl. bromism)*. Intoxication provoquée par le brome et ses composés.

BROMOCRIPTINE *s. f. (angl. bromocriptine)*. Agoniste dopaminergique dérivée de l'ergot de seigle. Elle freine la sécrétion hypothalamique de prolactine et est utilisée pour inhiber la sécrétion lactée du post-partum et dans le traitement des hyperprolactinémies et de la maladie de Parkinson.

BROMODERMIE *s. f. (angl. bromoderma)*. Ensemble des manifestations cutanées dues à l'intoxication par le brome ou ses composés.

BROMOFORME *s. m. (angl. bromoform)*. Tribromométhane, $CHBr_3$, liquide incolore, il était utilisé comme anesthésique et sédatif de la toux. Son usage médical est désormais interdit.

BROMURE *s. m. (angl. bromide)*. Tout composé du brome avec un autre corps simple ou composé. Certains bromures sont utilisés comme sédatifs (pour la toux, l'insomnie, la nervosité, etc.), en appoint dans le traitement des rhinopharyngites et comme antiseptiques locaux.

BRONCHE *s. f. (NA. bronchus)*. *(angl. bronchus)*. Conduit aérien qui fait suite à la trachée, par lequel l'air arrive aux alvéoles pulmonaires. La trachée se divise en deux bronches souches (droite et gauche), qui pénètrent dans les poumons où leurs ramifications forment l'arbre bronchique.

BRONCHECTASIE *s. f. (angl. bronchiectasis)*. Dilatation segmentaire d'une ou de plusieurs bronches, congénitale ou acquise par inflammation chronique de la bronche. Elle se traduit par des accès de toux ramenant une abondante expectoration mucopurulente. SYN. *DILATATION DES BRONCHES.*

BRONCHIO-ALVÉOLITE *s. f. (angl. bronchioalveolitis)*. Inflammation simultanée des bronchioles et des alvéoles.

BRONCHIOLE *s. f. (angl. bronchiole)*. Chacune des ramifications terminales d'une bronche à l'intérieur d'un lobule pulmonaire. ◇ **RESPIRATOIRE, TERMINALE** *(angl. respiratory, terminal —)*. Ultime branche de division de la bronche intralobulaire, qui débouche dans le canal alvéolaire.

BRONCHIOLECTASIE *s. f. (angl. bronchiolectasis)*. Dilatation des bronchioles. SYN. *BRONCHECTASIE CAPILLAIRE.*

BRONCHIOLITE *s. f. (angl. bronchiolitis)*. Inflammation des bronchioles pulmonaires. Elle peut être aiguë, due à une infection virale, souvent très grave chez le nourrisson. ◇ **EXSUDATIVE** *(angl. — exudativa)*. Bronchiolite s'accompagnant d'une exsudation fibrineuse. On l'observe au cours de l'asthme bronchique. ◇ **FIBREUSE OBLITÉRANTE** *(angl. — fibrosa obliteraus)*. Inflammation aiguë ou subaiguë des bronchioles, aboutissant à leur obstruction.

BRONCHIQUE *adj. (angl. bronchial)*. Qui se rapporte aux bronches.

BRONCHITE *s. f. (angl. bronchitis)*. Inflammation, aiguë ou chronique, de la muqueuse des bronches. ◇ **AIGUË** *(angl. acute —)*. Inflammation bronchique d'évolution brève, plus ou moins grave, favorisée par le froid et due à une infection, à l'inhalation de substances irritantes ou à des maladies générales. Elle se caractérise par de la fièvre, une dyspnée, une hypersécrétion de mucus, de la toux et une douleur thoracique accentuée par cette toux. ◇ **ASTHMATIFORME, SPASMODIQUE** *(angl. asthmatiform —).* Bronchite avec dyspnée expiratoire, de symptomatologie similaire à celle de l'asthme, que l'on observe surtout au cours de la première enfance. ◇ **CAPILLAIRE** *(angl. capillary —).* Inflammation aiguë des bronchioles. SYN. *CATARRHE SUFFOCANT.* ◇ **CATARRHALE** *(angl. catarrhal —).* Bronchite aiguë avec expectoration muco-purulente très abondante. ◇ **CHRONIQUE OBSTRUCTIVE** *(angl. chronic —).* Forme de bronchite au long cours, due à une irritation bronchique chronique caractéristique du tabagisme chronique. Elle est caractérisée par une toux et par une expectoration, à prédominance matinale, durant plus de trois mois par an et au moins deux années consécutives. L'évolution peut se faire vers l'insuffisance respiratoire chronique. ◇ **FÉTIDE** *(angl. putrid —).* Forme de bronchite caractérisée par une expectoration à odeur putride. ◇ **OBLITÉRANTE** Forme de bronchite dans laquelle les petites bronches se remplissent d'exsudats fibrineux. ◇ **PRODUCTIVE** *(angl. productive —).* Bronchite accompagnée d'une expectoration abondante. ◇ **SECONDAIRE** *(angl. secondary —).* Bronchite aiguë symptomatique d'une maladie infectieuse.

BRONCHITIQUE *adj.* **1.** Qui se rapporte à la bronchite. **2.** Qui est atteint de bronchite chronique.

BRONCHOASPIRATION *s. f. (angl. bronchoscopic aspiration).* Aspiration, à l'aide du bronchoscope, de liquide ou de mucosités à l'intérieur des bronches.

BRONCHOCÈLE *s. f. (angl. bronchocele).* Dilatation localisée d'une bronche.

BRONCHOCONSTRICTION *s. f. (angl. bronchoconstriction).* Rétrécissement du calibre des bronches.

BRONCHODILATATEUR *adj.* Qui provoque la dilatation bronchique, comme les traitements de l'asthme. S'emploie aussi comme substantif.

BRONCHODILATATION *s. f. (angl. bronchodilatation).* Dilatation des bronches, provoquée par un agent médicamenteux (bronchodilatateur) ou obtenue au moyen du bronchoscope.

BRONCHOFIBROSCOPIE *s. f. (angl. fiberoptic bronchoscopy).* Endoscopie bronchique pratiquée en utilisant un fibroscope souple. SYN. *FIBROSCOPIE BRONCHIQUE.*

BRONCHOGRAMME *s. m. (angl. bronchogram).* Radiogramme des bronches.

BRONCHOGRAPHIE *s. f. (angl. bronchography).* Radiographie des bronches après injection à l'intérieur de celles-ci d'un produit opacifiant.

BRONCHOPATHIE *s. f. (angl. bronchopathy).* Terme générique désignant toute affection des bronches.

BRONCHOPHONIE *s. f. (angl. bronchophony).* Résonance exagérée de la voix à l'auscultation, signe de condensation pulmonaire.

BRONCHOPLÉGIE *s. f. (angl. bronchoplegia).* Paralysie des bronches.

BRONCHOPNEUMONIE *s. f. (angl. bronchopneumonia).* Maladie infectieuse aiguë des poumons, dans lesquels elle forme des zones de condensation disséminées. Elle se caractérise par de la fièvre, de la toux, une dyspnée et des signes, à la percussion et à l'auscultation, traduisant les phases d'hépatisation, d'atélectasie ou d'emphysème qui se déroulent dans les poumons. Elle est due à des germes très divers.

BRONCHOPNEUMOPATHIE *s. f. (angl. bronchopneumopathy).* Terme générique désignant toute affection atteignant simultanément les bronches et le parenchyme pulmonaire.

BRONCHOPULMONAIRE *adj. (angl. bronchopulmonary).* Qui atteint à la fois les bronches et le parenchyme pulmonaire, ou qui s'y rapporte.

BRONCHORRHÉE *s. f. (angl. bronchorrhea).* Hypersécrétion de mucus par les bronches.

BRONCHOSCOPE *s. m. (angl. bronchoscope).* Instrument servant à examiner l'intérieur des bronches et que l'on introduit, sous anesthésie locale, par voie buccale, nasale ou par une ouverture trachéale après trachéotomie.

BRONCHOSCOPIE *s. f. (angl. bronchoscopy).* Endoscopie des conduits bronchiques, au moyen du bronchoscope, aux fins de diagnostic, pour déceler et extraire un corps étranger, effectuer un prélèvement ou un drainage, ou traiter certaines affections bronchiques et pulmonaires.

BRONCHOSPASME *s. m. (angl. bronchospasm).* Spasme des muscles bronchiques, qui provoque une bronchoconstriction.

BRONCHOSPIROMÉTRIE *s. f. (angl. bronchospirometry).* Détermination de la capacité fonctionnelle de chacun des deux poumons, à l'aide d'un bronchoscope double et de deux spiromètres.

BRONCHOSTÉNOSE *s. f. (angl. bronchial stenosis).* Diminution permanente du calibre des bronches.

BRONCHOTOMIE *s. f. (angl. bronchotomy).* Ouverture chirurgicale d'une bronche.

BROWN-SÉQUARD (SYNDROME DE) *(angl. Brown-Séquard syndrome).* Lésion unilatérale de la moelle épinière qui donne du côté de la lésion un syndrome pyramidal et des troubles sensitifs profonds, et du côté opposé à la lésion une anesthésie thermoalgésique et tactile. SYN. *SYNDROME D'HÉMISECTION DE LA MOELLE.*

BRUCELLOSE *s. f. (angl. brucellosis).* Maladie infectieuse, touchant les animaux (vaches, chèvres, moutons, porcs) et l'homme, due aux micro-organismes du genre *Brucella* et caractérisée par une fièvre irrégulière, avec sueurs nocturnes abondantes, des algies diverses, une asthénie importante, une hépatosplénomégalie, des arthrites chroniques, en particulier sacro-iliaques. C'est une maladie à déclaration obligatoire. SYN. *FIÈVRE DE MALTE, FIÈVRE ONDULANTE, MÉLITOCOCCIE.*

BRUDZINSKI (SIGNES DE) **1.** Au cours des méningites, la flexion passive de la nuque provoque la flexion involontaire des cuisses et des jambes. **2.** Au cours des méningites, la flexion passive de la jambe et de la cuisse d'un côté provoque un mouvement similaire du membre controlatéral.

BRUIT *s. m. (angl. sound).* Son produit par la superposition de vibrations diverses et discordantes. ◇ **DE CARILLON** Bruit perçu à l'auscultation d'un pneumopéricarde, lorsque le gaz prédomine. ◇ **DE CUIR NEUF** *(angl. pericardial rub).* Bruit perçu à l'auscultation cardiaque dû au frottement l'une sur l'autre des séreuses péricardiques enflammées. SYN. *FROTTEMENT PÉRICARDIQUE.* ◇ **DE DRAPEAU** *(angl. flopping rustle —).* Bruit perçu à l'auscultation pulmonaire, semblable à celui produit par un drapeau flottant dans l'air, et dû à la présence de membranes à l'intérieur de la trachée ou d'une grosse bronche. ◇ **DE GALOP** *(angl. gallop rhythm).* Bruit sourd, diastolique, de faible intensité, surajouté aux deux bruits cardiaques normaux, réalisant alors un rythme à trois temps, de signification toujours pathologique. ◇ **DE GRELOT** *(angl. rattling —).* Bruit rappelant celui d'un grelot, dû à la présence d'un corps étranger mobile dans la trachée. ◇ **DE SUCCUSSION** *(angl. succussion —).* Bruit produit par l'agitation subite du liquide contenu dans une cavité dilatée, comme dans la dilatation gastrique. ◇ **DE TEMPÊTE** Bruit perçu à l'auscultation du thorax dans la bronchite capillaire, produit par une association de râles humides et de râles sous-crépitants fins. ◇ **HYDRO-AÉRIQUE** Bruit métallique produit à la percussion d'une cavité contenant un mélange de gaz et de liquide. ◇ **RESPIRATOIRE** *(angl. vesicular breath).* ☞ *MURMURE RESPIRATOIRE.* ◇ **VÉSICULAIRE** *s. m.* ☞ *MURMURE RESPIRATOIRE.*

BRUITS DU CŒUR *(angl. heart sounds).* Ensemble des bruits produits au cours de la révolution cardiaque. On distingue : le premier bruit (B1), correspondant à la fermeture des valvules atrioventriculaires ; le deuxième bruit (B2), correspondant à la fermeture des valves sigmoïdes aortiques et pulmonaires ; le troisième bruit (B3), correspondant au remplissage rapide du ventricule gauche qui survient au début de la diastole ; le quatrième bruit (B4), correspondant à la contraction des atria, non perçu à l'oreille, mais enregistrable au phonocardiogramme.

BRULÛRE *s. f. (angl. burn).* Lésions produites par la chaleur sous ses différentes formes. Selon l'intensité des lésions, on distingue trois degrés : 1) brûlure au premier degré, avec érythème douloureux ; 2) brûlure au deuxième degré, avec phlyctènes ; 3) brûlure au troisième degré, dans laquelle les bulles se compliquent de nécrose du derme, et parfois des tissus sous-jacents.

BRUXISME *s. m. (angl. bruxism).* Mouvement anormal de grincement des dents survenant au cours du sommeil ou de l'état d'éveil.

BUBON *s. m. (angl. bubo).* Tuméfaction inflammatoire d'un nœud lymphatique, en particulier au niveau de l'aine, d'origine infectieuse. ◇ **CHANCRELLEUX** *(angl. chancroidal —).* Adénite inguinale unilatérale, suppurée et douloureuse, consécutive à un chancre mou. ◇ **CLIMATIQUE** *(angl. climatic —).* Lymphogranulome vénérien, maladie de Nicolas-Favre. ◇ **D'EMBLÉE** *(angl. primary —).* Bubon dû à une maladie vénérienne, non précédé d'une lésion d'inoculation visible. ◇ **SATELLITE** *(angl. syphilitic —).* Adénopathie inguinale accompagnant le chancre syphilitique. Les nœuds lymphatiques sont indolores et durs. SYN. *BUBON SYPHILITIQUE.* ◇ **SYPHILITIQUE** ☞ *BUBON SATELLITE.*

BUCCAL *adj.* Qui se rapporte à la bouche. SYN. *ORAL.*

BUCCINATEUR (MUSCLE) *(NA. m. buccinator). (angl. buccinator muscle).* Muscle de la joue. *ATLAS ANATOMIQUE DES MUSCLES EN ANNEXE.*

BUCKYTHÉRAPIE *s. f. (angl. buckytherapy).* Utilisation thérapeutique de rayons X de faible énergie, d'une longueur d'onde de 1 à 2 angströms, notamment en dermatologie pour le traitement de lésions superficielles. Technique abandonnée.

BUDD-CHIARI (SYNDROME DE) *(angl. Budd-Chiari syndrome).* Hypertension portale provoquée par une obstruction des veines sus-hépatiques, en rapport avec une tumeur maligne le plus souvent rénale ou hépatique ou au cours d'une maladie de Vaquez. Cette thrombose provoque une hépato-splénomégalie avec ascite et circulation veineuse collatérale abdomino-thoracique.

BULBAIRE *adj. (angl. bulbar).* Qui sc rapporte à un bulbe, notamment au bulbe rachidien. ◇ **(SYNDROME)** *adj. (angl. — syndrome).* Ensemble de troubles résultant de lésions du bulbe rachidien. Association d'un syndrome pyramidal, de troubles sensitifs controlatéraux et de paralysies homolatérales des nerfs crâniens.

BULBE *s. m.* **1.** Structure ou organe arrondis. **2.** Le bulbe rachidien. ◇ **AORTIQUE** *(NA. — aortae). (angl. — of aorta).* Segment initial de la portion ascendante de la crosse de l'aorte. ◇ **ARTÉRIEL** *(angl. — arteriosus).* Extrémité supérieure dilatée du tube cardiaque primitif de l'embryon. ◇ **DU PÉNIS** *(NA. — penis). (angl. — of penis).* Extrémité postérieure renflée du corps spongieux de la verge. ◇ **DU VAGIN** ☞ *BULBE VESTIBULAIRE.* ◇ **DUODÉNAL** *(NA. pars superior duodeni). (angl. duodenal cap).* Partie initiale dilatée de la première portion du duodénum. ◇ **GUSTATIF** *(angl. taste —).* Plaque ou organe terminal du nerf gustatif sur les papilles de la langue. ◇ **OLFACTIF** *(NA. — olfactorius). (angl. olfactory —).* Extrémité antérieure renflée du nerf olfactif sur la face inférieure de chaque lobe frontal du cerveau. ◇ **PILEUX** *(NA. pars pili). (angl. — of hair).* Portion courbe, renflée et profonde du follicule pileux. ◇ **RACHIDIEN** *(NA. medulla oblongata). (angl. spinal —).* Partie inférieure du tronc cérébral ; il fait suite à la moelle épinière au niveau de l'arc de l'atlas, traverse le foramen magnum et se continue par le pont. SYN. *MOELLE ALLONGÉE.* ◇ **SPONGIEUX** ☞ *BULBE DU PÉNIS.* ◇ **TERMINAL** *(NA. corpusculum bulboidenum). (angl. end —).* Chacun des corps sphériques ou ovoïdes terminaux présents dans les parties les plus sensitives des membranes muqueuses aux extrémités des branches des nerfs sensoriels. ◇ **VESTIBULAIRE** *(NA. bulbus vestibuli viginae). (angl. vestibulovaginal —).* Chacun des deux organes cylindriques érectiles, qui sont situés au-dessous de la membrane muqueuse, de part et d'autre du vestibule du vagin. SYN. *BULBE DU VAGIN.*

BULBITE *s. f. (angl. bulbitis).* Inflammation de la muqueuse urétrale du cul-de-sac bulbaire.

BULBOSPONGIEUX (MUSCLE) *(angl. bulbospongious muscle).* Muscle intervenant dans l'émission d'urine et l'érection. SYN. *MUSCLE BULBOCAVERNEUX. ATLAS ANATOMIQUE DES MUSCLES EN ANNEXE.*

BULLE *s. f. (angl. bulla).* Soulèvement bien circonscrit de l'épiderme, renfermant un liquide généralement séreux, parfois sanguinolent. SYN. *PHLYCTÈNE, AMPOULE.* ◇ **ETHMOÏDALE** *(NA. bulla ethmoidalis). (angl. ethmoid —).* Saillie arrondie sur le méat moyen du nez, due à une cellule ethmoïdale. ◇ **PULMONAIRE** *(angl. emphysematous —, pulmonary —).* Cavité à paroi très mince contenant de l'air, d'un diamètre supérieur à 1 cm, localisée au sein du parenchyme pulmonaire, qui peut être normal ou pathologique.

BUNYAVIRIDAE Famille de virus transmis par des moustiques. Certains sont des agents pathogènes pour l'homme et les animaux. Les syndromes qu'ils entraînent vont des états fébriles indifférenciés accompagnés de céphalalgies jusqu'à la méningo-encéphalite.

BUPHTALMIE *s. f.* **1.** *(angl. hydrophtalmos).* Affection oculaire caractérisée par une distension du globe oculaire due à l'augmentation de la pression oculaire, observée dans le glaucome congénital. **2.** *(angl. buphthalmia).* Distension du globe oculaire due à l'augmentation de la pression intraoculaire.

BURKITT (LYMPHOME OU TUMEUR DE) *(angl. Burkitt's lymphoma).* Forme rare de lymphome malin non-hodgkinien à cellules B matures. Deux formes existent : l'une est dite « endémique » (Afrique subtropicale), liée au virus Epstein-Barr (EBV), et se présente classiquement chez l'enfant sous forme d'une tumeur des maxillaires et/ou des orbites ; l'autre est dite « sporadique », non liée à l'EBV, et se développe surtout dans l'abdomen.

BURSITE *s. f. (angl. bursitis).* Inflammation aiguë ou chronique d'une bourse séreuse. SYN. *HYGROMA.*

BURSOGRAPHIE *s. f. (angl. bursography).* Radiographie avec préparation d'une bourse séreuse.

BUSPIRONE *s. f. (angl. buspirone).* Médicament anxiolytique, non sédatif, qui provoque moins de dépendance physique que les benzodiazépines.

BUTÉE *s. f. (angl. joint stop).* Obstacle placé sur une articulation pour en limiter les mouvements excessifs et prévenir les luxations.

BUTYROPHÉNONE *s. f. (angl. butyrophenone).* Neuroleptique qui, bien que chimiquement différent des phénothiazines, possède les mêmes propriétés pharmacologiques. Le chef de file en est l'halopéridol ; les butyrophénones s'utilisent dans le traitement des psychoses.

BUVARDAGE *s. m. (angl. blotting).* Transfert de macromolécules d'un gel vers une membrane où elles se fixent. SYN. *BLOTTING, EMPREINTE.* ◇ **EN TACHES** *(angl. dot blot).* Méthode d'hybridation moléculaire entre un acide nucléique directement adsorbé sous forme de tache sur un filtre et une sonde. Terme désormais peu utilisé, on lui préfère l'anglais *dot blot.* ☞ *DOT BLOT.*

BW Abréviation de Bordet-Wassermann (réaction de).

BYPASS GASTRIQUE *s. m. (angl. gastric bypass).* Technique de chirurgie bariatrique à la fois restrictive (confection d'une poche gastrique proximale exclue du reste de l'estomac) et malabsorptive (ascension d' une anse jéjunale alimentaire à la poche proximale de l'estomac).

BYSSINOSE *s. f. (angl. byssinosis).* Pneumoconiose due à l'inhalation de fibres ou de poussières de coton.

C

C **1.** Symbole chimique du carbone. **2.** Symbole du degré Celsius (°C).

Ca *(angl. Ca).* Symbole chimique du calcium.

CA 125, 15-3, ETC. ☞ *ANTIGÈNE CA.*

CACCHI ET RICCI (MALADIE DE) *(angl. medullary sponge kidney).* Dilatation kystique congénitale des tubes collecteurs rénaux au niveau des pyramides rénales pouvant se compliquer de lithiase rénale. SYN. *REIN EN ÉPONGE.*

CACHECTIQUE *adj. (angl. cachectic).* Qui se rapporte à la cachexie ou qui en est atteint.

CACHET *s. m. (angl. cachet).* Ancienne forme pharmaceutique constituée de deux cupules en pain azyme, contenant un médicament solide pulvérulent.

CACHEXIE *s. f. (angl. cachexia).* État pathologique caractérisé par une maigreur extrême et une atteinte grave de l'état général. Il peut être dû à la sous-alimentation ou à la maladie. ◇ **CANCÉREUSE** *(angl. cancerous —).* État d'émaciation observé dans les cas de tumeur maligne. ◇ **EXOPHTALMIQUE** *(angl. — exopthalmica).* Cachexie du goitre exophtalmique. ◇ **HYPOPHYSAIRE** *(angl. — hypophysiopriva).* ☞ *HYPOPITUITARISME.* ◇ **PALUDÉENNE** *(angl. malarial —).* Altération de l'état général secondaire à un paludisme chronique non traité.

CACOGUEUSIE *s. f. (angl. cacogeusia).* Mauvais goût dans la bouche.

CADASIL Acronyme anglais pour *Cerebral Autosomal Dominant Arteriopathy with Subcortical Infarcts and Leukocephalopathy*, une affection héréditaire à transmission autosomique dominante de l'adulte jeune (dépourvu de facteurs de risque vasculaire) donnant des accidents cérébraux récidivants et aboutissant à un état démentiel.

CADAVRE *s. m. (angl. cadaver).* Corps après la mort, surtout en parlant de l'homme et des gros animaux.

CADUC *adj. (angl. caducous).* Se dit d'un organe destiné à tomber ou à disparaître.

CADUCÉE *s. m. (angl. caduceus).* Emblème des médecins. Il est formé d'un faisceau de baguettes surmonté du miroir de la Prudence et autour duquel s'enroule le serpent d'Épidaure.

CADUQUE *s. f. (NA. membrana decidua). (angl. decidua).* ☞ *MEMBRANE DÉCIDUALE.* ◇ **BASALE** *(angl. placental —).* Partie de la caduque située en regard du placenta.

CÆCAL *adj. (angl. cecal).* Qui se rapporte au cæcum. Ex. *muqueuse cæcale.*

CÆCOFIXATION *s. f. (angl. cecofixation).* ☞ *CÆCOPEXIE.*

CÆCOPEXIE *s. f. (angl. cæcopexy).* Fixation chirurgicale du cæcum à la paroi de la fosse iliaque droite. SYN. *TYPHLOPEXIE, CÆCOFIXATION.*

CÆCOPTOSE *s. f. (angl. cecoptosis).* Ptose du cæcum.

CÆCORRAPHIE *s. f.* Suture du cæcum. SYN. *TYPHLORRAPHIE, CÆCOPLICATURE.*

CÆCOSTOMIE *s. f. (angl. cecostomy).* Abouchement chirurgical du cæcum à la peau de la paroi abdominale.

CÆCOTOMIE *s. f. (angl. cecotomy).* Incision du cæcum.

CÆCUM *s. m. (NA. caecum). (angl. caecum).* Première partie du gros intestin située dans la fosse iliaque droite. La limite supérieure du cæcum correspond à l'abouchement de l'iléon dans le côlon ascendant. Sur sa face interne s'ouvre l'appendice vermiforme.

CAERULOPLASMINE *s. f. (angl. caeruloplasmine).* ☞ *CÉRULOPLASMINE.*

CAFÉINE *s. f. (angl. caffeine).* Triméthylxanthine ; alcaloïde tiré du café, du thé et du maté. C'est un stimulant nerveux et cardiaque et un diurétique.

CAFÉISME *s. m. (angl. caffeinism).* Intoxication chronique par le café ou par d'autres produits contenant de la caféine. SYN. *CAFÉINISME.*

CAGE THORACIQUE *(NA. compages thoracis). (angl. thoracic cavity).* Ensemble formé par la colonne vertébrale en arrière, le sternum en avant, les arcs costaux latéralement.

CAGNEUX *adj. (angl. knock kneed).* Se dit d'un individu affecté de *genu valgum.*

CAILLOT *s. m. (angl. clot).* Masse molle, semi-solide, formée par la coagulation d'un liquide, tel que le sang, la lymphe, le lait, etc. Ce terme s'applique plus particulièrement au sang. SYN. *COAGULUM.*

CAISSE DU TYMPAN ◇ **(PYRAMIDE DE LA)** *(angl. pyramid of tympanum).* Ancienne dénomination. ☞ *ÉMINENCE PYRAMIDALE.*

CAISSON HYPERBARE *(angl. hyperbaric chamber).* Enceinte dans laquelle la pression d'oxygène est supérieure à la pression atmosphérique. On l'utilise dans la gangrène gazeuse et autres infections anaérobies et dans l'intoxication à l'oxyde de carbone.

CAISSONS (MALADIE DES) *(angl. decompression sickness).* Ensemble des troubles observés chez les scaphandriers, les plongeurs et les ouvriers travaillant dans des caissons à air comprimé, après passage brusque d'une pression élevée à la pression atmosphérique. Ils sont dus à la formation de bulles d'azote dans le sang et dans les tissus.

CAL *s. m.* **1.** Symbole de la calorie. **2.** *(angl. callus).* Tissu de régénération osseuse qui soude les deux fragments d'un os fracturé. ◇ **EXUBÉRANT** *(angl. hypertrophic —).* Cal anormalement volumineux, dépassant largement les limites de l'os normal. SYN. *CAL HYPERTROPHIQUE.* ◇ **PRIMAIRE** *(angl. central —).* Cal qui se forme entre les extrémités fracturées de l'os et qui subira progressivement une ossification. ◇ **VICIEUX** *(angl. malunion of fracture).* Cal fixant les fragments d'un os fracturé dans une position fonctionnellement défavorable.

CALCANÉITE *s. f. (angl. calcaneitis).* Inflammation du calcanéus.

CALCANÉUS *s. m. (NA. calcaneus). (angl. calcaneus).* Os du tarse constituant le talon situé au-dessous du talus et en arrière du cuboïde. SYN. *CALCANÉUM. ATLAS ANATOMIQUE DES OS EN ANNEXE.*

CALCÉMIE *s. f. (angl. calcemia).* Taux de calcium dans le sang ; normalement il est de 2,4 à 2,6 mmol/L (95 à 105 mg/L). La calcémie ionisée se situe entre 1,17 et 1,3 mmol/L.

CALCIFÉROL *s. m. (angl. calciferol).* ☞ *VITAMINE D.*

CALCIFICATION *s. f.* **1.** Processus physiologique qui intervient dans la formation des os. **2.** Dépôt de sels de calcium dans les tissus et les organes qui n'en contiennent pas normalement. ◇ **DYSTROPHIQUE** *(angl. dystrophic —).* Dépôt de calcium dans des tissus nécrosés ou en dégénérescence, sans modification du calcium sanguin. ◇ **MÉTASTATIQUE** *(angl. metastatic —).* Précipitation de sels de calcium dans des tissus qui en sont normalement dépourvus. Elle est la conséquence d'un excès de sels de calcium dans le sang.

CALCINOSE *s. f. (angl. calcinosis).* Dépôt de sels de calcium dans un tissu ou dans le parenchyme d'un organe, notamment dans le rein. ◇ **CIRCONSCRITE** *(angl. — circumscripta).* Dépôt de sels de calcium dans le tissu sous-cutané. ◇ **GÉNÉRALISÉE** *(angl. — universalis).* Production de nombreux et abondants dépôts de sels de calcium dans la peau, les muscles et le tissu cellulaire sous-cutané. ◇ **TUMORALE** *(angl. tumoral —).* Formations calcaires et lipomateuses périarticulaires, symétriques, évoluant par poussées inflammatoires et douloureuses, d'étiologie inconnue.

CALCIPEXIE *s. f. (angl. calcipexy).* Fixation de sels de calcium par les tissus.

CALCIPHILIE *s. f. (angl. calciphilia).* Affinité pour le calcium. Ce terme s'applique notamment à certains tissus.

CALCIPHYLAXIE *s. f.* Calcifications artériolaires et tissulaires dans le cadre d'un syndrome d'hypersensibilité. Risque de nécrose tissulaire.

CALCIPRIVE *adj.* Qui se rapporte ou qui est dû à une déficience ou à une absence de calcium.

CALCIQUE *adj. (angl. calcic).* Qui se rapporte au calcium ou à la chaux, ou qui en contient.

CALCITHÉRAPIE *s. f. (angl. calcium therapy).* Emploi thérapeutique des sels de calcium.

CALCITONINE *s. f. (angl. calcitonin).* Hormone sécrétée par les cellules C de la thyroïde, et qui possède une action hypocalcémiante. Le taux de calcitonine plasmatique est un marqueur spécifique du cancer médullaire de la thyroïde. SYN. *THYROCALCITONINE (TCT).*

CALCIUM *s. m. (angl. calcium).* Métal de numéro atomique 20. On le trouve dans presque tous les tissus organiques. Le calcium joue un rôle important dans la formation des os et des dents, dans la coagulation du sang, dans la régulation de l'équilibre acido-basique, dans la conduction nerveuse et la contraction musculaire. Ses composés organiques et minéraux sont largement utilisés en médecine. Symbole : Ca. ◇ **(ALGINATE DE)** *(angl. — aliginate).* Hémostatique de contact. ◇ **(ASCORBATE DE)** *(angl. — ascorbate).* Forme d'administration de la vitamine C. ◇ **(BROMURE DE)** *(angl. — bromide).* $CaBr_2$, sédatif. N'est plus utilisé. ◇ **(CARBONATE DE)** *(angl. — carbonate).* Il se trouve dans les os, les coquilles d'œuf et comme minéral dans la nature ; astringent, absorbant et antiacide utilisé dans la dyspepsie, la diarrhée et dans la correction de carences calciques. ◇ **(CHLORURE DE)** *(angl. — chloride).* $CaCl_2$. Acidifiant et diurétique. Calcithérapie d'urgence. ◇ **(FLUORURE DE)** *(angl. — fluoride).* Protecteur dentaire. ◇ **(GLUCONATE DE)** *(angl. — gluconate).* Sel calcique de l'acide gluconique, employé comme apport calcique. ◇ **(HÉPARINATE DE)** *(angl. heparin —).* Anticoagulant d'action immédiate. ☞ *HÉPARINE.* ◇ **(LACTATE DE)** *(angl. — lactate).* Utilisé dans l'hypocalcémie en association à d'autres sels de calcium. ◇ **(OXALATE DE)** *(angl. — oxalate).* CaC_2O_4, poudre cristalline ; on le trouve dans l'urine et dans certains calculs urinaires. ◇ **(OXYDE DE)** *(angl. — oxide).* Chaux vive, CaO, caustique. ◇ **(PANTOTHÉNATE DE)** *(angl. — pantothenate).* Forme d'administration de l'acide pantothénique (vitamine B5). ◇ **(PHOSPHATES DE)** *(angl. — phosphates).* Les phosphates de calcium les plus importants sont : l'orthophosphate de calcium, phosphate des os et des dents, présent dans presque tous les liquides et excrétions de l'organisme, et le phosphate monobasique de calcium, utilisé comme recalcifiant. ◇ **(SULFITE DE)** *(angl. — sulfite).* $CaSO_3$, agent antioxydant et antimicrobien. ◇ **(SULFURE DE)** *(angl. — sulfide).* CaS, utilisé comme pesticide.

CALCIURIE *s. f. (angl. calciuria).* Taux de calcium dans l'urine, normalement entre 3,75 et 6,25 mmol/24 h (150 et 300 mg/24 h).

CALCOSPHÉRITE *s. f. (angl. calcospherite).* Concrétion calcaire sphérique qui se forme dans le stroma de certaines tumeurs. Peu usitée.

CALCUL *s. m. (angl. calculus).* Concrétion solide constituée par l'accumulation de sels minéraux ou de substances organiques à l'intérieur d'un viscère creux, d'un canal excréteur ou d'une glande. ◇ **ARTHRITIQUE** *(angl. articular —).* Dépôt d'urates dans une articulation ou dans son voisinage ; il s'agit généralement d'urate de sodium. SYN. *CALCUL ARTICULAIRE.* ◇ **BILIAIRE** *(angl. gallstone).* Concrétion formée dans la vésicule biliaire ou dans les voies biliaires ; elle est constituée de cholestérol, de pigments et de sels biliaires. ◇ **CORALLIFORME** *(angl. staghorn —).* Calcul volumineux et ramifié dont la forme rappelle celle du corail, et qui se forme dans le pelvis du rein. ◇ **DENDRITIQUE** SYN. *CALCUL CORALLIFORME.* ◇ **ENKYSTÉ** *(angl. encysted —).* Calcul urinaire inclus dans un diverticule qui s'est développé à partir de la paroi vésicale. ◇ **FÉCALOÏDE** *(angl. coprolith).* Concrétion formée dans l'intestin par des matières fécales durcies. SYN. *COPROLITHE.* ◇ **GASTRIQUE** *(angl. gastric —).* Concrétion formée à l'intérieur de l'estomac, en général à partir d'un bézoard. SYN. *GASTROLITHE.* ◇ **HÉMATIQUE** *(angl. hemic —).*

Calcul développé à partir d'un caillot sanguin. ◇ **HÉPATIQUE** *(angl. hepatic —)*. Concrétion formée dans les voies biliaires intrahépatiques. ◇ **LACRYMAL** ☞ *DACRYOLITHE*. ◇ **MÛRIFORME** *(angl. mulberry —)*. Calcul dont la forme rappelle celle d'une mûre, avec des aspérités et des saillies. ◇ **NÉPHRITIQUE** *(angl. renal —)*. Calcul urinaire formé dans le rein. SYN. *CALCUL RÉNAL*. ◇ **ORGANIQUE** *(angl. organic —)*. Calcul dont le noyau est formé d'une agglomération de cellules épithéliales ou de sang coagulé. ◇ **PANCRÉATIQUE** *(angl. pancreatic —)*. Concrétion constituée essentiellement de carbonate de calcium et formée dans le conduit pancréatique ou dans l'une de ses branches. ◇ **PHOSPHATIQUE** *(angl. phosphatic —)*. Calcul rénal formé d'un mélange de phosphates. ◇ **PIGMENTAIRE** *(angl. biliary —)*. Calcul biliaire constitué de pigments biliaires et d'une petite quantité de phosphate de calcium et de cholestérol. ◇ **PRÉPUTIAL** *(angl. postholithic —)*. ☞ *POSTHOLITHE*. ◇ **PROSTATIQUE** *(angl. prostatic —)*. Concrétion formée dans la prostate et composée principalement de carbonate et de phosphate de calcium. ◇ **SALIVAIRE** *(angl. salivary —)*. Concrétion formée dans un canal et/ou une glande salivaire et composée principalement de sels de calcium. ◇ **SECONDAIRE** *(angl. secondary —)*. Calcul dont le noyau est formé d'une substance organique d'origine inflammatoire. SYN. *CALCUL INFLAMMATOIRE*. ◇ **SPERMATIQUE** *(angl. spermatic —)*. Concrétion formée dans la vésicule séminale, le canal efférent ou l'épididyme. SYN. *SPERMOLITHE*. ◇ **TONSILLAIRE** *(angl. tonsillar —)*. Concrétion calcaire formée dans une crypte tonsillaire. ◇ **URINAIRE** *(angl. urinary —)*. Tout calcul se formant dans le rein ou dans les voies urinaires.

CALCULOCANCER *s. m.* Cancer développé sur une vésicule lithiasique.

CALICE *s. m. (NA. calix). (angl. calyx calix)*. Structure de la voie excrétrice du rein. Les petits calices en constituent les segments initiaux ; ils sont insérés au pourtour d'une papille rénale qui fait saillie dans leur lumière et ils s'ouvrent par l'autre extrémité dans un grand calice. Les grands calices, habituellement au nombre de trois (supérieur, moyen et inférieur), sont formés par la réunion de deux à quatre petits calices et se réunissent pour former le pelvis rénal.

CALICECTASIE *s. f. (angl. calicectasis)*. Dilatation d'un calice rénal.

CALICIFORME *adj. (angl. calicine)*. En forme de coupe.

CALLOSITÉ *s. f. (angl. callosity ; callus)*. Épaississement et durcissement de l'épiderme, dû à des frottements, à des pressions répétées, et se produisant le plus souvent aux mains et aux pieds.

CALMETTE ET GUÉRIN (BACILLE DE) *(angl. Calmette-Guérin bacillus)*. Souche de *Mycobacterium bovis* dont le pouvoir pathogène a été réduit. Utilisé en immunothérapie de certains cancers et comme agent vaccinal contre la tuberculose. ☞ *BCG*.

CALORIE *s. f. (angl. caloric)*. Unité de quantité de chaleur, qui équivaut à 4,185 joules ; c'est la quantité de chaleur nécessaire pour élever de 1 °C la température de 1 g d'eau de 14 à 15 °C sous pression atmosphérique normale. La kilocalorie (égale à 1 000 calories) est parfois appelée grande calorie. Symbole : cal.

CALVARIA *s. f. (NA. calvaria). (angl. calvaria)*. Partie supérieure arrondie du crâne. SYN. *CALOTTE CRÂNIENNE*.

CALVITIE *s. f. (angl. baldness)*. Perte définitive, totale ou partielle, des cheveux.

CAMÉRULAIRE *adj.* Qui est en rapport avec la chambre antérieure de l'œil.

CAMPHRE *s. m. (angl. camphor)*. Terpène extrait du bois de camphrier. Il stimule les centres respiratoires et vasomoteurs et possède des propriétés révulsives. Les principales préparations officinales sont l'eau camphrée, l'alcool camphré, l'huile camphrée et la pommade camphrée. ◇ **ARTIFICIEL** *(angl. synthetic —)*. Composé obtenu par l'action de l'acide chlorhydrique sur l'essence de térébenthine, et possédant l'aspect et l'odeur du camphre. ◇ **DE TÉRÉBENTHINE** ☞ *CAMPHRE ARTIFICIEL*.

CAMPIMÉTRIE *s. f. (angl. campimetry)*. Exploration et détermination des zones moyenne et centrale du champ visuel au moyen du campimètre.

CAMPTOCORMIE *s. f. (angl. camptocormia).* Déformation consistant en une flexion statique du tronc en avant.

CAMPTODACTYLIE *s. f. (angl. camptodactyly).* Flexion permanente d'un ou de plusieurs doigts, en particulier de l'auriculaire, localisée au niveau de l'articulation interphalangienne proximale.

CAMPTOMÉLIE *s. f. (angl. camptomelia).* Incurvation des os des membres.

CAMPYLOBACTER Genre de bactéries à Gram négatif, de forme incurvée, dotées d'un flagelle polaire unique. Présents à l'état saprophyte au sein des organes génitaux, dans l'intestin et la cavité buccale. Certaines espèces peuvent être pathogènes pour l'homme : septicémies et endocardites *(Campylobacter fetus subsp. fetus)*, gastro-entérites *(C. jejuni et C. coli)*.

CANAL *s. m. (NA. canalis). (angl. duct).* Structure anatomique tubulaire, plus ou moins étroite et allongée, qui livre passage à des matières organiques (aliments, sang, sécrétions), à l'air, ou à des vaisseaux sanguins, des nerfs, etc. ◇ **ANAL** *(NA. — analis). (angl. anal canal).* Portion anale du rectum. ◇ **ARTÉRIEL** *(NA. ductus arteriosus). (angl. ductus arteriosis).* Canal unissant chez le fœtus l'aorte à la branche gauche de l'artère pulmonaire. Il s'oblitère à la naissance. SYN. *CANAL DE BOTAL.* ◇ **ATRIOVENTRICULAIRE** *(angl. atrioventicular canal).* Segment du tube cardiaque primitif faisant communiquer le ventricule primitif et l'atrium primitif. Sa persistance constitue une malformation congénitale dont il existe deux types : une forme partielle curable chirurgicalement et une forme complète de pronostic plus aléatoire. ◇ **CALCIQUE** *(angl. calcium channel).* Pore de la membrane cellulaire permettant le passage intracellulaire du calcium. ◇ **CAROTICOTYMPANIQUE** *(angl. caroticotympanic canaliculus).* Ancienne dénomination. ☞ *CANALICULE CAROTICOTYMPANIQUE.* ◇ **CAROTIDIEN** *(NA. — caroticus). (angl. carotid canal).* Passage dans le rocher pour la carotide interne et le plexus carotidien. ◇ **CARPIEN** *(NA. — carpi). (angl. carpal tunnel).* Canal ostéofibreux constitué par la gouttière antérieure du carpe, fermé en avant par le ligament annulaire antérieur du carpe. Il livre passage aux tendons fléchisseurs des doigts, au muscle grand palmaire et au nerf médian. Toutes les affections réduisant le diamètre du canal carpien peuvent être en cause dans la souffrance du nerf médian. ◇ **CARPIEN (SYNDROME DU)** *(angl. carpal tunnel syndrome).* Compression du nerf médian au niveau du ligament annulaire du carpe, se traduisant par des dysesthésies et des troubles moteurs et vasomoteurs atteignant surtout les 2e et 3e doigts. ◇ **COCHLÉAIRE** *(angl. cochlear —).* Ancienne dénomination. ☞ *CONDUIT COCHLÉAIRE.* ◇ **CONDYLAIRE** *(NA. — condylaris). (angl. condylar —).* Passage creusé dans la portion condylienne de l'os occipital, livrant passage à une veine émissaire. ◇ **DE LA MOELLE SPINALE** *(NA. — centralis medullae spinalis). (angl. central canal of spinal cord).* Canal longitudinal s'étendant sur toute la longueur de la moelle épinière, du quatrième ventricule jusqu'au ventricule terminal de la moelle. ◇ **DE L'ÉPIDIDYME** Ancienne dénomination. ☞ *CONDUIT ÉPIDIDYMAIRE.* ◇ **DE L'HYPOGLOSSE** *(NA. — hypoglossalis). (angl. hypoglossal —).* Canal osseux latéral et antérieur au trou occipital, au travers duquel passe le nerf hypoglosse. ◇ **DÉFÉRENT** Ancienne dénomination. ☞ *CONDUIT DÉFÉRENT.* ◇ **DENTAIRE INFÉRIEUR** *(NA. — mandibulae). (angl. mandibular canal).* Ancienne dénomination. ☞ *CANAL MANDIBULAIRE.* ◇ **DES ADDUCTEURS** *(NA. — adductorius). (angl. adductor's —).* Segment inférieur du canal fémoral. ◇ **DU FACIAL** *(NA. — facialis). (angl. facial canal).* Canal livrant passage au nerf facial dans le rocher. ◇ **ÉJACULATEUR** *(angl. ejaculatory —).* Ancienne dénomination. ☞ *CONDUIT ÉJACULATEUR.* ◇ **ENDOLYMPHATIQUE** *(angl. endolymphatic —).* Ancienne dénomination. ☞ *CONDUIT ENDOLYMPHATIQUE.* ◇ **ETHMOÏDAL ANTÉRIEUR** *(angl. anterior ethmoidal canal).* Ancienne dénomination. ☞ *FORAMEN ETHMOÏDAL ANTÉRIEUR.* ◇ **ETHMOÏDAL POSTÉRIEUR** *(angl. posterior ethmoidal canal).* Ancienne dénomination. ☞ *FORAMEN ETHMOÏDAL POSTÉRIEUR.* ◇ **FÉMORAL** *(NA. — femoralis). (angl.*

femoral canal). Gaine aponévrotique qui contient les vaisseaux fémoraux. Le canal fémoral comporte trois segments : supérieur (canal crural), moyen et inférieur (canal de Hunter). ◇ **GÉNITAL** *(angl. birth canal).* Suite de passages que doit franchir le fœtus au cours de son expulsion : détroit supérieur, col utérin, vagin et vulve. SYN. *FILIÈRE PELVIGÉNITALE.* ◇ **HYALOÏDIEN** *(NA. — hyaloideus). (angl. hyaloid canal).* Canal qui va de la papille optique au cristallin ; chez le fœtus, il permet le passage de l'artère hyaloïdienne. ◇ **HYPOGLOSSE** *(NA. — hypoglossis). (angl. hypoglossal canal).* Orifice d'entrée du canal de l'hypoglosse dans la partie latérale de l'os occipital. ◇ **INCISIF** *(NA. — incisivus). (angl. incisive canal).* Canal situé dans le maxillaire et allant du trou incisif aux fosses nasales. Il livre passage aux nerfs et aux vaisseaux nasopalatins. ◇ **INFRAORBITAIRE** *(NA. — infraorbitalis). (angl. infraorbital canal).* Canal qui prolonge la gouttière sous-orbitaire sur la face supérieure du maxillaire, et qui livre passage aux nerfs et aux vaisseaux sous-orbitaires. ◇ **INGUINAL** *(NA. — inguinalis). (angl. inguinal canal).* Canal musculofascial livrant passage au cordon spermatique chez l'homme et au ligament rond chez la femme, situé entre les anneaux inguinaux superficiel et profond. ◇ **IONIQUE** *(angl. ionic channel).* Pore de la membrane cellulaire permettant le passage de différents ions. ◇ **LACRYMONASAL** *(NA. — nasolacrimalis). (angl. nasolacrimal canal).* Canal qui conduit les larmes du sac lacrymal au méat du cornet inférieur du nez, comprenant un tube membraneux contenu dans un canal osseux limité par la gouttière lacrymale de l'os maxillaire et la fossette lacrymale de l'unguis. ◇ **LOMBAIRE ÉTROIT** *(angl. narrow lumbar canal).* Syndrome consécutif à un rétrécissement du canal lombaire par ostéophytes ou protrusions discales avec signes de compression des nerfs moteurs et sentitifs qui s'y trouvent. ◇ **MALAIRE** *(angl. zygomaticotemporal foramen).* Ancienne dénomination. ☞ *FORAMEN ZYGOMATICOTEMPORAL.* ◇ **MANDIBULAIRE** *(NA. — mandibulae). (angl. mandibular canal).* Long canal qui parcourt la mandibule et se termine en bifurquant par une branche incisive et une branche mentonnière qui s'ouvre par le foramen mentonnier. ◇ **MASTOÏDIEN** *(angl. mastoid canaliculus).* Ancienne dénomination. ☞ *CANALICULE MASTOÏDIEN.* ◇ **MUSCULOTUBAIRE** *(NA. — musculotubarius). (angl. musculotubal canal).* Prolongement antérieur de la cavité tympanique, formé de deux canaux parallèles superposés. Le canal supérieur est le canal du muscle du malléus, le canal inférieur est le canal osseux de la trompe auditive. ◇ **NEURAL** *(angl. neural canal).* Cavité centrale du tube neural de l'embryon. ◇ **NEURENTÉRIQUE** *(angl. neurenteric canal).* Chez l'embryon, canal qui va de la partie postérieure du tube neural à l'extrémité caudale de l'intestin. ◇ **NOURRICIER DE L'OS** *(NA. — nutriens ossis). (angl. nutrient canal of bone).* Canal par lequel une artère nourricière pénètre dans un os. ◇ **OBTURATEUR** *(NA. — obturatorius). (angl. obturator canal).* Canal situé dans le foramen obturé et parcouru par le nerf obturateur et des vaisseaux sanguins. ◇ **OMBILICAL** *(angl. umbilical —).* ☞ *CANAL OMPHALOMÉSENTÉRIQUE.* ◇ **OMPHALOMÉSENTÉRIQUE** *(angl. omphalomesenteric canal).* Canal reliant l'intestin et la vésicule ombilicale de l'embryon. ◇ **OPTIQUE** *(NA. — opticus). (angl. optic canal).* Dépression située sur la face supérieure du sphénoïde, qui contient le nerf optique et l'artère ophtalmique. ◇ **PALATIN ANTÉRIEUR** Ancienne dénomination. ☞ *CANAL INCISIF.* ◇ **PALATOMAXILLAIRE** *(angl. palatomaxillary canal).* Ancienne dénomination. ☞ *FORAMEN PALATIN (GRAND).* ◇ **PARAMÉSONÉPHROTIQUE** *(NA. ductus paramesonephricus). (angl. paramesonephrotic —).* Organe embryonnaire formé par l'union des canaux de Wolff et de Müller. ◇ **PAROTIDIEN** *(angl. parotid —).* Ancienne dénomination. ☞ *CONDUIT PAROTIDIEN.* ◇ **PLEUROPÉRITONÉAL** ☞ *HIATUS PLEUROPÉRITONÉAL.* ◇ **POTASSIQUE** *(angl. potassium channel).* Canal ionique permettant le transfert membranaire du potassium. ◇ **PRIMITIF** *(angl. pronephric —).* Chez l'embryon, canal qui fait communiquer le pronéphros et le cloaque. ◇ **PTÉRY-**

GOÏDIEN *(NA. — pterygoideus). (angl. pterygoid canal).* Canal osseux creusé entre les racines interne et externe du processus ptérygoïde. Il est parcouru par les vaisseaux et le nerf vidiens. ◇ **PUDENDAL** *(NA. — pudendalis). (angl. pudendal canal).* Canal fascial qui contient les vaisseaux pudendaux internes. ◇ **RADICULAIRE** *(NA. — radicis dentis). (angl. root canal).* Partie de la chambre pulpaire qui traverse la racine de la dent. ◇ **SACRAL** *(NA. — sacralis). (angl. sacral canal).* Segment inférieur du canal vertébral, dans le sacrum. ◇ **SEMICIRCULAIRE** *(NA. — semicircularis). (angl. semicircular canal).* Chacun des trois grands canaux osseux du labyrinthe, qui s'ouvrent dans le vestibule et qui contiennent les canaux semicirculaires membraneux. ◇ **SODIQUE** *(angl. sodium channel).* Canal ionique permettant le transfert transmembranaire du sodium. ◇ **SPIRAL DU MODIOLUS** *(NA. — spiralis modioli). (angl. spiral canalis of modiolus).* Canal cochléaire contenant le ganglion spiral. ◇ **TARSIEN (SYNDROME DU)** *(angl. tarsal tunnel syndrome).* Compression du nerf tibial postérieur dans la région rétromalléolaire interne entraînant douleur, paresthésies et troubles vasomoteurs. ◇ **THYRÉOGLOSSE** *(NA. ductus thyroglossalis). (angl. thyroglossal —).* Canal embryonnaire qui s'étend entre le cartilage thyroïde et la partie postérieure de la langue. Son ouverture est représentée, chez l'adulte, par le trou borgne de la langue. ☞ *CONDUIT THYRÉOGLOSSE.* ◇ **TUBOTYMPANIQUE** *(angl. tubotympanic canal).* Division interne de la première fente branchiale de l'embryon, d'où dérivent la trompe auditive et la cavité tympanique. ◇ **TYMPANIQUE** *(angl. tympanic canal of cochlea).* Ancienne dénomination. ☞ *RAMPE TYMPANIQUE.* ◇ **TYMPANO-MASTOÏDIEN** *(angl. aditus ad antrum tympanicum mastoideum).* ☞ *ADITUS AD ANTRUM.* ◇ **VERTÉBRAL** *(NA. — vertebralis). (angl. vertebral canal).* Canal osseux formé par l'empilement des vertèbres, dans lequel la moelle épinière est contenue. SYN. *CANAL RACHIDIEN.* ◇ **VESTIBULAIRE** Chez l'embryon femelle, partie du sinus urogénital qui donnera naissance au vestibule. ◇ **VIDIEN** Ancienne dénomination. ☞ *CANAL PTÉRYGOÏDIEN.* ◇ **VITELLIN** ☞ *CANAL OMPHALOMÉSENTÉRIQUE.* ◇ **VULVAIRE** ☞ *VESTIBULE DU VAGIN.*

CANALICULE *s. m. (angl. canaliculus).* Petit canal, petit conduit. ◇ **BILIAIRE** *(angl. bile —).* Chacun des canaux capillaires qui forment un réseau au sein des cellules des lobules hépatiques en communication avec les conduits biliaires interlobulaires. ◇ **CAROTICOTYMPANIQUE** *(NA. canaliculus caroticotympanici). (angl. caroticotympanic —).* Chacun des fins canaux allant du canal carotidien jusqu'à la cavité tympanique et qui livrent passage au nerf et à l'artère caroticotympanique. ◇ **DENTAIRE** *(NA. canaliculus dentale). (angl. dentinal —).* Chacun des canalicules de la dentine, irradiant depuis la pulpe dentaire. ◇ **LACRYMAL** *(NA. canaliculus lacrymalis). (angl. lacrimal duct).* Canalicule creusé dans le bord libre de chacune des deux paupières, à l'angle interne de l'œil. Les canalicules lacrymaux partent des points lacrymaux, se réunissent pour former le canal d'union qui débouche dans le sac lacrymal. ◇ **MASTOÏDIEN** *(NA. canaliculus mastoideus). (angl. mastoid canaliculus).* Petit canal creusé entre la partie latérale de la fosse jugulaire et l'os temporal. Livre passage à la branche tympanique du nerf vague. ◇ **OSSEUX** *(angl. bone —).* Canalicule flexueux, long et ramifié, présent dans l'épaisseur du tissu osseux. Les canalicules osseux apparaissent comme des prolongements des ostéoplastes.

CANAUX BILIAIRES *(angl. bile ducts).* ☞ *CONDUITS BILIAIRES.*

CANCER *s. m. (angl. cancer).* Tumeur maligne. Le cancer résulte d'un déséquilibre dans les mécanismes de croissance et de multiplication cellulaire. La cellule cancéreuse se caractérise par des anomalies nucléaires avec mitoses fréquentes et anarchiques. De nombreux facteurs peuvent intervenir dans la cancérogénèse : substances chimiques, radiations, virus, hérédité. Le tissu cancéreux envahit les organes environnants et se dissémine par voie lymphatique et sanguine, donnant des métastases. *(Pour tous les autres cancers non listés ci-après* *voir soit directement à l'organe, soit aux entrées, suivantes : carcinome, sarcome ou tumeur.)* ◇ **ALVÉOLAIRE** *(angl. alveolar cell carcinoma).* Variété de cancer pulmonaire développé aux dépens des parois alvéolaires. SYN. *CANCER BRONCHIOLO-ALVÉOLAIRE.* ◇ **BRONCHOPULMONAIRE** *(angl. bronchogenic carcinoma).* On désigne sous ce nom les cancers primitifs : tumeurs développées à partir de l'épithélium de l'arbre bronchique ; les cancers primitifs comprennent l'adénocarcinome pulmonaire, les cancers anaplasiques à grandes et petites cellules et les cancers épidermoïdes. Le rôle du tabac est capital. Le poumon est un site de prédilection pour les métastases de cancers d'autres organes. ◇ **COLORECTAL** *(angl. colorectal —).* Le plus fréquent des cancers, développé à partir de polypes : ce qui fait tout l'intérêt des coloscopies de dépistage et la polypectomie préventive. ◇ **CUTANÉ** *(angl. skin —).* ☞ *ÉPITHÉLIOMA BASOCELLULAIRE, SPINOCELLULAIRE, MÉLANOME.* ◇ **DES RAMONEURS** *(angl. chimney-sweeps).* Cancer spinocellulaire (épithélioma cutané) essentiellement localisé au scrotum, qui était fréquemment observé chez les ramoneurs. ◇ **GASTRIQUE** *(angl. gastric adenocarcinoma).* Tumeur développée essentiellement à partir de cellules glandulaires. Intérêt du diagnostic précoce par la fibroscopie permettant parfois un traitement chirurgical radical. Rôle de la bactérie *Helicobacter pylori* dans la genèse de certains de ces cancers. ◇ **HÉPATOCELLULAIRE** *(angl. hepatocellular carcinoma).* Tumeur maligne développée aux dépens des hépatocytes, de mauvais pronostic. Les hépatites B et C chroniques ainsi que les cirrhoses d'autres origines, notamment alcooliques, constituent un terrain de prédilection pour le développement de ces tumeurs. ◇ **MAMMAIRE** *(angl. breast —).* Le plus fréquent des cancers de la femme. Souvent hormonodépendant. Intérêt des mammographies régulières et des ponctions biopsies des lésions suspectes. ◇ **ŒSOPHAGIEN** *(angl. esophageal —).* Cancer épidermoïde qui se voit essentiellement chez les alcooliques tabagiques ; de très mauvais pronostic. ◇ **OVARIEN** *(angl. ovarian —).* Cancer fréquent avec dissémination péritonéale précoce et d'évolution défavorable. ◇ **PANCRÉATIQUE** *(angl. pancreatic —).* Adénocarcinome de très mauvais pronostic développé le plus souvent aux dépens des cellules exocrines. Plus rarement tumeurs endocriniennes nées aux dépens des îlots de Langerhans. ◇ **PROSTATIQUE** *(angl. prostatic —).* Cancer le plus fréquent chez l'homme ; intérêt du dosage du PSA pour le diagnostic et la surveillance. ☞ *PSA.* ◇ **RÉNAL** *(angl. renal cell carcinoma).* ☞ *NÉPHROCARCINOME.* ◇ **TESTICULAIRE** *(angl. testicular —).* ☞ *SÉMINOME.* ◇ **THYROÏDIEN** *(angl. thyroid —).* Tumeurs comprenant les cancers différenciés sécrétant la thyroglobuline (papillaires, de relatif bon pronostic, vésiculaires et folliculaires), les cancers médullaires sécrétant la calcitonine et les cancers indifférenciés. ◇ **UTÉRIN** *(angl. — of the uterus).* Le cancer épidermoïde du col est fréquent, souvent en rapport avec une infection à *Papovavirus.* Les frottis vaginaux systématiques en permettent le dépistage précoce. L'adénocancer du corps utérin est fréquent chez la femme âgée. Un vaccin contre le cancer du col est actuellement disponible. ◇ **VÉSICAL** *(angl. — of the bladder).* Tumeur d'évolution lente révélée essentiellement par une hématurie, le plus souvent d'histologie urothéliale. Rôle favorisant du tabac.

CANCÉRICIDE *adj. (angl. cancericidal).* Qui peut détruire les cellules cancéreuses.

CANCÉRIGÈNE *adj.* ☞ *CANCÉROGÈNE.*

CANCÉRISATION *s. f.* Transformation d'un tissu sain ou pathologique non cancéreux en tissu cancéreux.

CANCÉROGÈNE *adj. (angl. cancerogenic).* Qui peut provoquer un cancer (le terme cancérogène est préférable à cancérigène). SYN. *CARCINOGÈNE, CANCÉRIGÈNE.*

CANCÉROLOGIE *s. f. (angl. cancerology).* Branche de la médecine consacrée à l'étude et au traitement des cancers. SYN. *ONCOLOGIE, CARCINOLOGIE.*

CANCÉROLOGUE *s. m. (angl. cancerologist).* Spécialiste en cancérologie. SYN. *ONCOLOGUE.*

CANDELA *s. f. (angl. candela).* Unité de mesure d'intensité lumineuse, dans le système international d'unités. Symbole : cd.

CANDIDA Genre de champignons microscopiques lévuriformes. L'espèce *C. albicans*, saprophyte du tube digestif, peut, dans certaines conditions, proliférer et être responsable de candidoses cutanéomuqueuses, ou encore d'atteintes digestives ou systémiques chez les sujets immunodéprimés.

CANDIDINE *s. f. (angl. candidin).* Antigène de *Candida albicans* utilisé dans les tests cutanés d'hypersensibilité retardée.

CANDIDOSE *s. f. (angl. candidiasis).* Affection, subaiguë ou chronique, causée par des champignons appartenant au genre *Candida* (surtout *Candida albicans*). L'infection atteint principalement la peau et les muqueuses, et se présente sous la forme d'une éruption de petites pustules blanchâtres. Une septicémie est également possible. SYN. *MONILIASE.*

CANINE (DENT) *s. f. (angl. canine tooth).* Dent située entre l'incisive latérale et la première prémolaire. Les canines sont au nombre de deux par mâchoire.

CANITIE *s. f. (angl. canities).* Décoloration des cheveux ou des poils par un processus physiologique de blanchiment ou consécutive à certaines maladies.

CANNABIS Genre de plantes herbacées de la famille des *Cannabaceae*, ce genre compte désormais une seule espèce *Cannabis sativa.* ☞ *CHANVRE.*

CANNABISME *s. m. (angl. cannabism).* Intoxication aiguë ou chronique par le cannabis. L'intoxication aiguë rappelle l'ivresse ; l'intoxication chronique peut donner des tableaux de psychose.

CANTHARIDE *s. f. (angl. cantharides).* Insecte coléoptère dont le corps, desséché et réduit en poudre, était utilisé autrefois comme aphrodisiaque et dans la préparation d'emplâtres vésicatoires. Potentiellement toxique. SYN. *MOUCHE D'ESPAGNE.*

CANTHUS *s. m. (angl. canthus).* Angles formés par l'union des paupières, à chaque extrémité de la fente palpébrale : le canthus interne ou nasal et le canthus externe ou temporal.

CANULATION *s. f.* Introduction d'une canule dans un vaisseau sanguin.

CANULE *s. f. (angl. cannula).* Tube creux, de divers calibres, formes et matières, ouvert aux deux extrémités, utilisé pour introduire un liquide ou un gaz dans une cavité de l'organisme ou pour faciliter leur évacuation.

CAPACITÉ *s. f.* **1.** Aptitude mentale à comprendre. **2.** Volume. ◇ **CRÂNIENNE** *(angl. cranial —).* Capacité de la cavité crânienne, correspondant au volume de l'encéphale. ◇ **INSPIRATOIRE** *(angl. inspiratory — of lung).* Somme du volume courant et du volume de réserve inspiratoire. ◇ **MAXIMALE D'EXCRÉTION TUBULAIRE** *(angl. maximal tubular excretion —).* Quantité maximale d'une substance pouvant être excrétée par les tubules rénaux en une minute. ◇ **MAXIMALE DE RÉABSORPTION TUBULAIRE** *(angl. maximal tubular resorption —).* Quantité maximale d'une substance pouvant être réabsorbée par les tubules rénaux en une minute. ◇ **PULMONAIRE TOTALE** *(angl. total lung —).* Capacité vitale (4 litres) augmentée de l'air résiduel (1,2 litre). ◇ **RÉSIDUELLE FONCTIONNELLE** *(angl. functional residual — of lung).* Quantité d'air contenue dans les voies aériennes à la fin d'une expiration normale. ◇ **RESPIRATOIRE MAXIMALE** *(angl. maximal breathing —).* Quantité maximale d'air qu'un sujet peut inspirer en une minute. ◇ **VITALE** *(angl. vital — of lung).* Volume maximal d'air expiré après une inspiration forcée ou volume maximal d'air inspiré après une expiration forcée.

CAPILLAIRE **1.** *adj.* Qui a la finesse d'un cheveu. **2.** Qui se rapporte aux cheveux. **3.** Qui se rapporte à la capillarité. **4.** *s. m. (NA. vas capillare).* Chacun des fins vaisseaux faisant communiquer les artérioles avec les veinules, et formant un réseau dans presque toutes les parties du corps. Les parois des capillaires sont formées d'une couche simple de cellules endothéliales. À travers ces parois s'effectuent les échanges entre le sang et les tissus. ◇ **LYMPHATIQUE** *(NA. vas lymphocapillare). (angl. lymphatic —).* ☞ *VAISSEAU LYMPHOCAPILLAIRE.*

CAPILLARECTASIE *s. f. (angl. capillarectasia).* Dilatation des capillaires.

CAPILLARIOSE *s. f. (angl. capillariosis).* Infestation par des nématodes du genre

Capillaria. *C. philippinensis*, parasite de certains poissons, provoque des gastro-entérites aiguës. *C. hepatica* peut déclencher des maladies hépatiques chez de nombreux animaux et parfois chez l'homme.

CAPILLARITE *s. f. (angl. capillaritis)*. Inflammation des capillaires aiguë ou chronique touchant les vaisseaux cutanés.

CAPILLAROSCOPIE *s. f. (angl. capillaroscopy)*. Examen microscopique direct des capillaires du derme ou des conjonctives.

CAPITATUM Os de la rangée distale du carpe. *ATLAS ANATOMIQUE DES OS EN ANNEXE*.

CAPITONNAGE *s. m. (angl. capitonnage)*. Procédé chirurgical permettant de fermer une cavité par une suture rapprochant les parois opposées.

CAPNIE *s. f. (angl. carbonemia)*. Taux du CO_2 dans le plasma.

CAPSIDE *s. f. (angl. capsid)*. Enveloppe protéinique des virus, qui entoure et protège l'acide nucléique ; elle est antigénique.

CAPSOMÈRE *s. m. (angl. capsomer)*. Chacune des unités protéiniques qui constituent la capside. Leur nombre et leur disposition sont spécifiques de chaque espèce de virus.

CAPSULE *s. f.* **1.** Formation anatomique disposée en enveloppe. **2.** Préparation médicamenteuse soluble dans les sucs digestifs et contenant un médicament. ◇ **ADIPEUSE DU REIN** *(NA. — adiposa renis). (angl. adipose — of kidney)*. Enveloppe cellulograisseuse qui entoure et soutient le rein. ◇ **AMYLACÉE, GÉLATINEUSE, KÉRATINISÉE** *(angl. amylaceous, gelatinous, keratinous —)*. Capsule médicamenteuse dont la paroi est constituée respectivement de gluten, de gélatine ou de kératine. ◇ **ARTICULAIRE** *(NA. — articularis). (angl. articular —)*. Manchon fibreux, tapissé d'une membrane synoviale, qui maintient en contact les surfaces articulaires. ◇ **AUDITIVE** *(angl. auditory —)*. Capsule cartilagineuse de l'embryon, qui donnera naissance au labyrinthe osseux. ◇ **BACTÉRIENNE** *(angl. bacterial —)*. Enveloppe colloïdo-muqueuse qui entoure la paroi de certaines bactéries. ◇ **DE BOWMAN** ☞ *CAPSULE GLOMÉRULAIRE*. ◇ **DU CRISTALLIN** *(angl. crystalline — lens —)*. ☞ *CRISTALLOÏDE*. ◇ **EXTERNE** *(NA. — externa). (angl. external —)*. Couche de substance blanche située en dehors du noyau lenticulaire du claustrum. ◇ **FIBREUSE DE LA RATE** *(NA. tunica fibrosa lienis). (angl. fibroelastic coat of the spleen)*. Enveloppe fibreuse de la rate, qui pénètre par le hile pour engainer les vaisseaux. ◇ **FIBREUSE PÉRIVASCULAIRE** *(NA. — fibrosa perivascularis). (angl. fibrous perivascular —)*. Tunique de tissu conjonctif enveloppant le foie et entourant les éléments du pédicule hépatique. SYN. *CAPSULE DE GLISSON*. ◇ **GLOMÉRULAIRE** *(NA. — glomeruli). (angl. glomerular —)*. Portion amincie du tube urinaire qui coiffe le peloton vasculaire du glomérule rénal. SYN. *CAPSULE DE BOWMAN*. ◇ **INTERNE** *(NA. — interna). (angl. internal —)*. Lame de substance blanche entre le noyau lenticulaire, le noyau caudé et le thalamus, qui forme deux bras, antérieur et postérieur. ◇ **MÉDICAMENTEUSE** *(angl. capsule)*. Globule creux, de forme ovoïde, sphérique ou cylindrique, dont la paroi est susceptible de se dissoudre dans le tube digestif, et qui est rempli d'une substance médicamenteuse. ◇ **SURRÉNALE** *(angl. adrenal —)*. ☞ *GLANDE SUPRARÉNALE*.

CAPSULECTOMIE *s. f. (angl. capsulectomy)*. Ablation de la capsule entourant un organe ou une formation (capsule du cristallin, capsule articulaire).

CAPSULITE *s. f. (angl. capsulitis)*. Inflammation de la capsule d'un organe, en particulier de la gaine du bulbe de l'œil. ◇ **HÉPATIQUE** ☞ *PÉRIHÉPATITE*. ◇ **RÉTRACTILE** *(angl. frozen shoulder)*. Rétraction et épaississement de la capsule articulaire de l'épaule, caractéristique de l'épaule bloquée.

CAPSULOTOMIE *s. f. (angl. capsulotomy)*. Incision d'une capsule, en particulier celle du cristallin dans l'opération de la cataracte.

CAPTOPRIL *s. m. (angl. captopril)*. Médicament inhibiteur de l'enzyme de conversion de l'angiotensine. Il est utilisé dans le traitement de l'hypertension artérielle, de l'insuffisance cardiaque et certaines néphropathies.

CARACTÈRE *s. m.* **1.** Ensemble des propriétés morphologiques et physiologiques qui différencient un organisme par rapport à d'autres. **2.** En psychologie et en psychiatrie, traits psychologiques et modalités du comportement et d'interaction avec le monde relativement constants et propres à un individu. ◇ **ACQUIS** *(angl. acquired —).* Modification non transmissible produite dans un organisme et résultant de sa propre activité ou du milieu ambiant. ◇ **DOMINANT** *(angl. dominant —).* Caractère déterminé par un gène dominant. Selon la loi de Mendel, il apparaît dans la première génération filiale et dans les trois quarts de la seconde. ◇ **LIÉ AU SEXE** *(angl. sex linked —).* Caractère héréditaire transmis par les chromosomes sexuels. ◇ **RÉCESSIF** *(angl. recessive —).* Caractère déterminé par un gène récessif et qui, par conséquent, ne se manifeste pas quand ce gène se trouve en présence de son allélomorphe dominant. L'expression ne survient qu'en situation d'homozygotie. ◇ **SEXUEL PRIMAIRE, SEXUEL SECONDAIRE** *(angl. primary, secondary sex —).* Caractère respectivement en relation directe (primaire) ou indirecte (secondaire) avec la reproduction sexuelle. L'existence des testicules ou des ovaires est un caractère sexuel primaire, l'existence des poils de la barbe est un caractère sexuel secondaire.

CARACTÉRIEL **1.** *adj.* Qui se rapporte au caractère. **2.** *s. m.* Se dit d'un individu qui présente des troubles du caractère (irritabilité, instabilité, agressivité) qui rendent difficile son adaptation au milieu familial, scolaire et social.

CARBAMAZÉPINE *s. f. (angl. carbamazepine).* Médicament employé dans le traitement de certaines épilepsies, de certaines névralgies et dans certaines formes de maladie bipolaire.

CARBIDOPA *s. f. (angl. carbidopa).* Inhibiteur de la décarboxylase qui ne franchit pas la barrière hématoencéphalique et, par conséquent, n'agit qu'à la périphérie. Elle est utilisée conjointement à la lévodopa dans le traitement de la maladie de Parkinson.

CARBIMAZOLE *s. m. (angl. carbimazole).* Substance qui inhibe la synthèse des hormones thyroïdiennes. Il est utilisé dans le traitement de l'hyperthyroïdie.

CARBOHÉMIE *s. f. (angl. carbohemia).* Présence d'anhydride carbonique dans le sang. SYN. *CARBONÉMIE.*

CARBOHYDRATE *s. m. (angl. carbohydrate).* Hydrate de carbone.

CARBONATE *s. m. (angl. carbonate).* Sel de l'acide carbonique.

CARBONE *s. m. (angl. carbon).* Élément non métallique tétravalent. Numéro atomique 6. Il constitue l'élément fondamental des composés organiques. Il possède la caractéristique de former quatre liaisons covalentes, et se combine facilement avec lui-même et avec d'autres éléments non métalliques pour constituer des hydrocarbures, des hydrates de carbone, des alcools, des acides aminés, etc. Symbole : C. ◇ **(DIOXYDE DE)** *(angl. — dioxide).* Anhydride carbonique. ◇ **(HYDRATES DE)** *(angl. carbohydrates).* ☞ *GLUCIDE.* ◇ **(MONOXYDE OU OXYDE DE)** *(angl. — monoxide).* Gaz incolore, inodore et très toxique, de formule CO, qui se forme lorsque le charbon brûle en présence d'une faible quantité d'oxygène. Sa toxicité vient de son affinité pour l'hémoglobine, beaucoup plus grande que celle de l'oxygène, donnant lieu à la formation de carboxyhémoglobine, composé plus stable que l'oxyhémoglobine et qui diminue le transport d'oxygène dans le sang. ◇ **(TÉTRACHLORURE DE)** *(angl. — tetrachloride).* Liquide volatil, CCl_4, qui s'utilisait autrefois comme anesthésique et antihelminthique. On l'emploie comme solvant. Son inhalation est responsable d'atteintes rénales et hépatiques sévères.

CARBONÉ *adj. (angl. carbonated).* Qui contient du carbone ; se dit en particulier de la chaîne d'une molécule organique, formée par des atomes de carbone.

CARBONIQUE (ACIDE) *s. m. (angl. carbonic acid).* **1.** Corps instable qui résulte de la dissolution du dioxyde de carbone ou anhydride carbonique dans l'eau ; il forme des carbonates. **2.** Désignation impropre de l'anhydride carbonique.

CARBOXYHÉMOGLOBINE *s. f. (angl. carboxyhemoglobin).* Combinaison d'oxyde de carbone et d'hémoglobine, rencontrée dans le sang après une intoxication par ce gaz. Cette combinaison empêche la fixation de l'oxygène sur l'hémoglobine et, par conséquent, s'oppose à la fonction d'oxygénation des hématies.

CARBOXYLASE *s. f. (angl. carboxylase).* Enzyme qui catalyse la fixation d'une molécule de dioxyde de carbone sur un composé organique.

CARCINOGÈNE *adj. (angl. carcinogen).* ☞ *CANCÉROGÈNE.*

CARCINOGENÈSE *s. f. (angl. carcinogenesis).* Formation d'un cancer.

CARCINOÏDE *s. m. (angl. carcinoid tumor).* Tumeur rare, se développant le plus souvent dans la muqueuse de l'intestin grêle, aux dépens de cellules argentaffines. C'est une tumeur d'évolution lente, avec un faible pouvoir invasif mais avec un pouvoir métastatique à distance précoce et important. C'est surtout en cas de métastases hépatiques que survient le syndrome carcinoïde qui comprend des altérations vasomotrices périodiques avec rubéfaction marquée et hypotension, hypermotilité intestinale accompagnée de douleurs abdominales et diarrhée, obstruction bronchique avec syndrome asthmatique et lésions endocardiques. SYN. *TUMEUR ARGENTAFFINE.*

CARCINOLOGIE *s. f. (angl. carcinology).* ☞ *CANCÉROLOGIE.*

CARCINOMATOSE *s. f. (angl. carcinomatosis).* État résultant de la dissémination d'un carcinome dans une cavité ou dans l'ensemble de l'organisme. SYN. *CARCINOSE.*

CARCINOME *s. m. (angl. carcinoma).* Tumeur épithéliale maligne ayant la capacité de provoquer des métastases à distance à un moment quelconque de son évolution. Quand elle dérive d'un épithélium de revêtement, elle peut avoir une différenciation squameuse (carcinome épidermoïde) ou dériver de cellules basales (carcinome basocellulaire). Quand elle dérive d'un épithélium glandulaire, on parle alors d'adénocarcinome. SYN. *ÉPITHÉLIOMA.* ◇ **À CELLULES EN BAGUE À CHÂTON** *(angl. signet-ring carcinoma).* Carcinome constitué par une prolifération de cellules glandulaires dont le noyau est refoulé à la périphérie du cytoplasme par une volumineuse vacuole de mucus. Ce sont presque toujours des épithéliomas gastriques, du côlon ou de l'ovaire. C'est le cas de la linite gastrique par exemple. ◇ **ACINEUX** *(angl. acinar —).* Cancer différencié en particulier pancréatique et salivaire, rare, comportant des structures analogues à des acini glandulaires. ◇ **ADÉNOÏDE KYSTIQUE** **1.** *(angl. adenoid cytic —).* Carcinome caractérisé par des travées ou des cylindres de stroma hyalinisé ou mucineux, séparés ou entourés de cordons de cellules épithéliales. Quand les cylindres sont à l'intérieur des amas de cellules épithéliales, ils peuvent donner au tissu une apparence cribriforme. Ces tumeurs surviennent dans les glandes mammaires, dans les glandes muqueuses du tractus respiratoire supérieur et inférieur, et dans les glandes salivaires. Elles sont malignes, mais de croissance lente. SYN. *CYLINDROME.* **2.** Tumeur parotidienne maligne, d'évolution locale lente, dont le pronostic est lié au fort potentiel métastatique. ◇ **ALVÉOLAIRE** *(angl. alveolar —).* Épithélioma dans lequel les cellules cancéreuses sont disposées en groupes arrondis ou ovalaires. ◇ **BASOCELLULAIRE** *(angl. basal cell —).* Variété d'épithélioma cutané dérivée des cellules basales de l'épithélium ou des muqueuses d'évolution lente avec invasion locale. Les métastases sont exceptionnelles ; de ce fait, la malignité est atténuée. SYN. *ÉPITHÉLIOMA BASOCELLULAIRE.* ◇ **BRANCHIOGÈNE** *(angl. branchial —).* Tumeur maligne à structure épithéliale située dans la région du cou et caractérisée par la présence de reliquats de kystes branchiaux. Terme peu usité. SYN. *ÉPITHÉLIOMA BRANCHIAL.* ◇ **COLLOÏDE** *(angl. colloid adenocarcinoma).* Carcinome dont la substance, en dégénérant, a pris l'aspect de gélatine ou de colle. SYN. *TUMEUR GÉLATINEUSE, CANCER COLLOÏDE.* ◇ **DES CELLULES DE LA GRANULOSA** *(angl. granulosa cell —).* Transformation maligne des cellules de la granulosa ovarienne (cellules entourant l'œuf et la cavité du follicule ovarien) ou testiculaire. ◇ **EMBRYONNAIRE** *(angl. embryonal —).* Carcinome de forte malignité constitué de tissus peu différenciés de type embryonnaire. ◇ **ENDO-ÉPIDERMIQUE** *(angl. endoepidermic —).* Carcinome limité à l'épiderme, les cellules basales de l'épiderme n'étant pas envahies par les cellules néoplasiques. SYN. *CARCINOME INTRA-ÉPIDERMIQUE.* ◇ **ÉPIDERMOÏDE** **1.** *(angl. squamous —).* Carcinome constitué par un tissu pavimenteux rappelant l'épiderme, mais non localisé dans la peau. Exemple, le *carcinome bronchique épidermoïde.* **2.** *(angl. squamous cell carcinoma).* Tumeur maligne la plus fréquente des voies aérodigestives supérieures. ◇ **MUCO-ÉPIDERMOÏDE** *(angl. muco-epidermoid —).* Tumeur épithéliale maligne d'un tissu glandulaire, en particulier des glandes salivaires, caractérisée par des acini avec cellules productrices de mucus et par la présence d'éléments squameux malins. ◇ **MUCOCELLULAIRE** *(angl. mucocellular —).* Tumeur avec composante sécrétante mucoïde, pouvant être primitive ou d'origine métastatique. ☞ *KRUKENBERG (TUMEUR DE).* ◇ **MUQUEUX** *(angl. mucinous —).* Adénocarcinome qui sécrète du mucus en grandes quantités. SYN. *ADÉNOCARCINOME COLLOÏDE.* ◇ **PAGÉTOÏDE** *(angl. pagetoid carcinoma).* Variété de carcinome basocellulaire, superficiel et d'évolution très lente. SYN. *CARCINOME BASOCELLULAIRE PAGÉTOÏDE.* ◇ **PAPILLAIRE** *(angl. papillary —).* Carcinome constitué, de façon prédominante ou exclusive, de structures papillaires, c'est-à-dire de formations conjonctivovasculaires bordées par des cellules épithéliales, en particulier dans la thyroïde. ◇ **SPINOCELLULAIRE** *(angl. squamous cell carcinoma).* Variété de carcinome dérivée des cellules de la couche intermédiaire de l'épiderme avec tendance à la formation de squames et de globes cornés et de comportement hautement malin. SYN. *ÉPITHÉLIOMA SPINOCELLULAIRE.* ◇ **SQUIRRHEUX** *(angl. scirrhous —).* Carcinome riche en tissu conjonctif et pauvre en éléments néoplasiques, de consistance dure et de croissance généralement lente. Ce type se voit dans certains cancers de l'estomac et parfois des cancers du sein ou des hépatocarcinomes. ◇ **SUDORIPARE** *(angl. sweat gland carcinoma).* carcinome né aux dépens des annexes sudoripares de la peau et conservant une différenciation morphologique plus ou moins proche de la glande normale. SYN. *SPIRADÉNOME.* ◇ **VILLEUX** *(angl. villous —).* Carcinome dont les cellules sont ordonnées sous une forme villeuse (agglomération de nombreuses formations filiformes tassées donnant à sa surface un aspect « velu »). Ce type se voit principalement dans les tumeurs colorectales.

CARCINOSE *s. f. (angl. carcinosis).* État résultant de la dissémination d'un carcinome dans une cavité ou dans l'ensemble de l'organisme. Par exemple carcinose péritonéale.

CARDIA *s. m. (NA. cardia). (angl. cardia).* Orifice œsophagien de l'estomac. (Le cardia est ainsi nommé en raison de sa situation proche du cœur.)

CARDIAL *adj. (angl. cardial).* Qui se rapporte au cardia.

CARDIALGIE *s. f.* **1.** Sensation douloureuse localisée à la région épigastrique, correspondant au cardia. **2.** Douleur cardiaque.

CARDIAQUE **1.** *adj.* Qui se rapporte au cœur. **2.** *s. f.* Qui souffre d'une maladie du cœur. ◇ **NOIR** *(angl. Ayerza's disease).* Cardiaque très cyanosé.

-CARDIE *(angl. -cardia).* Suffixe d'origine grecque indiquant une relation avec le cœur.

CARDINAL *adj. (angl. cardinal).* De première importance, prééminent.

CARDIO-ACCÉLÉRATEUR *adj. (angl. cardioaccelerator).* Qui accélère le rythme cardiaque.

CARDIOGÉNIQUE *adj. (angl. cardiogenic).* D'origine cardiaque.

CARDIOGRAMME *s. m. (angl. cardiogram).* Tracé obtenu à l'aide du cardiographe.

CARDIOGRAPHE *s. m. (angl. cardiograph).* Instrument qui enregistre graphiquement l'intensité et les caractères des mouvements cardiaques.

CARDIOGRAPHIE *s. f. (angl. cardiography).* Ensemble des techniques graphiques servant à enregistrer les battements du cœur.

CARDIO-INHIBITEUR *adj. (angl. cardioinhibitory).* Qui inhibe l'activité cardiaque.

CARDIOLIPIDE *s. m.* Synonyme de « cardiolipine », anglicisme actuellement plus usité.

CARDIOLOGIE *s. f. (angl. cardiology).* Branche de la médecine qui étudie l'appareil cardiovasculaire du point de vue morphologique, fonctionnel et pathologique. ◇ **INTERVENTIONNELLE** On regroupe sous ce terme les méthodes d'angioplasties artérielles (en particulier coronaires et d'intervention mécanique transcutanée sur le cœur sans ouverture thoracique).

CARDIOLOGUE *adj. (angl. cardiologist).* Médecin spécialiste des maladies du cœur.

CARDIOMÉGALIE *s. f. (angl. cardiomegaly).* Augmentation du volume du cœur. ◇ **FAMILIALE** *(angl. hypertrophic cardiomyopathy).* Affection de cause inconnue, survenant chez des sujets jeunes et caractérisée par une hypertrophie cardiaque globale, prédominant sur les cavités gauches, d'évolution défavorable. SYN. *CARDIOMYOPATHIE FAMILIALE.* ◇ **GLYCOGÉNIQUE** *(angl. Pompe's disease).* Hypertrophie cardiaque due à l'accumulation de glycogène dans le myocarde. SYN. *SYNDROME DE POMPE.*

CARDIOMYOPATHIE *s. f. (angl. cardiomyopathy).* ☞ *MYOCARDIOPATHIE.*

CARDIONECTEUR (SYSTÈME) *(angl. cardionector system).* Système nerveux autonome responsable de l'excitation et de la contraction myocardique.

CARDIOPATHIE *s. f. (angl. cardiopathy ; heart disease).* Terme générique désignant toute affection du cœur. Il comprend les affections inflammatoires, toxiques et dégénératives, ainsi que celles dues à des malformations congénitales. ◇ **CARCINOÏDE** Atteinte de l'endocarde et des valvules du cœur droit par un épaississement fibroblastique au cours de l'évolution de tumeurs carcinoïdes du grêle. ◇ **CONGÉNITALE** Lésion cardiaque existant dès la naissance, conséquence d'anomalies du développement cardiaque embryonnaire. ◇ **CYANOGÈNE** Cardiopathie congénitale ou acquise avec insuffisance d'oxygénation du sang. ◇ **ISCHÉMIQUE** *(angl. ischemic cardiopathy).* Affection en rapport avec la diminution ou l'arrêt de la circulation dans un territoire coronaire.

CARDIOPLÉGIE *s. f. (angl. cardioplegia).* Arrêt des contractions cardiaques induit par le froid ou chimiquement au cours de la chirurgie cardiaque.

CARDIOSÉLECTIF *adj. (angl. cardioselective).* Qui agit principalement sur le cœur. Se dit surtout de certains ß-bloquants.

CARDIOSPASME *s. m. (angl. cardiospasm).* Spasme du cardia.

CARDIOTHYRÉOSE *s. f. (angl. cardiothyreotoxicosis).* Hyperthyroïdie dont le tableau clinique est dominé par les troubles cardiaques.

CARDIOTOCOGRAPHIE *s. f. (angl. cardiotocography).* Enregistrement continu et simultané du rythme cardiaque fœtal et du travail utérin lors de l'accouchement, afin de dépister précocement une souffrance fœtale.

CARDIOTONIQUE *adj. (angl. cardiotonic).* Qui augmente la tonicité du muscle cardiaque. S'emploie aussi comme substantif.

CARDIOTOXIQUE *adj. (angl. cardiotoxic).* Qui est toxique pour le cœur.

CARDIOVASCULAIRE *adj. (angl. cardiovascular).* Qui se rapporte au cœur et aux vaisseaux sanguins.

CARDIOVERSION *s. f. (angl. cardioversion).* Rétablissement du rythme cardiaque normal au moyen d'un choc électrique externe.

CARDITE *s. f. (angl. carditis).* Inflammation du cœur. Il s'agit essentiellement de cardite rhumatismale (localisation cardiaque du rhumatisme articulaire aigu).

CARENCE *s. f. (angl. deficiency).* Insuffisance ou absence dans l'organisme de certains éléments indispensables à son métabolisme. Elle peut être due à un apport insuffisant (carence alimentaire) ou à un défaut d'absorption (carence digestive) ou des pertes excessives. ◇ **AFFECTIVE** *(angl. affective —).* Vécu résultant de la séparation ou de la rupture du milieu familial, à une phase précoce de la vie, entraînant un manque de gratifications affectives dans la relation mère-enfant. ◇ **IMMUNITAIRE** ☞ *DÉFICIT IMMUNITAIRE.*

CARÈNE *s. f. (angl. carina of trachea).* ☞ *ÉPERON TRACHÉAL.*

CARENTIEL *adj. (angl. deficient).* Qui se rapporte à une carence.

CARIE *s. f. (angl. caries).* Dégradation du tissu osseux, aboutissant à son ramollissement et à sa destruction. ◇ **DENTAIRE** *(angl. dental —).* Destruction localisée et progressive des dents. Elle atteint d'abord l'émail (carie du premier degré), puis la dentine (carie du deuxième degré). Les caries de troisième degré se traduisent par une atteinte pulpaire et les caries du quatrième degré par la nécrose de la pulpe dentaire.

CARMINATIF *adj. (angl. carminative).* Qui favorise l'expulsion des gaz intestinaux.

CARNITINE *s. f. (angl. carnitine).* Substance qui joue un rôle dans le métabolisme des acides gras. Des déficits génétiques ou secondaires sont décrits.

CARNOSINE *s. f. (angl. carnosine).* Dipeptide composé d'histidine et d'alanine, trouvé dans les muscles striés des vertébrés et dans le cerveau. Elle aurait une action antioxydante.

CARONCULE *s. f. (NA. caruncula). (angl. caruncle).* En anatomie, petite excroissance ou éminence charnue. ◇ **(GRANDE ET PETITE)** Ancienne dénomination. ☞ *PAPILLE DUODÉNALE.* ◇ **HYMÉNÉALE** *(angl. hymeneal —).* Chacune des petites saillies situées au pourtour de l'orifice vaginal, vestiges de l'hymen déchiré. ◇ **LACRYMALE** *(NA. — lacrimalis). (angl. lacrimal caruncula).* Petite saillie rouge située à l'angle médial de l'œil. ◇ **MYRTIFORME** *(angl. myrtiform —).* ☞ *CARONCULE HYMÉNÉALE.* ◇ **SUBLINGUALE** *(NA. — sublingualis). (angl. sublingual —).* Petite saillie située de chaque côté du frein de la langue, et au sommet de laquelle s'ouvrent le conduit submandibulaire et le conduit sublingual.

CAROTÈNE *s. m. (angl. carotene).* Pigment orangé présent dans les carottes, les pommes de terre, les tomates, les graisses et le jaune d'œuf, etc. Il peut être transformé en vitamine A par les organismes animaux.

CAROTÉNÉMIE *s. f. (angl. carotenemia).* Présence de carotène dans le sang ; en excès, elle entraîne parfois une pigmentation de la peau semblable à celle de l'ictère. SYN. *CAROTINÉMIE.*

CAROTÉNODERMIE *s. f. (angl. carotenodermia).* Coloration jaune des téguments due à l'excès de carotène dans le sang. SYN. *CAROTÉNOSE.*

CAROTÉNOÏDE *adj. (angl. carotenoid).* Pigment jaune synthétisé par les végétaux supérieurs et concentré dans la graisse animale après avoir été mangé par ceux-ci. SYN. *CAROTINOÏDE.*

CAROTIDE *s. f. (angl. carotid).* Artère irriguant la tête et le cou. À droite la carotide primitive naît du tronc brachio-céphalique ; à gauche directement de l'aorte ; elle se divise en carotides interne et externe. *ATLAS ANATOMIQUE DES ARTÈRES EN ANNEXE.*

CARPE *s. m. (NA. carpus). (angl. carpus).* Ensemble des huit os courts, disposés en deux rangées, qui forment le squelette du poignet. La rangée proximale : scaphoïde, lunatum, triquetrum, pisiforme. La rangée distale : trapèze, trapézoïde, capitatum et hamatum.

CARPENTIER (ANNEAU DE) Bioprothèse utilisée dans l'annuloplastie mitrale et tricuspidienne.

CARPIEN *adj. (angl. carpal).* Qui se rapporte au carpe.

CARRÉ ◇ **DES LOMBES (MUSCLE)** *(NA. m. quadratus lumborum). (angl. quadrate muscle).* Muscle du dos, de chaque côte du rachis lombaire. *ATLAS ANATOMIQUE DES MUSCLES EN ANNEXE.* ◇ **PLANTAIRE (MUSCLE)** *(angl. quadratus muscle of sole).* Muscle de la région plantaire moyenne. *ATLAS ANATOMIQUE DES MUSCLES EN ANNEXE.*

CARREFOUR ◇ **AORTIQUE** Bifurcation terminale de l'aorte en deux artères iliaques primitives, siège de prédilection de l'athérome aortique. ◇ **PÉTRO-SPHÉNOÏDAL (SYNDROME DU)** Dû à une compression des IIe, IIIe, IVe, V^e^ et VIe nerfs crâniens par une tumeur de la trompe auditive, de l'hypophyse ou de l'orbite.

CARTILAGE *s. m. (NA. cartilago). (angl. cartilage).* Variété de tissu conjonctif caractérisé par une substance fondamentale compacte, transparente, élastique et résistante. Les cellules cartilagineuses sont contenues dans de petites cavités (chondroplastes). Le cartilage ne contient normalement ni vaisseaux, ni nerfs. ⊂ **ACCESSOIRE** *(angl. accessory —).* Chacun des petits cartilages situés dans les intervalles qui séparent les cartilages des narines des cartilages latéraux. SYN. *CARTILAGE ALAIRE ACCESSOIRE, CARTILAGE SÉSAMOÏDE.* ⊂ **ARTICULAIRE** *(NA. — articularis). (angl. articular —).* Couche de cartilage hyalin lisse qui recouvre les surfaces articulaires des os. Elle a un double rôle de surface de frottement et d'organe élastique de transmission des pressions. SYN. *CARTILAGE DE REVÊTEMENT.* ⊂ **ARYTÉNOÏDE** *(NA. — arytenoidea). (angl. arytenoid —).* Chacun des deux cartilages, droit et gauche, surmontant le cartilage cricoïde avec lequel ils s'articulent, et donnant insertion aux cordes vocales inférieures. ⊂ **AURICULAIRE** *(NA. — auriculae). (angl. auricular —).* Fibrocartilage du pavillon de l'oreille. ⊂ **CORNICULÉ** *(NA. — corniculata). (angl. corniculate —).* Petit cartilage en forme de crochet au sommet du cartilage aryténoïde. ⊂ **COSTAL** *(NA. — costalis). (angl. costal —).* Prolongement antérieur cartilagineux de chaque côte. ⊂ **CRICOÏDE** *(NA. — cricoidea). (angl. cricoid —).* Cartilage en forme d'anneau qui constitue la partie inférieure du larynx. ⊂ **CUNÉIFORME** *(NA. — cuneiformis). (angl. cuneiform —).* Petit cartilage situé de chaque côté du repli aryténo-épiglottique. ⊂ **DE CONJUGAISON** *(NA. — epiphysialis). (angl. epiphysial —).* Bande transversale de tissu cartilagineux réunissant la diaphyse et l'épiphyse d'un os long, et au niveau de laquelle s'effectue la croissance en longueur de l'os. SYN. *CARTILAGE CONJUGAL, CARTILAGE DE CROISSANCE, CARTILAGE DIAPHYSO-ÉPIPHYSAIRE.* ⊂ **DE CROISSANCE** *(angl. growth —).* Tissu cartilagineux unissant la diaphyse à l'épiphyse au niveau duquel s'effectue la croissance de l'os. SYN. *CARTILAGE DE CONJUGAISON.* ⊂ **DE LA CLOISON** ☞ *CARTILAGE DU SEPTUM NASAL.* ⊂ **DE LA TRACHÉE** *(angl. tracheal —).* Anneaux cartilagineux, au nombre de 16 à 20, qui constituent le squelette de la trachée. ⊂ **DE REVÊTEMENT** *(angl. articular —).* ☞ *CARTILAGE ARTICULAIRE.* ⊂ **DIAPHYSO-ÉPIPHYSAIRE** *(angl. growth —).* ☞ *CARTILAGE DE CONJUGAISON.* ⊂ **DU SEPTUM NASAL** *(NA. — septi nasi). (angl. septal — of nose).* Lame cartilagineuse verticale et médiane, située en avant du vomer et de la lame perpendiculaire de l'ethmoïde. Elle participe à la formation de la cloison des fosses nasales. ⊂ **ÉLASTIQUE** *(angl. elastic (yellow) —).* Cartilage riche en fibres élastiques. On le trouve dans le méat acoustique externe, la trompe auditive, l'épiglotte, les cartilages aryténoïdes, cunéiformes et corniculés. ⊂ **EN Y** *(angl. Y-cartilage).* Cartilage à trois branches qui, à la naissance, marque la séparation entre les trois points d'ossification principaux de l'os iliaque : l'ilion, l'ischion et le pubis. ⊂ **ÉPIGLOTTIQUE** *(NA. — epiglottica). (angl. epiglottic —).* Cartilage impair du larynx, situé à la partie antéro-supérieure de celui-ci, en arrière du cartilage thyroïde. ⊂ **FIBREUX** ☞ *FIBROCARTILAGE.* ⊂ **HYALIN** *(angl. hyaline —).* Type de cartilage dont la substance fondamentale, d'apparence amorphe, translucide, est très résistante et élastique. Le cartilage hyalin est le plus répandu des tissus cartilagineux. Il constitue les anneaux de la trachée et des bronches, les parties cartilagineuses du nez, des côtes ; il recouvre les surfaces osseuses au niveau des articulations. ⊂ **INFÉRIEUR DE L'AILE DU NEZ** *(NA. — alaris major). (angl. inferior — of nose).* Mince lamelle cartilagineuse située en dehors du cartilage de la cloison et au-dessous du cartilage latéral. SYN. *CARTILAGE DE LA NARINE.* ⊂ **LATÉRAL DU NEZ** *(NA. — nasi laterales). (angl. lateral — of nose).* Chacune des deux lamelles cartilagineuses triangulaires, situées de part et d'autre de la ligne médiane, sur les faces latérales du nez, au-dessous des os propres et au-dessus des ailes du nez. ⊂ **MIXTE** Cartilage dont la substance fondamentale est traversée par des faisceaux conjonctifs et par des fibres élastiques. ⊂ **NASAL** *(NA. — nasi). (angl. nasal —).* Les cartilages nasaux sont au nombre de cinq : les cartilages latéraux, les cartilages des ailes du nez et le cartilage de la cloison, auxquels s'ajoutent les petits cartilages alaires et les cartilages accessoires. ⊂ **PARACORDAL** *(angl. parachordal —).* Chacun des cartilages pairs situés sur les côtés de la partie occipitale de la notocorde de l'embryon. ⊂ **SÉSAMOÏDE** *(angl. sesamoid — accessory —).* ☞ *CARTILAGE ACCESSOIRE.* ⊂ **THYROÏDE**

(NA. — thyroidea). (angl. thyroid —). Cartilage impair et médian, situé à la partie antéro-supérieure du larynx, au-dessus du cartilage cricoïde. Il est formé de deux lames latérales, quadrilatères, unies par leur bord antérieur faisant saillie vers l'avant. Cette saillie est beaucoup plus marquée chez l'homme que chez la femme, formant la pomme d'Adam. ◇ **TRITICÉ** *(NA. — triticea). (angl. triticeal —).* Nodule cartilagineux rencontré parfois sur les deux ligaments thyro-hyoïdiens latéraux. ◇ **VOMÉRO-NASAL** *(NA. — vomeronasalis). (angl. vomeronasal —).* Chacune des lamelles cartilagineuses situées de part et d'autre du bord postéro-inférieur du cartilage de la cloison nasale, au-dessus de l'extrémité antérieure du vomer et de l'épine nasale antérieure.

CARTOGRAPHIE *s. f. (angl. cartography mappinq).* ☞ *SCINTIGRAPHIE.*

CARUS *s. m. (angl. deep coma).* Degré extrême du coma (coma carus).

CARVÉDILOL *s. m. (angl. carvedilol).* Substance possédant une action à la fois α et β-bloquante, utilisée efficacement dans le traitement de l'insuffisance cardiaque chronique.

CARYOCINÈSE *s. f. (angl. karyokinesis).* Division du noyau cellulaire au cours de la mitose.

CARYOCLASIQUE *adj. (angl. karioklastic).* Se dit d'une substance qui peut léser le noyau cellulaire et interrompre la mitose.

CARYOLYSE *s. f. (angl. karyolysis).* Forme de nécrobiose dans laquelle le noyau cellulaire perd progressivement sa chromatine. SYN. *CHROMATOLYSE.*

CARYOLYTIQUE *adj. (angl. karyolytic).* Qui provoque la mort du noyau.

CARYOTYPE *s. m. (angl. karyotype).* Représentation chromosomique complète d'un individu. Le caryotype masculin normal est 46 XY, le caryotype féminin normal est 46 XX. L'examen du caryotype permet de découvrir des anomalies chromosomiques.

CAS *s. m.* **1.** Situation pathologique individuelle. **2.** Lorsqu'il s'agit d'épidémie, chacune des atteintes prises individuellement.

CASCARA *s. f. (angl. cascara bark).* Écorce dont les extraits sont utilisés en médecine comme laxatif. ◇ **SAGRADA** Écorce de *Rhamnus purshiana*, arbuste de Californie, de la famille des Rhamnacées ; stimulante, laxative et cathartique.

CASÉEUX *adj. (angl. caseous).* Qui a la consistance du fromage.

CASÉIFICATION *s. f. (angl. caseation).* Processus de nécrose aboutissant à la formation de caséum. SYN. *DÉGÉNÉRESCENCE CASÉEUSE.*

CASÉINE *s. f. (angl. casein).* Protéine principale du lait. ◇ **VÉGÉTALE** *(angl. vegetal —).* Protéine extraite des tourteaux.

CASÉUM *s. m. (angl. caseum).* Substance pâteuse, blanchâtre ou jaunâtre, résultant d'un processus de nécrose particulier aux lésions tuberculeuses.

CASTRATION *s. f. (angl. castration).* Ablation des glandes génitales, c'est-à-dire des testicules chez l'homme ou des ovaires chez la femme. En psychanalyse, on utilise ce terme pour désigner le complexe provoqué par la peur de la perte du pénis. ☞ *COMPLEXE DE CASTRATION.*

CATABOLISME *s. m. (angl. catabolism).* Ensemble des réactions de dégradation des composés organiques qui ont lieu chez les êtres vivants au cours du métabolisme. S'oppose à l'anabolisme.

CATABOLITE *s. m. (angl. catabolite).* Produit résultant du catabolisme.

CATAIRE *adj. (angl. purring).* Qui rappelle le ronronnement du chat. ☞ *FRÉMISSEMENT CATAIRE.*

CATALASE *s. f. (angl. catalase).* Enzyme catalysant la décomposition de l'eau oxygénée en oxygène et en eau.

CATALEPSIE *s. f. (angl. catalepsy).* État caractérisé par la perte de la motricité volontaire et de la sensibilité, avec une hypertonie s'opposant à toute tentative de mobilisation ; il s'associe à un maintien des attitudes imposées. La catalepsie est observée dans les états hypnotiques, la catatonie, l'hystérie, la schizophrénie et dans les syndromes parkinsoniens post-encéphalitiques.

CATALYSE *s. f. (angl. catalysis).* Augmentation de la vitesse d'une réaction chimique produite par la présence d'une substance qui n'entre pas dans la réaction. Les processus de catalyse de l'organisme sont régis par les enzymes.

CATALYSEUR *s. m. (angl. catalyzer).* Substance qui produit une catalyse.

CATAMÉNIAL *adj. (angl. catamenial).* Qui se rapporte aux règles.

CATAPLASME *s. m. (angl. cataplasm).* Topique de consistance pâteuse, préparé à partir d'une farine et d'une substance émolliente, et souvent additionné de produits médicamenteux. Il est appliqué sur la peau comme décongestif local ou comme révulsif. ◇ **SINAPISÉ** *(angl. poultice).* Cataplasme saupoudré avec de la farine de moutarde.

CATAPLEXIE *s. f. (angl. cataplexy).* Diminution ou perte du tonus musculaire sans perte de connaissance, apparaissant spontanément ou provoquée par des émotions.

CATARACTE *s. f. (angl. cataract).* Opacité partielle ou totale du cristallin. ◇ **ADHÉRENTE** *(angl. adhesive —).* Cataracte associée à des adhérences entre l'iris et le cristallin. ◇ **BLEUE CONGÉNITALE** *(angl. congenital blue —).* Cataracte caractérisée par des ponctuations bleutées. SYN. *CATARACTE CÉRULÉENNE CONGÉNITALE.* ◇ **CAPSULAIRE** *(angl. capsular —).* Cataracte située au niveau de la capsule antérieure ou postérieure du cristallin d'origine congénitale. ◇ **CENTRALE** ☞ *CATARACTE NUCLÉAIRE.* ◇ **COMPLÈTE** ☞ *CATARACTE TOTALE.* ◇ **COMPLIQUÉE** **1.** Cataracte secondaire à une autre pathologie oculaire. **2.** Cataracte en rapport avec une affection générale. ◇ **CONGÉNITALE** *(angl. congenital —).* Cataracte existant dès la naissance ; d'origine soit génétique à transmission autosomique variable, soit toxique, infectieuse, etc. ◇ **CORALLIFORME, CORONAIRE** *(angl. coralliform, coronary —).* Cataracte respectivement en forme de corail ou de couronne. ◇ **CORTICALE** *(angl. cortical —).* Cataracte dans laquelle l'opacité siège au niveau des couches corticales du cristallin. ◇ **DÉBUTANTE** *(angl. immature —).* Cataracte en début d'évolution, qui présente des zones d'opacités alternant avec des zones transparentes. ◇ **DES SUTURES** *(angl. sutural —).* Cataracte congénitale qui atteint les sutures en Y du noyau embryonnaire du cristallin. ◇ **DIABÉTIQUE** *(angl. diabetic —).* Cataracte secondaire à un diabète. En général elle est molle, volumineuse, blanche et bilatérale. ◇ **DURE** *(angl. calcareous —).* Cataracte dont le noyau est dur, constitué en général par un dépôt de carbonate de calcium. ◇ **ÉLECTRIQUE** *(angl. electric —).* Cataracte provoquée par la lumière très intense produite lors d'un soudure à l'arc électrique. SYN. *CATARACTE DES SOUDEURS À L'ARC.* ◇ **GLAUCOMATEUSE** *(angl. glaucomatous —).* Cataracte associée à un glaucome. ◇ **GRISE** *(angl. senile nuclear sclerotic —).* Cataracte corticale sénile. ◇ **HYPERMÛRE** *(angl. hypermature —).* Cataracte dont le cristallin s'est solidifié et atrophié ou, à l'inverse, s'est liquéfié. ◇ **INFANTILE** *(angl. juvenile —).* Cataracte zonulaire de la première enfance, non congénitale. ◇ **INTUMESCENTE** *(angl. intumescent —).* Cataracte dans laquelle le cristallin est augmenté de volume. ◇ **LAITEUSE** *(angl. hyperripe —).* Cataracte hypermûre dans laquelle le cristallin s'est transformé en un liquide laiteux. ◇ **MEMBRANEUSE** *(angl. membranous —).* Cataracte avec destruction ou résortion totale du cristallin et persistance de la seule capsule. ◇ **MOLLE** *(angl. immature —).* Cataracte ne possédant pas de noyau dur. ◇ **MÛRE** *(angl. mature —).* Cataracte dans laquelle le cristallin est totalement opaque et peut être extrait de sa capsule. ◇ **NOIRE** *(angl. black —).* Opacité très foncée du noyau cristallinien, la pupille paraissant noire. ◇ **NUCLÉAIRE** *(angl. nuclear —).* Cataracte sénile où l'opacité est localisée au noyau du cristallin. SYN. *CATARACTE CENTRALE.* ◇ **PÉRINUCLÉAIRE** *(angl. perinuclear —).* Opacité discoïde entourant le noyau central du cristallin. ◇ **POLAIRE, ANTÉRIEURE ET POSTÉRIEURE** *(angl. polar —).* Cataractes capsulaires situées respectivement aux pôles antérieur et postérieur du cristallin. ◇ **PROGRESSIVE** *(angl. progressive —).* Cataracte non opérée et passant par les trois phases : débutante, mûre et hypermûre. ◇ **PUNCTIFORME** *(angl. punctuate —).* Cataracte caractérisée par une série d'opacités punctiformes. ◇ **PYRAMIDALE** *(angl. pyramidal —)*. Cataracte polaire antérieure de forme plus ou moins pyramidale, à sommet antéreur. ◇ **SECONDAIRE** *(angl. secondary —)*. Cataracte apparaissant après extraction du cristallin, due à l'opacification de masses cristalliniennes résiduelles. ◇ **SÉNILE** *(angl. senile —)*. Opacification du cristallin observée chez les personnes âgées, et pouvant prendre diverses formes. ◇ **SOUS-CAPSULAIRE** *(angl. subcapsular —)*. Cataracte située immédiatement audessous de la capsule antérieure ou postérieure du cristallin. ◇ **TOTALE** *(angl. total —)*. Cataracte affectant la totalité du cristallin. SYN. *CATARACTE COMPLÈTE*. ◇ **TOXIQUE** *(angl. toxic —)*. Cataracte due à des substances toxiques (antimitotiques, corticoïdes, etc.). ◇ **TRAUMATIQUE** *(angl. traumatic —)*. Cataracte consécutive à un traumatisme du globe oculaire. ◇ **TREMBLOTANTE** Cataracte associée à un iridodonésis (tremblotement de l'iris). ◇ **ZONULAIRE** *(angl. zonular —)*. Opacité n'affectant que certaines couches cristalliniennes entre le cortex et le noyau. SYN. *CATARACTE LAMELLAIRE*.

CATARRHE *s. m. (angl. catarrh)*. Terme ancien désignant toute inflammation aiguë ou chronique des muqueuses, s'accompagnant d'une hypersécrétion. Il est actuellement réservé uniquement aux inflammations des voies respiratoires accompagnées de sécrétions abondantes. ◇ **BRONCHIQUE** *(angl. bronchial —)*. ☞ *BRONCHITE*. ◇ **DES GOURMES** Bronchite catarrhale due aux passage de larves d'ankylostomes dans les voies aériennes supérieures. ◇ **ESTIVAL** *(angl. hay fever)*. Désignation ancienne du rhume des foins.

CATATONIE *s. f. (angl. catatonia)*. Syndrome psychomoteur caractérisé par l'inertie et le négativisme avec absence totale de réaction aux stimulations. Elle peut être associée à des contractions de certains groupes musculaires entraînant des attitudes figées, paradoxales. Elle s'observe essentiellement au cours de la schizophrénie et la dépression mélancolique.

CATÉCHOLAMINE *s. f. (angl. catecholamine)*. Nom générique des amines vasopressives sympathicomimétiques. Il s'agit de l'adrénaline et de la noradrénaline, de leur précurseur, la dopamine, et de leurs métabolites dérivés, les métanéphrines, l'acide vanylmandélique. Elles proviennent de la médullosurrénale ainsi que des autres éléments du système chromaffine.

CATÉNAIRE *adj.* **1.** Qui se rapporte à la chaîne des ganglions sympathiques ou à une chaîne moléculaire. **2.** *(angl. chain reaction)*. Se dit des réactions en chaîne.

CATGUT *s. m. (angl. catgut)*. Fil résorbable employé dans certains pays pour les ligatures et les sutures chirurgicales. Il est préparé à partir de collagène de mammifère, notamment de l'intestin grêle du mouton. ◇ **ARGENTÉ** *(angl. silverized —)*. *Catgut* imprégné d'argent afin de le rendre plus solide. ◇ **CHROMÉ** *(angl. chromic —)*. *Catgut* imprégné de trioxyde de chrome afin de ralentir sa résorption. ◇ **IODÉ** *(angl. iodine —)*. *Catgut* imprégné d'une solution iodo-iodurée.

CATHEPSINE *s. f. (angl. cathepsin)*. Protéinase présente dans les lysosomes de nombreux tissus. Elle intervient dans leur autolyse et leur autodigestion.

CATHÉTER *s. m. (angl. catheter)*. Instrument chirurgical tubulaire rigide ou flexible servant à évacuer le liquide d'une cavité ou à y injecter un produit, et à dilater un orifice ou un conduit naturel (cathéter à ballonnet).

CATHÉTÉRISME *s. m. (angl. catheterization)*. Introduction d'un cathéter dans un conduit ou une cavité naturels de l'organisme à des fins diagnostiques ou thérapeutiques. ◇ **CARDIAQUE** *(angl. heart —)*. Introduction par voie veineuse (généralement à partir de la veine humérale) ou artérielle d'une sonde dans les cavités du cœur dans un but diagnostique ou thérapeutique.

CAUDAL *adj. (angl. caudal)*. Qui se rapporte à la queue ou à un appendice terminal.

CAUSALGIE *s. f. (angl. causalgia)*. Sensation de brûlure lancinante avec hyperesthésie cutanée et troubles vasomoteurs ; elle est habituellement due à une lésion traumatique du nerf périphérique du territoire cutané atteint.

CAUSTIQUE *adj. (angl. caustic).* Qui détruit les tissus organiques ; se dit d'une substance qui exerce une action corrosive sur les tissus (s'emploie aussi comme substantif). ◇ **LUNAIRE** *(angl. lunar —).* Nitrate d'argent. ◇ **MITIGÉ** *(angl. mitigated —).* Mélange de nitrate d'argent et de nitrate de potassium.

CAUTÈRE *s. m. (angl. cautery).* Tige métallique dont l'extrémité est chauffée au rouge pour brûler superficiellement la peau ou les tissus. ◇ **ACTUEL** *(angl. actual —).* Cautère dont l'application entraîne immédiatement une brûlure des tissus. ◇ **POTENTIEL** *(angl. potential —).* Cautère qui exerce son action par la chaleur.

CAUTÉRISATION *s. f. (angl. cauterization).* Application d'un cautère ou d'une substance caustique pour détruire des tissus. ◇ **LENTE** *(angl. moxa cautery).* Cautérisation pratiquée à l'aide d'un moxa.

CAVERNE *s. f. (angl. cavitation).* Excavation formée au sein d'un parenchyme, notamment pulmonaire, après évacuation du tissu nécrosé. Le plus souvent, elle est d'origine tuberculeuse.

CAVERNOME *s. m.* ☞ *ANGIOME CAVERNEUX.*

CAVITAIRE *adj. (angl. cavitary).* Qui est caractérisé par la présence d'une ou de plusieurs cavités, ou qui se rapporte à une cavité.

CAVITÉ *s. f.* **1.** Espace creux, partiellement ou entièrement fermé, délimité par une structure anatomique ou par un ensemble de structures. Il peut être vide ou, le plus souvent, occupé par d'autres structures ou organes. **2.** Excavation dans un organe due à un processus pathologique. ◇ **ABDOMINALE** *(NA. — abdominalis). (angl. abdominal —).* ☞ *ABDOMEN.* ◇ **AMNIOTIQUE** *(angl. amniotic —).* Cavité limitée par l'amnios, et remplie de liquide amniotique, dans lequel baigne l'embryon. ◇ **ANCYROÏDE** *(angl. occipital horn of lateral ventricle).* Ancienne dénomination. ☞ *CORNE OCCIPITALE DU VENTRICULE LATÉRAL.* ◇ **ARTICULAIRE** *(NA. — articularis). (angl. articular —).* Espace compris entre les extrémités osseuses et la paroi de la capsule articulaire. ◇ **BUCCALE** **1.** *(NA. — oris). (angl. buccal —).* ☞ *CAVUM ORIS.* **2.** *(angl. oral cavity).* Partie des voies aérodigestives supérieures située en avant de l'oropharynx. Ses limites sont : en avant, les lèvres, latéralement, la face interne des joues, en bas, le plancher buccal et la face ventrale de langue mobile, en haut, le palais, et en arrière, les piliers antérieurs, le voile du palais et la jonction langue mobile/base de langue, soit le V lingual. Elle comprend les gencives, les dents, les vestibules gingivaux supérieurs et inférieurs. SYN. *CAVITÉ ORALE.* ◇ **CŒLOMIQUE** ☞ *CŒLOME.* ◇ **COTYLOÏDE** *(angl. acetabulum).* Ancienne dénomination. ☞ *ACÉTABULUM.* ◇ **DE SEGMENTATION** *(angl. segmentation —).* SYN. *BLASTOCÈLE.* ◇ **ÉPIDURALE** *(angl. epidural —).* ☞ *ESPACE ÉPIDURAL.* ◇ **GLÉNOÏDE** *(NA. — glenoidalis). (angl. glenoid —).* Cavité située à l'angle externe de la scapula, qui s'articule avec la tête de l'humérus. ◇ **MÉDULLAIRE** *(NA. — medullaris). (angl. medullar —).* Cavité située dans un os long et qui contient la moelle osseuse. SYN. *CANAL MÉDULLAIRE.* ◇ **NASALE** ☞ *CAVUM NASI.* ◇ **ORALE** *(angl. oral —).* ☞ *BOUCHE.* ◇ **ORBITAIRE** *(angl. orbital —).* ☞ *ORBITE.* ◇ **PELVIENNE** *(NA. — pelvis). (angl. pelvic —).* Cavité circonscrite par le vrai pelvis et ses parties molles. ◇ **PÉRICARDIQUE** *(NA. — pericardiaca). (angl. pericardial —).* Cavité virtuelle comprise entre les deux feuillets du péricarde. ◇ **PÉRITONÉALE** *(NA. — peritonealis). (angl. peritoneal —).* Cavité virtuelle comprise entre les deux feuillets, pariétal et viscéral, du péritoine, qui peut devenir réelle en cas d'épanchement. ◇ **PLEURALE** *(NA. — pleuralis). (angl. pleural —).* Cavité virtuelle comprise entre les deux feuillets de la plèvre, qui peut devenir réelle en cas d'épanchement. ◇ **PULPAIRE** *(angl. pulp —).* ☞ *CAVUM DENTIS.* ◇ **SEPTALE** *(angl. — of septum lucidum).* ☞ *CAVUM SEPTI PELLUCIDI.* ◇ **SÉREUSE** *(angl. serous —).* Cavité de l'organisme tapissée de mésothélium. Ex. *cavités du péritoine, de la plèvre, du péricarde.* ◇ **SOUS-GERMINALE** *(angl. subgerminal —).* Dans l'œuf, cavité située entre la face profonde du blastoderme et le vitellus. ◇ **SPLANCHNIQUE** *(angl. splanchnic —).* Cavité du corps occupée par des viscères. Ex. *cavité abdominale.* ◇ **THORACIQUE** *(NA. — thoracis). (angl. thoracic —).* Cavité splanchnique située au-dessus du diaphragme. ◇ **TRIGÉMINALE** *(NA. — trigeminalis). (angl. trigeminal —).* Espace creux situé dans la dure-mère à la face antérieure du rocher, et qui contient le ganglion trigéminal. ◇ **TYMPANIQUE** *(NA. — tympani). (angl. tympanic —).* Cavité de l'oreille moyenne traversée par la chaîne des osselets. SYN. *CAISSE DU TYMPAN.*

CAVOGRAPHIE *s. f. (angl. cavography).* Radiographie d'une veine cave après injection d'un produit opaque aux rayons X.

CAVUM *s. m.* **1.** En anatomie, nom donné à certaines cavités. **2.** SYN. *RHINOPHARYNX.* ◇ **DENTIS** Cavité centrale de la dent, contenant la pulpe dentaire, les nerfs et les vaisseaux. ◇ **NASI** Fosses nasales. ◇ **ORIS** Bouche. ◇ **SEPTI PELLUCIDI** Cavité virtuelle limitée par les deux lamelles nerveuses qui forment le septum lucidum.

CCMH *(angl. MCCH).* Abréviation de concentration corpusculaire moyenne en hémoglobine.

CÉCITÉ *s. f. (angl. blindness).* État d'une personne privée de la vue. ◇ **CORTICALE** *(angl. cortical —).* Cécité résultant d'une lésion du cortex visuel. ◇ **CRÉPUSCULAIRE** ☞ *HÉMÉRALOPIE.* ◇ **DIURNE** *(angl. day —).* Acuité visuelle diminuée sous un éclairage intense. ◇ **LITTÉRALE** *(angl. word —).* Cécité verbale caractérisée par une impossibilité de lire les lettres de l'alphabet. ◇ **MUSICALE** *(angl. music —).* Incapacité de comprendre la notation musicale. ◇ **NOCTURNE** *(angl. night —).* ☞ *HÉMÉRALOPIE.* ◇ **VERBALE** *(angl. word —).* Impossibilité de reconnaître le caractère symbolique des mots écrits.

CEINTURE *(angl. girdle).* Partie fixe d'un membre attachée au tronc. Elle comprend des os, des articulations et des muscles. ◇ **PELVIENNE** *(NA. cingulum membri inferioris / pelvicum). (angl. pelvic —).* Ensemble osseux formé par les deux os iliaques, qui relie les membres inférieurs au tronc par l'intermédiaire du sacrum. ◇ **SCAPULAIRE** *(NA. cingulum membri superioris / pectorale). (angl. scapular —).* Ensemble osseux formé par les deux clavicules et les deux scapulas, qui relie les membres supérieurs au tronc par l'intermédiaire du sternum.

CELLULE *s. f. (angl. cell).* Unité morphologique et fonctionnelle des tissus vivants. Douée d'une vie propre, elle est composée d'une masse de protoplasme limitée par une membrane et contenant un noyau. Un être vivant peut être constitué d'une seule cellule (il est dit unicellulaire) ou d'un nombre plus ou moins considérable de cellules (il est dit pluricellulaire). ◇ **À CORBEILLES** *(angl. basket —).* Cellules situées dans les deux tiers internes de la couche moléculaire ou plexiforme du cortex cérébelleux, dont sont issus de longs axones qui émettent des collatérales formant, autour des cellules de Purkinje, une espèce de réseau fibrillaire en forme de corbeille. ◇ **À FERMENT** *(angl. serous —).* SYN. *CELLULE SÉREUSE.* ◇ **ACIDOPHILE** *(angl. acidophilic —).* Toute cellule ayant une affinité pour les colorants acides. ◇ **ADIPEUSE** *(angl. adipocyte).* Cellule conjonctive remplie de gouttelettes de graisses, à cytoplasme réduit à une mince couche périphérique et à noyau périphérique. SYN. *ADIPOCYTE.* ◇ **ALPHA** *(angl. alpha —).* Cellules que l'on rencontre à la périphérie des îlots de Langerhans du pancréas et qui sécrètent somatostatine et glucagon. ◇ **ALVÉOLAIRE** *(angl. alveolar —).* Cellule appartenant à l'épithélium qui tapisse la cavité des alvéoles pulmonaires. ◇ **AMACRINE** *(angl. amacrine —).* Cellule nerveuse dépourvue d'axone, telle que certaines cellules rétiniennes. SYN. *SPONGIOBLASTE.* ◇ **AMIBOÏDE** *(angl. amoeboid —).* Cellule qui peut se mouvoir au moyen de pseudopodes. ◇ **APOLAIRE** *(angl. apolar —).* Cellule nerveuse embryonnaire dépourvue de prolongements. ◇ **APUD** *(angl. APUD —).* ☞ *SYSTÈME APUD.* ◇ **ARGENTAFFINE** *(angl. argentaffin —).* Cellule possédant une affinité pour les sels d'argent ou contenant des granulations qui se colorent par les sels d'argent. SYN. *CELLULE ARGYROPHILE.* ◇ **AUDITIVE** *(angl. auditory —).* Cellule de l'oreille interne, qui contient les filaments auditifs. ◇ **BASALE** *(angl. basal —).* Cellule appartenant à la couche la plus profonde d'un épithélium. ◇ **BASOPHILE** *(angl. basophilic —).* Toute cellule ayant une affinité pour les colorants basiques. ◇ **BÊTA** *(angl. beta —).* Cellule constitutive des îlots de Langerhans du pancréas, et qui sécrète l'insuline. ◇ **BIPOLAIRE** *(angl. bipolar —).* Cellule nerveuse présentant deux pôles, l'un donnant naissance à l'axone, l'autre représentant le point de pénétration d'une unique dendrite. ◇ **BORDANTE** *(angl. parietal —).* Cellule gastrique sécrètant l'acide chlorydrique. ◇ **CALICIFORME** *(angl. goblet —).* Variété de cellule épithéliale en forme de calice, sécrétant du mucus. ◇ **CARTILAGINEUSE** *(angl. cartilage —).* Cellule incluse dans les lacunes des cartilages. SYN. *CHONDROCYTE.* ◇ **CARYOCHROME** *(angl. karyochrome —).* Cellule nerveuse dont le noyau contient une grande quantité de chromatine et le cytoplasme une faible quantité. ◇ **CENTRO-ACINEUSE** *(angl. centroascinar —).* Cellules à noyau clair réunies en groupes de deux à cinq sur la bordure de l'acinus, à côté des cellules glandulaires pancréatiques. ◇ **CHROMAFFINE** *(angl. chromaffin —).* Cellules qui ont une affinité particulière pour les colorants constitués de sels de chrome. Elles se retrouvent dans les tumeurs de la médullosurrénale. SYN. *CELLULE PHÉOCHROME.* ◇ **CHROMATOPHORE** *(angl. chromatophore —).* Toute cellule à pigment. ◇ **CHROMOPHOBE** *(angl. chromophobe —).* Cellule du lobe antérieur de l'hypophyse, qui ne se colore pas, aussi bien par les colorants acides que par les colorants basiques. ◇ **CHROMOPHORE** *(angl. chromophobe —).* ☞ *CHROMATOPHORE.* ◇ **CIBLE** *(angl. target —).* ☞ *ANNULOCYTE.* ◇ **CILIÉE** *(angl. ciliated —).* Cellule épithéliale pourvue de cils vibratiles. ◇ **CLAIRE** *(angl. clear —).* Cellule dont le cytoplasme, qui ne se colore pas ou peu avec la technique histologique usuelle à l'hématéine-éosine, a un aspect particulièrement clair. ◇ **COCHLÉAIRE** *(angl. cochlear —).* Cellule de revêtement de la lame spirale de la cochlée. ◇ **CONJONCTIVE** *(angl. connective tissue —).* Toute cellule appartenant à un tissu conjonctif. Les cellules conjonctives s'anastomosent les unes avec les autres pour former un véritable réseau. ◇ **CORDONALE** *(angl. funicular —).* Cellule nerveuse de la substance grise de la moelle épinière, dont l'axone s'articule sur les cordons situés du même côté ou du côté opposé. ◇ **CORNÉE** *(angl. corneal —).* Cellule kératinisée de la couche la plus superficielle de l'épiderme. ◇ **CUBIQUE** *(angl. cuboid —).* Cellule épithéliale de forme cubique. ◇ **CYLINDRIQUE** *(angl. columnar —).* Cellule épithéliale en forme de cylindre. ◇ **DÉCIDUALE** *(angl. decidual —).* Cellule de grande taille, nucléée, à contenu granulaire, qui provient du tissu conjonctif de la muqueuse utérine. ◇ **DE REED-STERNBERG** *(angl. Sternberg's giant —).* Cellule caractéristique, géante et multinucléée, mise en évidence dans les ganglions (ou nœuds) lymphatiques dans la maladie (ou lymphome) de Hodgkin. ◇ **ENDOTHÉLIALE** *(angl. endothelial —).* Cellule très aplatie qui tapisse tous les vaisseaux sanguins et lymphatiques. ◇ **ÉPENDYMAIRE** *(angl. ependymal —).* Cellule qui tapisse les ventricules cérébraux et l'épendyme. ◇ **ÉPITHÉLIOÏDE** *(angl. epithelioid —).* Cellules de nature conjonctive qui, par compression mutuelle, apparaissent aplaties ; on les observe dans des lésions inflammatoires chroniques et dans le follicule tuberculeux. ◇ **ETHMOÏDALE** *(NA. cellula ethmoidale). (angl. ethmoidal —).* Nom donné aux cavités pneumatiques annexées aux fosses nasales, creusées dans les masses latérales de l'ethmoïde. ◇ **FALCIFORME** *(angl. sickle —).* Érythrocyte en forme de faucille, caractéristique d'une forme d'anémie (la drépanocytose). SYN. (peu usité) *DRÉPANOCYTE.* ◇ **FILLE** *(angl. daughter —).* Toute cellule formée par la division d'une cellule mère. ◇ **FUNICULAIRE** ☞ *CELLULE CORDONALE.* ◇ **FUSIFORME** *(angl. fusiform —).* Toute cellule ayant la forme d'un fuseau. Ex. *certaines cellules nerveuses du cortex cérébral.* ◇ **GANGLIONNAIRE** **1.** Cellule nerveuse appartenant au ganglion rachidien ou au ganglion sympathique. **2.** Cellule nerveuse de grande taille, rencontrée dans la couche interne de la rétine. ◇ **GÉANTE** *(angl. giant —).* Cellule de très grande taille, contenant un ou plusieurs noyaux, elle se rencontre dans la tuberculose, la lèpre, la sarcoïdose, etc. ◇ **GERMINALE** *(angl. germinal —).* Cellule destinée à la reproduction de l'organisme (les gamètes et les spores). SYN. *CELLULE REPRODUCTRICE.* ◇ **GLANDULAIRE** *(angl. glandular —).* Cellule qui élabore un produit de sécrétion. ◇ **GLIALE** *(angl. glial —).* Cellule de la névroglie. ◇ **GUSTATIVE** *(angl. taste —).* Cellule sensorielle du bourgeon du goût. ◇ **HÉPATIQUE** *(angl. hepatic —).* Cellule épithéliale polygonale du parenchyme hépatique. SYN. *HÉPATOCYTE.* ◇ **HYPERCHROMATIQUE** *(angl. hyperchromatic —).* Cellule qui se colore fortement par les colorants basiques, du fait de la richesse de son noyau en ADN. ◇ **IMMUNOCOMPÉTENTE** *(angl. immunocompetent —).* Ce sont les lymphocytes B, les plasmocytes, les lymphocytes T qui jouent un rôle capital dans les phénomènes immunitaires. ◇ **INDIFFÉRENCIÉE** ☞ *CELLULE SOUCHE.* ◇ **INTERSTITIELLE DU TESTICULE** *(angl. interstitial — of testis).* Cellule formant des amas au voisinage de vaisseaux sanguins du testicule, et qui élabore la testostérone. SYN. *LEYDIG (CELLULE DE).* ◇ **LÉPREUSE** *(angl. lepra —).* Cellule présente dans un nodule lépreux, qui a pris la forme d'une poche contenant du protoplasme dégénéré et des bacilles de Hansen. ◇ **LYMPHOÏDE** *(angl. lymphoid —).* Toute cellule constitutive du tissu lymphoïde. ◇ **MASTOÏDIENNE** *(NA. cellula mastoidea). (angl. mastoid air —).* Nom donné aux cavités pneumatiques de l'antre mastoïdien. ◇ **MÉDULLAIRE** *(angl. marrow —).* Cellule de la moelle osseuse. ◇ **MIGRATRICE** *(angl. migratory —).* Nom donné parfois au leucocyte, en raison de sa capacité à passer par diapédèse des vaisseaux sanguins dans différents tissus. ◇ **MITRALE** *(angl. mitral —).* Cellule nerveuse pyramidale qui forme une des couches du bulbe olfactif. ◇ **MOTRICE** *(angl. motor —).* Cellule de la moelle épinière dont l'axone se prolonge par une fibre nerveuse motrice. ◇ **MULTIPOLAIRE** *(angl. multipolar —).* Cellule nerveuse de forme étoilée présentant de multiples prolongements. ◇ **MUQUEUSE** *(angl. mucous —).* Cellule glandulaire qui sécrète du mucus. ◇ **MUSCULAIRE LISSE** *(angl. smooth muscle —).* Cellule nucléée, allongée et contractile, qui constitue une fibre musculaire lisse. ◇ **MYÉLOÏDE** *(angl. myeloid —).* Toute cellule d'une des lignées érythrocytaire, granulocytaire et mégacaryocyto-plaquettaire. ◇ **MYO-ÉPITHÉLIALE** *(angl. myoepithelial —).* Cellule musculaire annexe des glandes exocrines. ◇ **NERVEUSE** *(angl. neuron).* Toute cellule du système nerveux. La cellule nerveuse est une masse de protoplasme polygonal, ovoïde ou en forme de poire, qui contient un noyau sphérique et de laquelle sont issus un axone et différents prolongements protoplasmiques (dendrites). SYN. *NEURONE.* ◇ **NEUROMUSCULAIRE** *(angl. neuromuscular —).* Forme de cellule observée principalement chez les animaux invertébrés inférieurs, dont la partie externe reçoit les stimuli et dont la partie interne est contractile. ◇ **NUCLÉÉE** *(angl. nucleated —).* Cellule pourvue d'un noyau. ◇ **OLFACTIVE** *(angl. olfactory —).* Cellule spécialisée et fusiforme de la membrane muqueuse du nez, qui se trouve parmi les cellules épithéliales. ◇ **OSSEUSE** *(angl. bone —).* Cellule constitutive du tissu osseux. SYN. *OSTÉOCYTE.* ◇ **OXYPHILE** *(angl. oxyphil —).* Cellule acidophile des glandes parathyroïdes. ◇ **PALATINE** *(angl. palatine —).* Cavité pneumatique creusée dans l'épaisseur du processus orbitaire du palatin. ◇ **PARIÉTALE GASTRIQUE** *(angl. border —).* Cellule gastrique sécrétant le pepsinogène. ◇ **PAVIMENTEUSE** *(angl. pavement —).* Cellule aplatie appartenant à l'épithélium qui tapisse une cavité séreuse. ◇ **PÉRITHÉLIALE** *(angl. adventicial —).* ☞ *HISTIOCYTE.* ◇ **PHÉOCHROME** *(angl. pheochrome —).* ☞ *CELLULE CHROMAFFINE.* ◇ **PLASMOCYTAIRE** *(angl. plasma —).* Cellule qui existe normalement dans différentes muqueuses, généralement dans le tissu lymphoïde, et qui s'observe fréquemment dans les processus pathologiques. Elle se colore intensément par les colorants basiques. Le cytoplasme n'est pas granulaire et est plus dense à la périphérie qu'au centre. Le noyau renferme une forte proportion de chromatine. SYN. *PLASMOCYTE.* ◇ **POLYCHROMATOPHILE** *(angl. polychromatic —).* Nom donné parfois à l'érythrocyte immature qui se colore avec les colorants basiques et les colorants acides. ◇ **PRÉSENTANT L'ANTIGÈNE** *(angl. antigen-presenting —).* Cellules du système monocyte-macrophage pouvant exprimer un antigène à leur surface sous une forme reconnaissable par les lymphocytes : associé à une molécule du système HLA de classe I ou II chez l'homme. ◇ **PRIMORDIALE** *(angl. primordial germ —).* ☞ *CELLULE SOUCHE.* ◇ **PYRAMIDALE** *(angl. pyramidal —).* Cellule nerveuse multipolaire, de forme pyramidale, du cortex cérébral. ◇ **RADICULAIRE** *(angl. spinal radicular —).* Cellule nerveuse de la substance grise de la moelle épinière, dont l'axone se dirige vers les racines des nerfs spinaux. ◇ **RÉTICULAIRE** *(angl. reticular —).* Cellule qui constitue le tissu des nœuds lymphatiques, de la rate et de la moelle osseuse. ◇ **SENSITIVE** *(angl. sensitive —).* Cellule corticale qui reçoit les stimuli périphériques par conduction directe, et qui est le siège de la sensation. ◇ **SENSORIELLE** *(angl. sensory —).* Cellule nerveuse centrale des organes périphériques des sens. ◇ **SÉREUSE** *(angl. serous —).* Cellule glandulaire sécrétrice d'un liquide albumineux, cellule essentielle d'une glande séreuse ou albumineuse. ◇ **SEXUELLE** *(angl. sexual —).* Gamète mâle ou femelle. ◇ **SOMATIQUE** *(angl. somatic —).* Cellule chargée des fonctions de relation et de nutrition de l'organisme, par opposition aux cellules germinales. SYN. *CELLULE VÉGÉTATIVE.* ◇ **SOUCHE** *(angl. stem —).* Cellule pluripotente, qui donne naissance à toutes les cellules sanguines. SYN. *CELLULE INDIFFÉRENCIÉE, CELLULE EMBRYONNAIRE, CELLULE PRIMORDIALE.* ◇ **SPHÉNOÏDALE** *(NA. cellula sphenoidalis). (angl. sphenoid —).* ☞ *SINUS SPHÉNOÏDAL.* ◇ **SPUMEUSE** Cellule dont le cytoplasme contient de nombreuses vacuoles lipidiques. SYN. *CELLULE XANTHOMATEUSE.* ◇ **T** ☞ *LYMPHOCYTE T.* ◇ **TOTIPOTENTE** *(angl. totipotential —).* Cellule susceptible de donner naissance à n'importe quel type de cellule. ◇ **UNIPOLAIRE** *(angl. unipolar —).* Cellule nerveuse pourvue d'un seul prolongement protoplasmatique. ◇ **VISUELLE** *(angl. visual —).* Cellule nerveuse photoréceptrice de la rétine. Il en existe deux types : les cellules à bâtonnets et les cellules à cônes.

CELLULICIDE *adj. (angl. cellulicidal).* Qui détruit les cellules.

CELLULIFUGE *adj. (angl. cellulifugal).* Qui s'éloigne du corps cellulaire.

CELLULIPÈTE *adj. (angl. celulipetal).* Qui se dirige vers la cellule.

CELLULITE *s. f. (angl. cellulitis).* Inflammation diffuse des tissus de soutien de l'organisme (tissu cellulaire), se rapportant généralement au tissu cellulaire sous-cutané. ◇ **CERVICALE** *(angl. facial cellulites).* Infection gravissime des tissus sous-cutanés cervico-faciaux (fasciite nécrosante). Elle se manifeste par un érythème cervical étendu parfois au thorax, avec oedème, fièvre, pouvant aller jusqu'au choc septique ou à la détresse respiratoire aigüe par oedème pharyngolaryngé. Elle nécessite une prise en charge chirurgicale et réanimatoire urgente. Son origine est le plus souvent dentaire ou amygdalienne. ◇ **ORBITAIRE** *(angl. orbital —).* Inflammation du tissu cellulaire de l'orbite. ◇ **PELVIENNE** *(angl. pelvic —).* Inflammation du tissu cellulaire péri-utérin.

CELLULOSE *s. f. (angl. cellulose).* Polysaccharide qui forme les membranes des cellules végétales. Non digestible par l'homme, la cellulose joue un rôle important dans la constitution du bol alimentaire.

CÉMENT *s. m. (angl. cement).* Enveloppe de tissu osseux qui couvre la racine d'une dent. ◇ **INTERCELLULAIRE** *(angl. intercellular —).* Matière qui relie les cellules, en particulier les cellules épithéliales.

CÉNESTHÉSIE *s. f. (angl. cenesthesis).* Impression générale d'aise ou de malaise, résultant d'un ensemble de sensations conscients provenant de l'organisme, à l'exclusion des appareils sensoriels.

CÉNESTOPATHIE *s. f. (angl. cenesthopathy).* Hallucination sensitive produisant une sensation anormale à l'intérieur du corps, sans rapport avec la réalité anatomique.

CENSURE *s. f. (angl. censor).* Dans le modèle psychanalytique de l'appareil psychique, fonction qui maintient le refoulement, empêchant l'accès des désirs inconscients au système conscient-préconscient.

CENTRE *s. m.* **1.** Point médian d'une structure ou d'un organe. **2.** Région du système nerveux central exerçant une fonction particulière. ◇ **ABDOMINAL** *(angl. epigastric reflex —).* Centre nerveux responsable du réflexe cutané abdominal, vraisemblablement situé à un niveau compris entre la 6e et la 11e vertèbre thoracique. SYN. *CENTRE ÉPIGASTRIQUE.* ◇ **ANOSPINAL** *(angl. anospinal —).* Centre nerveux commandant la contraction et le relâchement du sphincter anal, situé dans la moelle lombo-sacrale. ◇ **AUDITIF** *(angl. auditory area).* Chacun des centres de l'axe cérébrospinal échelonnés sur le trajet des voies auditives : noyaux cochléaires du bulbe et du pont, corps géniculés internes, centres auditifs réflexes des colliculi postérieurs, et aire corticale auditive du gyrus temporal transverse. ◇ **AUTOMATIQUE** *(angl. automatical motor area).* Tout centre nerveux responsable de mouvements indépendants de la volonté. ◇ **CARDIO-INHIBITEUR** *(angl. cardioinhibitory —).* Ensemble de cellules nerveuses du système nerveux central agissant sur le rythme cardiaque en le ralentissant. ◇ **CARDIOACCÉLÉRATEUR** *(angl. cardioaccelerating —).* Ensemble de cellules nerveuses du système nerveux central agissant sur le rythme cardiaque en l'accélérant. ◇ **CARDIONECTEUR** *(NA. systema conducens cordis). (angl. cardionector system).* Chacun des deux centres qui commandent la contraction cardiaque : le nœud sinusal de Keith et Flack pour les atria, et le nœud atrioventriculaire de Tawara pour les ventricules. ◇ **CILIOSPINAL** *(angl. ciliospinal —).* Centre situé dans les parties cervicale inférieure et thoracique supérieure de la moelle, et qui commande la dilatation de l'iris. SYN. *CENTRE DILATATEUR DE LA PUPILLE.* ◇ **CORTICAL** *(angl. cerebral cortex —).* Chacune des zones du cortex cérébral exerçant une fonction particulière et constituant un centre nerveux. SYN. *CENTRE NERVEUX SUPÉRIEUR.* ◇ **CRÉMASTÉRIEN** *(angl. cremasteric reflex —).* Centre nerveux situé dans la moelle au niveau de la deuxième vertèbre lombaire et qui intervient dans le réflexe crémastérien. ◇ **D'OSSIFICATION** *(NA. centrum ossificationis). (angl. ossification —).* Point à partir duquel l'ossification d'un os commence. SYN. *POINT D'OSSIFICATION.* ◇ **DE COORDINATION** *(angl. coordination —).* Tout centre nerveux assurant la coordination d'une activité motrice complexe. ◇ **DE L'ÉJACULATION** *(angl. ejaculation —).* Centre nerveux intervenant lors de l'éjaculation et localisé vraisemblablement dans le segment lombaire de la moelle. ◇ **DE L'ÉRECTION** *(angl. erection —).* Centre réflexe situé dans la moelle sacrale commandant l'érection. ☞ *CENTRE GÉNITAL OU GÉNITOSPINAL.* ◇ **DE LA DÉFÉCATION** *(angl. defecation —).* Centre nerveux médullaire intervenant dans l'acte de la défécation. Il est vraisemblablement situé dans les 2e, 3e et 4e segments sacrés. SYN. *CENTRE ANOSPINAL.* ◇ **DE LA DÉGLUTITION** *(angl. deglutition —).* Centre situé dans le bulbe et qui régit la fonction de déglutition. ◇ **DE LA MASTICATION** *(angl. mastication —).* Aire corticale motrice localisée à la partie inférieure du cortex précentral, au-dessus du centre de la déglutition. ◇ **DE LA MICTION** *(angl. micturition —).* Centre nerveux qui agit sur la contraction de la vessie et le relâchement du sphincter vésical ; il est situé dans la moelle lombo-sacrale. ◇ **DE LA TOUX** *(angl. coughing —).* Centre situé dans le bulbe, au-dessus du centre respiratoire, qui coordonne les actes moteurs caractéristiques de la toux. ◇ **DILATATEUR DE LA PUPILLE** *(angl. ciliospinal reflex —).* ☞ *CENTRE CILIOSPINAL.* ◇ **DU LANGAGE** *(angl. Broca's —).* ☞ *BROCA (CENTRE MOTEUR DE).* ◇ **DU VOMISSEMENT** *(angl. vomiting —).* Centre situé dans le bulbe et dont la stimulation provoque le vomissement. ◇ **ÉPIGASTRIQUE** ☞ *CENTRE ABDOMINAL.* ◇ **EUPRAXIQUE** *(angl. eupraxic —).* Tout centre nerveux cérébral contribuant à transformer l'activité musculaire en mouvements volontaires. ◇ **GÉNITAL OU GÉNITOSPINAL** *(angl. genital —).* Chacun des centres nerveux situés dans la moelle lombaire et sacrée, et qui commandent les réflexes génitaux (chez l'homme : érection et éjaculation). ◇ **GERMINATIF** *(angl. germinal —).* Zone située dans le tissu lymphoïde, dans laquelle se forme la majorité des lymphocytes. ◇ **GLOSSOKINESTHÉSIQUE** *(angl. glossokinesthetic —).* Centre situé dans la partie postérieure du deuxième gyrus frontal de l'hémisphère dominant, et qui contrôle les mouvements de la langue permettant le langage articulé. ◇ **GLYCO-**

GÉNIQUE *(angl. glycogenic—)*. Centre situé dans la partie postérieure du plancher du quatrième ventricule, et dont la piqûre provoque une glycosurie. ◇ **GUSTATOIRE** *(angl. gustatory area)*. Zone du cortex cérébral à laquelle arriveraient les impressions du goût, supposé être localisé dans la portion intermédiaire du gyrus de l'hippocampe. ◇ **IDÉOMOTEUR** *(angl. ideomotor—)*. Chacun des centres corticaux en relation avec l'activité idéomotrice. ◇ **INHIBITEUR** *(angl. inhibitory—)*. Tout centre nerveux dont la stimulation détermine une action inhibitrice. ◇ **KINÉTIQUE** *(angl. kinetic—)*. Centrosphère d'un ovule fécondé. ◇ **MOTEUR** *(angl. motor area)*. Tout centre nerveux qui produit, maintient ou inhibe une activité motrice. ◇ **NERVEUX SUPÉRIEUR** *(angl. nerve—)*. ☞ CENTRE CORTICAL. ◇ **OPTIQUE** *(angl. optic—)*. Point remarquable d'un système optique, situé sur son axe optique et tel qu'un rayon lumineux incident qui y passe n'est pas dévié lors de la taversée du système. ◇ **PHRÉNIQUE** *(NA. centrum tendineum)*. *(angl. central tendon of diaphragm)*. Lame tendineuse très résistante, allongée transversalement, occupant la partie centrale du diaphragme. ◇ **PNEUMOTAXIQUE** *(angl. pneumotaxic—)*. Centre situé dans la partie supérieure du pont, qui stimulerait l'expiration et inhiberait l'inspiration. ◇ **PSYCHOMOTEUR** *(angl. primary somatomotor area)*. Zone du cortex cérébral, voisine de la zone motrice, intervenant dans les fonctions de coordination. ◇ **RECTOVÉSICAL** *(angl. rectovesical—)*. Ensemble constitué par le centre de la défécation et le centre de la miction, considérés comme une unité fonctionnelle. ◇ **RÉFLEXE** *(angl. reflex—)*. Tout centre nerveux de l'encéphale ou de la moelle où une impression sensorielle est automatiquement suivie d'une activité motrice. ◇ **RESPIRATOIRE** *(angl. respiratory—)*. Centre nerveux qui coordonne les mouvements respiratoires, situé dans le bulbe. ◇ **SALIVAIRE** *(angl. salivary—)*. Centre situé sur le plancher du quatrième ventricule et qui régit la régulation de la sécrétion salivaire. ◇ **SCAPULAIRE** *(angl. scapular—)*. Centre médullaire localisé au niveau des 5e et 6e vertèbres cervicales, qui intervient dans le réflexe interscapulaire. ◇ **SEMI-OVALE** *(angl. semioval— (greater))*. Chacun des deux centres semi-ovales des hémisphères cérébraux, réunis par la masse blanche du corps calleux. ◇ **SUDORAL** *(angl. sudorific—)*. Chacun des centres nerveux localisés dans la moelle, avec un centre dominant dans le bulbe, intervenant dans la régulation de la sudation. ◇ **THERMORÉGULATEUR** Centre intervenant dans la régulation de la température corporelle, localisé dans l'hypothalamus. ◇ **TROPHIQUE** *(angl. trophic—)*. Tout centre nerveux qui intervient comme régulateur de la nutrition d'une partie de l'organisme. ◇ **VASOMOTEUR** *(angl. vasomotor—)*. Centre situé dans le bulbe et la moelle, qui régule le calibre des vaisseaux sanguins. ◇ **VÉSICOSPINAL** *(angl. vesical—)*. Centre médullaire, dont dépend en majeure partie l'activité motrice de la vessie. ◇ **VISUEL** *(angl. visual area)*. Centre cortical de la fonction visuelle, situé sur la face interne du lobe occipital et notamment au niveau du sillon calcarin.

CENTRIFUGATION *s. f. (angl. centrifugation)*. Application de la force centrifuge produite par une rotation rapide afin de séparer les particules solides en suspension dans un liquide. Elle s'utilise généralement pour précipiter les éléments cellulaires contenus dans un liquide normal ou pathologique.

CENTRIFUGE *adj.* Qui tend à éloigner ou à s'éloigner du centre.

CENTRIOLE *s. m. (angl. centriole)*. Organite cellulaire punctiforme, généralement double, situé dans le centrosome.

CENTRIPÈTE *adj.* **1.** Qui tend à rapprocher ou à se rapprocher du centre. **2.** Qui va de la périphérie vers le centre ; afférent. Se dit d'un influx nerveux sensitif transmis de la périphérie vers un centre nerveux.

CENTROMÈRE *s. m. (angl. centromere)*. Constriction des chromosomes en métaphase séparant le bras court du bras long et correspondant au point d'attache sur le fuseau achromatique.

CENTROSOME *s. m. (angl. centrosome)*. Corpuscule cytoplasmique, dans lequel on distingue un ou deux centrioles, situé près du noyau cellulaire, et qui joue un rôle très important au cours de la division cellulaire. SYN. *CENTROSPHÈRE.*

CÉPHALALGIE *s. f. (angl. headache).* Toute douleur de la tête, quelle qu'en soit l'étiologie.

CÉPHALÉE *s. f. (angl. cephalalgia headache).* Mal de tête diffus ou localisé, pouvant s'exacerber sous l'effet d'influences extérieures ou de causes internes. ◇ **DE TENSION** *(angl. tension headache).* Céphalée en général occipitale engendrée par la contraction exagérée des muscles de la région cervicale d'origine psychogène. ◇ **EN CASQUE** *(angl. helmet headache).* Céphalée diffuse mais prédominant parfois au niveau de la nuque et de l'occiput, que les malades comparent à un casque trop serré.

CÉPHALINE *s. f. (angl. cephalin).* Glycéride phosphaté que l'on trouve dans le cerveau et le foie. SYN. *PHOSPHATIDYLÉTHANOLAMINE.*

CÉPHALIQUE *adj. (angl. cephalic).* Qui se rapporte à la tête, ou à la tête d'un os. EX. *version céphalique du fœtus, prothèse céphalique du fémur.*

CÉPHALOSPORINES *s. f. (angl. cephalosporins).* Groupe d'antibiotiques de la famille des bêtalactamines. De nombreux dérivés semi-synthétiques ont été obtenus à partir d'un noyau chimique commun. Certains, comme la céfalexine, sont administrés par voie orale, mais la majorité requiert une voie parentérale. Les céphalosporines sont classées en 3 groupes ou générations et résistent mieux que les pénicillines aux pénicillinases, leur usage intensif a favorisé l'apparition de céphalosporinases et de bêtalactamases à spectre plus ou moins étendu.

CERCAIRE *s. f. (angl. cercaria).* Forme larvaire des vers trématodes.

CERCEAU *s. m. (angl. bed cradle).* Demi-cercle de métal que l'on place sous les couvertures du lit d'un malade pour le préserver du contact et du poids de celles-ci.

CERCLAGE *s. m.* **1.** Procédé de réparation des fractures osseuses, en particulier de la patella, consistant à entourer l'os avec un fil métallique pour maintenir unis les fragments osseux. **2.** Procédé de traitement de certains prolapsus anorectaux, par confection de points de suture sur tout le pourtour de la muqueuse afin de la redresser. **3.** Procédé utilisé pour fermer l'orifice du col utérin au moyen d'un fil, quand il existe une béance ou qu'il y a menace d'accouchement prématuré précoce.

CÉRÉBELLEUX *adj. (angl. cerebellar).* Qui se rapporte au cervelet. ◇ **(SYNDROME)** *(angl. — syndrome).* Ensemble de troubles causés par des lésions du cervelet. Il associe une hypotonie, une incoordination des mouvements, des troubles de l'équilibre et de la parole et un nystagmus.

CÉRÉBELLITE *s. f. (angl. cerebellitis).* Inflammation du cervelet.

CÉRÉBRAL *adj. (angl. cerebral).* Qui se rapporte au cerveau.

CÉRÉBROSPINAL *adj. (angl. cerebrospinal).* Qui se rapporte au cerveau et à la moelle épinière.

CÉRULOPLASMINE *s. f. (angl. ceruloplasmin).* Glycoprotéine transporteuse du cuivre dans le plasma sanguin. Son taux est habituellement bas dans la maladie de Wilson.

CÉRUMEN *s. m. (angl. cerumen).* Matière visqueuse, jaunâtre ou brunâtre, sécrétée par les glandes sébacées du méat acoustique externe, qui parfois s'épaissit et forme un bouchon.

CERVEAU *s. m. (NA. cerebrum). (angl. cerebrum).* Partie principale de l'encéphale, comprenant une partie médiane (cerveau intermédiaire ou diencéphale) et les deux hémisphères cérébraux (télencéphale). ◇ **ANTÉRIEUR** ☞ *PROSENCÉPHALE.* ◇ **HÉMISPHÉRIQUE** ☞ *TÉLENCÉPHALE.* ◇ **INTERMÉDIAIRE** ☞ *DIENCÉPHALE.* ◇ **MOYEN** ☞ *MÉSENCÉPHALE.* ◇ **POSTÉRIEUR** ☞ *RHOMBENCÉPHALE.* ◇ **VISCÉRAL (OU VÉGÉTATIF)** ☞ *HYPOTHALAMUS.*

CERVELET *s. m. (NA. cerebellum). (angl. cerebellum).* Partie de l'encéphale qui occupe la zone postérieure et inférieure du crâne, située entre le cerveau au-dessus et le pont et le bulbe en dessous. Le cervelet est constitué de trois portions : une médiane, le vermis, et deux latérales, les hémisphères cérébelleux. Il est relié au bulbe, au pont et aux pédoncules cérébraux par les pédoncules cérébelleux. Il contrôle l'équilibre, le tonus de posture et les mouvements automatiques. ⇔ **(TENTE DU)** *(NA. tentorium cerebelli). (angl. tentorium cerebelli).* Pli horizontal de la dure-mère entre les lobes postérieurs du cerveau et la face supérieure du cervelet, et dans l'épaisseur duquel se logent les sinus veineux.

CERVICAL *adj. (angl. cervical).* Qui se rapporte au cou, au col d'un organe (en particulier au col de l'utérus) ou au collet d'une dent.

CERVICALGIE *s. f. (angl. cervicalgia).* Douleur du rachis cervical.

CERVICARTHROSE *s. f. (angl. cervical arthrosis).* Arthrose de la colonne cervicale pouvant être à l'origine de névralgies cervico-brachiales.

CERVICECTOMIE *s. f. (angl. cervicectomy).* Excision du col utérin.

CERVICITE *s. f. (angl. cervicitis).* Inflammation du col utérin.

CERVICOPEXIE *s. f. (angl. cervicopexy).* Fixation chirurgicale du col utérin.

CÉSARIENNE *s. f. (angl. cesarean section).* Opération consistant à inciser l'utérus gravide, par voie abdominale, pour extraire artificiellement le fœtus et le placenta. SYN. *OPÉRATION CÉSARIENNE.* ⇔ **BASSE** ☞ *CÉSARIENNE SEGMENTAIRE.*

CESTODES *(angl. Cestoda).* Helminthes de la classe des *Plathelminthes.* Ce sont des vers plats, de forme rubanée, segmentés, hermaphrodites, parasites, dépourvus de tube digestif et munis de divers organes de fixation. Ils ont besoin de deux hôtes différents pour accomplir leur cycle de développement. À l'état larvaire, ils se fixent dans les viscères ; à l'état adulte, ils sont parasites de l'intestin. Le Taenia et le Botriocéphale sont des Cestodes.

CÉTOACIDOSE *s. f. (angl. ketoacidosis).* SYN. *ACIDOCÉTOSE, ACIDOCÉTOSE DIABÉTIQUE.*

CÉTOGÈNE *adj. (angl. ketogenic).* Se dit de toute substance qui entraîne la formation de corps cétoniques, en particulier chez l'homme diabétique en acidose. Certains acides aminés et les acides gras sont cétogènes.

CÉTOGENÈSE *s. f. (angl. ketogenesis).* Production de corps cétoniques par oxydation des graisses et de certains acides aminés.

CÉTOLYSE *s. f. (angl. ketolysis).* Dissolution ou destruction des corps cétoniques dans l'organisme.

CÉTONÉMIE *s. f. (angl. ketonemia).* Taux dans le sang des corps cétoniques (acide acétylacétique, acide bêta-hydroxybutyrique et acétone). SYN. *ACÉTONÉMIE.*

CÉTONIQUES (CORPS) *(angl. ketone bodies).* ☞ *CORPS CÉTONIQUE.*

CÉTONURIE *s. f. (angl. ketonuria).* Élimination des corps cétoniques dans l'urine. SYN. *ACÉTONURIE.*

CÉTOSE **1.** *s. f. (angl. ketosis).* Accumulation dans l'organisme des corps cétoniques. **2.** *s. m.* Tout sucre qui porte une fonction réductrice sur le carbone 2.

CÉTOSTÉROÏDE *s. m. (angl. ketosteroid).* Tout stéroïde possédant une fonction cétonique. Les 17-cétostéroïdes ont une action androgène. Ils sont sécrétés par la glande suprarénale et le testicule. On les trouve dans l'urine chez la femme et l'homme normaux et en quantité excessive dans certaines tumeurs de l'ovaire ou des glandes surrénales. Abréviation : 17-CS.

CÉTOSURIE *s. f. (angl. ketosuria).* Présence de cétose dans l'urine.

CF *(angl. CF lead).* Dérivation unipolaire précordiale utilisée en électrocardiographie, pour laquelle l'électrode indifférente est placée sur la jambe gauche (correspond à l'anglais *chest foot*).

CHAGAS (MALADIE DE) *(angl. Chagas' disease).* Maladie parasitaire due à *Trypanosoma cruzi*, transmise par les déjections de certains insectes ou par voie sanguine. Elle se manifeste dans sa forme aiguë par un état fébrile avec adénopathies, œdèmes de la face, conjonctivite, hépato-splénomégalie et myocardite ; dans sa forme chronique, plus rare, elle se manifeste par une encéphalopathie qui aboutit souvent à la mort. Elle est endémique en Amérique centrale et dans certaines régions d'Amérique du Sud. SYN. *TRYPANOSOMIASE AMÉRICAINE.*

CHAÎNE *s. f. (angl. chain).* Série d'éléments ou succession d'événements liés les uns aux autres. En chimie, série d'atomes de carbone liés entre eux dans la molécule des composés organiques ; en bactériologie, série de plusieurs bactéries unies par leurs extrémités (par exemple les streptocoques). ◇ **FERMÉE** *(angl. closed —).* Chaîne d'atomes de carbone formant un anneau, caractéristique des composés de la série cyclique (ou aromatique). ◇ **LÉGÈRE** *(angl. light —).* Chaîne polypeptidique entrant dans la constitution des immunoglobulines. Chaque molécule d'immunoglobuline est constituée de 2 chaînes légères identiques associées à 2 chaînes lourdes également identiques. ◇ **LOURDE** *(angl. heavy —).* Chaîne polypeptidique entrant dans la constitution des immunoglobulines. Chaque molécule d'immunoglobuline est constituée de 2 chaînes lourdes identiques, définissant la classe d'immunoglobulines, associées à 2 chaînes légères également identiques. ☞ *IMMUNOGLOBULINE.* ◇ **OUVERTE** *(angl. open —).* Chaîne d'atomes de carbone telle que -C-C-C-, caractéristique des composés de la série acyclique (ou aliphatique). Une chaîne ouverte est dite ramifiée lorsque d'autres atomes de carbone ou d'autres chaînes secondaires y sont rattachés latéralement ; elle est dite droite ou linéaire si ce n'est pas le cas.

CHAÎNES LOURDES ◇ α **(MALADIE DES)** *(angl. µ heavy chain disease).* Dysglobulinémie monoclonale avec prolifération plasmocytaire maligne dans l'intestin grêle et le mésentère.

CHAIR *s. f. (angl. flesh).* Tissus mous (musculaire et conjonctif) du corps humain et animal. ◇ **DE POULE** *(angl. goose flesh).* État particulier de la peau à la suite de l'érection passagère des follicules pileux due à la contraction de leurs fibres musculaires lisses sous l'effet d'un état émotif ou du froid. SYN. *CUTIS ANSERINA, RÉACTION ANSÉRINE.*

CHALAZION *s. m. (angl. palpebral cyst).* Petite tumeur du bord libre de la paupière, surtout de la paupière supérieure, formée par la distension et l'inflammation d'une glande de Meibomius.

CHAMBRE *s. f. (angl. chamber).* En anatomie, espace fermé ou cavité. ◇ **ANTÉRIEURE DE L'ŒIL** *(NA. camera bulbi anterior). (angl. anterior — of eye).* Espace compris entre l'iris et la cornée, et rempli par l'humeur aqueuse. ◇ **D'ATTRITION** *(angl. attrition —).* Zone d'une blessure des parties molles particulièrement propice à s'infecter, du fait de l'écrasement des tissus musculaires et de la présence de corps étrangers (projectiles, débris de vêtements, etc.). ◇ **DE CHASSE DU VENTRICULE** Partie du volume intraventriculaire situé sous la valvule aortique ou pulmonaire. ◇ **INTERVILLEUSE** *(angl. intervillous lacuna).* Espaces sanguins du placenta dans lesquels flottent les villosités choriales. SYN. *LAC SANGUIN MATERNEL.* ◇ **PERFUSION (DE)** *(angl. implantable drug delivery system).* Dispositif implanté sous la paroi thoracique et relié à une veine, destiné aux transfusions et aux perfusions en particulier au cours de la chimiothérapie. SYN. *CHAMBRE IMPLANTABLE.* ◇ **POSTÉRIEURE DE L'ŒIL** *(NA. camera bulbi posterior). (angl. posterior — of eye).* Petit espace entourant le cristallin, limité par l'iris et par le corps ciliaire, et rempli par l'humeur aqueuse. ◇ **PULPAIRE** *(NA. cavitas coronalis). (angl. pulp —).* ☞ *CAVUM DENTIS.* ◇ **VITRÉE** *(NA. camera vitrea bulbi). (angl. vitreous —).* Espace de l'œil contenant le corps vitré.

CHAMP *s. m. (angl. area field).* Zone, aire ou espace ouvert. En physique, région de l'espace sensible à une action déterminée. ◇ **AUDITIF** *(angl. auditory field).* Capacité de l'oreille humaine de percevoir les sons de fréquence comprise entre 16 et 20 000 Hertz. ◇ **DE FIXATION** *(angl. field of fixation).* Espace compris dans les limites de la vision centrale, par balayage de l'œil dans toute les directions, en gardant la tête immobile. SYN. *CHAMP DU REGARD.* ◇ **OPÉRATOIRE** *(angl. operative field, operative site).* **1.** Zone du corps visible où l'on pratique une intervention chirurgicale. **2.** (au pluriel) Linges stériles qui délimitent cette zone. ◇ **VISUEL** *(angl. visual* *field)*. Étendue de l'espace qu'embrasse le regard, l'œil restant immobile.

CHAMPIGNON *s. m. (angl. fungus)*. Organisme appartenant au règne végétal. Très répandus dans la nature, les champignons interviennent dans les processus de dégradation de la matière organique, dans divers processus fermentatifs présentant un grand intérêt pour l'alimentation (pain, vin, bière, fromage) et dans l'obtention des antibiotiques (pénicillines, céphalosporines). Certains sont responsables d'infections chez l'homme et les animaux, d'autres provoquent des intoxications, et d'autres sont comestibles.

CHAMPIGNONNISTES (MALADIE DES) Pneumopathie immunologique due à l'inhalation d'actinomycètes présents dans les champignons.

CHANCRE *s. m. (angl. chancre)*. Ulcération cutanée ou muqueuse qui constitue la porte d'entrée de certains agents infectieux, en particulier les ulcérations d'origine vénérienne (ex. : chancre syphilitique) ou l'ulcération tuberculeuse de la primo-infection (chancre tuberculeux). ◇ **INDURÉ** *(angl. hard —)*. SYN. *CHANCRE SYPHILITIQUE*. ◇ **MIXTE** *(angl. mixed —)*. Ulcération due à une double infection, syphilitique et chancrelleuse. ◇ **MOU** *(angl. chancroid)*. Ulcération vénérienne, le plus souvent douloureuse, due au bacille de Ducrey. Elle débute au niveau des organes génitaux externes, puis croît rapidement et s'ulcère, avec production de pus. SYN. *CHANCRELLE, CHANCROÏDE*. ◇ **PHAGÉDÉNIQUE** *(angl. phagedenic —)*. Chancre syphilitique contenant des bactéries pyogènes et qui a tendance à s'ulcérer profondément. ◇ **PORADÉNIQUE** *(angl. poradenitis venerea)*. Ulcération de la lymphogranulomatose vénérienne. ◇ **REDUX** *(angl. redux —)*. Chancre qui réapparaît spontanément après sa guérison apparente. ◇ **SPOROTRICHOSIQUE** *(angl. sporotrichois —)*. Ulcération primitivement développée au point d'inoculation de l'infection sporotrichosique. ◇ **SYPHILITIQUE** *(angl. syphilitic —)*. Lésion primaire de la syphilis, se présentant sous forme d'une érosion indolore, indurée à la base, et s'accompagnant au bout de 6 à 10 jours d'une adénopathie régionale. Elle siège habituellement sur les muqueuses génitales, plus rarement sur la muqueuse buccale. ◇ **TUBERCULEUX** *(angl. tuberculous —)*. Lésion d'inoculation du bacille tuberculeux. ◇ **VRAI** *(angl. true —)*. SYN. *CHANCRE SYPHILITIQUE*.

CHANCRELLE *s. f. (angl. chancroid)*. ☞ *CHANCRE MOU*.

CHANVRE *s. m. (angl. hemp)*. Plante herbacée du genre *Cannabis*, dont les inflorescences femelles contiennent une résine, le delta-9-tetrahydrocannabinol, qui agit sur le système nerveux central, produisant une augmentation de la sensation de bien-être, une euphorie, une somnolence, une relaxation et, parfois, des rires spontanés. À très fortes doses, elle entraîne un état d'hallucinations et de paranoïa. On connaît aussi le chanvre sous les noms de haschich, cannabis ou marijuana.

CHARBON *s. m.* **1.** *(angl. anthrax)*. Maladie infectieuse contagieuse commune à l'homme et au bétail, due à *Bacillus anthracis*. La porte d'entrée la plus fréquente chez l'homme est la peau, donnant naissance au charbon cutané, caractérisé par la formation d'une pustule maligne. Il existe une forme pulmonaire (charbon pulmonaire), par inhalation des spores de *B. anthracis*, qui évolue comme une pneumopathie grave. **2.** *(angl. charcoal)*. Matière combustible solide, de couleur noire, d'origine végétale, renfermant une proportion élevée de carbone. ◇ **ACTIVÉ** *(angl. activated charcoal)*. Charbon végétal chauffé afin d'augmenter ses propriétés absorbantes et désinfectantes. ◇ **OFFICINAL** *(angl. officinal charcoal)*. Préparation pharmaceutique de charbon. ◇ **VÉGÉTAL** *(angl. charcoal)*. Charbon de bois ; il est utilisé comme désodorisant et adsorbant dans la dyspepsie et dans diverses affections intestinales.

CHARCOT-LEYDEN (CRISTAUX DE) *(angl. Charcot-Leyden crystals)*. Petits cristaux octaédriques de phosphates, retrouvés dans l'expectoration des asthmatiques et des bronchitiques.

CHARGE VIRALE *(angl. viral load)*. Représentation quantitative de la concentration virale plasmatique, obtenue par des techniques d'amplification génique. Est surtout utilisée dans les infections par le VIH et les hépatites B et C. Exprimée en copies par ml ou en logarithme de 10.

CHARNIÈRE *s. f. (angl. hinge).* Partie de la chaîne lourde d'immunoglobuline.

CHARNU *adj. (angl. fleshy).* Qui est composé de chair.

CHASSIE *s. f. (angl. rheum).* Sécrétion séborrhéique jaunâtre des glandes de Meibomius (terme populaire).

CHEF (D'UN MUSCLE) *(angl. head of a muscle).* Chacun des corps musculaires qui peuvent constituer un muscle. Indépendants sur une grande partie de leur trajet, ils se réunissent et se fixent sur un tendon commun à leur insertion distale.

CHÉILITE *s. f. (angl. cheilitis).* Inflammation des lèvres. ◇ **ACTINIQUE** *(angl. actinic —).* Chéilite consécutive à une exposition prolongée aux rayons ultraviolets. ◇ **APOSTÉMATEUSE** *(angl. apostematous —).* Inflammation des lèvres avec tuméfaction douloureuse et croûtes noirâtres. ◇ **COMMISSURALE** *(angl. commissural —).* Chéilite des commissures des lèvres. ◇ **EXFOLIATRICE** *(angl. exfoliative —).* Dermatite séborrhéique qui affecte le bord cutanéomuqueux des lèvres. ◇ **GLANDULAIRE** *(angl. glandular —).* Tuméfaction et induration chronique des lèvres, due à l'inflammation de leurs glandes muqueuses.

CHÉIROMÉGALIE *s. f. (angl. cheiromegaly).* Hypertrophie des mains. On écrit aussi chiromégalie. ☞ *CHÉIROMÉGALIE.*

CHEIROPLASTIE *s. f. (angl. cheiroplasty).* Chirurgie plastique de la main.

CHÉLATION *s. f. (angl. chelation).* Fixation d'un ion métallique par un chélateur.

CHÉLOÏDE *s. f. (angl. keloid).* Néoformation tumorale bénigne fibreuse de la peau, qui a généralement l'aspect d'un bourrelet induré. Elle peut être primitive ou secondaire. ◇ **CICATRICIELLE** *(angl. keloid scar).* Chéloïde apparaissant au niveau d'une cicatrice, d'une brûlure, ou d'un traumatisme léger, chez les sujets qui y sont prédisposés.

CHÉMODECTOME *s. m. (angl. chemodectoma).* Tumeur bénigne des chémorécepteurs vasculaires, localisée le plus fréquemment sur le glomus jugulaire, mais aussi sur le glomus carotidien ou d'autres glomus. SYN. *PARANGANGLIOME NON CHROMAFFINE.*

CHÉMORÉCEPTEUR *s. m. (angl. chemoreceptor).* Organe sensible aux excitants chimiques, comme les cellules olfactives et gustatives, le glomus carotidien et la crosse aortique. SYN. *CHIMIORÉCEPTEUR.*

CHÉMOSIS *s. m. (angl. chemosis).* Infiltration œdémateuse de la conjonctive oculaire, formant un bourrelet autour de la cornée.

CHÉNODÉSOXYCHOLIQUE (ACIDE) *(angl. chenodeoxycholic acid).* Acide biliaire utilisé dans la prophylaxie et le traitement de la lithiase biliaire.

CHEVAUCHEMENT *s. m. (angl. overriding).* Déplacement et superposition des fragments d'un os fracturé. ◇ **(DE L'AORTE)** ☞ *DEXTROPOSITION DE L'AORTE.*

CHEVEU *s. m. (NA. capillus). (angl. hair).* Poil de la tête de l'homme.

CHEVILLE *s. f. (NA. articulatio talocruralis). (angl. ankle).* ☞ *ARTICULATION TALOCRURALE. ART. TIBIO-TARSIENNE OU DU COU-DE-PIED. ATLAS ANATOMIQUE DES ARTICULATIONS EN ANNEXE.*

CHEVROTEMENT *s. m. (angl. quavering).* Voix tremblée rappelant le cri de la chèvre.

CHEYNE-STOKES (DYSPNÉE OU RESPIRATION DE) *(angl. Cheyne-Stokes respiration).* Type de respiration caractérisée par une augmentation progressive de la fréquence et de l'amplitude des mouvements respiratoires, suivie d'une décroissance progressive jusqu'à des épisodes d'apnée de 20 à 30 secondes ; s'observe surtout dans l'insuffisance cardiaque terminale.

CHIASMA *s. m.* **1.** Structure en X des chromatides homologues visible au microscope optique, correspondant au point d'échange de matériel génétique lors de recombinaisons méiotiques. **2.** Structure anatomique formée par l'entrecroisement d'éléments axoniques ou fibreux. ◇ **OPTIQUE** *(NA. chiasma opticum). (angl. optic —).* Zone de substance blanche du cerveau où les deux tractus optiques s'accolent et paraissent se souder pour se séparer à nouveau, en s'entrecroisant partiellement pour former les nerfs optiques. ◇ **TENDINUM DIGITORUM** *(NA. chiasma tendinum digitorum). (angl. flexor tendon decussation).* Décussation des tendons du fléchisseur profond des doigts avec les tendons du fléchisseur superficiel.

CHIEN DE FUSIL (ATTITUDE EN) *(angl. coiled position curling up pose).* Attitude typique de la méningite et de l'hémorragie méningée avec flexion des jambes sur les cuisses et des cuisses sur le bassin.

CHIKUNGUNYA *s. m.* Affection proche de la dengue, due à un arbovirus (alpha virus de la famille *Togaviridae*), transmise par des moustiques du genre *Aedes*. Le tableau clinique associe un important syndrome infectieux, des arthralgies intenses et une éruption cutanée, d'évolution habituellement favorable.

CHILD (CLASSIFICATION DE) *(angl. Child's score).* Classification des cirrhoses en fonction de la gravité croissante, de A à C.

CHIMIOEMBOLISATION *s. f. (angl. chemoembolization).* Traitement consistant à introduire par voie artérielle des microcapsules de produits anticancéreux en obstruant en même temps le pédicule artériel irriguant la tumeur. L'objectif étant d'avoir un traitement électif et optimal d'une tumeur localisée.

CHIMIOPROPHYLAXIE *s. f. (angl. chemoprophylaxis).* Prophylaxie d'une maladie infectieuse ou parasitaire par l'emploi de substances chimiques.

CHIMIORÉCEPTEUR *s. m.* ☞ *CHÉMORÉCEPTEUR.*

CHIMIORÉSISTANCE *s. f. (angl. chemoresistance).* Résistance spécifique acquise par des micro-organismes à l'égard de certaines substances chimiques.

CHIMIOSENSIBILITÉ *s. f. (angl. chemosensitivity).* Aptitude d'un micro-organisme ou de cellules tumorales à subir des modifications sous l'effet d'agents chimiques.

CHIMIOTACTISME *s. m.* ☞ *CHIMIOTAXIE.*

CHIMIOTAXIE *s. f. (angl. chemotaxis).* Tendance des cellules ou des organismes mobiles à se déplacer dans une direction déterminée sous l'influence de stimuli chimiques ; elle est positive ou négative, selon que la substance qui exerce cette influence attire ou repousse les cellules. SYN. *CHIMIOTACTISME.*

CHIMIOTHÉRAPIE *s. f. (angl. chemotherapy).* À l'origine, thérapeutique basée sur l'affinité particulière que possèdent certains composés chimiques pour certains micro-organismes, sans léser les tissus organiques. Actuellement, administration d'un produit chimique afin de guérir une maladie ou d'enrayer sa progression. Ex. *chimiothérapie du cancer.* ◇ **ADJUVANTE** *(angl. adjuvant —).* Chimiothérapie complémentaire après chirurgie ou radiothéraphie préalable. ◇ **COMBINÉE** *(angl. combination —).* Utilisation simultanée de plusieurs anticancéreux. SYN. *POLYCHIMIOTHÉRAPHIE.* ◇ **NÉOADJUVANTE** *(angl. neoadjuvant —).* Traitement préalable préchirurgical par chimiothérapie d'une tumeur.

CHIMIOTROPISME *s. m. (angl. chemotropism).* Réaction d'orientation d'un végétal ou d'un animal fixé s'effectuant soit dans la direction d'une substance chimique (chimiotropisme positif), soit dans la direction opposée (chimiotropisme négatif).

CHIQUE *s. f.* ☞ *PIQUE.*

CHIROPRACTEUR *s. m. (angl. chiropractor).* Personne qui exerce la chiropraxie.

CHIRURGIE *s. f. (angl. surgery).* Partie de la thérapeutique qui comporte une intervention physique sur les tissus. ◇ **À CŒUR OUVERT** *(angl. open heart —).* Ensemble des techniques chirurgicales qui permettent des interventions chirurgicales directes sur le cœur, les cavités cardiaques et les gros vaisseaux de la base du cou. Un cœur-poumon artificiel assure à la fois l'oxygénation et la circulation du sang à destination des organes et des tissus pendant l'opération. ◇ **AMBULATOIRE** *(angl. ambulatory —).* Acte chirurgical avec retour à domicile le jour même de l'intervention. ◇ **ASEPTIQUE** *(angl. aseptic —).* Intervention chirurgicale pratiquée dans des conditions de parfaite asepsie. ◇ **CŒLIOSCOPIQUE** *(angl. laparoscopic surgery).* Chirurgie effectuée sous cœlioscopie. SYN. *CŒLIOCHIRURGIE,*

CHIRURGIE VIDÉO-ASSISTÉE. ~ **CONSERVATRICE** *(angl. conservative —).* Intervention chirurgicale qui cherche à conserver au maximum les tissus ou organes lésés. ~ **D'URGENCE** *(angl. emergency —).* Ensemble des procédés chirurgicaux auxquels on recourt en raison des risques que présente une affection pour la vie du malade, la vitalité d'un organe ou sa fonction. ~ **DENTAIRE** *(angl. dental —).* Partie de la dentisterie qui concerne les interventions directes sur les dents et les tissus environnants. ~ **ESTHÉTIQUE** *(angl. plastic —).* Partie de la chirurgie comprenant les opérations destinées à améliorer l'aspect extérieur d'une partie du corps ~ **ORTHOPÉDIQUE** *(angl. orthopedic —).* Partie de la chirurgie qui a pour objet la correction des lésions, des difformités et des traumatismes, en particulier des os, des articulations, des tendons et des muscles. ~ **PLASTIQUE** *(angl. plastic —).* Partie de la chirurgie qui a pour objet de corriger les lésions ou anomalies congénitales ou acquises, à combler une perte de substance, le plus souvent au moyen d'une greffe ou d'un lambeau, de façon à rétablir une forme et une fonction proches de la normale. SYN. *CHIRURGIE RÉPARATRICE.* ~ **RÉPARATRICE** *(angl. reconstructive —).* Acte chirurgical ayant pour but de corriger des lésions congénitales ou acquises, soit par des plasties, soit par des greffes. ~ **VIDÉO-ASSISTÉE** *(angl. video-assisted-).* ☞ *CHIRURGIE CŒLIOSCOPIQUE.*

CHIRURGIEN *s. m. (angl. surgeon).* Spécialiste qui pratique la chirurgie.

CHLAMYDIA Genre de bactéries de la famille des *Chlamydiaceae*. Ce sont des micro-organismes associant des caractères bactériens et viraux, parasites intracellulaires obligatoires et qui sont saprophytes de l'homme et des animaux supérieurs. Elles sont responsables d'infections génito-urinaires et oculaires chez l'homme. ~ *psittaci* Espèce responsable de pneumopathies, de la psittacose et de l'ornithose. ~ *trachomatis* Espèce responsable du trachome, de la conjonctivite à inclusions, du lymphogranulome vénérien ou maladie de Nicolas-Favre, de salpingites et d'urétrites.

CHLAMYDIASE (OU CHLAMYDIOSE) *(angl. chlamydiosis).* Toute infection par des micro-organismes du genre *Chlamydia*.

CHLOASMA *s. m. (angl. chloasma).* Taches pigmentaires à contours irréguliers, de couleur jaune-brun, qui apparaissent sur le visage principalement au cours de la grossesse (masque de grossesse), ainsi qu'au cours de certaines maladies.

CHLORAMBUCIL *s. m. (angl. chlorambucil).* Moutarde azotée ; antinéoplasique cytostatique alkylant et immunodépresseur. Utilisé dans certaines hémopathies.

CHLORAMINE T *s. f. (angl. chloramine T).* Antiseptique puissant qui était utilisé pour aseptiser de l'eau de boisson.

CHLORAMPHÉNICOL *s. m. (angl. chloramphenicol).* Antibiotique actif contre les bacilles à Gram négatif et à Gram positif, les salmonelles, les rickettsies et les mycobactéries. Il peut être toxique pour la moelle osseuse, ce qui limite son usage.

CHLORDIAZÉPOXIDE *s. m. (angl. chlordiazepoxide).* Benzodiazépine, utilisée (en association) dans les troubles fonctionnels digestifs liés à des états d'anxiété et de tension nerveuse.

CHLORE *s. m. (angl. chlorine).* Élément gazeux, de numéro atomique 17. Il est fortement oxydant et possède des propriétés décolorantes, désinfectantes et antiseptiques. Symbole : Cl.

CHLORÉMIE *s. f. (angl. chloremia).* Teneur du sang en chlore, sous forme d'ions. Le taux sérique normal est de 98 à 107 mmol/L.

CHLORHYDRIE *s. f. (angl. chlorhydria).* Dans l'analyse chimique du suc gastrique, somme de l'acide chlorhydrique libre provenant de la muqueuse de l'estomac et du chlore incorporé aux aliments (repas d'épreuve).

CHLORHYDRIQUE (ACIDE) *(angl. hydrochloric acid).* Gaz incolore de formule HCl, très caustique. Il est utilisé comme réactif chimique et pour la préparation de divers médicaments. C'est un constituant du suc gastrique.

CHLOROFORME *s. m. (angl. chloroform).* Liquide volatil, incolore, d'odeur éthérée forte et de saveur douceâtre. C'est un anesthésique général puissant. Il était administré par inhalation. Abandonné.

CHLOROQUINE *s. f. (angl. chloroquine).* Substance utilisée dans le traitement du paludisme à *Plasmodium vivax*, la prophylaxie du paludisme à *P. falciparum*. Il est également employé dans certaines maladies auto-immunes.

CHLOROTHIAZIDE *s. f. (angl. chlorothiazide).* ☞ *THIAZIDIQUE (DIURÉTIQUE).*

CHLORPROMAZINE *s. f. (angl. chlorpromazine).* ☞ *PHÉNOTHIAZINE.*

CHLORPROPAMIDE *s. m. (angl. chlorpropamide).* Sulfamide hypoglycémiant administré par voie orale dans le traitement du diabète non insulinodépendant. Retiré du marché.

CHLORTÉTRACYCLINE *s. f. (angl. chlortetracycline).* ☞ *TÉTRACYCLINE.*

CHLORURATION *s. f. (angl. chlorination).* Administration par voie orale de chlorure de sodium pour combattre l'hypochlorurémie.

CHLORURE *s. m. (angl. chloride).* Nom générique des combinaisons du chlore avec les corps simples, des sels de l'acide chlorhydrique, des dérivés chlorés de certains acides organiques et de différents composés d'addition et de substitution organiques.

CHOANES *s. m. (NA. choana). (angl. choanae).* Orifices postérieurs des fosses nasales, qui s'ouvrent dans le rhinopharynx.

CHOC *s. m. (angl. shock).* État circulatoire caractérisé par une diminution du volume du sang circulant par rapport au lit vasculaire entraînant une insuffisance d'irrigation des organes vitaux. Cliniquement, il se caractérise par : hypotension artérielle, hypothermie cutanée, hyperesthésie, tachycardie, hyperpnée, pâleur, sudation visqueuse et éosinopénie. ☞ *COLLAPSUS.* ~ **ANAPHYLACTIQUE** *(angl. anaphylactic'—).* Choc dramatique marqué par une contraction des muscles lisses, une augmentation de la perméabilité capillaire avec hémorragie et œdème. Il s'observe toujours dans les mêmes conditions : d'abord sensibilisation par un antigène avec fabrication d'anticorps, puis choc proprement dit à la suite d'un nouveau contact (dit déclenchant) avec l'antigène. ~ **APEXIEN** ☞ *CHOC DE POINTE.* ~ **BACTÉRIÉMIQUE** ☞ *CHOC SEPTIQUE.* ~ **CARDIOGÉNIQUE** *(angl. cardiogenic —).* Choc en rapport avec une brusque défaillance myocardique avec baisse brutale du débit sanguin. Se voit dans l'infarctus du myocarde, l'embolie pulmonaire, etc. ~ **DE POINTE** *(angl. systolic —).* Secousse rythmée perçue à la palpation de la région précordiale lors de la contraction de la pointe du cœur. SYN. *CHOC SYSTOLIQUE.* ~ **ÉLECTRIQUE** *(angl. electric —).* Méthode utilisée pour le traitement de certains troubles du rythme cardiaque (flutter atrial, tachycardie ventriculaire, fibrillation ventriculaire, etc.). Elle consiste en l'application sur le cœur d'une décharge électrique de courte durée mais de haute énergie (courant continu ou alternatif). ~ **HISTAMINIQUE** *(angl. histamine —).* État de choc produit par l'injection ou l'ingestion d'histamine. ~ **HYPOVOLÉMIQUE** *(angl. hypovolemic'—).* Choc en rapport avec une brutale diminition de masse sanguine comme dans une hémorragie massive. ~ **INFECTIEUX** ☞ *CHOC SEPTIQUE.* ~ **INSULINIQUE** *(angl. insulin —).* Coma hypoglycémique provoqué, à des fins thérapeupiques, par une injection d'insuline. ~ **ROTULIEN** *(angl. patella impact).* Sensation tactile, et parfois auditive, que l'on ressent en refoulant brusquement la patella contre les condyles fémoraux, lorsqu'il existe un épanchement synovial. SYN. *CHOC PATELLAIRE.* ~ **SEPTIQUE** *(angl. septic —).* État de choc dû à l'action de toxines bactériennes et lié à un état infectieux (le plus souvent à germes à Gram négatif producteurs d'endotoxines). SYN. *CHOC INFECTIEUX, CHOC BACTÉRIÉMIQUE.* ~ **SYSTOLIQUE** ☞ *CHOC DE POINTE.* ~ **TOXIQUE** *(angl. toxinic —).* Choc provoqué par une toxine staphylococcique avec éruption scarlatiniforme, fièvre élevée, défaillance pluri viscérale, lors de l'usage de certains tampons périodiques.

CHOLAGOGUE *adj. (angl. cholagogue).* Se dit des substances qui facilitent l'évacuation de la bile (s'emploie aussi comme substantif).

CHOLALÉMIE *s. f. (angl. cholemia).* Présence et taux de sels biliaires dans le sang.

CHOLALURIE *s. f. (angl. choluria).* Présence de sels biliaires dans l'urine.

CHOLANGIECTASIE *s. f. (angl. cholangiectasis).* Dilatation des conduits biliaires.

CHOLANGIOCARCINOME *s. m. (angl. cholongiocarcinoma).* Adénocarcinome des voies biliaires intrahépatiques.

CHOLANGIOGRAPHIE *s. f. (angl. cholangiography).* Radiographie des voies biliaires préalablement opacifiées par un produit de contraste iodé hydrosoluble administré par voie veineuse (cholangiographie veineuse), par voie buccale ou par injection à l'aide d'une sonde ou d'un drain directement dans les voies biliaires au cours d'une opération (cholangiographie transpariétale, transcutanée, transhépatique) ou au cours d'une duodenoscopie (cholangiographie rétrograde). SYN. *ANGIOCHOLÉGRAPHIE, BILIGRAPHIE.*

CHOLANGIOLITE *s. f. (angl. cholangiolitis).* Inflammation des canalicules biliaires.

CHOLANGIOME *s. m. (angl. cholangioma).* Tumeur des voies biliaires intrahépatiques.

CHOLANGIOTOMIE *s. f. (angl. cholangiotomy).* Incision d'un conduit biliaire.

CHOLANGITE *s. f. (angl. cholangitis).* Inflammation des voies biliaires.

CHOLÉCALCIFÉROL *s. m. (angl. cholecalciferol).* ☞ *VITAMINE D.*

CHOLÉCYSTALGIE *s. f. (angl. biliary colic).* Douleur au niveau de la vésicule biliaire ; colique biliaire.

CHOLÉCYSTECTASIE *s. f. (angl. cholecystectasia).* Distension de la vésicule biliaire.

CHOLÉCYSTECTOMIE *s. f. (angl. cholecystectomy).* Ablation de la vésicule biliaire.

CHOLÉCYSTITE *s. f. (angl. cholecystitis).* Inflammation de la vésicule biliaire. ◇ **AIGUË** *(angl. acute —).* Inflammation aiguë, d'origine infectieuse, de la vésicule biliaire. ◇ **CHRONIQUE** *(angl. chronic —).* Réaction fibreuse de la paroi de la vésicule biliaire après plusieurs épisodes de cholécystite aiguë, symptomatiques ou non, généralement en présence de calculs biliaires. ◇ **GANGRENEUSE** *(angl. gangrenous —).* Cholécystite aiguë provoquée par des germes anaérobies avec formation d'ulcérations et destruction de la paroi de la vésicule biliaire.

CHOLÉCYSTOCINÉTIQUE *adj. (angl. cholecystokinetic).* Se dit des substances qui favorisent la contraction de la vésicule biliaire et, par conséquent, l'excrétion de la bile. S'utilise également comme substantif.

CHOLÉCYSTOGRAPHIE *s. f. (angl. cholecystography).* Radiographie de la vésicule biliaire après administration d'un produit de contraste, habituellement par la bouche (cholécystographie orale), parfois par injection intraveineuse (cholécystographie intraveineuse).

CHOLÉCYSTOKININE *s. f. (angl. cholecystokinin).* Hormone sécrétée par la muqueuse duodénale, sous l'influence du passage de graisses dans le duodénum. Elle provoque la contraction de la vésicule biliaire.

CHOLÉCYSTOLITHOTRIPSIE *s. f. (angl. cholecystolithotripsy).* Opération consistant à détruire les calculs à l'intérieur de la vésicule biliaire.

CHOLÉCYSTOPATHIE *s. f. (angl. cholecystopathy).* Toute affection de la vésicule biliaire.

CHOLÉCYSTOSTOMIE *s. f. (angl. cholecystostomy).* Ouverture de la vésicule biliaire, suivie de son abouchement à la paroi abdominale.

CHOLÉCYSTOTOMIE *s. f. (angl. cholecystotomy).* Incision de la vésicule biliaire.

CHOLÉDOCOGRAPHIE *s. f. (angl. choledochography).* Radiographie du conduit cholédoque après opacification par un produit de contraste.

CHOLÉDOCOLITHIASE *s. f. (angl. choledocholithiasis).* Présence de calculs dans le conduit cholédoque.

CHOLÉDOCOLITHOTOMIE *s. f. (angl. choledocholithotomy).* Intervention consistant à inciser le conduit cholédoque pour en retirer un ou des calcul(s).

CHOLÉDOCOLITHOTRIPSIE *s. f. (angl. choledocholithotripsy).* Opération consistant à détruire les calculs contenus dans le conduit cholédoque.

CHOLÉDOCOTOMIE *s. f. (angl. choledochotomy).* Incision du conduit cholédoque.

CHOLÉDOQUE *s. m. (angl. common bile duct).* ☞ *CONDUIT CHOLÉDOQUE.*

CHOLÉLITHIASE *s. f. (angl. cholelithiasis).* Présence de calculs biliaires.

CHOLÉLITHOTOMIE *s. f. (angl. cholelithotomy).* Extraction d'un calcul biliaire grâce à une incision des voies biliaires ou de la vésicule biliaire.

CHOLÉLITHOTRIPSIE *s. f. (angl. cholelithotripsy).* Destruction des calculs biliaires.

CHOLÉMIE *s. f. (angl. cholemia).* Présence de bile ou de ses constituants dans le sang. ◇ **FAMILIALE** *(angl. Gilbert's disease).* ☞ *GILBERT (MALADIE DE).*

CHOLÉPÉRITOINE *s. f. (angl. choleperitoneum).* Épanchement de bile dans la cavité péritonéale.

CHOLÉRA *s. m. (angl. cholera).* Maladie infectieuse et épidémique, caractérisée par des vomissements, des diarrhées aqueuses profuses, des crampes, une prostration et une déshydratation avec oligurie. La cause de la maladie est un vibrion, *Vibrio cholerae*, contenu dans les selles, et qui se transmet par l'eau de boisson et les aliments crus contaminés, ou par contact avec des personnes infectées. Cette maladie est responsable d'une grande mortalité, la mort survenant par épuisement, déshydratation et collapsus. La prophylaxie se fait par la vaccination. ◇ **DES DOIGTS** *(angl. tanner's disease).* Ecchymoses avec ulcérations douloureuses chez les tanneurs. ☞ *ROSSIGNOL DES TANNEURS.* ◇ **MORBUS** ☞ *CHOLÉRA NOSTRAS.* ◇ **NOSTRAS** *(angl. — nostras).* Gastro-entérite aiguë, avec diarrhées, crampes abdominales et vomissements, que l'on observe en été ou en automne. Ses symptômes rappellent ceux du choléra. Elle est due à une salmonelle. *Ce terme n'est plus utilisé.* ◇ **SPORADIQUE** ☞ *CHOLÉRA NOSTRAS.*

CHOLÉRÈSE *s. f. (angl. choleresis).* Sécrétion et excrétion de la bile par le foie et les voies biliaires.

CHOLÉRÉTIQUE *adj. (angl. choleretic).* Qui stimule la sécrétion de la bile par les cellules hépatiques (s'emploie aussi comme substantif).

CHOLÉRIFORME *adj. (angl. choleriform).* Qui ressemble au choléra.

CHOLÉRIQUE *adj.* Qui se rapporte au choléra ou qui en est atteint.

CHOLESTASE *s. f.* Arrêt ou diminution de l'écoulement de la bile. ☞ *CHOLOSTASE.*

CHOLESTÉATOME *s. m. (angl. cholesteatoma).* Tumeur épithéliale bénigne, encapsulée contenant des petits grains brillants à la coupe. ◇ **DE L'OREILLE MOYENNE** *(angl. — tympani).* Tumeur bénigne formée par la desquamation de cellules épithéliales infiltrées de cholestérol qui se développe dans l'oreille moyenne, en général secondaire à une otite chronique. Son exérèse chirurgicale est nécessaire en raison de son caractère ostéolytique à long terme sur les osselets, l'oreille interne (vestibule, cochlée, nerf facial) et la base du crâne (encéphale, artère carotide interne).

CHOLESTÉROL *s. m. (angl. cholesterol).* Stérol animal le plus important à noyau polycyclique. Son origine est double : apport alimentaire et synthèse hépatique. Il se trouve dans la plupart des tissus et humeurs de l'organisme humain, notamment dans le plasma sanguin au taux d'environ 2 g/L, desquels les 2/3 sont estérifiés par des acides gras. Il est inclus dans les lipoprotéines. Il intervient dans la synthèse des hormones stéroïdes et des acides biliaires. Les dépôts artériels de cholestérol forment les plaques d'athérome. ◇ **HDL** Cette fraction du cholestérol (HDL pour *high density lipoproteins*) est considérée comme protectrice à l'égard de l'athérome. Un taux sérique inférieur à 0,40 g/L chez l'homme, à 0,50 g/L chez la femme est un facteur de risque vasculaire. ◇ **LDL** Fraction du cholestérol (LDL pour *low density lipoproteins*) dont l'augmentation est liée à un risque d'athérome.

CHOLESTÉROLÉMIE *s. f. (angl. cholesterolemia).* Taux du cholestérol dans le sang. Sa valeur normale oscille autour de 2 g/L de sérum. Mais il y a de nombreuses variations, en particulier liées à l'âge et aux habitudes alimentaires.

CHOLESTÉROPEXIE *s. f. (angl. cholesterol deposition).* Précipitation et fixation de cholestérol dans les tissus (xanthome, athérome), ou dans le foie sous forme de calculs (lithiase biliaire).

CHOLÉTHORAX *s. m. (angl. cholothorax).* Épanchement pleural qui contient de la bile.

CHOLINE *s. f. (angl. choline).* Facteur lipotrope nécessaire à l'utilisation des lipides par le foie ; son absence entraîne une stéatose. Elle peut être apportée par l'alimentation ou synthétisée dans l'organisme.

CHOLINE-ACÉTYLASE *s. f. (angl. choline acetyltransferase).* Enzyme qui catalyse la biosynthèse de l'acétylcholine.

CHOLINERGIE *s. f. (angl. cholinergy).* Terme général désignant la libération d'acétylcholine, médiateur chimique du système parasympathique, du système préganglionnaire sympathique, des plaques motrices musculaires et de la médullosurrénale.

CHOLINERGIQUE *adj. (angl. cholinergic).* Se dit des fibres nerveuses qui, sous l'effet de l'excitation, libèrent au niveau de leurs boutons synaptiques de l'acétylcholine, médiateur chimique assurant la transmission de l'influx nerveux à l'organe effecteur.

CHOLINESTÉRASE *s. f. (angl. cholinesterase).* Membre d'un groupe d'enzymes qui, par hydrolyse, inactivent les esters de la choline. L'acétylcholinestérase, surtout abondante dans le tissu nerveux et les érythrocytes, revêt une importance particulière ; elle est responsable de l'inactivation physiologique de l'acétylcholine.

CHOLOSTASE *s. f. (angl. cholestasis).* Arrêt ou diminution de l'écoulement de la bile. SYN. *CHOLESTASE.*

CHOLURIE *s. f. (angl. bilirubinuria).* Présence de pigments biliaires dans l'urine ; elle accompagne généralement un ictère.

CHONDRAL *adj. (angl. chondral).* Qui se rapporte au cartilage.

CHONDRALGIE *s. f. (angl. chondralgia).* Douleur ressentie dans un cartilage.

CHONDRECTOMIE *s. f. (angl. chondrectomy).* Résection chirurgicale d'un cartilage.

CHONDRIOME *s. m. (angl. chondriome).* Terme désignant l'ensemble des organites intracytoplasmiques, comme les mitochondries, les chondriomites et les chondriocontes.

CHONDRIOSOME *s. m. (angl. mitochondrion).* Mitochondrie.

CHONDRITE *s. f. (angl. chondritis).* Inflammation d'un cartilage.

CHONDROBLASTE *s. m. (angl. chondroblast).* Cellule embryonnaire qui donne naissance au cartilage.

CHONDROCALCINOSE ARTICULAIRE DIFFUSE *(angl. diffuse articular chondrocalcinosis).* Affection caractérisée par des accès douloureux simulant la goutte, au niveau du genou, de la hanche, du carpe, de la symphyse pubienne, de l'épaule, des os du carpe. À l'examen radiologique, elle se traduit par des opacités linéaires plus ou moins régulières, correspondant à des incrustations de calcium au niveau des cartilages articulaires. Le liquide de ponction articulaire met en évidence des cristaux de pyrophosphate de calcium.

CHONDROCYTE *s. m. (angl. chondrocyte).* Cellule cartilagineuse.

CHONDRODYNIE *s. f. (angl. chondrodynia).* ☞ *CHONDRALGIE.*

CHONDRODYSPLASIE *s. f. (angl. chondrodysplasia).* Terme imprécis désignant les troubles de l'ossification enchondrale et les modifications qui en résultent. ☞ *CHONDRODYSTROPHIE.* ⇔ **LÉTALE AVEC BRIÈVETÉ DES CÔTES** *(angl. short rib polydactyly syndrome).* Affection létale chez le fœtus et le nouveau-né comportant de nombreuses malformations viscérales et osseuses. ⇔ **MÉTAPHYSAIRE** *(angl. metaphyseal —).* Affection héréditaire à transmission autosomique caractérisée par des anomalies de développement des métaphyses des os longs pouvant entraîner un nanisme. ⇔ **PONCTUÉE** *(angl. stippled epiphysis disease).* Affection héréditaire transmise selon le mode autosomique récessif caractérisée par une brièveté des segments proximaux des os des membres associée à une cataracte, et radiologiquement à un aspect ponctué des processus.

CHONDRODYSTROPHIE *s. f. (angl. chondrodystrophy).* Trouble de la formation, de la croissance et de l'ossification enchondrale. La plupart des chondrodystrophies sont héréditaires à transmission dominante ou récessive.

CHONDROFIBROME *s. m. (angl. chondrofibroma).* Fibrome contenant des éléments cartilagineux. SYN. *FIBROCHONDROME.*

CHONDROGENÈSE *s. f. (angl. chondrogenesis).* Formation du tissu cartilagineux.

CHONDROÏDE *adj. (angl. chondroid).* Qui ressemble au cartilage.

CHONDROÏTINE SULFATE *(angl. chondroitin sulfate).* Mucopolysaccharide présent dans le tissu conjonctif, en particulier dans le cartilage et l'os.

CHONDROLYSE *s. f. (angl. chondrolysis).* Dégénérescence des cellules cartilagineuses.

CHONDROMALACIE *s. f. (angl. chondromalacia).* Ramollissement anormal des cartilages. ◇ **FŒTALE** *(angl. —fetalis).* Chondrodystrophie fœtale intra-utérine, qui rend les membres du fœtus anormalement mous et flexibles.

CHONDROMATOSE *s. f. (angl. chondromatosis).* Formation d'enchondromes multiples dans les épiphyses, notamment celles des phalanges.

CHONDROME *s. m. (angl. chondroma).* Tumeur bénigne constituée de tissu cartilagineux, localisée surtout aux phalanges des doigts. Le traitement habituel est chirurgical. SYN. *ENCHONDROME.* ◇ **EXTERNE** *(angl. periosteal —).* ☞ *PÉRICHONDROME.*

CHONDROPATHIE *s. f. (angl. chondropathy).* Toute maladie affectant les cartilages.

CHONDROSARCOME *s. m. (angl. chondrosarcoma).* Sarcome constitué par un tissu cartilagineux néoplasique. SYN. *SARCOME CHONDROBLASTIQUE, ENCHONDROSARCOME.*

CHONDROTOMIE *s. f. (angl. chondrotomy).* Section ou incision d'un cartilage.

CHORDOME *s. m. (angl. chordoma).* Tumeur maligne invasive située à la base du cerveau ou dans la région sacro-coccygienne, et se développant aux dépens des vestiges de la notochorde (ébauche embryonnaire du rachis).

CHORÉE *s. f. (angl. chorea Saint Vitus dance).* Mouvements brusques, brefs, rapides, irréguliers et désordonnés, qui affectent un ou plusieurs segments du corps, sans rythme précis. Habituellement localisée au visage, à la langue et à la partie distale des membres, la chorée s'accompagne souvent d'une hypotonie. ◇ **DE HUNTINGTON** *(angl. Huntington's —).* ☞ *HUNTINGTON (CHORÉE DE).* ◇ **DE SYDENHAM** ☞ *SYDENHAM (CHORÉE DE).* ◇ **MOLLE** *(angl. paralytic —).* Chorée associée à une paralysie. SYN. *CHORÉE PARALYTIQUE.* ◇ **PARALYTIQUE** ☞ *CHORÉE MOLLE.* ◇ **RHUMATISMALE** *(angl. Sydenham's —).* ☞ *SYDENHAM (CHORÉE DE).*

CHORÉO-ATHÉTOSE *s. f. (angl. choreoathetosis).* Trouble moteur caractérisé par l'association de mouvements choréiques et athétosiques. ◇ **PAROXYSTIQUE KINÉSIGÉNIQUE** *(angl. paroxysmal kinesigenic —).* Affection au cours de laquelle les mouvements anormaux sont déclenchés par les mouvements volontaires.

CHORION *s. m.* **1.** Membrane extérieure de l'œuf des mammifères, qui lui sert d'enveloppe protectrice et nutritive. Il est constitué de deux couches : une couche externe ou trophoblaste, et une couche interne mésodermique. **2.** Couche conjonctive profonde d'une membrane muqueuse ou séreuse, sous-jacente à l'épithélium.

CHORIOPLACENTAIRE *adj. (angl. chorioplacental).* Qui se rapporte au chorion et au placenta.

CHORIORÉTINITE *s. f. (angl. chorioretinitis).* Inflammation simultanée de la choroïde et de la rétine. ◇ **CHORIORÉTINITE SÉREUSE CENTRALE** maladie rétinienne caractérisée par un œdème rétinien associé à une pachychoroïde. Elle se manifeste le plus souvent chez des hommes jeunes. ◇ **DE TYPE BIRDSHOT** *(angl. bird shot retinochoroidopathy).* Uvéite postérieure liée au groupe HLA A29 avec de multiples zones de dépigmentation.

CHOROÏDE *s. f. (NA. choroidea). (angl. choroid).* Membrane du globe oculaire, richement vascularisée, située entre la sclérotique et la rétine, et dont la fonction est de nourrir la rétine.

CHOROÏDITE *s. f. (angl. choroiditis).* Inflammation de la choroïde, le plus souvent associée à une atteinte de la rétine (chorioretinite). ◇ **ANTÉRIEURE** *(angl. anterior —).* Inflammation de la choroïde limitée à la région périphérique du fond d'œil. ◇ **ARÉOLAIRE CENTRALE** *(angl. areolar central —).* Variété de choroïdite centrale, dans laquelle les tâches sont foncées au début et deviennent blanchâtres lors de leur extension. ◇ **CENTRALE** *(angl. central —).* Choroïdite dans laquelle l'exsudation est localisée au niveau de la macula. SYN. *CHOROÏDITE MACULAIRE.* ◇ **DIFFUSE** *(angl. diffuse —).* Forme grave d'inflammation exsudative disséminée de la choroïde, caractérisée par la présence de taches éparses au niveau du fond de l'œil. ◇ **EXSUDATIVE** *(angl. exudative —).* Choroïdite caractérisée par des exsudats séreux formant des tâches blanchâtres, jaunâtres ou rougeâtres. ◇ **MÉTASTATIQUE** *(angl. metastatic —).* Choroïdite due à la migration d'embols infectieux. ◇ **MYOPIQUE** *(angl. myopic —).* Choroïdite qui peut compliquer la myopie plus ou moins avancée.

CHROMAFFINE *adj. (angl. chromaffin).* Intensément colorable en brun par les sels de chrome. SYN. *PHÉOCHROME.*

CHROMATIDE *s. f. (angl. chromatid).* Chacune des deux parties résultant de la division longitudinale d'un chromosome lors de la mitose ou de la méiose.

CHROMATINE *s. f. (angl. chromatin).* Substance basophile présente dans le noyau cellulaire, où elle apparaît sous forme de granules. La chromatine est essentiellement constituée d'ADN et de protéines basiques. ◇ **SEXUELLE** *(angl. sex —).* ☞ *BARR (CORPUSCULE DE).*

CHROMATINOLYSE *s. f. (angl. chromatinolysis).* ☞ *CHROMATOLYSE.*

CHROMATOGRAPHIE *s. f. (angl. chromatography).* Procédé physique permettant la séparation de substances contenues dans un liquide, chaque substance se déplaçant à une vitesse qui lui est propre.

CHROMATOLYSE *s. f. (angl. chromatolysis).* Dégénérescence, dissolution de la chromatine nucléaire. SYN. *CARYOLYSE, CHROMATINOLYSE.*

CHROME *s. m. (angl. chromium).* Métal de numéro atomique 24. Certains de ses dérivés sont employés en thérapeutique. Le chrome radioactif ^{51}Cr est utilisé pour le marquage des hématies. Symbole : Cr.

CHROMISME *s. m. (angl. chromium intoxication).* Intoxication chronique par les sels de chrome. Les brûlures cutanées, la chute des ongles, l'ictère, des rhinites et un surrisque de cancer bronchique sont des conséquences de l'intoxication chronique.

CHROMOGÈNE *adj. (angl. chromogenic).* Qui produit de la couleur ou qui donne naissance à des pigments ; se dit en particulier des bactéries qui sécrètent une matière colorante, mais qui restent eux-mêmes incolores.

CHROMOPHILE *adj. (angl. chromophilic).* Qui se colore facilement par les colorants. Se dit en particulier de certains leucocytes et d'autres éléments histologiques. SYN. *CHROMATOPHILE.*

CHROMOPHOBE *adj. (angl. chromophobe).* Qui ne se colore que peu ou pas du tout par les colorants, comme certaines cellules du lobe antérieur de l'hypophyse.

CHROMOPHORE **1.** *s. m.* Groupement chimique dont la présence confère une couleur déterminée à un composé organique. **2.** *adj.* Se dit de certains microorganismes qui produisent et véhiculent une matière colorée ou un pigment.

CHROMOPROTÉINE *s. f. (angl. chromoprotein).* Nom d'ensemble des hétéroprotéines qui possèdent un groupement prosthétique coloré. L'hémoglobine, la chlorophylle sont des chromoprotéines. SYN. *CHROMOPROTÉIDE.*

CHROMOSOME *s. m. (angl. chromosome).* Chacun des éléments essentiels du noyau cellulaire visibles lors de la mitose sous forme de bâtonnets. Chaque chromosome se divise de façon longitudinale, donnant naissance à deux filaments jumeaux parfaitement égaux. Le nombre des chromosomes est constant pour une espèce déterminée (chez l'homme, 46, dont 44 sont autosomes et 2 gonosomes). Ils sont constitués essentiellement d'une double chaîne d'acide désoxyribonucléique (ADN) et sont les supports des gènes, facteurs déterminant de l'hérédité. Chaque chromosome comporte un bras court appelé p et un bras long appelé q. ◇ **AUTOSOMIQUE** *(angl. autosomic —)*. Chromosome qui n'intervient pas dans la détermination du sexe. SYN. *AUTOSOME*. ◇ **BIVALENT** *(angl. bivalent —)*. Paire de chromosomes, unis au stade de la méiose. ◇ **PHILADELPHIE** *(angl. Philadelphia —)*. Chromosome 22 ayant échangé son bras long contre celui du chromosome 9, se voit dans la leucémie myéloïde chronique. ◇ **SEXUEL** *(angl. sex —)*. Chromosome qui détermine le sexe. On connaît deux types de chromosomes sexuels : X et Y. La combinaison XX est celle du sexe féminin et la combinaison XY détermine le sexe masculin. SYN. *GONOSOME*. ◇ **X FRAGILE (SYNDROME DU)** *(angl. fragile — syndrome)*. Association de retard mental et de malformations en rapport avec une altération du chromosome X, due à la répétition de triplets CGG en excès au sein du gène FMR1. Transmission dominante liée au X.

CHROMOSOMIQUE *adj. (angl. chromosomal)*. Qui se rapporte à un chromosome.

CHRONIQUE *adj.* **1.** Qui est d'évolution lente, de longue durée. **2.** Opposé à aigu.

CHRONOBIOLOGIE *s. f. (angl. chronobiology)*. Science qui étudie la variation de différents phénomènes vitaux dans le temps : ce sont les rythmes biologiques de l'animal et de l'homme (en particulier le rythme circadien).

CHRONOPHARMACOLOGIE *s. f. (angl. chronopharmacology)*. Étude de l'effet des médicaments en fonction des heures de la journée où ce produit est appliqué. La chronotoxicologie est l'étude de la toxicité d'une substance en fonction du moment du cycle biologique.

CHRONOTROPISME *s. m. (angl. chronotropism)*. Modification de la fréquence d'un phénomène périodique, en particulier la fréquence des contractions cardiaques.

CHRYSOTHÉRAPIE *s. f. (angl. chrysotherapy)*. Traitement par les sels d'or.

CHUINTEMENT *s. m. (angl. hissing)*. Défaut de prononciation qui consiste à substituer le son *ch* au son *s*.

CHVOSTEK (SIGNE DE) *(angl. Chvostek's sign)*. Contraction des muscles orbiculaires des lèvres et du buccinateur à la percussion légère des joues, signe d'hyperexcitabilité neuromusculaire (tétanie).

CHYLE *s. m. (NA. chylus). (angl. chyle)*. Liquide laiteux alcalin que les vaisseaux chylifères prennent en charge à la sortie de l'intestin après la digestion ; il se compose de lymphe et de graisse émulsionnée. Ce liquide passe dans le conduit thoracique puis dans les veines sous-clavière et jugulaire et se mélange avec le sang. ◇ **(CITERNE DU)** *(NA. cisterna chyli). (angl. cisterna chyli)*. Renflement de l'origine du conduit thoracique, dans lequel débouchent le tronc intestinal lymphatique, les deux troncs lombaires lymphatiques et les troncs lymphatiques de voisinage.

CHYLÉMIE *s. f. (angl. chylemia)*. Présence de chyle dans le sang.

CHYLEUX *adj. (angl. chylous)*. Qui concerne le chyle, qui en contient ou qui en a l'apparence.

CHYLIFÈRE **1.** *adj. (angl. chyliferous)*. Qui transporte le chyle. **2.** *s. m.* Vaisseau transportant le chyle.

CHYLOMÉDIASTIN *s. m. (angl. chylomediastinum)*. Présence de chyle dans le médiastin.

CHYLOMICRON *s. m. (angl. chylomicron)*. Particule lipoprotéinique très riche en triglycérides, de 1 µm de diamètre environ, qui apparaît dans le sang au cours de la digestion des graisses.

CHYLOPÉRICARDE *s. m. (angl. chylopericardium)*. Épanchement de chyle dans la cavité péricardique.

CHYLOPÉRITOINE *s. m. (angl. chylous ascites)*. Épanchement de chyle dans la cavité péritonéale.

CHYLORRHÉE *s. f. (angl. chylorrhea)*. Écoulement de chyle par rupture du conduit thoracique.

CHYLOTHORAX *s. m. (angl. chylothorax)*. Épanchement de chyle dans la cavité pleurale.

CHYLURIE *s. f. (angl. chyluria).* Présence de chyle dans l'urine, ce qui lui donne un aspect laiteux. SYN. *GALACTURIE.*

CHYME *s. m. (angl. chyme).* Masse liquide, épaisse, provenant de la digestion gastrique des aliments.

CHYMOTRYPSINE *s. f.* **1.** *(angl. chymotrypsin).* Enzyme protéolytique de l'intestin, formée à partir du chymotrypsinogène du pancréas sous l'action de la trypsine et qui, avec celle-ci, dégrade les protéines en polypeptides et en acides aminés. Elle est employée pour ses propriétés anti-inflammatoires. **2.** *(angl. alphachymotrypsin).* Enzyme produite dans le duodénum par l'activation du chymotrypsinogène par la trypsine. Elle clive les liaisons peptidiques au niveau des acides aminés (phénylalanine, tyrosine et tryptophane).

CHYMOTRYPSINOGÈNE *s. m. (angl. chymotrypsinogen).* Enzyme du suc pancréatique, précurseur de la chymotrypsine.

CICATRICE *s. f. (angl. scar).* Tissu de réparation organisé (fibreux) et stable, qui remplace une perte de substance ou réunit des parties divisées par une blessure ou une plaie opératoire. ◇ **VICIEUSE** *(angl. vicious —).* Cicatrice dans laquelle le tissu néoformé n'a pas pris l'aspect naturel du tissu qu'il remplace.

CICATRICIEL *adj. (angl. cicatricial).* Qui se rapporte ou qui est dû à une cicatrice.

CICATRISANT *adj. (angl. cicatrizant).* Se dit d'un agent qui favorise la cicatrisation des plaies (s'emploie aussi comme substantif).

CICATRISATION *s. f. (angl. healing with scarring).* Phénomène complexe de régénération grâce auquel sont réparées les lésions des tissus et des organes.

CICLOSPORINE *s. f. (angl. cyclosporin).* Médicament immunosuppresseur produit par le champignon *Tolypocladium inflatum* et obtenu aussi par synthèse. Il est utilisé dans la prévention du rejet de greffe et dans le traitement de maladies auto-immunes. On écrit aussi cyclosporine.

CIL *s. m.* **1.** Poil du bord libre des paupières (cil palpébral). **2.** *(angl. cilium).* Chacun des filaments extrêmement fins, animés de mouvements rapides, qui permettent aux organismes unicellulaires de se déplacer dans un milieu liquide. **3.** *(angl. cilium).* Prolongement cytoplasmique de certaines cellules épithéliales (muqueuse bronchique, muqueuse intestinale). Ces cils assurent, par leur battement, le déplacement de substances liquides le long de la surface muqueuse (cils vibratiles).

CILIAIRE *adj. (angl. ciliary).* Qui se rapporte aux cils.

CILIARISCOPE *s. m. (angl. ciliaroscope).* Appareil servant à examiner la région ciliaire de l'œil.

CIMÉTIDINE *s. f. (angl. cimetidine).* Composé qui inhibe l'action de l'histamine sur la sécrétion gastrique. Elle est utilisée dans le traitement de l'ulcère gastroduodénal et du syndrome de Zollinger-Ellison.

CINÉANGIOGRAPHIE *s. f. (angl. cineangiography).* Enregistrement cinématographique de l'image d'un vaisseau après injection d'un produit de contraste. Terme peu utilisé.

CINÉCARDIOANGIOGRAPHIE *s. f. (angl. cinecardioangiography).* Enregistrement cinématographique de l'image des cavités cardiaques et des gros vaisseaux après injection d'un produit opacifiant.

CINÈSE *s. f. (angl. movement).* En physiologie, tout mouvement simple ou complexe, actif ou passif.

CINÉSIE *s. f. (angl. kinesia).* Synonyme de mouvement. ◇ **PARADOXALE** *(angl. paradoxical —).* Dans la maladie de Parkinson, rapidité paradoxale de certains mouvements chez des sujets figés.

CINÉSIOLOGIE *s. f. (angl. kinesiology).* Étude des mouvements du corps humain, en particulier d'un point de vue physiologique et thérapeutique.

CINÉSITHÉRAPIE *s. f. (angl. kinesiotherapy).* ☞ *KINÉSITHÉRAPIE.*

CINÉTIQUE **1.** *s. f.* Partie de la mécanique qui étudie les mouvements. **2.** *s. f.* Étude de la vitesse des réactions chimiques. **3.** *adj. (angl. kinetic).* Qui se rapporte ou qui est dû au mouvement.

CINGULUM (GYRUS DU) *s. m. (NA. gyrus cinguli). (angl. gyrus cinguli).* Faisceau de fibres associatives, à la face interne des hémisphères cérébraux, qui réunissent le lobe frontal au lobe temporal, en entourant le corps calleux.

CINQUIÈME MALADIE *(angl. fifth disease)*. Affection contagieuse de l'enfant due au *Parvovirus* B9 transmis par voie aérienne avec éruption maculeuse de la face et des membres évoluant sans séquelles. SYN. *MÉGALÉRYTHÈME ÉPIDÉMIQUE, ÉRYTHÈME INFECTIEUX.*

CIRCADIEN *adj. (angl. circadian)*. Qui est caractérisé par une alternance d'environ 24 heures. Un rythme circadien est un rythme dont la période est d'environ 24 heures.

CIRCINÉ *adj. (angl. circinate)*. En forme de cercle ou d'anneau. Se dit de lésions cutanées.

CIRCONCISION *s. f. (angl. circumcision)*. ☞ *POSTHECTOMIE.*

CIRCONFLEXE *adj. (angl. circumflex)*. Se dit de certaines artères et de certains nerfs qui contournent un os.

CIRCULATION *s. f.* **1.** Mouvement régulier et continu, ou qui s'effectue suivant un circuit déterminé. **2.** La circulation sanguine. ~ **CAPILLAIRE** *(angl. capillary —)*. Passage du sang par les capillaires entre les artères et les veines. ~ **COLLATÉRALE** *(angl. collateral —)*. Circulation compensatrice qui s'effectue par des vaisseaux secondaires à la suite de l'obstruction d'un vaisseau principal. ~ **CORONARIENNE** *(angl. coronary —)*. Circulation propre aux tissus musculaires du cœur et qui s'effectue dans les vaisseaux coronaires. ~ **CROISÉE** *(angl. crossed —)*. En physiologie expérimentale, circulation dans une partie du corps d'un animal de sang fourni par un autre animal. ~ **EXTRACORPORELLE** *(angl. cardiopulmonary by-pass)*. Technique employée notamment en chirurgie cardiaque et consistant à dériver en dehors du corps humain une partie ou la totalité de la circulation sanguine. ~ **FŒTALE** *(angl. fetal —)*. Circulation qui s'effectue dans le corps du fœtus : le sang artériel du placenta passe par la veine ombilicale et arrive à la veine cave inférieure par le conduit veineux d'Arantius. Les deux atria du cœur fœtal communiquent entre elles et le sang qui a circulé à l'intérieur du fœtus retourne au placenta par l'artère ombilicale. ~ **GÉNÉRALE** *(angl. systemic —)*. Passage du sang par tout l'organisme à l'exception des poumons. SYN. *GRANDE CIRCULATION.* ~ **LYMPHATIQUE** *(angl. lymph —)*. Passage de la lymphe par les vaisseaux et les nœuds lymphatiques. ~ **(PETITE)** *(angl. pulmonary —)*. Circulation pulmonaire. ~ **PORTE** *(angl. portal —)*. ☞ *SYSTÈME PORTE.* ~ **PULMONAIRE** *(angl. pulmonary —)*. Passage du sang par les poumons, où il se charge d'oxygène. ~ **SYSTÉMIQUE** ☞ *CIRCULATION GÉNÉRALE.*

CIREUX *adj. (angl. waxy)*. Qui a l'aspect ou la consistance de la cire.

CIRRHOSE *s. f. (angl. cirrhosis)*. Processus inflammatoire hépatique chronique, caractérisé par le remplacement de plages de parenchyme hépatique nécrosées par un tissu conjonctivo-vasculaire fibreux qui forme des zones de prolifération hépatocytaire non fonctionnelles appelées nodules de régénération. Les conséquences en sont l'hypertension portale et le cancer primitif du foie. ~ **ALCOOLIQUE** *(angl. alcoholic —)*. Variété la plus fréquente de cirrhose due à l'intoxication alcoolique chronique qui entraîne d'abord une hépatite alcoolique avec stéatose. ~ **ANNULAIRE PÉRIPORTALE** *(angl. periportal —)*. Type topographique de cirrhose hépatique dans lequel la prolifération du tissu conjonctif forme des anneaux disposés au niveau et autour des espaces portes. ~ **ATROPHIQUE** *(angl. atrophic —)*. Forme de cirrhose, généralement alcoolique, caractérisée par la diminution de la taille du foie, qui est scléreux et dur. ~ **BILIAIRE** *(angl. biliary —)*. Variété de cirrhose hypertrophique ou atrophique dans laquelle la prolifération du tissu conjonctif est due à une atteinte des voies biliaires, mécanique (stase par obstruction) ou inflammatoire (inflammation ou infection des canaux biliaires intrahépatiques). ~ **BILIAIRE PRIMITIVE** *(angl. primary biliary —)*. Affection touchant surtout la femme associant ictère chronique, hépatosplénomégalie, prurit intense et augmentation importante du cholestérol et des phosphotases alcalines. Cette affection est caractérisée histologiquement par une destruction des canaux biliaires interlobulaires avec infiltrats inflammatoires évoluant vers la fibrose. Il s'agit d'une affection auto-immune avec présence d'anticorps antimitochondries. Le traitement par l'acide ursodésoxycholique semble donner de bons résultats. ◇ **CARDIAQUE** *(angl. cardiac —).* Cirrhose par congestion chronique du foie, secondaire à une insuffisance cardiaque. ◇ **CHOLESTATIQUE** *(angl. cholestatic —).* ☞ *CIRRHOSE BILIAIRE.* ◇ **HYPERTROPHIQUE ALCOOLIQUE** *(angl. alcoholic hypertrophic —).* Augmentation pathologique du volume du foie secondaire au développement du tissu conjonctif. L'évolution de la cirrhose hypertrophique alcoolique est relativement moins sévère que celle des cirrhoses atrophiques. ◇ **MIXTE** *(angl. atrophohypertrophic —).* Cirrhose caractérisée par la présence simultanée de zones atrophiques et de zones hypertrophiques. ◇ **PIGMENTAIRE** *(angl. hemochromatosis).* Pigmentation du foie observée au cours de l'hémochromatose, de l'intoxication éthylique chronique et du paludisme. ◇ **POST-HÉPATITIQUE** *(angl. post hepatitic —).* Cirrhose survenant dans les suites d'une hépatite virale par évolution d'une hépatite chronique active. L'évolution en est très sévère vers l'insuffisance hépatique terminale, justiciable d'un traitement antiviral ou greffe du foie. SYN. *CIRRHOSE POST-NÉCROTIQUE, CIRRHOSE MÉTA-ICTÉRIQUE.* ◇ **TOXIQUE** *(angl. toxic —).* Forme de cirrhose hépatique consécutive à une intoxication chronique.

CIRSOÏDE *adj. (angl. cirsoid).* Qui ressemble à une varice.

CISTERNOGRAPHIE *s. f. (angl. cisternography).* Examen radiologique des citernes cérébrales de la base du crâne après injection d'un produit de contraste (air ou liquide opaque aux rayons X). N'est pratiquement plus utilisé depuis l'essor des techniques de tomodensitométrie et d'imagerie par résonance magnétique.

CISTERNOTOMIE *s. f. (angl. cisternotomy).* Ouverture des citernes de la base du crâne.

CISTRON *s. m. (angl. cistron).* La plus petite unité génétique, capable de déterminer la séquence des acides aminés d'un polypeptide. C'est la partie codante de chaque gène.

CITERNE *s. f. (NA. cisterna). (angl. cistern).* Terme désignant les parties les plus étendues et les plus profondes de l'espace sous-arachnoïdien. ◇ **AMBIANTE** *(NA. — ambiens). (angl. ambient —).* Espace sous-arachnoïdien limité par le tronc du corps calleux en avant, l'union de la faux du cerveau et de la tente du cervelet en arrière et le colliculus ventralement. Il est traversé par la grande veine cérébrale (de Galien). ◇ **CHIASMATIQUE** *(NA. — chiasmatica). (angl. chiasmatic —).* Espace sous-arachnoïdien de la région suprasellaire, dans lequel cheminent les nerfs optiques. ◇ **DU CHYLE** ☞ *CHYLE (CITERNE DU).* ◇ **(GRANDE)** ☞ *CITERNE CÉRÉBELLOMÉDULLAIRE.* ◇ **PONTIQUE** *(NA. — pontis). (angl. pontive —).* Espace sous-arachnoïdien situé au-devant du pont.

CITRATE *s. m. (angl. citrate).* Sel de l'acide citrique.

CITRATÉMIE *s. f. (angl. serum or plasma level of citrates).* Présence et taux d'acide citrique (sous forme de citrates) dans le sang.

CITRATURIE *s. f. (angl. citrates level in urine).* Taux des citrates dans l'urine.

CITRIN *adj. (angl. citrin).* Qui a la couleur jaune du citron.

CITRIQUE (ACIDE) *(angl. citric acid).* Acide rencontré en abondance dans le citron. Il est antiscorbutique et antirhumatismal. Son rôle biologique essentiel est sa participation au cycle tricarboxylique de Krebs.

CITRONNELLE *s. f. (angl. citronella).* Nom vernaculaire qui désigne souvent *Melissa officinalis*, et parfois une autre plante est désignée par ce nom Cymbopogon citratus ◇ **(ESSENCE DE)** *(angl. — oil).* Essence odorante tirée de *Cymbopogon citratus* ; elle est utilisée en gastronomie et comme répulsif pour les moustiques.

CITRULLINE *s. f. (angl. citrulline).* Acide aminé qui participe à la biogenèse de l'urée.

CITRULLINURIE *s. f. (angl. citrullinuria).* Présence de citrulline dans l'urine, avec augmentation de cette substance dans le plasma et dans le liquide céphalorachidien par défaut enzymatique entraînant troubles digestifs et neurologiques.

CIVD *(angl. DIVC).* Abréviation de coagulation intravasculaire disséminée. ☞ *COAGULOPATHIE DE CONSOMMATION, COAGULATION INTRAVASCULAIRE DISSÉMINÉE.*

CIVIÈRE *s. f. (angl. stretcher).* Dispositif pour le transport des malades et des blessés en position couchée, comportant deux pans de bois reliés par une toile, dont les extrémités servent de bras pour être saisis par les transporteurs.

CLAIRANCE *s. f.* **1.** Quantité de sang (exprimée en millilitres) que le rein est capable de débarrasser complètement d'une substance en une minute. **2.** Par extension, volume virtuel de plasma sanguin qui peut être complètement débarrassé, par voie extrarénale (hépatique, intestinale, etc.) aussi bien que rénale, de la substance considérée en une minute. ◇ **DE L'ACIDE PARA-AMINOHIPPURIQUE** *(angl. p-aminohippurate —).* Technique qui permet de mesurer le flux plasmatique rénal. ◇ **DE LA CRÉATININE** *(angl. creatinine —).* Technique qui permet de mesurer l'épuration glomérulaire avec suffisamment de précision dans la pratique clinique.

CLAMP *s. m. (angl. clamp ; grasper).* Pinces employées soit pour comprimer les parois d'un conduit ou d'une cavité, afin d'empêcher le contenu de s'en échapper, soit pour empêcher une hémorragie ou pour maintenir temporairement un organe dans la position désirée. ◇ **VASCULAIRE** *(angl. vascular —).* Clamp utilisé en chirurgie cardiovasculaire. Parmi les modèles les plus employés, on trouve le clamp de Blalock pour la compression des gros vaisseaux, le clamp bouledogue pour l'hémostase des petits vaisseaux et le clamp de Potts pour la coarctation de l'aorte.

CLAMPAGE *s. m. (angl. clamping).* Mise en place de clamps au cours d'une opération.

CLANGOR *s. m. (angl. clang tint).* Augmentation pathologique de l'intensité du deuxième bruit du cœur, qui est perçu, surtout au foyer aortique, avec une résonance métallique.

CLAPOTAGE GASTRIQUE Bruit que l'on obtient en imprimant du bout des doigts des secousses brusques à la paroi abdominale, et dû à la présence de liquide et de gaz dans l'estomac. SYN. *CLAPOTEMENT.*

CLAPOTEMENT *s. m.* ☞ *CLAPOTAGE GASTRIQUE.*

CLAQUAGE *s. m. (angl. strain).* Étirement sans ou le plus souvent avec rupture de fibres musculaires lors d'un effort violent.

CLAQUEMENT *s. m. (angl. click).* Bruit sec et éclatant perçu à l'auscultation cardiaque ; en général d'origine valvulaire, dont il traduit l'induration.

CLAR (MIROIR DE) *(angl. Clar's frontal mirror). MIROIR FRONTAL.* ☞ *LAMPE FRONTALE.*

CLASSIFICATION *s. f.* **1.** Rangement, disposition ou division par classes. **2.** Action de classer. ◇ **DES TUMEURS** *(angl. TNM —).* ☞ *TNM (CLASSIFICATION).*

CLAUDICATION *s. f. (angl. claudication).* Asymétrie de la démarche due au raccourcissement d'un membre inférieur, à une ankylose unilatérale ou à une lésion douloureuse unilatérale. SYN. *BOITERIE.* ◇ **INTERMITTENTE ISCHÉMIQUE** *(angl. intermittent —).* Engourdissement, faiblesse et raideur douloureuse d'un membre inférieur entraînant la claudication, survenant au bout d'un certain temps de marche et disparaissant avec le repos. Ces phénomènes sont dus à la diminution du calibre des artères des membres inférieurs provoquée par l'athérosclérose. ◇ **INTERMITTENTE MÉDULLAIRE** *(angl. transient spinal —).* Manifestation d'une paraplégie spasmodique fruste ou débutante avec impression de poids et de raideur non douloureuse du membre inférieur, survenant au début de la marche avec dérobement intermittent et disparaissant au repos.

CLAUSTROPHOBIE *s. f. (angl. claustrophobia).* Crainte morbide de rester dans des espaces fermés à l'origine d'un état d'angoisse sous forme de sensation d'étouffement.

CLAVICULE *s. f. (angl. clavicle).* Os long et incurvé s'articulant avec le sternum et la scapula. *ATLAS ANATOMIQUE DES OS EN ANNEXE.*

CLAVULANIQUE (ACIDE) *(angl. clavulanic acid).* Médicament inhibiteur des bêtalactamases bactériennes. Utilisé associé à une bêtalactamine (amoxicilline, ticarcilline) devenue sensible aux bêtalactamases, il permet le maintien de l'activité antibactérienne.

CLEARANCE *s. f.* Clairance est le terme recommandé officiellement en France pour remplacer *clearance.* ☞ *CLAIRANCE.*

CLÉIDECTOMIE *s. f. (angl. cleidectomy).* Résection totale ou partielle de la clavicule.

CLIC *s. m. (angl. click).* Bruit bref, aigu, de timbre métallique, protosystolique au foyer aortique ou pulmonaire, perçu lorsqu'il existe une induration valvulaire ou en cas d'éréthisme cardiaque.

CLIGNEMENT *s. m. (angl. winking).* Mouvement de fermeture rapide des paupières, volontaire ou involontaire, dû à un spasme du muscle orbiculaire des paupières.

CLIMATÈRE *s. m. (angl. climacteric).* Période de la vie correspondant à la ménopause. ☞ *MÉNOPAUSE.*

CLIMATISATION *s. f. (angl. air conditioning).* Régulation des facteurs climatiques d'un milieu déterminé (salle d'hôpital, salle d'opération, etc.) afin de l'adapter à une utilisation précise.

CLIMATOPATHOLOGIE *s. f. (angl. climatopathology).* Partie de la climatologie qui traite de l'action pathogène des différents climats sur l'organisme.

CLIMATOTHÉRAPIE *s. f. (angl. climatotherapy).* Traitement des maladies par l'action de certains climats.

CLINDAMYCINE *s. f. (angl. clindamycin).* Antibiotique actif contre les germes à Gram positif, de la famille des lincosamides, bactériostatique.

CLINICIEN *s. m. (angl. clinician).* Médecin traitant qui établit ses diagnostics par l'examen direct des malades, que ce soit à l'hôpital ou dans un cabinet privé.

CLINIQUE **1.** *adj. (angl. clinical).* Qui concerne le malade au lit ; qui est effectué, constaté ou enseigné par le médecin au chevet des malades. **2.** *s. f. (angl. clinical medicine clinics).* Partie de la médecine qui comprend l'ensemble des connaissances acquises par l'observation directe des malades. **3.** *s. f. (angl. clinic).* Service hospitalier où l'on enseigne la médecine au chevet des malades. Par extension, tout établissement, public ou privé, où l'on traite des malades, alités ou en soins ambulatoires.

CLINOÏDE *adj. (angl. clinoid).* En forme de lit.

CLINOPHILIE *s. f.* Tendance morbide à rester au lit en position allongée.

CLINOSTATIQUE *adj. (angl. clinostatic).* Qui se rapporte à la position couchée, ou qui en résulte.

CLINOSTATISME *s. m. (angl. clinostatism).* Position couchée et phénomènes qui en résultent.

CLINOTHÉRAPIE *s. f. (angl. clinotherapy).* Traitement des maladies par le repos au lit ; cure de repos.

CLIP *s. m. (angl. clip).* Agraphe chirurgicale pour oblitérer un canal ou un vaisseau.

CLITORIS *s. m. (NA. clitoris). (angl. clitoris).* Petit organe érectile médian, situé à la partie antérieure de la vulve, constitué de deux corps caverneux qui s'unissent sur la ligne médiane pour former le corps du clitoris ; celui-ci se termine par un léger renflement, le gland du clitoris. ◇ **(PRÉPUCE DU)** *(angl. preputium clitoridis).* Repli muqueux formé par les petites lèvres, qui recouvre le clitoris. SYN. *CAPUCHON DU CLITORIS.*

CLIVAGE *s. m. (angl. cleavage).* Séparation de deux tissus ou de deux organes selon un plan naturel. ◇ **DE L'OBJET** Mécanisme de défense contre l'angoisse, décrit par Mélanie Klein, dans lequel l'objet vers lequel tendent les pulsions est divisé en « bon » objet et en « mauvais » objet.

CLIVUS *s. m. (NA. clivus). (angl. clivus).* Surface inclinée, formée par la jonction de la gouttière basilaire de l'occipital et de la face postérieure de la lame quadrilatère du sphénoïde, et sur laquelle reposent le bulbe et le pont.

CLOAQUE *s. m.* Dans la vie embryonnaire, orifice commun à l'intestin et à l'allantoïde.

CLOMIFÈNE *s. m. (angl. clomiphene).* Composé synthétique antiestrogénique et inducteur de l'ovulation. Il est utilisé dans le traitement de la stérilité féminine.

CLONAGE *s. m. (angl. cloning).* Manipulation génétique consistant à produire un clone, par exemple en greffant un noyau dans un œuf après sa fécondation et après avoir enlevé le noyau originel de cette cellule. ~ **CELLULAIRE** *(angl. cellular —).* Isolement d'une cellule et de sa descendance pour former une lignée cellulaire provenant d'un seul ancêtre. ~ **MOLÉCULAIRE** *(angl. molecular —).* Recombinaison *in vitro* d'un gène ou d'un fragment d'ADN avec un vecteur se répliquant de manière autonome à l'intérieur d'une cellule hôte. La culture de cette cellule permet l'isolement de l'ADN inséré à l'état pur et en quantités illimitées.

CLONE *s. m. (angl. clone).* Ensemble des individus nés par réplication asexuée d'un seul organisme ou d'une seule cellule. Les membres d'un clone sont génétiquement identiques.

CLONIE *s. f. (angl. clonus).* Convulsion brève, entraînant un rapide déplacement d'une partie ou de tout le corps. SYN. *CONVULSION CLONIQUE.* ☞ *MYOCLONIE.*

CLONIQUE *adj. (angl. clonic).* Se dit de convulsions saccadées dues soit à une brève contraction musculaire se répétant à intervalles rapprochés, soit à une contraction musculaire durable s'interrompant de manière intermittente, comme lors de la phase clonique d'une crise convulsive.

CLONUS *s. m. (angl. clonus).* Série de contractions rythmiques involontaires, réflexes, touchant un muscle ou un groupe de muscles, déclenchée par l'extension brusque de leurs tendons. Il représente une hyperexcitabilité réflexe par suppression de l'action freinatrice normalement exercée par la voie pyramidale. Le clonus est un signe d'atteinte pyramidale. ~ **DE LA MAIN** *(angl. wrist —).* Contraction spasmodique des muscles de la main, produite par l'extension de la main sur l'avant-bras. ~ **DE LA PATELLA** *(angl. patellar —).* Contractions rythmiques du quadriceps déclenchées par le déplacement forcé et répété de la patella vers le bas ; s'observe en cas de lésion de la voie pyramidale. ~ **DU PIED** *(angl. ankle —).* Secousses rythmiques du pied produites par la flexion forcée du pied sur la jambe ; s'observe en cas d'atteinte de la voie pyramidale.

CLOSTRIDIUM Genre de bacilles sporulés, anaérobies stricts dans leur grande majorité. On les trouve dans le sol, les sédiments aquatiques et dans l'intestin de l'homme et de certains animaux. Certaines de ces bactéries produisent des exotoxines très puissantes, et de nombreuses espèces sont pathogènes pour l'homme et les animaux. ~ *botulinum* Agent causal du botulisme. ~ *difficile* Espèce responsable des colites pseudo-membraneuses provoquées par les antibiotiques. ~ *perfringens* Un des agents les plus fréquents de la gangrène gazeuse ; il est en outre très souvent responsable d'infections anaérobies endogènes (post-opératoires, post-avortement, etc.). ~ *tetani* Agent causal du tétanos.

CLOU *s. m (angl. nail).* **1.** Tige d'acier, pointue à une extrémité, utilisée en chirurgie osseuse ou orthopédique pour maintenir réunis des fragments osseux dans certaines fractures. **2.** SYN. *(POPULAIRE) FURONCLE.* ~ **DE GIROFLE** *(angl. clove).* Bouton floral desséché du giroflier *(Eugenia caryophyllata)*, de la famille des Myrtacées, utilisé comme condiment, digestif aromatique, stimulant, antiseptique, ainsi que dans les douleurs dentaires. ~ **PLAQUETTAIRE (OU HÉMOSTATIQUE)** *(angl. white plug).* Thrombus constitué par l'aggrégation des plaquettes. SYN. *THROMBUS BLANC.*

CLOXACILLINE *s. f. (angl. cloxacillin).* Pénicilline indiquée dans le traitement des affections staphylococciques. ☞ *PÉNICILLINE.*

CLYSTÈRE *s. m. (angl. clyster).* Terme désuet désignant une injection intrarectale et l'objet utilisé pour faire ce type de lavement.

CMV *(angl. CMV).* Abréviation de cytomégalovirus.

CO *(angl. CO).* Monoxyde de carbone.

CoA *(angl. CoA).* Abréviation de coenzyme A.

COAGGLUTINATION *s. f. (angl. coagglutination).* Agglutination, par un sérum, non seulement du germe spécifique, mais d'autres germes avec lesquels il présente une affinité. SYN. *AGGLUTINATION DE GROUPE.*

COAGGLUTININE *s. f. (angl. group agglutinin).* Anticorps agglutinant non seulement le germe spécifique, mais aussi des germes voisins. SYN. *AGGLUTININE DE GROUPE.*

COAGULABILITÉ *s. f. (angl. coagulability).* Propriété de certaines substances à coaguler.

COAGULABLE *adj. (angl. coagulable).* Susceptible de coaguler.

COAGULANT *s. m.* **1.** Produit chimique utilisé pour provoquer l'agglomération (par floculation ou coagulation) des fines particules en suspension dans un liquide. **2.** Médicament utilisé pour augmenter la coagulabilité du sang.

COAGULASE *s. f. (angl. coagulase).* Enzyme bactérienne provoquant la coagulation.

COAGULATION *s. f. (angl. coagulation).* Transformation d'un liquide organique en une masse solide (coagulum). La coagulation du sang aboutit à la formation d'un caillot. C'est un phénomène complexe faisant intervenir, outre les plaquettes et la fibrine, au moins une douzaine d'enzymes ainsi que certains éléments minéraux comme le calcium. ◇ **ÉLECTRIQUE** *(angl. electric —).* Nécrose des tissus par application d'un courant électrique à l'aide d'aiguilles métalliques. Peut être monopolaire ou bipolaire. ◇ **(FACTEURS DE LA)** *(angl. — factors).* ☞ *FACTEUR.* ◇ **INTRAVASCULAIRE DISSÉMINÉE** Trouble acquis de l'hémostase caractérisé par une activation de l'hémostase secondaire (entraînant une formation incontrôlée de caillots ou thrombus fibrino-cruoriques avec oblitération des vaisseaux) et par une consommation des facteurs de la coagulation, du fibrinogène et des plaquettes (entraînant une incoagulabilité sanguine), à l'origine d'un syndrome hémorragique sévère. SYN. *COAGULOPATHIE DE COAGULATION.* ◇ **SANGUINE** *(angl. blood —).* Transformation du fibrinogène soluble du sang en une protéine insoluble, la fibrine, grâce à l'action de la thrombine et des facteurs plasmatiques. ◇ **(TEMPS DE)** ☞ *TEMPS DE COAGULATION.*

COAGULOPATHIE *s. f. (angl. coagulopathy).* État pathologique dû à un trouble de la coagulation sanguine. Elle peut être congénitale (hémophilies, maladie de Willebrand…) ou acquise (hypoprothrombinémies d'origine hépatique, iatrogènes…). ◇ **DE CONSOMMATION** *(angl. consumption —).* ☞ *COAGULATION INTRAVASCULAIRE DISSÉMINÉE.*

COAGULUM *s. m. (angl. coagulum).* ☞ *CAILLOT, THROMBUS.*

COARCTATION *s. f. (angl. coarctation).* Rétrécissement d'un conduit naturel. EX. *coarctation de l'aorte.* ◇ **DE L'AORTE** *(angl. — of aorta).* Sténose congénitale de l'isthme de l'aorte, entraînant une hypertension artérielle aux membres supérieurs. Elle est curable chirurgicalement. L'évolution spontanée peut se faire vers la rupture de l'aorte ou la greffe oslérienne. SYN. *STÉNOSE ISTHMIQUE DE L'AORTE.*

COBALAMINE *s. f. (angl. cobalamin).* Composé complexe de cobalt, commun aux membres du groupe vitaminique B_{12}.

COBALT *s. m. (angl. cobalt).* Élément métallique de numéro atomique 27. C'est un constituant de la vitamine B12. Symbole : Co. ◇ **60** *(angl. — 60).* Isotope radioactif du cobalt, émetteur de rayonnements bêta et gamma. Il est utilisé notamment en radiochimie et en radiothérapie. Symbole : ^{60}Co. ◇ **(BOMBE AU)** *(angl. — bomb).* Appareil de télégammathérapie qui utilise le cobalt radioactif (cobalt 60).

COBALTOTHÉRAPIE *s. f. (angl. cobaltotherapy).* Utilisation thérapeutique du cobalt 60 dans le traitement des tumeurs malignes, au moyen de la bombe au cobalt.

COCA *s. m. (angl. coca).* Feuilles de *Erythroxylon coca*. Outre du tanin, il contient une substance aromatique volatile et de nombreux alcaloïdes, le principal étant la cocaïne.

COCAÏNE *s. f. (angl. cocaine).* Alcaloïde tiré des feuilles de coca, *Erythroxylum coca*. C'est un anesthésique local, un narcotique et un mydriatique. La cocaïne est un stupéfiant, elle est surtout consommée prisée, plus rarement injectée ou fumée.

COCAÏNISATION *s. f. (angl. cocainization).* Application ou administration locale de cocaïne à des fins thérapeutiques ou anesthésiques ; n'est plus guère utilisée.

COCAÏNISME *s. m. (angl. cocaine habit).* Ensemble des troubles physiques et psychiques provoqués par la cocaïnomanie.

COCAÏNOMANE *s. m. (angl. cocaine addict).* Sujet atteint d'une addiction à la cocaïne.

COCAÏNOMANIE *s. f. (angl. cocaine addiction).* Toxicomanie à la cocaïne avec dépendance psychologique et risque de complications neuro-vasculaires et cardiaques.

COCARBOXYLASE *s. f. (angl. cocarboxylase).* Pyrophosphate de thiamine (vitamine B1), coenzyme de la décarboxylase.

COCCI *pl. (angl. cocci).* Pluriel de *coccus.* ☞ *COCCUS.*

COCCOBACILLE *s. m. (angl. coccobacillus).* Bactérie de forme intermédiaire entre celle du bacille et celle du coccus. SYN. *COCCOBACTÉRIE.*

COCCUS *s. m. (angl. coccus).* Bactérie de forme arrondie (on dit aussi coque). Les cocci peuvent être sphériques (staphylocoques), ovoïdes (streptocoques) ou réniformes (méningocoques, gonocoques). Ils peuvent être isolés, groupés par deux (diplocoques), en grappes (staphylocoques) ou en chaînettes (streptocoques).

COCCYGIEN *adj. (angl. coccygeal).* Qui se rapporte ou qui appartient au coccyx.

COCCYGODYNIE *s. f. (angl. coccygodynia).* Douleur dans la région du coccyx. SYN. *COCCYDYNIE.*

COCCYGOTOMIE *s. f. (angl. coccigotomy).* Section du coccyx.

COCCYX *s. m. (angl. coccyx).* Os impair et médian résultant de la fusion de quatre à six vertèbres et constituant l'extrémité inférieure du rachis. *ATLAS ANATOMIQUE DES OS EN ANNEXE.*

COCHLÉAIRE *adj. (angl. cochlear).* Qui se rapporte à la cochlée, à son nerf qui fait partie du nerf cochléovestibulaire, aux voies nerveuses et aux centres nerveux correspondants.

COCHLÉE *s. f. (NA. cochlea). (angl. cochlea).* Partie de l'oreille interne constituée par un long canal enroulé sur lui-même, qui contient les organes essentiels de l'audition. Elle comporte le conduit osseux et la lame spirale membraneuse (conduit cochléaire).

COCHLÉITE *s. f. (angl. cochleitis).* Inflammation de la cochlée.

COCHLÉOVESTIBULAIRE *adj. (angl. cochleovestibular).* Qui se rapporte à la cochlée et au vestibule de l'oreille interne et, par extension, à l'audition et à l'équilibre.

COCKTAIL LYTIQUE *(angl. lytic cocktail).* Combinaison médicamenteuse qui bloque les fonctions du système nerveux autonome.

CODE *s. m. (angl. code).* Système de signes et de règles qui permet de formuler et de comprendre un message ou de transmettre une information. ◇ **GÉNÉTIQUE** *(angl. genetic —).* Règle associant un codon à un acide aminé.

CODÉINE *s. f. (angl. codeine).* Alcaloïde extrait de l'opium et préparé par méthylation de la morphine. C'est un antalgique et un sédatif de la toux, administré par voie orale.

CODEX *s. m. (angl. codex).* Recueil officiel de médicaments autorisés *(Codex medicamentarium).* ☞ *PHARMACOPÉE.*

CODON *s. m. (angl. codon).* Triplet nucléotidique d'ADN ou d'ARN messager correspondant à un acide aminé donné (codon signifiant) ou à un signal de fin de traduction (codon non-sens ou stop).

CŒLIALGIE *s. f. (angl. celialgia).* Douleur abdominale de type névralgique siégeant au niveau du plexus solaire.

CŒLIAQUE *adj. (angl. celiac).* Qui se rapporte à la cavité abdominale. Ex. *région cœliaque.* ◇ **MALADIE** *(angl. coeliac disease).* Maladie du petit enfant caractérisée notamment par une dénutrition progressive contrastant avec l'augmentation considérable du volume de l'abdomen, un arrêt de la croissance, une dyspepsie avec selles volumineuses et graisseuses. Cette maladie est la conséquence d'une intolérance au gluten. Une forme adulte est moins fréquemment rencontrée.

CŒLIOCHIRURGIE *s. f. (angl. laparoscopic surgery).* Chirurgie effectuée sous cœlioscopie. SYN. *CHIRURGIE CŒLIOSCOPIQUE, CHIRURGIE VIDÉO-ASSISTÉE.*

CŒLIOSCOPE *s. m. (angl. celioscope ; laparoscope).* Instrument utilisé pour l'examen endoscopique de la cavité péritonéale.

CŒLIOSCOPIE *s. f. (angl. celioscopy ; laparoscopic surgery).* Examen visuel de la cavité abdominale par introduction d'un cœlioscope dans la cavité distendue par injection d'air ou de gaz stériles, soit à travers la paroi abdominale (cœlioscopie transpariétale), soit par voie vaginale à travers l'espace rétro-utérin (cœlioscopie transvaginale ou culdoscopie). SYN. *LAPAROSCOPIE.*

COENURUS CEREBRALIS Larve de *Taenia multiceps*, qui se loge dans le système nerveux central des moutons et d'autres animaux, provoquant la cénurose.

COENZYME *s. f. (angl. coenzyme).* Petite molécule organique ou minérale associée à une protéine enzymatique (apoenzyme) et nécessaire à son activité. Elle participe à la réaction catalysée par cette enzyme et se retrouve identique à la fin de cette réaction. SYN. *COFERMENT.*

CŒUR *s. m. (NA. cor). (angl. heart).* Viscère musculaire creux, situé dans le thorax, agent central de la circulation du sang. Il est divisé en quatre cavités, deux atria et deux ventricules. Des replis membraneux appelés valves sont destinés à s'opposer au retour du courant sanguin vers leur point d'origine. Les valves sont au nombre de quatre : la valvule mitrale entre l'atrium et le ventricule gauches ; la valvule tricuspide entre l'atrium et le ventricule droits ; les valves aortique et pulmonaire, à l'entrée de l'aorte et de l'artère pulmonaire respectivement, dans les ventricules gauche et droit. ◇ **ARTIFICIEL** *(angl. artificial —).* Appareil implantable qui remplace temporairement le cœur. ◇ **BASEDOWIEN** *(angl. cardiothyreosis).* Ensemble des complications cardiaques de l'hyperthyroïde. ◇ **BILOCULAIRE** *(angl. cor biloculare).* Cœur présentant deux cavités, c'est-à-dire une seule cavité atriale et une seule cavité ventriculaire, par défaut de formation des septa atrioventriculaires. ◇ **D'ATHLÈTE** *(angl. athletic —).* Hypertrophie cardiaque sans affection valvulaire, observée parfois chez les athlètes pratiquant des efforts physiques intenses et prolongés. ◇ **DROIT** *(angl. right —).* Les cavités droites (atrium et ventricule) du cœur, qui assurent la circulation pulmonaire. ◇ **« EN GOUTTE »** *(angl. drop —).* Image radiologique d'un cœur de petite taille, allongé, qui pend comme une goutte, observé chez les sujets minces, longilignes. ◇ **EN SABOT** *(angl. wooden shoe —).* Image radiologique du cœur caractéristique de l'hypertrophie ventriculaire droite : la pointe relevée et rejetée en dehors rappelle l'extrémité d'un sabot. ◇ **FORCÉ** *(angl. strained —).* Accident cardiaque survenant à la suite d'un effort violent. ◇ **GAUCHE** *(angl. left —).* Les cavités gauches (atrium et ventricule) du cœur, qui assurent la circulation générale. ◇ **IRRITABLE** *(angl. cardiac neurosis).* Trouble cardiaque caractérisé par l'apparition de palpitations, de polypnée et de douleur cardiaque au décours d'un effort léger ou d'un état d'excitation. SYN. *ASTHÉNIE NEURO-CIRCULATOIRE, NÉVROSE CARDIAQUE.* ◇ **(PILIERS DU)** Muscles papillaires du cœur ou colonnes charnues de premier ordre. ◇ **PULMONAIRE AIGU** *(angl. acute cor pulmonale).* Insuffisance ventriculaire droite aiguë qui se traduit par une dilatation brusque des cavités cardiaques droites ; celle-ci est due à une hypertension artérielle pulmonaire brutale, provoquée le plus souvent par une embolie pulmonaire ou par une insuffisance respiratoire aiguë. Abréviation : CPA. ◇ **PULMONAIRE CHRONIQUE** *(angl. chronic cor pulmonale).* Hypertrophie des cavités cardiaques droites, avec ou sans défaillance cardiaque, provoquée par des maladies broncho-pulmonaires chroniques. Abréviation : CPC. ◇ **TRILOCULAIRE** *(angl. cor triloculare).* Cœur présentant trois cavités, soit deux atria et un seul ventricule, soit deux ventricules et un seul atrium.

COFERMENT *s. m. (angl. coferment).* ☞ *COENZYME.*

COHORTE *s. f. (angl. cohort).* Ensemble d'individus ayant en commun une particularité se prêtant à une étude statistique.

COIFFE *s. f. (angl. crown).* En prothèse dentaire, pièce métallique coulée recouvrant une dent taillée de manière appropriée. ◇ **DES ROTATEURS** *(angl. rotator cuff).* Renforcement de la capsule articulaire de l'épaule par ses quatre muscles rotateurs qui y adhèrent intimement.

COÏT *s. m. (angl. coitus).* Union charnelle entre l'homme et la femme. SYN. *COPULATION, COITUS.* ◇ **INTERROMPU** *(angl. — interruptus).* Coït dans lequel la verge est retirée du vagin avant l'éjaculation.

COL *s. m.* **1.** Partie rétrécie d'un organe qui relie deux segments plus volumineux. Ex. *col du fémur.* **2.** Portion d'un organe creux qui circonscrit l'orifice d'entrée de la cavité. Ex. *col de l'utérus.* ◇ **ANATOMIQUE DE L'HUMÉRUS** *(NA. collum anatomicum humeri). (angl. anatomical neck of humerus).* Rétrécissement de l'humérus juste au-dessous de la surface articulaire. ◇ **CHIRURGICAL DE L'HUMÉRUS** *(angl. surgical neck of humerus).* Partie rétrécie de l'humérus qui unit la diaphyse à l'extrémité supérieure. ◇ **DE L'UTÉRUS (OU UTÉRIN)** *(NA. cervix uteris). (angl. uterine neck).* Partie inférieure et étroite de l'utérus, comprise entre l'orifice et le corps de l'utérus. ◇ **DE LA CÔTE** *(angl. neck of rib).* Segment de l'extrémité postérieure de chaque côte, qui unit la tête et la tubérosité. ◇ **DE LA SCAPULA** *(NA. collum scapulae). (angl. neck of scapula).* Segment de l'angle externe de la scapula qui unit la cavité glénoïde au corps de l'os. ◇ **DE LA VESSIE** *(NA. cervix vesicae). (angl. neck of urinary bladder).* Prolongement de la région antéro-inférieure de la vessie en forme de cône tronqué, qui se poursuit par l'urètre.

COL VÉSICAL (MALADIE DU) *(angl. vesical prostatism).* Dysurie puis rétention d'urines et pollakiurie, en rapport : chez l'enfant, avec une hyperplasie du col et chez l'adulte avec une fibrose prostatosphinctérienne.

COLCHICINE *s. f. (angl. colchicine).* Un des principes actifs de la colchique, glucoside cristallisé toxique, utilisé dans le traitement de l'accès de goutte et de la maladie périodique.

COLECTASIE *s. f. (angl. toxic megacolon).* Dilatation du côlon.

COLECTOMIE *s. f. (angl. colectomy).* Ablation totale ou partielle du côlon. ◇ **SUBTOTALE** Colectomie emportant le colon droit, le colon tranverse, le colon gauche et la partie proximale du sigmoïde.

COLESTYRAMINE *s. f. (angl. colestyramine).* Résine susceptible de lier dans l'intestin les acides biliaires, préconisée pour combattre le prurit dû à l'ictère rétentionel et dans l'hypercholestérolémie essentielle. SYN. *CHOLESTYRAMINE.*

COLIBACILLAIRE *adj. (angl. colibacillary).* Qui se rapporte au colibacille.

COLIBACILLE *s. m. (angl. Escherichia coli).* Nom vernaculaire de *Escherichia coli.*

COLICINE *s. f. (angl. colicin).* Désigne des substances antibiotiques produites par certaines bactéries intestinales comme *Escherichia coli* et qui contrôlent la prolifération d'autres germes du tractus digestif.

COLIQUE **1.** *adj.* Qui se rapporte au côlon. **2.** *s. f.* Primitivement, douleur due à de violentes contractions du côlon. **3.** *s. f.* Par extension, douleur survenant sous forme d'accès paroxystique, ayant son origine dans un organe abdominal. ◇ **APPENDICULAIRE** *(angl. appendiceal —).* Crise douloureuse de l'appendicite aiguë. ◇ **BILIAIRE** *(angl. biliary —).* Douleur localisée à l'hypochondre droit, irradiant vers l'épigastre et l'épaule droite, accompagnée de nausées et de vomissements. Elle est provoquée par la mise en tension des voies biliaires, généralement par des calculs biliaires. SYN. *COLIQUE HÉPATIQUE.* ◇ **DE MISERERE** Coliques survenant par vagues paroxystiques insupportables, dues à une occlusion intestinale aiguë. ◇ **DE PLOMB** *(angl. lead —).* Colique intestinale due à l'intoxication chronique par le plomb, caractérisée par une douleur aiguë, une constipation, un ventre rétracté et des vomissements tenaces. SYN. *COLIQUE SATURNINE.* ◇ **FLATULENTE** *(angl. flatulent —).* Douleur abdominale due à la distension de l'intestin par des gaz. ◇ **GASTRIQUE** *(angl. gastric —).* Gastralgie survenant sous forme paroxystique. ◇ **HÉPATIQUE** *(angl. biliary —).* ☞ *COLIQUE BILIAIRE.* ◇ **INTESTINALE** *(angl. intestinal —).* Douleur abdominale provoquée par des spasmes de l'intestin. ◇ **MENSTRUELLE** *(angl. menstrual —).* Douleur abdominale intense survenant avant ou pendant les règles. ◇ **NÉPHRÉTIQUE** *(angl. renal —).* Douleur paroxystique provoquée par un spasme pyélique ou urétéral, habituellement dû à la migration d'un calcul rénal ou d'un caillot de sang. SYN. *COLIQUE RÉNALE.* ◇ **PANCRÉATIQUE** *(angl. pancreatic —).* Douleur abdominale, localisée à l'épigastre, provoquée par l'obstruction du canal excréteur du pancréas. ◇ **RÉNALE** *(angl. renal —).* ☞ *COLIQUE NÉPHRÉTIQUE.* ◇ **SALIVAIRE** *(angl. salivary —).* Douleur survenant lors des repas, dans la région des glandes salivaires et due à la présence d'un calcul, cédant à l'expulsion du calcul. ◇ **SATURNINE** ☞ *COLIQUE DE PLOMB.* ◇ **SÈCHE** Colique avec constipation, qui est le plus souvent la manifestation d'une intoxication par le plomb. ◇ **SPERMATIQUE** *(angl. spermatic —).* Crampe douloureuse survenant après le coït, chez certains malades atteints d'une inflammation des vésicules séminales. ◇ **TESTICULAIRE** *(angl. testicular —).* Crise douloureuse ressentie par un adolescent au niveau d'un testicule ectopique.

COLISTINE *s. f. (angl. colistin).* Antibiotique polypeptidique appartenant à la famille des polymyxines, bactéricide, extrait de cultures de *Bacillus polymyxa*, actif sur les bacilles à Gram négatif.

COLITE *s. f. (angl. colitis).* Inflammation du côlon. ◇ **AMIBIENNE** *(angl. amœbic —).* Colite due à *Entamoeba histolytica.* ◇ **ISCHÉMIQUE** *(angl. ischemic —).* Colite en rapport avec une diminution du flux sanguin splanchnique d'origine athéromateuse caractérisée par : douleurs abdominales, diarrhée glaireuse puis sanglante et fièvre. Le diagnostic est confirmé par la coloscopie. ◇ **PSEUDOMEMBRANEUSE** *(angl. pseudomembranous —).* Colite aiguë post-antibiothérapique due au bacille *Clostridium difficile.* ◇ **ULCÉREUSE** *(angl. ulcerative —).* ☞ *RECTOCOLITE HÉMORRAGIQUE.*

COLLABÉ *adj. (angl. collapsed).* Se dit d'une cavité ou d'un conduit dont les parois sont affaissées par un processus pathologique (ex. : vaisseau collabé) ou à la suite d'une intervention (en parlant du poumon lors d'un pneumothorax).

COLLAGÉNASE *s. f. (angl. collagenase).* Enzyme qui catalyse l'hydrolyse du collagène.

COLLAGÈNE **1.** *s. m. (angl. collagen).* Scléroprotéine complexe, constituant essentiel des fibrilles et fibres du tissu conjonctif ainsi que des os et du cartilage ; le collagène se transforme en gélatine sous l'action de la chaleur. **2.** *adj.* Qui se rapporte au collagène. Ex. *fibres collagènes.* ◇ **(MALADIE DU)** *(angl. collagen disease).* Terme discutable mais consacré par l'usage regroupant un certain nombre d'affections apparemment dissemblables, mais qui présentent toutes une caractéristique commune : la dégénérescence fibrinoïde du tissu conjonctif. Entrent dans ce groupe le lupus érythémateux aigu disséminé, la sclérodermie systémique, la dermatomyosite, la périartérite noueuse, la polyarthrite rhumatoïde, etc. SYN. *COLLAGÉNOSE, CONNECTIVITE.*

COLLAGÉNOSE *s. f. (angl. collagen disease).* ☞ *COLLAGÈNE (MALADIE DU).*

COLLAPSOTHÉRAPIE *s. f. (angl. collapse therapy).* Méthode thérapeutique actuellement abandonnée, consistant à provoquer le collapsus d'un poumon siège de lésions tuberculeuses, par création d'un pneumothorax artificiel.

COLLAPSUS *s. m.* **1.** Affaissement d'un organe creux ou d'un conduit dû à un processus pathologique ou provoqué intentionnellement. **2.** En langage clinique, collapsus cardiovasculaire (effondrement de la pression artérielle) se traduisant par un état de choc. ☞ *CHOC.* ◇ **PULMONAIRE** *(angl. — of lung).* Affaissement du parenchyme pulmonaire à la suite de la compression exercée par un épanchement pleural, une tumeur voisine, ou un pneumothorax. ◇ **VENTRICULAIRE** *(angl. ventricular —).* Aplatissement des ventricules cérébraux en rapport avec une hypotension du liquide céphalorachidien.

COLLATÉRAL *adj.* **1.** Accessoire, secondaire. Se dit de certains vaisseaux ou nerfs qui se détachent d'un tronc principal. **2.** Qui est placé parallèlement de chaque côté d'une structure anatomique. Ex. *sillon collatéral du cerveau.*

COLLET DE LA DENT *(NA. cervix dentis). (angl. neck of tooth).* Partie la plus étroite de la dent, entre la couronne et la racine.

COLLICULI *(NA. colliculi). (angl. colliculi).* Éminences arrondies, au nombre de quatre, qui occupent la partie postérieure du mésencéphale. Les colliculi supérieurs sont des centres réflexes des voies optiques ; les colliculi inférieurs sont des centres réflexes des voies auditives. SYN. *TUBERCULES QUADRIJUMEAUX.*

COLLIER DE VÉNUS *(angl. necklace of Venus).* Manifestation de la syphilis secondaire dessinant un collier pigmenté autour du cou.

COLLODION *s. m. (angl. collodion).* Suspension colloïdale de nitrocellulose dans un mélange d'alcool et d'éther, qui laisse, après évaporation du solvant, une mince pellicule étanche et adhérente servant à recouvrir et à protéger les plaies. ◇ **RICINÉ** *(angl. flexible —).* Collodion auquel on a ajouté 3 % d'huile de ricin. SYN. *COLLODION ÉLASTIQUE.* ◇ **SALICYLÉ** *(angl. salicylic acid —).* Collodion contenant 10 % d'acide salicylique, utilisé dans le traitement des verrues vulgaires.

COLLOÏDAL *adj. (angl. colloidal).* Qui est de la nature d'un colloïde ou en possède les caractères. Ex. *suspension colloïdale.*

COLLOÏDE **1.** *s. m.* Substance insoluble dans un certain milieu (eau, alcool, etc.) et qui s'y trouve dispersée en particules très fines (suspension colloïdale), qui peuvent traverser les filtres usuels. La plupart des milieux organiques sont des suspensions colloïdales. **2.** *adj. m.* Qui ressemble à la colle ; gélatineux. Ex. *substance colloïde incluse dans les vésicules thyroïdiennes.* ◇ **HYDROPHILE** *(angl. hydrophilic —).* Corps dont les micelles en phase dispersée ont une certaine affinité pour le milieu aqueux qui les baigne. Il donne des solutions colloïdales stables. ◇ **HYDROPHOBE** *(angl. hydrophobic —).* Corps dont les micelles en phase dispersée n'ont pas d'affinité pour le milieu aqueux qui les baigne. Il donne des solutions colloïdales en général instables. ◇ **IRRÉVERSIBLE** *(angl. irreversible —).* Colloïde qui, après avoir été séparé de la phase liquide, ne peut plus reprendre l'état colloïdal s'il est remis en présence du milieu dispersant. C'est le cas de la plupart des colloïdes métalliques. ◇ **LYOPHOBE** *(angl. lyophobic —).* Solution colloïdale dont la phase dispersée est un solide (un métal par exemple) et que l'adjonction d'une faible quantité d'électrolyte fait précipiter. SYN. *SUSPENSOÏDE.* ◇ **RÉVERSIBLE** *(angl. reversible —).* Colloïde qui, lorsqu'il est séparé de son milieu de dispersion, peut retrouver l'état colloïdal par addition de ce milieu. C'est le cas de la gélatine ou de la gomme arabique.

COLLUTOIRE *s. m. (angl. collutory).* Médicament de consistance semi-liquide, destiné à être appliqué sur les gencives ou sur les parois internes de la cavité buccale.

COLLYRE *s. m. (angl. eye drops).* Médicament composé d'une ou de plusieurs substances dissoutes dans un milieu aqueux, utilisé comme topique dans les affections oculaires.

COLOBOME *s. m. (angl. coloboma).* Anomalie de fermeture de la fente embryonnaire. ◇ **DE L'IRIS** *(angl. — of iris).* Fissure de l'iris, en général à la partie inférieure. ◇ **DE LA CHOROÏDE** *(angl. — of choroid).* Fissure de la choroïde, entraînant un scotome localisé sur la rétine. ◇ **DE LA RÉTINE** *(angl. — of retina).* Fissure rétinienne secondaire à une fermeture incomplète de la cupule optique. ◇ **PALPÉBRAL** *(angl. — palpebrale).* Colobome localisé le plus souvent à la partie interne de la paupière supérieure, et se manifestant par une fente verticale. SYN. *BLÉPHAROCOLOBOME.*

CÔLON *s. m. (NA. colon). (angl. colon).* Partie du gros intestin qui s'étend du cæcum au rectum. ◇ **ASCENDANT** *(NA. — ascendens). (angl. ascending —).* Portion initiale du côlon, située du côté droit, et qui remonte depuis le cæcum. SYN. *CÔLON DROIT.* ◇ **DESCENDANT** *(NA. — descendens). (angl. descending —).* Troisième portion du côlon, située du côté gauche, entre le côlon transverse et le côlon ilio-pelvien. SYN. *CÔLON GAUCHE.* ◇ **ILIAQUE** *(angl. iliac —).* Première partie, fixe, du côlon ilio-pelvien, située dans la fosse iliaque gauche. ◇ **ILIO-PELVIEN** *(angl. pelvic —).* Quatrième segment du côlon, s'étendant de la crête iliaque gauche, où il fait suite au côlon descendant, à la troisième vertèbre sacrale, où il se continue par le rectum. ◇ **IRRITABLE** *(angl. irritable —).* Syndrome fonctionnel très fréquent du gros intestin, sans lésions anatomiques spécifiques. ◇ **PELVIEN** *(NA. colon sigmoideum). (angl. pelvic —).* ☞ *CÔLON SIG-*

MOÏDE. ◇ **SIGMOÏDE** *(NA. — sigmoideum). (angl. sigmoid —).* Deuxième partie, mobile, du côlon iliopelvien, située dans le pelvis. ◇ **TRANSVERSE** *(NA. — transversum). (angl. transverse —).* Deuxième portion, horizontale, du côlon, qui traverse la partie supérieure de l'abdomen de droite à gauche. SYN. *CÔLON MOYEN.*

COLONALGIE *s. f. (angl. colonalgia).* Douleur au niveau du côlon.

COLONIE *s. f. (angl. colony).* Population autonome de micro-organismes d'une même espèce, entretenue en laboratoire pendant plus d'une génération. ◇ **BACTÉRIENNE** *(angl. bacterial —).* Amas de bactéries résultant de leur multiplication, à partir d'une bactérie souche, sur un milieu de culture, et reconnaissable par son aspect, sa consistance et sa couleur. ◇ **R** *(angl. R —).* Colonie microbienne, à bords irréguliers, dont la surface est rugueuse et terne. R vient de l'anglais *rough*, qui signifie « rugueux ». ◇ **S** *(angl. S —).* Colonie microbienne à bords bien délimités, dont la surface est lisse et brillante. Chez certaines espèces, cette propriété est en relation avec l'existence d'une capsule. S vient de l'anglais *smooth*, qui signifie « lisse ».

COLONNE *s. f. (angl. column).* Structure anatomique cylindrique, en forme de pilier. ◇ **ADIPEUSE** Chacune des colonnes de tissu adipeux qui s'étendent entre le tissu conjonctif cutané et les follicules pileux et les glandes sudoripares. ◇ **CHARNUE** *(angl. papillary muscle).* Excroissances musculaires de la paroi interne des ventricules cardiaques dont certains se terminent par un ligament sur les valves atrioventriculaires. SYN. *MUSCLE PAPILLAIRE.* ◇ **DU VAGIN** *(NA. columna rugarum vagina). (angl. — of vagina).* Saillies longitudinales s'étendant tout le long des parois du vagin sur leur face interne. ◇ **INTERMÉDIOLATÉRALE** *(NA. columna intermediolateralis). (angl. intermediolateral —).* Corne latérale de la moelle. ◇ **RACHIDIENNE** ☞ *COLONNE VERTÉBRALE.* ◇ **THORACIQUE** Ensemble de noyaux gris situé à la base de la corne postérieure de la moelle épinière, à l'origine des fibres spinocérébelleuses. ◇ **VERTÉBRALE** *(NA. columna vertebralis). (angl. vertebral —).* Ensemble osseux formé par les vertèbres cervicales, thoraciques, lombaires, sacrales et coccygiennes. SYN. *RACHIS, COLONNE RACHIDIENNE.*

COLONOSCOPIE *s. f.* ☞ *COLOSCOPIE.*

COLOPATHIE *s. f. (angl. colonopathy).* Terme générique désignant toute affection du côlon.

COLOPEXIE *s. f. (angl. colopexy).* Fixation du côlon, soit au plan postérieur rétropéritonéal, soit aux parois latérales ou antérieure de l'abdomen.

COLOPTOSE *s. f. (angl. coloptosis).* Descente du côlon transverse.

COLORATION *s. f.* Procédé consistant à imprégner des tissus ou des micro-organismes au moyen d'un colorant, afin de faciliter leur examen microscopique.

COLOSCOPIE *s. f. (angl. colonoscopy).* Examen de l'intérieur du côlon à l'aide d'un tube flexible muni d'un appareillage optique et appelé coloscope, introduit par l'anus. SYN. *COLONOSCOPIE, COLO-FIBROSCOPIE.*

COLOSIGMOÏDOSTOMIE *s. f. (angl. colosigmoidostomy).* Création d'une anastomose entre le côlon ascendant ou transverse et l'anse sigmoïde. SYN. *ANASTOMOSE COLOSIGMOÏDIENNE.*

COLOSTOMIE *s. f. (angl. colostomy ; stoma).* Abouchement du côlon à la peau.

COLOSTOMISÉ *adj. (angl. colostomized).* Qui a subi une colostomie.

COLOSTRUM *s. m. (angl. colostrum).* Produit de sécrétion de la glande mammaire qui apparaît après l'accouchement, du premier au douzième jour environ, riche en anticorps maternels. Sa teneur en graisse est plus faible que celle du lait, mais sa teneur en albumine est très forte. Il est progressivement remplacé par le lait.

COLOTOMIE *s. f. (angl. colotomy).* Incision du côlon.

COLOTYPHLITE *s. f. (angl. cecocolitis).* Inflammation du cæcum et du côlon ascendant.

COLPECTOMIE *s. f. (angl. colpectomy).* Résection d'une partie ou de la totalité du vagin. SYN. *VAGINECTOMIE.*

COLPOCÈLE *s. f. (angl. colpocele).* Descente du vagin qui fait saillie dans la vulve. Elle peut être due à une cystocèle (colpocèle antérieure) ou à une rectocèle (colpocèle postérieure). SYN. *PROLAPSUS VAGINAL.*

COLPOHYSTÉRECTOMIE *s. f. (angl. colpohysterectomy).* Hystérectomie vaginale associée à une résection vaginale. SYN. *HYSTÉROCOLPECTOMIE.*

COLPOPÉRINÉOPLASTIE *s. f. (angl. colpoperineoplasty).* Chirurgie plastique du vagin et du périnée, généralement pratiquée pour rétrécir le vagin et augmenter la résistance du périnée en cas de prolapsus vaginal.

COLPOPÉRINÉORRAPHIE *s. f. (angl. colpoperineorrhaphy).* Suture des parois vaginales et du périnée après déchirure, ou pour remédier au prolapsus utéro-vaginal.

COLPOPEXIE *s. f. (angl. colpopexy).* Fixation du vagin relâché à la paroi abdominale.

COLPOPLASTIE *s. f. (angl. colpoplasty).* Création d'un vagin artificiel en cas d'aplasie vaginale ou d'absence congénitale du vagin. SYN. *VAGINOPLASTIE.*

COMA *s. m. (angl. coma).* Perturbation de la vigilance, non réversible par des stimulations et entraînant un amoindrissement ou une abolition des réponses observables, verbales et motrices, d'un sujet aux sollicitations du monde extérieur. ◇ **ALCOOLIQUE** *(angl. alcoholic —).* Coma provoqué par une intoxication éthylique aiguë. ◇ **APOPLECTIQUE** *(angl. apoplectic —).* Coma accompagnant une apoplexie. ◇ **CARUS** *(angl. complete —).* Coma très profond avec aréflexie totale, troubles respiratoires et circulatoires graves. ◇ **DÉPASSÉ** *(angl. irreversible —).* État marqué par une disparition totale et irréversible de l'activité électrique cérébrale ; mort cérébrale. ◇ **DIABÉTIQUE** *(angl. diabetic —).* Coma compliquant le diabète sucré décompensé, avec acidose. ◇ **ÉPILEPTIQUE** *(angl. epileptic —).* État de stupeur consécutif à une crise d'épilepsie. ◇ **HÉPATIQUE** *(angl. hepatic —).* Coma compliquant une insuffisance hépatique grave. ◇ **HYPEROSMOLAIRE** *(angl. hyperosmolar nonketotic —).* Coma provoqué par l'hyperosmolarité plasmatique. Il apparaît dans les états de déshydratation sévère et dans le diabète. ◇ **HYPOGLYCÉMIQUE** *(angl. hypoglycemic —).* Coma accompagnant une chute brutale de la glycémie. ◇ **IRRÉVERSIBLE** *(angl. irreversible —).* Coma marqué par la persistance d'un « état végétatif » et l'absence de toute réactivité, avec persistance de fragments d'activité cérébrale électrique. ◇ **URÉMIQUE** *(angl. uremic —).* Coma de l'insuffisance rénale terminale. SYN. *COMA AZOTÉMIQUE.* ◇ **VIGILE** *(angl. light —).* Coma dont on peut tirer le malade par une stimulation vive, mais dans lequel il retombe sitôt après.

COMÉDOCARCINOME *s. m.* Variété de cancer du sein développé dans les canaux galactophores donnant à la coupe un aspect rappelant celui des comédons. C'est pratiquement toujours un cancer du sein, cette variété est actuellement classée dans les carcinomes canalaires *in situ*.

COMÉDON *s. m. (angl. comedo).* Petite saillie blanchâtre centrée par un point noir, formée de substance graisseuse accumulée dans une glande sébacée. Nom populaire : point noir.

COMITIAL *adj. (angl. epileptic).* Qui se rapporte à l'épilepsie. EX. *mal comitial.* Ce terme vient de ce qu'à Rome on interrompait les comices lorsqu'un participant présentait une crise d'épilepsie. ☞ *ÉPILEPSIE.*

COMITIALITÉ *s. f. (angl. epilepsy).* ☞ *ÉPILEPSIE.*

COMMENSAL *s. m. (angl. commensal).* Tout organisme qui vit sur un hôte en état de commensalisme.

COMMENSALISME *s. m. (angl. commensalism).* Association entre animaux ou végétaux d'espèces différentes, bénéfique exclusivement pour l'un des associés, mais sans préjudice pour l'autre. ☞ *SYMBIOSE.*

COMMINUTIF *adj. (angl. comminuted).* Se dit d'une fracture dans laquelle l'os ou les os sont brisés en plusieurs petits fragments (fracture comminutive).

COMMISSURE *s. f.* **1.** Point de réunion des bords d'une ouverture, ou de deux formations anatomiques (commissure des lèvres, commissure des paupières). **2.** Point d'entrecroisement ou de passage, sur la ligne médiane, de faisceaux nerveux unissant des formations droites et gauches du système nerveux central. ◇ **BLANCHE**

DE LA MOELLE SPINALE *(angl. white — of spinal cord).* Bande de substance blanche passant d'un côté à l'autre de la moelle de part et d'autre du canal épendymaire. ◇ **CÉRÉBRALE ANTÉRIEURE** *(NA. — anterior cerebri). (angl. anterior — of cerebrum).* Faisceau de substance blanche étendu entre les deux hémisphères, au niveau de la paroi antérieure du troisième ventricule. ◇ **CÉRÉBRALE POSTÉRIEURE** *(NA. — posterior cerebri). (angl. posterior — of cerebrum).* Mince bande transversale de substance blanche située dans l'épaisseur de la paroi postérieure du troisième ventricule, au-dessous de l'épiphyse. ◇ **DE LA SUBSTANCE GRISE** *(NA. — grisea medullae spinalis). (angl. grey — of spinal cord).* Nom de deux formations : la commissure grise antérieure, portion de substance grise sitüée en avant du canal central de la moelle épinière ; la commissure grise postérieure, située en arrière de ce même canal. ◇ **DE LA VULVE** *(NA. — labiorium). (angl. — of vulva).* Ensemble des commissures antérieure et postérieure des grandes lèvres et de la commissure postérieure des petites lèvres. ◇ **DU FORNIX** *(NA. — fornicis). (angl. — of fornix).* Fibres transversales du fornix qui relient les deux hippocampes. ◇ **LABIALE** *(NA. — labiorium). (angl. — of labia).* Zone d'union des lèvres supérieure et inférieure à chacune de leurs extrémités. ◇ **PALPÉBRALE** ☞ *CANTHUS.* ◇ **POSTÉRIEURE DES LÈVRES** *(NA. — laborium posterior). (angl. posterior — of the labia).* Commissure postérieure de la vulve. ◇ **SUPRA-OPTIQUE** *(NA. — supraoptica). (angl. supraoptic —).* Fibres qui croisent la ligne médiane le long du bord postérieur du chiasma optique.

COMMISSUROPLASTIE *s. f. (angl. commissurorrhaphy).* Réparation chirurgicale de la commissure d'un orifice valvulaire cardiaque.

COMMISSUROTOMIE *s. f. (angl. commissurotomy).* Section d'une commissure. EX. *commissure des deux valves mitrales.*

COMMOTION *s. f. (angl. concussion).* Ébranlement violent de l'organisme, ou d'une partie de l'organisme, provoqué par un choc direct ou indirect engendrant un trouble fonctionnel, sans lésion organique manifeste. ◇ **CÉRÉBRALE** *(angl. cerebral —).* État produit par un traumatisme crânien par choc direct ou indirect, engendrant des troubles fonctionnels (perte de conscience, vertiges, etc.).

COMMUNICATION ◇ **CORONAROVENTRICULAIRE** *(angl. coronary artery fistula).* Communication anormale entre une artère coronaire et le ventricule. ◇ **INTERATRIALE** *(angl. atrial septal —).* Communication anormale entre les deux atria par absence de fermeture de la cloison interatriale réalisant un *shunt* gauche-droit évoluant spontanément vers l'insuffisance cardiaque. Abréviation : CIA. ◇ **INTERVENTRICULAIRE** *(angl. ventricular septal —).* La plus fréquente des malformations cardiaques réalisant une communication anormale entre les deux ventricules par défaut de développement du septum interventriculaire réalisant un *shunt* gauche-droit, souvent associé à d'autres anomalies cardiovasculaires. Abréviation : CIV.

COMPARTIMENT *s. m. (angl. compartment).* Division d'un objet ou d'une surface. ◇ **LIQUIDIEN** *(angl. liquid —).* Répartition des liquides organiques ; on distingue les compartiments intra et extracellulaires.

COMPATIBILITÉ *s. f. (angl. compatibility).* Qualité de ce qui est compatible. ◇ **TISSULAIRE** ☞ *HISTOCOMPATIBILITÉ.*

COMPATIBLE *adj. (angl. compatible ; suitable).* Se dit de médicaments qui peuvent être administrés en même temps, ou d'un sang appartenant à un groupe sanguin tel que sa transfusion à un individu donné ne provoque pas d'accident.

COMPENSATION *s. f.* **1.** Atténuation ou suppression des effets pathologiques d'une maladie par des réactions de l'organisme qui tendent à rétablir un état d'équilibre physiologique. **2.** En psychopathologie, processus psychique par lequel des sentiments de culpabilité ou d'infériorité entraînent une recherche de satisfactions gratifiantes.

COMPLÉMENT *s. m. (angl. complement).* Système complexe de protéines présent dans le sérum normal. Non spécifique, il existe en dehors de toute immunisation. Il complète en quelque sorte l'action des anticorps, d'où son nom. Le complément total (CH50) comprend neuf composants protéiques principaux, numérotés de C1 à C9, le plus important étant le C3. Les différents composants ou fractions sont activés, en présence de complexes antigène-anticorps (ainsi que d'autres substances), de façon séquentielle, entraînant la libération de substances biologiquement actives. ◇ **(FIXATION DU)** ☞ *FIXATION DU COMPLÉMENT.*

COMPLÉMENTAIRE *adj. (angl. complementary).* **1.** Qui supplée à une déficience ; qui complète. **2.** Accessoire. **3.** Qui se rapporte au complément.

COMPLEXE *s. m.* Association ou combinaison de plusieurs phénomènes ou substances constituant une entité bien définie. ◇ **ANTIGÈNE-ANTICORPS** *(angl. antigen-antibody —).* ☞ *COMPLEXE IMMUN.* ◇ **ATRIAL** *(angl. atrial —).* Onde P de l'électrocardiogramme. ◇ **DE CASTRATION** *(angl. castration —).* Complexe en relation avec le fantasme de castration (perte du pénis), en une étroite relation avec le complexe d'Œdipe. ◇ **DE FUSION** Aspect que revêtent les ondes P et QRS lorsque atria ou ventricules sont stimulés quasi simultanément. ◇ **IMMUN** *(angl. immune —).* Complexe macromoléculaire formé par un antigène et un anticorps unis entre eux de façon spécifique et qui représente un facteur important dans la pathogénie de certaines maladies, telles que la glomérulonéphrite, la maladie sérique, le lupus érythémateux systémique, etc. SYN. *COMPLEXE ANTIGÈNE-ANTICORPS.* ◇ **MAJEUR D'HISTOCOMPATIBILITÉ** *(angl. major histocompatibility —).* ☞ *HLA.* ◇ **QRST** *(angl. QRST electric —).* Partie de l'électrocardiogramme correspondant à la contraction des ventricules, formée d'une onde rapide QRS de forte amplitude, suivie d'une onde T lente et moins élevée. SYN. *COMPLEXE VENTRICULAIRE.* ◇ **VENTRICULAIRE** ☞ *COMPLEXE QRST.*

COMPLIANCE *s. f. (angl. compliance).* Mesure de la capacité de distension d'une structure déterminée (par exemple, d'organes creux tels que les poumons, la vessie, la vésicule biliaire, etc.). ◇ **VENTRICULAIRE** *(angl. ventricular —).* Rapport volume/pression télédiastolique mesurant la capacité de distention ventriculaire.

COMPLICATIONS *s. f. (angl. complications).* Phénomènes pathologiques qui surviennent au cours d'une maladie, sans lui être spécifiques, et qui l'aggravent généralement.

COMPORTEMENT *s. m. (angl. behavior).* Manière d'être ou de réagir d'une personne pendant une période brève ou prolongée de sa vie, ou lorsqu'elle est confrontée à des circonstances particulières.

COMPORTEMENTALISME *s. m.* ☞ *BÉHAVIORISME.*

COMPRESSE *s. f. (angl. gauze pad ; swab ; compress).* Morceau de gaze ou de tissu, de taille variable, utilisé comme pansement, ou au cours de divers actes chirurgicaux.

COMPRIMÉ *s. m. (angl. tablet).* Préparation pharmaceutique en forme de pastille, dans laquelle la substance médicamenteuse en poudre est comprimée. ◇ **SÉCABLE** *(angl. scored —).* Comprimé présentant une rainure facilitant sa partition.

COMPTE-GOUTTES *s. m. (angl. dropper).* Dispositif permettant de laisser s'écouler un liquide goutte à goutte.

CONCENTRATION *s. f.* **1.** Augmentation de la proportion d'une substance dans une solution, par évaporation du solvant (l'eau en général). **2.** Proportion d'une substance dissoute dans une solution. On peut l'exprimer de différentes manières (molarité, molalité). **3.** *(angl. focusing).* Fixation de l'attention sur un sujet déterminé. ◇ **CORPUSCULAIRE MOYENNE EN HÉMOGLOBINE** *(angl. mean corpuscular hemoglobin [MCH]).* Rapport entre le poids de l'hémoglobine et le volume globulaire contenu dans un même volume de sang. Abréviation : CCMH. ◇ **DE L'HÉMOGLOBINE** *(angl. haemoglobin —).* Taux pondéral de l'hémoglobine dans le sang, exprimé soit en grammes par litre ou par 100 mL, soit en pourcentage de la normale, soit par rapport au nombre de globules rouges (taux moyen d'hémoglobine par cellule), soit par rapport à l'hématocrite (concentration hémoglobinique moyenne). ◇ **MOLAIRE** *(angl. molar —).* ☞ *MOLARITÉ.*

CONCENTRÉ **1.** *adj. (angl. concentrated).* Se dit d'une substance en solution dont on a éliminé une partie du solvant (s'emploie aussi comme substantif). **2.** *s. m. (angl. concentrate).* Préparation contenant une forte proportion de produit actif.

CONCEPTION *s. f.* Fécondation de l'ovule.

CONCOMITANT *adj. (angl. concomitant).* Qui accompagne un autre fait ; qui coïncide avec lui. Se dit d'un type de strabisme non modifié par le changement dans la direction du regard.

CONCRÉTION *s. f. (angl. concretion).* Production solide se développant dans un organe ou un tissu au cours d'une affection, le plus souvent de nature inflammatoire. ◇ **CALCAIRE** *(angl. calcic —).* Dépôts de carbonate de calcium et de phosphate de calcium qui se constituent dans certains organes. ◇ **TOPHACÉE** *(angl. tophic —).* ☞ *TOPHUS.*

CONDITIONNEMENT *s. m. (angl. conditioning).* En psychologie, toute technique répétitive qui permet l'organisation d'un nouveau comportement par l'acquisition de réflexes conditionnés. ◇ **CLASSIQUE OU PAVLOVIEN** *(angl. classical or pavlovian conditioning).* Conditionnement qui associe deux stimuli, l'un conditionnel et l'autre non conditionnel, et au cours duquel la même réponse s'obtient finalement en appliquant seulement le stimulus non conditionnel. ◇ **OPÉRANT** *(angl. operant conditioning).* Conditionnement dans lequel une attitude souhaitée est renforcée en donnant au sujet une récompense chaque fois qu'il effectue une action. L'attitude devient finalement automatique sans nécessité de récompense.

CONDOM *s. m. (angl. condom).* ☞ *PRÉSERVATIF.*

CONDUCTEUR **1.** *adj.* Qui est capable de transmettre la chaleur, l'électricité ou le son. **2.** *s. m.* Porteur sain d'une maladie héréditaire ; par exemple, la fille d'un hémophile.

CONDUCTION *s. f. (angl. conduction).* Transmission des ondes sonores, de la chaleur, de l'électricité, etc., à travers un milieu solide, liquide ou gazeux. ◇ **AÉRIENNE** *(angl. aerial —).* Transmission des sons à la cochlée par les vibrations qui se propagent dans l'air, dans le conduit auditif externe, au tympan puis aux osselets de l'oreille moyenne. ◇ **ANTÉROGRADE** *(angl. anterograde —).* En cardiologie, conduction normale d'un influx, des atria vers la jonction atrioventriculaire puis vers les ventricules. ◇ **ANTIDROMIQUE** *(angl. antidromic —).* Conduction nerveuse dans un sens contraire au sens normal. ◇ **OSSEUSE** *(angl. bone —).* Mode de transmission des sons à la cochlée par l'intermédiaire des os du crâne. ◇ **RÉTROGRADE** *(angl. retrograde —).* En cardiologie, conduction de l'onde d'excitation cardiaque en direction inverse de la normale, c'est-à-dire des ventricules vers les atria. ◇ **SYNAPTIQUE** *(angl. synaptic —).* Conduction de l'excitation nerveuse au niveau des synapses ganglionnaires. ◇ **(TROUBLES DE LA)** *(angl. — disturbances).* Perturbation de l'onde d'excitation intracardiaque à type de ralentissement ou d'arrêt entraînant généralement des troubles de rythme.

CONDUIT *s. m.* ◇ **ARTÉRIEL** *(NA. — arteriosus). (angl. ductus arteriosus).* Canal qui, chez le fœtus, va de la branche gauche de l'artère pulmonaire à l'aorte. Il s'oblitère normalement à la naissance. SYN. *CANAL DE BOTAL.* ◇ **BILIAIRE** *(angl. interlobular bile duct).* Ensemble des canaux intra et extra-hépatiques où circule la bile. SYN. *CANAL BILIAIRE.* ◇ **CHOLÉDOQUE** *(NA. — choledocus). (angl. choledocus duct).* Segment de la voie biliaire principale, formé par la réunion du conduit hépatique commun et du conduit cystique et qui conduit la bile au duodénum. SYN. *CHOLÉDOQUE, CANAL CHOLÉDOQUE.* ◇ **COCHLÉAIRE** *(NA. — cochlearis). (angl. cochlear canal).* Tube membraneux spiralé contenu dans la cochlée osseuse. SYN. *CANAL COCHLÉAIRE.* ◇ **CYSTIQUE** *(NA. — cysticus). (angl. cystic duct).* Canal excréteur de la vésicule biliaire qui, après sa réunion avec le conduit biliaire commun, se continue par le conduit cholédoque. SYN. *CANAL CYSTIQUE.* ◇ **DÉFÉRENT** *(NA. — deferens). (angl. deferent duct).* Canal excréteur du testicule, qui part de la queue de l'épididyme, forme une partie du cordon spermatique et, après avoir reçu le conduit excréteur de la vésicule séminale, devient le conduit éjaculateur. SYN. *CANAL DÉFÉRENT.* ◇ **ÉJACULATEUR** *(NA. — ejaculatorius). (angl. ejaculatory duct).* Canal continuant le conduit déférent depuis son union avec la vésicule séminale. Il s'ouvre dans la portion prostatique de l'urètre. SYN. *CANAL ÉJACULATEUR.* ◇ **ÉPIDIDYMAIRE** *(NA. — epididymidis). (angl. duct of epididymidis).* Long tube tortueux qui forme l'épididyme ; il se continue par le conduit déférent. SYN. *CANAL ÉPIDIDYMAIRE.* ◇ **HÉPATIQUE COMMUN** *(NA. — hepaticus communis). (angl. common hepatic duct).* Conduit biliaire, qui s'unit avec le conduit cystique pour former le conduit cholédoque. SYN. *CANAL HÉPATIQUE.* ◇ **LACTIFÈRE** *(NA. — lactiferi). (angl. lactiferous duct).* Chacun des canaux excréteurs de la glande mammaire. SYN. *CANAL GALACTOPHORE.* ◇ **PANCRÉATIQUE** *(NA. — pancreaticus). (angl. pancreatic duct).* Canal excréteur principal du pancréas. SYN. *CANAL PANCRÉATIQUE.* ◇ **PANCRÉATIQUE ACCESSOIRE** *(NA. — pancreaticus accessorius). (angl. ductus pancreaticus accessorius).* Conduit excréteur secondaire du pancréas. SYN. *CANAL PANCRÉATIQUE ACCESSOIRE.* ◇ **PARAMÉSONÉPHRIQUE** *(NA. — paramesonephricus). (angl. paramesonephric duct).* Nom des deux canaux embryonnaires qui débouchent dans le sinus urogénital et formeront l'utérus, les trompes et une partie du vagin. Chez l'homme, ces canaux s'atrophieront. ◇ **PAROTIDIEN** *(NA. — parotideus). (angl. parotid duct).* Canal excréteur de la glande parotide, s'ouvrant dans la bouche. SYN. *CANAL PAROTIDIEN, CANAL DE STÉNON.* ◇ **SUBMANDIBULAIRE** *(NA. — submandibularis). (angl. submandibular duct).* Le plus volumineux des canaux excréteurs de la glande submandibulaire. SYN. *CANAL SUBMANDIBULAIRE, CANAL DE WHARTON.* ◇ **THORACIQUE** *(NA. — thoracicus). (angl. thoracic duct).* Tronc lymphatique principal situé dans le thorax, drainant tous les lymphatiques sous-diaphragmatiques. SYN. *CANAL THORACIQUE.* ◇ **THYRÉOGLOSSE** *(angl. thyroglossal duct).* Canal embryonnaire qui s'étend entre le cartilage thyroïde et la partie postérieure de la langue. Son ouverture est représentée, chez l'adulte, par le trou borgne de la langue.

CONDUITE *s. f. (angl. conduct behaviour).* Ensemble des actions par lesquelles un individu cherche à répondre à une situation. Au sens large, elle comprend les actes plus complexes dépendant de la fonction psychique. ☞ *COMPORTEMENT.*

CONDUITS ◇ **BILIAIRES** *(NA. ductuli biliferi interlobulares). (angl. bile —).* Ensemble des canaux intrahépatiques et extrahépatiques dans lesquels circule la bile. SYN. *CANAUX BILIAIRES.* ◇ **EFFÉRENTS** *(NA. ductuli efferentes testis). (angl. efferent ducts).* Fins canaux qui unissent le rete testis à l'épididyme. ◇ **SUBLINGUAUX ACCESSOIRES** *(NA. ductus sublinguales minores). (angl. minor sublingual duct).* Conduits secondaires drainant la glande sublinguale.

CONDYLE *s. m. (NA. condylus). (angl. condyle).* Éminence arrondie à l'extrémité articulaire d'un os, comme par exemple les condyles du fémur. ◇ **DE L'HUMÉRUS** Ancienne dénomination. ☞ *CAPITULUM DE L'HUMÉRUS.* ◇ **LATÉRAL DU TIBIA** *(NA. — lateralis tibiae). (angl. lateral — condyle of tibia).* Partie externe de l'extrémité supérieure du tibia. Elle s'articule en arrière et en dehors avec la fibula. ◇ **MÉDIAL DU TIBIA** *(NA. — medialis tibiae). (angl. medial — condyle of tibia).* Partie interne de l'extrémité supérieure du tibia. Elle donne insertion au muscle semi-membraneux.

CONDYLOME *s. m. (angl. condyloma).* Tumeur rosée ressemblant à une verrue, siégant sur les muqueuses génitale ou anale. ◇ **ACUMINÉ** *(angl. — acuminata).* Néoformation d'origine virale, auto- et hétéroinoculable, localisée au niveau des muqueuses génitales et ayant souvent un aspect en chou-fleur. Les condylomes acuminés sont également appelés crêtes de coq ou végétations vénériennes. Elles sont dues à un papillomavirus. ◇ **PLAT** *(angl. flat —).* Syphilide papulo-hypertrophique de la période secondaire de la syphilis, localisée sur les muqueuses génitale ou anale.

CÔNE *s. m. (angl. cone).* Toute structure anatomique, pleine ou creuse, ayant à peu près une forme conique (base circulaire opposée à un sommet pointu). ◇ **D'AT-**

TRACTION *(angl. attraction —)*. Éminence conoïde qui se forme à la surface de l'ovule au point de pénétration du spermatozoïde. ⊂⊃ **ÉLASTIQUE DU LARYNX** *(NA. conus elasticus)*. *(angl. elastic —)*. Partie sous-glottique du larynx. ⊂⊃ **KÉRATOSIQUE** *(angl. keratotic —)*. Nom donné aux élevures hyperkératosiques des mains et des pieds dans la kératose blennorragique. ⊂⊃ **LUMINEUX** *(angl. cone of light)*. Réflexion triangulaire de la lumière observée sur la membrane tympanique normale lors de l'otoscopie. ⊂⊃ **MÉDULLAIRE** *(NA. conus medullaris)*. *(angl. medullary —)*. Extrémité inférieure de la moelle épinière. SYN. *CÔNE TERMINAL*. ⊂⊃ **MÉDULLAIRE (SYNDROME DU)** *(angl. terminal — syndrome)*. Lésion sensitivomotrice des racines sacrales de L5-S5, caractérisée par une paralysie bilatérale des membres inférieurs, des douleurs pluriradiculaires, une anesthésie cutanéomuqueuse de la région périnéorectale et des troubles génitosphinctériens. SYN. *SYNDROME DU CÔNE TERMINAL*. ⊂⊃ **OCULAIRE (OU VISUEL)** *(angl. ocular — visual —)*. Faisceau de rayons lumineux possédant une forme conique, dont la base correspond à la pupille, et le sommet à l'image formée sur la rétine. ⊂⊃ **RÉTINIEN (OU DE LA RÉTINE)** *(angl. retinal — cell)*. Cellules de la rétine, photoréceptrices, situées surtout dans la région de la macula. Ils assurent la vision diurne, fine et colorée. ⊂⊃ **TERMINAL** *(angl. terminal —)*. ☞ *CÔNE MÉDULLAIRE*.

CONFABULATION *s. f. (angl. confabulation)*. Symptôme de certains états de déficit mnésique, consistant en un récit imaginaire, suppléant aux troubles de la mémoire et rapidement oublié par celui-là même qui l'a conçu.

CONFUSION ⊂⊃ **MENTALE** *s. f. (angl. mental —)*. Syndrome psychiatrique, de survenue aiguë en général, fluctuant dans la journée, qui se caractérise par une obnubilation de la conscience, une désorientation temporo-spatiale, une perplexité anxieuse, des troubles de la mémoire et parfois des hallucinations visuelles angoissantes (onirisme). Elle peut être primitive ou secondaire à un processus infectieux ou toxique.

CONGÉNITAL *adj. (angl. congenital)*. Qui existe à la naissance et dont l'origine remonte à la vie intra-utérine. Ce n'est pas obligatoirement héréditaire.

CONGESTIF *adj. (angl. congestive)*. Qui se rapporte, qui est associé ou qui est dû à la congestion.

CONGESTION *s. f. (angl. congestion)*. Accumulation excessive de sang dans les vaisseaux d'un organe ou d'un tissu. SYN. *HYPERÉMIE*. ⊂⊃ **ACTIVE** *(angl. active —)*. Congestion par afflux exagéré de sang artériel, en rapport avec une dilatation des vaisseaux du système artériel. ⊂⊃ **CÉRÉBRALE** *(angl. cerebrovascular stroke)*. SYN. *ACCIDENT VASCULAIRE CÉRÉBRAL*. ⊂⊃ **FONCTIONNELLE** *(angl. functional —)*. Augmentation de l'irrigation sanguine d'un organe durant son activité. SYN. *CONGESTION PHYSIOLOGIQUE*. ⊂⊃ **HYPOSTATIQUE** *(angl. hypostatic —)*. Congestion de la partie inférieure d'un organe sous l'effet de la gravité lorsque la circulation est perturbée. ⊂⊃ **NEUROPARALYTIQUE** *(angl. neuroparalytic —)*. Congestion produite par la paralysie des fibres constrictrices des nerfs vasomoteurs. ⊂⊃ **NEUROTONIQUE** *(angl. neurotonic —)*. Congestion due à l'irritation des nerfs vasodilatateurs. ⊂⊃ **PASSIVE** *(angl. passive —)*. Congestion due à une gêne à l'écoulement du sang veineux. SYN. *CONGESTION VEINEUSE, STASE*. ⊂⊃ **PHYSIOLOGIQUE** *(angl. physiologic —)*. ☞ *CONGESTION FONCTIONNELLE*. ⊂⊃ **VEINEUSE** *(angl. venous —)*. ☞ *CONGESTION PASSIVE*.

CONGRUENCE *s. f. (angl. congruence)*. Bonne concordance de deux structures, par exemple de deux extrémités articulaires après la réduction d'une luxation, ou bien de deux phénomènes.

CONIOSE *s. f. (angl. coniosis)*. Toute affection provoquée par l'inhalation de poussières.

CONISATION *s. f. (angl. conization)*. Prélèvement d'un fragment de tissu de forme conique, par exemple sur la muqueuse cervicale de l'utérus (conisation du col utérin).

CONJONCTIF *adj. (angl. connective)*. Qui unit. Qualifie en particulier le tissu de soutien formé de fibres élastiques et de cellules. SYN. *TISSU CONJONCTIF*.

CONJONCTIVE *s. f. (NA. tunica conjunctiva). (angl. conjunctiva).* Fine membrane muqueuse transparente, qui tapisse la face interne des paupières (conjonctive palpébrale) et la face antérieure du globe oculaire (conjonctive bulbaire ou oculaire) ; elle unit le fond des paupières au globe oculaire, permettant leur glissement l'un sur l'autre. SYN. *TUNIQUE CONJONCTIVE.*

CONJONCTIVITE *s. f. (angl. conjunctivitis).* Toute inflammation de la conjonctive. ◇ **À INCLUSIONS** *(angl. inclusion —).* Conjonctivite due à *Chlamydia trachomatis* dans laquelle les cellules épithéliales contiennent des inclusions intracytoplasmiques. Elle survient chez le nouveau-né par contamination lors de l'accouchement ou à l'occasion de bains en pisicine. SYN. *CONJONCTIVITE DES PISCINES.* ◇ **ACTINIQUE** *(angl. actinic —).* ☞ *OPHTALMIE DES NEIGES.* ◇ **ALLERGIQUE** *(angl. allergic —).* Conjonctivite liée à des facteurs allergiques, comme celle que l'on observe dans le rhume des foins. ◇ **CATARRHALE** *(angl. catarrhal —).* Forme légère de conjonctivite avec exsudat muqueux, accompagnant souvent le coryza, la grippe, etc. ◇ **DIPHTÉRIQUE** *(angl. diphteritic —).* Forme de conjonctivite pseudo-membraneuse, due au bacille de Klebs-Löffler. ◇ **ÉGYPTIENNE** *(angl. Egyptian —).* ☞ *TRACHOME.* ◇ **ÉPIDÉMIQUE** *(angl. epidemic —).* Conjonctivite due au bacille de Weeks, caractérisée par une hyperémie qui donne à la conjonctive un aspect rosé anormal. ◇ **FOLLICULAIRE** *(angl. follicular —).* Conjonctivite caractérisée par la présence de petits follicules roses, localisés au niveau de la conjonctive palpébrale, d'origine virale. ◇ **GONOCOCCIQUE** *(angl. gonoccocal —).* Conjonctivite due à une infection par le gonocoque. ☞ *CONJONCTIVITE PURULENTE.* ◇ **GRANULEUSE** *(angl. granular —).* ☞ *TRACHOME.* ◇ **MEMBRANEUSE** *(angl. membranous —).* Conjonctivite caractérisée par la formation de membranes. Elle est d'origine bactérienne. ◇ **MUCOPURULENTE** *(angl. mucopurulent —).* Conjonctivite s'accompagnant d'une sécrétion mucopurulente. ◇ **PÉTRIFIANTE** *(angl. petrifying —).* Conjonctivite caractérisée par la formation de dépôts calcaires sur la conjonctive palpébrale. ◇ **PHLYCTÉNULAIRE** *(angl. phlyctenular —).* Conjonctivite caractérisée par la présence de petites vésicules (phlyctènes), chacune d'elles étant entourée d'une zone rougeâtre. ◇ **PRINTANIÈRE** *(angl. vernal —).* Conjonctivite de cause inconnue caractérisée par des végétations en forme de « pavage » sur la conjonctive, à recrudescence printanière. Se voit chez le garçon et disparaît à la puberté. ◇ **PURULENTE** **1.** *(angl. purulent —).* Conjonctivite caractérisée par un écoulement purulent plus ou moins abondant. **2.** *(angl. ophtalmia neonatorum).* Conjonctivite gonococcique du nouveau-né. SYN. *OPHTALMIE PURULENTE.*

CONN (SYNDROME DE) *(angl. Conn's syndrome).* Hyperaldostéronisme primaire, caractérisé par une hypertension artérielle permanente, une polydyspsie avec polyurie, une faiblesse musculaire avec accès de tétanie, une hypokaliémie, une alcalose et une augmentation du taux d'aldostérone et une diminution de la rénine plasmatique. Ces troubles sont provoqués par un adénome ou, plus rarement, par une hyperplasie suprarénalienne bilatérale.

CONNECTIVITE ◇ **MIXTE** *s. f. (angl. mixed —).* ☞ *SHARP (SYNDROME DE).*

CONQUE *s. f. (NA. concha auriculae). (angl. concha).* Cavité de la face externe de l'auricule, où s'ouvre le méat acoustique externe.

CONSANGUINITÉ *s. f. (angl. consanguinity).* Parenté par le sang de personnes ayant un ascendant commun.

CONSCIENCE *s. f. (angl. consciousness).* Connaissance intuitive ou réflexive que l'individu a de lui-même ou de ses changements, du milieu qui l'entoure et de ses modifications.

CONSCIENT **1.** *adj. (angl. conscious).* Qui comprend et pense avec connaissance ou conscience. **2.** *s. m. (angl. consciousness.).* En psychanalyse, un des sytèmes constitutifs de l'appareil psychique qui reçoit les informations de l'intérieur et du monde externe.

CONSEIL GÉNÉTIQUE ☞ *GÉNÉTIQUE (CONSEIL).*

CONSOLIDATION *s. f. (angl. consolidation).* Soudure des fragments d'un os fracturé.

CONSONANT *adj. (angl. consonating rale).* Râle sec ou caverneux de condensation pulmonaire.

CONSTIPATION *s. f. (angl. constipation).* Difficulté ou impossibilité d'évacuer les matières fécales. Elle peut être fonctionnelle ou secondaire à une lésion organique. ◇ **SPASMODIQUE** *(angl. spastic —).* Constipation consécutive à une constriction spasmodique du côlon.

CONSTIPÉ *adj. (angl. constipated).* Qui souffre de constipation.

CONSTITUTIF *adj. (angl. constitutive).* État d'un gène qui est en permanence exprimé dans toutes les cellules d'un organisme et qui n'est pas soumis à une régulation.

CONSTITUTION *s. f.* **1.** Ensemble des caractéristiques anatomiques, physiologiques et psychiques propres à un individu. **2.** Dans un sens restrictif, structure morphologique d'un individu.

CONSTRICTEUR *adj. (angl. constrictor).* Se dit d'un muscle dont la contraction comprime un organe, ou resserre un canal, un orifice. S'emploie aussi comme substantif.

CONSTRICTIF *adj. (angl. constrictive).* Qui se rapporte à la constriction, qui produit une constriction.

CONSTRICTION *s. f.* **1.** Compression circulaire ; resserrement ou sténose. **2.** Sensation subjective d'oppression ou de compression.

CONSULTATION *s. f.* **1.** Examen d'un malade effectué par le médecin dans son cabinet et suivi d'avis et de prescriptions relatives au traitement. **2.** Recours, par un médecin traitant, à un ou plusieurs confrères en vue d'étudier un cas difficile. 3. Service, rattaché à un hôpital, dans lequel les malades extérieurs viennent se faire examiner, traiter ou conseiller.

CONTACT *s. m.* **1.** Situation de deux corps qui se touchent. **2.** Individu qui a été en contact avec un sujet contagieux et qui est susceptible de contracter et de transmettre l'infection (sujet contact). **3.** En psychologie et en psychiatrie, type de relation qu'établit le patient avec son milieu. ◇ **DIRECT (OU IMMÉDIAT)** *(angl. direct or immediate —).* Contact établi entre un individu qui souffre d'une maladie contagieuse et un individu sain. ◇ **INDIRECT (OU MÉDIAT)** *(angl. indirect or mediate —).* Transmission d'une maladie infectieuse par l'intermédiaire de l'air ou d'objets utilisés par un malade. ◇ **LOMBAIRE** Perception par la main appliquée sous la région lombaire d'un rein augmenté de volume ou ptosé.

CONTACTOLOGIE *s. f. (angl. contactology).* Branche de l'ophtalmologie qui traite des lentilles de contact cornéennes, de leur indication, de leur adaptation sur la surface de l'œil et de leur tolérance par l'organisme.

CONTACTOLOGISTE *s. m.* Médecin spécialiste en contactologie.

CONTAGE *s. m.* Agent matériel qui transmet une infection, qu'il s'agisse du micro-organisme lui-même ou de substances qui le contiennent (expectorations, salive, etc.). S'utilise aussi pour désigner le contact avec une personne infectée ou un agent infectieux.

CONTAGION *s. f. (angl. contagion).* Transmission d'une maladie d'une personne à une autre par contact direct ou indirect. ◇ **DIRECTE** *(angl. direct or immediate —).* Transmission d'une maladie d'une personne à une autre par contact direct. SYN. *CONTAGION IMMÉDIATE.* ◇ **INDIRECTE** *(angl. indirect or mediate —).* Transmission d'une maladie contagieuse par le biais de l'air, de l'eau, des aliments, d'animaux contaminés, etc. SYN. *CONTAGION MÉDIATE.* ◇ **MENTALE** *(angl. mental —).* Transmission d'un trouble psychique par influence mentale, par imitation. SYN. *CONTAGION PSYCHIQUE.*

CONTAGIOSITÉ *s. f. (angl. contagiosity).* Caractère de ce qui est contagieux.

CONTAMINATEUR *adj. (angl. contaminant).* Qui transmet une maladie, vénérienne en particulier. S'emploie aussi comme substantif.

CONTAMINATION *s. f. (angl. contamination).* Envahissement d'un organisme vivant, d'une substance ou d'un objet par des micro-organismes. Si l'organisme vivant se prête à la multiplication et au développement des micro-organismes, la contamination est suivie d'une infection (ne pas confondre ces deux termes, qui ne sont pas synonymes).

CONTENTION *s. f.* *(angl. setting)*. Maintien en bonne position d'un organe hernié, de fragments d'os fracturés ou d'une extrémité articulaire luxée, au moyen de bandages, attelles, plâtres, etc.

CONTINENT *adj.* Se dit d'un sphincter (anal, vésical) qui fonctionne normalement.

CONTONDANT *adj.* *(angl. contusive blunt)*. Se dit d'un objet ou d'un acte qui produit une contusion.

CONTRACEPTIF **1.** *adj.* Qui se rapporte à la contraception. EX. *méthode contraceptive.* **2.** *s. m.* Produit qui permet d'éviter une grossesse. Les contraceptifs peuvent être : local (préservatifs : condoms et diaphragmes ; anneau), intra-utérin (stérilet), transcutané (patch), implant sous-cutané et oral (pilule).

CONTRACEPTION *s. f.* *(angl. contraception)*. Emploi de moyens en vue d'éviter une grossesse.

CONTRACTILE *adj.* *(angl. contractile)*. Qui peut se contracter.

CONTRACTILITÉ *s. f.* *(angl. contractility)*. Capacité de certains tissus, en particulier les fibres musculaires, de se contracter. ◇ **IDIOMUSCULAIRE** *(angl. idiomuscular —)*. Contractilité propre aux muscles sans l'intervention du système nerveux. ◇ **NEUROMUSCULAIRE** *(angl. neuromuscular —)*. Contractilité physiologique d'un muscle sous l'effet d'un stimulus nerveux.

CONTRACTION *s. f.* **1.** Diminution de volume ou de longueur d'un corps. **2.** Manifestation de la contractilité ; raccourcissement normal d'un muscle en réponse à un stimulus nerveux. ◇ **CLONIQUE** *(angl. clonic —)*. Type de contraction musculaire caractéristique du clonus. ◇ **FIBRILLAIRE** *(angl. fibrillary —)*. Contraction isolée de fibrilles musculaires sans effet locomoteur. ◇ **GALVANIQUE** *(angl. galvanic —)*. Contraction musculaire produite par un courant électrique continu. ◇ **IDIOMUSCULAIRE** *(angl. idiomuscular —)*. Contraction visible de faisceaux musculaires produite par la stimulation directe du muscle. ◇ **ISOMÉTRIQUE** *(angl. isometric —)*. Augmentation de la tension d'un muscle sans modification de sa longueur. SYN. *CONTRACTION STATIQUE.* ◇ **ISOTONIQUE** *(angl. isotonic —)*. Raccourcissement d'un muscle sans modification notable de sa tension. SYN. *CONTRACTION DYNAMIQUE.* ◇ **MYOTATIQUE** *(angl. myotatic —)*. Contraction d'un muscle consécutive à sa brusque élongation, passive ou obtenue par percussion de son tendon. ◇ **TÉTANIQUE** *(angl. tetanic —)*. État de tension continue d'un muscle strié, sous l'influence de stimulus nerveux se répétant à une fréquence élevée.

CONTRACTURE *s. f.* *(angl. contracture)*. Contraction involontaire, prolongée, douloureuse, d'un ou de plusieurs muscles en général au cours d'un exercice musculaire. ◇ **ISCHÉMIQUE DE VOLKMANN** *(angl. ischemic —)*. ☞ *VOLKMANN (SYNDROME DE).* ◇ **PYRAMIDALE** *(angl. pyramidal rigidity)*. Hypertonie par lésion du faisceau pyramidal.

CONTRASTE *s. m.* *(angl. contrast)*. Rapport entre les brillances des parties claires et des parties sombres d'une image. ◇ **(PRODUIT DE, SUBSTANCE DE, MILIEU DE)** *(angl. — medium)*. Substance de haut poids moléculaire qui sert à rendre visibles, en radiologie, diverses structures du corps en produisant un contraste artificiel. Ce contraste peut être opacifiant, radio-opaque (par exemple une solution de sulfate de baryum), éclaircissant (gaz) ou mixte (double contraste).

CONTRE-EXTENSION *s. f.* *(angl. counterextension)*. Traction exercée en direction centripète (vers la racine d'un membre), lors de la réduction d'une fracture.

CONTRE-INCISION *s. f.* *(angl. counterincision)*. Deuxième incision réalisée en un point plus ou moins éloigné de l'incision principale, soit pour mieux assurer l'écoulement des liquides (drainage), soit pour soulager la tension des tissus, soit encore pour permettre de réaliser une plastie par glissement.

CONTRE-INDICATION *s. f.* *(angl. contraindication)*. Toute circonstance qui s'oppose à la mise en œuvre d'un traitement.

CONTREPOISON *s. m. (angl. counterpoison).* ☞ *ANTIDOTE.*

CONTRETRACTION *s. f. (angl. countertraction).* Méthode de réduction de certaines fractures par l'application de deux tractions en directions opposées.

CONTROLATÉRAL *adj. (angl. contralateral).* Situé du côté opposé ; qui intéresse le côté opposé. Se dit par exemple de certains réflexes.

CONTUSION *s. f. (angl. contusion).* Lésion traumatique produite par le choc violent d'un corps contondant, provoquant une compression des tissus sans solution de continuité de la peau. La contusion peut être légère (ecchymoses simples), ou grave, avec lésions musculaires, vasculaires, nerveuses ou viscérales.

CONVALESCENCE *s. f. (angl. convalescence).* Période intermédiaire entre la maladie et l'état de santé, durant laquelle l'organisme répare les dommages subis au cours de la maladie et les fonctions qui avaient été altérées se rétablissent progressivement.

CONVERGENCE *s. f.* **1.** Action de tendre vers un même point et résultat de cette action. **2.** En physiologie, mouvement coordonné des deux yeux par lequel les axes optiques se réunissent sur un objet fixé proche et qui permet d'obtenir la formation d'une image. ◇ **NÉGATIVE, POSITIVE** *(angl. negative, positive —).* Respectivement, déviation en dehors ou en dedans des axes visuels.

CONVERGENT *adj. (angl. convergent).* Qui se dirige vers un même point ; se dit notamment de lignes, d'axes, etc.

CONVERTINE *s. f. (angl. convertin).* Facteur VII activé. Substance permettant la transformation de la prothrombine en thrombine lors de la coagulation. Provient de la proconvertine inactive (facteur VII).

CONVEXE *adj. (angl. convex).* Qui a une surface bombée, arrondie en dehors.

CONVULSIF *adj. (angl. convulsive).* Qui se rapporte aux convulsions ; qui est caractérisé ou marqué par des convulsions.

CONVULSION *s. f. (angl. convulsion).* Contraction violente et involontaire, tonique ou clonique, de la musculature striée en particulier au cours d'une crise d'épilepsie. Les convulsions peuvent être localisées ou généralisées. Elles ont des causes diverses : atteinte cérébrale anoxique, toxique, etc.

CONVULSIVANT *adj. (angl. convulsivant).* Qui provoque des convulsions.

CONVULSIVOTHÉRAPIE *s. f. (angl. sismotherapy).* Traitement de certaines psychoses par des crises convulsives provoquées par l'électrochoc. SYN. *SISMOTHÉRAPIE.*

COORDINATION *s. f. (angl. coordination).* Activité harmonieuse entre plusieurs parties du corps qui coopèrent pour réaliser une fonction, comme la coopération de groupes musculaires, sous la direction des centres nerveux, pour exécuter un mouvement déterminé.

COPROCULTURE *s. f. (angl. stool culture).* Culture de germes à partir de matières fécales.

COPROLALIE *s. f. (angl. coprolalia).* Émission réitérative involontaire de mots grossiers, obscènes ou orduriers.

COPROLITHE *s. m. (angl. fecalith).* Concrétion de matières fécales durcies.

COPROLOGIE *s. f. (angl. coprology).* Étude physique, chimique et bactériologique des matières fécales.

COPROPHILIE *s. f.* Affinité de certains micro-organismes pour les excréments.

COPROPORPHYRIE ◇ **HÉRÉDITAIRE** *(angl. coproporphyria).* Forme de porphyrie hépatique aiguë. ☞ *PORPHYRIE.*

COPROSTASE *s. f.* Accumulation de matières fécales dans le gros intestin.

COPULATION *s. f. (angl. copulation).* Accouplement d'un mâle et d'une femelle. Chez l'homme, on l'appelle plus communément coït.

COQUELUCHE *s. f. (angl. whooping cough).* Maladie infectieuse aiguë, contagieuse et épidémique, due à *Bordetella pertussis*. Elle se caractérise, à la période d'état, par des quintes de toux entrecoupées de reprises inspiratoires bruyantes comparées au chant du coq, s'accompagnant d'expectorations visqueuses, avec vomissements chez le nourrisson. La vaccination en a réduit la fréquence.

COR *s. m. (angl. corn).* Épaississement important, dur et douloureux, de la couche cornée de l'épiderme, siégeant en général à la face dorsale des orteils. Le cor diffère du durillon par l'épaisseur plus grande de sa couche cornée.

CORACOBRACHIAL *adj. (angl. coracobrachial).* Qui se rapporte au processus coracoïde et au bras. ◇ **(MUSCLE)** *s. m. (angl. — muscle).* Muscle fléchisseur de la région antérieure du bras. *ATLAS ANATOMIQUE DES MUSCLES EN ANNEXE.*

CORACOÏDE *adj. (angl. coracoid).* ☞ *PROCESSUS CORACOÏDE.*

CORALLIFORME *adj. (angl. coralliform staghorn).* Qui rappelle le corail par une disposition arborescente. Se dit de certains calculs pyélocaliciels.

CORDE DU TYMPAN *(angl. chorda tympani).* Branche du nerf facial sécrétoire pour les glandes submaxillaires et sublinguales et sensitive de la partie antérieure de la langue.

CORDECTOMIE *s. f. (angl. cordectomy).* Excision chirurgicale endoscopique partielle ou totale d'une corde vocale.

CORDES VOCALES *(NA. chorda vocalis). (angl. vocal cords).* Replis muqueux du larynx. Elles se divisent en cordes vocales inférieures ou cordes vocales vraies, de part et d'autre de la glotte, et qui constituent l'organe essentiel de la phonation, et en cordes vocales supérieures ou fausses cordes vocales, qui ne jouent aucun rôle dans la phonation.

CORDON *s. m. (NA. chorda ou funiculus). (angl. cord).* Nom donné à certaines structures anatomiques en raison de leur forme pleine et cylindrique. ◇ **ANTÉRIEUR DE LA MOELLE SPINALE** *(NA. funiculus anterior (medullae spinalis)). (angl. anterior funiculus of spinal —).* Cordon de substance blanche situé dans chaque moitié de la moelle épinière entre la corne ventrale de substance grise et la fissure médiane ventrale. ◇ **ANTÉROLATÉRAL DE LA MOELLE SPINALE** *(angl. antero lateral funiculus of spinal —).* Cordon de substance blanche situé entre la fissure médiane ventrale de la moelle et la corne dorsale de substance grise. Ensemble formé par les cordons antérieur et latéral de la moelle. ◇ **LATÉRAL DE LA MOELLE SPINALE** *(NA. funiculus lateralis (medullae spinalis)). (angl. lateral funiculus of spinal —).* Colonne de substance blanche située dans chaque moitié de la moelle épinière, entre les sillons collatéraux antérieur et postérieur. ◇ **OMBILICAL** *(NA. funiculus umbilicalis ou chorda umbilicalis). (angl. umbilical —).* Organe long et souple qui contient la veine et les artères ombilicales entourées par la gelée de Wharton et qui s'étend du placenta à l'ombilic du fœtus. ◇ **POSTÉRIEUR DE LA MOELLE SPINALE** *(NA. funiculus posterior (medullae spinalis)). (angl. posterior funiculus of spinal —).* Colonne de substance blanche située entre le sillon collatéral postérieur et le sillon médian postérieur de la moelle. ◇ **SANITAIRE** *(angl. sanitary cordon).* Ensemble des mesures sanitaires prises pour empêcher le passage d'individus ou le transport d'objets susceptibles de transmettre une maladie quarantenaire. ◇ **SPERMATIQUE** *(NA. funiculus spermaticus). (angl. spermatic —).* Ensemble d'organes réunis par du tissu cellulaire lâche, qui s'étendent depuis le canal inguinal jusqu'au testicule. Ces organes sont le conduit déférent, les artères spermatique, crémastériennes et déférentielles, les veines spermatiques, les vaisseaux lymphatiques et les nerfs du testicule. ◇ **UROGÉNITAL** ☞ *CANAL PARAMÉSONÉPHROTIQUE.*

CORDONAL *adj. (angl. funicular).* Qui se rapporte aux cordons de la moelle épinière.

CORDONAL POSTÉRIEUR (SYNDROME) Syndrome médullaire caractérisé par des troubles de la sensibilité profonde, des paresthésies, un signe de Lhermitte, une ataxie, une abolition des réflexes tendineux, des douleurs fulgurantes, par atteinte des fibres lemniscales des cordons postérieurs de la moelle.

CORECTOPIE *s. f. (angl. corectopia).* Situation anormale de la pupille, qui se trouve déplacée par rapport au centre de l'iris. SYN. *ECTOPIE PUPILLAIRE.*

CORNAGE *s. m. (angl. crowing).* Bruit inspiratoire, audible à distance, que produit le passage de l'air en cas de sténose ou obstacle laryngé. Correspond à une dyspnée laryngée.

CORNE *s. f. (angl. horn cornu).* Partie plus ou moins saillante d'un corps ou de la surface de certains organes ou de certaines structures anatomiques. ◇ **ANTÉRIEURE DE LA MOELLE ÉPINIÈRE** *(NA. cornu anterius medullae spinalis). (angl. anterior horn of spinal cord).* Chacune des deux formations grises de la moelle épinière, s'étendant en avant du canal épendymaire, sous forme d'un renflement de part et d'autre de la fissure médiane antérieure. Ces formations sont appelées cornes de par l'aspect qu'elles ont sur une coupe transversale de la moelle, mais elles forment en réalité deux cordons nerveux, constitués essentiellement de fibres motrices. SYN. *CORNE MOTRICE.* ◇ **ANTÉRIEURE (SYNDROME DE LA)** *(angl. anterior horn syndrome).* Syndrome lié à une atteinte des neurones de la corne antérieure de la moelle, qui se manifeste par une paralysie motrice flasque, pure, avec aréflexie, amyotrophie, fasciculations musculaires et anomalies de l'électromyographie. ◇ **CUTANÉE** *(angl. cutaneous horn).* Excroissance cornée de la peau, localisée surtout au cuir chevelu, à la face, au gland et au prépuce. SYN. *PAPILLOME CORNÉ.* ◇ **D'ABONDANCE** Partie la plus latérale de la lingula, qui s'enroule autour du plexus choroïde latéral. ◇ **DE L'OS HYOÏDE** *(NA. cornu ossis hyoidei). (angl. horn of hyoid bone).* Grandes et petites cornes de l'os hyoïde ; les premières sont des prolongements postérolatéraux du corps de l'os ; les secondes, deux petites éminences ovoïdes au-dessus des premières. ◇ **DU CARTILAGE THYROÏDE** *(NA. cornu cartilaginis thyroidae). (angl. horn of thyroid cartilage).* Extrémités supérieure et inférieure du bord postérieur du cartilage thyroïde. ◇ **DU COCCYX** *(NA. cornu coccygeum). (angl. coccygeal horn).* Chacun des deux processus articulaires de la première vertèbre coccygienne, qui correspondent aux cornes du sacrum. ◇ **DU SACRUM** *(NA. cornu sacrale). (angl. sacral horn).* Chacun des deux processus en forme de crochet qui s'étendent vers le bas de l'os, et qui correspondent aux cornes du coccyx. ◇ **DU VENTRICULE LATÉRAL** *(NA. cornu ventriculi lateralis). (angl. horn of lateral ventricule).* Chacun des prolongements frontal, temporal et occipital du ventricule latéral. ◇ **LATÉRALE DE LA MOELLE ÉPINIÈRE** *(NA. cornu laterale medullae spinalis). (angl. lateral horn of spinal cord).* Saillie de la face externe de la région latérale intermédiaire de l'axe gris médullaire. ◇ **OCCIPITALE DU VENTRICULE LATÉRAL** *(NA. cornu occipitale ventriculi lateralis). (angl. occipital horn of lateral ventricle).* Cavité diverticulaire occipitale du ventricule latéral. ◇ **POSTÉRIEURE DE LA MOELLE ÉPINIÈRE** *(NA. cornu posterius medullae spinalis). (angl. posterior horn of spinal cord).* Chacune des deux formations grises de la moelle épinière, situées de chaque côté et en arrière du canal épendymaire. Elles forment deux cordons nerveux, constitués essentiellement de fibres sensitives. SYN. *CORNE SENSITIVE.* ◇ **UTÉRINE** *(NA. cornu uteri). (angl. uterine horn).* Chacun des deux angles latéraux de la cavité utérine, où s'implantent les trompes utérines.

CORNÉE *s. f. (NA. cornea.). (angl. cornea).* Disque transparent enchassé dans la sclère, qui forme la partie antérieure de la face externe du globe oculaire. Elle est composée de cinq couches. ◇ **CONIQUE** *(angl. conical —).* ☞ *KÉRATOCÔNE.* ◇ **GLOBULEUSE** *(angl. megalocornea).* ☞ *KÉRATOGLOBE.*

CORNET *s. m. (NA. concha). (angl. nasal concha).* Lamelles osseuses enroulées sur elles-mêmes et situées sur la paroi latérale des fosses nasales. ◇ **NASAL INFÉRIEUR** (NA. *— nasalis inferior). (angl. inferior —).* Os complètement indépendant, plus grand que les autres cornets ; il possède un bord libre et un bord articulé avec le maxillaire, l'os lacrymal et le palatin. Il sépare les méats moyen et inférieur. ◇ **NASAL MOYEN** *(NA. — nasalis media). (angl. middle —).* Cornet situé dans la lame perpendiculaire de l'ethmoïde, à laquelle il adhère par son bord supérieur, son bord inférieur étant libre. ◇ **NASAL SUPÉRIEUR** *(NA. — nasalis superior). (angl. superior —).* Cornet situé au-dessus du cornet moyen. Il limite le méat supérieur des fosses nasales. ◇ **SPHÉNOÏDAL** *(NA. — sphenoidalis). (angl. sphenoidal concha).* Chacun des deux petits os fins et courbes qui, chez l'adulte, forment la paroi inférieure des sinus sphénoïdaux. SYN. *BERTIN (CORNET OU OSSELET DE).*

CORONAIRE *adj.* **1.** *(angl. coronary).* Disposé en couronne (se dit surtout de vaisseaux). **2.** *(angl. coronal).* Qui se rapporte à la couronne d'une dent. ◇ **(ARTÈRE)** *(angl. coronary artery).* Chacune des deux artères, coronaires droite et gauche, irriguant le myocarde. *ATLAS ANATOMIQUE DES ARTÈRES EN ANNEXE.*

CORONARIEN *adj. (angl. coronary).* Qui se rapporte aux vaisseaux coronaires.

CORONARITE *s. f. (angl. coronary arteritis).* Artérite coronarienne.

CORONAROGRAPHIE *s. f. (angl. coronarography).* Angiographie des artères coronaires par injection d'un produit de contraste. Elle est dite globale ou sélective selon que l'ensemble ou un seul territoire coronarien est visualisé.

CORONAROPATHIE *s. f.* Toute affection des artères coronaires.

CORONAVIRUS Genre de virus de la famille des *Coronaviridae*. Il comprend différentes espèces dont le *Coronavirus* humain (responsable d'infections des voies respiratoires supérieures et de gastro-entérite chez l'homme). Ce virus fut à l'origine d'une épidémie en 2003 de syndrome respiratoire aigu sévère (SRAS) ayant touché essentiellement la Chine et le Sud-Est asiatique.

CORONOÏDE *adj. (angl. coronoid).* ☞ *PROCESSUS CORONOÏDE DE LA MANDIBULE, PROCESSUS CORONOÏDE DE L'ULNA.*

CORPS *s. m.* **1.** Partie la plus importante d'un organe ou d'une autre structure anatomique. **2.** Inclusions ou petites masses matérielles existant dans un milieu donné. ◇ **ADIPEUX BUCCAL** *(NA. — adiposum buccae). (angl. adipose body of cheek).* Masse lobulée de graisse qui occupe l'espace entre le masséter et le muscle buccinateur ; elle est plus développée chez l'enfant. SYN. *BOULE DE BICHAT.* ◇ **ADIPEUX DE L'ORBITE** *(NA. — adiposum orbitae). (angl. adipous body of orbit).* Masse de tissu conjonctivo-adipeux qui remplit les espaces de l'orbite situés entre le globe oculaire, les muscles, les glandes lacrymales et les aponévroses, et qui soutient les vaisseaux et les nerfs oculaires. ◇ **AMYGDALOÏDE** *(NA. — amygdaloideum). (angl. amygdaloid body).* Petite masse située dans la substance blanche du genou de l'hippocampe et de la partie antérieure de l'uncus faisant partie du système limbique. ◇ **CALLEUX** *(NA. — callosum). (angl. corpus callosum).* Grande commissure du cerveau, masse arquée de substance blanche, située au fond de la scissure longitudinale et formée par les fibres transversales qui relient les deux hémisphères. ◇ **CAVERNEUX DU CLITORIS** *(NA. — cavernosum clitoridis). (angl. cavernous body of clitoris).* Chacun des deux organes érectiles du clitoris. ◇ **CAVERNEUX DU PÉNIS** *(NA. — cavernosum penis). (angl. cavernous body of penis).* Chacun des deux organes érectiles situées sur le dos du pénis. ◇ **CÉTONIQUE** *(angl. ketone body).* Terme générique désignant l'acétone, l'acide acétylacétique et l'acide β-hydroxybutyrique. ◇ **CILIAIRE** *(NA. — ciliare). (angl. ciliary body).* Partie de la membrane musculovasculaire de l'œil, comprenant le muscle ciliaire qui donne insertion au cristallin et les procès ciliaires qui sécrètent l'humeur aqueuse de l'œil. ◇ **D'INCLUSION** *(angl. viral body inclusion).* Masses de petite taille, arrondies, ovales ou irrégulières, qui apparaissent dans le protoplasme et le noyau cellulaires sous l'effet de l'infection virale. ◇ **DE L'OS HYOÏDE** *(NA. — ossis hyoidei). (angl. body of hyoid bone).* Partie principale de l'os hyoïde. ◇ **DU STERNUM** *(NA. — sterni). (angl. body of sternum).* Partie du sternum comprise entre le manubrium et le processus xiphoïde. ◇ **ÉTRANGER** *(angl. foreign body).* Corps se trouvant de façon anormale dans un tissu, un conduit ou une cavité de l'organisme et pouvant soit provenir de l'extérieur, soit s'être formé sur place. ◇ **FLOTTANTS** *(angl. vitrous floaters).* ☞ *MOUCHES VOLANTES.* ◇ **GÉNICULÉ** *(NA. — geniculatum). (angl. geniculate body).* Deux petites éminences situées sous l'extrémité postérieure du thalamus, le corps géniculé médial (relais des voies auditives) et le corps géniculé latéral (relais des voies visuelles). ◇ **GENOUILLÉ** Ancienne dénomination. ☞ *CORPS GÉNICULÉ.* ◇ **GRANULEUX** SYN. *CORPS GRANULOGRAISSEUX.* ◇ **GRANULO-**

GRAISSEUX *(angl. gitter cell).* Cellule microglique, dont le cytoplasme contient des produits de désintégration, en particulier des corps gras. ◇ **INNOMINÉ** ☞ *PARADIDYME.* ◇ **JAUNE** *(NA. — luteum). (angl. corpus luteum).* Corps qui se forme dans l'ovaire, chez les mammifères, à la place du follicule ovarien après sa rupture et la libération de l'ovule. Le corps jaune est une glande endocrine, produisant de la progestérone. Si l'ovule a été fécondé, le corps jaune se développe et persiste plusieurs mois (corps jaune gravidique) ; si la fécondation ne s'est pas produite, le corps jaune dégénère (corps jaune menstruel). ◇ **MAMMILLAIRE** *(angl. mamillary body).* Chacun des deux tubercules arrondis situés sur le plancher de l'hypothalamus, unis au thalamus et au mésencéphale. ◇ **MUQUEUX** *(angl. stratum malpighii).* Ensemble de plusieurs couches de cellules polyédriques reposant sur la couche profonde, basale, de l'épiderme. SYN. *COUCHE DE MALPIGHI.* ◇ **PARA-AORTIQUE** *(NA. — paraaortica). (angl. paraaortic bodies).* Petite glande parasympathique composée de deux masses situées sur les flancs de l'aorte abdominale, de part et d'autre de l'artère mésentérique inférieure. ◇ **PINÉAL** *(NA. — pineal). (angl. pineal body).* Glande située à la jonction des faces postérieure et supérieure du troisième ventricule. Elle sécrète la mélatonine. SYN. *ÉPIPHYSE CÉRÉBRALE, GLANDE PINÉALE.* ◇ **RESTIFORME** *(angl. inferior cerebellar peduncle).* Ancienne dénomination. ☞ *PÉDONCULE CÉRÉBELLEUX.* ◇ **SPONGIEUX DU PÉNIS** *(NA. — spongiosum penis). (angl. corpus spongiosum penis).* Chez l'homme, organe érectile, médian et impair, qui engaine l'urètre antérieur sur toute sa longueur. ◇ **STRIÉ** *(NA. — striatum). (angl. corpus striatum).* Chacun des deux noyaux centraux des hémisphères cérébraux, devant le thalamus, composé de deux masses de substance grise, le noyau caudé et le noyau lenticulaire, séparées par la capsule interne. ◇ **THYROÏDE** *(angl. thyroid gland).* ☞ *THYROÏDE.* ◇ **TRAPÉZOÏDE** *(NA. — trapezoideum). (angl. trapezoid body).* Faisceau de fibres transversales faisant partie des voies auditives supranucléaires, traversant la partie centrale de la région bulbopontique. ◇ **VERTÉBRAL** *(NA. — vertebrae). (angl. vertebral body).* Partie antérieure, renflée et cylindrique, d'une vertèbre. ◇ **VITRÉ** *(NA. — vitreum). (angl. vitreous body).* Substance transparente visqueuse qui remplit la majeure partie du globe oculaire, entre le cristallin et la rétine ; elle est contenue dans une enveloppe transparente, la hyaloïde.

CORPUSCULE *s. m. (angl. corpuscle).* Élément anatomique arrondi, de très petite taille. ◇ **BASAL** *(angl. basal —).* Corpuscule situé à la base de la tige d'un cil vibratile, à l'endroit où elle s'insère sur la cellule. ◇ **DU COLOSTRUM** *(angl. colostrum —).* Grande cellule granuleuse et graisseuse, présente en grand nombre dans le colostrum. ◇ **RÉNAL** *(NA. corpuscula renis). (angl. renal —).* Peloton de capillaires artériels à l'extrémité dilatée de chaque tube urinifère.

CORSET *s. m. (angl. corset).* Appareil orthopédique plus ou moins rigide, destiné à maintenir le thorax, l'abdomen ou le tronc en position adéquate et utilisé pour certaines fractures ou anomalies de courbure du rachis.

CORTEX *s. m. (NA. cortex). (angl. cortex).* Partie externe d'un organe, distincte de la capsule, située autour de la partie centrale de cet organe. ◇ **CÉRÉBELLEUX** *(NA. — cerebelli). (angl. cerebellar —).* Substance grise corticale du cervelet. ◇ **CÉRÉBRAL** *(NA. — cerebri). (angl. cerebral —).* Couche de substance grise qui occupe toute la surface des hémisphères cérébraux. SYN. *ÉCORCE CÉRÉBRALE, PALLIUM, MANTEAU DES HÉMISPHÈRES.* ☞ *ARCHICORTEX, NÉOCORTEX, PALÉOCORTEX.* ◇ **DE LA GLANDE SUPRARÉNALE** *(angl. adrenal —).* Partie superficielle de la glande suprarénale.

CORTI (ORGANE DE) *(angl. spiral organ).* ☞ *ORGANE SPIRAL.*

CORTICAL *adj. (angl. cortical).* Qui se rapporte à un cortex, en particulier au cortex cérébral ou de la glande suprarénale.

CORTICODÉPENDANT *adj. (angl. corticodependent).* Malade ou maladie ne pouvant plus se passer de corticoïdes après un traitement par ceux-ci.

CORTICOÏDE *s. m.* ☞ *CORTICOSTÉROÏDE.*

CORTICOPLEURITE *s. f. (angl. corticopleuritis).* Inflammation concomitante de la plèvre et de la couche corticale du parenchyme pulmonaire sous-jacent.

CORTICOPRIVE *adj. (angl. corticosteroid deficient).* Qui se rapporte ou qui est dû à une insuffisance du cortex de la glande suprarénale.

CORTICORÉSISTANCE *s. f. (angl. resistent to steroid therapy).* Inefficacité des corticoïdes de synthèse observée chez certains malades.

CORTICOSPINAL *adj. (angl. corticospinal).* Qui se rapporte à la fois au cortex et à la moelle épinière.

CORTICOSTÉROÏDE *s. m. (angl. corticosteroid).* Chacune des hormones sécrétées par le cortex de la glande surénale, et chacun de leurs dérivés synthétiques. On distingue les hormones actives sur le métabolisme glucidique (cortisol, cortisone, corticostérone), les hormones actives sur le métabolisme minéral (aldostérone), et les hormones à activité androgénique.

CORTICOSTÉRONE *s. f. (angl. corticosterone).* Hormone minéralocorticoïde extraite du cortex de la glande surrénale.

CORTICOSTIMULINE *s. f. (angl. corticotrophin (CRF)).* ☞ CORTICOTROPHINE. ⌔ **(SUBSTANCE LIBÉRATRICE DE LA)** *(angl. —releasing factor).* Hormone polypeptidique sécrétée par l'hypothalamus et stimulant la secrétion de la corticotrophine par l'hypophyse. Abréviation : CRF ou CRH.

CORTICOSURRÉNALOME *s. m. (angl. adrenal cortical tumor).* Tumeur bénigne ou maligne développée aux dépens du cortex de la glande surrénale, sécrétante ou non sécrétante.

CORTICOTHÉRAPIE *s. f. (angl. corticotherapy).* Traitement par des hormones ou des produits de synthèse dérivés des hormones du cortex des glandes surrénales, la cortisone notamment, ou par la corticotrophine.

CORTICOTROPE *adj. (angl. corticotrophic).* Qui agit sur le cortex de la glande surrénale, qui a des affinités pour celle-ci.

CORTICOTROPHINE *s. f. (angl. corticotropin).* Hormone sécrétée par le lobe antérieur de l'hypophyse, qui stimule la synthèse et la sécrétion des hormones du cortex de la glande surrénale. Par ailleurs, elle stimule la mélanogenèse. Elle est également appelée corticostimuline, ACTH (pour *adrenocorticotrophic hormone*). Sa sécrétion est sous la dépendance du CRF.

CORTISOL *s. m. (angl. cortisol).* ☞ HYDROCORTISONE.

CORTISOLÉMIE *s. f. (angl. plasma cortisol rate).* Présence et taux du cortisol plasmatique.

CORTISOLURIE *s. f. (angl. urinary free cortisol rate).* Taux du cortisol urinaire.

CORTISONE *s. f. (angl. cortisone).* Glucocorticostéroïde sécrété par le cortex de la glande suprarénale. On utilise la cortisone pour ses propriétés anti-inflammatoires et antiallergiques.

CORYNEBACTERIUM Genre de bactéries constitué de bacilles à Gram positif dont il existe des espèces parasites de l'homme et des animaux et d'autres parasites des végétaux. ⌔ ***DIPHTHERIAE*** Les souches de cette espèce constituent l'agent étiologique de la diphtérie. Cette espèce est également connue sous les noms de bacille de Klebs-Löffler et de bacille diphtérique. ⌔ *equi* Agent étiologique de la pneumonie chez les chevaux. Possibilité d'infections opportunistes chez l'homme. Appelée désormais *Rhodococcus equi* ⌔ ***PSEUDODIPHTHERICUM*** Germe non pathogène, non toxigène, impossible à différencier du point de vue morphologique de celui de la diphtérie. ⌔ ***PSEUDOTUBERCULOSIS*** Germe exceptionnellement pathogène pour l'homme mais pathogène pour les animaux domestiques, chez lesquels il est responsable de lymphadénite et de lymphangite ulcéreuse.

CORYZA *s. m. (angl. coryza).* Inflammation aiguë ou chronique de la muqueuse des fosses nasales, accompagnée d'un écoulement muqueux ou mucopurulent par le nez. SYN. *RHINITE.* ⌔ **ALLERGIQUE** *(angl. allergic —).* Rhume des foins.

COSMÉTIQUE *adj. (angl. cosmetic).* Se dit d'un produit utilisé pour entretenir l'hygiène ou la beauté du corps. S'emploie également comme substantif.

COSMÉTOLOGIE *s. f. (angl. cosmetology).* Étude de tout ce qui se rapporte aux produits cosmétiques (composition, fabrication, effets sur l'organisme).

COSTAL *adj. (angl. costal).* Qui se rapporte aux côtes.

COSTALGIE *s. f. (angl. costalgia).* Douleur costale ou névralgie intercostale.

COSTECTOMIE *s. f. (angl. costectomy).* Résection d'une côte.

COSTOTOMIE *s. f. (angl. costotomy).* Section chirurgicale d'une ou de plusieurs côtes.

CÔTE *s. f. (NA. costa). (angl. rib).* Chacun des vingt-quatre os formant la paroi osseuse latérale du thorax. *ATLAS ANATOMIQUE DES OS EN ANNEXE.* ◇ **ASTERNALE** *(NA. — spuriae). (angl. false —).* Chacune des côtes de la huitième à la douzième paire, qui ne s'articulent pas directement avec le sternum. ◇ **CERVICALE** *(NA. — cervicalis). (angl. cervical —).* Anomalie de développement au cours de laquelle le processus transverse d'une vertèbre cervicale, en particulier la septième, s'allonge en forme de côte. ◇ **(FAUSSE)** *(angl. false —).* Chacune des côtes des huitième, neuvième et dixième paires, appelées ainsi parce qu'elles ne sont pas reliées directement au sternum (chacune s'articulant avec la côte sus-jacente). SYN. *CÔTE ASTERNALE.* ◇ **FLOTTANTE** *(NA. — fluctans). (angl. floating —).* Chacune des côtes des onzième et douzième paires, dont l'extrémité antérieure est libre. ◇ **STERNALE** *(angl. sternal —).* ☞ *CÔTE VRAIE.* ◇ **STERNÉBRALE** *(angl. sternebral —).* ☞ *CARTILAGE COSTAL.* ◇ **VRAIE** *(NA. — vera). (angl. true —).* Chacune des côtes des sept premières paires, qui sont unies directement au sternum. SYN. *CÔTE STERNALE.*

COTYLÉDON *s. m. (angl. cotyledon).* Une des divisions de la face utérine d'un placenta discoïde. ◇ **ACCESSOIRE** *(angl. accessory —).* Cotylédon placentaire séparé du corps du placenta. SYN. *COTYLÉDON ABERRANT.* ◇ **PLACENTAIRE** **1.** Surface polygonale de la face utérine du placenta, séparée des cotylédons voisins par des cloisons fibreuses dites cloisons intercotylédonaires. **2.** Villosité vasculaire dilatée du chorion qui s'introduit dans les dépressions de la caduque.

COTYLOÏDE *adj. (angl. cotyloid).* En forme de cupule. EX. *cavité cotyloïde (acétabulum).*

COTYLOÏDIEN *adj. (angl. cotyloid).* Qui se rapporte à la cavité cotyloïde (acétabulum).

COU *s. m. (angl. neck).* Partie du corps située entre la tête et le thorax. ◇ **PROCONSULAIRE** Importante tuméfaction du cou observée dans certains cas de diphtérie maligne, de mononucléose infectieuse ou d'affections ganglionnaires diverses, et due à des adénopathies diffuses avec infiltration périganglionnaire (par analogie avec l'aspect du buste du proconsul romain Vitellius).

COUCHE *s. f. (angl. layer).* Disposition d'éléments superposés. EX. *les différentes couches de la rétine.* ◇ **CHORIOCAPILLAIRE** ☞ *LAME CHOROÏDOCAPILLAIRE.* ◇ **CORNÉE DE L'ÉPIDERME** ☞ *STRATUM CORNÉ DE L'ÉPIDERME.* ◇ **DES CELLULES GANGLIONNAIRES OU DES CELLULES MULTIPOLAIRES** ☞ *STRATUM GANGLIONNAIRE RÉTINIEN.* ◇ **DES CÔNES ET DES BÂTONNETS** ☞ *STRATUM NEUROÉPITHÉLIAL RÉTINIEN.* ◇ **DES FIBRES DU NERF OPTIQUE** *(angl. nerve fiber —).* La plus interne des couches de la rétine après la limitante interne. ◇ **DES GRAINS (DU CERVELET)** ☞ *STRATUM GRANULOSUM CEREBELLI.* ◇ **GERMINATIVE** *(angl. stratum germinativum).* Couche indifférenciée de la base d'un épithélium. ◇ **GRANULAIRE EXTERNE** ☞ *LAME GRANULAIRE EXTERNE DU CORTEX CÉRÉBRAL.* ◇ **GRANULEUSE** ☞ *STRATUM GRANULOSUM.* ◇ **GRANULEUSE EXTERNE** *(angl. outer nuclear —).* Couche de la rétine, formée par les corps des cellules visuelles à cônes et à bâtonnets. ◇ **GRANULEUSE INTERNE** *(angl. inner nuclear —).* Couche de la rétine contenant des cellules intermédiaires bipolaires. ◇ **MOLÉCULAIRE** ☞ *STRATUM MOLECULARE CEREBELLI.* ◇ **OPTIQUE** ☞ *THALAMUS.* ◇ **PIGMENTAIRE** *(NA. pars pigmentosa retinae). (angl. outer pigmented — of retina).* La plus externe des dix couches de la rétine, appliquée sur la membrane de Bruch de la choroïde. SYN.

ÉPITHÉLIUM PIGMENTAIRE. ◇ **PLEXIFORME EXTERNE** *(angl. outer plexiform —).* Couche de la rétine au niveau de laquelle s'effectue l'articulation des cellules visuelles avec les cellules bipolaires. ◇ **PLEXIFORME INTERNE** *(angl. inner plexiform —).* Couche de la rétine au niveau de laquelle s'effectue l'articulation des cellules bipolaires et des cellules amacrines avec les cellules multipolaires. ◇ **RÉTICULAIRE** ☞ *STRATUM RETICULARE DERMIDIS.*

COUDE *s. m. (NA. regio cubiti). (angl. elbow).* Partie du membre supérieur qui correspond à l'articulation entre le bras et l'avant-bras, formée par l'extrémité inférieure de l'humérus et les extrémités supérieures du radius et de l'ulna. Elle comprend deux régions : en avant, la région du pli du coude, en arrière, la région olécrânienne. ◇ **DU JOUEUR DE TENNIS** *(angl. tennis elbow).* Épicondylite ou épicondylalgie des joueurs de tennis ; bursite radiohumérale. SYN. *TENNIS ELBOW.*

COUMARINIQUES *s. m. pl. (angl. coumarine anticoagulants).* Groupe de composés qui se caractérisent par leur capacité à provoquer l'inhibition de la synthèse du complexe prothrombinique (facteurs II, VII, IX et X), ce qui entraîne un état d'hypocoagulabilité. Ils sont utilisés comme anticoagulants. Ce sont des antivitamine K.

COUP ◇ **DE CHALEUR** *(angl. heat stroke).* État provoqué par une exposition du corps à une irradiation solaire intense ou à une température excessive, et caractérisé par divers troubles : céphalées, vertiges, déshydratation, nausées et crampes musculaires. ◇ **DE HACHE SOUS-MAMMAIRE** *(angl. Harrison's groove).* Dépression anormale observée au niveau des fausses côtes chez le rachitique. ◇ **DE POIGNARD ABDOMINAL** *(angl. abdominal stab).* Douleur brutale en rapport avec la perforation d'un organe creux responsable d'une péritonite. ◇ **DE SOLEIL** *(angl. sunburn).* Érythème survenant après exposition prolongée au soleil. SYN. *ÉRYTHÈME SOLAIRE.* ◇ **DU LAPIN** *(angl. whiplash injury).* Flexion brutale du rachis cervical à la suite d'un choc indirect (accident de voiture) avec risque de lésions vertébromédullaires.

COUPE *s. f. (angl. section).* Section d'un corps ou d'un organe. ◇ **FRONTALE** *(angl. frontal —).* Section longitudinale du corps, ou d'une partie de celui-ci, transversalement de gauche à droite, perpendiculaire à la coupe sagittale, et qui divise le corps en une portion ventrale et une portion dorsale. ◇ **LONGITUDINALE** *(angl. medial —).* Section du corps, ou d'une partie de celui-ci, qui suit le grand axe. ◇ **SAGITTALE** *(angl. sagittal —).* Section longitudinale du corps, ou d'une partie de celui-ci, de direction antéropostérieure. ◇ **TRANSVERSALE** *(angl. transverse —).* Section perpendiculaire à l'axe du corps ou d'un organe.

COUPEROSE *s. f.* ☞ *ACNÉ ROSACÉE.*

COURBATURE *s. f. (angl. stiffeness).* Douleur musculaire, en particulier dans les membres, et état de fatigue dus à un effort prolongé ou à un état fébrile.

COURBE *s. f.* **1.** *(angl. curve).* Ligne décrivant un segment de cercle. **2.** *(angl. chart graph).* Représentation graphique des phases successives d'un phénomène au moyen d'une ligne dont les points indiquent des valeurs variables. ◇ **THERMIQUE** **1.** Graphique illustrant les variations de la température d'un malade durant le cours de sa maladie. **2.** En gynécologie, courbe de la température matinale d'une femme, du premier au dernier jour du cycle menstruel.

COURONNE *s. f.* **1.** Couronne de la dent. **2.** Structure anatomique de disposition circulaire. ◇ **ARTIFICIELLE** *(angl. artificial crown).* Couronne en métal, en porcelaine ou en résine synthétique qui s'ajuste sur la racine d'une dent naturelle. ◇ **DE LA DENT** *(NA. corona dentis). (angl. dental crown).* Partie visible de la dent, qui fait saillie hors du bord alvéolaire, et qui est recouverte d'émail. ◇ **DU GLAND** *(NA. corona glandis). (angl. corona of glans penis).* Rebord presque circulaire à la base du gland, interrompu au niveau de l'insertion du frein. ◇ **ÉQUATORIALE** *(angl. equatorial plate).* Figure formée par les chromosomes qui se disposent en couronne à l'équateur de la cellule lors de la métaphase. SYN. *PLAQUE ÉQUATORIALE.*

COUVEUSE *s. f. (angl. incubator).* Enceinte close à parois transparentes dans laquelle on maintient les enfants prématurés à une température et une humidité constante, dans un milieu aseptique. SYN. *INCUBATEUR.*

COWPÉRITE *s. f. (angl. Cowper's gland abscess).* Inflammation des glandes bulbo-urétrales (glandes de Cowper).

COWPOX *s. m. (angl. cowpox).* Maladie pustuleuse des bovidés, due à un virus proche du virus de la vaccine et pouvant se transmettre aux trayeurs et à leur entourage.

COXA *s. f. (angl. coxa).* ☞ *HANCHE.* ◇ **ADDUCTA, FLECTA** ☞ *COXA VARA.* ◇ **PLANA** *(angl. — plana).* Nécrose de la tête du fémur, qui atteint l'enfant de 4 à 10 ans (surtout les garçons). Elle se traduit par des douleurs, une boiterie et une limitation des mouvements. Après guérison, la tête fémorale reste souvent aplatie et il persiste une légère subluxation externe qui favorise le développement de la coxarthrose. SYN. *PERTHES (MALADIE DE).* ◇ **VALGA** *(angl. — valga).* Déviation du membre inférieur en abduction et rotation externe, avec limitation de l'adduction et de la rotation interne, due à une déformation du col du fémur dont l'angle cervico-diaphysaire est plus important que normalement. ◇ **VARA** *(angl. — vara).* Déviation du membre inférieur en adduction et rotation interne, due à une dystrophie du col du fémur et caractérisée par une diminution de l'angle d'inclinaison du col fémoral avec la diaphyse.

COXAL *adj. (angl. coxal).* Qui se rapporte à la hanche. ◇ **(OS)** *(angl. hip bone).* Os pair et plat composé de trois parties : l'ilium, le pubis et l'ischium, formant le squelette de la hanche ; s'articule avec son homonyme et le sacrum pour former le bassin. SYN. *OS ILIAQUE. ATLAS ANATOMIQUE DES OS EN ANNEXE.*

COXALGIE *s. f.* Douleur localisée à la hanche.

COXARTHRIE *s. f. (angl. coxarthritis).* ☞ *COXARTHROSE.*

COXARTHROSE *s. f. (angl. osteoarthritis of the hip).* Arthrose de la hanche, primitive ou secondaire survenant en général après 50 ans. SYN. *COXARTHRIE.*

COXIB *(angl. coxib).* ☞ *ANTI-COX 2.*

COXITE *s. f. (angl. coxitis).* Arthrite coxofémorale. ◇ **SÉNILE** *(angl. senile —).* Arthrite dégénérative localisée à l'articulation de la hanche, survenant chez le vieillard. ◇ **TRANSITOIRE** *(angl. — fugax).* Affection aiguë de l'enfance avec douleur, fièvre et impotence de la hanche guérissant en quelques jours. Son étiologie est inconnue. SYN. *ÉPIPHYSITE AIGUË DE HANCHE, « RHUME DE HANCHE ».*

COXODYNIE *s. f. (angl. hip pain).* Douleur localisée à la hanche.

COXSACKIE *(angl. Coxsackie virus).* Nom d'un groupe de virus appartenant au genre *Enterovirus*, responsables de diverses affections chez l'homme : méningites, maladie de Bornholm, herpangine, myocardite, péricardite, myalgies.

CPA *(angl. ACP).* Abréviation de cœur pulmonaire aigu.

CPC *(angl. CCP).* Abréviation de cœur pulmonaire chronique.

CPK *(angl. CPK).* Abréviation de créatine-phosphokinase.

CR *(angl. CR lead).* En électrocardiographie, symbole d'une dérivation précordiale dans laquelle l'électrode indifférente est placée sur le bras droit (CR vient de l'anglais *Chest-Right*).

CRACHAT *s. m. (angl. sputum).* Salive ou mucosités provenant des muqueuses des voies respiratoires et rejetées par la bouche. ◇ **FERRUGINEUX** *(angl. rusty —).* Crachat mélangé de sang, qui lui donne une teinte analogue à celle de la rouille. ◇ **JUS DE PRUNEAU** *(angl. prune juice —).* Crachat foncé de couleur brunâtre observé dans certaines formes graves de pneumonie. ◇ **NUMMULAIRE** *(angl. nummular —).* Crachat de disques ronds rappelant des pièces de monnaie, fréquent dans la tuberculose pulmonaire. ◇ **PERLÉ** *(angl. Laennec's pearl).* Crachat terminant la crise d'asthme et contenant de petites formations opalescentes. ◇ **ROUILLÉ** *(angl. rusty —).* Crachat de couleur rouille, caractéristique du début de la pneumonie lobaire aiguë. ◇ **SANGLANT** *(angl. hemoptoic —)*. Crachat constitué par des produits d'expectoration et du sang.

CRACK *s. m. (angl. crack)*. Forme de cocaïne cristallisée que l'on fume et avec laquelle on obtient très rapidement un fort degré d'imprégnation par la drogue, ce qui explique l'importance du phénomène d'accoutumance et la très grande toxicité de ce produit.

CRAMPE *s. f. (angl. cramp)*. Contraction involontaire, douloureuse, spasmodique et transitoire d'un ou de plusieurs muscles. La crampe peut s'observer dans les polyneuropathies, la sclérose latérale amyotrophique, les myopathies métaboliques, mais reste souvent primitive. Par extension, toute douleur de type spasmodique (crampe d'estomac par exemple). ◇ **DE DÉSHYDRATATION** *(angl. dehydration —)*. Crampe résultant d'une déshydratation aiguë après vomissements ou diarrhée abondante. ◇ **DES ÉCRIVAINS** *(angl. writers' —)*. Trouble moteur psychosomatique perturbant l'écriture ; forme focale de dystonie de fonction observée également chez les musiciens, les maîtres d'armes, etc. SYN. *CRAMPE DE L'INSTRUMENTISME*. ◇ **FONCTIONNELLE** ☞ *CRAMPE PROFESSIONNELLE*. ◇ **PROFESSIONNELLE** *(angl. professional —)*. Trouble tonique occasionné par un acte musculaire bien déterminé et toujours identique, et observé fréquemment dans les professions où se produit une répétition des mêmes gestes. Il porte des noms différents suivant la profession : il existe la crampe des compositeurs, des couturières, des écrivains, des musiciens, des horlogers, etc. SYN. *CRAMPE FONCTIONNELLE*.

CRÂNE *s. m. (NA. cranium). (angl. skull)*. Ensemble des os qui forment le squelette de la tête. Ces os s'articulent entre eux par des sutures, excepté la mandibule, qui est le seul élément mobile de l'ensemble. ◇ **BIFIDE** Crâne présentant une fissure congénitale. ◇ **EN BESACE** *CYMBOCÉPHALIE*. ◇ **EN BROSSE** Dans la β thalassémie majeure, aspect radiologique de la table externe du crâne traversé de spicules parallèles. ◇ **EN PAIN DE SUCRE** ☞ *ACROCÉPHALIE*. ◇ **EN TOUR** ☞ *ACROCÉPHALIE*. ◇ **NATIFORME** *(angl. natiform —)*. ☞ *NATIFORME*. ◇ **OLYMPIEN** ☞ *FRONT OLYMPIEN*.

CRANIECTOMIE *s. f. (angl. craniectomy)*. Excision d'un fragment du crâne.

CRÂNIEN *adj. (angl. cranial)*. Qui se rapporte au crâne.

CRANIOPHARYNGIOME *s. m. (angl. craniopharyngioma)*. Tumeur bénigne congénitale souvent calcifiée développée au-dessus de la selle turcique aux dépens du tractus craniopharyngé. Elle peut provoquer une hypertension intracrânienne avec hémianopsie bitemporale et insuffisance hypophysaire.

CRANIOPLASTIE *s. f. (angl. cranioplasty)*. Chirurgie plastique du crâne ; correction chirurgicale des déformations du crâne.

CRANIOSTÉNOSE *s. f. (angl. craniostenosis)*. Malformation due à l'ossification précoce des sutures crâniennes, se traduisant par une dysmorphie cranio-faciale avec hypertension intracrânienne. SYN. *CRANIOSYNOSTOSE*.

CRANIOTABÈS *s. m. (angl. craniotabes)*. Zones de ramollissement du crâne chez l'enfant, perceptibles à la palpation, qui apparaissent vers le troisième ou quatrième mois de la vie, et sont liées notamment au rachitisme. SYN. *CRANIOMALACIE*.

CRANIOTOMIE *s. f. (angl. craniotomy)*. Toute intervention comportant l'ouverture du crâne.

CRASE *s. f. (angl. crasis)*. Constitution. Autrefois, ce terme exprimait le juste équilibre entre les quatre humeurs (sang, bile, atrabile et pituite). ◇ **SANGUINE** *(angl. blood coagulation)*. Expression utilisée pour désigner les propriétés coagulantes du sang. SYN. *HÉMOSTASE*.

CRÉATINE *s. f. (angl. creatine)*. Composé azoté dont le phosphate constitue un important dépôt d'énergie. Utilisée comme complément nutritionnel par certains sportifs. ◇ **KINASE (OU PHOSPHOKINASE)** *(angl. — kinase — phosphokinase)*. Enzyme musculaire permettant la transformation de la créatine en créatine-phosphate (forme de stockage de l'énergie dans les muscles). Son taux sanguin s'élève notamment dans l'infarctus du myocarde, certaines myopathies et les souffrances musculaires. Une isoenzyme, la créatine-kinase MB, est spécifique du myocarde. Abréviation : CPK.

CRÉATINÉMIE s. *f.* *(angl. level of creatine in blood).* Teneur du sang en créatine (taux sérique normal < 115 mcmol/L).

CRÉATININE s. *f.* *(angl. creatinine).* Substance formée essentiellement dans les muscles. Son taux normal dans le sang est de 53 à 115 mcmol/L. Son excrétion urinaire par 24 heures est constante chez un individu donné, reflet de sa masse musculaire.

CRÉATININÉMIE s. *f.* *(angl. level of creatine in blood).* Teneur du sang en créatinine ; le taux normal est de 53 à 115 mcmol/L (6 à 13 mg/L) de sérum.

CRÉATININURIE s. *f.* *(angl. creatininuria).* Présence de créatinine dans l'urine, provenant de la créatine musculaire. Constante chez un individu donné, elle est d'environ 8 à 18 mmol/24 heures (0,9 à 2 g). Elle ne varie qu'en cas de lésions rénales.

CRÉATINURIE s. *f.* *(angl. creatinuria).* Présence de créatine dans l'urine. Elle est très importante chez le nourrisson et l'enfant ; elle disparaît chez l'adulte et réapparaît chez le vieillard. Elle augmente de façon pathologique dans les dystrophies musculaires et lors des traitements par corticoïdes.

CRÉATORRHÉE s. *f.* *(angl. creatorrhea).* Élimination d'une quantité anormale de protides dans les selles.

CRÈCHE s. *f.* *(angl. day nursery).* Établissement dans lequel les jeunes enfants sont gardés durant la journée.

CRÉMASTER s. *m.* *(NA. musculus cremaster). (angl. cremaster muscle).* Tunique musculeuse du scrotum. *ATLAS ANATOMIQUE DES MUSCLES EN ANNEXE.*

CRÈME s. *f.* *(angl. cream).* Préparation cosmétique ou thérapeutique, de consistance molle, moins épaisse et moins grasse que la pommade.

CRÉNOTHÉRAPIE s. *f.* *(angl. crenotherapy).* Emploi thérapeutique des eaux minérales.

CRÉPITANT *adj.* *(angl. crepitant).* Qui produit une crépitation.

CRÉPITATION s. *f.* *(angl. crepitus).* Bruit fin et sec, rappelant celui des cheveux frottés entre les doigts ou celui du sel jeté sur le feu, audible pendant l'inspiration et traduisant un processus d'alvéolite. SYN. *RÂLE CRÉPITANT.* ◇ **ARTICULAIRE** *(angl. articular—).* Crépitation perçue à la palpation lors de la mobilisation d'une articulation en cas d'arthrite sèche. ◇ **DE RETOUR** *(angl. —redux).* Bruit de crépitation audible au commencement de la période de régression d'une pneumonie. ◇ **NEIGEUSE** Sensation, semblable à celle que l'on obtient en comprimant de la neige, perçue à la palpation d'un emphysème sous-cutané. ◇ **OSSEUSE** *(angl. bony—).* Bruit résultant du frottement l'une contre l'autre des deux extrémités d'un os fracturé.

CREST (syndrome) *(angl. CREST syndrome).* Forme de sclérodermie associant : calcinose sous-cutanée (C), syndrome de Raynaud (R), atteinte œsophagienne (E), sclérodactylie (S) et télangiectasies (T).

CRÊTE s. *f.* *(NA. crista). (angl. crest crista).* En anatomie, relief allongé soulevant une surface ou la bordant. Ex. *crête iliaque, crête ulnaire.* ◇ **ACOUSTIQUE** ☞ *CRÊTE AMPULLAIRE.* ◇ **AMPULLAIRE** *(NA. —ampullaris). (angl. acoustic crest).* Épaississement localisé de la membrane qui tapisse l'ampoule des canaux semi-circulaires ; il est recouvert par le neuro-épithélium qui contient les cellules acoustiques. ◇ **DENTAIRE** *(angl. dental crest).* Rebord développé au dépens de la muqueuse gingivale du fœtus, le long des bords alvéolaires des os maxillaires fœtaux. ◇ **DU GRAND FESSIER** ☞ *TUBÉROSITÉ GLUTÉALE.* ◇ **DU TIBIA** *(NA. margo anterior tibae). (angl. anterior margin of tibia).* Les trois quarts supérieurs du bord antérieur du tibia, aisément palpables sous la peau. ◇ **DU VESTIBULE** *(NA. —vestibuli). (angl. crest of vestibule).* Crête osseuse sur le plancher du vestibule, entre l'aqueduc du vestibule et la fossette hémisphérique. ◇ **ÉPINEUSE** *(angl. spinal process).* Ancienne dénomination. ☞ *PROCESSUS SPINAL.* ◇ **ETHMOÏDALE** *(NA. —ethomoidalis). (angl. ethmoid crest).* Crête située sur la face interne du palatin ; elle s'articule avec le cornet moyen de l'ethmoïde. ◇ **FRONTALE** *(NA. — frontalis). (angl. frontal crest).* Crête osseuse sur la ligne médiane de la face interne du frontal, sur laquelle s'insère la faux du cerveau. ◇ **ILIAQUE** *(NA. — iliaca). (angl. iliac crest).* Bord supérieur de l'os iliaque. ◇ **INFRATEMPORALE** *(angl. infratemporal crest).* Crête qui divise la face externe de la grande aile du sphénoïde en deux parties, une face supérieure temporale et une face inférieure zygomatique. ◇ **INTEROSSEUSE DE LA FIBULA** *(NA. margo interossea (fibula)). (angl. interosseous ridge of fibula).* Rebord qui longe toute la face interne de la fibula. ◇ **INTERTROCHANTÉRIENNE** *(angl. intertrochanteric line).* Ancienne dénomination. ☞ *LIGNE INTERTROCHANTÉRIQUE.* ◇ **LACRYMALE POSTÉRIEURE** *(NA. — lacrymalis posterior). (angl. posterior lacrimal crest).* Crête située sur la face orbitaire de l'os lacrymal, qui se termine en dessous par une espèce de crochet, l'hamulus lacrymalis. ◇ **LATÉRALE DU FRONTAL** *(angl. external frontal crest).* ☞ *LIGNE TEMPORALE.* ◇ **NASALE** *(NA. — nasalis). (angl. nasal crest).* Crête osseuse sur la ligne interne du processus palatin du maxillaire et de la lame horizontale du palatin, sur laquelle se fixe le septum nasal. ◇ **NEURALE** *(angl. neural crest).* Élévation dorsale du tube neural de l'embryon, qui est à l'origine des ganglions rachidiens. ◇ **OCCIPITALE** *(NA. — occipitalis). (angl. occipital crest).* Chacune des éminences osseuses situées sur les faces postérieure et antérieure de l'os occipital. ◇ **OCCIPITALE EXTERNE** *(NA. — occipitalis externa). (angl. external occipital crest).* Crête qui va de la protubérance occipitale jusqu'au foramen occipital. ◇ **OCCIPITALE INTERNE** *(NA. — occipitalis interna). (angl. internal occipital crest).* Crête qui sépare les deux fosses cérébelleuses et donne insertion à la faux du cervelet. ◇ **ORBITAIRE** *(NA. margo supraorbitalis). (angl. orbital crest).* Bord antéro-inférieur de l'os frontal. ◇ **SACRALE** *(NA. — sacralis mediana). (angl. crista sacralis mediana).* Crête osseuse médiane de la face postérieure du sacrum, résultant de la fusion des processus épineux du sacrum. ◇ **SPHÉNOÏDALE** *(NA. — sphenoidalis). (angl. sphenoidal crest).* Crête osseuse médiane située sur la face antérieure du sphénoïde, et formant une partie du septum nasal. ◇ **SUPRAMASTOÏDIENNE** *(angl. supramastoid crest).* Élévation de l'os temporal au-dessus du méat acoustique. ◇ **SUPRAVENTRICULAIRE** *(NA. — supraventricularis). (angl. supraventricular crest).* Crête infundibuloventriculaire, qui marque sur la paroi interne du ventricule droit la séparation entre l'orifice pulmonaire et l'orifice atrioventriculaire. ◇ **TEMPORALE** *(angl. temporal line).* Ancienne dénomination. ☞ *LIGNE TEMPORALE.* ◇ **TRANSVERSE** *(NA. — transversa fundus meatus acusticus internus). (angl. crista transversa).* Crête transversale du méat acoustique interne. ◇ **URÉTRALE** *(NA. — urethralis). (angl. urethral crest).* Repli de la muqueuse dorsale de l'urètre. ◇ **ZYGOMATIQUE DE LA GRANDE AILE DU SPHÉNOÏDE** *(angl. zygomatic crest of greater wing of sphenoidal bone).* Bord antérieur de la grande aile du sphénoïde.

CRÊTES DE COQ *(angl. condyloma acuminatum).* Formations d'origine virale au niveau des muqueuses génitales, en forme de chou-fleur. SYN. *CONDYLOME ACUMINÉ.*

CRÉTINISME *s. m. (angl. cretinism).* Affection congénitale due au dysfonctionnement ou à l'absence de la thyroïde, caractérisée par un arrêt du développement physique et mental, s'accompagnant de dystrophies multiples.

CREUTZFELDT-JAKOB (MALADIE DE) *(angl. Creutzfeldt-Jakob disease).* Spongiose cérébrale, associée à des lésions du thalamus et des corps striés. Elle est due à un prion (particule infectante protéique). Son expression clinique variable comporte toujours une démence, le plus souvent associée à une atteinte pyramidale et extrapyramidale ; elle évolue en quelques mois vers la mort. Il s'agit d'une forme acquise. ☞ *ENCÉPHALOPATHIE SPONGIFORME SUBAIGUË.*

CREUX *s. m. (NA. fossa). (angl. cavity).* En anatomie, nom de diverses régions plus ou moins déprimées. ☞ *FOSSE.* ◇ **AXILLAIRE** *(angl. armpit).* ☞ *FOSSE AXILLAIRE.* ◇ **POPLITÉ** ☞ *FOSSE POPLITÉE.*

CREVASSE *s. f. (angl. chap).* ☞ *RHAGADE.*

CRF *s. m.* **1.** Abréviation de *corticotropin releasing factor.* **2.** Abréviation de capacité résiduelle fonctionnelle.

CRH *(angl. CRH).* Abréviation de *corticotropin releasing hormone.*

CRI DU CHAT (SYNDROME DU) *(angl. cri du chat syndrome, cat-like crying syndrome).* Syndrome dû à la délétion du bras court d'un des chromosomes de la 5ᵉ paire. Il se caractérise par une microcéphalie, un hypertélorisme avec épicanthus, un nez épaté, un micrognathisme, des dermatoglyphes anormaux et une arriération mentale. Il prédomine dans le sexe féminin, et les nouveau-nés émettent un cri faible semblable à un miaulement, ce qui explique son nom.

CRICOÏDE *adj. (angl. cricoid).* En forme d'anneau.

CRIMINOLOGIE *s. f. (angl. criminology).* Étude scientifique du crime et des criminels.

CRISE *s. f.* **1.** Changement subit au cours de l'évolution d'une maladie, dans un sens favorable ou non. **2.** Accident atteignant une personne en bonne santé apparente ou aggravation brusque d'un état chronique (crise d'appendicite, crise d'asthme, etc.) ◇ **ANAPHYLACTOÏDE** *(angl. anaphylactoid —).* Ensemble de symptômes ressemblant à ceux de l'anaphylaxie. ◇ **ÉPILEPTIQUE** *(angl. epileptic seizure).* ☞ *ÉPILEPSIE.* ◇ **HÉMOLYTIQUE** *(angl. hemolytic —).* Crise aiguë d'hémolyse intravasculaire. ◇ **MYÉLOCYTAIRE** *(angl. myelocytic —).* Apparition soudaine de myélocytes dans le sang. Elle peut survenir au décours d'une aplasie ou d'une agranulocytose. ◇ **OCULOGYRE** *(angl. oculogyric —).* Contraction spasmodique des muscles oculogyres dans certains cas d'encéphalite épidémique ou associée à une rotation de la tête dans la crise épileptique oculocéphalogyre. ◇ **PHARYNGÉE** *(angl. pharyngeal —).* Crise viscérale tabétique caractérisée par l'apparition subite de troubles sensitifs au niveau du pharynx, avec mouvements involontaires de déglutition. ◇ **RÉTICULOCYTAIRE** *(angl. reticulocytosis —).* Élévation brutale du taux des réticulocytes circulants, après une hémorragie ou le traitement efficace d'une anémie arégénérative. ◇ **TABÉTIQUE** *(angl. tabetic —).* Douleur paroxystique ressentie par le tabétique dans une région du corps ou un organe particulier. ◇ **THYRÉOTOXIQUE** *(angl. thyrotoxic —).* Accident grave qui survient parfois au cours de l'évolution d'une maladie de Basedow en particulier en postopératoire, se caractérisant par une grande agitation, une hyperthermie, une tachycardie avec palpitations et arythmie, une rubéfaction de la peau avec transpiration profuse, de la diarrhée, des douleurs abdominales et des céphalées. ◇ **TONICOCLONIQUE** *(angl. grand mal seizure).* Crise épileptique généralisée de type grand mal. ◇ **VAGALE** *(angl. vagal —).* Trouble paroxystique d'origine vagale.

CRISPATION *s. f.* Contraction involontaire, à peine perceptible, de certains muscles, notamment sous l'effet d'une émotion.

CRISTALLIN *s. m. (NA. lens). (angl. crystalline lens).* Organe lenticulaire biconvexe transparent, situé dans le globe oculaire entre l'humeur aqueuse et le vitré. C'est l'organe de l'accommodation.

CRITIQUE *adj. (angl. critical).* Qui se rapporte à une crise ou qui est de la nature d'une crise.

CROCHU *adj. (angl. uncinate).* En forme de crochet.

CROHN (MALADIE DE) *(angl. Crohn's disease).* Inflammation subaiguë et nécrosante d'un segment de l'intestin grêle, le plus souvent l'iléon terminal, pouvant s'associer à une colite du même type. Il existe une hyperplasie importante des follicules et des nœuds lymphoïdes. L'étiologie en est inconnue et l'évolution se fait souvent vers des fistules et des rétrécissements du grêle. SYN. *ILÉITE RÉGIONALE.*

CROISEMENT *s. m. (angl. crossing).* Produit de la conception dont les géniteurs n'appartiennent pas à la même espèce. ☞ *HYBRIDE.* ◇ **(SIGNE DU)** *(angl. Gunn's — sign).* Signe d'artériosclérose rétinienne visible au fond d'œil : les veines semblent donc écrasées.

CROISSANCE *s. f.* **1.** Développement progressif du corps, notamment de la taille, dans les premières années de la vie. **2.** Augmentation de volume d'une cellule, d'un élément anatomique, etc. ◇ **(HORMONE DE)** *(angl. — hormone).* ☞ *SOMATOTROPHINE.*

CROSSE DE L'AORTE *(angl. arch of aorta).* Partie de l'aorte entre l'aorte ascendante et l'aorte thoracique descendante. *ATLAS ANATOMIQUE DES ARTÈRES EN ANNEXE.*

CROSSING-OVER *s. m.* Terme anglais désignant l'échange réciproque de matériel génétique entre chromosomes homologues lors de la méiose. ☞ *ENJAMBEMENT DES CHROMOSOMES.*

CROUP *s. m. (angl. croup).* Laryngite diphtérique compliquée de dyspnée et d'asphyxie du fait des fausses membranes et de l'œdème de la muqueuse du larynx empêchant la pénétration de l'air dans la trachée. Cette affection est devenue rare depuis l'emploi de la vaccination antidiphtérique. ◇ **SPASMODIQUE** *(angl. spasmodic —).* SYN. *LARYNGITE STRIDULEUSE.*

CROUPAL *adj. (angl. croupous).* Qui se rapporte au croup ; qui rappelle le croup.

CROÛTE *s. f. (angl. crust).* Petite formation solide constituée à la surface de la peau ou d'une muqueuse par des sérosités, du sang ou du pus desséchés. ◇ **DE LAIT** *(angl. impetigo neonatorum).* Dermatite séborrhéique du nourisson.

CROÛTEUX *adj. (angl. crusted).* Qui est caractérisé par la présence de croûtes.

CRP *(angl. CRP).* Abréviation de protéine C-réactive (vient de l'anglais *C-reactive protein*).

CRUENTÉ *adj. (angl. bleeding).* Terme employé pour désigner une surface recouverte de dépots fibrineux ou de fausses membranes.

CRUORIQUE *adj. (angl. cruoric).* Qui est constitué de sang ; qui a la couleur ou l'aspect du sang.

CRURAL *adj. (angl. crural).* Qui se rapporte à la cuisse.

CRURALGIE *s. f.* Douleur située au niveau de la cuisse.

CRUSH SYNDROME Terme anglais désignant le syndrome d'écrasement. ☞ *ÉCRASEMENT (SYNDROME D').*

CRYANESTHÉSIE *s. f.* **1.** Absence de perception du froid. **2.** Anesthésie locale de la peau par une substance réfrigérante.

CRYOAGGLUTININE *s. f. (angl. cold agglutinin).* Agglutinine active seulement à basse température (entre 0 et 20 °C). SYN. *AGGLUTININE FROIDE.*

CRYOBIOLOGIE *s. f. (angl. cryobiology).* Étude des effets des basses températures sur la matière vivante.

CRYOCAUTÈRE *s. m.* Instrument utilisant la neige carbonique pour le traitement par le froid de certaines affections cutanées.

CRYOCHIRURGIE *s. f. (angl. cryosurgery).* Destruction d'un tissu par application de froid extrême, utilisé en neurochirurgie, dermatologie et pour l'ablation de tumeurs notamment hépatiques.

CRYOGLOBULINE *s. f. (angl. cryoglobulin).* Immunoglobuline anormale ayant pour propriété essentielle de former un précipité à froid, avec redissolution possible à 37 °C.

CRYOTHÉRAPIE *s. f. (angl. cryotherapy).* Emploi thérapeutique des basses températures (douches ou bains froids, applications de glace, de neige carbonique, de chlorure d'éthyle).

CRYPTITE *s. f. (angl. anal cryptitis).* Inflammation des sillons entre les colonnes anales.

CRYPTOCOCCOSE *s. f. (angl. cryptococcosis).* Mycose provoquée par des organismes appartenant au genre *Cryptococcus.* Elle affecte la peau, les poumons et d'autres viscères avec une prédilection particulière pour le cerveau et les méninges. La forme cutanée provoque des lésions acnéiformes. Le facteur favorisant le plus important de cette affection est l'infection par le virus VIH.

CRYPTOCOCCUS Genre de champignons levuriformes. ◇ ***GATTII*** Espèce responsable de cryptococcose chez l'homme et les mammifères, au même titre que *C. neoformans.* Elle serait prédominante dans les régions tropicales et soustropicales. C'est une levure pourvue de capsule polysaccharidique constituant un facteur de virulence. ◇ ***NEOFORMANS*** Espèce responsable de la cryptococcose chez l'homme et les mammifères ; fréquente au cours du sida. C'est une levure pourvue de capsule polysaccharidique constituant un facteur de virulence.

CRYPTOGÉNIQUE *adj. (angl. cryptogenic).* D'origine ou de cause obscure, inconnue, indéterminée ; se dit en particulier des processus infectieux dont la porte d'entrée ou le siège sont inconnus. SYN. *CRYPTOGÉNÉTIQUE.*

CRYPTORCHIDE *adj. (angl. cryptorchid).* Qui est atteint de cryptorchidie. S'emploie également comme substantif.

CRYPTORCHIDIE *s. f. (angl. cryptorchidism).* Malformation caractérisée par l'absence d'un ou des deux testicules dans le scrotum, par suite de leur rétention dans la cavité abdominale ou dans le canal inguinal.

CRYPTORCHIDISME *s. m. (angl. cryptorchidism).* SYN. *CRYPTORCHIDIE.*

CRYPTORCHIDOPEXIE *s. f.* ☞ *ORCHIDOPEXIE.*

CUBITUS *s. m. (angl. ulna).* ☞ *ULNA.* ◇ **VALGUS** *(angl. cubitus valgus).* Déviation de l'avant-bras en dehors. ◇ **VARUS** *(angl. cubitus varus).* Déformation d'origine congénitale ou secondaire à une fracture du coude, dans laquelle l'avant-bras forme avec le bras un angle ouvert en dedans lors de l'extension.

CUBOÏDE *s. m. (angl. cuboid).* Os le plus externe de la région antérieure du tarse. *ATLAS ANATOMIQUE DES OS EN ANNEXE.*

CUCURBITAIN *s. m. (angl. proglottid).* Chacun des anneaux de *Taenia solium* expulsés séparément, que l'on appelle ainsi du fait de leur ressemblance avec les graines de courge.

CUILLERÉE *s. f. (angl. spoonfull).* Quantité de substance que peut contenir une cuillère et avec laquelle on mesure approximativement les doses de médicaments liquides. Elle équivaut à 15 mL pour une cuillère à soupe, 10 mL pour une cuillère à dessert et 5 mL pour une cuillère à café.

CUIR CHEVELU *(angl. scalp).* Peau épaisse qui recouvre le crâne de l'homme.

CUISSE *s. f. (angl. thigh).* Partie supérieure du membre inférieur comprise entre la hanche et le genou.

CUIVRE *s. m. (angl. copper).* Métal malléable rougeâtre, de numéro atomique 29. Certains de ces sels, comme l'acétate et le sulfate, étaient utilisés autrefois pour leurs propriétés astringentes. Symbole : Cu.

CUL-DE-SAC *s. m. (angl. cul-de-sac).* Fond d'une cavité ou repli d'une séreuse en forme de sac. ◇ **OCULOCONJONCTIVAL** *(angl. conjunctival fornix).* Ancienne dénomination. ☞ *FORNIX CONJONCTIVAL.* ◇ **PLEURAL** *(angl. pleural recess).* Ancienne dénomination. ☞ *RÉCESSUS PLEURAL.* ◇ **RECTO-UTÉRIN** *(angl. pouch of Douglas).* Ancienne dénomination. ☞ *EXCAVATION RECTO-UTÉRINE.*

CULDOTOMIE *s. f. (angl. culdotomy).* Incision de l'excavation recto-utérine (cul-de-sac de Douglas).

CULICIDÉS *(angl. Culicidae).* Famille d'insectes comprenant trois sous-familles : les anophelinés, les culicinés et les aedinés, dont les femelles sont hématophages et piquent l'homme. Ils jouent un rôle important en pathologie, car ils sont les vecteurs d'un grand nombre de maladies : paludisme, fièvre jaune, filarioses, etc.

CULOT ◇ **GLOBULAIRE** *(angl. globular —).* **1.** Amas de globules rouges déposés au fond du récipient de conservation, après centrifugation du plasma sanguin. **2.** Terme (impropre) pour désigner une unité de transfusion érythrocytaire. ◇ **URINAIRE** *(angl. urinary —).* Amas de cellules déposés au fond d'un tube après sédimentation ou centrifugation de l'urine.

CULPABILITÉ (SENTIMENT DE) *s. f. (angl. sense of guilt).* Sentiment personnel de sa propre responsabilité dans une faute réelle ou imaginaire.

CULTURE *s. f. (angl. culture).* En bactériologie, procédé consistant à placer dans un milieu artificiel approprié une petite quantité de micro-organismes en vue d'obtenir leur multiplication. Ce terme désigne l'ensemble des micro-organismes ainsi obtenu. ◇ **(MI-**

LIEU DE) *(angl. — medium).* Produit nutritif artificiel, solide ou liquide, stérilisé, disposé dans des tubes de verre, des flacons ou des boîtes, servant à ensemencer des micro-organismes afin d'obtenir une culture.

CUNÉIFORME *adj. (angl. cuneate cuneiform).* En forme de coin. ◇ **(OS)** *s. m. (NA. os cuneiform). (angl. cuneiform bone).* Chacun des trois os de la rangée antérieure du tarse.

CUPRÉMIE *s. f. (angl. cupremia).* Teneur du sang en cuivre (normalement de 11 à 22 mcmol/L).

CUPRORACHIE *s. f. (angl. cuprorachia).* Taux de cuivre du LCR (normalement 0,10 mg/L à 0,15 mg/L). Dosage abandonné.

CUPRURIE *s. f. (angl. cupruria).* Taux de cuivre urinaire (normalement 0 à 2 mcmol/). Il est élevé en cas de maladie de Wilson.

CUPSIDES SEMI-LUNAIRES (DES VALVES AORTIQUES ET DU TRONC PULMONAIRE) *(angl. sigmoid valves).* Trois replis annexés à chacun des deux orifices artériels du cœur. SYN. *VALVULES SIGMOÏDES.*

CUPULE *s. f. (angl. cupula).* Structure en forme de coupe ou de dôme. ◇ **DE LA CRÊTE AMPULLAIRE** *(NA. cupula cristae ampullaris). (angl. — of ampullary crest).* Masse gélatineuse englobant les cellules sensorielles des crêtes ampullaires de l'oreille interne. ◇ **DIGITALIQUE** Déformation en cupule du segment ST de l'électrocardiogramme dans l'imprégnation digitalique. ◇ **DU RADIUS** *(angl. fovea of radius).* Ancienne dénomination. ☞ *FOVEA DE LA TÊTE RADIALE.* ◇ **PLEURALE** *(NA. cupula pleurae). (angl. pleural —).* Partie la plus élevée de la plèvre, au-dessus du sommet du poumon.

CURABLE *adj. (angl. curable).* Se dit d'une maladie susceptible d'être guérie.

CURAGE *s. m.* **1.** Évacuation, à l'aide des doigts, du contenu d'une cavité naturelle ou pathologique (par exemple, évacuation des débris placentaires de la cavité utérine après un avortement). **2.** *(angl. lymphadenectomy).* Exérèse de l'ensemble des éléments cellulolymphatiques d'une région (curage ganglionnaire, axillaire, inguinal).

CURARE *s. m. (angl. curare).* Substance employée en médecine pour ses propriétés paralysantes des muscles squelettiques dans le traitement du tétanos et pour réduire les spasmes musculaires induits par l'électrochoc, ainsi que pour permettre une meilleure résolution du tonus musculaire lors de l'anesthésie. ◇ **DE SYNTHÈSE** *(angl. artificial —).* Produit de synthèse aux propriétés identiques à celle du curare et de la tubocurarine.

CURARISANT *adj. (angl. curar form).* Se dit de tout médicament qui produit, comme le curare, la paralysie des muscles, par interruption de l'influx nerveux au niveau de la jonction neuromusculaire. S'utilise aussi comme substantif.

CURARISATION *s. f.* **1.** Emploi thérapeutique des extraits de curare ou de médicaments ayant une action pharmacologique semblable à celle du curare. **2.** Intoxication par le curare ou les agents curarisants.

CURATELLE *s. f. (angl. partial tutelage).* Régime de protection d'un malade mental dont l'altération durable des facultés nécessite une assistance dans les actes de la vie civile, sans le mettre dans l'incapacité d'agir lui-même.

CURE *s. f.* **1.** Période de traitement d'une maladie ou d'une lésion en vue de sa guérison. **2.** Méthode particulière de traitement. **3.** Séjour dans une station thermale ou climatique. ◇ **RADICALE** *(angl. radical —).* Traitement qui fait complètement disparaître une affection médicale ou chirurgicale, comme la cure radicale d'une hernie ou d'une hydrocèle. ◇ **THERMALE** ☞ *CRÉNOTHÉRAPIE.*

CURETAGE (OU CURETTAGE) *s. m. (angl. curettage).* Opération consistant à débarrasser de son contenu une cavité naturelle (utérus, etc.) ou pathologique, ou une plaie, à l'aide d'une curette. ◇ **PAR ASPIRATION** *(angl. vacuum —).* Évacuation des débris placentaires de la cavité utérine à l'aide d'une canule aspirante.

CURETTE *s. f.* cur Instrument chirurgical, en forme de cuillère, destiné au nettoyage chirurgical d'une cavité.

CURIE *s. m. (angl. curie).* Unité de radioactivité. Symbole : Ci.

CURIEPUNCTURE *s. f. (angl. interstitial irradiation).* Traitement de certaines tumeurs au moyen de l'insertion d'aiguilles radioactives.

CURIETHÉRAPIE s. f. *(angl. curietherapy, brachytherapy).* Traitement par des isotopes radioactifs placés au plus prés de la zone à traiter (au contact direct de la tumeur) ; divers isotopes ont été utilisés par le passé (radium, cobalt 60, phosphore 32, etc.), la préférence va désormais pour l'iridium 192 ou l'iode 125. SYN. *BRACHYTHÉRAPIE.*

CUSHING ⌔ **(MALADIE DE)** *(angl. Cushing's disease).* Hyperplasie bilatérale des glandes surrénales avec hypercorticisme chronique due à un adénome basophile de l'hypophyse. ⌔ **(SYNDROME DE)** *(angl. Cushing's syndrome).* Syndrome dû à l'hyperproduction de glucocorticoïdes par le cortex de la glande surrénale, d'étiologie variée : tumeur surrénalienne bénigne ou maligne, hyperplasie du cortex de la glande surrénale à la suite d'une hypersécrétion d'hormone corticotrope par l'hypophyse ou d'origine extrahypophysaire. Ce syndrome, lorsqu'il est complet, comporte : ostéoporose, hyperglycémie, faiblesse musculaire avec amyotrophie, obésité de la face, du cou et du tronc, hirsutisme, vergetures cutanées pourpres, aménorrhée ou impuissance, hypertension artérielle, arrêt de la croissance chez l'enfant, augmentation des corticoïdes plasmatiques et de l'excrétion urinaire des 17-hydroxycorticoïdes.

CUSHINGOÏDE *adj. (angl. cushingoid).* Qui rappelle le syndrome de Cushing.

CUSPIDE *s. f. (NA. cuspis). (angl. cusp).* Petite saillie à la surface occlusale d'une dent.

CUTANÉ *adj. (angl. cutaneous).* Qui se rapporte à la peau.

CUTICOLE *adj. (angl. cuticular).* Qui vit sous la peau. Se dit de certaines larves parasitaires.

CUTIRÉACTION s. f. **1.** Réaction cutanée locale consécutive à l'introduction dans l'organisme, par scarification de la peau, de substances diverses, auxquelles le sujet peut être sensibilisé. **2.** Cutiréaction à la tuberculine. SYN. *DERMORÉACTION.*

CV *s. f. (angl. VC).* Abréviation de capacité vitale.

CYANOCOBALAMINE *s. f. (angl. vitamin B12).* Substance qui possède une activité hémopoïétique, normalement présente dans le foie et le rein. SYN. *VITAMINE B12.*

CYANODERMIE *s. f.* ☞ *CYANOSE.*

CYANOGÈNE *s. m.* Qui est responsable de cyanose.

CYANOPHILE *adj. (angl. cyanophil).* Qui a une affinité pour les colorants bleus.

CYANOPSIE *s. f. (angl. cyanopsia).* Anomalie de la vision dans laquelle les objets apparaissent colorés en bleu.

CYANOSE *s. f. (angl. cyanosis).* Coloration bleue de la peau et des muqueuses en rapport avec une augmentation de l'hémoglobine réduite supérieure à 5 g/%, due à un trouble circulatoire ou à une oxygénation insuffisante du sang.

CYANOSÉ *adj.* **1.** Qui a la couleur bleu violacé caractéristique de la cyanose. **2.** Qui est atteint de cyanose.

CYANURE *s. m. (angl. cyanide).* Sel ou ester de l'acide cyanhydrique, extrêmement toxique.

CYCLAMATE *s. m. (angl. cyclamate).* Substance utilisée comme édulcorant artificiel.

CYCLE *s. m.* **1.** Suite de changements affectant un organisme, ou suite de stades différents d'un phénomène, avec retour au point de départ et répétition. **2.** Période déterminée de la vie d'un protozoaire. **3.** En chimie organique, molécule ou groupement d'atomes se présentant sous forme d'une chaîne fermée. ⌔ **ASEXUÉ, SEXUÉ** *(angl. asexual, sexual —).* Période de reproduction respectivement asexuée ou sexuée dans la vie d'un protozoaire ou d'un autre organisme. ⌔ **BIOLOGIQUE** *(angl. biocycle).* Répétition cyclique de certains phénomènes, observée chez les organismes vivants. ⌔ **CARDIAQUE** *(angl. cardiac —).* Révolution cardiaque. ⌔ **CELLULAIRE** *(angl. mitotic —).* Succession de phases évolutives de la cellule d'une division à la suivante : G1, S, G2 et M. ☞ *PHASE G1, PHASE S, PHASE G2, PHASE M.* ⌔ **CITRIQUE** *(angl. Krebs' —).* ☞ *KREBS (CYCLE DE).* ⌔ **ENDOGÈNE** *(angl. endogenous —).* Période de la vie d'un protozoaire parasite passée à l'intérieur du corps d'un hôte vertébré. ◇ **ENTÉRO-HÉPATIQUE** *(angl. enterohepatic circulation).* Trajet accompli par certaines substances (cholestérol, sels biliaires, etc.) qui, de l'intestin, traversent la muqueuse intestinale pour gagner la veine porte et le foie, d'où elles passent dans la bile pour rejoindre l'intestin. ◇ **EXOGÈNE** *(angl. exogenous —).* Période de la vie d'un parasite protozoaire passée dans le corps de l'hôte invertébré. ◇ **MENSTRUEL** *(angl. menstrual —).* Série de modifications qui se reproduisent périodiquement dans l'ovaire, l'utérus et les organes sexuels secondaires chez la femme, et qui sont associées à la menstruation et aux périodes intermenstruelles. ◇ **OVARIEN** *(angl. ovarian —).* Ensemble des modifications périodiques de l'ovaire chez la femme adulte, comprises entre le développement du follicule ovarien et la régression du corps jaune. ◇ **SCHIZOGONIQUE** *(angl. schizogenic —).* Cycle asexué des parasites appartenant au genre *Plasmodium*, qui aboutit à la formation des schizontes. ◇ **SPOROGONIQUE** *(angl. sporogenic —).* Cycle sexué des parasites appartenant au genre *Plasmodium*, qui aboutit à la formation des sporozoïtes dans l'organisme du moustique. ◇ **VITAL** *(angl. vital —).* Vie complète d'un parasite du sang, qui comprend les cycles endogène et exogène.

CYCLECTOMIE *s. f. (angl. cyclectomy).* Excision partielle du corps ciliaire.

CYCLIQUE *adj. (angl. cyclic).* Qui se rapporte ou qui appartient à un cycle ; qui se produit par cycles, périodique. En chimie organique, se dit des composés de la série aromatique.

CYCLITE *s. f. (angl. cyclitis).* Inflammation du corps ciliaire, habituellement accompagnée d'une inflammation de l'iris (iridocyclite).

CYCLODIATHERMIE *s. f. (angl. cyclodiathermy).* Destruction d'une partie du corps ciliaire par diathermie (échauffement par passage de courants alternatifs à haute fréquence) dans le traitement du glaucome.

CYCLOPHOSPHAMIDE *s. m. (angl. cyclophosphamide).* Antinéoplasique du groupe des moutardes azotées, agent alkylant. Il a de nombreuses indications dans des cancers et des hémopathies (en association) et dans des maladies auto-immunes (en monothérapie).

CYCLOPIE *s. f. (angl. cyclopia).* Monstruosité consistant en la fusion des deux orbites en une orbite médiane contenant un seul œil plus ou moins dédoublé.

CYCLOPLÉGIE *s. f. (angl. cycloplegia).* Paralysie médicamenteuse de l'accomodation.

CYCLOSCOPE *s. m.* Appareil pour la mesure du champ visuel.

CYCLOSÉRINE *s. f. (angl. cycloserine).* Antibiotique indiqué dans certaines formes de tuberculose.

CYCLOSPORINE *s. f.* ☞ *CICLOSPORINE.*

CYCLOTHIAZIDE *s. m. (angl. cyclothiazide).* ☞ *THIAZIDIQUE (DIURÉTIQUE).*

CYCLOTRON *s. m. (angl. cyclotron).* Accélérateur circulaire de particules lourdes utilisant un champ magnétique fixe et un champ électrique de fréquence constante. Il permet de produire des radioéléments utilisables en médecine nucléaire.

CYLINDRAXE *s. m. (angl. axon).* ☞ *AXONE.*

CYLINDRES URINAIRES *(angl. urinary casts).* Moulages protéiques cylindriques des tubules rénaux résultant de la précipitation des protéines filtrées au niveau des glomérules par suite de la réabsorption de l'eau et des cristalloïdes, et contenant souvent divers éléments cellulaires.

CYLINDRURIE *s. f. (angl. cylindruria).* Présence de cylindres dans l'urine.

CYPHOSCOLIOSE *s. f. (angl. kyphoscoliosis).* Association d'une cyphose et d'une scoliose ; double déviation de la colonne vertébrale avec courbure à la fois dans le sens latéral et dans le sens antéropostérieur.

CYPHOSE *s. f. (angl. kyphosis).* Courbure anormale de la colonne vertébrale avec convexité postérieure. ◇ **ANGULAIRE** *(angl. angular —).* Cyphose dans laquelle un ou plusieurs processus épineux forment avec le reste de la colonne vertébrale un angle de faible rayon de courbure. Elle est caractéristique du mal de Pott.

CYPHOTIQUE *adj. (angl. kyphotic).* Qui se rapporte à la cyphose ou qui présente une cyphose.

CYPROHEPTADINE *s. f. (angl. cyproheptadine).* Médicament antihistaminique H1 et antisérotonine. Il est utilisé dans certaines affections allergiques.

CYPROTÉRONE (ACÉTATE DE) *(angl. cyproterone).* Dérivé de la progestérone aux propriétés anti-androgéniques.

CYSTADÉNOME *s. m. (angl. cystadenoma).* Adénome dans lequel la rétention de la sécrétion glandulaire détermine la formation de kystes. ◇ **MUCINEUX DE L'OVAIRE** *(angl. mucinous —).* Tumeur multiloculaire bénigne produite par des cellules épithéliales de l'ovaire qui présentent des cavités remplies de mucine. ◇ **PSEUDO-MUCINEUX DE L'OVAIRE** *(angl. pseudomiscinous —).* Entérokystome de l'ovaire dont le contenu n'est pas mucineux mais pseudomucineux.

CYSTALGIE *s. f. (angl. cystalgia).* Douleur vésicale.

CYSTECTASIE *s. f. (angl. cystectasia).* Dilatation de la vessie.

CYSTECTOMIE *s. f. (angl. cystectomy).* Résection partielle ou totale de la vessie.

CYSTÉINE *s. f. (angl. cysteine).* Acide aminé soufré, constituant des protéines. Il se transforme facilement en cystine.

CYSTICERCOSE *s. f. (angl. cysticercosis).* Infection survenant après ingestion de cysticerques, larves de *Taenia solium*, présentes dans la viande de porc. La cysticercose touche l'œil, le système nerveux central, les muscles et la peau. SYN. (peu usité) *LADRERIE.*

CYSTICERQUE *s. f. (angl. cysticercus).* Forme larvaire du ténia, se présentant sous l'aspect d'une vésicule remplie de liquide à l'intérieur de laquelle se trouve un scolex.

CYSTINE *s. f. (angl. cystine).* Acide aminé soufré, constituant de nombreuses protéines, rencontré parfois dans l'urine et à l'origine de calculs particuliers.

CYSTINÉMIE *s. f. (angl. cystinemia).* Présence de cystine dans le sang.

CYSTINURIE *s. f. (angl. cystinuria).* Présence d'une quantité abondante de cystine dans l'urine pouvant se compliquer de lithiase vésicale. ◇ **-LYSINURIE FAMILIALE** *s. f. (angl. amino diabetes).* Maladie héréditaire, transmise sur le mode autosomique récessif, associant une tubulopathie avec excrétion rénale exagérée de cystéine, d'arginine, d'ornithine et de lysine. Responsable de calculs rénaux récidivants.

CYSTIQUE *adj.* **1.** Qui se rapporte à la vessie. SYN. *VÉSICAL.* **2.** Qui se rapporte à la vésicule biliaire. Ex. *conduit cystique.*

CYSTIRRAGIE *s. f.* ☞ *CYSTORRAGIE.*

CYSTITE *s. f. (angl. cystitis).* Inflammation aiguë ou chronique de la vessie. ◇ **CATARRHALE AIGUË** *(angl. acute catarrhal —).* Forme habituelle de la cystite aiguë, qui se caractérise par une sensation de brûlure vésicale, une douleur urétrale et une miction douloureuse et impérieuse. ◇ **CROUPALE** *(angl. croupous —).* Cystite caractérisée par la présence de fausses membranes sur la muqueuse vésicale. SYN. *CYSTITE PSEUDO-MEMBRANEUSE.* ◇ **EXFOLIATRICE** *(angl. exfoliative —).* Cystite caractérisée par le détachement de fragments de muqueuse de la paroi de la vessie. ◇ **KYSTIQUE, VÉGÉTANTE** *(angl. cystic — — papillomatosa).* Cystite chronique accompagnée respectivement de la formation de kystes ou de végétations au niveau de la muqueuse vésicale. ◇ **PAPILLOMATEUSE** *(angl. — palliomatosa).* Cystite caractérisée par la présence de villosités au niveau de la muqueuse enflammée.

CYSTOCÈLE *s. f. (angl. cystocele).* Hernie de la vessie dans le vagin.

CYSTODYNIE *s. f. (angl. cystalgia).* ☞ *CYSTALGIE.*

CYSTOGRAMME *s. m. (angl. cystogram).* Image obtenue par la radiographie de la vessie.

CYSTOGRAPHIE *s. f. (angl. cystography).* Radiographie de la vessie après injection d'une substance de contraste par l'urètre ou par voie intraveineuse, ou d'un gaz par une sonde urétrale. ◇ **MICTIONNELLE** *(angl. voiding —).* Étude radiologique de la vessie au cours de la miction.

CYSTOLITHIASE *s. f. (angl. cystolithiasis).* Présence de calculs dans la vessie. SYN. *LITHIASE VÉSICALE.*

CYSTOLITHOTOMIE *s. f. (angl. cystolithotomy).* Extraction d'un calcul vésical après incision de la vessie.

CYSTOMANOMÉTRIE *s. f. (angl. cystometrography).* Mesure de la pression intravésicale au moyen d'un cystomanomètre.

CYSTOMÈTRE *s. m. (angl. cystometer).* Appareil permettant de mesurer la capacité et la force neuromusculaire de la vessie.

CYSTOMÉTRIE *s. f. (angl. cystometry).* Détermination, à l'aide du cystomètre, de la capacité vésicale et de la pression intravésicale.

CYSTOPEXIE *s. f. (angl. cystopexy).* Fixation de la vessie, en général à la paroi abdominale.

CYSTOPLASTIE *s. f. (angl. cystoplasty).* Chirurgie de reconstruction de la vessie.

CYSTOPLÉGIE *s. f. (angl. cystoplegia).* Paralysie de la vessie.

CYSTOPTOSE *s. f. (angl. cystoptosis).* Prolapsus d'une partie de la muqueuse de la vessie dans l'urètre.

CYSTORRAGIE *s. f. (angl. cystorrhagia).* Hémorragie d'origine vésicale.

CYSTORRAPHIE *s. f. (angl. cystorrhaphy).* Suture des tuniques de la vessie.

CYSTOSCOPE *s. m. (angl. cystoscope).* Instrument muni d'un système optique et d'un dispositif d'éclairage, utilisé pour l'examen de l'intérieur de la vessie, le cathétérisme des uretères et certaines interventions intravésicales.

CYSTOSCOPIE *s. f. (angl. cystoscopy).* Examen de l'intérieur de la vessie avec un cystoscope.

CYTAPHÉRÈSE *s. f. (angl. cytapheresis).* Procédé de séparation d'un ou plusieurs éléments figurés du sang.

CYTARABINE *s. f. (angl. cytarabine).* Analogue nucléosidique de la pyrimidine, possède une activité antinéoplasique et antivirale. Utilisé dans le traitement des leucémies aiguës. SYN. *CYTOSINE ARABINOSIDE.*

CYTOCHROME *s. m. (angl. cytochrome).* Ferro-porphyrino-protéine liée aux mécanismes biologiques de l'oxydation. Elle représente le dernier maillon dans la chaîne d'enzymes respiratoires chargées du transfert d'électrons, issus de la déshydrogénation des substrats, à l'oxygène. ◇ **P450** *(angl. cytochrome).* Famille d'hémoprotéines ayant un rôle fondamental dans les réactions d'oxydoréduction. Une trentaine d'isoenzymes sont connues chez l'homme, situées dans le foie et l'intestin ; elles rendent compte du métabolisme de la majorité des médicaments.

CYTOCINÈSE *s. f. (angl. cytokinesis).* Ensemble des modifications que subit le cytoplasme au cours de la division cellulaire.

CYTODIAGNOSTIC *s. m. (angl. cytodiagnosis).* Diagnostic fondé sur l'examen et la numération des éléments cellulaires présents dans les liquides organiques ou sur des frottis de tissus médullaire, glandulaire, etc.

CYTOFLUOROMÉTRIE *s. f.* Technique d'identification et de tri des cellules sanguines, en particulier des leucocytes, par le cytofluoromètre.

CYTOÏDE *adj. (angl. cytoid).* Qui ressemble à une cellule.

CYTOKINE *s. f. (angl. cytokine).* Glycoprotéine médiateur des interactions à courte distance entre les cellules.

CYTOLOGIE *s. f. (angl. cytology).* Science qui traite des cellules normales et pathologiques, de leur structure et de leurs fonctions. ◇ **EXFOLIATIVE** *(angl. exfoliative —).* Étude cytologique des cellules éliminées avec les sécrétions d'un organe ou facilement accessibles par prélèvement direct (vagin, bronches, estomac).

CYTOLYSE *s. f. (angl. cytolysis).* Dissolution ou destruction cellulaire.

CYTOLYSINE *s. f. (angl. cytolysin).* Anticorps qui provoque la destruction de cellules, par exemple des globules rouges (hémolysine) ou des bactéries.

CYTOMÉGALOVIRUS *s. m. (angl. cytomegalovirus).* Virus appartenant à la famille des

Herpesviridae, responsable d'une infection grave *in utero* à l'origine de la maladie des inclusions cytomégaliques et de diverses affections chez l'adulte dont certaines mononucléoses, notamment chez les immunodéprimés.

CYTOMÉTRIE *s. f. (angl. cytometry).* Technique permettant la mesure de la taille et la numération des cellules sanguines. ◇ **DE FLUX** *(angl. flow —).* Technique permettant de faire défiler des particules, molécules ou cellules à grande vitesse dans le faisceau d'un laser, en les comptant et en les caractérisant.

CYTOPATHOGÈNE *adj. (angl. cytopathogenic).* Qui détermine un état cellulaire pathologique.

CYTOPÉNIE *s. f. (angl. cytopenia).* Diminution du nombre des cellules présentes normalement dans le sang ou dans un tissu.

CYTOPLASME *s. m. (angl. cytoplasm).* Protoplasme de la cellule à l'exclusion du noyau.

CYTOPONCTION *s. f. (angl. needle aspiration biopsy).* Prélèvement effectué avec une aiguille au niveau d'un tissu ou d'un organe ; ce prélèvement est ensuite examiné au microscope.

CYTOSINE *s. f. (angl. cytosine).* Base pyrimidique entrant dans la composition des acides nucléiques et représentant un produit de dégradation des nucléoprotéines.

CYTOSOME *s. m. (angl. cytosome).* Corps de la cellule à l'exclusion du noyau.

CYTOSQUELETTE *s. m. (angl. cytoskeleton).* Microfilaments d'actine intracellulaire, assurant l'armature de la cellule.

CYTOSTATIQUE *adj. (angl. cytostatic).* Se dit des médicaments qui peuvent bloquer la division cellulaire. Ils sont utilisés en thérapeutique anticancéreuse. S'emploie aussi comme substantif.

CYTOTOXICITÉ *s. f. (angl. cytotoxicity).* **1.** Faculté destructrice de substances sur des cellules normales ou malignes. **2.** Faculté destructrice de certaines cellules en particulier de certains lymphocytes vis-à-vis d'autres cellules. ◇ **DÉPENDANTE DES ANTICORPS** *(angl. antibody dependant cell-mediated —).* ☞ *CDDA.*

CYTOTOXINE *s. f. (angl. cytotoxin).* Toxine ou anticorps qui apparaît dans le sérum sanguin après l'injection de cellules, et qui a une action toxique spécifique sur ces mêmes cellules.

CYTOTOXIQUE *adj.* **1.** Qui se rapporte à une cytotoxine. **2.** Se dit d'une substance qui, comme une cytotoxine, peut détruire une cellule.

D

D 1. Symbole de capacité de diffusion. **2.** Préfixe servant à désigner un composé chimique dextrogyre, c'est-à-dire déviant le plan de polarisation de la lumière vers la droite. **3.** Ancienne dénomination de vertèbre dorsale. *T.* **4.** Symbole chimique du deutérium (isotope de l'hydrogène).

d *(angl. d).* Symbole du dalton.

DACRY-, DACRYO- *(angl. dacry-, dacryo-).* Préfixes d'origine grecque indiquant une relation avec les larmes ou l'appareil lacrymal.

DACRYAGOGUE *adj.* **1.** Qui sert au passage des larmes. **2.** Se dit d'une substance qui facilite l'écoulement des larmes.

DACRYOADÉNITE *s. f. (angl. dacryoadenitis).* Inflammation d'une ou des glandes lacrymales. SYN. *DACRYADÉNITE.*

DACRYOCYSTECTASIE *s. f. (angl. dacryocystectasia).* Dilatation du sac lacrymal.

DACRYOCYSTECTOMIE *s. f. (angl. dacryocystectomy).* Ablation chirurgicale partielle ou totale du sac lacrymal.

DACRYOCYSTITE *s. f. (angl. dacryocystitis).* Inflammation aiguë ou chronique du sac lacrymal, avec tuméfaction douloureuse et écoulement de pus.

DACRYOCYSTOBLENNORRHÉE *s. f. (angl. dacryocystoblennorrhea).* Inflammation du sac lacrymal avec sécrétion mucopurulente entraînant une sténose du canal lacrymal.

DACRYOCYSTOCÈLE *s. f. (angl. dacryocele).* Distension et hernie du sac lacrymal. SYN. *DACRYOCÈLE.*

DACRYOCYSTOGRAPHIE ISOTOPIQUE *(angl. isotopic dacryocystography).* Méthode utilisant des substances isotopiques pour évaluer la fonction évacuatrice des voies lacrymales.

DACRYOCYSTOPTOSE *s. f. (angl. dacryocystoptosis).* Relâchement du sac lacrymal, avec ectopie plus ou moins accentuée.

DACRYOCYSTO-RHINOSTOMIE *s. f. (angl. dacryocystorhinostomy).* Opération plastique consistant à établir une communication entre le sac lacrymal et le méat moyen des fosses nasales dans les cas d'obstruction du canal lacrymonasal.

DACRYOCYSTORHINOTOMIE *s. f. (angl. dacryocystorhinotomy).* Incision du canal lacrymonasal.

DACRYOCYSTOSTÉNOSE *s. f. (angl. dacryostostenosis).* ☞ *DACRYOSTÉNOSE.*

DACRYOCYSTOTOMIE *s. f. (angl. dacryocystotomy).* Incision du sac lacrymal.

DACRYOGÈNE *adj. (angl. dacryogenic).* Qui provoque l'écoulement des larmes ou qui favorise leur sécrétion. SYN. *LACRYMOGÈNE.*

DACRYOHÉMORRAGIE *s. f.* **1.** Hémorragie s'extériorisant par les voies lacrymales. **2.** Écoulement de larmes plus ou moins teintées de sang.

DACRYOÏDE *adj. (angl. dacryoid).* Qui ressemble à une larme.

DACRYOLITHE *s. m. (angl. dacryolith).* Calcul ou concrétion dans un conduit excréteur de la glande lacrymale, ou dans la lumière des canalicules lacrymaux.

DACRYOME *s. m.* **1.** Tuméfaction de la glande lacrymale résultant de l'occlusion de ses canaux. **2.** Tumeur de la glande lacrymale.

DACRYON *s. m. (angl. dacryon).* Point craniométrique situé à l'union des os lacrymal, frontal et maxillaire.

DACRYOPS *s. m. (angl. dacryops).* Kyste par rétention, se développant dans l'un des conduits d'excrétion des voies lacrymales et situé dans l'angle externe de la paupière supérieure.

DACRYOPYORRHÉE *s. f. (angl. dacryopyorrhea).* Écoulement de larmes mêlées de pus.

DACRYOPYOSE *s. f. (angl. dacryopyosis).* Toute suppuration localisée au niveau de l'appareil lacrymal.

DACRYORRHÉE *s. f. (angl. dacryorrhea).* Écoulement anormalement abondant de larmes.

DACRYOSINUSITE *s. f. (angl. dacryosinusitis).* Inflammation des voies lacrymales et des sinus ethmoïdaux.

DACRYOSTÉNOSE *s. f. (angl. dacryostenosis).* Toute sténose des voies lacrymales.

DACTINOMYCINE *s. f. (angl. dactinomycin).* Antibiotique à action antimitotique, il est indiqué dans le traitement de certaines néoplasies. SYN. *ACTINOMYCINE D.*

DACTYLÉ *adj. (angl. dactylate).* Qui présente des prolongements en forme de doigts.

DACTYLITE *s. f. (angl. dactylitis).* Inflammation d'un doigt ; panaris.

DACTYLO- *(angl. dactylo-).* Préfixe d'origine grecque indiquant une relation avec les doigts.

DACTYLOGRAMME *s. m. (angl. dactylogram).* Empreinte digitale.

DACTYLOGRYPOSE *s. f. (angl. dactylogryposis).* Flexion permanente des doigts.

DACTYLOLALIE *s. f.* ☞ *DACTYLOPHASIE.*

DACTYLOLOGIE *s. f. (angl. dactylology).* Emploi des doigts pour communiquer avec autrui, notamment chez les sourds-muets.

DACTYLOLYSE SPONTANÉE *(angl. dactylolysis).* Chute spontanée de doigts ou d'orteils, telle qu'elle s'observe dans la lèpre.

DACTYLOMÉGALIE *s. f. (angl. dactylomegaly).* Hypertrophie des doigts ou des orteils.

DACTYLOPHASIE *s. f. (angl. dactylophasia).* Procédé employé par les sourds-muets pour communiquer entre eux et consistant à faire avec les doigts des signes et des mouvements conventionnels. SYN. *DACTYLOLALIE.*

DACTYLOSCOPIE *s. f. (angl. dactiloscopy).* Examen des empreintes ou impressions digitales pour l'identification des personnes.

DAKIN (SOLUTION DE) Solution aqueuse d'hypochlorite de sodium. Elle est utilisée comme antiseptique local.

DALIBOUR (EAU DE) *(angl. Dalibour's water).* Solution composée de sulfate de zinc (70 g), de sulfate de cuivre (20 g), de camphre (10 g), de safran (4 g) et d'eau (1000 g), utilisée comme antiseptique dans certaines dermatoses, notamment l'impétigo.

DALRYMPLE (SIGNE DE) *(angl. Dalrymple's sign).* Rétraction de la paupière supérieure observée chez les patients atteints de Basedow avec élargissement de la fente palpébrale.

DALTON *s. m. (angl. dalton).* Unité de masse atomique, équivalant à 1/16 de la masse de l'atome d'oxygène, soit $1,66 \times 10^{-24}$ gramme. Abréviation : d.

DALTONIEN *adj. (angl. color-blind).* Qui est atteint de daltonisme.

DALTONISME *s. m. (angl. colorblindness).* Classiquement, variété de dyschromatopsie héréditaire, récessive, liée au sexe, se caractérisant par l'abolition de la perception de certaines couleurs, le plus souvent le rouge et le vert. Actuellement, toute anomalie de la perception visuelle colorée.

DAMOISEAU (COURBE DE) *(angl. Damoiseau's curve).* Courbe parabolique à convexité supérieure et à sommet axillaire marquant la limite supérieure de la zone de matité due à un épanchement pleural. SYN. *LIGNE DE DAMOISEAU, LIGNE D'ELLIS.*

DANDY FEVER ☞ *DENGUE.*

DANDY-WALKER (SYNDROME DE) *(angl. Dandy-Walker syndrome).* Imperforation de l'ouverture médiane du quatrième ventricule, responsable d'une hypertension intracrânienne avec dilatation kystique du 4ᵉ ventricule.

DANE (PARTICULE DE) *(angl. Dane's particle).* Particule virale sphérique, de 42 nm de diamètre, constituée d'un noyau, « core » (nucléocapside contenant un ADN bicaténaire associé à une ADN polymérase) et d'une enveloppe. Les particules de Dane représentent le virus complet de l'hépatite B (HBV). Ce dernier est classé dans une nouvelle famille virale, les *Hepadnaviridae* (contraction de *Hepatitis DNA viridae*).

DANSE ◇ DE SAINT-GUY *s. f. (angl. Saint Vitus' —).* ☞ *SYDENHAM (CHORÉE DE).* ◇ **DES ARTÈRES** Battements visibles des artères superficielles dans l'insuffisance aortique. ◇ **HILAIRE** *(angl. hilus —).* Image radioscopique caractérisée par la présence de hiles larges animés de battements ; observée dans les cardiopathies congénitales par *shunt* gauche-droit, essentiellement la communication interatriale.

DAPSONE *s. f. (angl. dapsone).* Sulfone utilisée dans le traitement de la lèpre et de certaines dermatoses.

DARIER (MALADIE DE) *(angl. Darier's disease).* Dermatose héréditaire, à transmission selon le mode dominant, caractérisée par des papules recouvertes d'une masse cornée, localisées à la face, au cuir chevelu, dans la région présternale et interscapulaire, la ceinture et les plis articulaires. SYN. *DYSKÉRATOSE FOLLICULAIRE.*

DARIER-FERRAND (FIBROME DE) *(angl. desmoid tumor).* Fibrosarcome de la peau d'évolution lente.

DARLING (MALADIE DE) *(angl. Darling's disease).* ☞ *HISTOPLASMOSE.*

DARMOUS *s. m. (angl. darmous).* Mot marocain désignant dans ce pays l'intoxication fluorée. ☞ *FLUOROSE.*

DARTOÏDE *adj. (angl. dartoid).* Qui ressemble au dartos.

DARTOÏQUE *adj. (angl. dartoic).* Qui se rapporte au dartos.

DARTOS (MUSCLE) *s. m. (NA. musculus dartos). (angl. dartos muscle).* Tissu contractile rougeâtre, composé de fibres musculaires lisses, qui forme la tunique du testicule en dessous de la peau du scrotum à laquelle il adhère fortement.

DARTRE *s. f. (angl. dartre).* Terme générique désignant de nombreuses maladies cutanées, notamment l'eczéma, l'herpès et le psoriasis.

DARWIN ◇ (OREILLE DE) *(angl. Darwin's tubercule).* Oreille caractérisée par la présence d'un tubercule de l'hélix exagérément développé. ◇ **(THÉORIE DE)** ☞ *DARWINISME.*

DARWINISME *s. m. (angl. darwinism).* Théorie de l'évolution (transformisme) émise par Charles Darwin, selon laquelle les organismes les plus élevés sont issus d'organismes inférieurs, par la sélection naturelle, effet de la lutte pour la vie.

DATURINE *s. f. (angl. daturine).* Alcaloïde toxique tiré des feuilles et des graines de la stramoine (*Datura stramonium*), c'est la même molécule que l'hyoscyamine.

DAUBENTON ◇ (PLAN DE) *(angl. Daubenton's plane).* Plan transversal qui passe par le bord inférieur des orbites.

DAUNORUBICINE *s. f. (angl. daunorubicin).* Antimitotique indiqué dans le traitement de certaines néoplasies. Appartient à la famille des anthracyclines.

DAVENPORT (DIAGRAMME DE) *(angl. Davenport's diagram).* Graphique représentant les zones d'acidose et d'alcalose respiratoire et métabolique en fonction du pH, du taux plasmatique des bicarbonates et de la pression partielle de gaz carbonique.

DAVIER *s. m. (angl. dental forceps).* Instrument en forme de pince, servant à l'extraction des dents.

DAVIS (GREFFE DE) *(angl. Davis graft).* Greffe de peau pratiquée à l'aide de plusieurs petits greffons en pastille d'environ 0,5 cm de diamètre, avec un centre constitué de peau totale et une périphérie biseautée de derme et d'épiderme.

DCI *(angl. INN).* Abréviation de dénomination commune internationale (pour un médicament).

DDB Abréviation de dilatation des bronches.

DDD *(angl. DDD).* Code international d'un stimulateur cardiaque double chambre automatique.

DDDR *(angl. DDDR).* Code international d'un stimulateur cardiaque double chambre automatique, à fréquence asservie.

DDT *(angl. DDT).* Abréviation de dichloro-diphényl-trichloréthane, puissant insecticide. Il s'utilise sous forme de poudre ou en suspension liquide contre les poux, les mouches, les moustiques et également contre les insectes nuisibles à l'agriculture. Désormais interdit.

DEAVER (INCISION DE) *(angl. Deaver's incision).* ☞ *BATTLE-JALAGUIER-KAMMERER (INCISION DE).*

DÉBILITANT *adj. (angl. debilitating).* Qui entraîne une diminution de force.

DÉBILITÉ *s. f. (angl. feebleness).* Faiblesse ou manque de force.

DÉBIT *s. m. (angl. output).* Quantité de liquide ou de gaz qui s'écoule dans l'unité de temps.

DÉBITMÈTRE *s. m. (angl. flowmeter).* Appareil servant à mesurer le débit d'un fluide. ◇ **DE POINTE** *(angl. peak—).* Appareil pour la mesure du débit expiratoire de pointe, surtout utilisé dans l'asthme.

DEBRAY-MILKMAN-LOOSER (SYNDROME DE) *(angl. Looser-Milkman syndrome).* Ostéopathie caractérisée par la présence de zones linéaires symétriques de raréfaction osseuse dans différentes parties du squelette (côtes, scapula, fémur, tibia), accompagnée de douleurs rhumatismales et de fractures spontanées. Ce syndrome s'observe essentiellement dans l'ostéomalacie. SYN. *LOOSER-MILKMAN (SYNDROME DE), MILKMAN (SYNDROME DE).*

DÉBRIDEMENT *s. m.* **1.** Section des brides constrictives. **2.** Exérèse des parties nécrosées d'une plaie ou d'un orifice naturel.

DÉCALCIFIANT *adj. (angl. decalcifying).* Qui produit une décalcification.

DÉCALCIFICATION *s. f.* **1.** Diminution de la teneur en calcium d'un os ou d'une dent par augmentation de l'ostéolyse ou diminution de l'ostéogenèse. **2.** Processus par lequel on extrait, au moyen d'un acide, les sels minéraux contenus dans un os ou dans une autre matière calcifiée.

DÉCALVANT *adj. (angl. decalvant).* Qui provoque la calvitie.

DÉCANOÏQUE (ACIDE) *(angl. decanoic acid).* Acide caprique : acide gras saturé à dix atomes de carbone, CH_3-$(CH_2)_8$-COOH. On le trouve dans l'huile de coco.

DÉCANULATION *s. f. (angl. decannulation).* Ablation d'une canule de trachéotomie.

DÉCAPSULATION *s. f. (angl. decapsulation).* Résection (ou déchirement) de la capsule d'un organe, volontaire ou traumatique.

DÉCARBOXYLATION *s. f. (angl. decarboxylation).* Décomposition d'un acide organique, libérant une molécule de dioxyde de carbone, sous l'effet d'enzymes appelées décarboxylases.

DÉCARBOXYPROTHROMBINE *s. f. (angl. decarboxyprothrombin).* Précurseur de la prothrombine ; l'élévation de son taux plasmatique est constatée au cours du cancer primitif du foie.

DÉCENTRÉ *adj. (angl. decentered).* Se dit d'un objet, en particulier d'une lentille, éloigné de la position qu'il devrait occuper.

DÉCÉRÉBRATION *s. f.* Tableau neurologique traduisant une lésion du tronc cérébral supérieur et du pont, caractérisé par une rigidité en extension-pronation des membres supérieurs et en extension des membres inférieurs.

DÉCÈS *s. m. (angl. death).* Mort naturelle d'une personne.

DÉCHAUSSEMENT DENTAIRE *(angl. receding gums).* ☞ *PARODONTOLYSE.*

DÉCHLORURATION *s. f.* Diminution de la quantité de chlore de l'organisme. Elle accompagne de nombreux types de déshydratation.

DÉCHLORURÉ *adj. (angl. sodium deprived).* Dépourvu de chlorure de sodium. EX. *régime déchloruré.*

DÉCIBEL *s. m. (angl. decibel).* Unité sans dimension utilisée pour exprimer le rapport de deux puissances sonores. Cette unité sert à exprimer le niveau d'intensité d'un son (par rapport à une puissance de référence).

DECIDUA *s. f. (angl. decidua).* ☞ *MEMBRANE DÉCIDUALE.*

DÉCIDUAL *adj. (angl. decidual).* Qui se rapporte à la caduque.

DÉCIDUOME *s. m. (angl. deciduoma).* Tumeur intra-utérine formée de cellules déciduales, dérivée des fragments de membrane caduque laissés dans la cavité utérine à la suite d'un avortement.

DÉCLARATION D'UNE MALADIE *(angl. infectious disease notification).* Notification obligatoire de certaines maladies infectieuses nécessitant des mesures exceptionnelles au plan national ou international ou relevant de mesures locales.

DÉCLIN *s. m. (angl. decline).* Période de régression des maladies.

DÉCLIVE *adj. (angl. declivous).* **1.** Qui marque le point le plus bas d'une cavité, d'une plaie, d'une lésion ou d'une partie du corps. **2.** *s. m. (NA. declivis). (angl. declive).* L'un des lobules du vermis.

DÉCOCTION *s. f.* **1.** Opération consistant à faire bouillir dans un liquide des substances végétales médicamenteuses afin d'extraire les principes actifs qu'elles contiennent. **2.** Le liquide obtenu par cette opération.

DÉCOLLEMENT *s. m. (angl. detachement).* Séparation d'un tissu ou d'un organe, des régions anatomiques auxquelles ils sont naturellement attachés. ◇ **DE LA RÉTINE** *(angl. retinal —).* Clivage de la rétine entre l'épithélium pigmentaire et la rétine neuro-sensorielle, le plus souvent à partir d'une déchirure rétinienne ; plus rarement dû à une tumeur choroïdienne. Il s'agit d'une urgence car risque de cécité définitive si atteinte de la macula. Il existe des formes congénitales dont certaines à transmission autosomique récessive.

DÉCOLORANT *adj. (angl. bleaching).* Se dit de tout corps ou agent servant à faire disparaître la coloration de certains produits ou préparations. Peut s'utiliser aussi comme substantif.

DÉCOLORATION *s. f.* **1.** Action de décolorer ; son résultat. **2.** Atténuation ou disparition de la coloration normale des téguments. **3.** En microbiologie, opération consistant à déteindre les préparations microscopiques qui sont teintées par des colorants spécifiques.

DÉCOMPENSATION *s. f. (angl. decompensation).* Faillite ou incapacité d'un organe, en particulier le myocarde, à continuer d'assurer les mécanismes compensateurs d'un défaut fonctionnel ou anatomique préexistant.

DÉCOMPOSITION *s. f.* **1.** Séparation des éléments qui constituent un corps. **2.** Putréfaction, dégradation, d'une substance organique.

DÉCOMPRESSION *s. f. (angl. decompression).* Diminution ou suppression de la pression exercée sur un corps par l'air, un gaz ou un liquide. En médecine, toute technique visant à réduire la pression exercée au niveau de divers organes. ◇ **CÉRÉBRALE** *(angl. cerebral —).* Excision d'un fragment du crâne et incision de la dure-mère pour diminuer la pression intracrânienne.

DÉCONGESTIF *adj. (angl. decongestive).* Qui réduit ou supprime la congestion.

DÉCONTAMINATION *s. f. (angl. decontamination).* Réduction ou enlèvement de toute substance contaminante existant sur une personne ou sur un objet, par exemple les substances radioactives.

DÉCONTRACTION *s. f. (angl. relaxation).* Relâchement d'un muscle après sa contraction. Plus généralement, détente du corps.

DÉCONTRACTURANT *adj. (angl. relaxant).* Peut être utilisé comme substantif. SYN. *MYORELAXANT.*

DÉCORTICATION *s. f.* **1.** Séparation chirurgicale de l'enveloppe normale ou pathologique d'un organe. **2.** Ablation de la substance corticale d'un organe (cortex cérébral, surrénal, rénal, pulmonaire, pleural par exemple). ◇ **RÉNALE** *(angl. renal —).* Résection de la capsule rénale. SYN. *DÉCAPSULATION TOTALE DU REIN.*

DÉCOURS *s. m. (angl. decrement).* Phase pendant laquelle les symptômes d'une maladie diminuent d'intensité.

DÉCRÉPITUDE *s. f. (angl. decrepitude).* Stade ultime de la sénilité.

DÉCUBITUS *s. m. (angl. decubitus).* Attitude du corps en position couchée sur un plan horizontal. ◇ **DORSAL, LATÉRAL OU VENTRAL** *(angl. dorsal, lateral, ventral —).* Les différents types de décubitus selon la région du corps qui est en contact avec le plan horizontal.

DÉCUSSATION *s. f. (angl. decussation).* Entrecroisement en croix ou en X ; chiasma, surtout de fibres ou faisceaux nerveux, et plus particulièrement des pyramides bulbaires. ◇ **DES PÉDONCULES CÉRÉBELLEUX** *(NA. decussatio cerebellarium superiorum). (angl. — of superior cerebellar peduncles).* Décussation des fibres nerveuses des pédoncules cérébelleux supérieurs dans le cortex cérébelleux. ◇ **DES PYRAMIDES** *(NA. decussatio pyramidum). (angl. pyramidal —).* ☞ *ENTRECROISEMENT MOTEUR.* ◇ **SENSITIVE** *(angl. sensoria decussatio).* Entrecroisement de fibres nerveuses à caractère sensitif, qui se situe dans la zone dorsale des pyramides du bulbe.

DÉCUSSÉ *adj. (angl. decussated).* Disposé en croix.

DÉDIFFÉRENCIATION *s. f. (angl. dedifferation).* Retour à l'état embryonnaire des cellules en culture.

DÉDOUBLEMENT DE LA PERSONNALITÉ *(angl. split personnality multiple personality disorder).* Terme désuet SYN. *PERSONNALITÉ MULTIPLE, TROUBLE DISSOCIATIF DE L'IDENTITÉ.*

DÉFAILLANCE *s. f.* **1.** État de malaise avec ou sans perte de connaissance. **2.** Insuffisance fonctionnelle (surtout en parlant du cœur). ◇ **MULTIVISCÉRALE** *(angl. multiple organ — syndrome).* ☞ *CHOC SEPTIQUE.*

DÉFÉCATION *s. f.* Élimination par l'anus des matières fécales contenues dans l'intestin.

DÉFÉCOGRAPHIE *s. f. (angl. defecography).* Étude radiologique et dynamique de la défécation. Procédé utilisé dans l'étude de l'incontinence anale.

DÉFENSE *s. f. (angl. defense).* Ensemble des moyens par lesquels l'organisme résiste à l'action des divers agents physiques, chimiques ou vivants qui tendent à le détruire. ◇ **MUSCULAIRE** *(angl. muscular —).* Contraction réflexe des muscles de l'abdomen perçue au cours de la palpation abdominale, signant l'inflammation aiguë ou subaiguë du péritoine sous-jacent.

DÉFÉRENT *adj. (angl. vas deferens).* Qui conduit vers l'extérieur. ☞ *CONDUIT DÉFÉRENT.*

DÉFÉRENTECTOMIE *s. f. (angl. deferentectomy).* ☞ *VASECTOMIE.*

DÉFÉRENTIEL *adj. (angl. deferential).* Qui se rapporte au conduit déférent.

DÉFÉRENTITE *s. f. (angl. deferentitis).* Inflammation du conduit déférent.

DÉFÉRENTOGRAPHIE *s. f. (angl. deferentography).* Radiographie d'un conduit déférent après injection d'un produit de contraste dans sa lumière.

DÉFÉROXAMINE *s. f. (angl. deferoxamine).* Produit utilisé dans l'intoxication par le fer et dans les maladies par surcharge en fer.

DÉFERVESCENCE *s. f. (angl. defervescence).* Dans les maladies fébriles, période durant laquelle la température décroît.

DÉFIBRILLATEUR *s. m. (angl. defibrillator).* Appareil utilisé pour réduire une fibrillation atriale ou ventriculaire au moyen d'un choc électrique appliqué sur le thorax (choc externe) ou directement sur le myocarde au cours de la chirurgie cardiaque. ◇ **IMPLANTABLE** *(angl. automatic implantable heart —).* Défibrillateur implanté détectant et réduisant automatiquement certaines arythmies particulièrement graves.

DÉFIBRILLATION *s. f. (angl. defibrillation).* Arrêt de la fibrillation atriale ou ventriculaire avec retour à un rythme cardiaque normal obtenu en général par un choc électrique.

DÉFIBRINATION *s. f. (angl. defibrination).* Séparation ou élimination du fibrinogène contenu dans le sang. ◇ **(SYNDROME DE)** ☞ *COAGULATION INTRAVASCULAIRE DISSÉMINÉE, COAGULOPATHIE DE CONSOMMATION, HÉMOLYSE.*

DÉFICIENCE *s. f.* **1.** Insuffisance du développement ou du fonctionnement d'un organe ou de l'organisme. **2.** En génétique, absence d'un segment chromosomique.

DÉFICIT *s. m. (angl. deficit deficiency).* Déficience, carence. ◇ **IMMUNITAIRE** *(angl. immunodeficiency).* Insuffisance des moyens de défense de l'organisme, pouvant concerner l'immunité humorale ou cellulaire. Elle entraîne une sensibilité anormale aux infections et parfois un risque néoplasique majoré. Elle peut être primitive, congénitale comme dans l'agammaglobulinémie, ou secondaire à certaines hémopathies, à l'infection par le VIH ou à un traitement immunosuppresseur.

DÉFILÉS CERVICO-AXILLAIRES (SYNDROME DES) *(angl. cervical rib syndrome).* Compression du plexus brachial et des vaisseaux sous-claviers par productions osseuses congénitales ou acquises, étroitesse des défilés comprimant le paquet vasculonerveux lors de l'abduction du bras. SYN. *DÉFILÉ DES SCALÈNES (SYNDROME DU).*

DÉFLEXION *s. f.* **1.** *(angl. deflection).* Déviation. **2.** *(angl. deflection).* En électrocardiographie, déviation du tracé au-dessus ou en dessous de la ligne isoélectrique. ◇ **EXTRINSÈQUE** *(angl. extrinsic deflection).* Activation des parties du cœur éloignées de l'électrode précordiale. ◇ **INTRINSÉCOÏDE** *(angl. intrinsicoid deflection).* Partie descendante RS de l'onde ventriculaire de l'électrocardiogramme en dérivation précordiale. ◇ **INTRINSÈQUE** *(angl. intrinsic deflection).* Déflexion recueillie sur l'épicarde ventriculaire.

DÉFLORATION *s. f. (angl. defloration).* Rupture de l'hymen, normalement lors du premier rapport sexuel.

DÉFLORESCENCE *s. f. (angl. deflorescence).* Disparition des lésions cutanées au cours d'une maladie éruptive.

DEFLUVIUM CAPILLORUM Chute brutale des cheveux.

DÉFLUXION *s. f. (angl. defluxion).* Écoulement abondant d'un liquide.

DÉFORMABILITÉ *s. f. (angl. deformability).* Possibilité, pour les globules rouges de modifier leur forme afin de permettre leur passage dans des vaisseaux capillaires très fins.

DÉFORMATION *s. f. (angl. deformity).* Irrégularité acquise (non congénitale) de la forme d'un organe ou d'une partie du corps, due à des lésions trophiques, des traumatismes ou des troubles fonctionnels. ◇ **EN BAÏONNETTE** En extension, angle que l'avant-bras forme avec le bras par suite d'une fracture du coude. ◇ **EN DOS DE FOURCHETTE** *(angl. silverfork —).* Déformation caractéristique de la fracture de l'extrémité inférieure du radius et de l'ulna.

DÉFRÉNATION *s. f.* Interruption des influx nerveux véhiculés par les nerfs dépresseurs de Cyon et de Hering ainsi que par les zones barosensibles aortiques qui ont pour action de ralentir le rythme cardiaque et de réduire la pression artérielle.

DÉGAGEMENT *s. m. (angl. disengagement).* Quatrième temps de l'expulsion du fœtus, au cours duquel celui-ci passe par le détroit inférieur du bassin et l'orifice de la vulve.

DÉGÉNÉRATION *s. f. (angl. degeneration).* Aboutissement d'un processus de dégénérescence.

DÉGÉNÉRESCENCE *s. f.* **1.** Transformation d'une structure biologique organisée (cellule, tissu, organe) en une structure ayant perdu ses caractères distinctifs et sa fonction habituelle. **2.** Détérioration mentale ou morale. ◇ **ALBUMINOÏDE (OU ALBUMINEUSE)** *(angl. albuminous —).* Type le plus courant de dégénérescence cellulaire, dans lequel la cellule prend un aspect trouble et se tuméfie. ◇ **AMYLOÏDE** *(angl. amyloid —).* ☞ *AMYLOÏDOSE, AMYLOSE.* ◇ **ASCENDANTE** *(angl. ascending —).* Dégénérescence wallérienne qui affecte la partie montante, médullaire ou cérébrale, d'une fibre nerveuse centripète. ◇ **CALCAIRE** *(angl. calcareous —).* Dégénérescence s'accompagnant de dépôts de sels de calcium. ◇ **CANCÉREUSE** *(angl. cancerous —).* Multiplication de manière atypique des cellules d'un organe ; transformation en tissu cancéreux. ◇ **CASÉEUSE** *(angl. caseous —).* ☞ *CASÉIFICATION.* ◇ **COLLOÏDE** *(angl. colloid —).* Transformation du protoplasme cellulaire en tissu colloïde d'aspect gélatineux. ◇ **FIBREUSE** *(angl. fibrous —).* Remplacement du tissu normal d'un organe par du tissu fibreux, à la suite d'une inflammation chronique. ◇ **FIBRINOÏDE** *(angl. fibroid —).* Type de dégénérescence de la fibre conjonctive caractérisée par une nécrose des éléments cellulaires avec dépôts de fibrine. ◇ **GÉLATINIFORME** *(angl. gelatiniform —).* ☞ *DÉGÉNÉRESCENCE COLLOÏDE.* ◇ **GLYCOGÉNIQUE** *(angl. glycogenic —).* Dégénérescence cellulaire liée à l'accumulation de glycogène dans le protoplasme. ◇ **GRISE** *(angl. gray —).* Dégénérescence de la substance blanche de la moelle qui a perdu sa couche de myéline et qui apparaît grisâtre.

◇ **HÉPATOLENTICULAIRE** *(angl. hepatolenticular —). WILSON (MALADIE DE).* ◇ **HYALINE** *(angl. hyaline —).* Type de dégénérescence caractérisé par la transformation de la substance fondamentale en une substance d'aspect cireux, translucide et homogène. ◇ **KYSTIQUE** *(angl. cystic —).* Dégénérescence dans laquelle on observe la formation de kystes. ◇ **LIPOÏDIQUE** *(angl. lipoidal —).* Dégénérescence caractérisée par une accumulation intracellulaire de lipoïdes. ◇ **MACULAIRE** *(angl. macular —).* Cause fréquente de cécité du sujet âgé par lésion dégénérative de la rétine, en particulier de la macula, entraînant une perte de la vision centrale (dégénérescence maculaire liée à l'âge). Il existe des formes juvéniles, à transmission autosomique dominante. ◇ **MUCOÏDE** *(angl. mucoid —).* Type de dégénérescence du tissu conjonctif caractérisé par l'infiltration de ce dernier par des substances mucoïdes. ◇ **MYXOMATEUSE** *(angl. myxomatous —).* Type de dégénérescence du tissu conjonctif caractérisé par une accumulation interstitielle de mucopolysaccharides. ◇ **NEUROFIBRILLAIRE** *(angl. Alzheimer's neurofibrillary —).* Présence de fibres protéiques argyrophiles intraneuronales ayant les caractères de l'amylose, rencontrée dans la maladie d'Alzheimer. ◇ **PARENCHYMATEUSE** *(angl. parenchymatous —).* Dégénérescence affectant les cellules parenchymateuses d'un organe. ◇ **PIGMENTAIRE** *(angl. pigmental —).* Infiltration de pigment dans les cellules. ◇ **(RÉACTION DE)** *(angl. reaction of —).* Réaction à la stimulation électrique des muscles dont les nerfs ont subi une dégénérescence. Elle se traduit par une perte de l'excitabilité faradique des muscles, avec augmentation transitoire de l'excitabilité galvanique et inversion de la formule des réactions musculaires. ◇ **RÉTICULAIRE DE LA CORNÉE** *(angl. lattice dystrophy of cornea).* Dégénérescence de l'épithélium cornéen qui prend l'apparence d'un filet. SYN. *DYSTROPHIE CORNÉENNE FAMILIALE GRILLAGÉE.* ◇ **SECONDAIRE** *(angl. secondary —).* SYN. *DÉGÉNÉRESCENCE WALLÉRIENNE.* ◇ **SÉNILE** *(angl. senile —).* Transformations dégénératives, principalement fibroïdes et athéromateuses, qui se produisent au cours de la vieillesse. ◇ **VACUOLAIRE** *(angl. vacuolar —).* Formation de vacuoles dans les cellules d'un tissu. ◇ **VITREUSE** Dégénérescence des myofibrilles du muscle strié, qui subissent un phénomène de coagulation et se transforment en une masse homogène d'aspect cireux. SYN. *DÉGÉNÉRESCENCE CIREUSE DE ZENKER.* ◇ **WALLÉRIENNE** *(angl. wallerian —).* Désintégration de l'axone et de la gaine de myéline de la partie distale d'une fibre nerveuse après sa section.

DÉGLOBULISATION *s. f.* Diminution rapide du nombre de globules rouges dans le sang, le plus souvent par hémorragie.

DÉGLUTITION *s. f. (angl. swallowing deglutition).* Action et effet de déglutir ou d'avaler ; passage de substances solides, liquides ou gazeuses de la bouche à l'oesophage.

DEGOS (MALADIES DE) **1.** Génodermatose en cocardes des genoux : hyperkératose régionale, proche du syndrome de Gougerot-Grupper. **2.** Papulose atrophiante maligne.

DÉGRADATION *s. f.* Réduction d'un composé chimique en un autre composé moins complexe.

DÉGRANULATION *s. f. (angl. degranulation).* Libération des granulations intracytoplasmiques des leucocytes granuleux. ◇ **DES BASOPHILES** *(angl. basophil —).* Libération par les polynucléaires et les mastocytes de leurs granulations à histamine, en présence d'un antigène spécifique. Ce phénomène est responsable des accidents d'hypersensibilité immédiate.

DÉHISCENCE *s. f.* **1.** Séparation naturelle. **2.** Ouverture naturelle ou spontanée d'un organe clos.

DÉHYDROCHOLIQUE (ACIDE) *(angl. dehydrocholic acid).* Acide formé par oxydation de l'acide cholique ; cholagogue.

DÉHYDROCORTICOSTÉRONE *s. f. (angl. dehydrocorticosterone).* Hormone corticostéroïde dont l'action est comparable à celle de la corticostérone.

DÉHYDROÉPIANDROSTÉRONE *s. f. (angl. dehydroepiandrosterone).* (DHA). Androgène d'origine surrénalienne.

DÉHYDROGÉNASE *s. f.* ☞ *DÉSHYDROGÉNASE.*

DEITERS ◇ **(CELLULE DE)** *(angl. Deiters' cell).* Astrocyte ; cellule de la névroglie qui soutient les cellules neurosensorielles. ◇ **(PHALANGES DE)** *(angl. Deiters' phalanges).* Plaques disposées en files et qui constituent la membrane réticulée de l'organe spiral.

DÉJÀ-VU ◇ **SENTIMENT DE** *s. m. (angl. déjà-vu).* Le patient croit reconnaître un objet ou une situation qu'il n'a jamais vu.

DÉJECTION *s. f.* **1.** Évacuation des excréments. **2.** Au pluriel, les excréments.

DÉJERINE ◇ **(SYNDROME DE)** *(angl. Déjerine's anterior bulbar syndrome).* Syndrome bulbaire d'origine vasculaire qui se manifeste par une hémiplégie croisée respectant la face et une paralysie homolatérale de l'hémilangue.

DÉJERINE-ROUSSY (SYNDROME DE) *(angl. Déjerine-Roussy syndrome).* Syndrome thalamique dû à une lésion vasculaire du noyau postéro-ventral. Il se caractérise par la présence d'une hémianesthésie profonde controlatérale, des algies très vives, une hyperpathie (sensation douloureuse retardée et durable après stimulation tactile), une hémiparésie légère et une main ataxo-dystonique du côté opposé à la lésion.

DÉJERINE-SOTTAS (MALADIE DE) *(angl. Déjerine-Sottas's disease).* Polyneuropathie hypertrophique progressive à prédominance distale, symétrique, sensitivo-motrice, limitée aux fibres myélinisées, qui s'accompagne de symptômes cordonaux postérieurs, de troubles pupillaires et parfois de tremblement et de déformation des pieds. Affection familiale transmise de façon récessive. Histologiquement, les nerfs périphériques présentent des lésions en « bulbe d'oignons » par prolifération des gaines de Schwann. Cette maladie est également appelée névrite hypertrophique familiale, névrite interstitielle hypertrophique progressive, atrophie de Déjerine-Sottas, syndrome de Déjerine-Sottas.

DEL CASTILLO (SYNDROME DE) *(angl. Sertoli cell-only syndrome).* Atrophie testiculaire avec absence de cellules germinatives mais présence des cellules de Sertoli, azoospermie. Fait partie des azoospermies non obstructives.

DÉLÉTÈRE *adj. (angl. deleterious).* Toxique. Se dit surtout des gaz.

DÉLÉTION *s. f. (angl. deletion).* En génétique, perte d'une ou plusieurs paires de bases consécutives sans rupture de la molécule d'ADN.

DÉLIRANT *adj.* **1.** Qui a les caractères du délire. **2.** Qui est en proie au délire.

DÉLIRE *s. m. (angl. delusion).* Trouble du contenu de la pensée caractérisé par la présence d'idées ou de croyances délirantes auxquelles il adhère avec conviction, s'opposant aux faits montrés par la réalité et le sens commun. ◇ **À DEUX OU PARTAGÉ** *(angl. délire à deux shared —).* Délire partagé par deux individus vivants ensemble avec induction réciproque. ◇ **ALCOOLIQUE** *(angl. alcoholic delirium).* ☞ *ALCOOLISME, DELIRIUM TREMENS.* ◇ **CHRONIQUE** *(angl. chronic delusional state).* Toute forme de délire à évolution chronique, avec altération permanente du moi et du monde extérieur. ◇ **D'AUTO-ACCUSATION** *(angl. delusion of culpability).* Délire dans lequel le sujet s'accuse de fautes réelles dont l'importance est amplifiée ou de méfaits imaginaires. ◇ **D'INFLUENCE** *(angl. influence— ideas).* Système délirant fondé sur l'impression du malade que ses actes et pensées sont dirigés par une force étrangère. ◇ **DE FILIATION** *(angl. —of filiation).* Délire dans lequel le patient s'attribue des ascendants imaginaires prestigieux. ◇ **DE GRANDEUR** *(angl. grandiose—).* Mégalomanie, délire portant sur la grandeur et le pouvoir. ◇ **DE NÉGATION** *(angl. Cotard's syndrome).* Délire au cours duquel un patient nie sa propre existence ou celle de certains de ses organes ou de leur fonction. SYN. *COTARD (SYNDROME DE).* ◇ **DE PERSÉCUTION** *(angl. —of persecution).* Délire dans lequel le patient se croit l'objet de persécutions et de mauvais traitements de la part d'ennemis secrets. ◇ **DE RELATION DES SENSITIFS** *(angl. sensitive— of reference).* Délire chronique paranoïaque non dissociatif dans lequel le sujet a tendance à rapporter à sa propre présence tous les faits qu'il constate. Souvent sur une personnalité sensitive. ◇ **DE REVENDICATION** *(angl. litigious paranoia).* Délire chronique paranoïaque non dissociatif essentiellement interprétatif avec la conviction d'avoir subi un préjudice. Il regroupe les quérulents processifs, les idéalistes passionnés, les inventeurs méconnus et le délire de revendication hypochondriaque. ◇ **MÉGALOMANIAQUE** *(angl. megalomania).* ☞ *DÉLIRE DE GRANDEUR.* ◇ **MYSTIQUE** *(angl. mystic —).* Délire s'accompagnant d'expériences mystiques. ◇ **ONIRIQUE** *(angl. oneirism).* C'est un délire vécu et agi, comme un rêve pathologique avec prédominance des hallucinations visuelles et des illusions sensorielles. ◇ **PALINGNOSTIQUE** *(angl. palingnostic delirium).* Délire dans lequel le malade croit reconnaître des objets, des personnes ou des situations qu'il voit pour la première fois. ◇ **PARANOÏAQUE** *(angl. paranoic —).* Délire chronique systématisé, à mécanisme souvent interprétatif, fréquemment sur une personnalité paranoïaque. Il regroupe les délires passionnels, les délires de relation des sensitifs et les délires d'interprétation. ◇ **PARANOÏDE** *(angl. paranoid —).* Délire mal systématisé, incohérent, avec hallucinations, qui s'observe chez certains patients atteints de schizophrénie. ◇ **PASSIONNEL** *(angl. passional —).* Délire systématisé comprenant le délire de jalousie (délire d'infidélité), l'érotomanie (illusion délirante d'être aimé), et le délire de revendication (tendance procédurière). ◇ **POLYMORPHE** *(angl. polymorphous —).* Association d'idées délirantes thèmes et mécanismes diverses. ◇ **SYSTÉMATISÉ** *(angl. systematized —).* Délire dans lequel le malade ordonne logiquement ses idées ou ses conceptions.

DELIRIUM TREMENS *(angl. delirium tremens).* Délire avec tremblement et excitation intense accompagnée d'anxiété, de troubles mentaux, d'hallucinations visuelles terrorisantes (constituées principalement d'animaux), de sueurs avec fièvre et déshydratation, qui s'observe à l'occasion d'une maladie aiguë, d'un traumatisme ou d'un arrêt brutal de l'intoxication alcoolique chez les patients dépendants à l'alcool.

DÉLITESCENCE *s. f. (angl. delitescence).* Disparition soudaine d'un signe morbide, sans qu'il réapparaisse ailleurs.

DÉLIVRANCE *s. f. (angl. delivery).* Expulsion du placenta et des membranes de l'œuf après la sortie du fœtus. ◇ **ARTIFICIELLE** *(angl. artificial —).* Extraction manuelle des annexes du fœtus (placenta et membranes de l'œuf) après expulsion ou extraction du fœtus.

DÉLIVRE *s. m. (angl. secundines).* Le placenta et les membranes expulsés.

DELORME (OPÉRATIONS DE) Décortication du poumon dans l'empyème chronique.

DELTA ◇ **CRYOSCOPIQUE** *(angl. freezing point depression).* Abaissement de la température de congélation du plasma ; il est en rapport avec les substances dissoutes. ◇ **MÉSOSCAPULAIRE** *(angl. — mesoscapulae).* Zone triangulaire à la racine du processus épineux de la scapula. ◇ **(ONDE)** **1.** En cardiologie, ☞ *WOLFF-PARKINSON-WHITE (SYNDROME DE).* **2.** En électroencéphalographie, onde observée dans certains états pathologiques et au cours du sommeil profond. ◇ **(VIRUS)** *(angl. — agent).* Virus de l'hépatite D. Virus incomplet, nécessitant la présence du virus de l'hépatite B pour pouvoir se développer.

DELTACORTISONE *s. f. (angl. deltacortisone).* ☞ *PREDNISONE.*

DELTAHYDROCORTISONE *s. f.* ☞ *PREDNISOLONE.*

DELTOÏDE **1.** *adj. (angl. deltoid).* En forme de delta majuscule. **2.** *s. m. (angl. deltoid muscle).* Muscle donnant l'arrondi de l'épaule, abducteur du bras. *ATLAS ANATOMIQUE DES MUSCLES EN ANNEXE.*

DELTOÏDIEN *adj. (angl. deltoid).* Qui se rapporte au muscle deltoïde.

DÉMARCATION *s. f. (angl. demarcation).* Indication d'une limite ou d'une frontière. S'applique en particulier à la ligne qui marque la limite entre les tissus nécrosés et les tissus sains.

DÉMARCHE *s. f. (angl. gait).* Allure, manière de marcher. ◇ **À PETITS PAS** *(angl.*

paretic —). Dans les syndromes pseudobulbaires par lésions lacunaires, survenue d'une perte de l'automatisme de la marche avec en particulier un raccourcissement de la longueur du pas. S'observe également dans la maladie de Parkinson non traitée. ◇ **ANTALGIQUE** *(angl. antalgic —).* Marche caractéristique des malades souffrant de douleurs de la hanche, qui évitent de porter le poids du corps sur l'articulation affectée. ◇ **ATAXIQUE** *(angl. ataxic —).* Démarche observée dans l'ataxie locomotrice, où le patient relève très haut le pied puis le laisse retomber rapidement ; celui-ci heurte le sol avec la totalité de la plante. ◇ **CÉRÉBELLEUSE** *(angl. cerebellar —).* Marche vacillante symptomatique des affections du cervelet. ◇ **DE CANARD** *(angl. duck —).* Démarche des myopathes due à l'atteinte des muscles de la racine des membres inférieurs, caractérisée par un balancement latéral des hanches et une augmentation de la cambrure lombaire. ◇ **EN FAUCHANT** *(angl. helicopod —).* Dans l'hémiplégie d'origine pyramidale, le bras perd son balancement normal et a tendance à rester en semi-flexion devant le tronc ; l'extrémité inférieure contracturée en extension décrit une courbe à concavité interne pour se porter en avant, le pied étant en varus équin. ◇ **EN STEPPANT** *(angl. steppage —).* Démarche avec flexion prononcée de la cuisse sur le bassin pour ne pas heurter le sol avec la pointe du pied, qui est constamment abaissée du fait de la paralysie des extenseurs des orteils et des péroniers empêchant la flexion dorsale du pied. ◇ **PARKINSONIENNE** *(angl. parkinsonian —).* Chez les patients parkinsoniens, un des symptômes initiaux consiste en la perte du balancement des bras durant la marche. Dans les états plus avancés de la maladie, le parkinsonien adopte en général, durant la marche, une attitude en flexion avec inclinaison de la tête et du tronc, sans balancer les bras, ce qui parfois détermine un déplacement du centre de gravité vers l'avant, obligeant le patient à courir de façon à éviter la chute. ◇ **PENDULAIRE** *(angl. swing —).* S'observe au cours des paraplégies spasmodiques. Le patient s'aide de deux béquilles entre lesquelles il semble se balancer. ◇ **SPASTIQUE** *(angl. spastic —).* Démarche pathologique liée à une raideur des membres inférieurs, les cuisses et les genoux rapprochés et les pieds en équin.

DÉMENCE *s. f. (angl. dementia).* Détérioration intellectuelle par déficit global, progressif des fonctions cognitives notamment mnésiques. La démence est sous-tendue par une lésion cérébrale dégénérative vasculaire, infectieuse, inflammatoire. ◇ **À CORPS DE LEWY** *(angl. Lewy's body —).* Démence d'évolution rapide et sévère avec présence de corps de Lewy (inclusions situées en particulier dans les noyaux gris centraux et dans le cortex). Elle associe un syndrome parkinsonien, des hallucinations et des symptômes extrapyramidaux. ◇ **D'ALZHEIMER** ☞ *ALZHEIMER (MALADIE D').* ◇ **TRAUMATIQUE** *(angl. — due to head trauma).* Démence secondaire à un traumatisme crânien unique ou répété (démence pugilistique ou des boxeurs). ◇ **VASCULAIRE** *(angl. vascular —).* Démence d'évolution progressive, consécutive à des lésions ischémiques cérébrales de taille et de siège variables.

DÉMENT *adj. (angl. demented).* Atteint de démence.

DÉMINÉRALISATION *s. f. (angl. demineralization).* Élimination excessive des sels minéraux soit dans un tissu déterminé comme les os, soit dans l'organisme en général.

DEMI-VIE *s. f. (angl. half-life).* Temps nécessaire à la disparition de la moitié d'une population de cellules données ou à la réduction de moitié de l'activité d'une substance radioactive (période radioactive).

DEMODEX Genre d'acariens. Certains provoquent une espèce de gale chez les animaux domestiques. ◇ ***BREVIS*** Espèce parasite de l'homme, habituellement peu symptomatique, pouvant être à l'origine de folliculites. ◇ ***FOLLICULORUM*** Espèce parasite de l'homme, qui se loge dans les follicules pileux et dans les sécrétions sébacées de la face et du nez. Mise en cause dans des folliculites des immunodéprimés et en particulier lors du sida.

DÉMOGRAPHIE *s. f. (angl. demography).* Science ayant pour objet l'étude des populations humaines, de leur évolution et de leurs caractères généraux, envisagés principalement d'un point de vue quantitatif. ◇ **DYNAMIQUE** *(angl. dynamic —).* Étude de l'évolution et du fonctionnement d'une communauté durant une période déterminée, fondée sur les statistiques des naissances, des mariages, des décès, des professions, etc. ◇ **STATIQUE** *(angl. static —).* Étude de la structure d'une communauté (effectif total, sexe, âge, professions, etc.).

DEMONS-MEIGS (SYNDROME DE) *(angl. Meigs' syndrome).* Fibrome ovarien bénin avec ascite et hydrothorax guérissant par ablation de la tumeur. SYN. *MEIGS (SYNDROME DE).*

DEMOURS (MEMBRANE DE) *(angl. Demours' membrane).* ☞ *DESCEMET (MEMBRANE DE).*

DÉMYÉLINISATION *s. f. (angl. demyelination).* Disparition de la myéline du tissu nerveux.

DÉNATURATION *s. f.* **1.** Altération d'une substance par des procédés physiques ou chimiques. **2.** Rupture de liaisons faibles entraînant le changement de la configuration spatiale d'une protéine ou le passage d'un acide nucléique de la forme double-brin à la forme simple-brin. ◇ **DES PROTÉINES** *(angl. protein —).* Modification de la structure des protéines, aboutissant à la perte de leur activité biologique et à des modifications de leurs propriétés physiques, sous l'action d'agents dits dénaturants.

DENDRITE *s. m. (angl. dendrite).* Prolongement cytoplasmique arborisé de la cellule nerveuse.

DENDRITIQUE *adj.* **1.** Qui est ramifié à la manière d'un arbre. **2.** Qui se rapporte aux dendrites.

DENDROÏDE *adj. (angl. dendroid).* ☞ *DENDRITIQUE.*

DENDRONE *s. m. (angl. dendron).* ☞ *DENDRITE.*

DENDROPHAGIE *s. f. (angl. dendrophagocytosis).* Phagocytose par les cellules de la microglie de fragments d'astrocytes dégénérés.

DÉNERVATION *s. f. (angl. denervation).* ☞ *ÉNERVATION.*

DENGUE *s. f. (angl. dengue).* Maladie aiguë fébrile, infectieuse, éruptive, qui apparaît subitement après une incubation de trois à six jours et dont les symptômes sont : des céphalées, des douleurs intenses des yeux, des muscles et des articulations, des phénomènes catarrhaux, avec température irrégulière aux environs de 38 °C et éruption morbilliforme. La maladie apparaît de façon sporadique et épidémique en Inde, Égypte, Sud-Est asiatique, etc., et est due à un virus transmis par les moustiques. On connaît 4 sérotypes du virus de la dengue. ◇ **HÉMORRAGIQUE** *(angl. hemorrhagic —).* Variété de dengue touchant surtout l'enfant dans le Sud-Est asiatique avec thrombopénie marquée, hémorragies et évolution parfois mortelle dans un tableau de choc.

DÉNI *s. m. (angl. denial).* En psychanalyse, opération psychique par laquelle un contenu conscient déplaisant ou inacceptable est exclu ou inhibé.

DENNY-BROWN (NEUROPATHIE SENSITIVE DE) *(angl. Denny-Brown neuropathy).* Neuropathie sensitive distale qui affecte les quatre extrémités, associée parfois à des douleurs radiculaires et à des troubles trophiques des pieds. La neuropathie peut précéder de plusieurs mois la découverte d'un cancer, le plus souvent bronchique anaplasique à petites cellules : il s'agit d'une neuropathie paranéoplasique.

DÉNOMINATION COMMUNE INTERNATIONALE *(angl. international nonproprietary name (INN)).* Nom donné à une préparation pharmaceutique par l'Organisation Mondiale de la Santé, afin d'éviter l'emploi, dans les textes médicaux et scientifiques, de noms commerciaux souvent multiples pour une même molécule. Abréviation : DCI. SYN. *NOM GÉNÉRIQUE.*

DENSIGRAPHIE *s. f. (angl. densigraphy).* Détermination du degré d'opacité des diverses parties d'un film radiologique, au moyen d'une cellule photo-électrique (densitomètre).

DENSIMÈTRE *s. m. (angl. densitometer).* Instrument permettant de mesurer la densité d'un liquide.

DENSITOMÉTRIE OSSEUSE *(angl. bone densitometry).* ☞ *OSTÉODENSITOMÉTRIE.*

DENT *s. f. (NA. dens). (angl. tooth).* Chacun des organes durs, blancs et lisses, implantés dans les alvéoles du maxillaire et de la mandibule et qui servent à la mastication des aliments. Il y en a trente-deux chez l'homme adulte, seize sur chaque mâchoire. Selon leur forme on les divise en : incisives, quatre sur chaque mâchoire ; canines, au nombre de deux par maxillaire ; prémolaires, deux de chaque côté, huit en tout ; et enfin molaires, trois de chaque côté, douze en tout. La dernière de ces molaires est la dent de sagesse. ◇ **ARTIFICIELLE** *(angl. artificial —).* Dent en porcelaine, or ou autre matière, destinée à remplacer une dent naturelle. ◇ **DÉCIDUALE** *(NA. — decidua). (angl. deciduous —).* Chacune des dents formant la première dentition de l'enfant et qui sont remplacées par les dents permanentes. Elles sont au nombre de 20 et apparaissent dans l'ordre suivant : les incisives centrales entre 6 et 8 mois, les incisives latérales entre 8 et 10 mois, les premières molaires entre 12 et 16 mois, les canines entre 16 et 20 mois, et les deuxièmes molaires entre 20 et 30 mois. SYN. *DENTS DE LAIT, DENTS TEMPORAIRES.* ◇ **INCLUSE** *(angl. unerupted —).* Dent non visible, totalement enfouie dans l'os maxillaire. ◇ **LABIALE** *(angl. labial —).* Dents antérieures, incisives et canines. ◇ **PERMANENTE** *(angl. permanent —).* Chacune des dents formant la deuxième dentition, au nombre de 32 (8 incisives, 4 canines, 8 prémolaires et 12 molaires). ◇ **TEMPORAIRE** ☞ *DENT DÉCIDUALE.*

DENTAIRE *adj. (angl. dental).* Qui se rapporte aux dents. ◇ **(FORMULE)** Numérotation des dents en 4 quadrants comportant chacun 2 incisives, 1 canine, 2 prémolaires et 3 molaires. À chaque dent est attribué un numéro.

DENTALE *s. f. (angl. dental).* Appliqué généralement aux consonnes, telles que *d* et *t*, qui se prononcent en appliquant la langue contre les dents.

DENTALGIE *s. f. (angl. toothache).* Douleur dentaire.

DENTÉ *adj. (angl. dentate).* Qui est pourvu de dents, ou qui possède des saillies en forme de dents.

DENTELÉ *adj.* ☞ *DENTÉ.*

DENTI-, DENTO- *(angl. denti-).* Préfixes d'origine latine indiquant une relation avec les dents.

DENTICULE *s. m. (angl. denticle).* Dent naine surnuméraire.

DENTIER *s. m. (angl. set of false teeth).* En langage courant, prothèse partielle amovible utilisée en dentisterie pour remplacer des dents absentes.

DENTIFORME *adj. (angl. dentiform).* ☞ *ODONTOÏDE.*

DENTIGÈRE *adj. (angl. dentigerous).* Qui contient ou qui supporte des dents.

DENTIMÈTRE *s. m. (angl. dentimeter).* Instrument servant à mesurer les dimensions des dents.

DENTINAIRE *adj. (angl. dentinal).* Qui se rapporte à la dentine.

DENTINE *s. f. (NA. dentinum). (angl. dentin).* Substance principale des dents, qui entoure la pulpe dentaire et est recouverte par l'émail dans la couronne et par le cément à la racine. SYN. *IVOIRE.* ◇ **PRIMAIRE** *(angl. primary —).* Dentine qui se forme avant l'éruption des dents. ◇ **OPALESCENTE** *(angl. opalescent —).* **1.** Syndrome héréditaire de transmission autosomique dominante caractérisé par des dents opalescentes. SYN. *DENTINOGÉNÈSE IMPARFAITE NON SYNDROMIQUE.* **2.** Dentine dans laquelle les canalicules sont partiellement sclérosés ou calcifiés, ce qui lui confère un aspect translucide. ◇ **SECONDAIRE** *(angl. secondary —).* Dépôts de dentine qui surviennent en réponse aux facteurs biomécaniques une fois la dent formée. SYN. *DENTINE ADVENTIVE.* ◇ **TERTIAIRE** *(NA. dentinum). (angl. dentin).* Dentine réactionnelle qui se forme après agression de la dent.

DENTINIFICATION *s. f. (angl. dentinification).* Formation de la dentine. SYN. *DENTINOGENÈSE.*

DENTINOGENÈSE *s. f.* ☞ *DENTINIFICATION.*

DENTINOGENESIS IMPERFECTA Groupe d'affections héréditaires, associées à une dentine opalescente. SYN. *DENTINOGENÈSE IMPARFAITE.*

DENTINOÏDE *adj. (angl. dentinoid).* Qui ressemble à la dentine.

DENTINOME *s. m. (angl. dentinoma).* Tumeur d'origine dentaire avec une denture dysplasique.

DENTIPARE *adj. (angl. dentiparous).* Qui se rapporte à la production de dents.

DENTISTE *s. m. (angl. dentist).* Praticien diplômé d'une école dentaire, possédant une qualification légale pour exercer la dentisterie. En France, ce terme est généralement précédé du mot « chirurgien ». SYN. *ODONTOLOGISTE.*

DENTISTERIE *s. f. (angl. dentistry).* Étude et pratique médicochirurgicale de tout ce qui se rapporte aux dents et, par extension, à la bouche et aux mâchoires. SYN. *MÉDECINE DENTAIRE, ODONTO-STOMATOLOGIE.*

DENTITION *s. f. (angl. teething).* Formation et éruption des dents sur les arcades dentaires ; on distingue la dentition temporaire (première dentition ou dentition de lait) et la dentition permanente (ou définitive).

DENTO-ALVÉOLAIRE *adj. (angl. dentoalveolar).* Qui se rapporte aux alvéoles dentaires.

DENTOLINGUAL *adj. (angl. dentolingual).* Qui se rapporte aux dents et à la langue.

DENTOME *s. m. (angl. dentinoma).* ☞ *ODONTOME.*

DENTURE *s. f. (angl. dentition).* Ensemble des dents naturelles d'un sujet. ◇ **ARTIFICIELLE** *(angl. artificial denture).* Prothèse dentaire fixée dans la bouche pour remplacer la denture naturelle absente.

DÉNUDATION *s. f. (angl. denudation).* Action de mettre à nu un organe ou un tissu. ◇ **VEINEUSE** Exposition d'une veine pour un cathétérisme.

DÉNUTRITION *s. f. (angl. undernutrition).* Trouble de la nutrition par insuffisance d'assimilation ou hypercatabolisme.

DENVER (CLASSIFICATION DE) *(angl. Denver nomenclature).* Classification des chromosomes humains suivant leur taille et la place du centromère ; les chromosomes somatiques sont numérotés de 1 à 22 et les chromosomes sexuels dénommés X et Y.

DÉONTOLOGIE *s. f. (angl. code of ethics).* Code des devoirs et éthique de la profession médicale.

DÉORSODUCTION *s. f. (angl. deorsumduction).* Rotation vers le bas des globes oculaires. SYN. *DÉORSOVERSION.*

DÉORSOVERSION *s. f. (angl. deorsumversion).* ☞ *DÉORSODUCTION.*

DEORSUM VERGENS *(angl. deorsum vergence).* Qui est dirigé vers le bas.

DÉPENDANCE *s. f. (angl. dependence drug addiction).* État résultant de la consommation prolongée des substances psychoactives. Il comporte la perte de contrôle de l'usage de la substance et la poursuite de la consommation malgré des conséquences négatives. ◇ **PHYSIQUE** *(angl. physical —).* État d'adaptation donnant lieu à des signes physiologiques de sevrage quand l'administration d'une substance donnée est suspendue avec modification de la tolérance (accoutumance). ◇ **PSYCHIQUE** *(angl. psychological —).* État caractérisé par un sentiment de satisfaction et une pulsion psychique nécessitant l'administration répétée d'une substance donnée pour éviter un malaise avec la perte du contrôle des quantités consommées. SYN. *ADDICTION.*

DÉPÉRIOSTER *v.* Enlever ou écarter le périoste pour effectuer une ostéotomie.

DÉPERSONNALISATION *s. f. (angl. depersonalization).* Trouble de la conscience de soi, donnant lieu à une sensation d'étrangeté, de ne plus être soi-même.

DÉPIGMENTATION *s. f. (angl. depigmentation).* Disparition du pigment d'un tissu, notamment de la peau.

DÉPILATION *s. f. (angl. depilation).* Chute des poils.

DÉPILATOIRE *adj. (angl. depilatory).* ☞ *ÉPILATOIRE.*

DÉPISTAGE *s. m. (angl. screening).* Recherche des signes d'une affection inapparente grâce à des examens effectués systématiquement dans une population.

DÉPLACEMENT *s. m.* **1.** Réaction chimique dans laquelle un corps se substitue à un autre dans une combinaison. **2.** Perte de parallélisme des bords osseux lors d'une fracture.

DÉPLÉTIF *adj.* **1.** Qui provoque une déplétion. **2.** Qui diminue la quantité de liquide de l'organisme.

DÉPLÉTION *s. f.* **1.** Diminution ou disparition d'un liquide accumulé dans une cavité ou un organe. **2.** État qui résulte de la perte excessive d'un liquide organique (sang, œdèmes…). ◇ **SODIQUE (SYNDROME DE)** *(angl. salt loosing syndrome)*. Ensemble des troubles provoqués par une perte excessive de sodium, telle qu'elle peut se produire après emploi exagéré de diurétiques, lors de déshydratation d'origine digestive, d'hyperplasie congénitale des glandes surrénales, de néphrites dites avec perte de sel.

DÉPOLARISATION *s. f. (angl. depolarisation)*. Diminution ou perte de la polarisation entre les deux faces d'une membrane cellulaire ou entre deux points d'un tissu vivant. ◇ **CARDIAQUE** Perte de la charge électrique des fibres myocardiques lors de l'excitation normale ; elle se traduit par l'onde QRS.

DÉPOSITION *s. f. (angl. deposition)*. En médecine légale, exposé verbal d'un médecin expert.

DÉPÔT *s. m. (angl. deposit)*. Accumulation de substances organiques ou inorganiques, d'un produit de sécrétion normal ou pathologique dans un tissu, un organe ou une cavité.

DÉPRESSEUR *adj. (angl. depressor depressive)*. Qui provoque la dépression. SYN. *DÉPRESSIF.*

DÉPRESSION *s. f.* Surface ou zone en creux par rapport à la surface environnante. ◇ **ANACLITIQUE** *(angl. anaclitic —)*. Terme de R. Spitz qui s'applique au refus de contact avec perte de poids et arrêt de développement chez les enfants qui, après une bonne relation avec leur mère durant les premiers six mois, sont séparés d'elle pour une période prolongée (plus de trois mois). ◇ **ATYPIQUE** *(angl. atypical —)*. En France, elle désigne un état dépressif associé à des symptômes évocateurs de la schizophrénie. Au États-Unis, elle désigne une dépression caractérisée par une inversion de la symptomatologie somatique habituelle. ◇ **AVEC CARACTÉRISTIQUES PSYCHOTIQUES** *f.* Syndrome dépressif caractérisé pas l'existence d'idées délirantes, d'hallucinations ou d'un état confusionnel. ◇ **ENDOGÈNE** *(angl. endogenous —)*. Terme désuet. ☞ *MÉLANCOLIE.* ◇ **INVOLUTIVE** *(angl. involutional —)*. Terme désuet. Tableau mélancolique qui s'observe à partir de 50 ans souvent réactionnelle et d'évolution chronique. ☞ *MÉLANCOLIE.* ◇ **MASQUÉE** *(angl. masked —)*. Forme de dépression caractérisée par la prédominance de plaintes somatiques (digestives, cardio-vasculaires, etc.) qui « masquent » la tristesse et les autres symptômes psychiques non reconnus par le patient. ◇ **NÉVROTIQUE OU RÉACTIONNELLE** *(angl. reactive —)*. Syndrome dépressif qui apparaît en relation avec un traumatisme psychologique (deuil, frustrations, etc.). ◇ **SAISONNIÈRE** *f.* Dépression à caractère saisonnier (généralement entre octobre et mars), plus fréquent chez la femme, la symptomatologie est d'intensité moyenne avec hypersomnie et hyperphagie. ◇ **SECONDAIRE** *(angl. neurotic —)*. Une dépression associée à une maladie somatique ou à une autre pathologie psychiatrique sans forcement un lien de causalité entre les deux. ◇ **SYMPTOMATIQUE** Dépression provoquée ou favorisée par une autre pathologie somatique ou psychiatrique. ◇ **SYNDROME DÉPRESSIF** Trouble de l'humeur associant ralentissement psychomoteur, tristesse, anhédonie, perte de l'estime de soi, fatigabilité, trouble du sommeil et de l'appétit. ◇ **SYSTOLIQUE** *(angl. systolic —)*. Rétraction de la région précordiale observée durant la systole cardiaque.

DÉPRIMÉ *adj.* **1.** Qui est en état de dépression. **2.** Affaissé, effondré ; au-dessous du niveau normal.

DÉPURATIF *adj. (angl. depurative)*. Qui favorise l'élimination des toxines et des déchets de l'organisme. S'emploie aussi comme substantif.

DÉPURATION *s. f. (angl. depuration).* Action de débarrasser l'organisme des substances nocives ou inutiles.

DÉRADELPHE *s. m. (angl. deradelphus).* Monstre double monocéphalien avec deux troncs fusionnés au-dessus de l'ombilic et séparés au-dessous.

DÉRATISATION *s. f. (angl. rat extermination ; deratization).* Destruction systématique des rats dans les hôpitaux, les lieux publics, etc., à titre prophylactique, afin d'empêcher la propagation des maladies transmises par ceux-ci.

DERCUM (MALADIE DE) *(angl. Dercum's disease).* Adipose douloureuse du tronc et des membres en général chez une femme, obèse, ménopausée, associée à des troubles sensitifs.

DÉRÈGLEMENT *s. m. (angl. derangement).* Trouble, perturbation.

DÉRÉISME *s. m. (angl. dereism).* État mental dominé par la perte du contact ambiant ; les pensées sont sans rapport avec la logique et l'expérience des faits réels.

DÉRENCÉPHALE *s. m. (angl. derencephalus).* Monstre caractérisé par l'absence d'encéphale et de la partie supérieure de la moelle épinière.

DÉRENCÉPHALOCÈLE *s. f. (angl. derencephalocele).* Monstruosité caractérisée par la protrusion de la substance cérébrale à travers une ou plusieurs fissures situées au niveau de la colonne vertébrale.

DÉRIVATION *s. f. (angl. shunt).* **1.** Procédé permettant de dévier artificiellement le sang ou des liquides organiques hors de leur circuit normal. **2.** *(angl. lead).* En électrocardiographie, enregistrement qui représente la variation de potentiel électrique entre deux électrodes placées sur la peau. On utilise couramment trois dérivations bipolaires standards, trois dérivations unipolaires des membres et les dérivations précordiales. ◇ **ENDOCAVITAIRE** *(angl. intracardiac lead).* Enregistrement par une électrode des potentiels endocardiaques lors d'un cathétérisme. ◇ **VENTRICULOCISTERNALE ET VENTRICULOATRIALE** *(angl. ventriculocisternostomy and ventriculoatriostomy).* Au cours de l'hydrocéphalie, évacuation du liquide céphalorachidien ventriculaire vers les espaces sous-arachnoïdiens ou vers le cœur.

DERM-, DERMO-, DERMAT-, DERMATO- *(angl. dermato-).* Préfixes d'origine grecque indiquant une relation avec la peau.

DERMABRASION *s. f. (angl. dermobrasion).* Abrasion de la peau par un moyen mécanique.

DERMALGIE *s. f. (angl. dermalgia).* Douleur cutanée sans lésion visible, symptomatique de certaines affections neurologiques. SYN. *DERMATALGIE.*

DERMAPHYTE *adj. (angl. dermatophyte).* ☞ *DERMOPHYTE.*

DERMATALGIE *s. f. (angl. dermatalgia).* ☞ *DERMALGIE.*

DERMATITE *s. f. (angl. dermatitis).* Inflammation de la peau ; dermatose inflammatoire. SYN. *DERMITE.* ◇ **ACTINIQUE** *(angl. actinic —).* SYN. *COUP DE SOLEIL.* ◇ **ATOPIQUE INFANTILE** *(angl. infantile eczema).* SYN. *ECZÉMA INFANTILE.* ◇ **ATROPHIANTE LIPOÏDIQUE** *OPPENHEIM-URBACH (MALADIE D').* ◇ **BLASTOMYCOSIQUE** *(angl. american blastomycosis).* ☞ *BLASTOMYCOSE NORD-AMÉRICAINE.* ◇ **COCCIDIOÏDIENNE** *(angl. coccidiomycosis).* ☞ *COCCIDIOÏDOMYCOSE.* ◇ **DE CONTACT** *(angl. contact —).* SYN. *ECZÉMA.* ◇ **CONTUSIFORME** *(angl. erythema nodosum).* ☞ *ÉRYTHÈME NOUEUX.* ◇ **EXFOLIATIVE DES NOUVEAU-NÉS** *(angl. — exfoliativa neonatorum).* Éruption érythémateuse compliquée de bulles, d'érosions, d'abcès et de desquamation massive, qui affecte les nouveau-nés. Elle est liée à une infection par le staphylocoque doré. SYN. *RITTER VON RITTERSHAIN (MALADIE DE).* ◇ **FACTICE** *(angl. factitial —).* Dermatite provoquée intentionnellement par le patient lui-même (par grattage, par utilisation d'agents irritants). SYN. *ARTÉFACTS CUTANÉS.* ◇ **HERPÉTIFORME** *(angl. — herpetiformis). DUHRING-BROCQ (MALADIE DE).* ◇ **MÉDICAMENTEUSE** *(angl. drug eruption).* Dermatite allergique due à l'absorption d'un médicament. ◇ **PAPILLAIRE DU CUIR CHEVELU** *(angl. — papillaria capillitii).* Folliculite sclérotique de la nuque, caractérisée par des élévations avec pustules aboutissant à des formations ressemblant à des chéloïdes. SYN. *ACNÉ CHÉLOÏDIENNE.* ⬄ **PAPILLAIRE MALIGNE** *(angl. Paget's skin disease).* ☞ *PAGET (MALADIE CUTANÉE DE).* ⬄ **POLYMORPHE** *DUHRING-BROCQ (MALADIE DE).* ⬄ **POLYMORPHE DOULOUREUSE** *(angl. During-Brocq disease). DUHRING-BROCQ (MALADIE DE).* ⬄ **DES PRÉS** *(angl. meadow —). OPPENHEIM (MALADIE D').* ⬄ **PRIMULAIRE** *(angl. primrose —).* Dermatite provoquée par le contact de la peau avec des primevères. ⬄ **PROFESSIONNELLE** *(angl. occupational —).* Dermatite à formes cliniques très diverses, provoquée par des substances avec lesquelles un sujet entre en contact au cours de son travail. ⬄ **SÉBORRHÉIQUE** *(angl. seborrheic —).* ☞ *ECZÉMA SÉBORRHÉIQUE.* ⬄ **DE STASE** *(angl. stasis —).* Pigmentation et taches sanguines dues à un ralentissement de la circulation sanguine ou lymphatique. ⬄ **VÉGÉTANTE** *(angl. — vegetans).* Affection cutanée caractérisée par une éruption eczémateuse sur laquelle se développent des formations végétantes (pemphigus végétant par exemple). ⬄ **VERRUQUEUSE** ☞ *CHROMOBLASTOMYCOSE.*

DERMATITIS ⬄ **DYSMENORRHEICA** Dermatose rare se manifestant pendant la période menstruelle par des plaques érythémateuses ou vésiculeuses. ⬄ **REPENS** *(angl. acral pustulosis).* Forme localisée chronique d'une dermatite infectieuse eczématoïde, consécutive à une petite blessure. SYN. *DERMATITE SERPIGINEUSE.*

DERMATO- ☞ *DERM-, DERMO-, DERMAT-, DERMATO-.*

DERMATOBIA Genre de mouches d'Amérique tropicale, *D. hominis*, de la famille des Œstridés. Leurs larves sont parasites des animaux et peuvent occasionner des myiases cutanées chez l'homme (myiase furonculeuse).

DERMATOCÈLE *s. f. (angl. dermatocele).* ☞ *DERMATOLYSIE.*

DERMATOCHALASIS *s. f. (angl. dermatochalasis).* ☞ *CUTIS LAXA.*

DERMATOCONIOSE *s. f.* Affection cutanée provoquée par la poussière.

DERMATODYNIE *s. f. (angl. dermatodynia).* Douleur localisée au niveau de la peau.

DERMATOFIBROME *s. m. (angl. dermatofibroma).* Fibrome cutané.

DERMATOFIBROSE *s. f. (angl. dermatofibrosis).* Épaississement fibreux de la peau. ⬄ **LENTICULAIRE DISSEMINÉE** *(angl. — lenticularis disseminata).* Affection héréditaire autosomique comportant des nævi élastiques. SYN. *SYNDROME DE BUSCHKE-OLLENDORFF.*

DERMATOGLYPHE *s. m. (angl. dermatoglyphics).* Ensemble des dessins formés sur la paume des mains, la plante des pieds, la pulpe des doigts, par les plis cutanés, les crêtes et sillons dermiques, et dont l'étude est importante dans certaines maladies par aberration chromosomique.

DERMATOGLYPHIQUE **1.** *adj. (angl. dermatoglyphic).* Qui se rapporte aux dermatoglyphes. **2.** *s. f. (angl. dermatoglyphics).* Partie de l'anthroposcopie qui traite des dermatoglyphes.

DERMATOGRAPHE *s. m. (angl. dermatograph).* Instrument permettant de faire des marques sur la peau pour en délimiter certaines zones. SYN. *DERMOGRAPHE.*

DERMATOGRAPHIE *s. f. (angl. dermatography).* Description de la peau.

DERMATOHÉTÉROPLASTIE *s. f. (angl. dermatoheteroplasty).* Greffe cutanée qui s'effectue par prélèvement d'un greffon sur un autre sujet.

DERMATOLOGIE *s. f. (angl. dermatology).* Partie de la médecine qui traite des maladies de la peau.

DERMATOLOGISTE *s. m. (angl. dermatologist).* Médecin spécialisé en dermatologie.

DERMATOLOGUE *s. m.* ☞ *DERMATOLOGISTE.*

DERMATOLYSIE *s. f. (angl. cutis laxa).* Affection rare, congénitale, caractérisée par une hypertrophie avec relâchement de la peau et des tissus sous-cutanés ; la peau, épaissie, tombe en plis flasques. SYN. *DERMATOCÈLE, CHALODERMIE.*

DERMATOMALACIE *s. f. (angl. dermatomalacia).* Relâchement pathologique de la peau.

DERMATOME *s. m.* **1.** Territoire cutané innervé par le nerf rachidien sensitif correspondant. **2.** Instrument servant à prélever des fragments de peau pour greffes cutanées. **3.** SYN. (désuet de) *TUMEUR CUTANÉE.*

DERMATOMYCOSE *s. f. (angl. dermatomycosis).* Toute affection cutanée provoquée par des champignons parasites (dermatophytes). SYN. *DERMATOPHYTIE, DERMATOPHYTOSE.*

DERMATOMYOME *s. m. (angl. leiomymoma cutis).* Myome cutané qui se développe à partir des fibres musculaires lisses.

DERMATOMYOSITE *s. f. (angl. dermatomyositis).* Maladie associant une polymyosite à des lésions cutanées à type d'érythème et d'œdème. L'évolution se fait par poussées qui peuvent soit s'atténuer en laissant une atrophie musculaire avec sclérose et des taches de pigmentation cutanée, soit s'aggraver et aboutir à la mort.

DERMATOPHILUS Genre de bactéries de la famille des *Dermatophilaceae*, classe des Actinobactéries. Certaines espèces sont pathogènes pour l'animal, et exceptionnellement pour l'homme *(D. congolensis)*.

DERMATOPHYTE *s. m. (angl. dermatophyte).* Tout champignon parasite de la peau et des phanères. Les dermatophytes appartiennent aux genres *Trichophyton, Microsporum* et *Epidermophyton*.

DERMATOPHYTIDE *s. f. (angl. dermatophytid).* Éruption allergique en rapport avec une dermatomycose.

DERMATOPHYTIE *s. f. (angl. dermatophytosis).* Toute affection cutanée due à un champignon. ☞ *DERMATOMYCOSE.*

DERMATOPLASTIE *s. f. (angl. dermatoplasty).* Chirurgie plastique de la peau.

DERMATORRAGIE *s. f. (angl. dermatorrhagia).* Hémorragie cutanée.

DERMATORRHEXIE *s. f. (angl. dermatorrhexis).* Rupture des capillaires cutanés.

DERMATOSCLÉROSE *s. f. (angl. dermatosclerosis).* Toute sclérose de la peau, secondaire à divers processus pathologiques.

DERMATOSCOPIE *s. f. (angl. dermatoscopy).* SYN. *CAPILLAROSCOPIE.*

DERMATOSE *s. f. (angl. dermatosis).* Terme générique désignant toute affection de la peau. ◇ **PIGMENTAIRE PROGRESSIVE** *(angl. progressive pigmentary —). SCHAMBERG (MALADIE DE).* ◇ **PIGMENTAIRE RÉTICULÉE** *(angl. reticular pigmented —).* Affection héréditaire touchant l'enfant avec kératose palmo-plantaire pigmentée disposée en réseau. ◇ **PROFESSIONNELLE** *(angl. occupational —).* Affection cutanée contractée au contact de produits chimiques utilisés dans le cadre de la profession. ◇ **PUSTULEUSE SOUS-CORNÉE** *(angl. subcorneal pustular —).* Dermatose vésiculopustuleuse récidivante qui affecte les régions présentant un intertrigo et les plis de flexion. SYN. *SYNDROME DE SNEDDON-WILKINSON.* ◇ **STÉRÉOGRAPHIQUE** ☞ *DERMOGRAPHISME.*

DERMATOSPASME *s. m. (angl. flesh creeps).* SYN. *CHAIR DE POULE.*

DERMATOTHÉRAPIE *s. f. (angl. dermatotherapy).* Traitement des maladies de la peau.

DERMATOTOMIE *s. f. (angl. dermatotomy).* Dissection de la peau.

DERMATOZOAIRE *s. m. (angl. dermatozoon).* Tout parasite animal (notamment les acariens et les larves) qui provoque des lésions cutanées en pénétrant dans la peau. SYN. *ECTOPARASITE.*

DERMATOZOONOSE *s. f. (angl. dermatozoonosis).* Affection cutanée provoquée par un animal parasite.

DERMATROPHIE *s. f. (angl. dermatotrophy).* Atrophie de la peau.

DERME *s. m. (NA. dermis). (angl. dermis).* Couche conjonctive, vascularisée, qui supporte et nourrit l'épiderme. Elle est située entre l'épiderme en surface et l'hypoderme en profondeur.

DERMECTASIE *s. f.* ☞ *DERMATOLYSIE.*

-DERMIE *(angl. -dermia).* Suffixe d'origine grecque indiquant une relation avec la peau.

DERMIQUE *adj. (angl. dermic).* Qui se rapporte au derme.

DERMITE *s. f. (angl. dermatitis).* Inflammation du derme. Ce terme est aussi utilisé comme synonyme de dermatite. ◇ **OCRE** *(angl. pigmented purpuric —).* Forme de capillarite précédant les ulcères de jambe et se présentant sous la forme d'une plaque brune évoluant vers une ulcération douloureuse. ◇ **VÉNÉNEUSE** *(angl. — venenata)*. Dermite aiguë par contact direct avec des substances vénéneuses d'origine animale ou végétale. SYN. *DERMATITIS VENENATA.*

DERMOCORTICOÏDE *s. m. (angl. topical corticosteroid)*. Médicament contenant des corticoïdes à usage local.

DERMOCYME *s. m. (angl. dermocymus)*. Monstre double endocymien avec localisation du parasite dans le derme de l'autosite. Certaines formes sont considérées actuellement comme des kystes dermoïdes.

DERMOGRAPHE *s. m.* ☞ *DERMATOGRAPHE.*

DERMOGRAPHIE *s. f. (angl. dermographism)*. ☞ *DERMOGRAPHISME.*

DERMOGRAPHISME *s. m. (angl. dermographism)*. Réaction particulière de la peau, qui se tuméfie et prend un aspect urticarien lorsqu'on la frotte légèrement avec une pointe émoussée.

DERMOÏDE *adj.* **1.** Qui a l'aspect de la peau. **2.** Dont la structure rappelle celle de la peau. ☞ *KYSTE DERMOÏDE.*

DERMOLYSE *s. f. (angl. dermolysis)*. Dissolution ou destruction de la peau.

DERMOMYCOSE *s. f. (angl. dermomycosis)*. Toute affection cutanée provoquée par des champignons.

DERMOPATHIE *s. f. (angl. dermatopathy)*. SYN. *DERMATOSE.*

DERMOPHYTE *s. m.* Se dit d'un parasite végétal de la peau. S'emploie aussi comme substantif. SYN. *DERMAPHYTE.*

DERMOPLASTIE *s. f. (angl. dermoplasty)*. Toute opération plastique de la peau.

DERMORÉACTION *s. f. (angl. dermoreaction)*. ☞ *CUTIRÉACTION.*

DERMOSQUELETTE *s. m. (angl. dermoskeleton)*. ☞ *EXOSQUELETTE.*

DERMOSYPHILOPATHIE *s. f. (angl. dermosyphilopathy)*. Toute manifestation cutanée de la syphilis.

DERMOTACTILE *adj. (angl. dermotactile)*. Qui se rapporte à la sensibilité tactile de la peau.

DERMOTROPE *adj. (angl. dermotropic)*. Qui a une affinité pour la peau ou qui se fixe électivement sur la peau ; se dit principalement d'une substance chimique, d'un micro-organisme, d'un virus.

DERMOTROPISME *s. m. (angl. dermotropism)*. Qualité des micro-organismes dermotropes.

DÉRODYME *s. m. (angl. dicephalus)*. Monstre fœtal qui possède un tronc et deux têtes.

DÉROMÈLE *s. m. (angl. deromelus)*. Monstre caractérisé par la présence d'un ou de deux membres surnuméraires s'insérant sur les vertèbres cervicales.

DÉROTATION *s. f. (angl. detorsion)*. Correction de l'attitude vicieuse d'un membre ou du rachis en rotation interne.

DÉROULEMENT AORTIQUE *(angl. aortic uncoiling)*. Aspect radiologique anormal de la crosse aortique, dont la courbure est redressée et élargie ; il correspond à une athérosclérose aortique.

DERRICK-BURNETT (MALADIE DE) ☞ *FIÈVRE Q.*

DÉS-, DÉ- Préfixes d'origine latine pouvant avoir des significations diverses, généralement privative ou négative.

DÉSACTIVATION *s. f. (angl. deactivation)*. Réduction de l'activité d'une substance radioactive, corrosive, etc.

DÉSAFFÉRENTATION (DOULEURS DE) *(angl. deafferentation pain)*. Douleurs de divers types (brûlures, décharges fulgurantes, etc.) pouvant survenir après une amputation ou une lésion du système nerveux périphérique.

DÉSAGRÉGATION *s. f. (angl. disintegration)*. Décomposition, dissociation, morcellement.

DÉSALCOOLISATION *s. f. (angl. dealcoholization)*. Extraction de l'alcool contenu dans un liquide ou dans une préparation histologique.

DÉSALLERGISATION *s. f. (angl. desensitization)*. Désensibilisation d'un organisme allergique.

DÉSAMINASE *s. f. (angl. desaminase)*. Enzyme qui catalyse une réaction de désamination.

DÉSAMINATION *s. f. (angl. deamination).* Élimination du groupement amine NH_2 d'une molécule. Il s'agit d'une réaction biochimique importante dans le métabolisme des acides aminés.

DÉSARTICULATION *s. f. (angl. disarticulation).* Amputation d'un membre ou d'un segment de membre au niveau d'une articulation.

DÉSATURATION *s. f. (angl. desaturation).* Transformation chimique d'une substance saturée en une substance non saturée.

DESCEMET (MEMBRANE DE) *(NA. lamina limitans posterior cornae). (angl. Descemet's membrane).* Membrane limitante postérieure de la cornée. SYN. *LAME LIMITANTE POSTÉRIEURE DE LA CORNÉE.*

DESCÉMÉTITE *s. f. (angl. descemetitis).* Inflammation de la membrane de Descemet. SYN. *IRIDOCYCLITE.*

DESCÉMÉTOCÈLE *s. f. (angl. descemetocele).* Hernie de la membrane de Descemet.

DESCHAMPS (AIGUILLE DE) *(angl. Deschamps' needle).* Aiguille mousse à manche, utilisée pour la ligature des artères profondes.

DÉSENSIBILISATION *s. f. (angl. desensitization).* Diminution, naturelle ou provoquée, de la sensibilité ou de l'intolérance de l'organisme à l'égard de certaines substances ou de certaines infections. La désensibilisation spécifique, qui consiste à injecter des quantités minimes progressivement croissantes d'un allergène, a pour but de supprimer la sensibilisation à l'égard de cet allergène.

DÉSÉQUILIBRE DE LIAISON *(angl. linkage desequilibrium).* Situation dans laquelle, dans une population, deux gènes sont trouvés ensemble avec une fréquence supérieure à celle prévisible en se basant sur leurs propres fréquences.

DÉSÉTOPE *s. m. (angl. desetope).* Partie de la molécule du complexe majeur d'histocompatibilité associée à l'antigène.

DESFERRIOXAMINE *s. f.* ☞ *DÉFÉROXAMINE.*

DÉSHYDRASE *s. f.* ☞ *DÉSHYDROGÉNASE.*

DÉSHYDRATATION *s. f.* **1.** Élimination ou perte de l'eau contenue dans un corps. **2.** Diminution excessive de l'eau dans les tissus organiques, qui se manifeste sous forme de sécheresse de la peau et des muqueuses, de soif intense, d'oligurie et, dans les cas graves, de dysfonctionnement cérébral et de collapsus circulatoire. ◇ **EXTRACELLULAIRE** *(angl. extracellular —).* Perte proportionnelle d'eau et de sodium dans le compartiment extracellulaire. ◇ **GLOBALE** *(angl. total —).* Association d'une déshydratation extra- et intracellulaire. ◇ **INTRACELLULAIRE** *(angl. cellular —).* Perte des électrolytes intracellulaires, accompagnée d'une altération de la membrane cellulaire. L'hyperosmolarité extracellulaire entraîne une compensation par de l'eau issue de l'espace cellulaire (déshydratation hypertonique).

DÉSHYDROGÉNASE *s. f. (angl. dehydrogenase).* Enzyme catalysant une réaction d'oxydation. Certaines déshydrogénases requièrent comme coenzyme des nucléotides pyridiniques (NAD ou NADP), et d'autres la flavine ou des nucléotides flaviniques. SYN. *DÉSHYDRASE.*

DÉSHYDROGÉNATION *s. f. (angl. dehydrogenation).* Enlèvement de l'hydrogène d'un composé. Les déshydrogénations représentent le mode habituel des oxydations biologiques.

DÉSINFECTANT *adj. (angl. disinfectant).* Qui détruit ou neutralise les micro-organismes pathogènes. S'emploie aussi comme substantif. ◇ **COMPLET** *(angl. total —).* Désinfectant qui détruit ou neutralise non seulement les micro-organismes, mais aussi leurs formes végétatives ou spores.

DÉSINFECTION *s. f. (angl. disinfection).* Destruction des micro-organismes pathogènes hors de l'organisme par différents moyens physiques ou chimiques.

DÉSINFESTATION *s. f. (angl. disinfestation).* Destruction des parasites (en particulier les arthropodes) sur le corps, les vêtements, etc.

DÉSINHIBITION *s. f. (angl. disinhibition).* Diminution ou disparition de l'inhibition.

DÉSINSECTISATION *s. f. (angl. disinsectization).* Destruction des insectes parasites.

DÉSINSERTION *s. f. (angl. disinsertion).* Détachement ou rupture du point d'attache d'une aponévrose, d'un muscle, d'un ligament ou d'un tendon.

DÉSINTÉGRATION *s. f.* Transformation d'un noyau atomique ou d'une particule en un autre noyau ou en d'autres particules. ◇ **PHONÉTIQUE (SYNDROME DE)** Perturbation de l'expression orale avec difficultés de réalisation des phonèmes, entraînant des déformations complexes des mots.

DÉSINTOXICATION *s. f.* **1.** Élimination des substances toxiques ; processus naturel ou thérapeutique rendant les substances toxiques inoffensives ou empêchant leur production dans l'organisme. **2.** Traitement visant à libérer un sujet de sa dépendance à l'égard d'une substance donnée (alcool, drogue, etc.).

DÉSINVAGINATION *s. f. (angl. evagination).* Réduction d'une invagination.

DÉSIPRAMINE *s. f. (angl. desipramine).* Antidépresseur tricyclique, il a été retiré.

DESJARDINS (PINCE DE) *(angl. Desjardins' pliers).* Pince courbe utilisée pour l'extraction de calculs de la vésicule biliaire.

DESM-, DESMO- *(angl. desmo-).* Préfixes d'origine grecque signifiant lien et indiquant, en général, une relation avec les ligaments.

DESMALGIE *s. f. (angl. desmalgia).* ☞ *DESMODYNIE.*

DESMECTASIE *s. f. (angl. desmectasis).* Distension d'un ligament.

DESMÉPITHÉLIUM *s. m. (angl. desmepithelium).* Endothélium des vaisseaux sanguins et lymphatiques ainsi que des cavités séreuses de l'organisme. Peu usité.

DESMINE *s. f.* Protéine du cytosquelette des fibres musculaires.

DESMIOGNATHE *s. m. (angl. desmiognathus).* Monstre caractérisé par la présence d'une tête surnuméraire et rudimentaire, unie à la mandibule par un pédicule.

DESMODONTE *s. m. (NA. desmodontium). (angl. periodontal ligament).* Ensemble des tissus de soutien fixant la dent dans son alvéole. SYN. *LIGAMENT ALVÉOLODENTAIRE, PÉRIODONTE.*

DESMODONTITE *s. f. (angl. periodontitis).* Inflammation du desmodonte.

DESMODYNIE *s. f. (angl. desmodynia).* Douleur dans un ligament ou des ligaments.

DESMOGÈNE *adj. (angl. desmogenous).* Qui est d'origine ligamentaire.

DESMOGLÉINES *s. f. (angl. desmogleins).* Protéines transmembranaires localisées dans les desmosomes des kératinocytes. Les desmogléines 1 et 3 sont les protéines cibles d'auto-anticorps respectivement dans le pemphigus superficiel et vulgaire.

DESMOGRAPHIE *s. f. (angl. desmography).* Étude et description des ligaments.

DESMOÏDE *adj. (angl. desmoid).* Dur et fibreux. ◇ **(TUMEUR)** *(angl. — tumor).* Tumeur fibreuse cutanée ou musculaire de la paroi abdominale à malignité atténuée.

DESMOLASE *s. f. (angl. desmolase).* Enzyme catalysant une réaction de rupture d'une chaîne carbonée.

DESMOLOGIE *s. f. (angl. desmology).* Étude des ligaments.

DESMOPATHIE *s. f. (angl. desmopathy).* Toute affection des ligaments.

DESMOPLASIE *s. f. (angl. desmoplasia).* Formation et développement d'un tissu fibreux.

DESMOPLASTIQUE *adj. (angl. desmoplastic).* Qui stimule le développement du tissu conjonctif ou des adhérences fibreuses.

DESMOPRESSINE *s. f. (angl. desmopressin).* Dérivé synthétique de la vasopressine utilisé par voie endonasale dans le traitement du diabète insipide et de l'énurésie.

DESMOSE *s. f. (angl. desmosis).* ☞ *DESMOPATHIE.*

DESMOSOME *s. m. (angl. desmosome).* Épaississement localisé de la membrane cellulaire, formant une zone d'attache à la surface de contact entre deux cellules épithéliales. Il est particulièrement bien visible entre les cellules hépatiques et entre les cellules épidermiques.

DÉSOBLITÉRATION *s. f.* ☞ *DÉSOBSTRUCTION.*

DÉSOBSTRUANT *adj. (angl. clearing of an obstruction).* Qui tend à supprimer une obstruction. SYN. *DÉSOBSTRUCTIF.*

DÉSOBSTRUCTION *s. f. (angl. vascular thrombectomy).* Intervention consistant à débarrasser un conduit de corps étrangers qui bouchent sa lumière (notamment l'enlèvement des caillots sanguins dans un vaisseau).

DÉSODÉ *adj. (angl. sodium deprived).* Se dit d'un régime très pauvre en sodium.

DÉSODORISANT *s. m. (angl. deodorant).* Qui supprime une odeur. Se dit principalement de certains cosmétiques qui masquent les odeurs de transpiration ou diminuent la sécrétion sudorale. S'emploie aussi comme substantif.

DÉSORGANISATION *s. f. (angl. disorganization).* Altération profonde de la structure d'un tissu ou d'un organe, qui peut entraîner la perte de leurs fonctions.

DÉSORIENTATION *s. f. (angl. disorientation).* En psychiatrie, altération de la conscience de soi-même dans sa relation au monde extérieur. Elle affecte en général les notions du temps et de l'espace (désorientation temporo-spatiale). Elle s'observe dans les états confusionnels et dans les démences.

DÉSOXYCHOLIQUE (ACIDE) *(angl. deoxycholic acid).* Acide présent dans la bile de l'homme et de différents animaux.

DÉSOXYCORTICOSTÉRONE *s. f. (angl. desoxycorticosterone).* Minéralocorticoïde synthétique utilisé dans le traitement de la maladie d'Addison. SYN. *DOCA.*

DÉSOXYGÉNATION *s. f. (angl. deoxygenation).* Élimination totale ou partielle de l'oxygène contenu dans une substance.

DÉSOXYRIBONUCLÉASE *s. f. (angl. deoxyribonuclease).* Enzyme catalysant l'hydrolyse de l'acide désoxyribonucléique (ADN).

DÉSOXYRIBONUCLÉIQUE (ACIDE) *(angl. deoxyribonucleic acid).* Polymère de poids moléculaire élevé, constitué d'une double chaîne spiralée antiparallèle et réunie par des bases puriques et pyrimidiques. Le nucléotide, unité primaire de l'ADN, est formé par ces trois constituants : désoxyribose, phosphate, base purique. L'ADN sert à stocker les informations déterminées par la séquence des nucléotides dans la chaîne polynucléotidique. Abréviation : ADN ou DNA. ☞ *NUCLÉOTIDE.*

DÉSOXYRIBOSE *s. m. (angl. deoxyribose).* Pentose dérivant du ribose par réduction d'une fonction alcool.

DESQUAMATION *s. f. (angl. desquamation ; peeling).* Trouble de la kératinisation caractérisé par l'élimination des couches superficielles de l'épiderme sous la forme de squames. ◇ **COLLODIONNÉE** *(angl. collodion baby).* Hyperkératose ichtyosiforme du nouveau-né.

DESSICCATIF *adj. (angl. dessiccative).* Se dit d'une substance qui provoque ou favorise la dessiccation, ou qui, appliquée sur une plaie, en absorbe le pus et exerce une action astringente sur les tissus.

DESSICCATION *s. f. (angl. dessiccation).* Évaporation ou élimination de l'eau d'un corps minéral ou organique. ☞ *DÉSHYDRATATION.*

DÉTARTRAGE *s. m. (angl. scaling).* Ablation du tartre (plaque dentaire) déposé sur les dents.

DÉTERGENT *adj. (angl. detergent).* Qui nettoie, qui purifie ; se dit en particulier d'un agent qui sert à nettoyer une plaie et qui favorise sa cicatrisation (s'emploie aussi comme substantif). SYN. *DÉTERSIF.*

DÉTERMINANT *s. m. (angl. determinant).* En biologie, gène ou groupe de gènes qui possèdent la fonction de développer chez le descendant une caractéristique particulière de l'ascendant. ◇ **ANTIGÉNIQUE** *(angl. antigenic —).* ☞ *SITE ANTIGÉNIQUE.*

DÉTERMINATION *s. f.* **1.** Fixation précise des caractéristiques propres à une espèce, un élément, un tissu, etc. **2.** Tendance à se développer dans une certaine direction.

DÉTERSIF *s. m.* ☞ *DÉTERGENT.*

DÉTERSION *s. f. (angl. cleaning).* Action de nettoyer la surface d'une plaie au moyen d'agents détersifs.

DÉTOXICATION *s. f. (angl. detoxication).* Transformation dans l'organisme d'un produit toxique en une substance inoffensive.

DÉTOXIFICATION *s. f.* ☞ *DÉTOXICATION.*

DÉTRESSE *s. f. (angl. distress).* Situation pathologique caractérisée par la défaillance grave d'une ou de plusieurs fonctions (respiratoire, cardiovasculaire) et menaçant la vie du patient rapidement en l'absence de traitement.

DÉTRITUS *s. m. (angl. detritus).* Déchet provenant de la désintégration d'un tissu à la suite d'un traumatisme ou d'une suppuration chronique.

DÉTROIT *s. m. (NA. apertura pelvis). (angl. strait).* Chacune des deux ouvertures, supérieure et inférieure, du pelvis, la première marquant la limite entre le faux et le vrai pelvis.

DÉTRUSOR *s. m. (NA. detrusor). (angl. detrusor muscle).* Ensemble des fibres musculaires longitudinales de la vessie, qui agissent comme un muscle unique lorsqu'elles se contractent, expulsant l'urine vers l'urètre.

DÉTUMESCENCE *s. f.* **1.** Disparition graduelle d'une tuméfaction. **2.** Diminution de volume d'un organe érectile.

DEUIL *s. m.* Douleur et tristesse causées par la mort de quelqu'un. ⊂⊃ **COMPLIQUÉ** Modalité de deuil caractérisée par une perturbation du travail de deuil qui ne s'engage pas ou qui ne parvient pas à son terme. ⊂⊃ **PATHOLOGIQUE** *(angl. pathological bereavement).* Modalités évolutives du deuil caractérisées par la perturbation du travail de deuil avec la survenue d'une pathologie psychiatrique pendant la période du deuil.

DEUTÉR-, DEUTÉRO- **1.** Préfixes d'origine grecque signifiant deuxième. **2.** Préfixes indiquant la présence de deutérium (hydrogène lourd) dans une molécule.

DEUTÉRANOPIE *s. f. (angl. deuteranopia).* Dichromasie avec cécité pour le vert.

DEUTÉRIUM *s. m. (angl. deuterium).* Isotope de l'hydrogène, de nombre de masse 2. C'est un gaz inodore, incolore et inflammable. Symbole : D ou ^{2}H. SYN. *HYDROGÈNE LOURD.*

DEUTÉROMYCÈTES *(angl. deuteromycetes).* Groupe de champignons appartenant à l'ensemble des Eumycètes. Il s'agit d'un groupement artificiel, non phylogénétique, dans lequel on trouve des champignons filamenteux et lévuriformes ne présentant pas de reproduction sexuée connue. Ce groupe comprend des genres présentant un grand intérêt en pathologie, tels que *Aspergillus*, *Fusarium* et *Penicillium*. SYN. *ADÉLOMYCÈTES, CHAMPIGNONS IMPARFAITS.*

DEUTÉROPLASME *s. m. (angl. deuteroplasm).* ☞ *DEUTOPLASME.*

DEUTON *s. m. (angl. deuton).* Noyau de l'atome de deutérium, formé d'un proton et d'un neutron. SYN. *DEUTÉRON.*

DEUTONEURONE *s. m. (angl. deutoneuron).* Deuxième neurone de la chaîne nerveuse qui constitue l'arc réflexe.

DEUTOPLASME *s. m. (angl. deutoplasm).* Matériel nutritif de réserve dans l'ovule.

DÉVELOPPEMENT *s. m. (angl. development).* Propriété fondamentale que possèdent les organes ou les êtres vivants de croître (en poids, en volume) et de se modifier jusqu'à ce qu'ils atteignent leur forme parfaite. ⊂⊃ **EMBRYONNAIRE** *(angl. embryo formation).* ☞ *EMBRYOGENÈSE.* ⊂⊃ **PSYCHIQUE** *(angl. psychosocial —).* Développement de la personnalité au travers des étapes de la vie de l'enfance à l'adolescence.

DEVERGIE (MALADIE DE) *(angl. Devergie's disease).* ☞ *PITYRIASIS RUBRA PILAIRE.*

DÉVIATION *s. f.* **1.** Variation ou écart par rapport à la normale. **2.** Direction anormale prise par une structure anatomique ou un organe. ⊂⊃ **AXIALE DU CŒUR** Anomalie de position de l'axe majeur de QRS à l'électrocardiogramme. ⊂⊃ **CONJUGUÉE DES YEUX** *(angl. conjugate— of the eyes).* Déviation simultanée dans la même direction des deux yeux, traduisant des lésions vasculaires étendues : hémorragie cérébrale, cérébelleuse ou pontine. Elle peut être accompagnée d'une déviation de la tête dans le même sens. ⊂⊃ **DU COMPLÉMENT** ☞ *FIXATION DU COMPLÉMENT.* ⊂⊃ **OCULAIRE** *(angl. strabismic —).* Déviation de l'œil malade dans le strabisme. ⊂⊃ **OCULAIRE PRIMAIRE** *(angl. primary —).* Déviation de l'œil strabique quand l'œil sain fixe un objet. ⊂⊃ **OCULAIRE SECONDAIRE** *(angl. secondary —).* Déviation de l'œil sain dans le strabisme quand l'œil malade fixe un objet.

DEVIC (NEUROMYÉLITE OPTIQUE AIGUË DE) *s. f. (angl. Devic's disease neuromyelitis optica).* Névrite optique bilatérale associée à une myélite transverse avec troubles moteurs, sensitifs et sphinctériens. SYN. *MALADIE DE DEVIC.*

DÉVIOMÈTRE *s. m. (angl. deviometer).* Instrument pour la mesure du degré de déviation oculaire dans le strabisme.

DÉVIRILISATION *s. f. (angl. demasculinization).* Atténuation ou disparition des caractères sexuels secondaires masculins chez l'homme. SYN. *DÉMASCULINISATION.*

DÉVITALISATION *s. f. (angl. devitalization).* Perte, naturelle ou provoquée, de la vitalité d'un organe ou d'un tissu. Se dit notamment de l'enlèvement de la pulpe dentaire, élément vital de la dent.

DEXAMÉTHASONE *s. f. (angl. dexamethasone).* Stéroïde de synthèse ayant une puissante activité glucorticoïde et anti-inflammatoire, et une très faible activité minéralocorticoïde. ~ **(TEST À LA)** *(angl. — suppression test).* Épreuve de freinage de l'ACTH hypophysaire par l'administration de dexaméthasone ; elle aide à différencier les divers types d'hypercorticisme.

DEXIOCARDIE *s. f. (angl. dexiocardia).* ☞ *DEXTROCARDIE.*

DEXTRALITÉ *s. f. (angl. dextrality).* Tendance innée à utiliser de préférence un membre situé du côté droit du corps dans tous les mouvements volontaires ou spontanés. SYN. *DROITERIE.*

DEXTRAN *s. m. (angl. dextran).* Polysaccharide de poids moléculaire élevé qui, par hydrolyse, se transforme en dextrose. Il a été utilisé comme substitut du plasma sanguin, n'est plus commercialisé.

DEXTRINE *s. f. (angl. dextrin).* Oligosaccharide, produit de l'hydrolyse partielle de l'amidon et du glycogène par des amylases, qui se décompose à son tour en amylodextrine (qui se colore en violet en présence d'iode), érythrodextrine (qui se colore en rouge), et achromodextrine (sans réaction de coloration). C'est une poudre blanche jaunâtre qui, en solution aqueuse, forme du mucilage. Utilisée dans la fabrication de capsules, gélules, etc. SYN. *FÉCULE SOLUBLE.*

DEXTRINOSE *s. f. (angl. dextrinosis).* Forme de glycogénose par déficit en amylo-1-6-glucosidase, avec l'accumulation dans les tissus d'un glycogène anormal rappelant la dextrine. À l'origine d'un déficit musculaire, d'une hépatopathie et des hypoglycémies. SYN. *FORBES (MALADIE DE), GLYCOGÉNOSE TYPE III, MALADIE DE CORI.*

DEXTRINURIE *s. f. (angl. dextrinuria).* Présence de dextrine dans l'urine.

DEXTRO- *(angl. dextr-, dextro-).* Préfixe d'origine latine signifiant droit, à droite ; en stéréochimie, préfixe désignant l'énantiomorphe qui dévie le plan de polarisation de la lumière polarisée vers la droite.

DEXTROCARDIE *s. f. (angl. dextrocardia).* Anomalie congénitale de position du cœur, dont la pointe se trouve tournée vers la droite ; la dextrocardie peut s'accompagner d'inversions isolées des cavités cardiaques ou de l'ensemble des viscères réalisant le situs inversus.

DEXTROCARDIOGRAMME *s. m. (angl. dextrocardiogram).* Partie de l'électrocardiogramme qui traduit l'activité du ventricule droit.

DEXTRODUCTION *s. f. (angl. dextroduction).* Mouvement de déviation des axes visuels vers la droite.

DEXTROGYRE *adj. (angl. dextrogyral).* Qui fait tourner le plan de polarisation de la lumière vers la droite. SYN. *DEXTROROTATOIRE.*

DEXTROMÉTHORPHANE *s. m. (angl. dextromethorphan).* Antitussif, dérivé morphinique. Il ne possède pas d'action analgésique.

DEXTROMORAMIDE *s. m. (angl. dextromoramide).* Antalgique morphinique actif par voie orale ou parentérale, proche de la méthadone, n'est plus commercialisé.

DEXTROPOSITION DE L'AORTE *(angl. overriding aorta).* Malformation congénitale consistant en un déplacement vers la droite de l'orifice aortique, qui se trouve à cheval sur le septum, au niveau d'une communication interventriculaire. L'aorte reçoit ainsi le sang des deux ventricules.

DEXTROROTATOIRE *adj. (angl. dextrorotatory).* ☞ *DEXTROGYRE.*

DEXTROSE *s. m. (angl. dextrose).* Glucose dextrogyre. ☞ *GLUCOSE.*

DEXTROSURIE *s. f. (angl. dextrosuria).* Présence de dextrose dans l'urine.

DEXTROVERSION *s. f. (angl. dextroversion).* Déplacement vers le côté droit.

dg *(angl. dg).* Symbole du décigramme.

DHE *(angl. DHE).* ☞ *DIHYDROERGOTAMINE.*

DHEA *(angl. DHEA).* Abréviation de déhydroépiandrostérone.

DHFR *(angl. DHFR).* Abréviation de dihydrofolate réductase. ☞ *DIHYDROFOLATE RÉDUCTASE.*

DI- *(angl. di-).* Préfixe d'origine grecque signifiant deux fois et indiquant la duplication.

DI, DII, DIII *(angl. lead I, II and III).* Trois dérivations standard en électrocardiographie. DI = bras gauche-bras droit ; DII = jambe gauche-bras droit ; DIII = jambe gauche-bras gauche.

DI GEORGE (SYNDROME DE) *(angl. Di George's syndrome).* Agénésie thymique congénitale responsable d'un déficit de l'immunité cellulaire, par absence de lymphocytes T, associée à une absence des glandes parathyroïdes. Associée à des malformations faciales et cardiovasculaires. Secondaire à une délétion sur le bras long du chromosome 22.

DIA- *(angl. dia-).* Préfixe d'origine grecque signifiant à travers.

DIABÈTE *s. m. (angl. diabetes).* Terme générique désignant un groupe d'affections caractérisées par une polyurie avec polydipsie. On l'utilise généralement dans le sens de diabète sucré. ◇ **ALLOXANIQUE** *(angl. alloxan —).* Diabète sucré expérimental provoqué chez l'animal par une administration d'alloxane. ◇ **ARTIFICIEL** *(angl. artificial —).* Glycosurie provoquée artificiellement, comme celle consécutive à la ponction du plancher du quatrième ventricule. ◇ **BRONZÉ** *(angl. hemochromatosis —).* Diabète de l'hémochromatose primitive idiopathique. ◇ **CORTICO-INDUIT** *(angl. steroid —).* Diabète sucré induit par la sécrétion ou l'administration excessive et persistante de glucocorticoïdes. ◇ **GESTATIONNEL** *(angl. gestational diabetes mellitus).* C'est un trouble du métabolisme glucidique qui survient vers 26 semaines de grossesse et responsable d'une hyperglycémie maternelle et de complications fœtales comme la macrosomie. Le diagnostic se fait par épreuve d'hyperglycémie provoquée par voie orale. ◇ **GRAS** Diabète de l'adulte de type 2. ◇ **INSIPIDE** *(angl. — insipidus).* Affection caractérisée par une polyurie sans albuminurie ni glycosurie, accompagnée de polydipsie et de signes de déshydratation due à l'incapacité rénale de concentrer l'urine en l'absence de sécrétion d'hormone antidiurétique ou par résistance à son action. Le plus souvent idiopathique, elle peut être due à une tumeur de l'hypothalamus ou à un traumatisme crânien touchant la région diencéphalo-hypophysaire. ◇ **INSULINODÉPENDANT** *(angl. insulin dependent —).* Diabète sucré secondaire à la destruction des îlots β pancréatiques et dans lequel seule l'insulinothérapie est efficace. Appelé aussi diabète de type 1. ◇ **JUVÉNILE** *(angl. juvenile onset —).* Terme qui désignait le diabète insulinodépendant. SYN. *DIABÈTE DE TYPE 1, DIABÈTE MAIGRE.* ◇ **LATENT** *(angl. latent —).* Forme asymptomatique de diabète sucré, caractérisée par une anomalie de l'épreuve d'hyperglycémie provoquée sensibilisée par la cortisone, chez un sujet qui a présenté quelques épisodes de diabète à l'occasion d'une grossesse, d'une maladie infectieuse, d'un traumatisme, et qui est plus exposé à présenter un diabète vrai. SYN. *DIABÈTE FRUSTE.* ◇ **LIPOATROPHIQUE** *(angl. lipoatrophic —).* Syndrome rare caractérisé par l'absence de graisse sous-cutanée, un diabète sucré avec insulinorésistance, une hyperlipémie et une hépatomégalie avec stéatose. SYN. *LAWRENCE (SYNDROME DE).* ◇ **MAIGRE** ☞ *DIABÈTE INSULINODÉPENDANT.* ◇ **MITOCHONDRIAL** *(angl. mitochondrial diabetes).* Diabète sucré secondaire à des mutations de l'ADN mitochondrial. Souvent associé à des symptômes divers (surdité, atteinte musculaire, cardiaque, neurologique...).

◇ **MODY** *(angl. MODY)*. Diabète non insulinodépendant survenant avant l'âge de 20 ans et parfois dans l'enfance ; d'où son appellation, pour *Maturity onset diabetes mellitus in the young*. De transmission autosomique dominante. ◇ **NÉPHROGÉNIQUE** *(angl. nephrogenic — insipidus)*. Forme de diabète insipide due à l'insensibilité héréditaire des tubules rénaux à l'action de l'hormone antidiurétique. ◇ **NON INSULINODÉPENDANT** *(angl. non insulin-dependent —)*. Diabète de type 2. ◇ **PANCRÉATIQUE** *(angl. pancreatic —)*. Diabète sucré secondaire à une pancréatopathie chronique. ◇ **RÉNAL** *(angl. renal glycosuria)*. Glycosurie sans hyperglycémie due à un défaut de réabsorption tubulaire du glucose. ◇ **SIMPLE** SYN. *DIABÈTE GRAS*. ◇ **SUCRÉ** *(angl. — mellitus)*. Maladie chronique liée à un trouble de la glycorégulation, conséquence d'une sécrétion insuffisante (diabète de type I) ou d'une mauvaise utilisation (diabète de type II) de l'insuline. Elle est caractérisée par une hyperglycémie, une glycosurie, une polydipsie, une polyurie et parfois une polyphagie, et peut se compliquer de dystrophies cutanées, d'infections, d'affections dégénératives (artérite, coronarite, accidents vasculaires cérébraux, rétinopathie, cataracte, lésions rénales) et surtout de coma acidosique. Le diabète de type I est une affection auto-immune apparaissant sur un terrain particulier (groupes HLA prédisposants), les îlots de Langerhans étant détruits par des autoanticorps. Diabète de type 2 est liée à une insulinorésistance. ◇ **DE TYPE 2** *(angl. Type 2 —)*. Forme de diabète sucré qui débute après l'âge de 30 ans et qui comporte d'emblée une résistance périphérique à l'action de l'insuline. On l'appelle encore diabète non insulinodépendant ou diabète gras.

DIABETES MELLITUS Nom latin du diabète sucré.

DIABÉTIDE *s. f. (angl. diabetid)*. Toute manifestation cutanée secondaire au diabète.

DIABÉTIQUE *adj. (angl. diabetic)*. Qui se rapporte au diabète ; qui est atteint de diabète (s'emploie aussi comme substantif).

DIABÉTOGÈNE *adj. (angl. diabetogenic)*. Qui provoque le diabète.

DIABÉTOLOGIE *s. f. (angl. diabetology)*. Partie de la médecine qui étudie le diabète.

DIACÉTÉMIE *s. f. (angl. diacetemia)*. Présence d'acide acétylacétique dans le sang. Terme peu usité.

DIACÉTURIE *s. f. (angl. diaceturia)*. Présence d'acide acétylacétique dans l'urine. SYN. *DIACÉTONURIE*.

DIACÉTYLMORPHINE *s. f. (angl. diacetylmorphine)*. ☞ *HÉROÏNE*.

DIACINÈSE *s. f. (angl. diakinesis)*. Stade terminal de la prophase de la méiose, au cours de laquelle les paires de chromosomes homologues fusionnent. On écrit aussi diakinèse.

DIACTINIQUE *adj. (angl. diactinic)*. Qui peut transmettre les rayons actiniques.

DIADE *s. f. (angl. bivalent chromosome)*. Paire de chromosomes accolés au stade de la méiose. SYN. *CHROMOSOME BIVALENT*.

DIADERMIQUE *adj. (angl. diadermic)*. Qui passe à travers la peau ; s'applique aux médicaments employés en onctions.

DIADOCOCINÉSIE *s. f. (angl. diadochokinesia)*. Faculté d'exécuter volontairement et rapidement des mouvements opposés. ☞ *ADIADOCOCINÉSIE*.

DIAGNOSTIC ◇ SÉROLOGIQUE *s. m. (angl. serum —)*. Diagnostic fondé sur la présence d'anticorps spécifiques dans le sérum sanguin. SYN. *SÉRODIAGNOSTIC*.

DIAGNOSTIC *s. m. (angl. diagnosis)*. Identification d'une maladie d'après les renseignements donnés par le malade, l'étude de ses signes et symptômes, le résultat des examens de laboratoire, etc. ◇ **ANATOMIQUE** *(angl. anatomical —)*. Détermination de la localisation exacte d'un processus pathologique. SYN. *DIAGNOSTIC TOPOGRAPHIQUE*. ◇ **BIOLOGIQUE** *(angl. biological —)*. Diagnostic fondé sur des résultats d'examens biologiques. ◇ **CLINIQUE** *(angl. clinical —)*. Diagnostic fondé sur les symptômes et l'examen physique du patient. ◇ **CYTOLOGIQUE OU CYTO-HISTOLOGIQUE** *(angl. cytologic or cytohistologic —)*. Diagnostic fondé sur l'étude microscopique de tissus prélevés par biopsie. ◇ **DIFFÉRENTIEL** *(angl. differential —)*. Identification d'une maladie par comparaison de ses symptômes avec ceux de plusieurs affections voisines et par une déduction fondée sur un processus d'élimination. ◇ **ÉTIOLOGIQUE** *(angl. etiologic —)*. Détermination de la cause d'une maladie. ◇ **TOPOGRAPHIQUE** *s. m.* SYN. *DIAGNOSTIC ANATOMIQUE.*

DIAGNOSTIQUE *adj. (angl. diagnostic).* Qui se rapporte au diagnostic ou qui sert au diagnostic.

DIAGRAPHE *s. m. (angl. diagraph).* Instrument servant à tracer les contours ou les profils d'une structure anatomique, employé en craniométrie, etc.

DIAKINÈSE *s. f.* ☞ *DIACINÈSE.*

DIALYSABLE *adj. (angl. dialyzable).* Qui peut traverser une membrane naturelle ou artificielle.

DIALYSAT *s. m. (angl. dialysate).* Substance qui a traversé une membrane par dialyse.

DIALYSE *s. f. (angl. dialysis).* Séparation de différentes substances en solution fondée sur la vitesse avec laquelle elles traversent une membrane semi-perméable. ◇ **PÉRITONÉALE** *(angl. peritoneal —)*. Technique permettant l'épuration extrarénale du sang à travers le péritoine, et qui consiste à introduire dans la cavité péritonéale un liquide de dialyse qui sera ensuite évacué. Ce procédé est répété plusieurs fois. ☞ *ÉPURATION EXTRARÉNALE.*

DIALYSÉ *adj. (angl. dialysed).* Soumis à une dialyse.

DIALYSEUR *s. m. (angl. dialyzer).* Appareil permettant d'effectuer la dialyse.

DIAMÈTRE *s. m. (angl. diameter).* Ligne droite réunissant deux points opposés d'un cercle ou d'une structure circulaire. ◇ **CONJUGUÉ** *(NA. diameter conjugata pelvis). (angl. conjugate —)*. Diamètre promonto-rétropubien ; diamètre antéro-postérieur du détroit supérieur entre le promontoire et la face postérieure de la symphyse pubienne. ◇ **DE LA TÊTE** *(angl. cranial —)*. Chacune des lignes unissant deux points craniométriques : diamètre bipariétal (qui unit les deux bosses pariétales) ; diamètre bitemporal (qui unit les extrémités de la suture coronale); longitudinal inférieur (entre le trou borgne et la protubérance occipitale interne) ; diamètre mentopariétal (du menton jusqu'au sommet de la tête) ; diamètre occipitofrontal (de la racine du nez à la protubérance occipitale externe) ; diamètre occipitomentonnier (entre la protubérance occipitale externe et le menton) ; diamètre sagittal (de la glabelle à la protubérance occipitale externe) ; diamètre sagittal supérieur (entre la moitié de la crête frontale interne et la crête supérieure interne de l'occipital) ; diamètre trachélobregmatique (entre le centre de la fontanelle antérieure et l'union du cou avec le plancher de la bouche) ; diamètre vertical (entre le foramen magnum et le sommet de la tête). ◇ **DU PELVIS** *(angl. pelvic —)*. Chacune des lignes unissant deux points opposés du pelvis. Pour le faux pelvis, le diamètre bicrête (entre les deux points les plus saillants des crêtes iliaques), et le diamètre interépineux (entre les épines iliaques antérieure et supérieure). Pour le vrai pelvis, on distingue les diamètres du détroit supérieur : l'antéropostérieur, les sacropubiens, le transverse et les deux obliques, et les diamètres du détroit inférieur, au nombre de quatre, l'antéro-postérieur ou coccypubien, le transverse ou bischiatique, et les deux obliques, parallèles à ceux du détroit supérieur. ◇ **UTILE** Diamètre conjugué.

DIAMIDINE *s. f.* Composé de formule générale NH=CR-CR=NH. Certains de ces composés sont employés dans le traitement de la trypanosomiase et de la leishmaniose comme la pentamidine.

DIAMINE *s. f. (angl. diamine).* Composé contenant deux fonctions amines.

DIAMINOPIMÉLIQUE (ACIDE) *(angl. diaminopimelic acid).* Acide intervenant dans la biosynthèse de la lysine, selon la voie DAP (ou diaminopimélique). Cette voie est celle que suivent les cellules procaryotes, certains champignons et de nombreuses algues. L'acide diaminopimélique entre aussi dans la composition du peptidoglycane, en particulier dans la membrane des bactéries à Gram négatif.

DIAMOND-BLACKFAN (MALADIE DE) *(angl. Diamond-Blackfan syndrome).* ☞ *BLACKFAN-DIAMOND (ANÉMIE DE).*

DIAMORPHINE *s. f. (angl. heroin).* Diacétylmorphine ou héroïne.

DIAPASON *s. m. (angl. tuning fork).* Instrument métallique en forme de U utilisé pour le diagnostic des troubles de l'audition et pour l'examen de la sensibilité profonde.

DIAPÉDÈSE *s. f. (angl. diapedesis).* Passage des éléments figurés du sang, notamment des leucocytes, dans les tissus, à travers les parois intactes des capillaires.

DIAPHANE *adj. (angl. diaphanous).* Qui laisse passer la lumière sans être transparent.

DIAPHANOMÉTRIE *s. f. (angl. diaphanometry).* Mesure de la transparence d'un liquide ou d'un gaz.

DIAPHANOSCOPE *s. m. (angl. diaphanoscope).* Appareil utilisé en diaphanoscopie.

DIAPHANOSCOPIE *s. f. (angl. transillumination).* Examen de certaines parties du corps (sinus de la face, testicules, etc.) grâce à un éclairage qui les traverse et qui permet d'en préciser le degré de transparence. SYN. *TRANSILLUMINATION.*

DIAPHORÈSE *s. f. (angl. diaphoresis).* Transpiration abondante.

DIAPHRAGMALGIE *s. f. (angl. diaphragmalgia).* Douleur au niveau du diaphragme.

DIAPHRAGMATIQUE *adj. (angl. diaphragmatic).* Qui se rapporte au diaphragme. SYN. *PHRÉNIQUE.*

DIAPHRAGMATITE *s. f. (angl. diaphragmatitis).* Inflammation du diaphragme.

DIAPHRAGME *s. m. (NA. diaphragma). (angl. diaphragm).* **1.** Cloison musculomembraneuse séparant le thorax de l'abdomen, constituée d'un muscle impair et aplati presque circulaire, charnu dans sa périphérie et aponévrotique au centre. *ATLAS ANATOMIQUE DES MUSCLES EN ANNEXE.* **2.** *(angl. contraceptive device).* Type de préservatif féminin en caoutchouc ou matière plastique, qui se place dans le vagin, devant le col utérin. **3.** *(angl. grid).* Dispositif à ouverture fixe ou réglable destiné à limiter la section d'un faisceau de rayonnement. ◇ **DE LA SELLE** *(NA. diaphragma sellae). (angl. diaphragm of sella turcica).* Pli de la dure-mère qui recouvre l'hypophyse. ◇ **PELVIEN** *(NA. diaphragma pelvis). (angl. pelvic diaphragm).* Plan musculaire profond du périnée, qui ferme en bas l'excavation pelvienne. Il est constitué par les deux muscles releveurs de l'anus et les deux muscles ischiococcygiens. ◇ **(PILIERS DU)** *(NA. crura diaphragmatis). (angl. diaphragm crura).* Insertions musculotendineuses du diaphragme au niveau du corps des trois ou quatre premières vertèbres lombales. ◇ **UROGÉNITAL** *(angl. urogenital diaphragm).* Cloison de caractère musculo-aponévrotique située au fond du pelvis, entre les branches inférieures des deux pubis.

DIAPHRAGMODYNIE *s. f. (angl. diaphragmodynia).* ☞ *DIAPHRAGMALGIE.*

DIAPHYLACTIQUE *adj. (angl. prophylactic).* SYN. *PROPHYLACTIQUE.*

DIAPHYSE *s. f. (NA. diaphysis). (angl. diaphysis).* Partie moyenne, allongée, d'un os long, comprise entre les deux extrémités ou épiphyses.

DIAPHYSECTOMIE *s. f. (angl. diaphysectomy).* Résection d'une partie ou, rarement, de la totalité de la diaphyse d'un os.

DIAPHYSITE *s. f. (angl. diaphysitis).* Inflammation d'une diaphyse.

DIAPNEUSIE *s. f.* Nodule du bord de la langue en face d'une dent manquante.

DIAPOPHYSE *s. f. (angl. diapophysis).* Partie articulaire du processus transverse d'une vertèbre.

DIARRHÉE *s. f. (angl. diarrhea).* Évacuation de selles en quantité trop importante, et/ou de manière trop fréquente, et/ou de forme liquide. ◇ **CHOLÉRIFORME** *(angl. choleraic —).* Diarrhée aiguë avec déjections séreuses, accompagnée de vomissements et de collapsus. ◇ **DYSENTÉRIQUE** *(angl. dysenteric —).* Diarrhée avec selles mucopurulentes et sanglantes. ◇ **INFANTILE** *(angl. infantile —).* Nom générique des affections des nourrissons dans lesquelles la diarrhée est le principal symptôme. ◇ **IRRITATIVE**

(angl. irritative —). Diarrhée liée à l'irritation de l'intestin par certaines substances : produits toxiques, purgatifs, etc. ◇ **LIENTÉRIQUE** *(angl. lienteric —).* Diarrhée caractérisée par la présence dans les selles d'aliments non digérés. ◇ **MEMBRANEUSE** *(angl. membranous —).* Diarrhée de l'entérocolite mucomembraneuse. ◇ **MUQUEUSE** *(angl. mucous —).* Diarrhée caractérisée par la présence de mucus. ◇ **PANCRÉATIQUE** *(angl. pancreatogenous fatty —).* Émission d'une grande quantité de selles pâteuses riches en graisse, observée dans l'insuffisance pancréatique. ◇ **PARADOXALE** *(angl. paradoxical —).* Fausse diarrhée, manifestation de la constipation chronique. ◇ **VERMINEUSE** *(angl. verminous —).* Diarrhée provoquée par la présence de vers intestinaux. ◇ **DES VOYAGEURS** *(angl. turista).* Diarrhée infectieuse, due généralement à des souches entérotoxinogènes d'*Escherichia coli*, pouvant être contractée dans divers pays. SYN. *TURISTA.*

DIARRHÉIQUE *adj. (angl. diarrheic ; diarrheal).* Qui se rapporte à la diarrhée, qui est atteint de diarrhée.

DIARTHROSE *s. f. (angl. diarthrosis).* ☞ *JOINTURE SYNOVIALE.*

DIASCHISIS *s. m. (angl. diaschisis).* Interruption de la continuité fonctionnelle entre neurones et centres nerveux.

DIASCOPE *s. m. (angl. diascope).* Appareil comportant une plaque de verre que l'on applique sur la peau pour en observer les particularités superficielles.

DIASCOPIE *s. f. (angl. diascopy).* Examen réalisé au moyen du diascope. SYN. *DIAPHANOSCOPIE.*

DIASTASE *s. f.* **1.** Terme tombé en désuétude qui désignait les enzymes. **2.** Ferment solide, soluble, présent dans l'orge germée, qui transforme l'amidon en dextrine et glucose. La diastase de l'orge fut la première enzyme connue.

DIASTASIS *s. m.* **1.** Écartement anormal de deux structures parallèles (articulaires, musculaires), généralement post-traumatique. **2.** Période de remplissage ventriculaire cardiaque précédant la systole atriale.

DIASTÉMATOMYÉLIE *s. f. (angl. diastematomyelia).* Dédoublement congénital de la moelle épinière, en rapport avec une anomalie vertébrale, coexistant en général avec un spina bifida.

DIASTÈME *s. m. (NA. diastema). (angl. diastema).* En odontologie, espace entre deux dents voisines.

DIASTER *s. m. (angl. amphiaster).* Figure de double étoile formée lors de la caryocinèse par le dédoublement de la couronne équatoriale. SYN. *AMPHIASTER.*

DIASTOLE *s. f. (angl. diastole).* Période de la révolution cardiaque pendant laquelle une cavité du cœur se remplit de sang et se dilate.

DIASTOLIQUE *adj.* **1.** Qui se rapporte à la diastole. **2.** Qui survient pendant la diastole.

DIATHERMIE *s. f (angl. diathermy).* Méthode d'échauffement local des tissus par passage à travers ceux-ci d'un courant alternatif de haute fréquence. ◇ **CHIRURGICALE** *(angl. surgical —).* Destruction de tissus par électrocoagulation ; diathermocoagulation. ◇ **MÉDICALE** *(angl. medical —).* Production de chaleur dans les tissus sans entraîner de destruction.

DIATHÈSE *s. f. (angl. diathesis).* Prédisposition constitutionnelle ou héréditaire à contracter certaines maladies. Terme tombé en désuétude. ◇ **HÉMORRAGIQUE** *(angl. hemorragic —).* Nom générique par lequel on désigne les différentes maladies hémorragiques par trouble de l'hémostase.

DIAZÉPAM *s. m. (angl. diazepam).* Dérivé de la benzodiazépine, utilisé comme anxiolytique, myorelaxant, sédatif et antiépileptique. ☞ *BENZODIAZÉPINE.*

DIAZO- *(angl. diazo-).* Préfixe indiquant la présence du radical -N=N- dans une molécule.

DIAZORÉACTION *s. f. (angl. diazoreaction).* Méthode pour la recherche de la bilirubine dans le sang, qui distingue la bilirubine conjuguée à l'acide glucuronique (bilirubine directe) de la bilirubine non conjuguée (bilirubine indirecte).

DIAZOXIDE *s. m. (angl. diazoxide).* Composé chimiquement proche des diurétiques thiazidiques, hyperglycémiant par inhibition de la sécrétion pancréatique d'insuline. Il est utilisé par voie intraveineuse dans le traitement des crises hypoglycémiques d'origine pancréatique ou tumorale.

DIBUCAÏNE *s. f. (angl. dibucaine).* ☞ *CINCHOCAÏNE.*

DICÉPHALE *s. m. (angl. dicephalus).* Monstre fœtal à deux têtes.

DICEPHALUS DIAUCHENOS Dicéphale à deux cous séparés.

DICEPHALUS MONAUCHENOS Dicéphale à un seul cou.

DICHLORO-DIPHÉNYL-TRICHLORÉTHANE *s. m. (angl. dichlorodiphenyltrichlorethane).* ☞ *DDT.*

DICHOGENÈSE *s. f. (angl. dichogeny).* Développement des tissus de deux façons différentes, suivant les modifications des conditions qui les affectent.

DICHOTOMIE *s. f.* **1.** Processus de division en deux parties. **2.** Pratique proscrite par la déontologie médicale, qui consiste à partager des honoraires entre médecins ou entre médecins et personnel paramédical.

DICHROÏSME *s. m. (angl. dichroism).* Propriété de certaines substances ou solutions de présenter une couleur différente selon qu'on les observe par réflexion ou par réfraction.

DICHROMASIE *s. f. (angl. dichromasy).* ☞ *DICHROMATISME.*

DICHROMATISME *s. m. (angl. dichromatism).* Anomalie de la vision dans laquelle l'œil ne perçoit que deux des trois couleurs fondamentales (rouge, vert, bleu). SYN. *DICHROMASIE, DICHROMATOPSIE.*

DICHROMATOPSIE *s. f. (angl. dichromatopsia).* ☞ *DICHROMATISME.*

DICHROMOPHILE *adj. (angl. dichromophil).* Se dit d'un tissu ou d'une cellule dont certaines parties peuvent être colorées par un colorant acide, et d'autres par un colorant basique.

DICK ⟡ (RÉACTION DE) *(angl. Dick's test).* Réaction érythémateuse à l'injection intradermique d'un filtrat de culture de streptocoques hémolytiques produisant la toxine érythrogène. Elle traduit une réceptivité de l'individu à la scarlatine. N'est plus utilisée. ⟡ **(TOXINE DE)** *(angl. Dick's toxin).* ☞ *TOXINE ÉRYTHROGÈNE.*

DICLOFÉNAC *s. m. (angl. diclofenac).* Médicament appartenant au groupe des anti-inflammatoires non stéroïdiens, utilisé dans les affections rhumatismales.

DICLONIE *s. f. (angl. diclony).* Myoclonie ne portant que sur les deux membres supérieurs ou inférieurs.

DICOUMAROL *s. m. (angl. dicumarol).* Anticoagulant du groupe des antivitamines K, qui inhibe la synthèse de la prothrombine par le foie. Il n'est plus disponible. SYN. *DICOUMARINE.*

DICROCŒLIOSE *s. f. (angl. dicrocoeliasis).* Infection due aux parasites du genre *Dicrocoelium* en particulier *D. dendriticum*, à l'origine de syndrome diarrhéique.

DICROCOELIUM Genre de vers distomiens. L'espèce *D. dendriticum* (la petite douve) infeste le foie des ovins en Europe et en Afrique du Nord. Elle peut occasionnellement infester le foie de l'homme. Une des causes du syndrome halzoun au Moyen-Orient.

DICROTE *adj. (angl. dicrotic).* Qui est caractérisé par le dichrotisme. Ex. *pouls dicrote.*

DICROTISME *s. m. (angl. dicrotism).* Battement double du pouls au niveau de l'artère radiale, pour une seule révolution cardiaque. Ce pouls dicrote est aisément perceptible dans certains états morbides accompagnés de pression artérielle basse.

DICTYOPSIE *s. f.* Trouble de la perception visuelle dans lequel le sujet voit des ombres ramifiées, semblables à une toile d'araignée.

DICTYOSOME *s. m. (angl. dictyosome).* Partie de l'appareil de Golgi constituée par des sacs membranaires aplatis.

DID *(angl. IDDM : Insulin-Dependent Diabetes Mellitus).* Abréviation de diabète insulinodépendant.

DIDANOSINE *s. f. (angl. didaoxyinosin).* Inhibiteur nucléosidique de la transcriptase inverse du VIH. Utilisé dans le traitement de l'infection par le VIH. SYN. *DDI.*

DIDELPHE *adj. (angl. didelphic).* Se dit d'un utérus double.

DIDUCTION *s. f. (angl. diduction).* Mouvement de latéralité de la mandibule.

DIDYMALGIE *s. f. (angl. didymalgia).* SYN. *ORCHIALGIE.*

-DIDYME *adj. (angl. -pagus).* Suffixe employé en tératologie pour désigner les diverses formes de monstres doubles.

DIDYMITE *s. f. (angl. didymitis).* SYN. *ORCHITE.*

DIÉLECTRIQUE *adj. (angl. dielectric).* Se dit d'une substance qui ne conduit pratiquement pas le courant électrique.

DIÉLECTROLYSE *s. f. (angl. dielectrolysis).* Ensemble des phénomènes électrolytiques consécutifs au passage d'un courant galvanique à travers certains tissus.

DIENCÉPHALE *s. m. (NA. diencephalon). (angl. diencephalon).* Partie de l'encéphale située en profondeur entre les hémisphères cérébraux, et comprenant le thalamus, l'épithalamus et l'hypothalamus. SYN. *CERVEAU INTERMÉDIAIRE.*

DIENCÉPHALO-HYPOPHYSAIRE *adj. (angl. diencephalohypophyseal).* Qui se rapporte au diencéphale et à l'hypophyse.

DIENTAMOEBA *(angl. Dientamoeba).* Genre d'amibes possédant deux noyaux sans chromatine périphérique. ◇ ***FRAGILIS*** Espèce d'amibe parasite du gros intestin chez l'homme et certains singes. Elle pourrait être à l'origine de troubles diarrhéiques.

DIÉRÈSE *s. f. (angl. dieresis).* Division ou séparation de parties normalement unies, sans perte de substance.

DIÈTE *s. f.* **1.** Abstention momentanée et plus ou moins complète d'aliments, observée pour des raisons médicales ou hygiéniques. **2.** Régime alimentaire particulier, excluant, incluant ou limitant certains aliments. ◇ **HYDRIQUE** *(angl. liquid —).* **1.** Méthode de régime actuellement en vogue dans certains milieux. **2.** Méthode thérapeutique pratiquée dans le traitement des troubles gastro-intestinaux des nourrissons, et qui consistait en l'administration exclusive et temporaire d'eau bouillie. Désormais proscrite. ◇ **LACTÉE** *(angl. milk —).* Régime alimentaire à base de lait. ◇ **PROTÉIQUE** *(angl. protein-sparing —).* Régime consistant uniquement en apports protidiques associés aux minéraux et vitamines indispensables.

DIÉTÉTICIEN *s. m.* **1.** Médecin nutritionniste spécialisé en diététique. **2.** Personne spécialisée qui, dans un établissement hospitalier, établit les régimes alimentaires pour les patients.

DIÉTÉTIQUE **1.** *s. f. (angl. dietetics).* Règles de l'alimentation normale contribuant au maintien de la santé. Dans un sens plus strict, principes et réalisation des régimes destinés aux malades. **2.** *adj.* Qui se rapporte au régime alimentaire.

DIÉTHYLCARBAMAZINE *s. f. (angl. diethylcarbamazine).* Anthelminthique utilisé dans le traitement des infestations par certaines filaires. SYN. *CARBAMAZINE.*

DIÉTHYLSTILBESTROL *s. m. (angl. diethylstilbestrol).* Estrogène de synthèse possédant les mêmes propriétés que les estrogènes naturels. Son utilisation chez les femmes enceintes, pour prévenir les avortements spontanés, s'est accompagnée d'adénome ou d'adénocarcinome vaginal à cellules claires chez les filles de ces dernières.

DIÉTOTHÉRAPIE *s. f. (angl. diet therapy).* Traitement d'une maladie par des procédés diététiques.

DIÉTOTOXIQUE *adj.* Se dit de certaines substances alimentaires qui peuvent se révéler toxiques en cas de troubles métaboliques.

DIFFÉRENCIATION *s. f. (angl. differentiation).* Processus d'acquisition de caractéristiques individuelles spécifiques. EX. *différenciation cellulaire, différenciation sexuelle.* ◇ **(CLASSES D'ANTIGÈNES DE) CD** *(angl. clusters of differentiation [CD]).* Nomenclature des antigènes de différenciation (ou marqueur de surface) des cellules.

DIFFICULTÉ *s. f. (angl. difficulty).* Gêne, obstacle à l'accomplissement d'une fonction : difficulté circulatoire, respiratoire, par exemple.

DIFFLUENT *adj. (angl. diffluent).* Qui a tendance à se liquéfier. Se dit des tissus qui se ramollissent jusqu'à devenir liquides, dans certaines maladies.

DIFFRACTION *s. f. (angl. diffraction).* Phénomène suivant lequel la trajectoire des ondes (lumineuses, acoustiques, etc.) est déviée lorsque celles-ci rencontrent un obstacle.

DIFFUS *adj. (angl. diffuse).* Qui a tendance à s'étendre aux régions voisines ; par opposition à délimité, localisé ou circonscrit.

DIFFUSION *s. f. (angl. diffusion).* Propriété de certains corps de se disséminer dans le milieu qui les contient ; dissémination d'une substance dans l'organisme. ◇ **ALVÉOLOCAPILLAIRE** *(angl. alveolar capillary —).* Passage des gaz dans les alvéoles vers les capillaires pulmonaires. ◇ **(IRM DE)** *(angl. diffusion-weighted imaging).* Séquence en imagerie par résonance magnétique basée sur les mouvements de molécules d'eau à l'échelon cellulaire. En effet, plus les molécules d'eau sont libres, plus il y a une réduction de l'intensité du signal tissulaire. À l'inverse, si les molécules d'eau sont plus restreintes dans leurs mouvements comme dans les formations hypercellulaires (tumeur par exemple), le signal est plus intense.

DIGASTRIQUE *adj. (angl. digastric).* Qui possède deux ventres. ◇ **(MUSCLE)** *(angl. — muscle).* Muscle avec un tendon intermédiaire. Muscle de la région sus-hyoïdienne. *ATLAS ANATOMIQUE DES MUSCLES EN ANNEXE.*

DIGENÈSE *s. f.* **1.** Alternance des générations ; reproduction alternante. **2.** Existence de plus d'un mode de reproduction pour une espèce.

DIGESTIBILITÉ *s. f. (angl. digestibility).* Propriété d'un aliment d'être facilement digéré.

DIGESTIBLE *adj. (angl. digestible).* Facile à digérer.

DIGESTIF **1.** *adj. (angl. digestive).* Qui se rapporte à la digestion. **2.** *s. m. (angl. digestant).* Substance qui stimule la digestion.

DIGESTION *s. f. (angl. digestion).* Ensemble de processus par lesquels les aliments ingérés se transforment en substances assimilables. ◇ **PEPTIQUE** *(angl. gastric —).* Digestion produite par la pepsine, qui s'effectue normalement dans l'estomac. ◇ **SALIVAIRE** *(angl. salivary —).* Transformation de l'amidon en maltose, sous l'action de la salive.

DIGITAL *adj. (angl. digital).* Qui se rapporte aux doigts.

DIGITALE *s. f. (angl. digitalis foxglove).* Plante de la famille des Scrofulariacées (*Digitalis purpurea*). La feuille contient des saponines et plusieurs glucosides (digitonine, digitaline, digitoxine). Elle est utilisée essentiellement comme cardiotonique.

DIGITALINE *s. f. (angl. digitalin).* Alcaloïde de la digitale. Elle est utilisée comme cardiotonique et diurétique.

DIGITALIQUE *adj. (angl. digitalic).* Qui se rapporte à la digitale. Ex. *glucoside digitalique.*

DIGITALIS ◇ **LANATA** Digitale à tige laineuse, originaire des Balkans, qui fournit des digitaliques et les lanatosides. ◇ **PURPUREA** *(angl. foxglove).* Digitale pourprée. ☞ *DIGITALE.*

DIGITALISATION *s. f. (angl. digitalization).* Administration de glucosides digitaliques, généralement répétée jusqu'à l'obtention de l'effet cardiotonique recherché.

DIGITATION *s. f.* Prolongement ressemblant à un doigt ; se dit de faisceaux d'insertion situés sur le bord de certains muscles, le muscle dentelé antérieur par exemple.

DIGITÉ *adj. (angl. digitate).* Qui possède des prolongements en forme de doigts.

DIGITIFORME *adj. (angl. digitiform).* En forme de doigt.

DIGITIFORMES (IMPRESSIONS) Variations de l'épaisseur de la voûte crânienne où l'on observe, radiologiquement, les empreintes des gyri cérébraux.

DIGITONINE *s. f. (angl. digitonin).* Glucoside cristallin, blanc, de la digitale. SYN. *DIGITONOSIDE.*

DIGITOXINE *s. f. (angl. digitoxin).* Glucoside de la digitale, son composant le plus actif (cardiotonique puissant). C'est un composé blanc cristallin, de formule $C_{41}H_{64}O_{13}$. SYN. *DIGITOXOSIDE, DIGITALINE CRISTALLISÉE.*

DIGLYCÉRIDE *s. m. (angl. diglycerid).* Glycérol estérifié avec deux molécules d'acide gras. Les diglycérides se comportent comme de bons émulsifiants.

DIGNATHE *s. m. (angl. dignathus).* Monstre fœtal possédant deux maxillaires inférieurs.

DIGOXINE *s. f. (angl. digoxin).* Substance cristalline extraite de *Digitalis lanata*, cardiotonique par voie orale.

DIHOLOSIDE *s. m. (angl. disaccharide).* Oside formé de deux molécules d'oses. Ce groupe comprend le maltose, le lactose, etc. SYN. *DISACCHARIDE.*

DIHYBRIDE *adj. (angl. dihybrid).* Hybride provenant du croisement de deux parents qui diffèrent par deux caractères.

DIHYDROERGOTAMINE *s. f. (angl. dihydroergotamine).* Substance dérivée de l'ergot de seigle et possédant une action sur les récepteurs alpha-adrenergiques et sérotoninergiques ; utilisé dans la migraine. Abréviation : DHE.

DIHYDROFOLATE RÉDUCTASE *(angl. dihydrofolate reductase).* Enzyme permettant la réduction du dihydrofolate en tétrahydrofolate, coenzyme indispensable à la synthèse des bases puriques et de la thymine. ☞ *DHFR.*

DIHYDROTACHYSTÉROL *s. m. (angl. dihydrotachysterol).* Stéroïde synthétique dérivé de l'ergo-stérol, qui possède les propriétés de la vitamine D et de l'hormone parathyroïdienne. Il était employé dans le traitement des hypoparathyroïdies.

DIHYDROXYPHÉNYLALANINE *s. f. (angl. dihydroxyphenylalanine).* Dérivé d'un acide aminé, la tyrosine, qui possède deux groupements hydroxyle. C'est un composé intermédiaire dans la synthèse des catécholamines et le précurseur de la dopamine. Abréviation : DOPA.

DIIODOTHYRONINE *s. f. (angl. diiodothyronine).* Composé intermédiaire dans l'hormonogenèse thyroïdienne, appelée aussi T2.

DIIODOTYROSINE *s. f. (angl. diiodotyrosine).* Dérivé iodé de la tyrosine, précuseur des hormones thyroïdiennes.

DILACÉRATION *s. f. (angl. dilaceration).* Déchirement violent des tissus.

DILATATEUR **1.** *adj.* Se dit d'un muscle qui produit une dilatation. **2.** *s. m.* Instrument destiné à maintenir ouvert ou à agrandir l'orifice d'un conduit naturel ou artificiel. ◇ **À TROIS BRANCHES** *(angl. tracheal —).* Pince à trois branches utilisée dans la trachéotomie pour dilater l'incision trachéale et faciliter l'introduction de la canule. SYN. *PINCE TRIPODE.* ◇ **DE LA PUPILLE (MUSCLE)** *(NA. m. dilatator pupillae). (angl. dilator muscle of pupil).* Fibres élastiques radiaires de l'iris.

DILATATION *s. f.* **1.** Augmentation normale ou pathologique, continue ou intermittente, d'un orifice, d'une cavité ou d'un organe creux. **2.** Augmentation de volume d'un corps, en particulier sous l'influence de la chaleur. **3.** Intervention manuelle ou instrumentale qui a pour but d'augmenter ou de rétablir le calibre d'un orifice ou d'un canal normal ou pathologique. ◇ **CARDIAQUE** *(angl. dilatation of the heart).* Augmentation partielle ou totale des dimensions cardiaques, avec ou sans hypertrophie des parois, et avec diminution de la force de contraction. ◇ **DE L'ESTOMAC** *(angl. gastric dilatation).* Distension de la cavité gastrique consécutive au relâchement de ses parois musculaires ou à une sténose pylorique. SYN. *GASTRECTASIE.* ◇ **DE L'ŒSOPHAGE** *(angl. oesophagus dilatation).* Augmentation uniforme ou sacciforme de l'œsophage, congénitale ou acquise. ◇ **DES BRONCHES** ☞ *BRONCHECTASIE.* ◇ **DIGITALE** *(angl. digital dilation).* Dilatation d'une cavité ou d'un orifice par l'introduction d'un ou de plusieurs doigts. ◇ **NASALE** *(angl. nasal dilatation).* Dilatation du vestibule nasal par action des muscles élévateurs de l'aile du nez au cours de la dyspnée.

DILUANT *s. m. (angl. diluent).* Liquide servant à diluer un autre liquide.

DILUTION *s. f. (angl. dilution).* Diminution de la concentration d'une solution par addition de liquide. ◇ **(COURBE DE)** *(angl. indicator — curve).* Technique de mesure du débit cardiaque par les variations de concentration en un point donné d'un produit injecté en un autre point du système circulatoire.

DIMERCAPROL *s. m. (angl. dimercaprol).* Produit utilisé en injections intramusculaires comme antidote dans les intoxications par l'arsenic, le mercure et l'or. Abréviation : BAL (de l'anglais *British antilewisite).*

DIMÈRE *adj. (angl. dimerous dimer).* Qui est composé de deux parties. Employé aussi comme substantif. ◇ **(D-)** ☞ *D-DIMÈRE.*

DIMÉTHYLXANTHINE *s. f.* ☞ *THÉOBROMINE.*

DIMIDIÉ *adj. (angl. homolateral).* Qui se rapporte à une moitié du corps ; hémilatéral.

DIMORPHISME *s. m. (angl. dimorphism).* Propriété de certaines substances chimiques de se présenter sous deux formes cristallines distinctes. ◇ **SEXUEL** *(angl. sexual —).* Existence de caractères morphologiques différents chez des individus d'une même espèce selon qu'il s'agisse de mâles ou de femelles.

DIMORPHOBIOTIQUE *adj. (angl. dimorphobiotic).* Se dit d'un organisme à reproduction alternante présentant une phase parasitaire et une phase non parasitaire au cours de sa vie.

DINITROFLUOROBENZÈNE *s. m. (angl. dinitrofluorobenzene).* 1-Fluoro-2,4-dinitrobenzène. Composé qui réagit avec les fonctions amines libres des acides aminés, entraînant la formation de dérivés dinitrophénylés de couleur jaune et résistants à l'hydrolyse acide. Il est responsable d'eczéma de contact.

DINITROPHÉNOL *s. m. (angl. dinitrophenol).* Substance très toxique augmentant les oxydations cellulaires et élevant le métabolisme. Il existe six composés isomères utilisés dans la préparation de teintures.

DINOFLAGELLÉS *(angl. Dinoflagellate).* Micro-organismes composants du plancton. Certaines espèces sécrètent une neurotoxine pouvant causer des intoxications sévères chez les consommateurs de coquillages.

DINUCLÉOTIDE *s. m. (angl. dinucleotide).* Produit de la désintégration d'un tétranucléotide (acide nucléique). Les dinucléotides peuvent à leur tour se dédoubler en deux mononucléotides.

DIOCTOPHYME *(angl. Dioctophyma, Giant kidney worm).* Genre de vers nématodes. L'espèce *D. renale* se développe chez les chiens, les chats et les chevaux dans le pelvis du rein ou dans la cavité péritonéale. Le ver adulte peut atteindre un mètre. Il touche exceptionnellement l'homme. Nom vernaculaire : strongle géant.

DIŒSTRUS *s. m. (angl. diestrus).* Intervalle de temps survenant entre deux périodes de rut chez les animaux.

DIOPTOSCOPIE *s. f. (angl. dioptometry).* Mesure du pouvoir de réfraction de l'œil à l'aide d'un ophtalmoscope.

DIOPTRIE *s. f. (angl. diopter).* Unité de puissance des systèmes optiques ; c'est la vergence d'un système optique dont la distance focale est de 1 mètre dans un milieu dont l'indice de réfraction est 1. ◇ **PRISMATIQUE** *(angl. prism —).* Unité angulaire de déviation prismatique ; elle correspond à une déflexion de 1 cm d'un rayon lumineux sur un plan tangent situé à 1 m de distance (soit approximativement un angle de 0,5°). Elle est utilisée dans la mesure des déviations strabiques.

DIOPTRIQUE *s. f. (angl. dioptrics).* Partie de la physique qui traite de la réfraction de la lumière. ◇ **DE L'ŒIL** *(angl. eye —).* Étude de la déviation des rayons lumineux par les milieux réfringents de l'œil.

DIOSMINE *s. f. (angl. diosmin).* Glucoside amer extrait des feuilles du buchu ; veinotonique et antihémorroïdaire modeste.

DIOXYDE *s. m. (angl. dioxide).* Oxyde contenant deux atomes d'oxygène par molécule. ◇ **DE CARBONE** *(angl. carbon dioxide).* Oxyde de carbone (gaz carbonique) de formule CO_2, formé lors de l'oxydation des matières organiques. La concentration dans le sang est de 60 à 70 vol % pour le sang veineux, et de 50 à 55 vol % dans le sang artériel. Il est presque en totalité sous forme de bicarbonates formant la réserve alcaline.

DIP-PLATEAU *s. m. (angl. dip-plateau).* Dépression protodiastolique brève et profonde inscrite sur la courbe de pression atriale et ventriculaire droite obtenue par cathétérisme cardiaque ; elle est suivie d'une remontée brusque de la courbe, puis d'un plateau télédiastolique. Cet aspect est observé en particulier dans la péricardite constrictive.

DIPEPTIDASE s. f. *(angl. dipeptidase).* Enzyme sécrétée par la muqueuse intestinale qui catalyse l'hydrolyse des dipeptides.

DIPEPTIDE s. m. *(angl. dipeptide).* Protéine qui résulte de l'union de deux acides aminés, unis par une liaison peptidique.

DIPHALLIE s. f. *(angl. diphallia).* Malformation consistant en un dédoublement de la verge ou du clitoris.

DIPHASIQUE adj. *(angl. diphasic).* Qui survient en deux phases ou étapes.

DIPHENHYDRAMINE s. f. *(angl. diphenhydramine).* Antagoniste des récepteurs H1 de l'histamine (antihistaminique) aux propriétés sédatives, antinaupathiques et antiémétiques.

DIPHÉNYLHYDANTOÏNE s. f. *(angl. diphenylhydantoin).* ☞ *PHÉNYTOÏNE.*

DIPHONIE s. f. *(angl. diphonia).* Voix caractérisée par l'émission simultanée de deux tons différents. SYN. *VOIX BITONALE.*

DIPHOSPHONATE s. m. ☞ *BIPHOSPHONATE.*

DIPHTÉRIE s. f. *(angl. diphtheria).* Maladie infectieuse aiguë, contagieuse, épidémique, due à *Corynebacterium diphteriae* (bacille de Klebs-Löffler), caractérisée par l'apparition de fausses membranes, fortement adhérentes, et d'exsudats fibrineux qui se forment principalement sur les muqueuses des voies respiratoires et digestives supérieures où elles produisent des symptômes locaux : tuméfaction, dysphagie, dyspnée, etc. Il existe également une tuméfaction des ganglions correspondant à la région atteinte. L'intoxication de l'organisme par la toxine diphtérique entraîne des symptômes généraux : fièvre, myocardite, néphrite, forte prostration et paralysies. Une immunité peut être obtenue par la vaccination qui est obligatoire. ◇ **LARYNGÉE** *(angl. laryngeal —).* ☞ *CROUP.* ◇ **MALIGNE** *(angl. malignant —).* Forme particulièrement grave de diphtérie avec des lésions hémorragiques et des signes toxi-infectieux sévères. ◇ **NASALE** *(angl. nasal —).* Atteinte diphtérique de la partie antérieure de la muqueuse des fosses nasales.

DIPHTÉROÏDE adj. *(angl. diphteroid).* Qui rappelle la diphtérie ; ce terme s'applique aux affections qui ressemblent à la diphtérie par leurs caractères anatomiques ou cliniques, ou aux bacilles ressemblant de très près à celui de la diphtérie par leur forme mais non producteurs de toxine.

DIPHYLLOBOTHRIUM Genre de vers cestodes, caractérisés par la présence de deux ventouses allongées (bothridies) sur la tête et dont les ouvertures anale et utérine se situent sur une même face du segment. Les principales espèces sont : *D. nihonkaiense*, espèce rencontrée en Extrême-Orient, et *D. latum*, ténia inerme (dépourvu de crochets), rencontré dans l'intestin humain, mesurant 2 cm de large et jusqu'à 15 m de long. Ces vers passent une première étape de leur vie chez un crustacé, une deuxième chez un poisson, et se transmettent ensuite à l'homme par ingestion de poisson mal cuit. SYN. *BOTHRIOCÉPHALE.*

DIPHYODONTE adj. *(angl. diphyodont).* Se dit d'un animal qui a deux dentitions au cours de sa vie.

DIPLÉGIE s. f. *(angl. diplegia).* Paralysie bilatérale et symétrique touchant des parties plus ou moins étendues du corps. ◇ **CÉRÉBRALE INFANTILE** *(angl. spastic —).* ☞ *LITTLE (MALADIE DE).* ◇ **FACIALE** *(angl. facial —).* Paralysie faciale bilatérale.

DIPLÉGIQUE adj. *(angl. diplegic).* Qui est atteint de diplégie (s'emploie aussi comme substantif).

DIPLO- *(angl. diplo-).* Préfixe d'origine grecque signifiant double et indiquant la dualité, la gémellité.

DIPLOBACILLE s. m. *(angl. diplobacillus).* Bacille se présentant sous la forme de deux éléments accolés.

DIPLOCÉPHALE s. m. *(angl. diplocephalus).* SYN. *DICÉPHALE.*

DIPLOCOCCÉMIE s. f. *(angl. diplococcemia).* Présence de diplocoques dans le sang.

DIPLOCOCCOÏDE adj. *(angl. diplococcoid).* Qui ressemble à un diplocoque.

DIPLOCOCCUS Nom sous lequel on désignait un genre bactérien regroupant des bactéries coccoïdes ayant tendance à se disposer en paires. ☞ *NEISSERIA, MORAXELLA, STREPTOCOCCUS PNEUMONIAE.*

DIPLOCOQUE *s. m. (angl. diplococcus).* Bactérie constituée par l'association de deux éléments.

DIPLOCORIE *s. f. (angl. diplocoria).* Présence de deux pupilles dans un œil.

DIPLOÉ *s. m. (NA. diploe). (angl. diploe).* Couche d'os spongieux située entre les tables externe et interne des os de la voûte du crâne.

DIPLOGENÈSE *s. f. (angl. diplogenesis).* Terme générique pour désigner toutes les monstruosités doubles.

DIPLOÏDE *adj. (angl. diploid).* Se dit d'une cellule qui possède un assortiment double de chromosomes homologues (c'est-à-dire le double du nombre haploïde).

DIPLOÏDIE *s. f. (angl. diploidy).* État d'une cellule dont le noyau contient deux jeux de chromosomes homologues.

DIPLOMYÉLIE *s. f. (angl. diplomyelia).* Fissure longitudinale de la moelle épinière qui apparaît dédoublée. SYN. *DIASTÉMATOMYÉLIE.*

DIPLOPAGE *s. m. (angl. diplopagus).* Monstre double formé de deux corps également développés et symétriques, qui ont un ou plusieurs organes vitaux en commun.

DIPLOPIE *s. f. (angl. diplopia).* Trouble de la vision dans lequel le sujet perçoit deux images d'un seul et même objet. C'est le principal symptôme initial d'une paralysie des nerfs oculomoteurs. Elle est en général binoculaire. ◇ **CROISÉE, HÉTÉRONYME** *(angl. crossed, heteronymous —).* Diplopie dans laquelle l'image déplacée est située du côté opposé à l'œil strabique. ◇ **HOMONYME** *(angl. homonymous, direct —).* Diplopie dans laquelle l'image déplacée est située du même côté que l'œil strabique. ◇ **MONOCULAIRE** *(angl. monocular —).* Diplopie qui affecte un seul œil ; elle s'observe parfois dans la cataracte débutante. ◇ **VERTICALE** *(angl. vertical —).* Diplopie dans laquelle les deux images sont situées l'une au-dessus de l'autre.

DIPLOSCOPE *s. m. (angl. diploscope).* Appareil pour l'examen de la vision binoculaire dans lequel chaque œil regarde un champ visuel différent, ce qui permet d'obtenir des renseignements précis quant à l'intégration des fonctions visuelles.

DIPLOSOME *s. m. (angl. diplosome).* Les deux centrioles des cellules des mammifères.

DIPLOSOMIE *s. f. (angl. diplosomia).* Monstruosité caractérisée par la présence de deux corps jumeaux complets réunis par une ou plusieurs de leurs parties. SYN. *DISOMIE.*

DIPLOTÈNE *s. m. (angl. diplotene).* Quatrième stade de la prophase de la méiose, dans lequel intervient la séparation des paires de chromosomes homologues à l'exception de ceux situés dans la région des chiasmas.

DIPLOTÉRATOLOGIE *s. f. (angl. diploteratology).* Ensemble des connaissances relatives aux monstruosités doubles.

DIPROSOPE *s. m. (angl. diprosopus).* Fœtus monstrueux présentant deux têtes fusionnées latéralement et postérieurement ou une seule tête présentant une duplication plus ou moins prononcée de la face. ◇ **TRIOPHTALMUS, TETROTUS** Respectivement, diprosope avec trois yeux ou quatre oreilles.

DIPSOGÉNIQUE *adj. (angl. dipsogenic).* Qui cause la soif.

DIPSOMANIE *s. f. (angl. dipsomania).* Besoin irrésistible et paroxystique de boire de grandes quantités de boissons alcoolisées, survenant par accès périodiques et intermittents.

DIPTÈRES *(angl. Diptera).* Ordre d'insectes possédant deux ailes. Il comprend les mouches, les moustiques, etc.

DIPYGE *s. m. (angl. dipygus).* Fœtus monstrueux présentant un double pelvis. SYN. *DIPYGUS.*

DIPYLIDIUM CANINUM Cestode parasite intestinal habituel du chien et du chat qui, à l'état de larve, vit dans les poux et les puces de ces animaux. Il a été rencontré chez l'homme.

DIPYRIDAMOLE *s. m. (angl. dipyridamole).* Dérivé pipéridinique qui est utilisé comme antiagrégant plaquettaire et dans les tests fonctionnels cardiaques en dépistage d'une ischémie silencieuse.

DIROFILARIA Genre de filaires à corps très allongé et cuticule striée, parasites des carnivores. Certaines espèces peuvent infester l'homme (impasse parasitaire) ; transmission par un moustique. L'enkystement de la filaire dans la peau ou la conjonctive provoque un œdème douloureux. Les espèces les plus rencontrées : *D. immitis*, *D. repens* et *D. tenuis*.

DISACCHARIDE *s. m.* ☞ *DIHOLOSIDE.*

DISCAL *adj. (angl. discal).* Qui se rapporte à un disque, en particulier intervertébral.

DISCARTHROSE *s. f. (angl. degenerative disk disease).* Affection dégénérative d'un ou de plusieurs disques intervertébraux caractérisée par le pincement de l'interligne, la condensation des plateaux vertébraux et le développement d'ostéophytes.

DISCECTOMIE *s. f. (angl. diskectomy).* Ablation d'un disque intervertébral.

DISCISION *s. f. (angl. discission).* Incision ou division, séparation.

DISCITE *s. f. (angl. diskitis).* Inflammation d'un disque intervertébral.

DISCLINAISON *s. f. (angl. disclination).* Mouvement involontaire de rotation externe des deux yeux lors de l'élévation du regard, entraînant une convergence vers le bas des méridiens verticaux des deux cornées.

DISCOGRAPHIE *s. f. (angl. discography).* Radiographie du noyau d'un disque intervertébral après opacification par un produit de contraste.

DISCOÏDE *adj. (angl. discoid).* En forme de disque. SYN. *DISCOÏDAL.*

DISCOMYCES *(angl. Discomycetes).* Classe de champignons qui est devenue obsolète.

DISCOPATHIE *s. f. (angl. discopathy).* Toute affection d'un disque intervertébral.

DISCORADICULOGRAPHIE *s. f. (angl. diskoradiculography).* ☞ *RADICULOGRAPHIE.*

DISCORDANCE *s. f.* **1.** L'expression comportementale de la dissociation (signe fondamental de la schizophrénie), caractérisée par une incompatibilité entre les idées, les sentiments et les affects donnant un aspect de contradiction et d'incohérence. **2.** En génétique, présentation d'un caractère héréditaire particulier ou d'une maladie chez un seul jumeau.

DISCRET *adj. (angl. discrete).* Dont les éléments sont séparés les uns des autres et ne tendent pas à se réunir ; se dit surtout de certaines lésions cutanées.

DISJONCTION *s. f.* **1.** Division, séparation, décollement de deux parties d'un organe ou de deux organes accolés. **2.** En génétique, séparation des chromosomes durant la mitose ou des chromatides durant la méiose. ◇ **CRANIOFACIALE** Fracture transverse de la face, le trait passe par la partie supérieure des os du nez, le maxillaire ou l'orbite. SYN. *FRACTURE DE LEFORT III.* ◇ **ÉPIPHYSAIRE** *(angl. epiphyseal separation).* Décollement épiphysaire.

DISLOCATION *s. f.* Luxation.

DISOME *s. m. (angl. disome).* Appareil chromosomique formé de paires de chromosomes symétriques, c'est le cas des cellules normales.

DISOMIE *s. f. (angl. disomy).* ☞ *DIPLOSOMIE.*

DISPENSAIRE *s. m. (angl. health center).* Institution publique ou privée, sans lits d'hospitalisation, délivrant des soins curatifs et des soins préventifs médico-sociaux.

DISPERMIE *s. f. (angl. dispermy).* Pénétration de deux spermatozoïdes dans un ovule.

DISPOSITIF INTRA-UTÉRIN *(angl. intrauterine device).* ☞ *STÉRILET.*

DISQUE *s. m. (angl. disk band).* Organe ou structure anatomique arrondi et plat. ◇ **A** *(angl. A band).* Chacune des parties sombres de la myofibrille d'une fibre musculaire striée. SYN. *DISQUE ANISOTROPE, DISQUE SOMBRE, DISQUE TRANSVERSAL.* ◇ **ARTICULAIRE** *(NA. discus articularis). (angl. articular disk).* Fibrocartilage ou ménisque situé entre les surfaces osseuses articulaires. ◇ **GERMINATIF** *(angl. germinal disk).* Zone plane de l'œuf fécondé, dans laquelle apparaissent les premiers indices de l'embryon. ◇ **I** *(angl. I band).* Chacune des parties claires de la myofibrille d'une fibre musculaire striée. SYN. *DISQUE CLAIR, DISQUE ISOTROPE.* ◇ **INTERVERTÉBRAL** *(NA. discus intervertebrale). (angl. intervertebral disk).* Fibrocartilage intercalé entre les corps des vertèbres. ◇ **OPTIQUE** *(NA. discus nervi optici). (angl. optic disk).* Point sur la rétine par où pénètre le nerf optique. SYN. *PAPILLE OPTIQUE.* ◇ **OVIGÈRE** ☞ *DISQUE PROLIGÈRE.* ◇ **PROLIGÈRE** *(angl. proligerous disk).* Masse de cellules épithéliales qui entoure l'ovule à la phase de maturation du follicule ovarien.

DISSE (ESPACE DE) Espace entre les hépatocytes et les sinusoïdes du foie.

DISSECTEUR *s. m. (angl. dissector).* Instrument utilisé pour faciliter la dissection des vaisseaux, des nerfs, etc.

DISSECTION *s. f. (angl. dissection).* Division et séparation méthodique des parties et des organes du corps dans le but d'étudier leur disposition et leurs particularités anatomiques. ◇ **AORTIQUE** *(angl. aortic —).* ☞ *ANÉVRYSME DISSÉQUANT.*

DISSÉMINATION *s. f. (angl. dissemination).* Diffusion ou extension d'un processus pathologique ou des germes d'une maladie.

DISSOCIATION *s. f.* **1.** Action de séparer des éléments associés ; son résultat. **2.** Décomposition d'un composé chimique en éléments plus simples. ◇ **ALBUMINOCYTOLOGIQUE** *(angl. albuminocytologic —).* Hyperprotéinorachie sans augmentation des éléments cellulaires, observée dans le syndrome de Guillain-Barré. ◇ **ATRIOVENTRICULAIRE** *(angl. atrioventricular —).* Indépendance des contractions des atria et des ventricules cardiaques. ☞ *BLOC ATRIOVENTRICULAIRE.* ◇ **AUTOMATICOVOLONTAIRE** Réduction parfois importante du langage, coexistant avec l'émission soudaine de phrases appartenant au langage automatique, constatée chez certains aphasiques. ◇ **AUTOMATICOVOLONTAIRE DE MONROD-KROHN** Dans les paralysies faciales par lésion des neurones moteurs supérieurs, la mobilité de la mimique émotionnelle automatique s'avère conservée et même parfois exagérée. ◇ **BACTÉRIENNE OU MICROBIENNE** *(angl. bacterial —).* Apparition, au sein d'une culture pure, de formes se distinguant clairement de la souche originelle. ◇ **ÉLECTROLYTIQUE** *(angl. ionic —).* Processus par lequel les molécules d'un électrolyte se scindent en ions positifs et en ions négatifs. SYN. *DISSOCIATION IONIQUE.* ◇ **MENTALE** *(angl. mental —).* Aspect fondamental du tableau clinique typique de la schizophrénie caractérisé par la rupture de l'unité psychique provoquant un relâchement des processus associatifs qui permettent le fonctionnement mental. ◇ **SYRINGOMYÉLIQUE ET THERMOALGÉSIQUE** *(angl. syringomyelic —).* ☞ *SYRINGOMYÉLIE.*

DISTAL *adj. (NA. distalis). (angl. distal).* Distant, périphérique, le plus éloigné du centre, de l'origine ; s'oppose à proximal.

DISTANCE *s. f.* **1.** Sur une carte génétique, intervalle entre deux locus, calculé d'après la fréquence des recombinaisons observées. **2.** Sur un arbre phylogénique, intervalle de temps pendant lequel se sont accumulées les différences observées entre deux séquences homologues dans deux espèces différentes. ◇ **FOCALE** *(angl. focal —).* Distance entre le foyer principal d'un système optique et le plan principal de ce système. ◇ **INFINIE** *(angl. infinite —).* En ophtalmologie, toute distance supérieure à 6 m entre l'objet fixé et l'œil, car à cette distance les rayons lumineux arrivant sur l'œil sont pratiquement parallèles, comme s'ils provenaient de l'infini.

DISTENSION *s. f. (angl. distention).* État de tissus, membranes, organes, etc., qui sont soumis à une tension violente. ◇ **DE L'AINE** Association d'une hernie crurale et d'une hernie inguinale.

DISTICHIASIS *s. m. (angl. distichiasis).* Anomalie congénitale à transmission autosomique dominante consistant en la présence de deux rangées de cils avec déviation en arrière de la rangée postérieure.

DISTOCCLUSION *s. f. (angl. distoclusion).* Mauvaise relation entre les arcs dentaires maxillaire et mandibulaire, le second étant en position postérieure par rapport au premier.

DISTOMA Autrefois, nom donné à un genre de vers trématodes. Terme devenu obsolète.

DISTOMATOSE *s. f. (angl. distomatosis).* Toute maladie provoquée par les distomes (douves). ◇ **HÉPATIQUE** *(angl. liver —).* Fasciolase due à infestation par *Fasciola hepatica* (cosmopolite) ; clonorchiose due à *Opisthorchis sinensis* en Extrême-Orient (anciennement *Clonorchis sinensis*). ◇ **INTESTINALE** *(angl. intestinal —).* Infestation causée par le trématode *Fasciolopsis buski* en Extrême-Orient, *Heterophyes heterophyes*, en Afrique du Nord et Amérique du Sud, *Metagonimus yokogawai* en Extrême-Orient.

DISTOMIASE *s. f. (angl. distomiasis).* SYN. *DISTOMATOSE.*

DISTORSION *s. f.* **1.** Forme d'aberration dans laquelle les objets apparaissent sous une forme ou une taille différente, lorsqu'ils sont vus à travers une lentille. **2.** Malformation acquise ou congénitale par torsion d'une partie du corps.

DISTRACTION *s. f.* **1.** Manque d'attention. **2.** Diversion ou changement dans le cours des pensées par des influences propres ou extérieures au sujet.

DISTRIBUTION *s. f. (angl. distribution).* Répartition des branches d'une artère ou d'un nerf dans les territoires qu'ils irriguent ou innervent.

DISTRICHIASE *s. f. (angl. districhiasis).* Croissance de deux poils dans un même follicule.

DISULFIRAME *s. m. (angl. disulfiram).* Composé utilisé dans les cures de désintoxication alcoolique pour empêcher la transformation d'un métabolite de l'alcool, l'aldéhyde acétique, en acide acétique. L'accumulation de l'aldéhyde acétique produit des manifestations désagréables aboutissant au dégoût de l'alcool (effet antabuse).

DIU Abréviation de dispositif intra-utérin.

DIURÈSE *s. f. (angl. urine output).* Sécrétion d'urine par le rein. ◇ **AQUEUSE** *(angl. water diuresis).* Polyurie provoquée par l'administration d'eau. ◇ **OSMOTIQUE** *(angl. osmotic diuresis).* Diurèse provoquée par une augmentation de l'osmolarité plasmatique et par conséquent du filtrat glomérulaire ; elle peut être obtenue par l'administration intraveineuse de mannitol, d'urée ou d'une solution saline hypertonique.

DIURÉTIQUE *adj. (angl. diuretic).* Qui favorise ou stimule l'excrétion urinaire. S'emploie aussi comme substantif. ◇ **OSMOTIQUE** *(angl. osmotic —).* Agent qui entraîne une élimination hydrique par l'urine du fait de son action osmotique qui diminue la réabsorption tubulaire de l'eau.

DIVERGENCE *s. f.* **1.** En ophtalmologie, mouvement d'abduction simultanée des deux yeux. **2.** En génétique, pourcentage de différences de séquence nucléotidique (ou protéique) entre deux ADN (ou protéines) apparentés. ◇ **VERTICALE NÉGATIVE, POSITIVE** Mouvement non coordonné de rotation des globes oculaires, dans lequel la ligne de visée d'un œil ou des deux yeux s'écarte du plan horizontal. Elle est dite négative quand la ligne de visée de l'œil gauche s'écarte vers le haut ou celle de l'œil droit vers le bas, et positive quand la ligne de visée de l'œil gauche s'écarte vers le bas ou celle de l'œil droit vers le haut.

DIVERTICULAIRE *adj. (angl. diverticular).* Qui se rapporte ou qui appartient à un diverticule.

DIVERTICULE *s. m. (angl. diverticulum).* Cavité en forme de sac, communicant avec un conduit naturel. ◇ **DU CÔLON** *(angl. colonic —).* Hernie de la muqueuse colique sous forme de sailles arrondies donnant au lavement baryté un aspect en grappes de raisin. ◇ **ÉPIPHRÉNIQUE** *(angl. epiphrenic —).* Diverticule de la partie inférieure de l'œsophage. ◇ **HÉPATIQUE** *(angl. hepatic —).* Diverticule embryonnaire donnant naissance au foie, à la vésicule biliaire et aux conduits biliaires. ◇ **DE L'ŒSOPHAGE** *(angl. esophageal —).* Hernie ou dilatation localisée, anormale, de l'œsophage. ◇ **DE MECKEL** ☞ *MECKEL (DIVERTICULE DE).* ◇ **DE PULSION** *(angl. pulsion —).* Diverticule œsophagien provoqué par la protrusion de la muqueuse à travers la couche musculaire. ◇ **DE TRACTION** *(angl. traction —).* Diverticule œsophagien consécutif à la traction extrinsèque exercée par des adhérences. ◇ **DE ZENKER** *(angl. Zenker's —).* ☞ *ZENKER (DIVERTICULE DE).* ◇ **VÉSICAL** *(angl. vesical —).* Prolapsus de la muqueuse à travers la paroi de la vessie.

DIVERTICULECTOMIE *s. f. (angl. diverticulectomy).* Ablation chirurgicale d'un diverticule, notamment au niveau du tube digestif.

DIVERTICULITE *s. f. (angl. diverticulitis).* Inflammation d'un ou de plusieurs diverticules, en particulier au niveau du côlon.

DIVERTICULOSE *s. f. (angl. diverticulosis).* Présence de diverticules multiples sur la muqueuse d'un ou de plusieurs organes creux.

DIVISION *s. f. (angl. division).* Ramification d'un vaisseau ou d'un nerf en deux ou plusieurs branches.

DIVULSEUR *s. m. (angl. divulsor).* Instrument servant à effectuer une dilatation forcée de l'urètre ou du col utérin.

DIVULSION *s. f.* **1.** Dilatation forcée d'un canal rétréci. **2.** Déchirement des tissus.

DIZYGOTE *adj. (angl. dizygotic).* Se dit de chacun des jumeaux à placentas séparés, provenant de deux œufs différents.

DLCO Abréviation de capacité de diffusion pulmonaire par le monoxyde de carbone.

DNA *(angl. DNA).* Abréviation de *deoxyribonucleic acid* ou acide désoxyribonucléique. SYN. *ADN.* ☞ *DÉSOXYRIBONUCLÉIQUE (ACIDE).*

DNAse *(angl. DNAse).* ☞ *DÉSOXYRIBONUCLÉASE.*

DNID *(angl. NIDDM).* Abréviation pour diabète non insulinodépendant.

DOBUTAMINE *(angl. dobutamine).* β-stimulant utilisé dans le traitement du choc et de l'insuffisance cardiaque.

DOCA *(angl. DOCA).* Abréviation de *deoxycorticosterone acetate* (acétate de désoxycorticostérone).

DOCIMASIE *s. f.* Ensemble d'épreuves auxquelles on soumet les organes d'un cadavre pour déterminer les circonstances de la mort. ◇ **AURICULAIRE** ☞ *WREDEN (SIGNE DE).* ◇ **HÉPATIQUE** Recherche du glycogène et du glucose dans le foie d'un cadavre. La présence de ces substances signifie que le sujet est mort rapidement, leur absence qu'il est mort après une longue agonie. ◇ **PNEUMO-HÉPATIQUE** Relation entre le poids des poumons et celui du foie, qui est de 1/3 avant l'établissement de la respiration et de 1/1 après. ◇ **PULMONAIRE** Détermination de l'existence d'air dans les poumons chez un nouveau-né mort, pour dire s'il a respiré et, par conséquent, s'il a vécu hors du sein maternel. Cette détermination peut être hydrostatique et histologique.

DOCIMOLOGIE *s. f. (angl. docimology).* Étude de la notation des examens et concours.

DOCOSANOÏQUE (ACIDE) *(angl. docosanoic acid).* Acide gras saturé présent dans l'huile de cacahuète. Acide béhénique.

DODÉCANOÏQUE (ACIDE) *(angl. dodecanoic acid).* Acide gras saturé présent dans l'huile de noix de coco. Acide laurique.

DÖDERLEIN (BACILLE DE) *(angl. Döderlein's bacillus).* Bacille Gram+ habituel du vagin, qui dédouble les glucides et produit de l'acide lactique. SYN. *LACTOBACILLUS ACIDOPHILUS.*

DOEGE ET POTTER (SYNDROME DE) *(angl. Doege-Potter syndrome).* Tumeur mésenchymateuse extrapancréatique (bénigne ou maligne) de siège rétropéritonéal, abdominal ou pleural avec manifestations hypoglycémiques. L'hypoglycémie serait en rapport avec la sécrétion tumorale de substances mimants l'action de l'insuline en particulier l'*Insulin growth factor* 2 ou IGF2.

DÖHLE (CORPS DE) *(angl. Döhle bodies).* Corps basophiles présents dans les leucocytes, observés constamment dans le syndrome de May-Hegglin et parfois dans certaines polynucléoses ou anémies. ☞ *MAY-HEGGLIN (SYNDROME DE).*

DOIGT *s. m. (angl. finger).* Chacun des cinq prolongements qui terminent la main. Ils sont formés de trois phalanges, sauf le premier doigt ou pouce qui n'en a que deux. ◇ **À RESSORT** *(angl. trigger —).* Doigt atteint de blocage momentané dans les mouvements de flexion ou d'extension habituellement en rapport avec un rétrécissement qui entoure le tendon. Ce phénomènre anormal cède d'une manière brusque en s'accompagnant d'une sensation de ressaut. SYN. *DOIGT À RESSAUT.* ⌔ **EN BAGUETTE DE TAMBOUR** ☞ *HIPPOCRATISME DIGITAL.* ⌔ **EN MARTEAU** *(angl. mallet —).* Doigt dont la phalange distale se trouve en flexion. ⌔ **HIPPOCRATIQUE** *(angl. hippocratic —).* ☞ *HIPPOCRATISME DIGITAL.* ⌔ **MORT** Doigt pâle, exsangue, insensible, avec sensation de fourmillements. Ce trouble vasomoteur s'observe notamment dans la maladie de Raynaud.

DOIGT-NEZ (ÉPREUVE) *(angl. finger-to-nose test).* Manœuvre destinée à mettre en évidence un trouble de la coordination et consistant à demander au sujet d'effectuer des déplacements amples et rapides du bras visant à amener l'index sur l'extrémité du nez.

DOIGTS ⌔ **EN COUP DE VENT** Déformation de la main par déviation de tous les doigts vers le bord ulnaire ; elle est caractéristique de la polyarthrite rhumatoïde.

DOL *s. m. (angl. dol).* Unité de sensibilité à la douleur. Elle équivaut approximativement à un dixième du seuil.

DOLICHO- *(angl. dolicho-).* Préfixe d'origine grecque signifiant allongé.

DOLICHOCÉPHALIE *s. f. (angl. dolichocephaly).* Déformation du crâne due à une fusion primaire de la suture sagittale, avec une augmentation du diamètre antéropostérieur et un indice céphalique compris entre 65 et 75 (tête longue et étroite).

DOLICHOCÔLON *s. m. (angl. dolichocolon).* Côlon anormalement long.

DOLICHOENTÉRIE *s. f. (angl. dolichocolon).* Longueur anormalement grande de l'intestin.

DOLICHOGASTRIE *s. f. (angl. dolichogastry).* Allongement anormal de l'estomac.

DOLICHOMÉGALIE *s. f. (angl. dolicomegaly).* Allongement et dilatation anormale d'une structure anatomique, notamment d'un segment du tube digestif ou d'un vaisseau.

DOLICHOMORPHE *adj. (angl. dolichomorphic).* De forme allongée.

DOLICHOPROSOPE *adj. (angl. dolichoprosopic).* ☞ *LEPTOPROSOPIE.*

DOLICHOSIGMOÏDE *s. m. (angl. dolichosigmoid).* Allongement anormal du côlon sigmoïde.

DOLICHOSTÉNOMÉLIE *s. f. (angl. dolichostenomelia).* Malformation congénitale des quatre membres qui ont une longueur excessive et un aspect grêle. Elle se voit dans la maladie de Marfan.

DOLLINGER (ANNEAU DE) *(angl. Dollinger's tendinous ring).* Anneau élastique situé autour de la périphérie de la cornée, formé par un épaississement de la membrane de Descemet.

DOMAINE *s. m. (angl. domain).* Partie d'un peptide ayant une structure ou une fonction particulière. ⌔ **C** Domaine constant des anticorps et du récepteur d'antigène des lymphocytes T. ⌔ **V** Domaine variable, N-terminal des chaînes lourdes et légères des anticorps et des chaînes α, β, δ et γ du site de liaison à l'antigène des lymphocytes T.

DÔME ⌔ **PLEURAL** *(angl. dome of pleura).* ☞ *CUPULE PLEURALE.* ⌔ **(ONDE EN)** Onde monophasique englobant QRS et T, caractéristique de l'infarctus du myocarde au début.

DOMINANCE *s. f. (angl. dominance).* Prédominance d'un gène ou d'un caractère (appelé dominant) sur son allélomorphe (appelé récessif), lorsqu'ils sont tous deux présents chez un individu hétérozygote. ⌔ **CÉRÉBRALE, OCULAIRE** *(angl. cerebral, ocular —).* Prédominance de la fonction d'un hémisphère cérébral ou d'un œil.

DOMINANT *adj. (angl. dominant).* Se dit d'un allèle ou d'une mutation qui, à l'état hétérozygote, conditionne le phénotype. Contraire : récessif.

DOMISME *s. m. (angl. domism).* Science qui traite de la construction et de l'aménagement de la maison.

DONNAN (ÉQUILIBRE DE) *(angl. Donnan's equilibrium).* Équilibre établi entre deux solutions séparées par une membrane semiperméable de chaque côté de laquelle il existe d'un côté des ions diffusibles et de l'autre de grosses molécules (protides) non diffusibles.

DONNEUR *s. m. (angl. donor).* Personne qui fait don de son sang pour une transfusion ou d'un de ses organes pour une transplantation. ◇ **UNIVERSEL** *(angl. universal —).* Donneur dont les hématies ne s'agglutinent pas en présence d'un sérum d'un autre groupe sanguin.

DONOVANOSE *s. f. (angl. donovanosis).* Affection due à *Calymmatobacterium granulomatis* (appelée aussi *Klebsiella granulomatis*). Maladie vénérienne tropicale à nodules puis ulcérations multiples des organes génitaux externes et éventuellement des lésions anales. SYN. *GRANULOME ULCÉREUX DES PARTIES GÉNITALES.*

dopa *(angl. DOPA).* Sigle de la dihydroxyphénylalanine, précurseur de la dopamine.

DOPAGE *s. m. (angl. doping).* Utilisation de substances et de tout procédé afin d'augmenter artificiellement les performances générales, physiques ou mentales, d'un sujet.

DOPAMINE *s. f. (angl. dopamine).* Catécholamine physiologique qui se forme à partir de la tyrosine et de la DOPA, et qui est un précurseur de la noradrénaline et de l'adrénaline. Elle possède par elle-même d'importantes propriétés de transmetteur dans différentes régions du cerveau, en particulier dans les noyaux du système extrapyramidal, dans l'hypothalamus et dans le système limbique. Sa disparition des corps striés et du locus niger est la cause de la maladie de Parkinson.

DOPAMINERGIQUE *adj. (angl. dopaminergic).* Se dit de nerfs dont les terminaisons libèrent la dopamine. Un médicament dopaminergique reproduit l'action de la dopamine.

DOPANT *adj. (angl. dope).* Se dit d'un produit utilisé dans le dopage (s'emploie aussi comme substantif).

DOPPLER ◇ **(EFFET)** *(angl. Doppler effect).* Modification de la fréquence d'une vibration lorsqu'une source se déplace par rapport à un observateur. ◇ **(EXAMEN ULTRASONOGRAPHIQUE)** *(angl. Doppler velocimetry).* Technique utilisant l'effet Doppler sur des ultrasons et permettant d'étudier la vitesse de la circulation du sang dans les vaisseaux, artères et veines. ◇ **PULSÉ** Technique permettant d'observer les orifices cardiaques. ◇ **TRANSCRÂNIEN** *(angl. transcranial Doppler ultrasonography).* Technique d'étude des courants circulatoires de certaines artères de l'encéphale.

DORSAL *adj. (NA. dorsalis). (angl. dorsal).* Qui se rapporte au dos ; opposé à ventral, palmaire ou plantaire.

DORSALGIE *s. f. (angl. dorsalgia).* Douleur du rachis dorsal.

DORSALISATION *s. f. (angl. dorsalization).* Anomalie de développement par transformation du processus transverse de la septième vertèbre cervicale en une côte plus ou moins développée, la côte cervicale, pouvant déterminer des compressions vasculonerveuses.

DORSARTHROSE *s. f. (angl. dorsal arthrosis).* Arthrose de la colonne dorsale.

DORSIFLEXION *s. f. (angl. dorsiflexion).* Flexion en direction du dos.

DORSOLATÉRAL *adj. (angl. dorsolateral).* Qui se rapporte au dos et aux parties latérales du thorax.

DORSOLOMBAL *adj. (angl. dorsolumbar).* Qui se rapporte aux régions dorsale et lombaire. SYN. *DORSOLOMBAIRE.*

DORSOVENTRAL *adj. (angl. dorsoventral).* Qui se rapporte au dos et à l'abdomen. SYN. *DORSO-ABDOMINAL.*

DOS *s. m.* **1.** Partie postérieure du tronc, allant des épaules jusqu'aux lombes. **2.** Partie postérieure ou supérieure et convexe d'un organe ou d'une partie du corps : dos du pied, de la main, du pénis, etc. ◇ **DE FOURCHETTE** *(angl. silverfork deformity).* Déformation du poignet caractéristique des fractures de l'extrémité inférieure du radius. ◇ **DE LA SELLE TURCIQUE** *(NA. dorsum sellae). (angl. dorsum sellae).* Lame quadrilatère du sphénoïde formant la partie postérieure de la selle.

DOSAGE *s. m.* **1.** Détermination d'une dose ; calcul de la quantité de médicament à administrer, par exemple. **2.** Détermination de la concentration d'une solution. **3.** Détermination de la quantité d'une substance dans un milieu ou un mélange.

DOSE *s. f. (angl. dose).* Quantité de médicament à administrer par prise ou par unité de temps.

DOSIMÈTRE *s. m. (angl. dosimeter).* Appareil de mesure des quantités de rayons X ou gamma, ou de rayonnements corpusculaires (rayons alpha, bêta).

DOSIMÉTRIE *s. f.* **1.** Détermination exacte et systématique des doses de médicaments. **2.** Détermination de la quantité de radiations ionisantes reçues par unité de temps.

DOT BLOT *s. m.* Mot anglais désignant une méthode d'hybridation moléculaire entre un acide nucléique directement adsorbé sous forme de tache sur un filtre (sans électrophorèse préalable) et une sonde. ☞ *BUVARDAGE EN TACHES.*

DOUBLE *adj. (angl. double).* Qui est constitué de deux éléments identiques (phénomènes, objets). ◇ **AVEUGLE** *(angl. double-blind test).* Technique utilisée dans les essais cliniques consistant à donner soit le médicament, soit un placebo afin d'éliminer tout élément subjectif. SYN. *DOUBLE INSU.* ◇ **CONTOUR** *(angl. — contour sign).* Ligne anormale limitant ou dédoublant la silhouette d'un organe radiographié. ◇ **RÉFRACTION** *(angl. — refrigency).* ☞ *BIRÉFRINGENCE.*

DOUBLET (SIGNE DU) *s. m. (angl. doublet sign).* Ondes doubles observées à l'électromyogramme dans la tétanie.

DOUGLAS ◇ **(CRI OU SIGNE DU)** *(angl. Douglas' cry).* Douleur violente à la compression digitale de l'excavation recto-utérine (cul-de-sac de Douglas) lors du toucher vaginal. ◇ **(HERNIE DU)** *(angl. Douglascele ; posterior vaginal hernia).* ☞ *ÉLYTROCÈLE.* ◇ **(REPLI DE)** *(angl. rectouterine fold).* Ancienne dénomination. ☞ *PLI RECTO-UTÉRIN.*

DOULEUR *s. f. (angl. pain).* Sensation anormale et pénible résultant de la stimulation des terminaisons nerveuses dans les organes ou régions sensibles. ◇ **CENTRALE** *(angl. central —).* Douleur due à une lésion du système nerveux central. ◇ **DE CHARCOT** *(angl. Charcot's —).* Ovarialgie hystérique. ◇ **EN CEINTURE** *(angl. girdle —).* Sensation douloureuse dont la topographie rappelle une ceinture. ◇ **ERRATIQUE** *(angl. wandering —).* Douleur qui change fréquemment de place. ◇ **EXQUISE** *(angl. sharp —).* Douleur vive, localisée en un point précis. ◇ **FANTÔME** *(angl. phantom — phantom limb —).* Douleur ressentie dans une partie du corps qui a été amputée. ◇ **FULGURANTE** *(angl. lightning —).* Douleur très vive touchant particulièrement les membres inférieurs, d'origine radiculaire postérieure et dont la durée très courte a été comparée à celle de l'éclair. ◇ **GRAVATIVE** *(angl. heavy —).* Douleur accompagnée d'une sensation de pesanteur, ressentie notamment en cas d'épanchement. ◇ **IRRADIÉE** *(angl. radiate —).* Douleur ressentie à distance de l'endroit où elle prend son origine. ◇ **OSTÉOCOPE** *(angl. osteocopic —).* Douleur, spécialement nocturne, siégeant au niveau des surfaces osseuses recouvertes seulement par la peau (crâne, tibia), caractéristique de la période secondaire de la syphilis. ◇ **PONGITIVE** *(angl. durting —).* Douleur comparable à celle qui serait provoquée par un coup de poignard. ◇ **PROJETÉE** *(angl. referred —).* Douleur ayant son origine dans un organe profond et perçue dans une zone cutanée ayant la même innervation sensitive. SYN. *DOULEUR RÉFÉRÉE.* ◇ **PULSATILE** *(angl. throbbing —).* Douleur produite par une inflammation, et rythmée par les battements artériels. ◇ **RÉFÉRÉE** ☞ *DOULEUR PROJETÉE.* ◇ **SOURDE** *(angl. dull —).* Douleur légère, mais continue. ◇ **TENSIVE** Douleur accompagnée d'une sensation de distension, causée par une inflammation. ◇ **TÉRÉBRANTE** *(angl. boring —).* Douleur intense, profonde, que le patient perçoit comme si elle était produite par un corps pointu introduit dans la partie malade.

DOULEURS *s. f. (angl. labor pains).* En obstétrique, douleurs qui accompagnent les contractions utérines lors de l'accouchement.

DOUVE *s. f. (angl. fluke).* Nom vernaculaire des vers parasites distomiens. SYN. *DISTOME.*

DOWN (SYNDROME DE) *(angl. Down's syndrome).* SYN. *MONGOLISME, TRISOMIE 21.*

DOXÉPINE *s. f. (angl. doxepin).* Antidépresseur tricyclique, inhibiteur non sélectif de la recapture de la monoamine. ☞ *ANTIDÉPRESSEUR.*

DOXYCYCLINE *s. f. (angl. doxycycline).* ☞ *TÉTRACYCLINE.*

DOYEN ◇ (AIGUILLE DE) *(angl. Doyen's needle).* Aiguille à suture, à manche, dont la pointe aplatie possède un bord tranchant et un chas. **◇ (CLAMP DE)** *(angl. Doyen's clamp).* Clamp droit ou courbe utilisé préférentiellement pour la coprostase de l'estomac après ouverture de celui-ci.

DRACONTIASE *s. f. (angl. draconculosis).* ☞ *DRACUNCULOSE.*

DRACUNCULUS Genre de vers nématodes du sous-ordre des Filarioïdés. L'espèce principale est *Dracunculus medinensis* (filaire de Médine, ver de Guinée ou dragonneau). C'est un ver filiforme de 50 à 70 cm de long, qui vit à l'état adulte dans le tissu sous-cutané de l'homme et de divers animaux domestiques, en Inde, en Afrique et en Arabie. Il expulse ses embryons par une ouverture de la peau en contact avec l'eau, où ces embryons envahissent le corps de petits crustacés du genre *Cyclops*, dans lesquels ils passent leur vie larvaire.

DRAGÉE *s. f. (angl. sugar-coated pill dragee).* Préparation médicamenteuse ovoïde, enrobée d'une couche de sucre.

DRAGONNEAU *s. m. (angl. dragon worm).* Nom vernaculaire de *Dracunculus medinensis.*

DRAIN *s. m. (angl. drain).* Tube ou lame souple ou rigide permettant l'évacuation des liquides accumulés d'une plaie ou d'une cavité.

DRAINAGE *s. m. (angl. drainage).* Procédé permettant l'écoulement des liquides contenus dans une plaie, un organe creux ou une cavité. **◇ BASAL** *(angl. basal —).* Drainage du liquide céphalorachidien dans l'espace sous-arachnoïdien de la base du cerveau, dans le but de diminuer la pression intra-crânienne. **◇ CAPILLAIRE** *(angl. capillary —).* Drainage par capillarité au moyen de mèches de gaze ou de fils de soie, de catgut ou d'autres matériaux. **◇ POSTURAL** *(angl. postural —).* Traitement des bronchiectasies et des abcès pulmonaires consistant à placer le malade dans le lit avec la tête plus basse que le reste du corps, dans le but de favoriser l'écoulement des sécrétions.

DRAMATISATION *s. f. (angl. dramatism).* Attitude théâtrale avec exagération de l'expressivité.

DRASTIQUE *adj. (angl. drastic).* Dont l'action est particulièrement énergique. Se dit en particulier de certains purgatifs. S'emploie aussi comme substantif.

DRÉPANOCYTAIRE *adj. (angl. drepanocytic).* Qui se rapporte au drépanocyte ou au patient atteint de drépanocytose.

DRÉPANOCYTE *s. m. (angl. sickle cell).* Globule rouge falciforme, caractéristique de la drépanocytose.

DRÉPANOCYTÉMIE *s. f. (angl. sick cell anemia).* ☞ *DRÉPANOCYTOSE.*

DRÉPANOCYTOSE *s. f. (angl. sickle cell anemia).* Anomalie sanguine caractérisée par une falciformation des hématies sous l'influence de la baisse de la pression partielle sanguine en oxygène. On distingue une forme grave (état homozygote) avec remplacement total de l'hémoglobine A par de l'hémoglobine S dans les hématies, provoquant une anémie et des crises vaso-occlusives, et une forme cliniquement inapparente (état hétérozygote), dans laquelle le remplacement de l'hémoglobine A par de l'hémoglobine S est seulement partiel. SYN. *ANÉMIE DRÉPANOCYTAIRE, ANÉMIE À HÉMATIES FALCIFORMES, HÉMOGLOBINOSE S.*

DRESSLER (SYNDROME DE) *(angl. Dressler's syndrome).* Syndrome consécutif à un infarctus du myocarde, qu'il peut suivre de quelques jours ou de quelques semaines, et comportant de la fièvre, des douleurs thoraciques, une péricardite, un épanchement pleural modéré et parfois une congestion pulmonaire.

DROGUE *s. f.* **1.** Matière première des médicaments officinaux ou magistraux. **2.** Toute substance médicamenteuse. **3.** Terme désignant les substances (médicamenteuses ou non) qui déterminent une accoutumance et une dépendance physique et/ou psychique.

DROGUÉ *adj. (angl. drug addict).* ☞ *TOXICOMANE.*

DROITIER 1. *adj. (angl. right-handed).* Qui utilise de préférence la main droite ; s'oppose à gaucher. ◇ *s. m. (angl. right-handed person).* Personne qui utilise de préférence sa main droite.

DROMOGRAPHE *s. m. (angl. dromograph).* Appareil servant à enregistrer la vitesse du sang circulant.

DROMOTROPE *adj. (angl. dromotropic).* Qui se rapporte à la conductibilité d'une fibre musculaire ou nerveuse. Se dit notamment de la transmission de l'excitation à travers les fibres du myocarde.

DROMOTROPISME *s. m. (angl. dromotropism).* Modification de la conductibilité d'une fibre musculaire ou nerveuse (et notamment du myocarde). Le dromotropisme peut être négatif ou positif, selon que la conductibilité diminue ou augmente.

DROP-ATTACK *(angl. drop attack).* Chute brutale par dérobement des jambes en rapport avec un accident ischémique cérébral et sans perte de connaissance.

DROPÉRIDOL *s. m. (angl. droperidol).* Neuroleptique du groupe des butyrophénones. Il est employé en urgence pour certaines situations d'agitation.

DROSOPHILA Genre de mouches largement utilisées pour les études expérimentales en génétique. Noms vernaculaires : drosophile, mouche des fruits, mouche du vinaigre.

DRUSE *s. f.* ☞ *DRUSEN.*

DRUSEN *s. f. (angl. drusen).* Dépôt de matériel jaunâtre situé entre la membrane de Bruch et l'épithélium pigmentaire de la rétine. Il s'agit d'un marqueur du vieillissement rétinien.

DSM Abréviation de *Diagnostic and Statistical Manual of Mental Disorders*, manuel diagnostique et statistique des troubles mentaux de l'Association américaine de psychiatrie.

DT *(angl. DT).* ☞ *DELIRIUM TREMENS.*

DUALISME *s. m. (angl. dualism).* Terme général utilisé pour désigner les théories ou les doctrines qui admettent la coexistence, l'antagonisme ou l'indépendance de deux principes, origines ou phénomènes ; par exemple, la doctrine philosophique selon laquelle l'être humain est composé d'un corps et d'une âme, la théorie selon laquelle les phénomènes physiques et psychiques sont fondamentalement indépendants et de nature diverse, etc. En médecine, il existe plusieurs théories dualistes : celle d'Ehrlich sur l'origine différente des leucocytes pourvus de granulations et de ceux qui en sont dépourvus, celle de l'origine différente des cellules lymphoïdes et des cellules myéloïdes, etc.

DUBIN-JOHNSON (MALADIE DE) *(angl. Dubin-Johnson disease).* Ictère chronique familial à transmission autosomique récessive, permanent, non hémolytique, qui débute au cours de l'enfance (avec hyperbilirubinémie conjugée) et qui est dû à un défaut d'excrétion de bilirubine par la cellule hépatique en rapport avec l'absence d'un enzyme hépatique.

DUBOWITZ (SYNDROME DE) *(angl. Dubowitz's syndrome).* Type de nanisme congénital, à transmission autosomique récessive, associé à un faciès particulier, un eczéma infantile chronique et un retard mental léger.

DUBREUIL-CHAMBARDEL (SYNDROME DE) *(angl. Dubreuil-Chambardel syndrome).* Caries multiples des quatre incisives supérieures, qui apparaissent au cours de l'adolescence et augmentent progressivement pendant quelques années. Elles s'associent à un palais ogival et une ankylose des incisives.

DUCHENNE ◇ **(MALADIES DE)** 1. Dystrophie musculaire progressive de transmission récessive liée au sexe (chromosome X), avec pseudo-hypertrophie des mollets, d'évolution mortelle par défaillance cardiorespiratoire. 2. Paralysie bulbaire progressive, proche de la forme bulbaire de la sclérose latérale amyotrophique. ◇ **(TROCART DE)** *(angl. Duchenne's trocar).* Emporte-pièce utilisé pour faire des biopsies dans les tissus profonds.

DUCREY (BACILLE DE) *(angl. Ducrey's bacillus).* ☞ *HAEMOPHILUS DUCREYI.*

DUCTANCE *s. f. (angl. fractional uptake coefficient).* Terme désignant l'efficacité d'un échange gazeux pulmonaire.

DUCTION *s. f. (angl. duction).* Tout mouvement oculaire rotatoire à partir de la position primaire d'un seul œil.

DUCTULES ABERRANTS *(NA. ductuli aberrantes). (angl. aberrant ductules).* Petits canalicules borgnes se détachant de la partie moyenne du rete testis.

DUCTUS ~ **REUNIENS** *(NA. ductus reuniens). (angl. ductus reuniens).* Canal étroit qui relie le saccule à la partie vestibulaire du conduit cochléaire. ~ **VENOSUS** *(NA. ductus venosus). (angl. ductus venosus).* Canal veineux qui, chez le fœtus, fait communiquer la veine ombilicale avec la veine cave inférieure.

DUFFY (SYSTÈME) ☞ *GROUPE SANGUIN.*

DUGBE (VIRUS) *(angl. Dugbe virus).* ☞ *NAIROVIRUS.*

DUGUET (SIGNE DE) *(angl. Bouveret's ulcer).* Ulcération des piliers antérieurs du voile du palais dans la fièvre typhoïde. SYN. *ANGINE DE DUGUET.*

DUJARIER (BANDAGE DE) *(angl. Dujarier's bandage).* Bandage servant à immobiliser le bras et le coude dans les lésions de l'épaule.

DUKE (ÉPREUVE OU TEMPS DE) *(angl. Duke's bleeding time).* Mesure du temps de saignement après incision légère du lobe de l'oreille et absorption du sang avec un papier filtre jusqu'à l'arrêt du saignement. On note le temps qui s'est écoulé et le nombre de gouttes de sang recueillies. Normalement, le temps de saignement est de 3 à 4 minutes. Il est allongé en cas de troubles de l'hémostase primaire. SYN. *ÉPREUVE DU TEMPS DE SAIGNEMENT.*

DUKES (CLASSIFICATION DE) *(angl. Duke's classification).* Classification du stade évolutif du cancer colo-rectal (A : cancer de la muqueuse ; B : atteinte de la musculeuse ; C : atteinte ganglionnaire ; D : métastases.)

DULCINE *s. f.* Paraphénétolcarbamide, composé cristallin peu soluble dans l'eau, de saveur très sucrée, qui a été employé pour remplacer le sucre dans les aliments et les boissons destinés aux diabétiques (édulcorant). Désormais interdite à la consommation.

DUM-DUM (FIÈVRE) *(angl. dumdum fever).* ☞ *KALA-AZAR.*

DUMPING SYNDROME Remplissement soudain du grêle lié à une évacuation prématurée du contenu du moignon gastrique après gastrectomie. Il apparaît après le repas et se manifeste par une sensation de pesanteur et de tension épigastrique, des nausées et un ballonnement, associés à des signes neuro-végétatifs à type de faiblesse musculaire, vertiges, sueurs profuses, tendance à l'hypotension, pâleur et baillements. SYN. *SYNDROME DE CHASSE.*

DUODÉNECTOMIE *s. f. (angl. duodenectomy).* Résection totale ou partielle du duodénum.

DUODÉNITE *s. f. (angl. duodenitis).* Inflammation du duodénum.

DUODÉNO-ENTÉROSTOMIE *s. f. (angl. duodenoenterostomy).* Création d'une anastomose entre le duodénum et l'intestin grêle. SYN. *ANASTOMOSE DUODÉNO-DIGESTIVE.*

DUODÉNO-ILÉOSTOMIE *s. f. (angl. duodenoileostomy).* Anastomose chirurgicale entre le duodénum et l'iléon. SYN. *ANASTOMOSE DUODÉNO-ILÉALE.*

DUODÉNOCHOLÉCYSTOSTOMIE *s. f. (angl. duodenocholecystostomy).* Création d'une communication entre la vésicule biliaire et le duodénum. SYN. *ANASTOMOSE CHOLÉCYSTODUODÉNALE.*

DUODÉNOGASTRECTOMIE *s. f. (angl. duodenogastrectomy).* ☞ *GASTRODUODÉNECTOMIE.*

DUODÉNOGRAPHIE HYPOTONIQUE *(angl. hypotonic duodenography).* Étude du duodénum à l'aide d'un produit de contraste baryté, après avoir rendu le duodénum hypotonique.

DUODÉNOJÉJUNOSTOMIE *s. f. (angl. duodenojejunostomy).* Anastomose chirurgicale entre le duodénum et le jéjunum. SYN. *ANASTOMOSE DUODÉNOJÉJUNALE.*

DUODÉNOPANCRÉATECTOMIE *s. f. (angl. pancreatoduodenectomy ; pancreaticoduodenectomy).* Ablation de la tête du pancréas et du cadre duodénal qui l'entoure.

DUODÉNOPYLORECTOMIE *s. f. (angl. duodenopylorectomy).* Résection partielle ou totale du duodénum et du pylore.

DUODÉNOSCOPIE *s. f. (angl. duodenoscopy).* Examen endoscopique du duodénum avec un fibroscope. Normalement couplée avec une endoscopie œsophagienne et gastrique.

DUODÉNOSTOMIE *s. f. (angl. duodenostomy).* Création d'une ouverture du duodénum à la paroi abdominale.

DUODÉNOTOMIE *s. f. (angl. duodenotomy).* Incision du duodénum.

DUODÉNUM *s. m. (NA. duodenum) (angl. duodenum).* Partie initiale de l'intestin grêle, en forme de U, de G, ou semi-lunaire, qui entoure la tête du pancréas et reçoit le conduit cholédoque et les conduits pancréatiques.

DUPLAY (OPÉRATIONS DE) Technique de cure de l'hypospadias par réfection du plancher urétral à l'aide de lambeaux prélevés sur la peau du voisinage.

DUPLICATION *s. f. (angl. duplication).* Malformation d'un organe qui est présent en double ou qui est divisé en deux parties. ◇ **CHROMOSOMIQUE** *(angl. chromosomic —).* Aberration chromosomique consistant en la présence, en plus des deux chromosomes complets d'une paire, d'un segment de chromosome supplémentaire.

DUPLICITÉ *s. f. (angl. duplication).* État de ce qui est double. ◇ **URÉTÉRALE** *(angl. ureteric —).* Présence d'un double uretère pour un même rein, avec abouchement dans la vessie par deux orifices distincts.

DUR *adj. (angl. hard).* Se dit des rayons X de forte énergie et donc très pénétrants.

DURAL *adj. (angl. dural).* Qui se rapporte à la dure-mère.

DURAN-RAYNALS (FACTEUR DE) *(angl. Duran-Raynals' factor).* Enzyme capable d'accroître la diffusion des germes, des toxines, des colorants dans les tissus, comme, par exemple, la hyaluronidase. SYN. *FACTEUR DE DIFFUSION.*

DURE-MÈRE CRÂNIENNE, SPINALE *s. f. (NA. dura mater cranialis, spinalis). (angl. dura mater).* Membrane épaisse et fibreuse, la plus externe des trois méninges qui entourent l'encéphale et la moelle épinière. ◇ **(SINUS DE LA)** *(angl. — sinus).* Chacun des canaux veineux situés dans l'épaisseur de la dure-mère. Ces canaux sont au nombre de dix : sept pairs et trois impairs. Les sinus pairs sont le transverse, le caverneux, le pétreux supérieur, le pétreux inférieur, l'occipital, le sigmoïde et le sphénopariétal, et les sinus impairs sont le sagittal supérieur, le sagittal inférieur et le droit. SYN. *SINUS CRÂNIENS.*

DURETÉ *s. f.* **1.** Propriété conférée à l'eau par la présence de certains bicarbonates, chlorures et sulfates, et en général par les sels de calcium et de magnésium, de ne pas mousser abondamment en présence de savon (déf. OMS). **2.** Pouvoir de pénétration des rayons X, qui dépend de leur longueur d'onde : plus la longueur d'onde est petite, plus le pouvoir de pénétration est grand.

DURILLON *s. m. (angl. callus ; corn).* Épaississement de forme arrondie, légèrement bombé, indolore, de la couche cornée de l'épiderme, se développant sur la peau des mains ou des pieds aux endroits soumis à des pressions fortes et répétées.

DYE TEST Procédé de diagnostic sérologique de la toxoplasmose (test de lyse). N'est plus pratiqué.

DYNAMO- *(angl. dynamo-).* Préfixe d'origine grecque indiquant une relation avec la force.

DYNAMOGRAPHE *s. m. (angl. dynamograph).* Instrument servant à enregistrer la force musculaire.

DYNAMOMÈTRE *s. m. (angl. dynamometer).* Appareil servant à mesurer la force de la contraction musculaire.

DYNORPHINE *s. f. (angl. dynorphin).* Classe de morphine endogène du système nerveux central.

DYS- *(angl. dys-).* Préfixe d'origine grecque signifiant « mal » et exprimant une idée de difficulté, d'imperfection, de perturbation.

DYSACROMÉLIE *s. f.* Terme regroupant l'hippocratisme digital, l'ostéoarthropathie pneumique et la pachydermopériostose.

DYSALLÉLOGNATHIE *s. f. (angl. dysallilognathia).* Absence de concordance entre la mandibule et le maxillaire.

DYSARTHRIE *s. f. (angl. dysarthria).* Difficulté de la parole due à des troubles moteurs des organes de la phonation, par atteinte bulbaire, cérébelleuse ou extra-pyramidale.

DYSARTHROSE *s. f. (angl. dysarthrosis).* Difformité ou malformation d'une articulation.

DYSAUTONOMIE *s. f. (angl. dysautonomia).* Perturbation diffuse du système nerveux végétatif dominée par l'hypotension orthostatique ; s'observe surtout dans le diabète et les amyloses primitives. ~ **FAMILIALE** *(angl. familial —).* ☞ *RILEY-DAY (SYNDROME DE).*

DYSBASIE *s. f. (angl. dysbasia).* Difficulté de la marche, qui peut être précipitée (tachybasie) ou à petits pas (brachybasie). ~ **LORDOTIQUE PROGRESSIVE** *(angl. — lordotica progressiva).* Dystonie musculaire déformante. SYN. *SPASME DE TORSION, ZIEHEN-OPPENHEIM (MALADIE DE).*

DYSCÉPHALIE *s. f. (angl. dyscephaly).* Malformation craniofaciale.

DYSCHÉSIE *s. f. (angl. dyschesia).* Défécation difficile ou douloureuse.

DYSCHONDROPLASIE *s. f. (angl. dyschondroplasia).* SYN. *ENCHONDROMATOSE, MALADIE D'OLLIER.* ☞ *OLLIER (MALADIE D').*

DYSCHONDROSTÉOSE *s. f. (angl. dyschondrosteosis).* Forme de chondrodysplasie avec micromélie accentuée transmise sur le mode autosomique dominant.

DYSCHROMATOPSIE *s. f. (angl. dyschromatopsia).* Anomalie de la perception des couleurs, acquise ou congénitale.

DYSCHROMIE *s. f. (angl. dyschromia).* Toute anomalie de la pigmentation de la peau.

DYSCHRONOMÉTRIE *s. f. (angl. dyschronometria).* Existence d'un retard dans le déclenchement et l'arrêt des mouvements. Elle est observée au cours du syndrome cérébelleux.

DYSCINÉSIE *s. f. (angl. dyscinesia).* ☞ *DYSKINÉSIE.*

DYSCONNEXION CALLEUSE (SYNDROME DE) *(angl. callosal syndrome).* Syndrome dû à une interruption des fibres calleuses empêchant le transfert d'informations entre les deux hémisphères cérébraux.

DYSCRASIE *s. f. (angl. dyscrasia).* Anciennement, terme indiquant une altération de la composition des « humeurs ». Actuellement, toute perturbation de la crase sanguine.

DYSECTASIE *s. f.* Difficulté d'ouverture d'un conduit ou d'un orifice, notamment du col de la vessie.

DYSEMBRYOME *s. m. (angl. teratoma).* Tumeur constituée de vestiges embryonnaires, pouvant être bénigne ou maligne.

DYSEMBRYOPLASIE *s. f. (angl. dysembryoplasia).* Malformation dont l'origine remonte au stade embryonnaire.

DYSENDOCRINIE *s. f. (angl. dysendocrinia).* Perturbation fonctionnelle des glandes endocrines. SYN. *DYSENDOCRINOSE.*

DYSENTERIE *s. f. (angl. dysentery).* Maladie infectieuse aiguë épidémique, très fréquente dans les régions tropicales, caractérisée anatomiquement par des lésions inflammatoires, ulcéreuses et gangreneuses, du gros intestin et de la portion inférieure de l'iléon, et symptomatiquement par de fréquentes évacuations de matières muqueuses et sanguinolentes, des douleurs, du ténesme et une grave altération de l'état général. ~ **À FLAGELLÉS** *(angl. flagellate —).* Troubles intestinaux dus à des micro-organismes flagellés (*Giardia intestinalis*, *Trichomonas intestinalis*, etc.). ~ **AMIBIENNE** *(angl. amoebic —).* Dysenterie due à une amibe parasite intestinal, *Entamoeba histolytica*. Elle expose à deux risques : les récidives avec passage à la chronicité, et les abcès hépatiques. ~ **BACILLAIRE** *(angl. bacillary —).* Infection intestinale aiguë, contagieuse et épidémique, provoquée par *Shigella dysenteriae*. ~ **BALANTIDIENNE** *(angl. balantidial —).* Entérocolite chronique ulcéreuse due à *Balantidium coli*. SYN. *BALANTIDIASE*.

DYSENTÉRIFORME *adj. (angl. dysenteriform).* Qui ressemble à la dysenterie.

DYSERGIE *s. f. (angl. dysergia).* Incoordination des mouvements due à une perturbation dans la transmission des impulsions nerveuses efférentes.

DYSÉRYTHROPOÏÈSE *s. f. (angl. dyserythropoiesis).* Anomalie congénitale ou acquise de production médullaire des globules rouges.

DYSESTHÉSIE *s. f. (angl. dysesthesia).* Tout trouble de la sensibilité, notamment de la sensibilité tactile.

DYSFIBRINOGÉNÉMIE *s. f. (angl. dysfibrinogenemia).* Anomalie qualitative du fibrinogène. Elle peut être congénitale, souvent asymptomatique ou parfois responsable d'hémorragies ou de thromboses. Elle peut être acquise, s'observant au cours d'affections hépatiques sévères (hépatites graves, cirrhoses…).

DYSFONCTION *s. f. (angl. dysfunction).* Toute anomalie ou perturbation dans le fonctionnement d'un organe. SYN. *DYSFONCTIONNEMENT*.

DYSFONCTIONNEMENT *s. m.* ☞ *DYSFONCTION*.

DYSGAMMAGLOBULINÉMIE *s. f. (angl. dysgammaglobulinemia).* Anomalie dans les immunoglobulines sanguines, notamment disproportion entre les différents types d'immunoglobulines (immunoglobuline monoclonale, déficit dissocié en immunoglobulines).

DYSGÉNÉSIE *s. f. (angl. dysgenesis).* Développement défectueux d'un organe ou d'une partie du corps pendant la gestation, entraînant une malformation. ◇ **ÉPIPHYSAIRE** *(angl. epiphyseal —).* Fragmentation des noyaux d'ossification épiphysaire observée dans le myxœdème congénital. ◇ **GONADIQUE** *(angl. gonadal —).* Anomalie du développement des ovaires ou des testicules.

DYSGÉNÉSIQUE *adj. (angl. dysgenic).* Qui entraîne des difficultés de reproduction.

DYSGERMINOME *s. m. (angl. dysgerminoma).* Tumeur solide, ovarienne ou testiculaire, résultant de la prolifération de cellules germinales.

DYSGLANDULAIRE *adj. (angl. dysglandular).* Qui se rapporte ou qui est dû à une altération du fonctionnement glandulaire, en particulier des glandes endocrines.

DYSGLOBULINÉMIE *s. f. (angl. dysglobulinemia).* Anomalie quantitative ou qualitative des globulines du plasma sanguin. Terme abusivement employé à la place de dysgammaglobulinémie.

DYSGRAVIDIE *s. f.* Grossesse anormale. Ce terme désigne surtout la toxémie gravidique.

DYSGUEUSIE *s. f. (angl. dysgeusia).* Perturbation du goût.

DYSHÉMATOPOÏÈSE *s. f. (angl. dyshematopoiesis).* Trouble de la production médullaire des cellules sanguines.

DYSHÉMATOSE *s. f. (angl. dyshematosis).* Trouble de la fixation de l'oxygène par les érythrocytes.

DYSHIDROSE *s. f. (angl. dyshidrosis).* Affection cutanée caractérisée par l'éruption de vésicules sur les faces latérales des doigts et des orteils, associée à un prurit localisé. Il s'agit d'une variété d'eczéma. (On écrit aussi dysidrose).

DYSHORMONAL *adj. (angl. dyshormonal).* Qui se rapporte ou qui est dû à un trouble de la sécrétion hormonale.

DYSIDROSE *s. f.* ☞ *DYSHIDROSE*.

DYSIMMUNITAIRE *adj. (angl. dysimmunitary).* En rapport avec une anomalie du système immunitaire.

DYSKALIÉMIE *s. f. (angl. dyskaliemia).* Anomalie du taux de potassium plasmatique.

DYSKÉRATOSE *s. f. (angl. dyskeratosis).* Altération de la kératinisation des cellules épidermiques des téguments et des muqueuses pouvant évoluer vers un cancer. ◇ **FOLLICULAIRE** SYN. *DARIER (MALADIE DE)*.

DYSKINÉSIE *s. f. (angl. dyskinesia).* Toute perturbation des mouvements volontaires ou de la motilité d'un organe, quelle qu'en soit la cause : incoordination, spasme, parésie. ◇ **BILIAIRE** *(angl. biliary —)*. Trouble fonctionnel des voies biliaires en dehors de tout processus lithiasique, inflammatoire ou cancéreux. ◇ **ODDIENNE** *(angl. Oddi's —)*. Perturbation du fonctionnement du sphincter d'Oddi (sphincter de l'ampoule hépato-pancréatique). ◇ **PROFESSIONNELLE** *(angl. occupation neurosis)*. ☞ *SPASME PROFESSIONNEL.* ◇ **TARDIVE** *(angl. tardive —)*. Complication des traitements prolongés par neuroleptiques consistant en des mouvements choréo-athétosiques des muscles de la face et de la langue. ◇ **VOLITIONNELLE D'ATTITUDE** *(angl. volitional tremor)*. Tremblement intentionnel de grande amplitude associant un tremblement cinétique cérébelleux et un tremblement d'attitude, s'observant dans les lésions du noyau rouge et dans la sclérose en plaques.

DYSKINÉSIES OROFACIALES *(angl. orofacial dyskinesias)*. Mouvements anarchiques de l'extrémité céphalique survenant au cours des traitements neuroleptiques prolongés. SYN. *DYSKINÉSIES TARDIVES.*

DYSLALIE *s. f. (angl. dyslalia)*. Difficulté de la prononciation des mots, due à une atteinte organique ou à un trouble fonctionnel des organes de la phonation.

DYSLEXIE *s. f. (angl. dyslexia)*. Difficulté d'apprentissage du langage écrit, survenant en l'absence de tout déficit sensoriel, mental et cognitif.

DYSLEXIQUE *adj. (angl. dyslexic)*. Qui se rapporte à la dyslexie. Qui est atteint de dyslexie (s'emploie aussi comme substantif).

DYSLIPIDÉMIE *s. f.* Nom générique des maladies du métabolisme des lipides. Elles se caractérisent par des taux de lipides circulants anormaux. On en distingue plusieurs types en fonction de la fraction lipidique altérée et de l'existence ou de l'absence de caractère héréditaire.

DYSLIPOÏDOSE *s. f. (angl. dyslipidosis)*. Groupe nosologique de maladies congénitales qui ont la caractéristique commune de comporter une accumulation excessive (polycorie) de lipides ou de lipoïdes (substances apparentées aux lipides) dans le système réticulo-endothélial de certains organes. À ce groupe appartiennent les maladies de Gaucher, de Niemann-Pick, de Tay-Sachs, etc. SYN. *DYSLIPIDOSE, LIPOÏDOSE.* ◇ **À CÉRÉBROSIDES** ☞ *GAUCHER (MALADIE DE).* ◇ **À PHOSPHOLIPIDES** ☞ *NIEMANN-PICK (MALADIE DE).*

DYSMATURE *adj.* Non parvenu à maturité.

DYSMÉGACARYOPOÏÈSE *s. f. (angl. dysmegacaryopoiesis)*. Trouble de la production médullaire des mégacaryocytes et des plaquettes.

DYSMÉGALOPSIE *s. f. (angl. dysmegalopsia)*. ☞ *DYSMÉTROPSIE.*

DYSMÉLIE *s. f. (angl. dysmelia)*. Anomalie congénitale du développement des membres.

DYSMÉNORRHÉE *s. f. (angl. dysmenorrhea)*. Trouble de la menstruation, en particulier menstruation pénible et douloureuse.

DYSMÉTABOLIE *s. f. (angl. dysmetabolism)*. Affection en rapport avec une perturbation du métabolisme.

DYSMÉTRIE *s. f. (angl. dysmetria)*. Trouble de l'amplitude des mouvements, visible surtout lors des actes commandés exécutés rapidement (épreuve doigt-nez par exemple). Ce trouble se rencontre dans les lésions cérébelleuses.

DYSMÉTROPSIE *s. f. (angl. dysmegalopsia)*. Trouble visuel dans lequel le sujet ne peut apprécier la taille des objets vus. SYN. *DYSMÉGALOPSIE.*

DYSMIMIE *s. f. (angl. dysmimia)*. Trouble de la faculté d'expression par les gestes ou la mimique.

DYSMORPHIE *s. f.* Anomalie morphologique.

DYSMORPHOPHOBIE *s. f. (angl. dysmorphophobia)*. Préoccupation morbide et obsédante concernant un défaut imaginaire de l'apparence physique.

DYSMORPHOSE *s. f. (angl. dysmorphosis)*. Malformation ou difformité d'une partie du corps.

DYSMYÉLOPOÏÈSE *s. f. (angl. dysmyelopoiesis)*. Trouble de la formation médullaire des éléments sanguins.

DYSNOMIE *s. f. (angl. dysnomia).* Forme partielle d'aphasie nominale.

DYSODONTIASE *s. f. (angl. dysodontiasis).* Trouble de l'éruption des dents, qui peut être défectueuse, difficile ou retardée.

DYSONTOGENÈSE *s. f. (angl. dysontogenesis).* Perturbation du développement d'un organisme.

DYSOPIE *s. f. (angl. dysopia).* Vision défectueuse des objets (dans leurs formes et leurs détails).

DYSOREXIE *s. f. (angl. dysorexia).* Altération, perversion de l'appétit.

DYSORGANOPLASIE *s. f. (angl. dysorganoplasia).* Trouble du développement d'un organe.

DYSOSMIE *s. f. (angl. dysosmia).* Tout trouble de l'olfaction.

DYSOSTÉOGENÈSE *s. f. (angl. dysosteogenesis).* ☞ *DYSOSTOSE.*

DYSOSTOSE *s. f. (angl. dysostosis).* Tout trouble du développement osseux. ◇ **CLÉIDOCRÂNIENNE** *(angl. cleidocranial dysplasia).* Affection congénitale rare transmise sur le mode dominant autosomique dans laquelle il existe une ossification défectueuse des os du crâne avec persistance des fontanelles, un prognathisme et une absence partielle ou complète des clavicules, de sorte que les épaules peuvent se rapprocher en avant. SYN. *SYNDROME DE PIERRE MARIE SAINTON.* ◇ **CRANIOFACIALE HÉRÉDITAIRE** *(angl. craniofacial —).* ☞ *CROUZON (MALADIE DE).* ◇ **CRANIO-HYPOPHYSAIRE** ☞ *HAND-SCHÜLLER-CHRISTIAN (MALADIE DE).* ◇ **MANDIBULOFACIALE** *(angl. mandibulofacial —).* ☞ *FRANCESCHETTI (SYNDROME DE).*

DYSPARATHYROÏDISME *s. m. (angl. dysparathyroidism).* Trouble de la fonction parathyroïdienne.

DYSPAREUNIE *s. f. (angl. dyspareunia).* Coït difficile ou douloureux chez la femme.

DYSPEPSIE *s. f. (angl. dyspepsia).* Digestion difficile et douloureuse ; troubles digestifs sans support organique. ◇ **ACIDE** *(angl. acid —).* Variété de dyspepsie associée à une acidité excessive du suc gastrique et à des régurgitations acides. ◇ **ATONIQUE** *(angl. atonic —).* Dyspepsie due à une atonie gastro-intestinale. ◇ **DE FERMENTATION** *(angl. fermentation —).* Dyspepsie caractérisée par la fermentation gazeuse des aliments ingérés. ◇ **FLATULENTE** *(angl. flatulent —).* Dyspepsie avec production rapide et abondante de gaz. ◇ **INTESTINALE** *(angl. intestinal —).* Dyspepsie secondaire à une infection intestinale. ◇ **RÉFLEXE** *(angl. reflex —).* Dyspepsie due à une affection extradigestive, agissant sur la digestion par voie réflexe.

DYSPÉRISTALTISME *s. m. (angl. dysperistalsis).* Anomalie du péristaltisme intestinal qui se traduit par des douleurs.

DYSPERMATISME *s. m. (angl. dysspermia).* Difficulté de l'éjaculation.

DYSPHAGIA LUSORIA *(angl. dysphagia lusoria).* Dysphagie due à une compression de l'œsophage par l'aorte ou une de ses branches.

DYSPHAGIE *s. f. (angl. dysphagia).* Difficulté, blocage alimentaire à la déglutition des solides et/ou liquides.

DYSPHONIE *s. f. (angl. dysphonia).* Terme désignant tout trouble de la phonation, d'origine centrale ou périphérique. ◇ **SPASTIQUE** *(angl. spastic —).* Dysphonie fonctionnelle due à un spasme des muscles de la phonation, observée parfois chez les orateurs ou en cas de maladie neurologique.

DYSPHORIE ◇ **DE GENRE** *f. (angl. gender dysphoria).* Détresse qui accompagne l'incompatibilité entre le genre ressenti et exprimé et le genre attribué ou de naissance.

DYSPHRÉNIE *s. f. (angl. dysphrenia).* Difficulté respiratoire par altération fonctionnelle du diaphragme.

DYSPLASIE *s. f. (angl. dysplasia).* Toute anomalie de développement d'un tissu ou d'un organe d'origine congénitale ou perturbation du développement d'un tissu pouvant aboutir à un état précancéreux. La dysplasie peut être classée en différents grades (bas, intermédiaire, etc.) selon sa sévérité. ◇ **BRONCHOPULMONAIRE** *(angl. bronchopulmonary —).* Trouble grave du développement broncho-pulmonaire chez les prématurés traités par oxygénothérapie intensive. ◇ **CRANIODIAPHYSAIRE** *(angl.*

craniodiaphyseal —). Affection héréditaire avec hyperostose craniofaciale et dysplasie épiphysaire. ◇ **ECTODERMIQUE HÉRÉDITAIRE** *(angl. Ectodermal dysplasia syndrome).* Groupe d'affections familiales caractérisées par des troubles du développement des organes d'origine ectodermique, comme l'anhidrose avec hypotrichose et anodontie. ◇ **ECTODERMIQUE ANIDROTIQUE** *(angl. anhidrotic ectodermal —).* Affection héréditaire rare, caractérisée par des anomalies dans les formations ectodermiques : peau luisante, absence de glandes sudoripares, aspect clairsemé de la chevelure, absence partielle ou totale des dents, etc., associés parfois à un déficit mental. SYN. *SYNDROME DE CHRIST-SIEMENS-TOURAINE.* ◇ **ÉPIPHYSAIRE HÉMIMÉLIQUE** *(angl. — epiphysealis hemimelica).* Affection osseuse caractérisée par une hyperplasie de la moitié interne ou externe d'une épiphyse. Elle est généralement localisée au membre inférieur (épiphyses inférieures du fémur ou du tibia, tarse). SYN. *TARSOMÉGALIE.* ◇ **FIBREUSE DES OS** *(angl. fibrous — of bone).* Maladie congénitale caractérisée par l'envahissement d'un ou de plusieurs os (notamment des os longs) par du tissu fibreux (fibrose médullaire). Elle se manifeste par des fractures spontanées. SYN. *DYSPLASIE FIBREUSE POLYOSTÉIQUE, JAFFE-LICHTENSTEIN (MALADIE DE).* ◇ **FIBROMUSCULAIRE ARTÉRIELLE** *(angl. arterial fibromuscular —).* ☞ *FIBRODYSPLASIE ARTÉRIELLE.* ◇ **OLFACTOGÉNITALE** *(angl. olfactory genital —).* Association d'un hypogonadisme hypogonadotrophique par insuffisance de sécrétion des gonado-stimulines (GnRH) et d'une anosmie, d'origine génétique. L'anosmie peut manquer. Transmission autosomique dominante, autosomique récessive ou autosomique liée à l'X. SYN. *SYNDROME DE DE MORSIER-KALLMANN.* ◇ **PÉRIOSTALE** *(angl. osteogenis imperfecta).* ☞ *OSTEOGENESIS IMPERFECTA.* ◇ **POLYÉPIPHYSAIRE** *(angl. Fairbank's disease).* Ostéodysplasie héréditaire caractérisée par des anomalies des épiphyses des os longs, qui sont de forme et de structure irrégulières, fragmentées. Elle provoque un retard statural et une limitation des mouvements articulaires. Les arthroses sont précoces. SYN. *MALADIE DE FAIRBANK.* ◇ **SPONDYLO-ÉPIPHYSAIRE** *(angl. spondyloepiphyseal —).* Affection héréditaire associant un nanisme et des malformations épiphysaires et du rachis. ◇ **DU VENTRICULE DROIT** *(angl. right ventricular —).* Dégénérescence fibrograisseuse de la paroi ventriculaire droite évoluant vers l'insuffisance droite ; l'association de troubles du rythme constitue la dysplasie arythmogène du ventricule droit. SYN. *DYSPLASIE ARYTHMOGÈNE DU VENTRICULE DROIT, MALADIE DE UHL.*

DYSPNÉE *s. f. (angl. dyspnea).* Difficulté de respirer se traduisant par une augmentation de la fréquence ou de l'amplitude des mouvements respiratoires, accompagnée d'une sensation d'oppression ou de gêne. ◇ **CARDIAQUE** *(angl. cardiac —).* Dyspnée due à une cardiopathie. ◇ **DE CHEYNE-STOKES** ☞ *CHEYNE-STOKES (DYSPNÉE OU RESPIRATION DE).* ◇ **DE DÉCUBITUS** *(angl. orthopnea).* Dyspnée qui apparaît au coucher et disparaît quelques minutes après ; elle est caractéristique des états d'insuffisance cardiaque gauche. SYN. *ORTHOPNÉE.* ◇ **D'EFFORT** *(angl. exertional —).* Dyspnée qui apparaît lors de l'activité physique. ◇ **EXPIRATOIRE, INSPIRATOIRE** *(angl. expiratory, inspiratory —).* Difficulté dans l'expiration ou l'inspiration de l'air. ◇ **DE KUSSMAUL** ☞ *KUSSMAUL (RESPIRATION DE).* ◇ **DE REPOS** *(angl. rest —).* Dyspnée qui apparaît sans activité physique.

DYSPNÉIQUE *adj.* **1.** Qui se rapporte à la dyspnée. **2.** Qui souffre de dyspnée (s'emploie aussi comme substantif).

DYSPRAXIE *s. f. (angl. dyspraxia).* Difficulté d'exécuter des mouvements volontaires coordonnés, sans atteinte parétique ou ataxique.

DYSPROSIUM *s. m. (angl. dysprosium).* Élément métallique du groupe des terres rares, de la famille des lanthanides, de numéro atomique 66, de masse atomique 162,50. Symbole : Dy.

DYSPROSODIE *s. f. (angl. dysprosodia).* Trouble du rythme, de la tonalité et de l'intensité de la parole, survenant au cours de certaines aphasies.

DYSPROTÉINÉMIE *s. f. (angl. dysproteinemia).* Anomalie quantitative ou qualitative des protéines plasmatiques. SYN. *DYSPROTIDÉMIE.*

DYSRAPHIE *s. f. (angl. dysrhaphia).* Anomalie de la fermeture du canal neural et rachidien, telle que : spina bifida, syringomyélie, ou d'un raphé, telle que : bec-de-lièvre, hernie ombilicale. ☞ *STATUS DYSRAPHICUS.*

DYSRYTHMIE *s. f. (angl. dysrhythmia).* Altération d'un rythme, notamment à l'électrocardiogramme ou à l'électroencéphalogramme. ◇ **CÉRÉBRALE** *(angl. cerebral —).* Anomalie du rythme des ondes cérébrales enregistrées par l'électroencéphalogramme. ◇ **MAJEURE** *(angl. hypsarrythmia major —).* Terme désignant le tracé électroencéphalographique caractérisé par des complexes diffus de pointes-ondes lentes, de grande amplitude, qui se répètent à intervalles brefs sur un fond d'activité thêta et delta de grande amplitude. SYN. *HYPSARYTHMIE.* ☞ *SPASME EN FLEXION (SYNDROME DU).*

DYSSOMNIE *s. f. (angl. dyssomnia).* Tout trouble du sommeil.

DYSSPERMATISME *s. m.* ☞ *DYSPERMATISME.*

DYSSYNERGIE *s. f. (angl. dyssynergia).* Anomalie de l'association des mouvements élémentaires. ☞ *ASYNERGIE.*

DYSTASIE *s. f. (angl. dystasia).* Difficulté à maintenir la station debout.

DYSTHYMIE *s. f. (angl. dysthymia).* Trouble dépressif persistant d'une manière continue depuis au moins 2 ans.

DYSTHYROÏDIE *s. f.* Anomalie de fonctionnement de la thyroïde. SYN. *DYSTHYROÏDISME.*

DYSTOCIE *s. f. (angl. dystocia).* Accouchement difficile, quelle qu'en soit la cause.

DYSTOCIQUE *adj. (angl. dystocial).* Qui se rapporte à la dystocie.

DYSTONIE *s. f.* **1.** Trouble du tonus ou de la tonicité d'un tissu ou d'un organe. **2.** Contractions musculaires involontaires, incoercibles et soutenues déclenchant des postures stéréotypées, mises en jeu par le mouvement ou le maintien d'une attitude. On distingue les dystonies focales (torticolis spasmodiques, crampe des écrivains) des dystonies généralisées (dystonie de torsion). ◇ **NEUROVÉGÉTATIVE** *(angl. neurovegetative —).* Trouble de l'excitabilité des nerfs vague et sympathique, pouvant revêtir diverses modalités selon la prédominance de l'hypotonie ou de l'hypertonie de chacun des deux systèmes.

DYSTOPIE *s. f. (angl. dystopia).* Situation anormale congénitale d'un organe.

DYSTROPHIE *s. f.* **1.** Trouble de la nutrition d'un organe et état qui en résulte. **2.** Dégénérescence ou développement défectueux d'un organe ou d'une partie du corps. ◇ **ADIPOSOGÉNITALE** *(angl. adiposogenital —).* ☞ *BABINSKI-FRÖHLICH (SYNDROME DE).* ◇ **MUSCULAIRE PROGRESSIVE** *(angl. progressive muscular —).* ☞ *MYOPATHIE.* ◇ **MYOTONIQUE** *(angl. myotonic —).* ☞ *MYOTONIE ATROPHIQUE.* ◇ **PAPILLAIRE ET PIGMENTAIRE** *(angl. acanthosis nigricans).* Acanthosis nigricans. ◇ **THROMBOCYTAIRE HÉMORRAGIQUE** ☞ *BERNARD ET SOULIER (MALADIE DE).*

DYSURIE *s. f. (angl. dysuria).* Miction douloureuse ou difficile.

DYSZOOSPERMIE *s. f. (angl. dyszoospermia).* Trouble de la formation des spermatozoïdes dans le liquide séminal.

E

EAU *s. f. (angl. water).* Liquide incolore, inodore, composé d'hydrogène et d'oxygène (H_2O). C'est un élément essentiel de tous les tissus et liquides organiques. L'eau se solidifie à 0 °C et bout à 100 °C. ◇ **ALBUMINEUSE** *(angl. albuminous —).* Solution aqueuse d'ovalbumine, utilisée comme contrepoison dans les intoxications par les métaux lourds. ◇ **BORIQUÉE** *(angl. boric acid solution).* Solution aqueuse d'acide borique. Antiseptique. ◇ **CHLOROFORMÉE** *(angl. chloroform solution).* Solution aqueuse de chloroforme. Analgésique abandonné. ◇ **DE CHAUX** *(angl. lime —).* Solution aqueuse d'hydroxyde de calcium. Absorbante et antiacide. ◇ **DE CHLORE** *(angl. chlorine —).* Solution de chlore dans l'eau. Antiseptique et désinfectante. ◇ **DE COMBUSTION** *(angl. metabolic —).* Eau formée dans l'organisme lors de la combustion des substances ingérées. SYN. *EAU MÉTABOLIQUE.* ◇ **DE FLEUR D'ORANGER** *(angl. orange flower —).* Solution obtenue par distillation de fleurs fraîches de bigaradier dans de l'eau. Utilisée en cosmétique, et en médecines traditionnelles comme tranquillisant et antispasmodique. ◇ **DE GOULARD** *(angl. Goulard's —).* Solution aqueuse d'acétate basique de plomb, à laquelle on ajoute 5 % d'alcool camphré. Elle était utilisée en applications sur les contusions. L'eau blanche avait une composition proche mais sans alcool. ◇ **DE JAVEL** *(angl. chlorinated —).* Solution aqueuse d'hypochlorite et de chlorure de sodium. Elle est utilisée comme détersif, décolorant et antiseptique. ◇ **DE LAURIER-CERISE** *(angl. cherry-laurel —).* Solution aromatique obtenue par distillation des feuilles du laurier-cerise *(Prunus laurocerasus)* ; elle contient 1 % d'acide cyanhydrique. Était utilisée comme antitussif et antispasmodique. ◇ **DÉMINÉRALISÉE** *(angl. demineralized —).* Eau pure, mais non stérile. ◇ **DOUCE** *(angl. soft —).* Eau contenant une faible quantité de sels minéraux. ◇ **DURE** *(angl. hard —).* Eau contenant une proportion notable de sels de calcium et de magnésium. ◇ **FERRUGINEUSE** *(angl. ferruginous —).* Eau minérale riche en fer, dissous sous forme de bicarbonate. ◇ **GAZEUSE** *(angl. sparkling —).* Eau contenant en solution du gaz carbonique. ◇ **IODÉE** *(angl. iodine solution).* Solution aqueuse d'iode. Désinfectant et antiseptique. ◇ **LIBRE** *(angl. free —).* Partie de l'eau totale de l'organisme non liée aux substances hydrophiles. ◇ **LIÉE** *(angl. bound —).* Eau retenue par des particules hydrophiles. ◇ **MINÉRALE** *(angl. mineral —).* Eau naturelle contenant en solution des sels minéraux, dont elle s'est chargée par filtration à travers les sols. Les eaux minérales sont utilisées comme eaux de table ou comme eaux médicamenteuses. ◇ **OXYGÉNÉE** *(angl. hydrogen peroxide).* H_2O_2. Liquide incolore et inodore. Oxydant, décolorant et antiseptique énergique. L'eau oxygénée est utilisée, diluée en solution aqueuse, comme désinfectant. SYN. *PEROXYDE D'HYDROGÈNE.* ◇ **PHÉNIQUÉE** *(angl. phenol solution).* Solution aqueuse de phénol à 2 %. C'était un antiseptique. ◇ **POTABLE** *(angl. drinking —).* Eau destinée à l'alimentation humaine, ne portant pas préjudice à la santé. ◇ **THERMALE** *(angl. thermal —).* Eau minérale naturelle dont la température à la source est comprise entre 35 °C et 50 °C.

EAUX *s. f. (angl. amniotic fluid).* Nom communément donné au liquide amniotique.

ÉBLOUISSEMENT *s. m. (angl. glare).* Aveuglement provoqué par une source lumineuse trop intense, en particulier lorsque les yeux se sont habitués à l'obscurité.

EBOLA (MALADIE À VIRUS) *(angl. Ebola virus disease).* Fièvre hémorragique, mortelle en moyenne dans 50 % des cas, due au virus Ebola et survenant essentiellement en Afrique. Sa contagiosité est extrême.

ÉBRIÉTÉ *s. f. (angl. drunkenness).* État d'ivresse, en particulier dû à l'alcool.

ÉBURNATION *s. f. (angl. eburnation).* Augmentation de la densité et de la dureté du tissu osseux (ou cartilagineux), qui devient aussi compact que l'ivoire.

EBV *(angl. EBV).* Abréviation de Epstein-Barr virus.

ÉCAILLE *s. f. (NA. squama). (angl. squama).* Partie d'un os en forme d'écaille. ◇ **DE L'OCCIPITAL** *(NA. — occipitalis). (angl. occipital —).* Portion de l'occipital située en arrière et au-dessus du foramen magnum. ◇ **DU TEMPORAL** *(NA. pars squamosa ossis temporalis). (angl. temporal —).* Partie de l'os temporal située au-dessus et en dehors du rocher. La partie postérieure de l'écaille du temporal entre dans la constitution de la mastoïde.

ÉCARTEUR *s. m. (angl. retractor).* Instrument servant à maintenir écartées les lèvres d'une plaie, les parois d'une cavité naturelle, les muscles au cours d'une amputation, les viscères lors d'une laparotomie ou d'une cœlioscopie, etc.

ECBU Abréviation pour examen cytobactériologique urinaire.

ECCHONDROME *s. m. (angl. ecchondroma).* Tumeur cartilagineuse bénigne à la surface d'un os ou au niveau d'une articulation. ☞ *OSTÉOCHONDROME.*

ECCHYMOSE *s. f. (angl. ecchymosis).* Coloration noirâtre ou bleutée de la peau produite par une infiltration de sang dans le tissu cellulaire sous-cutané ou par la rupture des vaisseaux capillaires sous-cutanés.

ECG *(angl. ECG).* Abréviation d'électrocardiogramme.

ÉCHAPPEMENT THÉRAPEUTIQUE *(angl. therapeutical escape).* Diminution avec le temps de l'effet d'un traitement chez un malade considéré.

ÉCHARPE *s. f. (angl. sling).* Bandage large prenant appui sur le cou et servant à soutenir la main ou le bras blessés.

ÉCHINOCOCCOSE *s. f. (angl. echinococcosis).* Affection due au développement d'échinocoques dans l'organisme.

ÉCHINOCOQUE *s. m. (angl. Echinococcus).* Forme larvaire des ténias du genre *Echinococcus.* L'œuf, lorsqu'il est ingéré par l'homme ou d'autres animaux, donne naissance dans l'estomac à l'embryon hexacanthe ou larve qui, émigrant vers d'autres organes (foie, rein, cerveau, etc.), donne à son tour naissance au kyste hydatique.

ÉCHINOCYTE *s. m. (angl. crenated erythrocyte).* Hématie déformée, d'aspect régulièrement épineux, observée en particulier au cours de l'insuffisance rénale. SYN. *ACANTHOCYTE.*

ÉCHOACOUSIE *s. f. (angl. echoacousia).* Perception subjective qu'un son unique est perçu deux fois, comme deux sons successifs, par l'une ou les deux oreilles.

ÉCHOCARDIOGRAPHIE *s. m. (angl. echocardiography).* Exploration du cœur par des ultrasons. Elle permet l'étude des différentes structures de l'organe, de leurs dimensions, de leurs mouvements, ainsi que celle de l'hémodynamique cardiaque. L'échocardiographie transœsophagique au moyen d'une sonde positionnée dans l'œsophage explore atria et valves. L'échocardiographie Doppler permet l'étude du flux sanguin en un point précis repéré par écho.

ÉCHOENCÉPHALOGRAPHIE *s. f. (angl. echoencephalography).* Technique d'exploration cérébrale permettant l'étude des structures intracrâniennes par un faisceau d'ultrasons afin de détecter un déplacement de l'écho des structures médianes par un processus expansif.

ÉCHOGRAPHIE *s. f.* **1.** *(angl. echographia).* Forme d'aphasie dans laquelle le sujet peut copier un texte sans en comprendre le sens, mais est incapable d'écrire spontanément. **2.** *(angl. ultrasonography).* Technique d'imagerie médicale fondée sur l'enregistrement des échos produits par les ultrasons lors de leur passage à travers divers milieux et structures de l'organisme. ◇ **BIDIMENSIONNELLE** *s. f. (angl. two dimensional echography).* Technique donnant une image en coupe de l'organe exploré. SYN. *ÉCHOTOMOGRAPHIE, ÉCHO 2D.* ◇ **DE CONTRASTE** *s. f. (angl. contrast-enhanced ultrasonography).* Technique d'échographie consistant à examiner un organe avant et après injection de substances échogènes permettant ainsi d'explorer la vascularisation. ◇ **DE MODE A** *s. f. (angl. A-mode echography).* Les échos sont disposés comme des traits en fonction des distances séparant les structures. (A = amplitude) ◇ **DE MODE B** *s. f. (angl. B-mode echography).* Les échos sont plus ou moins brillants en fonction de la densité des tissus. (B = brillance) ◇ **DE MODE M OU TM (TEMPS-MOUVEMENT)** *s. f. (angl. M-mode echography).* Technique permettant d'étudier les mouvements des structures mobiles. ◇ **DOPPLER** *s. f. (angl. Doppler ultrasonography).* Technique d'imagerie médicale utilisant les ultrasons et basée sur l'effet Doppler qui permet de calculer la vitesse et le sens de la circulation sanguine dans un vaisseau ou dans les cavités cardiaques. SYN. (lang. cour.) *ÉCHODOPPLER, DOPPLER.* ◇ **ENDOCAVITAIRE** *s. f. (angl. cavity echography).* La sonde est placée dans une cavité naturelle.

ÉCHOLALIE *s. f. (angl. echolalia).* Répétition involontaire et automatique des derniers mots que le patient vient d'entendre. SYN. *ÉCHOPHRASIE.*

ÉCHOMIMIE *s. f. (angl. echomimia).* La répétition automatique de la mimique d'autres personnes.

ECHOVIRUS *(angl. Echovirus).* Abréviation de *Enteric Cytopathogenic Human Orphan Virus.* Certains peuvent être responsables de diverses affections : méningite lymphocytaire, processus fébriles, infections respiratoires hautes, etc. Ils sont désormais classés et appelés enterovirus.

ÉCLAMPSIE *s. f. (angl. eclampsia).* Accident aigu paroxystique de la toxémie gravidique, consistant en accès répétés de convulsions suivis d'un état comateux. ☞ *TOXÉMIE GRAVIDIQUE.*

ÉCLAMPTIQUE *adj. (angl. eclamptic).* En rapport avec ou touchée par une éclampsie.

ÉCLIPSE *s. f. (angl. brief episode).* Défaillance soudaine et transitoire d'une fonction cérébrale. ◇ **CÉRÉBRALE** Au cours de l'hypertension artérielle sévère, paralysie brutale et régressive. ◇ **VISUELLE** Cécité temporaire due généralement à un accident ischémique temporaire cérébral.

ÉCOUVILLON *s. m. (angl. swab).* Brosse cylindrique montée à l'extrémité d'une tige souple permettant des prélèvements ou le nettoyage d'une canule ou d'une sonde.

ÉCRASEMENT (SYNDROME D') *(angl. crush syndrome).* Ensemble de manifestations graves causées par un choc traumatique violent (écrasement d'un membre ou d'une partie du corps). Elles se traduisent par une nécrose musculaire ischémique avec œdème traumatique, se compliquant vers le septième jour d'une insuffisance rénale, souvent mortelle par hémoglobinurie massive. SYN. *SYNDROME DE BYWATERS, SYNDROME D'ENSEVELISSEMENT, RHABDOMYOLYSE TRAUMATIQUE.*

ÉCROUELLES *s. f. (angl. scrofula ; king's evil).* Nom ancien de l'adénite cervicale tuberculeuse, d'évolution chronique avec abcès froid et fistulisation. Les rois de France et d'Angleterre étaient censés guérir les écrouelles par imposition des mains le jour de leur sacre.

ECSTASY *s. f. (angl. ecstasy).* Amphétamine proche de la mescaline, ayant été utilisée comme antiasthmatique et comme antidépresseur mais détournée comme drogue excitante et hallucinogène.

ECTASIE *s. f. (angl. ectasia).* Dilatation d'un vaisseau ou d'un organe creux. ◇ **VASCULAIRE ANTRALE** *(angl. antral vascular —).* Affection de la femme âgée associant anémie par hémorragie, dilatation et thromboses capillaires sous-muqueuses et hyperplasie muqueuse de l'estomac. SYN. *ESTOMAC PASTÈQUE.*

ECTHYMA *s. m. (angl. ecthyma).* Pyodermite streptococcique et/ou staphylococcique caractérisée par l'éruption de larges pustules, arrondies, dont la base est dure et entourée d'une zone inflammatoire, auxquelles succèdent des croûtes plus ou moins épaisses qui laissent des taches cicatricielles pigmentées. ◇ **GANGRÉNEUX OU TÉRÉBRANT** *(angl. — gangrenosum).* Forme de gangrène circonscrite cutanée apparaissant chez les enfants cachectiques. SYN. *DERMATITE GANGRÉNEUSE DES ENFANTS.*

ECTODERME *s. m. (angl. ectoderm).* Feuillet externe de l'embryon, destiné à former l'épiderme et les phanères, les organes des sens et le système nerveux. SYN. *ECTOBLASTE.*

ECTODERMOSE ÉROSIVE PLURI-ORIFICIELLE *(angl. Stevens-Johnson syndrome).* Variété d'érythème polymorphe d'origine inconnue, avec des lésions érosives des muqueuses externes (buccale, anale, etc.), douloureuses et s'accompagnant de signes généraux et de lésions cutanées à type d'érythème polymorphe. SYN. *STEVENS-JOHNSON (SYNDROME DE).*

ECTOPARASITE *s. m. (angl. ectoparasite).* Parasite qui vit sur la surface extérieure du corps de son hôte.

ECTOPIE *s. f. (angl. ectopia).* Anomalie de situation ou de position d'un organe, en général de nature congénitale. ◇ **CARDIAQUE** *(angl. — cordis).* Anomalie congénitale rare caractérisée par le déplacement du cœur en dehors de la cavité thoracique. ◇ **PUPILLAIRE** ☞ *CORECTOPIE.* ◇ **TESTICULAIRE** *(angl. testicular —).* Position anormale du testicule, qui siège soit dans l'abdomen s'il n'est pas descendu, soit dans la cuisse ou dans le périnée. ◇ **VÉSICALE** *(angl. bladder —).* SYN. *EXSTROPHIE VÉSICALE.* ☞ *EXSTROPHIE.*

ECTROMÉLIE *s. f. (angl. ectromelia).* Monstruosité caractérisée par l'absence ou le développement imparfait d'un ou de plusieurs membres.

ECTROPIE *s. f.* ☞ *EXSTROPHIE.*

ECTROPION *s. m.* **1.** Éversion du bord libre de la paupière, le plus souvent inférieure, exposant la conjonctive bulbaire. **2.** En gynécologie, terme employé pour désigner une éversion de la muqueuse du col utérin. ◇ **CICATRICIEL** *(angl. cicatricial —).* Éversion de la paupière inférieure consécutive à des cicatrices rétractiles (cicatrices de brûlures ou de plaies). ◇ **DE L'UVÉE** *(angl. — uveae).* Extension de la couche pigmentaire de l'iris sur sa face antérieure. Elle peut être congénitale ou acquise. ◇ **PARALYTIQUE** *(angl. paralytic —).* Éversion de la paupière inférieure secondaire à une paralysie faciale. ◇ **SÉNILE** *(angl. senile —).* Ectropion secondaire au relâchement des tissus palpébraux, conséquence de la sénescence.

ECZÉMA *s. m. (angl. eczema).* Affection cutanée inflammatoire aiguë ou chronique, qui présente une grande diversité de causes et de types lésionnels, parmi lesquels les plus constants sont : l'érythème, la formation de vésicules, l'exsudation, la formation de croûtes ou la lichénification et les squames. Les lésions sont prurigineuses. ◇ **AIGU ÉRYTHÉMATEUX** *(angl. allergic —).* Forme d'eczéma caractérisée par des lésions vésiculeuses et érythémateuses, accompagnées de prurit, et provoquée par une substance allergénique. ◇ **ATOPIQUE** *(angl. atopic dermatitis).* ☞ *ECZÉMA INFANTILE.* ◇ **CONSTITUTIONNEL** *(angl. atopic dermatitis).* ☞ *ECZÉMA INFANTILE.* ◇ **CRAQUELÉ** *(angl. xerotic —).* Variété d'eczéma sec de cause externe. ◇ **CROÛTEUX** *(angl. — crusta).* Variété d'eczéma où l'on observe des croûtes minces de couleur jaunâtre. ◇ **INFANTILE** *(angl. infantile —).* Eczéma du nourrisson, prurigineux, suintant, avec formation de croûtes et desquamation. L'eczéma est localisé essentiellement au visage et aux plis cutanés. Il débute pendant l'enfance chez des individus présentant une prédisposition héréditaire avec anomalies de l'immunité humorale et cellulaire. SYN. *DERMATITE ATOPIQUE INFANTILE.* ◇ **INTERTRIGO** *(angl. — intertrigo).* Eczéma des grands plis, avec irritation et suintement accentués. ◇ **MARGINÉ (DE HÉBRA)** *(angl. tinea cruris).* Mycose cutanée due à *Epidermophyton inguinale* caractérisée par des taches rouges aux bords eczémateux, localisées à la face interne et à la racine des cuisses. ◇ **NUMMULAIRE** *(angl. nummular —).* Lésions papulovésiculeuses prurigineuses, groupées en petits placards arrondis ayant parfois un aspect herpétoïde ou tricophytoïde. ◇ **PAPULEUX** *(angl. papulous —)*. Forme d'eczéma dans laquelle prédominent de petites papules dures et rouges, très prurigineuses. ◇ **SÉBORRHÉIQUE** *(angl. pityriasis steatoides)*. ☞ *ECZÉMATIDE*. ◇ **VARIQUEUX** *(angl. varicose —)*. Eczéma associé à une angiodermite purpurique et pigmentaire. ◇ **VERRUQUEUX** Eczéma caractérisé par la présence de lésions d'aspect verruqueux. ◇ **VÉSICULEUX** *(angl. vesiculous —)*. Variété très fréquente d'eczéma, caractérisée par la prédominance de petites vésicules.

ECZÉMATEUX *adj. (angl. eczematous)*. Qui se rapporte à l'eczéma.

ECZÉMATIDE *s. f. (angl. eczematid)*. Éruption cutanée proche de l'eczéma mais ne comportant pas de vésicules, elle siège sur le tronc et les membres. SYN. *ECZÉMA SÉBORRHÉIQUE*.

ECZÉMATISATION *s. f. (angl. eczematization)*. Transformation eczémateuse de lésions cutanées correspondant à d'autres dermatoses, se produisant à la suite de traumatismes, de grattage continu ou d'un traitement inadéquat.

EDTA *(angl. EDTA)*. Abréviation désignant l'acide éthylène-diamino-tétraacétique. Agent chélateur de métaux divalents et trivalents, il est utilisé sous forme de sel calcique dans le traitement de l'intoxication par le plomb. Le sel sodique est utilisé pour son action hypocalcémiante, dans le diagnostic et le traitement de certaines anomalies du métabolisme du calcium. ◇ **(TUBE À)** *(angl. EDTA)*. Tube de prélèvement sanguin imprégné d'EDTA à cause de ses propriétés anticoagulantes. Ce type de tube est utilisé pour les analyses hématologiques et certains examens de biologie moléculaire.

ÉDULCORANT *adj. (angl. sweetener)*. Qui donne une saveur douce (s'emploie aussi comme substantif). Le sucre, le sirop sont des édulcorants naturels ; la saccharine est un édulcorant de synthèse.

EEG *(angl. EEG)*. Abréviation d'électroencéphalogramme ou d'électroencéphalographie.

EFFÉRENT *adj. (angl. efferent)*. Qui conduit ou transporte du sang, une substance quelconque ou des impulsions, hors d'un organe, ou du centre vers la périphérie. Se dit d'un vaisseau, d'un nerf, d'un canal. S'oppose à afférent.

EFFET *s. m. (angl. effect)*. Résultat d'une action. ◇ **DOPPLER** *(angl. Doppler —)*. ☞ *DOPPLER (EFFET)*. ◇ **PHOTOÉLECTRIQUE** *(angl. photoelectric —)*. Émission d'électrons par certains métaux sous l'effet de radiations lumineuses dont la fréquence est supérieure à un seuil (seuil photoélectrique) caractéristique du métal. ◇ **PLACEBO** *(angl. placebo —)*. Effet psycho-physiologique obtenu par l'administration d'un placebo. ☞ *PLACEBO*. ◇ **SECONDAIRE** *(angl. side —)*. Propriété annexe d'un médicament, qui peut être à l'origine de réactions indésirables ou bénéfiques selon les cas.

EFFLORESCENCE *s. f. (angl. efflorescence)*. Éruption cutanée profuse et apparente.

EFFLUVIUM *s. m. (angl. effluvium)*. Perte excessive de cheveux.

EFFORT (ÉPREUVE D') *(angl. exercise test)*. ☞ *ÉPREUVE D'EFFORT*.

EFFRACTIF *adj. (angl. invasive)*. Se dit d'un acte médical comportant l'effraction du revêtement cutané ou muqueux.

EFR *(angl. RFT)*. Abréviation d'épreuves fonctionnelles respiratoires.

ÉJACULATEUR *adj. (angl. ejaculatory)*. Qui sert à l'éjaculation. Ex. *canal éjaculateur*.

ÉJACULATION *s. f. (angl. ejaculation)*. Acte physiologique réflexe par lequel le sperme, parvenu dans l'urètre, est expulsé hors du pénis.

ÉLANCEMENT *s. m. (angl. shooting pain)*. Douleur vive aiguë.

ÉLASTANCE *s. f. (angl. elastance)*. Variation de la pression intrapulmonaire, induite par la variation correspondante du volume pulmonaire. C'est l'inverse de la compliance.

ÉLASTASE *s. f. (angl. elastase)*. Enzyme catalysant l'hydrolyse de l'élastine.

ÉLASTINE *s. f. (angl. elastin)*. Scléroprotéine présente dans le tissu élastique, insoluble dans l'eau, et pouvant être digérée par la pepsine et la trypsine.

ÉLASTOME *s. m. (angl. elastoma).* Tumeur cutanée formée par une hyperplasie du tissu élastique. ~ **JUVÉNILE** *(angl. juvenile —).* Nævus du tissu conjonctif. ~ **PERFORANT VERRUCIFORME** *(angl. perforating elastosis).* Présence d'élastomes dans le derme et de bouchons cornés qui perforent le derme.

ÉLASTORRHEXIE *s. f. (angl. elastorrhexis).* Dégénérescence du réseau élastique des couches profondes du chorion, dont les fibres se gonflent et se fragmentent. ~ **SYSTÉMATISÉE** *(angl. pseudoxanthoma elasticum).* Affection héréditaire du tissu élastique touchant particulièrement la peau, la paroi artérielle et le vitré.

ÉLASTOSE *s. f. (angl. elastosis).* Transformation élastique du tissu collagène ou métaplasie élastique des fibres conjonctives.

ÉLECTIVITÉ *s. f. (angl. affinity).* Qualité que possèdent certaines substances de se fixer sur un type déterminé de cellules ou de tissus.

ÉLECTROCARDIOGRAMME *s. m. (angl. electrocardiogram).* Tracé représentant l'enregistrement des courants électriques produits par l'activité du muscle cardiaque, en fonction du temps. Il est constitué par une courbe, présentant des mouvements ascendants et descendants, correspondant aux activités atriale et ventriculaire. L'onde P (complexe atrial) est due à l'activation de l'atrium, les autres variations sont dues à l'activité des ventricules : complexe QRS (ou complexe ventriculaire) lié à leur activation, onde T liée à leur repolarisation. Abréviation : ECG. ~ **HISSIEN** *(angl. His bundle —).* Électrocardiogramme endocavitaire enregistré au niveau de la partie basse de l'atrium droit. Utilisé dans la caractérisation de certains troubles de conduction. ~ **ŒSOPHAGIEN** *(angl. esophageal —).* Enregistrement par une électrode œsophagienne pour étudier plus particulièrement l'onde P et certaines arythmies.

ÉLECTROCARDIOGRAPHE *s. m. (angl. electrocardiograph).* Appareil permettant l'enregistrement des courants d'action engendrés par l'activité cardiaque.

ÉLECTROCARDIOGRAPHIE *s. f. (angl. electrocardiography).* Enregistrement graphique des courants électriques produits par l'activité cardiaque, utilisé comme méthode d'exploration de la fonction cardiaque.

ÉLECTROCARDIOSCOPIE *s. f. (angl. electrocardioscopy).* Projection de l'électrocardiogramme sur un écran fluorescent, au moyen d'un oscillographe cathodique.

ÉLECTROCHOC *s. m. (angl. electroshock).* Application au niveau du crâne, sous anesthésie générale, d'un courant électrique producteur de convulsions dans le traitement de certaines psychoses et dans la dépression, en particulier mélancolique. SYN. *ÉLECTROCONVULSIVOTHÉRAPIE, SISMOTHÉRAPIE.*

ÉLECTROCOAGULATION *s. f. (angl. electrocoagulation).* Coagulation d'un tissu par le passage d'un courant de haute fréquence.

ÉLECTROCORTICOGRAPHIE *s. f. (angl. electrocorticography).* Enregistrement graphique de l'activité électrique cérébrale à l'aide d'électrodes placées au contact direct du cortex cérébral.

ÉLECTROCUTION *s. f. (angl. electrocution).* Effet du passage dans l'organisme d'un courant électrique. L'électrocution peut entraîner la mort instantanée, une perte de connaissance plus ou moins prolongée, ou des brûlures au point de contact.

ÉLECTRODE *s. f.* **1.** Pièce conductrice en contact avec un électrolyte. **2.** En physique médicale, pièce métallique de forme très variable appliquée sur une partie du corps pour recueillir le courant qui y est produit ou pour un traitement électrique. ~ **ACTIVE** *(angl. active —).* Électrode de section relativement faible, dans laquelle la densité de courant est élevée ; elle est appliquée sur un tissu pour le stimuler. SYN. *ÉLECTRODE EXPLORATRICE.* ~ **DE RÉFÉRENCE** *(angl. reference —).* Électrode de section relativement grande, dans laquelle les effets du courant sont nuls ou très faibles ; elle complète le circuit avec l'électrode active. SYN. *ÉLECTRODE INDIFFÉRENTE.*

ÉLECTRODIAGNOSTIC *s. m. (angl. electrodiagnosis).* Méthode de diagnostic comportant l'utilisation de divers courants électriques ou l'étude des phénomènes électriques tissulaires, en particulier la réponse musculaire à l'excitation électrique.

ÉLECTROENCÉPHALOGRAMME *s. m. (angl. electroencephalogram).* Tracé graphique des rythmes électriques cérébraux, consistant en des oscillations de potentiel, de rythme uniforme et constant, se modifiant au cours de nombreuses affections cérébrales. L'électroencéphalogramme est l'investigation fondamentale dans l'épilepsie. On distingue selon leur fréquence les ondes $\delta < 3{,}5$ Hz, θ de 4 à 7 Hz, α de 8 à 13 Hz, $\beta > 13$ Hz. Abréviation : EEG.

ÉLECTROENCÉPHALOGRAPHIE *s. f. (angl. electroencephalography).* Technique d'enregistrement graphique de l'activité électrique du cerveau.

ÉLECTROLYSE *s. f. (angl. electrolysis).* Décomposition chimique de certaines substances en solution, produite par le passage d'un courant électrique.

ÉLECTROLYTE *s. m. (angl. electrolyte).* Substance qui, en solution, se dissocie plus ou moins en ions (anions et cations).

ÉLECTROMYOGRAMME *s. m. (angl. electromyogram).* Tracé enregistrant les variations des courants qui se produisent au niveau des muscles au repos ou lors de la contraction musculaire. Abréviation : EMG.

ÉLECTRONARCOSE *s. f. (angl. electronarcosis).* Insensibilité transitoire produite par l'application de courants électriques sur les tempes.

ÉLECTRONVOLT *s. m. (angl. electronvolt).* Unité d'énergie utilisée en physique atomique et nucléaire. C'est l'énergie acquise par un électron accéléré sous l'effet d'une différence de potentiel de 1 volt. Elle est égale à $1{,}602 \times 10^{-19}$ joules. Symbole : eV.

ÉLECTRONYSTAGMOGRAPHIE *s. f. (angl. electronystagmography).* Enregistrement graphique des mouvements oculaires lors du nystagmus. SYN. *VIDÉONYSTAGMOGRAPHIE.*

ÉLECTROPHORÈSE *s. f. (angl. electrophoresis).* Méthode permettant de séparer les différents constituants d'une solution en les soumettant à l'action d'un champ électrique. Les particules se déplacent sous l'effet du courant à des vitesses différentes, en fonction de leur taille et de leur charge électrique. Elle est surtout employée pour séparer les différentes fractions protéiques du sérum sanguin.

ÉLECTROPUNCTURE *s. f. (angl. electropuncture).* Acupuncture réalisée avec une aiguille qui fonctionne comme une électrode. SYN. *GALVANOPUNCTURE.*

ÉLECTRORADIOLOGIE *s. f. (angl. electroradiology).* Partie de la radiologie traitant des applications de l'électricité et des rayons X au diagnostic et à la thérapeutique. SYN. *RADIOLOGIE.*

ÉLECTRORÉTINOGRAMME *s. m. (angl. electroretinogram).* Tracé obtenu par électrorétinographie.

ÉLECTRORÉTINOGRAPHIE *s. f. (angl. electroretinography).* Enregistrement graphique des variations du potentiel électrique cornéo-rétinien à la suite d'une stimulation lumineuse. Examen surtout utilisé en pathologie rétinienne (dégénerescence, etc.).

ÉLECTROTHÉRAPIE *s. f. (angl. electrotherapy).* Emploi de courants continus ou de courants alternatifs à des fins thérapeutiques.

ÉLECTUAIRE *s. m. (angl. electuary).* Préparation pharmaceutique de consistance molle composée de poudres médicamenteuses mêlées à du sirop, du miel, etc.

ÉLÉPHANTIASIS *s. m. (angl. elephantiasis).* Hypertrophie cutanée régionale due à une obstruction lymphatique. Elle peut être secondaire à une infection parasitaire (filariose), à un cancer, ou être idiopathique. Les régions touchées peuvent parfois atteindre des proportions énormes. ◇ **CONGÉNITAL** *(angl. congenital —).* SYN. *MILROY (MALADIE DE).* ◇ **NOSTRAS** *(angl. — nostras).* Éléphantiasis dû à une obstruction lymphatique secondaire à des infections streptococciques répétées, une adénopathie, une cure ganglionnaire chirurgicale.

ÉLÉVATEUR *s. m.* **1.** Instrument utilisé en chirurgie dentaire pour provoquer la luxation d'une dent en vue de son extraction.

2. Nom de divers muscles dont l'action est d'élever les structures sur lesquelles ils s'insèrent.

ÉLEVEURS D'OISEAUX (MALADIE DES) *(angl. bird-breeders' disease).* Pneumopathie observée chez les éleveurs d'oiseaux, d'origine immunologique, en rapport avec l'inhalation d'un antigène contenu dans les déjections.

ELISA (méthode) *(angl. ELISA assay).* Méthode immuno-enzymatique (*Enzyme Linked Immunosorbent Assay*). On fait réagir le sérum étudié avec des antigènes spécifiques adsorbés dans un support. S'il existait dans le sérum des anticorps spécifiques pour l'antigène, il se forme des complexes antigène-anticorps. Dans une deuxième étape, ces complexes sont mis en contact avec une combinaison d'anti-immunoglobuline unie à une enzyme. L'anti-immunoglobuline réagira avec l'immunoglobuline des complexes antigène-anticorps formés lors de la première étape. L'anti-immunoglobuline non fixée est lavée. Enfin, on fait agir l'enzyme de la combinaison sur un substrat adéquat, qu'on évalue qualitativement et quantitativement. Si dans la première étape, aucune formation de complexes antigène-anticorps ne s'est produite, la réaction est négative. SYN. *MÉTHODE IMMUNO-ENZYMATIQUE OU IMMUNO-ENZYMOLOGIQUE.*

ÉLIXIR *s. m. (angl. elixir).* Liqueur composée de différentes substances médicinales dissoutes dans de l'alcool, de l'éther, du vin, etc. ; teinture composée, édulcorée et légèrement aromatisée. ◇ **DE LONGUE VIE** *s. m.* Macération d'agaric blanc, de rhubarbe, de gentiane, de safran, de thériaque et d'aloès dans l'alcool, qui était utilisée comme stomachique et purgatif doux. ◇ **PARÉGORIQUE** *s. m. (angl. paregoric —).* Médicament antidiarrhéique composé d'opium (0,05 g pour 10 g), d'acide benzoïque, d'anis étoilé et de camphre.

ELLIPTOCYTE *s. m. (angl. elliptocyte).* Érythrocyte de forme elliptique ou ovalaire. SYN. *OVALOCYTE.*

ELLIPTOCYTOSE *s. f. (angl. elliptocytosis).* Anémie hémolytique héréditaire caractérisée par la présence d'elliptocytes dans le sang. SYN. *OVALOCYTOSE.*

ÉLONGATION *s. f. (angl. elongation).* Traction excessive à laquelle est soumis un organe : muscle, tendon, nerf, etc.

ÉLUAT *s. m. (angl. eluate).* Produit obtenu par élution.

ÉLUTION *s. f. (angl. elution).* Extraction ou libération d'une substance, d'une enzyme généralement, du milieu solide qui l'a adsorbée.

ÉMAIL *s. m. (NA. enamelum). (angl. enamel).* Substance blanche, dure, compacte, qui recouvre la couronne des dents.

ÉMANATION *s. f. (angl. emanation).* Produit gazeux de désintégration qui se dégage des substances radioactives : actinium, radium, thorium, etc.

ÉMASCULATION *s. f. (angl. emasculation).* Castration chez l'homme.

EMBARRAS *s. m. (angl. difficulty trouble).* Difficulté, obstacle, gêne.

EMBARRURE *s. f. (angl. dish-pan fracture).* Fracture complète de la voûte crânienne par enfoncement d'un fragment totalement séparé et déplacé.

EMBOLE *s. m. (angl. embolus).* Corps étranger (caillot sanguin, particules de graisse, bulles d'air, amas de bactéries, etc.) dont le déplacement et l'arrêt dans un vaisseau provoquent l'embolie.

EMBOLECTOMIE *s. f. (angl. embolectomy).* Extraction chirurgicale d'un embole qui provoque une obstruction vasculaire.

EMBOLIE *s. f. (angl. embolism).* Oblitération brusque d'un vaisseau, généralement une artère, par suite de la migration d'un corps étranger ou embole. ◇ **AMNIOTIQUE** *(angl. amniotic fluid —).* Passage dans la circulation maternelle de liquide amniotique survenant au cours d'accouchements dystociques et pouvant entraîner un collapsus mortel. ◇ **BACTÉRIENNE (OU MICROBIENNE)** *(angl. infective —).* Embolie dans laquelle l'embole est constitué par des amas de bactéries. ◇ **CAPILLAIRE** *(angl. capillary —).* Obstruction des vaisseaux capillaires par des particules graisseuses ou des micro-organismes, spécialement des bactéries, qui ont pu arriver à ce niveau en raison de leur petit volume. ◇ **CÉRÉBRALE** *(angl. cerebral —).* Embolie survenant dans une artère cérébrale, responsable du ramollissement du territoire desservi par l'artère. ◇ **DIRECTE** *(angl. direct —).* Embolie qui se produit dans le sens du courant sanguin normal. ◇ **GAZEUSE** *(angl. air —).* Embolie provoquée par la migration de bulles d'air ou de gaz. ◇ **GRAISSEUSE** *(angl. fat —).* Obstruction brutale d'un vaisseau par des particules graisseuses observée en cas de fractures, en particulier du fémur. ◇ **LYMPHATIQUE** *(angl. lymph —).* Embolie dans un vaisseau lymphatique. ◇ **PARADOXALE** *(angl. paradoxical —).* Embolie artérielle à point de départ veineux périphérique par passage de l'embole à travers une communication interatriale. SYN. *EMBOLIE CROISÉE.* ◇ **PULMONAIRE** *(angl. pulmonary —).* Obstruction brutale et soudaine de l'artère pulmonaire ou d'une de ses branches par un corps étranger circulant, le plus souvent un caillot sanguin provenant d'une phlébite du territoire cave inférieur. Elle provoque souvent un cœur pulmonaire aigu et se complique fréquemment d'infarctus pulmonaire. Le traitement doit être entrepris d'extrême urgence. ◇ **RÉTINIENNE** *(angl. retinal —).* Embolie de l'artère centrale de la rétine provoquant une perte brutale de vision du côté concerné. ◇ **SEPTIQUE** *(angl. infective —).* Embolie déterminée par un caillot de sang chargé de bactéries pyogènes. ◇ **SPINALE** *(angl. spinal —).* Embolie d'une artère spinale.

EMBOLISATION *s. f. (angl. embolization).* Thrombose thérapeutique d'un vaisseau. ◇ **ARTÉRIELLE** *(angl. arterial —).* Création, à la suite d'une injection de particules solides, d'une thrombose dans l'artère ou les artères vascularisant un organe siège d'une tumeur cancéreuse, d'une malformation vasculaire ou d'une hémorragie, ce qui permet d'en réduire l'apport sanguin.

EMBROCATION *s. f. (angl. embrocation).* Préparation huileuse appliquée directement sur la peau.

EMBROCHAGE *s. m. (angl. pinning).* Technique d'ostéosynthèse d'une fracture à l'aide de broches.

EMBRYOGENÈSE *s. f. (angl. embryogenesis).* Développement des tissus et organes embryonnaires. SYN. *EMBRYOGÉNIE.*

EMBRYOLOGIE *s. f. (angl. embryology).* Partie de la biologie qui étudie le développement de l'organisme à partir de la cellule primitive ou ovule, de la fécondation jusqu'à la naissance.

EMBRYON *s. m. (angl. embryo).* Produit de la conception depuis les premières modifications de l'œuf fécondé jusqu'à la fin du troisième mois de la grossesse où il est ensuite appelé fœtus.

EMBRYOPATHIE *s. f. (angl. embryopathy).* Malformations survenant pendant les trois premiers mois de la vie intra-utérine en rapport avec une agression physique, chimique ou infectieuse. ◇ **RUBÉOLIQUE (OU RUBÉOLEUSE)** *(angl. rubella —).* Malformations cardiaques congénitales, cataracte bilatérale, microcéphalie, oligophrénie, et surdi-mutité observées chez les enfants dont les mères ont été atteintes de rubéole au cours des premiers mois de la grossesse.

ÉMÉTINE *s. f. (angl. emetine).* Alcaloïde de la racine d'ipéca, émétique puissant. Elle était utilisée comme expectorant et pour son action spécifique antiamibienne dans la dysenterie et les abcès amibiens du foie. Usages désormais abandonnés.

ÉMÉTIQUE **1.** *adj.* Se dit d'une substance, d'un médicament, qui provoque le vomissement. **2.** *s. m.* ☞ *VOMITIF.*

ÉMÉTISANT *adj. (angl. emetic).* Qui provoque le vomissement. Se dit d'un état pathologique, mais non d'un médicament. Ex. *toux émétisante.* ☞ *ÉMÉTIQUE.*

ÉMÉTISME *s. m. (angl. emetine intoxication).* Intoxication due à l'ingestion excessive d'émétine (alcaloïde extrait de l'ipéca). À l'origine de douleurs épigastriques, diarrhée, vomissements et toux.

EMG *(angl. EMG).* Abréviation d'électromyogramme.

ÉMINENCE *s. f. (NA. eminentia). (angl. eminence).* Élévation ou protubérance sur une surface. ◇ **ARQUÉE** *(NA. — arcuata). (angl. arcuate —).* Saillie osseuse arquée située sur la face antérieure du rocher, au-dessus du canal semi-circulaire supérieur. ◇ **COLLATÉRALE DU DIVENTRICULE LATÉRAL** *(NA. — collateralis ventriculi lateralis). (angl. collateral —).* Saillie située dans la corne temporale du ventricule latéral. ◇ **CRUCIFORME** *(NA. — cruciformis). (angl. — cruciformis).* Éminence osseuse qui rayonne en forme de croix depuis la protubérance occipitale interne. ◇ **DE LA FOSSE TRIANGULAIRE DE L'OREILLE** *s. f. (NA. — fossae triangularis). (angl. — fossae triangularis).* Protubérance sur la face postérieure du pavillon de l'oreille, correspondant à la fossette triangulaire (fossette de l'anthélix). ◇ **HYPOTHÉNAR** *(NA. — hypothenaris). (angl. hypothenar —).* Éminence de la partie interne de la paume de la main. ◇ **ILIOPUBIQUE** *(NA. — iliopubia). (angl. iliopubic —).* Élévation sur la branche supérieure du pubis. ◇ **INTERCONDYLIENNE** *(NA. — intercondylares). (angl. intercondylar —).* Massif osseux situé entre les deux condyles du tibia. ◇ **MÉDIALE DU QUATRIÈME VENTRICULE** *(NA. — medialis fossae rhomboidae). (angl. eminentia teres).* Élévation sur le plancher du quatrième ventricule, de chaque côté du sillon médian. Elle répond au coude du nerf facial et au noyau du nerf abducens. ◇ **PYRAMIDALE** *(NA. — pyramidalis). (angl. pyramidal —).* Pyramide de la caisse du tympan. ◇ **THÉNAR** *(NA. — thenaris). (angl. thenar —).* Éminence de la partie externe de la paume de la main (à la base du pouce).

EMMÉTROPE *adj. (angl. emmetrope).* Se dit de l'œil normal (ni myope, ni hypermétrope, ni presbyte, etc.).

EMMÉTROPIE *s. f. (angl. emmetropia).* État normal du pouvoir de réfraction de l'œil, dans lequel les rayons provenant d'un objet situé à l'infini convergent exactement sur la rétine. L'état pathologique s'appelle l'amétropie.

ÉMOLLIENT *adj. (angl. emollient).* Qui adoucit ou amollit les tissus, notamment la peau. S'emploie aussi comme substantif.

ÉMONCTOIRE *s. m. (angl. emunctory).* Organe qui élimine les déchets de l'organisme (principalement les reins et les poumons).

ÉMOTION *s. f. (angl. emotion).* Réaction psychique intense, agréable ou douloureuse, de durée variable, qui influe puissamment sur de nombreux organes.

ÉMOTIVITÉ *s. f.* **1.** Capacité de réagir affectivement aux impressions perçues. **2.** Faculté d'exprimer l'émotion ou les sentiments.

EMPÂTEMENT *s. m. (angl. pastiness).* Infiltration diffuse, non inflammatoire, du tissu sous-cutané.

EMPATHIE *s. f. (angl. empathy).* Degré de syntonie affective avec l'entourage.

EMPHYSÈME *s. m.* **1.** Infiltration diffuse d'air ou de gaz dans un tissu. **2.** Spécifiquement, emphysème pulmonaire. ◇ **ALVÉOLAIRE** *(angl. alveolar —).* ☞ *EMPHYSÈME PULMONAIRE.* ◇ **CENTRO-LOBULAIRE** Emphysème dont les lésions siègent au centre de l'acinus. SYN. *EMPHYSÈME CENTRO-ACINAIRE.* ◇ **COMPENSATEUR OU COMPLÉMENTAIRE** *(angl. compensating —).* Distension des alvéoles pulmonaires à proximité de zones de rétraction ou après résection pulmonaire. ◇ **INTERLOBULAIRE** *(angl. interlobular —).* SYN. *EMPHYSÈME PULMONAIRE INTERSTITIEL.* ◇ **MÉDIASTINAL** *(angl. mediastinal —).* Présence d'air dans le médiastin, soit accidentelle, soit provoquée artificiellement à des fins diagnostiques. SYN. *PNEUMOMÉDIASTIN.* ◇ **PULMONAIRE** *(angl. pulmonary —).* Dilatation excessive et permanente des alvéoles pulmonaires, avec atrophie et rupture de leurs parois et destruction des bronchioles. ◇ **PULMONAIRE INTERSTITIEL** *(angl. pulmonary interstitial —).* Présence d'air dans le tissu interstitiel du poumon à la suite de la rupture d'alvéoles due à une augmentation brusque de la pression intra-alvéolaire. SYN. *EMPHYSÈME INTERLOBULAIRE.* ◇ **SOUS-CUTANÉ** *(angl. subcutaneous —).* Emphysème traumatique lié à une infiltration d'air dans le tissu cellulaire sous-cutané. ◇ **VICARIANT** SYN. *EMPHYSÈME COMPENSATEUR.*

EMPLÂTRE *s. m. (angl. plaster).* Préparation médicinale à usage externe, solide mais qui se ramollit sous l'effet de la chaleur, et qui adhère à la région du corps sur laquelle elle est appliquée. ◇ **SIMPLE** Emplâtre à base d'oxyde de plomb additionné d'huile d'olive. ◇ **VÉSICATOIRE** *(angl. vesicatory —).* Emplâtre composé d'huile d'olive, de cire jaune, de térébenthine de pin, de colophane et de poudre de cantharide. N'est plus utilisé.

EMPOISONNEMENT *s. m. (angl. poisoning).* État morbide, aigu ou chronique, accidentel ou criminel, produit par un poison.

EMPYÈME *s. m. (angl. empyesis).* Formation ou épanchement de pus dans une cavité naturelle, en particulier la plèvre. ◇ **DE NÉCESSITÉ** *(angl. — necessitatis).* Ouverture spontanée d'une pleurésie purulente à la paroi thoracique. ◇ **MÉTAPNEUMONIQUE** *(angl. metapneumonic —).* Empyème compliquant une pneumonie juxtapleurale.

ÉMULSION *s. f. (angl. emulsion).* Dispersion d'un liquide dans un autre liquide avec lequel il n'est pas miscible. Le liquide qui est en proportion moindre (phase dispersée) se présente sous forme de particules en suspension dans l'autre liquide (phase continue).

ÉNALAPRIL *s. m. (angl. enalapril).* Médicament inhibiteur de l'enzyme de conversion de l'angiotensine, employé dans le traitement de l'hypertension artérielle et de l'insuffisance cardiaque. Il diminue la pression artérielle en provoquant une réduction des résistances périphériques.

ÉNANTHÈME *s. m. (angl. enanthema).* Éruption plus ou moins étendue apparaissant sur une muqueuse (notamment la muqueuse buccale et la muqueuse pharyngée) au cours de diverses maladies, et s'accompagnant en général d'un exanthème cutané.

ENCEINTE *adj. (angl. pregnant).* Se dit de la femme dont l'utérus est gravide.

ENCÉPHALE *s. m. (NA. encephalon). (angl. encephalon brain).* Partie du système nerveux central logée dans la boîte crânienne, qui comprend le cerveau (hémisphères cérébraux et diencéphale), le cervelet et le tronc cérébral (pédoncules cérébraux, pont et bulbe).

ENCÉPHALINE *s. f.* ☞ *ENKÉPHALINES.*

ENCÉPHALISATION *s. f. (angl. encephalization).* Formation du cerveau de l'embryon.

ENCÉPHALITE *s. f. (angl. encephalitis).* Inflammation sans suppuration de l'encéphale. Elle peut être d'origine virale, bactérienne ou parasitaire. ◇ **À TIQUES** *(angl. tick borne —).* Variété d'encéphalite épidémique due à des *Flavivirus* transmis par des tiques *(Ixodes persulcatus* et *I. ricinus)* ; elle comprend les encéphalites russes, de la taïga, de l'Europe Centrale et l'écossaise *(Louping-ill).* ◇ **AIGUË POST-INFECTIEUSE INFANTILE** *(angl. acute postinfectious —).* Encéphalite compliquant l'évolution de la plupart des maladies infectieuses de l'enfance et en particulier de la rougeole, se présentant sous la forme soit d'une encéphalite aiguë régressive, soit d'une leucoencéphalite sclérosante subaiguë. ◇ **CENTRO-EUROPÉENNE** *(angl. central european —).* Forme relativement bénigne des encéphalites à tiques et due à un *Flavivirus.* ◇ **DE CALIFORNIE** *(angl. California —).* Due à un *Bunyavirus,* transmise par un moustique *(Aedes),* habituellement de bon pronostic mais pouvant laisser des séquelles. ◇ **DE SAINT-LOUIS** *(angl. Saint-Louis —).* Encéphalite observée au États-Unis due à un *Flavivirus.* Elle est transmise par un moustique du genre *Culex* ; peut être fatale ou guérir sans séquelles. ◇ **ÉPIDÉMIQUE** *(angl. epidemic —).* ☞ *ENCÉPHALITE LÉTHARGIQUE.* ◇ **ÉQUINE AMÉRICAINE** *(angl. equine —).* Encéphalite due à des *Alphavirus* frappant les chevaux et occasionnellement transmis à l'homme, on en connaît trois variantes. ◇ **HERPÉTIQUE** *(angl. herpes —).* La plus fréquente des encéphalites virales, avec nécrose hémorragique des lobes frontaux et temporaux, particulièrement grave chez le nouveau-né infecté au moment de l'accouchement. ◇ **JAPONAISE** *(angl. Japanese —).* Due à un *Flavivirus,* affectant l'Asie du Sud-Est et transmis par un moustique du genre *Culex.* ◇ **LÉTHARGIQUE** *(angl. lethargic —).* Encéphalite épisodique historique dont les survivants présentent des signes extrapyramidaux divers. L'étiologie virale suspectée n'a pas pu être confirmée. Cette maladie n'est plus observée. SYN. *VON ECONOMO (MALADIE DE)*. ◇ **PÉRIAXIALE DIFFUSE** *(angl. —periaxialis diffusa)*. Inflammation, propre à l'enfant, qui se caractérise par une démyélinisation du centre ovale, épargnant le cortex et les fibres en U. La plupart des observations seraient une forme de sclérose en plaques. ◇ **PURULENTE** *(angl. purulent —)*. Infection du tissu cérébral. ◇ **VIRALE** *(angl. viral —)*. Encéphalite primitive ou secondaire due à de nombreux virus : herpès, grippe, oreillons, zona, varicelle, rougeole, rubéole, rage, des *Arbovirus*, etc.

ENCÉPHALOGRAPHIE *s. f. (angl. encephalography)*. Examen radiologique des espaces subarachnoïdiens et des ventricules cérébraux, après injection d'un produit de contraste gazeux (encéphalographie gazeuse ou pneumoencéphalographie) ou opaque, par voie lombaire ou sous-occipitale. Le développement de la tomodensitométrie et de l'imagerie par résonance magnétique a fait disparaître les indications de cet examen traumatisant et dangereux.

ENCÉPHALOÏDE *adj. (angl. encephaloid)*. Se dit d'une tumeur qui a l'aspect et la consistance de l'encéphale.

ENCÉPHALOMALACIE *s. f. (angl. encephalomalacia)*. Ramollissement cérébral.

ENCÉPHALOMYÉLITE *s. f. (angl. encephalomyelitis)*. Association d'une encéphalite et d'une myélite survenant de façon simultanée. ◇ **AIGUË DISSÉMINÉE** *(angl. acute disseminated —)*. Leucoencéphalomyélite grave caractérisée par la présence de lésions focales disséminées de démyélinisation. Affection liée à un conflit immunologique avec agression de la myéline par les lymphocytes T, déclenché par une infection virale, une vaccination, une maladie allergique ou une intoxication médicamenteuse.

ENCÉPHALOPATHIE *s. f. (angl. encephalopathy)*. Toute affection encéphalique, en général d'origine toxique, infectieuse, métabolique ou dégénérative. ◇ **ALCOOLIQUE** *(angl. alcoholic —)*. Atteinte cérébrale au cours de l'intoxication alcoolique chronique par carence en vitamines B (encéphalopathie de Gayet-Wernicke) ; par encéphalopathie portocave ou au cours des grandes hyponatrémies. ◇ **DÉMYÉLINISANTE** *(angl. demyelinating —)*. Toute affection congénitale ou acquise liée à la dégénérescence de la substance blanche. ◇ **DES DYALISÉS** *(angl. dialysis —)*. Démence progressive en rapport avec une intoxication à l'aluminium contenu dans l'eau du dialysat. ◇ **HÉPATIQUE** *(angl. hepatic —)*. Encéphalopathie métabolique caractéristique de l'insuffisance hépatique grave, quelle qu'en soit l'origine, le plus souvent par cirrhose alcoolique. ◇ **HYPERTENSIVE** *(angl. hypertensive —)*. Complication rare de l'hypertension maligne, liée à la présence d'un œdème cérébral. ◇ **INFANTILE** *(angl. infantile —)*. Terme regroupant les affections neurologiques chroniques séquellaires, quelles qu'en soient les étiologies, survenant pendant la vie intra-utérine et la période périnatale. ◇ **RESPIRATOIRE** *(angl. respiratory —)*. Troubles neuropsychiques en rapport avec l'hypoxie de l'insuffisance respiratoire. ◇ **SPONGIFORME BOVINE** ☞ *ENCÉPHALOPATHIE SPONGIFORME SUBAIGUË*. ◇ **SPONGIFORME SUBAIGUË** *(angl. subacute spongiform —)*. Dénomination correspondant à des affections du système nerveux central caractérisées par une atteinte prédominante et dégénérative de la substance grise. Dans ces affections, on trouve la tremblante du mouton ou scrapie, l'encéphalopathie spongiforme bovine (la maladie de la vache folle) et, chez l'homme, la maladie de Creutzfeldt-Jakob. La cause exacte de ces maladies est probablement une protéine autoréplicable dénommée prion.

ENCHONDROMATOSE *s. f. (angl. enchondromatosis)*. Maladie osseuse de survenue précoce, caractérisée par la présence de chondromes multiples.

ENCHONDROME *s. m. (angl. enchondroma)*. Tumeur formée de tissu cartilagineux, qui se développe à l'intérieur d'un os. SYN. *CHONDROME INTERNE*.

ENCLOUAGE CENTROMÉDULLAIRE *s. m. (angl. radding pinning).* Traitement chirurgical des fractures au moyen de clous insérés dans le canal médullaire.

ENCLUME *s. f.* ☞ *INCUS.*

ENCOPRÉSIE *s. f. (angl. encopresis).* Incontinence fonctionnelle des matières fécales, en général au cours du sommeil.

ENCOPRÉSIE *s. f. (angl. encopresis).* Émissions fécales répétées dans des endroits inappropriés, involontaires ou délibérées, chez un enfant âgé de plus de quatre ans, en l'absence d'une affection médicale et d'une iatrogènie.

ENDARTÈRE *s. f. (angl. endarterium).* Tunique interne d'une artère constituée d'un endothélium et d'une couche conjonctive sous-endothéliale. SYN. *INTIMA.*

ENDARTÉRIECTOMIE *s. f. (angl. endarterectomy).* Intervention consistant à enlever l'intima d'une artère, habituellement lorsque celle-ci est épaissie ou athéromateuse.

ENDARTÉRITE *s. f. (angl. endarteritis).* Inflammation de la tunique interne des artères, coexistant généralement avec l'inflammation des autres tuniques. La prolifération (endartérite proliférante) du tissu fibreux de l'intima conduit à l'occlusion des petits vaisseaux (endartérite oblitérante).

ENDÉMICITÉ *s. f. (angl. endemicity).* Caractère endémique d'une maladie.

ENDÉMIE *s. f. (angl. endemia).* Présence habituelle d'une maladie dans une région géographique donnée, et qui s'y manifeste d'une façon constante ou à des époques déterminées.

ENDÉMIQUE *adj. (angl. endemic).* Qui se rapporte à une endémie ou qui en a le caractère.

ENDÉMO-ÉPIDÉMIQUE *adj. (angl. endemo-epidemic).* Se dit d'une maladie endémique et, à l'occasion, épidémique.

ENDOANÉVRYSMORRAPHIE *s. f. (angl. endoanevrysmorrhaphy).* Intervention pour le traitement des anévrysmes artériels, consistant à inciser le sac, puis à suturer, par l'intérieur du sac, tous les orifices artériels.

ENDOBRACHYŒSOPHAGE *s. m. (angl. Barrett's oesophagus).* Métaplasie de la muqueuse du bas œsophage, l'épithélium malpighien étant remplacé par un épithélium glandulaire, susceptible de dégénérer.

ENDOCARDE *s. m. (NA. endocardium). (angl. endocardium).* Tunique endothéliale qui tapisse l'intérieur des cavités cardiaques (endocarde veineux et artériel) et les valvules (endocarde valvulaire).

ENDOCARDITE *s. f. (angl. endocarditis).* Inflammation aiguë ou chronique de l'endocarde. Elle peut être localisée au niveau des différentes valvules du cœur (endocardite valvulaire) ou étendue aux parois (endocardite pariétale). ⇔ **BACTÉRIENNE, MYCOSIQUE OU INFECTIEUSE** *(angl. bacterial, mycotic or infectious —).* Lésions ulcéreuses et/ou végétantes de l'endocarde, secondaires à la localisation, à ce niveau, de germes d'origine sanguine. ⇔ **LENTE** *s. f. (angl. subacute infectious —).* ☞ *OSLER (MALADIE D').* ⇔ **PARIÉTALE** *(angl. parietal —).* Forme d'endocardite localisée à l'endocarde pariétal et, de ce fait, sans modifications des bruits cardiaques. SYN. *ENDOCARDITE DE LÖFFLER.* ⇔ **ULCÉROVÉGÉTANTE** *(angl. ulcerative vegetative —).* Endocardite rapidement mortelle, caractérisée par la formation, en particulier au niveau des valvules, de lésions ulcéreuses et de végétations, amas de fibrine responsables d'embolies. SYN. *ENDOCARDITE MARASTIQUE.* ⇔ **VALVULAIRE** *(angl. valvular —).* Endocardite localisée surtout au niveau des valvules. ⇔ **VÉGÉTANTE** *(angl. vegetative —).* Endocardite caractérisée par la formation, au niveau de l'endocarde valvulaire, de végétations mamelonnées, verruqueuses, très adhérentes au tissu sous-jacent. ⇔ **VERRUQUEUSE** *(angl. verrucous —).* ☞ *ENDOCARDITE VÉGÉTANTE.*

ENDOCAVITAIRE *adj. (angl. intracavitary).* Situé ou placé dans une cavité. Ex. *sonde endocavitaire.*

ENDOCELLULAIRE *adj. (angl. endocellular).* Qui est situé ou qui se produit à l'intérieur d'une cellule ; intracellulaire.

ENDOCERVICAL *adj. (angl. endocervical).* Qui est situé ou qui se produit à l'intérieur du col de l'utérus.

ENDOCERVICITE *s. f. (angl. endocervicitis).* Inflammation de la muqueuse interne du col utérin.

ENDOCHONDRAL *adj. (angl. endochondral).* Qui se trouve, se forme ou se produit à l'intérieur d'un cartilage. SYN. *ENCHONDRAL.*

ENDOCRINE *adj. (angl. endocrine).* Se dit d'une glande dont le produit de sécrétion se déverse directement dans le sang.

ENDOCRINOLOGIE *s. f. (angl. endocrinology).* Étude des glandes à sécrétion interne et de leurs affections.

ENDOCRINOLOGISTE *s. m. (angl. endocrinologist).* Spécialiste en endocrinologie. SYN. *ENDOCRINOLOGUE.*

ENDOCRINOPATHIE *s. f. (angl. endocrinopathy).* Toute affection des glandes endocrines.

ENDOCRINOTHÉRAPIE *s. f. (angl. endocrinotherapy).* Traitement des maladies par l'administration d'extraits de glandes endocrines.

ENDOGAMIE *s. f.* **1.** Fécondation par union de cellules qui proviennent soit du même individu, soit d'individus plus ou moins apparentés. **2.** Mariage entre deux personnes appartenant à une même communauté.

ENDOGÈNE *adj. (angl. endogenic endogenous).* Qui a son origine ou qui se développe à l'intérieur de l'organisme, indépendamment des facteurs externes ; s'oppose à exogène.

ENDOLORISSEMENT *s. m. (angl. pain).* État de ce qui est endolori.

ENDOLUMINAL *adj. (angl. intraluminal).* Qui se trouve à l'intérieur d'un vaisseau ou d'un conduit.

ENDOLYMPHE *s. f. (NA. endolympha). (angl. endolymph).* Liquide clair contenu dans les cavités du labyrinthe membraneux de l'oreille interne.

ENDOMÈTRE *s. m. (NA. endometrium). (angl. endometrium).* Muqueuse de la cavité utérine.

ENDOMÉTRIOME *s. m. (angl. endometrioma).* Tumeur bénigne constituée d'éléments qui reproduisent la structure de la muqueuse utérine et qui se trouve en divers sites de la cavité abdominale.

ENDOMÉTRIOSE *s. f. (angl. endometriosis).* Développement en dehors de la muqueuse utérine du tissu endométrial. L'endométriose peut être interne lorsque ce tissu se trouve au niveau du corps utérin, ou externe s'il siège en dehors de l'utérus : ovaire, vessie, péritoine, etc. Il se produit fréquemment à son niveau des hémorragies qui peuvent aboutir à la formation de kystes.

ENDOMÉTRITE *s. f. (angl. endometritis).* Inflammation de la muqueuse utérine.

ENDOMORPHINE *s. f. (angl. endogenous opioid).* Substance morphinomimétique peptidique produite dans le cerveau et comportant les encéphalines et les endorphines.

ENDOMYOCARDITE *s. f. (angl. endomyocarditis).* Inflammation de l'endocarde et du myocarde généralement au cours de la maladie de Bouillaud.

ENDONASAL *adj. (angl. endonasal).* Qui est situé ou qui se produit à l'intérieur du nez.

ENDOPARASITE *s. m. (angl. endoparasite).* Parasite qui vit à l'intérieur de son hôte.

ENDOPHTALMIE *s. f. (angl. endophthalmitis).* Inflammation suppurative de tous les tissus de l'œil. SYN. *PANOPHTALMIE.*

ENDOPROTHÈSE *s. f. (angl. vascular endoprosthesis stent).* Dispositif placé à l'intérieur d'un organe pour remplacer une structure défaillante ou pour maintenir un calibre suffisant dans un conduit.

ENDORMISSEMENT *s. m. (angl. falling asleep).* Brève période entre l'état de veille et le sommeil.

ENDORPHINE *s. f. (angl. endorphin).* Polypeptide endogène, dont l'activité est comparable à celle de la morphine. Il en existe trois types (α, β, γ) qu'on appelle aussi opiacés endogènes. Ils se fixent sur des récepteurs thalamiques spécifiques entraînant une analgésie de longue durée, ils interviennent également dans la régulation de l'appétit et de l'activité sexuelle. C'est l'endorphine β qui semble la plus importante. SYN. *ENKÉPHALINE.*

ENDOSCOPE s. m. *(angl. endoscope)*. Appareil muni d'une source lumineuse, utilisé pour l'examen direct d'une cavité naturelle, d'un viscère creux ou d'un conduit, approprié aux différents organes : bronchoscope, cytoscope, gastroscope, etc.

ENDOSCOPIE s. f. *(angl. endoscopy)*. Exploration visuelle d'une cavité, d'un conduit naturel ou de l'intérieur d'un organe du corps au moyen d'un endoscope. ◇ **INTERVENTIONNELLE** *(angl. interventional —)*. Endoscopie au cours de laquelle sont réalisés des gestes thérapeutiques (exérèse tumorale, mise en place d'une prothèse, etc.) nécessitant un endoscope muni de matériel adéquat. ◇ **PLEURALE** *(angl. pleural —)*. ☞ *THORACOSCOPIE.*

ENDOTHÉLIAL adj. *(angl. endothelial)*. Qui se rapporte à un endothélium.

ENDOTHÉLINE s. f. *(angl. endothelin)*. Puissant vaso et bronchoconstricteur peptidique produit par les cellules endothéliales, pouvant jouer un rôle dans la régulation de la pression artérielle.

ENDOTHÉLIOME s. m. *(angl. endothelioma)*. Tumeur très rare formée par la prolifération et l'agrégation de cellules endothéliales, en particulier des capillaires sanguins. Elles se trouvent communément dans les séreuses, en particulier dans l'arachnoïde.

ENDOTHÉLIUM s. m. *(angl. endothelium)*. Mince membrane se composant d'une seule strate de cellules planes, polygonales, qui constitue la surface libre des membranes séreuses et synoviales et la tunique interne des vaisseaux et du cœur.

ENDOTOXINE s. f. *(angl. endotoxin)*. Toxine étroitement liée au corps bactérien, libérée par autolyse à la mort des bactéries à Gram négatif.

ENDOVEINEUX adj. *(angl. intravenous)*. SYN. *INTRAVEINEUX.*

ÉNERVATION s. f. *(angl. enervation)*. Ablation ou section d'un ou de plusieurs nerfs.

ENFANCE s. f. *(angl. childhood)*. Période de la vie s'étendant de la naissance jusqu'au début de l'adolescence, c'est-à-dire jusqu'à la quatorzième année environ. On a l'habitude de la diviser en première et seconde enfance, la limite divisant les deux étant la seconde dentition (vers 6 ans).

ENFANTS ◇ **BATTUS (SYNDROME DES)** ☞ *SILVERMAN (SYNDROME DE).* ◇ **ÉBOUILLANTÉS (SYNDROME DES)** *(angl. scalded skin syndrome)*. Dermatite érythémateuse et exfolliante due au staphylocoque doré. ◇ **SECOUÉS (SYNDROME DES)** *(angl. shaken baby syndrome)*. Lésions cérébrales et oculaires dues à des mauvais traitements avant l'âge de 2 ans, pouvant entraîner la mort ou de graves séquelles.

ENGAGEMENT s. m. *(angl. engagement)*. En obstétrique, franchissement du plan du détroit supérieur par les grands diamètres de la présentation fœtale. ◇ **CÉRÉBRAL** *(angl. cerebral herniation)*. Complication redoutable de l'hypertension intracrânienne, consistant en une hernie de l'encéphale à travers un orifice dure-mérien.

ENGELURES s. f. pl. *(angl. chilblains)*. Rougeurs violacées et douloureuses, parfois phlycténulaires et ulcérées, qui apparaissent en hiver sur le nez, les oreilles et les extrémités, surtout chez les enfants et les adolescents.

ENGORGEMENT s. m. *(angl. engorgement)*. Augmentation du volume d'un organe en rapport avec une accumulation liquidienne.

ENGOUEMENT s. m. *(angl. obstruction)*. Se dit d'une hernie douloureuse réductible par manœuvres externes.

ENGOURDISSEMENT s. m. *(angl. numbness)*. Gêne des mouvements, avec sensation de pesanteur ou de gonflement d'une partie du corps, produite par une compression nerveuse périphérique ou un trouble vasculaire.

ENGRÈNEMENT s. m. *(angl. impaction)*. Impaction ou interpénétration des fragments d'un os fracturé.

ENJAMBEMENT DES CHROMOSOMES *(angl. crossing-over)*. Phénomène par lequel les chromosomes homologues échangent des segments lors de la méiose. SYN. *CROSSING-OVER.*

ENKÉPHALINES s. f. pl. *(angl. enkephalins)*. Pentapeptides endogènes dotés d'une activité analogue à celle de la morphine. On les appelle aussi opiacés endogènes. SYN. *ENDORPHINES.*

ENKYSTEMENT *s. m. (angl. encystment).* Isolement d'un corps étranger ou d'une production pathologique dans un tissu par la constitution d'une couche de tissu conjonctif plus ou moins dure autour de ce corps.

ÉNOLASE *s. f. (angl. enolase).* Enzyme du groupe des hydratases, qui intervient dans la formation de l'acide pyruvique. L'énolase neuro-spécifique (*Neuron-Specific Enolase*, NSE) est un marqueur tumoral du cancer bronchique à petites cellules, des tumeurs neuroendocrines et de nombreuses situations médicales.

ÉNOPHTALMIE *s. f. (angl. enophtalmos).* Situation anormale du globe oculaire, qui est enfoncé dans l'orbite ; s'oppose à exophtalmie. Elle peut être congénitale ou acquise en particulier après un traumatisme.

ÉNOSTOSE *s. f. (angl. enostosis).* ☞ *ENDOSTOSE.*

ENROUEMENT *s. m. (angl. hoarseness).* Altération du timbre de la voix qui devient voilée, sourde ou rauque.

ENSELLURE LOMBAIRE Exagération de la concavité lombaire de la colonne vertébrale, que l'on observe spécialement dans les cas de coxalgie, lorsque le malade est couché sur un plan horizontal membre atteint en extension, dans les tumeurs abdominales, durant la grossesse, etc.

ENSEMENCEMENT *s. m. (angl. seeding).* Inoculation d'un micro-organisme dans un milieu de culture.

ENSOMPHALE *(angl. ensomphalus).* Monstre double issu de deux corps unis ayant deux ombilics distincts et deux cordons ombilicaux.

ENTAMOEBA Genre d'amibes dont la plupart des espèces sont parasites. Elles sont, dans leur majorité, capables de produire des formes kystiques qui constituent des éléments de résistance. Certaines sont pathogènes pour l'homme. ◇ ***COLI*** Espèce non pathogène, qui peut se développer dans l'intestin de l'homme. ◇ ***GINGIVALIS*** Espèce non pathogène, qui peut se développer dans la cavité buccale de l'homme. ◇ ***HARTMANNI*** Espèce pouvant être isolée de l'intestin de l'homme, non pathogène. ◇ ***HISTOLYTICA*** Agent responsable de la dysenterie amibienne et d'abcès hépatiques. On distingue deux entités : *E. histolytica histolytica*, forme virulente pathogène, et *E. histolytica minuta* qui est la forme végétative non hématophage.

ENTÉRALGIE *s. f. (angl. enteralgia).* Douleur intestinale. SYN. *ENTÉRODYNIE.*

ENTÉRECTOMIE *s. f. (angl. enterectomy).* Résection d'une partie de l'intestin.

ENTÉRIQUE *adj. (angl. enteric).* Qui se rapporte à l'intestin grêle.

ENTÉRITE *s. f. (angl. enteritis).* Inflammation de la muqueuse de l'intestin grêle. ◇ **ALLERGIQUE** *(angl. allergic —).* Inflammation hémorragique des intestins, consécutive à l'ingestion d'un allergène. ◇ **CHRONIQUE** *(angl. chronic —).* Lésions intestinales durables, subsistant entre les poussées d'entérite aiguë, notamment de l'entérite amibienne. ◇ **FOLLICULAIRE** *(angl. — cystica chronica).* Entérite aiguë de l'enfant dans laquelle le processus inflammatoire siège essentiellement au niveau des follicules clos, qui sont infiltrés et font saillie à la surface de la muqueuse. ◇ **PHLEGMONEUSE** *(angl. phlegmonous —).* Forme grave d'entérite aiguë compliquant une hernie étranglée ou une obstruction intestinale et caractérisée par une infiltration œdémateuse et purulente de la paroi intestinale. ◇ **RÉGIONALE** *(angl. terminal —).* ☞ *ILÉITE TERMINALE, RÉGIONALE.*

ENTÉRO-ANASTOMOSE *s. f. (angl. enteroanastomosis).* Création d'une anastomose entre deux anses intestinales ; intervention de Maisonneuve.

ENTEROBACTER Genre de bactéries de la famille des *Enterobacteriaceae*. Ce sont des bacilles à Gram négatif. Pathogènes occasionnels, ce sont les agents étiologiques de septicémies et d'infections urinaires. ◇ ***AEROGENES*** Espèce qui correspond aux formes mobiles (Flagellées), autrefois appelée *Klebsiella mobilis.* ◇ ***CLOACAE*** Espèce souvent à l'origine d'infections nosocomiales sévères.

ENTÉROCÈLE *s. f. (angl. enterocele).* Hernie contenant une ou des anses intestinales.

ENTEROCOCCUS Groupe de streptocoques qui se développent dans l'intestin de l'homme et de certains animaux, et dont les espèces types sont *Enterococcus faecalis* et *E. faecium*. Nom vernaculaire : entérocoque.

ENTÉROCOLITE *s. f. (angl. enterocolitis).* Inflammation de la muqueuse de l'intestin grêle et du côlon. ◇ **MUCOMEMBRANEUSE** *s. f. (angl. mucomembranous —).* Syndrome intestinal comportant l'association d'une constipation tenace avec fausse diarrhée, d'une élimination de fausses membranes mêlées à des selles dures et peu abondantes, de douleurs et de lourdeurs abdominales. L'entérocolite compliquant certains traitements antibiotiques est due à une infection par *Clostridium difficile*. ◇ **NÉCROSANTE DU NOUVEAU-NÉ** *s. f. (angl. acute necrotizing —).* Affection gravissime, peut être d'origine virale (*Coronarovirus*), atteignant surtout les prématurés, entraînant fièvre élevée, vomissements et hémorragies digestives.

ENTÉROCOQUE *(angl. enterococcus).* Bactérie saprophyte intestinale, cocci à Gram positif, pouvant être à l'origine d'infections urinaires et d'endocardites.

ENTÉROCYSTOCÈLE *s. f. (angl. enterocystocele).* Hernie à contenu vésical et intestinal.

ENTÉROCYTE *s. m. (angl. enterocyte).* Cellule de l'épithélium de la muqueuse intestinale.

ENTÉROKINASE *s. f. (angl. enterokinase).* Enzyme du suc intestinal dont la présence est nécessaire pour activer la trypsine du suc pancréatique.

ENTÉROLOGIE *s. f. (angl. enterology).* Ensemble des connaissances sur l'intestin et ses maladies.

ENTÉROPATHIE *s. f. (angl. enteropathy).* Terme général pour désigner toute affection de l'intestin.

ENTÉROPEXIE *s. f. (angl. enteropexy).* Fixation chirurgicale de l'intestin à la paroi abdominale.

ENTÉROPLASTIE *s. f. (angl. enteroplasty).* Chirurgie de l'intestin visant à agrandir une sténose intestinale ou à réparer une perforation de l'intestin.

ENTÉRORRAGIE *s. f. (angl. enterorrhagia).* Évacuation par l'anus de sang rouge provenant de l'intestin.

ENTÉRORRAPHIE *s. f. (angl. enterorrhaphy).* Suture d'une plaie de l'intestin. ◇ **CIRCULAIRE** *(angl. circular anastomosis).* Suture entre deux extrémités d'anses intestinales préalablement sectionnées. SYN. *ANASTOMOSE TERMINOTERMINALE.* ◇ **LATÉROLATÉRALE** *(angl. side-to-side anastomosis).* Anastomose de deux anses intestinales sectionnées de façon longitudinale. SYN. *ANASTOMOSE ENTÉROLATÉRALE.* ◇ **TERMINOLATÉRALE** *(angl. end-to-side anastomosis).* Anastomose d'une anse sectionnée à son extrémité, à la paroi latérale d'une autre anse. SYN. *ANASTOMOSE TERMINOTERMINALE.* ◇ **TERMINOTERMINALE** ☞ *ENTÉRORRAPHIE CIRCULAIRE.*

ENTÉROSCOPIE *s. f. (angl. enteroscopy).* Endoscopie de l'intestin.

ENTÉROSTÉNOSE *s. f. (angl. enterostenosis).* Sténose intestinale.

ENTÉROSTOMIE *s. f. (angl. enterostomy).* Abouchement temporaire ou permanent de l'intestin à la paroi abdominale.

ENTÉROTOMIE *s. f. (angl. enterotomy).* Incision d'une anse intestinale.

ENTEROVIRUS Genre de virus isolés de l'appareil digestif des vertébrés. Ils entraînent très fréquemment des infections asymptomatiques, mais ils peuvent être responsables d'infections de l'appareil digestif, respiratoire et des méningites peu graves.

ENTHÉSITE *s. f. (angl. enthesitis).* Inflammation d'une enthèse (lien d'insertion sur l'os d'un tendon).

ENTHÉSOPATHIE *s. f. (angl. enthesopathy).* ☞ *ENTHÉSITE.*

ENTITÉ MORBIDE *(angl. morbid entity).* Ensemble de manifestations pathologiques caractérisées par leur constance et leur groupement, qui en font un tout individualisé.

ENTORSE *s. f. (angl. sprain).* Torsion ou élongation violente d'une articulation, sans luxation, qui peut entraîner la rupture d'un ligament ou de fibres musculaires voisines. Elle se caractérise par une douleur, une tuméfaction rapide et une incapacité aux mouvements.

ENTRECROISEMENT *s. m. (angl. intersection).* ☞ *DÉCUSSATION.* ◇ **MOTEUR** *s. m. (angl. motor decussation).* Entrecroisement des fibres nerveuses motrices dans les pyramides bulbaires.

ENTROPION *s. m. (angl. entropion).* Rétroversion du bord libre de la paupière vers le globe oculaire, par contraction musculaire (entropion spastique) ou par rétraction cicatricielle (à la suite de traumatismes ou de brûlures).

ÉNUCLÉATION *s. f.* Extirpation totale du globe oculaire.

ÉNURÉSIE *s. f. (angl. enuresis).* **1.** Miction involontaire, sans cause organique, le plus souvent pendant le sommeil, se produisant à un âge où le contrôle sphinctérien devrait fonctionner normalement. **2.** Mictions répétées au lit ou dans les vêtements, involontaires ou délibérées, chez un enfant âgé de plus de cinq ans, en l'absence d'une affection médicale ou d'une iatrogènie. ◇ **NOCTURNE** *s. f. (angl. nocturnal —).* Incontinence d'urine qui survient la nuit au cours du sommeil, chez l'enfant et l'adolescent.

ENVELOPPEMENT *s. m. (angl. pack).* Application sur une région malade d'un tissu ou d'un onguent médicamenteux afin d'éviter l'évaporation et de réaliser un véritable bain local.

ENVENIMATION *s. f. (angl. envenomization).* Pénétration d'un venin dans l'organisme.

ENZYME *s. f. ou m. (angl. enzyme).* Substance capable d'accélérer ou de provoquer certains processus chimiques en ne faisant l'objet d'aucune modification. Ce sont des complexes organiques qui catalysent les réactions biochimiques et qui se composent d'un groupement prosthétique ou coenzyme, possédant une spécificité fonctionnelle, et d'un groupe protéique ou apoenzyme, ayant une spécificité de substrat. SYN. *FERMENT, DIASTASE.* ◇ **DE CONVERSION** *(angl. converting —).* Enzyme d'origine hépatique qui transforme dans les poumons l'angiotensine I en angiotensine II et qui inactive la bradykinine. Les inhibiteurs de cette enzyme sont utilisés dans le traitement de l'hypertension artérielle, de l'insuffisance cardiaque et de certaines néphropathies. ◇ **DE RESTRICTION** *(angl. restriction —).* Endonucléase clivant spécifiquement les deux brins de l'ADN au niveau d'une séquence, habituellement palindromique, parfaitement définie. ◇ **GLUCOLYTIQUE** *(angl. glycolytic —).* Enzyme qui dégrade les monosaccharides. ◇ **LIPOLYTIQUE** *(angl. fat-splitting —).* Enzyme qui hydrolyse les lipides, en particulier les triglycérides. ◇ **MUCOLYTIQUE** *(angl. mucolytic —).* Enzyme qui catalyse la dépolymérisation des mucopolysaccharides. ◇ **PROTÉOLYTIQUE** *s. f. ou m. (angl. proteolytic —).* Enzyme qui transforme une protéine en peptone, comme la pepsine. ◇ **RÉDUCTRICE** *(angl. redox —).* ☞ *RÉDUCTASE.*

ENZYMOLOGIE *s. f. (angl. enzymology).* Traité ou étude des enzymes.

ENZYMOPATHIE *s. f. (angl. enzymopathy).* Terme générique désignant une maladie héréditaire, secondaire à l'altération qualitative ou quantitative d'une ou de plusieurs enzymes.

ÉOSINE *s. f. (angl. eosin).* Colorant acide utilisé comme désinfectant en dermatologie.

ÉOSINOCYTE *s. m. (angl. eosinocyte).* ☞ *ÉOSINOPHILE.*

ÉOSINOPÉNIE *s. f. (angl. eosinopenia).* Diminution du nombre normal des granulocytes ou polynucléaires éosinophiles dans le sang.

ÉOSINOPHILE **1.** *s. m.* Variété de leucocyte, polynucléaire ou granulocyte, contenant dans son protoplasme des granulations éosinophiles. **2.** *adj.* Qui se colore facilement par l'éosine.

ÉOSINOPHILIE *s. f.* **1.** Présence anormalement élevée de polynucléaires (ou granulocytes) éosinophiles dans le sang (> 500/mm^3) qui se rencontre dans de nombreux états pathologiques ou physiologiques :

parasitoses, allergies, cancers, hémopathies malignes, médicaments... **2.** Affinité d'une cellule pour les colorants à base d'éosine. ◇ **TROPICALE** *(angl. tropical —)*. Syndrome associant fièvre, altération de l'état général, toux et dyspnée, hyperéosinophilie considérable et à la radiographie une infiltration réticulonodulaire pulmonaire. Il est dû le plus souvent à une filariose à *Wucheria bancrofti*. SYN. *SYNDROME DE WEINGARTEN.*

ÉPANCHEMENT *s. m. (angl. effusion)*. Accumulation de liquide ou de gaz organique ou pathologique, soit dans une cavité réelle ou virtuelle, soit à l'intérieur des tissus. ◇ **SÉREUX** *s. m. (angl. serous —)*. Accumulation de sérosité d'origine traumatique.

ÉPAULE *s. f. (angl. shoulder)*. Région du corps comprise entre le cou et l'articulation scapulo-humérale incluse. ◇ **GELÉE** *(angl. frozen —)*. Blocage complet de l'articulation scapulo-humérale au cours de l'évolution d'une périarthrite scapulo-humérale.

ÉPAULE-MAIN (SYNDROME) *(angl. hand-shoulder syndrome)*. Douleur, tuméfaction et œdème de l'épaule et de la main homolatérales, suivis d'un enraidissement musculaire et de troubles vasomoteurs et trophiques avec importante décalcification osseuse. Il est notamment observé chez les sujets souffrant d'affections coronariennes, après traumatisme du membre supérieur ou thoracique ou avec certains médicaments. SYN. *RHUMATISME NEUROTROPHIQUE DU MEMBRE SUPÉRIEUR.*

ÉPENDYME *s. m. (NA. ependyma). (angl. ependyma)*. Membrane qui tapisse les ventricules cérébraux (épendyme ventriculaire) et le canal central de la moelle épinière (épendyme spinal).

ÉPENDYMITE *s. f. (angl. ependymitis)*. Inflammation de l'épendyme.

ÉPENDYMOME *s. m. (angl. ependymoma)*. Tumeur le plus souvent bénigne développée aux dépens des cellules épendymaires adultes. Tumeur histologiquement bénigne mais récidivante.

ÉPERON *s. m. (angl. spur)*. Structure anatomique en saillie dans une cavité qu'elle tend à diviser. ◇ **TRACHÉAL** *s. m. (angl. carina)*. Crête séparant au niveau de la bifurcation trachéale les orifices des bronches souches. SYN. *CARÈNE.*

ÉPHÉDRINE *s. f. (angl. ephedrine)*. Alcaloïde de diverses espèces du genre *Ephedra*, possèdant des propriétés similaires à celles de l'adrénaline. Elle est utilisée comme vasoconstricteur nasal.

ÉPHÉLIDE *s. f. (angl. ephelis ; freckle)*. Tache cutanée lenticulaire, plane, lisse, non squameuse, de teinte jaune pâle ou brunâtre, apparaissant dans l'enfance ou l'adolescence. SYN. *TACHES DE ROUSSEUR.*

ÉPICANTHUS *s. m. (angl. epicanthus)*. Anomalie congénitale constituant un repli cutané recouvrant l'angle interne de l'œil et la caroncule lacrymale. Il est caractéristique de la population asiatique.

ÉPICARDE *s. m. (NA. epicardium). (angl. epicardium)*. Feuillet ou lame viscérale du péricarde en contact avec le cœur.

ÉPICONDYLAIRE *adj. (angl. epicondylar)*. Qui se rapporte à l'épicondyle.

ÉPICONDYLALGIE *s. f. (angl. epicondylalgia)*. Douleur localisée au niveau des insertions musculaires sur l'épicondyle.

ÉPICONDYLE *s. m. (NA. epicondylus). (angl. epicondyle)*. Saillie osseuse au dessus d'un condyle, en particulier celles existant aux extrémités inférieures de l'humérus et du fémur. ◇ **LATÉRAL DU FÉMUR** *(NA. — lateralis femoris). (angl. lateral — of femur)*. Saillie de la face externe du condyle externe du fémur, sur laquelle s'insèrent le muscle jumeau externe et le ligament latéral externe du genou. ◇ **MÉDIAL DE L'HUMÉRUS** *(NA. — medialis humeri). (angl. medial — of humerus)*. Éminence située sur la partie inférieure et interne de l'humérus au-dessus de la trochlée, sur laquelle se fixe le tendon commun des muscles fléchisseurs radiaux du carpe. SYN. *ÉPITROCHLÉE.* ◇ **MÉDIAL DU FÉMUR** *(NA. — medialis ossis femoris). (angl. medial — of femur)*. Saillie de la face interne du condyle interne du fémur, sur laquelle s'insère le ligament latéral interne du genou.

ÉPICONDYLITE s. f. *(angl. epicondylitis tennis elbow)*. Périostite épicondylienne.

ÉPICRITIQUE *adj. (angl. epicritic)*. Qui est apte à percevoir les stimulations sensitives tactiles ou thermiques les plus subtiles.

ÉPICUTANÉ *adj. (angl. epicutaneous)*. Qui se trouve ou qui se fait sur la peau.

ÉPIDÉMICITÉ s. f. *(angl. epidemicity)*. Caractère épidémique d'une affection.

ÉPIDÉMIE s. f. *(angl. epidemic)*. Maladie accidentelle transitoire, généralement infectieuse, qui frappe en même temps un grand nombre de personnes dans le même pays ou la même région.

ÉPIDÉMIOLOGIE s. f. **1.** Étude des maladies épidémiques. **2.** Études des facteurs intrinsèques et extrinsèques déterminant les maladies et leur évolution.

ÉPIDÉMIOLOGISTE s. m. *(angl. epidemiologist)*. Spécialiste en épidémiologie.

ÉPIDERME s. m. *(NA. epidermis). (angl. epiderm)*. Couche extérieure de la peau, non vasculaire, située sur le derme et formée par cinq couches.

ÉPIDERMIQUE *adj. (angl. epidermal)*. Qui se rapporte à l'épiderme, qui provient de l'épiderme.

ÉPIDERMISATION s. f. *(angl. epidermization)*. Processus de réparation de l'épiderme.

ÉPIDIDYMAIRE *adj. (angl. epididymal)*. Qui se rapporte à l'épididyme.

ÉPIDIDYME s. m. *(NA. epididymis). (angl. epididymis)*. Petit corps oblong, grisâtre, par où passent les spermatozoïdes, situé et fixé sur la partie supérieure du testicule, formé par la réunion et le pelotonnement des vaisseaux séminifères. Il est composé d'une tête, d'un corps et d'une queue. La queue se poursuit par le conduit déférent.

ÉPIDIDYMECTOMIE s. f. *(angl. epididymectomy)*. Ablation chirurgicale de l'épididyme.

ÉPIDIDYMITE s. f. *(angl. epididymitis)*. Inflammation de l'épididyme.

ÉPIDURAL *adj. (angl. epidural)*. Qui se situe ou s'effectue à l'extérieur de la dure-mère ; extradural.

ÉPIDURITE s. f. *(angl. external pachymeningitis)*. Inflammation des tissus en contact direct avec la face externe de la dure-mère, en avant du canal rachidien.

ÉPIDUROGRAPHIE s. f. *(angl. epidurography)*. Radiographie après injection d'un milieu de contraste liquide ou gazeux dans l'espace épidural. Devenue obsolète grâce aux techniques modernes d'imagerie.

ÉPIGASTRALGIE s. f. *(angl. epigastralgia)*. Douleur localisée à l'épigastre.

ÉPIGASTRE s. m. *(NA. epigastrium). (angl. epigastrium)*. Région supérieure et moyenne de l'abdomen, située entre les deux hypocondres et qui va du processus xiphoïde jusqu'à deux doigts au-dessus de l'ombilic. SYN. *RÉGION ÉPIGASTRIQUE.*

ÉPIGLOTTE s. f. *(NA. epiglottis). (angl. epiglottis)*. Lame fibrocartilagineuse, mince, souple, située au-dessus de l'orifice supérieur du larynx, et qui le ferme au moment de la déglutition.

ÉPIGLOTTITE s. f. *(angl. epiglotititis)*. Inflammation de l'épiglotte (forme particulière de laryngite) responsable d'une orthopnée, d'une dyspnée laryngée et d'une dysphagie. C'est une urgence diagnostique et thérapeutique.

ÉPILATION s. f. *(angl. depilation)*. Arrachement des poils à la pince, ou enlèvement des poils à l'aide d'une substance chimique, par électrocoagulation, par radiothérapie ou par électrolyse négative.

ÉPILATOIRE *adj. (angl. depilatory)*. Qui peut enlever ou détruire les poils.

ÉPILEPSIE s. f. *(angl. epilepsy)*. Affection chronique, aux causes multiples, caractérisée par des crises récurrentes dues à des décharges excessives des neurones cérébraux associée éventuellement à diverses manifestations cliniques ou paracliniques. Une crise épileptique isolée ou celles qui surviennent durant une maladie aiguë ne constituent pas une épilepsie. À l'électroencéphalogramme, « pointes-ondes » à début et fin brusques de répartition variables. ◇ **AKINÉTIQUE** *(angl. akinetic —)*. ☞ *ÉPILEPSIE ATONIQUE.* ◇ **ALCOOLIQUE** *(angl. alcoholic —)*. Crises, habituellement généralisées et de type tonicoclonique, survenant chez certains alcooliques chroniques lors de l'ingestion excessive d'alcool. ◇ **ATONIQUE** *(angl. atonic —).* Crise d'épilepsie généralisée avec atonie brutale provoquant la chute. ◇ **BRAVAIS-JACKSONIENNE** *(angl. Bravais-Jacksonian —).* ☞ *ÉPILEPSIE JACKSONIENNE.* ◇ **CATAMÉNIALE** *(angl. menstrual —).* Type d'épilepsie dont les crises surviennent principalement ou exclusivement pendant la menstruation ou au cours des jours qui la précèdent. ◇ **CENTRENCÉPHALIQUE** *(angl. centerencephalic —).* Crise de niveau supérieur. Type d'épilepsie généralisée débutant dans la partie supérieure du tronc cérébral. ◇ **CORTICALE** *(angl. cortical —).* Épilepsie partielle dont les crises résultent de la décharge d'un foyer situé dans l'écorce cérébrale. ◇ **ESSENTIELLE** *(angl. essential —).* Épilepsie de cause inconnue, faisant partie des épilepsies généralisées primaires. ◇ **FAMILIALE OU HÉRÉDITAIRE** *(angl. familial —).* Épilepsie qui s'observe chez différents membres d'une même famille et qui résulte d'une prédisposition constitutionnelle et génétique. ◇ **FÉBRILE** *(angl. fever related —).* Épilepsie de l'enfant, dont les crises sont régulièrement provoquées par des épisodes fébriles. ◇ **FOCALE** *(angl. localized —).* Crises épileptiques partielles avec symptomatologie élémentaire ou complexe, éventuellement suivies d'une crise généralisée. Les signes neurologiques intercritiques sont relativement fréquents faisant rechercher une étiologie lésionnelle, bien qu'un certain nombre n'ait pas d'étiologie précise. ◇ **GÉNÉRALISÉE** *(angl. generalized —).* Forme d'épilepsie caractérisée par une crise généralisée d'emblée, quelle que soit sa symptomatologie ou son étiologie. ◇ **GÉNÉRALISÉE PRIMAIRE** *(angl. idiopathic generalized —).* Crises généralisées d'emblée (crises tonicocloniques, absences typiques ou myoclonies massives bilatérales) sans signes neurologiques ou psychiques de lésion cérébrale entre les crises. Apparaît fréquemment chez l'enfant ou l'adolescent sans étiologie précise. ◇ **GÉNÉRALISÉE SECONDAIRE** *(angl. acquired generalized —).* Forme caractérisée par des crises d'emblée généralisées à type de crises toniques ou atoniques, d'absences typiques et parfois tonicocloniques ou myocloniques massives bilatérales secondaires à des lésions cérébrales. ◇ **GIRATOIRE** ☞ *ÉPILEPSIE VERSIVE.* ◇ **INFANTILE** *(angl. infantile —).* Épilepsie dont les crises se produisent chez le nouveau-né ou le nourrisson jusqu'à l'âge de 3 ans environ. Elle est fréquente du fait de la prédisposition épileptique naturelle, qui est maximale jusqu'à cet âge et qui s'atténue ensuite rapidement. ◇ **JACKSONIENNE** *(angl. jacksonian —).* Épilepsie caractérisée par des crises somatomotrices, c'est-à-dire des crises convulsives toniques ou cloniques débutant au niveau d'une région du corps et qui se propagent à une zone contiguë en suivant l'ordre de leur représentation sur le cortex cérébral. La généralisation avec perte de connaissance secondaire peut survenir. ◇ **MÉTABOLIQUE** *(angl. metabolic —).* Épilepsie secondaire à un trouble métabolique (hypocalcémie, hypoglycémie, hypernatrémie, etc.). ◇ **MORPHÉIQUE** *(angl. nocturnal —).* Forme d'épilepsie dont les crises surviennent exclusivement durant le sommeil. ◇ **ORGANIQUE** *(angl. organic —).* Épilepsie symptomatique dont les crises résultent d'une lésion cérébrale. ◇ **PARTIELLE** ☞ *ÉPILEPSIE FOCALE.* ◇ **PARTIELLE CONTINUE** *(angl. epileptia partialis continua).* ☞ *KOJEWNIKOW (ÉPILEPSIE PARTIELLE DE).* ◇ **POST-TRAUMATIQUE** *(angl. post traumatic —).* Épilepsie organique secondaire aux lésions cérébrales causées par un traumatisme crânien. ◇ **RÉFLEXE** *(angl. reflex —).* Forme d'épilepsie où les crises sont provoquées par des stimulations sensorielles. ◇ **SYMPTOMATIQUE** *(angl. symptomatic —).* Épilepsie dont les crises représentent les symptômes résultant d'une affection identifiée. ◇ **TEMPORALE** *(angl. temporal lobe —).* Type d'épilepsie dans laquelle le foyer épileptogène se localise en partie ou en totalité au niveau du lobe temporal. ◇ **VERSIVE** *(angl. rotatory —).* Forme d'épilepsie partielle avec déplacement des yeux, de la tête et éventuellement du tronc.

ÉPILEPTIFORME *adj. (angl. epileptiform).* Qui ressemble à l'épilepsie.

ÉPILEPTIQUE **1.** *adj.* Qui se rapporte à l'épilepsie. **2.** *s. m. ou f.* Personne atteinte d'épilepsie.

ÉPILEPTOGÈNE *adj. (angl. epileptogenous).* Qui provoque une épilepsie. Se dit des foyers d'irritation à l'origine des crises.

ÉPILEPTOÏDE *adj. (angl. epileptoid).* Qui rappelle l'épilepsie.

ÉPINE *s. f. (NA. spina). (angl. spine).* Partie ou organe en forme d'épine, en particulier processus osseux plus ou moins long et fin. ◇ **DE CAJAL** Pointes des prolongements protoplasmiques des cellules nerveuses, qui auraient pour effet d'établir des contacts plus ou moins étendus entre ces prolongements et les arborisations terminales des axones qu'elles entourent. ◇ **DE L'HÉLIX** *(NA. — helices). (angl. — of helix).* Prolongement de l'hélix de l'oreille. ◇ **DE L'OMOPLATE** ☞ *ÉPINE SCAPULAIRE.* ◇ **DORSALE** ☞ *COLONNE VERTÉBRALE.* ◇ **DU SPHÉNOÏDE** *(NA. — ossis sphenoidalis). (angl. — of sphenoid bone).* Processus épineux du sphénoïde. ◇ **DU TIBIA** *(NA. — tibiae). (angl. tibial —).* Tubercule intercondylien de la tête du tibia. ◇ **ILIAQUE** *(angl. iliac —).* Chacune des extrémités des crêtes iliaques (épines iliaques supérieures, antérieure et postérieure), ainsi que deux autres saillies semblables, séparées chacune des autres par une échancrure (épines iliaques inférieures, antérieure et postérieure). ◇ **ISCHIATIQUE** *(NA. — ischiadica). (angl. — of ischium).* Épine située entre les deux échancrures ischiatiques (la grande et la petite). ◇ **JUGULAIRE DU TEMPORAL** *(NA. processus jugularis ossis temporalis). (angl. intrajugular process of temporal bone).* Processus intrajugulaire situé sur le bord du rocher, qui divise le trou jugulaire. ◇ **MENTONNIÈRE** *(NA. — mentalis). (angl. mental spine).* Chacune des quatre petites saillies osseuses visibles sur la partie médiane de la face postérieure du corps de la mandibule. ◇ **NASALE** *(NA. — nasalis). (angl. nasal —).* Chacun des processus supérieur, inférieur antérieur et inférieur postérieur, situés autour des fosses nasales. ◇ **NEURALE** *(NA. processus spinosus vertebrarum). (angl. neural —).* Processus épineux des vertèbres. ◇ **PALATINE** *(NA. — palatine). (angl. palatine —).* Un des bords de la face inférieure du processus palatin du maxillaire. ◇ **SCAPULAIRE** *(NA. — scapulae). (angl. — of scapula).* Saillie triangulaire horizontale de la face postérieure de la scapula qui sépare et forme les fosses supra et infra-épineuses. ◇ **SUPRA-MÉATIQUE** *(NA. — suprameatica). (angl. suprameatal —).* Processus pointu du temporal, au-dessus et en arrière du méat acoustique. ◇ **TROCHLÉAIRE** *(NA. — trochlearis). (angl. trochlear —).* Saillie sur la face orbitaire de l'os frontal, permettant l'insertion de la trochlée du muscle oblique supérieur.

ÉPINÉPHRINE *s. f. (angl. epinephrine).* ☞ *ADRÉNALINE.*

ÉPINÈVRE *s. m. (NA. epineurium). (angl. epineurium).* Gaine ou revêtement d'un tronc nerveux. SYN. *PÉRINÈVRE.*

ÉPIPHÉNOMÈNE *s. m. (angl. epiphenomenon).* Symptôme accessoire ou accidentel dans l'évolution d'une maladie.

ÉPIPHORA *s. m. (angl. epiphora).* Écoulement anormalement abondant de larmes par excès de sécrétion ou par obstruction partielle des voies d'excrétion. SYN. *LARMOIEMENT.*

ÉPIPHYSAIRE *adj.* **1.** *(angl. epiphysial).* Qui se rapporte à une épiphyse osseuse. **2.** *(angl. pineal).* Qui se rapporte à la glande pinéale.

ÉPIPHYSE *s. f. (NA. epiphysis). (angl. epiphysis).* Extrémité d'un os long. ◇ **CÉRÉBRALE** *s. f.* ☞ *CORPS PINÉAL.*

ÉPIPHYSITE *s. f. (angl. epiphysitis).* Inflammation d'une épiphyse ou du cartilage qui la sépare de l'os principal. ◇ **VERTÉBRALE DOULOUREUSE DE L'ADOLESCENCE** *(angl. Scheuermann's disease).* Affection du rachis touchant les adolescents due à un applatissement des corps vertébraux avec déformation en coin des vertèbres. SYN. *MALADIE DE SCHEUERMANN.*

ÉPIPLOCÈLE *s. f. (angl. epiplocele).* Hernie de l'omentum.

ÉPIPLOÏTE *s. f. (angl. epiploitis).* Inflammation de l'omentum.

ÉPIPLOON *s. m. (angl. omentum).* ☞ *OMENTUM.* ◇ **ACCESSOIRE** *(angl. appendices epiploicae).* Chacun des appendices graisseux recouverts d'omentum inséré sur le côlon. ☞ *APPENDICE OMENTAL.* ◇ **GASTROCO-**

LIQUE *(angl. greater—).* ☞ *OMENTUM (GRAND).* ◇ **GASTROHÉPATIQUE** *(angl. gastrohepatic omentum).* ☞ *OMENTUM (PETIT).* ◇ **(GRAND)** *(angl. greater—).* ☞ *OMENTUM (GRAND).* ◇ **(PETIT)** *(angl. lesser—).* ☞ *OMENTUM (PETIT).*

ÉPIPLOOPEXIE *s. f.* ☞ *OMENTOPEXIE.*

ÉPIPLOOPLASTIE *s. f.* ☞ *OMENTOPLASTIE.*

ÉPIPLORRAPHIE *s. f. (angl. epiplorraphy).* ☞ *OMENTORRAPHIE.*

ÉPISCLÉRITE *s. f. (angl. episclerotitis).* Inflammation du tissu conjonctif situé entre la sclérotique et la conjonctive ; elle s'observe dans de nombreuses maladies systémiques (polyarthrite rhumatoïde).

ÉPISIOTOMIE *s. f. (angl. episiotomy).* Incision chirurgicale du périnée, le plus souvent oblique, en partant de la commissure postérieure de la vulve afin d'éviter une déchirure grave du périnée au cours de l'accouchement et de faciliter la sortie du fœtus.

ÉPISPADIAS *s. m. (angl. epispadias).* Anomalie congénitale de l'urètre qui s'ouvre sur la face dorsale du pénis. Le méat urétral peut s'ouvrir sur la face dorsale du gland (épispadias balanique) ou du corps de la verge (épispadias pénien). ◇ **FÉMININ** *(angl. clitoric—).* Fissure congénitale de la paroi supérieure de l'urètre chez la femme.

ÉPISTAXIS *s. f. (angl. epistaxis).* Hémorragie en provenance des fosses nasales et/ou du rhinopharynx. Elle est antérieure lorsqu'elle est extériorisée par les narines et postérieure lorsqu'elle est extériorisée par la cavité buccale. Une épistaxis postérieure peut être déglutie et mimer une hématémèse ou inhalée et mimer une hémoptysie.

ÉPISTÉMOLOGIE *s. f. (angl. epistemology).* Étude critique du fondement, des méthodes et des résultats des sciences.

ÉPISTOME *s. m.* Tumeur développée aux dépens des glandes bronchiques à malignité variable.

ÉPITHALAMUS *s. m. (NA. epithalamus). (angl. epithalamus).* Partie du thalamencéphale qui comprend la commissure postérieure et la glande pinéale et son pédicule.

ÉPITHÉLIITE *s. f. (angl. epitheliitis).* Atteinte inflammatoire de l'épithélium.

ÉPITHÉLIOÏDE *adj. (angl. epithelioid).* Qui ressemble à un épithélium ou qui en a les structures anatomiques.

ÉPITHÉLIOMA ◇ **DENDRITIQUE** *s. m. (angl. dendritic—).* Tumeur bénigne, intragalactophorique du sein.

ÉPITHÉLISATION *s. f. (angl. epithelialization).* Transformation en épithélium ou recouvrement d'une zone dénudée par un épithélium.

ÉPITHÉLIUM *s. m. (angl. epithelium).* Tissu de revêtement de toutes les surfaces externes et internes du corps, constitué de cellules de forme et de disposition variables, sans substance intercellulaire ni vaisseaux. ◇ **CILIÉ** *(angl. ciliated—).* Épithélium dont les cellules possèdent des cils vibratiles à leurs extrémités libres. ◇ **CUBIQUE** *(angl. cuboidal—).* Épithélium dont les cellules ont une forme cubique. ◇ **CYLINDRIQUE** *(angl. cylindrical—).* Épithélium d'une muqueuse formé par des cellules cylindriques, disposées en une assise unique. ◇ **GERMINATIF** *(angl. germinal—).* Portion de l'épithélium de la cavité cœlomique sur la face interne du corps de Wolff, qui donne naissance au testicule et à l'ovaire. ◇ **GLANDULAIRE** *(angl. glandular—).* Épithélium qui recouvre les acini des glandes, formé par des cellules sécrétrices. ◇ **LAMINAIRE** *(angl. laminated—).* ☞ *ÉPITHÉLIUM PAVIMENTEUX STRATIFIÉ.* ◇ **MÉSENCHYMATEUX** *(angl. mesenchymal—).* Couche simple de cellules squameuses qui tapisse les espaces subdural, subarachnoïdien et périlymphatique et les chambres de l'œil. ◇ **PAVIMENTEUX SIMPLE** *(angl. pavement—).* Épithélium formé d'une couche simple de cellules aplaties ; endothélium. ◇ **PAVIMENTEUX STRATIFIÉ** Épithélium composé de différentes couches de cellules, dont les plus superficielles sont aplaties et les plus profondes globuleuses, comme l'épiderme. ◇ **PYRAMIDAL** *(angl. pyramidal—).* ☞ *ÉPITHÉLIUM CYLINDRIQUE.* ◇ **SOUS-CAPSULAIRE** *(angl. subcapsular—).* Épithélium simple de la face postérieure de la capsule antérieure du cristallin. ◇ **SQUAMEUX** *(angl. squamous —)*. ☞ *ÉPITHÉLIUM PAVIMENTEUX STRATIFIÉ.*

ÉPITOPE *s. m. (angl. epitope)*. ☞ *SITE ANTIGÉNIQUE.*

ÉPITROCHLÉE *s. f.* ☞ *ÉPICONDYLE MÉDIAL DE L'HUMÉRUS.*

ÉPIZOOTIE *s. f.* Maladie contagieuse qui affecte un grand nombre d'animaux à la fois.

ÉPONYME *s. m. (angl. eponym)*. Terme comportant le nom d'une personne. EX. *maladie de Basedow, anémie de Biermer.*

ÉPREINTES *s. f. (angl. tenesmus)*. Douleurs abdominales accompagnées d'une envie d'aller à la selle.

ÉPREUVE *s. f. (angl. test assay)*. Tout moyen (manipulation, manœuvre, réaction, analyse de laboratoire, etc.) destiné à rechercher, mettre en évidence ou évaluer une propriété, un caractère, une fonction normale ou anormale d'un organisme ou d'une de ses parties. De nombreuses épreuves sont souvent désignées sous les noms de : méthode, procédé, réaction, test. ◇ **BRAS-POUMON OU BRAS-LANGUE** *(angl. arm-lung or arm-tongue test)*. Mesure du délai entre l'injection dans une veine d'une solution éthérée ou glucosée, et sa perception dans l'haleine ou par la langue. ◇ **CALORIQUE** *(angl. caloric test)*. Provocation du nystagmus vestibulaire par l'injection d'eau ou d'air chaud puis froid dans le méat acoustique externe, lors d'une vestibulonystagmographie (VNG). ◇ **D'EFFORT** *(angl. exercise test)*. Test utilisé en cas de suspicion d'insuffisance coronaire. Un effort mesurable (sur tapis roulant ou bicyclette ergométrique) peut faire apparaître à l'électrocardiogramme une ischémie passagère. ◇ **DE JEÛNE** *(angl. fast test)*. Épreuve de sensibilisation par le jeûne d'une hypersécrétion insulinique lorsqu'on explore une hypoglycémie. ◇ **DOIGT-NEZ** *(angl. finger to nose test)*. Épreuve clinique étudiant la coordination motrice. On demande au patient, tout en maintenant les yeux fermés, de placer rapidement son index à la pointe du nez. ◇ **FONCTIONNELLE HÉPATIQUE** *(angl. liver function test)*. Ensemble de dosages explorant le fonctionnement hépatique. ◇ **FONCTIONNELLE RESPIRATOIRE** *(angl. lung function test)*. ☞ *SPIROMÉTRIE.* ◇ **TALON-GENOU** *(angl. heel-knee test)*. Épreuve clinique utilisée pour mettre en évidence une ataxie des membres inférieurs. Elle se réalise en demandant au patient en décubitus dorsal, avec les yeux fermés, de toucher avec le talon le genou controlatéral. ◇ **THÉRAPEUTIQUE** *(angl. diagnosis ex juvantibus)*. Administration d'un traitement spécifique en cas de suspicion de maladie curable par ce moyen.

ÉPROUVETTE *s. f. (angl. test tube)*. Tube de verre fermé à une extrémité, avec ou sans graduation, d'utilisation courante dans les laboratoires.

EPSTEIN-BARR (VIRUS D') *(angl. Epstein-Barr virus)*. Virus de la famille des *Herpesviridae*, responsable de la mononucléose infectieuse. Il est également associé au lymphome de Burkitt africain, à certains lymphomes de Hodgkin, des lymphoproliférations et au carcinome du nasopharynx.

ÉPULIS *s. m. (angl. epulis)*. Tumeur de la gencive, notamment tumeur fibromateuse du périoste maxillaire. SYN. *GINGIVOME.*

ÉPURATION *s. f. (angl. purification)*. Purification par entraînement des impuretés. ◇ **EXTRARÉNALE** *(angl. hemodyalisis)*. ☞ *HÉMODIALYSE.*

ÉQUILIBRE *s. m. (angl. equilibrium)*. État d'un corps qui, soumis à l'action de diverses forces, reste au repos. ◇ **ACIDO-BASIQUE** *(angl. acid-base —)*. Proportion normale entre les éléments acides et basiques des liquides organiques ; concentration ionique constante dans le plasma, dans des conditions normales (pH 7,4). ◇ **BIOLOGIQUE** *(angl. biological —)*. État dans lequel le niveau de population de différentes espèces ne subit que de faibles fluctuations d'amplitude du fait de l'interdépendance de ces espèces et des actions réciproques qu'elles exercent les unes sur les autres. ◇ **DE MEMBRANE** *(angl. Donnan's —)*. ☞ *DONNAN (ÉQUILIBRE DE).* ◇ **DYNAMIQUE** *(angl. dynamic —)*. Équilibre apparent, dans lequel les constituants évoluent, mais où ces évolutions se compensent. Un équilibre chimique est un équilibre dynamique. ◇ **RADIOACTIF** *(angl. radioactive —)*. Relation entre une substance radioactive et le corps dont elle est issue, telle qu'à tout moment la proportion de sa désintégration est identique à la proportion au moment de sa formation.

ÉQUIN *adj. (angl. equine)*. Qui appartient ou qui ressemble au cheval. ☞ *PIED ÉQUIN.*

ÉQUINISME *s. m. (angl. equinus)*. Pied équin, c'est-à-dire en hyperextension maximale rappelant la position du sabot d'un cheval.

ÉQUIVALENT *adj. (angl. equivalent)*. Qui a la même valeur. ◇ **CHIMIQUE** *(angl. gram-equivalent chemical —)*. ☞ *ÉQUIVALENT-GRAMME.* ◇ **ÉPILEPTIQUE** *(angl. psychic —)*. Trouble psychique ou physique paroxystique différent d'une crise épileptique, mais ayant la même signification. ◇ **TOXIQUE** *(angl. toxic —)*. Quantité minimale de venin capable de tuer, par injection intraveineuse, un animal de 1 kg.

ÉQUIVALENT-GRAMME *s. m. (angl. gram-equivalent)*. Unité chimique de masse égale au nombre de grammes que représente le poids moléculaire d'une substance divisé par sa valence. Abréviation : Eq.

ÉRADICATION *s. f. (angl. eradication)*. Suppression d'une maladie endémique ou d'une espèce animale vecteur d'une maladie.

ÉRECTEUR *adj. (angl. erector)*. Nom de muscles, centres ou nerfs qui provoquent l'érection ou la maintiennent.

ÉRECTILE *adj. (angl. erectile)*. Qui a la propriété de se mettre en érection.

ÉRECTION *s. f. (angl. erection)*. Augmentation de volume, turgescence et rigidité du pénis ou du clitoris résultant de l'afflux de sang vers les corps caverneux de ces organes.

ÉREPSINE *s. f. (angl. erepsin)*. Peptidase de la muqueuse intestinale correspondant à plusieurs enzymes, responsable de l'hydrolyse des polypeptides et des oligopeptides en acides aminés.

ÉRÉTHISME *s. m. (angl. erethism)*. État d'excitabilité anormale d'un organe ; se dit surtout de l'appareil cardiovasculaire.

ÉREUTOPHOBIE *s. f. (angl. ereutophobia)*. Peur morbide de rougir, accompagnée d'une rougeur réelle.

ERGOCALCIFÉROL *s. m. (angl. calciferol)*. ☞ *VITAMINE D.*

ERGOCRISTINE *s. f. (angl. ergocristine)*. Principe actif de l'ergot de seigle.

ERGOMÈTRE *s. m. (angl. ergometer)*. Appareil pour la mesure du travail musculaire.

ERGONOMIE *s. f. (angl. ergonometry)*. Science qui étudie l'économie du rendement humain.

ERGOSTÉROL *s. m. (angl. ergosterol)*. Stérol isolé de l'ergot de seigle, d'où son nom, mais qui existe aussi dans divers tissus animaux et végétaux. Cette substance, exposée aux rayons ultraviolets, appelée ergostérol irradié, se transforme successivement en une série d'isomères, dont l'un est la vitamine D_2 ou facteur antirachitique.

ERGOT DE SEIGLE *(angl. ergot ; spured rye)*. Champignon parasite *(Claviceps purpurea)* qui se développe sur les épis de seigle. Contient de nombreux alcaloïdes aux propriétés stimulantes du muscle lisse et de l'utérus. L'extrait brut d'ergot de seigle s'appelle ergotine.

ERGOTAMINE *s. f. (angl. ergotamine)*. Alcaloïde de l'ergot de seigle, doté de propriétés antimigraineuses.

ERGOTHÉRAPIE *s. f. (angl. ergotherapy occupational therapy)*. Méthode thérapeutique employée dans diverses affections somatiques et psychiques et utilisant le travail physique ou manuel à des fins de rééducation et de réadaptation.

ERGOTISME *s. m. (angl. ergotism)*. Intoxication, aiguë ou chronique, par l'ergot de seigle ou les médicaments qui en dérivent. ◇ **CHRONIQUE** *(angl. chronic —)*. Intoxication produite par l'usage habituel de pain de seigle contaminé par l'ergot de seigle, dont on distingue deux formes : convulsive (feu de Saint-Antoine), caractérisée principalement par des manifestations neurologiques (vertiges, fourmillements et convulsions tétaniformes), et gangréneuse, dans laquelle les signes précédents sont suivis d'une gangrène sèche et symétrique des extrémités.

ÉROGÈNE *adj. (angl. erogenous).* Qui produit des sensations érotiques. S'applique à certaines zones cutanées ou muqueuses dont la stimulation produit ces sensations.

ÉROSION *s. f. (angl. erosion).* Destruction ou ulcération lente et progressive d'un tissu secondaire à une friction, une compression ou à l'action d'une substance corrosive. ◇ **DENTAIRE** *(angl. dental abrasion).* Usure progressive de l'épithélium dentaire, due non à la mastication, mais à un processus chimique. ◇ **HÉMORRAGIQUE (DE L'ESTOMAC)** *(angl. gastric hemorragic erosion).* Perte de substance superficielle, le plus souvent multiple, de la muqueuse gastrique, avec des saignements minimes.

ÉROTISME *s. m.* Exaltation de l'instinct et des désirs sexuels.

ÉROTOMANIE *s. f. (angl. erotomania).* Terme de Clérambault qui fait partie des délires chroniques paranoïaques passionnels et désigne un délire interprétatif dans lequel le sujet croit être aimé et qui évolue par les différents stades d'espoir, de dépit puis de rancune.

ERRATIQUE *adj. (angl. erratic).* Qui se déplace. Qui est irrégulier. Se dit d'une maladie ou d'un symptôme de siège inconstant ou d'évolution irrégulière.

ÉRUBESCENCE *s. f. (angl. erubescence).* Rougeur de la peau.

ÉRUCTATION *s. f. (angl. belching).* Émission bruyante, par la bouche, de gaz provenant de l'estomac.

ÉRUPTION *s. f. (angl. eruption).* Apparition d'une lésion cutanée : macule, papule, pustule, etc. ◇ **DENTAIRE** *(angl. teething).* Phénomène au cours duquel les dents affleurent la gencive.

ÉRYSIPÈLE *s. m. (angl. erysipelas).* Maladie infectieuse aiguë streptococcique de la peau, fébrile et éruptive, caractérisée par des symptômes généraux et l'existence d'une ou de plusieurs plaques rouges, douloureuses, avec œdème ou infiltration des tissus sous-jacents, limitées par un rebord bien visible à la vue et au toucher. ◇ **CHIRURGICAL OU TRAUMATIQUE** *(angl. surgical or traumatic —).* Érysipèle consécutif à un traumatisme ou à une opération chirurgicale avec une porte d'entrée évidente. ◇ **DE LA CÔTE** *(angl. coast —).* Affection observée au Guatemala et caractérisée par la formation de petits nodules fibreux sur la face et le cuir chevelu causés par la filaire *Onchocerca volvulus*. ◇ **ERRATIQUE** *(angl. erratic —).* Érysipèle où les plaques se developpent en divers points des téguments sans relation de contiguïté. ◇ **GANGRENEUX** *(angl. gangrenous —).* Forme grave d'érysipèle localisée aux organes génitaux, sous forme d'œdème et de plaques gangreneuses. ◇ **RÉCURRENT** *(angl. recurrent —).* Érysipèle ayant tendance à récidiver. ◇ **SERPIGINEUX** *(angl. serpiginous —).* Placard érysipélateux à bords déchiquetés. ◇ **VERRUQUEUX** *s. m. (angl. warty —).* Érysipèle à lésions surélevées, d'aspect verruqueux. ◇ **VÉSICULEUX** *(angl. vesiculous —).* Érysipèle compliqué de lésions vésiculeuses et bulleuses.

ÉRYSIPÉLOÏDE *s. f. (angl. erysipeloid).* Dermatite infectieuse (causée par *Erysipelothrix rhusiopathiae*) qui ressemble à l'érysipèle, mais sans fièvre. Elle débute par une lésion cutanée des doigts ou de la face dorsale de la main et on l'observe presque toujours chez les personnes qui ont manipulé de la viande infectée. Des formes septicémiques, avec parfois des endocardites, sont possibles. SYN. *ROUGET DU PORC.*

ÉRYTHÉMATEUX *adj. (angl. erythematous).* Qui présente les caractères d'un érythème.

ÉRYTHRASMA *s. m. (angl. erythrasma).* Dermatose localisée au niveau des plis cutanés (aisselle, plis inguino-scrotaux, sous-mammaires) provoquée par une bactérie (*Corynebacterium minutissimum*).

ÉRYTHRÉMIE *s. f. (angl. erythremia).* ☞ *POLYGLOBULIE.*

ÉRYTHROBLASTE *s. m. (angl. erythroblast).* Cellule nucléée médullaire précurseur de la lignée érythrocytaire. Normalement rencontrée dans la moelle osseuse, sa présence dans le sang est rare et indique une hyperproduction médullaire ou l'existence de foyers hématopoïétiques extramédullaires actifs (érythroblastose fœtale, hémolyse brutale, myélofibrose...). SYN. *ÉRYTHROCYTE NUCLÉÉ, HÉMATIE NUCLÉÉE, PROÉRYTHROCYTE, PRONORMOBLASTE.*

ÉRYTHROBLASTOSE *s. f. (angl. erythroblastosis).* Production excessive d'érythroblastes ou présence d'érythroblastes dans le sang. Ce phénomène est observé dans différentes pathologies comme l'anasarque fœtoplacentaire, la myélofibrose... ◇ **FŒTALE** *(angl. —fetalis).* Syndrome hémolytique congénital des nouveau-nés qui se produit lorsque la mère est Rh négatif et fabrique des anticorps contre son fœtus Rh positif. ☞ *ICTÈRE NUCLÉAIRE DU NOUVEAU-NÉ.*

ÉRYTHROCYANOSE *s. f. (angl. erythrocyanosis).* Cyanose cutanée avec des taches rouges et bleues. ◇ **SUSMALLÉOLAIRE** Cyanose symétrique du bas des jambes apparaissant chez certaines jeunes femmes, après la puberté, avec infiltration pseudo-œdémateuse des tissus accompagnée d'une kératose rouge-violacée des follicules pileux et aggravée par le froid.

ÉRYTHROCYTAIRE *adj. (angl. erythrocytic).* Qui concerne les érythrocytes.

ÉRYTHROCYTE *s. m. (angl. erythrocyte ; red blood cell).* Cellule anucléée du sang, de couleur rose-rouge, en forme de disque biconcave, qui contient de l'hémoglobine et transporte l'oxygène nécessaire à l'organisme. SYN. *HÉMATIE, GLOBULE ROUGE.* ◇ **CRÉNELÉ** *(angl. crenated erythrocyte).* Érythrocyte dont les bords apparaissent crénelés, pouvant survenir dans les suites d'une déshydratation. ◇ **DÉPIGMENTÉ** *(angl. achromic erythrocyte).* Érythrocyte privé de son hémoglobine, mais non altéré dans sa structure. ◇ **FALCIFORME** ☞ *DRÉPANOCYTE.* ◇ **POLYCHROMATOPHILE** *s. m. (angl. polychromatic erythrocyte).* Érythrocyte qui ne se colore pas uniformément, certaines régions ayant une affinité pour les colorants acides et d'autres pour les colorants basiques.

ÉRYTHROCYTÉMIE *s. f. (angl. erythrocythemia).* ☞ *POLYGLOBULIE.*

ÉRYTHROCYTOPÉNIE *s. f. (angl. erythrocytopenia).* ☞ *ÉRYTHROPÉNIE.*

ÉRYTHROCYTOPOÏÈSE *s. f. (angl. erythrocytopoiesis).* ☞ *ÉRYTHROPOÏÈSE.*

ÉRYTHRODERMIE *s. f. (angl. erythroderma).* Dermatose généralisée caractérisée par un érythème marqué, aigu ou chronique, en général suivi de desquamation. L'érythrodermie peut compliquer une dermatose préexistante (en particulier un eczéma ou un psoriasis) ou être la conséquence d'une intoxication médicamenteuse, d'une infection ou d'une hémopathie. ◇ **BULLEUSE AVEC ÉPIDERMOLYSE** *(angl. toxic epidermal necrolysis).* ☞ *LYELL (SYNDROME DE).* ◇ **DESQUAMATIVE DES NOURRISSONS** *(angl. Leiner's disease).* SYN. *LEINER-MOUSSOUS (MALADIE DE).* ◇ **ICHTYOSIFORME CONGÉNITALE** *(angl. congenital ichtyosiform —).* Hyperkératose congénitale ressemblant à l'ichtyose caractérisée par une rougeur des téguments qui sont rétractés et couverts de squames larges et épaisses, brunâtres. ◇ **PRÉMYCOSIQUE** *(angl. Sézary's erythroderma).* Signe de début du mycosis fongoïde avec prurit et adénopathies.

ÉRYTHROGÈNE *adj.* **1.** Qui favorise la production des érythrocytes. **2.** Qui fait rougir la peau.

ÉRYTHROMYCINE *s. f. (angl. erythromycin).* Antibiotique bactériostatique de la famille des macrolides qui s'emploie contre les infections à bactéries atypiques et à cocci à Gram positif (staphylocoques, entérocoques et streptocoques). S'utilise préférentiellement par voie orale.

ÉRYTHROPÉNIE *s. f. (angl. erythropenia).* Diminution pathologique du nombre d'érythrocytes.

ÉRYTHROPOÏÈSE *s. f. (angl. erythropoiesis).* Ensemble des mécanismes relatifs à la production de globules rouges dans les organes hémopoïétiques.

ÉRYTHROPOÏÉTINE *s. f. (angl. erythropoietin).* Glycoprotéine secrétée essentiellement par le rein et qui stimule puissamment l'érythropoïèse. Son déficit explique l'anémie de l'insuffisance rénale chronique. Obtenue par synthèse, l'érythropoïétine est utilisée dans le traitement de l'anémie des dyalisés et dans certaines hémopathies. Les polyglobulies secondaires de certaines tumeurs (rein) et de l'hypoxie chronique sont dues à une hypersécrétion d'érythropoïétine. Abréviation : EPO. SYN. *HÉMOPOÏÉTINE.*

ÉRYTHROPSINE *s. f. (angl. erythropsin).* Chromoprotéine constituant le pigment rouge des cellules à bâtonnets de la rétine. Elle joue un rôle dans la vision crépusculaire. SYN. *RHODOPSINE.*

ÉRYTHROSE **1.** *s. m. (angl. erythrose).* Aldotétrose dont dérivent *in vitro*, par synthèse cyanhydrique, le ribose et l'arabinose. **2.** *s. f.* Hyperplasie du tissu érythropoïétique. 3. *s. f. (angl. erythrosis).* Coloration rouge de la peau et des muqueuses observée dans la polyglobulie. **4.** *s. f.* Coloration rouge des téguments. ◇ **PIGMENTÉE PÉRIBUCCALE** *(angl. pigmental peribuccal erythrosis of Brocq).* Nom donné par Brocq à un type d'érythrémie avec pigmentation péribuccale qui se développe chez les filles pubères, et qui apparaît et disparaît selon le rythme menstruel.

ESCARRE *s. f. (angl. cutaneous gangrene).* Toute nécrose cutanée d'origine ischémique, notamment celle qui se forme aux points de pression et d'irritation du corps chez les malades débilités, alités depuis longtemps, ou chez les individus atteints d'une affection du système nerveux.

ESCARRIFICATION *s. f. (angl. escharrification).* Formation d'escarres.

ESCHERICHIA Genre de bactéries de la famille des *Enterobacteriaceae* Gram négatif. *E. coli* est l'entérobactérie saprophyte la plus fréquente dans l'intestin de l'homme ; sa présence dans les eaux est considérée comme un indice de contamination fécale. C'est l'agent étiologique le plus fréquemment responsable d'infections urinaires, mais aussi de septicémies, de complications respiratoires chez les patients ayant subi une trachéotomie ou une intubation, d'infections postopératoires, de méningites chez le nouveau-né, etc.

ÉSÉRINE *s. f. (angl. calabarine).* Alcaloïde de la fève de Calabar, inhibitrice de l'acétylcholinestérase. Vagomimétique stimulant de la motricité digestive et urinaire ; n'est plus utilisée que comme antidote pour les intoxications par agents antimuscariniques. SYN. *PHYSOSTIGMINE.*

ESMARCH (BANDE D') *(angl. Esmarch's tourniquet).* Bande en caoutchouc que l'on enroule autour d'un membre à partir de son extrémité pour en chasser le sang avant une amputation.

ÉSOPHORIE *s. f. (angl. esophoria).* Strabisme latent convergent ; tendance des axes visuels à converger.

ESQUILLE *s. f. (angl. splinter).* Petit fragment ou éclat détaché, partiellement ou totalement, d'un os fracturé ou nécrosé.

ESSAI *s. m. (angl. assay test).* Examen, épreuve, évaluation. ◇ **BIOLOGIQUE** *(angl. bioassay).* Épreuve de laboratoire qui consiste à déterminer les effets physiologiques d'une substance en l'administrant à un organisme vivant. ◇ **EN DOUBLE INSU** *(angl. double blind trial).* Essai clinique au cours duquel ni le patient ni le médecin ne connaissent la nature du produit administré (placebo ou principe actif). SYN. *ESSAI EN DOUBLE AVEUGLE.* ◇ **EN SIMPLE INSU** *(angl. single blind trial).* Essai clinique dans lequel seul le patient ignore si le produit qu'il reçoit est un médicament actif ou un placebo.

ESSENCE *s. f. (angl. essence).* Nom de divers liquides volatils et odorants, abondants dans le règne végétal et appelés aussi huiles essentielles ou volatiles ; les plantes leur doivent leur parfum. ◇ **D'AMANDES AMÈRES** *(angl. — of bitter almond).* Essence qui se compose principalement d'aldéhyde benzoïque. ◇ **D'ANIS** *(angl. — of anise).* Liquide incolore extrait par distillation de l'anis vert, qui se solidifie avec le froid. Il s'utilise comme carminatif et expectorant. À forte dose, l'essence d'anis est toxique.

ESTER *s. m. (angl. ester).* Tout corps résultant de la combinaison d'un acide et d'un alcool, avec élimination d'eau.

ESTÉRASE *s. f. (angl. esterase).* Enzyme qui catalyse l'hydrolyse d'un ester en alcool et acide. ☞ *HYDROLASE.*

ESTÉRIFICATION *s. f. (angl. esterification).* Réaction par laquelle un acide réagit avec un alcool pour former un ester.

ESTOMAC *s. m. (NA. gaster). (angl. stomach).* Organe creux de structure musculomembraneuse, qui continue d'un côté l'œsophage et se poursuit de l'autre par le duodénum ; il est situé en dessous du diaphragme, dans l'épigastre et une partie de l'hypochondre gauche. Il possède deux faces, une antéro-supérieure et une postéro-inférieure ; deux orifices : le cardia qui communique avec l'œsophage, et le pylore qui communique avec le duodénum ; deux bords : le supérieur concave ou petite courbure et l'inférieur convexe ou grande courbure ; et deux extrémités : le fundus et l'antre pylorique. C'est un organe digestif dans lequel est sécrété le suc gastrique. ◇ **BILOCULAIRE** *(angl. hourglass —).* Déformation permanente, congénitale ou acquise, due à l'existence d'une sténose qui occupe la partie centrale de l'estomac et le divise en deux chambres. SYN. *ESTOMAC EN SABLIER.*

ESTRADIOL *s. m. (angl. estradiol).* Stéroïde estrogène considéré comme la véritable hormone femelle. SYN. *ŒSTRADIOL.*

ESTRANE *s. m. (angl. estrane).* Noyau des estrogènes naturels.

ESTRIOL *s. m. (angl. estriol).* Hydro-estrone, que l'on trouve dans l'urine des femmes enceintes.

ESTROGÈNE **1.** *adj.* Qui produit l'œstrus. **2.** *s. m.* Hormone extraite des follicules ovariens et de l'urine pour les œstrogènes naturels. De nombreuses substances ayant les mêmes propriétés ont été synthétisées : œstrogènes de synthèse. SYN. *ŒSTROGÈNE.*

ESTROGÉNOTHÉRAPIE *s. f. (angl. estrogen therapy).* Emploi des œstrogènes naturels ou artificiels. SYN. *ŒSTROGÉNOTHÉRAPIE.*

ESTRONE *s. f. (angl. estrone).* Stéroïde estrogène isolé de l'urine des femelles gravides. SYN. *ŒSTRONE.*

ESTROPROGESTATIF *adj. (angl. estroprogestative).* Se dit d'un médicament contenant à la fois un estrogène et un progestatif, généralement utilisé comme contraceptif oral.

ÉTACRYNIQUE (ACIDE) *(angl. etacrynic acid).* Diurétique d'action rapide et puissante. Il agit en inhibant la réabsorption de chlore et de sodium au niveau de la portion ascendante de l'anse de Henlé. N'est plus autorisé.

ÉTAT *s. m.* **1.** Chacun des degrés ou modes d'agrégation des molécules d'un corps. La matière se présente sous trois états : solide, liquide et gazeux. **2.** *(angl. state).* Condition, disposition, situation. ◇ **ADYNAMIQUE** ☞ *ADYNAMIE.* ◇ **ALGIDE** *(angl. algid state).* État de collapsus et de refroidissement de la peau, avec faiblesse du pouls et symptômes nerveux. ◇ **ANXIEUX** *(angl. anxious state).* Peur et crainte sans motif externe. ◇ **DE MAL ANGINEUX** *(angl. status anginosus).* Urgence cardiologique faisant craindre un infarctus imminent devant l'aggravation de crises d'angine, de plus en plus longues, fréquentes et résistant aux vasodilatateurs coronariens. ◇ **DE MAL ASTHMATIQUE** *(angl. status asthmaticus).* Insuffisance respiratoire aiguë au cours d'une crise d'asthme prolongée, ne cédant pas aux traitements habituels. ◇ **DE MAL ÉPILEPTIQUE** *(angl. status epilepticus).* État caractérisé par une crise épileptique qui persiste suffisamment longtemps (crise prolongée) ou qui se répète avec des intervalles suffisamment brefs (crise subintrante) pour créer une condition épileptique fixe et durable. ◇ **DE MANQUE** *(angl. withdrawal status).* Ensemble de troubles sévères chez le toxicomane privé de sa drogue. SYN. *SYNDROME DE SEVRAGE.* ◇ **FÉBRILE** *(angl. febrile state).* État caractérisé par la présence de fièvre. ◇ **HYPNOTIQUE** *(angl. hypnoid state).* ☞ *HYPNOTISME.* ◇ **LYMPHATIQUE** *(angl. status lymphaticus).* ☞ *LYMPHATISME.* ◇ **(PÉRIODE OU PHASE D')** *(angl. acme).* Période d'une maladie au cours de laquelle les symptômes ont le maximum d'intensité. ◇ **PUERPÉRAL** *(angl. puerperal period).* ☞ *PUERPÉRALITÉ.*

ÉTERNUEMENT *s. m. (angl. sneeze).* Expiration réflexe violente, spasmodique et sonore, à travers les fosses nasales et la bouche, s'accompagnant ou non d'un rejet de mucosités.

ÉTHANOL *s. m.* ☞ *ALCOOL ÉTHYLIQUE.*

ÉTHER *s. m.* **1.** Tout corps constitué par la condensation de deux molécules d'alcool avec perte d'une molécule d'eau. **2.** En langage courant, éther éthylique. ◇ **ACÉTIQUE** *(angl. ethyl acetate).* Acétate d'éthyle. ◇ **AMYLNITREUX** *(angl. amyl nitrite).* SYN. (populaire) *POPPERS.* ☞ *NITRITE D'AMYL.* ◇ **ANESTHÉSIQUE** *(angl. anesthesic —).* Éther éthylique purifié. Il était utilisé pour l'anesthésie générale. ◇ **CHLORHYDRIQUE** *(angl. ethyl chloride).* Chlorure d'éthyle. ◇ **ÉTHYLIQUE** *(angl. ethyl —).* Liquide incolore, mobile, très volatil, inflammable, d'odeur caractéristique, peu soluble dans l'eau, miscible en toutes proportions à l'alcool. On l'a utilisé en inhalation comme anesthésique général et également en pulvérisations pour l'anesthésie locale. Il servait aussi au lavage des plaies. SYN. *OXYDE D'ÉTHYLE, ÉTHER SULFURIQUE, ÉTHER ORDINAIRE.* ◇ **ORDINAIRE** ☞ *ÉTHER ÉTHYLIQUE.* ◇ **SULFURIQUE** ☞ *ÉTHER ÉTHYLIQUE.*

ÉTHÉROMANE *adj. (angl. ether addict).* Qui souffre d'éthéromanie.

ÉTHÉROMANIE *s. f. (angl. etheromania).* Habitude morbide de consommer de l'éther comme stimulant.

ÉTHINYLESTRADIOL *s. m. (angl. ethynylestradiol).* Dérivé de l'estradiol utilisé par voie orale.

ÉTHIQUE *s. f. (angl. ethics).* Science de la morale et des obligations de l'être humain ; système de principes et de règles qui régissent la conduite. ◇ **MÉDICALE** *(angl. medical —).* Ensemble de règles ou de principes qui régissent la conduite professionnelle des médecins.

ETHMOÏDAL *adj. (angl. ethmoidal).* Qui se rapporte ou qui appartient à l'ethmoïde.

ETHMOÏDE (OS) *s. m. (angl. ethmoid bone).* Os impair et symétrique entrant dans la constitution de l'étage antérieur de la base du crâne où il s'articule avec le frontal. *ATLAS ANATOMIQUE DES OS EN ANNEXE.*

ETHMOÏDECTOMIE *s. f. (angl. ethmoidectomy).* Ouverture chirurgicale, le plus souvent par voie endoscopique, des cellules ethmoïdales formant l'os et le sinus ethmoïde.

ETHMOÏDITE *s. f. (angl. ethmoiditis).* Sinusite ethmoïdale, pouvant se compliquer d'abcès orbitaire sous-périosté.

ÉTHOSUXIMIDE *s. m. (angl. ethosuximide).* Dérivé du succinimide, utilisé dans les absences du petit mal épileptique.

ÉTHYLE *s. m. (angl. ethyl).* Radical monovalent organique, C_2H_5-. ◇ **(ACÉTATE D')** *(angl. — acetate).* Ester de l'acide acétique et de l'alcool éthylique. Liquide d'odeur fruitée, doté de propriétés stimulantes et antispasmodiques. C'est un agent de synthèse. SYN. *ÉTHER ACÉTIQUE.* ◇ **(CHLORURE D')** *(angl. — chloride).* Liquide incolore, inflammable, de formule C_2H_5Cl, fut utilisé comme anesthésique général et local. SYN. *ÉTHER CHLORHYDRIQUE.* ◇ **(OXYDE D')** ☞ *ÉTHER ÉTHYLIQUE.* ◇ **(VALÉRIANATE D')** *(angl. — valerianate).* Liquide incolore, d'odeur suave, utilisé comme aromatisant.

ÉTHYLIQUE **1.** *adj. (angl. ethylic).* Se dit de tout corps contenant le groupement éthyle. **2.** *s. m. ou f. (angl. alcoholic).* Se dit d'un individu alcoolique.

ÉTHYLISME *s. m. (angl. alcoholism).* ☞ *ALCOOLISME.*

ÉTHYLMORPHINE *s. f.* Prodrogue de la morphine utilisée comme antitussif. ☞ *MORPHINE.*

ÉTHYLOMÈTRE *s. m. (angl. alcohol test).* Appareil servant à mesurer la teneur d'alcool éthylique dans l'air expiré. SYN. *ÉTHYLOTEST.*

ÉTIOLOGIE *s. f. (angl. etiology).* Étude des causes des maladies. Par abus de langage, ce terme est parfois utilisé pour désigner les causes mêmes des maladies.

ÉTIOLOGIQUE *adj.* **1.** En rapport avec l'étiologie. Ex. *diagnostic étiologique.* **2.** Dirigé contre la cause de la maladie ; se dit des médicaments utilisés pour combattre le facteur causal.

ÉTOILE VASCULAIRE *(angl. spider angioma).* ☞ *ANGIOME STELLAIRE.*

ÉTOUFFEMENT *s. m. (angl. suffocation).* Oppression et gêne au niveau de la poitrine qui empêchent de respirer librement.

ÉTOURDISSEMENT *s. m. (angl. dizziness).* Perte des sens, vertige.

ÉTRANGETÉ (SENTIMENT D') Sensation de modification de soi-même et de l'entourage que l'on peut observer dans l'épilepsie temporale et au cours de certaines psychoses.

ÉTRANGLEMENT *s. m. (angl. strangulation).* Constriction plus ou moins subite du pédicule vasculaire d'un organe (testicule, grêle, etc.) entraînant ischémie aiguë puis nécrose.

ÉTRIER *s. m.* ☞ *STAPES.*

ÉTUVE *s. f. (angl. stove).* Appareil à l'intérieur duquel on peut élever artificiellement la température ; utilisé pour la stérilisation et les cultures microbiennes à température constante. ◇ **D'INCUBATION OU DE CULTURE** *(angl. incubator).* Appareil dans lequel la température est maintenue constante, ce qui permet le développement des colonies microbiennes ensemencées dans les milieux de culture placés à l'intérieur de l'appareil. ◇ **DE DÉSINFECTION** *(angl. sterilizer).* Étuve semblable à un autoclave, permettant de détruire les germes microbiens.

EUCALYPTOL *s. m. (angl. eucalyptol).* Liquide incolore, d'odeur similaire à celle du camphre, qui constitue la majeure partie de l'essence d'eucalyptus.

EUCALYPTUS *s. m. (angl. eucalyptus).* Arbre originaire d'Australie, également appelé arbre de la fièvre. Ses feuilles contiennent une essence et s'utilisent en poudre, infusion, teinture et extrait comme diaphorétique favorisant la transpiration, stimulant, antiputride, anticatharral, fébrifuge et antiseptique.

EUCAPNIE *s. f. (angl. eucapnia).* Taux normal d'anhydride carbonique dans le sang.

EUGÉNISME *s. m. (angl. eugenics).* Courant ayant pour objet l'étude des conditions et milieux les plus favorables à l'amélioration physique et morale des futures générations humaines en évitant la venue au monde d'enfants malformés. À l'origine de nombreuses dérives.

EUGÉNISTE *s. m. (angl. eugenicist).* Spécialiste en eugénisme.

EUNUCHISME *s. m. (angl. eunuchism).* État dû à une forte diminution ou à l'absence complète, dès avant la puberté, de la sécrétion hormonale des glandes génitales : grande taille, absence des caractères sexuels secondaires.

EUNUCHOÏDE *s. m. (angl. eunuchoid).* Qui rappelle un eunuque, qui lui ressemble ou qui en a les caractères.

EUNUCHOÏDISME *s. m. (angl. eunuchism).* Anomalie de développement due à l'insuffisance de la sécrétion hormonale des glandes génitales survenant avant la puberté. Variété atténuée d'eunuchisme.

EUNUQUE *s. m. (angl. eunuch).* Homme castré ; privé de testicules.

EUSTACHE (TROMPE D') *(angl. auditory tube).* ☞ *TROMPE AUDITIVE.*

EUTHANASIE *s. f. (angl. euthanasia).* Usage des procédés qui permettent de donner à un être humain qui la souhaite, ou qu'on suppose la souhaiter, du fait de ses souffrances, une mort naturelle douce, indolore, sans agonie.

EUTHYMIE *s. f. (angl. euthymia).* État de tranquillité mentale, humeur normale.

EUTHYROÏDIE *s. f. (angl. euthyroidism).* État de fonctionnement normal de la glande thyroïde. SYN. *EUTHYRÉOSE.*

EUTOCIE *s. f. (angl. eutocia).* Accouchement normal.

EUTOCIQUE *adj.* **1.** Qui favorise ou facilite l'accouchement. **2.** Qui se rapporte à un accouchement normal.

ÉVACUATION *s. f. (angl. evacuation).* Expulsion naturelle ou artificielle des excréments ou de substances pathologiques par un orifice quelconque.

ÉVAGINATION *s. f. (angl. evagination).* Protrusion d'un organe ou d'une partie d'un organe en dehors de leurs limites normales.

ÉVANOUISSEMENT *s. m. (angl. fainting).* ☞ *DÉFAILLANCE, LIPOTHYMIE, SYNCOPE.*

ÉVEINAGE *s. m. (angl. venous stripping).* ☞ *STRIPPING.*

ÉVENTAIL (SIGNE DE L') *(angl. fan sign).* Écartement des orteils en éventail, se produisant dans l'hémiplégie infantile lors des mouvements de flexion et d'extension du tronc sur le bassin. Ce signe indique une lésion pyramidale. Il est en général associé au signe de Babinski.

ÉVENTRATION *s. f. (angl. incisional hernia).* Protrusion ou hernie de viscères abdominaux hors de l'abdomen, à travers la paroi abdominale. Elle peut être spontanée, post-opératoire ou traumatique. ◇ **DIAPHRAGMATIQUE** *(angl. diaphragmatic —).* Hypotonicité du diaphragme qui est refoulé vers le thorax par la pression abdominale, simulant une hernie diaphragmatique.

ÉVERSION *s. f. (angl. eversion).* Saillie d'une muqueuse au niveau d'un orifice naturel, avec formation d'un bourrelet extérieur. ◇ **DES LÈVRES** *(angl. lip —).* Disposition anatomique suivant laquelle la muqueuse des lèvres très obliques se retrousse fortement en haut et se renverse en bas en formant un bourrelet proéminant. ◇ **PALPÉBRALE** *(angl. eye-lid —).* Éversion intentionnelle de la paupière supérieure, réalisée afin d'examiner la conjonctive et de faciliter les gestes thérapeutiques.

ÉVICTION SCOLAIRE *(angl. school exclusion).* Interdiction de la présence à l'école d'un élève atteint d'une maladie contagieuse.

ÉVISCÉRATION *s. f. (angl. evisceration).* Sortie des viscères hors de la cavité abdominale par la cicatrice en période postopératoire immédiate. ◇ **AIGUË POSTOPÉRATOIRE** *(angl. acute post-surgical —).* Issue du contenu abdominal à travers une plaie ou une incision opératoire de laparotomie. ◇ **OCULAIRE** *(angl. eyeball —).* Évidement du contenu du globe oculaire, en conservant la sclérotique.

ÉVOLUTIF *adj. (angl. progressive).* Qui est susceptible d'évoluer. Qui se modifie d'une manière continue, en général dans le sens d'une aggravation. Se dit d'une affection ou d'une lésion.

ÉVOLUTION *s. f.* **1.** Développement d'un phénomène, d'un organe, d'un individu ou d'une espèce. **2.** Succession de phases par lesquelles passe une maladie depuis son origine jusqu'à son terme. ◇ **ORTHOGÉNIQUE** *(angl. orthogenic —).* Évolution due à l'organisme lui même, indépendamment du milieu extérieur.

EWING (SARCOME D') *(angl. Ewing's sarcoma).* Tumeur maligne osseuse, touche plus fréquemment la diaphyse des os longs. Elle provoque douleur, et parfois fièvre et hyperleucocytose. Se développe presque toujours chez les sujets jeunes. SYN. *TUMEUR D'EWING.*

EXACERBATION *s. f. (angl. exacerbation).* Aggravation passagère d'un symptôme, d'une douleur, d'une fièvre ou d'une maladie.

EXANTHÈME *s. m. (angl. exanthem).* Lésion cutanée qui caractérise une fièvre éruptive. ◇ **SUBIT OU CRITIQUE** *(angl. exanthema subitum).* Variété de fièvre éruptive, qui s'observe chez de tout jeunes enfants, caractérisée par une fièvre élevée pendant deux à trois jours suivie d'une éruption morbiliforme sur le tronc et les membres. Elle est due à un herpès virus, le HHV-6. SYN. *SIXIÈME MALADIE, ROSÉOLE INFANTILE.*

EXCAVATION *s. f. (angl. excavation).* Creux, cavité. ◇ **ATROPHIQUE DU NERF OPTIQUE** *(angl. atrophic —).* Excavation de la papille optique secondaire à l'atrophie des fibres du nerf optique. ◇ **GLAUCOMATEUSE** *(angl. glaucomatous —).* Excavation de la papille optique secondaire à une hyperpression intra-oculaire. ◇ **PELVIENNE** *(angl. pelvis).* ☞ *PELVIS.* ◇ **PHYSIOLOGIQUE DE LA PAPILLE DU NERF OPTIQUE** *(angl. — of optic disk).* Excavation partielle de la papille optique qui existe à l'état normal. ◇ **RECTO-UTÉRINE** *(NA. excavatio rectouterina). (angl. rectouterine —).* Diverticule de la cavité péritonéale, dont il est le point le plus bas. Il est situé entre le vagin et le rectum. SYN. *CUL-DE-SAC DE DOUGLAS.* ◇ **VÉSICORECTALE** *(angl. vesicorectal —).* Diverticule de la cavité péritonéale, dont il est le point le plus bas. Il est situé entre la vessie et le rectum chez l'homme. SYN. *CUL-DE-SAC DE DOUGLAS.*

EXCIPIENT *s. m. (angl. excipient).* Substance plus ou moins inerte, qui conditionne la consistance, la forme et le volume des préparations pharmaceutiques.

EXCISION *s. f. (angl. excision).* Ablation, à l'aide d'un instrument tranchant, d'un fragment d'organe ou de tissu, normal ou pathologique. SYN. *EXTIRPATION, EXÉRÈSE, ABLATION.*

EXCITABILITÉ *s. f. (angl. excitability).* Faculté de répondre de façon spécifique à une stimulation. Elle est particulièrement développée dans les tissus musculaire et nerveux.

EXCITATION *s. f. (angl. excitation).* **1.** État d'agitation mentale et/ou physique. **2.** Augmentation du fonctionnement normal d'une fonction quelconque.

EXCITOSÉCRÉTOIRE *adj. (angl. excitosecretory).* Qui augmente la sécrétion. Se dit des nerfs qui activent la sécrétion des éléments glandulaires.

EXCORIATION *s. f. (angl. excoriation).* Perte superficielle de substance qui touche uniquement l'épiderme, comme celle qui est produite par le grattage.

EXCRÉMENTS *s. m. pl. (angl. feces).* Matières fécales, résidus des substances soumises à la digestion.

EXCRETA *s. m. pl. (angl. excreta).* Terme général pour désigner les matières éliminées par l'organisme (fèces, urine, sueur, etc.).

EXCRÉTION *s. f.* **1.** Déversement d'un produit de sécrétion. **2.** Élimination des déchets de l'organisme.

EXCROISSANCE *s. f. (angl. excrescence).* Tumeur en relief formée par la prolifération d'un tissu.

EXENTÉRATION *s. f. (angl. exenteration).* Éviscération, en particulier de l'intestin.

EXÉRÈSE *s. f. (angl. excision).* Ablation chirurgicale d'un tissu ou organe, ou d'un corps étranger. SYN. *EXTIRPATION, EXCISION, ABLATION.*

EXFOLIATION *s. f. (angl. exfoliation).* Élimination, sous forme de squames ou de lamelles, de certaines parties cutanées nécrosées. SYN. *DESQUAMATION.*

EXHALATION *s. f. (angl. exhalation).* Élimination par la surface de la peau ou par les poumons de liquides, vapeurs ou gaz.

EXITUS *s. m. (angl. death).* Mort.

EXOCERVICAL *adj. (angl. exocervical).* Qui se rapporte à la surface du col utérin.

EXOCERVICITE *s. f. (angl. exocervitis).* Inflammation de la partie externe du col utérin.

EXOCOL *s. m. (angl. exocervix).* Partie intravaginale du col utérin. SYN. *MUSEAU DE TANCHE.*

EXOCRINE *adj. (angl. exocrine).* Qui se rapporte à la sécrétion externe d'une glande ; opposé à endocrine.

EXOCYTOSE *s. f.* **1.** Expulsion d'une cellule de particules de taille trop importante pour diffuser. **2.** Dans les lésions épidermiques de l'eczéma, présence de leucocytes faisant partie de la réaction inflammatoire.

EXOGAMIE *s. f. (angl. exogamy).* Union entre sujets non consanguins.

EXOGÈNE *adj. (angl. exogenous).* Qui prend naissance à l'extérieur du corps ; qui est dû à une cause externe.

EXON *s. m. (angl. exon).* Séquence de gène dont le transcrit persiste dans l'ARN messager mûr après maturation du transcrit primaire, représentant une séquence codante et traduite continue.

EXONÉRATION *s. f. (angl. defecation).* Défécation ; décharge du contenu intestinal.

EXOPHORIE *s. f. (angl. exophoria).* Strabisme latent divergent ; tendance des axes visuels à dévier en dehors.

EXOPHTALMIE *s. f. (angl. protopsis).* Saillie ou protrusion du globe oculaire hors de l'orbite. ◇ **INTERMITTENTE** *(angl. intermittent exophthalmos).* Exophtalmie qui apparaît ou disparaît selon l'état de réplétion des veines orbitaires. SYN. *VARICOCÈLE ORBITAIRE.* ◇ **MALIGNE** *(angl. malignant exophthalmos).* Protrusion hyperalgique et œdémateuse du globe oculaire, complication redoutable de la maladie de Basedow. ◇ **PULSATILE** *(angl. pulsating exophthalmos).* Qui s'accompagne de pulsations et d'un souffle vasculaire, secondaire à un anévrisme déplaçant l'œil vers l'avant.

EXOPHTALMOMÈTRE *s. m. (angl. exophtalmometer).* Instrument servant à mesurer le degré d'exophtalmie.

EXOSTOSE *s. f. (angl. exostosis).* Hypertrophie partielle, circonscrite de tissu osseux à la surface d'un os. ◇ **CARTILAGINEUSE** *(angl. — cartilaginea).* ☞ *OSTÉOCHONDROME.* ◇ **DE CROISSANCE** *(angl. growth —).* Exostose au niveau du cartilage de conjugaison des os longs, qui apparaît à l'époque de la croissance et dont l'évolution ne s'arrête que lorsque celle-ci est terminée. ◇ **OSTÉOGÉNIQUE** *(angl. osteogenic —).* ☞ *EXOSTOSE DE CROISSANCE.*

EXOTOXINE *s. f. (angl. exotoxin).* Toxine bactérienne qui exerce son action en dehors ou indépendamment de la bactérie productrice et qu'il est possible d'isoler sans détruire cette dernière.

EXPANSION *s. f. (angl. process expansion).* En anatomie, prolongement de certaines structures ou de certains organes.

EXPECTANTE *adj. (angl. expectant).* Se dit de la méthode fondée sur l'expectation.

EXPECTORANT *adj. (angl. expectorant).* Qui provoque ou favorise l'expectoration. S'emploie aussi comme substantif.

EXPECTORATION *s. f.* **1.** *(angl. expectoration).* Expulsion par la bouche, de sécrétions contenues dans la trachée, les bronches ou les poumons. **2.** *(angl. sputum).* Matière expulsée, crachat.

EXPÉRIENCE *s. f. (angl. experiment test).* Opération ayant pour but de découvrir une vérité générale ou de démontrer un fait. ☞ *EXPÉRIMENTATION.*

EXPÉRIMENTAL *adj. (angl. experimental).* Qui se fonde sur l'expérience scientifique. Qui possède le caractère d'une expérience.

EXPÉRIMENTATION *s. f. (angl. experiment).* Production ou provocation d'un fait ou d'un phénomène pour rechercher ses propriétés et ses causes.

EXPERTISE MÉDICALE *s. f. (angl. medical appraisal).* Avis donné par un médecin expert dans un cadre privé, médical ou judiciaire.

EXPIRATION *s. f. (angl. expiration).* Acte d'expulsion de l'air des poumons ; second temps de la respiration.

EXPIRATOIRE *adj. (angl. expiratory).* Se dit principalement des muscles qui contribuent à rétrécir le diamètre thoracique et par conséquent permettent l'expiration.

EXPLORATEUR *s. m. (angl. explorer).* Instrument pour explorer un conduit ou une cavité naturelle, ou leur contenu.

EXPLORATION *s. f. (angl. exploration).* Examen ou investigation, instrumentale ou non, d'un organe interne ou d'une partie non directement visible du corps.

EXPRESSION *s. f.* **1.** *(angl. expressivity).* Extériorisation d'une pensée, d'une sensation, d'une émotion, par la voix, l'attitude ou la mimique. **2.** *(angl. expressing).* Évacuation, élimination, par compression. **3.** *(angl. penetrance).* Manifestation des effets d'un gène. ◇ **UTÉRINE** *(angl. Credé's method).* Manœuvre obstétricale servant à accélérer l'accouchement ou favoriser l'expulsion du placenta au moyen d'une pression exercée avec une ou deux mains sur le fond de l'utérus au travers de la paroi abdominale.

EXPULSION *s. f. (angl. expulsion).* Évacuation du contenu, normal ou pathologique, d'un organe ou d'un conduit par les propres forces contractiles et naturelles de ces derniers.

EXSANGUE *adj. (angl. anemic).* Qui a perdu beaucoup de sang.

EXSANGUINO-TRANSFUSION *s. f. (angl. exchange transfusion).* Substitution partielle ou totale du sang d'un patient par le sang d'un ou de plusieurs sujets sains. Elle consiste en une perfusion du sang d'un donneur avec extraction simultanée de quantités équivalentes de sang du patient. Les indications de l'exsanguino-transfusion sont certaines intoxications, l'érythroblastose fœtale...

EXSTROPHIE *s. f. (angl. exstrophy).* Malformation congénitale ou acquise d'un organe membraneux, le plus souvent creux, caractérisée par l'extériorisation de sa muqueuse.

EXSUDAT *s. m. (angl. exudate).* Liquide organique de nature inflammatoire, formé par le passage du sérum à travers les parois vasculaires dans les tissus voisins.

EXSUDATION *s. f. (angl. exudation).* Suintement d'un liquide organique à travers les parois de son vaisseau ou réservoir naturel.

EXSUFFLATION *s. f. (angl. exsufflation).* Soustraction de gaz d'une cavité, pleurale le plus souvent.

EXTEMPORANÉ *adj. (angl. extemporaneous).* Qui se fait sur-le-champ, qui n'est pas préparé d'avance.

EXTEMPORANÉE (BIOPSIE) *(angl. frozen section).* Se dit d'une biopsie effectuée pendant une intervention chirurgicale et dont on attend le résultat de l'examen histologique pour décider de la suite de l'intervention.

EXTENSEUR *adj. (NA. extensor). (angl. extensor).* Se dit d'un muscle dont la contraction produit une extension. S'emploie aussi comme substantif.

EXTENSION *s. f. (angl. extension).* Mouvement par lequel deux segments d'un membre s'écartent et tendent vers une ligne droite. S'oppose à flexion. ◇ **CONTINUE** *(angl. continuous —).* Moyen de traitement des fractures des membres, particulièrement du fémur, qui a pour but de prévenir le raccourcissement du membre fracturé. On la pratique grâce à différents appareils, fixés à une ou plusieurs parties du membre, sur lesquels des poids exercent une traction continue. SYN. *TRACTION CONTINUE.*

EXTÉRIORISATION *s. f.* **1.** Déplacement chirurgical, avec souvent fixation, d'un organe interne en dehors des limites naturelles du corps, en vue de pratiquer un drainage ou une ablation. **2.** En psychologie, projection vers l'extérieur du monde interne du sujet. Action de reporter hors de soi ce qu'on ressent.

EXTÉROCEPTEUR *s. m. (angl. exteroceptor).* Organes terminaux sensitifs (récepteurs) de la peau ou des muqueuses qui reçoivent les stimuli d'origine extérieure ; s'oppose à intérocepteur.

EXTINCTION SENSITIVE *s. f. (angl. sensitive extinction).* Non-perception d'un stimulus (normalement perçu de manière isolée) lorsque celui-ci s'accompagne d'un autre stimulus porté sur une autre partie du corps.

EXTIRPATION *s. f. (angl. extirpation).* Ablation totale d'un organe, d'un os ou d'une formation pathologique. SYN. *EXCISION, EXÉRÈSE, ABLATION.*

EXTRACARDIAQUE *adj. (angl. extracardial).* Qui est situé ou se produit à l'extérieur du cœur ; exocardiaque.

EXTRACELLULAIRE *adj. (angl. extracellular).* Qui se situe ou se produit à l'extérieur d'une ou de plusieurs cellules.

EXTRACORPOREL *adj. (angl. extracorporeal).* Extérieur au corps. S'applique à la circulation du sang lorsqu'il est dérivé vers l'extérieur du corps dans les opérations à cœur ouvert.

EXTRACTEUR *s. m. (angl. extractor).* Instrument permettant d'extraire un corps étranger, un calcul ou une pièce métallique de prothèse.

EXTRADURAL *adj. (angl. extradural).* Qui est situé ou se produit en dehors de la dure-mère ; épidural.

EXTRAIT *s. m. (angl. extract).* Préparation pharmaceutique que l'on tire d'une substance animale ou végétale en la soumettant à l'action d'un dissolvant et en laissant évaporer le liquide résultant jusqu'à obtention d'une consistance ou d'un volume déterminés. ◇ **ACÉTIQUE, AQUEUX, ALCOOLIQUE, AMMONIACAL, ÉTHÉRÉ** *(angl. acetic acid, aqueous, alcoholic, ammoniacal, ether —).* Extrait pour lequel on a employé comme dissolvant l'acide acétique, l'eau, l'alcool, l'ammoniac ou l'éther, respectivement. ◇ **COMPOSÉ** *(angl. mixed —).* Extrait préparé avec plus d'un principe actif. ◇ **DE FOIE** *(angl. liver —).* Extrait de glande hépatique fraîche d'animaux, utilisé autrefois dans le traitement de l'anémie par carence en vitamine B12. ◇ **PLACENTAIRE** *(angl. placental —).* Extrait de placenta humain. ◇ **THÉBAÏQUE** *(angl. thebaic —).* Extrait aqueux d'opium.

EXTRAPYRAMIDAL *adj. (angl. extrapyramidal).* Qui se trouve en dehors des voies pyramidales. ☞ *SYSTÈME EXTRAPYRAMIDAL.*

EXTRASYSTOLE *s. f. (angl. extrasystole).* Contraction prématurée de l'atrium ou du ventricule, ou des deux, indépendante du rythme normal et qui se produit sous l'effet d'une excitation hétérotope intercalée dans le rythme normal ou de base. ◇ **ATRIOVENTRICULAIRE OU NODALE** *(angl. atrioventricular or nodal —)*. Extrasystole dont le stimulus est supposé naître dans le nœud atrioventriculaire activant les ventricules par les voies normales et les atria par voie rétrograde. ◇ **INTERPOLÉE** *(angl. interpolated —)*. Extrasystole intercalée entre deux contractions normales sans repos compensateur. ◇ **RÉTROGRADE** *(angl. retrograde —)*. Contraction ventriculaire prématurée, suivie d'une contraction atriale prématurée, due à une transmission rétrograde de l'impulsion du faisceau de His vers les atria. ◇ **VENTRICULAIRE** *(angl. ventricular —)*. Extrasystole dont le stimulus prend son origine dans une des branches du faisceau de His ou en un point quelconque du myocarde ventriculaire.

EXTRASYSTOLIE *s. f. (angl. extrasystole)*. Trouble du rythme cardiaque caractérisé par la présence d'extrasystoles.

EXTRATUBAIRE *adj. (angl. extratubal)*. En dehors d'un tube ou d'une trompe, comme celles de Fallope (trompe utérine) ou d'Eustache (trompe auditive).

EXTRATYMPANIQUE *adj. (angl. extratympanic)*. En dehors de la membrane du tympan.

EXTRAVASATION *s. f. (angl. extravasation)*. Passage d'un liquide organique dans les tissus, après lésion ou rupture des vaisseaux ou de l'organe qui le contiennent.

EXTRAVASCULAIRE *adj. (angl. extravascular)*. Qui est situé ou se produit à l'extérieur d'un vaisseau.

EXTRAVERTI *adj. (angl. extroverted)*. Tourné vers le monde extérieur, vers le dehors. On dit aussi extroverti.

EXTRINSÈQUE *adj. (angl. extrinsic)*. Qui provient de l'extérieur ou d'une autre région de l'organisme.

EXTUBATION *s. f. (angl. extubation)*. Ablation d'une sonde d'intubation trachéale.

EXULCÉRATION *s. f. (angl. exulceration)*. Ulcération superficielle de la peau ou d'une muqueuse.

F

FABULATION *s. f. (angl. confabulation).* Productions de faits imaginaires, présentées sous forme de récits plus ou moins coordonnés d'événements fictifs, changeant d'un jour à l'autre et utilisés pour compenser un déficit mnésique.

FACE *s. f. (NA. facies). (angl. face).* Partie antérieure de la tête, qui va de la ligne des sourcils jusqu'à la pointe du menton. ◇ **INFÉRIEURE DU CERVEAU** *(NA. — inferior cerebri). (angl. facies inferior cerebri).* Face inférieure, irrégulièrement plane, du cerveau hémisphérique. ◇ **INTERNE DE L'OS PARIÉTAL** *(NA. — parietalis). (angl. parietal —).* Portion profonde excavée de la face interne de l'os pariétal. ◇ **ORBITAIRE DE L'OS FRONTAL** *(NA. — orbitalis ossi frontalis). (angl. orbital facies of frontal bone).* ☞ *ORBITE.*

FACETTE *s. f. (NA. facies). (angl. facet).* Petite surface osseuse plane, souvent articulaire. ◇ **AURICULAIRE** *s. f. (NA. — auricularis). (angl. auricular —).* Surface plane en forme d'oreille située sur l'os coxal, qui s'articule avec une autre facette homonyme du sacrum. SYN. *SURFACE AURICULAIRE.*

FACIAL *adj. (angl. facial).* Qui se rapporte à la face. ◇ **(NERF)** *adj. (angl. — nerve).* Septième paire crânienne. Nerf mixte, sécrétoire et moteur des muscles peauciers de la face et du cou. *ATLAS ANATOMIQUE DES NERFS EN ANNEXE.*

FACIÈS *s. m. (angl. facies).* Aspect ou expression du visage déterminés par les modifications que la maladie imprime sur celui-ci. ◇ **ABDOMINAL** *(angl. — abdominalis).* Expression du visage qui caractérise une affection abdominale aiguë : visage contracté et angoissé, avec des traits pincés et les yeux enfoncés dans les orbites. SYN. *FACIÈS GRIPPÉ, FACIÈS PÉRITONÉAL.* ◇ **ACROMÉGALIQUE** *(angl. acromegalic appearance).* Visage allongé avec des arcades sourcilières et des pommettes saillantes, un nez proéminent, des lèvres épaisses et un prognathisme accentué, caractéristique de l'acromégalie. ◇ **ADÉNOÏDIEN** *(angl. adenoid —).* Expression particulière (bouche entrouverte, lèvre supérieure tirée vers le haut, tendance à la platyrrhinie) du visage des enfants ayant une hypertrophie des végétations adénoïdiennes obstruant complètement le rhinopharynx. ◇ **ANTONIN** Aspect du visage dans certains cas de lèpre, caractérisé par un teint pâle, une paralysie et une atrophie des muscles faciaux, un regard fixe et une absence de sécrétions lacrymales. ◇ **AORTIQUE** *(angl. aortic —).* Aspect du visage chez certaines personnes présentant une insuffisance aortique : teint pâle, joues creuses et sclérotiques bleuâtres. ◇ **BOVIN** *(angl. bovine face).* Expression faciale caractéristique de l'hypertélorisme, caractérisé par l'écartement anormal des yeux. ◇ **CARDIAQUE** *(angl. cardiac —).* Expression d'anxiété chez les patients cardiaques, caractérisée par des yeux larmoyants et écarquillés, et une légère contraction des traits du visage. ◇ **HÉPATIQUE** *(angl. — hepatica).* Faciès tiré, ictérique, avec des yeux enfoncés et jaunâtres, caractéristique de certaines maladies chroniques du foie. SYN. *MASQUE BILIAIRE.* ◇ **HIPPOCRATIQUE** *(angl. — hippocratica).* Aspect livide du visage, avec la peau tirée, le nez pincé, les yeux enfoncés et les joues creusées, qui indique une fin prochaine. ◇ **LÉONIN** *(angl. leonine —).* Faciès évoquant une tête de lion dans certains cas de lèpre. ◇ **LUNAIRE** *(angl. moon —).* Visage boursouflé, arrondi, caractéristique du syndrome de Cushing ou d'un traitement corticoïde prolongé. ◇ **MITRAL** *(angl.*

mitral —). Faciès observé dans le rétrécissement mitral, caractérisé par un érythème cyanique des joues, associé à une cyanose sombre des lèvres. ◇ **MONGOLIEN** *(angl. mongolian —).* Visage caractéristique des sujets atteints de trisomie 21 : tête arrondie, front bas, sourcils et fentes palpébrales obliques et pommettes saillantes. ◇ **MYXŒDÉMATEUX** *(angl. myxedematous —).* Faciès bouffi, avec teint cireux, tuméfaction des paupières, lèvres épaissies, pâles ou violacées, observé chez les individus atteints de myxœdème. ◇ **SOUFFLETÉ DE TROUSSEAU** *(angl. scarlatinal —).* Alternance, au niveau des joues, de raies rouges et blanches, observée dans la scarlatine. SYN. *FACIÈS SCARLATIN.* ◇ **TYPHIQUE** *(angl. typhoid —).* Aspect que présente souvent le visage des malades atteints de typhoïde : expression de méfiance et d'égarement, avec rougeur, associée à un teint plombé. ◇ **VULTUEUX** Visage congestionné avec yeux gonflés et joues colorées, observé lors de la période d'invasion de certaines maladies aiguës.

FACILITATION *s. f.* **1.** Stimulation ou accélération d'un phénomène ou d'un processus. **2.** Diminution de la résistance d'un nerf au passage d'influx successifs, de telle façon qu'un deuxième stimulus produit une réaction plus facilement que le premier. ◇ **IMMUNITAIRE** *(angl. immunological enhancement).* Phénomène paradoxal par lequel un antigène (cellule d'un greffon par exemple) est protégé par un anticorps qui devrait normalement le détruire.

FACTEUR *s. m. (angl. factor).* Substance à effets physiologiques et/ou biochimiques bien identifiés, mais dont la composition chimique exacte n'est pas toujours connue. ◇ **ATRIAL NATRIURÉTIQUE** *(angl. atrial natriuretic —).* Substance polypeptidique sécrétée par les cellules des atria. Elle a une action natriurétique, diurétique et vasodilatatrice. ◇ **D'ACTIVATION DES PLAQUETTES** *(angl. platelet activating —).* Phospholipide libéré par les basophiles et les mastocytes capable de faire s'agréger les plaquettes et de leur faire libérer leur contenu ; c'est un des médiateurs de l'hypersensibilité immédiate. Abréviation : PAF (de l'anglais *Platelet Activating Factor*). ◇ **DE COAGULATION** *(angl. coagulation —).* Chacune des substances présentes dans le sang et qui sont essentielles dans le processus de la coagulation. On les désigne par des chiffres romains. Chimiquement, ce sont des protéines, à l'exception du facteur IV (Ca). On reconnaît les facteurs suivants : *Facteur I* : fibrinogène ; *Facteur II* : prothrombine ; *Facteur III* : thromboplastine tissulaire ; *Facteur IV* : calcium (requis dans différentes phases du processus de coagulation) ; *Facteur V* : proaccélérine, qui intervient dans les deux systèmes, intrinsèque et extrinsèque, de la coagulation ; *Facteur VI* : accélérine ; *Facteur VII* : proconvertine, qui participe seulement à la voie extrinsèque de la coagulation ; *Facteur VIII* : facteur antihémophilique A ou thromboplastinogène, il intervient dans la voie intrinsèque de transformation de la prothrombine en thrombine, il est associé au facteur de Willebrand ; *Facteur IX* : facteur antihémophilique B, facteur Christmas ou *Plasma Thromboplastin Component* (PTC), il intervient seulement dans la voie intrinsèque de la coagulation ; *Facteur X* : facteur Stuart, il agit dans les deux voies de transformation de la prothrombine en thrombine ; *Facteur XI* : facteur de Rosenthal ou *Plasma Thromboplastin Antecedent* (PTA), il intervient dans la voie intrinsèque de la coagulation ; *Facteur XII* : facteur Hageman, son activation enclenche la voie intrinsèque de la coagulation ; *Facteur XIII* : facteur stabilisant de la fibrine (FSF), il polymérise les monomères de la fibrine, qui deviennent stables et insolubles. ◇ **DE CROISSANCE HÉMATOPOÏÉTIQUE** *(angl. colony stimulating —).* Cytokines régulant l'hématopoïèse et en particulier la production de granulocytes et de macrophages (GM-CSF, M-CSF et G-CSF). Abréviation : CSF (de l'anglais *Colony Stimulating Factor*). ◇ **DE NÉCROSE DES TUMEURS** *(angl. tumour necrosis —).* Cytokine entraînant la nécrose cellulaire. Il en existe deux types : α (syn. cachectine) sécrété par les monocytes et β (syn. lymphotoxine) sécrété par les lymphocytes T. Abréviation : TNF (de l'anglais *Tumour Necrosis Factor*). ◇ **DE TRANSFERT** *(angl. transfer —).* Facteur secrété par les lymphocytes T après sensibilisation par un antigène. Ce facteur permet de transférer la mémoire immunitaire des lymphocytes sensibilisés à d'autres lymphocytes. ◇ **EXTRINSÈQUE** *(angl. extrinsic —).* Ancien nom donné à la vitamine B12, du fait de sa relation initiale avec le facteur intrinsèque. ◇ **F** *(angl. F —).* Nom du premier plasmide autotransférable identifié. Les cellules dans lesquelles il pénètre par conjugaison deviennent des cellules donatrices ou fertiles ; on l'appelle aussi facteur de fertilité ou facteur sexuel. Actuellement, on désigne sous l'expression facteur F les plasmides qui ne contiennent que les gènes qui régulent leur autoduplication et ceux qui régulent la conjugaison. Ils s'intègrent facilement aux chromosomes. ◇ **INTRINSÈQUE** *(angl. intrinsic —).* Protéine sécrétée par la muqueuse gastrique, qui permet après liaison à la vitamine B12 son absorption intestinale. Elle est diminuée ou absente chez les sujets ayant une anémie de Biermer. ◇ **PP** *(angl. PP —).* SYN. *ACIDE NICOTINIQUE, NICOTINAMIDE.* ☞ *VITAMINE B3.* ◇ **RH** *(angl. Rh —).* ☞ *RH.* ◇ **RHUMATOÏDE** *(angl. rheumatoid —).* Autoanticorps dirigé contre les immunoglobulines G (IgG). Un FR est souvent retrouvé au cours de la polyarthrite rhumatoïde, mais aussi au cours d'autres connectivites ou d'infections prolongées, ainsi que chez certains sujets sains. Abréviation : FR. ◇ **XA** *(angl. Xa —).* Facteur X activé.

FAHRENHEIT ◇ **(DEGRÉ)** *(angl. degree Fahrenheit).* Unité anglo-américaine de mesure de la température selon l'échelle Fahrenheit. Un degré Fahrenheit est égal à 5/9 °C. Symbole : °F.

FAIM *s. f. (angl. hunger).* Ensemble des sensations provoquées par la privation de nourriture, qui incite l'homme ou l'animal à rechercher des aliments, et que l'ingestion de nourriture fait disparaître (définition OMS). ◇ **DOULOUREUSE** *(angl. — pain).* Douleur de l'estomac vide, caractéristique de l'ulcère gastrique ou duodénal.

FAISCEAU *s. m. (NA. fasciculus, tractus). (angl. fascicle, bundle, tract).* Ensemble de structures de forme allongée (fibres), disposées parallèlement. Ex. *faisceau nerveux, faisceau musculaire.* ◇ **ATRIOVENTRICULAIRE** *(NA. fasciculus atrioventricularis). (angl. atrioventricular bundle).* Tissu de conduction reliant les atria aux ventricules, divisé en deux branches (une pour chaque ventricule). SYN. *FAISCEAU DE HIS.* ◇ **CORTICONUCLÉAIRE** *(NA. fibrae corticonucleares). (angl. corticonuclear tract).* Faisceau moteur situé dans le genou de la capsule interne, qui part du gyrus frontal ascendant et se divise dans le pont en trois autres faisceaux, pour les noyaux du trijumeau, du facial et de l'hypoglosse. ◇ **CUNÉIFORME** *(NA. fasciculus cuneatus medullae spinalis). (angl. cuneate fascicle of spinal cord).* Partie latérale du cordon postérieur de la moelle épinière. SYN. *FAISCEAU DE BURDACH.* ◇ **EN VIRGULE** *(NA. fasciculus interfascicularis). (angl. comma tract).* Faisceau en forme de virgule, situé le long de la moitié de la portion antérieure du cordon postéro-latéral de la moelle épinière. ◇ **GÉNICULÉ** ☞ *FAISCEAU CORTICONUCLÉAIRE.* ◇ **GRACILE** *(NA. fasciculus gracilis). (angl. gracile fasciculus).* Portion interne du faisceau postérieur de la moelle. ◇ **LATÉRAL PROFOND** Partie de la corne latérale de la moelle située entre les cornes de substance grise. ◇ **LONGITUDINAL INFÉRIEUR** *(NA. fasciculus longitudinalis inferior cerebri). (angl. inferior longitudinal fasciculus of cerebrum).* Faisceau de fibres d'association entre le lobe occipital et le lobe temporal. ◇ **LONGITUDINAL SUPÉRIEUR** *(NA. fasciculus longitudinalis superior cerebri). (angl. superior longitudinal fasciculus).* Groupe de fibres nerveuses qui part du lobe frontal et se termine en partie dans le lobe occipital et en partie dans le lobe temporal. SYN. *FAISCEAU ARQUÉ.* ◇ **MAMILLOTHALAMIQUE** *(NA. fasciculus mamillothalamicus). (angl. fasciculus mamillothalamicus).* Faisceau de fibres nerveuses qui va du corps mamillaire jusqu'au noyau antérieur du thalamus. ◇ **OLIVOSPINAL** ☞ *TRACTUS OLIVOSPINAL.* ◇ **PYRAMIDAL** ☞ *TRACTUS CORTICOSPINAL.* ◇ **RÉTROFLEXE** *(NA. fasciculus retroflexus). (angl. fasciculus retroflexus).* Petit faisceau de fibres nerveuses qui va de l'habenula au noyau interpédonculaire. ◇ **SOLITAIRE** ☞ *TRACTUS SOLITAIRE.*

◇ **SPINOTHALAMIQUE** ☞ *TRACTUS SPINOTHALAMIQUE.* ◇ **TECTOSPINAL** ☞ *TRACTUS TECTOSPINAL.* ◇ **UNCIFORME** *(NA. fasciculus uncinatus). (angl. uncinate fasciculus).* Faisceau de fibres qui unissent le lobe frontal à la partie antérieure du lobe temporal.

FALCIFORME *adj. (angl. falciform).* En forme de faucille.

FALLOPE (TROMPE DE) ☞ *TROMPE UTÉRINE.*

FALLOT ◇ **(PENTALOGIE DE)** *(angl. pentalogy of Fallot).* Malformation congénitale cardiaque comportant les malformations anatomiques d'une tétralogie de Fallot, auxquelles s'ajoute la communication interatriale. ◇ **(TÉTRALOGIE DE)** *(angl. tetralogy of Fallot).* Complexe constitué de quatre anomalies cardiaques congénitales : sténose pulmonaire, communication interventriculaire, dextroposition de l'aorte et hypertrophie ventriculaire droite. Elle constitue la cause la plus fréquente de cyanose ou maladie bleue dans l'enfance. Elle est opérable. ◇ **(TRILOGIE DE)** *(angl. trilogy of Fallot).* Malformation cardiaque congénitale associant sténose de l'artère pulmonaire, hypertrophie ventriculaire droite et communication interatriale. Elle est curable chirurgicalement.

FAMILLE *s. f.* **1.** Groupe taxinomique de rang inférieur à l'ordre et supérieur au genre. **2.** Ensemble des ascendants, descendants et autres membres apparentés appartenant à une même lignée.

FANGOTHÉRAPIE *s. f.* Application de boues à des fins thérapeutiques.

FANTASME *s. m.* **1.** En psychanalyse, scénario imaginaire où le sujet est présent et qui figure, de façon plus ou moins déformée par les processus défensifs, l'accomplissement d'un désir et, en dernier ressort, d'un désir inconscient. **2.** En psychiatrie, rêverie à l'état éveillé.

FARADISATION *s. f. (angl. faradization).* Application d'un courant faradique au moyen d'aiguilles pour stimuler des muscles ou des nerfs. SYN. *FARADISME.*

FASCIA *s. m. (NA. fascia). (angl. fascia).* Enveloppe fibreuse superficielle ou profonde. ◇ **BUCCOPHARYNGIEN** *(angl. buccinator —).* Membrane recouvrant la partie externe des muscles constricteurs du pharynx. ◇ **CERVICAL** *(NA. — cervicalis). (angl. cervical —).* Ensemble des trois enveloppes fibreuses annexées aux trois plans musculaires de la région antérieure du cou. Ce sont les fascias cervicaux superficiel, moyen et profond. ◇ **CRIBLÉ** *(NA. — cribrosa). (angl. cribiform —).* Feuillet superficiel du fascia lata, qui constitue la paroi antérieure du canal fémoral. Elle est perforée de nombreux orifices pour les vaisseaux et les nerfs. ◇ **ENDOTHORACIQUE** *(NA. fascia endothoracica). (angl. endothoracic —).* Lame de tissu fibreux située sous la séreuse bordant la cavité thoracique. ◇ **ILIAQUE** *(NA. — iliaca). (angl. iliac —).* Lame fibreuse qui recouvre le muscle psoas iliaque. ◇ **LATA** *(NA. — lata femoris). (angl. — lata).* Aponévrose de la cuisse ; membrane épaisse et résistante qui enveloppe tous les muscles de la région crurale. ◇ **LOMBODORSAL** *(NA. — lumbodorsalis). (angl. lumbodorsal —).* Sorte de tendon très large qui unit à la colonne vertébrale des faisceaux charnus des muscles grand dorsal, petit oblique, transverse de l'abdomen et grand fessier. SYN. *FASCIA THORACOLOMBAL.* ◇ **ORBITAIRE** *(NA. — orbitalis). (angl. orbital —).* Système aponévrotique annexé aux organes contenus dans l'orbite. ◇ **PÉRINÉAL** *(NA. — perinealis). (angl. perineal —).* Ensemble des trois systèmes aponévrotiques annexés aux plans musculaires du périnée. Ce sont le fascia pelvien ou fascia périnéal profond, le fascia périnéal moyen et le fascia périnéal superficiel. ◇ **RÉNAL** *(NA. — renalis). (angl. renal —).* Fine membrane enveloppant le rein ainsi que la graisse périrénale. ◇ **SUPERFICIEL** *(NA. — superficialis). (angl. superficial —).* Membrane fibreuse ou fibrocelluleuse qui limite en profondeur le pannicule sous-cutané. ◇ **THORACOLOMBAL** *(angl. thoracolumbar —).* Lame tendineuse d'insertion du muscle grand dorsal. ◇ **TRANSVERSALIS** *(NA. — transversalis). (angl. transversal —).* Lame fibrocelluleuse située entre le muscle transverse et le péritoine.

FASCICULATION *s. f.* **1.** Disposition en faisceaux. **2.** Contraction involontaire et simultanée de fibres musculaires d'une même unité motrice. Elle s'observe dans la sclérose latérale amyotrophique et au cours d'états de fatigue.

FASCICULÉ *adj. (angl. fasciculated).* Qui est disposé en faisceaux.

FASCIITE *s. f. (angl. fasciitis).* Atteinte inflammatoire d'une ou de plusieurs aponévroses. SYN. *FASCÉITE.* ◇ **NÉCROSANTE** *(angl. necrotizing —).* Infection des fascias hypodermiques évoluant très vite vers la nécrose, due à une association bactéries anaérobies et streptocoques, de pronostic sévère.

FASCIOLA *(angl. fasciola).* Genre de vers de l'ordre des Trématodes caractérisés par la présence d'un tube digestif ramifié. L'espèce *F. hepatica* est trouvée fréquemment dans les voies biliaires du mouton. Elle a parfois été isolée du foie de l'homme, chez qui elle provoque obstruction biliaire, hépatomégalie, dégénérescence kystique et hyperéosinophilie. Elle est également désignée sous le nom vernaculaire : grande douve du foie.

FASCIOLASE *s. f. (angl. fascioliasis).* Distomatose hépatique causée par *Fasciola hepatica*. SYN. *FASCIOLOSE.*

FATIGUE *s. f. (angl. fatigue).* État ou sensation ressentis après une activité intense ou prolongée. ◇ **CHRONIQUE (SYNDROME DE)** *s. f. (angl. chronic — syndrome).* Affection des sujets jeunes associant une asthénie durant plus de six mois avec fébricule, douleurs articulaires et abdominales. La cause en serait virale. SYN. *MALADIE DES YUPPIES.*

FAUSSE ◇ **COUCHE** *(angl. miscarriage).* ☞ *AVORTEMENT SPONTANÉ.* ◇ **RECONNAISSANCE** *(angl. false recognition).* Identification erronée de personnes ou de lieux. Elle s'observe dans le syndrome de Korsakoff ou dans certains syndromes confusionnels. ◇ **ROUTE** **1.** Au cours d'un cathétérisme ou d'un sondage, passage du cathéter ou de la sonde dans les tissus mous à proximité du conduit exploré. **2.** Inhalation d'aliments ou de vomissements dans les voies respiratoires.

FAUX *s. f. (NA. falx). (angl. falx).* En anatomie, repli membraneux dont la forme rappelle celle d'une faux. ◇ **DU CERVEAU** *(NA. — cerebri). (angl. — of cerebrum).* Repli longitudinal de la dure-mère qui s'étend du processus crista galli jusqu'à la partie moyenne de la tente du cervelet, et qui sépare les hémisphères cérébraux. ◇ **DU CERVELET** *(NA. — cerebelli). (angl. — of cerebellum).* Repli de la dure-mère, qui sépare les hémisphères cérébelleux. ◇ **INGUINALE** *(NA. — inguinalis). (angl. inguinal —).* Tendon terminal commun des muscles transverse et oblique interne de l'abdomen, qui s'insère sur le pubis et la symphyse pubienne.

FAVISME *s. m. (angl. favism).* Maladie endémique dans le bassin méditerranéen, qui coïncide avec la floraison d'une variété de fève, *Vicia faba*. Elle est caractérisée cliniquement par des phénomènes d'hémolyse qui revêtent parfois une extrême gravité, chez les patients atteints d'un déficit en glucose-6-phosphate déshydrogénase (G6PD). SYN. *FABISME.*

FAVUS *s. m. (angl. favus).* Teigne très contagieuse due à un champignon parasite, *Trichophyton schöenleinii*. Elle atteint surtout le cuir chevelu, s'attaquant aux cheveux jusqu'à leur racine. La lésion caractéristique est une petite dépression arrondie, suppurée, jaunâtre, centrée par un poil, appelée godet favique. Le favus entraîne une alopécie définitive, en laissant des cicatrices. SYN. *TEIGNE FAVIQUE.*

FDG Pour fluorodésoxyglucose. Marqué à l'isotope radioactif fluor 18, il est utilisé comme traceur dans les tomographies par émission de positons ; on le désigne par ^{18}F-FDG.

FÉBRICITANT *adj. (angl. febrile).* Qui a de la fièvre.

FÉBRICULE *s. f. (angl. minor fever).* Fièvre modérée, transitoire ou prolongée.

FÉBRIFUGE *adj. (angl. antipyretic).* Qui fait disparaître ou qui réduit la fièvre. S'emploie aussi comme substantif. SYN. *ANTIPYRÉTIQUE.*

FÉBRILE *adj.* **1.** Qui est caractérisé par la fièvre. **2.** Qui a de la fièvre.

FÉCAL *adj. (angl. fecal).* Qui se rapporte aux matières fécales.

FÉCALOÏDE *adj. (angl. fecaloid).* Qui ressemble aux matières fécales. Se dit notamment des vomissements consécutifs à une occlusion intestinale.

FÉCALOME *s. m. (angl. fecalith).* Masse dure de matières fécales accumulées dans le gros intestin, simulant une tumeur.

FÉCALURIE *s. f. (angl. fecaluria).* Présence de matières fécales dans l'urine en rapport avec une fistule entérovésicale, en particulier par perforation d'un diverticule sigmoïdien.

FÈCES *s. f. (angl. stools ; feces).* Matières fécales.

FÉCOND *adj. (angl. fertile).* Fertile, prolifique, productif.

FÉCONDATION *s. f. (angl. fertilization).* Pénétration du spermatozoïde (gamète mâle) dans l'ovule (gamète femelle) et fusion de ceux-ci pour constituer l'œuf (zygote). ◇ **ARTIFICIELLE** *(angl. artificial —).* Injection de sperme dans l'utérus au moyen d'un cathéter. Le sperme provient d'un recueil du conjoint ou est issu d'un don. ◇ ***IN VITRO*** Fécondation expérimentale, extracorporelle, réalisée en laboratoire. Abréviation : FIV. ◇ ***IN VITRO* ET TRANSFERT D'EMBRYONS** *(angl. in vitro — and embryo transfer, IVFET).* Méthode de traitement de certaines stérilités, consistant à prélever les gamètes, à en assurer la fécondation au laboratoire et à transférer l'embryon dans l'utérus. Abréviation : FIVETE.

FÉMINISATION *s. f. (angl. feminization).* Apparition chez l'homme de caractères sexuels secondaires féminins.

FÉMORAL *adj.* **1.** Qui se rapporte au fémur. **2.** Qui se rapporte à la cuisse.

FÉMORO-PATELLAIRE *adj. (angl. patellofemoral).* Qui se rapporte au fémur et à la patella.

FÉMUR *s. m. (NA. femur). (angl. femur).* Os de la cuisse, le plus long du corps, qui s'articule avec l'os coxal et le tibia. *ATLAS ANATOMIQUE DES OS EN ANNEXE.*

FENESTRATION *s. f.* Création d'une ouverture dans la paroi d'une cavité naturelle ou pathologique (souvent un kyste).

FENÊTRE *s. f. (NA. fenestra). (angl. window).* Orifice dans une paroi, un organe, etc. ◇ **OVALE** *s. f. (NA. — vestibuli). (angl. oval —).* Orifice ovale de la paroi interne du tympan, qui communique avec le vestibule. SYN. *FENÊTRE VESTIBULAIRE.* ◇ **RONDE** *s. f. (NA. — cochleae). (angl. round —).* Orifice arrondi de la paroi interne du tympan, qui communique avec la cochlée. SYN. *FENÊTRE COCHLÉAIRE.* ◇ **THÉRAPEUTIQUE** *s. f.* Arrêt provisoire d'un traitement.

FENTANYL *s. m. (angl. fentanyl).* Analgésique opiacé de synthèse, utilisé dans la neuroleptanalgésie et dans d'autres techniques anesthésiques où l'analgésie joue un rôle important. Il est également utilisé par voie transcutanée comme antalgique.

FENTE *s. f. (NA. fissura, sulcus). (angl. fissure ; cleft).* En anatomie, espace allongé entre deux ou plusieurs éléments anatomiques. SYN. *SCISSURE, FISSURE, SILLON.* ◇ **BRANCHIALE** *(angl. branchial cleft).* Chacun des espaces situés entre les arcs branchiaux de l'embryon et qui, chez les vertébrés supérieurs, disparaissent par soudure des arcs. ◇ **LABIOPALATINE** **1.** *(angl. facial cleft).* ☞ *BEC-DE-LIÈVRE.* **2.** *(angl. cleft lip and polate).* Malformation congénitale de la cavité orale résultant d'un défaut de fusion embryonnaire du visage, allant d'une simple perte de substance labiale (ancien « bec-de-lièvre ») à une communication bucco-nasale par fistule palatine (palais dur et/ou mou). ◇ **PALPÉBRALE** *(NA. rima palpebrarum). (angl. palpebral fissure).* Ouverture entre les paupières. ◇ **PUDENDALE** *(NA. rima pudendi). (angl. pudendal fissure).* Espace compris entre les lèvres de la vulve. ◇ **SPHÉNOÏDALE** ☞ *FISSURE ORBITALE SUPÉRIEURE.* ◇ **SPHÉNOÏDALE (SYNDROME DE LA)** ☞ *SYNDROME DE LA FENTE SPHÉNOÏDALE.* ◇ **SPHÉNOMAXILLAIRE** ☞ *FISSURE ORBITALE INFÉRIEURE.*

FER *s. m. (angl. iron).* Élément métallique de numéro atomique 26. Le fer est un constituant de l'hémoglobine, et il est utilisé en thérapeutique pour la reconstitution du sang dans les anémies microcytaires et hypochromes. Les principaux sels de fer utilisés en thérapeutique sont les sels ferreux, administrés par voie orale : fumarate, gluconate, etc. Symbole : Fe.

FERMENT *s. m. (angl. ferment).* SYN. (désuet d') *ENZYME.* ◇ **LAB** *s. m.* ☞ *LAB.* ◇ **RESPIRATOIRE** *(angl. Warburg's —).* ☞ *CYTOCHROME-OXYDASE.*

FERREUX *adj. (angl. ferrous).* Se dit des composés de fer dans lesquels cet élément est bivalent (Fe^{++}).

FERRIPRIVE *adj. (angl. sideropenic).* Qui est provoqué par le manque de fer. Ex. *anémie ferriprive.*

FERRIQUE *adj. (angl. ferric).* Se dit des composés de fer dans lesquels cet élément est trivalent (Fe^{+++}).

FERRITINE *s. f. (angl. ferritin).* Forme de stockage du fer dans l'organisme, présente dans la muqueuse gastro-intestinale, le foie, la rate et la moelle osseuse. ◇ **GLYCOLYSÉE** *(angl. gycosylated —).* Fraction glycolysée de la ferritine. Cette fraction est basse (< 20 %) dans la maladie de Still de l'adulte et plaide fortement en faveur de ce cadre nosologique, même si ce n'est pas spécifique.

FERTILE *adj. (angl. fertile).* Fécond ; non stérile, capable d'engendrer un nouvel individu.

FESSE *s. f. (NA. nates). (angl. buttock).* Chacune des deux masses charnues situées au bas du dos et formées principalement par les muscles fessiers. SYN. *RÉGION GLUTÉALE.*

FESTINATION *s. f. (angl. festination).* Tendance involontaire à augmenter la vitesse de la marche pour éviter une chute en avant. Elle s'observe dans la maladie de Parkinson.

FEU DE SAINT-ANTOINE ☞ *ERGOTISME.*

FEUILLET *s. m. (angl. layer).* Dénomination de certaines structures anatomiques, minces et étendues. ◇ **BLASTODERMIQUE** *(angl. blastodermic —).* Chacune des trois parties du blastoderme : l'ectoderme, le mésoderme et l'endoderme. ◇ **PARIÉTAL** *(angl. parietal —).* Partie d'une membrane séreuse (péritoine, par exemple) qui entre en contact avec la paroi. ◇ **VISCÉRAL** *(angl. visceral —).* Partie d'une membrane séreuse (péritoine, par exemple) qui entre en contact avec les viscères.

FÈVE ◇ **DE CALABAR** *s. f. (angl. Calabar bean).* Graine toxique de *Physostigma venenosum*, toxicité due surtout à la physostigmine (ou ésérine) qui a des propriétés myotiques, antispasmodiques et dépressives. ◇ **DES JÉSUITES (OU DE SAINT-IGNACE)** *s. f. (angl. St Ignatus bean).* Graine de *Strychnos ignatii*, dont le principe actif est la strychnine.

FIBRATE *s. m. (angl. fibrate).* Classe de médicaments utilisés dans le traitement des hyperlipémies. Ce sont des agonistes du *peroxisome proliferator activated receptor* ou PPARα. Actifs avant tout sur les triglycérides.

FIBRE *s. f. (NA. fibra). (angl. fiber).* Structure anatomique d'aspect filamenteux. ◇ **ADRÉNERGIQUE** *(angl. adrenergic —).* Fibre nerveuse qui libère à sa terminaison, au passage de l'influx nerveux, une substance analogue à l'adrénaline. Les fibres adrénergiques sont en majorité des fibres post-ganglionnaires du système sympathique. ◇ **ALIMENTAIRE** *(angl. dietary —).* Substance présente dans les aliments et qui ne peut être digérée par les sucs digestifs (celluloses, hémi-celluloses, pectines, gommes, etc.). ◇ **AMIANTOÏDES** *(angl. asbestiform —).* Fibres observées dans les cartilages costaux ou laryngés en dégénérescence hyaline, ressemblant à des fibres d'amiante et résultant de l'ossification des fibres collagènes. ◇ **AMYÉLINIQUE** *(angl. amyelinic —).* ☞ *REMAK (FIBRES DE).* ◇ **ANASTOMOTIQUE** *(angl. anastomosing —).* Fibre musculaire ou nerveuse qui s'étend d'un faisceau musculaire à un autre ou entre deux troncs nerveux. ◇ **D'ASSOCIATION** *(angl. association —).* Fibre nerveuse qui relie différentes zones du cortex cérébral. ◇ **CARDIO-ACCÉLÉRATRICE** *(angl. cardiac accelerator —).* Chacune des fibres nerveuses qui transmettent les influx qui accélèrent le rythme cardiaque. ◇ **CÉRÉBROSPINALE** *(NA. — corticospinalis). (angl. cerebrospinal —).* Fibres de la capsule interne, qui vont de la région motrice du cortex jusqu'aux pyramides du bulbe. ◇ **CHOLINERGIQUE** *(angl. cholinergic —).* Fibre nerveuse motrice qui libère à sa terminaison une substance analogue à l'acétylcholine. ◇ **COLLAGÈNE** *(angl. collagen —).* Fibre souple, constituant caractéristique de tous les types de tissu conjonctif. SYN. *FIBRE BLANCHE.* ◇ **COMMISSURALE INTERHÉMISPHÉRIQUE** *(NA. neurofibra commisurale). (angl. commissural —).* Ensemble de formations qui relient les deux hémisphères cérébraux entre eux. ◇ **ÉLASTIQUE** *(angl. elastic —).* Fibre constituée essentiellement par de l'élastine, et qui traverse la substance intercellulaire du tissu conjonctif. SYN. *FIBRE JAUNE.* ◇ **GAMMA** *(angl. gamma —).* Fibre qui conduit les sensations de toucher et de pression à une rapidité de 15 à 40 m/s. ◇ **LISSE** *(angl. smooth muscle —).* Fibre musculaire non striée. Elles constituent les muscles des organes de la vie végétative. ◇ **MOTRICE** *(angl. motor —).* Fibre d'un nerf mixte qui transmet uniquement les influx moteurs. ◇ **MOUSSUE** *(angl. moss —).* Fibre nerveuse de la substance médullaire du cervelet, très ramifiée, présentant des élargissements et des expansions divergentes qui la font ressembler à de la mousse. ◇ **MUSCULAIRE** *(angl. muscle —).* Élément anatomique constitutif du muscle. On en distingue deux sortes : la fibre musculaire striée et la fibre musculaire lisse. ◇ **MYÉLINIQUE** *(angl. myelinated —).* Fibre nerveuse entourée d'une gaine de myéline. ◇ **NERVEUSE** *(angl. nerve —).* Toute fibre qui a la propriété de conduire ou de transmettre des stimuli ou des sensations. ◇ **POST-GANGLIONNAIRE, PRÉ-GANGLIONNAIRE** *(NA. neurofibra post, preganglionicae). (angl. postganglionic, preganglionic —).* Respectivement, dans le sympathique, les fibres qui relient les ganglions aux viscères qui dépendent de ceux-ci, et les fibres qui relient les ganglions à la moelle. ◇ **PYRAMIDALE** *(angl. cerebrospinal tract).* Fibres des mouvements volontaires. ☞ *SYSTÈME PYRAMIDAL.* ◇ **RÉTICULÉE** *(angl. reticular —).* Fibres argyrophiles du tissu conjonctif qui forment l'armature réticulée du tissu lymphoïde et myéloïde, et que l'on rencontre aussi dans le tissu interstitiel des organes glandulaires. SYN. *FIBRE DE RÉTICULINE.* ◇ **STRIÉE** *(angl. striated —).* Fibre musculaire des muscles volontaires et des fibres constituant le myocarde. ◇ **VASOCONSTRICTRICE** *(angl. vasomotor —).* Fibre nerveuse qui conduit des influx provenant de centres vasoconstricteurs à destination de l'effecteur vasculaire.

FIBRES LONGUES (SYNDROME DES) *(angl. pseudotabes).* Troubles pseudo-tabétiques observés dans le syndrome neuro-anémique, caractérisés par l'atteinte des cordons postérieurs de la moelle entraînant ataxie, abolition des réflexes et troubles de la sensibilité profonde. SYN. *SYNDROME DE LICHTEIM.*

FIBRILLATION *s. f. (angl. fibrillation).* Contraction musculaire faible, à peine perceptible, due à une activation spontanée d'un groupe de fibres musculaires. ◇ **ATRIALE** *(angl. atrial —).* Mouvements irréguliers et anarchiques du myocarde atrial, dus à l'activité de stimuli extrêmement nombreux, de 400 à 700 par minute, agissant au niveau des atria. Il en résulte, sur l'électrocardiogramme, le remplacement des ondes P normales par de très petites ondulations inégales et irrégulières. Le rythme ventriculaire est irrégulier, un certain nombre seulement de stimuli atriaux parvenant à activer les ventricules. (Arythmie complète). ◇ **VENTRICULAIRE** *(angl. ventricular —).* Trémulation désordonnée des fibres musculaires des ventricules cardiaques ; les stimuli se propagent si rapidement que toute contraction coordonnée devient presque impossible. La mort survient rapidement par arrêt cardiaque.

FIBRILLE *s. f. (angl. fibril, fibrilla).* Petite fibre. ◇ **COLLAGÈNE** *(angl. collagen —).* Élément structural de base de la fibre collagène. ◇ **MUSCULAIRE** *(angl. myofibril).* SYN. *MYOFIBRILLE.*

FIBRINE *s. f. (angl. fibrin).* Globuline filamenteuse insoluble, qui se forme à partir du fibrinogène sous l'action de la thrombine. Elle n'existe pas dans le sang circulant, mais se forme après coagulation du sang, de la lymphe et de certains exsudats. ◇ **(PRODUITS DE DÉGRADATION DE LA) (PDF)** *(angl. — degradation products).* Substances libérées au cours de la dissolution du caillot sanguin (ou fibrinolyse).

FIBRINÉMIE *s. f. (angl. blood fibrin level).* Taux de fibrine dans le sang.

FIBRINOFORMATION *s. f. (angl. fibrin formation).* Transformation du fibrinogène en fibrine sous l'effet de la thrombine.

FIBRINOGÈNE *s. m. (angl. fibrinogen).* Globuline plasmatique synthétisée dans le foie ; elle intervient dans la coagulation en se transformant en fibrine sous l'action de la thrombine. Son absence, sa diminution, sa consommation excessive ou sa destruction entraînent des syndromes hémorragiques. SYN. *FACTEUR I DE COAGULATION.*

FIBRINOLYSE *s. f. (angl. fibrinolysis).* Dissolution de la fibrine du caillot sanguin par action enzymatique. Ce phénomène survient normalement au bout de plusieurs jours. Son accélération (ou fibrinolyse aiguë) peut conduire à un trouble hémorragique sévère.

FIBRINOLYTIQUE *adj. (angl. fibrinolytic).* Se dit d'un médicament ayant la propriété de dissoudre les caillots sanguins, utilisé surtout à la phase aiguë de l'infarctus du myocarde et des accidents ischémiques cérébraux. SYN. *THROMBOLYTIQUE.*

FIBROADÉNOME *s. m. (angl. fibroadenoma).* Adénome contenant un abondant tissu conjonctif fibreux. SYN. *ADÉNOFIBROME.*

FIBROBLASTE *s. m. (angl. fibroblast).* Cellule allongée, plane, du tissu conjonctif, qui constitue l'élément fondamental des tissus fibreux. SYN. *FIBROCYTE.*

FIBROCARTILAGE *s. m. (NA. fibrocartilago). (angl. fibrocartilage).* Cartilage dont la substance fondamentale contient une quantité importante de tissu fibreux. SYN. *CARTILAGE FIBREUX.* ◇ **INTERARTICULAIRE** *(angl. interarticular —).* Ménisque ou lame de fibrocartilage entre deux surfaces articulaires opposées ; les principaux sont les fibrocartilages acromioclaviculaires, intercoccygiens, intervertébraux, pubien, radio-ulnaire, sacrococcygien, sternoclaviculaires et temporomandibulaires. ◇ **MARGINAL** *(angl. circumferential —).* Fibrocartilage qui forme un rebord autour d'une cavité articulaire. ◇ **SEMILUNAIRE** *(angl. semilunar —).* Deux lamelles semilunaires, externe et interne, de l'articulation tibio-fémorale (ménisques interarticulaires du genou).

FIBROCHONDROME *s. m. (angl. fibrochondroma).* Association d'un fibrome et d'un chondrome. SYN. *CHONDROFIBROME.*

FIBROCYTE *s. m. (angl. fibrocyte).* ☞ *FIBROBLASTE.*

FIBROMATEUX *adj.* **1.** Qui se rapporte à un fibrome. **2.** Qui a les caractères d'un fibrome.

FIBROMATOSE *s. f. (angl. fibromatosis).* Présence de fibromes multiples. ◇ **ABDOMINALE** *(angl. abdominal desmoid).* Formation fibroblastique pseudo-tumorale infiltrante, provenant des structures musculo-aponévrotiques du muscle droit et des muscles adjacents de la paroi abdominale. SYN. *TUMEUR DESMOÏDE ABDOMINALE.* ◇ **GINGIVALE** *(angl. gingival —).* Hyperplasie diffuse de tissu fibreux au niveau des gencives et du palais.

FIBROME *s. m. (angl. fibroma).* Tumeur bénigne composée entièrement de fibres de tissu conjonctif. ◇ **CHONDROMYXOÏDE** *(angl. chondromyxoid —).* Tumeur osseuse bénigne des os longs, présentant des caractéristiques histologiques dérivées du cartilage. ◇ **MYXOMATEUX** *(angl. myxofibroma).* ☞ *FIBROMYXOME.* ◇ **NASOPHARYNGIEN** Tumeur bénigne du nasopharynx pouvant être responsable d'épistaxis très graves. ◇ **NON OSTÉOGÉNIQUE DE L'OS** *(angl. nonossifying —).* Lésion proliférative du tissu médullaire et cortical de l'os, apparaissant plus fréquemment près des extrémités diaphysaires des os longs, notamment aux membres inférieurs. SYN. *FIBROME NON OSSIFIANT.* ◇ **ODONTOGÈNE** *(angl. odontogenic —).* Tumeur bénigne constituée de fibroblastes, localisée au voisinage de la racine dentaire. ◇ **OSSIFIANT** *(angl. ossifying —).* Tumeur bénigne d'évolution lente ; tumeur centrale de l'os, notamment de la mandibule, composée de tissu conjonctif dans lequel se forme du tissu osseux. ◇ **OSTÉOGÉNIQUE** ☞ *OSTÉOBLASTOME.* ◇ **TÉLANGIECTASIQUE** *(angl. telangiectatic —).* Fibrome dont les vaisseaux sont dilatés et apparents. ◇ **UTÉRIN** ☞ *FIBROMYOME.*

FIBROMUSCULAIRE *adj. (angl. fibromuscular).* Qui se compose de tissu fibreux et de tissu musculaire, ou qui se rapporte à ces deux tissus.

FIBROMYOME *s. m. (angl. fibromyoma).* Tumeur bénigne de l'utérus formée de l'association d'un myome et d'un fibrome. SYN. *MYOFIBROME, FIBROME UTÉRIN.*

FIBROSARCOME *s. m. (angl. fibrosarcoma).* Tumeur maligne constituée de cellules fusiformes sans autre différenciation cellulaire. Le fibrosarcome produit des métastases le plus souvent par voie hématogène et rarement par voie lymphatique.

FIBROSCOPE *s. m. (angl. fiberoptic endoscope).* Appareil utilisé pour réaliser une endoscopie, avec transmission de l'image par une fibre optique. ☞ *ENDOSCOPE.*

FIBROSCOPIE *s. f. (angl. optic fiber endoscopy).* Examen endoscopique réalisé au moyen d'un fibroscope. SYN. *ENDOSCOPIE.*

FIBROSE *s. f. (angl. fibrosis).* Formation pathologique de tissu fibreux. ◇ **HÉPATIQUE CONGÉNITALE** *(angl. congenital hepatic —).* Affection héréditaire transmise sur le mode autosomique dominant associant chez l'enfant une fibrose périportale avec hypertension portale et des malformations rénales. ◇ **KYSTIQUE DU PANCRÉAS** *(angl. mucoviscidosis).* ☞ *MUCOVISCIDOSE.* ◇ **NÉOPLASIQUE** *(angl. neoplasic —).* Fibrose dont le développement est déterminé par la croissance d'une tumeur. ◇ **NODULAIRE SOUS-ÉPIDERMIQUE** *(angl. nodular sub-epidermal —).* Formation de multiples nodules fibreux cutanés, secondaires à une inflammation exsudative. ◇ **PULMONAIRE** *(angl. pulmonary —).* Il s'agit soit de fibrose localisée séquellaire dans la tuberculose et la silicose soit généralisée primitive ou secondaire. ◇ **PULMONAIRE INTERSTITIELLE DIFFUSE** Affection d'étiologie inconnue, caractérisée par une fibrose progressive avec bloc alvéolocapillaire entraînant une anoxie chronique, évoluant vers la mort en quelques mois.

FIBROTEST ET ACTITEST Combinaison de marqueurs biochimiques de dosage facile utilisée pour évaluer chez les porteurs chroniques de virus C les phénomènes de fibrose, de nécrose et d'inflammation. Ces tests représentent une alternative à la biopsie hépatique.

FIBROTHORAX *s. m. (angl. fibrothorax).* État du poumon se traduisant radiologiquement par une fibrose diffuse, c'est-à-dire une image de poumon opaque. Il est souvent consécutif à une tuberculose fibreuse stabilisée.

FIBULA *s. f. (angl. fibula).* Os long et pair qui forme avec le tibia le squelette de la jambe. SYN. *PÉRONÉ. ATLAS ANATOMIQUE DES OS EN ANNEXE.*

FIBULAIRE *adj. (angl. fibular).* Qui se rapporte à la fibula.

FIÈVRE *s. f. (angl. fever).* Élévation de la température du corps au-dessus des valeurs physiologiques. Elle s'accompagne souvent d'une accélération du pouls et de la respiration, d'une sécheresse de la langue. ◇ **À PAPPATACI** *(angl. pappataci — , Sandfly —).* Maladie infectieuse aiguë, fébrile, de courte durée (3 à 4 jours), due à un arbovirus et transmise par la piqûre de *Phlebotomus papatasi.* SYN. *FIÈVRE À PHLÉBOTOMES, FIÈVRE DE TROIS JOURS.* ◇ **À PHLÉBOTOMES** *(angl. phlebotomus —).* ☞ *FIÈVRE À PAPPATACI.* ◇ **À TIQUES** *(angl. tick —).* Maladie infectieuse fébrile transmise par des tiques, quel que soit l'agent causal : une rickettsie, coxiella, etc. ◇ **AMARILE** ☞ *FIÈVRE JAUNE.* ◇ **APHTEUSE** *(angl. foot and mouth disease —).* Maladie fébrile aiguë des ruminants et des porcs, exceptionnellement transmissible à l'homme, caractérisée par l'éruption de vésicules sur les muqueuses et sur certaines régions de la peau. ◇ **ARTIFICIELLE** *(angl. artificial —).* Fièvre produite à des fins thérapeutiques. ◇ **ASEPTIQUE** *(angl. aseptic —).* Fièvre indépendante de toute infection microbienne décelable. ◇ **AURIQUE** *(angl. auric —).* État fébrile secondaire à l'injection d'une préparation à base de sels d'or. ◇ **BILIEUSE HÉMOGLOBINURIQUE** *(angl. blackwater —).* Manifestation grave du paludisme à *Plasmodium falciparum*, due à une brutale hémolyse intravasculaire et se manifestant par une fièvre élevée, un ictère, une hémoglobinurie, une anémie. La mort peut survenir par anurie. ◇ **BILIOSEPTIQUE** *(angl. bilious septic —).* Fièvre intermittente, secondaire à une infection des voies biliaires. ◇ **BOUTONNEUSE MÉDITERRANÉENNE** *(angl. boutonneuse —).* Rickettsiose due à *Rickettsia conorii*, transmise par une tique ou la puce du chien, observée sur le littoral méditerranéen, à caractère saisonnier et à évolution cyclique, caractérisée par une élévation rapide de la température avec signes généraux et par un exanthème papulonodulaire disséminé, s'étendant à la muqueuse bucco-pharyngée. SYN. *OLMER (MALADIE D'), FIÈVRE EXANTHÉMATIQUE MÉDITERRANÉENNE.* ◇ **CACHECTIQUE** *(angl. cachectic —).* ☞ *LEISHMANIOSE VISCÉRALE.* ◇ **CONTINUE** *(angl. continuous —).* Fièvre qui ne présente que de légères variations. ◇ **DE CINQ JOURS** *(angl. five day —).* ☞ *FIÈVRE DES TRANCHÉES.* ◇ **DE FATIGUE** Accès fébrile occasionné par un exercice physique excessif. ◇ **DE LA VALLÉE DU RIFT** *(angl. Rift valley —).* Affection due à un arbovirus de la famille des *Bunyaviridae* et genre *Phlebovirus*, isolé chez les moutons de la vallée du Rift, qui peut se transmettre à l'homme par des moustiques. La maladie comporte de la fièvre, des céphalées, des algies, une photophobie et des épistaxis. Son évolution peut être fatale. ◇ **DE LASSA** *(angl. Lassa —).* ☞ *LASSA (FIÈVRE DE).* ◇ **DE DÉSHYDRATATION** *(angl. dehydration —).* Augmentation brutale et transitoire de la température qui survient chez les nouveau-nés, en particulier en été. Elle est due à une absorption insuffisante d'eau. SYN. *FIÈVRE DE SOIF.* ◇ **DES BOUES** *(angl. mud —).* Leptospirose grippotyphosique. SYN. *FIÈVRE DES CHAMPS, FIÈVRE DE VASE.* ◇ **DES FOINS** *(angl. hay —).* ☞ *RHUME DES FOINS.* ◇ **DES FONDEURS** *(angl. zinc fume —).* Affection apparaissant plusieurs heures après une exposition à des vapeurs de métaux, en particulier le zinc (mais également plomb, mercure, cadmium, cuivre, magnésium ou laiton) et qui se caractérise par une toux sèche, une sensation d'oppression thoracique, une fièvre brusque accompagnée de sueurs. SYN. *FIÈVRE DES ZINGUEURS.* ◇ **DES INONDATIONS** *(angl. flood —).* ☞ *FIÈVRE DES BOUES.* ◇ **DES TRANCHÉES** *(angl. trench —).* Maladie infectieuse causée par *Bartonella quintana*, dont le réservoir est le pou, et qui se manifeste par de violents accès de fièvre se répétant tous les cinq jours, par des douleurs osseuses, surtout au niveau des jambes, des éruptions érythémateuses, papuleuses ou maculeuses, et une augmentation du volume de la rate. Elle a été observée pendant la Première Guerre mondiale dans les Flandres et en Volhynie. Elle est également dénommée fièvre de Volhynie, fièvre des cinq jours, fièvre de la Meuse, fièvre d'Ukraine, fièvre tibialgique, maladie de Werner-His. ◇ **DES TROIS JOURS** *(angl. threeday —).* ☞ *FIÈVRE À PAPPATACI.* ◇ **DOUBLE-QUARTE** *(angl. double quartan —).* Fièvre due au paludisme à *Plasmodium malariae*, dans laquelle l'accès se produit pendant deux jours consécutifs et disparaît le troisième jour. ◇ **DOUBLE-TIERCE** *(angl. tertian —).* Forme de paludisme dans laquelle un double cycle de l'hématozoaire provoque des accès fébriles quotidiens par intrication de deux cycles non synchrones. ◇ **DUM-DUM** *(angl. dumdum —).* ☞ *KALA-AZAR.* ◇ **DU NIL** *(angl. West Nile —).* Arbovirose due à un Flavivirus, observée en Afrique, en Inde, au Moyen- Orient, aux États-Unis et en Camargue, dont les symptômes rappellent la dengue. Elle est parfois compliquée d'une encéphalite. SYN. *FIÈVRE À VIRUS WEST-NILE.* ◇ **ERRATIQUE** *(angl. erratic —).* Fièvre qui apparaît à intervalles irréguliers. ◇ **ÉRUPTIVE** *(angl. eruptive —).* Toute maladie infectieuse et contagieuse fébrile, caractérisée par une éruption cutanée spécifique (scarlatine, rougeole, etc.). ◇ **EXANTHÉMATIQUE** *(angl. exanthematous —).* Terme désignant les rickettsioses, caractérisées par un syndrome infectieux avec une éruption exanthématique et un état typhique. ◇ **EXANTHÉMATIQUE MÉDITERRANÉENNE** ☞ *FIÈVRE BOUTONNEUSE MÉDITERRANÉENNE.* ◇ **FLUVIALE DU JAPON** *(angl. Japanese river —).* Maladie infectieuse grave, due à *Orientia tsutsugamushi* appartenant à la famille des *Rickettsiaceae*, transmise par la morsure des larves de certains acariens. Elle est caractérisée par une brusque fièvre, avec frissons, une éruption cutanée, maculaire puis confluente, et par des signes généraux intenses (inflammation des muqueuses digestives avec diarrhée profuse, prostration, délire). Elle est observée au Japon, à Formose, en Corée et dans presque toutes les îles du Pacifique. SYN. *TSUTSUGAMUSHI, SCRUB-TYPHUS.* ◇ **GANGLIONNAIRE** *(angl. glandular —).* État infectieux fébrile avec adénopathies à prédominance cervicale et une otorhinopharyngite. Il s'agit d'un syndrome pouvant avoir plusieurs étiologies, parmi lesquelles la mononucléose infectieuse de l'enfant. ◇ **HECTIQUE** *(angl. hectic —).* Fièvre quotidienne à très grandes oscillations, accompagnée de frissons, de sueurs profuses, d'un pouls rapide et faible. Elle s'observe dans les états septicémiques chroniques et au cours de la tuberculose. ◇ **HÉMORRAGIQUE** *(angl. hemorrhagic —).* Nom donné à un ensemble d'affections d'origine virale et présentant entre autres symptômes des hémorragies. Les principales sont la fièvre d'Omsk due à un Arenavirus, la dengue, la fièvre jaune, la fièvre de Lassa, etc. ◇ **ICTÉRO-HÉMORRAGIQUE** *(angl. leptospira icterohemorragica —).* ☞ *LEPTOSPIROSE ICTÉRO-HÉMORRAGIQUE.* ◇ **INTERCURRENTE** *(angl. intercurrent —).* Fièvre qui apparaît durant l'évolution d'une autre maladie non fébrile. ◇ **INTERMITTENTE** *(angl. intermittent —).* Fièvre qui apparaît par accès, avec des intervalles apyrétiques plus ou moins éloignés. ◇ **JAUNE** *(angl. yellow —).* Maladie infectieuse épidémique, endémique en Amérique tropicale et dans certaines régions d'Afrique, caractérisée par la dégénérescence adipeuse du foie avec congestion des muqueuses de l'estomac et des intestins. Elle est due à un flavivirus et elle est transmise par la piqûre du moustique *Aedes aegypti*. Après une incubation de 2 à 15 jours, la maladie commence par une phase septicémique débutant par des frissons, avec fièvre, céphalée et vomissements. La deuxième phase est marquée par un ictère. Puis l'atteinte hépatorénale s'aggrave, avec vomissements noirs, témoignant de la présence d'un syndrome hémorragique, protéinurie, voire anurie. La mort survient dans un grand nombre de cas. SYN. *FIÈVRE AMARILE, VOMITO NEGRO.* ◇ **MILIAIRE** *s. f. (angl. miliary —).* Affection caractérisée par une élévation brusque de la température, avec sueurs profuses, et par une éruption de petites papules rouges ressemblant au millet, d'étiologie inconnue. SYN. *SUETTE MILIAIRE.* ◇ **NONANE** *(angl. nonan —).* Fièvre intermittente qui revient chaque neuvième jour. ◇ **OCTANE** *(angl. octan —).* Fièvre intermittente qui revient chaque huitième jour. ◇ **ONDULANTE** *(angl. brucellosis).* Fièvre qui évolue sous forme d'ondes fébriles suivies d'intervalles de fébricule ou d'apyrexie ; on l'observe dans la brucellose. ◇ **OSCILLANTE** *(angl. oscillatory —).* Fièvre caractérisée par des oscillations de la température entre 37 °C et 40 °C au cours de la même journée. ◇ **PAR MORSURE DE RAT** *(angl. rat-bite —).* Infection consécutive à la morsure de rats, caractérisée par des accès fébriles, une éruption de taches rouges bleutées et des douleurs musculaires intenses. L'agent causal est *Spirillum minus*. L'érythème arthritique épidémique causé par *Streptobacillus moniliformis* est une autre variété de cette fièvre. SYN. *SODOKU.* ◇ **PAR MORSURES DE TIQUES** *(angl. tick-bite —).* Ensemble d'affections transmises par des tiques, dues à une *Rickettsia*, une *Borrelia* ou un virus. SYN. *FIÈVRE À TIQUES.* ◇ **PARATYPHOÏDE** *(angl. paratyphoid —).* Infection due aux bacilles dits paratyphiques, le plus souvent *Salmonella paratyphi A* et *B*, et de symptomatologie proche de celle de la fièvre typhoïde. SYN. *PARATYPHOÏDIE.* ◇ **POURPRÉE DES MONTAGNES ROCHEUSES** *(angl. Rocky Mountain spotted —).* Maladie infectieuse de la région des Montagnes Rocheuses, caractérisée par une hyperthermie, une éruption de taches rouges qui peuvent confluer, des algies et des manifestations cérébrales. Elle est causée par *Rickettsia rickettsii*, transmise par la piqûre de différentes tiques du genre *Dermacentor*. SYN. *FIÈVRE POURPRÉE NORD-AMÉRICAINE.* ◇ **Q** *(angl. Q —).* Maladie fébrile aiguë endémique décrite au Queensland (Australie), due à *Coxiella burnetii* et caractérisée par une pneumonie associée à une fièvre élevée, des nausées et à un malaise général. (La dénommination Q vient de l'adjectif anglais *query*). C'est une maladie ubiquitaire. SYN. *FIÈVRE DU QUEENSLAND.* ⊂⊃ **QUARTE** *(angl. quartan —).* Fièvre paludéenne provoquée par *Plasmodium malariae*, dont les accès fébriles sont séparés par des intervalles de trois jours. ⊂⊃ **QUINTANE** *(angl. quintan —).* Fièvre intermittente dont les accès se reproduisent chaque cinquième jour. ⊂⊃ **RÉCURRENTE** *(angl. relapsing —).* Toute maladie infectieuse causée par des espèces appartenant au genre *Borrelia*, dont les plus fréquentes sont *B. recurrentis* et *B. duttonii*, la première étant transmise par les poux et la seconde par des tiques du genre *Ornithodorus*. Ce sont des maladies qui s'étendent à l'ensemble du monde et qui se caractérisent par des frissons, une fièvre soudaine et continue, des céphalalgies et des douleurs dans le corps ; au bout de la première semaine, les symptômes disparaissent après une sudation importante pour réapparaître au bout d'un temps variable. Il peut y avoir trois ou même quatre récidives. ⊂⊃ **RÉMITTENTE** *(angl. remittent —).* Fièvre caractérisée par des exacerbations et des rémissions, mais sans période d'apyrexie totale. ⊂⊃ **ROUGE** *(angl. red —).* ☞ *DENGUE.* ⊂⊃ **SEPTANE** *(angl. septan —).* Fièvre intermittente dont les accès se reproduisent chaque septième jour. ⊂⊃ **SEPTIQUE** *(angl. septic —).* Fièvre due à une septicémie. ⊂⊃ **SEXTANE** *(angl. sextan —).* Fièvre intermittente dont les accès se reproduisent chaque sixième jour. ⊂⊃ **SUDORALE** ☞ *BRUCELLOSE.* ⊂⊃ **TIBIALGIQUE** *(angl. breakbone —).* ☞ *FIÈVRE DES TRANCHÉES.* ⊂⊃ **TIERCE** *(angl. tertian —).* Forme fébrile particulière du paludisme, dans laquelle les accès fébriles surviennent chaque troisième jour. La fièvre tierce caractéristique des accès palustres à *Plasmodium vivax* et *P. ovale* est appelée fièvre tierce bénigne. ⊂⊃ **TIERCE MALIGNE** *(angl. malignant tertian —).* Forme grave de paludisme à *Plasmodium falciparum*. ⊂⊃ **TYPHOÏDE** *(angl. typhoid —).* Toxi-infection due à *Salmonella typhi*. La transmission se fait par des aliments ou de l'eau contaminés. La période d'incubation dure 10 jours environ. La fièvre est associée à des troubles digestifs graves et à un état d'adynamie, et atteint son acmé au milieu de la deuxième semaine d'évolution, période au cours de laquelle apparaît sur le thorax et l'abdomen la roséole typhique constituée par des taches ou des papules roses et discrètes. À la troisième semaine ou avant si traitée, la fièvre diminue progressivement et les autres symptômes disparaissent. Les complications les plus importantes sont les hémorragies et les perforations intestinales. Les antibiotiques et la vaccination ont considérablement amélioré le pronostic. SYN. *TYPHOÏDE.*

FIG Abréviation de fosse iliaque gauche.

FILAMENT *s. m. (angl. filament).* Structure anatomique ayant la forme d'un fil. ⊂⊃ **AXIAL** Axone. ⊂⊃ **AXILE** **1.** Partie centrale, élastique, d'un flagelle. **2.** Plus spécifiquement, axe cytoplasmique de la portion intermédiaire et de la queue du spermatozoïde.

FILARICIDE *adj. (angl. filaricidal).* Qui détruit les filaires. S'emploie aussi comme substantif.

FILARIIDÉS *(angl. Filarioidea).* Famille de vers Nématodes qui comprend des vers à corps long et filiforme, et dont l'un des genres est *Filaria*.

FILARIOSE *s. f. (angl. filariasis).* Affection due à la présence de filaires, et en particulier de *Wuchereria bancrofti*, dans l'organisme. Elle comprend différentes manifestations, telles que l'éléphantiasis, l'hydrocèle chyleux et l'hématochylurie.

FILIÈRE *s. f. (angl. scale).* Plaque métallique perforée de trous de diamètres croissants et destinée à calibrer exactement les sondes urétrales.

FILTRAT *s. m. (angl. filtrate).* Liquide qui est passé au travers d'un filtre. ⊂⊃ **GLOMÉRULAIRE** *s. m. (angl. glomerular —).* Liquide de même composition que le plasma sanguin mais sans les protéines provenant de l'ultrafiltration du plasma au niveau de la capsule de Bowman du glomérule rénal.

FILTRATION *s. f.* **1.** Passage d'un liquide à travers un filtre, qui arrête les particules solides en suspension. **2.** En radiothérapie, passage des rayons X à travers une feuille d'aluminium, de cuivre, de plomb, ou d'étain, pour éliminer les rayons mous et laisser passer uniquement les rayons durs ou pénétrants.

FILTRE *s. m.* **1.** Ustensile de nature diverse (papier, carton, porcelaine, amiante, verre, sable, etc.) à travers lequel on fait passer un liquide en vue de le débarrasser des particules qui s'y trouvent en suspension. **2.** En radiologie, écran qui permet le passage de certains rayonnements et empêche celui des autres. ◇ **INTRAVEINEUX CAVE (FILTRE PARAPLUIE)** *(angl. endovenous —, umbrella —)*. Filtre placé dans la veine cave inférieure pour empêcher la migration de caillots au cours des phlébites des membres inférieurs. ◇ **PERCOLATEUR** *(angl. trickling —)*. Filtre utilisé pour l'épuration des eaux, constitué d'une couche de substance poreuse à travers laquelle passe le liquide.

FISSURAIRE *adj. (angl. fissural)*. Qui se rapporte à une fissure.

FISSURATION *s. f. (angl. cracking)*. Formation d'une fissure cutanée, normale ou pathologique.

FISSURE *s. f. (angl. fissure, cleft)*. Fente, normale ou pathologique. ◇ **ANALE** *(angl. anal cleft)*. Ulcération linéaire superficielle entre les plis radiés de la marge anale, qui provoque une douleur plus ou moins intense lors du passage des selles. ◇ **BUCCALE** *(angl. oral cleft)*. Fissure de la bouche qui comprend les variétés suivantes : chéiloschisis, gnathoschisis, palatoschisis, staphyloschisis. *STAPHYLOSCHISIS.* ☞ *CHÉILOSCHISIS, GNATHOSCHISIS, PALATOSCHISIS, URANOSCHISIS.* ◇ **CÉRÉBRALE TRANSVERSE** *(NA. fissura transversa cerebri). (angl. transverse cerebral fissure)*. Grande fente semi-circulaire transverse, de concavité antérieure, située sur la face inférieure du cerveau, entre les deux sillons latéraux, et limitée par la face inférieure du bourrelet du corps calleux et par le bord antérieur du cervelet. ◇ **ORBITALE INFÉRIEURE** *(NA. fissura orbitalis inferior). (angl. inferior orbital fissure)*. Fente osseuse qui fait communiquer la région ptérygomaxillaire et l'orbite. ◇ **ORBITALE SUPÉRIEURE** *(NA. fissura orbitalis superior). (angl. superior orbital fissure)*. Fissure entre les grandes et petites ailes du sphénoïde livrant passage aux nerfs oculomoteur, trochléaire, abducens, aux branches du nerf ophtalmique et à la veine ophtalmique. ◇ **PÉTROTYMPANIQUE** *(NA. fissura petrotympanica). (angl. petrotympanic fissure)*. Fissure située en arrière de la surface articulaire de la fosse mandibulaire, contenant la corde du tympan. ◇ **TYMPANOMASTOÏDIENNE** *(NA. fissura tympanomastoidea). (angl. tympanomastoid fissure)*. Fissure osseuse, résiduelle chez l'adulte, entre l'os tympanal et la portion antérieure d'origine squameuse de la mastoïde.

FISTULE *s. f. (angl. fistula)*. Communication anormale, accidentelle ou congénitale, d'un organe avec l'extérieur à travers un orifice cutané ou muqueux, ou avec un autre organe. ◇ **ABDOMINALE** *(angl. abdominal —)*. Fistule faisant communiquer un organe interne avec l'extérieur à travers la paroi abdominale. ◇ **AÉRIENNE** Fistule faisant communiquer un segment des voies aériennes (larynx ou trachée) avec la surface cutanée. ◇ **ALVÉOLAIRE** *(angl. alveolar —)*. ☞ *FISTULE DENTAIRE.* ◇ **ANALE** *(angl. anal —)*. Ouverture cutanée périanale, communiquant ou non avec le rectum ou les téguments de la région. ◇ **AORTOPULMONAIRE** Malformation congénitale avec communication entre l'aorte ascendante et le tronc de l'artère pulmonaire entraînant un *shunt* gauche-droit. ◇ **ARTÉRIOVEINEUSE** *(angl. arteriovenous —)*. Communication anormale entre une artère et une veine, d'origine traumatique ou congénitale. SYN. *ANÉVRYSME ARTÉRIOVEINEUX.* ◇ **BILIAIRE** *(angl. biliary —)*. Communication de tout segment des voies biliaires avec l'extérieur à travers la paroi abdominale (fistule biliaire externe) ou avec un organe creux ou un conduit interne (fistule biliaire interne). ◇ **BORGNE** *(angl. blind —)*. Fistule dont une seule des extrémités est ouverte. Elle peut être externe ou interne, selon qu'elle communique avec la peau ou avec la cavité d'un organe creux. SYN. *FISTULE INCOMPLÈTE.* ◇ **BRANCHIALE** *(angl. branchial —)*. Fistule congénitale du cou due à la persistance d'un segment de fente branchiale.

◇ **CERVICALE** *(angl. cervical —).* Toute fistule débouchant au niveau des téguments du cou. ◇ **CERVICOVAGINALE** *(angl. cervicovaginalis —).* Fistule intra-utérine faisant communiquer la cavité cervicale de l'utérus avec le vagin. ◇ **COCCYGIENNE** *(angl. coccygeal —).* Fistule congénitale située à proximité du coccyx, formée par invagination cutanée dans le mésoderme, ou acquise par infection secondaire d'un kyste congénital sacrococcygien. ◇ **COLIQUE** *(angl. colonic —).* Fistule faisant communiquer le côlon avec un viscère ou avec la paroi abdominale. ◇ **COLOVÉSICALE** *(angl. vesicocolonic —).* Fistule faisant communiquer le côlon avec la vessie. ◇ **CONGÉNITALE CERVICALE** *(angl. — colli congenita).* Fistule liée à la persistance d'un reliquat du canal thyréoglosse de His ou à l'infection secondaire d'une formation congénitale (kyste branchial ou kyste du tractus thyréoglosse). ◇ **CORNÉENNE** *(angl. — corneae).* Fistule reliant la chambre antérieure de l'œil avec l'extérieur. ◇ **DE L'OURAQUE** *(angl. urachal —).* Fistule mettant en communication le dôme vésical avec l'ombilic, secondaire à la non-oblitération de l'ouraque. ◇ **DENTAIRE** *(angl. dental —).* Fistule formée à partir d'un abcès dentaire apical qui s'est propagé à travers l'os alvéolaire pour atteindre le sinus maxillaire, le plancher buccal, la voûte palatine, la cavité vestibulaire ou la peau. SYN. *FISTULE ALVÉOLAIRE.* ◇ **ENTÉROCUTANÉE** *(angl. enterocutaneous —).* Fistule reliant la lumière intestinale à la paroi de l'abdomen. ◇ **ENTÉROVAGINALE** *(angl. enterovaginal —).* Fistule entre l'intestin et le vagin. ◇ **ENTÉROVÉSICALE** *(angl. enterovesical —).* Fistule entre l'intestin et la vessie. ◇ **EXTERNE** *(angl. external —).* Fistule s'ouvrant à la surface tégumentaire et provenant soit d'un organe creux, soit d'une cavité pathologique. ◇ **EXTRASPHINCTÉRIENNE** *(angl. extrasphincteral —).* Fistule anale dont le trajet se trouve à l'extérieur du sphincter. ◇ **FÉCALE** *(angl. fecal —).* ☞ *FISTULE STERCORALE.* ◇ **GASTRIQUE** *(angl. gastric —).* Toute fistule provenant de l'estomac. ◇ **GASTROCOLIQUE** *(angl. gastrocolonic —).* Fistule entre l'estomac et le côlon. ◇ **GASTRO-INTESTINALE** *(angl. gastrointestinal —).* Fistule faisant communiquer l'estomac et l'intestin. ◇ **GASTROJÉJUNOCOLIQUE** *(angl. gastrojejunocolonic —).* Fistulisation entre l'estomac, le jéjunum et le côlon, habituellement en rapport avec une perforation d'un ulcère peptique. ◇ **GÉNITO-URINAIRE** *(angl. genitourinary —).* Fistule qui fait communiquer un segment des voies urinaires avec une partie de l'appareil génital. SYN. *FISTULE UROGÉNITALE.* ◇ **ILÉOCOLIQUE** *(angl. ileocolonic —).* Fistule faisant communiquer les lumières iléale et colique. ◇ **INCOMPLÈTE** ☞ *FISTULE BORGNE.* ◇ **INTERNE** *(angl. internal —).* Fistule qui fait communiquer deux organes internes. ◇ **INTESTINALE** *(angl. fecal —, intestinal —).* Fistule formée entre la cavité intestinale et la peau (fistule intestinale externe) ou entre deux anses intestinales (fistule intestinale interne). ◇ **LACRYMALE** *(angl. lacrimal —).* Fistule complète et externe, ou plus rarement, fistule borgne interne du sac lacrymal, d'origine congénitale. ◇ **MAMMAIRE** *(angl. mammary —).* Fistulisation d'un canal galactophore à la peau du sein, due à une mastite puerpérale suppurée. ◇ **ŒSOPHAGOCUTANÉE** *(angl. esophagocutaneous —).* Fistule faisant communiquer l'œsophage avec la peau du cou. ◇ **OMBILICALE** *(angl. umbilical —).* Fistule s'ouvrant sur la peau de l'anneau ombilical. Il peut s'agir d'un conduit omphalo-entérique perméable, du jéjunum ou de l'ouraque. ◇ **PARIÉTALE** *(angl. parietal —).* Fistule s'ouvrant au niveau de la paroi thoracique ou abdominale. ◇ **PULMONAIRE** *(angl. pulmonary —).* Communication du parenchyme pulmonaire avec les bronches, la plèvre ou l'extérieur, secondaire au drainage d'un abcès, d'une caverne ou d'un foyer gangreneux ou néoplasique. ◇ **RECTOVAGINALE, RECTOVÉSICALE, RECTOVULVAIRE** *(angl. rectovaginal, rectovesical, rectovulvar —).* Fistules entre le rectum, d'une part, et respectivement, le vagin, la vessie, la vulve, d'autre part. ◇ **SACROCOCCYGIENNE** *(angl. pilonidal sinus —).* Trajet fistuleux borgne, à revêtement épidermique localisé en regard de l'axe nerveux cérébro-spinal au niveau de la région sacrococcygienne. Cette fistule représente la localisation la moins fréquente du sinus dermique. ◇ **SALIVAIRE** *(angl. salivary —).* Trajet anormal de la salive débouchant non pas dans la cavité buccale ou le pharynx, mais à la peau cervicale. Complication chirurgicale des laryngectomies ou pharyngolaryngectomies par exemple. ◇ **SIGMOÏDOVÉSICALE** *(angl. sigmoidovesical —).* Fistule faisant communiquer le côlon sigmoïde et la vessie. ◇ **SOUS-MENTONNIÈRE** *(angl. submental —).* Fistule salivaire s'ouvrant en dessous du menton. SYN. *OROSTOME.* ◇ **STERCORALE** *(angl. stercoral —).* Fistule intestinale externe, laissant s'écouler des matières fécales et des gaz. SYN. *FISTULE FÉCALE.* ◇ **TRACHÉO-ŒSOPHAGIENNE** *(angl. tracheoesophageal —).* Fistule faisant communiquer l'œsophage avec la trachée. ◇ **URÉTRALE** *(angl. urethral —).* Communication entre le conduit urétral et la peau du pénis (fistule urétro-pénienne) ou entre l'urètre et un organe voisin, comme le rectum, le vagin ou le scrotum. ◇ **URÉTROVAGINALE** *(angl. urethrovaginal —).* Fistule urinaire faisant communiquer l'urètre avec le vagin. ◇ **URINAIRE** *(angl. urinary —).* Toute fistule ayant son origine dans les voies urinaires, débouchant à la peau ou dans un organe voisin et laissant s'écouler de l'urine. ◇ **VÉSICALE** *(angl. vesical —).* Fistule s'ouvrant dans la vessie. ◇ **VÉSICOCERVICALE** *(angl. vesicocervical —).* Communication anormale entre la cavité vésicale et le col utérin.

FISTULECTOMIE *s. f. (angl. fistulectomy).* Excision d'un trajet fistuleux.

FISTULISATION *s. f. (angl. fistulization).* Formation pathologique ou chirurgicale d'une fistule, c'est-à-dire la communication entre 2 organes.

FISTULOGRAPHIE *s. f. (angl. fistulography).* Radiographie d'un trajet fistuleux à l'aide d'un produit de contraste radio-opaque.

FISTULOTOMIE *s. f. (angl. fistulotomy).* Section et dilatation des parois d'une fistule.

FIV *(angl. IVF).* Abréviation de fécondation *in vitro.*

FIVETE *(angl. IVFET).* Abréviation de fécondation *in vitro* et transfert d'embryons.

FIXATEUR *s. m. (angl. fixator).* Agent chimique utilisé pour assurer la fixation de spécimens histologiques. Les principaux fixateurs sont : l'alcool, l'acide osmique, le formol, etc. ◇ **EXTERNE** *(angl. external —).* Tiges métalliques passées à travers la peau, figées dans l'os et reliées entre elles par un système externe destiné à immobiliser les fragments d'une fracture sans aborder le foyer.

FIXATION *s. f.* **1.** Action de maintenir un corps ou un organe dans une position fixe ; son résultat. **2.** Opération de laboratoire qui a pour objectif de conserver la structure primitive de cellules, de tissus, au moyen d'un liquide conservateur (fixateur). ◇ **DU COMPLÉMENT** *(angl. complement —).* Réaction immunologique *in vitro* reposant sur le principe suivant : quand un complexe antigène-anticorps se forme, il fixe le complément présent dans le milieu. Ainsi fixé, ce complément n'est plus disponible pour entraîner la lyse de globules rouges sensibilisés ajoutés dans un deuxième temps. À l'inverse, si aucun complexe immun n'est constitué, le complément inutilisé est dévié vers les hématies qui sont alors lysées. Cette réaction, dite encore de déviation du complément ou d'hémolyse, ou phénomène de Bordet-Gengou, a été adaptée au diagnostic de nombreuses infections, la syphilis notamment.

FLACCIDITÉ *s. f. (angl. flaccidity).* Absence totale de tonicité d'un tissu ou d'un organe (par exemple, flaccidité musculaire).

FLAGELLE *s. m. (angl. flagellum).* Prolongement cellulaire filiforme et mobile, qui sert d'organe de locomotion à certains protozoaires.

FLAGELLÉS *(angl. Flagellata).* Protozoaires pourvus d'un ou de plusieurs flagelles et, parfois, d'une membrane ondulante qui leur servent d'organes locomoteurs. Les flagellés parasites de l'homme appartiennent aux genres *Leishmanias, Trypanosoma, Trichomonas.*

FLANC *s. m. (angl. flank).* Région latérale du tronc comprise entre les côtes et l'os coxal.

FLAPPING TREMOR *s. m.* Terme anglais, d'usage courant en français, désignant un tremblement très ample des membres supérieurs (en battements d'ailes), observé dans certains états comateux. SYN. *ASTÉRIXIS.* ◇ **HÉPATIQUE** *(angl. hepatic flapping tremor).* Dans le pré-coma hépatique, tremblement saccadé, ample, irrégulier et bilatéral, avec flexion et extension du poignet, et parfois déviation ulnaire.

FLASQUE *adj. (angl. flaccid).* Hypotonique ; caractérise certaines paralysies. ☞ *PARALYSIE FLASQUE.*

FLATULENCE *s. f. (angl. flatulence).* Distension de l'estomac ou des intestins provoquée par de l'air ou des gaz.

FLAVINE *s. f. (angl. flavin).* Pigment jaune dérivé de l'isoalloxazine, d'origine animale ou végétale.

FLAVIVIRUS Genre de virus de la famille des *Flaviviridae.* Ils sont transmis par des moustiques ou des tiques et sont responsables de la fièvre jaune, de la dengue, de plusieurs types d'encéphalites et de certaines fièvres hémorragiques.

FLAVONOÏDES *s. f. pl. (angl. flavonoids).* Composés phénoliques que l'on trouve en particulier dans le raisin, le vin, l'écorce de citron et le paprika. SYN. *VITAMINE P.*

FLEXION *s. f. (angl. flexion).* Mouvement par lequel un segment de membre forme un angle plus ou moins accusé avec le segment voisin ; s'oppose à extension.

FLEXUEUX *adj. (angl. flexile).* Qui présente des courbures de différentes directions.

FLINT-GLASS *(angl. flint glass).* Verre constitué de sable, d'oxyde de plomb et de potasse, que l'on utilise pour la fabrication de lentilles.

FLOCCULUS *s. m. (NA. flocculus). (angl. flocculus).* Petit lobule situé sur la face inférieure de chaque hémisphère cérébelleux.

FLOCULATION *s. f. (angl. flocculation).* Précipitation des particules en suspension d'une solution en flocons visibles, discrets, au lieu d'une coagulation en masse.

FLOCULATION (RÉACTION DE) *(angl. flocculation reaction).* Toute épreuve dont le résultat est évalué par le précipité qui se produit dans la substance examinée ; elle était utilisée dans le diagnostic de certaines affections : salmonelloses, syphilis, etc.

FLORE *s. f.* **1.** Étude des espèces végétales d'une région déterminée. **2.** Ensemble de bactéries qui vivent dans un organe ou une partie du corps. Ex. *flore intestinale, flore cutanée.*

FLORIDE *adj. (angl. florid).* De couleur rouge vif ; se dit de certaines éruptions cutanées.

FLOT ◇ **ASCITIQUE (SIGNE DU)** *(angl. fluid thrill).* Signe indiquant l'existence d'une ascite. Le malade étant couché sur le dos, l'examinateur exerce une percussion sur un flanc en posant l'autre main bien à plat sur le flanc opposé. En cas d'ascite, cette main perçoit la transmission de l'onde de choc par le liquide. ◇ **(SIGNE DU)** *(angl. Schwartz' test).* Épreuve clinique utilisée dans l'étude d'un réseau variqueux. Une chiquenaude au niveau d'une varice est transmise le long de la veine et éventuellement à contre-courant en cas d'insuffisance valvulaire. SYN. *SIGNE DE SCHWARTZ.*

FLUCTUATION *s. f. (angl. fluctuation).* Mouvement ondulatoire communiqué à un liquide accumulé dans une cavité naturelle ou accidentelle du corps, en exerçant une pression sur la paroi de la cavité ou en la percutant de la main ; le mouvement est perçu par l'autre main appliquée sur le côté opposé.

FLUCYTOSINE *s. f. (angl. flucytosine).* Pyrimidine fluorée administrée par voie orale ou intraveineuse dans le traitement des candidoses et des cryptococcoses.

FLUDROCORTISONE *s. f. (angl. fludrocortisone).* Glucocorticoïde de synthèse, plus puissant que l'hydrocortisone, ayant surtout une action minéralocorticoïde.

FLUOCINOLONE *s. m. (angl. fluocinolone).* Stéroïde anti-inflammatoire qui s'utilise localement, en particulier dans les otites.

FLUOR *s. m. (angl. fluorine).* Élément gazeux, du groupe des halogènes, de numéro atomique 9. On le trouve dans les os et dans l'émail dentaire. Symbole : F. Il a été utilisé dans la prévention de la carie dentaire.

FLUORATION *s. f. (angl. fluorination).* Adjonction de fluor, sous forme de fluorures, à l'eau de boisson pour prévenir les caries dentaires.

FLUORESCÉINE *s. f. (angl. fluorescein).* Matière colorante qui, en solution alcaline, présente une fluorescence verte intense, visible même dans des solutions extrêmement diluées. La fluorescéine sodique, soluble dans l'eau, est utilisée pour mettre en évidence les érosions cornéennes et dans l'angiographie rétinienne.

FLUORESCENCE *s. f. (angl. fluorescence).* Propriété de certains composés d'absorber la lumière d'une longueur d'onde déterminée et de l'émettre à une longueur d'onde supérieure.

FLUOROSE *s. f. (angl. fluorosis).* Intoxication chronique par le fluor qui se dépose dans les tissus calcifiés (dents, os). ◇ **DENTAIRE** *(angl. dental —).* Affection dentaire chronique due à la consommation prolongée d'une eau trop riche en fluor et qui se manifeste par des taches blanches et brunes de l'émail. Elle s'accompagne d'une densification diffuse du squelette.

FLUORO-URACILE *s. m. (angl. fluorouracil).* Antimétabolite administré par voie générale dans le traitement de certaines néoplasies, en particulier les cancers du sein et du tube digestif, ainsi qu'en application locale dans le traitement des kératoses prémalignes de la peau et dans les carcinomes basocellulaires superficiels.

FLUORURE *s. m. (angl. fluoride).* Composé binaire du fluor avec un autre élément.

FLUPHÉNAZINE *s. f. (angl. fluphenazine).* ☞ *PHÉNOTHIAZINE.*

FLUSH *s. m.* Accès brusque de rougeur du visage dû à une vasodilation. Il est observé dans les carcinoïdes du grêle et après absorption de certains produits vasodilatateurs.

FLUTTER ◇ **ATRIAL** *s. m. (angl. atrial —).* Contractions des atria à environ 300 par minute avec réponse ventriculaire variable : 150 par minute (flutter 2/l) ; 100 par minute (flutter 3/l), etc. ◇ **VENTRICULAIRE** *(angl. ventricular —).* Contractions ventriculaires à plus de 200 par minute de très mauvais pronostic, évoluant généralement vers la fibrillation ventriculaire mortelle.

FLUX *s. m. (angl. flux, flow).* Écoulement ou évacuation à l'extérieur d'une quantité importante d'un liquide normal ou pathologique. ◇ **CATAMÉNIAL** *(angl. menstrual flow).* ☞ *MENSTRUATION.* ◇ **PLASMATIQUE RÉNAL** *(angl. renal plasma flow).* Quantité de plasma traversant les deux reins par minute, égale à 600 mL chez l'adulte normal ◇ **SANGUIN RÉNAL** *(angl. renal blood flow).* Quantité de sang traversant les deux reins par minute, égale à 1 200 mL, chez l'adulte normal.

FLUXION *s. f. (angl. fluxion).* Congestion ou hyperémie active. ◇ **DENTAIRE** *(angl. gumboil).* En langage courant, désigne un gonflement de la joue provoqué par une infection dentaire.

FO Abréviation de fond d'œil.

FOCAL *adj. (angl. focal).* Qui se rapporte à un foyer, en particulier au foyer d'une lentille.

FOCALE (CRISE) *(angl. focal epilepsy).* Crise d'épilepsie bravais-jacksonnienne.

FŒTAL *adj. (angl. fetal).* Qui se rapporte au fœtus.

FŒTICIDE *adj. (angl. feticide).* Qui provoque la mort du fœtus dans l'utérus.

FŒTOGRAPHIE *s. f. (angl. fetography).* Radiographie du fœtus dans l'utérus. Les performances de l'échographie fœtale ont rendu cet examen obsolète. De nouvelles techniques ayant recours à l'imagerie par résonance magnétique, donc non irradiantes, sont désormais disponibles.

FŒTOPATHIE *s. f.* Désigne les malformations survenant suite à une action délétère (de toxiques, d'agents infectieux, désordres métaboliques ou carences) exercée pendant la période fœtale. ☞ *EMBRYOPATHIE.*

FŒTOPLACENTAIRE *adj. (angl. fetoplacental).* Qui se rapporte au fœtus et au placenta.

FŒTOR HEPATICUS *s. m. (angl. fetor hepaticus).* Odeur désagréable de l'haleine au cours du coma hépatique.

FŒTUS *s. m. (angl. fetus).* Produit de la conception depuis la fin du troisième mois de la grossesse jusqu'à l'accouchement. ◇ **ARLEQUIN** *(angl. harlequin —).* Fœtus atteint de kératome malin diffus congénital. ◇ **IN FŒTU** *(angl. — in fetu).* Parasite inclus à l'intérieur du corps d'un autosite. ◇ **PAPYRACEUS** *(angl. — papyraceus).* Fœtus momifié, comprimé par le développement de son congénère vivant. ◇ **PARASITE** *(angl. parasitic —).* Tout fœtus, complet ou incomplet, qui se nourrit de son congénère mieux développé ou autosite. ◇ **VIABLE** *(angl. viable —).* Fœtus apte à vivre hors du sein maternel. La date de viabilité classique est de 180 jours, mais il n'existe pas de critères rigoureux fixant la limite de viabilité du fœtus.

FOGARTY (SONDE DE) *(angl. Fogarty's catheter).* Sonde à ballonnet servant à désobstruer une artère.

FOIE *s. m. (NA. hepar). (angl. liver).* Glande impaire asymétrique, la plus grosse du corps, d'un poids moyen de 1 500 g, située dans la partie supérieure de l'abdomen, dans la loge sous-diaphragmatique droite. On distingue trois faces : supérieure, postérieure et inférieure. Cette dernière est parcourue par trois sillons profonds qui délimitent quatre lobes : le droit, le gauche, le carré et le caudé ou lobe de Spiegel, avec ses deux processus, le papillaire et le caudé. Il possède cinq sortes de vaisseaux : artériels, veineux hépatiques et portes, conduits biliaires et lymphatiques. C'est un organe essentiel pour la vie, responsable de la sécrétion de la bile, intervenant dans le métabolisme des glucides (fonction glycogénique), des lipides et des protides, jouant un rôle primordial d'épuration et de détoxication, impliqué dans la synthèse du fibrinogène, de la prothrombine et de l'héparine, dans le stockage des vitamines A, B, D et K. ◇ **ACCORDÉON** Foie cardiaque subissant des variations considérables de volume du fait de la congestion passive par stase. ◇ **ALCOOLIQUE** *(angl. alcoholic —).* Ensemble des lésions provoquées au niveau du foie par l'intoxication alcoolique chronique, associant à des degrés variables : stéatose, hépatite alcoolique et cirrhose. ◇ **AMYLOÏDE** *(angl. amyloid —).* Foie présentant une dégénérescence amyloïde caractérisée par une augmentation de volume, une surface lisse, une consistance ferme et une coloration cireuse. ◇ **CIRRHOTIQUE** *(angl. cirrhotic —).* Foie généralement diminué de volume, parfois hypertrophié, dont la surface, irrégulière, comporte des nodules saillants, de diamètre variable, suivant qu'il s'agit de cirrhose micro ou macronodulaire. Le foie cirrhotique est le plus souvent une conséquence de l'alcoolisme chronique, mais d'autres affections peuvent aussi être en cause, notamment l'hépatite virale, l'hémochromatose, les rétentions biliaires et, plus rarement, les insuffisances cardiaques droites prolongées. ◇ **GLACÉ** *(angl. frosted —).* Aspect du foie dans la périhépatite adhésive, dû à un épaississement de couleur nacrée de sa capsule.

FOLATE *s. m. (angl. folate).* Sel de l'acide folique.

FOLIACÉ *adj. (angl. foliaceous).* Qui a l'aspect d'une feuille.

FOLIE *s. f. (angl. madness).* Trouble mental, quelle qu'en soit la nature (terme désuet). ◇ **À DEUX** *(angl. « folie à deux », induced psychotic disorder).* Deux sujets, vivant en association proche, dans un milieu clos et isolé, partagent des idées délirantes sur le même thème.

FOLINIQUE (ACIDE) *(angl. folinic acid).* Forme active de l'acide folique.

FOLLICULE *s. m.* **1.** *(angl. follicle).* Petite formation anatomique en forme de sac, située sur une muqueuse ou sur la peau, ayant en général une fonction sécrétoire. **2.** *(angl. folliclis).* Petite formation anatomique en forme de sac, située dans les muqueuses, et la peau, ayant en général une activité sécrétoire. ◇ **DENTAIRE** *(angl. dental —).* Organe en forme de sac à l'intérieur du maxillaire et de la mandibule, qui contient la dent avant son éruption. ◇ **DÉPILANTE OU DÉCALVANTE** *(angl. — decalvans).* Folliculite chronique avec formation de pustules qui provoquent la destruction des follicules pileux et entraînent une dépilation. ◇ **GONOCOCCIQUE** *(angl. gonorrhoeica —)*. Inflammation des glandes de Littré par *Neisseria gonorrhoeae*. ◇ **LYMPHATIQUE** *(NA. folliculus lymphaticus). (angl. lymphatic —)*. Masse qui occupe la substance corticale des ganglions (ou nœuds) lymphatiques. ◇ **LYMPHATIQUE DE L'ESTOMAC** *(NA. folliculus lymphaticus gastrici). (angl. lymph — of stomach)*. Follicule lymphatique de la muqueuse de l'estomac. ◇ **OVARIEN** *(angl. ovarian —)*. Petite vésicule faisant saillie à la surface de l'ovaire, renfermant un ovule mûr entouré de deux enveloppes ou thèques. C'est l'aboutissement évolutif d'un seul ovocyte parvenu à maturité au cours de chaque cycle menstruel. Au stade de l'ovulation, le follicule ovarien se rompt et libère l'ovule qui gagne la trompe utérine. ◇ **PILEUX** *(NA. folliculus pili). (angl. hair —)*. Invagination de l'épiderme qui entoure le poil et est à son origine. ◇ **PRIMORDIAL** *(angl. primordial —)*. Follicule ovarien non mûr, en voie de développement. ◇ **TUBERCULEUX** *(angl. tubercle)*. Lésion élémentaire de la tuberculose, constituée par une cellule géante entourée de cellules épithélioïdes et de cellules embryonnaires. La présence de nécrose caséeuse centrale est assez caractéristique. SYN. *GRANULOME TUBERCULEUX.*

FONCTION *s. f. (angl. function)*. Action spéciale, caractéristique, normale, d'une partie du corps, d'un organe ou d'un appareil. ◇ **VENTRICULAIRE** *(angl. ventricular —)*. Performance ventriculaire résultant de la force et de la vitesse de contraction musculaire ainsi que de la pression intracavitaire.

FONCTIONNEL *adj.* **1.** Qui se rapporte à une fonction. **2.** Se dit des symptômes, troubles, etc., qui dépendent d'une altération de la fonction d'un organe, sans lésion anatomique apparente de ce dernier.

FONCTIONS HÉPATIQUES (TESTS DES) *(angl. hepatic function tests)*. Ensemble de tests et de réactions de laboratoire qui permettent d'étudier le fonctionnement hépatique, tels que le dosage de la bilirubinémie, de la protidémie, de la cholestérolémie, de l'activité enzymatique, le temps de prothrombine, etc.

FOND *s. m. (NA. fundus). (angl. fundus)*. Base ou partie d'un organe creux qui est opposée ou la plus éloignée de sa bouche ou de son orifice. ◇ **D'ŒIL** *s. m. (angl. ocular —)*. Partie de l'œil que l'on observe directement à l'aide d'un ophtalmoscope au travers de ses milieux transparents. L'examen du fond d'œil donne des renseignements non seulement sur l'état de la rétine, mais aussi sur l'état des vaisseaux en général et sur la pression intracrânienne. Symbole : FO. ◇ **DE L'ESTOMAC** *(NA. — gastricus). (angl. gastric —)*. Partie la plus haute de l'estomac, située au-dessus de l'orifice œsophagien. Elle forme un dôme qui surmonte le corps de l'estomac. C'est le siège de la poche à air gastrique. ◇ **DE LA VESSIE** *(NA. — vesicae urinariae). (angl. — of urinary bladder)*. Base de la vessie. ◇ **UTÉRIN** *(NA. — uteri). (angl. uterine —)*. Partie de l'utérus située au-dessus de l'implantation des trompes utérines.

FONGICIDE *adj. (angl. fungicide)*. Qui détruit les champignons. S'emploie aussi comme substantif.

FONGIFORME *adj. (angl. fungiform)*. En forme de champignon.

FONGIQUE *adj. (angl. fungal)*. Qui se rapporte ou qui est dû aux champignons.

FONGISTATIQUE *adj. (angl. fungistatic)*. Qui inhibe la croissance ou le développement des champignons. S'emploie aussi comme substantif.

FONGOÏDE *adj. (angl. fungoid)*. Qui ressemble à un champignon.

FONGOSITÉ *s. f. (angl. fungosity)*. Végétation charnue et molle, en général très vascularisée et friable, qui se développe à la surface d'une plaie ou d'un ulcère.

FONGUEUX *adj.* **1.** Qui a l'aspect d'un champignon ou d'une éponge. **2.** Qui présente des fongosités.

FONTANELLE *s. f. (NA. fonticulus cranii). (angl. fontanel, fontanelle)*. Espace membraneux non encore ossifié du crâne chez les enfants. ◇ **ANTÉRIEURE** *(NA. — anterior). (angl. anterior fontanelle)*. Fontanelle losangique, située entre le frontal et les deux pariétaux. Elle se ferme tardivement, à l'âge de deux ou trois ans. SYN. *FONTANELLE BREGMATIQUE, GRANDE FONTANELLE.* ◇ **BREGMATIQUE** *(NA. fonticulus anterior). (angl. bregmatic fontanelle).* ☞ *FONTANELLE ANTÉRIEURE.* ◇ **GLABELLAIRE OU NASOFRONTALE** *(angl. glabellar fontanelle).* Fontanelle surnuméraire de la glabelle. ◇ **(GRANDE)** ☞ *FONTANELLE ANTÉRIEURE.* ◇ **MASTOÏDIENNE** *(NA. — mastoideus). (angl. mastoid fontanelle).* Fontanelle située entre les bords adjacents du pariétal, de l'occipital et de la portion mastoïdienne du temporal. ◇ **MÉTOPIQUE** *(angl. sagittal fontanelle).* Fontanelle surnuméraire sur la suture métopique ou médiofrontale. ◇ **(PETITE)** ☞ *FONTANELLE POSTÉRIEURE.* ◇ **POSTÉRIEURE** *(NA. — posterior). (angl. posterior fontanelle).* Fontanelle triangulaire, située entre l'occipital et les deux pariétaux. SYN. *PETITE FONTANELLE.* ◇ **SAGITTALE** *(angl. sagittal fontanelle).* ☞ *GERDY (FONTANELLE DE).* ◇ **SPHÉNOÏDALE** *(NA. — sphenoidalus). (angl. sphenoidal fontanelle).* Fontanelle au point d'union du frontal, du pariétal, de la portion écailleuse du temporal et de la grande aile du sphénoïde.

FORAMEN *s. m. (NA. foramen). (angl. foramen).* Mot latin signifiant trou. Il est employé en anatomie pour désigner certains orifices. ◇ **CÆCUM DE L'OS FRONTAL** *(NA. — caecum ossis frontalis). (angl. — caecum of frontal bone).* Orifice de la face endocrânienne de l'os frontal, situé au-dessus de l'échancrure ethmoïdale, à l'extrémité inférieure de la crête frontale. ◇ **CÆCUM DE LA LANGUE** ☞ *TROU BORGNE DE LA LANGUE.* ◇ **CÆCUM POSTÉRIEUR** *(NA. — caecum medullae oblongatae). (angl. — caecum medullae oblongatae).* Dépression située en dessous du bord du pont, formée par l'extrémité de la fissure médiane antérieure du bulbe. ◇ **DE LA VEINE CAVE** *(NA. — venae cavae). (angl. venous —).* Orifice situé dans le diaphragme et livrant passage à la veine cave inférieure. ◇ **ÉPINEUX** *(NA. — spinosum). (angl. spinous —).* Orifice creusé dans la grande aile du sphénoïde, en arrière du foramen ovale, et livrant passage à l'artère et aux veines méningées moyennes. ◇ **ETHMOÏDAL** *(NA. — ethmoidale). (angl. ethmoid —).* Orifice de la lame criblée de l'ethmoïde, livrant passage aux nerfs et aux vaisseaux ethmoïdaux. ◇ **ETHMOÏDAL ANTÉRIEUR** *(NA. foramen ethmoidale anterius). (angl. anterior ethmoidal canal).* Passage formé dans l'os frontal et dans l'ethmoïde pour la branche nasale du nerf ophtalmique et pour les vaisseaux ethmoïdaux antérieurs. ◇ **ETHMOÏDAL POSTÉRIEUR** *(NA. foramen ethmoidale posterius). (angl. posterior ethmoidal canal).* Passage dans l'os frontal et dans l'ethmoïde pour les vaisseaux ethmoïdaux postérieurs. ◇ **FRONTAL** *(NA. — frontale). (angl. frontal notch).* Orifice formé par la fermeture de l'échancrure sus-orbitaire. ◇ **INCISIF** *(NA. — incisivum). (angl. incisive —).* Orifice ovalaire situé à l'extrémité antérieure de la suture intermaxillaire, et qui livre passage aux nerfs nasopalatins. ◇ **INFRA-ORBITAIRE** *(NA. — infraorbitale). (angl. infraorbital —).* Orifice situé dans le maxillaire et livrant passage aux nerfs et aux vaisseaux infra-orbitaires. ◇ **INTERVENTRICULAIRE** *(NA. — interventriculare). (angl. interventricular —).* Orifice de communication entre le troisième ventricule et les ventricules latéraux cérébraux. ◇ **INTERVERTÉBRAL** *(NA. — intervertebrale). (angl. intervertebral —).* Chacun des orifices, à droite et à gauche, compris entre les échancrures des pédicules de deux vertèbres contiguës. Les foramens intervertébraux donnent passage aux nerfs rachidiens qui sortent du canal vertébral. ◇ **JUGULAIRE** *(NA. — jugulare). (angl. jugular —).* Orifice de la base du crâne limité en avant par le bord postérieur du rocher, et en arrière par l'occipital. Sa partie postérieure, large, répond au golfe de la veine jugulaire interne ; sa partie antérieure, plus étroite, est traversée par les nerfs glossopharyngien, vague et accessoire, et par le sinus sigmoïde. ◇ **MAGNUM** *(NA. foramen magnum). (angl. — magnum).* Orifice de la partie inférieure de l'os occipital faisant communiquer la cavité crânienne avec le canal vertébral. SYN. *TROU OCCIPITAL.* ◇ **MENTONNIER** *(NA. — mentale). (angl. mental —).* Trou situé sur la face antérieure de la mandibule et qui livre passage au nerf et aux vaisseaux mentonniers. ◇ **NOURRICIER** *(NA. — nutriens). (angl.*

nutrient —). Orifice de la surface d'un os qui livre passage aux vaisseaux allant à la moelle osseuse. ◇ **OBTURÉ** *(NA. — obturatum). (angl. — obturatum).* Large orifice de l'os iliaque, délimité en haut par l'acétabulum, en avant par le pubis et en arrière par l'ischion. Le foramen obturé est en majeure partie fermé par la membrane obturatrice insérée à son pourtour. ◇ **OMENTAL** *(NA. — omentale). (angl. omental —).* Orifice qui fait communiquer le vestibule avec la bourse omentale. ◇ **OVALE** *(NA. — ovale). (angl. — ovale).* Orifice creusé dans la grande aile du sphénoïde, en arrière du foramen rond, et livrant passage au nerf mandibulaire et à l'artère petite méningée. ◇ **OVALE DU CŒUR** *(NA. — ovale cordis). (angl. ovale —).* Orifice situé à la partie postérosupérieure de la cloison interatriale, par lequel les deux atria du cœur du fœtus communiquent, la circulation sanguine évitant les poumons qui ne fonctionnent pas encore. Le foramen ovale du cœur s'oblitère normalement après la naissance. SYN. *OSTIUM, TROU DE BOTAL.* ◇ **PALATIN (GRAND)** *(NA. foramen palatinum majus). (angl. greater palatine —).* Ouverture dans l'os palatin livrant passage à un paquet vasculonerveux. ◇ **PARIÉTAL** *(NA. — parietale). (angl. parietal —).* Orifice situé près de l'extrémité postérieure du bord supérieur du pariétal, livrant passage à une veine. ◇ **ROND** *(NA. — rotundum ossis sphenoidalis). (angl. — rotundum).* Orifice creusé dans la grande aile du sphénoïde, et livrant passage au nerf maxillaire. ◇ **SACRAL ANTÉRIEUR** *(NA. — sacralis anterior). (angl. anterior sacral —).* Chacun des huit orifices situés sur la face antérieure du sacrum, livrant passage aux branches antérieures des nerfs sacraux. ◇ **SACRAL POSTÉRIEUR** *(NA. — sacralis posterior). (angl. posterior sacral —).* Chacun des huit orifices situés sur la face postérieure du sacrum, livrant passage aux branches postérieures des nerfs sacraux. ◇ **SINGULAIRE** *(NA. — singulare). (angl. — singulare).* Orifice situé à la paroi postérieure du méat acoustique, et permettant le passage du nerf vers l'ampoule et le canal semi-circulaire postérieur. ◇ **SPHÉNOPALATIN** *(NA. — sphenopalatinum). (angl. sphenopalatine —).* Orifice faisant communiquer la fosse ptérygopalatine avec la fosse nasale. Il livre passage aux vaisseaux sphénopalatins et aux nerfs nasaux. ◇ **SPINOSUM** *(angl. — spinosum).* ☞ *TROU PETIT ROND.* ◇ **STYLOMASTOÏDIEN** *(NA. — stylomastoideum). (angl. stylomastoid —).* Orifice de la face postérieure du rocher, situé entre les processus styloïde et mastoïde, et livrant passage au nerf facial et à l'artère stylomastoïdienne. ◇ **TRANSVERSAIRE** *(NA. — transversarium). (angl. transverse —).* Orifice situé dans chaque processus transverse des vertèbres cervicales, livrant passage à l'artère et à la veine vertébrales. ◇ **VEINEUX** *(NA. — venosum). (angl. — venosum).* Orifice situé sur la paroi interne du foramen ovale. ◇ **VERTÉBRAL** *(NA. — vertebrale). (angl. vertebral —).* Espace situé entre le corps vertébral et l'arc postérieur de chaque vertèbre, qui contribue à la formation du canal vertébral. ◇ **ZYGOMATICOFACIAL** *(NA. — zygomaticofaciale). (angl. zygomaticofacial —).* Orifice externe du foramen zygomaticotemporal dans l'os zygomatique, livrant passage au nerf zygomatofacial. ◇ **ZYGOMATICOTEMPORAL** *(NA. — zygomaticotemporale). (angl. zygomaticotemporal —).* Canal situé dans l'os zygomatique, livrant passage à la branche zygomaticotemporale du nerf maxillaire.

FORCEPS *s. m. (angl. forceps).* Instrument obstétrical comportant deux branches articulées, avec mors en forme de cuillères fenêtrées, pour extraire le fœtus de l'utérus. ◇ **DU CORPS CALLEUX** *(NA. forceps minor et major). (angl. — of corpus callosum).* Chacune des radiations antérieures (forceps minor) ou postérieures (forceps major) du corps calleux.

FORCIPRESSURE *s. f. (angl. forcipressure).* Méthode d'hémostase provisoire consistant à appliquer sur un vaisseau lésé une pince pour le comprimer.

FORMALDÉHYDE *s. m. (angl. formaldehyde).* Gaz incolore, soluble dans l'eau et l'alcool. Utilisé comme fixateur des tissus et cadavres, il est également employé en soins dentaires. SYN. *ALDÉHYDE FORMIQUE.*

FORMATION *s. f. (NA. formatio). (angl. development, structure).* Tissu ou structure de forme définie ; organisation, disposition. ◇ **INTERHÉMISPHÉRIQUE** *(angl. interhemispherical structure).* Parties de l'encéphale qui relient les hémisphères cérébraux, comme le corps calleux, le chiasma optique, les tubercules mamillaires, etc. ◇ **RÉTICULÉE** *(NA. — reticularis). (angl. reticular system).* Réseau formé par les prolongements de la substance grise qui s'étendent depuis la région inférieure du bulbe jusqu'à la partie supérieure du tronc cérébral. Il joue un rôle fondamental dans l'apparition de la fatigue, dans le rythme de l'état de veille et probablement dans les automatismes.

FORME *s. f.* **1.** Apparence extérieure d'un corps. **2.** Ensemble de caractères qui distinguent les différents types d'une maladie ou d'un symptôme. Ex. *fièvre à forme adynamique, ataxique.* ◇ **L** *(angl. L —).* Bactéries présentant une absence partielle ou totale de paroi cellulaire, qui prennent une forme sphérique ou irrégulière et qui apparaissent spontanément *(Bacillus, Proteus, Streptococcus, Vibrio)* ou à la suite de divers stimuli : choc thermique, variations osmotiques, antibiotiques agissant sur la paroi, etc. Certaines peuvent retrouver une forme bactérienne normale.

FORMOL *s. m. (angl. formaldehyde solution).* ☞ *FORMALDÉHYDE.*

FORMULE *s. f.* **1.** Expression concise générale définissant avec précision soit des relations fondamentales entre différents termes, soit les règles à suivre pour un type déterminé d'opération. **2.** En chimie, combinaison de symboles permettant d'exprimer la composition qualitative et quantitative d'un corps. ◇ **LEUCOCYTAIRE** *(angl. white blood count).* Proportion des divers types de leucocytes dans un millimètre cube de sang. ◇ **MOLÉCULAIRE** *(angl. molecular —).* Formule chimique indiquant globalement le nombre des divers atomes qui constituent une molécule.

FORNIX *s. m. (NA. fornix). (angl. fornix).* Trigone cérébral ; fibres unissant l'hippocampe aux corps mamillaires. ◇ **CÉRÉBRAL** *(NA. — cerebri). (angl. — of cerebrum).* Fibres efférantes de l'hippocampe vers les corps mamillaires et le noyau de l'habenula. ◇ **CONJONCTIVAL** *(NA. — conjunctivae). (angl. conjunctival —).* Lignes de réflexion supérieures et inférieures de la conjonctive sur le globe oculaire. ◇ **(PILIERS DU)** *(NA. crus —). (angl. pillars of —).* Formations cylindriques de substance blanche, au nombre de quatre : les deux piliers antérieurs partent de l'extrémité antérieure du corps du fornix, les deux piliers postérieurs se détachent de la partie postérieure de celui-ci. ◇ **DU VAGIN** *(NA. — vaginae). (angl. — of vagina).* Récessus entre le col utérin et la paroi vaginale.

FOSSE *s. f. (NA. fossa). (angl. fossa, cavity).* Cavité large et plus ou moins profonde, le plus souvent osseuse. ◇ **AXILLAIRE** *(NA. — axillaris). (angl. axillary fossa).* Creux situé entre la partie supérieure et interne du bras et la paroi latérale du thorax. SYN. *AISSELLE.* ◇ **CANINE** *(NA. — canina). (angl. canine fossa).* Dépression sur la face externe du maxillaire, au-dessus de l'implantation de la canine. ◇ **CÉRÉBRALE** *(NA. — cerebralis). (angl. cerebral fossa).* Chacune des excavations de la base du crâne recevant les lobes du cerveau et du cervelet, et différenciées en fosses cérébrales antérieure, moyenne et postérieure. ◇ **CONDYLAIRE DE L'OS OCCIPITAL** *(NA. — condylaris). (angl. condylar fossa).* Dépressions situées devant et derrière chaque condyle occipital. ◇ **ETHMOÏDALE** *(angl. ethmoid fossa).* Canal dans la lame criblée de l'ethmoïde, qui loge le lobe olfactif. ◇ **FRONTALE** *(angl. frontal fossa).* Concavité de la face postérieure de l'os frontal. ◇ **HYPOGASTRIQUE** *(angl. hypogastric fossa).* Dépression sur la face interne de la paroi abdominale antérieure, entre les replis hypogastriques. ◇ **HYPOPHYSAIRE** *(NA. — hypophysialis). (angl. hypophyseal fossa).* Excavation dans le corps du sphénoïde qui loge l'hypophyse. On l'appelle également fosse pituitaire ou selle turcique. ◇ **ILIAQUE** *(NA. — iliaca). (angl. iliac fossa).* Large dépression sur la partie supérieure de la face interne de l'os coxal. ◇ **INFRATEMPORALE** *(NA. — infratemporalis). (angl. infratemporal fossa).* Espace entre le bord supérieur de l'aile externe du processus ptérygoïde et la crête qui descend de la tubérosité zygomatique au bord alvéolaire du maxillaire. ◇ **INGUINALE LATÉRALE** *(NA.*

— inguinalis lateralis). (angl. lateral inguinal fossa). Fossette sur la face interne de la paroi abdominale antérieure, correspondant à la position de l'anneau inguinal superficiel. ◇ **INGUINALE MÉDIALE** *(NA. — inguinalis medialis). (angl. medial inguinal fossa).* Fossette sur la face interne de la paroi abdominale antérieure, entre l'artère ombilicale oblitérée et l'ouraque. ◇ **INTERCONDYLAIRE DU FÉMUR** *(NA. — intercondylaris femoris). (angl. intercondylar fossa of femur).* Dépression entre les deux condyles du fémur. ◇ **INTERPÉDONCULAIRE** *(NA. — interpedoncularis). (angl. interpedoncular fossa).* Dépression entre les deux pédoncules cérébraux dont le plancher est constitué par l'espace perforé postérieur. ◇ **ISCHIORECTALE** *(NA. — ischioanalis). (angl. ischioanal fossa).* Espace triangulaire entre le rectum et la tubérosité ischiatique. ◇ **JUGULAIRE** *(NA. fossa jugularis ossis temporalis). (angl. jugular fossa of temporal bone).* Dépression dans le rocher derrière le canal carotidien, livrant passage à la veine jugulaire. ◇ **LACRYMALE** *(NA. — glandulae lacrimalis). (angl. fossa of lacrymal gland).* Dépression sur la partie antérieure de la paroi supérieure de l'orbite, qui loge la glande lacrymale. ◇ **MANDIBULAIRE** *(NA. — mandibularis). (angl. mandibular fossa jugularis ossis temporalis).* Cavité dans l'os temporal à la base du processus zygomatique, qui forme une partie de l'articulation temporo-mandibulaire. ◇ **MASTOÏDIENNE** *(angl. mastoid fossa jugularis ossis temporalis).* Dépression sur la face interne du processus mastoïde, logeant le sinus latéral. ◇ **MYRTIFORME OU INCISIVE** *(angl. incisive fossa of maxilla).* Fosse incisive du maxillaire. ◇ **NAVICULAIRE** *(NA. — navicularis). (angl. navicular fold).* Repli muqueux de la paroi dorsale de l'urètre de l'homme. ◇ **NASALE** *(angl. nasal fossa).* Partie des voies aériennes supérieures située en avant du rhinopharynx et au-dessus de la cavité buccale. La fosse nasale droite est séparée de la gauche par le septum nasal (ou cloison nasale). Les fosses nasales comprennent chacune 3 cornets et drainent les sinus (maxillaires, ethmoïdes, frontaux et sphénoïdes). ◇ **OCCIPITALE** *(NA. — occipitalis). (angl. occipital fossa).* Chacune des quatre dépressions, deux supérieures et deux inférieures, sur la face antérieure ou cérébrale de l'os occipital, dans lesquelles se logent les lobes postérieurs du cerveau et du cervelet. ◇ **OLÉCRÂNIENNE** *(NA. — olecrani). (angl. olecranon fossa).* Dépression de la portion inférieure de la face postérieure de l'humérus, qui sert à loger l'olécrâne de l'ulna. ◇ **OVALE DU CŒUR** *(NA. — ovali cordis). (angl. oval fossa of heart).* Dépression dans l'atrium droit à la partie inférieure du septum interatrial. Reliquat du foramen ovale fœtal. ◇ **OVARIENNE** *(NA. — ovarica). (angl. ovarian fossa).* Espace compris entre les branches de la bifurcation de l'artère iliaque commune sur la paroi latérale de la cavité pelvienne. ◇ **PARIÉTALE** *(angl. parietal fossa).* Face interne de l'os pariétal. ◇ **PITUITAIRE** *(NA. fossa hypophysea). (angl. fossa hypophysialis).* ☞ FOSSE HYPOPHYSAIRE. ◇ **POPLITÉE** *(NA. — poplitea). (angl. popliteal fossa).* Espace compris entre les deux branches de la bifurcation de la ligne âpre du fémur sur la face postérieure de l'épiphyse inférieure de cet os. ◇ **PTÉRYGOÏDIENNE DU SPHÉNOÏDE** *(NA. — pterygoidea ossis sphenoidalis). (angl. pterygoid fossa of sphenoid bone).* Fosse située entre les lames du processus ptérygoïde. ◇ **PTÉRYGOPALATINE** *(NA. — pterygopalatina). (angl. pterygopalatine fossa).* Petite dépression entre la tubérosité du maxillaire et la face antérieure du processus ptérygoïde. ◇ **RÉTROMANDIBULAIRE** *(NA. — retromandibularis). (angl. retromandibular fossa).* Espace en arrière de la mandibule, sous le muscle sterno-cléido-mastoïdien, qui loge la glande parotide. ◇ **RHOMBOÏDE** *(NA. — rhomboidea). (angl. floor of the 4e ventricle).* Petite dilatation du canal épendymaire à sa jonction avec le quatrième ventricule. ◇ **SCAPHOÏDE DU SPHÉNOÏDE** *(NA. — scaphoidea ossis sphendoidalis). (angl. scaphoid fossa of sphenoid bone).* Dépression à la partie postérieure du processus ptérygoïdien. ◇ **SUBLINGUALE** *(NA. — sublingualis). (angl. sublingual fossa).* Dépressions situées sur la face postérieure de la mandibule, logeant les glandes salivaires sublinguales. ◇ **SUBPYRAMIDALE** *(NA. subpyramidal —). (angl. subpyramidal fossa).* Fossette

sur la paroi interne de l'oreille moyenne derrière la fenêtre ronde et sous la pyramide. ◇ **SUBSCAPULAIRE** *(NA. — subscapularis). (angl. subscapular fossa).* Face antérieure concave de la scapula. ◇ **TONSILLAIRE** *(NA. — tonsillaris). (angl. tonsillar fossa).* Chacun des creux situés entre les piliers du voile du palais, qui logent les tonsilles. ◇ **TRIANGULAIRE** *(NA. — triangularis auriculae). (angl. triangular fossa of auricle).* Fossette entre l'hélix et l'anthélix. ◇ **TROCHLÉAIRE** *(NA. — trochlearis). (angl. trochlear fossa).* Dépression de l'orbite pour la trochlée du muscle oblique supérieur. ◇ **VESTIBULAIRE DU VAGIN** *(NA. — vestibuli vaginae). (angl. vestibular fossa of vagina).* Partie du vestibule entre l'orifice vaginal et les petites lèvres.

FOSSES NASALES *(angl. nasal fossa).* Les deux cavités anfractueuses, contiguës à la ligne médiane de la face, qui livrent passage à l'air et servent à l'olfaction.

FOSSETTE *s. f. (NA. fossula). (angl. fossa).* Cavité de petite dimension ou légère dépression à la surface d'un os ou d'une autre structure anatomique. ◇ **COCCYGIENNE** Dépression de la peau correspondant au dos du coccyx. ◇ **CORONOÏDE DE L'HUMÉRUS** *(angl. coronoid — of humerus).* Cavité de l'humérus, qui reçoit le processus coronoïde de l'ulna. ◇ **CYSTIQUE** *(NA. fossa vesicae felleae). (angl. — of gall bladder).* Dépression sur la face inférieure du lobe droit du foie, dans laquelle se loge la vésicule biliaire. ◇ **DE LA FENÊTRE RONDE** *(NA. — fenestrae cochleae). (angl. fenestra of cochlea).* Dépression de la paroi interne de l'oreille moyenne, au fond de laquelle s'ouvre la fenêtre de la cochlée ou fenêtre ronde. ◇ **DE L'URÈTRE** *(NA. fossa urethrae). (angl. — of male urethra).* Dilatation de l'urètre dans le gland. ◇ **DIGASTRIQUE** *(NA. fossa digastrica). (angl. digastric —).* Dépression sur le processus mastoïde pour l'insertion du muscle digastrique. ◇ **DIGITALE** *(angl. digital — of mastoid).* Dépression à la base de la face interne du processus mastoïde. ◇ **DUODÉNALE INFÉRIEURE** ☞ *RÉCESSUS DUODÉNAL INFÉRIEUR.* ◇ **DUODÉNALE SUPÉRIEURE** ☞ *RÉCESSUS DUODÉNAL SUPÉRIEUR.* ◇ **DUODÉNOJÉJUNALE** ☞ *RÉCESSUS DUODÉNOJÉJUNAL.* ◇ **HÉMISPHÉRIQUE** ☞ *RÉCESSUS DU VESTIBULE COCHLÉAIRE.* ◇ **ILÉOCOLIQUE** ☞ *RÉCESSUS ILÉOCÆCAL.* ◇ **INFRACLAVICULAIRE** *(NA. fossa infraclavicularis). (angl. infraclavicular —).* Dépression large en dessous de la clavicule, limitée par les muscles grand pectoral, petit pectoral et deltoïde. ◇ **INFRADUODÉNALE** *(angl. infraduodenal recess).* ☞ *RÉCESSUS INFRADUODÉNAL.* ◇ **PATELLAIRE** ☞ *AIRE INTERCONDYLAIRE DU TIBIA.* ◇ **PÉTREUSE** *(NA. — petrosa). (angl. petrosal —).* Petite dépression de la face interne du rocher entre la fosse jugulaire et l'orifice inférieur du canal carotidien. ◇ **RADIALE DE L'HUMÉRUS** *(NA. fossa radialis humeri). (angl. radial — of humerus).* Dépression sur la face antérieure de l'humérus au-dessus de la tête du radius. ◇ **SEMI-OVOÏDE** *(angl. recessus ellipticus vestibuli).* ☞ *RÉCESSUS ELLIPTIQUE DU VESTIBULE.*

FOUGÈRE MÂLE (EXTRAIT DE) *(angl. male fern extract).* Oléorésine collectée en automne à partir de diverses fougères. Anthelminthique toxique, autrefois utilisé en solution dans l'huile de ricin.

FOURCHETTE STERNALE *(angl. sternal indentation).* Échancrure semi-lunaire à l'extrémité supérieure du sternum.

FOVEA *s. f.* **1.** Fossette. **2.** En langage clinique courant, fovea centralis : dépression située au centre de la tache jaune rétinienne. ◇ **CAPITIS FEMORIS** *(NA. — capitis ossis femoris). (angl. — of head of femur).* Fossette sur la tête du fémur, point d'insertion du ligament rond. ◇ **CENTRALIS** *(NA. — centralis retinae). (angl. central — of retina).* Dépression située au centre de la tache jaune. ◇ **COSTALIS** *(NA. — costalis). (angl. costal —).* Facette sur le corps d'une vertèbre thoracique, qui permet l'articulation avec la tête d'une côte. ◇ **DE LA TÊTE RADIALE** *(angl. — of radius).* Excavation en forme de cupule de la tête du radius, fossette articulaire. ◇ **DENTIS** *(NA. — dentis atlantis). (angl. dental —).* Facette sur la face postérieure de l'arc de l'atlas, qui s'articule avec la dent de l'axis. ◇ **INFERIOR** *(NA. — inferior (ventriculi quarti)). (angl. inferior —).* Dépression triangulaire du plancher du quatrième ventricule, formée par le noyau dorsal du nerf vague.

FOWLER ◇ **(LIQUEUR OU SOLUTION DE)** *(angl. Fowler's solution)*. Solution aqueuse d'arsénite de potassium à 1 %. ◇ **(OPÉRATION DE)** *(angl. Fowler's operation)*. Décortication pulmonaire visant à favoriser l'expansion du parenchyme pulmonaire. ◇ **(SEGMENT DE)** *(angl. apical segment of the inferior lobe)*. Segment apical du lobe inférieur du poumon.

FOYER *s. m.* **1.** Siège principal d'une affection ou d'une lésion. **2.** Point où viennent converger des rayons lumineux initialement parallèles, après réflexion ou réfraction. ◇ **VIRTUEL** *(angl. virtual —)*. Point en lequel viendraient converger les rayons divergents s'ils se prolongaient en sens opposé.

FRACAS *s. m.* *(angl. comminuted fracture)*. Terme utilisé quand le nombre de fragments ne permet pas une classification. ☞ *FRACTURE COMMINUTIVE.*

FRACTIONNEMENT DE LA DOSE *(angl. split dose)*. Mode d'administration discontinue d'une dose.

FRACTURE *s. f.* *(angl. fracture)*. Toute solution de continuité d'un os, par suite d'un traumatisme ou d'apparition spontanée.

FRAGILITÉ *s. f.* *(angl. fragility)*. Facilité à se casser. Se dit principalement des cheveux et des os. ◇ **CAPILLAIRE** *(angl. capillary —)*. Diminution de résistance de la paroi des capillaires. Peut être secondaire à la prise de corticoïdes ou à une carence en vitamine C. ◇ **GLOBULAIRE** *(angl. blood —)*. Capacité de destruction des érythrocytes liée à diverses conditions définies : solutions hypotoniques, incubation à l'étuve, agression mécanique…

FRAGMENT ◇ **FAB** *(angl. Fab —)*. De l'anglais *Fragment, Antigen Binding*. Fragment de l'anticorps comprenant le site de combinaison à l'antigène. Ce fragment comprend une chaîne légère et une partie d'une chaîne lourde. ◇ **FC** *(angl. Fc —)*. De l'anglais *Fragment, Cristallisable*. Fragment de l'anticorps comprenant la moitié des deux chaînes lourdes et ne comprenant pas de site de combinaison à l'antigène.

FRAMYCÉTINE *s. f.* *(angl. framycetin)*. Antibiotique de la famille des aminoglucosides à usage externe exclusif (dentaire, ophtalmique et auriculaire).

FRATRIE *s. f.* *(angl. sibship)*. Ensemble des frères et sœurs d'une famille.

FREIN *s. m.* *(NA. frenulum)*. *(angl. frenulum, frenum)*. Repli membraneux qui limite les mouvements d'un élément anatomique, comme celui de la face interne de chaque lèvre sur la ligne médiane, celui de la langue sur la face inférieure, ceux du prépuce et du clitoris. ◇ **DE LA LANGUE** *(NA. — linguae)*. *(angl. frenulum of tongue)*. Repli vertical à la partie inférieure de la langue. ◇ **DE LA LÈVRE** *(NA. — labii)*. *(angl. frenulum of lip)*. Repli muqueux de la face interne des lèvres supérieure et inférieure. ◇ **DE LA VALVULE ILÉOCÆCALE** *(NA. — valvae ileocaecalis)*. *(angl. frenulum of ileocaecal valve)*. Repli formé par les extrémités réunies de la valvule iléocæcale, qui s'étend en partie vers l'intérieur du côlon. ◇ **DU CLITORIS** *(NA. — clitoridis)*. *(angl. frenulum of clitoris)*. Repli à la face inférieure du clitoris formé par les parties médiales des petites lèvres. ◇ **DU PRÉPUCE DU PÉNIS** *(NA. — preputii penis)*. *(angl. frenulum of prepuce of penis)*. Repli s'étendant de la face inférieure du gland au prépuce.

FRÉMISSEMENT *s. m.* **1.** Fine vibration localisée ou généralisée, perçue à la palpation. **2.** Tremblement plus ou moins généralisé, avec ou sans horripilation, qui précède ou accompagne les frissons. ◇ **ARTÉRIOVEINEUX** *(angl. aneurysmal thrill)*. Tremblement systolique perçu à la palpation d'un anévrisme. ◇ **CATAIRE** *(angl. purring thrill)*. Signe palpatoire fréquent du rétrécissement mitral, caractérisé par une sensation tactile comparable à celle donnée à la main par le ronronnement du chat. ◇ **HYDATIQUE** *(angl. hydatid thrill)*. Sensation de vibration perçue à la palpation d'un kyste hydatique, liée à la vibration du liquide contenu dans ce kyste.

FRICTION *s. f.* **1.** Action de frotter le corps ou une partie de celui-ci pour effectuer un massage (friction sèche), ou comme moyen d'application de substances médicamenteuses (friction humide). **2.** Résistance entre les surfaces de deux corps en contact qui se déplacent l'un par rapport à l'autre.

FRIGIDITÉ *s. f. (angl. frigidity).* Dysfonctionnement sexuel caractérisé par une absence de désir sexuel et surtout impossibilité d'obtenir l'orgasme par coït vaginal.

FRISSON *s. m. (angl. shiver).* Tremblement inégal et irrégulier accompagné d'une sensation de froid.

FRONT *s. m. (NA. frons). (angl. forehead, brow).* Partie supérieure de la face, comprise entre les tempes, depuis les sourcils jusqu'à la racine des cheveux. ~ **EN CARÈNE** *(angl. carinate forehead).* Aplatissement latéral de la tête, faisant ressortir le front. ~ **OLYMPIEN** *(angl. olympic brow).* Bombement excessif du front observé dans l'hydrocéphalie et la syphilis congénitale.

FRONTAL **1.** *adj.* Qui se rapporte au front. **2.** *s. m.* Os plat, impair et médian de la partie antérieure du crâne. *ATLAS ANATOMIQUE DES OS EN ANNEXE.* ~ **(SYNDROME)** *(angl. — syndrome).* Syndrome neurologique complexe observé en cas de lésions du lobe frontal associant à des degrés divers une apathie avec indifférence affective, une moria (voir ce terme), des troubles des fonctions supérieures et des signes neurologiques variés. Les causes tumorales ou vasculaires prédominent.

FROTTEMENT *s. m. (angl. rubbing).* Bruit perçu à l'auscultation et provoqué par le frottement de deux surfaces séreuses altérées : plèvre, péricarde ou péritoine.

FROTTIS *s. m. (angl. smear).* Préparation obtenue par étalement sur une lame de verre, en couche mince, d'un produit devant être examiné au microscope (sang, culture de bactéries, etc.).

FRUCTOSE *s. m. (angl. fructose).* Cétohexose présent dans le saccharose et dans tous les fruits sucrés. SYN. *LÉVULOSE.*

FRUCTOSÉMIE CONGÉNITALE *(angl. hereditary fructose intolerance).* Maladie congénitale transmise sur le mode autosomique récessif due à l'absence d'une enzyme indispensable à la dégradation du fructose. Cliniquement : intolérance au fructose avec retard de croissance et accumulation dans les tissus de fructose. Le traitement consiste en l'exclusion totale du fructose de l'alimentation. SYN. *INTOLÉRANCE HÉRÉDITAIRE AU FRUCTOSE.*

FRUCTOSURIE ~ **ESSENTIELLE** *s. f. (angl. essential —).* Affection héréditaire à transmission autosomique récessive due à un déficit en fructokinase hépatique et se traduisant essentiellement par une fructosémie avec fructosurie sans symptômes cliniques.

FSH Abréviation pour *Follicle Stimulating Hormone*, qui correspond à la gonadostimuline A ou hormone folliculo-stimulante.

FUCHSINE *s. f. (angl. fuchsin).* Colorant dérivé de l'aniline, utilisé en bactériologie et en histologie. SYN. *ROUGE D'ANILINE.*

FUGUE *s. f. (angl. fugue).* Fuite pathologique, subite et non préméditée.

FULGURANT *adj. (angl. fulgurant).* Qui apparaît et disparaît avec la rapidité d'un éclair. Se dit de certaines douleurs, dans le tabès dorsal, notamment.

FULGURATION *s. f.* **1.** Ensemble des effets produits par la foudre sur l'homme ou les animaux. **2.** Destruction superficielle d'un tissu par des étincelles électriques, dont l'action est réglée par une électrode mobile. SYN. *ÉTINCELAGE.*

FUMIGATION *s. f. (angl. fumigation).* Production de fumée ou vapeur de substances désinfectantes ou médicinales qui agissent par contact ou par inhalation, etc.

FUNDIQUE *adj. (angl. fundic).* Qui se rapporte au fond d'un organe creux.

FUNGUS *s. m.* ☞ *CHAMPIGNON.*

FUNICULAGIE *s. f.* **1.** Douleur localisée au cordon spermatique. **2.** Douleur due à l'atteinte des cordons médullaires. À la différence des radiculalgies, cette douleur est bilatérale, s'accompagne d'une contracture des muscles paravertébraux voisins et augmente avec la mobilisation du rachis.

FUNICULAIRE *adj.* **1.** Qualifie le cordon spermatique. **2.** Qualifie les fibres des racines sensitives intrarachidiennes.

FUNICULITE *s. f.* **1.** Inflammation du cordon spermatique. **2.** Inflammation d'une racine nerveuse dans son trajet intrarachidien.

FURFURACÉ *adj. (angl. furfuraceous).* Qui a l'aspect du son.

FURONCLE *s. m. (angl. furuncle).* Inflammation d'un follicule pilosébacé due au staphylocoque doré. La réunion de différents furoncles constitue un anthrax.

FURONCULEUX *adj.* **1.** Qui se rapporte aux furoncles. **2.** Qui est atteint de furoncles.

FURONCULOÏDE *adj. (angl. furunculoid).* Ressemblant à un furoncle.

FURONCULOSE *s. f. (angl. furunculosis).* État caractérisé par l'apparition simultanée ou successsive de plusieurs furoncles disséminés dans diverses régions cutanées.

FUROSÉMIDE *s. m. (angl. furosemide).* Diurétique d'action rapide et puissante. Il agit en inhibant la réabsorption de sodium et de chlore au niveau de la portion ascendante de l'anse de Henlé.

FUSCINE *s. f. (angl. fuscin).* Pigment noir de l'épithélium rétinien.

FUSIDIQUE (ACIDE) *(angl. fusidic acid).* Antibiotique stéroïdien. Il est bactéricide pour les cocci à Gram positif et négatif, mais induit facilement des résistances bactériennes. S'utilise en association avec d'autres antibiotiques (pénicilline ou érythromycine) et en traitement local.

FUSION *s. f.* **1.** Liquéfaction d'un corps solide sous l'effet de la chaleur. **2.** Coalescence anormale de parties adjacentes, de deux moitiés d'organes ou de deux organes homologues. **3.** Aptitude du cerveau à réunir deux sensations visuelles en une perception visuelle unique. ~ **DENTAIRE** Union par la dentine de deux germes lors de leur formation. ~ **DES IMAGES** *(angl. binocular —).* Phénomène visuel subjectif au cours duquel une image présentée en discontinu, mais à une fréquence rapide, donne l'impression d'une seule vision continue. SYN. *FUSION BINOCULAIRE.*

G

GABA *(angl. GABA).* Abréviation d'acide gamma-aminobutyrique.

GADOLINIUM *s. m. (angl. gadolinium).* Élément chimique de numéro atomique 64. Symbole : Gd. Le gadolinium est employé comme produit de contraste en IRM.

GAINE *s. f. (NA. vagina). (angl. sheath).* Enveloppe entourant un organe. ◇ **DU BULBE DE L'ŒIL** *(NA. — bulbi). (angl. — of eye-ball).* Gaine fibreuse qui enveloppe la partie postérieure, sclérale, du globe oculaire. ◇ **HYPOGASTRIQUE** *(NA. fascia pelvis). (angl. fascia pelvis).* Enveloppe aponévrotique des vaisseaux pelviens. ◇ **LAMELLEUSE** ☞ *ÉPINÈVRE.* ◇ **DU MUSCLE DROIT** *(NA. — musculi recti). (angl. rectus —).* Gaine fibreuse qui entoure le muscle droit de l'abdomen, formée par les aponévroses terminales antérieures des muscles larges de l'abdomen. ◇ **DE MYÉLINE** *(angl. myelin —).* Enveloppe de couleur blanche, de nature lipidoprotidique, qui entoure l'axone des fibres nerveuses de la plupart des nerfs cérébro-spinaux et de la substance blanche du système nerveux central. ◇ **SÉREUSE PÉRITENDINEUSE** *(angl. pretendinous synovial —).* ☞ *GAINE SYNOVIALE.* ◇ **SUBSIDIAIRE** Couche conjonctive mince qui entoure les fascicules nerveux au niveau de leur terminaison. Elle est au contact de la gaine de Schwann, à la face profonde de la gaine de Henle. ◇ **SYNOVIALE** *(NA. — synovialis). (angl. synovial —).* Gaine séreuse enveloppant un tendon, contenue dans une gaine fibreuse ou ostéofibreuse, et dont le rôle est de faciliter le glissement de ce tendon. SYN. *GAINE SÉREUSE PÉRITENDINEUSE.*

GALACTOCÈLE *s. f. (angl. galactocele).* Tumeur kystique du sein d'origine inflammatoire, siégeant dans un canal galactophore, se développant pendant la lactation et contenant du lait plus ou moins altéré.

GALACTOGÈNE *adj. (angl. galactogenous).* Qui favorise ou détermine la production de lait.

GALACTOGRAPHIE *s. f. (angl. galactography).* Radiographie des canaux galactophores après injection d'un produit de contraste.

GALACTOMÈTRE *s. m. (angl. galactometer).* Instrument permettant de mesurer la densité du lait.

GALACTOPHORE **1.** *adj. (angl. galactophorous).* Qui conduit ou transporte le lait. **2.** *s. m.* Conduit excréteur de la glande mammaire.

GALACTOPHORITE *s. f. (angl. galactophoritis).* Inflammation des canaux galactophores qui se manifeste par l'émission de lait mêlé de pus quand on comprime le mamelon.

GALACTORRHÉE *s. f. (angl. galactorrhea).* Sécrétion abondante ou excessive de lait, survenant éventuellement en dehors de la lactation.

GALACTOSE *s. m. (angl. galactose).* Monosaccharide présent, en combinaison avec d'autres sucres, dans les légumes secs, l'agar, la pectine et la gomme arabique. Le pouvoir édulcorant du galactose correspond à 32 % de celui du saccharose.

GALACTOSÉMIE *s. f. (angl. galactosemia).* Troubles héréditaires du métabolisme du galactose, transmis selon le mode autosomique récessif. Il en résulte une accumulation de galactose dans le sang et de galactose-1-phosphate dans les tissus. Le tableau clinique, de la forme la plus fréquente, associe un ictère, une hépatosplénomégalie, une hypoglycémie, une cataracte, un retard mental et staturo-pondéral, une galactosurie et une amino-acidurie. Dans la majorité des cas, les symptômes commencent au début de l'alimentation lactée.

GALACTOSIDASE *s. f. (angl. galactosidase).* Enzyme qui catalyse la scission des galactosides.

GALACTOSIDE *s. m. (angl. galactoside).* Glucoside qui, par hydrolyse, donne le galactose.

GALACTOSURIE *s. f. (angl. galactosuria).* Présence de galactose dans l'urine, situation rencontrée dans certaines maladies génétiques comme la galactosémie congénitale.

GALE *s. f. (angl. scabies).* Ensemble de lésions cutanées provoquées par un acarien, *Sarcoptes homini.* ◇ **BÉDOUINE** *(angl. miliaria).* ☞ MILIAIRE. ◇ **DES CÉRÉALES** *(angl. grain itch).* Affection prurigineuse causée par *Pyemotes ventricosus*, parasites des céréales, observée chez les ouvriers qui manipulent les céréales. ◇ **DU CIMENT** *(angl. bricklayer's itch).* Affection cutanée professionnelle frappant les cimentiers. ◇ **DÉMODECTIQUE** *(angl. demodectic mange).* Infection des follicules pileux par *Demodex folliculorum.* ◇ **FILARIENNE** *(angl. filarial itch).* Éruption cutanée papulopustuleuse, lichénoïde, très prurigineuse, due à la microfilaire *Onchocerca volvulus.* ◇ **NORVÉGIENNE** *(angl. Norvegian scabies).* Gale très fortement croûteuse due à une variété de *Sarcoptes* observée en Norvège.

GALÉA APONÉVROTIQUE *(NA. galea aponevrotica). (angl. galea).* Lame fibreuse qui recouvre le crâne, entre les muscles frontaux en avant et les muscles occipitaux en arrière.

GALÉNIQUE *adj.* **1.** Qui se rapporte à la doctrine de Galien. **2.** Qualifie les préparations standard composées d'un ou de plusieurs ingrédients végétaux, à la différence des préparations chimiques.

GALOP (RYTHME OU BRUIT DE) *(angl. gallop rhythm).* Triple bruit cardiaque constitué par l'addition d'un troisième bruit intercalé entre les deux bruits normaux, signe d'insuffisance ventriculaire.

GALVANISATION *s. f. (angl. galvanization).* Utilisation de courants galvaniques à des fins thérapeutiques. SYN. *GALVANISME.*

GALVANOCAUTÈRE *s. m. (angl. galvanocautery).* Cautère formé par un filament qui devient incandescent par le passage d'un courant électrique de basse tension et de forte intensité.

GALVANOCAUTÉRISATION *s. f. (angl. galvanocauterization).* Procédé thérapeutique de destruction des tissus au moyen du galvanocautère.

GAMÈTE *s. m.* **1.** Cellule sexuelle, mâle ou femelle. **2.** Dans le cycle sexuel de certains protozoaires, élément cellulaire qui s'unit à un autre pour former le zygote ; macrogamète et microgamète.

GAMÉTICIDE *adj. (angl. gametocide).* Qui détruit les gamètes.

GAMÉTOGENÈSE *s. f. (angl. gametogenesis).* Formation des éléments sexuels ou gamètes.

-GAMIE Suffixe d'origine grecque signifiant mariage.

GAMMA-AMINOBUTYRIQUE (ACIDE) *(angl. gamma-aminobutyric acid).* Acide aminé jouant un rôle important de neuromodulateur inhibiteur dans le système nerveux central. Souvent désigné par son abréviation : GABA.

GAMMA-ANGIOCARDIOGRAPHIE *s. f. (angl. gamma-angiocardiography).* Étude fonctionnelle et morphologique du système cardiovasculaire après injection d'un émetteur de rayons γ ; enregistrée par une caméra à scintillations.

GAMMA GT Abréviation de gamma-glutamyl-transférase.

GAMMACARDIOGRAPHIE *s. f. (angl. gammacardiography).* Évaluation de la fonction cardiaque, du débit cardiaque et de la circulation pulmonaire au moyen de la scintigraphie, fondée sur l'étude de la dilution que subit une substance radioactive introduite dans la circulation. SYN. *GAMMAGRAPHIE CARDIAQUE, RADIOCARDIOGRAPHIE.*

GAMMACISME *s. m. (angl. gammacism).* Défaut de prononciation consistant en la difficulté ou l'impossibilité de prononcer la lettre « g ».

GAMMAENCÉPHALOGRAPHIE *s. f. (angl. brain scintigraphy).* Diagnostic des lésions cérébrales au moyen de la scintigraphie. La substance radioactive est injectée dans un vaisseau et la mesure de la radioactivité se fait à la surface du crâne. Son intérêt est moindre depuis la pratique de la tomodensitographie et de l'IRM. SYN. *GAMMAGRAPHIE CÉRÉBRALE.*

GAMMAGLOBULINE *s. f. (angl. gammaglobulin).* Partie des protéines sériques migrant le plus lentement à l'électrophorèse et surtout les immunoglobulines.

GAMMAGLUTAMYL TRANSFÉRASE (GAMMA GT) *(angl. gammaglutamyl transpeptidase).* Enzyme dont le taux est augmenté dans de nombreuses affections dont l'hépatite alcoolique et les infarctus viscéraux.

GAMMAGRAPHIE *s. f. (angl. gammagraphy).* ☞ *SCINTIGRAPHIE.*

GAMMAPATHIE *s. f. (angl. gammapathy).* Toute affection caractérisée par une anomalie des gammaglobulines. ◇ **MONOCLONALE DE SIGNIFICATION INDÉTERMINÉE** *(angl. benign monocloral —).* Mise en évidence dans le sang d'une immunoglobuline sécrétée par un clone de cellules lymphocytaires B, sans argument en faveur de l'existence d'une hémopathie lymphoïde sous-jacente (myélome ou lymphome). Parfois improprement étiquetée bénigne, elle peut cependant évoluer vers une hémopathie maligne.

GANCICLOVIR *s. m. (angl. ganciclovir).* Médicament antiviral, analogue de la guanine, efficace contre les infections par cytomégalovirus.

GANGLIOCYTE *s. m. (angl. gangliocyte).* Cellule ganglionnaire.

GANGLION *s. m. (NA. ganglion). (angl. ganglion).* Amas cellulaire constitué de cellules nerveuses formant un renflement. (Les ganglions lymphatiques sont maintenant désignés par le terme nœud lympathique, bien que le terme ganglion soit encore utilisé en pratique quotidienne.) ◇ **ACOUSTICOFACIAL** *(angl. acousticofacial —).* Ganglion de la vie embryonnaire, dont il reste une partie dans le ganglion géniculé. ◇ **AORTICORÉNAL** *(NA. — aorticorenalis). (angl. aorticorenal —).* Portion du ganglion cœliaque partiellement détachée. ◇ **BASAL** *(angl. basal —).* Nom donné à quelques noyaux nerveux situés en dessous du cortex cérébral, à savoir, le thalamus, les corps striés, les colliculi antérieurs et postérieurs, le tubercule trigéminal, et les corps genouillés. ◇ **CARDIAQUE** *(NA. — cardiale). (angl. cardiac —).* Chacun des plexus ou ganglions derrière la crosse de l'aorte, près de l'origine de celle-ci, formé par des racines du sympathique et du vague, qui émet des filets qui vont aux autres ganglions cardiaques. ◇ **CAROTIDIEN (DE BOCK)** *(angl. carotid —).* Ganglion du plexus carotidien interne dans le sinus caverneux. ◇ **CERVICAL INFÉRIEUR ET SUPÉRIEUR** *(NA. — cervicale : medium et superius). (angl. middle and superior cervical —).* Respectivement, ganglions cervicaux moyen et supérieur. ◇ **CERVICAL SYMPATHIQUE** *(NA. — cervicale). (angl. cervical —).* Chacun des trois ganglions du tronc sympathique au niveau du cou : le supérieur, en dessous et en arrière de l'angle de la mandibule ; le moyen ou thyroïdien, au niveau de la cinquième vertèbre cervicale, et l'inférieur, derrière l'artère vertébrale, entre le processus transverse de la septième vertèbre cervicale et le col de la première côte. ◇ **CILIAIRE** *(NA. — ciliare). (angl. ciliary —).* Petit ganglion nerveux, rectangulaire, situé près du fond de l'orbite du côté externe du nerf optique ; les nerfs ciliaires en partent. ◇ **COCCYGIEN** *(NA. — impar). (angl. — impar).* Ganglion sympathique impair et médian, situé sur l'anse nerveuse unissant les deux cordons intermédiaires de la chaîne sympatique pelvienne. ◇ **CŒLIAQUE** *(NA. — celiaca). (angl. celiac —).* Chacun des nombreux petits ganglions situés sur le trajet des nerfs qui forment le plexus solaire. ◇ **DIAPHRAGMATIQUE** ☞ *GANGLION PHRÉNIQUE.* ◇ **GÉNICULÉ** *(NA. — geniculi nervi facialis). (angl. trigeminal —).* Ganglion du nerf facial dans le canal du facial. ◇ **INFÉRIEUR DU NERF GLOSSOPHARYNGIEN** *(NA. — inferius nervi glosso-*

pharyngei). (angl. inferior — of glossopharyngeal nerve). Le plus inférieur des deux ganglions du nerf glossopharyngien. ◇ **INTERSTITIEL** Cellule nerveuse isolée dans le tissu conjonctif interstitiel du pancréas, entre les acini des glandes salivaires, etc. ◇ **INTRACARDIAQUE** Ganglion nerveux du cœur. ◇ **JUGULAIRE** ☞ *GANGLION SUPÉRIEUR DU NERF VAGUE.* ◇ **LOMBAIRE** *(NA. — lumbalia). (angl. lumbar —).* Chacun des ganglions nerveux, au nombre de quatre ou cinq paires, situés à côté et en arrière de l'aorte abdominale. ◇ **LYMPHATIQUE** Ancienne dénomination. ☞ *NŒUD LYMPHATIQUE.* ◇ **NERVEUX** *(NA. —). (angl. —).* Masse de substance nerveuse grise située sur le trajet d'un nerf, dont l'élément fondamental caractéristique est représenté par les cellules nerveuses et qui sert comme centre d'influence nerveuse. ◇ **D'ANDERSCH** ☞ *GANGLION INFÉRIEUR DU NERF GLOSSOPHARYNGIEN.* ◇ **DE BIDDER** *(angl. Bidder's — ventricular —).* Groupe de cellules nerveuses à l'implantation de la valvule atrioventriculaire gauche. Appelé aussi ganglion ventriculaire. ◇ **DE BOCHDALEK** *(angl. Bochdalek's —).* ☞ *PLEXUS DENTAIRE SUPÉRIEUR.* ◇ **DE FRANKENHÄUSER** *(angl. cervical ganglion of uterus).* ☞ *GANGLION PELVIEN.* ◇ **DE GASSER** ☞ *GANGLION TRIGÉMINAL.* ◇ **DE LEE** *(angl. cervical — of uterus).* Ganglion cervical de l'utérus. ◇ **DE LUDWIG** *(angl. Ludwig's —).* Groupe de cellules nerveuses de la cloison interatriale. ◇ **DE REMAK** *(angl. sinoatrial ganglion ; Remak's ganglion).* Groupe de cellules nerveuses à l'embouchure de la veine cave inférieure. ◇ **DE RIBES** *(angl. Ribes' ganglion).* Ganglion inconstant situé à la terminaison du plexus carotidien interne, qui entoure l'artère communicante antérieure du cerveau. ◇ **DE SCARPA** ☞ *GANGLION VESTIBULAIRE.* ◇ **DE VALENTIN** *(angl. Valentin's ganglion).* Ganglion nerveux à l'union des nerfs dentaires supérieurs. ◇ **DE WRISBERG** ☞ *GANGLION CARDIAQUE.* ◇ **OPHTALMIQUE** ☞ *GANGLION CILIAIRE.* ◇ **OTIQUE** *(NA. — oticum). (angl. otic —).* Ganglion nerveux situé en dessous du foramen ovale du sphénoïde, médialement au nerf mandibulaire. ◇ **PELVIEN** *(NA. — pelvica). (angl. pelvic —).* Chacun des ganglions situés de chaque côté du col utérin en rapport avec les plexus sacré et hypogastrique. ◇ **PÉTREUX** ☞ *GANGLION INFÉRIEUR DU NERF GLOSSOPHARYNGIEN.* ◇ **PHRÉNIQUE** *(NA. — phrenica). (angl. phrenic —).* Ganglion situé en dessous de l'union du nerf phrénique droit et du plexus phrénique ; provient du sympathique et se distribue au diaphragme, au foie, à la veine cave, aux surrénales, etc. ◇ **PLEXIFORME** *(angl. — superius nervi vagi).* ☞ *GANGLION SUPÉRIEUR DU NERF VAGUE.* ◇ **PROSTATIQUE** *(angl. prostatic —).* Ganglion nerveux situé dans la prostate et en rapport avec le plexus prostatique. ◇ **PTÉRYGOPALATIN** *(NA. — pterygopalatinum). (angl. pterygopalatine —).* Ganglion nerveux parasympathique, triangulaire, de la taille d'une lentille, situé dans la fosse ptérygo-maxillaire en latéral du foramen sphénopalatin. ◇ **RÉNAL** *(angl. renal —).* Ganglion sympathique du plexus rénal sur la face postérieure de l'artère rénale. ◇ **SACRÉ** *(NA. — sacrale). (angl. sacral —).* Chacun des quatre ou cinq ganglions sympathiques de la face antérieure du sacrum. ◇ **SEMI-LUNAIRE** ☞ *GANGLION TRIGÉMINAL.* ◇ **SPHÉNOPALATIN** ☞ *GANGLION PTÉRYGOPALATIN.* ◇ **SPINAL** *(NA. — spinale). (angl. spinal —).* Chacun des ganglions situés sur le trajet des racines postérieures de la moelle épinière. ◇ **SPIRAL** *(NA. — spirale). (angl. spiral —).* Ganglion dans le canal spiral, qui envoit des filaments à l'organe spiral (de Corti). ◇ **SPIRAL DE LA COCHLÉE** *(NA. — spirale cochleae). (angl. cochlear spiral —).* Petite masse ganglionnaire sur la branche vestibulaire du nerf cochléaire, au fond du méat acoustique interne. ◇ **SPLANCHNIQUE** *(NA. — splanchnicum). (angl. splanchnic —).* Ganglion du nerf splanchnique thoracique. ◇ **STELLAIRE** *(NA. — stellatum). (angl. stellate —).* Ganglion cervical inférieur du sympathique, uni parfois au premier ganglion thoracique. SYN. *GANGLION CERVICOTHORACIQUE.* ◇ **SUBMANDIBULAIRE** *(NA. — submandibulare). (angl. submandibular —).* Ganglion nerveux près des incisives, dérivé du nerf mandibulaire et qui fournit des filets nerveux aux dents. ◇ **SUPÉRIEUR DU NERF GLOSSOPHARYNGIEN** *(NA. — superius nervi glossopharyngei). (angl. superior — of glossopharyngeal nerve).* Petit ganglion nerveux du nerf glossopharyngien dans le trou déchiré postérieur. ◇ **SUPÉRIEUR DU NERF VAGUE** *(NA. — superius nervi vagi). (angl. superior — of vagus nerve).* Petit ganglion du nerf vague dans le foramen jugulaire, qui donne des branches méningées et auriculaires. ◇ **SUPRARÉNAL** *(angl. suprarenal —).* Ganglion à l'union des nerfs grands splanchniques. ◇ **THORACIQUE** *(NA. — thoracica). (angl. thoracic —).* Chacune des douze paires de ganglions nerveux situés entre les processus transverses des vertèbres et les têtes des côtes. ◇ **TRIGÉMINAL** *(NA. — trigeminale). (angl. trigeminal —).* Ganglion de la racine du trijumeau, situé dans une dépression du bord supérieur du rocher, d'où partent les nerfs ophtalmique, maxillaire et mandibulaire. SYN. *GANGLION DE GASSER.* ◇ **VESTIBULAIRE** *(NA. — vestibulare). (angl. vestibular —).* Paire de ganglions nerveux situés près du méat acoustique externe, au point d'union du nerf facial et de la branche vestibulaire du nerf vestibulocochléaire.

GANGLIONEUROME *s. m. (angl. ganglioneuroma).* Tumeur bénigne du tissu nerveux sympathique dont la structure rappelle celle d'un ganglion sympathique. SYN. *NEUROGLIOME, SYMPATHOME ADULTE.*

GANGLIOPLÉGIQUE *adj. (angl. ganglioplegic).* Qui bloque la transmission nerveuse au niveau des ganglions nerveux sympathiques et parasympathiques.

GANGRÈNE *s. f. (angl. gangrene).* Nécrose tissulaire secondaire à une interruption de la circulation sanguine locale d'origine diverse : embolie, athérosclérose, thrombose traumatique, thrombo-artérite oblitérante, etc. ◇ **ANÉMIQUE** *(angl. dry —).* Gangrène secondaire à l'obstruction circulatoire d'une partie d'un organe. SYN. *GANGRÈNE SÈCHE BLANCHE.* ◇ **ANGIOSCLÉROTIQUE** *(angl. atherosclerotic —).* Gangrène secondaire à une sclérose vasculaire. SYN. *GANGRÈNE ARTÉRIOSCLÉREUSE.* ◇ **BLANCHE** *(angl. white —).* Gangrène secondaire à une ischémie locale caractérisée par une coloration blanche laiteuse des tissus atteints. ◇ **DE STASE** *(angl. static —).* Gangrène secondaire à une stase veineuse. ◇ **DIABÉTIQUE** *(angl. diabetic —).* Gangrène compliquant les lésions vasculaires et névritiques du diabète, et évoluant presque toujours vers une forme humide. ◇ **ÉPIDÉMIQUE** *s. f. (angl. epidemic —).* Gangrène qui complique l'ergotisme. ◇ **FOUDROYANTE** SYN. *GANGRÈNE GAZEUSE.* ◇ **GAZEUSE** *(angl. gas —).* Gangrène diffuse et rapide du tissu cellulaire sous-cutané, avec production locale de gaz putrides et état général grave, secondaire à une infection des plaies par les microbes anaérobies. ◇ **HUMIDE** *(angl. moist —).* Gangrène caractérisée par l'infiltration œdémateuse des tissus et par l'intensité des réactions inflammatoires concomitantes. ◇ **NEUROPATHIQUE** *(angl. neuropathic —).* Gangrène secondaire à la lésion d'un nerf périphérique ou de la moelle épinière. ◇ **PULMONAIRE** *(angl. pulmonary —).* Maladie caractérisée par la nécrose, circonscrite ou diffuse, du tissu pulmonaire, avec formation de cavernes. L'état général est mauvais et l'issue généralement fatale. ◇ **PRIMITIVE** *(angl. primary —).* Gangrène due à l'action directe des germes sur des tissus n'ayant pas subi une nécrose préalable. ◇ **SÈCHE** *(angl. dry —).* Gangrène caractérisée par le durcissement et la dessiccation des tissus, secondaire à l'occlusion d'une artère. ◇ **SECONDAIRE** *(angl. secondary —).* Gangrène consécutive à une nécrose tissulaire. ◇ **SÉNILE** *(angl. senile —).* Gangrène sèche des sujets âgés. SYN. *GANGRÈNE ARTÉRIOSCLÉREUSE.* ◇ **SPONTANÉE** *(angl. thrombotic —).* Maladie secondaire à la thrombose et à la sclérose des vaisseaux sanguins, caractérisée par une gangrène sèche des doigts du pied, pouvant s'étendre plus ou moins loin à partir de l'extrémité inférieure. ◇ **SYMÉTRIQUE DES EXTRÉMITÉS** *(angl. symmetrical —).* SYN. *RAYNAUD (MALADIE DE).*

GARGARISME *s. m. (angl. gargle).* Médicament liquide, qui s'utilise en bains de bouche lors d'affections de la bouche, de la gorge et du pharynx.

GARGOUILLEMENT *s. m. (angl. gurgling).* Bruit produit par le passage d'un gaz à travers une cavité ou un conduit contenant un liquide. Terme employé pour désigner les bruits intestinaux et les râles caverneux humides.

GARGOYLISME *s. m. (angl. gargoylism).* ☞ *HURLER (MALADIE DE).*

GASSER (GANGLION DE) *(angl. Gasser's ganglion).* ☞ *GANGLION TRIGÉMINAL.*

GASTRALGIE *s. f. (angl. stomach-ache).* Douleur gastrique. SYN. *GASTRODYNIE.*

GASTRECTASIE *s. f. (angl. gastrectasia).* Dilatation de l'estomac (terme peu usité).

GASTRECTOMIE *s. f. (angl. gastrectomy).* Résection totale ou partielle de l'estomac.

GASTRINE *s. f. (angl. gastrin).* Hormone polypeptique sécrétée par les cellules G de la muqueuse pylorique sous l'influence de certains aliments et par la distention de l'antre. La gastrine provoque la sécrétion de pepsine et d'acide chlorhydrique.

GASTRINÉMIE *s. f. (angl. gastrinemia).* Taux et présence de gastrine dans le sang.

GASTRINOME *s. m. (angl. gastrinoma).* Tumeur généralement maligne sécrétant de la gastrine et siégeant au niveau du pancréas ou de l'antre pylorique. SYN. *ZOLLINGER-ELLISON (SYNDROME DE).*

GASTRIQUE *adj. (angl. gastric).* Qui se rapporte à l'estomac.

GASTRITE *s. f. (angl. gastritis).* Inflammation aiguë ou chronique de la muqueuse gastrique. ◇ **ATROPHIQUE** *(angl. atrophic —).* Gastrite chronique avec atrophie de la muqueuse. Elle se voit dans l'anémie de Biermer. ◇ **CATARRHALE** *(angl. catarrhal —).* Inflammation aiguë de la muqueuse gastrique, avec hypertrophie, hypersécrétion de mucus et caractérisée anatomiquement par des lésions superficielles de congestion et d'œdème. ◇ **FIBRINEUSE** *(angl. fibrinous —).* Gastrite aiguë caractérisée par la présence d'un exsudat fibrineux dans les sécrétions gastriques. ◇ **FOLLICULAIRE** *(angl. follicular —).* Gastrite chronique où prédomine l'inflammation des glandes de la muqueuse gastrique. ◇ **HYPERPEPTIQUE** Forme de gastrite chronique caractérisée par une hypersécrétion d'acide chlorhydrique ou de suc gastrique. ◇ **HYPERTROPHIQUE** *(angl. hypertrophic —).* Gastrite chronique caractérisée par une inflammation et un épaississement de la muqueuse avec hypersécrétion gastrique. ☞ *MÉNÉTRIER (MALADIE DE).* ◇ **INTERSTITIELLE** *(angl. interstitial —).* Type anatomique de gastrite dans laquelle il y a un épaississement et une sclérose du chorion muqueux, puis une atrophie de la muqueuse gastrique. ◇ **PHLEGMONEUSE** *(angl. phlegmonous —).* Forme de gastrite aiguë très grave avec infiltration phlegmoneuse circonscrite ou diffuse de la sous-muqueuse. ◇ **PSEUDO-MEMBRANEUSE** *(angl. pseudomembranous —).* Gastrite aiguë caractérisée par des ulcérations de la muqueuse, recouvertes de fausses membranes. ◇ **ULCÉREUSE** *(angl. erosive —).* Gastrite subaiguë ou chronique caractérisée par la présence d'érosions ponctuées ou linéaires superficielles de la muqueuse gastrique.

GASTROCNÉMIEN (MUSCLE) *(angl. musculus gastrocnemius).* Muscle de la région postérieure de la jambe dont le tendon forme avec celui du soléaire le tendon calcanéen. *ATLAS ANATOMIQUE DES MUSCLES EN ANNEXE.*

GASTROCOLITE *s. f. (angl. gastrocolitis).* Inflammation de l'estomac et du côlon.

GASTRODUODÉNAL *adj. (angl. gastroduodenal).* Qui se rapporte à l'estomac et au duodénum.

GASTRODUODÉNITE *s. f. (angl. gastroduodenitis).* Inflammation de l'estomac et du duodénum.

GASTRODUODÉNOSCOPIE *s. f. (angl. gastroduodenoscopy).* Examen endoscopique de l'estomac et du duodénum.

GASTRO-ENTÉRITE *s. f. (angl. gastroenteritis).* Inflammation aiguë ou chronique des muqueuses gastrique et intestinale. ◇ **INFECTIEUSE** *s. f. (angl. infectious —).* Gastro-entérite aiguë causée par divers germes : staphylocoques, *Salmonella*, *Proteus*, colibacilles, etc.

GASTRO-ENTÉROLOGIE *s. f. (angl. gastroenterology).* Ensemble des connaissances médicales concernant l'estomac et l'intestin et, par extension, l'ensemble de l'appareil digestif.

GASTRO-ENTÉROSTOMIE *s. f. (angl. gastroenterostomy).* Création chirurgicale d'une communication entre l'estomac et l'intestin. SYN. *ANASTOMOSE GASTRO-ENTÉRIQUE.*

GASTROPARÉSIE *s. f. (angl. gastroplegia).* Atonie gastrique.

GASTROPATHIE *s. f. (angl. gastropathy).* Toute affection de l'estomac.

GASTROPEXIE *s. f. (angl. gastropexy).* Fixation de l'estomac à la paroi abdominale

GASTRORRAGIE *s. f. (angl. gastrorrhagia).* Hémorragie gastrique.

GASTROSCOPE *s. m. (angl. gastroscope).* Appareil utilisé pour l'examen visuel direct de l'intérieur de l'estomac. SYN. *GASTROFIBROSCOPE.*

GASTROSCOPIE *s. f. (angl. gastroscopy).* Endoscopie gastrique. SYN. *GASTROFIBROSCOPIE.*

GASTROSTOMIE *s. f. (angl. gastrostomy).* Création d'une ouverture dans la paroi de l'estomac, communiquant avec l'extérieur de la paroi abdominale, permettant la décompression de l'estomac ou une nutrition entérale.

GASTRULA *s. f. (angl. gastrula).* Phase de formation de l'embryon primitif qui succède à la période de blastula et dans laquelle l'embryon comporte les trois feuillets (ectoderme, endoderme et mésoderme), et deux cavités (cavité amniotique et sac vitellin).

GASTRULATION *s. f. (angl. gastrulation).* Passage de l'embryon de la forme de blastula à celle de gastrula.

GAUCHER **1.** *adj. (angl. left-handed).* Qui se sert plus facilement de la main gauche que de la main droite. **2.** *s. m. (angl. left-handed person).* Personne qui utilise de préférence sa main gauche. ◇ **(CELLULE DE)** *(angl. Gaucher's cell).* Cellule de grande taille, qui est un macrophage au départ, pourvue d'un ou de plusieurs noyaux et d'un cytoplasme homogène, qui apparaît dans la rate dans la maladie de Gaucher. C'est la conséquence de l'accumulation du glucosylcéramide. ◇ **(MALADIE DE)** *(angl. Gaucher's disease).* Sphingolipidose familiale de type autosomique récessif caractérisée par l'accumulation de glucosylcéramide dans le système réticulo-histiocytaire de la rate, du foie, des ganglions lymphatiques et de la moelle osseuse. En rapport avec un déficit en glucocérébrosidase, enzyme du métabolisme lipidique. Elle se manifeste par une hépatosplénomégalie, une lymphadénopathie, une anémie et des troubles osseux. Il existe une forme infantile grave avec signes neurologiques, une forme neurologique tardive et la forme classique (type 1) moins sévère sans atteinte neurologique.

GAVAGE *s. m. (angl. gavage).* Suralimentation forcée au moyen d'une sonde œsophagienne.

GAZE *s. f. (angl. gauze).* Étoffe légère et transparente, en lin ou en coton, servant après stérilisation au pansement des plaies. La gaze peut être imprégnée de substances antiseptiques.

GAZOMÉTRIE *s. f. (angl. gasometry).* Mesure des volumes et des densités des gaz.

GELÉE *s. f. (angl. jelly).* Substance molle, transparente, généralement masse colloïdale semi-solide. ◇ **CONTRACEPTIVE** *(angl. contraceptive —).* Gelée non grasse qui s'introduit dans le vagin pour éviter la conception. SYN. *GEL SPERMICIDE.*

GÉLOSE *s. f. (angl. gelose).* Substance gélatineuse, tirée de l'agar et de la mousse du Japon, algue du genre *Gelidium*. Elle est amorphe, insoluble, et s'utilise pour préparer des milieux de culture solides, du fait de sa propriété de solidifier les liquides nutritifs ou les bouillons. SYN. *AGAR-AGAR.*

GÉLULE *s. f. (angl. capsule).* Capsule formée de deux enveloppes gélatineuses qui s'emboîtent l'une dans l'autre, servant à contenir et à administrer des médicaments.

GELURES *s. f. pl. (angl. frost-bite).* Lésions cutanées causées par le froid intense, entraînant souvent la congélation des tissus. Elles débutent par une pâleur cadavérique, suivie de congestion intense avec prurit et cuisson intenables et aboutissent à la phlycténisation et à l'escarrification.

GÉMELLAIRE *adj. (angl. gemellary).* Qui se rapporte aux jumeaux. Ex. *grossesse gémellaire.*

GÉMELLIPARE *adj. (angl. gemellipara).* Femme qui a accouché de jumeaux.

GÉMINÉ *adj. (angl. paired).* Qui est double ou disposé par paires.

GENCIVE *s. f. (NA. gingiva). (angl. gum).* Portion rouge, épaissie et différenciée de la muqueuse buccale, qui recouvre les arcades dentaires et adhère au collet des dents.

GÈNE *s. m. (angl. gene).* Ensemble des séquences d'acide désoxyribonucléique contenant l'information nécessaire à la production régulée d'un ARN particulier (transcription) ou d'un polypeptide particulier (transcription-traduction). Particule chromosomique dont dépendent la transmission et le développement d'un caractère héréditaire d'un individu. ◇ **CANDIDAT** *(angl. candidate —).* Gène soupçonné d'être impliqué dans une maladie héréditaire. ◇ **D'HISTOCOMPATIBILITÉ** *(angl. histocompatibility —).* ☞ *HISTOCOMPATIBILITÉ.* ◇ **DOMINANT** *(angl. dominant —).* Gène dont l'action se manifeste même en présence de son allélomorphe. ◇ **ENV** *(angl. env —).* Gène codant pour les protéines d'enveloppe des rétrovirus. ◇ **HOLANDRIQUE** *(angl. holandric —).* Gène situé dans la région non homologue du chromosome Y. ◇ **LÉTAL** *(angl. lethal —).* Gène dont l'activité est responsable de la mort du sujet qui le porte. ◇ **LIÉ AU SEXE** *(angl. sex-linked —).* Gène situé dans le segment non homologue du chromosome X ou du chromosome Y. ◇ **RÉCESSIF** *(angl. recessive —).* Gène dont l'action se manifeste uniquement lorsqu'il est présent sur les deux chromosomes de la paire. ◇ **RÉGULATEUR (OU DE RÉGULATION)** *(angl. regulator —).* Gène modifiant la fonction des gènes de structure. ◇ **DE STRUCTURE** *(angl. structural —).* Gène codant pour une protéine (ou parfois pour plusieurs).

GÉNÉTICIEN *s. m. (angl. geneticist).* Spécialiste en génétique, que cela soit à l'échelle d'un individu ou d'une population.

GÉNÉTIQUE **1.** *s. f. (angl. genetics).* Science qui traite de l'hérédité et de l'ensemble des phénomènes et des problèmes relatifs à la descendance. **2.** *adj. (angl. genetic).* Qui concerne la reproduction ou qui est déterminé par les gènes. ◇ **(CONSEIL)** *(angl. genetic counseling).* Information donnée sur les risques d'une affection génétique au sein d'une même famille. ◇ **(GÉNIE)** *(angl. genetic engineering).* Technique de manipulation des gènes permettant entre autres d'obtenir la synthèse de certaines substances, des modifications d'un gène existant ou l'incorporation de gènes inexistant ou défectueux. ◇ **INVERSE** *(angl. reverse genetics).* Étude génétique permettant, à partir d'une fonction ou d'une maladie, d'isoler un gène inconnu, duquel est déduite la protéine correspondante. ◇ **MOLÉCULAIRE** *(angl. molecular genetics).* Partie de la génétique qui étudie la structure et le fonctionnement des gènes au niveau moléculaire.

GÉNÉTIQUES (EMPREINTES) *(angl. DNA fingerprints).* En médecine légale, utilisation de l'ADN pour identification d'un individu.

GÉNICULÉ *adj. (angl. geniculate).* Replié comme un genou.

GÉNIE GÉNÉTIQUE ☞ *GÉNÉTIQUE (GÉNIE).*

GÉNIEN *adj.* Qui appartient au menton. SYN. *MENTONNIER.*

GÉNIOGLOSSE *adj. (angl. genioglossus).* Qui se rapporte au menton et à la langue. ◇ **(MUSCLE)** *adj.* Muscle de la langue. *ATLAS ANATOMIQUE DES MUSCLES EN ANNEXE.*

GÉNITAL *adj. (angl. genital).* Qui se rapporte à la reproduction sexuée. Ex. *organes génitaux.*

GÉNITAUX (ORGANES) *(angl. genitalia, genitals).* Organes de la reproduction.

GÉNITOSURRÉNAL (SYNDROME) *(angl. adrenogenital syndrome).* Syndrome dû à une hypersécrétion tumorale d'hormones cortico-surrénaliennes dans l'enfance. Chez la fille : précocité sexuelle avec virilisme ; chez le garçon : pseudo puberté précoce.

GÉNOME *s. m. (angl. genome).* Ensemble des gènes contenus dans les chromosomes.

Correspond au patrimoine génétique d'un individu ou d'une cellule.

GÉNOPATHIE *s. f. (angl. hereditary disease).* Maladie héréditaire.

GÉNOTHÉRAPIE *s. f. (angl. genotherapy).* Application des méthodes de génie génétique au traitement des maladies. SYN. *THÉRAPIE GÉNIQUE.*

GÉNOTYPE *s. m. (angl. genotype).* Constitution génétique d'un organisme, c'est-à-dire le contenu de son information génétique. ☞ *PHÉNOTYPE.*

GENOU *s. m. (NA. genu). (angl. knee).* Région du membre inférieur, limitée artificiellement, qui comprend l'articulation du fémur avec le tibia ; désigne en particulier la face antérieure de cette région. ◇ **CAGNEUX** *s. m. (angl. knock —).* ☞ *GENU VALGUM.* ◇ **DU CORPS CALLEUX** *(NA. genu corporis callosi). (angl. genu of corpus callosum).* Extrémité antérieure recourbée du corps calleux, qui se termine au niveau du rostre. ◇ **DU NERF FACIAL** *(NA. genu nervi facialis). (angl. genu of facial nerve).* Courbe que décrivent les fibres d'origine du nerf facial.

GENOUILLÈRE *s. f. (angl. knee bandage).* Bande de toile, de caoutchouc, etc., que l'on ajuste sur le genou pour le protéger ou le comprimer.

GENTAMYCINE *s. f. (angl. gentamicin).* Antibiotique appartenant à la famille des aminosides. Issu de *Micromonospora purpurea*, il est actif sur les bacilles à Gram négatif, surtout entérobactéries, *Pseudomonas* et staphylocoques. Administrée par voie intramusculaire ou intraveineuse.

GENTISIQUE (ACIDE) *(angl. gentisic acid).* Anti-rhumatismal dont le sel sodique a une action semblable à celle des salicylés, bien que mieux supporté et moins toxique. N'est plus utilisé.

GENU *(angl. genu).* ◇ **RECURVATUM** *(angl. — recurvatum).* Déformation congénitale ou acquise du genou caractérisée par la présence d'un angle ouvert en avant, formé par la jambe et la cuisse lors de leur extension maximale. ◇ **VALGUM** *(angl. — valgum knock knee).* Jambes en X. Déformation du membre inférieur caractérisée par une déviation en dehors de la jambe, avec saillie du genou en dedans. ◇ **VARUM** *(angl. — varum bowleg).* Jambes en forme de O. Déformation du membre inférieur consistant en une incurvation de la cuisse et de la jambe, à concavité interne, avec saillie du genou en dehors.

GÉODE *s. f. (angl. punch-out lesion).* Cavité pathologique située à l'intérieur d'un tissu.

GÉOPHAGIE *s. f. (angl. geophagia).* Habitude morbide de manger de la terre.

GERÇURE *s. f. (angl. fissure).* ☞ *RHAGADE.*

GÉRIATRIE *s. f. (angl. geriatrics).* Branche de la médecine qui traite des maladies liées au vieillissement.

GERME *s. m.* **1.** Œuf fécondé. **2.** Micro-organisme ou bactérie. ◇ **DENTAIRE** *s. m. (angl. tooth —).* Ébauche embryonnaire de la dent, constituée d'un sac qui comprend la papille dentaire et l'organe de l'émail.

GERMEN *s. m. (angl. german).* Ensemble des cellules de reproduction par opposition au soma.

GERMICIDE *adj. (angl. germicidal).* Qui détruit les germes.

GERMINAL *adj. (angl. germinal).* Qui concerne les cellules du germen, la reproduction.

GERMINONE *s. m. (angl. germinoma).* ☞ *SÉMINOME.*

GÉRONTOLOGIE *s. f. (angl. gerontology).* Étude scientifique du vieillissement et des phénomènes qui lui sont propres.

GÉRONTOXON *s. m. (angl. gerontoxon).* Arc sénile ; opacité périphérique annulaire de la cornée en rapport avec des dépôts de substances lipidiques.

GESTATION *s. f. (angl. gestation).* Temps pendant lequel une femelle porte ses petits à l'intérieur de l'utérus. Chez la femme, on parle de grossesse.

GHRELINE *s. f. (angl. ghrelin).* Hormone stimulant la sécrétion de l'hormone de croissance et de l'ACTH. Elle a par ailleurs un rôle dans la régulation du poids car elle augmente l'appétit et la masse adipeuse,

GIARDIA Genre de protozoaires flagellés. L'espèce *G. intestinalis*, organisme piriforme muni de quatre paires de flagelles et d'un disque de succion, a été isolée de l'intestin de l'homme.

GIARDIASE *s. f. (angl. giardiasis).* Infestation par des protozoaires du genre *Giardia*, responsable de diarrhée, nausées, asthénie et anorexie. SYN. *LAMBLIASE.*

GIBBOSITÉ *s. f. (angl. humpback).* Cyphose angulaire de la colonne vertébrale, d'origine post-traumatique, infectieuse ou congénitale. ◇ **ANTÉRIEURE** *(angl. anterior gibbosity).* Proéminence du sternum.

GIGANTISME *s. m. (angl. gigantism).* Développement exagéré du squelette, aussi bien en longueur qu'en largeur, par rapport au développement normal pour les individus de la même ethnie et du même âge. ◇ **ACROMÉGALIQUE** *(angl. acromegalic —).* Gigantisme associé à des signes d'acromégalie dû à un adénome sécrétant de l'antéhypophyse et qui se manifeste principalement sur les os courts et plats. ◇ **CÉRÉBRAL** *s. m. (angl. cerebral —).* ☞ *SOTOS (SYNDROME DE).* ◇ **CONSTITUTIONNEL** *(angl. normal —).* Gigantisme dans lequel les proportions du corps et le développement sexuel sont normaux. ◇ **EUNUCHOÏDE** *(angl. eunuchoid —).* Gigantisme associé à un déficit fonctionnel des gonades et caractérisé par un accroissement prépondérant des membres par rapport au tronc.

GILBERT (MALADIE DE) *(angl. Gilbert's syndrome).* Ictère chronique intermittent constitutionnel associé à une hyperbilirubinémie non conjuguée due à un déficit de la glycuronoconjugaison ; affection familiale à transmission autosomique dominante. SYN. *CHOLÉMIE FAMILIALE.*

GILLES DE LA TOURETTE (MALADIE DE) *(angl. Gilles de la Tourette's disease).* Affection de cause inconnue, débutant dans l'enfance et comportant des tics moteurs et vocaux multiples associés à de l'écholalie et de la coprolalie. SYN. *MALADIE DES TICS.*

GINGIVECTOMIE *s. f. (angl. gingivectomy).* Excision des parties gingivales infectées et décollées lors d'infections péridentaires.

GINGIVITE *s. f. (angl. gingivitis).* Inflammation de la gencive. ◇ **EXPULSIVE** *(angl. parodontolysis).* ☞ *PARODONTOLYSE.* ◇ **MARGINALE** *(angl. marginal —).* Forme de gingivite résultant d'une irritation produite par des dépôts de tartre dentaire ou de débris quelconques, en cas de mauvaise hygiène dentaire. ◇ **ULCÉREUSE** *(angl. ulcerative —).* Maladie infectieuse due à une association fusospirillaire dite de Vincent, au cours de laquelle se forment des ulcères caractéristiques sur les gencives et d'autres parties de la bouche. SYN. *GINGIVITE NÉCROSANTE.* ☞ *VINCENT (ANGINE DE).*

GINGIVORRAGIE *s. f. (angl. gingivorrhagia).* Hémorragie au niveau de la gencive.

GINGIVOSTOMATITE *s. f. (angl. gingivostomatitis).* Inflammation des gencives et de la muqueuse buccale.

GINKGO BILOBA Arbre originaire d'Extrême-Orient dont les feuilles contiennent des substances vasoprotectrices, veinotoniques et anti-ischémiques.

GLABELLE *s. f. (NA. glabella). (angl. glabella).* Saillie médiane, large, située sur la face externe de l'os frontal, entre les deux arcades sourcilières.

GLABRE *adj. (angl. glabrous).* Qui est dépourvu de poils.

GLAÇON (SIGNE DU) La palpation brusque de l'abdomen donne un choc en retour du foie dur et mobile au cours des ascites cirrhotiques.

GLAIRE *s. f. (angl. mucus).* Substance incolore, rappelant le blanc d'œuf, sécrétée par certaines muqueuses.

GLAND *s. m. (NA. glans). (angl. glans).* Renflement conique constituant la partie antérieure du pénis et du clitoris. Il est entouré par un repli cutané, le prépuce.

GLANDE *s. f. (NA. glandula). (angl. gland).* Organe constitué de cellules épithéliales dont la fonction est de sécréter des substances déterminées. ◇ **APOCRINE** *(angl. apocrine —).* Glande dont le produit sécrété est expulsé en même temps qu'une partie des cellules qui se trouvent vers la partie terminale de son canal excréteur. ◇ **BULBO-URÉTRALE** *(NA. — bulbourethralis). (angl. bulbourethral —).* Chacune des petites glandes situées au-dessus du bulbe de l'urètre masculin. SYN. *GLANDES DE COWPER.*

◇ **DUODÉNALE** *(NA. — duodenalis). (angl. duodenal —).* Chacune des glandes à mucus situées dans la sous-muqueuse duodénale. ◇ **ECCRINE** *(angl. eccrine —).* Glande dont le canal excréteur s'ouvre par un pore directement à la surface de la peau. C'est le type des glandes sudoripares. ◇ **ENDOCRINE** *(angl. endocrine —).* Glande dont les produits de sécrétion se déversent directement dans le sang. ◇ **EXOCRINE** *(angl. exocrine —).* Glande dont les produits de sécrétion se déversent à la surface de la peau ou d'une muqueuse. ◇ **HOLOCRINE** *(angl. holocrine —).* Glande dont le produit d'excrétion entraîne la fonte des cellules sécrétrices. Ex. *les glandes sébacées.* ◇ **INTESTINALE** *(NA. — intestinalis). (angl. intestinal —).* Chacune des glandes de la muqueuse du côlon et de l'intestin grêle. ◇ **LACRYMALE** *(NA. — lacrimalis). (angl. lacrimal —).* Glande sécrétant les larmes. ◇ **MAMMAIRE** *(NA. — mammaria). (angl. mammary —).* ☞ *SEIN.* ◇ **MÉROCRINE** *(angl. merocrine —).* Glande dont le produit de sécrétion est excrété au dehors sans entraîner la mort des cellules. ◇ **MUQUEUSE** *(angl. mucous —).* Glande mérocrine dont les cellules sécrètent un liquide visqueux riche en mucine, le mucus. ◇ **PARATHYROÏDE** *(NA. — parathyroidea). (angl. parathyroid —).* Chacune des quatre glandes situées sur la face postérieure des lobes thyroïdiens, qui sécrètent la parathormone, hormone hypercalcémiante essentielle du métabolisme phosphocalcique. SYN. *PARATHYROÏDE.* ◇ **PAROTIDE** *(NA. — parotidea). (angl. parotid —).* La plus volumineuse des glandes salivaires. Son canal excréteur est le conduit parotidien. ◇ **PINÉALE** *(NA. glandula pinealis). (angl. pineal body).* ☞ *CORPS PINÉAL.* ◇ **PITUITAIRE** *(angl. pituitary —).* ☞ *HYPOPHYSE.* ◇ **SÉBACÉE** *(NA. — sebacea). (angl. sebaceous —).* Glande holocrine généralement annexée aux poils et sécrétant le sébum. ◇ **SOUS-MAXILLAIRE** ☞ *SUBMANDIBULAIRE (GLANDE).* ◇ **SUDORIPARE** *(NA. — sudorifera). (angl. sudoriferous —).* Chacune des glandes en tube, situées dans les couches superficielles de l'hypoderme ou dans la profondeur du chorion dermique, qui sécrètent la sueur. ◇ **SUPRARÉNALE** *(NA. — suprarenalis). (angl. adrenal —).* Glande endocrine paire, située au-dessus de chaque rein sécrétant le cortisol, l'aldostérone et des androgènes. SYN. *GLANDE SURRRÉNALE.* ◇ **SURRÉNALE** ☞ *GLANDE SUPRARÉNALE.* ◇ **THYROÏDE** *(NA. — thyroidea). (angl. thyroid —).* ☞ *THYROÏDE.* ◇ **URÉTRALE** *(NA. — urethralae). (angl. urethral —).* Chacune des glandes sous-muqueuses réparties sur toute la longueur de l'urètre masculin. ◇ **VESTIBULAIRE MAJEURE** *(NA. — vestibularis major). (angl. major vestibular —).* Chacune des deux glandes situées de chaque côté de la moitié postérieure de l'orifice vaginal. Elle a un rôle de lubrifiant. SYN. *GLANDE DE BARTHOLIN.*

GLANDULAIRE *adj. (angl. glandular).* Qui se rapporte à une glande ou aux glandes.

GLAUCOME *s. m. (angl. glaucoma).* Maladie dégénérative du nerf optique entraînant une perte progressive du champ visuel. Cette affection est souvent associée à une élévation de la pression intraoculaire qui comprime et endommage les fibres du nerf optique. ◇ **ABSOLU** *(angl. absolute —).* Stade terminal du glaucome, s'accompagnant d'une cécité complète. ◇ **AIGU** *(angl. acute —).* Glaucome à angle fermé (fermeture de l'angle iridocornéen), d'apparition brusque, caractérisé par une injection ciliaire et conjonctivale, une opacité cornéenne, une mydriase, un globe oculaire très dur, de violentes céphalées, un épiphora et une baisse importante de l'acuité visuelle. L'affection évolue par crises et amène à la cécité si on ne traite pas. ◇ **CONGÉNITAL** *(angl. congenital —).* Glaucome dû à une malformation congénitale de l'angle irido-cornéen et se manifestant dès la naissance ou dans les toutes premières années. Affection sporadique ou à transmission autosomique récessive. ◇ **MALIN** *(angl. malignant —).* Forme grave de glaucome évoluant rapidement malgré l'iridectomie. ◇ **PRIMITIF** *(angl. primary —).* Augmentation de la pression intraoculaire sans affections préexistantes connues. ◇ **SECONDAIRE** *(angl. secondary —).* Glaucome consécutif à diverses affections oculaires responsables d'une augmentation de la pression intraoculaire.

Transmission de mode variable. ◇ **SIMPLE** *(angl. simple —)*. Glaucome à angle ouvert ne présentant pas de symptômes inflammatoires marqués, mais avec une baisse progressive de l'acuité visuelle.

GLÉNOÏDE (CAVITÉ) *(NA. cavitas glenoidalis). (angl. glenoid cavity)*. Nom des cavités articulaires peu profondes, comme celles de la scapula et du radius. SYN. *GLÈNE*.

GLIOBLASTOME *s. m. (angl. glioblastoma)*. Tumeur maligne de très mauvais pronostic constituée par une prolifération de cellules gliales indifférenciées. ◇ **MULTIFORME** *(angl. — multiforme)*. Gliome cérébral malin polymorphe par son architecture, caractérisé par la présence d'un grand nombre de constituants cellulaires.

GLIOME *s. m. (angl. glioma)*. Tumeur développée à partir de la névroglie adulte (astrocytes ou oligodendrocytes) ou de type embryonnaire. Par extension, cette terminologie inclut toutes les tumeurs primitives du cerveau et de la moelle épinière (astrocytomes, épendymomes, neurocytomes, etc.). ◇ **PÉRIPHÉRIQUE** *(angl. peripheral —)*. SYN. *NEURINOME*. ◇ **TÉLANGIECTASIQUE** *(angl. telangiectatic —)*. Gliome riche en vaisseaux sanguins dilatés.

GLISSEMENT (SYNDROME DE) *(angl. slipping syndrome)*. Détérioration globale avec refus de nourriture et de toute activité survenant chez le sujet âgé.

GLISSON (CAPSULE DE) *(angl. Glisson's capsule)*. ☞ *CAPSULE FIBREUSE PÉRIVASCULAIRE*.

GLITAZONE *s. f. (angl. glitazone)*. Famille d'antidiabétiques oraux utilisés dans le diabète de type 2, réduisant l'insulinorésistance tissulaire par action sur des récepteurs nucléaires des adipocytes. Ne sont plus utilisés.

GLOBE *s. m. (NA. globus). (angl. globe)*. Corps sphérique. ◇ **CORNÉ** *(angl. epithelial pearl)*. Zone dure et arrondie observée dans les épithéliomas cutanés spino-cellulaires. ◇ **DE SÛRETÉ** Masse sus-pubienne, dure et globuleuse, constituée par l'utérus rétracté après expulsion du placenta ; elle est considérée comme un signe favorable, excluant le danger d'une hémorragie utérine. ◇ **OCULAIRE** *(NA. bulbus oculi). (angl. eyeball)*. L'œil séparé des muscles et des autres tissus qui l'entourent. ◇ **VÉSICAL** *(angl. bladder distension)*. Masse hypogastrique correspondant à la vessie au cours des rétentions d'urine.

GLOBINE *s. f. (angl. globin)*. Protéine dont la liaison avec un groupement prosthétique, l'hème, constitue l'hémoglobine. Elle est formée de quatre chaînes polypeptidiques de deux types différents α et β.

GLOBULAIRE *adj. (angl. globular)*. Qui se rapporte à certains globules, en particulier aux globules rouges.

GLOBULE *s. m. (angl. globule)*. Corpuscule ou cellule de forme sphérique. ◇ **BLANC** *s. m. (angl. leucocyte)*. ☞ *LEUCOCYTE*. ◇ **POLAIRE** *s. m. (angl. polar body)*. Corpuscule translucide qui représente le résidu de caryocinèses successives sans phase de repos du noyau de l'ovule mature avant la fécondation et qui reste au-dessous de la membrane vitelline. ◇ **ROUGE** *s. m. (angl. erythrocyte)*. ☞ *HÉMATIE, ÉRYTHROCYTE*. ◇ **SANGUIN** *s. m. (angl. blood cell)*. Terme collectif pour les érythrocytes et les leucocytes.

GLOBULINES *s. f. pl. (angl. globulins)*. Groupe de protéines qui se distinguent des albumines par leur moindre solubilité, leur poids moléculaire plus élevé, leur sédimentation plus rapide et leur plus lente mobilité électrophorétique. L'électrophorèse permet de séparer les globulines en plusieurs fractions : α1 (orosomucoïde, α1-antitrypsine), α2 (haptoglobine, α2-macroglobuline, céruloplasmine), β (transferrine, CRP) et γ (immunoglobulines).

GLOBULINURIE *s. f. (angl. globulinuria)*. Présence de globulines dans l'urine.

GLOMÉRULE *s. m. (NA. glomerulus). (angl. glomerulus)*. Petite structure ayant l'aspect d'un peloton plus ou moins compact et arrondi ; s'observe en particulier dans le néphron. ◇ **OLFACTIF** *(angl. olfactory —)*. Groupe de fibres nerveuses pelotonnées près de la face inférieure du bulbe olfactif. ◇ **RÉNAL** *(NA. — reni). (angl. renal —)*. ☞ *CORPUSCULE RÉNAL*.

GLOMÉRULONÉPHRITE *s. f. (angl. glomerulonephritis)*. Nom d'ensemble des néphrites caractérisées par une inflammation aiguë, subaiguë ou chronique des glomérules rénaux. On en distingue de nombreuses variétés. Cliniquement, le patient peut présenter : des œdèmes, une hypertension artérielle, une hématurie, une protéinurie et une insuffisance rénale. SYN. *NÉPHRITE GLOMÉRULAIRE, GLOMÉRULOPATHIE.* ◇ **AIGUË** *(angl. acute —).* Glomérulonéphrite le plus souvent consécutive à une angine ou à l'existence d'un autre foyer infectieux à streptocoques, parfois due à un virus ou un autre micro-organisme. L'évolution est le plus souvent favorable. L'atteinte glomérulaire est due aux dépôts de complexes immuns circulants. ◇ **CHRONIQUE** *(angl. chronic —).* Glomérulonéphrite d'évolution prolongée, pouvant évoluer vers l'insuffisance rénale terminale et dont il existe plusieurs formes histologiques et cliniques. ◇ **EXTRACAPILLAIRE** *(angl. extracapillary —).* Forme sévère de glomérulonéphrite aiguë évoluant rapidement vers l'insuffisance rénale anurique, d'origine immunologique, observée au cours d'affections générales (lupus, endocardite d'Osler, maladie de Wegener, polyangéite microscopique, syndrome de Goodpasture, etc.) et caractérisée histologiquement par la présence d'une prolifération cellulaire en croissant autour du floculus. ◇ **EXTRAMEMBRANEUSE** *(angl. membranous —).* Forme histologique de la glomérulonéphrite chronique au cours de laquelle on observe des dépôts fibrinoïdes (dépôts diffus d'immunoglobulines) sur le côté externe de la membrane basale des capillaires. Cliniquement : syndrome néphrotique et hématurie microscopique. ◇ **FIBRILLAIRE** *(angl. fibrillary —).* Variété de néphropathie chronique avec dépôts au niveau de la membrane basale de collagène ou de protéine, observée en particulier dans l'amylose. ◇ **FOCALE** *(angl. focal —).* Glomérulonéphrite au cours de laquelle les lésions se distribuent en foyers et n'affectent que certains glomérules. Elle s'observe en particulier dans le syndrome de Goodpasture et le purpura rhumatoïde. ◇ **LOBULAIRE** *(angl. lobular —).* Glomérulonéphrite chronique caractérisée par un épaississement et une coalescence des anses glomérulaires (lobulation). Terme ancien désignant une forme de glomérulonéphrite membranoproliférative. ◇ **MALIGNE** *(angl. malignant (or subacute) —).* Forme grave de glomérulonéphrite caractérisée par un processus diffus de prolifération glomérulaire extracapillaire et qui peut conduire à la destruction de tous les glomérules en quelques semaines ou quelques mois, aboutissant à une insuffisance rénale. ◇ **MEMBRANOPROLIFÉRATIVE** *(angl. membranoproliferative —).* Forme de glomérulonéphrite chronique dans laquelle la prolifération s'accompagne de lésions épaississant la paroi des capillaires ou du mésangium. ◇ **MÉSANGIOPROLIFÉRATIVE** *(angl. mesangioproliferative —).* Forme de glomérulonéphrite chronique caractérisée par la prolifération des cellules intercapillaires. ◇ **SEGMENTAIRE** ☞ *GLOMÉRULONÉPHRITE FOCALE.*

GLOMÉRULOPATHIE *s. f. (angl. glomerulopathy).* SYN. *GLOMÉRULONÉPHRITE.*

GLOMÉRULOSCLÉROSE *s. f. (angl. glomerulosclerosis).* Toute lésion scléreuse des glomérules rénaux.

GLOMIQUE *adj. (angl. glomic).* Qui se rapporte au glomus. ◇ **(TUMEUR)** *adj. (angl. glomus tumor).* Angiome intradermique siégeant surtout au niveau de la pulpe digitale, pouvant être le siège de causalgies.

GLOMUS *s. m. (NA. glomus). (angl. glomus).* Structure anatomique ayant l'aspect d'un peloton ou d'une petite boule, composé de vaisseaux et particulièrement riche en filets nerveux. ◇ **CAROTIDIEN** *(NA. — caroticum). (angl. carotid —).* Ganglion nerveux gris rougeâtre de petite taille situé dans la bifurcation carotidienne et contenant des chémorécepteurs. ◇ **CHOROÏDIEN** *(NA. — choroideum). (angl. choroid —).* Épaississement fusiforme du plexus choroïdien au niveau du ventricule latéral. ◇ **COCCYGIEN** *(NA. — coccygeum). (angl. coccygeal body).* Paraganglion accessoire situé sur la ligne médiane, en avant de l'extrémité inférieure du coccyx. ◇ **CUTANÉ** *(angl. cutaneous —).* Formation souscutanée, en particulier de la partie distale des membres, constituée d'un réseau d'anastomoses artérioveineuses. ◇ **JU-**

GULAIRE *(NA. — jugulare). (angl. jugular —).* Formation vasculonerveuse contenant des chémorécepteurs située dans la fosse jugulaire.

GLOSSALGIE *s. f. (angl. glossodynia).* Douleur de langue. SYN. *GLOSSODYNIE.*

GLOSSECTOMIE *s. f. (angl. glossectomy).* Exérèse partielle (rarement totale) de la langue (langue mobile ou base de langue).

GLOSSETTE *s. f. (angl. glossette).* ☞ *TABLETTE.*

GLOSSINA Genre de mouches responsables de la transmission de la trypanosomiase. Noms vernaculaires : glossine, mouche tsé-tsé.

GLOSSITE *s. f. (angl. glossitis).* Inflammation de la langue. ⊂⊃ **ATROPHIQUE** *(angl. atrophic —).* Forme chronique de glossite compliquée de fissures douloureuses de la langue. ☞ *HUNTER (GLOSSITE DE).* ⊂⊃ **EXFOLIATRICE MARGINÉE** *(angl. geographic tongue).* Glossite caractérisée par une desquamation en plages entourées d'un rebord blanchâtre circiné. Les lésions restent indolores. SYN. *PYTIRIASIS LINGUAL, ECZÉMA MARGINÉ DESQUAMATIF DE LA LANGUE, LANGUE GÉOGRAPHIQUE.* ⊂⊃ **LOSANGIQUE MÉDIANE** *(angl. median rhomboid —).* Affection de la langue caractérisée par la présence sur la ligne médiane, en avant du V lingual, d'une surface lisse rougeâtre, mamelonnée, indolore et dépourvue de papilles gustatives.

GLOSSODYNIE *s. f.* Douleur de langue.

GLOSSOPHARYNGIEN *adj. (angl. glossopharyngeal).* Qui se rapporte à la langue et au pharynx. ⊂⊃ **(NERF)** *adj. (angl. — nerve).* Neuvième paire de nerfs crâniens innervant la langue et le pharynx. *ATLAS ANATOMIQUE DES NERFS EN ANNEXE.*

GLOTTE *s. f. (NA. glottis). (angl. glottis).* **1.** Espace triangulaire entre les cordes vocales inférieures ou vraies. **2.** Partie plane du larynx formée par les cordes vocales. SYN. *LARYNX GLOTTIQUE, CORDES VOCALES.* ⊂⊃ **FAUSSE** *(NA. rima vestibuli). (angl. false —).* Espace entre les cordes vocales supérieures ou fausses cordes vocales. ⊂⊃ **INTERCARTILAGINEUSE** *(NA. pars intercartilaginea rimae glottidis). (angl. intercartilaginous —).* Tiers postérieur de la glotte, formé par les cartilages arythénoïdes. ⊂⊃ **RESPIRATOIRE** ☞ *GLOTTE INTERCARTILAGINEUSE.* ⊂⊃ **VRAIE** *(angl. true —).* ☞ *GLOTTE.*

GLUCAGON *s. m. (angl. glucagon).* Hormone polypeptidique hyperglycémiante sécrétée par les cellules alpha-2 des îlots de Langerhans du pancréas. Antagoniste de l'insuline, elle contribue à la régulation permanente de la glycémie, en particulier en activant la glycogénolyse hépatique. Par voie intramusculaire elle est utilisée pour corriger les hypoglycémies aiguës.

GLUCAGONOME *s. m. (angl. glucogonoma).* Tumeur maligne développée au niveau des cellules α_2 des îlots de Langerhans du pancréas. Cliniquement : dermatose érythémato-bulleuse migratrice des extrémités, diabète sucré et évolution fatale par métastases hépatiques.

GLUCIDE *s. m. (angl. carbohydrate).* Terme générique désignant des substances composées de carbone, d'hydrogène et d'oxygène (hydrates de carbone). Les glucides se divisent en deux classes : les oses et les osides.

GLUCOCORTICOÏDE *s. m. (angl. glucocorticoid).* Composé de la famille des stéroïdes sécrétés par la corticosurrénale. Les glucocorticoïdes interviennent dans le métabolisme des glucides en augmentant la formation de glucose et de glycogène à partir des protides et des lipides. Ils agissent également sur le catabolisme protidique avec atrophie lymphoïde et musculaire. Enfin les glucocorticoïdes ont une puissante activité anti-allergique et anti-inflammatoire. SYN. *CORTICOSTÉROÏDE.*

GLUCOKINASE *s. f. (angl. glucokinase).* Enzyme catalysant la phosphorylation du D-glucose.

GLUCOSE *s. m. (angl. glucose).* Aldohexose, de formule $C_6H_{12}O_6$; composé cristallin, incolore, soluble dans l'eau, qui a la propriété d'être dextrogyre. On le trouve dans un grand nombre de fruits, dans le miel, et en excès dans le sang et dans l'urine des diabétiques. Aliment énergétique essentiel, il constitue la forme principale sous laquelle les sucres peuvent être utilisés par l'organisme.

GLUCOSIDE *s. m. (angl. glucoside).* Dérivé d'un sucre dans lequel le OH du carbone terminal est remplacé par un radical ; selon le type de sucre, il reçoit le nom de glucoside, galactoside, rhamnoside, etc. ◇ **CARDIOTONIQUE** *(angl. cardiac —).* Membre d'un groupe de glucosides à action spécifique sur le cœur, dérivés de la digitale, du strophante, de la scille, etc. Terme désuet.

GLUCUROCONJUGAISON *s. f. (angl. glucuroconjugation).* Processus de détoxication grâce auquel l'organisme inactive et élimine les substances qui se sont formées au cours des processus métaboliques, en les conjuguant avec l'acide glucuronique. SYN. *GLYCUROCONJUGAISON.*

GLUTAMATE *s. m. (angl. glutamate).* Sel de l'acide glutamique.

GLUTAMINASE *s. f. (angl. glutaminase).* Enzyme présente dans de nombreux tissus organiques, qui catalyse la transformation de la glutamine en acide glutamique.

GLUTAMINE *s. f. (angl. glutamine).* Amide de l'acide glutamique, dont la formation est catalysée par la glutaminase. Il s'agit d'un acide aminé non essentiel.

GLUTAMIQUE (ACIDE) *(angl. glutamic acid).* Acide aminé non essentiel, produit de l'hydrolyse des protéines.

GLUTATHION *s. m. (angl. glutathione).* Tripeptide composé de cystéine, d'acide glutamique et de glycocolle. Il passe facilement de façon réversible de la forme oxydée à la forme réduite, sous laquelle il joue un rôle important dans le transport de l'hydrogène.

GLUTÉAL *adj. (angl. gluteal).* Qui se rapporte à la fesse.

GLUTEN *s. m. (angl. gluten).* Mélange de protéines, issu de farine de blé et d'autres céréales (seigle et orge), qui est à l'origine de l'élasticité de la pâte issue de ces farines.

GLYCÉMIE *s. f. (angl. glycemia).* Présence physiologique de glucose dans le sang. Son taux, qui est une constante biologique, varie entre 0,70 et 0,90 g/L ; au-delà de ces limites, il y a hypo- ou hyperglycémie.

GLYCÉRIDE *s. m. (angl. glyceride).* Terme générique pour désigner les lipides simples constitués par des esters du glycérol et un ou plusieurs acides gras. On distingue, selon le nombre d'acides gras, des mono-, des di- et des triglycérides.

GLYCÉRIDÉMIE *s. f.* Présence et taux de glycérides dans le sang.

GLYCÉRINE *s. f. (angl. glycerin).* Liquide incolore, limpide, sirupeux, obtenu par hydrolyse des huiles et des graisses. Il s'utilise pour la conservation des tissus et comme milieu de montage des pièces histologiques. Il s'emploie en médecine en applications externes émollientes, en collutoires et gargarismes. En administration interne, il est préconisé comme laxatif. SYN. *GLYCÉROL.*

GLYCÉRO-EXTRAIT *s. m. (angl. glycero-extract).* Extrait aqueux qui contient la moitié de son poids de glycérine.

GLYCÉROL *s. m. (angl. glycerol).* ☞ *GLYCÉRINE.*

GLYCINE *s. f. (angl. glycine).* Acide aminé non essentiel. SYN. *GLYCOCOLLE.*

GLYCINOSE *s. f. (angl. hyperglycinemia).* Trouble métabolique héréditaire, de transmission autosomique récessive et d'évolution généralement mortelle, que l'on observe au cours de la période néonatale. Il se caractérise par un excès de glycine dans le sang, un coma, une épilepsie rebelle, des myoclonies, un retard de développement, une acidose métabolique. SYN. *HYPERGLYCINÉMIE NON CÉTOSIQUE.*

GLYCOCOLLE *s. m. (angl. glycocoll).* ☞ *GLYCINE.*

GLYCOGÈNE *s. m. (angl. glycogen).* Polysaccharide composé de molécules de glucose constituant une forme de réserve importante du glucose de l'organisme (notamment dans les muscles et le foie).

GLYCOGENÈSE *s. f. (angl. glycogenesis).* Synthèse du glucose par la cellule vivante, en particulier dans le foie. SYN. *GLUCOGENÈSE.*

GLYCOGÉNIQUE *adj. (angl. glycogenic).* Qui produit du glucose.

GLYCOGÉNIQUES (MALADIES) ☞ *GLYCOGÉNOSE.*

GLYCOGÉNOGENÈSE *s. f. (angl. glycogenesis).* Biosynthèse du glycogène à partir du glucose.

GLYCOGÉNOLYSE *s. f. (angl. glycogenolysis).* Décomposition du glycogène en glucose.

GLYCOGÉNOPEXIE *s. f. (angl. glycogenopexy).* Mise en réserve du glycogène hépatique.

GLYCOGÉNOSE *s. f. (angl. glycogenosis).* Terme générique qui désigne un groupe de maladies héréditaires transmises selon le mode récessif dans lesquelles un déficit enzymatique va altérer la synthèse ou la dégradation du glycogène ; le glycogène se dépose alors en différents endroits de l'organisme. On a décrit divers types de glycogénoses. ◇ **DE TYPE I** *(angl. von Gierke's disease).* Elle est due à un déficit en glucose-6-phosphatase, héréditaire transmise sur le mode récessif et caractérisée par une hépatomégalie, un retard dans le développement, une hypoglycémie, une cétose, une hyperlipémie et une acidémie hyperlactique. SYN. *MALADIE DE VON GIERKE, GLYCOGÉNOSE HÉPATORÉNALE.* ◇ **DE TYPE II** *(angl. Pompe's disease).* Glycogénose généralisée dont l'origine est un manque de α-1,4-glucosidase. Elle se manifeste sous forme de cardiomégalie évoluant vers une défaillance cardiaque mortelle avant la fin de la première année. Elle peut également se caractériser par une hypotonie. Elle se manifeste aussi sous une forme neuromusculaire avec une hypotonie semblable à celle de la maladie de Werdig-Hoffmann. SYN. *GLYCOGÉNOSE CARDIAQUE, POMPE (MALADIE DE).* ◇ **DE TYPE III** *(angl. Forbes' disease).* Elle est due à un manque ou à une diminution d'amylo-1,6-glucosidase (enzyme débranchante) ; elle se manifeste par une hypoglycémie et une cétose. SYN. *FORBES (MALADIE DE), CORI (MALADIE DE).* ◇ **DE TYPE IV** *(angl. Andersen's disease).* Elle est due à une absence d'enzyme amylo-1,4-1,6-transglucosidase (enzyme branchante) et elle se caractérise par une hépatosplénomégalie, une cirrhose et parfois un ictère. SYN. *ANDERSEN (MALADIE D'), AMYLOPECTINOSE.* ◇ **DE TYPE V** *(angl. Mc Ardle's disease).* Elle est due à un déficit en phosphorylase musculaire, qui se manifeste par une fatigabilité musculaire avec accumulation de glycogène dans le muscle, une douleur et une rigidité des muscles après l'exercice. SYN. *MALADIE DE MC ARDLE.* ◇ **DE TYPE VI** *(angl. Hers' disease).* Elle est caractérisée par une hépatomégalie par accumulation de glycogène dans le foie. Le défaut réside en une déficience de la phosphorylase hépatique. SYN. *HERS (MALADIE DE).* ◇ **DE TYPE VII** *(angl. Tarui's disease).* Elle est caractérisée par l'absence de phosphofructokinase et par l'accumulation de glycogène dans les muscles. SYN. *TARUI (MALADIE DE).*

GLYCOLYSE *s. f. (angl. glycolysis).* Transformation du glucose dans un organisme vivant sous l'effet d'enzymes. Cette dégradation peut se faire en anaérobiose, par exemple dans le muscle avec formation d'acide lactique, ou en aérobiose, aboutissant alors à la production de CO_2 et d'H_2O.

GLYCONÉOGENÈSE *s. f. (angl. glyconeogenesis).* Formation de glucose à partir de substances non glucidiques.

GLYCOPROTÉINE *s. f. (angl. glycoprotein).* Hétéroprotéine formée d'une protéine et d'un glucide. Parmi elles figurent les mucines, présentes dans la majorité des sécrétions des épithéliums. SYN. *GLUCOPROTÉINE.*

GLYCORACHIE *s. f. (angl. glycorrhachia).* Taux de glucose dans le liquide céphalorachidien.

GLYCOSIDE *s. m. (angl. glycoside).* ☞ *GLUCOSIDE.*

GLYCOSURIE *s. f. (angl. glycosuria).* Présence de glucose dans l'urine. ◇ **ALIMENTAIRE OU DIGESTIVE** *s. f. (angl. digestive —).* Glycosurie consécutive à l'ingestion de grandes quantités de sucre ou d'amidon. ◇ **HYPERGLYCÉMIQUE** *s. f. (angl. hyperglycemic —).* Glycosurie associée à une hyperglycémie. ◇ **NORMOGLYCÉMIQUE** *s. f. (angl. normoglycemic —).* ☞ *GLYCOSURIE RÉNALE.* ◇ **RÉNALE** *s. f. (angl. renal —).* Glycosurie par défaut de réabsorption du glucose, avec un taux normal de sucre dans le sang. SYN. *DIABÈTE RÉNAL.*

GLYCOSYLATION *s. f. (angl. glycosylation).* Fixation du glucose sur un azote protéique. SYN. *GLYCATION.*

GLYCYRRHIZINE *s. f. (angl. glycyrrhizin).* Principe sucré, tiré de la racine de réglisse.

GLYQUÉ *adj. (angl. glycosylated).* Se dit d'une substance protéique fixant de façon irréversible du glucose. Ex. *hémoglobine glyquée.* SYN. *GLYCOSYLÉ.*

GNOSIE **1.** *s. f. (angl. gnosia).* Faculté permettant de reconnaître un objet ou un fait par l'un des sens (toucher, vue, etc.). **2.** Suffixe signifiant connaissance. Ex. *agnosie, somatognosie.*

GODET *s. m. (angl. pitting).* Empreinte provoquée par pression du doigt sur la peau infiltrée par de l'œdème. ◇ **FAVIQUE** *(angl. favus scutulum).* Croûte secondaire à la teigne favique, de consistance dure, constituée par les divers éléments du parasite *Trichophyton schonleïnii.*

GOITRE *s. m.* **1.** Augmentation de volume de la glande thyroïde, provoquant une proéminence de la partie antérieure du cou. C'est une maladie endémique dans certaines régions montagneuses pauvres en iode. La forme historique pouvait autrefois s'accompagner d'un état d'hypothyroïdie appelé crétinisme. **2.** Par extension, on donne le nom de goitre à toutes les tuméfactions thyroïdiennes. ◇ **ABERRANT** *(angl. aberrant —).* Goitre formé par l'hyperplasie d'une glande thyroïde surnuméraire situé dans le médiastin ou à la base de la langue. ◇ **ADÉNOMATEUX** *(angl. adenomatous —).* Goitre caractérisé par un adénome de la glande thyroïde. ◇ **AIGU OU ÉPIDÉMIQUE** *(angl. acute —).* Hypertrophie congestive de la thyroïde observée surtout dans les régions où le goitre existe à l'état endémique. ◇ **BASEDOWIFIÉ** ☞ *GOITRE TOXIQUE.* ◇ **COLLOÏDE** *s. m. (angl. colloid —).* Goitre diffus ou nodulaire, caractérisé par sa richesse en substance colloïde. ◇ **ENDÉMIQUE** *(angl. endemic —).* Goitre à l'état endémique dans certaines régions montagneuses où l'eau est pauvre en iode, coexistant souvent avec des signes d'hypothyroïdie. ◇ **EXOPHTALMIQUE** *(angl. Graves' disease).* ☞ *BASEDOW (MALADIE DE).* ◇ **FIBREUX** *(angl. fibrous —).* Goitre de consistance très dure dû à la présence d'une fibrose de la capsule, du parenchyme et des structures adjacentes. ◇ **LINGUAL** *(angl. lingual —).* Présence d'éléments thyroïdiens aberrants au niveau de la base de la langue. ◇ **MULTINODULAIRE** *(angl. multinodular —).* Goitre formé de plusieurs nodules. ◇ **PARENCHYMATEUX** *(angl. parenchymatous —).* Goitre caractérisé par l'augmentation des follicules et la prolifération de l'épithélium. ◇ **PLONGEANT** *(angl. intrathoracic —).* Goitre dont l'extrémité inférieure est en situation thoracique. ◇ **RÉTROSTERNAL** *(angl. substernal —).* Goitre dont une partie au moins est située derrière le sternum. ◇ **SIMPLE** *(angl. simple —).* Hyperplasie simple de la thyroïde, sans manifestation d'hyper ou d'hypothyroïdisme. ◇ **TOXIQUE** *(angl. toxic —).* Goitre qui provoque un état de thyréotoxicose par sécrétion excessive d'hormones thyroïdiennes.

GOITRIGÈNE *adj. (angl. goitrogenic).* Qui provoque le goitre.

GOLDMANN (PÉRIMÈTRE DE) Appareil destiné à l'exploitation du champ visuel.

GOLGI (APPAREIL DE) *(angl. Golgi's apparatus).* Organite cytoplasmique constitué de vésicules, de tubules et de saccules, qui joue un rôle important dans les processus de sécrétion et d'absorption de la cellule.

GOMÉNOL *s. m.* Liquide huileux complexe, distillé des feuilles du niaouli *(Melaleuca viridiflora)*, antispasmodique, analgésique et anticatarrhal.

GOMME *s. f.* **1.** *(angl. gumma).* Production pathologique noueuse de nature infectieuse (syphilis, tuberculose, sporotrichose), formée d'un tissu ressemblant à un tissu de granulation, que l'on rencontre principalement au niveau de la peau et du tissu cellulaire sous-cutané, moins souvent dans le foie, les os, les testicules, les reins, etc. **2.** *(angl. gum).* Substance végétale, produit d'excrétion de différentes plantes, solide, non cristallisable, inodore, insipide et inaltérable, qui épaissit l'eau en la rendant mucilagineuse.

GONADE *s. f. (angl. gonad).* Glande qui produit les gamètes et les hormones mâles ou femelles ; testicule ou ovaire. ⌔ **INDIFFÉRENCIÉE** *(angl. indifferent —).* Glande sexuelle embryonnaire avant qu'il ne soit possible de l'identifier comme un testicule ou un ovaire.

GONADOLIBÉRINE *s. f. (angl. gonadotrophin releasing factor [Gn-RH, Gn-RF] luteinizing hormone-releasing factor [LH-RF or LH-RH]).* Polypeptide d'origine hypothalamique contrôlant la sécrétion antéhypophysaire de FSH et LH. SYN. *GONADORÉLINE.*

GONADOSTIMULINE *s. f. (angl. gonadotropin).* SYN. *GONADOTROPHINE.*

GONADOTROPHINE *s. f. (angl. gonadotropin).* Toute hormone qui stimule les gonades ; gonadostimuline. ⌔ **CHORIONIQUE** *(angl. chorionic —).* Hormone sécrétée par le chorion puis par les villosités placentaires au cours de la grossesse. Appelée aussi hCG pour *human Chorionic Gonadotrophin.* Sa présence dans le sang et les urines est à la base des tests biologiques de grossesse. La fraction βhCG est spécifique et permet un diagnostic très précoce de la grossesse. La βhCG est aussi un marqueur de certaines tumeurs testiculaires. ⌔ **HYPOPHYSAIRE** *(angl. pituitary —).* Chacune des deux gonadotrophines sécrétées par le lobe antérieur de l'hypophyse. La gonadotrophine A ou FSH induit la maturation du follicule ovarien et, associée à la LH, déclenche la sécrétion des œstrogènes ; chez l'homme la FSH active la spermatogenèse. La gonadotrophine B ou LH provoque la ponte ovulaire et la formation du corps jaune ; elle déclenche la sécrétion de la progestérone chez la femme et des androgènes chez l'homme en association avec la prolactine.

GONALGIE *s. f. (angl. gonalgia).* Douleur du genou.

GONARTHRITE *s. f. (angl. gonarthritis).* Inflammation de l'articulation du genou.

GONARTHROSE *s. f. (angl. gonarthrosis).* Arthrose du genou.

GONOCOCCÉMIE *s. f. (angl. gonococcemia).* Présence de gonocoques dans le sang.

GONOCOCCIE *s. f. (angl. gonococcia).* Infection due au gonocoque.

GONOCOQUE *s. m. (angl. gonococcus).* Agent responsable de la blennorragie (*Neisseria gonorrhoeae*). C'est un diplocoque Gram négatif, immobile, présent dans le pus de la blennorragie à l'intérieur des polynucléaires.

GONORRHÉE *s. f. (angl. gonorrhea).* Blennorragie due à *Neisseria gonorrhoeae.* ☞ *BLENNORRAGIE.*

GONOSOME *s. m. (angl. gamete).* Chromosome sexuel (X et Y).

GORGE *s. f. (angl. throat).* Ensemble des régions antérolatérales du cou.

GOSIER *s. m. (NA. fauces). (angl. fauces gullet).* Passage entre la bouche et le pharynx.

GOUGE *s. f. (angl. gouge).* Instrument en forme de lame allongée, creusée en gouttière, à bout tranchant, que l'on utilise pour l'ablation de fragments osseux. ☞ *PINCE GOUGE.*

GOURME *s. f. (angl. strangles).* Maladie contagieuse des équidés, caractérisée par le catarrhe des fosses nasales et la suppuration des ganglions proches ; streptococcie équine due à *Streptococcus equi equi.*

GOUTTE *s. f. (angl. gout).* Affection métabolique en rapport avec une perturbation du métabolisme des bases puriques, provoquant un excès d'acide urique dans le sang et sa précipitation dans les tissus. Cliniquement, la goutte se caractérise par des accès articulaires aigus en particulier de l'hallux, inflammatoires et douloureux, très sensibles à la colchicine, qui constitue un véritable test diagnostique. L'évolution au long cours se fait vers le rhumatisme goutteux et est surtout marquée par l'atteinte rénale. ⌔ **ABARTICULAIRE** *(angl. abarticular —). GOUTTE VISCÉRALE.* ⌔ **AIGUË** *(angl. acute —).* Goutte se présentant sous forme d'accès aigus, nocturnes en général, du gros orteil avec état subfébrile (attaques de goutte). ⌔ **CHRONIQUE** ☞ *GOUTTE TOPHACÉE.* ⌔ **ÉPAISSE** *s. f. (angl. thick blood smear).* Méthode destinée à la mise en évidence du protozoaire au cours du paludisme. ⌔ **LARVÉE** ☞ *GOUTTE LATENTE.* ⌔ **LATENTE** *(angl.*

latent —). Hyperuricémie sans signes cliniques goutteux. ◇ **MÉTASTATIQUE** *(angl. retrocedent —).* Phénomènes viscéraux survenant chez un goutteux et remplaçant les crises articulaires typiques. ◇ **PRIMITIVE** *(angl. primary —).* Goutte idiopathique, avec souvent terrain familial, frappant en général l'adulte de sexe masculin. ◇ **SATURNINE** *s. f. (angl. saturnine —).* Manifestations articulaires de l'intoxication chronique par le plomb. ◇ **SECONDAIRE** *(angl. secondary —).* Hyperuricémie avec ou sans manifestations goutteuses au cours des hémopathies, de l'insuffisance rénale chronique ou secondaire à la prise de certains médicaments. ◇ **TOPHACÉE** *(angl. tophaceous —).* Goutte chronique caractérisée par l'importance des dépôts d'urate au niveau des articulations.

GOUTTE-À-GOUTTE *s. m. (angl. drip feeding).* Instillation continue très lente d'un liquide dans une veine, dans l'estomac ou dans le rectum.

GOUTTELETTES DE FLÜGGE *(angl. Flügge's droplets).* Particules de très petite taille expulsées en parlant, toussant ou éternuant, et qui peuvent transporter des germes infectieux d'un individu à un autre.

GOUTTIÈRE *s. f.* **1.** *(angl. splint).* Appareil pour maintenir un membre fracturé. **2.** *(angl. sulcus groove).* Formation anatomique. ☞ *SILLON.* ◇ **DENTAIRE** Le canal dentaire inférieur au cours de son développement chez l'embryon. ◇ **UROGÉNITALE** Dépression située sur les organes génitaux embryonnaires qui est à l'origine de l'urètre.

GRAISSE *s. f. (angl. fat).* Corps liquide ou solide, d'origine animale ou végétale, constitué principalement par un mélange de glycérides (stéarine, palmitine, oléine, etc.). Les graisses se trouvent, chez les végétaux, principalement dans les fruits et les graines, et chez les animaux supérieurs et chez l'homme, dans presque tous les organes. ◇ **BRUNE** *s. f. (angl. brown —).* Graisse présente chez le nouveau-né et chez certains animaux hibernants.

GRAM (COLORATION DE) *(angl. Gram's stain).* Méthode de coloration double des bactéries. Elle consiste à faire agir une solution de violet de gentiane, puis une solution iodo-iodurée, et à décolorer la préparation par l'alcool, puis à effectuer une seconde coloration par la fuchsine phéniquée de Ziehl diluée. Les bactéries qui gardent la première coloration violette sont dites à Gram positif, les bactéries décolorées, puis recolorées en rose par la fuchsine, sont dites à Gram négatif.

GRAMICIDINE *s. f. (angl. gramicidin).* Antibiotique isolé de cultures de *Bacillus brevis*, bactéricide pour les bacilles à Gram positif, les pneumocoques, les streptocoques, etc. Il n'était utilisé qu'en usage externe exclusivement ; il a été retiré du marché pharmaceutique.

GRAND MAL *(angl. grand mal epilepsy).* Autrefois, toute crise épileptique convulsive à sémiologie majeure (par opposition à petit mal). Actuellement crise d'épilepsie tonicoclonique.

GRAND OS Ancienne dénomination (os du carpe). ☞ *CAPITATUM. OS CAPITATUM. ATLAS ANATOMIQUE DES OS EN ANNEXE.*

GRANULATION *s. f.* **1.** Toute formation, normale ou pathologique, au sein d'une cellule ou d'un tissu, ayant l'aspect d'une petite masse arrondie. **2.** Fragmentation d'une substance en petites particules, et résultat de cette opération. ◇ **GRISE** *(angl. Bayle's —).* Réunion de follicules tuberculeux ou tubercules de petite dimension, semi-transparents, de coloration grisâtre.

GRANULE *s. m. (angl. granule).* Petite pilule qui contient une quantité minime de médicament.

GRANULÉ **1.** *s. m. (angl. granule).* Préparation pharmaceutique sous forme de granules, qui contient presque toujours une grande quantité de sucre comme excipient. **2.** *adj.* Qui a l'apparence de granulations ou qui en renferme.

GRANULIE *s. f. (angl. granulitis).* Forme aiguë de tuberculose caractérisée par la diffusion dans le poumon et d'autres organes de petites granulations. ☞ *TUBERCULOSE MILIAIRE.*

GRANULOCYTAIRE (LIGNÉE) *(angl. myeloid series).* Ensemble des cellules myéloïdes dont la maturation aboutit à la formation des granulocytes.

GRANULOCYTE *s. m. (angl. granulocyte).* Cellule qui contient des granulations et, plus particulièrement, leucocyte qui contient des granulations neutrophiles, basophiles ou éosinophiles dans son protoplasme, et qui possède un noyau à plusieurs lobes.

GRANULOCYTOPOÏÈSE *s. f. (angl. granulocytopoiesis).* Ensemble des mécanismes aboutissant à la formation des granulocytes. SYN. *GRANULOPOÏÈSE.*

GRANULOMATOSE *s. f. (angl. granulomatosis).* Toute affection inflammatoire (infectieuse ou non) chronique caractérisée par la formation de granulomes ou de masses d'aspect tumoral. Formation de granulomes multiples. ◇ **DE WEGENER** *(angl. Wegener's —).* ☞ *WEGENER (GRANULOMATOSE DE).* ◇ **LIPOÏDIQUE** *(angl. lipoid —).* Affection mortelle touchant les jeunes enfants dont les principaux viscères et les os sont envahis de nodules réticulo-endothéliaux et de lipides. C'est une histiocytose langerhansienne. ◇ **SEPTIQUE CHRONIQUE** *(angl. chronic granulomatous disease).* Maladie héréditaire, transmission liée à l'X, touchant les jeunes garçons en rapport avec un déficit en NADPH oxydase, enzyme essentielle à l'activité phagocytaire entraînant des infections ou des suppurations multiples souvent mortelles.

GRANULOME *s. m. (angl. granuloma).* Tissu néoformé de nature inflammatoire comportant de nombreux vaisseaux capillaires dans un tissu conjonctif jeune, œdémateux, infiltré par des cellules polymorphes, notamment gigantocellulaires et épithélioïdes. ◇ **ANNULAIRE** *(angl. — annulare).* Affection bénigne d'origine allergique caractérisée par la formation de nodules durs, de coloration rose terne, groupés en anneaux et localisés surtout aux articulations des doigts, aux poignets et aux chevilles, moins souvent à la racine des membres. ◇ **APICAL** *(angl. apical —).* ☞ *GRANULOME DENTAIRE.* ◇ **BILHARZIEN** *s. m. (angl. bilharzial —).* Granulome situé dans la paroi intestinale, dû au *Schistosoma mansoni.* ◇ **COCCIDIOÏDIEN** *(angl. coccidioidal —).* Maladie infectieuse due au champignon *Coccidioides immitis*, avec une atteinte pulmonaire, une atteinte disséminée sur terrain favorisant en particulier le sida. Infection observée sur le continent américain seulement. SYN. *COCCIDIOÏDOMYCOSE.* ◇ **DE L'IRIS** *(angl. iris —).* Lésion granulomateuse de l'iris, très vascularisée, de forme variée. ◇ **DENTAIRE** *(angl. periapical —).* Petite formation de tissu de granulations contenant des dépôts bactériens, situé à la racine dentaire. SYN. *GRANULOME APICAL.* ◇ **DES PISCINES** *s. m. (angl. swimming-pool —).* Granulome dû à *Mycobacterium marinum*, qui est d'évolution lente et transmis par l'eau des piscines. ◇ **ÉOSINOPHILE DES OS** *(angl. eosinophilic — of bone).* Forme d'histiocytose langerhansienne affectant surtout l'enfant et l'adulte jeune. Elle touche plutôt les os plats (crâne, scapulas, os iliaque), que les longs (fémurs, etc.). La lésion est souvent unique, asymptomatique, mais peut être multiple, ou se manifester par une tuméfaction, une douleur, voire une fracture. Radiologiquement, il s'agit d'une lésion lytique à l'emporte-pièce, sans condensation périphérique. Histologiquement, elle présente de multiples granulomes formés d'histiocytes et de nombreux éosinophiles, et des lésions ostéolytiques. ◇ **FACIAL ÉOSINOPHILE** *(angl. facial —).* Affection bénigne d'étiologie inconnue, caractérisée par la présence de plaques sur le visage, les extrémités ou le tronc, constituées d'un infiltrat dermique composé de leucocytes, de lymphocytes, d'histiocytes et de fibroblastes. ◇ **GLUTÉAL INFANTILE** *(angl. — gluteale infantum).* Dermatose fessière du nourrisson avec des nodules de couleur pourpre, probablement par allergie aux corticoïdes fluorés. ◇ **INGUINAL** ☞ *DONOVANOSE.* ◇ **LIPOPHAGIQUE** *(angl. lipophagic —).* Granulome dans lequel on trouve de nombreux phagocytes contenant des particules graisseuses. ◇ **MALIN CENTROFACIAL** *(angl. midline —).* Ulcération cutanée et osseuse de l'étage antérieur de la base du crâne, histologiquement granulomateuse, pouvant avoir de multiples causes : lymphome, carcinome, Wegener, sarcoïdose, lupus, cocaïne, maladies infectieuses (tuberculose, lèpre, brucellose, histoplasmose, etc.). ◇ **PÉDICULÉ** *(angl. — telangiectaticum).* ☞ *BOTRYOMYCOME.* ◇ **PYOGÉNIQUE** *s. m. (angl. pyogenic —).* ☞ *BOTRYOMYCOME.* ◇ **TROPICAL** ☞ *PIAN.* ◇ **ULCÉREUX DES ORGANES GÉNITAUX** *(angl. — inguinale).* SYN. *GRANULOME VÉNÉRIEN, GRANULOME INGUINAL.* ☞ *DONOVANOSE.*

GRANULOPOÏÈSE *s. f. (angl. granulopoiesis).* Ensemble des mécanismes aboutissant à la formation des granulocytes. ☞ *GRANULOCYTOPOÏÈSE.*

GRANULOSA *s. f. (NA. cumulus oophorus). (angl. granulosa).* Formation épithéliale constituant la partie principale du follicule ovarien évolué. On lui distingue deux parties : l'épithélium périovulaire qui entoure l'ovule et l'épithélium folliculaire qui forme le follicule dans son ensemble.

GRAS (ACIDE) ☞ *ACIDE GRAS.*

GRASPING-REFLEX Flexion des doigts provoquée par l'excitation de la paume de la main. S'observe chez le nouveau-né et en cas d'atteinte des lobes frontaux.

GRAVATIVE *adj. (angl. heavy).* Se dit d'une douleur qui s'accompagne d'un sentiment de pesanteur.

GRAVELLE *s. f. (angl. gravel).* Terme désuet désignant la lithiase rénale, particulièrement lorsqu'il s'agit de très petits calculs (ressemblant à du gravier).

GRAVIDE *adj. (angl. gravid).* Se dit d'un utérus contenant un embryon ou un fœtus, de la femelle qui le porte et, plus rarement, de la femme enceinte.

GRAVIDIQUE *adj. (angl. gravidic).* Relatif à la grossesse.

GRAVIDITÉ *s. f.* **1.** État de l'utérus ou de la femelle gravide. **2.** Chez la femme, synonyme de grossesse.

GRAVIDOCARDIAQUE *adj. (angl. gravidocardiac).* Qui concerne les affections cardiaques survenant au cours de la grossesse.

GRAY *s. m. (angl. gray).* Unité SI de dose absorbée de rayonnements ionisants. Elle est équivalente à une énergie absorbée de 1 joule par kilogramme de matière irradiée. Le gray a remplacé le rad. 1 gray = 100 rads. Symbole : Gy.

GREFFE *s. f. (angl. graft).* **1.** Opération par laquelle on transfère un tissu ou un organe de sorte qu'il continue à vivre par les connexions qu'il contracte avec une autre partie du même individu (autogreffe) ou d'un individu différent (hétérogreffe). **2.** Technique de reconstruction chirurgicale d'une perte de substance par tissu (peau, os...) non vascularisé prélevé à distance du site receveur (sur le patient ou à partir d'une banque donneuse). ◇ **À L'ITALIENNE** *(angl. Italian flap).* Application d'un greffon pédiculé pris sur une région du corps éloignée de la perte de substance, et réalisée en rapprochant temporairement les deux régions. Ex. *reconstruction du nez à l'aide d'un lambeau prélevé au niveau de l'avant-bras et dont le pédicule reste en place dans un premier temps.* ◇ **AUTODERMIQUE** *(angl. autodermic —).* Transplantation d'un fragment de peau d'une région à une autre chez le même patient. ◇ **AUTOLOGUE OU AUTOPLASTIQUE** *(angl. autogenous —).* Greffe dans laquelle le greffon est prélevé sur le corps du receveur. SYN. *AUTOGREFFE.* ◇ **BRÉPHOPLASTIQUE** *(angl. brephoplastic —).* Greffe de tissu embryonnaire ou fœtal sur un adulte de même espèce. SYN. *BRÉPHOPLASTIE.* ◇ **CORNÉENNE** *(angl. keratoplasty).* Remplacement d'une partie opaque de la cornée par un fragment cornéen transparent. SYN. *KÉRATOPLASTIE.* ◇ **CHORIO-ALLANTOÏDIENNE** *(angl. chorioallantoic —).* Inclusion artificielle de fragments de tissus dans la chorio-allantoïde d'un œuf de poulet et au sein de laquelle le greffon peut continuer à se développer. ◇ **DERMIQUE** *(angl. dermal —).* Greffe pratiquée à l'aide d'un greffon contenant essentiellement du derme. ◇ **ENCASTRÉE** *(angl. inlay —).* Ostéosynthèse à l'aide d'une greffe osseuse placée à l'intérieur de la cavité intramédullaire. ◇ **ÉPIDERMIQUE** *(angl. skin —).* Greffe très superficelle pratiquée avec un greffon formé uniquement de la couche épidermique. ◇ **HÉTÉROLOGUE OU HÉTÉROPLASTIQUE** *(angl. heterologous or heteroplastic —).* Greffe pratiquée avec un tissu ou un organe provenant d'une espèce animale différente de celle de l'organisme receveur. SYN. *HÉTÉROGREFFE.* ◇ **HÉTÉROTOPE** *(angl. heterotopic —).* Greffe réalisée au moyen d'un tissu provenant d'une autre région de l'organisme. ◇ **HOMOLOGUE** *(angl. homograft).* Greffe réalisée entre un donneur et un receveur appartenant à la même espèce. SYN. *HOMOGREFFE.* ◇ **ORTHOPTIQUE** *(angl. othoptic —).* Greffe d'un organe à la place de l'organe malade, enlevé. ◇ **OSSEUSE** *s. f. (angl. bone —).* Transplantation d'un fragment d'os cortical ou spongieux à des fins diverses, notamment pour combler une perte de substance osseuse. ◇ **ZOOPLASTIQUE** *(angl. heterograft).* Greffe chez l'homme d'un fragment tissulaire prélevé chez l'animal.

GREFFON *s. m. (angl. graft).* Tissu ou organe transplanté lors d'une greffe. SYN. *TRANSPLANT.*

GRIFFE CUBITALE *(angl. cubital claw).* Déformation de la main due à la paralysie du nerf ulnaire.

GRIFFES DU CHAT (MALADIE DES) *(angl. cat scratch fever).* Affection bénigne, de nature infectieuse, consécutive à l'inoculation d'un petit bacille : *Bartonella henselae,* par une griffure de chat, et caractérisée cliniquement par un état fébrile avec adénopathies suppurées. SYN. *LYMPHORÉTICULOSE BÉNIGNE D'INOCULATION.*

GRIPPE *s. f. (angl. influenza).* Maladie infectieuse très contagieuse, épidémique, due à *Myxovirus influenzae,* virus dont il existe trois types (A, B, C) et de nombreux variants. Deux glycoprotéines de l'enveloppe virale caractérisent les variants : l'hémagglutinine (H) et la neuraminidase (N). Le vaccin confère une bonne immunité. Après une incubation courte de 1 à 3 jours, elle débute brutalement et se caractérise par une fièvre très élevée avec courbatures, une asthénie et une rhinopharyngite. Elle est parfois accompagnée de complications pulmonaires ou nerveuses. L'évolution est le plus souvent favorable avec défervescence puis réascension thermique (V grippal). Les formes mortelles sont soit le fait d'une virulence particulière, soit dues à une surinfection, en particulier chez les personnes âgées. SYN. *INFLUENZA.* ◇ **AVIAIRE** *s. f.* Maladie contagieuse due à un *Influenza virus* touchant les volailles d'élevage et les oiseaux sauvages. Elle peut être transmise à l'homme. (Virus H_5N_1.)

GRISÉOFULVINE *s. f. (angl. griseofulvin).* Antibiotique obtenu à partir du *Penicillium griseofulvum,* actif contre les infections mycotiques cutanées à dermatophytes (microsporum, épidermophyton et trichophyton). S'administre par voie orale.

GROSSESSE *s. f. (angl. pregnancy).* État de la femme enceinte ; période comprise entre la fécondation de l'ovule et l'accouchement, pendant laquelle l'embryon, nommé ensuite fœtus, se développe. ◇ **DOUBLE** *(angl. twin —).* ☞ *GROSSESSE GÉMELLAIRE.* ◇ **ECTOPIQUE** *(angl. ectopic —).* ☞ *GROSSESSE EXTRA-UTÉRINE.* ◇ **EXTRA-UTÉRINE** *(angl. extra-uterine —).* Grossesse dans laquelle l'œuf se développe hors de la cavité utérine. SYN. *GROSSESSE ECTOPIQUE.* ◇ **GÉMELLAIRE** *(angl. gemellary —).* Développement simultané de deux fœtus dans l'utérus. ◇ **INTERSTITIELLE** *(angl. interstitial —).* Grossesse tubaire dans laquelle l'œuf est implanté dans la portion intramurale interne de la trompe. ◇ **MOLAIRE** *(angl. molar —).* Grossesse pathologique caractérisée par la dégénérescence kystique des villosités choriales. ◇ **MULTIPLE** *(angl. multiple —).* Développement simultané de plus de deux fœtus dans l'utérus. ◇ **OVARIENNE** *(angl. ovarian —).* Variété rare de grossesse extra-utérine dans laquelle l'œuf est implanté sur l'ovaire. ◇ **TUBAIRE** *(angl. tubal —).* Grossesse extra-utérine, caractérisée par l'implantation de l'œuf dans une des trompes utérines.

GROUPAGE *s. m. (angl. typing).* Détermination du groupe leucocytaire, sanguin ou tissulaire auquel appartient un sujet.

GROUPE *s. m. (angl. group).* Ensemble d'objets, d'atomes, de cellules, de micro-organismes ou d'individus qui présentent certaines analogies. ◇ **LEUCOCYTAIRE OU TISSULAIRE** *s. m. (angl. leukocyte or histocompatibility antigens).* ☞ *HISTOCOMPATIBILITÉ (COMPLEXE MAJEUR D'), HLA.* ◇ **SAN-**

GUIN (ÉRYTHROCYTAIRE) *s. m. (angl. blood —).* Catégorie dans laquelle on range chaque individu d'après la variété d'hémagglutinogènes et d'hémagglutinines qu'il possède ou qu'il ne possède pas. Les principaux groupes sanguins sont ceux qui définissent les systèmes ABO, Rhésus et Kell. ☞ *ABO (SYSTÈME), RHÉSUS (SYSTÈME), KELL (SYSTÈME).*

GUANIDINE *s. f. (angl. guanidine).* Base toxique formée par la décomposition des protéines.

GUANINE *s. f. (angl. guanine).* Base purique entrant dans la constitution des acides ribonucléique et désoxyribonucléique et dont la désamination conduit à la xanthine.

GUÉRISON *s. f. (angl. healing recovery).* Rétablissement de la santé sans séquelles.

GUSTATION *s. f. (angl. tasting).* Sens du goût.

GUSTOMÉTRIE *s. f. (angl. gustometry).* Appréciation de l'intensité des sensations gustatives et, en particulier, distinction entre diverses saveurs.

GUTHRIE (TEST DE) *(angl. Guthrie's test).* Épreuve utilisée pour le diagnostic de la phénylcétonurie du nouveau-né.

GYMNASTIQUE *s. f. (angl. gymnastics).* Exercice musculaire systématique, général ou partiel. ◇ **MÉDICALE** *(angl. medical —).* Exercices musculaires actifs ou passifs appliqués à un objectif thérapeutique déterminé. ◇ **OCULAIRE** *(angl. ocular —).* Exercices systématiques des muscles de l'œil destinés à améliorer leur fonctionnement. ◇ **SUÉDOISE** *(angl. Swedish —).* Type de gymnastique éducative se fondant sur la périodicité des mouvements, qui sont peu intenses et continus, et accompagnés d'exercices respiratoires.

GYNÉCOLOGIE *s. f. (angl. gynecology).* Branche de la médecine qui traite des maladies de l'appareil génital de la femme, y compris les seins.

GYNÉCOLOGUE *s. m. (angl. gynecologist).* Spécialiste en gynécologie.

GYNÉCOMASTIE *s. f. (angl. gynecomasty).* Hypertrophie des glandes mammaires chez l'homme.

GYNOÏDE *adj. (angl. gynoid).* Se dit d'un individu mâle qui présente certains caractères de type féminin.

GYRASE *s. f. (angl. gyrase).* Topoisomérase bactérienne catalysant le désenroulement de la double hélice de l'ADN. SYN. *ADN GYRASE.*

GYRUS *s. m. (NA. gyrus). (angl. gyrus).* Région de la surface d'un hémisphère cérébral qui est délimitée par des sillons. SYN. *CIRCONVOLUTION.* ◇ **CINGULI** ☞ *CINGULUM (GYRUS DU).* ◇ **FORNICATUS** *(NA. — fornicatus). (angl. — fornicatus).* Partie médiale du cortex cérébral comprenant le gyrus du cingulum et le gyrus para-hippocampal. ◇ **FRONTAL INFÉRIEUR** *(NA. — frontalis inferior). (angl. inferior frontal —).* Gyrus du lobe frontal situé au-dessous du sillon frontal inférieur, en avant du sillon précentral et au-dessus du sillon latéral. ◇ **FRONTAL MOYEN** *(NA. — frontalis medialis). (angl. medial frontal —).* Gyrus du lobe frontal situé entre les sillons frontaux supérieur et inférieur, et qui se continue par la partie orbitaire du gyrus frontal inférieur. ◇ **FRONTAL SUPÉRIEUR** *(NA. — frontalis superior). (angl. superior frontal —).* Gyrus du lobe frontal situé au-dessus du sillon frontal supérieur. ◇ **DE L'HIPPOCAMPE** ☞ *GYRUS PARA-HIPPOCAMPAL.* ◇ **LINGUAL** *(NA. — lingualis). (angl. lingual —).* Gyrus situé sur la face inférieure du lobe occipital et qui se continue en avant par le gyrus para-hippocampal. ◇ **OCCIPITO-TEMPORAL LATÉRAL** *(NA. — occipitotemporalis lateralis). (angl. lateral occipito-temporal —).* Partie latérale d'un gyrus de la face inférieure de l'hémisphère cérébral. ◇ **OCCIPITO-TEMPORAL MÉDIAL** *(NA. — occipitotemporalis medialis). (angl. medial occipito-temporal —).* Partie moyenne d'un gyrus de la face inférieure de l'hémisphère cérébral. ◇ **ORBITAIRE** *(angl. orbital —).* Chacun des segments orbitaires du lobe frontal. ◇ **PARA-HIPPOCAMPAL** *(NA. — parahippocampalis). (angl. parahippocampal —).* Le plus interne des gyrus temporaux, situé sur la face inférieure du lobe.

◇ **POSTCENTRAL** *(NA. — postcentralis). (angl. poscentral —).* Gyrus du lobe pariétal compris entre le sillon central et le sillon postcentral. ◇ **PRÉCENTRAL** *(NA. — precentralis). (angl. precentral —).* Gyrus du lobe frontal compris entre les sillons centraux et précentraux. ◇ **TEMPORAL INFÉRIEUR** *(angl. inferior temporal —).* Gyrus situé à la partie inférieure de la face externe du lobe temporal, le long du bord inférieur de l'hémisphère cérébral, et qui s'étend sur sa face inférieure. ◇ **TEMPORAL MOYEN** *(NA. — temporalis medius). (angl. middle temporal —).* Gyrus situé à la partie moyenne de la face externe du lobe temporal, entre les deux sillons temporaux. ◇ **TEMPORAL SUPÉRIEUR** *(NA. — temporalis superior). (angl. superior temporal —).* Gyrus situé à la partie supérieure de la face externe du lobe temporal. Il est limité en haut par le sillon central et en bas par le sillon temporal supérieur. ◇ **TEMPORAL TRANSVERSE** *(angl. transverse temporal —).* Partie moyenne du versant supérieur du gyrus temporal supérieur, qui regarde l'insula.

H

HABENULA *s. f. (NA. habenula). (angl. habenula).* Chacun des deux cordons de substance blanche émanant de part et d'autre du corps pinéal. ◇ **(TRIGONE DE L')** *(NA. trigonum habenulae). (angl. habenular trigonium).* Espace triangulaire du thalamus, entre l'habenula et le pulvinar.

HABITUS *s. m. (angl. habitus).* Aspect général du corps, reflétant l'état de santé d'un sujet. ◇ **PYCNIQUE** *(angl. pycnic —).* Constitution forte, à corps épais. SYN. *TYPE PYCNIQUE.*

HACHISCH *s. m. (angl. hashish).* Les orthographes haschisch et haschich sont également acceptées. ☞ *CHANVRE, HACHISCHISME.*

HAEMOPHILUS Genre de bacilles à Gram négatif, polymorphes, aérobies ou anaérobies facultatifs, immobiles, poussant sur des milieux au sang (d'où leur nom). ◇ ***APHTROPHILUS, HAEMOLYTICUS, PARAINFLUENZAE*** Espèces qui sont considérées comme des agents occasionnels d'affections respiratoires, d'endocardites bactériennes subaiguës, d'ostéomyélites, d'abcès cérébraux, etc. ◇ ***DUCREYI*** Agent responsable du chancre mou. SYN. *BACILLE DE DUCREY.* ◇ ***INFLUENZAE*** Agent responsable d'affections respiratoires, de sinusites, de méningites et d'épiglottites obstructives chez les jeunes enfants.

HALÈTEMENT *s. m. (angl. panting).* Difficulté respiratoire, respiration précipitée et saccadée.

HALITOSE *s. f. (angl. halitosis).* Mauvaise haleine.

HALLUCINATION *s. f. (angl. hallucination).* Perception sans objet à percevoir, c'est à dire en l'absence de stimulations internes ou externes appropriées pouvant toucher tous les domaines sensoriels (visuel, olfactif, auditif, etc.). ◇ **AUDITIVE** *(angl. auditory —).* Perception imaginaire d'un son ou d'une voix. ◇ **CÉNESTHÉSIQUE** *(angl. kinesthetic —).* Perception fausse venant du corps. ◇ **GUSTATIVE** *(angl. gustatory —).* Perception sans objet du goût. ◇ **HYPNAGOGIQUE** *(angl. hypnagogic imagery).* Hallucination dans le champ psychosensoriel au cours de l'endormissement. ◇ **HYPNOPOMPIQUE** *(angl. hypnopompic imagery).* Perception erronée survenant avant le réveil complet. ◇ **TACTILE** *(angl. tactile —).* Perception tactile erronée. ◇ **VISUELLE** *(angl. visual —).* Perception visuelle erronée.

HALLUCINOGÈNE *s. m. (angl. hallucinogenic drug).* Agent capable de provoquer des hallucinations. On peut citer le LSD, la mescaline et la psylocibine.

HALLUCINOSE *s. f. (angl. hallucinosis).* Perception sensorielle sans objet reconnue par le sujet comme pathologique ou irréelle.

HALLUX *s. m. (NA. hallux). (angl. hallux).* Le gros orteil. ◇ **MALLEUS** *(angl. hammer toe).* Hallux en forme de marteau. ◇ **RIGIDUS** *(angl. — rigidus).* Limitation de la flexion-extension de l'hallux, due en général à une arthrose de l'articulation métatarso-phalangienne. ◇ **VALGUS** *(angl. — valgus).* Abduction permanente de l'hallux qui croise les autres doigts de pied par au-dessus ou par en dessous. ◇ **VARUS** *(angl. — varus).* Déviation de l'hallux en dedans qui se trouve ainsi écarté des autres doigts de pied.

HALOGÈNE *s. m. (angl. halogen).* Chacun des éléments chimiques du groupe constitué par le fluor, le chlore, le brome et l'iode.

HALOPÉRIDOL *s. m. (angl. haloperidol).* ☞ *BUTYROPHÉNONE.*

HALOTHANE *s. m. (angl. halothane).* Anesthésique volatil aussi puissant que le chloroforme, mais moins toxique. L'inhalation de ses vapeurs n'est pas irritante et l'anesthésie qu'il provoque est facilement réversible.

HALSTED ◇ **(OPÉRATION DE)** Traitement radical du cancer du sein par amputation large de la glande mammaire avec ablation des muscles pectoraux et des ganglions axillaires. ◇ **(PINCE DE)** *(angl. Halsted's pliers)*. Pince hémostatique fine et pointue pour les petits vaisseaux.

HAMATUM (OS) *(NA. hamatum). (angl. os hamatum uncinate bone)*. Os unciforme ou quatrième os de la seconde rangée du carpe. SYN. *OS CROCHU. ATLAS ANATOMIQUE DES OS EN ANNEXE.*

HANCHE *s. f. (NA. coxa). (angl. hip)*. Région unissant la cuisse au pelvis, dont le centre est occupé par l'articulation coxofémorale. Elle comprend les parties molles des régions inguinocrurale (en avant), fessière (en arrière) et obturatrice ou ischiopubienne (du côté interne). ◇ **(ARTICULATION DE LA)** *(NA. articulatio coxae). (angl. hip-joint)*. Articulation coxofémorale (entre la fosse acétabulaire et la tête du fémur).

HANSEN ◇ (maladie de) *(angl. Hansen's disease)*. ☞ *LÈPRE*. ◇ **(BACILLE DE)** *(angl. Hansen's bacillus)*. Bacille de la lèpre.

HAPLOÏDE **1.** *adj.* Qui possède un seul lot de n chromosomes, à la différence du nombre diploïde ou complet (2n) de chromosomes présent dans les cellules somatiques normales. Chez l'homme, le nombre haploïde est de 23 chromosomes, c'est le cas des gamètes. **2.** *s. m.* Individu ou cellule qui présente cette caractéristique.

HAPTÈNE *s. m. (angl. hapten)*. Petite molécule pouvant agir comme épitope mais non induire à elle seule la formation d'anticorps. C'est seulement combiné à une autre molécule appelée alors « porteur » que l'haptène acquiert un pouvoir antigénique.

HAPTOGLOBINE *s. f. (angl. haptoglobin)*. Glycoprotéine du groupe des α_2-globulines présente en quantité anormalement élevée dans le plasma sanguin au cours des états inflammatoires, son taux est abaissé au cours des hémolyses sévères, notamment intravasculaires.

HASCHISCH *s. m. (angl. hashish)*. ☞ *CHANVRE.*

HASHIMOTO (MALADIE DE) *(angl. Hashimoto's disease)*. Thyroïdite chronique caractérisée anatomiquement par une infiltration lymphocytaire de la thyroïde et cliniquement par un goitre diffus ferme, avec signes discrets d'insuffisance thyroïdienne. Affection auto-immune avec taux élevé d'anticorps antithyroïdiens, parfois familiale. SYN. *THYROÏDITE DE HASHIMOTO, GOITRE LYMPHOMATEUX DE HASHIMOTO.*

HAUDEK (NICHE DE) *(angl. Haudek's niche)*. Saillie du contour radiographique de l'estomac qui indique le cratère d'un ulcère gastrique perforé et bouché avec une bulle d'air au sommet de l'image.

HAUSTRATIONS *s. f. (angl. haustrations)*. Images radiographiques des sillons transversaux qui séparent les bosselures du côlon. Leur aspect, leur nombre et leur répartition sont modifiés selon l'état physiologique du côlon.

Hb *(angl. Hb)*. Abréviation d'hémoglobine.

HbA1c *(angl. HbA1c)*. Abréviation désignant l'hémoglobine glyquée.

HBPM *(angl. LMWH)*. Abréviation de héparine de bas poids moléculaire.

HBV Abréviation pour le virus de l'hépatite B.

hCG Abréviation du terme anglais *human Chorionic Gonadotrophin*. ☞ *GONADOTROPHINE.*

HCV Abréviation pour le virus de l'hépatite C.

HDL *(angl. HDL)*. Abréviation désignant les alpha-lipoprotéines *(High Density Lipoproteins)*.

HÉBÉPHRÉNIE *s. f. (angl. hebephrenia)*. Forme clinique de la schizophrénie propre aux sujets jeunes, qui se caractérise par la prédominance des symptômes négatifs (discordance, repli, faible activité délirante).

HÉBÉTUDE *s. f. (angl. hebetude)*. État d'hypovigilance avec diminution des performances intellectuelles et une perplexité.

HECTIQUE *adj. (angl. hectic)*. Qui est dans un état de maigreur et de faiblesse extrême.

HEGAR (BOUGIES DE) *(angl. Hegar's dilator)*. Ensemble de sondes métalliques de différentes tailles permettant de dilater le col utérin.

HELICOBACTER PYLORI Bactérie à Gram négatif. Cette bactérie joue un rôle important dans la survenue de certaines gastrites, des ulcères gastroduodénaux et favoriserait la survenue de certaines formes de lymphome gastrique de type MALT et des cancers de l'estomac. Un traitement médical bien codifié permet de l'éradiquer.

HÉLIODERMITE *s. f. (angl. dermatitis solaris).* ☞ *ACTINITE.*

HÉLIOTHÉRAPIE *s. f. (angl. heliotherapy).* Traitement de diverses maladies par l'exposition du corps ou d'une partie de celui-ci aux rayons solaires. On l'appelle aussi cure ou bains de soleil.

HÉLIX *s. m. (NA. helix). (angl. helix).* Repli semi-circulaire qui forme le rebord du pavillon de l'oreille. ⇔ **(RACINE DE L')** *(angl. root of —).* Crête de l'hélix au-dessus de l'orifice du méat acoustique externe.

HELLP (SYNDROME) Association d'hémolyse, de cytolyse hépatique et de thrombocytopénie qui compliquent l'hypertension gravidique, en relation avec une microangiopathie thrombotique. Il s'agit d'une complication très grave de la toxémie gravidique. Acronyme angl. pour *Hemolysis, Elevated Liver enzymes, Low Platelet count.*

HELMINTHE *s. m. (angl. helminth).* Tout ver parasite de l'homme ou des animaux : plathelminthes et némathelminthes.

HELMINTHIASE *s. f. (angl. helminthiasis).* Toute manifestation morbide causée par des vers.

HELMINTHISME *(angl. helminthism).* ☞ *HELMINTHIASE.*

HELMINTHOLOGIE *s. f. (angl. helminthology).* Partie de la parasitologie qui traite des vers parasites.

HÉMAGGLUTINATION *s. f. (angl. hemagglutination).* Agglutination des hématies par des agglutinines spécifiques ou non. ⇔ **PASSIVE** *(angl. passive —).* Hémagglutination en rapport avec la présence d'antigènes solubles fixés articiellement sur les hématies. Cette hémagglutination peut être empêchée lorsque l'immun sérum a été mélangé à un produit contenant l'antigène. La réaction d'inhibition de l'hémagglutination est utilisée pour le diagnostic de nombreuses affections virales et pour le dosage de certaines hormones.

HÉMAGGLUTININE *s. f. (angl. hemagglutinin).* Anticorps qui induit l'agglutination des hématies. SYN. *AGGLUTININE.*

HÉMAGGLUTINOGÈNE *s. m. (angl. hemagglutinogen).* Antigène présent à la surface des globules rouges et qui provoque leur agglutination en présence de l'anticorps sérique correspondant. C'est un caractère fixe et immuable, qui se transmet selon les lois mendéliennes de façon dominante. La présence de ces agglutinogènes détermine les groupes sanguins. ☞ *GROUPE SANGUIN.*

HÉMAGOGUE *adj. (angl. hemagogue).* Qui favorise ou facilite un flux sanguin ; agent ou substance qui possède cette action.

HÉMANGIOME *s. m. (angl. hemangioma).* Angiome vrai, constitué par des vaisseaux néoformés et dilatés. ⇔ **CAVERNEUX** *(angl. cavernous —).* ☞ *ANGIOME CAVERNEUX.*

HÉMAPHÉRÈSE *s. f. (angl. hemapheresis).* Injection d'une partie du sang prélevé au donneur lui-même.

HÉMARTHROSE *s. f. (angl. hemarthrosis).* Accumulation de sang extravasé dans une articulation ou dans sa cavité synoviale.

HÉMATÉMÈSE *s. f. (angl. hematemesis).* Vomissement de sang.

HÉMATIE *s. f. (angl. erythrocyte ; red blood cell).* Globule rouge, érythrocyte. Cellule sanguine des animaux à sang rouge, de forme variable selon l'espèce animale. Chez l'homme, elle a la forme d'un disque biconcave sans noyau, d'un diamètre de 6 à 8 µm et d'une épaisseur de 2 µm. Les hématies contiennent de l'hémoglobine, qui a pour mission de transporter l'oxygène à l'intérieur des tissus. ☞ *ÉRYTHROCYTE.* ⇔ **FALCIFORME** *(angl. sickle-cell).* ☞ *DRÉPANOCYTE, DRÉPANOCYTOSE.*

HÉMATIMÈTRE *s. m. (angl. hemacytometer).* Petit quadrilatère en cristal, récipient dans lequel est versé le sang défibriné et plus ou moins dilué pour son examen microscopique.

HÉMATIMÉTRIE s. f. *(angl. hemacytometry).* Numération des globules sanguins contenus dans une quantité déterminée de sang.

HÉMATINE s. f. *(angl. hematin).* Forme chimique particulière de l'hème, dans laquelle le fer est trivalent.

HÉMATIQUE *adj. (angl. hematic).* En rapport avec le sang.

HÉMATOCÈLE s. f. *(angl. hematocele).* Toute tumeur formée par une accumulation de sang ou collection sanguine au niveau des organes génitaux. ◇ **FUNICULAIRE** *(angl. funicular —).* Hématocèle située sur le trajet du cordon spermatique. ◇ **PELVIENNE** *(angl. pelvic —).* Accumulation de sang dans l'excavation recto-utérine, généralement consécutive à une grossesse extra-utérine. SYN. *HÉMATOCÈLE RÉTRO-UTÉRINE.*

HÉMATOCOLPOS s. m. *(angl. hematocolpos).* Accumulation de sang menstruel dans le vagin par imperforation de l'hymen ou à la suite d'une sténose sus-hyménéale.

HÉMATOCRITE s. m. *(angl. hematocrit).* Rapport du volume globulaire au volume sanguin total. Il s'obtient par la centrifugation qui permet la séparation des globules et du plasma sanguin. La valeur de l'hématocrite est habituellement de 45 % d'éléments globulaires.

HÉMATODERMIE s. f. *(angl. cutaneous lymphoma).* Atteinte cutanéo-muqueuse en rapport avec des maladies du sang et des organes hématopoïétiques.

HÉMATOGÈNE *adj. (angl. hematogenous).* Qui produit du sang ou qui en dérive.

HÉMATOLOGIE s. f. *(angl. hematology).* Science qui regroupe les connaissances relatives au sang.

HÉMATOLOGUE s. m. *(angl. hematologist).* Spécialiste en hématologie.

HÉMATOME s. m. *(angl. hematoma).* Collection de sang à l'intérieur d'un tissu. ◇ **DISSÉQUANT DE L'AORTE** *(angl. aortic dissecting aneurysm).* ☞ *ANÉVRYSME DISSÉQUANT.* ◇ **DURAL** *(angl. dural —).* Hémorragie siégeant dans l'épaisseur de la dure-mère. ◇ **EXTRADURAL** *(angl. epidural —).* Hématome localisé entre la dure-mère et la table interne de la voûte crânienne, et qui est consécutif à un traumatisme. Il s'agit d'une urgence neurochirurgicale absolue. ◇ **INTRACÉRÉBRAL** *(angl. intracerebral —).* Collection sanguine intracérébrale donnant un syndrome tumoral et pouvant évoluer vers la rupture liée à une malformation vasculaire cérébrale. Certaines sont spontanées avec de multiples facteurs favorisants (alcoolisme, antiagrégants plaquettaires, etc.). ◇ **PULSATILE** *(angl. false aneurysm).* Hématome constitué à proximité d'une artère, en communication avec elle et animé de pulsations transmises à partir de l'artère. ◇ **RÉTROPLACENTAIRE** *(angl. abrupto placentae).* ☞ *APOPLEXIE UTÉROPLACENTAIRE.* ◇ **SOUS-DURAL** *(angl. subdural —).* Hématome traumatique siégeant entre la dure-mère et l'arachnoïde constituant une urgence neurochirurgicale.

HÉMATOMYÉLIE s. f. *(angl. hematomyelia).* Épanchement sanguin de la moelle épinière d'étiologie le plus souvent traumatique.

HÉMATOPHAGE *adj. (angl. hematophagous).* Qui se nourrit de sang.

HÉMATOPOÏÈSE s. f. *(angl. hematopoiesis).* Ensemble des mécanismes aboutissant à la formation des cellules sanguines. SYN. *HÉMOPOÏÈSE.*

HÉMATOPOÏÉTINE s. f. ☞ *ÉRYTHROPOÏÉTINE.*

HÉMATOPOÏÉTIQUE *adj. (angl. hematopoietic).* Se dit d'un agent qui stimule l'hématopoïèse, ou d'un élément lié à l'hématopoïèse. SYN. *HÉMOPOÏÉTIQUE.*

HÉMATOPORPHYRINE s. f. *(angl. hematoporphyrin).* Dérivé de l'hématine, dépouvu de fer ; produit de la décomposition de l'hémoglobine, que l'on peut observer dans l'urine après la destruction des globules rouges.

HÉMATOSALPINX s. m. *(angl. hematosalpinx).* Collection de sang enkysté dans une trompe utérine, généralement consécutive à une grossesse tubaire.

HÉMATOSARCOME s. m. *(angl. hematosarcoma).* SYN. *LYMPHOME.*

HÉMATOSE s. f. *(angl. hematosis).* Artérialisation du sang dans les poumons.

HÉMATOSPECTROPHOTOMÈTRE *s. m. (angl. hematospectrophotometry).* Spectrophotomètre servant à déterminer le taux d'hémoglobine du sang.

HÉMATOSPERMIE *s. f. (angl. hematospermia).* ☞ *HÉMOSPERMIE.*

HÉMATOTOXIQUE *adj. (angl. hemotoxic).* Qui exerce une action toxique sur le sang ou qui entrave les fonctions hématopoïétiques.

HÉMATOXYLINE *s. f. (angl. hematoxylin).* Substance colorante utilisée comme colorant histologique.

HÉMATOZOAIRE *s. m. (angl. hematozoon).* Tout parasite qui vit dans le sang, et plus particulièrement le protozoaire parasite responsable du paludisme (*Plasmodium*).

HÉMATURIE *s. f. (angl. hematuria).* Émission d'urine contenant du sang. Elle peut être d'origine rénale, urétérale, vésicale ou urétrale. ◇ **MACROSCOPIQUE** *(angl. gross —).* Hématurie dans laquelle l'urine est franchement rouge. ◇ **MICROSCOPIQUE** *(angl. microscopic —).* Hématurie que l'on ne peut déceler qu'au microscope.

HÈME *s. m. (angl. heme).* Substance amorphe, insoluble, constituée par un anneau de protoporphyrine uni à un atome de fer bivalent, situé dans sa partie centrale. Elle constitue le groupement prothétique de l'hémoglobine.

HÉMÉRALOPE *adj. (angl. hemeralope).* Se dit d'une personne atteinte d'héméralopie.

HÉMÉRALOPIE *s. f. (angl. nyctalopia).* Baisse de l'acuité visuelle dès que la lumière du jour diminue, ou lorsque l'éclairage artificiel est faible. Elle peut être congénitale.

HÉMIANESTHÉSIE *s. f. (angl. hemianesthesia).* Anesthésie d'un hémicorps. ◇ **ALTERNE** ☞ *HÉMIANESTHÉSIE CROISÉE.* ◇ **CENTRALE** *(angl. cerebral —).* Hémianesthésie due à une lésion de la capsule interne. ◇ **CROISÉE** *(angl. crossed —).* Anesthésie d'une hémiface et de l'hémicorps controlatéral. ◇ **SPINALE** *(angl. spinal —).* Hémianesthésie d'origine médullaire.

HÉMIANOPSIE *s. f. (angl. hemianopia).* Affaiblissement ou perte complète de la vision concernant une moitié du champ visuel des deux yeux. SYN. *HÉMIANOPIE.* ◇ **ABSOLUE** *(angl. absolute —).* Hémianopsie concernant à la fois la lumière, les couleurs et les formes. ◇ **ALTITUDINALE** *(angl. altitudinal or horizontal —).* Hémianopsie intéressant la moitié inférieure ou supérieure du champ visuel. SYN. *HÉMIANOPSIE HORIZONTALE.* ◇ **BINASALE** *(angl. binasal —).* Perte de la vision dans la moitié nasale du champ visuel des deux yeux, par compression des deux angles temporaux du chiasma. ◇ **BITEMPORALE** *(angl. bitemporal —).* Perte de la vision dans la moitié temporale du champ visuel des deux yeux, caractéristique des atteintes du chiasma optique en particulier par les tumeurs hypophysaires. ◇ **COMPLÈTE** *(angl. complete —).* Hémianopsie affectant la moitié entière du champ visuel de chaque œil. ◇ **CROISÉE** *(angl. crossed —).* Hémianopsie qui atteint les moitiés hétéronymes des deux champs rétiniens, de telle façon que le sujet voit l'objet complet en vision binoculaire. SYN. *HÉMIANOPSIE HÉTÉRONYME.* ◇ **HÉTÉRONYME** *(angl. heteronymous —).* ☞ *HÉMIANOPSIE CROISÉE.* ◇ **HOMONYME** *(angl. homonymous —).* Hémianopsie dans laquelle le sujet voit avec les deux yeux la même moitié du champ visuel. ◇ **HORIZONTALE** *(angl. horizontal —).* Hémianopsie dans laquelle le patient voit seulement la portion inférieure ou supérieure d'un objet. ◇ **MONOCULAIRE** *(angl. unilateral —).* Hémianopsie n'affectant qu'un seul œil, en rapport avec une lésion du gyrus postcentral du côté opposé. SYN. *HÉMIANOPSIE UNILATÉRALE.*

HÉMIASOMATOGNOSIE *s. f. (angl. hemiasomatognosia).* Sentiment d'étrangeté, de non-appartenance d'un hémicorps.

HÉMIASYNERGIE *s. f. (angl. hemiasynergia).* Asynergie qui affecte un hémicorps par lésion unilatérale du cervelet.

HÉMIATAXIE *s. f. (angl. hemiataxia).* Ataxie ou incoordination motrice qui affecte un hémicorps.

HÉMIBALLISME *s. m. (angl. hemiballism).* Variété d'hémichorée dans laquelle une moitié du corps est affectée de mouvements involontaires, violents et désordonnés ; due à une lésion controlatérale du noyau subthalamique de Luys.

HÉMIBLOC *s. m. (angl. hemiblock).* Anomalie de la conduction intraventriculaire en rapport avec l'interruption d'un des deux faisceaux de division de la branche gauche du faisceau atrioventriculaire.

HÉMICOLECTOMIE *s. f. (angl. hemicolectomy).* Colectomie enlevant le côlon gauche ou le côlon droit en entier.

HÉMICRANIE *s. f. (angl. hemicrania).* Douleur de la moitié du crâne. ☞ *MIGRAINE.*

HÉMIPARÉSIE *s. f. (angl. hemiparesis).* Parésie d'une moitié du corps.

HÉMIPARESTHÉSIE *s. f. (angl. hemiparesthesia).* Paresthésie d'une moitié du corps.

HÉMIPARKINSON *s. m. (angl. hemiparkinsonism).* Syndrome parkinsonien unilatéral.

HÉMIPLÉGIE *s. f. (angl. hemiplegia).* Paralysie d'une moitié du corps. ◇ **ALTERNE** *(angl. alternate —).* Hémiplégie qui affecte un ou plusieurs nerfs crâniens et les membres du côté opposé. ◇ **ASCENDANTE** *(angl. ascending —).* Paralysie ascendante d'une moitié du corps. ◇ **CAPSULAIRE** *(angl. capsular —).* Hémiplégie purement motrice, par hémorragie de la capsule interne. SYN. *HÉMIPLÉGIE MOTRICE PURE.* ◇ **CÉRÉBRALE INFANTILE** *(angl. infantile —).* Hémiplégie due à une hémorragie cérébrale ou méningée qui peut se produire durant la vie intra-utérine ou secondaire à un traumatisme au cours d'un accouchement normal ou dystocique. ◇ **CORTICALE** *(angl. cortical —).* Hémiplégie incomplète par lésion du gyrus précentral controlatéral souvent associée à des troubles sensitifs. ◇ **CROISÉE** *(angl. crossed —).* ☞ *HÉMIPLÉGIE ALTERNE.* ◇ **HOMOLATÉRALE** *(angl. homolateral —).* Hémiplégie du même côté que la lésion cérébrale. ◇ **PROPORTIONNELLE** *(angl. proportional —).* Hémiplégie intéressant la face et les deux membres. ◇ **SPASMODIQUE** *(angl. spastic —).* Hémiplégie, généralement infantile, associée à une spasticité et à une atrophie musculaire. SYN. *HÉMIPLÉGIE SPASTIQUE.* ◇ **SPASTIQUE** ☞ *HÉMIPLÉGIE SPASMODIQUE.* ◇ **SPINALE** *(angl. spinal —).* Hémiplégie due à une lésion hémimédullaire avec syndrome de Brown-Séquard.

HÉMISACRALISATION *s. f. (angl. hemisacralization).* Sacralisation d'une moitié de la 5e vertèbre lombale.

HÉMISECTION *s. f. (angl. hemisection).* Section en deux moitiés.

HÉMISPASME *s. m. (angl. hemispasm).* Spasme unilatéral. ◇ **FACIAL ALTERNE** *(angl. Brissaud-Sicard syndrome).* Hémispasme facial avec hémiplégie du côté opposé. SYN. *BRISSAUD-SICARD (SYNDROME DE).*

HÉMISPHÈRE *s. m. (NA. hemispherium). (angl. hemisphere).* Chacune des moitiés latérales du cerveau ou du cervelet. ◇ **DOMINANT** *(angl. dominant —).* Le droit chez les gauchers et le gauche chez les droitiers.

HÉMISPHÉRECTOMIE *s. f. (angl. hemispherectomy).* Ablation totale d'un hémisphère cérébral ou cérébelleux.

HÉMISYNDROME *s. m. (angl. hemisyndrome).* Syndrome ne concernant que la moitié du corps.

HÉMITHORAX *s. m. (angl. hemithorax).* Moitié droite ou gauche du thorax.

HÉMIVERTÈBRE *s. f. (angl. hemivertebra).* Malformation rachidienne caractérisée par l'absence de développement d'une moitié de vertèbre. SYN. *HÉMISPONDYLIE.*

HEMMAGE *s. m. (angl. hemming).* Râclement, toussotement particulier, dû soit à une habitude vicieuse, soit à la présence de mucosités pharyngées que le sujet cherche à évacuer.

HÉMO-AGGLUTINATION *s. f. (angl. hemagglutination).* Agglutination des globules sanguins provoquée par la présence d'anticorps, de virus ou de certaines substances de haut poids moléculaire. SYN. *HÉMAGGLUTINATION.*

HÉMOBILIE *s. f. (angl. hemobilia).* Hémorragie à l'intérieur des voies biliaires.

HÉMOCHOLÉCYSTE *s. f. (angl. hemocholecyst).* Épanchement hémorragique se produisant à l'intérieur de la vésicule biliaire.

HÉMOCHROMATOSE *s. f. (angl. hemochromatosis).* Anomalie du métabolisme du fer aboutissant à une surcharge cellulaire diffuse, dans le système réticulaire de divers tissus, en ferritine et hémosidérine, avec dégénérescence cellulaire et sclérose interstitielle d'un grand nombre d'organes. SYN. *HÉMOSIDÉROSE.* ◇ **PRIMITIVE** *(angl. idiopathic —).* Maladie héréditaire transmise selon le mode autosomique récessif (mutation sur le bras court du chromosome 6), due à un trouble du métabolisme du fer, avec présence de dépôts de fer dans divers tissus et organes, et caractérisée cliniquement par l'association d'un diabète grave, d'une mélanodermie et d'une cirrhose hypertrophique. Biologiquement : hypersidérémie et élévation du taux de saturation de la transferrine. SYN. *DIABÈTE BRONZÉ, CIRRHOSE BRONZÉE.* ◇ **SECONDAIRE** *(angl. exogenous —).* Surcharge hépatique en fer secondaire à certaines cirrhoses, à certaines carences alimentaires et aux transfusions répétées.

HÉMOCONCENTRATION *s. f. (angl. hemoconcentration).* Diminution de la teneur en eau du sang *in vivo*, entraînant une hausse du taux des érythrocytes et des protéines, avec augmentation de l'hématocrite et de la viscosité sanguine.

HÉMOCULTURE *s. f. (angl. blood culture).* Ensemencement d'un milieu de culture avec du sang prélevé chez un malade et présumé contenir des germes pathogènes en vue d'établir un diagnostic bactériologique.

HÉMODIAGNOSTIC *s. m. (angl. hemodiagnosis).* Méthode de diagnostic biologique rapide au lit du malade.

HÉMODIALYSE *s. f. (angl. hemodialysis).* Technique d'épuration sanguine extrarénale au moyen d'hémodialyseurs qui fonctionnent sur un circuit de circulation extracorporelle. ☞ *REIN ARTIFICIEL.*

HÉMODILUTION *s. f. (angl. hemodilution).* Augmentation du volume du plasma par rapport au volume total des globules rouges.

HÉMODYNAMIQUE *s. f. (angl. hemodynamics).* Étude des mouvements sanguins et des forces qui les créent.

HÉMOGLOBINE *s. f. (angl. hemoglobin).* Hétéroprotéine de couleur rouge présente dans les hématies et dont la fonction principale est de transporter l'oxygène vers les tissus. Elle est formée de quatre chaînes polypeptidiques, 2 chaînes α et 2 chaînes β, à chacune desquelles se combine un hème, dont l'atome de fer est capable de se combiner de façon réversible à l'oxygène. Chez l'homme, on trouve normalement les hémoglobines : Hb A (98 %), Hb A_2 (2 %) et Hb F, dans le sang fœtal. Chez l'homme, le sang contient de 13 à 18 g/100 mL d'hémoglobine, chez la femme de 12 à 16 g/100 mL. ◇ **A** *(angl. — A).* Hémoglobine typique de l'adulte, formée par deux chaînes α et deux chaînes β. ◇ **A_2** *(angl. — A_2).* Hémoglobine normale présente chez l'homme en petite quantité, formée de deux chaînes α et deux chaînes δ. ◇ **C** *(angl. — C).* Hémoglobine anormale, comportant une anomalie dans la chaîne β, asymptomatique chez l'hétérozygote, et responsable de l'hémoglobinopathie C chez l'homozygote. ◇ **D** *(angl. — D).* Hémoglobine anormale due à des mutations dans la chaîne β. Les états homozygotes sont rares ; chez les hétérozygotes, cette anomalie est asymptomatique. ◇ **F** *(angl. — F).* Hémoglobine majeure du fœtus, formée par deux chaînes alpha et deux chaînes gamma. SYN. *HÉMOGLOBINE FŒTALE.* ◇ **GLYCOSYLÉE** *(angl. glycosylated —).* Fraction de l'hémoglobine A combinée à du glucose. Sa détermination permet de connaître le degré de contrôle du diabète sucré pendant les deux mois précédents. SYN. *HÉMOGLOBINE GLYQUÉE.* ◇ **INSTABLE** *(angl. unstable —).* Hémoglobine qui se dénature rapidement *in vivo* et *in vitro*, et qui précipite en provoquant chez les homozygotes des syndromes d'anémie hémolytique, avec des corps d'inclusion de Heinz dans les hématies et une hémoglobinurie. On en connaît aujourd'hui plusieurs : Hb Bibba, Cologne, Fribourg, Genève, Sabine, Sainte-Anne, Sydney, Zurich, etc. ◇ **OXYGÉNÉE** *(angl. oxidized —).* Oxyhémoglobine ; forme ordinaire, cristallisable. ◇ **RÉDUITE** *(angl. reduced —).* Hémoglobine du sang veineux qui a perdu son O_2 et qui se transforme en oxyhémoglobine par l'absorption de O_2. ◇ **S** *(angl. — S).* La plus fréquente des hémoglobines anormales. Elle est responsable de la drépanocytose chez les homozygotes. ◇ **SC** *(angl. — SC).* Association, chez le même sujet, d'une hémoglobine S et d'une hémoglobine C, responsable de l'hémoglobinopathie SC. ◇ **SD** *(angl. —SD).* Association, chez le même sujet, d'une hémoglobine S et d'une hémoglobine D, responsable de l'hémoglobinopathie SD.

HÉMOGLOBINÉMIE *s. f. (angl. hemoglobinemia).* Présence anormale d'hémoglobine dans le plasma sanguin, liée à la destruction des globules rouges. À partir du taux de 135 mg pour 100 mL, l'hémoglobinémie s'accompagne d'hémoglobinurie.

HÉMOGLOBINOPATHIE *s. f. (angl. hemoglobinopathy).* Terme générique désignant un groupe d'affections héréditaires responsables de maladies graves chez les homozygotes, et asymptomatiques le plus souvent chez les hétérozygotes, caractérisées par la présence d'hémoglobines anormales. Cette anomalie peut être qualitative (hémoglobinose) par mutation d'un acide aminé dans l'une des chaînes α ou β de la globine (drépanocytose) ou quantitative par répartition anormale des chaînes α et β (thalassémie).

HÉMOGLOBINOSE *s. f. (angl. hemoglobin disease).* Maladie due à une altération qualitative des chaînes α et β de l'hémoglobine, par remplacement d'un acide aminé par un autre : drépanocytose, hémoglobinose C, E, D, etc.

HÉMOGLOBINURIE *s. f. (angl. hemoglobinuria).* Présence d'hémoglobine dans l'urine, en l'absence d'hématies ou avec un nombre d'hématies très limité. ◇ **DE MARCHE** *(angl. march —).* Hémoglobinurie qui apparaît après un effort musculaire prolongé (marche). SYN. *HÉMOGLOBINURIE D'EFFORT.* ◇ **PARALYTIQUE** *(angl. idiopathic — paroxysmal myoglobinuria).* Hémoglobinurie qui s'accompagne de paralysies musculaires. SYN. *MYOGLOBINURIE PAROXYSTIQUE.* ◇ **PAROXYSTIQUE A FRIGORE** *(angl. paroxysmal cold —).* État morbide particulier caractérisé par l'apparition brusque d'accès d'hémoglobinurie, consécutifs généralement à un refroidissement. Il s'agit d'une variété d'anémie hémolytique auto-immune. ◇ **PAROXYSTIQUE NOCTURNE** *(angl. paroxysmal nocturnal —).* Forme rare d'anémie hémolytique acquise, secondaire à la mutation du PIG-A des cellules souches hématopoïétiques. Leurs cellules filles (leucocytes, hématies et plaquettes) ont un déficit membranaire en glycosylphosphate inositol, molécule d'ancrage de CD55 et CD59. Leur absence favorise la lyse accélérée de ces cellules par le complément. La maladie peut être associée à des crises douloureuses abdominales, des thromboses, des infections et une évolution vers une leucémie aiguë myéloblastique et une aplasie médullaire. SYN. *SYNDROME OU MALADIE DE MARCHIAFAVA-MICHELI.* ◇ **TOXIQUE** *(angl. toxic —).* Hémoglobinurie consécutive à l'absorption de certains toxiques, notamment de l'acide phénique, de l'hydrogène arsenié, de l'acide pyrogallique, du chlorure potassique, etc.

HÉMOGRAMME *s. m. (angl. hemogram).* Diagramme ou formule sanguine qui analyse le nombre, la proportion et les variations des éléments figurés du sang périphérique contenus dans 1 mm^3 de sang. SYN. *NUMÉRATION-FORMULE SANGUINE.*

HÉMOLYSE *s. f. (angl. hemolysis).* Destruction d'hématies, physiologique (modérée et compensée) ou pathologique (hyperhémolyse). ◇ **INTRATISSULAIRE** *(angl. extravascular —).* Hémolyse secondaire à la destruction anormalement rapide des érythrocytes dans la rate ou le foie. ◇ **INTRAVASCULAIRE** *(angl. extravascular —).* Hémolyse secondaire à la destruction des érythrocytes dans le courant circulatoire. ◇ **PHYSIOLOGIQUE** *(angl. physiological —).* Hémolyse qui se produit à la fin de la vie des érythrocytes, soit 120 jours environ, et qui a lieu essentiellement dans les cellules du système réticulo-endothélial de la rate, du foie et surtout de la moelle ; elle aboutit à la libération extravasculaire de l'hémoglobine, qui sera dégradée en bilirubine avant de repasser dans le sang.

HÉMOLYSINE *s. f. (angl. hemolysin).* Substance capable de provoquer l'hémolyse des hématies. ◇ **BACTÉRIENNE** *(angl. bacterial —).* Substance toxique produite par certaines bactéries, qui entraîne la lyse des hématies.

HÉMOLYTIQUE *adj. (angl. hemolytic).* Relatif à l'hémolyse ; qui provoque l'hémolyse.

HÉMOMÉDIASTIN *s. m. (angl. mediastinal hematoma).* Présence d'un épanchement sanguin au niveau du médiastin.

HÉMOPATHIE *s. f. (angl. hemopathy).* Terme générique qui désigne les maladies du sang.

HÉMOPÉRICARDE *s. m. (angl. hemopericardium).* Présence de sang dans le péricarde.

HÉMOPÉRITOINE *s. m. (angl. hemoperitoneum).* Épanchement sanguin au niveau de la cavité péritonéale.

HÉMOPHILIE *s. f. (angl. hemophilia).* Altération héréditaire de l'hémostase transmise de façon récessive liée au chromosome X ; elle affecte habituellement l'homme et est transmise par les femmes qui sont porteurs sains. On distingue l'hémophilie A et B ; la première est due à une anomalie du facteur VIII. L'hémophilie B est due à des anomalies du facteur plasmatique IX. Cliniquement, elles ne se différencient pas et se caractérisent par des hémorragies spontanées ou provoquées par de légers traumatismes, sous forme d'ecchymoses ou hématomes cutanéo-muqueux, musculaires, articulaires ou viscéraux. Biologiquement, important retard de la coagulation sanguine avec allongement isolé du temps de céphaline activée.

HÉMOPOÏÈSE *s. f. (angl. hemopoiesis).* ☞ *HÉMATOPOÏÈSE.*

HÉMOPOÏÉTINE *s. f. (angl. hemopoietin).* Nom sous lequel on désignait autrefois une substance stimulante de l'érythropoïèse. ☞ *ÉRYTHROPOÏÉTINE.*

HÉMOPOÏÉTIQUE *adj. (angl. hemopoietic).* ☞ *HÉMATOPOÏÉTIQUE.*

HÉMOPTOÏQUE *adj. (angl. hemoptoic).* En rapport avec l'hémoptysie.

HÉMOPTYSIE *s. f. (angl. hemoptysis).* Expectoration de sang rouge en plus ou moins grande quantité, extériorisé par des accès de toux et provenant de la portion sous-laryngée des voies respiratoires.

HÉMORRAGIE *s. f. (angl. hemorrhage).* Écoulement d'une plus ou moins grande quantité de sang hors des vaisseaux sanguins, par suite d'une rupture accidentelle ou spontanée de ceux-ci. ◇ **CAPILLAIRE** *(angl. capillary —).* Écoulement de sang en nappe à partir des vaisseaux capillaires. ◇ **CÉRÉBELLEUSE** *(angl. cerebellar —).* Épanchement de sang dans le cervelet, qui relève des mêmes causes que l'hémorragie cérébrale. ◇ **CÉRÉBRALE** *(angl. cerebral —).* Épanchement de sang dans une partie quelconque du cerveau. La symptomatologie diffère selon le point où se situe l'hémorragie, mais elle se caractérise habituellement par une attaque d'apoplexie d'une durée variable : hémiplégie, aphasie, troubles de la sensibilité, etc. La cause principale est l'hypertension artérielle. Le pronostic est le plus souvent très sévère. ◇ **DE LA DÉLIVRANCE** *(angl. postpartum —).* Hémorragie du post-partum supérieure à 500 mL survenant dans les 24 heures après l'accouchement. Elle est le plus souvent secondaire à une atonie utérine ou une rétention placentaire. ◇ **DIGESTIVE BASSE** *(angl. lower digestive tract —).* Hémorragie dont le point d'origine se situe en dessous de l'angle duodénojéjunal. ◇ **DIGESTIVE HAUTE** *(angl. upper digestive tract —).* Hémorragie dont l'origine se situe au dessus de l'angle duodénojéjunal. ◇ **DU POST-PARTUM** *(angl. postpartum —).* Hémorragie qui survient après l'accouchement. ◇ **EXTERNE** *(angl. external —).* Écoulement de sang à l'extérieur de l'organisme. ◇ **INTERNE** *(angl. internal —).* Hémorragie dans laquelle le sang extravasé reste à l'intérieur du corps. ◇ **MÉNINGÉE** *(angl. subarachnoidal —).* Saignement dans l'espace sous-arachnoïdien par rupture vasculaire spontanée (angiome, anévrysme) ou traumatique avec liquide sanglant à la ponction lombaire. L'IRM doit être exécutée en priorité. ◇ **OCCULTE** *(angl. occult —).* Hémorragie minime provenant habituellement de la muqueuse gastrique ou intestinale, impossible à reconnaître macroscopiquement et que l'on met uniquement en évidence par analyse chimique.

HÉMORRAGIPARE *adj.* **1.** Qui provoque l'hémorragie. **2.** Qui se manifeste par des hémorragies.

HÉMORRAGIQUE *adj. (angl. hemorrhagic).* Qui concerne l'hémorragie.

HÉMORROÏDE *s. f. (angl. hemorrhoid piles).* Dilatation variqueuse des veines de la muqueuse anale et rectale. ◇ **ÉTRANGLÉE**

(angl. strangulated —). Hémorroïde interne prolabée et comprimée par le sphincter anal. ◇ **EXTERNE** *(angl. external —).* Hémorroïde située en dehors du sphincter anal.

HÉMOSIALÉMÈSE *s. f.* Vomissement de salive teintée de sang.

HÉMOSIDÉRINE *s. f. (angl. hemosiderin).* Pigment jaune foncé qui contient du fer ; c'est un produit de la dégradation de l'hémoglobine, présent dans les foyers hémorragiques anciens et dans certains états pathologiques (hémochromatose).

HÉMOSIDÉRINURIE *s. f. (angl. hemosiderinuria).* Élimination d'hémosidérine par l'urine.

HÉMOSIDÉROSE *s. f. (angl. hemosiderosis).* Surcharge de l'organisme en hémosidérine. ◇ **PULMONAIRE IDIOPATHIQUE** *(angl. Ceelen-Gellerstedt syndrome).* Hémopathie interstitielle hémorragique de l'enfant avec fibrose pulmonaire.

HÉMOSPERMIE *s. f. (angl. hemospermia).* Présence de sang dans le sperme émis au moment de l'éjaculation. SYN. *HÉMATOSPERMIE.*

HÉMOSTASE *s. f. (angl. hemostasis).* Arrêt, spontané ou artificiel, d'un flux sanguin ou d'une hémorragie. L'hémostase physiologique est un processus complexe associant vasoconstriction, agrégation plaquettaire, puis coagulation aboutissant à la formation du caillot.

HÉMOSTATIQUE *adj. (angl. hemostatic).* Qui arrête un flux sanguin ou une hémorragie. Qui se rapporte à l'hémostase. Également employé comme substantif.

HEPADNAVIRIDAE Famille de virus à ADN comportant entre autres le virus de l'hépatite B.

HÉPARINE *s. f. (angl. heparin).* Mucopolysaccharide présent dans tout l'organisme et surtout dans le foie ; c'est un anticoagulant naturel, utilisé par voie intraveineuse ou sous-cutanée dans le traitement des thromboses. ◇ **DE BAS POIDS MOLÉCULAIRE** *(angl. low molecular weight —).* Elle a une forte action antithrombotique en raison de son antagonisme contre le facteur Xa et est utilisée par voie sous-cutanée dans la prévention et le traitement curatif des thromboses. SYN. *HÉPARINE FRACTIONNÉE, HÉPARINE DE FAIBLE POIDS MOLÉCULAIRE, HBPM.*

HÉPARINÉMIE *s. f. (angl. heparinemia).* Présence et taux d'héparine dans le sang.

HÉPARINISATION *s. f. (angl. heparinization).* Utilisation de l'héparine. SYN. *HÉPARINOTHÉRAPIE.*

HÉPATALGIE *s. f. (angl. hepatalgia).* Douleur localisée au niveau du foie.

HÉPATECTOMIE *s. f. (angl. hepatectomy).* Résection totale ou partielle droite ou gauche du foie.

HÉPATIQUE *adj. (angl. hepatic).* Qui se rapporte au foie.

HÉPATISATION *s. f. (angl. hepatization).* Densification et hyperémie d'un tissu, notamment du tissu pulmonaire, qui présente un aspect ressemblant à celui du foie. ◇ **GRISE DU POUMON** *(angl. lung gray —).* Troisième stade anatomopathologique de la pneumonie, correspondant à la phase critique de la maladie. Il se caractérise par un bloc pneumonique ferme, d'aspect granité et de couleur grisâtre, et microscopiquement par des alvéoles remplis d'un exsudat partiellement liquéfié sous l'influence de polynucléaires très abondants. ◇ **JAUNE DU POUMON** *(angl. lung yellow —).* Infiltration purulente et ramollissement du parenchyme pulmonaire se produisant quelquefois au cours d'une pneumonie. Elle peut être généralisée ou, plus souvent, partielle, aboutissant à la formation d'abcès pulmonaires métapneumoniques. ◇ **ROUGE DU POUMON** *(angl. lung red —).* Stade de l'évolution d'une pneumonie, au cours duquel le parenchyme pulmonaire prend la consistance et la couleur du foie.

HÉPATITE *s. f. (angl. hepatitis).* Affection inflammatoire du foie. ◇ **A (HA)** *(angl. — A).* Hépatite aiguë due au virus A (HAV), d'origine digestive, se manifestant après une incubation d'environ 20 jours par un ictère fébrile évoluant en quelques semaines vers la guérison sans séquelles. Les formes inapparentes sont fréquentes, la vaccination efficace. ◇ **ALCOOLIQUE**

(angl. alcoholic—). ☞ *FOIE ALCOOLIQUE.* ◇ **AMIBIENNE** *(angl. amoebic—).* Invasion du parenchyme hépatique par voie porte à partir d'une amibiase colique : gros foie douloureux et fébrile pouvant se compliquer d'abcès. ◇ **AUTO-IMMUNE** *(angl. autoimmune—).* Hépatite chronique de cause inconnue observée chez la femme associée à des modifications cliniques et biologiques habituellement rencontrées dans les maladies auto-immunes. ◇ **B (HB)** *(angl. —B).* Hépatite aiguë due au virus B (HBV) d'origine sanguine ou sexuelle. Cliniquement, elle ressemble à l'hépatite A, mais les formes inapparentes sont fréquentes et la période d'incubation plus longue (40 à 180 jours). Dans certains cas, elle évolue vers une hépatite chronique persistante pouvant se compliquer de cirrhose dite méta-ictérique ou de cancer. Le diagnostic d'hépatite B repose sur la mise en évidence de l'antigène HBs associé à l'anticorps anti-Hbc de type IgM. ◇ **C (HC)** *(angl. —C).* Hépatite due au virus C (HCV) d'origine essentiellement transfusionnelle, évoluant dans 1/5 des cas vers la cirrhose. Le diagnostic repose sur la mise en évidence de l'anticorps anti-HCV. ◇ **CHOLESTATIQUE** *(angl. cholestatic—).* Forme d'hépatite virale, en particulier due au virus A, avec ictère prolongé par cholestase intrahépatique. ◇ **CHRONIQUE ACTIVE** Elle est définie par la persistance de lésions inflammatoires et nécrotiques au-delà de six mois et se voit dans les hépatites B et C. Au début, lésions des espaces portes (hépatite chronique persistante), puis nécrose hépatocytaire. L'évolution peut se faire vers la cirrhose (hépatite chronique agressive) et l'hépatocarcinome. ◇ **D (HD), DELTA** *(angl. —D).* Rare, elle est due à une infection concomitante par l'agent delta et le virus de l'hépatite B et favorise l'évolution vers la chronicité. Le diagnostic se fait par la mise en évidence de l'antigène HD. Abréviation : HD. ◇ **E (HE)** *(angl. —E).* Hépatite épidémique à transmission orofécale. Abréviation : HE. ◇ **FULMINANTE** *(angl. fulminant—).* Complication des hépatites virales, surtout de l'hépatite B, le plus souvent mortelle. SYN. *ATROPHIE JAUNE AIGUË DU FOIE.* ◇ **G** *(angl. —G).* Hépatite transmise par le sang, virus de la famille des *Flaviviridae.* ◇ **LUPOÏDE** *(angl. lupoid—).* ☞ *HÉPATITE AUTO-IMMUNE.* ◇ **MÉDICAMENTEUSE** *(angl. drug-induced—).* Due à la formation d'un métabolite actif agissant par action toxique directe ou par un mécanisme immuno-allergique. Les médicaments en cause sont nombreux : isoniazide, macrolides, AINS, anesthésiques, inhibiteurs de l'enzyme de conversion, stéroïdes, etc. ◇ **NON A-NON B** *(angl. nonA-nonB—).* Terme qui désignait les hépatites C et E avant leur identification. ◇ **PERSISTANTE** *(angl. persisting—).* ☞ *HÉPATITE CHRONIQUE ACTIVE.* ◇ **VIRALE** *(angl. viral—).* En dehors des hépatites A, B, C, D, E, d'autres virus peuvent être responsables d'hépatite : fièvre jaune, herpès-virus, cytomégalovirus, etc.

HÉPATOCYTE *s. m. (angl. hepatocyte).* Cellule parenchymateuse du foie.

HÉPATOGÈNE *adj. (angl. hepatogenous).* Qui a son origine ou qui est produit dans le foie.

HÉPATOGRAMME *s. m.* **1.** Étude analytique des différentes cellules présentes sur un frottis de tissu hépatique. **2.** Tracé du pouls hépatique.

HÉPATOGRAPHIE *s. f. (angl. hepatography).* Radiographie du foie après opacification du parenchyme hépatique au moyen d'un produit de contraste.

HÉPATOME *s. m. (angl. hepatoma).* Tumeur du foie développée aux dépens des hépatocytes, de nature bénigne (adénome) ou maligne.

HÉPATOMÉGALIE *s. f. (angl. hepatomegaly).* Augmentation de volume du foie, qui dépasse le rebord costal droit et est de ce fait palpable. ◇ **GLYCOGÉNIQUE** *(angl. Von Gierke's disease).* ☞ *GIERKE (MALADIE DE VON).*

HÉPATONÉPHRITE *s. f. (angl. hepatonephritis).* Lésion simultanée du foie et du rein due au même processus toxique (phosphore, arsenic, etc.) ou infectieux (spirochétose, fièvre jaune, etc.), qui se manifeste par un ictère avec albuminurie et oligurie.

HÉPATOPATHIE *s. f. (angl. hepatopathy).* Terme général pour désigner les affections du foie.

HÉPATORÉNAL *adj. (angl. hepatorenal).* Qui se rapporte au foie et aux reins. ◇ **(SYNDROME)** *(angl. — syndrome).* Insuffisance rénale fonctionnelle terminale des grandes insuffisances hépatiques.

HÉPATOSPLÉNOMÉGALIE *s. f. (angl. hepatosplenomegaly).* Augmentation simultanée du volume du foie et de la rate.

HÉPATOTHÉRAPIE *s. f. (angl. hepatotherapy).* Administration d'extraits hépatiques dans un but thérapeutique.

HÉPATOTOMIE *s. f. (angl. hepatotomy).* Incision chirurgicale du foie. ◇ **TRANSTHORACIQUE** *(angl. transthoracic —).* Hépatotomie par thoracotomie droite avec ouverture du récessus pleural et du diaphragme à la recherche d'un abcès ou d'un calcul intrahépatique.

HÉPATOTOXICITÉ *s. f. (angl. hepatotoxicity).* Propriété de destruction envers les cellules hépatiques.

HEPCIDINE *s. f. (angl. hepcidin).* Hormone protéique de régulation de l'absorption intestinale du fer, fabriquée par le foie ; en son absence, le fer est absorbé en excès, ceci pouvant conduire à l'hémochromatose.

HÉRÉDITAIRE *adj. (angl. hereditary).* Qui concerne l'hérédité.

HÉRÉDITÉ *s. f. (angl. heredity).* Transmission aux descendants des caractères normaux ou pathologiques des ascendants par l'intermédiaire des gènes. ◇ **AUTOSOMIQUE** *(angl. autosomal —).* Hérédité liée à un chromosome non sexuel (autosome). ◇ **COLLATÉRALE** *(angl. collateral inheritance).* Présence chez un sujet de caractères existant chez les collatéraux. ◇ **CROISÉE** *(angl. crisscross inheritance).* Présence chez un sujet de caractères hérités du parent de sexe opposé. ◇ **DIANDRIQUE, DIAGYNIQUE** *(angl. diandric, diagynic —).* Hérédité liée au sexe masculin ou féminin, respectivement. ◇ **DIRECTE** *(angl. direct inheritance).* Transmission de caractères du parent à l'enfant du même sexe. ◇ **DOMINANTE** *(angl. dominant inheritance).* Transmission héréditaire d'un gène dominant. ◇ **GONOSOMIQUE** *(angl. sex chromosome —).* Hérédité liée à un chromosome sexuel (gonosome). ◇ **GYNÉPHORE** *(angl. sex-linked —).* ◇ **HOLANDRIQUE, HOLOGYNIQUE** *(angl. holandric, hologynic inheritance).* Transmission héréditaire d'un caractère propre aux mâles ou aux femelles, respectivement. ◇ **LIÉE AU SEXE** *(angl. sex-linked —).* Transmission d'un gène situé sur un segment non homologue d'un chromosome sexuel. ◇ **MENDÉLIENNE** *(angl. mendelian —).* Transmission héréditaire des facteurs déterminés par les gènes, selon les lois établies par Mendel. ☞ *MENDEL (LOIS DE).* ◇ **MITOCHONDRIALE** Information génétique contenue dans les mitochondries et transmise par l'ovocyte, transmission maternelle. ◇ **MONOMÉRIQUE** *(angl. monomeric inheritance).* Transmission d'un caractère contrôlé par un seul gène dominant ou une seule paire de gènes récessifs. ◇ **PLURIFACTORIELLE** SYN. *HÉRÉDITÉ POLYMÉRIQUE.* ◇ **POLYMÉRIQUE** *(angl. polymeric inheritance, polygenic inheritance).* Transmission héréditaire d'un caractère contrôlé par plusieurs gènes. SYN. *HÉRÉDITÉ POLYGÉNIQUE.* ◇ **RÉCESSIVE** *(angl. recessive inheritance).* Transmission héréditaire d'un gène récessif.

HÉRÉDO-ATAXIE *s. f. (angl. heredoataxia).* ☞ *ATAXIE.* ◇ **CÉRÉBELLEUSE** *MARIE (HÉRÉDO-ATAXIE CÉRÉBELLEUSE DE PIERRE).*

HÉRÉDODÉGÉNÉRESCENCE *s. f. (angl. heredodegeneration).* Dégénérescence héréditaire.

HERMAPHRODISME *s. m. (angl. hermaphrodism).* Existence chez un même individu d'organes génitaux mâles et femelles ou de certains caractères de chaque sexe. Dans ce cas on parle de pseudo-hermaphrodisme.

HERMAPHRODITE *s. m. (angl. hermaphrodite).* Sujet atteint d'hermaphrodisme.

HERNIAIRE *adj. (angl. hernial).* Qui se rapporte à une hernie.

HERNIE *s. f. (angl. hernia).* Protrusion anormale d'un viscère par un orifice naturel ou accidentel. ◇ **ABDOMINALE** *(angl. abdominal —).* Protrusion d'un ou de plusieurs viscères à travers la paroi abdominale. ◇ **ACQUISE** *(angl. acquired —).* Hernie provoquée par un effort. SYN. *HERNIE D'EFFORT.* ◇ **CONGÉNITALE** *(angl. congenital —).* Hernie présente à la naissance, le plus souvent inguino-scrotale ou ombilicale. ◇ **CRURALE** *(angl. femoral —).* Hernie passant à travers l'anneau crural pouvant être interne ou externe en fonction de sa situation par rapport aux vaisseaux fémoraux. ◇ **DIAPHRAGMATIQUE** *(angl. diaphragmatic —).* Protrusion d'un viscère abdominal à travers un orifice normal ou pathologique du diaphragme. ◇ **DISCALE, DU DISQUE INTERVERTÉBRAL** *(angl. intervertebral disk herniation).* Issue du nucleus pulposus d'un disque intervertébral à travers une fissure ou une rupture de son anneau fibreux. ◇ **DU CANAL DE NUCK** *(angl. — of Nuck's diverticulum).* Hernie de la femme où le sac péritonéal emprunte le canal embryonnaire de Nuck. ◇ **DUODÉNOJÉJUNALE** *(angl. duodenojejunal —).* Hernie duodénale dans laquelle le pseudo-sac est formé par le mésocôlon ascendant. SYN. *HERNIE DE TREITZ.* ◇ **EN W** *(angl. retrograde —).* Hernie inguinale étranglée dans laquelle le sac herniaire contient deux anses intestinales, avec un segment intermédiaire situé à l'intérieur de l'abdomen et présentant l'aspect caractéristique de l'anse étranglée. ☞ *HERNIE RÉTROGRADE.* ◇ **ENGAINÉE** Hernie dont le contenu n'est pas réductible mais dont la vitalité de l'organe intéressé n'est pas menaçée. ◇ **ÉPIGASTRIQUE** *(angl. epigastric —).* Hernie à travers la ligne blanche, au-dessus de l'ombilic. SYN. *HERNIE SUS-OMBILICALE.* ◇ **ÉTRANGLÉE** *(angl. strangulated —).* Constriction plus ou moins subite de l'anneau ou du collet d'une hernie, provoquant une gêne de la circulation sanguine dans les viscères herniés et aboutissant rapidement à leur sphacèle. ◇ **EXTRASACCULAIRE** Variété de hernie par glissement dans laquelle le viscère contenu dans la hernie et son sac ont glissé conjointement pour s'engager dans le canal inguinal. ◇ **FUNICULAIRE** *(angl. funicular —).* Hernie inguinale congénitale dans laquelle le sac herniaire descend dans les bourses mais reste séparé de la vaginale par une cloison complète ou incomplète. ◇ **HIATALE** *(angl. hiatus —).* Hernie d'une partie de l'estomac à travers le hiatus œsophagien. ◇ **INGUINALE** *(angl. inguinal —).* Hernie qui se développe à travers le canal inguinal. ◇ **INGUINALE DIRECTE** *(angl. direct inguinal —).* Hernie inguinale qui ne traverse pas tout le canal inguinal, mais qui fait irruption au niveau de sa paroi postérieure, en dedans des vaisseaux épigastriques, au niveau du triangle de Hesselbach. ◇ **INGUINOCRURALE** Hernie inguinale qui se dirige latéralement dans l'aine. ◇ **INGUINOSUPERFICIELLE** *(angl. interstitial —).* Hernie interstitielle qui, après avoir suivi le trajet du canal inguinal, fait issue par l'orifice externe et est déviée en haut et en dehors, en avant de l'aponévrose du muscle oblique supérieur ou oblique externe. ◇ **INTERNE** *(angl. internal —).* Hernie située à l'intérieur de la cavité abdominale. ◇ **INTERSTITIELLE** *(angl. interstitial —).* Hernie formée et située entre les couches musculo-aponévrotiques de la paroi abdominale. ◇ **IRRÉDUCTIBLE** *(angl. irreducible —).* Hernie dont le sac ne peut être refoulé du fait de l'étroitesse de l'anneau herniaire. ◇ **ISCHIATIQUE** *(angl. ischiatic —).* Hernie intestinale à travers la grande ou la petite incisure sciatique. ◇ **ISCHIORECTALE** *(angl. ischiorectal —).* Hernie périnéale qui traverse le muscle releveur de l'anus. ◇ **DE LA LIGNE BLANCHE** *(angl. epigastric —).* Hernie épigastrique, juxta-ombilicale ou sous-ombilicale. ◇ **MÉSENTÉRIQUE** *(angl. mesenteric —).* Passage d'une anse d'intestin grêle à travers un orifice anormal du mésentère. ◇ **MUQUEUSE** *(angl. mucosal —).* Protrusion ou invagination de la muqueuse intestinale à travers une déhiscence de la musculeuse. ◇ **MUSCULAIRE** *(angl. muscular —).* Tumeur constituée par l'issue d'une portion de muscle à travers une rupture de sa gaine aponévrotique. ◇ **OBLIQUE EXTERNE** *(angl. indirect inguinal —).* Hernie inguinale qui traverse l'anneau inguinal profond, suit le trajet du cordon spermatique et fait irruption au niveau de l'anneau inguinal superficiel. SYN. *HERNIE INGUINALE INDIRECTE.* ◇ **OBTURATRICE** *(angl. obturator —).* Protrusion d'un viscère à travers le canal obturateur. Hernie sous-pubienne. ◇ **OMBILICALE** *(angl. umbilical —).* Issue d'un ou d'une partie de viscère abdominal à travers l'anneau ombilical. SYN. *OMPHALOCÈLE.* ◇ **OMENTALE** *(angl. omental —).* Hernie dont le sac ne contient qu'un segment de l'omentum. ◇ **PAR**

GLISSEMENT *(angl. sliding —)*. Hernie inguinale dont le sac et son contenu ont glissé conjointement pour s'engager dans le canal inguinal. ◇ **PARASACCULAIRE** Variété de hernie par glissement, où la séreuse de l'organe forme partie du sac lui-même. ◇ **PECTINÉALE** *(angl. pectineal —)*. Hernie crurale dont le sac herniaire passe à travers l'aponévrose pectinéale et se place entre celle-ci et le muscle pectiné. ◇ **PÉRINÉALE** *(angl. perineal —)*. Hernie qui traverse les aponévroses et les muscles du périnée. ◇ **PROPÉRITONÉALE** *(angl. properitoneal —)*. Hernie interstitielle localisée entre le péritoine pariétal et les muscles abdominaux. ◇ **RÉDUCTIBLE** *(angl. reducible —)*. Hernie qui peut se réduire par une simple manipulation. ◇ **RÉTROCÆCALE** *(angl. retrocecal —)*. Forme de hernie rétropéritonéale, où les viscères s'engagent dans la fossette rétrocæcale. ◇ **RÉTROGRADE** *(angl. retrograde —)*. Hernie constituée par un sac et deux anses grêles qui comprennent un segment intermédiaire intra-abdominal, qui est le siège de nécrose. SYN. *HERNIE EN W.* ◇ **RÉTROPÉRITONÉALE** *(angl. retroperitoneal —)*. Hernie interne s'engageant derrière le péritoine pariétal postérieur. ◇ **SCIATIQUE** *(angl. sciatic —)*. Hernie qui passe à travers la grande incisure sciatique, au-dessus ou au-dessous du muscle pyramidal. ◇ **SCROTALE** *(angl. scrotal —)*. Hernie inguinale dont le sac descend dans le scrotum. ◇ **SOUS-PUBIENNE** SYN. *HERNIE OBTURATRICE.* ◇ **SYNOVIALE** *(angl. synovial —)*. Protrusion de la membrane synoviale à travers la capsule articulaire. Hernie de Birkett. ◇ **VAGINALE** *(angl. vaginal —)*. Hernie périnéale qui proémine dans le vagin et peut descendre jusqu'à la grande lèvre (hernie vagino-labiale). ◇ **VAGINOLABIALE** *(angl. posterior labial —)*. ☞ *HERNIE VAGINALE.* ◇ **VÉSICALE** *(angl. — of the bladder)*. Déplacement partiel ou total de la vessie dans les zones herniaires de la paroi abdominale.

HERNIOPLASTIE *s. f. (angl. hernioplasty)*. Intervention plastique pour la cure radicale d'une hernie.

HERNIORRAPHIE *s. f. (angl. herniorrhaphy)*. Cure radicale d'une hernie par suture.

HÉROÏNE *s. f. (angl. heroin)*. Diacétylmorphine ; poudre cristalline, amère, blanche ou brune, à propriétés euphorisante et antalgique, elle est également antitussive. Elle produit une accoutumance comme la morphine. Elle est le plus souvent injectée, plus rarement inhalée.

HERPANGINE *s. f. (angl. herpangina)*. Angine herpétiforme due aux virus Coxsackie A, frappant les jeunes enfants, avec fièvre élévée et douleurs musculaires. ☞ *COXSACKIE.*

HERPÈS *s. m. (angl. herpes)*. Affection inflammatoire cutanée due à un *Herpes virus*, caractérisée par l'apparition de vésicules transparentes groupées, à base érythémateuse, localisées notamment autour de la bouche et du nez. ◇ **CIRCINÉ** *(angl. tinea circinata)*. Atteinte de la peau glabre par un trichophyton, sous forme de lésions érythémateuses à contours annulaires. SYN. *TRICHOPHYTIE CIRCINÉE.* ◇ **CONJONCTIVAL** *(angl. herpetic keratoconjunctivitis)*. Forme de conjonctivite phlycténulaire. ◇ **DE LA CORNÉE** *(angl. — corneae)*. Inflammation herpétique de la cornée. ◇ **GESTATIONIS** *(angl. — gestationis)*. Dermatite bulleuse polymorphe, douloureuse et récidivante apparaissant au cours de la grossesse. Il s'agit d'une variété de la maladie de Duhring-Brocq pouvant entraîner l'avortement. ◇ **MENSTRUEL** *(angl. recurrent menstrual —)*. Herpès qui récidive à chaque période menstruelle. ◇ **ZOSTER** ☞ *ZONA.*

HERPES SIMPLEX VIRUS Virus de la famille des *Herpesviridae*, comportant deux types, HSV1 et HSV2. HSV1, transmis par voie orale, est responsable de l'herpès labial et de l'herpès buccal, ainsi que d'atteintes plus importantes (oculaires, méningoencéphalites, cutanées généralisées). HSV2, transmis par voie sexuelle, est responsable d'infections cutanéo-muqueuses génitales (vulve, col utérin, pénis). Abréviation : HSV.

HERPESVIRIDAE Famille de virus responsables d'infections chez l'homme et de nombreux invertébrés. Ces virus ont la particularité de pouvoir rester à l'état latent dans des cellules infectées ; dans certaines conditions (immunodéficience par exemple), le virus est réactivé. Les virus pathogènes pour l'homme sont l'*herpes simplex virus* types 1 et 2 (HSV1 et HSV2), le virus de la varicelle et du zona (VZV), le cytomégalovirus (CMV), le virus d'Epstein-Barr (EBV), l'herpès virus 6 ou HHV6 (*Human Herpesvirus* 6), responsable de l'exanthème subit (sixième maladie), et HHV8, associé au sarcome de Kaposi, au lymphome des séreuses et à la maladie de Castleman. Les virus EBV, HSV, CMV et HHV8 sont oncogènes.

HERPÉTIFORME *adj. (angl. herpetiform).* Ressemblant à l'herpès.

HERXHEIMER (RÉACTION DE) *(angl. Herxheimer's reaction).* Réaction inflammatoire qui se produit dans les syphilis, au début du traitement spécifique par la pénicilline. Elle est due aux phénomènes immunologiques accompagnant la lyse bactérienne.

HÉTÉROAGGLUTINATION *s. f.* Agglutination des érythrocytes par une hémagglutinine appartenant à une espèce différente.

HÉTÉROAGGLUTININE *s. f. (angl. heterohemoagglutinin).* Agglutinine présente dans le sang d'un animal après injection du sang d'un animal d'espèce différente.

HÉTÉROANTICORPS *s. m. (angl. heteroantibody).* Anticorps actif contre un antigène d'une espèce différente.

HÉTÉROANTIGÈNE *s. m. (angl. heteroantigen).* Antigène responsable de la production d'anticorps chez une espèce différente.

HÉTÉROCHROMIE *s. f. (angl. heterochromia).* Coloration différente des deux iris ou de deux secteurs du même iris. Caractère héréditaire à transmission dominante.

HÉTÉROGÈNE *adj. (angl. heterogenous).* Qui n'est pas de la même nature ou origine ; qui se compose d'éléments de nature différente.

HÉTÉROPROTÉIDE *s. m. (angl. conjugated protein).* Association d'une protéine et d'un groupement prosthétique non protidique qui sert à la classification de ces composés en phospho-, lipo-, glyco-, chromo- et nucléoprotéines. SYN. *HÉTÉROPROTÉINE.*

HÉTÉROSEXUEL *adj. (angl. heterosexual).* Qui appartient au sexe opposé.

HÉTÉROSIDE *s. m.* ☞ *GLUCOSIDE.*

HÉTÉROTOPIE *s. f. (angl. ectopia).* Ectopie ou emplacement anormal d'un organe ou d'un tissu.

HÉTÉROTRANSPLANTATION *s. f. (angl. xerogenic transplantation).* Greffe avec un tissu provenant d'une espèce différente. SYN. *HÉTÉROGREFFE, XÉNOGREFFE.*

HÉTÉROZYGOTE *adj. (angl. heterozygote).* Se dit de l'individu pourvu d'allèles distincts, présents sur un locus déterminé de la même paire de chromosomes, c'est le cas quand il y a un allèle muté et un allèle normal. S'utilise aussi comme substantif.

HEXACANTHE *adj. (angl. hexacanth).* Qui est pourvu de six crochets ; se dit de l'embryon des cestodes.

HEXACHLOROPHÈNE *s. m. (angl. hexachlorophene).* Dérivé phénolé, antiseptique antibactérien, incorporé dans des savons, crèmes, huiles, etc.

HEXAGONE DE WILLIS Cercle artériel de la base du cerveau. SYN. *CERCLE DE WILLIS.*

HEXAMÉTHONIUM *s. m. (angl. hexamethonium).* Substance produisant un blocage ganglionnaire en antagonisant les récepteurs nicotiniques de l'acétylcholine.

HEXOESTROL *s. m. (angl. hexestrol).* Estrogène synthétique.

HEXOSE *s. m. (angl. hexose).* Nom générique des oses de formule $C_6H_{12}O_6$, appelés aussi monosaccharides. Les principaux hexoses naturels sont le glucose, le galactose, le mannose et le fructose.

HIATAL *adj. (angl. hiatal).* En rapport avec un hiatus.

HIATUS *s. m. (angl. hiatus cleft).* Nom de certains anneaux, orifices ou fissures. ◇ **AORTIQUE** *(NA. hiatus aorticus). (angl. aortic —).* Orifice entièrement fibreux par lequel l'aorte traverse le diaphragme. ◇ **DU NERF PETIT PÉTREUX** Orifice inconstant creusé dans la grande aile du sphénoïde et livrant passage au nerf petit pétreux. ◇ **ŒSOPHAGIEN** *(NA. hiatus oesophagus). (angl. esophageal hiatus).* Orifice entièrement musculaire par lequel l'œsophage traverse le diaphragme. Il est traversé en outre par les deux nerfs vagues. ◇ **PLEUROPÉRI-**

TONÉAL *(angl. pleuroperitoneal hiatus).* Orifice du diaphragme fœtal. Sa persistance anormale peut être à l'origine de hernies congénitales des coupoles diaphragmatiques. ⇔ **TENDINEUX** *(NA. hiatus tendineus).* Hiatus tendineux du troisième adducteur.

HIBERNATION ARTIFICIELLE *(angl. deep hypothermia).* Diminution des processus métaboliques cellulaires grâce à l'emploi d'antihistaminiques, d'adréno-vagolytiques et d'une réfrigération de l'organisme par des moyens physiques. Dans un tel état, il est possible d'obtenir des anesthésies générales en utilisant des drogues à des doses pharmacologiques inférieures aux doses habituelles.

HIDRADÉNITE s. f. *(angl. hidradenitis).* Inflammation d'une glande sudoripare. Maladie cutanée caractérisée par la formation de nodules secondaires à l'inflammation des glandes sudoripares, qui se remplissent de pus, augmentent progressivement de taille et finissent par suppurer.

HIDRADÉNOME s. m. *(angl. hidradenoma).* Tumeur bénigne développée aux dépens des tubes sudoripares. ⇔ **ÉRUPTIF DE DARIER ET JACQUET** *(angl. — eruptivum).* Lymphangiome tubéreux multiple.

HIDRORRHÉE s. f. *(angl. hidrorrhea).* Sudation abondante.

HIDROSADÉNITE s. f. *(angl. hidrosadenitis).* Infection des glandes sudoripares à localisation axillaire ou périanale.

HIDROSE s. f. *(angl. hidrosis).* Trouble fonctionnel de la sécrétion sudorale.

HILAIRE adj. *(angl. hilar).* Qui concerne le hile, en particulier le hile pulmonaire.

HILE s. m. *(NA. hilus). (angl. hilus hilum).* Fissure ou dépression sur un viscère parenchymateux, la rate, le poumon, le rein, et l'ovaire en particulier, par laquelle entrent et sortent les éléments vasculaires, nerveux et lymphatiques.

HIPPOCAMPE s. m. *(NA. hippocampus). (angl. hippocampus).* Saillie allongée qui occupe la paroi inférieure de la corne temporale du diverticule sphénoïdal de chaque ventricule latéral du cerveau. ⇔ **(PETIT)** *(angl. Morand's spur).* ☞ *CALCAR AVIS.*

HIPPOCRATE (SERMENT D') *(angl. Hippocratic oath).* Serment prêté par les étudiants en médecine au moment de la réception du doctorat et par lequel ils s'engagent à respecter la déontologie médicale.

HIPPOCRATISME s. m. *(angl. hippocratism).* Système hippocratique de traitement, fondé sur l'observation et sur l'utilisation des processus de la nature. ⇔ **DIGITAL** *(angl. clubbing finger).* Doigt en baguette de tambour par élargissement de la dernière phalange et incurvation de l'ongle observé dans l'insuffisance respiratoire chronique et les cardiopathies cyanogènes.

HIPPUS s. m. *(angl. hippus).* Spasme clonique. ⇔ **PUPILLAIRE** Spasme clonique de l'iris entraînant des variations rapides du diamètre de la pupille. SYN. *ATHÉTOSE PUPILLAIRE.* ⇔ **RESPIRATOIRE** *(angl. pupillary athetosis).* Hippus pupillaire caractérisé par une dilatation de la pupille lors de l'inspiration et une contraction de la pupille lors de l'expiration.

HIRST (RÉACTIONS DE) **1.** Le sérum de sujets atteints ou guéris de la grippe inhibe l'agglutination qui s'exerce sur une émulsion de globules rouges de poulet en présence de dilutions de virus grippal. Ce test n'est plus utilisé. **2.** Une réaction fondée sur le même principe permet le diagnostic des oreillons. N'est plus utilisée.

HIRSUTISME s. m. *(angl. hirsutism).* Existence chez la femme d'une pilosité à des endroits où elle n'existe pas habituellement.

HIRUDINE s. f. *(angl. hirudin).* Substance anticoagulante extraite des glandes buccales des sangsues.

HIS (FAISCEAU DE) ☞ *FAISCEAU ATRIOVENTRICULAIRE.*

HISSIEN adj. *(angl. hisian).* Qui concerne le faisceau atrioventriculaire.

HISTAMINASE s. f. *(angl. histaminase).* Enzyme qui agit sur l'histamine.

HISTAMINE s. f. *(angl. histamine).* Substance existant sous forme inactive dans presque tous les tissus animaux. Elle provoque la sécrétion du suc gastrique, la contraction des fibres lisses et des artérioles, la dilatation des capillaires, l'augmentation de la perméabilité vasculaire. Elle intervient en outre comme médiateur chimique dans les réactions d'hypersensibilité immédiate (choc anaphylactique, manifestations allergiques).

HISTAMINÉMIE *s. f. (angl. histaminemia).* Présence et taux d'histamine dans le sang.

HISTAMINERGIQUE *adj. (angl. histaminergy).* Qui concerne la libération d'histamine par certaines terminaisons nerveuses.

HISTIDINE *s. f. (angl. histidine).* Acide aminé précurseur de l'histamine.

HISTIOCYTE *s. m. (angl. histiocyte).* Cellule de grande taille, phagocytaire, du système réticulo-endothélial.

HISTIOCYTOME *s. m. (angl. histiocytoma).* Tumeur maligne du système réticulo-endothélial, actuellement classée dans les sarcomes mésenchymateux.

HISTIOCYTOSE *s. f. (angl. histiocytosis).* Prolifération des histiocytes, des cellules réticulaires, des cellules endothéliales et des fibroblastes du système réticulo-endothélial, pouvant être localisée ou généralisée. Il existe des histiocytoses primitives et des histiocytoses secondaires lors de certaines infections virales, bactériennes ou parasitaires. SYN. *RÉTICULO-ENDOTHÉLIOSE.* ~ **MALIGNE** *(angl. malignant —).* Affection touchant l'homme jeune avec altération marquée de l'état général, hépatosplénomégalie et adénomégalie diffuse. Les organes sont envahis par une prolifération d'histiocytes malins et l'évolution est rapidement fatale. Maladie proche de la leucémie aiguë à monocytes. SYN. *LEUCÉMIE HISTIOCYTAIRE, RÉTICULOSE AIGUË MALIGNE.* ~ **X** *(angl. — X).* Terme général pour désigner le granulome éosinophile, la maladie de Letterer-Siwe et la maladie de Hand-Schüller-Christian dont le dénominateur commun est la prolifération de grands histiocytes associés à une infiltration éosinophilique des os.

HISTOBLASTE *s. m. (angl. histoblast).* Cellule du système réticulo-endothélial, qui est en contact étroit avec les liquides sanguin et lymphatique.

HISTOCHIMIE *s. f. (angl. histochemistry).* Partie de la chimie biologique qui étudie au microscope les réactions chimiques s'effectuant dans les tissus.

HISTOCOMPATIBILITÉ *s. f. (angl. histocompatibility).* Similitude entre les antigènes des tissus d'un donneur et ceux d'un receveur nécessaire au succès de la greffe. Certains antigènes d'histocompatibilité conditionnent une incompatibilité majeure : ce sont ceux du système érythrocytaire ABO et ceux du système HLA. L'histocompatibilité joue un rôle dans la défense de l'organisme contre des cellules ayant muté et dotées d'antigènes différents de ceux du reste de l'organisme. ~ **(COMPLEXE MAJEUR D')** Région génétique dont les produits sont des molécules antigéniques qui ont des fonctions de signaux entre lymphocytes et cellules présentatrices d'antigènes. Ces molécules sont impliquées dans le rejet rapide des allogreffes. Abréviation : CMH. ☞ *HLA.*

HISTOLOGIE *s. f. (angl. histology).* Étude de la composition et de la structure microscopique des tissus organiques et des cellules. SYN. *ANATOMIE MICROSCOPIQUE.*

HISTOLOGISTE *s. m. (angl. histologist).* Spécialiste de l'histologie.

HISTRIONISME *s. m. (angl. histrionism).* Tendance à la dramatisation, à la démonstration excessive et à l'hyperexpressivité. SYN. *THÉÂTRALISME.*

HIV De l'anglais *Human Immunodeficiency Virus.* ☞ *VIH.*

HLA ☞ *ANTIGÈNE HLA (HUMAN LEUCOCYTES ANTIGEN).*

hMG Abréviation de *human Menopausal Gonadotropin*, hormone gonadotrope humaine ménopausique.

HMG-CoA réductase ☞ *HYDROXY-3-MÉTHYL-GLUTARYL-COENZYME A RÉDUCTASE.*

HODGKIN ~ **(MALADIE DE)** *(angl. Hodgkin's disease).* Type de lymphome B, caractérisée histologiquement par la présence de cellules de Reed-Sternberg dans les ganglions et les tissus atteints. Il existe 4 variantes (prédominance lymphocytaire, sclérose nodulaire, cellularité mixte et déplétion lymphocytaire) qui diffèrent sur le plan de l'évolution clinique et du pronostic. Le traitement (radiothérapie et chimiothérapie) entraîne la guérison dans plus de 50 % des cas.

HOLOCRINE *adj. (angl. holocrine).* S'applique aux glandes dont les cellules sécrétrices se désintègrent et font partie de la sécrétion ; les glandes sébacées, par exemple. S'oppose à mérocrine.

HOLODIASTOLIQUE *adj. (angl. holodiastolic).* Qui se rapporte à ou qui s'étend sur l'ensemble de la diastole.

HOLOGAMIE *s. f. (angl. hologamy).* Union de gamètes dont la taille et la structure sont égales à celles des cellules somatiques, sans différenciation sexuelle.

HOLOPROTÉINE *s. f. (angl. simple protein).* Protéine composée exclusivement d'acides aminés.

HOLOSIDE *s. m. (angl. holoside).* Oside composé exclusivement d'oses. S'oppose à hétéroside.

HOLOSYSTOLIQUE *adj. (angl. holosystolic).* Qui se rapporte à ou qui s'étend sur une systole complète ; se dit d'un souffle qui dure pendant toute la systole.

HOLTER (MÉTHODE DE) *(angl. Holter's recording).* Enregistrement de l'électrocardiogramme en continu sur 24 heures pour dépister des troubles du rythme.

HOMATROPINE *s. f. (angl. homatropine).* Alcaloïde mydriatique, phénylglycotropine, aux effets et à l'emploi identiques à ceux de l'atropine. On utilise l'homatropine bromhydrate en collyre à 1 %.

HOMÉOBOÎTE *s. f. (angl. homeobox).* Dans un gène, séquence codant pour une protéine capable de se lier à certaines séquences d'ADN afin d'activer certains gènes à la phase embryonnaire.

HOMÉOPATHE *s. m. (angl. homeopath).* Médecin qui exerce l'homéopathie.

HOMÉOPATHIE *s. f. (angl. homeopathy).* Système thérapeutique imaginé par Samuel Hahnemann qui est fondé sur les principes suivants : 1. loi des similitudes, *similia similibus curantur* : les maladies se soignent par des substances qui reproduisent des effets similaires aux symptômes de l'affection ; 2 dynamisme des doses infinitésimales : les médicaments produisent d'autant plus d'effets qu'ils sont dilués ; 3. individualisation du malade et de son traitement.

HOMÉOSTASIE *s. f. (angl. homeostasis).* Tendance de l'organisme à maintenir constantes les conditions physiologiques, notamment en ce qui concerne le milieu intérieur.

HOMÉOTHERME *adj.* Qualité d'un organisme qui maintient constante sa température centrale indépendamment de celle du milieu ambiant ; s'oppose à poïkilotherme.

HOMICIDE *s. m. (angl. homicide).* Mort d'une personne causée par une autre, sans les circonstances aggravantes de l'assassinat ou du parricide et sans celles qui caractérisent l'infanticide.

HOMOGREFFE *s. f. (angl. homograft).* Greffe pratiquée avec un greffon prélevé sur un sujet de même espèce.

HOMOLATÉRAL *adj. (angl. homolateral).* Qui se situe ou se produit du même côté du corps.

HOMOLOGIE *s. f. (angl. homology).* Qualité de ce qui est homologue ; identité morphologique de parties correspondantes. ◇ **DES MEMBRES** *(angl. limbs —).* Correspondance entre les divers segments des membres supérieurs et inférieurs, très ressemblants au cours des premiers stades du développement et profondément différenciés après le développement complet.

HOMOLOGUE *adj.* **1.** Se dit de parties du corps qui se correspondent d'une espèce à l'autre ou qui possèdent une origine embryologique semblable. **2.** Se dit de deux chromosomes qui forment une paire. 3. Qualifie un individu de la même espèce qu'un individu considéré.

HOMONYME *adj. (angl. homonymous).* Se dit en pathologie de troubles ou lésions localisés symétriquement par rapport à la ligne médiane du corps.

HOMOTRANSPLANTION *s. f. (angl. allotransplantation).* SYN. *HOMOGREFFE.*

HOMOZYGOTE *adj. (angl. homozygous).* Se dit de l'individu qui possède des allèles identiques sur un locus déterminé de la même paire de chromosomes. S'utilise aussi comme substantif.

HONTEUX *adj.* ☞ *PUDENDAL.*

HÔPITAL *s. m. (angl. hospital).* Établissement public ou privé, où sont effectués tous les soins médicaux et chirurgicaux ainsi que les accouchements. ◇ **DE JOUR** *(angl. day —).* Établissement hospitalier dans lequel les patients reçoivent leur traitement au cours de la journée et regagnent leur foyer chaque soir. ◇ **DE NUIT** *(angl. night —).* Type d'établissement hospitalier dans lequel les patients poursuivent leurs activités habituelles pendant la journée, et sont hébergés la nuit afin de recevoir leur traitement.

HOQUET *s. m. (angl. hiccup).* Contraction spasmodique involontaire du diaphragme qui provoque une secousse brusque de l'abdomen et du thorax et qui s'accompagne d'un bruit rauque caractéristique dû à la constriction de la glotte. ◇ **ÉPIDÉMIQUE** *(angl. epidemic —).* Contraction spasmodique forte et répétée du diaphragme accompagnée d'un spasme glottique, pouvant durer des jours, observée dans certaines encéphalites.

HORMONE *s. f. (angl. hormone).* Substance chimique produite dans un organe ou dans certaines cellules constituant une glande endocrine, et qui, transportée par la circulation du sang, produit des effets spécifiques d'activation ou de régulation dans d'autres organes. ◇ **ADRÉNOCORTICOTROPE** *(angl. adrenocorticotropic —).* ☞ *CORTICOTROPHINE.* ◇ **ANTÉHYPOPHYSAIRE** *(angl. adenohypophysal —).* Chacune des hormones produites par le lobe antérieur de l'hypophyse : hormone somatotrope ou hormone stimulante de la croissance (GH), thyréostimuline ou hormone stimulante de la thyroïde (TSH), gonadotrophines ou hormones stimulantes des gonades (FSH et LH), corticotropine ou hormone stimulante du cortex surrénal (ACTH), prolactine (PRL), mélanotropine ou hormone mélanotrope (MSH). ◇ **ANTIDIURÉTIQUE** *(angl. antidiuretic —).* Hormone d'origine hypothalamique, qui est stockée dans le lobe postérieur de l'hypophyse (neurohypophyse). Son action principale s'exerce sur le tube distal du rein, provoquant une augmentation de la résorption de l'eau, une diminution du volume urinaire et une concentration des urines. Elle provoque en outre une contraction capillaire et artériolaire. Son absence est responsable du diabète insipide. ☞ *VASOPRESSINE.* ◇ **CHORIONIQUE** ☞ *GONADOTROPHINE.* ◇ **CHROMAFFINE** *(angl. chromaffin —).* ☞ *ADRÉNALINE.* ◇ **DU CORPS JAUNE** *(angl. corpus luteum).* ☞ *PROGESTÉRONE.* ◇ **CORTICOSURRÉNALE** *(angl. adrenocortical —).* Chacun des stéroïdes biologiquement actifs, sécrétés par le cortex des glandes suprarénales. Ils se divisent en 3 groupes : les minéralocorticoïdes, les glucocorticoïdes et les androgènes. ◇ **DE CROISSANCE** *(angl. growth —).* ☞ *HORMONE SOMATOTROPE.* ◇ **FOLLICULAIRE** *(angl. estrogenic —).* Hormone synthétisée et sécrétée dans le follicule ovarien et par le placenta au cours de la grossesse. SYN. *ESTRONE.* ◇ **FOLLICULOSTIMULANTE** *(angl. follicle stimulating —).* FSH, hormone gonadotrope de l'antéhypophyse qui stimule la croissance et le développement des follicules ovariens et la spermatogenèse. ◇ **GONADOTROPE** *(angl. gonadotropic —).* Hormone d'origine hypophysaire qui stimule la croissance, le développement, la synthèse et la sécrétion hormonale des gonades. ☞ *GONADOTROPHINE.* ◇ **HYPOTHALAMIQUE** *(angl. hypophysiotropic —).* Chacune des hormones synthétisées par des noyaux hypothalamiques et qui, par l'intermédiaire des axones, est déversée dans le système porte pour être envoyée au lobe antérieur de l'hypophyse et réguler la sécrétion de ses hormones. Il s'agit de : hormone libératrice d'hormone de croissance (GH-RH), hormones libératrices de gonadotrophines (FSH-RH et LH-RH), hormone libératrice de mélanotropine (MRH), hormone inhibitrice de mélanotropine, somatostatine, facteur de libération de l'hormone corticotrope (CRF) hormone de libération de l'hormone thyréotrope (TRH) et des facteurs libérant (PRF) ou inhibant la prolactine (PIF). ◇ **INTESTINALE** *(angl. intestinal —).* Hormone produite dans la muqueuse de l'intestin ; sécrétine, cholécystokinine, peptide intestinal vaso-actif (VIP), polypeptide inhibiteur gastrique (GIP), entéroglucagon.

◇ **LACTOGÈNE** *(angl. lactogenic —).* ☞ *PROLACTINE.* ◇ **LUTÉINISANTE LH** *(angl. luteinizing —).* Hormone gonadotrope de l'antéhypophyse qui stimule la synthèse et la sécrétion d'hormones ovariennes et testiculaires, agissant parallèlement à l'hormone folliculostimulante. ◇ **MAMMOTROPE** ☞ *PROLACTINE.* ◇ **MÉLANOSTIMULANTE** *(angl. melanocyte-stimulating —).* ☞ *MÉLANOTROPINE.* ◇ **OVARIENNE** Cette appellation comprend deux types d'hormones : hormone folliculaire ou estrogène, estradiol, estrone, et hormone lutéinique, ou progestérone, produite par le corps jaune. ◇ **PARATHYROÏDIENNE** *(angl. parathyroid —).* ☞ *PARATHORMONE.* ◇ **PLACENTAIRE** *(angl. placental —).* Chacune des hormones qui sont synthétisées et sécrétées dans le placenta : estrogènes, progestérone, gonadotrophine chorionique, hormone lactogène placentaire. ◇ **SOMATOTROPE** Hormone sécrétée par les cellules antéhypophysaires. Elle stimule la croissance ainsi que les métabolismes protidique, glucidique, lipidique et phosphocalcique. Son absence entraîne un nanisme et son hypersécrétion acromégalie ou acromégalo-gigantisme. SYN. *SOMATOTROPHINE.* ◇ **STIMULANTE DES CELLULES INTERSTITIELLES** *(angl. interstitial cell-stimulating —).* Abréviation : ICSH. ☞ *HORMONE LUTÉINISANTE LH.* ◇ **STIMULANTE DES MÉLANOCYTES** ☞ *MÉLANOTROPINE.* ◇ **THYRÉOTROPE** *(angl. thyroid stimulating —).* Hormone antéhypophysaire qui stimule la thyroïde. Abréviation : TSH. ◇ **THYROÏDIENNE** *(angl. thyroid —).* On distingue , d'une part, la triiodothyronine (T3) et la thyroxine (T4) formées au sein de la thyroglobuline et qui agissent sur la plupart des métabolismes et, d'autre part, la thyrocalcitonine à action hypocalcémiante.

HORMONOGENÈSE *s. f. (angl. hormogenesis).* Production d'hormones.

HORMONOLOGIE *s. f. (angl. hormonology).* Science qui étudie les hormones.

HORRIPILATION *s. f. (angl. horripilation).* Frissonnement généralisé accompagné d'une érection des poils et des téguments.

HORTON (MALADIE DE) *(angl. Horton's syndrome).* Affection de la deuxième moitié de la vie associant un grand syndrome inflammatoire à une importante altération de l'état général et à des céphalées temporales violentes. Les artères temporales sont enflammées, épaissies et très douloureuses au toucher. La corticothérapie est très active. La cécité représente la principale complication. Histologiquement, la paroi artérielle est envahie de cellules géantes. SYN. *ARTÉRITE TEMPORALE..*

HOSPITALISATION *s. f. (angl. hospitalization).* Placement et séjour d'un malade dans un hôpital.

HOSPITALISME *s. m. (angl. hospitalism).* Troubles de la croissance et du développement psychomoteur chez des jeunes enfants lors d'hospitalisations prolongées.

HÔTE *s. m. (angl. host).* Homme ou animal vivant qui, dans des conditions naturelles, entretient ou héberge un agent infectieux (bactéries, virus, parasites). ◇ **DÉFINITIF, PRIMAIRE** *(angl. definitive, primary —).* Hôte qui héberge la forme adulte d'un parasite. ◇ **INTERMÉDIAIRE, SECONDAIRE** *(angl. intermediale, secondary —).* Hôte qui héberge la forme larvaire d'un parasite et chez lequel ce parasite doit séjourner un certain temps avant d'être transmis, d'une façon active ou passive, à l'hôte définitif.

Ht Abréviation d'hématocrite.

HTA Abréviation d'hypertension artérielle.

HTAP Abréviation d'hypertension artérielle pulmonaire.

HTLV Abréviation anglaise de *Human T-cell Lymphoma Virus.* Virus du lymphome humain à cellules T. Premier rétrovirus découvert, le HTLV 1 est responsable de la paraplégie spasmodique tropicale et de certaines leucémies humaines. Les types 2 et 3 ne semblent pas être associés à des maladies humaines.

HUILE *s. f. (angl. oil).* Corps gras liquide à la température ordinaire et non miscible avec l'eau. Les huiles médicinales sont, en règle générale, des solutions médicamenteuses dissoutes dans des acides gras. ◇ **CAMPHRÉE** *(angl. camphorated —).* Huile médicinale utilisée en frictions comme sédatif. ◇ **DE CÈDRE** *(angl. cedar —).* Huile volatile utilisée en microscopie. ◇ **DE COLZA** *(angl. canola —).* Huile provenant des graines de *Brassica campestris.* ◇ **DE COPRAH** *(angl. coconut —).* Huile extraite de la pulpe de la noix de coco, sert à la préparation de liniments et de savons. ◇ **DE CROTON** *(angl. croton —).* Huile épaisse extraite des graines de *Croton tiglium.* Cathartique et fortement irritante, elle s'employait autrefois par voie générale contre la constipation par atonie intestinale. ◇ **ESSENTIELLE** *(angl. essential —).* ☞ *HUILE VOLATILE.* ◇ **DE FOIE DE MORUE** *(angl. codliver —).* Huile extraite du foie de *Gadus morhua.* Elle contient essentiellement de l'oléine et de la palmitine, des glycérides d'acides gras de bas poids moléculaire, de petites quantités de phosphore, brome, iode, soufre, fer, acide morrhuique, différentes bases organiques ainsi que des vitamines, en particulier A et D. Elle est utilisée pour améliorer l'état général et pour lutter contre le rachitisme. ◇ **DE FOUGÈRE MÂLE** *(angl. — of male fern).* Huile extraite des racines des fougères et utilisée comme ténifuge ; elle est plus connue sous le nom d'extrait de fougère mâle. ◇ **IODÉE** Huile végétale contenant 40 à 50 % d'iode qui s'emploie pour les explorations radiologiques comme produit de contraste. ◇ **MÉDICINALE** *(angl. medicinal —).* Dissolution de substances médicamenteuses dans une huile, surtout l'huile d'olive. ◇ **D'OLIVE** *(angl. olive —).* Huile extraite du fruit de l'olivier *(Olea europaea).* Elle est comestible et sert à faire des savons et des émulsions. ◇ **DE PAVOT** *(angl. poppy —).* Huile obtenue par expression des graines de *Papaver somniferum L.* ◇ **DE VITRIOL** *(angl. sulfuric acid).* Ancien nom de l'acide sulfurique. ◇ **VOLATILE** *(angl. volatile —).* Huile obtenue par distillation de substances aromatiques d'origine végétale. Les huiles volatiles sont à la base de l'industrie des parfums et des cosmétiques. SYN. *HUILE ESSENTIELLE.*

HUILOME *s. m.* ☞ *OLÉOME.*

HUMAGE *s. m. (angl. inhaling).* Aspiration de vapeurs.

HUMEUR *s. f. (angl. mood).* **1.** Disposition affective fondamentale qui fournit une tonalité agréable ou désagréable. **2.** Terme général désuet désignant tout liquide de l'organisme. ◇ **AQUEUSE** *(NA. humor aquosus). (angl. aqueous —).* Liquide clair qui occupe l'espace entre la cornée et le cristallin (chambre antérieure de l'œil). Elle est sécrétée par le corps ciliaire. ◇ **CARDINALE** Chacune des quatres principales humeurs de la médecine humorale : le sang, la pituite, la bile et l'atrabile. ◇ **VITRÉE** *(angl. — vitreus).* ☞ *CORPS VITRÉ.*

HUMORAL *adj.* Relatif aux fluides extracellulaires tels que la lymphe et le sérum.

HUNTER ◇ **(GLOSSITE DE)** *(angl. Hunter's glossitis).* Atrophie lisse de la muqueuse de la langue, observée au cours de la carence en vitamine B12 (par exemple au cours de l'anémie de Biermer). ◇ **(SYNDROME DE)** *(angl. Hunter's syndrome).* Mucopolysaccharidose, proche de la maladie de Hurler. Il s'en différencie par une évolution plus bénigne, l'absence de cyphose et d'opacités cornéennes. Il est héréditaire et transmis de façon récessive liée au chromosome X. SYN. *MUCOPOLYSACCHARIDOSE TYPE II.*

HUNTINGTON (CHORÉE DE) *(angl. Huntington's chorea).* Affection héréditaire transmise sur le mode autosomique dominant, caractérisée par des mouvements choréiques, des troubles psychiques évoluant vers une démence cachexique terminale en 20 à 30 ans. Le gène responsable situé sur le chromone 4 peut être mis en évidence en dépistage prénatal ou chez un sujet prédisposé ; sa présence ne signe pas obligatoirement la maladie.

HURLER (MALADIE DE) *(angl. Hurler syndrome).* Mucopolysaccharidose IH ou MPS1-H, héréditaire autosomique récessive par déficit en α-L-iduronidase. Elle est caractérisée par un retard de développement, un faciès caractéristique (aspect de gargouille), des défauts achondroplasiques, une déficience mentale et une vision défectueuse par suite de dépôts cornéens. Une forme atténuée correspond à la maladie de Hurler-Scheie (MPS1-H/S) et la forme légère à la maladie de Scheie (MPS1-S). SYN. *GARGOYLISME.*

HVD Abréviation d'hypertrophie ventriculaire droite.

HVG Abréviation d'hypertrophie ventriculaire gauche.

HYALIN *adj. (angl. hyaline).* Translucide ou presque transparent.

HYALINE *s. f. (angl. hyalin).* Substance formée d'éléments mucopolysaccharidiques, d'aspect vitreux et homogène, qui existe normalement dans le cartilage, le corps vitré, la colloïde de la thyroïde. C'est le constituant principal des membranes des kystes hydatiques.

HYALINOSE *s. f. (angl. hyalinosis).* Dégénérescence hyaline. ◇ **CUTANÉOMUQUEUSE** *URBACH-WIETHE (MALADIE D').*

HYALITE *s. f. (angl. hyalitis).* Inflammation du corps vitré. ◇ **ASTÉROÏDE** *(angl. asteroid —).* Hyalite caractérisée par la présence dans le corps vitré de petites masses sphériques ou étoilées. SYN. *BENSON (MALADIE DE).* ◇ **PURULENTE** *(angl. suppurative —).* Hyalite avec formation de pus.

HYALOÏDE *s. f. (angl. hyaloid).* Membrane qui enveloppe le corps vitré.

HYALURONIDASE *s. f. (angl. hyaluronidase).* Enzyme ; polysaccharidase rencontrée dans le sperme, la rate, les corps ciliaires, les venins animaux et dans certaines bactéries pathogènes qui lyse l'acide hyaluronique des barrières polysaccharidiques protectrices et qui permet la diffusion rapide de l'agent infectieux. La hyalorudinase est utilisée en thérapeutique pour faciliter la diffusion de certains produits.

HYALURONIQUE (ACIDE) *(angl. hyaluronic acid).* Polysaccharide visqueux présent dans la synovie, l'humeur vitrée, le tissu conjonctif collagène, les capsules bactériennes, la masse gélatineuse qui enveloppe l'ovule après la déhiscence du follicule. Sa viscosité entrave la diffusion des germes.

HYBRIDATION *s. f. (angl. hybridization).* Production d'hybrides. ◇ ***IN SITU*** *(angl. in situ —).* Hybridation directe d'une sonde avec l'ADN ou l'ARN de coupes cytologiques, ou avec des chromosomes métaphasiques. ◇ **MOLÉCULAIRE** *(angl. molecular —).* Appariement par complémentarité des bases de deux séquences nucléotidiques complémentaires.

HYBRIDE *adj. (angl. hybrid).* Se dit de l'animal ou de la plante issus du croisement de deux espèces différentes ou de deux variétés d'une même espèce ; bâtard, hétérozygote. S'utilise aussi comme substantif.

HYBRIDISME *s. m. (angl. hybridism).* Qualité d'hybride.

HYBRIDOME *s. m. (angl. hybridoma).* Ensemble vivant créé *in vitro* par la fusion de cellules génétiquement différentes.

HYDANTOÏNE *s. f. (angl. hydantoin).* Base cristalline, glycolylurée, dérivée de l'allantoïne. Les dérivés de l'hydantoïne sont utilisés comme antiépileptiques.

HYDARTHROSE *s. f. (angl. hydarthrosis).* Accumulation de liquide séreux dans la cavité d'une articulation.

HYDATIDE *s. f. (angl. hydatid).* Stade larvaire du ténia *Echinococcus granulosus*, ayant la forme d'une vésicule plus ou moins volumineuse, de forme sphérique, remplie de liquide incolore et renfermant le scolex (la tête du ver). ◇ **SESSILE DE MORGAGNI** *(angl. testicular appendage).* Vestige du canal de Müller en forme de kyste, inséré sur la tête de l'épididyme ou sur un oviducte ; appendix testis. SYN. *APPENDICE DU TESTICULE.*

HYDATIDOSE *s. f. (angl. hydatidosis).* Maladie provoquée par des hydatides ; infestation échinococcique.

HYDATIQUE *adj. (angl. hydatic).* Qui est en rapport avec des hydatides. ◇ **(KYSTE)** *(angl. — cyst).* ☞ *KYSTE HYDATIQUE.*

HYDRALAZINE *s. f. (angl. hydralazine).* Substance à action adrénolytique et vasodilatatrice en relaxant le muscle lisse. Son dérivé, la dihydralazine, est utilisé comme antihypertenseur.

HYDRAMNIOS *s. m. (angl. hydramnios).* Excès de liquide amniotique (index amniotique supérieur à 25 cm).

HYDRARGYRISME *s. m. (angl. hydragyrism).* Intoxication par le mercure ou ses composés. La forme chronique étant à l'origine de manifestations neurologiques, une insuffisance rénale et une atteinte cutanée.

HYDRATATION *s. f.* **1.** Introduction d'eau dans l'organisme. **2.** Fixation d'eau sur un corps quelconque.

HYDRATE *s. m. (angl. hydrate).* Tout corps chimique renfermant de l'eau, soit combinée dans des rapports fixes, soit retenue par insertion ou par adsorption. ~ **DE CARBONE** ☞ *GLUCIDE.*

HYDRENCÉPHALIE *s. f. (angl. hydrencephalus).* ☞ *HYDROCÉPHALIE.*

HYDRIQUE *adj. (angl. hydric).* Qui se rapporte à l'eau.

HYDRO-AÉRIQUE (IMAGE) *s. f. (angl. hydroaeric image).* Image radiologique formée par la superposition d'une opacité liquidienne et d'un épanchement gazeux. SYN. *NIVEAU HYDRO-AÉRIQUE.*

HYDROCÉPHALIE *s. f. (angl. hydrocephalus).* Dilatation anormale des cavités ventriculaires cérébrales, conséquence d'un trouble de la dynamique du liquide céphalorachidien. ~ **À PRESSION NORMALE** *s. f. (angl. normal pressure —).* Démence curable par dérivation du liquide céphalorachidien survenant chez le sujet âgé. Elle est due à un défaut de résorption du liquide céphalorachidien entraînant une dilatation importante des ventricules cérébraux. ~ **COMMUNIQUANTE** *s. f. (angl. communicating —).* Hydrocéphalie due à un trouble de la résorption du liquide céphalorachidien, sans qu'existe d'obstacle à sa circulation. ~ **OBSTRUCTIVE** *s. f. (angl. obstructive —).* Hydrocéphalie due à un obstacle à la circulation du liquide céphalorachidien.

HYDROCHLOROTHIAZIDE *s. m. (angl. hydrochlorothiazide).* ☞ *THIAZIDIQUE (DIURÉTIQUE).*

HYDROCHOLÉCYSTE *s. m. (angl. hydrocholecystis).* Dilatation importante de la vésicule biliaire due à l'obstruction, habituellement par un calcul, du canal cystique.

HYDROCORTISONE *s. f. (angl. hydrocortisone).* 17-hydroxycorticostérone. Hormone glucocorticostéroïde isolée du cortex suprarénal. Elle est synthétisée sous l'action de l'hormone corticotrope hypophysaire (ACTH). On l'obtient aujourd'hui synthétiquement. SYN. *CORTISOL.*

HYDROCUTION *s. f. (angl. immersion syncope).* Syncope primitive réflexe, qui provoque la mort lors de l'immersion dans un liquide froid, avant que celui-ci soit inhalé.

HYDROLASE *s. f. (angl. hydrolase).* Membre d'un groupe d'enzymes qui catalysent la scission des liaisons entre le carbone et un autre type d'atome, par addition d'eau.

HYDROLOGIE *s. f. (angl. hydrology).* Science qui traite de l'eau (de sa composition, ses propriétés, etc.). ~ **MÉDICALE** *(angl. medical —).* Étude des eaux minérales d'un point de vue thérapeutique.

HYDROLYSE *s. f. (angl. hydrolysis).* Réaction chimique qui consiste en l'addition d'eau à une substance complexe, et sa décomposition consécutive en d'autres substances plus simples.

HYDROLYTE *s. m. (angl. hydrolyte).* Substance qui fait l'objet d'une hydrolyse.

HYDROMINÉRAL *adj. (angl. hydromineral).* Qui se rapporte aux eaux minérales.

HYDRONÉPHROSE *s. f. (angl. hydronephrosis).* Dilatation du pelvis rénal et des calices rénaux avec compression du parenchyme rénal par accumulation d'urine dans ces organes du fait de l'obstruction des voies urinaires, entraînant la formation d'une tuméfaction fluctuante plus ou moins volumineuse. ~ **INTERMITTENTE** *(angl. intermittent —).* Hydronéphrose provoquée par l'obstruction intermittente, progressive et incomplète des uretères.

HYDROPÉRICARDE *s. m. (angl. hydropericardium).* Présence de liquide séreux dans le péricarde, en cas notamment d'insuffisance cardiaque ou de myxœdème.

HYDROPEXIE *s. f. (angl. hydropexia).* Fixation ou rétention d'eau.

HYDROPHILE *adj. (angl. hydrophil).* Qui a de l'affinité pour l'eau.

HYDROPIQUE *adj. (angl. hydropic).* Relatif à l'hydropisie ou qui en est affecté.

HYDROPISIE *s. f. (angl. hydrops).* Accumulation d'un liquide séreux dans une cavité ou dans le tissu cellulaire.

HYDROPNEUMOTHORAX *s. m. (angl. hydropneumothorax).* Collection de liquide séreux ou séropurulent et d'air dans la cavité pleurale.

HYDRORRHÉE *s. f. (angl. hydrorrhea).* Écoulement abondant de liquide clair, séreux, par un conduit naturel, dû à une muqueuse enflammée. ◇ **AMNIOTIQUE** *s. f. (angl. — gravidarum).* Écoulement de liquide amniotique par le vagin dû à une perforation de l'amnios.

HYDROSALPINX *s. m. (angl. hydrosalpinx).* Enkystement de liquide séreux dans une trompe utérine, généralement dans sa portion infundibulaire.

HYDROSOL *s. m. (angl. hydrosol).* Solution colloïdale dans laquelle le milieu de dispersion est l'eau.

HYDROTHÉRAPIE *s. f. (angl. hydrotherapy).* Emploi de l'eau dans le traitement des maladies, spécialement sous formes d'ablutions, de bains et de douches.

HYDROTHORAX *s. m. (angl. hydrothorax).* Épanchement pleural d'origine mécanique constitué par une sérosité non inflammatoire.

HYDROXOCOBALAMINE *s. f. (angl. hydroxocobalamin).* Variété de vitamine B12.

HYDROXY-3-MÉTHYL-GLUTARYL-COENZYME A RÉDUCTASE *(angl. hydroxy-3-glutaryl-coenzyme A reductase).* Enzyme dont le rôle est déterminant dans la synthèse du cholestérol. On utilise ses inhibiteurs dans le traitement des hypercholestérolémies. Abréviation : HMG-CoA réductase.

HYDROXYAPATITE *s. f. (angl. hydroxyapatite).* Phosphate de calcium entrant dans la composition des os et des dents, et dans le rhumatisme à hydroxyapatite.

HYDROXYDE *s. m. (angl. hydroxyl).* Tout composé renfermant le groupement hydroxyle, -OH.

HYDROXYLASE *s. f. (angl. hydroxylase).* Enzyme fixant le radical OH sur les noyaux aromatiques.

HYGIÈNE *s. f. (angl. hygiene).* Science qui traite de la santé et de sa conservation. ◇ **MENTALE** *s. f. (angl. mental —).* Hygiène qui a pour but le développement et la conservation de la santé mentale. ◇ **PUBLIQUE** *(angl. public —).* Hygiène dont l'application se fait selon des règles dictées par l'autorité publique. ◇ **SEXUELLE** *(angl. sex —).* Hygiène qui traite du sexe, de la conduite et de l'éducation sexuelle. ◇ **SOCIALE** *(angl. social —).* Hygiène générale qui comprend la prévention des maladies contagieuses ou non contagieuses (mais non épidémiques) qui ont, du fait de leur durée et de leur importance, un retentissement social important.

HYGIÉNIQUE *adj. (angl. hygienic).* Qui se rapporte à l'hygiène.

HYGIÉNISTE *s. m. (angl. hygienist).* Personne experte ou spécialiste en matière d'hygiène.

HYGROMA *s. m. (angl. hygroma).* Inflammation, aiguë ou chronique, d'une bourse séreuse distendue par un exsudat.

HYMEN *s. m. (NA. hymen). (angl. hymen).* Repli membraneux de la muqueuse du vagin qui ferme partiellement l'entrée de celui-ci chez la femme vierge.

HYOÏDE (OS) *(angl. hyoid bone).* Os impair, central et symétrique situé à la partie antérieure du cou et sous la langue. *ATLAS ANATOMIQUE DES OS EN ANNEXE.*

HYPER- *(angl. hyper-).* Préfixe d'origine grecque signifiant au-dessus et indiquant un excès, une augmentation ou une position supérieure.

HYPERACANTHOSE *s. f. (angl. hypercanthosis).* Hypertrophie de la couche de Malpighi de l'épiderme.

HYPERACIDITÉ *s. f. (angl. hyperacidity).* Degré excessif d'acidité en particulier hyperchlorydrie gastrique.

HYPERACOUSIE *s. f. (angl. hyperacusis).* Exaltation de la sensibilité auditive avec audition douloureuse pour certains sons de tonalité élevée.

HYPERALDOSTÉRONISME *s. m. (angl. hyperaldosteronism).* État pathologique dû à l'augmentation d'aldostérone sécrétée par la corticosurrénale entraînant une rétention sodée avec hyperkaliurie et une alcalose métabolique. ◇ **PRIMITIF** *(angl.*

primary —). ☞ *CONN (SYNDROME DE).* ◇ **SECONDAIRE** *(angl. secondary —).* Hyperproduction d'aldostérone consécutive à une hypersécrétion d'angiotensine et de rénine. Elle se voit dans diverses affections, notamment des affections rénales (en particulier l'ischémie rénale et les lésions artériolaires rénales diffuses), l'insuffisance cardiaque congestive, la cirrhose du foie avec ascite et certains cas d'hypertension.

HYPERAMINOACIDÉMIE *s. f. (angl. hyperaminoacidemia).* Excès d'aminoacides dans le sang.

HYPERAMYLASÉMIE *s. f. (angl. hyperamylasemia).* Augmentation du taux d'amylase sanguine, observée essentiellement dans les pancréatites aiguës.

HYPERANDROGÉNIE *s. f. (angl. hyperandrogenism).* Excès d'hormones mâles ; cet excès est responsable chez la femme de virilisme et chez le fœtus femelle d'un pseudo-hermaphrodisme.

HYPERAZOTÉMIE *s. f. (angl. hyperazotemia).* Augmentation de l'urée sanguine.

HYPERAZOTURIE *s. f. (angl. hyperazoturia).* Augmentation de l'urée urinaire.

HYPERCALCÉMIANT *adj. (angl. hypercalcic).* Qui augmente le taux du calcium sanguin.

HYPERCALCÉMIE *s. f. (angl. hypercalcemia).* Calcémie augmentée de façon anormale ; se voit essentiellement dans l'hyperparathyroïdie, les ostéolyses (sauf la maladie de Paget) et l'hypervitaminose D. ◇ **PROVOQUÉE** *(angl. calcium infusion test).* Épreuve d'étude des variations de la calcémie après injection IV de gluconate de calcium, explorant essentiellement les réactions de l'organisme à l'hypercalcémie. Méthode abandonnée.

HYPERCALCIURIE *s. f. (angl. hypercalciuria).* Excès de calcium dans l'urine. Les causes sont globalement les mêmes que pour l'hypercalcémie. ◇ **IDIOPATHIQUE** *(angl. essential —).* Hypercalciurie élevée avec calcémie normale, hyperphosphaturie et hypophosphatémie en rapport avec un trouble enzymatique empêchant la réabsorption tubulaire du calcium. La lithiase rénale y est fréquente. SYN. *DIABÈTE CALCIQUE.*

HYPERCAPNIE *s. f. (angl. hypercapnia).* Quantité excessive d'acide carbonique dans le sang due à une hypoventilation pulmonaire.

HYPERCAROTÉNÉMIE *s. f. (angl. hypercarotenemia).* Caroténémie supérieure à la normale, généralement en rapport avec une consommation abusive de carottes.

HYPERCHLORÉMIE *s. f. (angl. hyperchloremia).* Excès de chlorures dans le sang accompagnant généralement une perturbation de l'équilibre acidobasique.

HYPERCHLORHYDRIE *s. f. (angl. hyperchlorhydria).* Sécrétion excessive d'acide chlorhydrique par les glandes gastriques.

HYPERCHOLÉMIE *s. f. (angl. hypercholemia).* Augmentation des pigments biliaires sanguins.

HYPERCHOLESTÉROLÉMIE *s. f. (angl. hypercholesteremia).* Excès de cholestérol dans le sang, qui prédispose à de multiples complications ischémiques par développement de l'artériosclérose (cérébrale, myocardiaque, rénale).

HYPERCINÉSIE *s. f.* **1.** Mouvements excessifs. **2.** Mouvements involontaires dans certaines affections du système nerveux central. SYN. *HYPERKINÉSIE.* ◇ **CARDIAQUE** *(angl. cardiac —).* Tachycardie, palpitations.

HYPERCORTICISME *s. m. (angl. hypercorticism).* Ensemble des troubles provoqués par la sécrétion excessive d'hormones cortico-surrénaliennes ou par l'administration prolongée de ces hormones. Selon le type d'hormone sécrétée en excès, on distingue : l'hypercorticisme métabolique ou glucocorticoïde ; androgénique ; minéralocorticoïde.

HYPERCORTISOLISME *s. m. (angl. hypercortisolism).* Hypercorticisme métabolique par excès de sécrétion de cortisol.

HYPERCRÉATINÉMIE *s. f. (angl. hypercreatinemia).* Augmentation de la créatinine sanguine témoignant d'une anomalie du métabolisme de la fibre musculaire.

HYPERÉMIE *s. f. (angl. congestion).* Accumulation de sang dans une partie du corps ou un organe. Congestion, fluxion, pléthore. SYN. *HYPERHÉMIE.* ◇ **ACTIVE** *(angl. active —).* Afflux important de sang dans les artères. SYN. *CONGESTION ACTIVE.* ◇ **PASSIVE** *(angl. passive —).* Accumulation de sang dans les veines. SYN. *CONGESTION PASSIVE, HYPERÉMIE VEINEUSE.*

HYPERÉOSINOPHILIE *s. f. (angl. hypereosinophilia).* Augmentation du taux des éosinophiles sanguins supérieurs à 1 500/mm^3.

HYPERÉOSINOPHILIQUE ◇ (SYNDROME) *adj. (angl. — syndrome).* Affection primitive avec hyperéosinophilie parfois considérable, pouvant se compliquer d'atteinte cardiaque (fibrose endomyocardique), neurologique, digestive...

HYPERESTHÉSIE *s. f. (angl. hyperesthesia).* Augmentation ou exagération des divers modes de sensibilité. Elle s'observe dans certains syndromes neurologiques (atteinte du thalamus, polynévrite) et dans l'hystérie.

HYPERESTROGÉNIE *s. f. (angl. hyperestrogenism).* Excès d'œstrogènes par hypersécrétion ou surcharge médicamenteuse. On écrit aussi hyperœstrogénie.

HYPERGAMMAGLOBULINÉMIE *s. f. (angl. hypergammaglobulinemia).* Excès de gammaglobulines dans le sang. Elle est dite polyclonale si de nombreux clones plasmocytaires la produisent, et monoclonale si un seul en est responsable. ☞ *GAMMAPATHIE.*

HYPERGENÈSE *s. f. (angl. hypergenesis).* Augmentation de la multiplication cellulaire.

HYPERGLOBULIE *s. f. (angl. polyglobulia).* ☞ *POLYGLOBULIE.*

HYPERGLOBULINÉMIE *s. f. (angl. hyperglobulinemia).* Augmentation des globulines sériques. Elle est polyclonale si toutes les globulines sont concernées ou monoclonale si une seule lignée cellulaire la produit.

HYPERGLYCÉMIANT *adj. (angl. hyperglycemic).* Qui augmente la glycémie.

HYPERGLYCÉMIE *s. f. (angl. hyperglycemia).* Augmentation anormale de la quantité de glucose dans le sang : taux supérieur à 1,26 g/L. Perturbation typique du diabète sucré. ◇ **PROVOQUÉE** *(angl. glucose tolerance test).* Étude des variations de la glycémie après ingestion ou injection intraveineuse de glucose. En cas de diabète, l'élévation de la glycémie est plus importante et dure plus logntemps. Utilisée pour dépister le diabète gestationnel.

HYPERGLYCÉMIQUE (SYNDROME) *adj. (angl. hyperglycemic syndrome).* Symptômes en rapport avec l'élévation de la glycémie : polyurie, polydypsie, polyphagie, asthénie, amaigrissement, glycosurie. SYN. *SYNDROME CARDINAL.*

HYPERGLYCORACHIE *s. f.* Augmentation de la teneur en glucose du liquide céphalorachidien.

HYPERHÉMIE *s. f. (angl. hyperemia).* ☞ *HYPERÉMIE.*

HYPERHIDROSE *s. f. (angl. hyperhidrosis).* Transpiration excessive généralisée ou localisée.

HYPERHYDRATATION CELLULAIRE (SYNDROME D') *(angl. cellular hyperhydration syndrome).* État pathologique en rapport avec une hypotonie plasmatique par diminution de la natriurie et surcharge en eau. Cliniquement, il s'agit du syndrome d'intoxication par l'eau.

HYPERHYDRATATION EXTRACELLULAIRE (SYNDROME D') *(angl. extracellular hyperhydratation syndrome).* État pathologique en rapport avec une augmentation du volume des liquides extracellulaires par rétention sodée. Cliniquement : syndrome œdémateux. Si la rétention hydrique est proportionnellement moindre que la rétention sodée, il s'agit d'un syndrome d'hyperhydratation extracellulaire avec déshydratation cellulaire.

HYPERHYDRATATION GLOBALE (SYNDROME D') *(angl. total hyperhydratation syndrome).* État pathologique en rapport avec une surcharge en sodium et en eau, mais cette dernière est proportionnellement plus importante. Cliniquement : œdèmes, hydrophobie, vomissements, hypertension artérielle et éventuel coma.

HYPERIDROSE *s. f. (angl. hyperhydrosis).* ☞ *HYPERHIDROSE.*

HYPERINSULINISME *s. m. (angl. hyperinsulinism).* Sécrétion excessive d'insuline et ensemble des symptômes qui en résultent. ◇ **THÉRAPEUTIQUE** *(angl. therapeutic —).* Hyperinsulinisme résultant de l'administration d'insuline.

HYPERKALIÉMIE *s. f. (angl. hyperkaliemia).* Excès de potassium dans le sang. Au-delà d'un certain taux, apparition d'anomalies à l'électrocardiogramme (ondes T amples, pointues et symétriques) pouvant préluder à un arrêt cardiaque par troubles du rythme.

HYPERKÉRATOSE *s. f. (angl. hyperkeratosis).* Hyperplasie de la couche cornée de l'épiderme. ◇ **ICHTYOSIFORME GÉNÉRALISÉE** *(angl. congenital ichthyosiform erythroderma).* Forme bénigne d'hyperkératose diffuse congénitale caractérisée par une rougeur diffuse des téguments qui sont recouverts de grosses squames. Affection héréditaire à transmission autosomique dominante ou récessive. ◇ **LINGUALE** *(angl. black tongue).* Épaississement de la muqueuse buccopharyngée ou laryngée, qui peut être hyperpigmentée.

HYPERKINÉSIE *s. f.* ☞ *HYPERCINÉSIE.*

HYPERLEUCOCYTOSE *s. f. (angl. hyperleukocytosis).* Excès de leucocytes dans le sang ou circulants.

HYPERLORDOSE LOMBAIRE *(angl. hyperlordosis).* Courbure lombaire accentuée, de concavité antérieure.

HYPERMÉTRIE *s. f. (angl. hypermetria).* Trouble de la coordination des mouvements, qui sont exagérés et dépassent toujours leur but. C'est un signe du syndrome cérébelleux.

HYPERMÉTROPE *adj. (angl. hypermetrope).* Qui est atteint d'hypermétropie. S'emploie également comme substantif.

HYPERMÉTROPIE *s. f. (angl. hypermetropia).* Anomalie de réfraction dans laquelle le foyer de rayons lumineux parallèles se trouve en arrière de la rétine ; elle se caractérise par la difficulté à bien voir les objets de près. ◇ **AXILE** *(angl. axial —).* Hypermétropie due à une brièveté anormale de l'axe antéropostérieur de l'œil. ◇ **LATENTE** *(angl. latent —).* Hypermétropie compensée par des efforts d'accommodation. ◇ **MANIFESTE** *(angl. manifest —).* Hypermétropie ne pouvant plus être compensée par l'accommodation, et nécessitant le port de verres correcteurs convexes.

HYPERMNÉSIE *s. f. (angl. hypermnesia).* Exagération des capacités mnésiques totales ou partielles, permanente ou brève, avec des souvenirs très riches en détails.

HYPERNATRÉMIE *s. f. (angl. hypernatremia).* Augmentation de la concentration de sodium dans le sang. Traduit en général une déshydratation intracellulaire.

HYPERŒSTROGÉNIE *s. f. (angl. hyperoestrogenia).* ☞ *HYPERESTROGÉNIE.*

HYPEROSMOLALITÉ *s. f. (angl. hyperosmolality).* Augmentation de l'osmolalité.

HYPEROSMOLARITÉ *s. f. (angl. hyperosmolarity).* Augmentation de l'osmolarité.

HYPEROSTÉOLYSE *s. f. (angl. hyperosteolysis).* Ostéolyse exagérée ; se voit essentiellement dans l'hyperparathyroïdie et les ostéolyses néoplasiques.

HYPEROSTOSE *s. f. (angl. hyperostosis).* Néoformation ou hypertrophie diffuse ou localisée d'un os entraînant une modification de sa forme habituelle. ◇ **CORTICALE DÉFORMANTE JUVENILE** *(angl. — corticalis deformans juvenilis).* Affection à transmission autosomale récessive avec déformation et fractures osseuses et taux élevé de phosphatase alcaline sérique. ◇ **CORTICALE GÉNÉRALISÉE** *(angl. — corticalis generalisata).* Affection à transmission autosomique récessive avec condensation de l'ensemble des os et augmentation de la phosphatase alcaline sérique. SYN. *HYPEROSTOSE ENDOSTALE.* ◇ **FRONTALE INTERNE** *(angl. — frontalis interna).* Épaississement diffus ou en plaques de la table interne de l'os frontal, parfois visible par radiographie ; asymptomatique. SYN. *MALADIE DE MORGAGNI-MOREL.*

HYPERPARATHYROÏDIE *s. m. (angl. hyperparathyroidism).* Hyperfonctionnement de la glande parathyroïde. ◇ **PRIMAIRE** *(angl. primary —).* Généralement due à un adénome parathyroïdien, elle entraîne une ostéoporose diffuse avec parfois kystes osseux multiples et fractures spontanées et une lithiase rénale. Biologiquement : hypercalcémie avec hypercalciurie, hypophosphorémie, augmentation du taux plasmatique de la parathormone. ◇ **SECONDAIRE** *(angl. secondary —)*. Réactionnelle à une carence calcique.

HYPERPHAGIE *s. f. (angl. hyperphagia)*. Ingestion d'une quantité excessive d'aliments.

HYPERPHOSPHATÉMIE *s. f. (angl. hyperphosphataemia)*. Augmentation de la quantité de phosphates dans le sang.

HYPERPHOSPHATURIE *s. f. (angl. hyperphosphaturia)*. Élimination d'une quantité excessive de phosphates par l'urine.

HYPERPIGMENTATION *s. f. (angl. hyperpigmentation)*. Pigmentation excessive.

HYPERPILOSITÉ *s. f. (angl. hyperpilosity)*. Développement excessif de la pilosité corporelle mais sans sécrétion excessive d'androgènes.

HYPERPLAQUETTOSE *s. f. (angl. thrombocytosis)*. Augmentation du nombre des plaquettes. SYN. *THROMBOCYTOSE*.

HYPERPLASIE *s. f. (angl. hyperplasia)*. Prolifération de cellules normales dans une structure organique ou un tissu. Elle peut être secondaire à une irritation ou entrer dans le cadre d'un processus compensatoire. ◇ **SURRÉNALE CONGÉNITALE** *(angl. congenital adrenal —)*. Affection héréditaire à transmission autosomique récessive, par absence d'une des enzymes indispensables à la synthèse du cortisol ; cet hypocortisolisme entraîne une hyperproduction d'ACTH avec pour conséquences une hyperplasie surrénalienne et une hyperandrogénie.

HYPERPNÉE *s. f. (angl. hyperpnea)*. Accroissement exagéré de l'amplitude et du rythme des mouvements respiratoires.

HYPERPROLACTINÉMIE *s. f. (angl. hyperprolactinemia)*. Augmentation du taux de prolactine plasmatique ; elle est physiologique pendant la grossesse et au cours de l'allaitement. ◇ **PRIMAIRE** *(angl. primary —)*. Due à un adénome hypophysaire avec aménorrhée-galactorrhée chez la femme, gynécomastie et impuissance chez l'homme. En cas d'adénome de volume important : destruction de la selle turcique et compression du chiasma optique. ◇ **SECONDAIRE** *(angl. secondary —)*. Se voit au cours de diverses affections : hypothyroïdie, insuffisance rénale et surtout lors de la prise de neuroleptiques.

HYPERPROTÉINORACHIE *s. f.* Augmentation du taux des protides dans le liquide céphalorachidien.

HYPERPROTIDÉMIE *s. f. (angl. hyperprotidemia)*. Augmentation du taux des protides plasmatiques.

HYPERPYREXIE *s. f. (angl. hyperpyrexia)*. ☞ *HYPERTHERMIE*.

HYPERRÉFLECTIVITÉ *s. f. (angl. hyperreflexia)*. Exagération des réflexes.

HYPERSÉCRÉTION *s. f. (angl. hypersecretion)*. Sécrétion abondante ou excessive, hypercrinie.

HYPERSENSIBILISATION *s. f. (angl. hypersensibilization)*. Production d'une hypersensibilité ou état d'hypersensibilité ; allergie ou anaphylaxie.

HYPERSENSIBILITÉ *s. f. (angl. hypersensitivity)*. Sensibilité exagérée à un facteur extérieur ou à une substance étrangère ; état anaphylactique ou allergique. Il existe 4 variétés d'hypersensibilité : Type 1, anaphylactique ou immédiate due à des anticorps circulants ; Type 2, cytotoxique avec destructions des cellules contenant l'antigène ; Type 3, semi-tardive comportant les maladies à complexes immuns ; Type 4, à médiation cellulaire ou retardée due à la réaction entre l'antigène et les lymphocytes. ◇ **DIFFÉRÉE OU RETARDÉE** *(angl. delayed —)*. Elle survient entre 24 et 36 heures après le contact antigène-anticorps. Elle est due aux lymphokines sécrétées par les lymphocytes T chez des sujets non sensibilisés. Les exemples en sont nombreux : réactions cutanées à la tuberculine, aux piqûres d'insectes, à des produits chimiques ; réaction de rejet, etc. ◇ **IMMÉDIATE** *(angl. immediate —)*. Elle survient très rapidement, parfois en quelques secondes à l'occasion d'un nouveau contact entre l'antigène et l'anticorps dont la formation avait été suscitée par un premier contact. Les médiateurs de cette hypersensibilité sont entre autres l'histamine et la sérotonine. Cliniquement : accidents anaphylactiques, asthme, urticaire.

HYPERSIALIE *s. f. (angl. ptyalism).* Augmentation anormale de la sécrétion salivaire, ptyalisme.

HYPERSIDÉRÉMIE *s. f. (angl. hyperhemosideronemia).* Augmentation de la sidérémie (taux de fer sérique).

HYPERSOMNIE *s. f. (angl. hypersomnia).* Besoin exagéré de sommeil. ◇ **IDIOPATHIQUE** *(angl. idiopathic —).* Maladie neurologique caractérisée par une somnolence excessive durant la journée, malgré une durée de sommeil parfois très longue avec une grande difficulté à se réveiller le matin.

HYPERSPLÉNISME *s. m. (angl. hypersplenism).* Exagération des fonctions physiologiques de la rate, qui se caractérise par une pancytopénie, une splénomégalie, une cellularité normale au niveau de la moelle osseuse ; elle est améliorée ou guérie par la splénectomie.

HYPERSYMPATHICOTONIE *s. f. (angl. hypersympathicotonus).* Sympathicotonie exagérée.

HYPERTÉLORISME *s. m. (angl. hypertelorism).* Écartement exagéré entre deux parties d'organes ou entre deux organes. ◇ **OCULAIRE** *(angl. ocular —).* Écartement exagéré des yeux secondaire à une déformation du crâne, observée en particulier dans les dysostoses craniofaciales.

HYPERTENSINOGÈNE *s. m. (angl. angiotensinogen).* Globuline du plasma sanguin qui, sous l'action de la rénine, donne naissance à l'hypertensine. SYN. *ANGIOTENSINOGÈNE.*

HYPERTENSION *s. f.* **1.** Augmentation du tonus ou de la tension en général. **2.** En particulier, hypertension artérielle. ◇ **ARTÉRIELLE** *(angl. high blood pressure ; hypertension).* Élévation de la pression artérielle au-dessus de 160/100 mm de mercure. Elle peut être essentielle, secondaire à une affection rénale ou malformative, ou en rapport avec une intoxication aux sympathomimétiques. Abréviation : HTA. ◇ **ARTÉRIELLE LABILE** *(angl. labile —).* État dans lequel l'augmentation de la pression est modérée et épisodique. ◇ **ARTÉRIELLE MALIGNE** *(angl. malignant —).* Forme évolutive de l'hypertension artérielle pouvant correspondre au stade terminal de l'hypertension artérielle commune ou constituer une forme d'emblée maligne observée alors le plus souvent chez les sujets jeunes. Elle évolue progressivement vers l'insuffisance cardiorénale et l'encéphalopathie hypertensive. ◇ **BÉNIGNE** *(angl. benign —).* Hypertension essentielle qui n'entraîne aucun trouble pendant de nombreuses années. ◇ **ESSENTIELLE** *(angl. essential —).* Hypertension artérielle à l'origine de laquelle on ne trouve aucune cause. ◇ **INTRACRÂNIENNE** *(angl. intracranial —).* Hypertension du liquide céphalorachidien supérieure de façon durable à 15 mmHg provoquée par une tumeur cérébrale, un œdème ou un obstacle à l'écoulement de ce liquide. Elle entraîne céphalées, vomissements et paralysies oculaires. Au fond d'œil, stase papillaire. L'évolution se fait vers le coma avec risques d'engagement mortel. ◇ **RÉNALE** *(angl. renal —).* Hypertension secondaire à une affection rénale. ◇ **VEINEUSE** *(angl. systemic venous —).* Hypertension dans les territoires veineux, habituellement due à une difficulté concernant le retour sanguin vers le cœur. ◇ **PORTALE** *(angl. portal —).* Hypertension dans la veine porte, observée habituellement dans les hépatopathies, cirrhose du foie notamment avec ascite, splénomégalie, circulation collatérale et hémorragies digestives. ◇ **PULMONAIRE** *(angl. pulmonary —).* Augmentation de la pression sanguine dans les artères pulmonaires au-delà de 35 mm de mercure. Elle peut être primitive ou secondaire (cardiopathies congénitales, bronchopneumopathies chroniques, connectivites, médicaments...) et évolue vers l'insuffisance ventriculaire droite. SYN. *HYPERTENSION ARTÉRIELLE PULMONAIRE.*

HYPERTHERMIE *s. f. (angl. hyperthermia).* Élévation de la température du corps au-dessus de la normale. ◇ **MALIGNE** *(angl. malignant —).* Hyperthermie apparaissant brutalement à la suite d'un effort musculaire intense en atmosphère chaude et humide (soldats à l'entraînement) ou au cours d'une anesthésie générale. Peut s'avérer mortelle.

HYPERTHYRÉOSE *s. f.* ☞ *HYPERTHYROÏDIE.*

HYPERTHYROCALCITONINÉMIE *s. f. (angl. thyrocalcitonin excess syndrome).* Excès de thyrocalcitonine plasmatique observé dans le cancer médullaire de la thyroïde et parfois dans les tumeurs carcinoïdes et certains phéochromocytomes.

HYPERTHYROÏDIE *s. f. (angl. hyperthyroidism).* Ensemble de symptômes dus à l'accroissement anormal des sécrétions de la glande thyroïde. SYN. *HYPERTHYROÏDISME.*

HYPERTHYROXINÉMIE *s. f. (angl. hyperthyroxinemia).* Excès de thyroxine dans le sang.

HYPERTONIE *s. f.* **1.** *(angl. hypertonicity).* Augmentation de la pression osmotique d'une solution. **2.** *(angl. hypertonia).* Augmentation anormale du tonus musculaire ou du tonus d'un organe. Parmi les diverses formes d'hypertonie musculaire, deux sont particulièrement importantes : la spasticité due aux lésions pyramidales et la rigidité liée à des lésions du système extrapyramidal. ◇ **MUSCULAIRE** *(angl. muscular hypertonia).* Augmentation anormale du tonus musculaire ressentie lors de la mobilisation passive d'un segment de membre. Elle s'observe dans la maladie de Parkinson et dans le syndrome pyramidal. ◇ **OSMOTIQUE PLASMATIQUE (SYNDROME D')** *(angl. excessive osmotic pressure syndrome).* Déshydratation cellulaire grave par hypertonie plasmatique généralement consécutive à une importante déperdition hydrique pouvant aboutir au coma hyperosmolaire.

HYPERTRICHOSE *s. f. (angl. hypertrichosis).* Développement exagéré des poils ou des cheveux ; hirsutisme. SYN. *POLYTRICHIE.* ◇ **FŒTALE** *(angl. —lanuginosa).* Persistance des poils fœtaux, ce phénomène coexistant généralement avec d'autres altérations (spina bifida). ◇ **GÉNÉRALISÉE** *(angl. generalized —).* Présence de poils sur tout le corps.

HYPERTRIGLYCÉRIDÉMIE *s. f. (angl. hypertriglyceridemia).* Augmentation du taux des triglycérides plasmatiques.

HYPERTROPHIE *s. f. (angl. hypertrophy).* Développement exagéré des éléments anatomiques d'une partie d'un organe ou d'un organe entier sans altération de sa structure ; l'organe est alors augmenté en volume et en poids. ◇ **COMPENSATRICE** *(angl. adaptative —).* Augmentation totale ou partielle de la taille d'un organe ou d'une structure anatomique destinée à suppléer un déficit physique. ◇ **COMPLÉMENTAIRE** *(angl. compensatory —).* Augmentation de la taille d'une partie d'un organe à la suite d'une destruction partielle de ses tissus. ◇ **CONCENTRIQUE** *(angl. concentric —).* Épaississement des parois d'un organe creux, notamment du cœur, avec diminution de la cavité de l'organe. ◇ **EXCENTRIQUE** *(angl. eccentric —).* Hypertrophie des parois d'un organe creux avec dilatation de sa cavité. ◇ **MUSCULAIRE** *(angl. muscular —).* Augmentation anormale du volume musculaire. ◇ **VENTRICULAIRE** *(angl. ventricular —).* Augmentation de la masse ventriculaire qui peut affecter un ou les deux ventricules, en général réactionnelle à une gêne à l'éjection ventriculaire. À l'électrocardiogramme, déviation de l'axe électrique avec augmentation d'amplitude du complexe QRS et retard de la déflexion intrinsécoïde.

HYPERURICÉMIE *s. f. (angl. hyperuricemia).* Excès d'acide urique dans le sang. ◇ **CONGÉNITALE** ☞ *LESCH-NYHAN (SYNDROME DE).*

HYPERURICURIE *s. f. (angl. hyperuricaciduria).* Élimination exagérée d'acide urique par l'urine. SYN. *HYPERURICOSURIE.*

HYPERVENTILATION *s. f. (angl. hyperventilation).* Respiration exagérément profonde et prolongée ; elle peut provoquer une crise de tétanie ou d'épilepsie chez les personnes prédisposées par l'alcalose ventilatoire qu'elle entraîne.

HYPERVITAMINOSE *s. f. (angl. hypervitaminosis).* État produit par l'administration excessive de vitamines, principalement à craindre pour les vitamines liposolubles.

HYPERVOLÉMIE *s. f. (angl. hypervolemia).* Augmentation du volume sanguin total.

HYPHÉMA *s. m. pl. (angl. hyphema).* Épanchement sanguin plus ou moins abondant dans la chambre antérieure de l'œil. SYN. *HYPOHÉMA.*

HYPNOSE *s. f. (angl. hypnosis).* État semblable au sommeil, induit artificiellement par la suggestion grâce à des procédés visuels et auditifs, conduisant à une altération de l'attention du réel, une suggestibilité accrue, une levée d'inhibition et une facilitation de l'évocation de souvenirs. Elle s'utilise dans le traitement de certaines maladies psychiques ou pour obtenir une anesthésie légère en petite chirurgie, odontologie, etc.

HYPNOTIQUE **1.** *s. m.* ☞ *SOMNIFÈRE.* **2.** *adj.* Qui provoque le sommeil. **3.** *adj.* Qui se rapporte à l'hypnose.

HYPNOTISME *s. m. (angl. hypnotism).* Ensemble des techniques capables de provoquer l'hypnose.

HYPO- *(angl. hypo-).* Préfixe d'origine grecque signifiant au-dessous de et indiquant une insuffisance, une diminution ou une position inférieure.

HYPO-ALLERGÉNIQUE *adj. (angl. hypoallergenic).* Dont le risque allergique est diminué.

HYPO-INSULINISME *s. m. (angl. hypoinsulinemia).* Sécrétion insuffisante d'insuline par le pancréas.

HYPO-ŒSTROGÉNIE *s. f. (angl. hypoestrogenemia).* ☞ *HYPOESTROGÉNIE.*

HYPO-ORCHIDIE *s. f. (angl. hypoorchidia).* Diminution de la sécrétion testiculaire des androgènes.

HYPO-OSMOLARITÉ *s. f. (angl. hypoosmolarity).* Diminution de la pression osmotique du plasma.

HYPOACIDITÉ *s. f. (angl. hypoacidity).* Acidité déficiente ; défaut de l'acidité normale.

HYPOACOUSIE *s. f. (angl. hypoacusis).* Diminution de l'acuité auditive.

HYPOALBUMINÉMIE *s. f. (angl. hypoalbuminemia).* Diminution du taux d'albumine dans le sang.

HYPOALGÉSIE *s. f. (angl. hypoalgesia).* Diminution de la sensibilité à la douleur.

HYPOANDROGÉNIE *s. f. (angl. hypoandrogenism).* Diminution de la sécrétion des androgènes chez l'homme.

HYPOCALCÉMIANT *adj. (angl. hypocalcemic).* Qui abaisse le taux de calcium circulant.

HYPOCALCÉMIE *s. f. (angl. hypocalcemia).* Diminution du taux de calcium dans le sang.

HYPOCALCISTIE *s. f.* Diminution du taux de calcium dans l'organisme.

HYPOCALCIURIE *s. f. (angl. hypocalciuria).* Diminution du contenu urinaire en calcium.

HYPOCAPNIE *s. f. (angl. hypocapnia).* Taux anormalement bas d'anhydride carbonique dans le sang ; elle est due à une hyperventilation pulmonaire et peut se compliquer d'alcalose gazeuse.

HYPOCHLORÉMIE *s. f. (angl. hypochloremia).* Diminution anormale du taux des chlorures dans le sang, en général par fuite digestive.

HYPOCHLORURIE *s. f. (angl. hypochloruria).* Diminution de la quantité de chlorures dans l'urine.

HYPOCHOLESTÉROLÉMIANT *adj. (angl. hypocholesterolemic).* Se dit d'un médicament qui abaisse le taux de cholestérol sanguin. S'utilise également comme substantif.

HYPOCHOLESTÉROLÉMIE *s. f. (angl. hypocholesterolemia).* Diminution du taux de cholestérol dans le sang en dessous de 1,5 g/L chez l'adulte.

HYPOCHROMIE *s. f.* **1.** Diminution de la coloration normale d'un tissu ou d'un organe. **2.** Diminution de la teneur ou de la concentration globulaire moyenne en hémoglobine des érythrocytes.

HYPOCOAGULABILITÉ *s. f. (angl. hypocoagulability).* Diminution de la vitesse de coagulation normale du sang.

HYPOCONDRE *s. m. (NA. hypochondrium). (angl. hypochondrium).* Région supérieure et latérale de l'abdomen de chaque côté de l'épigastre.

HYPOCONDRIE *s. f. (angl. hypochondriasis).* Préoccupation exagérée et obsédante manifestée par un individu au sujet de l'état de sa santé, avec exagération de souffrances réelles ou imaginaires.

HYPOCORTICISME *s. m. (angl. hypocorticism).* ☞ *INSUFFISANCE SURRÉNALE.*

HYPODERME *s. m. (NA. tela subcutanea). (angl. hypodermis).* Couche de tissu située au-dessous du derme profond et consistant en un tissu graisseux cloisonné. SYN. *TISSU CELLULAIRE SOUS-CUTANÉ.*

HYPODERMIQUE *adj. (angl. hypodermic).* Situé en dessous du derme.

HYPODERMITE *s. f. (angl. panniculitis).* Inflammation de l'hypoderme.

HYPODIPSIE *s. f. (angl. hypodipsia).* Ingestion insuffisante de liquides.

HYPOESTHÉSIE *s. f. (angl. hypoesthesia).* Diminution des divers modes de la sensibilité.

HYPOESTROGÉNIE *s. f. (angl. hypooestrogenism).* Insuffisance de la sécrétion interne d'hormones œstrogènes, se traduisant par une aménorrhée ou par l'irrégularité des règles.

HYPOGAMMAGLOBULINÉMIE *s. f. (angl. hypogammaglobulinemia).* Déficit ou diminution des gammaglobulines plasmatiques. ☞ *AGAMMAGLOBULINÉMIE.*

HYPOGASTRE *s. m. (NA. hypogastrium). (angl. hypogastrium).* Région médiane antérieure et inférieure de l'abdomen entre les deux fosses iliaques ; région infra-ombilicale.

HYPOGÉNITALISME *s. m. (angl. hypogenitalism).* Syndrome dû à l'insuffisance de sécrétion interne des glandes génitales ; hypogonadisme.

HYPOGLOSSE (NERF) *(angl. hypoglossal nerve).* XIIe paire des nerfs crâniens, innervant les muscles de la langue. *ATLAS ANATOMIQUE DES NERFS EN ANNEXE.*

HYPOGLYCÉMIANT *adj. (angl. hypoglycemic).* Se dit de tout ce qui peut abaisser le taux de glucose dans le sang.

HYPOGLYCÉMIE *s. f. (angl. hypoglycemia).* Diminution de la quantité de glucose dans le sang, au-dessous de sa valeur normale et plus précisément en deçà de 0,50 g/L. Cliniquement, l'hypoglycémie se caractérise par : sensation de faim, tremblements, pâleur, sudation profuse, céphalées, diplopie, troubles psychiques et convulsions, qui peuvent entraîner un coma et la mort si le traitement n'est pas rapide.

HYPOGLYCORACHIE *s. f.* Diminution de la quantité de glucose dans le liquide céphalorachidien.

HYPOGONADISME *s. m. (angl. hypogonadism).* ☞ *HYPOGÉNITALISME.*

HYPOKALICISTIE *s. f.* Diminution du potassium intracellulaire.

HYPOKALIÉMIE *s. f. (angl. hypokaliemia).* Taux de potassium sanguin anormalement bas.

HYPOKINÉSIE *s. f. (angl. hypokinesia).* Diminution de l'amplitude des mouvements ou de l'activité fonctionnelle d'un organe.

HYPOLEUCOCYTOSE *s. f. (angl. hypoleukocytosis).* Diminution du nombre des leucocytes dans le sang. *LEUCOPÉNIE.*

HYPOLIPÉMIE *s. f.* **1.** ☞ *HYPOLIPIDÉMIE.* **2.** Diminution du taux des triglycérides plasmatiques.

HYPOLIPIDÉMIANT *s. m. (angl. hypolipidemic).* Médicament qui abaisse le taux des lipides plasmatiques. SYN. *HYPOLIPÉMIANT.*

HYPOLIPIDÉMIE *s. f. (angl. hypolipidemia).* Diminution du taux des lipides contenus dans le sang.

HYPOLIPOPROTÉINÉMIE *s. f. (angl. hypolipoproteinemia).* ☞ *HYPOLIPIDÉMIE.*

HYPOMAGNÉSÉMIE *s. f. (angl. hypomagnesemia).* Diminution du taux du magnésium plasmatique.

HYPOMANIE *s. f. (angl. hypomania).* Forme atténuée de la manie n'entraînant pas une altération du fonctionnement social ni professionnel.

HYPOMÉNORRHÉE *s. f. (angl. hypomenorrhea).* Écoulement menstruel peu abondant.

HYPONATRÉMIE *s. f. (angl. hyponatremia).* Diminution du taux de sodium dans le sang, témoin d'une inflation hydrique.

HYPONATRIURIE *s. f. (angl. hyponatruria).* Diminution de l'excrétion urinaire du sodium. SYN. *HYPONATRURIE.*

HYPOPARATHYROÏDIE *s. f.* ☞ *HYPOPARATHYROÏDISME.*

HYPOPARATHYROÏDISME *s. m. (angl. hypoparathyroidism).* Insuffisance de la sécrétion des glandes parathyroïdes entraînant hypocalcémie, hypocalciurie et tétanie ; syndrome parathyréoprive. ⇨ **PRIMAIRE**

(angl. primary —). Hypoparathyroïdie idiopathique de nature auto-immune.

HYPOPHARYNX *s. m. (angl. hypopharynx).* **1.** Partie inférieure du pharynx. **2.** Partie des voies aérodigestives supérieures située sous l'oropharynx, au-dessus de l'oesophage, en arrière du larynx et en avant du plan prévertébral. Il ne s'ouvre que lors de la déglutition.

HYPOPHOSPHATÉMIE *s. f. (angl. hypophosphatemia).* Concentration anormalement basse des phosphates contenus dans le sang.

HYPOPHOSPHATURIE *s. f. (angl. hypophaturia).* Diminution de la quantité de phosphates dans l'urine.

HYPOPHYSAIRE *adj. (angl. hypophyseal).* Qui se rapporte à l'hypophyse.

HYPOPHYSE *s. f. (NA. hypophysis). (angl. hypophysis ; pituitary gland).* Organe glandulaire situé dans la selle turcique et suspendu au cerveau par un pédicule ou tige pituitaire. Elle possède deux lobes : le lobe antérieur ou antéhypophyse, adénohypophyse, de texture glandulaire ; le lobe postérieur ou neurohypophyse, de texture nerveuse ; entre les deux, le lobe intermédiaire, de texture épithéliale. C'est une glande endocrine qui produit de nombreuses hormones ; celles de l'antéhypophyse régulent la croissance de tous les tissus organiques, dirigent le développement et la fonction de la thyroïde, du cortex surrénal, des gonades et induisent la lactation. Celles du lobe postérieur jouent sur la pression sanguine, la contractilité des muscles lisses et la fonction rénale. SYN. *GLANDE PITUITAIRE, CORPS PITUITAIRE.* ◇ **CÉRÉBRALE** *(angl. hypophysis cerebri).* Hypophyse proprement dite. ◇ **PHARYNGÉE** *(angl. pharyngeal hypophysis).* Hypophyse accessoire constante située sur la muqueuse de la voûte pharyngée. ◇ **(TENTE DE L')** ☞ *DIAPHRAGME DE LA SELLE.*

HYPOPHYSECTOMIE *s. f. (angl. hypophysectomy).* Ablation chirurgicale de l'hypophyse.

HYPOPHYSITE *s. f. (angl. hypophysitis).* Inflammation de l'hypophyse.

HYPOPION *s. m. (angl. hypopyon).* Accumulation de pus dans la chambre antérieure de l'œil.

HYPOPITUITARISME *s. m. (angl. hypopituitarism).* Insuffisance des sécrétions hypophysaires. L'insuffisance antéhypophysaire, ou pan-hypopituitarisme, associe des signes d'insuffisance thyroïdienne, surrénalienne et gonadique, une hypotension, une hypoglycémie et une anémie. Ce syndrome résulte d'une lésion de l'antéhypophyse par nécrose (du post-partum) ou par une tumeur. SYN. *INSUFFISANCE ANTÉHYPOPHYSAIRE, PANHYPOPITUITARISME.*

HYPOPLAQUETTOSE *s. f.* ☞ *THROMBOCYTOPÉNIE, THROMBOPÉNIE.*

HYPOPLASIE *s. f. (angl. hypoplasia).* Diminution de volume d'un organe, par suite d'une insuffisance numérique des cellules qui le constituent. ◇ **DES CARTILAGES ET DES CHEVEUX** *(angl. cartilage-hairs —).* Chondrodysplasie transmise sur le mode autosomique récessif associant nanisme, raréfaction des cheveux, lymphopénie et parfois neutropénie à l'origine d'un déficit immunitaire, observée initialement chez les Amish d'Amérique du Nord. ◇ **DU CŒUR GAUCHE** *(angl. left heart —).* Malformation congénitale avec quasi-absence du ventricule gauche et imperforation mitrale ou aortique. ◇ **DERMIQUE EN AIRES** *(angl. focal dermal —).* ☞ *GOLTZ (SYNDROME DE).* ◇ **RÉNALE OLIGOMACRONÉPHRONIQUE** *(angl. oligomeganephronic renal —).* Affection congénitale multigénique, évoluant vers l'insuffisance rénale terminale associant de petits reins à un nombre réduit de néphrons et des glomérules hypertrophiques. SYN. *OLIGOMÉGANÉPHRONIE.* ◇ **RÉNALE (UNI OU BILATÉRALE)** *(angl. segmental renal —).* Néphropathie congénitale associant un ou deux petits reins et raréfaction glomérulaire.

HYPOPROTHROMBINÉMIE *s. f. (angl. hypoprothrombinemia).* Diminution du taux plasmatique de prothrombine, entraînant des hémorragies par diminution de la formation de thrombine lors de la coagulation sanguine.

HYPOPROTIDÉMIE s. f. *(angl. hypoproteinemia).* Diminution des protéines sanguines. SYN. *HYPOPROTÉINÉMIE.*

HYPORÉFLECTIVITÉ s. f. *(angl. hyporeflexia).* Diminution de la vivacité des réflexes.

HYPOSPADIAS s. m. *(angl. hypospadias).* Ouverture congénitale anormale de l'urètre à la face inférieure de la verge.

HYPOTÉLORISME s. m. *(angl. hypotelorism).* Malformation cranio-faciale avec rapprochement excessif des yeux.

HYPOTENSEUR 1. *adj. (angl. hypotensive).* Qui réduit la tension ou la pression, spécialement sanguine. 2. *s. m. (angl. hypotensor).* Médicament abaissant la pression artérielle.

HYPOTENSION s. f. *(angl. hypotension).* Tension inférieure à la normale. ◇ **ARTÉRIELLE** *(angl. arterial —).* Baisse de la pression artérielle systolique au-dessous de 100 mm de mercure. ◇ **ARTÉRIELLE PERMANENTE IDIOPATHIQUE** *(angl. permanent idiopathic —).* Syndrome qui associe : hypotension, tendance à la syncope, cyanose, fatigabilité et refroidissement des extrémités ; angiohypotonie constitutionnelle. ◇ **INTRACRÂNIENNE** *(angl. intracranial —).* Elle associe des troubles psychiques à des vomissements, des céphalées, des dérèglements vaso-moteurs et peut aboutir au coma et à la mort. ◇ **ORTHOSTATIQUE** *(angl. orthostatic —).* Diminution de la pression artérielle, associée ou non à des vertiges et une lipothymie, au passage en position debout après une période de décubitus. Elle peut s'observer dans les dysautonomies.

HYPOTHALAMUS s. m. *(NA. hypothalamus). (angl. hypothalamus).* Partie du diencéphale qui forme le plancher et une partie de la paroi latérale du troisième ventricule. Les noyaux hypothalamiques font partie des circuits cortico-diencéphaliques régulant l'activité du système neurovégétatif, la neurosécrétion, le fonctionnement hypophysaire et des fonctions générales comme la température, l'appétit, la soif et le développement des caractères sexuels secondaires.

HYPOTHÉNAR s. m. *(NA. hypothenar). (angl. hypothenar).* Éminence sur le bord interne ou ulnaire de la paume de la main.

HYPOTHERMIE s. f. *(angl. hypothermia).* Diminution ou abaissement de la température du corps au-dessous des limites homéostasiques, en général le seuil retenu est 35 degrés Celsius. Elle peut être accidentelle ou au contraire provoquée et contrôlée lors de certaines anesthésies. ◇ **PROVOQUÉE** *(angl. induced —).* Abaissement de la température centrale pour diminuer les besoins en oxygène au cours de certaines interventions chirurgicales.

HYPOTHYRÉOSE s. f. *(angl. hypothyreosis).* ☞ *HYPOTHYROÏDIE.*

HYPOTHYROÏDIE s. f. *(angl. hypothyroidism).* Syndrome dû à l'insuffisance de la glande thyroïde. SYN. *HYPOTHYROÏDISME, HYPOTHYRÉOSE.* ◇ **PRIMITIVE** *(angl. primary —).* Insuffisance primaire de sécrétion de la glande thyroïde, acquise (thyroïdite auto-immune, traitements iodés, lithium) ou congénitales. ◇ **SECONDAIRE** *(angl. secondary —).* Hypothyroïdie secondaire à une diminution de sécrétion d'hormone thyréotrope par l'hypophyse ; appelée également hypothyroïdie centrale.

HYPOTONIE s. f. 1. *(angl. hypotonia).* Diminution du tonus musculaire ressentie lors de la mobilisation passive d'un segment de membre, ou de la tonicité d'un organe. 2. *(angl. hypotonicity).* État d'une solution dont la pression osmotique est plus basse que celle du milieu environnant.

HYPOTROPIE s. f. *(angl. hypotropia).* Déviation d'un des yeux vers le bas. SYN. *HYPOPHORIE.*

HYPOVENTILATION s. f. *(angl. hypoventilation).* Diminution de volume d'air alvéolaire entraînant hypoxémie, hypercapnie et acidose respiratoire.

HYPOVITAMINOSE s. f. *(angl. hypovitaminosis).* Carence relative d'une ou de plusieurs vitamines et état qui en découle.

HYPOVOLÉMIE s. f. *(angl. hypovolemia).* Diminution du volume du sang circulant.

HYPOXIE s. f. *(angl. hypoxia).* Diminution de la teneur en oxygène du sang. SYN. *HYPOXÉMIE.*

HYSTÉRECTOMIE *s. f. (angl. hysterectomy).* Ablation de l'utérus par voie abdominale (hystérectomie abdominale ou par voie haute) ou par voie vaginale (hystérectomie réalisée par les voies naturelles ou par voie basse), pouvant comporter également l'ablation de ses annexes. ~ **FUNDIQUE** *(angl. fundic —).* Hystérectomie qui enlève le fond utérin et les trompes. ~ **SUBTOTALE OU SUPRAVAGINALE** *(angl. subtotal, supravaginal —).* Hystérectomie qui laisse en place une partie ou la totalité du col de l'utérus. ~ **TOTALE** *(angl. total —).* Ablation complète de l'utérus (corps et col).

HYSTÉROCÈLE *s. f. (angl. hysterocele).* Hernie utérine.

HYSTÉROGRAPHIE *s. f. (angl. hysterography).* Radiographie de l'utérus, après injection d'un produit de contraste dans la cavité utérine.

HYSTÉROMÉTRIE *s. f. (angl. hysterometry).* Mesure de la longueur de la cavité utérine au moyen d'un instrument appelé hystéromètre.

HYSTÉROPEXIE *s. f. (angl. hysteropexy).* Fixation chirurgicale d'un utérus dévié. ~ **ABDOMINALE** *(angl. abdominal —).* Fixation de l'utérus à la paroi abdominale. SYN. *VENTROFIXATION DE L'UTÉRUS.* ~ **VAGINALE** *(angl. vaginal —).* Fixation de l'utérus à la paroi postérieure du vagin. SYN. *COLPOHYSTÉROPEXIE, COLPOHYSTÉRORRAPHIE, VAGINOFIXATION DE L'UTÉRUS.*

HYSTÉROSALPINGOGRAPHIE *s. f. (angl. hysterosalpingography).* Radiographie de l'utérus et des trompes utérines après injection d'un produit de contraste par le canal cervical. SYN. *MÉTROSALPINGOGRAPHIE.*

HYSTÉROSCOPE *s. m. (angl. hysteroscope).* Endoscope permettant l'examen de la cavité utérine.

HYSTÉROSCOPIE *s. f. (angl. hysteroscopy).* Examen endoscopique de la cavité utérine.

HYSTÉROTOMIE *s. f.* Incision de la paroi utérine. SYN. *OPÉRATION CÉSARIENNE.* ~ **ABDOMINALE** *(angl. abdominal —).* Hystérotomie effectuée par voie abdominale. ~ **VAGINALE** *(angl. vaginal —).* Hystérotomie réalisée par les voies naturelles (par le vagin). SYN. *HYSTÉROTOMIE PAR VOIE BASSE.*

I

IA Abréviation pour insuffisance aortique.

IATROGÈNE *adj. (angl. iatrogenic).* Se dit d'un trouble ou d'une maladie qui est provoqué par le médecin, le plus souvent à la suite des traitements prescrits ou de gestes invasifs.

IATROGÉNIQUE *adj.* ☞ *IATROGÈNE.*

IBUPROFÈNE *s. m. (angl. ibuprofen).* Anti-inflammatoire non stéroïdien.

ICTÈRE *s. m. (angl. icterus ; jaundice).* Coloration jaune de la peau et des muqueuses, due à la présence de pigments biliaires dans le sang. Un ictère franc correspond à un taux plasmatique égal ou supérieur à 30 mg/l. ◇ **À BILIRUBINE CONJUGUÉE** *(angl. regurgitation jaundice).* Ictère dû à l'accumulation de bilirubine conjuguée dans le sang, l'urine contenant des pigments biliaires. Se voit au cours des ictères cholestatiques. ◇ **ACHOLURIQUE** *(angl. acholuric jaundice).* Ictère dans lequel existe une urobilinurie sans présence de pigments biliaires dans l'urine. Se voit au cours des ictères hémolytiques et cas de déficit de glycuroconjugaison (maladie de Gilbert). SYN. *ICTÈRE À BILIRUBINE LIBRE, NON CONJUGUÉE.* ◇ **AU LAIT MATERNEL** *s. m.* Ictère bénin survenant chez les nouveau-nés recevant un allaitement maternel abondant. ◇ **CATARRHAL** *(angl. catarrhal jaundice).* ☞ *HÉPATITE A (HA).* ◇ **CHOLESTATIQUE** *(angl. cholestatic jaundice).* ☞ *ICTÈRE À BILIRUBINE CONJUGUÉE.* ◇ **CHRONIQUE IDIOPATHIQUE** *(angl. chronic idiopathic jaundice).* Ictère dû à l'absence d'une enzyme intervenant dans le métabolisme de la bilirubine comme dans les maladies de Gilbert et de Dubin-Johnson. ◇ **D'INOCULATION** ☞ *HÉPATITE B (HB).* ◇ **DES NOUVEAU-NÉS** *(angl. jaundice of the newborn).* ☞ *ICTÈRE PHYSIOLOGIQUE.* ◇ **DISSOCIÉ** *(angl. dissociated jaundice).* Ictère avec présence dans les urines soit de sels, soit de pigments biliaires. ◇ **GRAVE** *(angl. malignant jaundice).* ☞ *HÉPATITE FULMINANTE.* ◇ **GRAVE FAMILIAL DU NOUVEAU-NÉ** *(angl. Pfannenstiel's syndrome).* Forme mortelle de la maladie hémolytique du nouveau-né. SYN. *PFANNELSTIEL (MALADIE DE).* ◇ **HÉMOLYTIQUE** *(angl. hemolytic jaundice).* Ictère provoqué par une destruction importante des érythrocytes avec formation de grandes quantités de bilirubine. Il est dû soit à une anomalie primitive du globule rouge, soit à la présence dans le plasma d'une hémolysine d'origine toxique, infectieuse ou immunologique. ◇ **LATENT** *(angl. latent jaundice).* Élévation du taux de la bilirubine dans le sang, sans ictère. ◇ **NUCLÉAIRE DU NOUVEAU-NÉ** *(angl. nuclear jaundice of the newborn).* Forme grave d'ictère néonatal caractérisée par l'imprégnation par la bilirubine des noyaux gris du cerveau et de la moelle, entraînant des complications neurologiques tardives. ◇ **OBSTRUCTIF** *(angl. obstructive jaundice).* Ictère lié à un obstacle mécanique ou inflammatoire de la voie biliaire principale. ◇ **PHYSIOLOGIQUE** *(angl. physiologic jaundice).* Ictère bénin du nouveau-né. ◇ **PLÉIOCHROMIQUE** Ictère s'accompagnant d'une coloration foncée des matières fécales.

ICTÉRIQUE *adj. (angl. icteric).* Qui se rapporte à l'ictère ou qui en est atteint.

ICTÉRO-ASCITIQUE (SYNDROME) *(angl. ictero-ascitic syndrome).* Poussée d'insuffisance cellulaire hépatique grave chez un cirrhotique avec apparition d'un ictère, puis d'un syndrome œdémato-ascitique avec altération sévère de l'état général.

ICTUS *s. m. (angl. ictus, stroke, seizure).* Terme latin qui signifie : qui frappe soudainement ; attaque subite. ◇ **AMNÉSIQUE** *(angl. transient global amnesia).* Amnésie d'apparition et de fin brutales, de durée brève (6 à 24 heures), caractérisée par un oubli des faits au fur et à mesure qu'ils se produisent. Elle s'observe chez des sujets de plus de 50 ans, généralement sans cause décelable. ◇ **LARYNGÉ** *(angl. cough syncope).* Perte de connaissance avec chute chez l'insuffisant respiratoire chronique après une quinte de toux. Provoqué par le blocage du retour veineux.

IDE Abréviation de infirmier(ère) diplômé(e) d'État.

IDIOMUSCULAIRE *adj. (angl. idiomuscular).* Propre au tissu musculaire exclusivement, sans intervention d'un stimulus nerveux ; terme qui s'applique à certaines contractions qui s'effectuent dans des muscles dénervés.

IDIOPATHIQUE *adj.* **1.** Qui existe par soi-même. **2.** D'origine inconnue.

IDIOPHAGÉDÉNISME *s. m. (angl. pyoderma gangrenosum).* Affection cutanée d'aspect pustuleux, puis ulcéreux évoluant vers la cicatrisation, observée au cours de la rectocolite hémorragique et de certaines hémopathies. SYN. *PYODERMA GANGRENOSUM.*

IDIOSYNCRASIE *s. f. (angl. idiosyncrasy).* Susceptibilité particulière, en général innée, que présente un individu envers certains facteurs physiques ou chimiques, et qui se manifeste par une réaction rappelant l'allergie ou l'anaphylaxie.

IDIOTIE ◇ **AMAUROTIQUE FAMILIALE** *s. f. (angl. amaurotic familial —).* Expression tombée en désuétude et qui correspondait à plusieurs maladies métaboliques. ☞ *CÉROÏDE-LIPOFUSCINOSE NEURONALE, GANGLIOSIDOSE.* ◇ **PHÉNYLPYRUVIQUE** *(angl. phenylpyruvic oligophrenia).* ☞ *PHÉNYLCÉTONURIE.* ◇ **XÉRODERMIQUE** *(angl. xerodermic —).* Syndrome associant idiotie, xeroderma pigmentosum et insuffisance gonadique. SYN *DE SANCTIS-CACCHIONE (SYNDROME DE).*

IDIOVENTRICULAIRE *adj. (angl. idioventricular).* Propre aux ventricules cardiaques.

IDR Abréviation de intradermoréaction.

IEC *(angl. CEI).* Abréviation d'inhibiteur de l'enzyme de conversion.

Ig Abréviation d'immunoglobuline. Est habituellement suivie d'une lettre indiquant la classe à laquelle appartient l'immunoglobuline.

ILÉITE *s. f. (angl. ileitis).* Inflammation de l'iléon. ◇ **RADIQUE** *(angl. radiation enteritis).* Iléite apparaissant à la suite ou pendant une irradiation importante de la région abdomino-pelvienne, due à la phase précoce à des brûlures des villosités et à la phase tardive à un processus de fibrose. ◇ **TERMINALE, RÉGIONALE** *(angl. terminal, regional —).* Inflammation de l'iléon terminal, associée à des ulcérations et des sténoses. ☞ *CROHN (MALADIE DE).*

ILÉOCÆCOSTOMIE *s. f. (angl. ileocecostomy).* Anastomose chirurgicale entre le cæcum et l'iléon. SYN. *ANASTOMOSE ILÉO-CÆCALE.*

ILÉON *s. m. (NA. ileum). (angl. ileum).* Troisième et dernière partie de l'intestin grêle, qui s'étend du jéjunum au cæcum.

ILÉOSTOMIE *s. f. (angl. ileostomy).* Abouchement de l'iléon à la paroi abdominale.

ILÉUS *s. m. (angl. ileus ; intestinal obstruction).* Occlusion intestinale accompagnée d'une douleur violente. ◇ **ANGIOMÉSENTÉRIQUE** Occlusion aiguë du duodénum déterminée par l'occlusion de l'artère mésentérique supérieure. SYN. *ILÉUS ARTÉRIOMÉSENTÉRIQUE.* ◇ **BILIAIRE** *(angl. gallstone ileus).* Occlusion du grêle par un calcul biliaire ayant perforé la paroi vésiculaire. ◇ **MÉCANIQUE** *(angl. mecanical ileus).* Iléus produit par une obstruction mécanique : tumeur, fécalome ou compression d'un segment intestinal. ◇ **MÉCONIAL** *(angl. meconium ileus).* Occlusion intestinale chez le nouveau-né liée à la présence de méconium épaissi dans l'iléon au cours de la mucoviscidose. ◇ **PARALYTIQUE ADYNAMIQUE** *(angl. paralytic adynamic ileus).* Occlusion intestinale due à un arrêt du péristaltisme intestinal. SYN. *ILÉUS ADYNAMIQUE.* ◇ **SPASMODIQUE** *(angl. spastic ileus).* Iléus provoqué par la contraction spasmodique des fibres musculaires de l'intestin. SYN. *ILÉUS DYNAMIQUE.* ◇ **VERMINEUX** *(angl. verminous ileus).* Iléus dû à un obstacle mécanique provoqué par l'agglomération de parasites dans l'intestin grêle.

ILIAQUE *adj. (angl. iliac).* Qui se rapporte à l'ilium ou aux flancs. ◇ **(OS)** *adj.* ☞ *COXAL (OS).*

ILIOPSOAS (MUSCLE) *(angl. iliopsoas muscle).* Muscles iliaque et grand psoas considérés comme formant un seul muscle.

ILIOTROCHANTÉRIEN *adj. (angl. iliotrochanteric).* Qui se rapporte à l'ilium et au trochanter.

ILIOXYPHOPAGE *s. m. (angl. ilioxiphopagus).* Monstre double eusomphalien dont les deux composants sont unis de l'appendice xiphoïde au pelvis.

ILIUM *s. m. (NA. ilium). (angl. ilium).* Os qui forme la hanche ; distinct pendant la vie fœtale, il forme chez l'adulte la portion large supérieure et postérieure de l'os coxal. SYN. *AILE ILIAQUE.*

ÎLOTS DE LANGERHANS *(angl. Langerhans' islet).* ☞ *LANGERHANS (ÎLOTS DE).*

IM **1.** Abréviation de intramusculaire. **2.** Abréviation de insuffisance mitrale.

IMAGERIE ◇ **MÉDICALE** *(angl. medical imaging).* Ensemble des techniques de diagnostic médical utilisées sur le corps humain et fournissant au médecin une image, quels que soient le rayonnement ou l'onde utilisés pour l'exploration du malade. Chronologiquement sont apparus : radiographie, tomographie, scanner, échographie et résonance magnétique nucléaire. ◇ **PAR RÉSONANCE MAGNÉTIQUE** *(angl. magnetic resonance imaging, [MRI]).* Abréviation : IRM. ☞ *RÉSONANCE MAGNÉTIQUE NUCLÉAIRE.*

IMAO *(angl. MAOI).* Abréviation d'inhibiteur de la monoamine-oxydase. On désigne ainsi une substance s'opposant à la dégradation de diverses amines, dont l'adrénaline. Des IMAO furent utilisés comme antidépresseurs.

IMC *(angl. BMI).* Abréviation d'indice de masse corporelle. ☞ *INDICE DE MASSE CORPORELLE.*

IMIDAZOLE *s. m. (angl. imidazole).* Composé organique azoté, dont la structure se retrouve dans l'histidine et dans une famille de composés anti-infectieux, les imidazolés.

IMIPRAMINE *s. f. (angl. imipramine).* Antidépresseur tricyclique. ☞ *ANTIDÉPRESSEUR.*

IMMATURE *adj. (angl. immature).* Qui n'a pas atteint sa maturité.

IMMÉDIAT *adj. (angl. immediate).* Direct ; sans intermédiaire.

IMMERSION *s. f. (angl. immersion).* Action de plonger un corps dans un liquide. ◇ **HOMOGÈNE** *(angl. homogeneous —).* En microscopie, immersion pratiquée avec un liquide ayant le même indice de réfraction que le verre.

IMMOBILISATION *s. f. (angl. immobilization).* Suppression temporaire de toute possibilité de mouvement, en particulier au niveau des os fracturés ou des articulations.

IMMOBILISINE *s. f. (angl. immobilisin).* Anticorps immobilisant le tréponème de la syphilis et qui est à la base du test de Nelson.

IMMORTALISATION *s. f. (angl. immortalization).* Acquisition par des cellules eucaryotes de la capacité à se multiplier indéfiniment *in vitro.*

IMMUN *adj. (angl. immune).* Se dit de la personne ou de l'animal qui, après contact avec un antigène, a développé la capacité de produire des anticorps (ou une réponse cellulaire) spécifiques contre lui.

IMMUN-COMPLEXE *s. m. (angl. immune complex).* Complexe macromoléculaire formé par un antigène et un anticorps unis de façon spécifique. La présence d'immun-complexes circulants représente un facteur important dans la pathogénie de certaines maladies, telles que certaines glomérulonéphrites, la maladie sérique, etc. SYN. *COMPLEXE IMMUN, COMPLEXE ANTIGÈNE-ANTICORPS.*

IMMUNISANT *adj. (angl. immunizing).* Qui confère une immunité.

IMMUNISATION *s. f. (angl. immunization).* Action conférant l'immunité soit par l'injection d'antigènes (immunisation active), soit par celle de sérum contenant des anticorps spécifiques (immunisation passive). ◇ **ACTIVE** *(angl. active —).* Injection d'antigènes capables d'augmenter ou de provoquer l'apparition d'une réaction immunitaire. ◇ **COLLATÉRALE** *(angl. collateral —)*. Immunisation non spécifique, produite par l'inoculation d'un micro-organisme distinct de celui qui cause la maladie. ◇ **PASSIVE** *(angl. passive —)*. Création d'un état d'immunité par injection d'anticorps provenant d'une autre personne ou d'un animal immun.

IMMUNITAIRE *adj. (angl. immune)*. Qui se rapporte ou appartient à l'immunité. ◇ **(COMPÉTENCE)** *(angl. immunocompetence)*. Faculté conférée à un organisme par les lymphocytes T, agent de l'immunité cellulaire. ◇ **(SYSTÈME)** *(angl. — system)*. Ensemble des moyens de défense de l'organisme contre des agents extérieurs. Il comprend des moyens spécifiques (lymphocytes T, B et anticorps) et des moyens non spécifiques (macrophages, complément, interféron).

IMMUNITÉ *s. f. (angl. immunity)*. État de résistance d'un organisme à l'égard d'un facteur pathogène, soit congénital (immunité naturelle), soit après un contact (immunité acquise) et lié à l'existence d'une réaction immunitaire dirigée contre ce facteur. Mécanisme de cette résistance. ◇ **ACQUISE** *(angl. acquired —)*. Immunité obtenue par un individu après la naissance ; elle peut être active ou passive. ◇ **ACTIVE** *(angl. active —)*. Immunité due au développement par l'organisme d'une réaction immunitaire contre un agent étranger. ◇ **ANTIBACTÉRIENNE** *(angl. antibacterial — ; antitoxic —)*. Immunité à l'égard de l'action des bactéries ou des toxines, respectivement. SYN. *IMMUNITÉ ANTITOXIQUE.* ◇ **ANTIVIRALE** *(angl. antiviral —)*. Immunité développée face aux virus ou à leurs composants. ◇ **ARTIFICIELLE** *(angl. artificial —)*. Immunité provoquée par inoculation de vaccins ou d'immunoglobulines. ◇ **CELLULAIRE** *(angl. cell-mediated —)*. Immunité dans laquelle les facteurs actifs sont les lymphocytes T sensibilisés et agissant par libération de lymphokines ou par cytotoxicité. C'est le cas dans les rejets de greffe. SYN. *IMMUNITÉ RETARDÉE.* ◇ **CONGÉNITALE** *(angl. congenital —)*. Immunité que certains individus ou certaines espèces d'animaux possèdent à la naissance à l'égard d'une maladie déterminée. ◇ **CROISÉE** *(angl. cross —)*. Immunité acquise à l'égard d'un agent étranger autre que celui contre lequel l'organisme a été immunisé. SYN. *IMMUNITÉ HÉTÉROLOGUE.* ◇ **FAMILIALE** *(angl. familial —)*. Immunité qui existe en tant que caractère spécifique de certaines familles. ◇ **HUMORALE** *(angl. humoral —)*. Immunité due à la présence d'anticorps sécrétés par les lymphocytes B dans le sérum sanguin. ◇ **INHÉRENTE** *(angl. inherent —, innate —)*. SYN. *IMMUNITÉ INNÉE.* ☞ *IMMUNITÉ CONGÉNITALE.* ◇ **LOCALE** *(angl. local —)*. Immunité de certaines régions, certains tissus ou cellules. ◇ **MIXTE** ☞ *IMMUNITÉ ACQUISE.* ◇ **NATURELLE** *(angl. natural —)*. Immunité que possèdent certains individus à la naissance. SYN. *IMMUNITÉ CONGÉNITALE.* ◇ **OPSONIQUE** *(angl. opsonic —)*. Immunité due à la présence d'opsonines, substances qui stimulent la phagocytose. ◇ **PASSIVE** *(angl. passive —)*. Immunité transitoire conférée par des immunoglobulines provenant d'un organisme immunisé activement contre une maladie déterminée, ou transmis par la mère durant la vie intra-utérine ou l'allaitement. ◇ **PRÉCOCE** *(angl. early —)*. ☞ *IMMUNITÉ HUMORALE.* ◇ **RELATIVE** *(angl. relative —)*. État de résistance à toute surinfection d'un organisme déjà infecté. SYN. *PRÉMUNITION.* ◇ **RETARDÉE** *(angl. delayed —)*. ☞ *IMMUNITÉ CELLULAIRE.* ◇ **SPÉCIFIQUE** *(angl. specific —)*. Immunité à l'égard d'une maladie ou d'un antigène particulier.

IMMUNOCHIMIE *s. f. (angl. immunochemistry)*. Partie de la chimie qui étudie les réactions relatives à l'immunité.

IMMUNOCOMPÉTENCE *s. f.* ☞ *IMMUNITAIRE (COMPÉTENCE).*

IMMUNOCYTE *s. m. (angl. immunocyte)*. Désignation du lymphocyte et plus particulièrement du lymphocyte T en tant que cellule qui confère l'immunité cellulaire.

IMMUNODÉFICIENCE *s. f. (angl. immunodeficiency)*. État dans lequel il existe une diminution ou une disparition de la réponse immunitaire, que ce soit de l'immunité humorale, de l'immunité cellulaire ou des deux. ☞ *SYNDROME D'IMMUNODÉFICIENCE.* ◇ **ACQUISE** *(angl. acquired —).* Immunodéficience qui apparaît chez un sujet auparavant immunocompétent. ◇ **CONGÉNITALE** *(angl. congenital —).* Immunodéficience ayant une cause génétique ou présente au moment même de la naissance.

IMMUNODIFFUSION (ÉPREUVE D') *(angl. immunodiffusion test).* Épreuve de précipitation dans laquelle l'antigène et l'anticorps sont disposés en des points distincts d'un gel (généralement de l'agar) de sorte que, en diffusant dans sa masse, ils puissent se rencontrer. Si, en se croisant, ils sont dans un rapport optimum de concentration, il se forme des complexes antigène-anticorps et une ligne de précipitation.

IMMUNO-ÉLECTROPHORÈSE *s. f. (angl immunoelectrophoresis).* Méthode qualitative d'étude et de séparation des protéines de liquides biologiques comportant, dans un premier temps, une migration des protéines par électrophorèse suivie d'une réaction de précipitation avec des anticorps provenant d'un antisérum et ayant diffusé dans la gélose.

IMMUNO-ENZYMATIQUE (MÉTHODE) *(angl. enzyme-linked immunosorbent assay [ELISA]).* Technique de dosage des anticorps et des antigènes utilisant comme marqueur un enzyme. ☞ *ELISA (MÉTHODE).*

IMMUNOFLUORESCENCE *s. f. (angl. immunofluorescence).* Technique immunologique dans laquelle un antigène ou un anticorps déterminé est conjugué à un colorant fluorescent, ce qui permet, lors d'un examen au microscope en lumière ultraviolette, de détecter sa présence et de localiser sa fixation avec l'anticorps ou l'antigène correspondant dans les cellules ou les produits biologiques de l'organisme.

IMMUNOGLOBULINE *s. f. (angl. immunoglobulin).* Toute globuline ayant des propriétés d'anticorps. Ce sont des glycoprotéines composées de quatre chaînes (deux légères et deux lourdes). Chaque chaîne présente une zone terminale dans laquelle réside la spécificité et qui est identique pour les quatre chaînes d'une immunoglobuline. On distingue cinq classes d'immunoglobulines (IgG, IgM, IgE, IgA et IgD) selon la nature de leurs chaînes lourdes, le poids moléculaire, le coefficient de sédimentation et la teneur en glucides. Les immunoglobines ont un rôle capital dans la lutte anti-infectieuse. Leur synthèse a lieu essentiellement dans les lymphocytes B et les plasmocytes. ◇ **MONOCLONALE** *(angl. monoclonal —).* Immunoglobuline sécrétée par un même clone de plasmocytes. ◇ **SÉCRÉTOIRE** *(angl. secretory —).* Immunoglobuline produite dans une sécrétion, ayant un rôle local de défense immunitaire.

IMMUNOLOGIE *s. f. (angl. immunology).* Science étudiant les réactions provoquées dans l'organisme par l'introduction d'une substance étrangère appelée antigène.

IMMUNOPRÉCIPITATION *s. f. (angl. immunoprecipitation).* Précipité formé par la rencontre d'un antigène avec l'anticorps correspondant ou précipitine.

IMMUNOPRÉVENTION *s. f. (angl. immunoprophylaxis).* Prévention des maladies par utilisation de vaccins et de sérums.

IMMUNOSUPPRESSEUR *adj. (angl. immunosuppressant).* Se dit des substances atténuant les réactions immunitaires de l'organisme, par exemple pour empêcher un rejet de greffe. S'emploie aussi comme substantif. SYN. *IMMUNODÉPRESSEUR.*

IMMUNOSUPPRESSION *s. f. (angl. immunosuppression).* Réduction ou abolition des réactions immunologiques d'un organisme contre un antigène. SYN. *IMMUNODÉPRESSION.*

IMMUNOTHÉRAPIE *s. f. (angl. immunotherapy).* Méthode de traitement consistant à modifier les réactions immunitaires de l'organisme soit en les stimulant d'une manière générale et non spécifique ou contre un antigène donné, soit en les corrigeant quand elles sont pathologiques, soit en les supprimant par exemple pour empêcher un rejet de greffe.

IMPATIENCES *s. f. pl. (angl. restless legs).* ☞ *JAMBES SANS REPOS (SYNDROME DES).*

IMPÉDANCE *s. f. (angl. impedance).* Résistance que présente un système ou un milieu à la propagation d'un phénomène périodique. Symbole : Z. ◇ **ACOUSTIQUE** *(angl. acoustic —).* Inertie opposée par une substance au passage du son, fonction de sa densité et de son élasticité.

IMPERFORATION *s. f. (angl. imperforation).* Occlusion congénitale et anormale d'un orifice ou d'un conduit naturel, atrésie.

IMPÉTIGINISATION *s. f. (angl. impetiginization).* Surinfection à germes pyogènes d'une affection cutanée préexistante ou d'une plaie.

IMPÉTIGO *s. m. (angl. impetigo).* Infection cutanée contagieuse due au streptocoque et/ou au staphylocoque, caractérisée par des pustules qui donnent lieu à des croûtes jaunâtres et épaisses, dites « mélicériques » qui ont tendance à se propager et qui tombent sans laisser de cicatrices. L'impétigo est très fréquent chez les enfants. SYN. *IMPÉTIGO DE TILBURY-FOX.* ◇ **DE BOCKHART** *(angl. Bockhart's —).* Ostiofolliculite staphylococcique. ◇ **GRANULATA** Variété d'impétigo du cuir chevelu, formant des croûtes auxquelles adhèrent les cheveux. ◇ **LARVALIS** Impétigo facial dont les nombreuses croûtes forment un masque. ◇ **SYCOSIFORME** *(angl. sycosis).* Folliculite de la lèvre supérieure, avec formation de croûtes et épaississement des tissus. SYN. *SYCOSIS.* ◇ **SYPHILITIQUE** *(angl. syphilitic —).* Éruption pustuleuse dans la syphilis.

IMPLANT *s. m. (angl. implant).* Comprimé médicamenteux, substance radioactive, fragment de tissu ou prothèse, etc., destinés à une implantation. ◇ **COCHLÉAIRE** *(angl. cochlear implant).* Système électronique implantable chirurgicalement derrière le pavillon de l'oreille et introduit dans la cochlée, utilisé pour appareiller certaines surdités profondes, notamment les surdités pré-linguales chez l'enfant.

IMPLANTATION *s. f.* **1.** *(angl. implantation).* Fixation, insertion ou greffe d'un tissu, d'une prothèse ou d'un organe. **2.** Fixation de l'œuf fécondé dans la muqueuse utérine. **3.** Introduction d'un médicament solide (implant) sous la peau. ◇ **NERVEUSE** *(angl. nervous implantation).* Insertion d'un nerf dans la gaine d'un autre nerf.

IMPLANTOLOGIE *s. f. (angl. implantology).* Science des implants.

IMPUBÈRE *adj. (angl. impuberal).* Qui n'a pas encore atteint la puberté.

IMPUISSANCE *s. f. (angl. sexual impotence, erectile dysfunction).* Incapacité pour l'homme d'accomplir un acte sexuel complet, due à une malformation physique du pénis ou à une absence d'érection. La cause peut être organique : affection neurologique, vasculaire, diabète, médicaments psychotropes, ou dite psychogène (état dépressif, stress de toute nature, etc.).

IMPULSIF *adj. (angl. impulsive).* Qui est incapable de résister à ses impulsions.

IMPULSION *s. f. (angl. impulsion).* Besoin brutal et irrésistible, en général morbide, à l'accomplissement de certains actes irraisonnés (fugue, vol, incendie, viol, etc.) dont l'exécution échappe au contrôle volontaire du sujet. ◇ **NERVEUSE** *(angl. nerve —).* Modification physicochimique transitoire qui se propage rapidement à l'intérieur de la fibre nerveuse jusqu'à sa terminaison, où elle produit l'excitation d'un muscle, d'une glande, etc., selon la fonction spécifique du nerf.

IN SITU Expression latine signifiant à sa place normale, en position habituelle.

IN UTERO Expression latine signifiant « dans l'utérus » et s'appliquant à ce qui s'effectue ou se produit à l'intérieur de l'utérus.

IN VITRO Expression latine signifiant : dans le verre ; réaction observable dans un tube à essai ou un autre récipient de laboratoire ; qui se produit en dehors de l'organisme ; s'oppose à *in vivo.*

IN VIVO Expression latine signifiant « dans l'être vivant » et s'appliquant à ce qui s'effectue ou se produit dans l'organisme ou chez un animal d'expérience.

INACTIVATION *s. f. (angl. inactivation).* Suppression de l'action ou de l'activité d'une substance. ◇ **DU COMPLÉMENT** *(angl. complement —).* Suppression de l'activité complémentaire du sérum sous l'action de la chaleur (56 °C pendant 30 min) qui détruit le complément.

INANITION *s. f. (angl. inanition).* État d'épuisement ou de faiblesse qui résulte de la privation totale ou partielle d'aliments.

INAPPÉTENCE *s. f. (angl. inappetance).* Diminution de l'appétit.

INCAPACITÉ *s. f. (angl. incapacity).* Réduction de la capacité de mener une existence quotidienne fructueuse. On parle d'incapacité de travail lorsque le sujet est dans un état d'impossibilité d'exécuter un travail par suite d'accident ou de maladie.

INCIDENTALOME *s. m. (angl. incidentally discovered tumor, incidentaloma).* Tumeur découverte fortuitement à l'occasion d'un examen effectué pour une autre affection.

INCLUSION *s. f.* **1.** État d'un objet qui est contenu dans un autre. **2.** Imprégnation, en technique microscopique, d'une pièce anatomique préalablement fixée, dans le but de lui donner une consistance convenable et de permettre sa coupe ultérieure. ◇ **CELLULAIRE** *(angl. cell —).* Chacun des corps ou corpuscules d'inclusion présents dans le protoplasme ou le noyau des cellules. ◇ **DE LA DENT DE SAGESSE** *(angl. wisdom tooth —).* Impossibilité pour la dent de sagesse de sortir. ◇ **FŒTALE** *(angl. fetal —).* Monstruosité double dans laquelle le fœtus rudimentaire est inclus dans le fœtus le plus développé.

INCOERCIBLE *adj. (angl. uncontrollable).* Qui ne peut être arrêté ou réfréné. Ex. *vomissements incoercibles.*

INCOMPATIBILITÉ *s. f. (angl. incompatibility).* Opposition entre deux ou plusieurs substances, médicaments, types de sang, etc., qui les empêche d'être mis en contact ou combinés. ◇ **FŒTOMATERNELLE** *(angl. foetomaternal blood group —).* Situation due à la présence, dans les globules rouges du fœtus, d'antigènes n'existant pas dans ceux de la mère. Les hématies fœtales traversant le placenta vont provoquer chez la mère la formation d'anticorps qui, à leur tour, vont traverser le placenta et détruire les hématies du fœtus (maladie hémolytique du nouveau-né). L'antigène en cause est généralement le rhésus + ou D. La présence de ces anticorps anti-rhésus peut chez la mère être neutralisée par l'injection de sérum anti-D. ◇ **PHARMACOLOGIQUE** *(angl. therapeutic —).* Opposition entre deux ou plusieurs médicaments du fait de leurs effets contraires ou de leur composition chimique qui, lors d'une association, détermine une inactivation ou la production de toxiques. ◇ **SANGUINE** *(angl. blood —).* Situation dans laquelle les sangs de deux sujets sont tels qu'une transfusion de l'un à l'autre est impossible, car elle provoquerait automatiquement des accidents. Les hématies du donneur sont détruites par les anticorps du receveur dans le système ABO. Des incompatibilités sont également possibles avec les plaquettes et les leucocytes (système HLA).

INCONSCIENCE *s. f.* **1.** Abolition de la conscience. **2.** En psychologie, phénomène qui échappe à la conscience.

INCONSCIENT *s. m. (angl. unconscious).* Tout ce qui, dans le domaine de l'activité psychique, échappe à la conscience par le phénomène du refoulement, et plus particulièrement, selon Freud, ensemble de désirs secrets et inavoués envers soi-même et qui influencent la conduite de l'individu. ◇ **COLLECTIF** *(angl. collective —).* Selon Jung, inconscient intégré par des expériences ancestrales, commun à l'humanité.

INCONTINENCE *s. f. (angl. incontinence).* Incapacité de contrôler volontairement l'émission d'urines ou de matières fécales.

INCOORDINATION *s. f. (angl. incoordination).* Absence de connexion entre les mouvements musculaires qui concourent à l'accomplissement d'un acte ; ataxie.

INCRÉMENT *s. m.* **1.** Croissance, accroissement. **2.** Produit qui est retenu dans l'organisme qui l'a sécrété ; s'oppose à excrément.

INCRÉTINE *s. f. (angl. incretine, GLP-1 (Glucagon Like Peptide)).* Peptide jouant un rôle important dans la régulation glycémique en stimulant la production d'insuline, en diminuant la sécrétion de glucagon et en ralentissant la vidange gastrique. L'incrétine est sécrétée au niveau de l'intestin grêle. Les analogues de l'incrétine sont employés dans le traitement du diabète de type 2.

INCUBATEUR *s. f. (angl. incubator).* ☞ *COUVEUSE.*

INCUBATION *s. f.* **1.** Période de latence qui s'écoule entre le moment de la contagion et les premières manifestations d'une maladie infectieuse. **2.** Maintien dans un autoclave, pendant un certain temps, d'une culture bactérienne, d'un mélange de produits, à une température constante et appropriée.

INCURABLE *adj.* **1.** *(angl. uncurable).* Se dit d'une maladie qui ne peut être guérie. **2.** Se dit d'un malade qui ne peut guérir. S'utilise aussi comme substantif.

INCUS *s. m. (NA. incus). (angl. incus, anvil).* Osselet de la cavité tympanique, situé entre le malléus en latéral et en avant, et le stapes en médial. SYN. *ENCLUME.*

INDICE DE MASSE CORPORELLE *(angl. body mass index, [BMI]).* Rapport du poids d'un sujet (exprimé en kg) au carré de sa taille (exprimé en m^2). L'obésité se définit par un indice supérieur à 30.

INDIGESTION *s. f. (angl. indigestion).* Trouble transitoire de la fonction digestive de survenue brutale et d'étiologie variée.

INDISPOSITION *s. f.* Léger malaise.

INDOLENT *adj. (angl. indolent).* Qui n'est pas le siège d'une douleur ; se dit d'une région ou d'un organe. Indolore.

INDOLORE *adj. (angl. indolent).* Qui ne provoque pas de douleur.

INDOMÉTACINE *s. f. (angl. indomethacin).* Substance de synthèse appartenant au groupe des anti-inflammatoires non stéroïdiens, douée de puissantes propriétés antipyrétiques, anti-inflammatoires et antalgiques.

INDUCTEUR *s. m.* **1.** Substance ayant la propriété d'induire un processus biologique ou une réaction chimique. **2.** En embryologie, substance ou groupe de substances qui induisent le développement d'une partie déterminée. **3.** Substance capable d'inhiber l'action d'un gène répresseur.

INDUCTION *s. f.* **1.** Stade de l'anesthésie générale pendant lequel commence l'endormissement. **2.** Effet stimulant et directif de certains tissus embryonnaires sur les tissus ou parties proches, au début du développement de l'embryon.

INDURATION *s. f. (angl. induration).* Durcissement des tissus d'un organe.

INFANTILE *adj. (angl. infantile).* Qui se rapporte à l'enfance ou qui survient pendant l'enfance.

INFANTILISME *s. m. (angl. infantilism).* Persistance chez un individu adulte de certains caractères physiques sexuels et mentaux propres à l'enfance. ◇ **GÉNITAL** *(angl. sexual —).* ☞ *INFANTILISME TYPE LORAIN.* ◇ **HYPOPHYSAIRE** *(angl. hypophyseal —).* Infantilisme associant des signes d'insuffisance hypophysaire globale à des signes de tumeur de la région hypophysaire (craniopharyngiome le plus souvent). ◇ **HYPOTHYROÏDIEN** *(angl. Brissaud's —).* Infantilisme par insuffisance thyroïdienne congénitale. ◇ **INTESTINAL** *(angl. intestinal —).* ☞ *MALADIE CŒLIAQUE.* ◇ **MYXŒDÉMATEUX** *(angl. myxoedematous —).* SYN. *INFANTILISME HYPOTHYROÏDIEN.* ◇ **RÉNAL** *(angl. renal —).* ☞ *NANISME RÉNAL.* ◇ **TYPE LORAIN** *(angl. Lorain's —).* Infantilisme par insuffisance antehypophysaire avec atrophie génitale totale. SYN. *INFANTILISME HYPOPHYSAIRE.*

INFARCTUS *s. m. (angl. infarct).* Zone de parenchyme privée brutalement de perfusion par le sang circulant ; phénomène d'origine ischémique, lié à l'obstruction de l'artère nourricière. ◇ **BLANC** *(angl. anemic —, white —).* Zone de nécrose d'un tissu secondaire à l'obstruction d'une artère terminale. SYN. *INFARCTUS ANÉMIQUE.* ◇ **CALCIFIÉ** *(angl. calcareous —).* Infarctus ancien ayant subi une fibrose et une infiltration par les sels calcaires. ◇ **DU MYOCARDE** *(angl. myocardial —).* Nécrose d'une partie du muscle cardiaque presque toujours à la suite d'une thrombose coronarienne aiguë. Il associe des douleurs angineuses intenses et un collapsus à un aspect spécifique de l'ECG avec élévation des enzymes myocardiques. La mort subite est toujours possible. ◇ **EMBOLIQUE** *(angl. embolic —).*

Infarctus consécutif à l'occlusion d'un vaisseau terminal par une embolie. ◇ **HÉMORRAGIQUE** *(angl. hemorragic —)*. SYN. *INFARCTUS ROUGE*. ◇ **PULMONAIRE** *s. m. (angl. pulmonary —)*. Foyer hémorragique dans le tissu pulmonaire secondaire à une embolie ou à une thrombose de l'artère pulmonaire. ◇ **ROUGE** *(angl. red —)*. Type d'infarctus dans lequel le tissu nécrosé est rempli de sang, observé au niveau du poumon ou de l'intestin par exemple.

INFÉCONDITÉ *s. f. (angl. infertility)*. Absence de fécondité. ☞ *STÉRILITÉ*.

INFECTANT *adj. (angl. infecting)*. Qui cause une infection.

INFECTÉ *adj. (angl. infected)*. Qui souffre d'infection.

INFECTIEUX *adj. (angl. infectious)*. Qui possède le pouvoir de déterminer une infection.

INFECTION *s. f. (angl. infection)*. Envahissement d'un organisme par un agent étranger tel que bactérie, virus, parasite ou champignon, capable de s'y multiplier, et l'ensemble des conséquences pathologiques qui peuvent en résulter. ◇ **CRYPTOGÉNIQUE** *(angl. cryptogenic —)*. Infection sans porte d'entrée décelable. SYN. *INFECTION CRYPTOGÉNÉTIQUE*. ◇ **FOCALE** *(angl. focal —)*. Infection dans laquelle les bactéries sont confinées en un point de l'organisme, par exemple les tonsilles, le tissu péridentaire, les trompes utérines ou la prostate, d'où elles déversent leurs toxines dans le courant sanguin. SYN. *INFECTION LOCALE*. ◇ **INFRACLINIQUE** *(angl. inapparent —)*. Infection inapparente qui ne produit aucun symptôme perceptible. ◇ **LATENTE** *(angl. latent —)*. État dans lequel les bactéries restent vivantes sans se multiplier et s'habituent aux conditions de l'organisme sans donner de manifestations morbides. ◇ **NOSOCOMIALE** *(angl. nosocomial —)*. Infection acquise dans les hôpitaux lors d'une hospitalisation pour une autre affection. ◇ **OPPORTUNISTE** *(angl. opportunistic —)*. Infection par un germe habituellement peu virulent qui apparaît par suite d'une diminution des défenses de l'organisme. ◇ **SECONDAIRE** *(angl. secondary —)*. Infection consécutive à une autre infection par une bactérie de la même espèce.

INFECTIOSITÉ *s. f. (angl. infectivity)*. Degré ou qualité de ce qui est infectieux.

INFECTIVITÉ *s. f. (angl. infectivity)*. Pouvoir infectieux. ☞ *INFECTIOSITÉ*.

INFÉRIORITÉ (COMPLEXE D') *(angl. inferiority complex)*. Ensemble de sentiments de dépréciation de soi-même qui œuvrent dans le subconscient, source de timidité, ou (comme compensation) d'agressivité exagérée, d'expression de supériorité.

INFERTILITÉ *s. f. (angl. infertility)*. Impossibilité passagère de se reproduire.

INFESTATION *s. f. (angl. infestation)*. État morbide produit par la pénétration de parasites non microbiens.

INFILTRAT *s. m.* **1.** En radiologie, opacité pulmonaire homogène et peu étendue. **2.** En anatomie pathologique, agglomération plus ou moins dense et étendue de cellules de types divers dans un tissu ou dans un organe.

INFILTRATION *s. f. (angl. infiltration)*. Envahissement d'un tissu par un produit (liquide organique, liquide injecté, gaz, cellules cancéreuses, etc.). ◇ **ADIPEUSE** *(angl. adipose —)*. Dépôt de graisse en quantité anormalement abondante dans un organe ou dans un tissu. ◇ **CALCAIRE** *(angl. calcareous —)*. Dépôts de calcium ou de sels de magnésium dans les tissus. SYN. *CALCIFICATION*. ◇ **GLYCOGÉNIQUE** *(angl. glycogenic —)*. Accumulation de glycogène dans un tissu, sans destruction des cellules qui le composent. ◇ **GRISE** *(angl. gray —)*. Infiltration diffuse des poumons dans la tuberculose aiguë caractérisée par une teinte grisâtre et une consistance relativement ferme. ◇ **INFLAMMATOIRE** *(angl. inflammatory —)*. Infiltration d'un tissu ou d'un organe par des cellules inflammatoires. ◇ **PIGMENTAIRE** *(angl. pigmentory —)*. Dépôt anormal, intracellulaire ou extracellulaire, de pigments dans un tissu. ◇ **PURULENTE** *(angl. purulent —)*. Présence de pus dans un tissu. ◇ **TUBERCULEUSE** *(angl. tuberculous —)*. Formation de tubercules ou de groupes de follicules tuberculeux bacillaires dans un tissu. ◇ **URATIQUE** *(angl. urate —)*. Infiltration d'urates dans les tissus, notamment dans les tissus périarticulaires avec formation de tophi chez les sujets atteints de goutte. ◇ **URINEUSE** *(angl. urinous —)*. Diffusion d'urine dans les tissus périvasculaires et périurétraux, due à une solution de continuité des voies urinaires et pouvant provoquer un phlegmon diffus périnéal.

INFIRME *adj. (angl. disabled)*. Qui est atteint d'une infirmité.

INFIRMERIE *s. f. (angl. infirmary)*. Local où sont traités les malades atteints d'affections légères et de courte durée.

INFIRMIER(ÈRE) *(angl. nurse)*. « Personne qui, ayant suivi des études professionnelles de base, est apte et habilitée à assumer dans son pays la responsabilité de l'ensemble des soins que requièrent la promotion de la santé, la prévention de la maladie et les soins aux malades » (Association internationale des infirmières, 1965).

INFIRMITÉ *s. f. (angl. physical disability)*. État d'un individu qui, à la suite d'un accident ou congénitalement, n'a plus son intégrité corporelle ou fonctionnelle, sa santé générale n'étant pas totalement compromise. ◇ **MOTRICE CÉRÉBRALE** *(angl. cerebral palsy)*. Association d'un retard psychique à une atteinte organique cérébrale survenue pendant la vie intra-utérine ou dans la période périnatale.

INFLAMMATION *s. f. (angl. inflammation)*. Ensemble des réactions locales qui se produisent dans l'organisme en réponse à l'action irritante ou à la perturbation créées par un certain nombre de facteurs. Ces réactions se caractérisent essentiellement par quatre symptômes cardinaux : rougeur, tumeur, chaleur et douleur. À ces signes locaux peuvent s'ajouter des phénomènes généraux : circulatoires, cellulaires et tissulaires aboutissant éventuellement à une cicatrisation. ◇ **CATARRHALE** *(angl. catarrhal —)*. Inflammation aiguë d'une muqueuse, caractérisée par l'existence d'un exsudat mucopurulent riche en cellules desquamées. ◇ **CONGESTIVE** *(angl. congestive —)*. Inflammation qui se caractérise principalement par une hyperhémie de l'organe et où prédominent les phénomènes congestifs. ◇ **DISSÉMINÉE** *(angl. disseminated —)*. Inflammation caractérisée par la présence de plusieurs foyers distincts. ◇ **EXSUDATIVE** *(angl. exudative —)*. Inflammation dont la caractéristique principale est la production d'un exsudat. ◇ **FIBRINEUSE** *(angl. fibrinous —)*. Inflammation exsudative produisant un exsudat riche en fibrine coagulée. ◇ **GRANULOMATEUSE** *(angl. granulomatous —)*. Inflammation chronique avec production de tissu granuleux et formation de petits abcès et de fistules. ◇ **HYPERPLASTIQUE** *(angl. hyperplastic —)*. Inflammation qui génère une néoformation de fibres de tissu conjonctif, qui aboutit à la production d'une fibrose abondante. SYN. *INFLAMMATION PLASTIQUE, PRODUCTIVE, PROLIFÉRATIVE*. ◇ **INTERSTITIELLE** *(angl. interstitial —)*. Inflammation qui prédomine au niveau du tissu conjonctif de soutien d'un parenchyme. ◇ **NODULAIRE** *(angl. nodular —)*. Inflammation qui se caractérise par la présence de nodules ou de granulomes infectieux, rencontrée par exemple dans la tuberculose, la lèpre, etc. ◇ **PARENCHYMATEUSE** *(angl. parenchymatous —)*. Inflammation d'un parenchyme glandulaire. ◇ **RÉACTIONNELLE** *(angl. reactional —)*. Inflammation qui se forme autour d'un corps étranger ou d'un foyer de nécrose. ◇ **SÈCHE** *(angl. non exudative —)*. Inflammation d'une séreuse ne s'accompagnant pas de phénomènes exsudatifs. ◇ **SÉREUSE** *(angl. serous —)*. Inflammation qui produit un exsudat semblable à du sérum, pauvre en éléments figurés. ◇ **SPÉCIFIQUE** *(angl. specific —)*. Inflammation secondaire à un micro-organisme déterminé.

INFLAMMATOIRE *adj.* **1.** Qui se rapporte à l'inflammation. **2.** Qui est caractérisé par une inflammation.

INFLUENZA *s. f.* ☞ *GRIPPE*.

INFLUENZAVIRUS Genre de virus de la famille des *Orthomyxoviridae*, responsable de la grippe. En fonction des protéines de la nucléocapside et de l'enveloppe, on distingue trois types de virus : A, B, et C. Au sein de chaque type, il existe des variantes, d'où la nécessité de préparer dans chaque cas les vaccins en fonction de la souche productrice. De ce fait, l'immunité acquise lors d'une épidémie n'est pas effective face à une autre variante du même type. Le type A est le principal responsable des pandémies survenues au cours du siècle dernier.

INFRAROUGE *adj. (angl. infrared).* ☞ *RAYONNEMENT INFRAROUGE.*

INFUNDIBULAIRE *adj. (angl. infundibular).* Qui se rapporte à un infundibulum.

INFUNDIBULECTOMIE *s. f. (angl. infundibulectomy).* Résection de l'infundibulum du ventricule droit.

INFUNDIBULOPLASTIE *s. f. (angl. infundibuloplasty).* Élargissement chirurgical de l'infundibulum du ventricule droit dans les sténoses congénitales.

INFUNDIBULUM *s. m. (angl. infundibulum).* Partie d'organe en forme d'entonnoir. ◇ **CORDIS** ☞ *CÔNE ARTÉRIEL.* ◇ **DE LA TROMPE UTÉRINE** *(NA. infundibulum tubae uterinae). (angl. — of uterine tube).* Extrémité distale, évasée et frangée, de la trompe utérine. ◇ **DE L'HYPOPHYSE** *(NA. infundibulum hypothalami). (angl. hypophyseal —).* Prolongement du troisième ventricule qui forme l'origine de la tige de l'hypophyse. ◇ **ETHMOÏDAL** *(NA. infundibulum ethmoidale). (angl. ethmoidal —).* Passage entre le méat nasal et les cellules ethmoïdales. ◇ **HYPOTHALAMI** ☞ *INFUNDIBULUM DE L'HYPOPHYSE.*

INFUSION *s. f. (angl. infusion).* Opération consistant à verser de l'eau bouillante sur des matières d'origine végétale pour en obtenir les principes actifs.

INGESTA *s. m. pl. (angl. ingesta).* Ensemble des aliments liquides ou solides ingérés.

INGESTION *s. f. (angl. ingestion).* Introduction dans l'estomac d'une substance étrangère, en particulier nutritive ou médicamenteuse.

INGUINAL *adj. (angl. inguinal).* Qui se rapporte à l'aine.

INH ☞ *ISONIAZIDE.*

INHALATEUR *s. m. (angl. inhaler).* Appareil servant à l'administration des vapeurs ou des préparations médicamenteuses par inhalation.

INHALATION *s. f.* **1.** Aspiration d'air ou de vapeurs, particulièrement médicamenteuses. **2.** Fausse route de liquides ou de solides dans les voies aériennes. ☞ *MENDELSON (SYNDROME DE).*

INHIBITEUR *s. m. (angl. inhibitor).* Substance ralentissant ou interrompant une réaction chimique. ◇ **CALCIQUE** *(angl. calcium channel blocker).* Médicament freinant le passage des ions calciques dans les fibres musculaires striées et lisses, utilisé dans l'insuffisance coronarienne, certains troubles du rythme et l'hypertension artérielle. On en connaît 3 familles thérapeutiques : les benzothiazépines (diltiazem), les phénylalkylamines (verapamil) et les dihydropyridines (nifedipine, amlodipine, lercanidipine, ect). ◇ **DE L'α-GLUCOSIDASE** *(angl. αglucosidase —).* ☞ *ACARBOSE.* ◇ **DE L'ENZYME DE CONVERSION** *(angl. angiotensin converting enzyme [— of]).* ☞ *ENZYME DE CONVERSION.* ◇ **DE LA MONOAMINE OXYDASE** *(angl. monoamine oxidase —, [MAOI]).* Abréviation : IMAO. ☞ *MONOAMINE-OXYDASE.* ◇ **DE LA POMPE À PROTONS** Substance inhibant la sécrétion des ions H^+ par la muqueuse gastrique ; utilisée en particulier dans le traitement des gastrites et des ulcères gastro-duodénaux.

INHIBITION *s. f.* **1.** Restriction ou interruption de l'activité d'un organe par stimulation d'une partie éloignée, par voie nerveuse ou hormonale. **2.** État caractérisé par un ralentissement ou une diminution d'une activité psychique ou physique. ◇ **DU COMPLÉMENT** *(angl. complement —).* Inactivation du complément par addition d'une solution saline de 15 à 25 %, état que l'on peut conserver au réfrigérateur pendant plusieurs semaines et qui disparaît lorsqu'on rétablit l'isotonicité avec de l'eau distillée. ◇ **MOTRICE** *(angl. motor —).* État caractérisé par une rareté de mouvements, qui sont exécutés de façon lente et avec difficulté.

INNÉ *adj. (angl. congenital ; innate).* Qui existe à la naissance. SYN. *CONGÉNITAL.*

INNERVATION *s. f. (angl. innervation).* Distribution des nerfs dans un organe, dans une région de l'organisme, ou dans l'organisme tout entier. ◇ **RÉCIPROQUE** *(angl. reciprocal —).* Innervation des muscles dans laquelle les centres moteurs sont connectés de telle sorte que, lorsque les agonistes sont excités, les antagonistes sont inhibés.

INNOCUITÉ *s. f. (angl. innocuous).* Qualité de ce qui n'est pas nuisible. Se dit souvent en parlant d'un médicament.

INOCULABLE *adj. (angl. inoculable).* Susceptible d'être inoculé ou transmis par inoculation.

INOCULATION *s. f. (angl. inoculation).* Introduction, volontaire ou accidentelle, par une plaie des téguments, d'un virus ou de l'agent causal d'une maladie.

INODORE *adj. (angl. odorless).* Qui n'a pas d'odeur.

INONDATION VENTRICULAIRE *(angl. intraventicular hemorrhage).* Accident vasculaire cérébral mortel par irruption de sang dans les ventricules cérébraux.

INOPÉRABLE *adj.* **1.** Qui ne peut guérir par une intervention chirurgicale. **2.** Terme employé pour les tumeurs malignes avancées dont on ne peut espérer l'ablation complète.

INORGANIQUE *adj.* **1.** Qui se rapporte aux corps chimiques dépourvus de carbone (à l'exception des carbonates et des cyanures). Ex. *chimie inorganique.* SYN. *MINÉRAL.* **2.** Qui n'est pas produit par un organisme animal ou végétal. **3.** Fonctionnel.

INOTROPE *adj. (angl. inotropic).* Qui se rapporte à la force ou à l'énergie de contraction des fibres musculaires ; se dit des nerfs cardiaques, qui ont une influence positive ou négative sur la musculature cardiaque.

INSÉMINATION *s. f. (angl. insemination).* Introduction de sperme dans les voies génitales féminines. ◇ **ARTIFICIELLE** *(angl. artificial —).* Introduction de sperme au niveau du col de l'utérus, en dehors de tout rapport sexuel, afin de réaliser la fécondation. ◇ **HÉTÉROLOGUE** *(angl. heterologous —).* Insémination artificielle pratiquée avec le sperme d'une personne autre que le conjoint de la patiente. ◇ **HOMOLOGUE** *(angl. homologous —).* Insémination artificielle pratiquée avec le sperme du mari.

INSENSIBILISATION *s. f.* **1.** Désensibilisation passagère, obtenue par l'administration répétée d'antigènes. **2.** Abolition de la sensibilité locale ou générale.

INSERTION *s. f. (angl. insertion).* Adhérence intime d'un muscle, d'un ligament ou d'un tendon, en particulier sur un os. ◇ **VÉLAMENTEUSE DU CORDON** *(angl. velamentous insertion of placenta).* Placenta dont le cordon ombilical ne s'insère pas au centre de celui-ci, les vaisseaux ombilicaux arrivant au placenta par les membranes de l'œuf.

INSIPIDE *adj. (angl. insipid).* Qui n'a pas de goût.

INSOLATION *s. f. (angl. insolation).* Conséquence d'une exposition trop prolongée aux rayons solaires. Elle peut être la cause d'un coup de chaleur.

INSOMNIE *s. f. (angl. insomnia).* Impossibilité ou difficulté à trouver le sommeil. Les étiologies sont multiples : événement extérieur, affections douloureuses, syndrome dépressif, drogues, alcool, etc. La prescription de somnifères ne saurait être automatique. ◇ **FAMILIALE FATALE** *(angl. fatal familial —).* Variété clinique d'encéphalopathie spongiforme subaiguë transmise sur le mode autosomique dominant avec insomnie rebelle et atrophie sélective de certains noyaux thalamiques. Il s'agit d'une affection à prions.

INSPIRATEUR *s. m. (angl. inspirator).* Forme d'inhalateur pour permettre la respiration artificielle.

INSPIRATION *s. f. (angl. inspiration).* Phase de la respiration pendant laquelle l'air entre dans les poumons.

INSTILLATION *s. f. (angl. instillation).* Action de verser un liquide goutte à goutte.

INSUFFISANCE *s. f. (angl. failure, insufficiency).* Diminution de la capacité d'un organe à remplir la fonction qui lui est propre. ◇ **ANTÉHYPOPHYSAIRE** ☞ *HYPOPITUITARISME.* ◇ **AORTIQUE** *(angl. aortic regurgitation).* Inocclusion des valvules sigmoïdes aortiques, entraînant un reflux diastolique du sang dans le ventricule gauche. L'étiologie est variée : endocardite rhumatismale, dystrophie, maladie d'Osler, etc. ◇ **CARDIAQUE** *(angl. congestive heart failure).* Incapacité du cœur de répondre aux besoins hémodynamiques de l'organisme. Elle peut être compensée si le débit est maintenu grâce à des mécanismes d'adaptation ; sinon, elle est dite décompensée. ◇ **CARDIAQUE DROITE** *(angl. right heart failure).* Insuffisance cardiaque affectant la fonction des cavités droites du cœur. Elle est causée par les bronchopneumopathies chroniques, les embolies pulmonaires à répétition, l'insuffisance cardiaque gauche. ◇ **CARDIAQUE GAUCHE** *(angl. left heart failure).* Insuffisance cardiaque affectant la fonction des cavités gauches du cœur avec tachycardie, dyspnée d'effort, œdème pulmonaire. Elle est due à un rétrécissement mitral, une hypertension artérielle, des maladies coronaires et de l'orifice aortique. ◇ **CARDIAQUE GLOBALE** *(angl. global heart failure).* Degré maximum de l'insuffisance cardiaque associant la défaillance du cœur droit à celle du cœur gauche. ◇ **CORONARIENNE** *(angl. coronary insufficiency).* Irrigation insuffisante du myocarde due à une diminution de calibre des artères coronaires. La traduction clinique en est l'angine de poitrine. ◇ **HÉPATIQUE AIGUË** *(angl. acute hepatic insufficiency).* Faillite soudaine des fonctions du foie apparaissant au cours des huit premières semaines d'évolution d'une atteinte hépatique aiguë, sur un foie préalablement sain, et qui se manifeste par une encéphalopathie hépatique et une chute du taux de prothrombine en dessous de 50 %. L'insuffisance hépatique aiguë se voit au cours de certaines hépatites aiguës, des destructions étendues du foie (cirrhose, cancer). ◇ **MÉDULLAIRE** *(angl. bone marrow aplasia).* Défaut (qualitatif ou quantitatif) de l'hématopoïèse médullaire. Se caractérise le plus souvent par une pancytopénie. ☞ *APLASIE MÉDULLAIRE.* ◇ **MITRALE** *(angl. mitral incompetence).* Inocclusion systolique de la valve mitrale, à l'origine d'un reflux du sang du ventricule gauche dans l'atrium correspondant avec pour conséquence l'insuffisance ventriculaire gauche. Les étiologies sont multiples : endocardite, rupture de cordage, causes congénitales, etc. ◇ **PULMONAIRE** *(angl. pulmonary insufficiency).* Inocclusion des valvules pulmonaires, le plus souvent congénitale, qui entraîne le reflux du sang de l'artère pulmonaire dans le ventricule droit pendant la diastole. ◇ **PYLORIQUE** *(angl. pyloric insufficiency).* Trouble fonctionnel du pylore, qui permet le passage intestinal d'aliments mal digérés par l'estomac. ◇ **TRICUSPIDIENNE** *(angl. tricuspid regurgitation).* Inocclusion systolique de la valve tricuspide, à l'origine d'un reflux du sang du ventricule droit dans l'atrium correspondant et aboutissant à l'insuffisance ventriculaire droite. ◇ **RESPIRATOIRE** *(angl. respiratory failure).* Incapacité pour l'appareil respiratoire d'assurer une hématose normale. ◇ **RÉNALE AIGUË** *(angl. acute renal failure).* Arrêt partiel ou total de la sécrétion urinaire, en rapport avec une atteinte prérénale (hypoperfusion), rénale (néphropathie glomérulaire, tubulaire, interstitielle, vasculaire) ou post-rénale (obstruction). ◇ **SURRÉNALE** *(angl. adrenocortical insufficiency).* Réduction ou arrêt de la sécrétion des hormones corticosurrénaliennes. Elle peut être chronique ou aiguë constituant une urgence extrême. ☞ *ADDISON (MALADIE D').* ◇ **THYROÏDIENNE** *(angl. thyroid insufficiency).* ☞ *HYPOTHYROÏDIE.* ◇ **VALVULAIRE** *(angl. valvular insufficiency).* Défaut d'occlusion des valves d'un orifice cardiaque entraînant le reflux d'une partie du sang dans la cavité qu'il vient de quitter. ◇ **VALVULAIRE FONCTIONNELLE** *(angl. functional valvular insufficiency).* Insuffisance valvulaire qui n'est pas due à une lésion de la valve elle-même, mais à la dilatation de l'anneau valvulaire. ◇ **VEINEUSE** *(angl. venous insufficiency).* Augmentation de la pression veineuse dans les veines superficielles des membres inférieurs à la suite d'une incontinence ou d'une occlusion des troncs veineux. ◇ **VERTÉBROBASILAIRE** *(angl. vertebrobasilar insufficiency).* Réduction du débit artériel dans les artères vertébrales et dans le tronc basilaire en rapport avec l'athérosclérose. Les symptômes sont variés : troubles de l'équilibre, de la vue, ou moteurs, transitoires et récidivants.

INSUFFLATEUR *s. m. (angl. respirator).* Appareil utilisé pour pratiquer une insufflation.

INSUFFLATION *(angl. insufflation).* Manœuvre qui consiste à introduire de l'air ou une substance pulvérisée dans une cavité ou un organe. ⊂ **TUBAIRE** *(angl. — of the Fallopian tubes).* Injection de gaz carbonique, par voie utérine, dans les trompes utérines en vue d'explorer leur perméabilité et leur motilité.

INSULA *s. f. (NA. lobus insularis). (angl. insular lobe).* Lobe de l'insula : éminence du cortex cérébral cachée au fond de la scissure latérale, constituée de quatre petits gyrus rectilignes presque verticaux.

INSULAIRE *adj.* **1.** En rapport avec le lobe de l'insula. **2.** En rapport avec les îlots de Langerhans.

INSULINE *s. f. (angl. insulin).* Hormone hypoglycémiante sécrétée par les cellules bêta des îlots de Langerhans du pancréas. Elle abaisse la glycémie et favorise l'utilisation du glucose par les tissus. Le pancréas fabrique la pro-insuline qui est scindée ensuite en insuline proprement dite et peptide C. L'insuline utilisée dans le traitement du diabète sucré était soit d'origine animale, soit d'origine humaine ; désormais la plupart des insulines thérapeutiques sont synthétiques.

INSULINÉMIE *s. f. (angl. insulinemia).* Présence et taux d'insuline dans le sang.

INSULINODÉPENDANT *adj. (angl. insulindependant).* Se dit d'un diabète qui ne peut être équilibré que par l'insuline. S'emploie aussi comme substantif.

INSULINOME *s. m. (angl. insulinoma).* Tumeur bénigne ou maligne des îlots de Langerhans entraînant de graves hypoglycémies.

INSULINOPRIVE *adj. (angl. insulinopenic).* Qui se rapporte au manque d'insuline.

INSULINOREQUÉRANT *adj.* Diabète nécessitant un traitement insulinique.

INSULINORÉSISTANCE *s. f. (angl. insulinresistance).* Résistance à l'action de l'insuline ; état caractérisé par l'absence de diminution de la glycémie à la suite d'une injection d'insuline en rapport avec une affection intercurrente ou par défaut de récepteurs.

INSULINOTHÉRAPIE *s. f.* **1.** *(angl. insulinization).* Administration d'insuline à des fins thérapeutiques chez les diabétiques. **2.** *(angl. insulin shock).* Thérapeutique consistant à provoquer un choc hypoglycémique, suivi d'un coma artificiel, par l'administration d'insuline. A été employée dans le traitement de la schizophrénie et dans certaines paranoïas. SYN. *CHOC INSULINIQUE, MÉTHODE DE SACKEL.*

INTELLIGENCE *s. f. (angl. intelligence).* Faculté de penser, de connaître et de comprendre ; ensemble des fonctions psychiques supérieures ou associatives.

INTENTION *s. f.* Terme de méthodologie des essais cliniques utilisé dans l'expression intention de « traiter » pour dire que tous les sujets tirés au sort dans un bras sont analysés comme s'ils avaient eu le traitement alloué, même si, en réalité, ils ne l'ont pas eu.

INTERCOSTAL *adj. (angl. intercostal).* Qui sépare ou qui relie deux côtes.

INTERCURRENT *adj. (angl. intercurrent).* Qui apparaît durant le cours d'une autre maladie et qui la modifie plus ou moins.

INTERFÉRENCE *s. f.* **1.** En virologie, inhibition du développement d'un virus dans une cellule qui était déjà infectée par un autre virus. **2.** Trouble de la conduction de l'impulsion cardiaque qui s'explique par le fait qu'elle atteint la zone de conduction alors que celle-ci se trouve toujours en état réfractaire. **3.** Phénomène résultant de la superposition de deux vibrations de même nature et de même fréquence. EX. *interférence des rayons lumineux.*

INTERFÉRON *s. m. (angl. interferon).* Cytokine de faible poids moléculaire produite par des cellules animales en réponse à des inducteurs tels que virus, certaines bactéries, molécules d'ARN, polynucléotides synthétiques. L'interféron est spécifique de l'espèce animale infectée et non du virus infectant. Il joue un rôle important dans les mécanismes de défense non spécifiques antiviraux et active notamment les cellules tueuses. Il existe plusieurs variétés d'interféron : alpha (IFNα), bêta (IFNβ) et gamma (IFNγ), qui sont produits respectivement par les leucocytes, les fibroblastes et les lymphocytes T. En thérapeutique, l'IFNα est utilisé contre les hépatites virales chroniques, les hémopathies et certains cancers. L'IFNβ est employé contre la sclérose en plaques. L'IFNγ est utilisé dans les granulomatoses septiques chroniques.

INTERLEUKINE *s. f. (angl. interleukine).* Peptide sécrété par certains lymphocytes et les macrophages, l'interleukine stimule à son tour d'autres cellules immunocompétentes. Abréviation : IL.

INTERMÉDIAIRE (NERF) *(NA. nervus intermedius).* Nerf sécréteur des glandes salivaires et sensitif lingual. SYN. *NERF INTERMÉDIAIRE DE WRISBERG. ATLAS ANATOMIQUE DES NERFS EN ANNEXE.*

INTERMÉDINE *s. f. (angl. intermedin).* ☞ *MÉLANOTROPINE.*

INTERMENSTRUEL *adj. (angl. intermenstrual).* Qui se produit entre deux périodes menstruelles.

INTERMITTENT *adj. (angl. intermittent).* Qui se reproduit à intervalles réguliers.

INTERNE **1.** *s. m. (angl. resident, intern).* Étudiant en médecine admis au concours de l'internat des hôpitaux, qui seconde le chef de service dans un hôpital. **2.** *adj. (angl. internal).* Qui se trouve à l'intérieur du corps. **3.** *(angl. medial).* Qui est proche du plan sagittal médian du corps. SYN. *MÉDIAL.*

INTERNEMENT *s. m. (angl. commitment).* Hospitalisation d'un patient, contre sa volonté, dans un établissement spécialisé en psychiatrie (terme désuet).

INTERNISTE *s. m. (angl. internist).* Praticien exerçant la médecine interne.

INTÉROCEPTEUR *s. m. (angl. interoceptor).* Récepteur sensitif recevant les excitations venues de l'intérieur du corps.

INTERPHASE *s. f. (angl. interphase).* Phase de la vie cellulaire pendant laquelle le noyau est au repos.

INTERSTITIEL *adj. (angl. intertitial).* Se dit de tout ce qui est situé dans les interstices d'un tissu ou d'un organe.

INTERTRIGO *s. m. (angl. intertrigo).* Inflammation érythémateuse de la peau au niveau des plis cutanés, accompagnée d'une démangeaison et d'une exsudation plus ou moins abondante. S'observe surtout chez les enfants et les personnes diabétiques ou obèses. Il est d'origine infectieuse.

INTERVALLE *s. m. (angl. interval).* Distance séparant deux points, mesurée sur une échelle d'espace, de temps, de température, etc. ◇ **ATRIOVENTRICULAIRE** *(angl. atrioventricular —).* Intervalle entre les contractions atriale et ventriculaire correspondant à l'intervalle P-R sur l'électrocardiogramme. ◇ **CARDIO-ARTÉRIEL** *(angl. cardioarterial —).* Intervalle séparant le choc de la pointe cardiaque du battement des artères. ◇ **LIBRE** *(angl. lucid —).* Délai entre un traumatisme crânien et l'apparition des symptômes de compression par un hématome sous ou extradural. ◇ **P-R** *(angl. P-R —).* En électrocardiographie, intervalle entre les ondes P et R, c'est-à-dire entre les contractions des atria et celles des ventricules. Sa durée est comprise entre 0,12 et 0,20 seconde. ◇ **Q-T** *(angl. Q-T —).* En électrocardiographie, intervalle de temps compris entre le début de la dépolarisation ventriculaire et la fin de la repolarisation correspondant à la durée de la systole ventriculaire.

INTESTIN *s. m. (NA. intestinum). (angl. intestine, gut).* Partie du tube digestif située entre l'estomac et l'anus. ◇ **ANTÉRIEUR, PHARYNGIEN** Tube embryonnaire qui résulte de la soudure des lames qui forment le sillon intestinal ; production endodermique. ◇ **GRÊLE** *(NA. — tenue). (angl. small intestine).* Partie de l'intestin qui s'étend du pylore jusqu'au cæcum ; il est formé du duodénum, du jéjunum et de l'iléon et sa longueur totale est approximativement de 6,5 m (duodénum 22 cm, jéjunum 2,2 m et iléon 4 m). ◇ **(GROS)** *(NA. — crassum). (angl. large intestine).* Partie de l'intestin située entre le cæcum et l'anus ; il est formé du cæcum, du côlon et du rectum et mesure en tout 1,6 m. ◇ **MÉSENTÉRIQUE** Ensemble du jéjunum et de l'iléon ; portion qui possède un mésentère. ◇ **POSTÉRIEUR** Dépression endodermique à l'extrémité caudale de l'embryon qui communique avec la cavité de l'endoderme par l'aditus postérieur.

INTIMA *s. f. (angl. intima).* Tunique interne d'une artère ou d'une veine.

INTOLÉRANCE *s. f. (angl. intolerance).* Réaction anormalement intense de l'organisme à l'égard d'une agression quelconque (substance médicamenteuse, agent physique ou chimique, etc.). ◇ **AU GLUCOSE** *(angl. impaired glucose tolerance).* Hyperglycémie modérée pouvant évoluer vers un diabète vrai. Définie par une glycémie à jeun entre 1,10 et 1,26 g/l et éventuellement une glycémie > 1,40 g/l deux heures après hyperglycémie provoquée orale. ◇ **AU LACTOSE** ☞ *LACTOSE (INTOLÉRANCE AU).*

INTOXICATION *s. f. (angl. intoxication).* Empoisonnement ; spécialement état chronique d'empoisonnement par l'absorption continue de petites quantités d'un toxique exogène ou endogène. ◇ **ALIMENTAIRE** *(angl. food —).* Ensemble de troubles secondaires à l'ingestion d'aliments, que ces troubles soient dus à une contamination bactérienne, à des produits toxiques d'origine bactérienne, à une contamination chimique, ou à une réaction allergique à des constituants des aliments. ◇ **ENDOGÈNE** *(angl. endogenous —).* Intoxication par des substances nocives produites dans l'organisme par les toxines des germes infectieux ou par un processus métabolique. ◇ **EXOGÈNE** *(angl. exogenous —).* Intoxication produite par des substances nocives introduites dans l'organisme. ◇ **HYDRIQUE** *(angl. water —).* État provoqué par l'ingestion exagérée d'eau ou par une rétention anormale de celle-ci avec pour résultat une hyperhydratation globale ; il se caractérise par l'existence de crampes, de vertiges, de maux de tête et de vomissements. SYN. *INTOXICATION À L'EAU.*

INTRADERMIQUE *adj. (angl. intradermal).* Qui se trouve ou s'effectue dans l'épaisseur du derme. Ex. *injection intradermique.*

INTRADERMORÉACTION *s. f. (angl. intradermal test).* Réaction locale inflammatoire qui se produit lorsqu'on pratique une injection intradermique d'une petite quantité de toxine ou d'antigène comme la tuberculine. La réaction révèle si le sujet souffre ou a souffert de la maladie correspondante et indique le degré d'allergie ou d'immunité face à cette maladie. Abréviation : IDR.

INTRAIT *s. m.* Préparation de plantes fraîches, soumises à des vapeurs d'alcool qui permettent la conservation de leurs propriétés thérapeutiques.

INTRARACHIDIEN *adj. (angl. intrarachidian, intraspinal).* Situé ou qui se produit dans le canal vertébral.

INTRAVEINEUX *adj. (angl. intravenous).* À l'intérieur d'une veine ; endoveineux.

INTROVERSION *s. f. (angl. introversion).* Tendance à se replier sur soi-même et à s'isoler.

INTROVERTI *adj. (angl. introvert).* Porté à l'introversion. S'utilise aussi comme substantif.

INTUBATION *s. f. (angl. intubation).* Introduction d'une canule dans la trachée, à travers le larynx afin d'assurer une ventilation pulmonaire adéquate. Peut se faire par voie orale (intubation oro-trachéale) ou nasale (intubation naso-trachéale).

INTUMESCENCE *s. f. (angl. intumescence).* ☞ *TUMÉFACTION.*

INULINE *s. f. (angl. inulin).* Variété d'amidon polysaccharidique présent dans le rhizome de certaines plantes. L'inuline s'utilise pour l'étude de la fonction glomérulaire rénale (clairance à l'inuline).

INVAGINATION *s. f.* **1.** *(angl. intussusception).* Pénétration d'un segment de l'intestin dans un autre segment supérieur ou inférieur, à l'origine de symptômes d'occlusion intestinale. SYN. *INTUSSUSCEPTION.* **2.** *(angl. invagination).* Processus embryologique par lequel une portion de la paroi d'une cavité s'affaisse et va s'appliquer à la paroi opposée, déterminant ainsi la formation d'une nouvelle cavité indépendante et sans communication avec la première. ◇ **ILÉOCÆCALE** *(angl. ileocecal intussusception).* Invagination de l'iléon dans le cæcum.

INVALIDE *s. m. ou f.* Personne qui n'est pas en état d'exercer une activité professionnelle normale du fait d'une maladie, d'un accident ou d'une infirmité.

INVALIDITÉ *s. f. (angl. disability).* État d'une personne invalide.

INVASION *s. f.* **1.** Période initiale d'une maladie, depuis l'apparition des premiers symptômes jusqu'à la période d'état. (S'emploie surtout pour les maladies infectieuses.) **2.** Multiplication exagérée d'une classe d'éléments anatomiques qui entraîne la substitution par ceux-ci des éléments adjacents qui s'atrophient et disparaissent, comme par exemple l'invasion de la substance du cartilage par les éléments osseux au cours de la croissance. **3.** Pénétration de bactéries dans l'organisme, qui peut être ou non suivie d'une infection.

INVERSION *s. f.* **1.** Retournement d'un organe creux sur lui-même. **2.** En génétique, aberration chromosomique résultant de la soudure entre deux chromosomes qui ont fait l'objet d'une rupture. Un segment chromosomique s'inverse et les gènes correspondants apparaissent en ordre contraire. **3.** Position d'un organe inverse de celle qui est habituelle. ☞ *SITUS INVERSUS.* ◇ **SEXUELLE** *(angl. sexual inversion). HOMOSEXUALITÉ.* ◇ **TESTICULAIRE** *(angl. testicular inversion).* Position anormale du testicule et de l'épididyme dans les bourses qui sont dans une position horizontale et non verticale. ◇ **THERMIQUE** *(angl. thermic inversion).* État dans lequel la température d'un malade est plus élevée le matin que le soir. ◇ **UTÉRINE** *(angl. inversion of uterus).* Invagination de la paroi utérine en doigt de gant, à partir du fond de la matrice vers le col, le vagin et la vulve. ◇ **VISCÉRALE** *(angl. visceral transposition).* Transposition totale ou partielle des viscères de droite à gauche et vice versa. SYN. *SITUS INVERSUS.*

INVERTI *adj. (angl. homosexual). HOMOSEXUEL.*

INVOLUTION *s. f.* **1.** Transformation, dans le sens d'une régression, d'un tissu, d'un organe, d'une tumeur ou d'un organisme. **2.** Retour à un stade évolutif antérieur. ◇ **SÉNILE** *(angl. senile —).* Changements dont souffrent les organes sous l'influence de l'âge. ◇ **UTÉRINE** *(angl. uterine —).* Retour de l'utérus à sa taille normale après l'accouchement.

IOD-BASEDOW Hyperthyroïdie déclenchée par des produits contenant de l'iode chez un patient porteur d'un goitre simple.

IODE *s. f. (angl. iodine).* Élément appartenant au groupe des halogènes, de numéro atomique 53. Il est indispensable à l'organisme et se concentre particulièrement dans la glande thyroïde qui l'utilise pour la fabrication des hormones thyroïdiennes. L'iode et ses composés sont très utilisés en thérapeutique. Par voie externe, il est employé comme antiseptique sous forme de teinture d'iode. Les isotopes radioactifs de l'iode (^{123}I, ^{131}I) sont très utilisés dans l'exploration thyroïdienne et le traitement des cancers de cet organe. C'est également un composant des produits de contraste radiologiques. Symbole : I. ◇ **(TEINTURE D')** *(angl. iodine tincture).* Solution d'iode dans de l'alcool dans des proportions variées.

IODÉMIE *s. f. (angl. iodemia).* Taux de l'iode dans le sang. L'iode total normal varie de 40 à 100 µg/L de plasma. L'iode y est présent sous deux formes : iode inorganique et iode organique, lié aux protéines.

IODIDE *s. f. (angl. iododerma).* Éruption cutanée rappelant celle du pemphigus ou du type acné, due à l'ingestion d'iode.

IODISME *s. m. (angl. iodism).* Ensemble des troubles provoqués par l'administration prolongée d'iode ou de ses dérivés : éruptions cutanées, céphalées, rhinorrhée, crampes musculaires et état de faiblesse.

IODOFORME *s. m. (angl. iodoform).* Antiseptique contenant 96 % d'iode. N'est plus utilisé.

IODURE *s. m. (angl. iodide).* Sel de l'acide iodhydrique.

IODURIE *s. f. (angl. ioduria).* Présence d'iode dans l'urine.

ION *s. m. (angl. ion).* Atome ou groupe d'atomes ayant gagné ou perdu un ou plusieurs électrons, et étant ainsi chargés électriquement. La perte d'électrons donne naissance à un ion positif ou cation ; le gain d'électrons donne naissance à un ion négatif ou anion. Leur valence chimique est indiquée par des signes + pour les cations et - pour les anions, placés en haut et à droite des symboles ou formules respectifs (exemples : Na^+, Ca^{++}, Cl^-, SO_4^{--}).

ION-GRAMME *s. m. (angl. gram-ion).* Quantité d'un ion dont le poids en grammes est égal numériquement au poids atomique de l'ion.

IONISATION *s. f.* **1.** Formation d'ions par perte ou gain d'électrons dans des atomes ou des molécules. **2.** Utilisation d'ions en thérapeutique locale.

IONISER *v. (angl. ionize).* Produire des ions.

IONOGRAMME *s. m. (angl. ion count).* Formule ou graphique indiquant la concentration des différents anions et cations d'un liquide organique, exprimés en milliéquivalents par litre.

IOTACISME *s. m. (angl. iotacism).* Emploi abusif du son « i » dans le langage, en particulier remplacement du son « g » doux et « j » par « i » (exemple : « ienre » au lieu de « genre »).

IPÉCA *s. m. (angl. ipecac).* Racine de la plante rubiacée *Cephaelis ipecacuanha* ou *Carapichea ipecacuanha*, dont il existe différentes variétés et dont le principe actif est l'émétine. C'est un émétique et un expectorant, selon les doses, en administration interne. SYN. *IPÉCACUANHA.*

IPRONIAZIDE *s. f. (angl. iproniazid).* Inhibiteur de la monoamino-oxydase. Ce fut le premier composé utilisé en thérapeutique possédant cette propriété.

IPSILATÉRAL *adj. m.* Utilisé pour qualifier le réflexe stapédien homolatéral lorsque celui-ci est testé. SYN. *HOMOLATÉRAL.*

IRIDALGIE *s. f. (angl. iridalgia).* Douleur au niveau de l'iris.

IRIDECTOMIE *s. f. (angl. iridectomy).* Résection chirurgicale d'un fragment de l'iris. ◇ **OPTIQUE** *(angl. optic —).* Iridectomie effectuée pour créer une pupille artificielle ou pour élargir une pupille trop étroite. ◇ **PÉRIPHÉRIQUE** *(angl. peripheral —).* Iridectomie d'une petite portion de la périphérie de l'iris. ◇ **PRÉLIMINAIRE** *(angl. preliminary —).* Iridectomie pratiquée dans un premier temps opératoire lors d'une intervention chirurgicale oculaire, telle que l'extraction de la cataracte.

IRIDIEN *adj. (angl. iridic).* Qui se rapporte à l'iris.

IRIDOCONSTRICTEUR *adj. (angl. iridoconstrictor).* S'applique au muscle constricteur de la pupille ou sphincter de l'iris.

IRIDOCYCLITE *s. f. (angl. iridocyclitis).* Inflammation de l'iris et du corps ciliaire. SYN. *UVÉITE ANTÉRIEURE.*

IRIDODIALYSE *s. f.* **1.** Résection chirurgicale des adhérences de l'iris. **2.** Désinsertion traumatique de l'iris.

IRIDODILATATEUR *adj. (angl. iridodilator).* Qui dilate la pupille. S'emploie également comme substantif.

IRIDOMOTEUR *adj. (angl. iridomotor).* Qui se rapporte aux mouvements de l'iris.

IRIDOPLÉGIE *s. f. (angl. iridoplegia).* Paralysie de l'iris avec pour résultat une abolition du réflexe photomoteur et du réflexe d'accommodation convergence. SYN. *PUPILLE FIXE.* ◇ **D'ACCOMMODATION** *(angl. accomodation —).* Impossibilité pour l'iris de se contracter lors des efforts d'accommodation. ◇ **RÉFLEXE** *(angl. reflex —).* Iridoplégie caractérisée par une absence de réaction pupillaire réflexe.

IRIS *s. m. (NA. iris). (angl. iris).* Membrane circulaire, pigmentée, contractile, située derrière la cornée et devant le cristallin, baignée par l'humeur aqueuse de la chambre antérieure de l'œil. L'iris est formé de fibres musculaires circulaires qui entourent la pupille (sphincter de la pupille), de fibres radiaires (dilatateur de la pupille) et d'une couche postérieure pigmentée. ◇ **EN TOMATE** *(angl. — bombé).*

État de convexité de l'iris par accumulation d'humeur aqueuse lors de synéchie postérieure totale. ◇ **TRÉMULANT** *(angl. tremulous —)*. Tremblement passif de l'iris au cours des mouvements de l'œil. SYN. *IRIDODONÉSIS.*

IRM *(angl. MRI)*. Abréviation d'imagerie par résonance magnétique.

IRRADIATION *s. f.* **1.** Disposition anatomique de fibres nerveuses ou de vaisseaux qui partent d'un centre commun. **2.** Application de rayonnements, surtout ultraviolets, à certaines substances afin d'augmenter leur pouvoir vitaminique. Procédé de conservation dans l'industrie agroalimentaire. **3.** Exposition à un rayonnement lumineux, ultraviolet ou ionisant, généralement dans un but thérapeutique et, par extension, exposition aux rayons X ou aux rayonnements radioactifs.

IRRADIÉ *adj. (angl. irradiated)*. Qui a subi une irradiation, notamment par les rayons X ou les corps radioactifs.

IRRÉDUCTIBLE *adj. (angl. irreductible)*. Qui ne peut être remis dans sa position normale. Ex. *fracture irréductible, hernie irréductible.*

IRRÉFLECTIVITÉ *s. f. (angl. areflexia)*. Aréflexie.

IRRÉVERSIBLE *adj. (angl. irreversible)*. Qui n'est pas réversible, qui ne peut aller que dans un seul sens. S'applique à un processus physiologique, à une réaction chimique, etc.

IRRIGATION *s. f. (angl. irrigation)*. Lavage d'une région du corps avec de l'eau ou des liquides médicinaux à des fins thérapeutiques.

IRRITABILITÉ *s. f.* **1.** Réaction exagérée aux influences extérieures négatives avec possibilité d'agressivité. **2.** Sensibilité ou réaction anormalement exagérée d'un organe aux excitations légères.

IRRITABLE *adj.* **1.** Capable de réagir à un stimulus. **2.** Exagérément sensible aux stimuli.

IRRITATION *s. f.* **1.** Excitation ou stimulation. **2.** SYN. (populaire d') *INFLAMMATION.* **3.** État de surexcitation ou de sensibilité exagérée d'une partie du corps.

ISCHÉMIE *s. f. (angl. ischemia)*. Diminution de la circulation artérielle dans un organe ou une partie du corps, et conséquence de ce mécanisme pathologique. ◇ **-LÉSION** *(angl. ischemia-lesion)*. Décalage du segment ST associé à une onde T de sens opposé observé dans l'infarctus du myocarde. ◇ **MYOCARDIQUE SILENCIEUSE** *(angl. silent —)*. Ischémie myocardique sans symptômes cliniques caractérisée uniquement par la négativation de l'onde T.

ISCHIATIQUE *adj. (angl. ischiatic)*. Qui se rapporte à l'ischium.

ISCHION *s. m.* ☞ *ISCHIUM.*

ISCHIUM *(angl. ischium)*. Os formant l'os coxal avec l'ilium et le pubis. SYN. *ISCHION. OS COXAL. ATLAS ANATOMIQUE DES OS EN ANNEXE.*

ISOAGGLUTINATION *s. f. (angl. isoagglutination)*. Agglutination des hématies par les agglutinines d'un autre individu de la même espèce. SYN. *ISOHÉMAGGLUTINATION.*

ISOAGGLUTININE *s. f. (angl. isoagglutinin)*. Agglutinine contenue dans un sérum capable d'agglutiner les hématies provenant d'un individu de la même espèce. SYN. *ISOHÉMAGGLUTININE.*

ISOAGGLUTINOGÈNE *s. m. (angl. isoagglutinogen)*. Agglutinogène contenu dans les hématies, les rendant capables d'être agglutinées par un sérum provenant d'un individu de la même espèce. SYN. *ISOHÉMAGGLUTINOGÈNE.*

ISOANTICORPS *s. m. (angl. isoantibody)*. Anticorps qui réagit spécifiquement avec des antigènes d'individus de la même espèce. SYN. *ALLO-ANTICORPS.*

ISOANTIGÈNE *s. m. (angl. isoantigen)*. Antigène présent chez certains individus d'une espèce et qui est capable de provoquer une réponse immunologique chez d'autres individus de la même espèce, mais immunologiquement différents. Les déterminants des groupes sanguins chez l'homme sont des exemples d'isoantigènes. SYN. *ANTIGÈNE ISOLOGUE, ALLO-ANTIGÈNE.*

ISOCORIE *s. f. (angl. isocoria).* Égalité de taille des deux pupilles.

ISOÉLECTRIQUE (LIGNE) *adj. (angl. base line).* Ligne horizontale, ou ligne de base de l'électrocardiogramme.

ISO-IMMUNISATION *s. f. (angl. isoimmunization).* Immunisation d'un organisme contre des antigènes provenant d'individus de la même espèce mais immunologiquement différents. EX. *production d'anticorps anti-Rh par transfusion de sang Rh-positif chez un individu Rh-négatif.*

ISOLEMENT *s. m.* **1.** Action de s'isoler, évitant les contacts interpersonnels et l'implication sociale. S'observe essentiellement dans la schizophrénie et dans la dépression. **2.** Mesure thérapeutique utilisée pour des patients présentants un risque de violence imminente et majeure envers eux-mêmes, un risque de rupture thérapeutique ou ayant besoin d'être isolés des stimulations extérieures. **3.** En bactériologie, obtention de cultures pures d'une espèce. **4.** Mise à l'écart des personnes qui souffrent d'une maladie contagieuse.

ISOLEUCINE *s. f. (angl. isoleucine).* Acide aminé essentiel.

ISOMÉRASE *s. f. (angl. isomerase).* Groupe d'enzymes qui catalysent les réactions d'isomérisation, avec production de dérivés qui possèdent la même composition élémentaire mais une structure et des propriétés différentes de celles du composé d'origine.

ISOMÈRE *adj. (angl. isomeric).* Se dit des molécules qui ont la même formule brute (donc formées des mêmes atomes en même nombre), mais qui diffèrent par leur formule développée (les atomes étant reliés ou disposés différemment). S'emploie aussi comme substantif.

ISONIAZIDE *s. m. (angl. ioniazid).* Médicament essentiel du traitement de la tuberculose. On l'utilise d'habitude en association avec d'autres médicaments antituberculeux afin d'éviter l'apparition d'une résistance. SYN. *INH.*

ISOPRÉNALINE *s. f. (angl. isoprenalin).* Catécholamine synthétique qui stimule spécifiquement les récepteurs β-adrénergiques. Médicament d'urgence en cas de troubles graves de la conduction atrioventriculaire et d'arrêt cardiaque.

ISOTONICITÉ *s. f. (angl. isotonicity).* Caractère de ce qui est isotonique.

ISOTONIE *s. f. (angl. isotonia).* Équivalence de pression osmotique entre deux solutions.

ISOTONIQUE *adj.* **1.** Qui possède une tension ou une tonicité égale à une autre, donnée. Se dit en particulier des solutions salines dont la concentration moléculaire en sels est égale à celle du sérum sanguin ; elles ont, par conséquent, la même pression osmotique que celui-ci et ne provoquent pas la destruction des globules rouges. **2.** S'applique à un muscle dont la longueur varie alors que sa tension reste identique.

ISOTOPE *s. m. (angl. isotope).* Chacun des éléments chimiquement identiques qui possèdent le même nombre d'électrons et de protons (le même numéro atomique) mais qui diffèrent par leur masse atomique car ils possèdent un nombre distinct de neutrons. Ils occupent une place identique dans la classification périodique, d'où leur nom. ◇ **RADIOACTIF** *(angl. radioisotope).* Isotope instable qui se désintègre en émettant des radiations. Les plus importants en médecine sont le soufre 35, le calcium 45, le carbone 14, le cobalt 60, le fluor 18, le phosphore 32, le fer 59, l'iridium 192, l'or 198, le potassium 42, le sodium 24, le technétium 99m et l'iode 131 et 123. On les utilise dans le traitement de certaines tumeurs, et pour explorer certains organes sur lesquels ils se fixent spécifiquement. SYN. *RADIO-ISOTOPES.* ◇ **STABLE** *(angl. stable —).* Isotope qui ne se désintègre pas.

ISOVOLUMÉTRIQUE *adj. (angl. isovolumic).* Sans changement de volume.

ISTHME *s. m. (angl. isthmus).* Passage étroit qui relie deux cavités ou parties plus étroites d'une structure anatomique ou d'un organe. ◇ **AORTIQUE** *(NA. isthmus aortae). (angl. aortic —).* Partie rétrécie de l'aorte, entre la crosse et l'aorte thoracique. ◇ **DU CORPS THYROÏDE** *(NA.*

isthmus glandulae thyroideae). (angl. — of thyroid gland). Bande étroite qui unit les deux lobes de la glande. ◇ **DU GOSIER** *(NA. isthmus faucium). (angl. faucial —).* Passage étroit entre la bouche et le pharynx. ◇ **DE L'UTÉRUS** *(NA. isthmus uteri). (angl. — of uterus).* Partie de l'utérus entre le corps et le col. ◇ **DE LA TROMPE AUDITIVE** *(NA. isthmus tubae auditoriae). (angl. — of auditory tube).* Partie la plus étroite de ce conduit, à l'union des portions osseuse et cartilagineuse. ◇ **DE LA TROMPE UTÉRINE** *(NA. isthmus tubae uterinae). (angl. — of uterine tube).* Partie étroite de la trompe à son point d'union avec l'utérus. ◇ **PHARYNGONASAL** *(angl. pharyngonasal —).* Détroit qui sépare le pharynx de la cavité postérieure des fosses nasales, limité par les piliers postérieurs du voile du palais.

ISTHMECTOMIE *s. f. (angl. isthmectomy).* Ablation d'un isthme, notamment de l'isthme du corps thyroïde.

IV Abréviation d'intraveineux(se).

IVD Abréviation d'insuffisance ventriculaire droite.

IVG **1.** Abréviation d'insuffisance ventriculaire gauche. **2.** Abréviation d'interruption volontaire de grossesse.

IVOIRE *s. m. (angl. dentin).* ☞ *DENTINE.*

IVRESSE *s. f. (angl. ebriety).* État transitoire d'excitation, d'irritabilité et d'incoordination des mouvements dû à une ingestion massive et récente de boissons alcooliques.

IVY (MÉTHODE D') *(angl. Ivy's bleeding time test).* ☞ *TEMPS DE SAIGNEMENT.*

IXODES Genre d'acariens de la famille des Ixodidés, parasites des animaux et de l'homme ; certaines espèces, comme *I. ricinus, I. hexagonus, I. pacificus*, etc., sont responsables de la transmission de diverses maladies comme la borréliose de Lyme.

J

JAMBE *s. f. (NA. crus). (angl. leg).* Segment du membre inférieur compris entre le genou et le pied, dont le squelette est formé du tibia et de la fibula. En langage courant, désigne souvent le membre inférieur dans sa totalité. ◇ **ARQUÉE** *s. f. (angl. bow —).* ☞ *GENU VARUM.* ◇ **TORSE** *s. f. (angl. torsive —).* Jambe tordue.

JAMBES SANS REPOS (SYNDROME DES) *(angl. restless legs syndrome).* Mouvements anormaux nocturnes constitués par des « impatiences » obligeant le sujet à mouvoir les membres inférieurs, à se relever et à marcher, entravant le sommeil. On l'observe dans les polyneuropathies sensitives et le syndrome parkinsonien. Il est parfois idiopathique.

JAMBIER *adj.* Qui se rapporte à la jambe.

JARGONAPHASIE *s. f. (angl. jargonaphasia).* Forme d'aphasie caractérisée par l'absence de défauts articulatoires, une prosodie (caractères des phonèmes) qui semble normale, un débit normal ou une logorrhée et d'abondantes paraphasies. Les déformations paraphasiques rendent le langage incompréhensible.

JARRET *s. m. (NA. fossa poplitea). (angl. popliteal fossa).* Région du creux poplité.

JAUNISSE *s. f. (angl. jaundice).* ☞ *ICTÈRE.*

JAVELLISATION *s. f. (angl. chlorination).* Purification des eaux en les traitant par une solution d'hypochlorite.

JC (VIRUS) *Polyomavirus* responsable de la leuco-encéphalite multifocale progressive.

JÉJUNAL *adj. (angl. jejunal).* Qui se rapporte au jéjunum.

JÉJUNECTOMIE *s. f. (angl. jejunectomy).* Excision partielle ou totale du jéjunum.

JÉJUNITE *s. f. (angl. jejunitis).* Inflammation du jéjunum.

JÉJUNOSTOMIE *s. f. (angl. jejunostomy).* Abouchement chirurgical du jéjunum à la paroi abdominale, permettant notamment une alimentation entérale.

JÉJUNUM *s. m. (NA. jejunum). (angl. jejunum).* Partie de l'intestin grêle qui fait suite au duodénum et qui se continue, sans limite nette, avec l'iléon.

JENNÉRIEN *adj. (angl. jennerian).* Se dit du vaccin ou de la vaccination antivariolique. En hommage à Edward Jenner (1749-1823), médecin anglais qui a découvert en 1798 cette vaccination.

JET (LÉSION DE) *(angl. jet-lesion).* Altération de la paroi cardiaque ou vasculaire par un courant sanguin violent projeté à travers un orifice rétréci.

JETAGE ◇ **POSTÉRIEUR** *s. m. (angl. snuffles).* Écoulement nasal mucopurulent qui accompagne certaines affections. SYN. *RHINORRHÉE POSTÉRIEURE.*

JET-LAG *s. m.* Anglicisme désignant l'ensemble des perturbations engendrées par les voyages avec décalage horaire : asthénie, trouble de la vigilance ou de l'humeur, insomnie, etc.

JEÛNE *s. m. (angl. fasting).* Privation, volontaire ou forcée, de toute nourriture.

JOINTURE *s. f.* ☞ *ARTICULATION.* ◇ **SYNOVIALE** *(NA. junctura synovialis).* Articulation mobile, qui permet des mouvements étendus, comme celle du genou. Elle est caractérisée par l'existence d'une cavité articulaire limitée par des extrémités osseuses revêtues d'un cartilage lisse et par la membrane synoviale. SYN. *DIARTHROSE.*

JONCTION PYÉLO-URÉTÉRALE (SYNDROME DE LA) *(angl. pelviureteric junction obstruction).* Hydronéphrose consécutive à une anomalie de l'implantation de l'uretère dans le pelvis rénal.

JONCTIONNEL *adj. (angl. junctionnal).* En rapport avec le nœud atrioventriculaire.

JOUE *s. f. (NA. bucca). (angl. cheek).* Région latérale de la face, qui s'étend depuis l'orbite jusqu'au bord inférieur de la mandibule.

JOULE *s. m.* Unité de travail et d'énergie ; unité de chaleur en remplacement de la calorie. 1 joule = 0,239 cal.

JUGAL *adj. (angl. jugal).* Qui se rapporte à la joue. ☞ *MALAIRE.*

JUGULAIRE **1.** *s. f. (angl. vena jugularis).* Veine jugulaire. Au nombre de trois : antérieure, externe et interne qui drainent les sinus endocrâniens et s'unissent à la veine subclavière pour former la veine brachiocéphalique. *ATLAS ANATOMIQUE DES VEINES EN ANNEXE.* **2.** *adj. (angl. jugular).* Qui se rapporte à la gorge.

JUJUBE *s. m. (angl. jujube fruit).* Fruit du jujubier qui entre dans la composition de certaines préparations pharmaceutiques.

JULEP *s. m. (angl. julep).* Potion composée d'eau distillée, de sirops et d'autres substances médicinales. ◇ **GOMMEUX** Potion composée d'eau, de sirop et d'eau de fleurs d'oranger, qui sert de véhicule aux substances insolubles.

JUMEAU *s. m. (angl. twin).* Chacun des deux enfants provenant de la même grossesse. S'emploie également comme adjectif. ◇ **DIZYGOTE** *(angl. dizygotic —).* Jumeaux provenant de la fécondation simultanée de deux ovules distincts par deux spermatozoïdes. SYN. *JUMEAUX BIVITELLINS, FAUX JUMEAUX.* ◇ **HOMOZYGOTE** *(angl. monozygotic —).* Jumeaux provenant de la division d'un œuf unique. Ils sont contenus dans la même enveloppe et sont toujours du même sexe. Ils ont un matériel génétique identique. SYN. *JUMEAUX UNIVITELLINS, JUMEAUX VRAIS.*

JUXTA-ARTICULAIRE *adj. (angl. juxta-articular).* Qui est situé juste à côté d'une articulation.

JUXTA-ÉPIPHYSAIRE *adj. (angl. juxta-epiphyseal).* Qui est situé juste à côté d'une épiphyse.

JUXTAPYLORIQUE *adj. (angl. juxtapyloric).* Qui est situé à proximité immédiate du pylore.

K

K Symbole chimique du potassium.

KALA-AZAR *s. m. (angl. kala-azar).* Maladie parasitaire endémique en Asie du Sud-Est transmise du chien à l'homme par la piqûre de diptères du genre *Phlébotomus*. Elle se caractérise par sa chronicité, par l'existence d'une fièvre irrégulière, par une hypertrophie de la rate et du foie, avec présence dans ces organes et certains autres de *Leishmania donovani*, par un amaigrissement, une anémie, une leucopénie, une augmentation relative du nombre des mononucléaires, une augmentation de la β-globuline et fréquemment une hyperpigmentation particulière de la peau, ainsi qu'une mortalité élevée. ◇ **INFANTILE** *(angl. infantile —).* Kala-azar des pays méditerranéens causé par *Leishmania infantum*, qui atteint surtout les enfants.

KALICYTIE *s. f. (angl. intracellular potassium).* Taux de potassium intracellulaire.

KALIÉMIE *s. f. (angl. kaliemia).* Taux de potassium dans le sang, normalement entre 3,5 et 5 mmol/L.

KALIOPÉNIE *s. f. (angl. kaliopenia).* Diminution du taux du potassium. SYN. *HYPOKALIÉMIE.*

KALIURÈSE *s. f. (angl. kaliuresis).* Élimination urinaire du potassium.

KALIURIE *s. f. (angl. kaliuria).* Présence et taux de potassium dans l'urine, normalement 26 à 130 mmol/24 heures.

KALLICRÉINE *s. f. (angl. kallicrein).* Enzyme polypeptidique protéolytique, présente surtout dans le pancréas et le plasma sous forme inactive. Sous l'effet de différents facteurs, elle est libérée conjointement avec la bradykinine et la kallidine et entraîne un état de choc.

KANAMYCINE *s. f. (angl. kanamycin).* Antibiotique bactéricide de la famille des aminosides utilisé sous forme de sulfate. On l'administre par voie intramusculaire ; toxique pour la VIIIe paire crânienne (nerf vestibulo-cochléaire) et pour le rein.

KAPLAN (SYNDROME DE) Fibrose interstitielle diffuse du poumon chez des patients atteints de polyarthrite rhumatoïde.

KAPOSI (MALADIE DE) *(angl. Kaposi's sarcoma).* Nodules ou placards violines, cutanés ou extra-cutanés, liés à la prolifération de cellules fusiformes et vasculaires, non clonales, le plus souvent multifocales. Il existe des formes cutanées indolentes et des formes agressives avec atteintes viscérales notamment pulmonaires. Cette maladie est induite par le virus HHV8. Elle touche les sujets du pourtour méditerranéen et les immunodéprimés (transplantés et infectés par le VIH).

KARMAN (MÉTHODE DE) *(angl. Karman's method).* Méthode d'interruption volontaire de grossesse par aspiration du contenu utérin, utilisable pendant les premières semaines de grossesse.

KARYOCINÈSE *s. f.* ☞ *CARYOCINÈSE.*

KAWASAKI (SYNDROME DE) *(angl. Kawasaki's disease).* Vascularite du jeune enfant, de cause inconnue. Elle se manifeste par une fièvre inaugurale avec conjonctivite, énanthème et chéilite, puis érythème et œdème palmoplantaire, éruption diffuse et finalement désquamation des extrémités. Risque de décès par atteinte coronaire.

KEHR (DRAIN DE) *(angl. T-tube).* Drain en caoutchouc en forme de T utilisé pour le drainage des voies biliaires. SYN. *TUBE DE KEHR.*

KEITH ET FLACK (NŒUD DE) ☞ *NŒUD SINUATRIAL.*

KÉLOTOMIE *s. f. (angl. kelotomy).* Intervention (herniotomie) pour hernie étranglée qui comporte l'incision des téguments qui recouvrent le sac herniaire pour ouvrir celui-ci en incisant les tissus couche par couche puis la dilatation de l'ouverture par laquelle on peut rentrer les parties herniées ou l'élargissement par débridement, et enfin la réduction.

KELVIN *s. m. (angl. kelvin).* Unité de base de la température dans le système international. Un kelvin (symbole K) est équivalent à un degré Celsius. L'échelle Kelvin a le zéro absolu pour point de départ.

KENNEDY (SYNDROME DE) *(angl. Kennedy's syndrome).* Syndrome à transmission récessive liée au chromosome X associant une atrophie musculaire bulbospinale, une gynécomastie et un hypogonadisme. S'exprime à l'âge adulte. SYN. *AMYOTROPHIE BULBOSPINALE LIÉE À L'X.*

KÉRATECTOMIE *s. f. (angl. keratectomy).* Excision d'une partie de la cornée.

KÉRATINE *s. f. (angl. keratin).* Substance organique qui constitue la base de l'épiderme, des ongles, des poils et des tissus cornés, semblable aux protéines par sa structure chimique.

KÉRATINISATION *s. f. (angl. keratinization).* Processus d'imprégnation par la kératine des cellules épidermiques, qui acquièrent une grande solidité.

KÉRATINOCYTE *s. m. (angl. keratinocyte).* Cellule épithéliale, représentant l'unité anatomique et fonctionnelle de l'épiderme.

KÉRATITE *s. f. (angl. keratitis).* Inflammation de la cornée. ◇ **DENDRITIQUE** *(angl. dendritic —).* Kératite superficielle herpétique caractérisée par une ulcération cornéenne de forme ramifiée. ◇ **GRANULEUSE** *(angl. granular —).* ☞ *PANNUS DE LA CORNÉE.* ◇ **HERPÉTIQUE** *(angl. herpetic —).* Kératite secondaire à l'infection par le virus de l'herpès. SYN. *KÉRATITE DENDRITIQUE.* ◇ **INTERSTITIELLE** *(angl. interstitial —).* Kératite se caractérisant par une infiltration en profondeur de la cornée, lui donnant un aspect dépoli. Elle est observée en général dans la syphilis congénitale et dans la tuberculose. SYN. *KÉRATITE DE HUTCHINSON.* ◇ **LAGOPHTALMIQUE** *(angl. lagophthalmic —).* Kératite secondaire à l'exposition à l'air du globe oculaire dans la lagophtalmie. ◇ **MARGINALE** *(angl. marginal —).* Kératite vésiculaire dans laquelle les vésicules se disposent sur le pourtour de la cornée. SYN. *KÉRATITE DE FUCHS.* ◇ **MYCOSIQUE** *(angl. mycotic —).* ☞ *KÉRATOMYCOSE.* ◇ **NEUROPARALYTIQUE** *(angl. neuroparalytic —).* Kératite secondaire à une lésion de la Ve paire de nerfs crâniens (nerf trijumeau) par section traumatique ou zona ophtalmique. ◇ **PANNEUSE** ☞ *PANNUS DE LA CORNÉE.* ◇ **PARENCHYMATEUSE PROFONDE** ☞ *KÉRATITE INTERSTITIELLE.* ◇ **PHLYCTÉNULAIRE** *(angl. phlyctenular —).* Kératite caractérisée par la présence sur la cornée de phlyctènes de petite ou grande taille, traduisant un processus allergique vis-à-vis de la tuberculine. ◇ **PONCTUÉE** *(angl. punctate —).* Kératite caractérisée par l'existence, à la surface de la cornée, de petites taches apparaissant comme un piqueté en pointes d'épingles. ◇ **PONCTUÉE SUPERFICIELLE** Kératite caractérisée par la présence de petites opacités de la cornée situées sous la membrane de Bowman. SYN. *KÉRATITE PONCTUÉE SOUS-ÉPITHÉLIALE.* ◇ **SCLÉROSANTE** *(angl. sclerosing —).* Kératite associée à une sclérite, et hyperplasie des structures profondes de la cornée. ◇ **SECONDAIRE** *(angl. secondary —).* Toute kératite survenant secondairement à une affection d'une autre partie de l'œil, notamment de la conjonctive. ◇ **SERPIGINEUSE** *(angl. serpiginous —).* Ulcération serpigineuse de la cornée accompagnée de formation de pus dans la chambre antérieure de l'œil. SYN. *KÉRATITE À HYPOPYON.* ◇ **TRACHOMATEUSE** ☞ *PANNUS DE LA CORNÉE.* ◇ **ULCÉREUSE** *(angl. ulcerative —).* Ulcération de la cornée. ◇ **VÉSICULAIRE** *(angl. vesicular —).* Kératite caractérisée par la présence de petites vésicules superficielles sur la cornée.

KÉRATOACANTHOME *s. m. (angl. keratoacanthoma).* Tumeur bénigne épithéliale se développant sur le visage chez un homme de plus de cinquante ans. De la taille d'un pois, de teinte rouge violacé, discoïde à centre déprimé rempli de squames kératinisées, elle guérit spontanément.

KÉRATOCÔNE *s. m. (angl. keratoconus).* Déformation cornéenne en forme de cône. SYN. *CORNÉE CONIQUE.*

KÉRATOCONJONCTIVITE *s. f. (angl. keratoconjunctivitis).* Inflammation de la cornée et de la conjonctive. ◇ **ÉPIDÉMIQUE** *(angl. epidemic —).* Infection aiguë contagieuse de nature virale, caractérisée par un œdème de la conjonctive, une hyperhémie, des pétéchies et une adénopathie régionale inflammatoire. ◇ **PHLYCTÉNULAIRE** *(angl. phlyctenular —).* Affection de l'enfant atteint par ailleurs d'infection rhinopharyngée ou cutanée, avec présence sur la conjonctive et la cornée de nodules évoluant vers l'ulcération puis la cicatrisation.

KÉRATODERMIE *s. f. (angl. keratoderma).* Hypertrophie de la couche cornéenne de la peau, qui se localise notamment dans les régions palmaires et plantaires. Elle peut être congénitale ou acquise. ◇ **PALMOPLANTAIRE CLIMATÉRIQUE** *(angl. — climactericum).* Hyperkératose localisée aux paumes des mains et aux plantes des pieds, qui apparaît au moment de la ménopause.

KÉRATOGLOBE *s. m. (angl. keratoglobus).* Déformation de la cornée en avant, formant un arrondi tel un globe. SYN. *CORNÉE GLOBULEUSE.*

KÉRATOLYSE *s. f. (angl. keratolysis).* Dissolution de la kératine cutanée.

KÉRATOME *s. m. (angl. keratoma).* Hyperkératose circonscrite et qui peut aboutir à un aspect de corne cutanée. ◇ **MALIN DIFFUS CONGÉNITAL** *(angl. ichthyosis congenita).* Dermatose congénitale hyperkératosique transmise sur le mode récessif qui conduit à la mort en quelques jours. SYN. *ICHTYOSE INTRA-UTÉRINE, FŒTUS ARLEQUIN.* ◇ **SÉNILE** *(angl. senile —).* SYN. *KÉRATOSE SÉNILE.*

KÉRATOPATHIE *s. f. (angl. keratopathy).* Affection de la cornée.

KÉRATOPLASTIE *s. f. (angl. keratoplasty).* Chirurgie plastique de la cornée visant à remplacer un fragment opaque de la cornée par un fragment cornéen transparent, provenant soit du patient lui-même, soit d'une autre personne. SYN. *GREFFE DE CORNÉE.*

KÉRATOSE *s. f. (angl. keratosis).* Dermatose caractérisée par un épaississement de la couche cornée de l'épiderme. ◇ **ARSENICALE** *(angl. arsenic —).* Plaques de kératose observées dans l'intoxication arsenicale chronique. ◇ **BLENNORRAGIQUE** *(angl. — blennorrhagica).* Hyperkératose palmoplantaire associée à la blennorragie. ◇ **FOLLICULAIRE ACUMINÉE** *(angl. acne cornea).* Dermatose caractérisée par une éruption kératosique autour des follicules pileux. SYN. *ACNÉ CORNÉE, KÉRATOSE FOLLICULAIRE CONTAGIEUSE.* ◇ **PILAIRE ROUGE** *(angl. — piliaris).* Variété de kératose pilaire dans laquelle chaque papule présente une coloration rouge. ◇ **PILAIRE SIMPLE** *(angl. — piliaris).* Altération courante de la peau, caractérisée par sa sécheresse et par des saillies papuleuses acuminées au niveau des orifices folliculaires. ◇ **SÉNILE** *(angl. — senilis).* Taches brunâtres verruqueuses hyperkératosiques, apparaissant après la cinquantaine et pouvant dégénérer.

KERNIG (SIGNE DE) *(angl. Kernig's sign).* Signe caractéristique de la méningite, consistant en une contracture douloureuse des muscles de la région lombaire lorsqu'on fléchit la cuisse sur le bassin (la jambe étant en extension), ou la jambe sur la cuisse.

KÉTANSÉRINE *s. f. (angl. ketanserin).* Inhibiteur de la sérotonine à action antihypertensive et anti-dépressive, disponible dans certains pays.

KIF *s. m. (angl. cannabis).* Feuilles séchées de chanvre indien.

KILO- *(angl. kilo-).* Préfixe d'origine grecque signifiant mille. Ce préfixe, placé devant une unité de mesure, la multiplie par 1000.

KILOBASE *s. m. (angl. kilobase).* Unité de longueur en génétique valant mille bases pour l'ARN ou mille paires de bases pour l'ADN.

KILOCALORIE *s. f. (angl. kilocalorie).* Unité de quantité de chaleur, égale à 1 000 cal. Symbole : kcal. SYN. *GRANDE CALORIE.*

KIMMELSTIEL-WILSON (SYNDROME DE) *(angl. Kimmelstiel-Wilson syndrome).* Glomérulosclérose intercapillaire fréquente au cours du diabète avec protéinurie massive, hypertension artérielle et insuffisance rénale. Elle est constamment associée à une rétinopathie diabétique.

KINASE *s. f. (angl. kinase).* Toute enzyme catalysant le transfert du radical phosphorique de l'ATP sur un accepteur, qui est ainsi activé.

KINÉSIE PARADOXALE *(angl. paradoxical kinesia).* Phénomène observé dans la maladie de Parkinson où, dans certaines circonstances, le patient apparaît libéré de la lenteur et de la rigidité, avec une motilité normale pendant quelques instants.

KINÉSIOLOGIE *s. f.* ☞ *CINÉSIOLOGIE.*

KINÉSITHÉRAPEUTE *s. m. (angl. kinesitherapist).* Auxilliaire médical pratiquant la kinésithérapie

KINÉSITHÉRAPIE *s. f. (angl. kinesitherapy).* Utilisation des mouvements actifs (gymnastique médicale) ou passifs (massage) à des fins thérapeutiques.

KISSING-ULCER Ulcère en miroir, en face d'un autre ulcère sur le duodénum.

KLEBSIELLA Genre de bactéries à Gram négatif, appartenant à la famille des *Enterobacteriaceae* isolées des matières fécales de l'homme et des animaux, et quelquefois pathogènes. ◇ ***OZENAE*** Agent associé à la survenue de l'ozène (rhinite croûteuse atrophique). ◇ ***PNEUMONIAE*** Bacille isolée de l'intestin et de l'appareil respiratoire chez l'homme, responsable d'infections diverses : bronchite, bronchopneumonies, pleurésie, infections urinaires, septicémies. ◇ ***RHINOSCLEROMATIS*** Agent responsable du rhinosclérome.

KLEPTOMANE *s. m. (angl. kleptomaniac).* Sujet atteint de kleptomanie (tendance morbide à commettre des vols).

KLINEFELTER (SYNDROME DE) *(angl. Klinefelter's syndrome).* Insuffisance testiculaire primaire avec azoospermie, caractérisée par une gynécomastie, un eunuchoïdisme, souvent une grande taille et des taux urinaires élevés de gonadotrophines. La détermination du sexe chromosomique montre la présence d'un chromosome X supplémentaire (caryotype XXY) dans 75 % des cas, de plusieurs chromosomes X supplémentaires dans les autres cas.

KOCH (BACILLE DE) *(angl. Koch's bacillus).* Agent responsable de la tuberculose chez l'homme. SYN. *MYCOBACTERIUM TUBERCULOSIS.*

KOCHER (PINCE DE) *(angl. Kocher's forceps).* Pince à mors très serrés, dont les extrémités sont munies de dents intercalées.

KOENIG (SYNDROME DE) *(angl. Koenig's syndrome).* Obstruction intestinale incomplète du grêle caractérisée par des crises abdominales douloureuses avec hyperpéristaltisme, se terminant par des gargouillements.

KOÏLONYCHIE *s. f. (angl. koilonychia).* Anomalie de la forme et de la solidité des ongles ; la face supérieure est plane ou concave, les bords et l'extrémité sont relevés (ongle en forme de cuillère). C'est un signe évocateur d'un déficit en fer. SYN. *COELONYCHIE.*

KOPLIK (SIGNE DE) *(angl. Koplik's sign).* Apparition sur la face interne des joues de petites taches rouges, centrées d'un point blanchâtre, dans la phase prééruptive de la rougeole.

KORSAKOFF (SYNDROME DE) *(angl. Korsakoff's psychosis).* Encéphalopathie carentielle due à une carence en vitamine B1 souvent déclenchée par une consommation chronique d'alcool, caractérisée par un syndrome confusionnel, avec désorientation, amnésie de fixation avec fabulations et hallucinations, accompagné en général de signes de polynévrite.

KRAUROSIS *s. f. (angl. kraurosis).* Sécheresse et rétraction d'un organe. ◇ **PENIS** Lichen scléro-atrophique du pénis. ◇ **VULVAE** Affection le plus souvent post-ménopausique, caractérisée par une scléro-atrophie de la vulve avec prurit intense, provoquant un rétrécissement de l'orifice vaginal. Elle peut parfois dégénérer en cancer.

KREBS (CYCLE DE) *(angl. Krebs' cycle).* Ensemble de réactions enzymatiques dont le siège se situe dans les mitochondries des cellules de tous les organismes vivants. Ces réactions sont communes au catabolisme oxydatif final des glucides, des graisses et des acides aminés.

KRUKENBERG (TUMEUR DE) *(angl. Krukenberg's tumor).* Métastase aux deux ovaires d'un carcinome du tractus gastro-intestinal, habituellement cancer de l'estomac. La définition est souvent étendue à des métastases d'autres origines (cancer du colon, cancer lobulaire du sein, cholangiocarcinome).

KUPFFER (CELLULE DE) *(angl. Kupffer's cells).* Cellule en forme d'étoile, de nature réticulo-endothéliale, présente dans les parois des sinus hépatiques, et qui contribue à l'élaboration de la bilirubine à partir des globules rouges détruits.

KURU *s. m. (angl. kuru).* Maladie chronique progressive du système nerveux central chez une tribu de Nouvelle-Guinée (les Foré) qui pratiquait le cannibalisme. Elle se caractérise, après une période d'incubation longue, par un syndrome cérébelleux et une démence associée à une spongiose cérébrale, évoluant vers la mort. Elle est due, comme la maladie de Creutzfeld-Jakob, à une infection par un prion.

KUSSMAUL (RESPIRATION DE) *(angl. Kussmaul's respiration).* Forme de dyspnée observée parfois au cours des comas métaboliques en particulier diabétiques, dans laquelle une inspiration profonde est suivie d'une courte pause en inspiration forcée, puis d'une expiration brève et gémissante, suivie elle aussi d'une nouvelle pause.

KWASHIORKOR *s. m. (angl. kwashiorkor).* Ensemble de troubles graves consécutifs à une malnutrition protéino-calorique, observé chez les jeunes enfants après le sevrage (notamment en Afrique) et qui se caractérise par un déficit pondéral supérieur à 25 %, un retard de la croissance, des lésions cutanées, des troubles psychiques (apathie, tristesse, etc.), une hépatosplénomégalie, une anémie et des œdèmes généralisés.

KYSTE *s. m. (angl. cyst).* Tumeur bénigne formée dans un organe par une cavité délimitée par une paroi et remplie d'une substance liquide ou semi-solide ou par un gaz. ◇ **AÉRIEN DU POUMON** *(angl. bronchial —).* Cavités gazeuses uniques ou multiples, congénitales ou acquises du tissu pulmonaire. ◇ **ANÉVRYSMAL DES OS** *(angl. anevrysmal bone —).* Kyste osseux bénin contenant du sang non coagulé. ◇ **BILIAIRE** *(angl. biliary —).* Formation kystique des voies bilaires intrahépatiques. ◇ **BRANCHIAL** *(angl. branchial —).* Kyste formé par l'occlusion incomplète d'une fente branchiale, localisé le plus souvent dans la région latérale du cou. SYN. *KYSTE BRANCHIOGÈNE.* ◇ **BRONCHOGÉNIQUE** *(angl. bronchogenic —).* Kyste congénital du poumon, de taille et de siège variables. ◇ **COLLOÏDE** *(angl. colloid —).* Kyste formé au sein de la glande thyroïde et qui contient une substance semblable à la gélatine. ◇ **D'INVOLUTION** *(angl. involution —).* Dilatation kystique d'une glande ou d'un conduit glandulaire, traduisant un processus d'involution. ◇ **DE L'OVAIRE** *(angl. ovarian —).* Tumeur bénigne de l'ovaire, de volume variable, creusée d'une ou de plusieurs cavités et qui peut être un kyste folliculaire et lutéinique ou un dysembryome. ◇ **DENTIGÈRE** *(angl. dentigerous —).* Kyste dermoïde du maxillaire contenant des rudiments de dents. ◇ **DERMOÏDE** *(angl. dermoid —).* Kyste formé par un enclavement épidermique au niveau de certaines fentes embryonnaires et dont la paroi est analogue à la structure de la peau et qui peut contenir des follicules pileux, des cheveux et des glandes sébacées. S'observe également au niveau de l'ovaire. ◇ **ÉCHINOCOCCIQUE** *(angl. echinococcus —).* ☞ *KYSTE HYDATIQUE.* ◇ **ÉPITHÉLIAL** *(angl. epithelial —).* ☞ *KYSTE DERMOÏDE.* ◇ **FOLLICULAIRE DE L'OVAIRE** *(angl. ovarian follicular —).* Kyste ovarien formé aux dépens du follicule ovarien, le plus souvent multiple et de volume réduit. Il s'accompagne fréquemment d'un stroma cortical. ◇ **GAZEUX DE L'INTESTIN** *(angl. intestinal gas —).* Petit kyste contenant des gaz, d'origine bactérienne. SYN. *PNEUMATOSE KYSTIQUE DE L'INTESTIN.* ◇ **HÉMATIQUE** *(angl. hematic —).* Hématome enkysté contenant un liquide séreux rose-rouge. ◇ **HYDATIQUE** *(angl. hydatid —).* Kyste plus ou moins volumineux formé dans un organe (foie, cerveau, poumon) par le développement de la larve du ténia du chien, *Taenia echinococcus*, qui est introduite dans l'estomac et transportée vers différents organes. SYN. *KYSTE ÉCHINOCOCCIQUE.* ◇ **LUTÉINIQUE** *(angl. lutein —).* Kyste se formant dans l'ovaire aux dépens du corps jaune ; sa cavité est tapissée par plusieurs couches de cellules à lutéine et contient un liquide jaunâtre clair ou sanglant. ◇ **MUCOÏDE** *(angl. mucous —).* Kyste à contenu muqueux dont la paroi est formée de cellules de type épithélial cylindrique mucipare. ◇ **MULTILOCULAIRE** *(angl. multilocular —).* Kyste dont la cavité est divisée par des cloisons qui délimitent plusieurs espaces. Kyste formé d'un très grand nombre de vésicules de tailles différentes. SYN. *ÉCHINOCOCCOSE ALVÉOLAIRE, ÉCHINOCOCCOSE BAVARO-TYROLIENNE.* ◇ **MUQUEUX** SYN. *KYSTE MUCOÏDE.* ◇ **OMBILICAL** *(angl. umbilical —).* Kyste congénital formé aux dépens du canal omphalo-mésentérique et situé dans la paroi abdominale à proximité de l'ombilic. ◇ **PARA-OVARIEN** *(angl. parovarian —).* Kyste développé aux dépens de vestiges de la partie proximale du canal de Wolff. ◇ **PILONIDAL** *(angl. pilonidal —).* Kyste formé aux dépens d'un follicule pileux localisé dans la région sacro-coccygienne. Sa paroi, constituée d'un épithélium spiculé et stratifié, peut contenir des poils et peut s'enfoncer profondément dans le sacrum, jusqu'à la dure-mère. SYN. *SINUS PILONIDAL.* ◇ **POPLITÉ** *(angl. popliteal —).* Tuméfaction kystique constituée dans le creux poplité par l'inflammation de la bourse séreuse des muscles poplités. ◇ **RADICULAIRE** *(angl. radicular —).* Kyste issu d'un granulome d'une racine dentaire. SYN. *KYSTE RADICULODENTAIRE.* ◇ **RÉTENTIONNEL** *(angl. retention —).* Kyste produit par la rétention de la sécrétion d'une glande liée à l'obstruction d'un de ses orifices. ◇ **SÉBACÉ** *(angl. sebaceous —).* Kyste formé par la rétention de sébum dans un canal sébacéo-pilaire dilaté. SYN. (populaire) *LOUPE.* ◇ **SÉMINAL** *(angl. seminal —).* Kyste contenant du liquide séminal et formé au niveau des canaux séminaux ou de l'épididyme. ◇ **SÉREUX** *(angl. serous —).* Kyste qui contient un liquide clair ou citrin. ◇ **SYNOVIAL** *(angl. subsynovial —).* Petite tumeur kystique à contenu visqueux formée aux dépens de la synoviale articulaire, observée le plus souvent à la face dorsale du poignet. ◇ **UNILOCULAIRE** *(angl. unilocular —).* Kyste constitué par une seule cavité. Forme vésiculaire commune du kyste hydatique. SYN. *ÉCHINOCOCCOSE HYDATIQUE.* ◇ **WOLFFIEN** *(angl. wolffian —).* Kyste entéroïde, mucineux ou pseudo-mucineux, de l'ovaire.

KYSTECTOMIE *s. f. (angl. cystectomy).* Ablation de tout kyste.

KYSTIQUE *adj. (angl. cystic).* Qui se rapporte à un kyste. ◇ **DU FOIE (MALADIE)** *adj. (angl. polycystic liver).* Affection congénitale coexistant souvent avec une atteinte rénale. ◇ **DES REINS (MALADIE)** *adj. (angl. polycystic kidney).* Affection héréditaire à transmission autosomique dominante avec kystes multiples des deux reins, souvent de grande taille, se compliquant d'hématurie et aboutissant à la mort par insuffisance rénale. SYN. *POLYKYSTOSE RÉNALE.* ◇ **DU SEIN (MALADIE)** *adj. (angl. — disease of the breast). RECLUS (MALADIE DE).*

KYSTOGRAPHIE *s. f. (angl. cystography).* Examen radiographique d'un kyste après injection d'un produit opaque dans la cavité kystique.

L

L **1.** Abréviation de vertèbre lombale ou de racine nerveuse lombale (lombaire), à faire suivre du chiffre approprié (L1, L2, etc.). **2.** Abréviation de leucocyte. **3.** Symbole du litre. ◇ **(FORME L DES BACTÉRIES)** Forme anormale des bactéries qui perdent leur paroi sous l'influence, en particulier, d'un antibiotique.

LABIAL *adj. (angl. labial).* Qui se rapporte aux lèvres.

LABIÉ *adj. (angl. labiate).* Qui possède des lèvres ou en forme de lèvre.

LABILE *adj.* **1.** Instable. **2.** Qui se modifie facilement.

LABYRINTHE *s. m. (NA. labyrinthus). (angl. labyrinth).* Système de cavités et de canaux qui communiquent entre eux, et en particulier le labyrinthe de l'oreille interne. ◇ **DE LUDWIG** *(angl. Ludwig's —).* Espace compris entre les colonnes de Bertin et les arcs corticaux du rein. ◇ **DU REIN** *(NA. — corticis renalis). (angl. cortical —).* Réseau de petits tubes et vaisseaux sanguins situé dans le cortex rénal. ◇ **ETHMOÏDAL** *(NA. — ethmoidalis). (angl. ethmoidal —).* Masses latérales de l'os ethmoïde. ◇ **MEMBRANEUX** *(NA. — membranaceus). (angl. membranous —).* Contenu membraneux du labyrinthe osseux. Il comprend le conduit endolymphatique, le conduit cochléaire, l'utricule, le saccule et les conduits semi-circulaires. ◇ **OSSEUX** *(NA. — osseus). (angl. bony —).* Ensemble des cavités osseuses de l'oreille interne, creusées dans le rocher. Le labyrinthe osseux contient le labyrinthe membraneux.

LABYRINTHECTOMIE *s. f. (angl. labyrinthectomy).* Destruction du labyrinthe de l'oreille interne. Peut être chimique (injection de gentalline dans l'oreille moyenne) ou chirurgicale (ouverture du labyrinthe par fraisage de l'oreille interne).

LABYRINTHITE *s. f. (angl. labyrinthitis).* Inflammation du labyrinthe de l'oreille, caractérisée par l'association de signes cochléaires et vestibulaires.

LACET (SIGNE DU) *(angl. Rumple-Leede phenomenon).* En cas de fragilité capillaire, l'interruption de la circulation veineuse par un garrot placé sur le bras provoque un purpura au niveau de l'avant-bras.

LACRYMAL *adj. (angl. lacrimal).* Qui se rapporte à l'appareil de sécrétion et d'excrétion des larmes.

LACRYMOGÈNE *adj. (angl. lacrimatory).* Qui favorise la sécrétion de larmes.

LACRYMOTOMIE *s. f. (angl. lacrimotomy).* Incision du conduit lacrymal ou du sac lacrymal.

LACTACIDÉMIE *s. f. (angl. lacticacidemia).* Présence et taux d'acide lactique dans le sang. Ce taux augmente dans l'acidose lactique.

LACTACIDURIE *s. f. (angl. lactaciduria).* Présence d'acide lactique dans l'urine.

LACTALBUMINE *s. f. (angl. lactalbumin).* Albumine du lait.

LACTARIUM *s. m. (angl. lactarium).* Lieu de collection et de distribution du lait maternel.

LACTASE *s. f. (angl. lactase).* Enzyme élaborée par les cellules de la muqueuse intestinale et qui scinde les molécules de lactose en leurs deux constituants : glucose et galactose.

LACTATE *s. m. (angl. lactate).* Sel de l'acide lactique.

LACTATION *s. f. (angl. lactation).* Élaboration et sécrétion du lait par les glandes mammaires.

LACTIQUE *adj. (angl. lactic).* Qui se rapporte au lait. ◇ **(ACIDE)** *adj. (angl. — acid).*

L'acide lactique est produit lors de la contraction musculaire du fait de l'oxydation anaérobie du glucose libéré à partir du glycogène musculaire ; l'acide lactique du muscle passe dans le sang, puis dans le foie, où il est à nouveau transformé en glucose et stocké sous forme de glycogène.

LACTOBACILLUS Genre de bacilles à Gram positif, non sporulés, appartenant à la famille des *Lactobacillaceae*. Ils fermentent les glucides avec production d'acide lactique et d'alcool, sont isolés des produits laitiers et ne sont pas pathogènes. ◇ ***ACIDOPHILUS*** Bacille qui produit par fermentation de l'acide lactique. Non pathogène. Hôte habituel du vagin. SYN. *BACILLE DE DÖDERLEIN*. ◇ ***BIFIDUS*** ☞ *BIFIDOBACTERIUM*. ◇ ***BULGARICUS*** Bacilles qui interviennent dans la production du yogourt, du kéfir et autres produits fermentés du lait.

LACTOFLAVINE *s. f. (angl. riboflavin)*. ☞ *RIBOFLAVINE*.

LACTOSE *s. m. (angl. lactose)*. Sucre du lait ; disaccharide cristallin présent dans le lait (4-7 g/100 g). Par hydrolyse, il se décompose en galactose et glucose. ◇ **(INTOLÉRANCE AU)** *(angl. — intolerance)*. Affection due à une absence congénitale ou acquise (affections du grêle) en lactase entraînant diarrhée et amaigrissement par impossibilité d'utilisation du sucre du lait.

LACTOSÉMIE *s. f. (angl. lactosemia)*. Présence et taux de lactose dans le sang.

LACTOSURIE *s. f. (angl. lactosuria)*. Présence de lactose dans les urines. Se voit au cours des intolérances au lactose, qu'elles soient génétiques ou acquise.

LACUNAIRE Qui se rapporte à des lacunes ou qui présente des lacunes.

LACUNE *s. f.* **1.** En radiologie : zone de plus faible densité, d'amputation du contour d'un organe opacifié, de moindre fixation isotopique. **2.** *(NA. lacuna)*. *(angl. lacuna)*. Fossette, cavité ou dépression de petite taille. ◇ **DE L'URÈTRE** *(NA. — urethrales)*. *(angl. lacuna of urethra)*. Dépressions dans la muqueuse de l'urètre, particulièrement nombreuses dans la région bulbaire de celle-ci. SYN. *LACUNE DE MORGAGNI*. ◇ **MUSCULAIRE** *(NA. — musculorum)*. *(angl. lacuna of muscle)*. Espace situé en dessous du ligament inguinal, traversé par le muscle psoas-iliaque et le nerf fémoral. ◇ **VEINEUSE** *(NA. — laterales)*. *(angl. lateral lacuna)*. Espace de la dure-mère le long du sinus longitudinal supérieur, qui reçoit le sang veineux.

LACUNES *s. f. pl. (angl. cerebral lacunae)*. Lésions encéphaliques faites de petites cavités traduisant des lésions ischémiques disséminées pouvant conduire à un tableau de démence vasculaire.

LADRERIE *s. f.* **1.** *(angl. leprosy)*. Autrefois, synonyme de lèpre et de léproserie. **2.** *(angl. cysticercosis)*. Maladie des porcs, transmissible à l'homme, caractérisée par le développement dans divers tissus des larves de *Taenia solium*. SYN. *CYSTICERCOSE*.

LAGOPHTALMIE *s. f. (angl. lagophthalmos)*. Occlusion incomplète des paupières laissant le globe oculaire partiellement découvert, due à une paralysie du muscle orbiculaire ou à une rétraction de la paupière supérieure. SYN. *ŒIL DE LIÈVRE*.

LAIT *s. m. (angl. milk)*. Liquide sécrété par les glandes mammaires après l'accouchement, qui constitue le premier aliment du nouveau-né ou des jeunes animaux. Il contient de la caséine, du lactose, des graisses, des sels et de l'eau en proportions différentes, selon l'espèce animale. ◇ **ACIDIFIÉ** *(angl. acidified —)*. Lait qui s'acidifie par des méthodes biologiques ou chimiques dans le but d'en faciliter la digestion. ◇ **COLOSTRAL** *(angl. colostrum)*. Premier lait d'une accouchée, sécrété par la glande mammaire peu après l'accouchement. SYN. *COLOSTRUM*. ◇ **MATERNISÉ** *(angl. modified —)*. Lait de vache privé par centrifugation d'une partie de sa caséine et de sa graisse, jusqu'à ce que celles-ci soient au même niveau que celles contenues dans le lait de femme, et auquel on ajoute du lactose.

LAMBDACISME *s. m. (angl. lambdacism)*. Défaut de prononciation consistant à redoubler la lettre « l », à lui donner le son de « l » mouillé, ou à substituer la lettre « l » à la lettre « r ».

LAMBEAU *s. m. (angl. flap)*. En chirurgie, partie de structure tissulaire (peau, muscle, aponévrose, organe) séparée de son lieu d'origine, auquel elle ne reste rattachée que par un pédicule vascularisé, utilisé pour combler les pertes de substances. ◇ **BIPÉDICULÉ** *(angl. bipedicle —).* Lambeau à double pédicule utilisé pour la réparation des pertes de substance de l'avant-bras et de la main. ◇ **INSULAIRE** *(angl. island —).* ☞ *LAMBEAU PÉDICULÉ.* ◇ **ITALIEN** *(angl. Italian —).* Lambeau pédiculé prélevé à distance du site receveur. SYN. *LAMBEAU LIBRE.* ◇ **LIBRE** Technique de reconstruction chirurgicale d'une perte de substance par transfert d'un tissu (cutané et/ou musculaire et/ou osseux) avec son pédicule vasculaire (artère et veine(s)) prélevé sur le même patient, à distance du site à reconstruire. Le pédicule du lambeau est sectionné puis anastomosé aux vaisseaux proches du site receveur. ◇ **LOCAL** *(angl. local —).* Lambeau prélevé au voisinage du site receveur. ◇ **MUSCULO-CUTANÉ** *(angl. musculocutaneous —).* Lambeau constitué de peau et de muscle, utilisé généralement lors des amputations. ◇ **OVALE** *(angl. ovalar —).* Lambeau de moignon d'amputation, taillé obliquement au niveau des parties molles et distalement à la tranche de section osseuse. ◇ **PAR GLISSEMENT** *(angl. sliding —).* Lambeau utilisé dans les plasties par glissement. ◇ **PÉDICULÉ** **1.** *(angl. pedicle —).* Lambeau vascularisé à partir d'un pied étroit ou pédicule, qui possède une forme variable en fonction du site receveur : plan, tubulaire, en pont, tunnellisé, etc. **2.** Technique de reconstruction chirurgicale d'une perte de substance par lambeau local (le plus souvent cutané ou musculaire) dont le pédicule vasculaire (artère et veine) est individualisé, mais qui n'est pas sectionné. Le lambeau est alors transféré sur la zone receveuse par translation, rotation ou en cerf-volant. ◇ **PÉRIOSTÉ** *(angl. periosteal —).* Recouvrement d'une surface osseuse à l'aide du périoste. ◇ **TUBULAIRE** *(angl. tube —).* Lambeau pédiculé cylindrique formé par la suture des grands côtés d'un parallélogramme cutané.

LAMBLIASE *s. f. (angl. lambliasis).* Infection par des parasites du genre *Lamblia* ; giardiase.

LAMINÉ *adj. (angl. laminated).* Formé de lames ou disposé en couches ou en lames.

LAMINECTOMIE *s. f. (angl. laminectomy).* Résection d'une ou plusieurs lames vertébrales.

LAMPE À FENTE *(angl. slit lamp).* Lampe servant à examiner la partie antérieure de l'œil, elle est munie d'un diaphragme fendu fournissant un faisceau lumineux plat et très intense. Quand elle est couplée à un microscope cornéen binoculaire, elle permet l'étude des altérations de la cornée, de la conjonctive, de l'iris et du cristallin.

LANATOSIDE *s. m. (angl. lanatoside).* Glucoside naturel des feuilles de *Digitalis lanata* ; on en a isolé trois glucosides dits A, B et C. Le lanatoside C, composé cristallin, s'utilisait comme cardiotonique ; il semble avoir une activité antitumorale expérimentale.

LANCASTER (ÉPREUVE DE) *(angl. Lancaster's test).* Technique permettant le dépistage et l'analyse des paralysies oculomotrices.

LANGERHANS (ÎLOTS DE) *(angl. Langerhans' islets).* Corpuscules globuleux qui existent en grand nombre dans le parenchyme du pancréas. Ils sont de nature endocrine et sont composés principalement de cellules alpha (qui sécrètent le glucagon), bêta (qui sécrètent l'insuline) et delta (qui sécrètent la somatostatine). SYN. *ÎLOTS PANCRÉATIQUES.*

LANGUE *s. f. (NA. lingua). (angl. tongue).* Appareil musculomembraneux mobile situé dans la cavité buccale ; organe principal du goût et qui contribue à la mastication, la déglutition et l'articulation de la parole. Elle est composée de fibres musculaires qui forment une masse divisée en deux moitiés par une cloison fibreuse, le septum lingual. Elle est recouverte par une muqueuse, qui sur sa face inférieure présente un pli ou frein qui l'attache au plancher de la bouche. Les corpuscules gustatifs se trouvent principalement dans les papilles caliciformes et fungiformes. ◇ **BIFIDE** *(angl. bifid —).* Langue divisée dans sa portion antérieure par une fissure longitudinale. ◇ **CÉRÉBRIFORME** *(angl.*

cerebriform —). SYN. *LANGUE PLICATURÉE.* ◇ **CINABRE** *(angl. vermilion —).* Langue rouge, lisse, dépapillée, observée dans la première période de la pellagre. ◇ **DE CARPE** *(angl. tooth extractor).* Instrument de type levier utilisé pour l'extraction des molaires ou de leurs racines. ◇ **DE PERROQUET** *(angl. parrot's —).* Langue cornée, sèche et rétractée que l'on observe dans les états infectieux graves et dans les déshydratations prolongées. ◇ **DES SIGNES** ☞ *DACTYLOPHASIE.* ◇ **FRAMBOISÉE** *(angl. strawberry —).* Langue rouge vif et vernissée, caractéristique de la scarlatine. SYN. *LANGUE SCARLATINEUSE.* ◇ **FULIGINEUSE** *(angl. fuliginous —).* Langue recouverte d'un dépôt noirâtre dans la fièvre typhoïde. ◇ **MAGENTA** *(angl. magenta —).* Langue de couleur rouge vif observée dans l'ariboflavinose. ◇ **NOIRE VILLEUSE** *(angl. black hairy —).* Affection caractérisée par une coloration plus ou moins noire du dos de la langue et par une hypertrophie des papilles. SYN. *LANGUE NOIRE PILEUSE.* ◇ **PLICATURÉE** *(angl. plicated —).* Malformation congénitale caractérisée par l'aspect fissuré et cérébriforme de la langue, qui est hérissée de papilles proéminentes mais reste de consistance molle. L'anomalie est permanente et indolore. C'est une génodermatose pouvant s'intégrer dans d'autres syndromes malformatifs. SYN. *LANGUE SCROTALE.* ◇ **RÔTIE** *(angl. baked —).* Langue très sèche et brunâtre que l'on observe dans certaines infections fébriles graves telles que la fièvre typhoïde. ◇ **SABURRALE** *(angl. saburral —).* Langue chargée d'un dépôt blanc-jaunâtre, observée dans les troubles digestifs. ◇ **SCROTALE** *(angl. scrotal —). LANGUE PLICATURÉE.*

LANUGO *s. m. (angl. lanugo).* Duvet très fin qui recouvre tout le corps du fœtus, à l'exception des paumes des mains et des plantes des pieds.

LAPAROPLASTIE *s. f. (angl. laparoplasty).* Réfection de la paroi abdominale.

LAPAROSCHISIS *s. m. (angl. gastroschisis).* Éventration par défaut local de développement de la paroi abdominale.

LAPAROSCOPE *s. m. (angl. laparoscope).* Instrument d'endoscopie, ressemblant à un cystoscope, qui s'introduit dans la cavité péritonéale distendue par un pneumopéritoine par une ponction transpariétale et permet de transmettre les images intra-abdominales. SYN. *COELIOSCOPE.*

LAPAROSCOPIE *s. f. (angl. laparoscopy).* Examen endoscopique de la cavité abdominale. SYN. *CŒLIOSCOPIE.*

LAPAROTOMIE *s. f. (angl. laparotomy).* Acte chirurgical qui consiste à ouvrir la cavité abdominale.

LARDACÉ *adj. (angl. lardaceous).* Qui ressemble à la graisse de porc ou lard. Se dit de certains tissus dans l'amylose.

LARMES DE CROCODILE ◇ **(SYNDROME DES)** *s. m.* Larmoiement unilatéral lors du repas observé parfois dans les paralysies faciales périphériques homolatérales.

LARMES DE CROCODILE (SYNDROME DES) *(angl. crocodile tears syndrome).* Larmoiement unilatéral qui se déclenche lors de la mastication, et qui est le symptôme d'une paralysie faciale périphérique ; les fibres nerveuses du nerf facial, lors de leur régénération, aboutissant anormalement à la glande lacrymale.

LARVÉ *adj. (angl. larvate).* Déguisé, masqué ; se dit de certaines maladies ou symptômes.

LARYNGÉ *adj. (angl. laryngeal).* Qui se rapporte ou appartient au larynx.

LARYNGECTOMIE *s. f.* ◇ **PARTIELLE** *(angl. partial laryngectomy).* Exérèse partielle du larynx, selon diverses techniques adaptées à la pathologie et conservant au moins le cartilage cricoïde et une unité crico-aryténoïdienne fonctionnelle. Cette intervention permet de conserver les fonctions de phonation et de respiration par les voies naturelles, contrairement à la laryngectomie totale. Il n'y a pas de trachéostomie, mais une trachéotomie temporaire post-opératoire le temps de la cicatrisation. ◇ **TOTALE** *(angl. total laryngectomy).* Exérèse totale du larynx avec trachéostomie définitive, le plus souvent pour une pathologie tumorale maligne.

LARYNGITE *s. f. (angl. laryngitis).* Inflammation du larynx, aiguë ou chronique entraînant une dysphonie, parfois une dyspnée dans les formes graves. Elle peut atteindre les trois étages du larynx : sus-glottique (c'est l'épiglottite), glottique ou sous-glottique. ◇ **ATROPHIQUE** *(angl. atrophic —).* Forme de laryngite chronique avec atrophie des cordes vocales. ◇ **DIPHTÉRIQUE** *(angl. diphteritic —).* ☞ *CROUP.* ◇ **ŒDÉMATEUSE** *(angl. oedematous —).* Laryngite glottique avec un oedème des cordes vocales. SYN. *ŒDÈME DE LA GLOTTE.* ◇ **SOUS-GLOTTIQUE** *(angl. subglottic —).* Laryngite essentiellement localisée à la partie du larynx située au-dessous des cordes vocales, particulièrement fréquente chez le nourrisson et durant la première enfance. Elle se manifeste par une toux rauque, parfois dyspnéisante. ◇ **STRIDULEUSE** *(angl. laryngismus stridulus).* Forme particulière de laryngite de l'enfance, caractérisée par des accès subits d'étouffement nocturnes, des râles sibillants inspiratoires et parfois une cyanose. SYN. *FAUX CROUP, LARYNGISME STRIDULEUX, STRIDOR.*

LARYNGOCÈLE *s. f. (angl. laryngocele).* Lésion bénigne sus-glottique, constituée par une hernie du ventricule laryngé.

LARYNGOLOGIE *s. f. (angl. laryngology).* Étude du larynx et de ses maladies.

LARYNGOLOGUE *s. m. (angl. laryngologist).* Spécialiste en laryngologie. SYN. *LARYNGOLOGISTE.*

LARYNGOPLASTIE *s. f. (angl. laryngoplasty).* Chirurgie de réhabilitation vocale, le plus souvent lors de paralysie des cordes vocales en ouverture (ou abduction) associée ou non à des troubles de déglutition (fausses routes). Elle peut se faire par voie endoscopique ou par voie externe.

LARYNGOPLÉGIE *s. f. (angl. laryngoplegia).* Paralysie des muscles du larynx.

LARYNGOSCOPE *s. m. (angl. laryngoscope).* Instrument employé pour l'examen visuel du larynx sous anesthésie générale. Il en existe divers modèles basés sur l'utilisation de tubes ou de spatules associés à une lumière.

LARYNGOSCOPIE *s. f. (angl. laryngoscopy).* Examen visuel du larynx. Il peut être fait en consultation sur un patient vigile et permet alors d'apprécier la mobilité du larynx ou sous anesthésie générale avec un laryngoscope. ◇ **DIRECTE** *(angl. direct —).* Examen direct du larynx avec un laryngoscope (sous anesthésie générale) ou un nasofibroscope (patient vigile en consultation), sans utilisation de miroir réfléchissant. ◇ **INDIRECTE** *(angl. indirect —).* Laryngoscopie qui s'effectue en consultation avec un miroir laryngé incliné de 30 à 45°, introduit délicatement dans l'oropharynx du patient, langue en protraction. La lampe frontale de l'examinateur éclaire le miroir qu'il tient. Méthode inventée par le professeur de chant Manuel Garcia en 1854.

LARYNGOSPASME *s. m. (angl. laryngospasm).* Fermeture spasmodique du larynx provoquant une apnée, souvent accompagné de cyanose. SYN. *SPASME LARYNGÉ.*

LARYNGOSPASMOPHILIE *s. f. (angl. spasmophilic laryngospasm).* Spasmophilie qui se manifeste par des laryngospasmes répétés avec ou sans convulsions.

LARYNX *s. m. (NA. larynx). (angl. larynx).* Appareil musculocartilagineux, central et symétrique, creux, tapissé intérieurement par une muqueuse, situé dans la partie antérieure et supérieure du cou devant le pharynx, sous la base de la langue et au-dessus de la trachée par laquelle il se continue. C'est l'organe qui produit la voix.

LASÈGUE (SIGNE DE) *(angl. Lasègue's sign).* Dans la sciatique, la flexion sur la cuisse du membre inférieur étendu est limitée par la douleur. Si la manœuvre est réalisée jambe fléchie, la mobilisation du membre n'est pas douloureuse. Ce signe distingue la sciatique des affections articulaires.

LASER *s. m.* Amplificateur de lumière émettant un étroit faisceau de rayons lumineux visibles ou infrarouges qui possède une intensité élevée. Le laser est utilisé en médecine comme moyen de microcoagulation, de section ou de vaporisation (notamment en ophtalmologie, neurochirurgie, dermatologie, gastro-entérologie et hématologie). Le mot laser est l'acronyme de l'expression anglaise *light amplification by stimulated emission of radiation.*

LASSA (FIÈVRE DE) *(angl. Lassa fever).* Fièvre hémorragique aiguë épidémique

que l'on observe en Afrique Occidentale, provoquée par un arénavirus. Elle s'accompagne de pétéchies et d'ecchymoses, d'une atteinte pleuropulmonaire et rénale, et de troubles sensoriels ; la contagion est directe et la mortalité élevée.

LATENCE *s. f. (angl. latency).* État d'inactivité apparente. ◇ **(PÉRIODE DE)** *(angl. latent period).* En psychanalyse, période qui s'étend du déclin de la sexualité infantile (autour de 6 ans) jusqu'à la puberté, et pendant laquelle il existe une diminution de l'intérêt sexuel et une augmentation des intérêts intellectuels. Correspond à la résolution du complexe d'Œdipe, avec prédominance du refoulement et de la sublimation des pulsions sexuelles.

LATENT *adj. (angl. latent).* Qui existe sans manifester sa présence, comme certaines anomalies ou certaines phases d'une maladie.

LATÉRAL *adj. (angl. lateral).* Qui se rapporte à un côté ou se situe sur un côté ; s'oppose à médial.

LATÉRALITÉ (PARALYSIE DE LA) *(angl. conjugate ocular paralysis).* Paralysie des mouvements latéraux conjugués des yeux.

LATÉROFLEXION *s. f. (angl. lateroflexion).* Flexion vers un côté.

LATÉROPOSITION *s. f.* **1.** Déplacement latéral d'un organe. **2.** Déviation d'une ou de plusieurs dents vers le côté droit ou gauche de l'arcade dentaire.

LATÉROPULSION *s. f. (angl. lateropulsion).* Tendance à dévier latéralement, lors de la marche, ou à pencher de côté, observée dans les lésions du labyrinthe de l'oreille interne.

LATÉROVERSION *s. f. (angl. lateroversion).* Inclinaison latérale d'un organe, notamment de l'utérus.

LAUDANUM *s. m. (angl. laudanum).* Nom de diverses préparations ou teintures d'opium.

LAV Abréviation anglaise de *Lymphadenopathy Associated Virus*, ancienne appellation du VIH. ☞ *VIH.*

LAVAGE *s. m. (angl. lavage).* Irrigation d'un territoire ou d'un organe, spécialement de l'estomac ou de l'intestin. ◇ **BRONCHO-ALVÉOLAIRE** *(angl. bronchoalveolar —).* Sous fibroscopie, introduction de sérum physiologique dans les bronches ou les alvéoles suivie d'aspiration du liquide injecté pour examen cytobactériologique. ◇ **CAVITAIRE** *(angl. cavity —).* Lavage d'une cavité par injection de liquide. ◇ **D'ESTOMAC** *(angl. stomach —).* Opération indiquée en cas d'ingestion de poisons, que l'on pratique avec une pompe stomacale ou simplement avec le tube de Faucher, et qui consiste à faire pénétrer dans l'estomac puis à retirer de celui-ci une plus ou moins grande quantité d'eau ou de solutions médicamenteuses.

LAVEMENT *s. m.* **1.** Injection de liquide dans le rectum. **2.** Préparation destinée à être injectée dans le rectum. ◇ **ALIMENTAIRE** *(angl. dietary —).* Lavement contenant des substances facilement assimilables, administré par voie rectale dans un but alimentaire. ◇ **BARYTÉ** *(angl. barium —).* Introduction par voie rectale d'une solution de sulfate de baryum en vue d'une exploration radiologique du côlon et du rectum. ◇ **ÉVACUATEUR** *(angl. cathartic —).* Lavement à l'eau tiède pour faciliter l'évacuation des matières fécales. ◇ **HUILEUX** *(angl. oil —).* Lavement à l'huile d'olive, de lin ou d'amande douce, employé comme laxatif. ◇ **PURGATIF** *(angl. purgative —).* Lavement médicamenteux au séné et au sulfate de sodium.

LAXATIF *adj. (angl. laxative).* Se dit des médicaments ou des préparations purgatives douces, qui agissent sans irriter l'intestin.

LAXATIFS (MALADIE DES) *(angl. laxative disease).* Affection en rapport avec la prise abusive et chronique de laxatifs : diarrhée, œdèmes, asthénie et hypokaliémie sévère. Le colon a un aspect mélanique fortement évocateur à la coloscopie (mélanose colique).

LAXITÉ *s. f. (angl. laxity).* Relâchement, défaut de tension ou de fermeté d'un tissu, d'un organe, d'une articulation.

LCR Abréviation de liquide céphalorachidien.

LDH Abréviation de lactico-déshydrogénase (enzyme).

LDL Abréviation désignant les bêta-lipoprotéines (*Low Density Lipoproteins*).

LÉCITHINE *s. f. (angl. lecithin).* Type de phospholipide constituant normal de toutes les membranes cellulaires, présent en abondance dans toutes les structures du système nerveux (cerveau, nerfs, etc.), dans le foie, le pancréas, le cœur, etc. Elle entre en outre dans la composition du jaune d'œuf et des graines de soja.

LÉCITHINÉMIE *s. f. (angl. lecithinemia).* Présence de lécithine dans le sang.

LEGIONELLA PNEUMOPHILA Bactérie à Gram négatif responsable de la maladie des légionnaires.

LÉGIONELLOSE *s. f. (angl. legionellosis).* Infection aiguë due à *Legionella pneumophila* (bacille qui se développe dans les canalisations d'eau chaude), qui apparaît généralement en poussées épidémiques avec une symptomatologie d'intensité variable, allant des formes asymptomatiques aux bronchopneumonies graves, avec signes neurologiques et atteintes rénale et hépatiques.

LÉGIONNAIRES (MALADIE DES) *(angl. legionnaire's disease).* ☞ *LÉGIONELLOSE.*

LÉGISTE (MÉDECIN) *(angl. forensic medicine specialist).* Médecin chargé d'aider la justice dans tous les cas et dans toutes les procédures où son intervention est nécessaire ou justifiée.

LÉIOMYOME *s. m. (angl. leiomyoma).* Tumeur bénigne composée de cellules de type musculaire lisse. Sa localisation la plus fréquente est l'utérus, où la tumeur est improprement appelée fibrome par les cliniciens. ◇ **CUTANÉ** *s. m. (angl. — cutis).* Dermatose caractérisée par la présence de nombreux nodules translucides constitués par des agglomérats de fibres musculaires lisses et situés à la face d'extension des membres. SYN. *DERMATOMYOME, LIOMYOME.*

LÉIOMYOSARCOME *s. m.* Tumeur maligne formée de cellules fusiformes et acidophiles qui rappellent les cellules de la fibre musculaire lisse. Elle peut apparaître à n'importe quel endroit de l'organisme, notamment dans les parois des gros vaisseaux ; mais elle est le plus souvent rencontrée dans le myomètre. SYN. *LIOMYOSARCOME.*

LEISHMANIOSE *s. f. (angl. leishmaniasis).* Maladie due à une infection par un protozoaire du genre *Leishmania.* ☞ *KALA-AZAR.* ◇ **CUTANÉE** *(angl. cutaneous —).* Affection cutanée due à *Leishmania tropica*, caractérisée par des lésions papulo-squameuses et érythémateuses qui évoluent en nodules rouges. La lésion évolue en quelques mois, laissant une cicatrice indélébile. SYN. *BOUTON D'ORIENT, BOUTON D'ALEP, BOUTON DE BISKRA, BOUTON DU NIL.* ◇ **CUTANÉOMUQUEUSE** *(angl. mucocutaneous —).* Leishmaniose causée par *Leishmania brasiliensis*, observée en Amérique Centrale et du Sud. Elle se caractérise par une ulcération cutanée d'évolution torpide qui peut s'étendre à d'autres territoires, et par des lésions des muqueuses (narines, bouche) habituellement déformantes. SYN. *LEISHMANIOSE FORESTIÈRE AMÉRICAINE, BOUTON DE BAHIA, PIAN-BOIS.* ◇ **INFANTILE** ☞ *KALA-AZAR INFANTILE.* ◇ **VISCÉRALE** ☞ *KALA-AZAR.*

LEMIERRE ◇ (SYNDROME DE) *s. m.* Thrombose septique de la veine jugulaire interne homolatérale à un abcès pharyngé, dûe à la bactérie Fusobactérium necrophorum.

LEMIERRE (SYNDROME DE) Infection tonsillaire à *Fusobacterium necrophorum* avec thrombose de la veine jugulaire et embolie septique pulmonaire. SYN. *SYNDROME ANGINE-INFARCTUS PULMONAIRE.*

LÉNITIF *adj. (angl. lenitive).* Qui calme, qui adoucit.

LENTICULAIRE *adj.* **1.** En forme de lentille. **2.** Qui se rapporte au cristallin. SYN. *CRISTALLINIEN.* ◇ **(NOYAU)** *s. m. (angl. nucleus lentiformis).* ☞ *NOYAU LENTICULAIRE.*

LENTIGINE *s. f.* ☞ *LENTIGO.*

LENTIGINOSE *s. f. (angl. lentiginosis).* Présence de nombreuses lentigines. ◇ **CENTROFACIALE** *(angl. centrofacial —).* Groupements de lentigines sur le nez et les régions sous-orbitaires, souvent associés à des malformations congénitales du système nerveux central. ◇ **PÉRI-ORIFICIELLE AVEC POLYPOSE VISCÉRALE** *(angl. periorificial —).* ☞ *PEUTZ-JEGHERS (SYNDROME DE).* ◇ **PROFUSE AVEC CARDIOMYOPATHIE**

(angl. progressive cardiomyopathic —). ☞ *SYNDROME LEOPARD.*

LENTIGO *s. m. (angl. lentigo).* Macule, pigmentation circonscrite de la peau, qui siège fréquemment sur les zones découvertes, due à l'augmentation du nombre de mélanocytes dans la couche basale épidermique. SYN. *GRAIN DE BEAUTÉ, TACHE DE ROUSSEUR.* ◇ **MALIN** *(angl. — maligna).* Variété de lentigo. Macule qui s'étend, se noircit progressivement et acquiert les caractéristiques histologiques du mélanome mélanocytaire invasif. SYN. *MÉLANOSE CIRCONSCRITE PRÉCANCÉREUSE DE DUBREUILH.* ◇ **SÉNILE** *(angl. — senilis).* Taches pigmentées des parties découvertes chez le vieillard.

LÈPRE *s. f. (angl. leprosy).* Maladie infectieuse chronique généralisée de l'homme, due à *Mycobacterium leprae* et caractérisée par des lésions granulomateuses spécifiques de la peau, des muqueuses, des nerfs, des os et des viscères. Les sulfones et la rifampicine sont efficaces. SYN. *HANSEN (MALADIE DE).* ◇ **INDÉTERMINÉE** *(angl. indeterminate —).* Lèpre qui donne lieu à des cas bénins relativement instables (les lésions pouvant devenir tuberculoïdes ou lépromateuses). L'examen bactériologique peut être positif ; le test à la lépromine peut être positif ou négatif. ◇ **LÉPROMATEUSE** *(angl. lepromatous —).* Lèpre sévère, stable, riche en bacilles à l'examen bactériologique, très contagieuse (rhinite). Elle se caractérise par des lésions cutanées plus ou moins infiltrées et par un test à la lépromine négatif. Les troncs nerveux périphériques sont envahis de façon manifeste à mesure que la maladie progresse, habituellement de manière symétrique et en laissant des séquelles nerveuses. ◇ **TUBERCULOÏDE** *(angl. tuberculoid —).* Lèpre habituellement stable, en général négative sur le plan bactériologique. Elle se caractérise par l'existence de lésions éythémateuses surélevées à leur pourtour ou sur toute leur surface. Le test à la lépromine est positif. L'atteinte peut toucher de façon importante les troncs nerveux périphériques.

LÉPRIDE *s. f. (angl. leprid).* Lésion cutanée de la lèpre tuberculoïde.

LÉPROLOGIE *s. f. (angl. leprology).* Étude de la lèpre.

LÉPROME *s. m. (angl. leproma).* Nodule inflammatoire dermique caractéristique de la lèpre lépromateuse, constitué essentiellement d'histiocytes qui contiennent de nombreux bacilles de Hansen.

LÉPROMINE *s. f. (angl. lepromin).* Substance antigénique obtenue à partir des lépromes riches en bacilles.

LÉPROSERIE *s. f. (angl. leprosarium).* Établissement où sont soignés les lépreux.

LEPTOMÉNINGITE *s. f. (angl. leptomeningitis).* Inflammation de la pie-mère et de l'arachnoïde.

LEPTOSPIROSE *s. f. (angl. leptospirosis).* Maladie causée par les leptospires. ◇ **ICTÉRO-HÉMORRAGIQUE** *(angl. — icterohemorrhagica).* Affection due à *Leptospira interrogans serovar icterohaemorrhagiae.* Le rat est l'animal réservoir et transmet la maladie à l'homme par ses urines. Elle comporte un syndrome infectieux à rechute avec atteinte hépatique, rénale et méningée. Le diagnostic est confirmé par le sérodiagnostic de Martin et Petit.

LÉSION *s. f. (angl. lesion).* Traumatisme ou altération morbide, organique ou fonctionnelle, des tissus. ◇ **DÉGÉNÉRATIVE** *(angl. degenerative —).* Lésion due à un processus régressif et caractérisée par une dégénérescence. ◇ **FOCALE** *(angl. focal —).* Lésion aux limites bien définies. ◇ **FONCTIONNELLE** *(angl. functional —).* Lésion se manifestant par des troubles des fonctions d'un organe sans altération visible de sa structure. ◇ **HISTOLOGIQUE** *(angl. microscopic —).* Lésion microscopique. ◇ **MACROSCOPIQUE, MICROSCOPIQUE** *(angl. macroscopic, microscopic —).* Respectivement, lésion visible à l'œil nu ou seulement à l'examen microscopique. ◇ **MYOCARDIQUE** *(angl. myocardial —).* Décalage du segment ST à l'ECG traduisant une souffrance myocardique ischémique. ◇ **PRIMAIRE** *(angl. primary —).* Chancre dur, première lésion de la syphilis ou foyer de primo-infection dans la tuberculose pulmonaire. ◇ **SECONDAIRE** *(angl. secondary —).* Lésion qui succède à une lésion primaire, comme les lésions cutanées de la syphilis qui se développent juste après la phase primaire de la maladie. ◇ **TROPHIQUE** *(angl. trophic —).* Ensemble des remaniements d'un territoire organique dont les conditions d'innervation, d'irrigation et de nutrition sont perturbées.

LÉSIONNEL *adj. (angl. lesional).* Qui est en rapport avec la lésion d'un organe. ◇ **(SYNDROME)** Syndrome radiculaire en rapport avec une compression médullaire : troubles de la sensibilité, douleurs, amyotrophie. ◇ **(SYNDROME SOUS–)** Symptômes neurologiques sous-jacents à une compression médullaire : paraplégie spasmodique, anesthésie, troubles sphinctériens.

LÉTAL *adj. (angl. lethal).* Qui provoque la mort. On écrit aussi léthal.

LÉTHARGIE *s. f. (angl. lethargy).* État pathologique marqué par un sommeil profond et prolongé, d'où le patient sort temporairement quand on le sollicite vivement ; en général provoqué par des infections graves avec atteinte des fonctions supérieures.

LEUCÉMIE *s. f. (angl. leukemia).* Maladie néoplasique affectant les organes hématopoïétiques, caractérisée par une prolifération des leucocytes, ou de leurs précurseurs, de la moelle osseuse et du sang périphérique. Cliniquement, la classification différencie la leucémie de l'aleucémie (selon qu'il existe ou non une augmentation des cellules anormales dans le sang). Elle peut être aiguë ou chronique, myéloïde ou lymphoïde (en fonction du type de prolifération cellulaire). La ponction sternale ou la biopsie médullaire permet d'en préciser le type. ◇ **À BASOPHILES** *(angl. basophilic —).* Leucémie aiguë ou chronique caractérisée par la prolifération des granulocytes basophiles. ◇ **À ÉOSINOPHILES** *(angl. eosinophilic —).* Leucémie caractérisée par la prolifération des granulocytes éosinophiles. ◇ **À TRICHOLEUCOCYTES** *(angl. hairy cell —).* Leucémie subaiguë à lymphocytes anormaux ou tricholeucocytes dont le protoplasme est hérissé de prolongements fixes. ◇ **AIGUË** *(angl. acute —).* Hémopathie d'évolution rapide caractérisée par la prolifération maligne au sein de la moelle osseuse de cellules immatures dites blastiques. Elle peut être de type myéloïde (ou myéloblastique) ou lymphoïde (ou lymphoblastique). ◇ **AIGUË MYÉLOBLASTIQUE** *(angl. acute myeloblastic —).* Leucémie caractérisée par une prolifération des myéloblastes dans la moelle osseuse. Sa symptomatologie clinique se réduit souvent aux seules conséquences de l'insuffisance médullaire. Une manifestation particulière de la leucémie myéloblastique aiguë de localisation osseuse est le chlorome. ◇ **AIGUË PROMYÉLOCYTAIRE** *(angl. acute promyelocytic —).* Variété rare de leucémie aiguë myéloïde, rencontrée à tout âge, caractérisée par une prolifération des promyélocytes neutrophiles, qui demeure essentiellement médullaire et atteint rarement les organes lymphoïdes. L'induction de la rémission fait appel à l'acide transrétinoïque avec un bon résultat. ◇ **ALEUCÉMIQUE** *(angl. aleukemic —).* Leucémie dans laquelle le nombre de globules blancs dans le sang périphérique est normal ou inférieur à la normale. SYN. *LEUCOSE ALEUCÉMIQUE.* ◇ **LYMPHOBLASTIQUE AIGUË** *(angl. lymphoblastic —).* Leucémie aiguë dont l'incidence est plus élevée chez les enfants, caractérisée par une prolifération de lymphocytes malins et de lymphoblastes ; celle-ci peut se traduire cliniquement par l'hypertrophie de tous les organes contenant du tissu lymphoïde, des désordres osseux et l'infiltration par des lymphoblastes de divers organes et tissus, qui s'ajoutent au syndrome d'insuffisance médullaire propre à toutes les leucémies ; c'est la forme la plus accessible à la thérapeutique : guérison possible. ◇ **LYMPHOÏDE CHRONIQUE** *(angl. chronic lymphocytic —).* Forme de leucémie chronique caractérisée par la prolifération de lymphocytes matures le plus souvent de type B, d'évolution lente, envahissant les organes lymphoïdes : ganglions (ou nœuds) lymphatiques, rate. Celle-ci se traduit le plus souvent par une polyadénopathie, à laquelle peuvent s'associer une splénomégalie et par une hyperlymphocytose sanguine. ◇ **MYÉLOÏDE CHRONIQUE** *(angl. chronic myelocytic —).* Leucémie dans laquelle les granulocytes, notamment polynucléaires neutrophiles, prédominent dans le sang périphérique à tous les stades de leur maturation. La plus fréquente des leucémies, elle est caractérisée par une splénomégalie, une hépatomégalie et une hyperleucocytose très importante. Le caryotype met en évidence le chromosome Philadelphie. La biologie moléculaire met en évidence un transcrit de fusion bcr-abl. Après une évolution lente, la prolifération granulocytaire peut faire place à une prolifération de cellules souches qui constitue la phase dite aiguë de la maladie. Le traitement actuel faisant appel aux inhibiteurs de tyrosine-kinase peut entraîner des rémissions prolongées. ◇ **MYÉLOMONOCYTAIRE CHRONIQUE** *(angl. monocytic —).* Hémopathie classée parmi les syndromes myéloprolifératifs-myélodysplasiques, caractérisée par la prolifération de monocytes matures et de signes de myélodysplasie.

LEUCÉMIQUE **1.** *adj.* Qui est en rapport avec la leucémie. **2.** *s. m. ou f.* Patient présentant une leucémie.

LEUCINE *s. f. (angl. leucine).* Acide aminé essentiel, non synthétisé par l'organisme, et devant donc être apporté par l'alimentation ; présent dans le gluten, la caséine, la kératine, etc. Elle est essentielle pour le bon développement de l'organisme pendant la croissance et pour l'entretien de l'organisme adulte.

LEUCOBLASTE *s. m. (angl. leukoblast).* Leucocyte immature ; cellule souche qui se transforme en lymphoblaste et myéloblaste puis leucocyte.

LEUCOBLASTOSE *s. f. (angl. leukoblastosis).* Présence de leucoblastes dans un tissu ou dans le sang.

LEUCOCYTE *s. m. (angl. leukocyte).* Cellule sanguine nucléée qui, avec les érythrocytes et les thrombocytes, constitue l'ensemble des éléments figurés du sang circulant. Plusieurs variétés principales se rencontrent dans le sang circulant : granulocytes (éosinophiles, basophiles, neutrophiles), lymphocytes et monocytes. Les leucocytes remplissent des fonctions très importantes, aussi bien dans la défense de l'organisme contre divers agents infectieux, que dans les processus immunitaires. Ils prennent naissance dans les organes hématopoïétiques et passent par plusieurs stades évolutifs. SYN. *GLOBULE BLANC.* ◇ **BASOPHILE** *(angl. basophilic —).* Granulocyte dont les granulations se colorent par les colorants basiques. SYN. *POLYNUCLÉAIRE BASOPHILE.* ◇ **ÉOSINOPHILE** *(angl. eosinophilic —).* Granulocyte dont les granulations présentent une affinité particulière pour les colorants acides (éosine). SYN. *POLYNUCLÉAIRE ÉOSINOPHILE.* ◇ **MONONUCLÉAIRE, MONONUCLÉÉ** *(angl. mononuclear —).* Leucocyte qui contient un seul noyau arrondi. Il peut correspondre aux monocytes ou aux lymphocytes. ◇ **NEUTROPHILE** *(angl. neutrophilic —).* Leucocyte dont les granulations se colorent indistinctement par les colorants acides et basiques. SYN. *POLYNUCLÉAIRE NEUTROPHILE.*

LEUCOCYTÉMIE *s. f. (angl. leukocythemia).* Taux des leucocytes circulants par unité de volume.

LEUCOCYTOLYSE *s. f. (angl. leukocytolysis).* Destruction ou dissolution des leucocytes *in vitro* ou *in vivo*.

LEUCOCYTOPÉNIE *s. f. (angl. leukocytopenia).* ☞ *LEUCOPÉNIE.*

LEUCOCYTOPOÏÈSE *s. f. (angl. leukocytopoiesis).* ☞ *LEUCOPOÏÈSE.*

LEUCOCYTOSE *s. f. (angl. leukocytosis).* Augmentation du nombre des leucocytes dans le sang périphérique (supérieur à 10 000/mm^3). Phénomène observé de façon physiologique au cours de la grossesse, et symptomatique dans un grand nombre de maladies en particulier infectieuses. SYN. *HYPERLEUCOCYTOSE.*

LEUCOCYTURIE *s. f. (angl. leukocyturia).* Présence de leucocytes en quantité excessive dans les urines.

LEUCODERMIE *s. f. (angl. leukoderma).* Décoloration cutanée plus ou moins étendue, congénitale ou acquise.

LEUCODYSTROPHIE *s. f. (angl. leukodystrophy).* Anomalie génétique déterminant une démyélinisation diffuse de la substance blanche. Comprend un groupe de maladies secondaires à des anomalies du métabolisme des lipides des gaines de myéline au niveau du système nerveux central ou périphérique. Cliniquement : affaiblissement intellectuel, quadriplégie par rigidité de décérébration et mort. ◇ **À CELLULES GLOBOÏDES** ☞ *KRABBE (MALADIE DE).* ◇ **MÉTACHROMATIQUE** *(angl. metachromatic leucodystrophy).* Lipoïdose du système nerveux central, héréditaire à transmission récessive, due à un déficit en arylsulfatase A. Tableau d'encéphalopathie subaiguë progressive, plus ou moins précoce selon la sévérité du déficit, évoluant vers la mort vers l'âge de 4 ans dans la forme infantile tardive, en rapport avec une accumulation de sulfatides dans le système nerveux.

LEUCOENCÉPHALITE *s. f. (angl. leukoencephalitis).* Toute affection cérébrale caractérisée anatomiquement par des lésions de démyélinisation prédominant au niveau de la substance blanche des hémisphères cérébraux et de la moelle, comme la sclérose en plaques et les leucoencéphalites sclérosantes subaiguës. ◇ **AIGUË HÉMORRAGIQUE** *(angl. acute hemorragic —).* Variété d'encéphalite aiguë disséminée d'origine virale ou parfois vaccinale. ◇ **MULTIFOCALE PROGRESSIVE** *(angl. progressive multifocal —).* Infection du système nerveux central par le virus JC au cours d'états d'immunodéficience (sida, néoplasie généralisée) entrainant une démyélinisation de la substance blanche sous-corticale. ◇ **SCLÉROSANTE SUBAIGUË** *(angl. subacute sclerosing —). VAN BOGAERT (LEUCOENCÉPHALOPATHIE SCLÉROSANTE SUBAIGUË DE).*

LEUCOME *s. m. (angl. leukoma).* Opacité blanchâtre qui occupe toute l'épaisseur de la cornée. SYN. *TAIE CORNÉENNE.* ◇ **ADHÉRENT** *(angl. adherent —).* Opacité cornéenne présentant des adhérences avec l'iris.

LEUCOPÉNIE *s. f. (angl. leukopenia).* Diminution du nombre de leucocytes dans le sang au-dessous de 4 000/mm^3.

LEUCOPLASIE *s. f. (angl. leukoplakia).* Lésion caractérisée par des taches blanches, planes, légèrement surélevées, au niveau des muqueuses (orale, du gland, de la vulve). Souvent associée au tabagisme, elle doit être considérée comme une lésion précancéreuse, surveillée cliniquement et être biopsiée au moindre doute. ◇ **ORALE CHEVELUE** *(angl. hairy oral —).* Kératose de la langue, due au virus d'Epstein-Barr observée au cours du sida.

LEUCOPOÏÈSE *s. f. (angl. leukopoiesis).* Ensemble des mécanismes aboutissant à la formation des leucocytes.

LEUCORRHÉE *s. f. (angl. leukorrhea).* Écoulement muqueux ou mucopurulent par les voies génitales de la femme. SYN. *PERTES BLANCHES.*

LEUCOSE *s. f. (angl. leukosis).* Terme parfois employé pour désigner une leucémie. ◇ **AIGUË** *(angl. acute —).* ☞ *LEUCÉMIE AIGUË.*

LEUCOTOMIE *s. f. (angl. leukotomy).* Section chirurgicale de la substance blanche d'un lobe cérébral ayant pour objet l'interruption de certains circuits neuroniques. SYN. *LOBOTOMIE.*

LEUCOTRIÈNE *s. f. (angl. leucotriene).* Substance apparentée aux prostaglandines, libérée par les leucocytes et jouant un rôle dans les réactions d'hypersensibilité immédiate.

LÉVOCARDIE *s. f. (angl. levocardia).* Refoulement à gauche du cœur par une lésion de l'hémi-thorax droit ou au cours d'un situs inversus.

LÉVOCARDIOGRAMME *s. m. (angl. levocardiogram).* Partie de l'électrocardiogramme qui traduit l'activité du ventricule gauche.

LÉVODOPA *s. f. (angl. levodopa).* L-dopa. Les actions observées après l'administration de lévodopa exogène sont dues à sa transformation en dopamine dans l'organisme. On utilise la lévodopa dans le traitement de la maladie de Parkinson, affection où il existe une diminution des concentrations de dopamine dans les noyaux du système extrapyramidal.

LÉVOGYRE *adj. (angl. levorotatory).* Se dit d'un corps qui fait tourner le plan de polarisation de la lumière vers la gauche. SYN. *LÉVOROTATOIRE.*

LÉVOROTATOIRE *adj.* ☞ *LÉVOGYRE.*

LÈVRE *s. f.* **1.** *(angl. edge).* Bords saillants qui apparaissent autour d'une plaie infectée. **2.** *(NA. labia oris). (angl. lip).* Chacune des deux parties charnues, supérieure et inférieure, qui circonscrivent l'orifice de la bouche. ◇ **ANTÉRIEURE, POSTÉRIEURE** *(NA. labium anterius, posteriorus ostii uteri). (angl. anterior, posterior lip of cervix of uterus).* Respectivement, bords antérieur et postérieur de l'orifice externe du col utérin. ◇ **DE TAPIR** *(angl. tapir mouth).* Proéminence de la lèvre supérieure par rapport à la lèvre inférieure, observée dans le faciès myopathique. ◇ **DOUBLE** *(angl. double lip).* Croissance exagérée du tissu sous-muqueux et de la muqueuse de la lèvre de chaque côté de la ligne centrale. ◇ **(GRANDE)** *(NA. labium majus pudendi). (angl. greater lip of pudendum).* Chacun des deux replis cutanés pileux de chaque côté de la fente vulvaire. ◇ **(PETITE)** *(NA. labium minus pudendi). (angl. lesser lip of pudendum).* Chacun des deux replis muqueux ou nymphes situés en dessous des grandes lèvres. ◇ **TYMPANIQUE DU SILLON SPIRAL INTERNE** *(NA. labium tympanicum limbi laminae spiralis). (angl. tympanic lip of limb of spiral lamina).* Bord inférieur du sillon spiral. ◇ **VESTIBULAIRE DU SILLON SPIRAL INTERNE** *(NA. labium vestibulare limbi laminae spiralis). (angl. vestibular lip of limb of spiral lamina).* Partie supérieure du sillon spiral.

LÉVULOSE *s. m. (angl. levulose).* ☞ *FRUCTOSE.*

LEVURE *s. f. (angl. yeast).* Champignon microscopique unicellulaire de forme sphérique ou ovoïde se reproduisant par bourgeonnement. Les principales levures pathogènes pour l'homme sont *Candida albicans* et *Cryptococcus neoformans.* ◇ **DE BIÈRE** *s. f. (angl. brewer's —). Saccharomyces cerevisiae*, levure type qui s'utilise dans l'industrie de la bière et du pain.

LÉVURIDES *s. f. (angl. levurides).* Dermatose chronique squameuse, manifestation allergique secondaire à une infection par des levures.

LEYDIG (CELLULE DE) *(angl. Leydig's cell).* Cellule interstitielle du testicule.

LH *(angl. LH).* Abréviation de l'anglais *Luteinizing Hormone.* ☞ *GONADOSTIMULINE.*

LH-RH Abréviation de l'anglais *Luteinizing Hormone-Releasing Hormone.* ☞ *GONADOLIBÉRINE.*

LIAISON GÉNÉTIQUE *(angl. linkage).* Coségrégation d'au moins deux allèles au cours des générations en raison de la proximité physique de leurs locus sur le génome.

LIBIDO *s. f. (angl. libido).* Instinct, désir sexuel. En psychanalyse, l'énergie de la pulsion sexuelle.

LICHEN *s. m.* Dermatose papulaire présentant plusieurs types, notamment le lichen plan et ses différentes variétés. ◇ **ÆCUMINATUS** *(angl. — acuminatus).* Forme aiguë du lichen dont les papules sont saillantes. ◇ **AMYLOÏDE** *(angl. — amyloidosus).* Papules lichénoïdes très prurigineuses localisées sur la face antérieure des jambes ou des avant-bras. Forme d'amyloïdose limitée à la peau. ◇ **ANNULARIS** *(angl. — planus annularis).* Variété de lichen plan de configuration annulaire qui siège préférentiellement sur le pénis, pouvant produire une atrophie et une hyperpigmentation au centre de la lésion. ◇ **ATROPHIQUE ET SCLÉREUX** *(angl. — atrophicus et sclerosus).* Variété de lichen plan. Lésions qui se caractérisent par l'atrophie du centre de la papule, apparaissant comme des points blanchâtres. ◇ **LINÉAIRE** *(angl. — striatus).* Forme linéaire du lichen plan, généralement le long d'une extrémité ou sur le tronc. SYN. *LICHEN ZONIFORME.* ◇ **MYXŒDEMATEUX** *(angl. — myxoedematosus).* Éruption lichénoïde large et symétrique étendue ou généralisée, produite par un dépôt de mucopolysaccharides dans le derme. SYN. *MUCINOSE PAPULEUSE.* ◇ **NITIDUS** *(angl. — nitidus).* Lichen plan caractérisé par de petites papules, brillantes, aplaties, blanches, rarement plus grosses qu'une tête d'épingle, non prurigineuses, localisées généralement aux plis de flexion, aux chevilles, aux poignets, aux pieds et aux mains. ◇ **OBTUSUS** *(angl. — obtusus).* Variété de lichen plan qui se caractérise par l'apparition de disques purpuriques de 1-2 cm de diamètre. ◇ **PILAIRE** *(angl. — pilaris).* Formation de bouchons cornéens dans l'infundibulum des follicules, siégeant de façon prioritaire au niveau de la face et s'étendant aux bras. SYN. *KÉRATOSE PILAIRE SIMPLE.* ◇ **PLAN** *(angl. — planus).* Maladie de la peau et des muqueuses, d'origine inconnue, caractérisée par des papules qui se localisent de façon privilégiée sur les faces antérieures des membres et sur le tronc. ◇ **SCLÉREUX PIGMENTÉ EN PLACARDS** *(angl. —sclerosus).* Variété de lichen plan, formé de placards de papules brunes, verruqueuses et folliculaires, associées à des taches atrophiques. ◇ **SCROPHULOSORUM** *(angl. —scrofulosorum).* Éruption de papules folliculaires, kératosiques, petites et indolores, siégeant sur le tronc et les extrémités. SYN. *TUBERCULOSE PAPULEUSE.* ◇ **SPINULOSUS** *(angl. —spinulosus).* Affection cutanée qui se caractérise par l'apparition de papules spinofolliculaires sur le tronc et la partie supérieure des bras et des jambes et le cuir chevelu, laissant une alopécie cicatricielle. ◇ **STRIATUS** *(angl. —striatus).* Lichen plan caractérisé par une éruption polymorphe linéaire unilatérale qui apparaît brutalement comme une ligne continue ou interrompue. Se localise aux extrémités et à la partie latérale du cou, mais peut siéger aussi sur n'importe quelle autre région. Généralement, on note l'absence de prurit. Les papules ont tendance à se regrouper et à fusionner pour former une tache linéaire. ◇ **TROPICUS** *(angl. —tropicus).* Miliaire tropicale. SYN. *GALE BÉDOUINE.* ◇ **VERRUQUEUX** *(angl. —verrucosus).* Variété de lichen plan caractérisé par des lésions hypertrophiques qui siègent préférentiellement sur les crêtes tibiales. SYN. *LICHEN CORNÉ HYPERTROPHIQUE.*

LICHÉNIFICATION *s. f. (angl. lichenification).* Épaississement de la peau avec augmentation du relief des plis naturels, consécutive au grattage ou à diverses lésions cutanées.

LICHÉNOÏDE *adj. (angl. lichenoid).* Ressemblant au lichen ; lichéniforme.

LIDOCAÏNE *s. f. (angl. lidocaine).* Anesthésique local à action rapide utilisé pour l'anesthésie de surface et d'infiltration. Administré par voie intraveineuse, il agit comme anti-arythmique.

LIENTÉRIE *s. f. (angl. lientery).* Diarrhée dans laquelle les fèces contiennent des fragments alimentaires non digérés.

LIGAMENT *s. m.* **1.** Faisceau fibreux, résistant et peu extensible, reliant deux pièces osseuses, surtout au niveau d'une articulation, ou divers organes ou parties du corps. **2.** Repli péritonéal qui relie les organes intra-abdominaux ou pelviens entre eux ou à la paroi abdominale. *ATLAS ANATOMIQUE DES LIGAMENTS EN ANNEXE.* ◇ **ACCESSOIRE** *(angl. accessory —).* Ligament ou faisceau de fibres ligamentaires qui renforcent ou soutiennent l'action d'autres ligaments. ◇ **ANNULAIRE** *(angl. annular —).* Ligament en forme de ceinture semi-circulaire qui existe dans diverses articulations et autour d'elles : radio-ulnaire supérieur, du poignet, de la cheville. ◇ **ARTICULAIRE** *(angl. articular —).* Ligament relié à une articulation, comme le ligament capsulaire. ◇ **ÉLASTIQUE** *(angl. yellow —).* ☞ *LIGAMENT JAUNE.* ◇ **JAUNE** *(angl. flaval —).* Chacun des ligaments qui unissent à distance les lames vertébrales entre elles, et qui sont constitués d'un tissu élastique.

LIGAMENTOPEXIE *s. f. (angl. ligamentopexy).* Intevention qui vise à raccourcir un ou plusieurs ligaments (se dit aussi pour le ligament rond dans la cure de rétrodéviation utérine).

LIGAMENTOPLASTIE *s. f. (angl. ligamentoplasty).* Intervention qui vise à retendre ou à reconstruire un ou plusieurs ligaments.

LIGATURE *s. f.* **1.** Action de lier avec un fil. **2.** *(angl. ligature).* Fil utilisé pour faire l'hémostase, ou pour fixer une structure anatomique, un implant ou une prothèse. Il peut être constitué par une fibre végétale (lin), d'origine animale (soie, catgut, crin de Florence), métallique (bronze, aluminium, etc.), plastique (nylon, etc.), ou chimique (acide polyglactique ou polyglactine). ◇ **APPUYÉE** *(angl. suture-ligation).* Ligature qui consiste d'abord à transpercer la structure (vaisseau) concernée avec un fil serti, et ensuite à nouer autour de la structure dans le but de créer un nœud qui ne glisse pas. ◇ **EN CHAÎNE** *(angl. chain ligature).* Système de ligature d'un vaisseau ou d'un pédicule dans lequel plusieurs nœuds successifs s'appuient les uns sur les autres. ◇ **INTERMITTENTE** Ligature d'une artère à intervalles réguliers dans le but d'interrompre de façon périodique le flux sanguin, et favoriser ainsi la création d'une circulation collatérale. ◇ **TERMINALE** *(angl. terminal ligature).* Ligature pratiquée à l'extrémité sectionnée d'un vaisseau.

LIGNÉE *s. f. (angl. line).* Population d'individus, de cellules, de bactéries de même espèce, descendant d'un ancêtre commun. SYN. *SOUCHE.*

LIMAÇON *s. m.* ☞ *COCHLÉE.*

LIMBE *s. m. (NA. limbus). (angl. limbus).* Bord, bordure. ◇ **CORNÉEN** *(angl. — of cornea).* ☞ *LIMBE SCLÉROCORNÉEN.* ◇ **DE LA FOSSE OVALE** *(NA. — fossae ovalis). (angl. — of oval fossa).* Relief de fibres musculaires situé autour de la fosse de la cloison interatriale (fosse ovale). ◇ **PALPÉBRAL** *(NA. — palpebralis). (angl. palpebral —).* Chacun des angles du bord libre des paupières, l'antérieur pourvu de cils et le postérieur. ◇ **SCLÉROCORNÉEN** *(NA. — corneae). (angl. corneoscleral junction corneoscleral —).* Bord de la cornée qui s'unit avec la sclérotique. ◇ **UNGUÉAL** *(angl. — of nail).* Lame cornée de l'ongle, encastrée par trois de ses bords dans un sillon épidermique.

LIMBIQUE *adj. (angl. limbic).* Qui se rapporte à un limbe. ◇ **(SYSTÈME)** *(angl. — lobe).* Ensemble constitué par l'hippocampe et le corps calleux.

LIMITANTE *s. f. (angl. limiting membrane).* Membrane limitante. ◇ **EXTERNE** *(angl. outer —).* Troisième couche de la rétine en partant de l'extérieur, située entre la couche des cônes et des bâtonnets, et la couche granuleuse externe. ◇ **INTERNE** *(angl. inner —).* La plus interne des couches de la rétine ; membrane mince en rapport avec le corps vitré.

LINCOMYCINE *s. f. (angl. lincomycin).* Antibiotique bactériostatique. Son spectre d'action est similaire à celui de l'érythromycine. Elle est particulièrement indiquée dans les infections osseuses staphylococciques. À fortes doses elle devient bactéricide. Elle est bien tolérée et s'administre par voie orale ou intraveineuse. Chef de file de la famille des lincosamides.

LINCOSAMIDES *s. f.* Famille d'antibiotiques proches des macrolides, se fixant sur la sous-unité 50S du ribosome bactérien. Ses représentants sont la clindamycine et la lincomycine.

LINGUAL *adj. (angl. lingual).* Qui se rapporte à la langue.

LINGULA *s. f.* **1.** *(NA. lingula pulmonis sinistri). (angl. lingula of left lung).* Partie inférieure du lobe supérieur du poumon gauche. **2.** *(NA. lingula cerebelli). (angl. lingula of cerebellum).* Lobule antérieur du vernis du cervelet.

LINGUODENTAIRE *adj. (angl. linguodental).* Qui se rapporte à la langue et aux dents.

LINIMENT *s. m. (angl. liniment).* Onguent ou pommade liquide ; préparation pharmaceutique, plus épaisse que l'huile, qui s'utilise en applications externes, en friction. Les liniments se composent d'huile ou de graisse et d'un principe actif dont ils prennent le nom : liniment ammoniacal, camphré, térébenthique, etc.

LINITE *s. f. (angl. linitis).* Inflammation du tissu cellulaire, spécialement du tissu périvasculaire de l'estomac. ◇ **PLASTIQUE** *(angl. — plastica).* Forme de cancer de l'estomac avec hypertrophie diffuse du tissu conjonctif sous-muqueux gastrique qui indure les parois de ce viscère. SYN. *ÉPITHÉLIOMA SQUIRRHEUX DE L'ESTOMAC, CARCINOME SQUIRRHEUX DE L'ESTOMAC.*

LIOMYOME *s. m.* ☞ *LÉIOMYOME.*

LIOMYOSARCOME *s. m. (angl. leiomyosarcoma).* SYN. *LÉIOMYOSARCOME.*

LIPASE *s. f. (angl. lipase).* Enzyme qui hydrolyse les triesters du glycérol en acides gras et glycérol. La plus importante est celle sécrétée par le pancréas. La lipase agit sur les triglycérides dans l'intestin grêle où, pour une action correcte, elle nécessite des sels biliaires et un cofacteur appelé colipase.

LIPASÉMIE *s. f. (angl. lipasemia).* Taux de la lipase dans le sérum sanguin. Normalement inférieur à 140 U/L, son élévation traduit une atteinte pancréatique.

LIPASURIE *s. f. (angl. lipasuria).* Présence de lipase dans l'urine.

LIPECTOMIE *s. f. (angl. lipectomy).* Excision de tissu adipeux.

LIPÉMIE *s. f.* Taux de lipides dans le sang : normalement 5 à 8 g/L. Cette lipémie augmente pendant la digestion, ainsi que dans certaines affections telles que la néphrose lipoïdique, le diabète, les hypothyroïdies, les hypercholestérolémies primaires. Elle diminue dans certaines affections hépatiques comme les cirrhoses.

LIPIDE *s. m. (angl. lipid).* Chacune des substances organiques constituées par des esters d'acides gras avec du glycérol, du cholestérol, etc., de poids moléculaire élevé, et caractérisées par leur insolubilité dans l'eau et leur solubilité dans les solvants organiques.

LIPIDÉMIE *s. f. (angl. lipidemia).* ☞ *LIPÉMIE.*

LIPIDOGENÈSE *s. f.* ☞ *LIPOGENÈSE.*

LIPIDOGRAMME *s. m. (angl. lipidogram).* Résultat de l'électrophorèse des lipoprotéines séparées en leurs différentes fractions.

LIPIDURIE *s. f. (angl. lipiduria).* ☞ *LIPURIE.*

LIPOATROPHIE *s. f. (angl. lipoatrophy).* Atrophie du tissu adipeux.

LIPOCYTE *s. m. (angl. lipocyte).* Cellule adipeuse. SYN. *ADIPOCYTE.*

LIPODYSTROPHIE *s. f. (angl. lipodystrophy).* Dystrophie du tissu graisseux, en général, de la région sous-cutanée. ⊂⊃ **GÉNÉRALISÉE** *(angl. acquired generalized lipodystrophy).* ☞ *LAWRENCE (SYNDROME DE).* ⊂⊃ **INSULINIQUE** *(angl. insulin lipoatrophy).* Réduction locale du tissu graisseux sous-cutané dans les régions qui ont été le siège d'injections répétées d'insuline. ⊂⊃ **PARADOXALE PROGRESSIVE** *(angl. partial —).* ☞ *BARRAQUER-SIMONS (MALADIE DE).*

LIPOGENÈSE *s. f. (angl. lipogenesis).* Production de graisse.

LIPOÏDIQUE *adj. (angl. lipoid).* Qui ressemble au tissu adipeux, ou qui s'y rappporte.

LIPOÏDOSE *s. f. (angl. lipoidosis).* Trouble du métabolisme des lipides avec infiltration tissulaire par certains lipides. Il existe des formes cutanées, localisées ou généralisées, des formes osseuses, nerveuses avec dépôt de phospholipides ou de cérébrosides, et hépatospléniques. ☞ *DYSLIPOÏDOSE.* ⊂⊃ **RÉNALE** *(angl. renal dyslipoidosis).* Infiltration des tubes rénaux par des lipides : esters de cholestérol, cérébrosides, phosphatides.

LIPOLYSE *s. f. (angl. lipolysis).* Décomposition ou déboublement des graisses en acides gras et en glycérol au cours de la digestion sous l'influence de la bile et des enzymes pancréatiques.

LIPOLYTIQUE *adj. (angl. lipolytic).* Qui provoque ou stimule la lipolyse.

LIPOMATOSE *s. f. (angl. lipomatosis).* État caractérisé par la présence de lipomes multiples. ⊂⊃ **NODULAIRE** *(angl. nodular —).* Affection héréditaire caractérisée par la formation de nombreux nodules lipomateux d'une taille n'excédant pas celle d'une noix, au niveau du corps et des extrémités. SYN. *MALADIE DE ROCH ET LÉRI.* ⊂⊃ **SYMÉTRIQUE CIRCONSCRITE** *(angl. symmetrical —).* Dépôt excessif de graisse sous-cutanée, spécialement autour du cou.

LIPOME *s. m. (angl. lipoma).* Tumeur bénigne constituée par une prolifération localisée des cellules adipeuses. Dans la peau, le lipome est habituellement isolé. ⊂⊃ **ANNULAIRE DU COU** *(angl. — annulare colli).* Lipomatose localisée au cou ; cou de Madelung. ⊂⊃ **ARBORESCENT** *(angl. — arborescens).* Lipome localisé au niveau d'une articulation, presque toujours associé à un épanchement articulaire et à des signes d'arthrose. ⊂⊃ **DUR** ☞ *LIPOME FIBREUX.* ⊂⊃ **FIBREUX** *(angl. — fibrosum).* Lipome caractérisé par l'hypertrophie des faisceaux conjonctifs formant le stroma. SYN. *FIBROLIPOME.* ⊂⊃ **MYXOMATEUX** *(angl. — myxomatodes).* *MYXOLIPOME.* ⊂⊃ **TÉLANGIECTASIQUE** *(angl. teleangiectatic —).* Lipome caractérisé par un développement excessif des vaisseaux sanguins.

LIPOMICRON *s. m. (angl. lipomicron).* Nom donné aux petites particules de lipoprotéines (essentiellement des triglycérides) qui existent dans le sang après l'absorption de graisses par le tube digestif. SYN. *CHYLOMICRON.*

LIPOPROTÉINE *s. f. (angl. lipoprotein).* Complexe constitué par des lipides et des protéines (apoprotéines) en proportions variables, représentant la forme normale de transport des lipides dans le sang. Dans le plasma d'un individu normal à jeun, on trouve trois types ou familles de lipoprotéines distinctes : celles de très faible densité (VLDL), appelées aussi lipoprotéines pré-β ; celles de faible densité (LDL), appelées aussi lipoprotéines β et celles de haute densité (HDL), dites aussi lipoprotéines α. Les chylomicrons sont un type de lipoprotéines de densité inférieure à celle des VLDL qui apparaissent dans le plasma lors de la période d'absorption intestinale. ◇ **LP(A)** *(angl. lipoprotein(a))*. Lipoprotéine athérogène proche du plasminogène.

LIPOPROTÉINE-LIPASE *s. f. (angl. lipoprotein-lipase)*. Enzyme présente dans de nombreux tissus et dans le sérum en période post-prandiale et dont le rôle est d'hydrolyser des triglycérides.

LIPOSARCOME *s. m. (angl. liposarcoma)*. Sarcome constitué par des cellules adipeuses, donnant fréquemment des récidives locales et des métastases pulmonaires.

LIPOSOLUBLE *adj. (angl. liposoluble)*. Soluble dans les graisses.

LIPOSOME *s. m. (angl. liposome)*. Microparticule artificielle à enveloppe lipidique pouvant traverser les membranes cellulaires et qui pourraient servir de transport aux médicaments.

LIPOSUCCION *s. f. (angl. liposuction)*. Technique d'aspiration de la graisse sous-cutanée utilisée surtout pour des raisons esthétiques.

LIPOTHYMIE *s. f. (angl. lipothymia)*. État de malaise, avec transpiration abondante, nausées, respiration superficielle, faiblesse musculaire et troubles visuels n'entraînant généralement pas de perte de connaissance.

LIPOTROPE *adj. (angl. lipotrophic)*. Se dit des substances qui ont une affinité pour les graisses ou qui accélèrent l'élimination ou diminuent les dépôts de graisse dans le foie.

LIPURIE *s. f. (angl. lipuria)*. Présence de graisse dans l'urine. Se voit au cours des syndromes néphrotiques et le passage de lymphe dans les voies urinaires.

LIQUIDE ◇ **AMNIOTIQUE** *(angl. amniotic —)*. Liquide clair ou jaunâtre entourant l'embryon ou le fœtus, et contenu dans l'amnios, qui est repoussé avec celui-ci au moment de l'accouchement, formant la poche des eaux. ◇ **CÉPHALO-RACHIDIEN** *(angl. cerebrospinal —)*. Liquide séreux contenu dans les ventricules cérébraux, les espaces sous-arachnoïdiens et le canal médullaire. ◇ **D'ASCITE** *(angl. ascitic —)*. Liquide séreux qui s'accumule dans la cavité péritonéale. ◇ **INTERSTITIEL** *(angl. interstitial —)*. Liquide extracellulaire qui baigne les cellules et circule lentement. ◇ **SÉMINAL** *(angl. liquor seminis)*. Partie fluide du sperme. ◇ **SYNOVIAL** ☞ *SYNOVIE*.

LISFRANC (ARTICULATION DE) Articulation tarso-métatarsienne.

LISTERIA Genre de bactéries. Ce sont des bacilles de petite taille (0,5 × 1-2 μm), à Gram positif, non sporulés. On peut les rencontrer dans les fèces de l'homme et des animaux supérieurs, ainsi que dans les eaux d'égout, le fourrage et les végétaux en décomposition. ◇ ***MONOCYTOGENES*** Bacille saprophyte habituel de l'intestin de l'homme et des animaux ; il peut être responsable d'affections animales et humaines appelées listérioses : infections materno-fœtale, méningo-encéphalites.

LISTÉRIOSE *s. f. (angl. listeriosis)*. Infection due à *Listeria monocytogenes*. Elle affecte de préférence les nouveau-nés, chez lesquels elle donne lieu à des méningo-encéphalites, ainsi qu'à des infections oculaires, cutanées, septicémiques et endocardiques, la voie de contamination étant le canal génital lors de l'accouchement. Elle touche également les sujets immunodéprimés, les personnes âgées et les femmes enceintes.

LITHECTOMIE *s. f. (angl. lithectomy)*. Extraction de calculs.

LITHÉMIE *s. f. (angl. lithemia)*. Taux du lithium plasmatique qui, dans les traitements par cet élément, doit être situé entre 0,50 et 1,20 mmol/L.

LITHIASE *s. f. (angl. lithiasis)*. Présence de concrétions solides résultant de la précipitation de diverses substances organiques ou inorganiques à l'intérieur d'une cavité, de canaux ou de conduits. ◇ **APPENDICULAIRE** *(angl. appendicular —).* Formation de concrétions dans l'appendice, pouvant obstruer sa lumière. ◇ **BILIAIRE** *(angl. cholelithiasis).* Présence de calculs dans la vésicule et les voies biliaires. ◇ **BRONCHIQUE** *(angl. broncholithiasis).* Présence de calculs dans les bronches. ☞ *BRONCHOLITHIASE.* ◇ **CONJONCTIVALE** *(angl. — conjunctivae).* Formation de petites concrétions blanchâtres, dures, dans les acini des glandes de Meibomius. ◇ **HÉPATIQUE** *(angl. hepatic calculus).* Formation ou présence de calculs au niveau des voies biliaires intrahépatiques. ◇ **INTESTINALE** *(angl. enterolithiasis).* Formation, dans l'intestin, de calculs composés de graisses et de minéraux. ◇ **PANCRÉATIQUE** *(angl. pancreatic —).* Présence de concrétions dans les canaux excréteurs ou le parenchyme du pancréasi traduisant une pancréatite chronique. ◇ **SALIVAIRE** *(angl. salivary calculus).* Obstruction partielle ou totale du canal d'excrétion d'une glande salivaire principale par un calcul. SYN. *SIALOLITHIASE.* ◇ **URÉTÉRIQUE** *(angl. ureteral calculus).* Présence dans les uretères de calculs provenant habituellement des reins. ◇ **URÉTRALE** *(angl. urethral —).* Forme rare de lithiase des voies urinaires de l'homme dans laquelle les calculs s'enclavent au niveau d'un diverticule ou d'une sténose de l'urètre. ◇ **URINAIRE** *(angl. urinary calculus).* Présence de calculs dans les voies urinaires. SYN. *UROLITHIASE.*

LITHINE *s. f. (angl. lithin).* Hydroxyde de lithium, LiOH ; substance blanche, inodore, soluble, présente dans de nombreuses eaux minérales.

LITHIUM *s. m. (angl. lithium).* Corps simple de numéro atomique 3 ; certains sels de lithium, en particulier le carbonate, sont utilisés dans le traitement de la maladie maniaco-dépressive. Symbole : Li.

LITHOGENÈSE *s. f. (angl. lithogenesis).* Formation de calculs.

LITHOTRIPSIE *s. f.* ☞ *LITHOTRITIE.*

LITHOTRITEUR *s. m.* **1.** *(angl. lithotriptor).* Instrument qui permet de fragmenter les calculs de la vessie à travers l'urètre et d'en évacuer les fragments. **2.** Appareil utilisant des ondes piézoélectriques pour pulvériser, par voie externe, les lithiases biliaires et urinaires. SYN. *LITHOTRIPTEUR.*

LITHOTRITIE *s. f. (angl. lithotripsy).* Opération consistant à broyer les calculs dans la vessie ou la vésicule à l'aide d'un lithotriteur. ◇ **EXTRACORPORELLE** *(angl. extracorporeal shock wave —).* Pulvérisation des calculs par lithotriteur.

LITTRITE *s. f. (angl. littritis).* Inflammation des glandes urétrales (de Littre).

LIVEDO *s. m. (angl. livedo).* État marbré de la peau caractérisé par des taches livides cutanées, avec des bandes sombres, généralement dû à un trouble circulatoire par congestion passive.

LIVIDITÉ *s. f.* **1.** Coloration violacée de la peau, provoquée par le froid ou par certaines affections. **2.** Pâleur très marquée.

LIVIDITÉS CADAVÉRIQUES *(angl. livor mortis).* Taches irrégulières de couleur violacée qui apparaissent après la mort au niveau des parties déclives du corps non soumises à la pression. Leur présence est un des signes positifs de la mort.

LIXIVIATION *s. f. (angl. lixiviation).* Opération qui consiste à faire passer un liquide (de l'eau, de l'alcool, etc.), à travers une couche d'une substance pulvérisée, pour en extraire ses principes solubles. SYN. *PERCOLATION.*

LOA LOA Espèce de filaire parasite qui utilise l'homme comme hôte définitif. Chez l'individu infecté, les vers adultes vivent et se déplacent librement dans le tissu cellulaire sous-cutané (extrémités, tronc et tête), produisant des œdèmes autour de l'endroit où ils se trouvent (œdèmes migratoires ou œdèmes de Calabar). Les microfilaires (formes larvaires) apparaissent dans le sang périphérique pendant la journée. La transmission se fait par la piqûre de mouches du genre *Chrysops.* Cette espèce est très répandue en Afrique centrale et occidentale.

LOASE *s. f. (angl. loiasis).* ☞ *FILARIOSE.*

LOBE *s. m. (NA. lobus). (angl. lobe).* Portion plus ou moins saillante d'un viscère qui est limitée par des fissures ou des divisions. ◇ **AZYGOS** *(angl. azygos —).* Lobe accessoire du poumon droit situé sur la partie supérieure de la face médiastinale.

⊂ **CARRÉ** *(NA. — quadratus hepatis). (angl. quadrate —).* Lobe hépatique situé sur la face inférieure du foie. ⊂ **CAUDÉ DU FOIE** *(NA. — caudatus hepatis). (angl. caudate —).* Partie du foie située en arrière du hile hépatique. ⊂ **CÉRÉBRAL** *(NA. lobus cerebralis). (angl. cerebral —).* Chacune des divisions principales du cortex au niveau de chaque hémisphère cérébral : lobes frontal, pariétal, temporal et occipital, qui par leurs situations correspondent aux os du crâne du même nom. ⊂ **DE L'HYPOPHYSE** *(angl. pituitary —).* Chacun des deux lobes antérieur (pars distalis) et postérieur (pars nervosa) de la glande pituitaire, séparés par une fente étroite ou pars media. ⊂ **DE L'OREILLE** *(NA. lobulus auricularis). (angl. ear lobule).* Partie charnue inférieure du pavillon de l'oreille. SYN. *LOBULE DE L'OREILLE.* ⊂ **DE SPIEGEL** ☞ *LOBE CAUDÉ DU FOIE.* ⊂ **HÉPATIQUE** *(angl. hepatic —).* Chacun des lobes du foie : droit, gauche, carré, caudé. ⊂ **LIMBIQUE** ☞ *GYRUS FORNICATUS.* ⊂ **MOYEN (SYNDRÔME DU)** *(angl. middle — syndrome).* Sténose de la bronche lobaire moyenne comprimée par une adénopathie tuberculeuse de primo-infection. ⊂ **OLFACTIF** *(angl. olfactory —).* Épaississement ou bulbe du nerf olfactif sur la face supérieure de la lame criblée de l'ethmoïde. ⊂ **PARIÉTAL** *(angl. parietal area).* Portion du cerveau située à l'arrière du sillon de Rolando, qui comprend en particulier le gyrus postcentral. SYN. *AIRE PARIÉTALE.* ⊂ **PYRAMIDAL DE LA THYROÏDE** *(NA. — pyramidalis thyroideae). (angl. pyramid — of thyroid gland).* Lobe médian inconstant de la thyroïde. ⊂ **QUADRANGULAIRE DU CERVELET** *(NA. lobulus quadrangularis cerebelli). (angl. quadrangular — of cerebellum).* Les deux lobes du cervelet, antérieur et postérieur, le dernier étant subdivisé en moyen et latéraux.

LOBECTOMIE *s. f. (angl. lobectomy).* Ablation chirurgicale d'un lobe (thyroïde, poumon, cerveau, foie). ⊂ **THYROÏDIENNE** ☞ *HÉMITHYROÏDECTOMIE.*

LOBOTOMIE *s. f. (angl. lobotomy).* Section chirurgicale de la substance blanche d'un lobe cérébral. SYN. *LEUCOTOMIE.*

LOCALISATION *s. f.* **1.** Détermination du siège d'un processus morbide ou d'une lésion. **2.** Limitation d'un processus morbide à une zone restreinte. ⊂ **CÉRÉBRALE** *(angl. cerebral —).* Détermination des parties ou centres de l'encéphale qui remplissent une fonction déterminée.

LOCHIES *s. f. pl. (angl. lochia).* Écoulement utérin sanglant, puis sérosanglant et finalement séreux, qui se produit pendant 10 à 20 jours après l'accouchement.

LOCKED-IN SYNDROME Tétraplégie associée à une paralysie des dernières paires crâniennes et des mouvements de latéralité du regard sans troubles de la conscience en rapport avec un ramollissement protubérentiel consécutif à une thrombose du tronc basilaire, la conscience est conservée. SYN. *SYNDROME DE VERROUILLAGE, SYNDROME DE DÉEFFÉRENTATION MOTRICE.*

LOCUS *s. m.* **1.** En génétique, point d'un chromosome occupé par un gène. **2.** *(NA. locus).* Nom latin donné à certaines structures anatomiques nerveuses bien individualisées. Ex. *locus niger.* ⊂ **CŒRULEUS** *(NA. locus coerulus). (angl. locus coerulus).* Saillie jaunâtre sur le plancher du quatrième ventricule, près de la partie supérieure du sillon médian. ⊂ **MORBIDE** *(angl. morbid locus).* Région du génome correspondant à un gène dont une anomalie entraîne une maladie à hérédité monofactorielle.

LOGE *s. f. (angl. space).* Cavité contenant un organe. Ex. *loge thyroïdienne, musculaire.*

LOGÉTRON *s. m. (angl. logetron).* Système de transfert et traitement des images permettant d'améliorer le contraste des clichés radiographiques. Devenu obsolète avec les progrès récents.

LOGORRHÉE *s. f. (angl. logorrhea).* Augmentation du débit verbal, le patient parle de façon précipitée.

LOMBAL *adj. (angl. lumbar).* Qui concerne la région des lombes. SYN. *LOMBAIRE.*

LOMBALGIE *s. f. (angl. lumbago).* Toute douleur de la région lombaire.

LOMBARTHROSE *s. f. (angl. lumbar spondylosis).* Rhumatisme dégénatif (arthrose) touchant le rachis lombaire. SYN. *ARTHROSE LOMBAIRE.*

LOMBES *s. f. pl. (angl. loins).* Région du dos comprise entre le thorax et le pelvis.

LOMBOSCIATIQUE *s. f. (angl. sciatica).* Sciatique associée à une douleur de la région lombaire.

LOMBOSTAT *s. m. (angl. orthopedic lumbar corset).* Appareil orthopédique ou corset soutenant le rachis lombaire.

LOMBOTOMIE *s. f. (angl. lumbar laminectomy).* Incision chirurgicale de la région lombaire.

LOMBRIC *s. m. (angl. roundworm).* Terme générique populaire utilisé pour désigner les vers parasites de l'intestin, en particulier les ascarides.

LONGILIGNE *adj. (angl. longilineal).* Se dit d'un individu à corps allongé et mince et à membres longs et graciles.

LORDOSE *s. f. (angl. lordosis).* Courbure osseuse, spécialement de la colonne vertébrale, de convexité antérieure, inverse de la cyphose.

LOTION *s. f. (angl. lotion).* Préparation aqueuse destinée à être appliquée sur la peau sans frictions. Les lotions modernes, véritables cosmétiques, sont des émulsions préparées à base de substances tensioactives comme l'alcool cétilique et le lauryl sulfatosodique.

LOUPE *s. f.* **1.** *(angl. sebaceous cyst).* Synonyme de kyste sébacé, notamment du cuir chevelu. **2.** *(angl. magnifying glass).* Lentille de grossissement.

LÖWENSTEIN (MILIEU DE) *(angl. Löwenstein culture medium).* Milieu spécialement préparé pour la culture de *Mycobacterium tuberculosis*. Il en existe plusieurs variantes.

LOWER ◇ **(TUBERCULE DE)** *(NA. tuberculum intervenosum). (angl. Lower's tubercule).* Éminence dans l'atrium droit du cœur entre les orifices de la veine cave.

Lp(a) ☞ *LIPOPROTÉINE LP(A).*

LSD Abréviation du diéthylamide de l'acide lysergique (*Lysergic Säure Diäthylamide*). Hallucinogène très puissant obtenu synthétiquement. Utilisé dans certaines toxicomanies. SYN. *LYSERGIDE.*

LUCITE *s. f. (angl. light eruption).* Lésions cutanées secondaires à l'action de la lumière. SYN. *ACTINITE.*

LUDOTHÉRAPIE *s. f. (angl. play therapy).* Psychothérapie par le jeu.

LUETTE *s. f. (angl. palatine uvula).* ☞ *UVULE.* ◇ **VÉSICALE** ☞ *UVULE VÉSICALE.*

LUGOL (SOLUTION DE) *(angl. Lugol's solution).* Solution d'iode, d'iodure potassique et d'eau.

LUMBAGO *s. m. (angl. lumbago).* Douleur vive, d'apparition soudaine, de siège lombaire, souvent consécutive à un effort, généralement en rapport avec une lésion discale ou avec une entorse des articulations intervertébrales.

LUMISTÉROL *s. m. (angl. lumisterol).* Premier produit obtenu par l'irradiation de l'ergostérol par la lumière ultraviolette ; en poursuivant l'irradiation, on obtient le calciférol (vitamine D_2).

LUNATUM (OS) *(angl. lunate bone).* Os de la première rangée du carpe. SYN. *OS SEMI-LUNAIRE. ATLAS ANATOMIQUE DES OS EN ANNEXE.*

LUNULE *s. f. (NA. lunula unguis). (angl. lunula of nail).* Espace blanchâtre semi-lunaire de la racine des ongles. ◇ **DE LA CUPSIDE SEMI-LUNAIRE** *(NA. lunula valvularium semilunarium). (angl. lunula of aortic valve).* Bord libre de la cupside semi-lunaire de chaque côté du nodule d'Arantius. ◇ **DE LA SIGMOÏDE** ☞ *LUNULE DE LA CUPSIDE SEMI-LUNAIRE.*

LUPIQUE *adj. (angl. lupic).* Relatif au lupus. Sujet ayant un lupus.

LUPOÏDE *adj. (angl. lupoid).* Qui rappelle le lupus.

LUPOME *s. m. (angl. lupoma).* Lésion caractéristique du lupus tuberculeux.

LUPUS *s. m. (angl. lupus).* Affection tuberculeuse de la peau et des muqueuses de différents types caractérisés par la production de tubercules qui s'ulcèrent et ont tendance à s'étendre. ◇ **ÉRYTHÉMATEUX AIGU DISSÉMINÉ** *(angl. acute systemic— erythematosus).* Maladie auto-immune affectant habituellement les femmes jeunes, se manifestant par diverses atteintes : lésions cutanées, arthrites, glomérulonéphrite, atteintes pleuropulmonaires ou neuropsychiatriques, et des troubles biologiques particuliers. L'évolution comprend des poussées et des rémissions. Le pronostic a été amélioré par l'usage des immunosuppresseurs. Certains lupus sont dits induits car provoqués par des médicaments. ☞ *LUPUS ÉRYTHÉMATEUX AIGU SYSTÉMIQUE.* ◇ **ÉRYTHÉMATEUX AIGU SYSTÉMIQUE** Maladie auto-immune débutant habituellement chez des femmes jeunes, se manifestant par diverses atteintes, bénignes (lésions cutanées ou arthrites) ou potentiellement graves (glomérulonéphrite, atteintes pleuropulmonaires ou neuropsychiatriques) et des troubles biologiques. Ceux-ci peuvent être spécifiques (anticorps anti-ADN natif, anticorps anti-sm) ou non spécifiques (anticorps antinucléaires, cytopénie sanguine, baisse du complément). L'évolution se fait par poussées et rémissions. Le pronostic a été amélioré par l'usage des immunosuppresseurs. Certains lupus sont dits induits car provoqués par des médicaments (D-pénicillamine, alpha-méthyl-dopa, bêtabloquants, anti-TNF, etc.). Ces formes sont habituellement cutanéo-articulaires et régressives à l'arrêt du médicament inducteur. SYN. *LUPUS ÉRYTHÉMATEUX AIGU DISSÉMINÉ.* ◇ **ÉRYTHÉMATEUX CHRONIQUE** *(angl. — erythematosus).* Atteinte cutanée élective par des plaques rouges, infiltrées et squameuses des régions découvertes. ◇ **ÉRYTHÉMATEUX DISCOÏDE** *(angl. discoid — erythematosus).* Forme de lupus érythémateux chronique où les lésions restent fixes par opposition aux formes migrantes qui ont tendance à s'étendre. SYN. *LUPUS ÉRYTHÉMATEUX CHRONIQUE.* ◇ **PERNIO** *(angl. — pernio).* Sacroïdose cutanée de la face et des extrémités. ◇ **VULGAIRE** *(angl. — vulgaris).* Type le plus répandu de tuberculose cutanée, caractérisée par l'apparition de taches rouge-brun composées de nodules qui prennent des aspects divers cliniquement et par la présence de lupomes. SYN. *LUPUS TUBERCULEUX.*

LUTÉAL *adj. (angl. luteal).* Qui concerne le corps jaune ovarien.

LUTÉINE *s. f.* **1.** Pigment jaune, lipochrome, du corps jaune et du jaune d'œuf, comparable à la xanthophylle. **2.** ☞ *PROGESTÉRONE.*

LUTÉINIQUE *adj. (angl. luteinic).* Qui concerne le corps jaune ovarien.

LUTÉINISATION *s. f. (angl. luteinization).* Processus qui se produit dans les cellules du follicule ovarien matures et déchargées de leur ovule ; ces cellules s'hypertrophient et prennent une couleur jaune, le follicule se transformant en corps jaune, modification que l'on attribue essentiellement à l'hormone hypophysaire lutéinisante (LH).

LUTÉOTROPHINE *s. f. (angl. luteotrophic hormone).* ☞ *GONADOSTIMULINE.*

LUXATION *s. f. (angl. dislocation, luxation).* Déplacement anormal permanent d'un organe, spécialement celui des surfaces articulaires des os. ◇ **CONGÉNITALE** *(angl. congenital dislocation).* Luxation spontanée ou traumatique apparue avant la naissance ou durant celle-ci par suite d'une dysplasie des surfaces articulaires. ◇ **DENTAIRE** *(angl. dental dislocation).* Déplacement d'une dent hors de sa position correcte à l'intérieur de l'alvéole. ◇ **DU CRISTALLIN** *(angl. dislocation of the lens).* Déplacement du cristallin secondaire à une rupture de ses insertions, d'origine traumatique ou spontanée.

LYELL (SYNDROME DE) *(angl. toxic epidermal necrosis).* Dermatite aiguë avec décollement important de l'épiderme, entraînant l'aspect d'un brûlé associé à des troubles systémiques graves : surinfections, désordres hydroélectrolytiques. L'étiologie est le plus souvent une allergie médicamenteuse, AINS en particulier, et le pronostic souvent fatal. SYN. *ÉPIDERMOLYSE BULLEUSE TOXIQUE.*

LYME (MALADIE DE) *(angl. Lyme's disease).* Maladie infectieuse due à un spirochète, *Borrelia burgdorferi*, inoculé par une tique ; elle se manifeste cliniquement par l'association d'un érythème migrateur, d'arthrites récidivantes et de troubles méningo-radiculaires.

LYMPHADÉNITE *s. f. (angl. lymphadenitis).* Inflammation des ganglions (ou nœuds) lymphatiques ; adénite. ◇ **MÉSENTÉRIQUE AIGUË** *(angl. mesenteric —).* Inflammation aiguë, le plus souvent chez l'enfant, des ganglions (ou nœuds) lymphatiques mésentériques, se traduisant cliniquement par des symptômes rappelant l'appendicite aiguë.

Elle peut être due à certaines viroses, ou des bacilles du genre *Yersinia*. SYN. *ADÉNITE MÉSENTÉRIQUE AIGUË*. ⊂ **TUBERCULEUSE** *(angl. tuberculous —)*. Infection ganglionnaire causée par le bacille tuberculeux.

LYMPHADÉNOPATHIE *s. f. (angl. lymphadenopathy)*. Terme général pour désigner les affections des ganglions (ou nœuds) et du tissu lymphatique. SYN. *ADÉNOPATHIE*. ⊂ **ANGIO-IMMUNOBLASTIQUE** Terme désuet, correspondant au lymphome T angio-immunoblastique. ☞ *ADÉNOPATHIE ANGIO-IMMUNOBLASTIQUE, LYMPHOME T*. ⊂ **DERMATOPATHIQUE** *(angl. dermatopathic —)*. Association d'adénopathies avec infiltrats histiocytaires et dépôts pigmentaires, et de lésions cutanées érythrodermiques.

LYMPHANGIECTASIE *s. f. (angl. lymphangiectasis)*. Dilatation des vaisseaux lymphatiques observée dans l'éléphantiasis.

LYMPHANGIOME *s. m. (angl. lymphangioma)*. Tumeur bénigne constituée par une agglomération de vaisseaux lymphatiques. La lésion est le plus souvent congénitale, et est liée à une malformation du système lymphatique dans les premiers stades de son développement. Elle se localise surtout dans la peau. ⊂ **CAPILLAIRE** *(angl. capillary —)*. Variété de lymphangiome très rare, constituée de capillaires lymphatiques dilatés, et difficile à distinguer de l'hémangiome capillaire. ⊂ **CAVERNEUX** *(angl. cavernous —)*. Variété de lymphangiome formé de vaisseaux très dilatés présentant de grandes cavités qui apparaissent en période de lactation et chez les jeunes enfants dans les régions cervicales, médiastinales et rétropéritonéales. ⊂ **KYSTIQUE** *(angl. cystic —)*. Lymphangiome associé à des kystes multiples situés dans les mêmes régions que le lymphangiome caverneux.

LYMPHANGITE *s. f. (angl. lymphangitis)*. Inflammation d'un ou de plusieurs vaisseaux lymphatiques. ⊂ **ENDÉMIQUE TROPICALE** *(angl. elephantiasis)*. Lymphangite de l'éléphantiasis.

LYMPHATIQUE **1.** *adj. (angl. lymphatic)*. Relatif à la lymphe ou qui la contient. **2.** *s. m. (angl. lymphatic vessel)*. Vaisseau lymphatique. ⊂ **AFFÉRENT** *(angl. afferent lymphatic vessel)*. Vaisseau lymphatique qui entre dans un nœud lymphatique. Le vaisseau quittant le nœud est dit efférent.

LYMPHE *s. f. (NA. lympha). (angl. lymph)*. Liquide clair, transparent, alcalin, jaune clair ou opalescent, de saveur salée, qui circule dans les vaisseaux lymphatiques. La lymphe coagule comme le sang et, comme lui, se compose d'eau, d'albumine, de fibrine et de sels, mais en proportions très différentes, en particulier pour ce qui est de l'albumine, qui existe en moindre quantité, et de l'eau, en plus forte proportion. Elle contient aussi des leucocytes et plus particulièrement des lymphocytes, des corpuscules de graisse et accidentellement des hématies.

LYMPHOBLASTE *s. m. (angl. lymphoblast)*. Cellule souche de la série lymphocytaire de 15 µm de diamètre donnant naissance au lymphocyte.

LYMPHOBLASTOME *s. m. (angl. lymphoblastoma)*. Lymphome constitué par des lymphoblastes ou par des cellules de la lignée lymphocytaire. Terme désuet.

LYMPHOBLASTOSE *s. f. (angl. lymphoblastosis)*. Type de leucémie caractérisé par un excès de lymphoblastes dans le sang.

LYMPHOCÈLE *s. f. (angl. lymphocele)*. Collection de lymphe extravasée, épanchement lymphatique.

LYMPHOCYTE *s. m. (angl. lymphocyte)*. Cellule sanguine mononucléée classée selon son diamètre en grand (9 à 15 µm) et petit (6 à 9 µm) lymphocyte qui joue un rôle fondamental dans la réponse immunologique de l'organisme, et que l'on trouve généralement dans le courant circulatoire et dans les organes lymphoïdes (ganglions ou nœuds lymphatiques, rate, thymus). Certains petits lymphocytes, après une stimulation antigénique, se transforment en immunoblastes puis en immunocytes (petits lymphocytes et plasmocytes) intervenant dans les réactions immunitaires spécifiques. Selon leur rôle, on distingue les lymphocytes B (dits bursodépendants) et T (dits thymodépendants) : les premiers sont responsables de l'immunité humorale et les deuxièmes de l'immunité cellulaire. ⊂ **B** *(angl. B — ; B cell)*. Lymphocyte de petite taille, porteur du marqueur CD19, responsable de l'immunité humorale, ayant pour rôle la fabrication des anticorps ou immunoglobulines. ◇ **CYTOTOXIQUE** *(angl. cytotoxic —).* Variété de lymphocyte T, exprimant CD8, ayant un pouvoir de destruction d'autres cellules, par la sécrétion de substances cytotoxiques (perforine, granzyme). ◇ **GRANULEUX (GRAND)** *(angl. large granular —).* Groupe de lymphocytes définis morphologiquement par leur grande taille et leurs granulations cytoplasmiques. Abréviation : LGL. ◇ **NK** *(angl. NK cell ; natural killer cell).* Ou cellules « tueuses naturelles ». Lymphocyte de grande taille et granuleux, appartenant à l'immunité innée, ayant une activité de cytotoxicité par le biais de récepteurs invariants. SYN. *CELLULE TUEUSE NATURELLE.* ◇ **T** *(angl. T —, T cell).* Lymphocyte de petite taille, porteur du marqueur CD3, responsable de l'immunité cellulaire en agissant par cytotoxicité directe, par la stimulation des macrophages ou par la sécrétion de substances particulières. ◇ ***T HELPER* OU T AUXILIAIRE** *(angl. helper cell).* Variété de lymphocytes T, exprimant le CD4, dont le rôle est d'amplifier la réponse immunitaire par production d'interleukines/interféron ou par costimulation. SYN. *CELLULE T AUXILLIAIRE.* ◇ **T RÉGULATEUR OU SUPPRESSEUR** *(angl. T suppressor cell).* Variété de lymphocyte T ayant pour rôle la régulation et la suppression de la réponse immunitaire.

LYMPHOCYTÉMIE *s. f. (angl. lymphocythemia).* Présence de lymphocytes en grande quantité dans le sang. SYN. *LYMPHOCYTOSE.*

LYMPHOCYTOME *s. m. (angl. lymphocytoma).* Tumeur localisée du système lymphatique, dans laquelle les lymphocytes sont l'élément prédominant. ◇ **CUTANÉ BÉNIN** *(angl. — cutis).* Croissance de tissu lymphoréticulaire sur le derme et dans le tissu cellulaire sous-cutané.

LYMPHOCYTOPÉNIE *s. f. (angl. lymphocytopenia).* Diminution du nombre des lymphocytes dans le sang. ☞ *LYMPHOPÉNIE.*

LYMPHOCYTOSE *s. f. (angl. lymphocytosis).* Élévation du taux des lymphocytes circulants.

LYMPHŒDÈME *s. m. (angl. lymphedema).* Œdème par obstruction des vaisseaux lymphatiques.

LYMPHOGRANULOMATOSE *s. f. (angl. lymphogranulomatosis).* Toute maladie caractérisée par l'apparition de lymphogranulomes multiples. ◇ **MALIGNE** *HODGKIN (MALADIE DE).*

LYMPHOGRANULOME BÉNIN *(angl. benign lymphogranuloma).* ☞ *BESNIER-BOECK-SCHAUMANN (MALADIE DE).*

LYMPHOGRAPHIE *s. f. (angl. lymphography).* Radiographie des vaisseaux et des nœuds lymphatiques après injection d'un produit de contraste opacifiant dans un conduit lymphatique ou directement dans le tissu interstitiel.

LYMPHOÏDE *adj.* **1.** Qui ressemble à la lymphe. **2.** Qui concerne les lymphocytes et les organes les produisant : ganglions (ou nœuds) lymphatiques, moelle osseuse, thymus, tonsilles, etc. L'ensemble lymphocytes et organes lymphoïdes constituent le système ou tissu lymphoïde.

LYMPHOKINE *s. f. (angl. lymphokine).* Médiateur glycoprotéique sécrété par les lymphocytes T, lors d'un nouveau contact avec l'antigène auquel ils ont été sensibilisés, responsable des réactions d'immunité cellulaire. L'interféron et les interleukines sont des lymphokines.

LYMPHOME *s. m. (angl. lymphoma).* Terme générique qui désigne les tumeurs formées à partir de tissu lymphoïde, et réservé généralement aux tumeurs malignes. Ils ont en général une composante solide (adénopathies, splénomégalie, localisations tissulaires) et parfois une composante sanguine (lymphocytes malins circulants). Ils peuvent être de faible grade (croissance très lente), intermédiaire ou de haut grade (formes très agressives mettant en jeu le pronostic vital). Ces tumeurs comprennent principalement les lymphomes B, les lymphomes T, la maladie de Hodgkin. ◇ **ANGIO-IMMUNOBLASTIQUE** Lymphome malin non hodgkinien dérivé des lymphocytes T, de mauvais pronostic, fréquemment associé à des manifestations auto-immunes : hypergammaglobulinémie, cryoglobulinémie, anémie hémolytique, etc. La clinique associe fièvre, amaigrissement, hépato-splénomégalie et adénopathies diffuses. Abréviation : LAI. ◇ **MÉDITERRANÉEN** *(angl. mediterranean —)*. Affection maligne lymphoplasmocytaire du grêle avec syndrome de malabsorption et présence dans le sang d'une chaîne lourde d'immunoglobuline anormale, de type alpha. SYN. *MALADIE DES CHAÎNES LOURDES ALPHA*. ◇ **NON HODGKINIEN** *(angl. non-Hodgkin —)*. Groupe hétérogène de lymphomes malins de phénotype B (le plus souvent), T ou NK, sans cellules de Sternberg, avec des atteintes ganglionnaires, et une tendance très agressive pour les formes de haut grade. ◇ **T** *(angl. T —)*. Lymphome malin dérivé des lymphocytes T.

LYMPHOPATHIE *s. f. (angl. lymphopathy)*. Terme général peu usité pour désigner les maladies du système lymphatique.

LYMPHOPÉNIE *s. f. (angl. lymphopenia)*. Diminution du nombre des lymphocytes dans le sang. ☞ *LYMPHOCYTOPÉNIE*.

LYMPHOPOÏÈSE *s. f. (angl. lymphopoiesis)*. Ensemble des mécanismes aboutissant à la production des lymphocytes. ☞ *LYMPHOCYTOPOÏÈSE*.

LYMPHOPROLIFÉRATIF *adj. (angl. lymphoproliferative)*. En rapport avec la multiplication de cellules malignes de la lignée lymphocytaire.

LYMPHORÉTICULOSARCOME *s. m. (angl. lymphoreticulosarcoma)*. Affection maligne dont les caractères sont à la fois ceux des lympho- et des réticulosarcomes.

LYMPHORÉTICULOSE *s. f. (angl. lymphoreticulosis)*. Prolifération des cellules réticulo-endothéliales des ganglions (ou nœuds lymphatiques). ◇ **BÉNIGNE D'INOCULATION** *(angl. cat-scratch disease)*. Affection bénigne, infectieuse, consécutive à l'inoculation d'un petit bacille, *Bartonella henselae*, par une griffure de chat, et caractérisée cliniquement par un état fébrile avec adénopathies suppurées. SYN. *MALADIE DES GRIFFES DU CHAT*.

LYMPHORRAGIE *s. f. (angl. lymphorrhagia)*. Écoulement de lymphe. SYN. *LYMPHORRHÉE*.

LYMPHOSARCOME *s. m. (angl. lymphosarcoma)*. SYN. *LYMPHOME*.

LYOC *s. m.* Comprimé lyophilisé pouvant se dissoudre rapidement.

LYOPHILISATION *s. f. (angl. lyophilization)*. Opération consistant à congeler rapidement une substance (sérum, plasma, etc.), puis à la déshydrater par sublimation à basse température et sous vide, afin de la conserver. SYN. *CRYODESSICATION*.

LYSAT *s. m. (angl. lysate)*. Produit de la lyse.

LYSE *s. f. (angl. lysis)*. Dissolution ou destruction de cellules ou de bactéries par les lysines.

-LYSE *(angl. -lysis)*. Suffixe d'origine grecque indiquant la destruction ou la dissolution.

LYSERGIDE *s. m.* ☞ *LSD*.

LYSERGIQUE (ACIDE) *(angl. lysergic acid)*. Structure cyclique commune à tous les dérivés actifs de l'ergot de seigle.

LYSINE *s. f.* **1.** *(angl. lysine)*. Acide aminé basique indispensable. Symbole : Lys. **2.** Anticorps ou autre substance (toxines, par exemple) capable de produire la lyse des cellules dans des conditions adéquates. Ce terme comprend les hémolysines, les bactériolysines, etc.

LYSINE-VASOPRESSINE ☞ *VASOPRESSINE*.

LYSIS *s. f. (angl. lysis)*. Défervescence lente et graduelle d'une maladie.

LYSOSOME *s. m. (angl. lysosome)*. Organite cellulaire très riche en enzymes hydrolytiques capables d'entraîner la lyse de la majorité des constituants cellulaires et des éléments ingérés par la cellule.

LYTIQUE *adj. (angl. lytic)*. Relatif à la lyse ; qui produit la lyse. ◇ **(COCKTAIL)** Mélange de substances ganglioplégiques et antihistaminiques administré à un patient pour renforcer l'action d'un anesthésique.

M

m Symbole du mètre.

MAC BURNEY ◇ (INCISION DE) *(angl. Mac Burney's incision ; gridiron incision).* Incision de la fosse iliaque droite pour appendicectomie. Tracé parallèle aux fibres du muscle oblique externe, à 3 cm environ de l'épine iliaque antérosupérieure. **◇ (POINT DE)** *(angl. Mac Burney's point).* Point sensible à la palpation dans l'appendicite, situé au milieu d'une ligne réunissant l'épine iliaque antérosupérieure droite à l'ombilic. **◇ (SIGNE DE)** *(angl. Mac Burney's sign).* Douleur à la palpation du point de Mac Burney, caractéristique de l'appendicite.

MACÉRATION *s. f.* **1.** Opération pharmaceutique qui consiste à soumettre une substance organique à l'action d'un liquide (eau, alcool, éther) pendant une période plus ou moins longue, afin d'obtenir la dissolution des principes solubles de cette substance. **2.** Ramollissement et décomposition d'un tissu ou d'un organe dans de l'eau ou un autre liquide, comme le ramollissement d'un fœtus mort retenu dans l'utérus.

MACHINES VIBRATOIRES (MALADIE DES) *(angl. vibration disease).* Syndrome de Raynaud occasionné par l'usage de machines qui agissent par percussion répétée sur un objet.

MÂCHONNEMENT *s. m. (angl. munching).* Mouvement incessant de mastication, avec séparation minime des maxillaires, qu'effectuent les patients souffrant de paralysie générale ou d'autres affections cérébrales.

MACRO-ANGIOPATHIE *s. f. (angl. atherosclerosis).* Sclérose des grosses et moyennes artères.

MACROAMYLASE *s. f. (angl. macroamylase).* Amylase de poids moléculaire très élevé par combinaison avec une autre molécule sérique, ne s'éliminant pas dans l'urine et entraînant donc une hyperamylasémie sans signification pathologique.

MACROBIOTIQUE *s. f. (angl. macrobiotics).* Forme de régime végétarien popularisé au départ au Japon.

MACROCÉPHALIE *s. f. (angl. macrocephaly).* Augmentation pathologique du volume du crâne ou de la tête.

MACROCYTAIRE *adj. (angl. macrocytic).* En rapport avec le macrocyte. Se dit d'une anémie avec un volume globulaire moyen supérieur à 100 fl.

MACROCYTE *s. m. (angl. macrocyte).* Érythrocyte de grande taille, de 8,5 à 11 µm de diamètre ; mégalocyte.

MACROCYTOSE *s. f. (angl. macrocytosis).* Présence de macrocytes dans le sang.

MACRODONTIE *s. f. (angl. macrodontia).* Anomalie caractérisée par la présence de dents anormalement grosses. SYN. *MÉGALODONTIE.*

MACROGLOBULINE *s. f. (angl. macroglobulin).* Globuline de poids moléculaire supérieur à 400 000 daltons. Les mieux étudiées sont les IgM, les macroglobulines α_2 et certaines lipoprotéines. L'augmentation du taux de macroglobulines dans le sérum est due généralement à la présence d'IgM au cours de certaines affections (macroglobulinémie de Waldenström, etc.).

MACROGLOBULINÉMIE *s. f. (angl. macroglobulinemia).* Présence de macroglobulines dans le sang. Elle est fréquente à un taux modéré dans les hépatites chroniques et les cirrhoses, à un taux plus important dans certains cancers et dans la maladie de Waldenström. ☞ *WALDENSTRÖM (MALADIE DE).*

MACROGLOSSIE *s. f. (angl. macroglossia).* Hypertrophie congénitale ou acquise de la langue.

MACROLIDE *s. m. (angl. macrolide).* Membre d'un groupe d'antibiotiques dans lequel se trouvent l'érythromycine, la spiramycine, l'azithromycine, la clarithromycine, etc. Les macrolides ont un spectre proche des pénicillines. Les macrolides sont actifs sur les cocci à Gram positif et les germes dits atypiques.

MACROMÉLIE *s. f. (angl. macromelia).* Développement ou grandeur excessive d'un ou de plusieurs membres.

MACROPHAGE *s. m. (angl. macrophage).* Cellule phagocytaire de grande taille (de 15 à 20 µm) qui appartient au système réticulo-endothélial. Il est dérivé des monocytes sanguins. Il en existe deux types : les macrophages fixes, comme les histiocytes du tissu conjonctif, les cellules de Kupffer du foie et de la rate, les cellules des sinus des nœuds lymphatiques, etc., et les macrophages libres, dans les zones d'inflammation. SYN. *HISTIOCYTE.*

MACROSKÉLIE *s. f. (angl. macroscelia).* Longueur exagérée des jambes.

MACROSOMIE *s. f. (angl. macrosomia).* Développement ou taille exagérée du corps ; gigantisme. Se dit en particulier d'un fœtus ou nouveau-né.

MACULA *s. f. (angl. macula).* Terme latin signifiant tache. ◇ **LUTEA** *(angl. — lutea).* Point de vision ayant l'aspect d'une tache jaunâtre, donc plus clair que le centre de la rétine (en dessous et au-dehors de la papille optique), qui possède en son centre une dépression, la fovea centralis.

MACULE *s. f. (angl. macula).* Lésion dermatologique de couleur rouge, non saillante et disparaissant à la pression.

MACULOPAPULE *s. f. (angl. maculopapule).* Lésion cutanée, associant une macule et une papule.

MADURA (PIED DE) *(angl. Madura's foot).* Forme la plus fréquente du mycétome, localisée au pied.

MADUROMYCOSE *s. f. (angl. maduromycosis).* ☞ *MYCÉTOME.*

MAGNÉSIÉMIE *s. f. (angl. serum magnesium level).* Présence de magnésium ou de ses sels dans le sang. Taux sérique normal proche de 0,90 mmol/L (22 mg/L).

MAGNÉSIUM *s. m. (angl. magnesium).* Élément métallique blanc argenté, léger, de numéro atomique 12. C'est, après le calcium, le cation divalent le plus abondant de l'organisme, où il joue un rôle important dans diverses fonctions physiologiques. De nombreux composés du magnésium sont utilisés en thérapeutique, comme pansements gastro-intestinaux, dans le traitement des carences magnésiennes et de la spasmophilie, dans les troubles dyspeptiques, comme sédatif, anti-convulsivant et dans les troubles du rythme ventriculaire. Certaines de ces indications sont peu convaincantes. Symbole : Mg.

MAGNÉSIURIE *s. f. (angl. magnesuria).* Présence et taux urinaire du magnésium.

MAIGREUR *s. f. (angl. leanness).* Diminution anormale du poids du corps, occasionnée par la perte généralisée de graisse et d'autres tissus.

MAIN *s. f. (NA. manus). (angl. hand).* Partie du corps unie à l'extrémité inférieure de l'avant-bras, qui comprend le carpe, le métacarpe et les doigts ; organe de la préhension et organe principal du toucher. ◇ **BÊCHE** *(angl. spade —).* Main épaisse, carrée, observée lors de myxœdème et d'acromégalie. ◇ **BOTE** *(angl. club —).* Déformation congénitale ou acquise de la main, caractérisée par une déviation soit antérieure ou postérieure, soit latérale sur l'avant-bras. ◇ **D'ACCOUCHEUR** *(angl. obstetrician —).* Contraction de la main lors de la tétanie, au cours de laquelle le pouce se trouve en adduction forcée, les autres doigts étant regroupés et semi-fléchis sur celui-ci et la paume creusée. ◇ **DE FAKIR** Contracture en flexion extrême, de telle sorte que les ongles s'enclavent dans la paume. ◇ **DE PRÉDICATEUR** *(angl. benediction —).* Attitude de la main, fréquemment observée lors de syringomyélie, qui consiste en l'extension forcée de la main sur l'avant-bras et la flexion des dernières phalanges par paralysie du médian et le l'ulnaire. ◇ **DE SINGE** *(angl. monkey —).* Extension permanente du pouce par paralysie du nerf médian avec atrophie des éminences thénar et hypothénar. ◇ **DE SQUELETTE** *(angl. skeleton —)*. Atrophie notable de la main qui se maintient en extension au cours de la paralysie ulnaire. ◇ **EN CROCHET** *(angl. main en crochet)*. État de flexion permanente du deuxième et du quatrième doigts. ◇ **EN GRIFFE** *(angl. claw —)*. Position que prend la main en cas d'atrophie des muscles interosseux, caractérisée par l'extension des premières phalanges et la flexion des autres. ◇ **EN TRIDENT** *(angl. trident —)*. Aspect caractéristique de la main lors de l'achondroplasie ; les doigts sont presque de la même longueur et il existe une séparation particulière des deuxième et troisième doigts au niveau de la seconde articulation phalangique. ◇ **SIMIENNE** ☞ *MAIN DE SINGE*. ◇ **SUCCULENTE** *(angl. Marinesco's succulent —)*. Tuméfaction de la face dorsale de la main et épaississement fusiforme des doigts, qui s'observe parfois dans la syringomyélie et dans d'anciennes hémiplégies. ◇ **THALAMIQUE** *(angl. thalamic —)*. Flexion du poignet et des articulations métacarpophalangiennes, extension des doigts avec troubles vasomoteurs, observées dans le syndrome thalamique. ◇ **ULNAIRE** *(angl. ulnar —)*. Aspect réalisé par la paralysie du nerf ulnaire (griffe cubitale et main de squelette). SYN. *MAIN CUBITALE*.

MAISONNEUVE ◇ **(FRACTURE DE)** *(angl. Maisonneuve's fracture)*. Fracture de la malléole interne de la cheville associée à une déchirure de la membrane interosseuse tibio-fibulaire. ◇ **(URÉTROTOME DE)** *(angl. Maisonneuve's uretrotome)*. Instrument en forme de sonde urétrale, muni d'une lame coupante triangulaire, utilisé pour l'urétrotomie interne.

MAJEUR *s. m. (angl. middle finger)*. Troisième doigt de la main. SYN. *MÉDIUS*.

MAL *s. m. (angl. mal disease sickness)*. Terme qui, accompagné d'un nom propre, d'un substantif ou d'un adjectif, était employé autrefois pour désigner un grand nombre de maladies. Cet usage a subsisté dans quelques cas. Ex. *mal de Pott*. ◇ **CHIMIQUE** *(angl. phosphorus necrosis)*. Nécrose phosphorée du maxillaire. Terme désuet. ◇ **DE CADERAS** *(angl. mal de caderas)*. Trypanosomiase des équidés en Amérique du Sud. ◇ **DE MER** *(angl. sea sickness)*. Malaise général avec nausées, vertiges et tendance syncopale, provoqué chez certaines personnes par les mouvements d'une barque, d'un train, d'une voiture, etc. ◇ **DE QUEBRACHO** Dermite causée par le contact avec les feuilles de quebracho rouge. ◇ **DES ARDENTS** *(angl. St Anthony's fire)*. Maladie épidémique, convulsive et gangreneuse du Moyen Âge en rapport avec une intoxication chronique par des farines contaminées par l'ergot de seigle. SYN. *FEU DE SAINT-ANTOINE*. ◇ **DES AVIATEURS** *(angl. aeroneurosis)*. État morbide observé chez les aviateurs : somnolence, céphalée, hypertension et troubles vasomoteurs. ◇ **DES MONTAGNES** *(angl. mountain sickness)*. État morbide dû à la diminution de la pression atmosphérique, observé lors des ascensions en haute montagne ou en ballon, qui se manifeste par un ensemble de signes : vertiges, céphalées, somnolence, dyspnée, troubles circulatoires hypertensifs, transsudation de sang par les muqueuses, vomissements, cyanose, etc. ◇ **DIVIN** ☞ *ÉPILEPSIE*. ◇ **COMITIAL** ☞ *ÉPILEPSIE*. ◇ **PERFORANT PLANTAIRE** *(angl. plantar ulcer)*. Trouble trophique qui apparaît au cours de nombreuses affections nerveuses et médullaires, en particulier dans le diabète. Il est caractérisé par la formation d'une induration ou cal, généralement sous la plante du pied, suivie d'une ulcération avec sécrétion séro-sanguinolente, d'une inflammation des bourses séreuses et des membranes synoviales tendineuses et articulaires, d'une ostéite, et de caries et nécroses des os proximaux. ◇ **SACRÉ** ☞ *ÉPILEPSIE*.

MALABSORPTION *s. f. (angl. malabsorption)*. Trouble de la résorption digestive pouvant concerner notamment les graisses, ainsi que les protéines, les glucides, les vitamines et même l'eau et certains électrolytes. ◇ **(SYNDROME DE)** *s. f. (angl. — syndrome)*. Ensemble des troubles résultant d'un déficit d'absorption intestinale des aliments, associant diarrhée, anémie, œdèmes, amaigrissement et état carentiel sévère.

MALACIE *s. f. (angl. malacia).* Ramollissement anormal d'un tissu ou d'un organe. Ce terme est souvent employé comme suffixe. Ex. *chondromalacie, ostéomalacie.*

MALADIE *s. f. (angl. disease sickness).* Toute altération de l'état de santé se traduisant habituellement de façon subjective par des sensations anormales. ◇ **À CYTOMÉGALOVIRUS** ☞ *INCLUSIONS CYTOMÉGALIQUES (MALADIE DES).* ◇ **AORTIQUE** *(angl. aortic valvular disease).* Association de rétrécissement et d'insuffisance aortique. ◇ **AUTO-IMMUNE** *(angl. auto-immune disease).* Maladie due à l'effet pathogène d'auto-anticorps ou de cellules immuno-compétentes produits par l'organisme contre ses propres constituants. ◇ **BLEUE** *(angl. congenital cyanosis).* Terme général correspondant à des cardiopathies congénitales se manifestant par une cyanose d'apparition plus ou moins précoce, laquelle est la conséquence de *shunts* veino-artériels dans le cadre de malformations cardiovasculaires congénitales. ◇ **BRONZÉE** ☞ *ADDISON (MALADIE D').* ◇ **CŒLIAQUE** *(angl. celiac disease).* Maladie du petit enfant caractérisée notamment par une dénutrition progressive contrastant avec l'augmentation considérable du volume de l'abdomen, un arrêt de la croissance, une dyspepsie avec selles volumineuses et graisseuses. Cette maladie est la conséquence d'une intolérance au gluten. Elle est rencontrée à l'âge adulte mais moins fréquemment. SYN. *MALADIE DE GEE.* ◇ **CONGÉNITALE** *(angl. congenital disease).* Maladie qui existe déjà à la naissance. ◇ **CONTAGIEUSE** *(angl. contagious disease).* Toute maladie infectieuse transmissible par contact avec un malade qui en souffre, par ses sécrétions, par ses vomissements, etc. ◇ **CRYPTOGÉNIQUE** ☞ *MALADIE IDIOPATHIQUE.* ◇ **DES ANDES** *(angl. Ande's disease).* ☞ *MAL DES MONTAGNES.* ◇ **DES GRIFFES DU CHAT** *(angl. cat-scratch disease).* ☞ *LYMPHORÉTICULOSE BÉNIGNE D'INOCULATION.* ◇ **DES RAYONS** *(angl. radiation sickness).* Maladie consécutive à des radiations ou à une explosion atomique. Le début est insidieux par céphalées, nausées et vomissements ; on observe ensuite fièvre, diarrhée, chute des cheveux, leucopénie et angine de Ludwig ; l'évolution aboutit au décès ou à un état pathologique chronique comportant des altérations osseuses, hématopoïétiques et glandulaires. ◇ **ENDÉMIQUE** *(angl. endemic disease).* ☞ *ENDÉMIE.* ◇ **ÉPIDÉMIQUE** *(angl. epidemic disease).* ☞ *ÉPIDÉMIE.* ◇ **GRANULOMATEUSE CHRONIQUE** ☞ *GRANULOMATOSE SEPTIQUE CHRONIQUE.* ◇ **HÉRÉDITAIRE** *(angl. hereditary disease).* Affection existant dès la conception et due à une anomalie génique ou chromosomique. ◇ **HYPERTENSIVE** *(angl. hypertension).* Hypertension artérielle. ◇ **IATROGÉNIQUE (OU IATROGÈNE)** *(angl. iatrogenic disease).* Maladie provoquée par un médicament ou par des traitements inadéquats. ◇ **IDIOPATHIQUE** *(angl. idiopathy).* État morbide dont on ne connaît ni l'étiologie ni la pathogénie. ◇ **KYSTIQUE DU SEIN** *(angl. cystic disease of breast).* Affection survenant surtout avant la ménopause et caractérisée par le développement, par poussées successives bilatérales, d'une multitude de petits kystes dans le tissu glandulaire mammaire. SYN. *MALADIE DE RECLUS.* ◇ **LYSOSOMIALE** *s. f. (angl. lysosomal storage disease).* Affection héréditaire par déficit d'une enzyme lysosomiale. ☞ *THÉSAURISMOSE.* ◇ **MENTALE** *(angl. mental disorder).* Terme générique qui désigne l'ensemble des maladies d'origine fonctionnelle ou organique ayant une symptomatologie psychique. ◇ **MITRALE** *(angl. mitral valvular disease).* Association d'un rétrécissement et d'une insuffissance mitrale. ◇ **PANDÉMIQUE** *(angl. pandemic disease).* ☞ *PANDÉMIE.* ◇ **PAR CARENCE** *(angl. deficiency disease).* État pathologique spécifique, provoqué en général par l'absence ou l'insuffisance dans l'alimentation d'un ou plusieurs éléments nutritifs. ◇ **PÉRIODIQUE** *(angl. familial mediterranean fever).* Fièvre méditerranéenne familiale. Affection héréditaire touchant principalement les natifs d'Afrique du Nord et caractérisée par des accès aigus et régressifs de douleurs abdominales et articulaires. ◇ **PROFESSIONNELLE** *(angl. occupational disease).* Maladie engendrée ou favorisée par une activité professionnelle. Maladie due à la profession que l'on exerce. ◇ **PSYCHOSOMATIQUE** *(angl. psychosomatic disease).* Toute affection fonctionnelle ou organique d'étiologie psychogène. ◇ **SÉRIQUE** *(angl. serum sickness).* Accident apparaissant 8 à 12 jours après une sérothérapie (injection de sérum d'origine équine en général). Il se manifeste par les symptômes suivants : urticaire, œdème, douleurs articulaires, fièvre et prostration. ◇ **SEXUELLEMENT TRANSMISSIBLE** *(angl. sexually transmitted disease).* Dénomination qui inclut toutes les infections contagieuses qui peuvent être transmises par voie sexuelle. Ce groupe comprend les maladies vénériennes classiques (syphilis, gonococcie, chancre mou, lymphogranulome vénérien), des affections urétro-génitales d'étiologies multiples (urétrite, vulvite, vaginite, cervicite, proctite, prostatite, etc.), des viroses à transmission sexuelle (herpès génital, *Molluscum contagiosum*, hépatite B, sida) et des dermatites par ectoparasites. Abréviation : MST. SYN. *INFECTION SEXUELLEMENT TRANSMISSIBLE (IST).* ◇ **SPORADIQUE** *s. f. (angl. sporacid disease).* Maladie qui se présente en cas isolés. ◇ **SUBAIGUË** *(angl. subacute disease).* Maladie moins active qu'une maladie aiguë mais d'évolution plus rapide qu'une maladie chronique. ◇ **SYSTÉMIQUE (OU DE SYSTÈME)** *(angl. systemic disease).* Pathologie inflammatoire diffuse, de cause et/ou de mécanisme inconnu. Ce terme regroupe essentiellement les connectivites et les vascularites systémiques primitives. SYN. *MALADIE DU COLLAGÈNE.* ◇ **VÉNÉRIENNE** *(angl. venereal disease).* Maladie contagieuse transmise par les relations sexuelles : blennorragie, chancre mou, syphilis, etc.

MALAIRE *adj. (angl. malar).* Qui se rapporte à la joue. SYN. *ZYGOMATIQUE.* ◇ **(OS)** *adj.* ☞ *ZYGOMATIQUE (OS). ATLAS ANATOMIQUE DES OS EN ANNEXE.*

MALAISE *s. m. (angl. malaise).* Indisposition ou incommodité générale vague et imprécise.

MALARIA *s. f.* ☞ *PALUDISME.*

MALFORMATION *s. f. (angl. malformation).* Altération morphologique d'un organe, d'un tissu ou de l'organisme entier.

MALIGNITÉ *s. f. (angl. malignancy).* Caractère d'un processus morbide (en particulier d'une affection cancéreuse) qui évolue vers l'aggravation, l'extension et souvent vers la mort.

MALIN *adj. (angl. malignant).* Se dit des maladies ou tumeurs qui se développent rapidement avec tendance à l'invasion locale et générale, et dont la gravité va toujours en augmentant.

MALLÉOLE *s. f. (NA. malleolus). (angl. malleolus).* Chacune des saillies osseuses, interne et externe, à l'extrémité inférieure de la jambe. La première, la malléole interne, est une éminence issue du tibia ; la seconde, la malléole externe, est formée par l'extrémité inférieure de la fibula.

MALLEUS *s. m. (NA. malleus). (angl. malleus).* Osselet de l'oreille moyenne qui comprend une tête, articulée avec l'incus, le col et le manche avec deux processus. SYN. *MARTEAU.*

MALPOSITION *s. f. (angl. malposition).* En odontologie, position anormale d'une ou de plusieurs dents sur l'arcade alvéolaire.

MALT **1.** *s. m. (angl. malt).* Orge germée artificiellement puis séchée. Le malt contient de la dextrine, du maltose et des enzymes. **2.** Acronyme de *Mucosa-Associated Lymphoid Tissue.* Tissu lymphoïde associé aux muqueuses digestives, pouvant être à l'origine de lymphomes.

MALTASE *s. f. (angl. maltase).* Enzyme qui catalyse l'hydrolyse du maltose en deux molécules de glucose.

MALTE (FIÈVRE DE) *(angl. Malta fever ; brucellosis).* Maladie infectieuse observée d'abord dans les pays de la région méditerranéenne, puis dans le monde entier. Elle est due à *Brucella melitensis* et se caractérise par une fièvre irrégulière, ondulante ; elle donne lieu à des symptômes nombreux et très variés, en particulier malaise général, céphalées, douleurs des membres, sueurs profuses, asthénie et anémie. Elle peut s'accompagner d'hépatosplénomégalie, d'atteintes diverses : orchite, arthrite sacro-iliaque, méningo-encéphalite. Elle est transmise à l'homme directement ou par le lait de brebis, vache ou chèvre. SYN. *BRUCELLOSE, FIÈVRE ONDULANTE.*

MALTOSE s. m. *(angl. maltose).* Sucre de malt, produit tiré de l'amidon et du malt sous l'action d'enzymes. Il se transforme en glucose sous l'action prolongée des acides dilués et des enzymes présentes à la surface des entérocytes (amylase).

MAMELLE s. f. ☞ *SEIN.*

MAMELON s. m. *(NA. papilla mammae). (angl. nipple).* Saillie conique ou cylindrique, érectile, de couleur rouge, située au centre du sein et où s'ouvrent les canaux galactophores.

MAMMAIRE adj. *(angl. mammary).* Qui concerne le sein.

MAMMALGIE s. f. *(angl. mammalgia).* ☞ *MASTALGIE.*

MAMMECTOMIE s. f. *(angl. mammectomy).* Ablation de la glande mammaire. SYN. *MASTECTOMIE.*

MAMMITE s. f. *(angl. mastitis).* ☞ *MASTITE.*

MAMMOGRAPHIE s. f. *(angl. mammography).* Radiographie du sein, sans aucune préparation préalable (sans opacification par un produit de contraste).

MAMMOPLASTIE s. f. *(angl. mammoplasty).* Chirurgie plastique du sein. SYN. *PLASTIE MAMMAIRE.*

MANDIBULAIRE adj. *(angl. mandibular).* Qui concerne la mandibule.

MANDIBULE s. f. *(angl. mandible).* Mâchoire inférieure. SYN. *MAXILLAIRE INFÉRIEUR. ATLAS ANATOMIQUE DES OS EN ANNEXE.*

MANDRIN s. m. Tige métallique que l'on introduit à l'intérieur d'une sonde, d'une canule ou d'une aiguille, pour augmenter sa résistance ou pour éviter son obstruction.

MANDUCATION s. f. *(angl. manducation).* Transformation des aliments dans la cavité buccale.

MANGANÈSE s. m. *(angl. manganese).* Élément de numéro atomique 25. Il constitue un oligoélément indispensable à la vie, présent dans les tissus végétaux et animaux. Certains de ses sels, comme le dioxyde, sont utilisés en thérapeutique. Symbole : Mn.

MANGANISME s. m. *(angl. manganism).* Intoxication chronique des travailleurs du manganèse ou de ses sels, qui atteint principalement le système nerveux (tremblement, hypertonie, paralysie, etc.).

MANIACODÉPRESSIF ◇ **PSYCHOSE** adj. *(angl. manic-depressive).* Terme désuet qui désignait le trouble bipolaire.

MANIAQUE adj. *(angl. maniac).* Atteint de manie.

MANIE s. f. *(angl. mania).* État pathologique caractérisé par une excitation psychomotrice, une euphorie pathologique, une hyperactivité, des idées de grandeur et d'omnipotence et une hypersexualité.

-MANIE *(angl. -mania).* Suffixe qui indique une préoccupation excessive, une habitude morbide, telles que la potomanie, la dipsomanie, la toxicomanie, etc.

MANIPULATION s. f. *(angl. manipulation).* Traitement manuel consistant à mobiliser, de manière mesurée, une ou plusieurs articulations, notamment de la colonne vertébrale. ◇ **GÉNÉTIQUE** *(angl. genetic engineering).* Technique de génétique moléculaire (génie génétique) consistant à transférer un fragment de chromosome dans le noyau d'une autre cellule.

MANNITOL s. m. *(angl. mannitol).* Alcool dérivé du mannose utilisé pour explorer la fonction glomérulaire ou pour provoquer une diurèse osmotique.

MANŒUVRE s. f. **1.** Temps particulier dit « manuel » de certaines interventions chirurgicales ou obstétricales. **2.** Procédé consistant à faire prendre à un malade une attitude particulière ou à lui faire exécuter certains mouvements, soit pour mettre en évidence un signe clinique, soit à des fins thérapeutiques.

MANOMÈTRE s. m. *(angl. manometer).* Instrument permettant de mesurer la pression d'un fluide.

MANOMÉTRIE s. f. *(angl. manometry).* Mesure de la pression à l'intérieur d'un organe creux ou d'un vaisseau.

MANUBRIUM s. m. *(angl. manubrium).* Pièce osseuse en forme de poignée. ◇ **DU MALLEUS** s. m. *(NA. manubrium mallei). (angl. — of malleus).* Processus inférieur du malleus. ◇ **STERNAL** s. m. *(NA.*

manubrium sterni). (angl. — of sternum). Partie supérieure du sternum, qui s'articule avec les deux clavicules et les deux premiers cartilages costaux.

MANUEL *adj. (angl. manual).* Qui est exécuté avec les mains ou qui se rapporte aux mains.

MAO Abréviation de monoamine-oxydase.

MAPA *s. f. (angl. ABPM).* Abréviation de mesure ambulatoire de la pression artérielle. SYN. *HOLTER TENSIONNEL.*

MARASME *s. m. (angl. marasmus).* Malnutrition due principalement à un déficit alimentaire en protéines, qui se rencontre en général dans les premières années de la vie.

MARFAN ◇ **(MALADIE DE)** Dystrophie héréditaire du tissu conjonctif, de transmission autosomique dominante, caractérisée par : anomalies de croissance des extrémités accompagnées d'un allongement et d'un amincissement des os, grande taille avec cyphoscoliose, spina bifida, luxation des hanches, polydactylie, hyperlaxité ligamentaire, ectopie testiculaire, dilatation aortique, malformations oculaires, etc.

MARGE ◇ **ANTÉRIEURE DU TIBIA** *(angl. margo anterior tibiae).* Les trois quarts supérieurs du bord antérieur du tibia, aisément palpables sous la peau. ◇ **DE L'ANUS** *(angl. anal —).* Pourtour cutané de l'orifice anal. ◇ **GINGIVALE** *(angl. gingival —).* Partie de la gencive qui entoure le collet d'une dent. SYN. *BORD GINGIVAL.* ◇ **PUPILLAIRE DE L'IRIS** *(angl. pupillar — of iris).* Bord libre de l'iris, qui circonscrit la pupille. SYN. *BORD PUPILLAIRE.*

MARGINATION *s. f. (angl. margination).* Adhésion des leucocytes à la paroi des vaisseaux, avant la diapédèse, au début du processus inflammatoire.

MARIJUANA *s. f. (angl. marijuana marihuana).* Désigne souvent la fleur du cannabis. ☞ *CHANVRE.*

MARISQUE *s. f.* Tuméfaction molle et ridée de la marge de l'anus, séquelle d'une hémorroïde externe.

MARJOLAINE *s. f. (angl. marjoram).* Espèce d'origan, *Origanum majorana*, plante de la famille des Labiées, fortement aromatique, utilisée en médecine domestique.

MARMORÉEN *adj. (angl. marmoreal).* Se dit d'un os hypercondensé qui a l'apparence du marbre.

MARQUEUR *s. m.* **1.** Substance fixée sur une molécule ou une cellule pouvant être identifiée en très petites quantités (corps radioactif, fluorescent, etc.) et utilisée pour des explorations fonctionnelles. SYN. *TRACEUR.* **2.** Substance témoin d'une pathologie spécifique. ◇ **DE MEMBRANE OU DE SURFACE** *(angl. cell-surface marker).* Antigène de surface dont l'analyse par anticorps monoclonaux permet de connaître notamment le type de cellules. Ces marqueurs sont nommés « CD », pour l'anglais *Cluster of differenciation*, suivi d'un nombre. ◇ **GÉNÉTIQUE** *(angl. genetic marker).* Trait génotypique ou phénotypique permettant de repérer une cellule ou un chromosome.

MARQUEURS TUMORAUX *(angl. tumour markers).* Substances anormalement présentes, ou à des taux trop élevés dans le sérum, témoignant d'une pathologie tumorale. Les principales sont : l'antigène carcino-embryonnaires (ACE), l'α-fœtoprotéine, l'antigène spécifique de la prostate (PSA), les antigènes carcino-embryonnaires CA 19.9, 125, etc. Certaines hormones : β-hCG, calcitonine, thyroglobuline, etc. *Voir ces termes.*

MARSUPIALISATION *s. f. (angl. marsupialization).* Formation d'une poche, comparable à celle des marsupiaux, par l'ouverture d'une cavité anatomique ou pathologique, et sa suture à la surface de la peau.

MARTEAU *s. m.* ☞ *MALLEUS.*

MARTIAL *adj. (angl. ferruginous).* Se dit des substances contenant du fer, que les alchimistes dédiaient au dieu Mars.

MASCULINISANT ☞ *VIRILISANT.*

MASER *s. m.* Amplificateur de micro-ondes par émission stimulée de rayonnement électromagnétique. Il permet ainsi d'émettre un faisceau de micro-ondes.

Sigle de l'anglais *microwave amplification by stimulated emission of radiation.*

MASOCHISME *s. m. (angl. masochism).* Trouble paraphilique caractérisé par la présence d'une excitation sexuelle récurrente provoquée par le fait d'être humilié, battu, attaché ou par tout autre acte entraînant la souffrance.

MASSAGE *s. m. (angl. massage).* Méthode thérapeutique manuelle ou instrumentale qui consiste à frictionner, pétrir, percuter, etc., le corps ou une de ses parties. Elle est employée principalement dans un but stimulant ou résolutif. ◇ **CARDIAQUE** *(angl. cardiac —).* Procédé de réanimation destiné, en cas d'arrêt cardiaque, à rétablir d'urgence une circulation efficace. Le massage cardiaque externe ou à thorax fermé provoque l'éjection du sang des ventricules par compression du cœur entre le sternum et le rachis. Le massage cardiaque à thorax ouvert consiste à exercer directement sur le cœur des compressions rythmées entre le pouce et les autres doigts, à travers une incision effectuée au-dessous de l'appendice xiphoïde, entre les insertions du diaphragme. ◇ **PROSTATIQUE** *(angl. prostatic —).* Massage par voie rectale de la prostate. ◇ **VIBRATOIRE** *s. m. (angl. vibratory —).* Massage au moyen de vibrations très rapides et régulières.

MASSÉTER *s. m. (angl. masseter muscle).* Muscle masticateur responsable de l'élévation de la mandibule. *ATLAS ANATOMIQUE DES MUSCLES EN ANNEXE.*

MASTALGIE *s. f. (angl. mastalgia).* Douleur localisée à la glande mammaire. SYN. *MAMMALGIE.*

MASTECTOMIE *s. f.* ☞ *MAMMECTOMIE.*

MASTICATEUR *adj. m. (angl. masticatory).* Qui sert à la mastication.

MASTICATION *s. f. (angl. mastication).* Action d'écraser, de broyer et diviser les aliments solides dans la bouche au moyen des dents.

MASTITE *s. f. (angl. mastitis).* Inflammation de la glande mammaire. ◇ **AIGUË** *(angl. acute —).* Infection de la glande mammaire par les canaux galactophores évoluant souvent vers la suppuration avec formation d'abcès. ◇ **CARCINOMATEUSE AIGUË** Forme grave, à évolution très rapide, de cancer du sein. ◇ **PHLEGMONEUSE** *s. f. (angl. interstitial —).* Phlegmon de la glande mammaire.

MASTOCYTE *s. m. (angl. mastocyte ; mast cell).* Cellule mésenchymateuse dont le cytoplasme contient des granulations basophiles, riches en héparine et en histamine.

MASTOCYTOSE *s. f. (angl. mastocytosis).* Accumulation locale ou systémique de mastocytes. L'urticaire pigmentaire est une mastocytose dermique pure.

MASTODYNIE *s. f. (angl. mastodynia).* Tension douloureuse des seins, observée surtout au cours de la période prémenstruelle. SYN. *MASTALGIE.*

MASTOÏDE *adj. (angl. mastoid).* ☞ *PROCESSUS MASTOÏDE.*

MASTOÏDECTOMIE *s. f. (angl. mastoidectomy).* Ouverture chirurgicale du processus mastoïde avec ouverture et curetage de l'antre et des cellules mastoïdiennes.

MASTOÏDIEN *adj. (angl. mastoidal).* Qui se rapporte au processus mastoïde.

MASTOÏDITE *s. f. (angl. mastoiditis).* Inflammation du processus mastoïde, le plus souvent d'origine otitique, pouvant se compliquer d'abcès cérébral ou d'empyème.

MASTOPATHIE *s. f. (angl. mastopathy).* Terme générique désignant toute affection de la glande mammaire.

MASTOPEXIE *s. f. (angl. mastopexy).* Fixation chirurgicale d'un sein à l'aponévrose du muscle grand pectoral pour corriger une ptose mammaire.

MASTOPLASTIE *s. f. (angl. mastoplasty).* ☞ *MAMMOPLASTIE.*

MASTOPTOSE *s. f. (angl. mastoptosis).* Chute des seins résultant soit de leur hypertrophie, soit d'un amaigrissement excessif.

MASTOSE *s. f. (angl. mastosis).* Affection bénigne et non inflammatoire du sein.

MASTURBATION *s. f. (angl. masturbation).* Provocation de l'orgasme par l'excitation manuelle des organes génitaux.

MATERNISÉ *adj. (angl. humanized).* Se dit du lait dont la composition chimique se rapproche de celle du lait de femme.

MATERNITÉ *s. f.* **1.** *(angl. maternity).* Hôpital ou établissement réservé aux femmes en couches. **2.** État ou qualité de mère. **3.** Grossesse.

MATIÈRE MÉDICALE *(angl. materia medica).* Ensemble des agents thérapeutiques.

MATITÉ *s. f. (angl. dullness).* Son perçu à la percussion qui est d'une tonalité plus élevée, d'une intensité moindre et plus brève que le son normal.

MATRAS *s. m. (angl. matrass).* Vase de verre, généralement sphérique, à col plus ou moins long et étroit, utilisé dans les laboratoires de chimie.

MATRICE *s. f.* **1.** *(angl. matrix).* Séquence structurelle d'une macromolécule, qui constitue le moule pour la synthèse d'une autre macromolécule ayant une séquence complémentaire ou caractéristique. Par exemple, l'ADN agit comme matrice dans la synthèse d'un brin complémentaire d'ADN lors de la division cellulaire. **2.** *(angl. uterus).* ☞ *UTÉRUS.* ◇ **DE L'ONGLE** *s. f. (angl. nail matrix).* Repli de la peau où s'enclave l'extrémité postérieure ou racine de l'ongle. ◇ **DU POIL** *s. f. (angl. hair matrix).* ☞ *FOLLICULE PILEUX.* ◇ **MITOCHONDRIALE** *(angl. mitochondrial matrix).* Liquide situé à l'intérieur de chaque mitochondrie, un peu plus dense que le cytoplasme qui l'entoure.

MAXILLAIRE **1.** *s. m. (angl. maxilla).* Os pair, irrégulièrement quadrilatère, creusé du sinus maxillaire et où s'implantent les dents supérieures. *ATLAS ANATOMIQUE DES OS EN ANNEXE.* **2.** *adj. m. (angl. maxillary).* Qui se rapporte aux mâchoires. ◇ **(BRANCHE DU)** *(NA. ramus mandibulae). (angl. ramus of mandible).* Portion ascendante des extrémités du corps de la mandibule. ◇ **INFÉRIEUR** *(angl. mandible).* ☞ *MANDIBULE.*

MAXILLITE *s. f. (angl. maxillitis).* Ostéite du maxillaire ou inflammation de la glande submaxillaire.

MAY-GRÜNWALD-GIEMSA (COLORATION DE) *(angl. May-Grünwald-Giemsa stain).* Procédé de coloration des cellules sanguines au moyen de l'éosine et de bleu de méthylène appliqués successivement.

mCi Abréviation de millicurie.

MÉAT *s. m. (NA. meatus). (angl. meatus).* Orifice d'un canal. ◇ **ACOUSTIQUE EXTERNE** *s. m. (NA. — acusticus externus). (angl. external acoustic —).* Passage de l'oreille externe au tympan. SYN. *CONDUIT AUDITIF EXTERNE.* ◇ **ACOUSTIQUE INTERNE** *s. m. (NA. — acusticus internus). (angl. internal acoustic —).* Canal osseux situé dans le rocher, donnant passage aux nerfs vestibulo-cochléaire et facial et à des vaisseaux sanguins. SYN. *CONDUIT AUDITIF INTERNE.* ◇ **NASAL** *s. m. (NA. — nasalis). (angl. nasal —).* Chacun des espaces ou canaux, supérieur, moyen et inférieur, de la paroi externe des fosses nasales compris entre deux cornets. ◇ **NASAL COMMUN** *s. m. (NA. — nasi communis). (angl. common — of nose).* Espace antérieur dans lequel confluent les trois méats. SYN. *ÉTOILE DES GOUTTIÈRES.* ◇ **URINAIRE** *s. m. (NA. — urinarius). (angl. urinary —).* Ostium externe de l'urètre.

MÉATOTOMIE *s. f. (angl. meatotomy).* Incision d'un méat, en particulier ceux des voies urinaires (urétral, urétéral), dans le but de les élargir. ◇ **INFÉRIEURE** Ouverture chirurgicale du sinus maxillaire dans la fosse nasale par le méat inférieur, quand la méatotomie moyenne est insuffisante. ◇ **MOYENNE** Ouverture chirurgicale large du sinus maxillaire par le méat moyen dans la fosse nasale, par voie endoscopique nasale dans le cas de sinusite maxillaires aigües résistantes au traitement médical ou de sinusites maxillaires chroniques.

MÉCANOTHÉRAPIE *s. f. (angl. mechanotherapy).* Traitement des maladies par des moyens mécaniques, par exemple le massage, ou au moyen d'appareils qui obligent le malade à exécuter, de façon passive ou active, des mouvements déterminés.

MÈCHE *s. f. (angl. wick).* Ruban de gaze que l'on introduit dans une plaie ou une fistule pour empêcher une cicatrisation trop rapide ou pour faciliter l'écoulement des sérosités et du pus.

MECKEL (DIVERTICULE DE) *n. (angl. Meckel's diverticulum).* **1.** Appendice sacculaire inconstant de la partie inférieure de l'iléon, ayant 5 à 6 cm de long, de structure ressemblant à celle de l'intestin grêle, provenant de l'absence d'oblitération du canal vitellin, et qui peut entraîner des accidents de strangulation interne et des hémorragies. **2.** Segment de grêle situé habituellement sur la partie distale de l'iléon correspondant à une anomalie embryologique congénitale due à la persistance partielle du canal omphalomésentérique,

MÉCONIUM *s. m. (angl. meconium).* Matière de couleur brun-verdâtre, visqueuse, neutre, composée de mucus, de bile et de fragments épithéliaux évacués par l'intestin du nouveau-né.

MÉDECIN *s. m. (angl. physician).* Personne habilitée à exercer la médecine par un diplôme délivré à la suite d'études et d'examens dans une faculté de médecine.

MÉDECINE *s. f.* **1.** Science des maladies et de leur traitement. **2.** Dans un sens plus restrictif, science qui s'occupe des maladies dont le traitement ne nécessite pas de geste chirurgical. ◇ **AÉRONAUTIQUE** *(angl. aviation —).* Branche de la médecine qui s'intéresse aux problèmes physiologiques, pathologiques et psychologiques liés à l'aviation. ◇ **CLINIQUE** *(angl. clinical —).* Étude et traitement des maladies au lit du malade. ◇ **D'ASSURANCE** Exercice pratique de la médecine dans le cadre des organismes d'assurance maladie. ◇ **DENTAIRE** *(angl. odontology).* ☞ *ODONTOLOGIE, DENTISTERIE.* ◇ **DOUCE** *(angl. natural —).* Ensemble des traitements considérés comme non agressifs : homéopathie, phytothérapie, etc. ◇ **DU SPORT** *(angl. sports —).* Branche de la médecine visant à sélectionner (certificat médical d'aptitude), orienter, surveiller et traiter les sportifs (qu'il s'agisse de sport de masse à caractère récréatif ou de sport de haute compétition). ◇ **DU TRAVAIL** *(angl. occupational —).* Partie de la médecine qui s'occupe de la santé, du bien-être physique et mental et de la sécurité des travailleurs. ◇ **INTERNE** *(angl. internal —).* Partie de la médecine concernant les maladies non chirurgicales, notamment les maladies systémiques. ◇ **LÉGALE** *(angl. forensic —).* Médecine appliquée aux problèmes de droit civil et criminel. ◇ **MILITAIRE** *(angl. military —).* Médecine se rapportant aux conditions particulières de l'armée, en temps de guerre ou de paix. ◇ **NUCLÉAIRE** *(angl. nuclear —).* Branche de la médecine utilisant les radio-isotopes. ◇ **PRÉVENTIVE** *(angl. preventive —).* Branche de la médecine ayant pour objet de prévenir l'apparition ou l'aggravation des maladies, au niveau individuel et collectif. ◇ **PSYCHOSOMATIQUE** *(angl. psychosomatic —).* Branche de la médecine qui considère les composants psychiques et physiques comme un tout indivisible. ◇ **SOCIALE** *(angl. social —).* Ensemble des mesures préventives et curatives prises en charge par les pouvoirs publics ou privés et destinées à éviter ou a combattre l'action des facteurs sociaux défavorables. ◇ **SPARGIRIQUE** *(angl. spagyric —).* Système de Paracelse, cabalistique et alchimique, qui soignait la corruption des éléments à l'aide de minéraux (or, arsenic, mercure, etc.). ◇ **SPATIALE** *(angl. space —).* Branche de la médecine aéronautique qui étudie les conditions que rencontre l'homme dans l'espace. ◇ **TRADITIONNELLE** *(angl. folk —).* Ensemble des connaissances populaires utilisées pour identifier, prévenir ou supprimer un déséquilibre physique, mental ou social ; elles s'appuient généralement sur les traditions, l'expérience vécue et l'observation, transmises de génération en génération, oralement ou par écrit. ◇ **TROPICALE** *(angl. tropical —).* Branche de la médecine qui étudie les maladies observées ordinairement dans les pays chauds. ◇ **VÉTÉRINAIRE** *(angl. veterinary —).* Art médical appliqué aux animaux, domestiques en particulier. Science qui traite des maladies des animaux et de leur traitement.

MÉDIAL *adj. (angl. medial).* En anatomie, structure qui se trouve au plus près de l'axe de symétrie du corps. SYN. *INTERNE.*

MÉDIAN *adj. (angl. median).* Qui est au milieu. ◇ **(NERF)** *adj.* Nerf mixte du membre supérieur. *ATLAS ANATOMIQUE DES NERFS EN ANNEXE.*

MÉDIANÉCROSE *s. f. (angl. medial necrosis).* Nécrose de la tunique artérielle moyenne.

MÉDIASTIN *s. m. (NA. mediastinum). (angl. mediastinum).* Espace compris entre les deux plèvres sur la ligne médiane de la cage thoracique, et qui est divisé en deux portions : le médiastin postérieur et le médiastin antérieur. Dans le médiastin postérieur, se trouve l'aorte thoracique, l'œsophage, les veines azygos, le conduit thoracique, les nerfs vagues et le tronc sympathique. Dans le médiastin antérieur, en forme de sablier, se trouve le thymus au niveau supérieur ; le cœur, le péricarde, les grands vaisseaux et la bifurcation de la trachée dans la partie inférieure. ◇ **INFÉRIEUR** *(NA. — inferius). (angl. inferior —).* Selon quelques anatomistes, partie inférieure du médiastin, qui se subdivise en antérieur, moyen et postérieur. ◇ **SUPÉRIEUR** *(NA. — superius). (angl. superior —).* Partie du médiastin qui s'étend du manubrium sternal à la colonne vertébrale.

MÉDIASTINITE *s. f. (angl. mediastinitis).* Inflammation des tissus du médiastin.

MÉDIASTINOSCOPIE *s. f. (angl. mediastinoscopy).* Examen du médiastin par un endoscope introduit par une incision sus-sternale.

MÉDIAT *adj. (angl. mediate).* Qui ne se rapporte ou ne se rattache qu'indirectement à une chose ou une personne.

MÉDIATEUR CHIMIQUE *(angl. neurochemical mediator).* Substance libérée par les terminaisons nerveuses à la suite de leur excitation, et servant d'intermédiaire dans la transmission de l'influx nerveux vers les organes récepteurs. De nombreuses substances ont un rôle de médiateur, les principales sont : la noradrénaline, l'acétylcholine, la dopamine, la sérotonine, les dérivés de l'acide arachidonique, etc. SYN. *NEUROMÉDIATEUR, NEUROTRANSMETTEUR.*

MÉDICAL *adj. (angl. medical).* Qui se rapporte à la médecine.

MÉDICAMENT *s. m. (angl. drug).* Agent ou substance, simple ou composé, qui s'administre à des fins thérapeutiques. ◇ **GÉNÉRIQUE** *s. m. (angl. generic —).* Copie d'un médicament original, qui n'est plus protégé par un brevet et constitué du même principe actif, les excipients pouvant différer. ◇ **ORPHELIN** *s. m. (angl. orphan —).* Médicament d'intérêt commercial limité en raison de ses rares indications.

MÉDICATION *s. f. (angl. medication).* Administration de remèdes dans un but déterminé. ◇ **CONSERVATRICE** *s. f. (angl. conversative —).* Traitement dont le but est de conserver ou d'augmenter les forces vitales du malade. ◇ **DIALYTIQUE** *s. f. (angl. dialytic —).* Administration dans un but thérapeutique, par voie digestive, d'eau minérale ou de solutions salines. ◇ **IONIQUE** *s. f. (angl. ionic —).* Introduction d'ions médicamenteux dans l'organisme à travers la peau au moyen d'un courant continu (cataphorèse). ◇ **PARENTÉRALE** *s. f. (angl. parenteral —).* Administration de médicaments par voie intramusculaire, sous-cutanée ou intraveineuse. ◇ **SUBLINGUALE** *s. f. (angl. sublingual —).* Administration de médicaments, solides ou liquides, par voie sublinguale. ◇ **SUBSTITUTIVE** *s. f. (angl. substitutive —).* Administration de médicaments dont l'action se substitue à celle d'une fonction absente.

MÉDICINAL *adj. (angl. medicinal).* Qui possède des propriétés thérapeutiques.

MÉDICOLÉGAL *adj. (angl. forensic).* Relatif à la médecine légale.

MÉDINE (FILAIRE DE) *(angl. Dracunculus medinensis).* Ver filiforme de 50 à 70 cm de long vivant dans le tissu sous-cutané de l'homme. ☞ *DRACUNCULUS MEDINENSIS.*

MÉDIUS *s. m. (NA. medius). (angl. middle finger).* Troisième doigt de la main. SYN. *MAJEUR.*

MÉDROXYPROGESTÉRONE (ACÉTATE DE) *(angl. medroxyprogesterone acetate).* Dérivé de la progestérone qui s'utilise par voie intramusculaire dans le traitement de certains cancers du sein.

MÉDULLAIRE *adj.* **1.** *(angl. medullary).* Qui se rapporte à la moelle (osseuse ou épinière). **2.** *(angl. medullar).* Qui forme la partie centrale d'un organe (par opposition à cortical) ou qui s'y rapporte.

MÉDULLOSURRÉNALE *s. f. (angl. adrenal medulla).* Partie centrale, médullaire, de la glande suprarénale, qui sécrète les catécholamines.

MÉDULLOSURRÉNALOME *s. m. (angl. pheochromocytoma).* ☞ *PHÉOCHROMOCYTOME.*

MÉGA-, MÉGAL-, MÉGALO- *(angl. mega-, megal-, megalo-).* Préfixes d'origine grecque signifiant grand et indiquant généralement l'hypertrophie d'un organe ou d'une partie du corps, ou l'exagération d'un caractère.

MÉGABASSINET *s. m. (angl. congenital hydronephrosis).* Dilatation congénitale du pelvis rénal.

MÉGACALICOSE *s. f. (angl. megacalicosis).* Augmentation du volume des calices du rein et atrophie des pyramides rénales d'origine congénitale.

MÉGACARYOBLASTE *s. m. (angl. megakaryoblast).* Cellule basophile présente dans la moelle osseuse, de 30 µm de diamètre, qui représente le premier stade de différenciation dans la série thrombocytaire.

MÉGACARYOCYTE *s. m. (angl. megakaryocyte).* Cellule géante (50 à 100 µm) de la moelle osseuse, intermédiaire entre le mégacaryoblaste et le thrombocyte, caractérisée par son volumineux noyau polylobé, précurseur des plaquettes sanguines.

MÉGACARYOCYTOSE *s. f. (angl. megacaryocytosis).* Excès médullaire de mégacaryocytes.

MÉGACÉPHALE *adj. (angl. megalocephaly).* Qui possède une tête de grandes dimensions.

MÉGACÔLON *s. m. (angl. megacolon).* Dilatation anormale du côlon, segmentaire ou totale, accompagnée d'un épaississement de la paroi. ◇ **ACQUIS** *s. m. (angl. acquired —).* Dilatation du côlon secondaire à une lésion locale rectosigmoïdienne ou à une affection à distance. ◇ **CONGÉNITAL** *s. m. (angl. congenital —).* Dilatation du côlon par agénésie des cellules ganglionnaires parasympathiques des plexus d'Auerbach et Meissner. SYN. *HIRSCHSPRUNG (MALADIE DE).*

MÉGADOLICHOCÔLON *s. m.* Côlon anormalement long et dilaté.

MÉGALÉRYTHÈME ÉPIDÉMIQUE ☞ *CINQUIÈME MALADIE.*

MÉGALOBLASTE *s. m. (angl. megaloblast).* Cellules géantes nucléées, appartenant à une série de cellules érythrocytaires matures anormales, qui s'observent dans les carences en vitamine B12 et/ou folates et dans d'autres anémies mégaloblastiques. On distingue trois formes évolutives : le mégaloblaste basophile, le mégaloblaste polychromatophile et le mégaloblaste acidophile.

MÉGALOCYTE *s. m. (angl. megalocyte).* Cellule qui représente le stade terminal de la série mégalocytaire. C'est un érythrocyte anucléé, géant, de 10 à 15 µm de diamètre.

MÉGALOCYTOSE *s. f. (angl. megalocytosis).* Présence de mégalocytes dans le sang.

MÉGALOMANE *adj. (angl. megalomaniac).* Qui est atteint de mégalomanie.

MÉGALOMANIE *s. f. (angl. megalomania).* Délire de grandeur ; conviction irrationnelle de sa propre richesse ou renommée ou de ses capacités mentales et physiques.

MEIBOMITE *s. f. (angl. meibomitis).* Inflammation des glandes de Meibomius. SYN. *ORGELET INTERNE.*

MEIBOMIUS (GLANDES DE) *(angl. tarsal glands).* Glandes sébacées situées dans le cartilage tarse de la paupière.

MEIGS (SYNDROME DE) *(angl. Meigs' syndrome).* Tumeur ovarienne bénigne accompagnée d'ascite et d'hydrothorax et guérissant par ablation de la tumeur.

MÉIOSE *s. f. (angl. meiosis).* Ensemble des deux divisions cellulaires particulières du stade ultime de la gamétogenèse aboutissant à des cellules haploïdes, les gamètes. On parle de méiose I et II.

MÉLÆNA *s. m. (angl. melena).* Évacuation par l'anus de sang noir digéré, parfois mêlé aux selles.

MÉLANCOLIE *s. f. (angl. melancholia).* La forme la plus sévère de dépression caractérisée par une douleur morale intense, des idées délirantes de culpabilité, de ruine, d'autodépréciation et de damnation, avec risque majeur de passage à l'acte suicidaire. ◇ **ANXIEUSE** *s. f.* Mélancolie dans laquelle prédominent les manifestations d'angoisse avec agitation motrice, déambulations stériles et gesticulations.

MÉLANINE *s. f. (angl. melanin).* Pigment noir ou brun-foncé présent normalement dans la peau, les cheveux, certaines régions du cerveau (locus niger, locus cœruleus), ou pathologiquement dans certaines tumeurs (mélanomes, nævi, etc.).

MÉLANIQUE *adj. (angl. melanic).* En rapport avec la présence de mélanine.

MÉLANISME *s. m. (angl. melanism).* SYN. *MÉLANODERMIE.*

MÉLANOBLASTE *s. m. (angl. melanoblast).* Cellule épithéliale précurseur du mélanocyte.

MÉLANOCYTE *s. m. (angl. melanocyte).* Cellule chromatophore contenant un pigment foncé située dans le derme, l'épiderme, la choroïde, la rétine et les méninges.

MÉLANODERME *adj.* Qui a la peau noire.

MÉLANODERMIE *s. f. (angl. melanoderma).* Coloration noire ou sombre des téguments due à une infiltration par la mélanine ; elle peut être régionale ou généralisée.

MÉLANODERMITE *s. f. (angl. melanodermatitis).* Dermatite avec pigmentation.

MÉLANODONTIE ◇ **INFANTILE** Affection atteignant les dents temporaires. L'émail sur le versant vestibulaire est progressivement détruite par des caries, laissant à découvert une dentine pigmentée en brun ou en noir. SYN. *MÉLANODONTIE INFANTILE DE BELTRAMI.*

MÉLANOGÈNE *s. m. (angl. melanogen).* Chromogène incolore qui, par oxydation, se transforme en mélanine.

MÉLANOGENÈSE *s. f. (angl. melanogenesis).* Production de mélanine à partir de la tyrosine sous l'influence de l'hormone mélanotrope et des rayons UV.

MÉLANOGLOSSIE *s. f. (angl. melanoglossia).* ☞ *LANGUE NOIRE VILLEUSE.*

MÉLANOÏDE *adj. (angl. melanoid).* Qui rappelle la mélanine.

MÉLANOMATOSE *s. f. (angl. melanomatosis).* Affection causée par le développement de mélanomes multiples.

MÉLANOME *s. m. (angl. melanoma).* Tumeur mélanique ou pigmentée. Ce terme recouvre aussi bien les mélanomes bénins que les mélanomes malins. ◇ **BÉNIN** *(angl. benign —).* ☞ *LENTIGO.* ◇ **JUVÉNILE** *(angl. juvenile —).* Tumeur nævique localisée au visage, généralement de type bénin. SYN. *NÆVUS DE SPITZ.* ◇ **MALIN** *(angl. —).* Tumeur maligne formée de groupements cellulaires pigmentés dérivés des mélanocytes, et qui a une évolution rapidement métastatique.

MÉLANONYCHIE *s. f. (angl. melanonychia).* Coloration noirâtre des ongles.

MÉLANOSARCOME *s. m. (angl. melanosarcoma).* ancienne appellation du mélanome malin, tumeur cancéreuse développée à partir des cellules mélaniques de la peau, de la rétine ou exceptionnellement d'autres sites. Tumeur ayant un haut pouvoir métastatique. SYN. *MÉLANOME MALIN.*

MÉLANOSE *s. f. (angl. melanosis).* État caractérisé par la coloration noire des tissus normaux ou pathologiques, secondaire à la présence de dépôts anormaux de mélanine ou d'un autre pigment. ◇ **CIRCONSCRITE PRÉCANCÉREUSE DE DUBREUILH** *(angl. circumscribed precancerous — of Dubreuilh).* Taches brunes de la face chez le vieillard, se transformant fréquemment en mélanome malin. ◇ **LENTICULAIRE PROGRESSIVE** ☞ *XERODERMA PIGMENTOSUM.*

MÉLANOSTIMULINE *s. f.* ☞ *MÉLANOTROPINE.*

MÉLANOTROPINE *s. f. (angl. melanotropin).* Hormone peptidique sécrétée par le lobe antérieur de l'hypophyse dont la fonction serait de stimuler la pigmentation cutanée mélanogène. SYN. *HORMONE MÉLANOSTIMULANTE, MSH, HORMONE MÉLANOTROPE.*

MÉLANURIE *s. f. (angl. melanuria).* Émission d'une urine noire ou foncée. Présence de pigments mélaniques dans l'urine. La mélanurie apparaît au cours des métastases des mélanosarcomes.

MÉLATONINE *s. f. (angl. melatonin).* Hormone pinéale dont la production est stimulée par l'obscurité. Chez l'homme, la mélatonine paraît impliquée dans la régulation du sommeil, de la puberté et du cycle menstruel.

MÉLÉNA *s. m.* ☞ *MÉLÆNA.*

MÉLI- *(angl. meli-).* Préfixe d'origine latine indiquant une relation avec le miel.

MÉLITINE *s. f. (angl. melitin).* Préparation obtenue à partir d'un filtrat d'une culture en bouillon de diverses espèces de brucelles ; était utilisée dans le diagnostic de la fièvre ondulante.

MÉLITOCOCCIE *s. f.* ☞ *BRUCELLOSE.*

MÉLITOSE *s. m. (angl. melitose).* Sucre cristallin, trihexose de la manne d'Australie, de la betterave, etc., qui, par hydrolyse, se décompose en dextrose, fructose et galactose.

MÉLITURIE *s. f. (angl. melituria).* Terme qui indique la présence d'un sucre, quelle qu'en soit la nature, dans l'urine.

MELPHALAN *s. m. (angl. melphalan).* ☞ *MOUTARDE AZOTÉE.*

MEMBRANE *s. f. (NA. membrana). (angl. membrane).* Organe ou couche fine de tissu ayant des fonctions diverses. ◇ **ALVÉOLO-CAPILLAIRE** Structure interposée entre les alvéoles pulmonaires et les capillaires pulmonaires, siège des échanges gazeux (entrée de l'oxygène, sortie du gaz carbonique). ◇ **ANALE** *(angl. anal —).* Membrane qui ferme l'extrémité anale de l'intestin embryonnaire. ◇ **ANHISTE** *(angl. anhistic —).* Membrane sans structure déterminée. ◇ **BASALE** *(angl. basement —).* Fine couche, transparente, située en dessous de l'épithélium des muqueuses et des glandes sécrétrices. ◇ **BASILAIRE DE LA COCHLÉE** *(NA. — basilaris cochlearis). (angl. basilar — of cochlear duct).* Portion membraneuse de la cloison des canaux de l'oreille interne. ◇ **BUCCOPHARYNGIENNE** *(angl. buccopharyngeal —).* Partie de l'embryon qui est remplacée plus tard par l'orifice entre la bouche et le pharynx. ◇ **CELLULAIRE** *(angl. cell —).* Enveloppe cytoplasmique propre de la cellule. Elle possède une structure de membrane unitaire, et à l'intérieur de celle-ci s'effectuent des fonctions essentielles à la vie cellulaire (perméabilité sélective, transports d'électrons, excrétion d'enzymes, etc.). ◇ **CYTOPLASMIQUE** *(angl. cytoplasmic —).* Première enveloppe du cytoplasme des bactéries, possédant la structure d'une membrane unitaire, dépourvue de stérols. Elle est le siège des fonctions de transport et de phosphorysation oxydative (chez les espèces aérobies), d'excrétion d'exoenzymes hydrolytiques et de dépôt d'enzymes et de matériaux permettant la synthèse de l'ADN, de polymères de la paroi, de lipides, etc. ◇ **DE BOWMAN** *(angl. Bowman's —).* ☞ *LAME LIMITANTE ANTÉRIEURE.* ◇ **DE CORTI** ☞ *MEMBRANE TECTORIALE DE LA COCHLÉE.* ◇ **DE HENLE** *(angl. Henle's —).* Couche fibro-élastique sous-endothéliale fenêtrée des artères. ◇ **DE JACKSON** *(angl. Jackson's —).* Voile d'adhérences qui s'observe parfois sur le cæcum, provoquant des obstructions intestinales et divers autres symptômes, dont l'ensemble a reçu le nom de péricolite membraneuse. ◇ **DE JACOB** *(angl. Jacob's —).* Couche des cônes et des bâtonnets de la rétine. ◇ **DÉCIDUALE** Partie de la muqueuse utérine hypertrophiée au cours de la grossesse et qui est expulsée lors de la délivrance. SYN. *CADUQUE.* ◇ **ÉLASTIQUE DU LARYNX** *(angl. submucous — of larynx).* Couche sous-muqueuse du larynx. ◇ **FLOTTANTE (SIGNE DE LA)** Image radiologique caractéristique des kystes hydatiques du poumon présentant un niveau hydro-aérique. Le niveau liquidien est surmonté d'une ligne ondulée correspondant aux débris de membrane hydatique flottant à sa surface. SYN. *SIGNE « DEL CAMALOTE ».* ◇ **GERMINATIVE** **1.** ☞ *BLASTODERME.* **2.** Paroi interne des kystes hydatiques. ◇ **GRANULEUSE** *(angl. membrana granulosa).* Couche cellulaire qui tapisse la surface interne du follicule ovarien. ◇ **HYALOÏDE** *(NA. — hyaloidea). (angl. hyaloid —).* Membrane qui enveloppe le corps vitré. ◇ **INTEROSSEUSE** (NA. *— interossea). (angl. interosseous —).* Ligament interosseux entre l'ulna et le radius ou entre le tibia et la fibula. ◇ **LIMITANTE** *(angl. limiting —).* Chacune des deux membranes de la rétine (l'interne et l'externe). ☞ *RÉTINE.* ◇ **MUQUEUSE** *(angl. mucosa —).* ☞ *MUQUEUSE.* ◇ **NICTITANTE** *(angl. nictitating —).* Troisième paupière de certains animaux, représentée chez l'homme par le repli semi-lunaire de la conjonctive. ◇ **NUCLÉAIRE** *(angl. nuclear —).* Enveloppe intracellulaire ayant une structure de membrane unitaire qui délimite le génome ou nucléoplasme. ◇ **OBTURATRICE** *(NA. — obturatoria). (angl. obturator —).* Membrane fibreuse épaisse qui ferme le foramen obturé. ◇ **ONDULANTE** *(angl. undulating —).* Expansion cytoplasmique en forme de lamelle très mince, plus ou moins mobile, que l'on observe chez certains flagellés. ◇ **PELLUCIDE** *(angl. zona pellucida).* ☞ *ZONE PELLUCIDE.* ◇ **PÉRINÉALE** Membrane fibreuse triangulaire reliant les deux branches ischiopubiennes. ◇ **PLASMATIQUE** *(angl. plasma —).* Partie spécialisée du cytoplasme qui régule la perméabilité cellulaire. SYN. *MEMBRANE PLASMIQUE.* ◇ **PROLIGÈRE** ☞ *BLASTODERME.* ◇ **PUPILLAIRE** *(NA. — pupillaris). (angl. pupillary —).* Membrane qui ferme la pupille lors de la vie fœtale. ◇ **RÉTICULÉE** *(NA. — reticularis ductus cochlearis). (angl. reticular —).* Membrane qui ressemble à un réseau et recouvre l'organe spiral. ◇ **SEMI-PERMÉABLE** *(angl. semipermeable —).* Membrane qui permet le passage d'un solvant comme l'eau, mais qui est imperméable aux molécules de la substance en solution. ◇ **SUPRAPLEURALE** *(NA. — suprapleuralis). (angl. suprapleural —).* Renforcement fibreux inséré sur la septième vertèbre cervicale et au sommet de la plèvre. Appelé aussi ligament vertébro-pleural. ◇ **TECTORIALE** *(NA. — tectoria). (angl. tectorial —).* Petite masse gélatineuse reposant sur l'organe spiral de l'oreille interne. ◇ **TECTORIALE DE LA COCHLÉE** *(NA. — tectoria ductus cochlearis). (angl. tectorial — of cochlear duct).* Membrane qui recouvre la cochlée. ◇ **THYRO-HYOÏDIENNE** *(NA. — thyrohyoidea). (angl. thyrohyoid —).* Membrane fibreuse qui unit le bord supérieur du cartilage thyroïde à l'os hyoïde. ◇ **TYMPANIQUE** *(NA. — tympanica). (angl. tympanic —).* Membrane fine, fibreuse, transparente qui sépare l'oreille moyenne de l'oreille externe, divisée en deux parties : l'inférieure ou pars tensa qui constitue la plus grande partie de la membrane, et la supérieure, petite, ou pars flaccida. ◇ **VITELLINE** *(angl. vitelline —).* Enveloppe externe de l'ovule. ◇ **VITRÉE** *(angl. vitreous —).* SYN. *HYALOÏDE.*

MEMBRANES HYALINES (MALADIE DES) *(angl. respiratory distress syndrome of newborns hyaline membrane disease).* Affection caractérisée par la formation de pseudomembranes hyalines qui recouvrent la paroi alvéolaire et gênent l'hématose. Elle est due à un déficit congénital ou à un défaut temporaire en agent tensioactif ou surfactant pulmonaire. Elle se manifeste par une dyspnée avec tachypnée, cyanose et asphyxie. On l'observe plus fréquemment chez les prématurés.

MEMBRE *s. m. (angl. limb).* Chacune des quatre extrémités du corps, articulées avec celui-ci, et destinées aux grands mouvements comme la locomotion, la préhension, etc. ◇ **DE POLICHINELLE** *(angl. flail joint).* Membre atteint de paralysie flasque qui pend inerte le long du corps. ◇ **FANTÔME** *(angl. phantom —).* Sensation trompeuse, souvent douloureuse, apparaissant après l'amputation d'un segment de membre ou d'un membre entier et suggérant la persistance du membre amputé. ◇ **INFÉRIEUR** *(NA. membrum inferius). (angl. lower —).* Membre formé par la cuisse, la jambe et le pied. SYN. *MEMBRE ABDOMINAL OU PELVIEN.* ◇ **SUPÉRIEUR** *(NA. membrum superius). (angl. upper or thoracic —).* Membre formé par le bras, l'avant-bras et la main. SYN. *MEMBRE THORACIQUE.*

MÉMOIRE *s. f.* Capacité mentale qui rend possible l'enregistrement, la conservation et l'évocation des expériences (idées, images, faits, sentiments, etc.). ◇ **ANTÉROGRADE** *(angl. anterograde —).* Mémoire des faits anciens.

MÉNARCHE *s. f. (angl. menarche).* Premières règles.

MENDELSON (SYNDROME DE) *(angl. Mendelson's syndrome).* Bronchopneumopathie due à l'inhalation de liquide gastrique chez un sujet dont la conscience est altérée.

MÉNINGÉ (SYNDROME) ☞ *SYNDROME MÉNINGÉ.*

MÉNINGISME *s. m. (angl. meningism).* Ensemble de symptômes qui évoquent ceux de la méningite, mais sans inflammation méningée.

MÉNINGITE *s. f. (angl. meningitis).* Toute inflammation des méninges. Une méningite est dite cérébrale, spinale ou cérébro-spinale selon que l'inflammation affecte les méninges de l'encéphale seul, de la moelle épinière seule ou de l'ensemble encéphale-moelle épinière. Les symptômes, très marqués, sont ceux du syndrome méningé avec fièvre, céphalées violentes, contracture de la nuque, vomissements, troubles moteurs et psychiques éventuels. Les méningites peuvent être d'origine bactérienne, toxique, parasitaire, ou secondaires à divers processus pathologiques. ◇ **ASEPTIQUE** *(angl. aseptic —).* Méningite caractérisée par une élévation de la pression du liquide céphalorachidien, une hyperalbuminorachie, une réaction cellulaire et une absence de germes. ◇ **BASILAIRE** *(angl. basilar —).* Celle qui affecte principalement les méninges de la base du cerveau. ◇ **CÉRÉBROSPINALE** *(angl. cerebrospinal —).* Inflammation simultanée des méninges cérébrales et médullaires produite par un grand nombre de micro-organismes : méningocoques, pneumocoques, streptocoques, staphylocoques, *Haemophillus influenzae, Listeria monocytogenes, etc.* ◇ **CÉRÉBROSPINALE ÉPIDÉMIQUE** *(angl. epidemic cerebrospinal —).* Méningite infectieuse aiguë contagieuse et épidémique, se caractérisant principalement par l'inflammation séropurulente des méninges cérébrales et spinales, due au méningocoque *Neisseria meningitidis.* Affection sévère d'évolution encore fatale dans certains cas. ◇ **ENDOTHÉLIOLEUCOCYTAIRE RÉCURRENTE** *(angl. Mollaret's recurrent —).* Méningite virale évoluant en plusieurs poussées avec liquide céphalorachidien trouble très riche en cellules. SYN. *MÉNINGITE DE MOLLARET.* ◇ **LYMPHOCYTAIRE AIGUË** *(angl. acute lymphocytic —).* Méningite d'évolution bénigne, relevant soit d'une origine virale soit d'une leptospirose. ◇ **MÉTASTATIQUE** *(angl. metastatic —).* Méningite secondaire à la métastase d'un foyer infectieux extraméningé. ◇ **MYCOTIQUE** *(angl. mycotic —).* Méningite causée par une mycose. ◇ **PURULENTE** *(angl. purulent —).* Urgence thérapeutique dont le pronostic dépend de la rapidité de mise en œuvre du traitement et de la sensibilité des germes en cause aux antibiotiques prescrits. Elle est due le plus souvent au pneumocoque, au méningocoque ou à *Haemophilus influenzae.* ◇ **SÉREUSE** *(angl. serous —).* Inflammation méningée chronique avec hypersécrétion de LCR de cause variable. ◇ **SPINALE** *(angl. spinal —).* Inflammation aiguë ou chronique des méninges spinales, généralement associée à une méningite cérébrale ou à une myélite ; elle se caractérise par une douleur rachidienne irradiant vers les membres, de la fièvre, une rigidité musculaire, une dyspnée, une rétention urinaire et une paralysie. ◇ **TUBERCULEUSE** *(angl. tubercular —).* Maladie autrefois fréquente et toujours mortelle. Rarement primitive, elle est en général secondaire à une autre lésion tuberculeuse et s'installe de façon souvent insidieuse. Son pronostic a été transformé par les tuberculostatiques. ◇ **VIRALE** *(angl. viral —).* Méningite due à une infection virale.

MÉNINGOCÈLE *s. f. (angl. meningocele).* Malformation congénitale secondaire à un défaut de fermeture de l'arc neural ; formation d'un sac constitué par la peau qui recouvre le défect vertébral, la dure-mère, l'arachnoïde et le liquide céphalorachidien.

MÉNINGOCOCCÉMIE *s. f. (angl. meningococcemia).* Infection produite par le méningocoque avec ou sans méningite, avec syndrome infectieux aigu, purpura, atteinte articulaire et présence de méningocoques à l'hémoculture.

MÉNINGOCOQUE *s. m. (angl. meningococcus).* Bactérie à Gram négatif, agent responsable d'infections humaines dont les plus graves sont la méningite bactérienne et le *purpura fulminans.*

MÉNINGORADICULITE *s. f. (angl. meningoradiculitis).* Inflammation de la méninge et des racines des nerfs rachidiens.

MÉNISCAL *adj. (angl. meniscal).* Qui concerne un ménisque articulaire.

MÉNISCECTOMIE *s. f. (angl. menisectomy).* Excision (partielle ou totale) d'un ménisque articulaire.

MÉNISCOGRAPHIE *s. f. (angl. arthrography).* Radiographie d'un ménisque du genou après injection d'un produit de contraste dans l'articulation.

MÉNISCOPEXIE *s. f. (angl. meniscopexia).* Fixation par suture d'un ménisque articulaire.

MÉNISQUE *s. m.* Nom de divers fibrocartilages interarticulaires de forme plus ou moins semi-lunaire : du genou, de l'articulation sternoclaviculaire, de l'articulation temporomandibulaire, etc.

MÉNOMÉTRORRAGIE *s. f. (angl. menometrorrhagia).* Règles apparaissant à la date normale, mais se prolongeant par une hémorragie utérine continue.

MÉNOPAUSE *s. f. (angl. menopause).* Arrêt naturel des règles et période de la vie, entre 45 et 55 ans, à laquelle cet arrêt survient, qui s'accompagne de bouffées de chaleur et d'une hypoestrogénie entraînant une régression des caractères sexuels secondaires. SYN. *ÂGE CRITIQUE, CLIMATÈRE.* ◇ **ARTIFICIELLE** *(angl. artificial —).* Ménopause produite par intervention chirurgicale ou irradiation ovariennes.

MÉNORRAGIE *s. f. (angl. menorrhagia).* Écoulement menstruel anormalement abondant.

MÉNORRHÉE *s. f. (angl. menorrhea).* SYN. *RÈGLES.*

MÉNOTHERMIQUE (COURBE) *(angl. temperature curve).* Courbe de température chez la femme en période d'activité génitale permettant de déterminer le moment de l'ovulation, marqué par un léger décalage thermique.

MENSTRUATION *s. f. (angl. menstruation).* Phénomène physiologique de la vie sexuelle de la femme, par lequel celle-ci élimine périodiquement une partie de la muqueuse utérine par un écoulement de sang et de mucus. SYN. *FLUX CATAMÉNIAL, RÈGLES.*

MENSTRUEL *adj. (angl. menstrual).* Qui concerne les règles.

MENSTRUES *s. f. (angl. menses).* SYN. (désuet de) *MENSTRUATION, RÈGLES.*

MENTONNIER SYN. *GÉNIEN.*

MÉPACRINE *s. f.* ☞ *QUINACRINE.*

MÉPROBAMATE *s. m. (angl. meprobamate).* Composé qui possède des propriétés sédatives et relaxantes musculaires. A été retiré du marché.

mEq Symbole du milliéquivalent.

MERCURE *s. m. (angl. mercury).* Corps simple de numéro atomique 80. C'est un métal qui se présente à l'état pur sous la forme d'un liquide argenté. Le mercure est très toxique. Il servait autrefois à la préparation de nombreuses médications officinales. Certains de ses composés sont encore utilisés en thérapeutique, notamment comme antiseptiques cutanés. Symbole : Hg. ◇ **(BICHLORURE DE)** *(angl. — bichloride).* Sel qui fut employé par voie générale comme antisyphilitique et par voie locale comme antiseptique et antiparasitaire. SYN. *SUBLIMÉ CORROSIF, CHLORURE MERCURIQUE.* ◇ **(CHLORURE DE)** *(angl. — chloride).* Chlorure mercureux qui fut utilisé surtout comme purgatif (calomel). ◇ **(OXYDE JAUNE DE)** *(angl. yellow mercuric oxide).* Antiseptique qui s'utilisait en pommade ophtalmique, a été retiré du marché.

MÉROCRINE *adj. (angl. merocrine).* Se dit d'une glande dont les cellules restent intactes tout le long du processus de formation et d'excrétion ; s'oppose à holocrine.

MÉRYCISME *s. m. (angl. merycism).* Régurgitation répétée de la nourriture qui peut être remâchée, ravalée ou recrachée.

MÉSANGIUM *s. m. (angl. mesangium).* Tissu situé entre les vaisseaux du glomérule rénal.

MESCALINE *s. f. (angl. mescaline).* Composé dont la structure est analogue à celle des amines sympathicomimétiques, que l'on obtient d'un cactus appelé peyotl (*Lophophora williamsii*). Elle possède des propriétés hallucinogènes.

MÉSENCÉPHALE *s. m. (NA. mesencephalon). (angl. mesencephalon).* Cerveau moyen ; subdivision cérébrale dérivée de la vésicule cérébrale moyenne du cerveau embryonnaire, à partir de laquelle se développent les colliculi et les pédoncules cérébraux.

MÉSENCÉPHALITE *s. f. (angl. mesencephalitis).* Inflammation du mésencéphale.

MÉSENCHYME *s. m. (angl. mesenchyma).* Tissu conjonctif embryonnaire dont sont issus les tissus conjonctifs et les vaisseaux sanguins et lymphatiques.

MÉSENTÈRE *s. m. (NA. mesenterium). (angl. mesentery).* Long repli péritonéal qui relie le jéjuno-iléon à la paroi abdominale postérieure.

MÉSENTÉRITE s. f. *(angl. mesenteritis)*. Inflammation du mésentère. ◇ **RÉTRACTILE** *(angl. retractile —)*. Inflammation fibreuse chronique du mésentère d'origine indéterminée, avec une rétraction plus ou moins importante pouvant entraîner une occlusion intestinale.

MÉSO s. m. *(angl. mesentery ; peritoneal fold)*. Repli du péritoine qui relie un viscère à la paroi de l'abdomen, ou l'attache à un autre organe. Ex. *méso du côlon (mésocôlon), méso de la trompe utérine (mésosalpinx).*

MÉSO-APPENDICE s. m. *(NA. mesoappendix)*. *(angl. mesoappendix)*. Mésentère de l'appendice.

MÉSOCÔLON s. m. *(NA. mesocolon)*. *(angl. mesocolon)*. Nom du méso qui fixe le côlon à la paroi abdominale postérieure et reçoit divers noms : ascendant, transverse, descendant, sigmoïde, selon la partie du côlon sur laquelle il s'insère.

MÉSOCYSTE s. m. *(angl. mesocyst)*. Repli péritonéal qui fixe la vésicule biliaire à la face inférieure du foie. ◇ **PRIMITIF** s. m. *(angl. primitive —)*. Repli médian qui, chez l'embryon, unit la vessie et les deux artères ombilicales à la paroi abdominale antérieure.

MÉSODERME s. m. *(angl. mesoderm)*. Couche intermédiaire du blastoderme, dont sont issus les tissus conjonctif, osseux, cartilagineux, musculaire, le sang, les vaisseaux sanguins et les organes lymphatiques, la notochorde, l'épithélium cœlomique (plèvre, péricarde, endothélium articulaire, péritoine), ainsi que les reins et les organes sexuels. SYN. *MÉSOBLASTE.*

MÉSODIASTOLIQUE adj. *(angl. mesodiastolic)*. Qui se produit ou qui se rapporte au milieu de la diastole ; se dit des souffles et bruits perçus par auscultation.

MÉSODUODÉNUM s. m. *(angl. mesoduodenum)*. Repli du péritoine de la vie fœtale qui persiste parfois et fixe le duodénum à la paroi abdominale.

MÉSOGASTRE s. m. **1.** Région moyenne ou ombilicale de l'abdomen, en dessous de l'épigastre et au-dessus de l'hypogastre. **2.** *(angl. mesogastrium)*. Mésentère de l'estomac embryonnaire, à partir duquel se développe le grand omentum.

MÉSOMÉLIQUE adj. *(angl. mesomelic)*. Qui se rapporte à la portion moyenne des membres.

MÉSONÉPHROS s. m. *(NA. mesonephros)*. *(angl. mesonephros)*. Un des trois organes d'excrétion qui apparaît au cours de la vie embryonnaire des vertébrés. Il fait suite au pronéphros et précède le métanéphros ou rein définitif.

MÉSOSALPINX s. m. *(NA. mesosalpinx)*. *(angl. mesosalpinx)*. Repli péritonéal qui soutient la trompe utérine.

MÉSOSIGMOÏDE s. m. *(angl. mesosigmoid)*. Partie du mésocôlon fixant le sigmoïde.

MÉSOSYSTOLIQUE adj. *(angl. mesosystolic)*. Qui concerne le milieu de la systole.

MÉSOTHÉLIOME s. m. *(angl. mesothelioma)*. Tumeur constituée à partir du mésothélium qui recouvre les séreuses pleurales, péricardiques et péritonéales. Elle peut être bénigne ou maligne. L'amiante joue un rôle important dans le développement des mésothéliomes malins, en particulier pleuraux. SYN. *ENDOTHÉLIOME.*

MÉSOTHÉLIUM s. m. *(NA. mesothelium)*. *(angl. mesothelium)*. Tissu à disposition épithéliale qui tapisse la surface interne des membranes séreuses.

MÉSOTHÉRAPIE s. f. *(angl. mesotherapy)*. Méthode d'administration de médicaments allopathiques à doses faibles, au moyen d'injections intradermiques multiples, appliquées sur la zone de projection cutanée de l'affection sous-jacente.

MÉSOVARIUM s. m. *(NA. mesovarium)*. *(angl. mesovarium)*. Repli péritonéal qui maintient l'ovaire en place.

MESSAGER *(angl. messenger)*. Le premier messager est l'hormone peptidique dont la fixation sur un récepteur libère le second messager, substance intervenant dans les réactions enzymatiques intracellulaires.

MESTRANOL s. m. *(angl. mestranol)*. Composé possédant une activité estrogénique, elle est encore utilisée dans certains pays dans des préparations contraceptives.

MÉTA-ANALYSE s. f. *(angl. meta-analysis).* Procédé d'analyse statistique réunissant plusieurs études afin d'en augmenter la sensibilité.

MÉTABOLISME s. m. *(angl. metabolism).* Ensemble de transformations physiques, chimiques et biologiques que subissent les substances qui sont introduites ou qui se forment dans les organismes vivants. ◇ **BASAL** *(angl. basal metabolic rate).* Dépense minimale d'énergie qui est nécessaire pour préserver les fonctions végétatives. Il correspond à une production de chaleur exprimée en calories par heure et par mètre carré de surface corporelle pour un individu en état de repos complet, à une atmosphère à 16 °C, et soumis à un jeûne 16 heures auparavant. Cette mesure n'est plus effectuée. ◇ **ENDOGÈNE** *(angl. endogenous —).* Métabolisme des protéines propres aux tissus organiques. ◇ **EXOGÈNE** *(angl. exogenous —).* Métabolisme des protéines alimentaires.

MÉTABOLITE s. m. *(angl. metabolite).* Produit intermédiaire résultant de la transformation d'une substance chimique dans l'organisme lors d'un processus métabolique.

MÉTACARPE s. m. *(NA. metacarpus). (angl. metacarpus).* Partie du squelette de la main comprise entre le carpe et les doigts, et formée des cinq métacarpiens.

MÉTACARPIEN **1.** adj. *(angl. metacarpal).* Qui se rapporte au métacarpe. **2.** s. m. Os du métacarpe.

MÉTAMÈRE s. m. *(angl. metamere).* Segment primitif ou somite ; protovertèbre.

MÉTAMPHÉTAMINE s. f. *(angl. metamphetamine).* Dérivé de l'amphétamine utilisé en pédiatrie dans les déficits d'attention. C'est un produit qui est détourné (toxicomanie) sous le nom de speed.

MÉTAMYÉLOCYTE s. m. *(angl. metamyelocyte).* Cellule de la série granulocytaire, intermédiaire entre le myélocyte et le granulocyte, présente dans la moelle osseuse.

MÉTANÉPHRINE s. f. *(angl. metanephrine).* ☞ *CATÉCHOLAMINE.*

MÉTANÉPHROS s. m. *(NA. metanephros). (angl. metanephros).* Des trois organes excréteurs qui apparaissent au cours de l'évolution des vertébrés, le métanéphros est le plus caudal et forme le rein permanent chez les mammifères.

MÉTAPHASE s. f. *(angl. metaphase).* Phase de la mitose au cours de laquelle se produit le dédoublement des chromosomes sur le plan équatorial. Elle suit la prophase et précède l'anaphase.

MÉTAPHYSAIRE adj. *(angl. metaphyseal).* Qui se rapporte à la métaphyse.

MÉTAPHYSE s. f. *(NA. metaphysis). (angl. metaphysis).* Point d'union de la diaphyse avec l'épiphyse.

MÉTAPLASIE s. f. *(angl. metaplasia).* Production, par les cellules d'une espèce déterminée, de tissu distinct de celui qu'elles produisent normalement ; transformation d'un tissu en tissu différent.

MÉTARTÉRIOLE s. f. *(angl. metarteriole).* Partie précapillaire de l'artériole.

MÉTASTASE s. f. *(angl. metastasis).* Apparition d'un ou plusieurs foyers morbides (de cellules cancéreuses, d'agents infectieux ou parasitaires) secondaires à un foyer primitif, avec ou sans disparition de ce dernier, et dans des territoires non contigus du point où il évolue.

MÉTASTATIQUE adj. *(angl. metastatic).* Qui concerne la métastase. État d'un cancer ayant atteint le stade de métastatses.

MÉTATARSE s. m. *(NA. metatarsus). (angl. metatarsus).* Partie du squelette du pied située entre le tarse et les orteils et constituée des métatarsiens.

MÉTATARSIEN **1.** adj. *(angl. metatarsal).* Qui se rapporte au métatarse. **2.** s. m. Os du métatarse. *ATLAS ANATOMIQUE DES OS EN ANNEXE.*

MÉTENCÉPHALE s. m. *(angl. metencephalon).* Partie de l'encéphale embryonnaire qui donnera le pont et le cervelet ; c'est la partie antérieure du rhombencéphale.

MÉTÉORISATION s. f. *(angl. meteorization).* Production de météorisme.

MÉTÉORISME s. m. *(angl. meteorism).* Distension de l'abdomen par des gaz contenus dans le tube digestif, qui peut être généralisée ou localisée à une partie de l'intestin. SYN. *BALLONNEMENT.*

MÉTÉOROPATHIE *s. f. (angl. meteoropathy).* Trouble dû aux conditions climatiques ou atmosphériques.

METFORMINE *s. f. (angl. metformin).* Hypoglycémiant de la famille des biguanides, utilisé par voie orale dans les diabètes de type II ; il s'oppose à l'insulinorésistance des tissus. C'est la seule biguanide encore disponible.

MÉTHADONE *s. f. (angl. methadone).* Substance analgésique de synthèse aux effets analogues à ceux de la morphine à laquelle on peut la substituer. S'utilise dans les cures de désintoxication aux opiacés car les symptômes de sevrage que génère son arrêt sont moins marqués.

MÉTHANOL *s. m.* ☞ *ALCOOL MÉTHYLIQUE.*

MÉTHÉMOGLOBINE *s. f. (angl. methemoglobin).* Produit de l'oxydation incomplète de l'hémoglobine. La méthémoglobine est très stable, ne se dissocie pas et n'absorbe pas l'oxygène ; elle est par conséquent physiologiquement inerte et responsable d'hypoxie.

MÉTHÉMOGLOBINÉMIE *s. f. (angl. methemoglobinemia).* Présence de méthémoglobine dans le sang, dont le taux normal ne dépasse pas 130 mg/dL (20 µmol/L). Une quantité excessive de méthémoglobine sanguine provoque des manifestations pathologiques qui associent cyanose, vertiges, céphalées et parfois anémie hémolytique.

MÉTHÉMOGLOBINURIE *s. f. (angl. methohemoglobinuria).* Présence de méthémoglobine dans l'urine.

MÉTHIONINE *s. f. (angl. methionine).* Acide aminé naturel, indispensable au développement, présent dans la majorité des protéines. C'est un facteur lipotrope.

MÉTHOTREXATE *s. m. (angl. methotrexate).* Antagoniste de l'acide folique utilisé dans le traitement de certains cancers et maladies auto-immunes.

MÉTHYLMORPHINE *s. f. (angl. metylmorphine).* ☞ *CODÉINE.*

MÉTHYLPREDNISOLONE *s. f. (angl. methylprednisolone).* Corticostéroïde synthétique à forte activité glucocorticoïde et anti-inflammatoire et à faible activité minéralocorticoïde.

MÉTHYSERGIDE *s. m. (angl. methylsergide).* Dérivé de l'acide lysergique antagoniste de la sérotonine. S'utilise dans le traitement prophylactique des crises de migraine.

MÉTICILLINE *s. f. (angl. meticillin).* Pénicilline résistante à la pénicillinase. Elle sert de référence pour tester la sensibilité du *Staphylococcus aureus* vis-à-vis des pénicillines. Une résistance à la méticilline implique une résistance à toutes les pénicillines. ☞ *PÉNICILLINE.*

MÉTRITE *s. f. (angl. metritis).* Affection inflammatoire de l'utérus.

MÉTRONIDAZOLE *s. m. (angl. metronidazole).* Dérivé de l'imidazole, antibactérien et antiparasitaire efficace dans le traitement des infections bactériennes à anaérobies, des trichomoniases, des lambliases et de différentes formes d'amibiase.

MÉTRONOSCOPE *s. m. (angl. metronoscope).* Appareil utilisé en orthoptique pour corriger le manque de coordination des mouvements oculaires.

MÉTROPATHIE *s. f. (angl. metropathy).* Toute affection de l'utérus.

MÉTROPTOSE *s. f. (angl. metroptosis).* ☞ *HYSTÉROPTOSE.*

MÉTRORRAGIE *s. f. (angl. metrorrhagia).* Hémorragie utérine survenant en dehors de la période des règles.

MIASMES *(angl. miasma).* Effluves ou émanations nocives du sol, de l'air ou de l'eau, considérées comme étant la cause des maladies contagieuses et épidémiques avant la découverte des microbes.

MICELLE *s. f. (angl. micella).* Particule colloïdale en suspension dans un milieu, généralement formée par des groupements de molécules semblables, présentant une extrémité hydrophile et une extrémité hydrophobe.

MICONAZOLE *s. m. (angl. miconazole).* Agent antifongique à large spectre, efficace contre de nombreuses mycoses. S'administre par voie topique.

MICROADÉNOPATHIE *s. f. (angl. microadenopathy).* Adénopathie (ganglion pathologique) de petite taille, de diamètre inférieur à 1 cm. Remarque : une adénopathie a un diamètre fréquemment supérieur à 1 cm.

MICROALBUMINURIE *s. f. (angl. microalbuminuria).* Albuminurie pathologique de très faible quantité (30 à 300 mg/24 h) mise en évidence par méthodes immunochimiques, et traduisant une néphropathie débutante, en particulier diabétique.

MICROANGIOPATHIE *s. f. (angl. microangiopathy).* Altérations des petits vaisseaux ou des capillaires, survenant notamment chez le diabétique, et touchant plus particulièrement le rein et la rétine.

MICROBE *s. m. (angl. microbe).* Organisme vivant, généralement unicellulaire, invisible à l'œil nu englobant les protozoaires, les champignons microscopiques, les bactéries et les virus. On lui préfère le terme de micro-organisme.

MICROBICIDE *adj. (angl. microbiocidal).* Qui détruit les microbes. S'emploie aussi comme substantif.

MICROBIEN *adj. (angl. microbial).* Qui concerne les microbes.

MICROBIOLOGIE *s. f. (angl. microbiology).* Étude des micro-organismes et de leurs interactions avec d'autres organismes et avec le milieu environnant.

MICROBISME LATENT *(angl. microbial infection).* Présence dans le corps ou à l'intérieur d'un organe de micro-organismes ne provoquant aucune manifestation morbide, dans l'attente de conditions favorables à leur développement.

MICROCARDIE *s. f. (angl. microcardia).* Taille anormalement petite du cœur par rapport au poids et à la taille corporels.

MICROCÉPHALIE *s. f. (angl. microcephaly).* Petitesse anormale de la tête, généralement associée à un retard mental.

MICROCHIRURGIE *s. f. (angl. microsurgery).* Intervention chirurgicale réalisée à l'aide du microscope qui permet un agrandissement du champ opératoire.

MICROCURIE *s. m. (angl. microcurie).* Unité de radioactivité égale à un millionième de curie. Symbole : μCi.

MICROCYTE *s. m. (angl. microcyte).* Globule rouge d'un diamètre de 4 à 6 μm, inférieur à la moyenne, et de volume globulaire inférieur à 80 μm^3.

MICROCYTOSE *s. f. (angl. microcytosis).* Diminution de taille de la totalité ou d'une grande partie des érythrocytes circulants.

MICRODOSE *s. f. (angl. microdose).* Très petite dose ; dose infinitésimale. Terme assez vague.

MICROFILAIRE *s. f. (angl. microfilaria).* Embryon de filaire. Les microfilaires entrent dans le sang (ou la lymphe) et atteignent la peau, où elles pourront être aspirées par un arthropode et poursuivre leur développement jusqu'à ce qu'elles acquièrent la forme infectante, qui sera transmise à l'hôte par piqûre de l'arthropode vecteur.

MICROGLIE *s. f. (angl. microglia).* Tissu nerveux composé de cellules interstitielles de petite taille, de formes variées, douées d'un pouvoir phagocytaire.

MICROGNATHIE *s. f. (angl. micrognathia).* Petitesse anormale de la mandibule, d'origine congénitale.

MICROGRAMME *s. m. (angl. microgram).* Unité de masse égale à un millionième de gramme. Symbole : μg.

MICROGRAPHE *s. m. (angl. micrograph).* Instrument servant à enregistrer des mouvements de très faible amplitude.

MICROGRAPHIE *s. f.* **1.** Description des objets microscopiques ; technique microscopique et ses applications. **2.** Écriture caractérisée par des lettres de très petite taille, observée parfois dans la maladie de Parkinson.

MICROHÉMATURIE *s. f. (angl. microscopic hematuria).* Hématurie microscopique.

MICROLITHIASE *s. f. (angl. microlithiasis).* Formation de calculs de très petites dimensions (microlithes). ◇ **ALVÉOLAIRE PULMONAIRE** *s. f. (angl. pulmonary alveolar —).* Affection de cause obscure, parfois familiale, caractérisée par le dépôt dans les alvéoles pulmonaires de microcalculs visibles à la radiographie.

MICROMÉLIE *s. f. (angl. micromelia).* Membres anormalement petits. ◇ **RHIZOMÉLIQUE** *s. f. (angl. rhizomelic —).* Nanisme des membres observé dans l'achondroplasie, et qui se caractérise surtout par une brièveté des segments proximaux des membres. ◇ **SEGMENTAIRE SYMÉTRIQUE** *s. f. (angl. symmetrical segmental —).* Arrêt du développement en longueur du même segment de deux membres, observé surtout au niveau de l'humérus.

MICROMÈTRE *s. m.* **1.** Unité de longueur égale à un millionième de mètre. Symbole : µm. SYN. *MICRON.* **2.** Instrument servant à mesurer les objets vus au microscope.

MICROMOLE *s. f. (angl. micromole).* 10^{-6} mole, µmol.

MICRON *s. m. (angl. micron).* Ancienne unité de longueur égale à un millionième de mètre et correspondant au micromètre. Symbole : µm.

MICRONODULAIRE *adj. (angl. micronodular).* Qui est caractérisé par, ou formé de petits nodules.

MICROPSIE *s. f. (angl. micropsia).* Trouble subjectif de la vision dans lequel les objets sont perçus plus petits qu'ils ne le sont en réalité.

MICRORCHIDIE *s. f. (angl. micro-orchidism).* Petitesse des testicules, congénitale ou acquise (souvent d'origine ourlienne).

MICROSCOPE *s. m. (angl. microscope).* Instrument d'optique permettant l'observation d'objets trop petits pour être vus à l'œil nu. ◇ **À BALAYAGE** *s. m. (angl. scanning —).* Type de microscope électronique dans lequel les rayonnements effectuent un balayage de la surface de l'échantillon, ce qui donne une image en relief de cette surface. ◇ **À CONTRASTE DE PHASE** *(angl. phase-contrast —).* Microscope utilisé pour l'observation des objets peu contrastés. Il est basé sur les variations de la phase des ondes lumineuses qui traversent l'objet et le système optique du microscope. ◇ **À FLUORESCENCE** *(angl. fluorescence —).* Microscope pourvu de filtres pour l'examen de tissus ou de cellules imprégnés d'une substance fluorescente aux rayons ultraviolets. ◇ **À RAYONS X** *(angl. X-ray —).* Microscope utilisant un faisceau de rayons X à la place du rayonnement lumineux. ◇ **À ULTRAVIOLETS** *(angl. ultraviolet —).* Microscope utilisant des rayonnements ultraviolets à la place de la lumière visible. ◇ **BINOCULAIRE** *(angl. binocular —).* Microscope muni de deux oculaires, permettant la vision stéréoscopique. ◇ **CORNÉEN** *(angl. corneal —).* Microscope muni d'un jeu de lentilles optiques fortement grossissantes, spécialement adapté à l'examen de la cornée *in vivo* et *in situ*. ◇ **ÉLECTRONIQUE** *(angl. electron —).* Microscope utilisant un faisceau d'électrons et des lentilles électroniques à la place des rayons lumineux et des lentilles optiques ; il permet d'obtenir de très forts grossissements.

MICROSPHÉROCYTE *s. m. (angl. microspherocyte).* Petit érythrocyte sphérique, très fragile. SYN. *SPHÉROCYTE.*

MICROSPHÉROCYTOSE *s. f. (angl. microspherocytosis).* Abondance de microsphérocytes dans le sang avec ictère hémolytique congénital et familial réalisant l'anémie de Minkowski-Chauffard.

MICROSPHYGMIE *s. f. (angl. microsphygmia).* Diminution de l'amplitude des oscillations du pouls.

MICROTOME *s. m. (angl. microtome).* Instrument pour le découpage des pièces anatomiques, préalablement fixées et incluses en fines lamelles, destinées à être colorées et examinées au microscope.

MICTION *s. f. (angl. micturition).* Émission de l'urine. ◇ **PAR REGORGEMENT** *(angl. involuntary —).* Émission involontaire d'urine par réplétion excessive de la vessie et relâchement du sphincter vésical.

MICTIONNEL *adj. (angl. related to urination).* Qui concerne la miction.

MIFÉPRISTONE *s. f. (angl. mifepristone).* Antagoniste de la progestérone, qui inhibe l'ovulation lorsqu'elle est administrée à la fin de la phase folliculaire. Elle s'utilise comme antinidatoire dans la contraception postcoïtale, et comme méthode médicale d'interruption volontaire de la grossesse en association avec un analogue des prostaglandines lors des premières semaines de la grossesse. SYN. *RU 486.*

MIGRAINE *s. f. (angl. migraine).* Céphalée primitive vasculaire due à un trouble périodique de la vasomotricité des branches de l'artère carotide externe, d'étiologie mal connue, caractérisée sur le plan clinique par des douleurs paroxystiques, localisées à une moitié de la tête (hémicrânie), des vomissements, et parfois accompagnée ou précédée de signes neurologiques. Elle débute dans l'enfance, l'adolescence ou parfois à l'âge adulte et possède un caractère familial. ~ **ACCOMPAGNÉE** *(angl. associated —).* Migraine précédée ou accompagnée de signes neurologiques témoignant d'une souffrance cérébrale (signes ophtalmiques, sensitifs, etc). ~ **BASILAIRE** *s. f. (angl. basilar artery —).* Migraine s'accompagnant de signes neurologiques évoquant une souffrance ischémique du territoire vertébro-basilaire (vertiges, diplopie, troubles de la vigilance, etc.). ~ **COMMUNE** *(angl. common —).* Céphalée typique de la migraine sans signes neurologiques d'accompagnement. ~ **OPHTALMIQUE** *(angl. ophthalmic —).* Forme de migraine avec aura caractérisée par des signes visuels, le plus souvent à type de scotomes scintillants, qui précèdent ou accompagnent la céphalée. La phase céphalalgique peut manquer. ~ **OPHTALMOPLÉGIQUE** *(angl. ophthalmoplegic —).* Forme de migraine caractérisée par une paralysie oculomotrice transitoire atteignant surtout les muscles dépendants du nerf oculomoteur.

MIGRATION *s. f. (angl. migration).* Déplacement de certaines cellules ou de certains organes à l'intérieur de l'organisme. ~ **DE CAILLOTS** *(angl. embolus).* ☞ *EMBOLIE.* ~ **DU TESTICULE** *(angl. — of testis).* Descente du testicule, au cours de la vie fœtale, de la région lombaire à la bourse scrotale.

MIKULICZ-RADECKI (CLAMP DE) *(angl. Mikulicz clamp).* Clamp digestif utilisé pour la coprostase du côlon après ouverture de celui-ci.

MILIAIRE **1.** *s. f. (angl. miliaria).* Inflammation aiguë des glandes sudoripares apparaissant chez les personnes qui ne sont pas accoutumées à la chaleur des tropiques, et caractérisée par l'éruption de papules et de vésicules rouges prurigineuses, qui ensuite deviennent transparentes et desquament. **2.** *s. f. (angl. miliaria).* Granulie. **3.** *adj. (angl. miliary).* Qui a la dimension d'un grain de millet. S'applique en particulier aux images pulmonaires observées dans la tuberculose miliaire, les pneumoconioses, la sarcoïdose, etc.

MILIEU *s. m. (angl. medium).* Ensemble des conditions physiques, chimiques et biologiques dans lesquelles se développe un organisme. SYN. *ENVIRONNEMENT.*

MILLICURIE *s. m. (angl. millicurie).* Unité de radioactivité égale à un millième de curie. Symbole : mCi.

MILLIÉQUIVALENT *s. m. (angl. milliequivalent).* Unité employée pour indiquer la concentration des électrolytes, correspondant à la millième partie de la quantité d'un ion qui peut se combiner avec un ion H^+ (s'il s'agit d'un anion) ou avec un ion OH^- (s'il s'agit d'un cation). Symbole : mEq.

MILLILITRE *s. m. (angl. milliliter).* Unité de capacité égale à un millième de litre. Symbole : mL.

MILLIMOLE *s. f. (angl. millimole).* Unité de masse moléculaire égale à un millième de mole.

MILLIOSMOLE *s. m. (angl. milliosmole).* Unité de pression osmotique égale à un millième d'osmole.

MINÉRALOCORTICOÏDE *adj. (angl. mineralocorticoid).* Se dit d'une d'hormone qui agit sur le métabolisme hydrominéral. S'utilise aussi comme substantif.

MINERVE *s. f. (angl. minerva jacket).* Appareil orthopédique ou bandage plâtré pour maintenir la tête dressée en bonne position.

MINGAZZINI (MANŒUVRE DE) *(angl. Mingazzini's maneuver).* Manœuvre utilisée pour révéler une parésie légère d'un membre. Pour les membres inférieurs, le patient étant en décubitus dorsal, cuisse à angle droit sur le bassin, jambes à angle droit sur les cuisses, pieds à angle droit sur les jambes, le déficit moteur s'objective par l'abaissement progressif de la cuisse.

Pour le membre supérieur, le patient les yeux fermés étend les deux bras, le bras paralysé retombe.

MINOCYCLINE *s. f. (angl. minocycline).* ☞ *TÉTRACYCLINE.*

MINOXIDIL *s. m. (angl. minoxidil).* Médicament vasodilatateur utilisé dans le traitement de l'hypertension artérielle et en applications locales dans l'alopécie androgénique.

MISOGYNIE *s. f. (angl. misogyny).* Aversion morbide pour le sexe féminin.

MITHRIDATISME *s. m. (angl. mithridatism).* État d'accoutumance ou d'immunité aux poisons, obtenu après en avoir ingéré des doses progressivement croissantes.

MITOCHONDRIALES (MALADIES) *(angl. mitochondrial cytopathies).* Affections en rapport avec des anomalies des mitochondries. Ex. *maladie de Leber, syndrome de Kearns et Sayre, diabète mitochondrial, syndrome MERRF.*

MITOCHONDRIE *s. f. (angl. mitochondrion).* Organite cytoplasmique membraneux d'aspect ovoïde, qui possède une double membrane, abrite des chaînes d'enzymes qui interviennent dans la respiration cellulaire et possède un ADN propre, d'origine maternelle. SYN. *CHONDRIOSOME.*

MITOGÈNE *s. m.* **1.** Agent favorisant la mitose. **2.** Substance stimulant la transformation lymphoblastique des lymphocytes.

MITOSE *s. f. (angl. mitosis).* Mode de division indirecte des cellules, qui consiste pour toutes les cellules du soma en la séparation ordonnée des chromosomes, préalablement dupliqués, pour former deux noyaux fils. Elle comprend quatre phases : prophase, métaphase, anaphase et télophase. SYN. *CARYOCINÈSE.*

MITRAL *adj. (angl. mitral).* Qui se rapporte à la valve mitrale et à l'orifice du même nom.

MITRALITE *s. f. (angl. mitral valvular inflammation).* Inflammation rhumatismale des valvules mitrales.

mL Symbole du millilitre.

mm Symbole du millimètre.

mmol Symbole de la millimole.

MMPI Abréviation de *Minnesota Multiphasic Personality Inventory*. Test psychologique servant à préciser la personnalité d'un patient.

MMS *(angl. MMS).* Abréviation de l'anglais *Mini Mental State* désignant une méthode simple d'évaluation de l'état cognitif par un score compris entre 0 et 30 (valeur normale).

MNÉSIQUE *adj. (angl. mnemonic).* Relatif à la mémoire.

MNI-TEST Réaction biologique de diagnostic de la mononucléose infectieuse.

MOBILISATION *s. f.* **1.** En génétique bactérienne, transfert par conjugaison de l'ADN nucléaire ou chromosomique ou d'un plasmide non conjugable, d'une bactérie donatrice à une bactérie réceptrice, véhiculés par un plasmide conjugable. Elle suppose une étape préalable d'incorporation du plasmide conjugable au chromosome ou des deux plasmides à la cellule donatrice. **2.** Action de mettre en mouvement une partie de l'appareil locomoteur. ◇ **PASSIVE** *(angl. passive —).* Mobilisation pratiquée par une autre personne. Méthode de Lucas Championnière.

MOELLE *s. f.* ◇ **ALLONGÉE** *(NA. medulla oblongata). (angl. brain stem).* ☞ *BULBE.* ◇ **ÉPINIÈRE** *(NA. medulla spinalis). (angl. spinal cord ; medulla).* Partie intrarachidienne du système nerveux qui va du foramen magnum jusqu'à la deuxième vertèbre lombaire. Elle est cylindrique, possède deux renflements (cervical et lombaire) et est entourée par les méninges ; elle est formée d'une série de cordons de substance blanche qui entourent la substance grise centrale. ◇ **OSSEUSE** *(angl. bone marrow).* Substance molle qui remplit les cavités des os, formée d'un réseau conjonctif fin, entre les mailles duquel existent des cellules de la lignée érythropoïétique, granulocytaire, mégacaryocytaire et lymphocytaire. Selon son aspect et sa morphologie, on distingue la moelle rouge, propre aux os en voie de développement, aux os courts, au sternum et aux côtes, et la moelle jaune, propre aux os longs de l'adulte. La première possède une fonction hématopoïétique.

MOIGNON *s. m. (angl. stump).* Portion d'un membre amputé, comprise entre la surface de section et l'articulation proximale.

MOLAIRE **1.** *adj. (angl. molar).* Qui se rapporte à la mole (molécule-gramme). **2.** *s. f.* (NA. *dens molaris*). *(angl. molar).* Chacune des dents de la partie postérieure des arcades dentaires supérieure et inférieure, dont la fonction est de broyer.

MOLALITÉ *s. f. (angl. molality).* Concentration d'une solution, en moles par kilogramme d'eau. Dans les solutions très diluées, la molarité et la molalité sont équivalentes.

MOLARITÉ *s. f. (angl. molarity).* Concentration d'une solution exprimée en moles par litre de solution. SYN. *CONCENTRATION MOLAIRE.*

MOLE *s. f. (angl. mole).* Masse moléculaire d'un corps, exprimée en grammes. Symbole : mol. SYN. *MOLÉCULE-GRAMME.*

MÔLE *s. f. (angl. hydatiform mole).* Maladie du placenta caractérisée par le développement d'une masse charnue informe dans l'utérus, issue de la dégénérescence des villosités du chorion et du placenta. ◇ **HYDATIFORME** *(angl. hydatid mole).* Masse plus ou moins volumineuse qui est expulsée durant la grossesse, formée par la prolifération des villosités du chorion, unies par des pédicules présentant un aspect semblable à une grappe. SYN. *MÔLE.*

MOLÉCULE *s. f. (angl. molecule).* La plus petite partie d'un corps chimique qui conserve toutes les propriétés chimiques de ce corps, et qui puisse exister à l'état libre. C'est un groupement défini d'atomes, assemblés par des liaisons chimiques.

MOLÉCULE-GRAMME *s. f. (angl. molecule-gram).* ☞ *MOLE.*

MOLLET *s. m. (NA. sura). (angl. calf).* Partie charnue plus développée de la face postérieure de la jambe en dessous de la région poplitée, formée par les muscles gastrocnémiens et soléaire.

MOLLUSCUM *s. m. (angl. molluscum).* Tumeur fibreuse et flasque de la peau. ◇ **CONTAGIOSUM** Dermatose caractérisée par la formation de tumeurs épithéliales ombiliquées, de différentes tailles, dures, qui siègent principalement sur le visage et qui présentent un contenu blanchâtre semi-solide constitué de graisse, de cellules épithéliales et de corpuscules particuliers encapsulés. La maladie est chronique, sans symptômes systémiques au cours de son évolution. Elle est contagieuse et due à un virus du groupe des Poxvirus. ◇ **FIBROSUM** Tumeur cutanée fibreuse de la maladie de Recklinghausen. ◇ **PENDULUM** Tumeur molle, pédiculée, trouvée en particulier sur le cou ou les paupières des personnes âgées.

MOMIFICATION *s. f. (angl. mummification).* Dessication des tissus d'un fœtus mort retenu à l'intérieur de l'utérus ou d'une partie du corps.

MONGOLIEN **1.** *adj. MONGOLIQUE.* **2.** *s. m.* Individu présentant une trisomie 21. Terme peu utilisé.

MONGOLISME *s. m. (angl. trisomy 21, Down's syndrome).* ☞ *TRISOMIE, TRISOMIE 21.*

MONGOLOÏDE *s. m. (angl. mongoloid).* Sujet atteint de mongolisme.

MONITEUR *s. m. (angl. monitor).* Appareil électronique qui permet le contrôle et l'enregistrement de signes physiologiques (respiration, pouls, tension artérielle, etc.), d'électrocardiogrammes, de données biochimiques, etc. ◇ **CARDIAQUE** *(angl. cardiac —).* Appareil électronique destiné à assurer automatiquement une surveillance continue des battements cardiaques à l'aide d'un tracé électrocardiographique, des pressions vasculaires, du rythme respiratoire. Une alarme se déclenche quand les chiffres mesurés sont anormaux.

MONITORAGE *s. m. (angl. monitoring).* Enregistrement permanent de certains signes physiologiques à l'aide d'un dispositif de surveillance électronique. ◇ **FŒTO-MATERNEL** *(angl. feto-maternal —).* Surveillance électronique de l'accouchement à l'aide de moniteurs adaptés. Elle est destinée à diminuer la mortalité périnatale, la morbidité périnatale, à rationaliser l'indication d'une césarienne pour souffrance fœtale, à diminuer la durée du travail en augmentant son contrôle. Elle utilise plusieurs techniques d'enregistrement des contractions utérines et du cœur fœtal.

MONOAMINE *s. f. (angl. monoamine).* Nom générique des catécholamines, de la sérotonine et de la dopamine, ne contenant qu'une seule fonction amine.

MONOAMINE-OXYDASE *s. f. (angl. monoamine oxidase).* Enzyme qui détruit normalement dans l'organisme les amines telles que l'adrénaline, la noradrénaline, la sérotonine. Abréviation : MAO. ◇ **(INHIBITEUR DE LA)** *(angl. —inhibitor).* Médicament empêchant la dégradation des monoamines cérébrales et utilisé comme antidépresseur. Abréviation : IMAO.

MONOARTHRITE *s. f. (angl. monarthritis).* Inflammation d'une seule articulation. ◇ **DÉFORMANTE** *s. f. (angl. crippling arthritis).* Arthrite déformante d'une seule articulation.

MONOCATÉNAIRE *adj. (angl. single stranded).* Qui ne possède qu'une seule chaîne ; qualifie en particulier le brin d'ADN.

MONOCOQUE *s. m. (angl. monococcus).* Coque se présentant isolé et ne formant ni paires, ni groupes, ni chaînes.

MONOCULAIRE *adj.* **1.** Qui se rapporte à un seul œil. **2.** Qui est muni d'un seul oculaire.

MONOCYTAIRE *adj. (angl. monocytic).* Relatif au monocyte. ◇ **(LIGNÉE)** *adj.* Ensemble des cellules impliquées dans la formation des monocytes.

MONOCYTE *s. m. (angl. monocyte).* Grand leucocyte mononucléaire, de 12 à 25 µm de diamètre, dont le noyau a une chromatine noueuse ou rectiligne présentant l'aspect d'un écheveau, et dont le cytoplasme est gris bleu, contenant parfois de fines granulations azurophiles. Sa fonction principale est la phagocytose.

MONOCYTOPÉNIE *s. f. (angl. monocytopenia).* Diminution anormale du nombre des monocytes dans le sang circulant.

MONOCYTOSE *s. f. (angl. monocytosis).* Augmentation du nombre des monocytes dans le sang circulant au-delà de 1 000/mm^3.

MONOMÉLIQUE *adj. (angl. monomelic).* Qui se rapporte à un seul membre.

MONOMORPHE *adj. (angl. monomorphous).* Qui se présente toujours sous la même forme.

MONONUCLÉAIRE **1.** *adj. (angl. mononuclear).* Qui possède un seul noyau. **2.** *s. m.* Cellule sanguine ne possédant qu'un seul noyau non segmenté. Les mononucléaires sont les lymphocytes et les monocytes.

MONONUCLÉOSE *s. f. (angl. mononucleosis).* Présence d'un grand nombre de leucocytes mononucléaires dans le sang. ◇ **INFECTIEUSE** *(angl. infectious —).* Maladie infectieuse correspond à la primo-infection par le virus d'Epstein-Barr (EBV) ; elle est caractérisée par une triade symptomatique qui associe des manifestations cliniques (pharyngite, fièvre, éruption cutanée et adénopathies), des manifestations hématologiques (hyperleucocytose habituelle avec apparition de mononucléaires atypiques), et des anomalies sérologiques caractéristiques avec un titre élevé d'agglutinines antihématies de mouton (réaction de Paul et Bunnell) et un pouvoir hémolytique pour les hématies de bœuf en présence de complément. L'évolution est le plus souvent spontanément favorable. SYN. *ANGINE À MONOCYTES (OU MONOCYTAIRE), MALADIE DU BAISER.*

MONONUCLÉOSIQUES (SYNDROMES) *(angl. mononucleosis syndromes).* Affections caractérisées par une importante mononucléose et la présence de lymphocytes dits activés, d'étiologies variées : EBV, HIV, CMV, etc.

MONOPARÉSIE *s. f. (angl. monoparesis).* Parésie touchant un seul membre ou une seule partie d'un membre.

MONOPARESTHÉSIE *s. f. (angl. monoparesthesia).* Paresthésie localisée à un seul membre.

MONOPHTALME *adj. (angl. monophthalmus).* Qui a un seul œil fonctionnel en rapport avec un défaut anatomique ou un dysfonctionnement de l'autre œil.

MONOPLÉGIE *s. f. (angl. monoplegia).* Paralysie d'un membre ou d'un seul groupe musculaire.

MONOPSIE *s. f. (angl. monopsia).* ☞ *CYCLOPIE.*

MONORCHIDIE *s. f. (angl. monorchidism).* Présence d'un seul testicule dans le scrotum ; cryptorchidie unilatérale.

MONOSYMPTOMATIQUE *adj. (angl. monosymptomatic).* Qui s'exprime ou se caractérise par un seul symptôme.

MONOSYNAPTIQUE *adj. (angl. monosynaptic).* Qui ne concerne qu'une synapse.

MONOTHÉRAPIE *s. f. (angl. monotherapy).* Traitement faisant appel à un seul médicament.

MONOVALENT *adj.* **1.** Qui possède une seule valence. **2.** Se dit d'un vaccin ou d'un sérum préparé à partir d'une seule espèce microbienne et qui assure une protection uniquement contre les infections causées par cette espèce.

MONOXYDE *s. m. (angl. monoxyde).* Oxyde qui ne renferme qu'un atome d'oxygène dans chaque molécule. ◇ **DE CARBONE** *(angl. carbon —).* Gaz inodore, très toxique car se substitue à l'oxygène sur l'hémoglobine. Il apparaît en cas de combustion en milieu pauvre en oxygène. Symbole : CO.

MONOZYGOTE *adj. (angl. monozygotic ; monozygous).* Qui se développe à partir d'un seul œuf fécondé. SYN. *UNIVITELLIN.*

MONSTRE *s. m. (angl. monster).* Fœtus présentant une malformation majeure (monstruosité). ◇ **AUTOSITAIRE** *(angl. autositic —).* Monstre double dans lequel chaque individu est capable d'avoir une existence indépendante. ◇ **COMPOSÉ** *(angl. compound —).* Monstre qui réunit les éléments de plus d'un individu. ◇ **DOUBLE** *(angl. double —).* Monstre composé de deux individus unis par n'importe quelle partie. ◇ **PARASITAIRE** *(angl. parasitic —).* Monstre rudimentaire inséré dans un autre et incapable d'être autonome. ◇ **TRIPLE** *(angl. triplet —).* Monstre formé à partir d'éléments de trois individus. ◇ **UNITAIRE** *(angl. single —).* Monstre formé à partir d'un embryon unique et comprenant les éléments, complets ou incomplets, d'un seul individu.

MONSTRUOSITÉ *s. f. (angl. monstruosity).* Anomalie congénitale très grave rendant difficile ou impossible l'accomplissement d'une ou de plusieurs fonctions et produisant, chez les individus qui en sont affectés, une conformation vicieuse très différente de celle que présente ordinairement leur espèce. ☞ *TÉRATOLOGIE.*

MONT DU PUBIS *(NA. mons pubis). (angl. mons pubis).* Large saillie médiane située en avant de la vulve. SYN. *MONT DE VÉNUS.*

MOPP *(angl. MOPP).* En chimiothérapie, association de chlorméthine (moutarde azotée), vincristine *(ONCOVIN®)*, procarbazine et prednisone. Utilisée dans la maladie de Hodgkin.

MORAXELLA Genre de bactéries à Gram négatif, agents responsables d'infections oculaires chez l'homme et les animaux, sensibles à la pénicilline G. ◇ ***BOVIS*** Organisme découvert dans la conjonctive des bovidés, chez lesquels il provoque une kératoconjonctivite épidémique. ◇ ***LACUNATA*** Bactérie isolée de la conjonctive de cobayes, qui peut provoquer des conjonctivites et des endocardites chez l'homme.

MORBIDE *adj. (angl. morbid).* Qui souffre d'une maladie ou qui l'occasionne.

MORBIDITÉ *s. f.* **1.** État de maladie. **2.** Nombre de personnes qui sont malades dans une population et durant un temps déterminés.

MORBILLEUX *adj. (angl. morbilliform).* Qui concerne la rougeole.

MORBILLIFORME *adj. (angl. morbilliform).* Qui ressemble à l'éruption de la rougeole.

MORBILLIVIRUS Genre de virus de la famille des *Paramyxoviridae* comprenant le virus de la rougeole.

MORDANT *s. m. (angl. mordant).* En histologie et bactériologie, substance chimique qui facilite la coloration, ou qui permet de réaliser une coloration que le colorant seul ne peut pas donner : phénol, sels de chrome, etc.

MORGAN *s. m. (angl. morgan).* Unité de distance génétique correspondant à une longueur d'ADN telle que la probabilité d'un *crossing-over* par génération est de 100 %. Chez l'homme, un morgan correspond à environ 108 paires de bases d'ADN.

MORGUE *s. f. (angl. morgue mortuary).* Lieu dans lequel on dépose les cadavres en vue de leur identification ou d'investigations médico-légales.

MORO (RÉFLEXE DE) *(angl. Moro's embrace reflex).* Un nouveau-né placé en décubitus dorsal sur une table réagit à la percussion forte de cette table par un déplacement des bras, et plus particulièrement des mouvements d'embrassement.

MORPHINE *s. f. (angl. morphine).* Alcaloïde extrait de l'opium, le plus important et le plus actif. Hypnotique et analgésique central administré *per os*, en injections hypodermiques ou en intraveineux. ◇ **ENDOGÈNE** ☞ *ENDORPHINE.*

MORPHO- *(angl. morpho-).* Préfixe d'origine grecque indiquant une relation avec la forme.

MORPHOLOGIE *s. f. (angl. morphology).* Étude de la forme et de la structure des êtres organisés et des lois qui les régissent.

MORPHOTYPE *s. m. (angl. morphotype).* Caractéristiques physiques permettant de classer un individu.

MORPION *s. m. (angl. crab louse).* Nom courant du pou qui infeste les poils du pubis (*Phtirius inguinalis*).

MORSURE *s. f. (angl. bite).* Blessure faite avec les dents.

MORT *s. f. (angl. death).* Arrêt complet et définitif des fonctions vitales d'un organisme vivant, suivi par la destruction progressive de ses tissus et organes. ◇ **APPARENTE** *(angl. apparent —).* État caractérisé par un arrêt temporaire ou un ralentissement très marqué des fonctions cardiaques et respiratoires, qui sont à peine perceptibles. Les causes peuvent en être nombreuses : asphyxie, refroidissement, électrocution, intoxication, inhibition réflexe, etc. ◇ **CÉRÉBRALE** *(angl. brain —).* Coma profond irréversible sans respiration spontanée, avec flaccidité généralisée, absence de réponse à la stimulation des nerfs crâniens et électroencéphalogramme isoélectrique (plat) d'une durée de plusieurs heures. ◇ **INATTENDUE DU NOURRISSON** *(angl. sudden infant —).* Décès brutal et imprévu d'un nourrisson qui paraissait en bonne santé, généralement pendant son sommeil. Ce décès reste inexpliqué après une autopsie correctement pratiquée. L'étiologie est inconnue, et un grand nombre de causes ont été proposées. Il y a aussi des cas sans aucune étiologie retrouvée. SYN. *MORT SUBITE DU NOURRISSON.* ◇ **NATURELLE** *(angl. natural —).* Mort qui résulte de la détérioration progressive de toutes les fonctions vitales. ◇ **VIOLENTE** *(angl. violent —).* Mort due à une cause externe (accident, homicide) ou à un suicide. Terme utilisé par opposition à celui de mort naturelle.

MORTALITÉ *s. f. (angl. mortality).* Proportion de décès dans une population donnée durant un temps déterminé. ◇ **INFANTILE** *(angl. infant — rate).* Chiffre des décès d'enfants de moins de un an par millier d'enfants nés vivants. ◇ **NÉONATALE** *(angl. neonatal — rate).* Chiffre des décès survenus dans les quatre premières semaines de la vie. ◇ **PÉRINATALE** *(angl. perinatal — rate).* Mortalité infantile obervée durant la période qui s'étend de la naissance au septième jour après la naissance.

MORTIFICATION *s. f. (angl. mortification).* SYN. (peu usité de) *GANGRÈNE.*

MORULA *s. f. (angl. morula).* Masse solide de blastomères formée par segmentation de l'œuf, antérieure à la blastula.

MORVE *s. f. (angl. glanders ; farcy).* Maladie infectieuse et contagieuse due à *Burkholderia mallei*, propre aux équidés (chevaux, ânes, mulets), qui peut se transmettre aux autres animaux et à l'homme. Elle se caractérise par des phénomènes généraux aigus, de la fièvre, une inflammation des muqueuses, en particulier nasales, avec écoulement purulent, une tuméfaction de la peau et une éruption de phlyctènes sur celle-ci et sur les muqueuses.

MOSAÏQUE *adj. (angl. mosaic).* Se dit d'un individu dont les cellules diffèrent par leur constitution génétique. S'emploie aussi comme substantif.

MOTILITÉ *s. f.* **1.** Propriété de se mouvoir. **2.** Ensemble des mouvements propres à un système. Ex. *motilité viscérale ou à un organe, motilité gastrique.*

MOTONEURONE *s. m. (angl. motoneuron).* Neurone dont le corps cellulaire siège dans le névraxe, et dont l'axone se termine dans un récepteur musculaire strié. SYN. *NEURONE MOTEUR.*

MOTRICITÉ *s. f. (angl. motricity).* Incitation motrice ; propriété des centres nerveux de provoquer la contraction musculaire.

MOUCHE TSÉ-TSÉ *(angl. tsetse fly).* Nom vernaculaire des mouches du genre *Glossina* transmettant la trypanosomiase.

MOUCHES VOLANTES *(angl. floaters muscae volitantes).* Phénomène subjectif caractérisé par la perception de points brillants ou noirs, de filaments, de toile d'araignée ou de corps flottant dans l'air. Il est dû à des corps flottants du vitré. SYN. *MYODÉSOPSIE.*

MOUSTIQUE *s. m. (angl. mosquito).* Nom générique des insectes de la famille des Culicidés, parmi lesquels on trouve les vecteurs de différentes maladies (paludisme, dengue, fièvre jaune, etc.).

MOUTARDE AZOTÉE *(angl. nitrogen mustard).* Groupe de composés qui s'utilisent dans le traitement des leucémies, des lymphomes, de la maladie de Hodgkin, etc. ; le cyclophosphamide, l'ifosfamide, le melphalan et le chlorambucil.

MOUVEMENT *s. m. (angl. movement).* Déplacement, changement de position d'un corps. ◇ **ACTIF** *(angl. active —).* Mouvement volontaire. ◇ **AMIBOÏDE** *(angl. ameboid —).* Mouvement propre aux amibes ou aux leucocytes, qui s'effectue par l'expansion et la rétraction successives des prolongements protoplasmiques ou pseudopodes. ◇ **ASSOCIÉ** *(angl. associated —).* Mouvement de parties ou d'organes qui agissent conjointement (par exemple les yeux). SYN. *SYNCINÉSIE.* ◇ **ASSOCIÉ CONTROLATÉRAL** *(angl. contralateral associated —).* Dans l'hémiplégie, mouvement involontaire de la partie paralysée provoqué par un mouvement volontaire de la partie saine correspondante. ◇ **AUTOMATIQUE** *(angl. automatic —).* Mouvement involontaire spontané. ◇ **CHORÉIQUE** *(angl. choreic —).* Mouvement involontaire irrégulier, désordonné, d'un muscle ou d'un groupe de muscles. ◇ **PASSIF** *(angl. passive —).* Mouvement du corps ou d'une partie du corps, imprimé par une force extérieure à l'organisme. ◇ **PENDULAIRE** *(angl. pendular —).* Contractions localisées de l'intestin grêle, qui se produisent périodiquement en un même point, et que l'on attribue aux contractions des fibres musculaires longitudinales de ces mêmes anses. ◇ **RÉFLEXE** *(angl. reflex —).* Mouvement involontaire résultant d'un processus réflexe. ◇ **SYNCINÉTIQUE** *(angl. synkinetic —).* Petit mouvement inconscient qui accompagne des mouvements volontaires de plus grande amplitude, comme les mouvements faciaux dans les exercices violents.

MSH *(angl. MSH).* Abréviation désignant la mélanostimuline. ☞ *MÉLANOTROPINE.*

MST *(angl. STD).* Abréviation de maladies sexuellement transmissibles. ☞ *IST.*

MUCINE *s. f. (angl. mucin).* Glycoprotéide liquide, constituant principal du mucus. La mucine existe dans la salive, les sécrétions muqueuses, la bile, la synovie et la gelée de Wharton, dans certaines tumeurs, myxomes et liquides pathologiques.

MUCOCÈLE *s. f. (angl. mucocele).* Pseudotumeur constituée par du mucus accumulé dans une cavité dont l'orifice est obstrué. Ex. *mucocèle lacrymale, mucocèle appendiculaire.*

MUCOÏDE **1.** *adj. (angl. mucoid).* Qui ressemble au mucus. **2.** *s. m. (angl. mucus).* Membre d'un groupe de glycoprotéines d'origine animale, semblables à la mucine, mais qui en diffèrent par leur solubilité et certaines de leurs réactions. On les trouve dans le cartilage, la cornée, le cristallin, la glaire d'œuf et certains kystes.

MUCOLIPIDOSE *s. f. (angl. mucolipidosis).* Affection héréditaire, à transmission autosomique récessive, avec dépôt de mucopolysaccharides et de glycolipides dans certains tissus.

MUCOLYTIQUE *adj. (angl. mucolytic).* Qui détruit ou dissout le mucus.

MUCOPOLYSACCHARIDE *s. m. (angl. mucopolysaccharide).* Polysaccharide complexe ; hétérosaccharide qui possède de l'azote dans sa molécule. Il peut être acide ou neutre. Un des monomères est toujours une hexosamine, la D-glucosamine dans le cas de l'acide hyaluronique et la D-galactosamine dans le cas des chondroïtine-sulfates du cartilage.

MUCOPOLYSACCHARIDOSE *s. f. (angl. mucopolysaccharidosis).* Terme désignant un groupe de maladies héréditaires comportant une accumulation de lipides dans les neurones, associée à un dépôt de mucopolysaccharides dans les tissus conjonctifs en rapport avec un déficit enzymatique lysosomial. En conséquence, ces affections peuvent donner une série d'anomalies squelettiques et nerveuses. Le système nerveux peut être affecté également par suite des difformités squelettiques et de l'hypertrophie du tissu conjonctif au niveau de la base de l'encéphale, pouvant conduire à une hydrocéphalie.

MUCOPURULENT *adj. (angl. mucopurulent).* Qui contient du mucus et du pus.

MUCOPUS *s. m. (angl. mucopus).* Mucus ressemblant au pus du fait de sa teneur élevée en leucocytes.

MUCOSITÉ *s. f. (angl. mucosity).* Substance épaisse et filante, à la surface de certaines muqueuses, formée de mucus, de cellules desquamées et de corps étrangers microscopiques (poussières, germes, parasites).

MUCOVISCIDOSE *s. f. (angl. Cystic fibrosis).* Maladie héréditaire autosomique récessive, due à une viscosité excessive des sécrétions muqueuses (surtout du tube digestif et des bronches). Elle entraîne une fibrose kystique congénitale du pancréas et des poumons. Elle peut se manifester, dès la naissance, par un gros abdomen, des selles volumineuses, graisseuses (insuffisance pancréatique exocrine), parfois une occlusion intestinale brutale (par iléus méconial), des infections respiratoires à répétition. La sueur est très riche en sodium et en chlore. Le pronostic est sévère.

MUCUS *s. m. (angl. mucus).* Substance fluide ou semi-solide, visqueuse, translucide, sécrétée par les glandes muqueuses, composée d'eau, de mucine, de sels inorganiques, de cellules épithéliales, de leucocytes. Elle exerce un rôle protecteur sur les muqueuses qu'elle recouvre.

MUGUET *s. m. (angl. thrush).* Petites ulcérations de la muqueuse buccale, couvertes d'un enduit blanchâtre, dues à *Candida albicans* ; elles sont observées chez les nourrissons, chez les malades cachectiques ou chez les sujets soumis à des traitements intensifs par les antibiotiques.

MULIBREY (NANISME OU SYNDROME) Acronyme de *MUscle, LIver, BRain, EYe.* Affection héréditaire à transmission autosomique récessive associant nanisme, hypotonie musculaire, cirrhose, hydrocéphalie, anomalies rétiniennes et cardiaques.

MULTIGESTE *adj. (angl. multigravida).* Se dit de la femme qui est enceinte au moins pour la deuxième fois. S'emploie également comme substantif.

MULTINÉVRITE *s. f. (angl. disseminated neuritis).* Forme de polynévrite qui affecte plusieurs nerfs sensitivomoteurs périphériques de façon asymétrique. Elle s'observe dans le diabète, les collagénoses, les dysglobulinémies et la lèpre. SYN. *NÉVRITE MULTIPLE.*

MULTIPARE *adj. (angl. multiparous).* Se dit de la femme qui a eu plusieurs enfants. S'emploie également comme substantif.

MULTIPLET *s. m. (angl. multiplet).* Série de potentiels d'action se succédant à intervalles brefs observée à l'électromyogramme.

MUQUEUSE *s. f. (angl. mucous membrane).* Membrane qui tapisse les cavités naturelles de l'organisme, constituée essentiellement d'un épithélium et d'un chorion, et accessoirement de fibres élastiques musculaires, de glandes, de villosités, etc., selon la muqueuse considérée. ◇ **OLFACTIVE** *(angl. olfactory membrane).* Zone olfactive de la muqueuse pituitaire. ◇ **PALATINE** *(angl. palatine membrane).* Tissu muqueux qui recouvre le palais osseux. ◇ **PITUITAIRE** *(angl. pituitary membrane).* Muqueuse qui tapisse les fosses nasales et les sinus de la face. On distingue une zone respiratoire (muqueuse respiratoire) et une zone olfactive (muqueuse olfactive). ◇ **TYMPA-**

NIQUE *(angl. tympanic membrane).* Muqueuse qui tapisse la face profonde de la membrane tympanique. ◇ **UTÉRINE** ☞ *ENDOMÈTRE.*

MUQUEUX *adj. (angl. mucous).* Qui se rapporte au mucus et aux mucosités.

MURMURE RESPIRATOIRE *(angl. vesicular murmur).* Léger bruit, normal, perçu à l'auscultation thoracique durant l'inspiration et le début de l'expiration. Il est produit par la distension des alvéoles lorsqu'elles se remplissent d'air. SYN. *MURMURE VÉSICULAIRE.*

MURPHY (SIGNE DE) *(angl. Murphy's sign).* Blocage douloureux de l'inspiration profonde lors de la palpation, sous le rebord costal droit, du bord antérieur du foie, évocateur d'affection de la vésicule biliaire.

MUSCLE *s. m. (NA. musculus). (angl. muscle).* Organe charnu dont la contraction produit un mouvement.

MUSCULOCUTANÉ *adj. (angl. musculocutaneous).* Qui se rapporte aux muscles et à la peau. ◇ **(NERF)** *adj. (angl. musculocutaneous nerve).* Nerf mixte du membre inférieur. SYN. *NERF FIBULAIRE SUPERFICIEL. ATLAS ANATOMIQUE DES NERFS EN ANNEXE.*

MUTAGÈNE *adj. (angl. mutagenic).* Se dit d'un agent physique, chimique ou biologique capable d'accroître le taux de mutation d'un organisme. S'utilise aussi comme substantif.

MUTAGENÈSE *s. f. (angl. mutagenesis).* Production de mutations due à l'action d'agents physiques (notamment les radiations ionisantes) ou chimiques.

MUTANT *adj. (angl. mutant).* Se dit, en génétique, d'un individu, d'un type, d'un caractère ou d'un gène, qui a subi une mutation. S'emploie aussi comme substantif. ◇ **CONDITIONNEL** *(angl. conditional —).* Organisme où une mutation ne s'exprime que dans certaines conditions.

MUTATION *s. f. (angl. mutation).* En génétique, modification brusque, survenant spontanément ou provoquée par divers agents, et affectant la structure ou le nombre des gènes ou des chromosomes d'un organisme vivant. ◇ **GÉNÉTIQUE** *(angl. gene —).* Mutation concernant un ou plusieurs gènes.

MUTILATION *s. f. (angl. mutilation).* Ablation ou perte d'un membre ou d'une partie du corps.

MUTISME *s. m. (angl. mutism).* Inhibition volontaire ou involontaire de la parole. ◇ **AKINÉTIQUE** *(angl. akinetic —).* Mutisme associé à une absence de mouvements et de la parole sans atteinte des voies motrices et à une incontinence sphinctérienne, avec persistance des mouvements oculaires et de la déglutition, qui s'observe dans les lésions des deux lobes frontaux.

MUTITÉ *s. f. (angl. dumbness).* Incapacité de parler à la suite d'une lésion des organes de la phonation ou des centres nerveux dont ils dépendent, ou encore à la suite d'une surdité congénitale qui empêche le sujet d'apprendre à parler (surdi-mutité).

MYALGIE *s. f. (angl. myalgia).* Douleur musculaire. ◇ **ÉPIDÉMIQUE** *s. f.* ☞ *BORNHOLM (MALADIE DE).*

MYASTHÉNIE *s. f. (angl. myasthenia gravis).* Affection auto-immune acquise, secondaire à un blocage de la transmission neuromusculaire, marquée par l'existence anormale d'auto-anticorps dirigés contre les récepteurs de l'acétylcholine indispensables au déclenchement de la contraction musculaire. Elle coexiste souvent avec une tumeur du thymus. Elle se caractérise cliniquement par une fatigabilité des muscles squelettiques lors de leur contraction répétée ou prolongée, avec récupération des capacités fonctionnelles après un repos suffisant. Les muscles les plus touchés sont les muscles moteurs de l'œil, les masséters et les muscles pharyngolaryngés. L'atteinte des muscles respirateurs peut être mortelle. SYN. *ERB-GOLDFLAM (MALADIE D').*

MYATONIE *s. f. (angl. myatonia).* Absence ou déficience du tonus musculaire. ◇ **CONGÉNITALE** *(angl. — congenita).* Paralysie flasque avec atonie frappant le jeune enfant par lésion des motoneurones de la corne antérieure de la moelle. SYN. *MALADIE D'OPPENHEIM.*

MYATROPHIE *s. f. (angl. myatrophy).* Atrophie musculaire. SYN. *AMYOTROPHIE.*

MYCÉLIEN *adj. (angl. mycelial).* Qui se rapporte ou qui appartient au mycélium.

MYCÉLIUM *s. m. (angl. mycelium).* Partie végétative et fondamentale des champignons, composée de filaments, appelés hyphes, disposés de façon variable.

MYCÉTOME *s. m. (angl. mycetoma).* Affection mycosique caractérisée par une pseudotumeur localisée le plus souvent au pied, et au niveau de laquelle se développent des nodules, des vésicules et des fistules remplies de pus ; ce pus contient de petits grains rouges, noirs ou jaunes, où sont localisés les agents responsables de la maladie.

MYCOBACTÉRIE *s. f. (angl. mycobacteria).* ☞ *MYCOBACTERIUM.*

MYCOBACTERIUM Genre de bactéries de la famille des *Mycobacteriaceae*. Ce sont des bacilles à Gram positif, acido-alcoolorésistants. Le bacille de Koch (bacille tuberculeux) en fait partie. ◇ ***AVIUM*** Agent responsable de la tuberculose aviaire, pouvant être en cause chez l'homme, surtout en cas d'immunodépression. Le complexe mycobacterium avium inclut *M. avium, M. intracellulare.* ◇ ***BOVIS*** Agent responsable de la tuberculose des bovidés, transmissible à l'homme. ◇ ***FORTUITUM*** Espèce à croissance rapide, occasionnellement pathogène pour l'homme, en particulier responsable d'infections prothétiques. Le complexe mycobacterium fortuitum inclut *M. fortuitum, M. chelonae.* ◇ ***LEPRAE*** Agent responsable de la lèpre chez l'homme. SYN. *BACILLE DE HANSEN.* ◇ ***MARINUM*** Agent responsable chez l'homme d'une affection cutanée appelée granulome des piscines. Le réservoir étant les piscines et les poissons exotiques en aquarium. ◇ ***PARATUBERCULOSIS*** Agent responsable d'entérite chez les bovins et les ovins. ◇ ***SMEGMATIS*** Mycobactérie à croissance rapide, normalement non pathogène ; elle est isolée du smegma humain. Impliquée dans des infections sur matériel prothétique. ◇ ***TUBERCULOSIS*** Agent responsable de la tuberculose chez l'homme. SYN. *BACILLE DE KOCH.* ◇ ***XENOPI*** Mycobactérie à croissance lente responsable d'infections pulmonaires et sur prothèses.

MYCOLOGIE *s. f. (angl. mycology).* Étude des champignons.

MYCOPLASME *s. m.* Variété de bactéries proche des virus et responsable de pneumopathies et d'infections génitales. ☞ *MYCOPLASMA.*

MYCOSE *s. f. (angl. mycosis).* Terme générique désignant toute affection provoquée par un champignon parasite.

MYCOSIQUE *adj. (angl. mycotic).* Qui concerne une mycose.

MYCOSIS FUNGOÏDE *(angl. mycosis fungoides).* Forme de lymphome T cutané.

MYCOSTATIQUE *adj. (angl. mycostatic).* Se dit d'un agent qui empêche le développement des levures et des champignons microscopiques. S'emploie aussi comme substantif.

MYCOTIQUE (ANÉVRYSME) *adj. (angl. mycotic aneurysm).* ☞ *ANÉVRYSME MYCOTIQUE.*

MYCOTOXICOSE *s. f. (angl. mycotoxicosis).* Intoxication provoquée par un aliment contaminé par des champignons microscopiques produisant des mycotoxines.

MYCOTOXINE *s. f. (angl. mycotoxin).* Toxine élaborée par des champignons microscopiques qui se développent sur des aliments.

MYDRIASE *s. f. (angl. mydriasis).* Dilatation de la pupille, qui peut être physiologique, pathologique ou médicamenteuse. ◇ **PARALYTIQUE** *s. f. (angl. paralytic —).* Mydriase due à la paralysie des muscles constricteurs de la pupille. ◇ **SPASTIQUE** *s. f. (angl. spasmodic —).* Mydriase due à une irritation du nerf sympathique qui innerve les fibres longitudinales de l'iris. ◇ **SPINALE** *s. f. (angl. spinal —).* Mydriase due à une excitation du grand sympathique par lésion du centre ciliospinal de la moelle.

MYDRIATIQUE *adj. (angl. mydriatic).* Qui dilate la pupille. Se dit de médicaments utilisés en instillations oculaires, comme l'atropine. S'emploie aussi comme substantif.

MYÉLÉMIE *s. f. (angl. myelocytosis).* Présence anormale dans le sang d'éléments précurseurs des granulocytes.

MYÉLENCÉPHALE *s. m. (angl. myelencephalon).* Bulbe.

MYÉLENCÉPHALITE *s. f. (angl. myelencephalitis).* Inflammation de la moelle et de l'encéphale.

MYÉLINE *s. f. (angl. myelin).* Substance constituée de lipides et de protéines et formant une gaine isolante autour de certaines fibres nerveuses dites myélinisées.

MYÉLINISATION *s. f. (angl. myelinization).* Formation d'une gaine de myéline autour des fibres nerveuses pendant le développement du système nerveux.

MYÉLITE *s. f. (angl. myelitis).* Inflammation de la moelle épinière, qui peut affecter la substance grise et/ou la substance blanche. Les étiologies sont multiples, virales, bactériennes ou parasitaires. ◇ **ANTÉRIEURE AIGUË** *(angl. acute anterior poliomyelitis).* ☞ *POLIOMYÉLITE ANTÉRIEURE AIGUË.* ◇ **TRANSVERSE** *s. f. (angl. transverse —).* Affection inflammatoire aiguë de la moelle épinière qui intéresse un ou plusieurs segments de façon plus ou moins complète. Elle peut s'avérer d'origine virale, bactérienne, etc.

MYÉLOBLASTE *s. m. (angl. myeloblast).* Grande cellule mononucléaire non granuleuse de 20 à 25 µm, présente dans la moelle osseuse, origine de la série granulocytaire. Elle possède un grand noyau, plusieurs nucléoles et un cytoplasme basophile, et donne naissance au promyélocyte.

MYÉLOCYTE *s. m. (angl. myelocyte).* Cellule de la série granulocytaire, présente dans la moelle osseuse, intermédiaire entre le promyélocyte et le métamyélocyte. Plus grande qu'un leucocyte (12 à 20 µm), elle possède un noyau vésiculaire et un cytoplasme contenant des granulations neutrophiles, basophiles ou éosinophiles. Les myélocytes apparaissent dans le sang dans certaines formes de leucémie.

MYÉLOCYTÉMIE *s. f. (angl. myelocythemia).* Présence de myélocytes dans le sang.

MYÉLOCYTOSE *s. f. (angl. myelocytosis).* Taux des myélocytes dans la moelle osseuse (où ils se trouvent normalement) ou dans le sang (où ils se trouvent anormalement).

MYÉLODYSPLASIE *s. f.* Anomalie de l'évolution et de la formation médullaire des lignées hématopoïétiques. SYN. *DYSMYÉLOPOÏÈSE.*

MYÉLOFIBROSE *s. f. (angl. myelofibrosis).* Fibrose réticulinique de la moelle osseuse, d'origine primitive (myélofibrose primitive) ou secondaire (compliquant une polyglobulie primitive, une thrombocytémie essentielle...).

MYÉLOGRAMME *s. m. (angl. myelogram).* Formule cytologique de la moelle osseuse obtenue généralement par ponction sternale. SYN. *MÉDULLOGRAMME.*

MYÉLOGRAPHIE *s. f. (angl. myelography).* Radiographie de la moelle épinière et des espaces sous-arachnoïdiens après injection d'un produit de contraste par ponction lombaire ou sous-occipitale. Lorsque le produit de contraste est gazeux, on parle de myélographie gazeuse ou pneumomyélographie. (N'est plus utilisée.)

MYÉLOÏDE *adj. (angl. myeloid).* Qui ressemble à la moelle osseuse ou qui en provient. Se dit de la lignée hématopoïétique aboutissant à la formation des leucocytes granuleux, des plaquettes et des hématies.

MYÉLOLIPOME *s. m. (angl. myelolipona).* Tumeur bénigne de la glande surrénale constituée de tissu adipeux et de tissu hématopoïétique normal.

MYÉLOMALACIE *s. f. (angl. myelomalacia).* Infarctus de la moelle épinière précédé d'une très vive douleur avec constitution d'une para ou tétraplégie.

MYÉLOME ◇ **MULTIPLE** *s. m.* Affection due à la prolifération maligne des plasmocytes de la moelle osseuse, caractérisée par la présence de lacunes osseuses disséminées lytiques avec possible hypercalcémie, d'une immunoglobuline monoclonale sanguine, et d'un possible envahissement médullaire.

MYÉLOPATHIE *s. f. (angl. myelopathy).* Terme générique pour les affections de la moelle épinière. Il s'utilise principalement pour désigner les affections liées à une cervicarthrose avec rétrécissement du canal rachidien.

MYÉLOPLAXE *s. m. (angl. myeloplax).* Cellule géante multinucléée de la moelle osseuse. SYN. *OSTÉOCLASTE.*

MYÉLOPOÏÈSE *s. f. (angl. myelopoiesis).* Ensemble des processus aboutissant à la formation de la moelle osseuse ou des cellules de la lignée myéloïde.

MYÉLOPROLIFÉRATIF (SYNDROME) *(angl. myeloproliferative disorder).* Désigne les affections caractérisées par la prolifération d'une ou de plusieurs des lignées myélocytaires normalement présentes dans la moelle osseuse. ☞ *SYNDROME MYÉLOPROLIFÉRATIF.*

MYÉLOSCLÉROSE *s. f.* Fibrose de la moelle osseuse, myélofibrose.

MYÉLOSCLÉROSE *s. f.* Sclérose de la moelle épinière : sclérose en plaques.

MYÉLOTOXIQUE *adj. (angl. myelotoxic).* Qui est toxique pour la moelle osseuse.

MYIASE *s. f. (angl. myiasis).* Toute lésion produite dans l'organisme par des larves de mouches, parasites obligatoires ou accidentels de l'homme. ◇ **CAVITAIRE, CUTANÉE OU INTESTINALE** *(angl. cavity, cutaneous, intestinal —).* Affection provoquée par la présence de larves de mouches, respectivement dans les cavités naturelles, la peau ou l'intestin. ◇ **MIGRATRICE** *(angl. creeping —).* Terme impropre. SYN. *LARVA MIGRANS CUTANÉE.*

MYOCARDE *s. m. (NA. myocardium). (angl. myocardium).* Partie musculaire du cœur. Le myocarde est un muscle strié involontaire.

MYOCARDIOPATHIE *s. f. (angl. myocardiopathy).* Toute affection cardiaque due à une atteinte primitive, parfois familiale, du myocarde et qui entraîne généralement une hypertrophie ou une dilatation du cœur, avec des signes d'insuffisance cardiaque. SYN. *CARDIOMYOPATHIE.* ◇ **DE KESHAN** *(angl. Keshan's disease).* Myocardiopathie observée en Chine et due probablement à une carence en sélénium.

MYOCARDITE *s. f. (angl. myocarditis).* Inflammation aiguë ou chronique du myocarde. ◇ **AIGUË** *(angl. acute —).* Inflammation du myocarde observée au cours de certaines infections bactériennes ou virales, ou lors d'intoxications. ◇ **TOXIQUE** *(angl. toxic —).* Myocardite provoquée par des substances chimiques ou des toxines bactériennes.

MYOCLONIE *s. f. (angl. myoclonus).* Contraction brusque, brève et involontaire, qui affecte un faisceau musculaire, un muscle ou un groupe de muscles, et entraîne un déplacement du segment de membre correspondant.

MYOCYTE *s. m. (angl. myocyte).* Cellule musculaire.

MYODÉSOPSIE *s. f. (angl. myodesopsia).* ☞ *MOUCHES VOLANTES.*

MYOFIBRILLE *s. f. (angl. myofibril).* Filament long et grêle constituant l'élément caractéristique de tout tissu contractile, dont le nombre et la forme varient selon le type de muscle auquel il appartient. SYN. *FIBRILLE MUSCULAIRE.*

MYOGÈNE *adj. (angl. myogenic).* Qui a son origine dans le muscle ou le tissu musculaire.

MYOGLOBINE *s. f. (angl. myoglobin).* Pigment respiratoire musculaire qui se différencie de l'hémoglobine par sa plus grande affinité pour l'oxygène, sa moindre affinité pour le CO_2 et son poids moléculaire inférieur.

MYOGLOBINURIE *s. f. (angl. myoglobinuria).* Présence de myoglobine dans l'urine. Elle se voit principalement au cours de traumatismes graves (syndrome de Bywaters), des rhabdomyolyses et beaucoup plus rarement dans la myoglobinurie paroxystique idiopathique.

MYOLYSE *s. f. (angl. myolysis).* Dégénérescence de la fibre musculaire.

MYOME *s. m. (angl. myoma).* Tumeur bénigne constituée de tissu musculaire, soit strié (rhabdomyome), soit lisse (léiomyome). ◇ **STRIOCELLULAIRE** *s. m. (angl. — striocellulare).* ☞ *RHABDOMYOME.* ◇ **TÉLANGIECTASIQUE** *(angl. teleangiectatic —).* Myome riche en vaisseaux sanguins dilatés.

MYOMECTOMIE *s. f. (angl. myomectomy).* Ablation chirurgicale d'un myome utérin, en conservant l'utérus et ses annexes.

MYOMÈTRE *s. m.* **1.** *(angl. myometrium).* Paroi musculaire de l'utérus. **2.** *(angl. myometer).* Appareil servant à mesurer la contraction musculaire.

MYOŒDÈME *s. m. (angl. myoedema).* Contraction locale d'un muscle apparaissant à la percussion sous forme d'un bourrelet suivi d'une décontraction lente. SYN. *CONTRACTILITÉ IDIOMUSCULAIRE.*

MYOPATHIE *s. f. (angl. myopathy).* Terme générique englobant l'ensemble des affections de la musculature squelettique de type dégénératif, génétiquement déterminées et d'évolution progressive.

MYOPATHIQUE *adj. (angl. myopathic).* Qui est en rapport avec les maladies du muscle.

MYOPE *adj. (angl. myope).* Se dit d'un œil ou d'une personne affecté de myopie. S'emploie aussi comme substantif.

MYOPIE *s. f. (angl. myopia).* Anomalie héréditaire de la réfraction oculaire, due à un défaut de convergence des rayons lumineux, l'image d'un objet éloigné se formant en avant de la rétine. Le myope ne voit nettement que les objets rapprochés. ◇ **AXILE** *(angl. axial —).* Myopie due à une longueur excessive du diamètre antéro-postérieur du globe oculaire. ◇ **DE COURBURE** *(angl. curvature —).* Myopie due à une courbure exagérée de la cornée. ◇ **MALIGNE** *(angl. molignant —).* Forme progressive de myopie, associée à une atteinte grave de la choroïde, entraînant un décollement de la rétine et la cécité. ◇ **PROGRESSIVE** *(angl. progressive —).* Myopie évoluant progressivement avec l'âge.

MYOPLASTIE *s. f.* Opération dans laquelle on utilise un lambeau de muscle pour combler une perte de substance ou pour corriger une difformité.

MYORELAXANT *adj. (angl. muscle relaxant).* Se dit d'un médicament qui possède la capacité de diminuer le tonus musculaire. S'emploie aussi comme substantif. SYN. *DÉCONTRACTURANT.*

MYORÉSOLUTIF *adj. (angl. muscle relaxant).* Qui provoque le relâchement musculaire.

MYORRAPHIE *s. f. (angl. myorrhaphy).* Suture d'un muscle déchiré ou sectionné.

MYOSARCOME *s. m. (angl. myosarcoma).* Sarcome constitué principalement par des fibres musculaires, soit lisses (léiomyosarcome), soit striées (rhabdomyosarcome).

MYOSINE *s. f. (angl. myosin).* Protéine de poids moléculaire élevé qui constitue plus de 50 % des protéines contractiles du muscle.

MYOSIS *s. m. (angl. myosis).* Contraction de la pupille, soit physiologique et transitoire (réaction à la lumière), soit pathologique et permanente, soit pharmacologique (collyres myotiques). ◇ **PARALYTIQUE** *(angl. paralytic —).* Myosis dû à la paralysie des fibres du dilatateur de l'iris innervé par le système nerveux sympathique. ◇ **SPASTIQUE OU IRRITATIF** *(angl. spastic or irritative —).* Myosis dû à l'irritation des filets nerveux du nerf oculomoteur, qui innerve les fibres musculaires du sphincter de l'iris.

MYOSITE *s. f. (angl. myositis).* Inflammation du tissu musculaire, primitive ou secondaire à une infection systémique ou à une autre inflammation.

MYOTIQUE *adj.* **1.** Qui se rapporte au myosis. **2.** Qui provoque la contraction de la pupille. Ex. *collyres myotiques.* S'utilise aussi comme substantif. On écrit aussi *miotique.*

MYOTOMIE *s. f. (angl. myotomy).* Section ou dissection des muscles.

MYOTONIE *s. f. (angl. myotonia).* Contraction normale, suivie d'une décontraction lente, lors des mouvements volontaires, due à une excitabilité et à une contractilité musculaires anormales. Elle diminue par répétition du mouvement.

MYRINGITE *s. f. (angl. myringitis).* Inflammation de la membrane tympanique. ◇ **BULLEUSE** *s. f. (angl. bullous —).* Myringite s'accompagnant de la formation de vésicules séreuses ou hémorragiques.

MYTHOMANIE *s. f. (angl. mythomania).* Tendance pathologique, généralement consciente, à la fabulation et au mensonge.

MYTILISME *s. m. (angl. mytilotoxism).* Intoxication par les moules, provoquée par la mytilotoxine. Elle est responsable de paresthésies, céphalées et de paralysies, d'évolution généralement favorable.

MYXŒDÈME *s. m. (angl. myxedema).* Expression clinique de l'insuffisance thyroïdienne primitive ou secondaire. Elle est caractérisée par une infiltration du tissu sous-cutané, affectant particulièrement la face et les membres, des troubles des phanères, un affaiblissement des facultés intellectuelles, une apathie et une chute de la température et du métabolisme basal. ☞ *HYPOTHYROÏDIE.* ◇ **CUTANÉ CIRCONSCRIT PRÉTIBIAL** *(angl. circumscribed —).* Dermopathie qui apparaît chez un faible pourcentage de sujets atteints de la maladie de Basedow et qui, histologiquement, se caractérise par un amincissement de l'épiderme, sous lequel les fibres collagènes du derme semblent désorganisées et incluses dans une substance fondamentale formée par des mucopolysaccharides acides et leurs produits de dépolymérisation, avec un infiltrat lymphocytaire et d'abondants mastocytes. Macroscopiquement, la peau prend une apparence épaisse, avec des tuméfactions en plaques irrégulières de couleur jaune-orangée ou rougeâtre, localisées dans la zone prétibiale, et parfois aussi sur la face, les mains, les avant-bras, etc.

MYXOMATEUX *adj.* **1.** Qui est de la nature du myxome. **2.** Qui ressemble au myxome.

MYXOME *s. m. (angl. myxoma).* Tumeur molle, d'aspect gélatineux, constituée par une prolifération de cellules mésenchymateuses indifférenciées étoilées, dispersées dans une substance fondamentale amorphe semi-liquide. ◇ **TÉLANGIECTASIQUE** *(angl. teleangiectatic —).* Myxome riche en capillaires néoformés.

MYXORRHÉE *s. f. (angl. myxorrhea).* Sécrétion ou écoulement abondants de mucus. SYN. *MUCORRHÉE.* ◇ **INTESTINALE** *s. f. (angl. — intestinalis).* Sécrétion excessive de mucus dans l'intestin et son élimination dans les selles.

N

Na *(angl. Na).* Symbole chimique du sodium (natrium).

NABOTH (KYSTES DE) *(angl. Naboth's cysts).* Petits kystes formés par la rétention de la sécrétion des glandes mucipares de la muqueuse du col utérin. SYN. *ŒUFS DE NABOTH.*

NÆVIQUE *adj. (angl. nevic).* Qui se rapporte à un nævus.

NÆVOCARCINOME *s. m. (angl. malignant melanoma).* Mélanoblastome cutané développé le plus souvent sur un nævus préexistant. SYN. *MÉLANOME MALIN.*

NÆVUS *s. m. (angl. nevus).* Malformation congénitale de la peau, produite par un excès de pigmentation, un développement exagéré des vaisseaux, une hypertrophie des tissus épidermique et conjonctif ou une hypoplasie de ceux-ci. ◇ **ANÉMIQUE** *(angl. —anemicus).* Tache pâle, bien circonscrite, due à une agénésie vasculaire locale. ◇ **ARANEUS** *(angl. vascular spider).* ☞ *ANGIOME STELLAIRE.* ◇ **BLEU** *(angl. blue—).* Nævus bénin de la face et des extrémités apparaissant entre 30 et 40 ans. ◇ **COMÉDONIEN** *(angl. —comedonicus).* Anomalie de l'appareil pilosébacé avec amas de kératine. ◇ **DE SUTTON** *(angl. halo—).* Nævus pigmentaire au centre d'une zone de vitiligo. ◇ **ELASTICUS** *(angl. connective tissue—).* Nævus congénital constitué de fibres élastiques. ◇ **FLAMMEUS** Variété d'angiome plan étendu. ◇ **FUSCO-CÆRULEUS ACROMIO-DELTOÏDEUS** Nævus analogue à la tache bleue sacrée touchant les femmes asiatiques. SYN. *NÆVUS DE ITO.* ◇ **FUSCO-CÆRULEUS OPTHALMO-MAXILLARIS** Analogue au précédent touchant le territoire du trijumeau. SYN. *NÆVUS DE OTA.* ◇ **INTRADERMIQUE** *(angl. intradermal—).* Regroupement de cellules næviques dans la partie profonde du derme. ◇ **JONCTIONNEL** *(angl. junctional—).* Nævus nævocellulaire avec des cellules næviques de la zone dermo-épidermique. ◇ **NÆVOCELLULAIRE** *(angl. nevocellular—).* Caractérisé par la présence de cellules mélanocytaires regroupées en thèques et susceptibles de dégénérer. SYN. *GRAINS DE BEAUTÉ.* ◇ **NEUROFIBROMATEUX** *(angl. neurofibroma).* Neurofibrome cutané. ◇ **PIGMENTAIRE** *(angl. pigmented—).* Tache pigmentaire de la peau, de type et de couleur variables, sans altération des vaisseaux, se caractérisant histologiquement par la présence de cellules næviques. SYN. *NÆVUS MÉLANIQUE.* ◇ **PLAN** *(angl. epidermal—).* Formation cutanée pigmentaire, se présentant sous l'aspect de taches sans dénivellation importante par rapport à la peau voisine, et due à la présence dans l'épiderme de mélanoblastes en nombre excessif. ◇ **SÉBACÉ** *(angl. sebaceous—).* Hamartome verruqueux de couleur jaune orange, qui siège habituellement au cuir chevelu. Il peut dégénérer. SYN. *NÆVUS DE JADASSOHN.* ◇ **SPONGIOSUS ALBUS MUCOSAE** Affection héréditaire caractérisée par la présence de nævus angiomateux blancs sur les muqueuses nasale, buccale, linguale et palatine. ◇ **VERRUQUEUX** *(angl. ichthyosis hystrix).* Nævus présentant des excroissances ressemblant à des verrues. SYN. *NÆVUS HYPERKÉRATOSIQUE.*

NAÏF *adj. (angl. naive).* Qualifie un patient n'ayant pas été traité ou une cellule (notamment un lymphocyte) n'ayant pas été préparée, activée ou modifiée.

NALIDIXIQUE (ACIDE) *(angl. nalidixic acid).* Composé antibiotique de la famille des quinolones qui agit en inhibant la synthèse de l'ADN des germes à Gram négatif. Il était utilisé dans les infections urinaires à germes sensibles.

NALORPHINE *s. f. (angl. nalorphine).* Dérivé de la morphine, capable d'antagoniser certaines actions de celle-ci et d'autres opiacés, en particulier la dépression respiratoire.

NALOXONE *s. f. (angl. naloxone).* N-allylnoroxymorphine. Antagoniste de la morphine et des autres opiacés, dépourvue d'activité propre. Elle est utilisée en cas de surdosage ou d'intoxication par les opiacés.

NANISME *s. m. (angl. dwarfism).* Petitesse anormale de la taille par rapport à la taille moyenne des individus du même âge et de même race. On peut schématiquement opposer les nanismes acquis d'origine endocrinienne aux nanismes héréditaires par trouble primitif de la croissance osseuse. ◇ **ACHONDROPLASIQUE** *(angl. achondroplastic —).* ☞ *ACHONDROPLASIE.* ◇ **ACROMÉSOMÉLIQUE** *(angl. acromesomelic —).* Dysplasie osseuse avec nanisme sévère et brièveté anormale des membres, transmise sur le mode autosomique récessif. SYN. *SYNDROME DE NIEVERGELT.* ◇ **CORTICOSURRÉNAL** *(angl. hypercortisolic —).* Arrêt de croissance en rapport avec une soudure précoce des cartilages de conjugaison par hypercorticisme. ◇ **DIASTROPHIQUE** *(angl. diastrophic —).* Nanisme micromélique sévère héréditaire transmis sur le mode autosomique récessif. ◇ **ESSENTIEL** *(angl. idiopathic —).* Désigne le nanisme de cause inconnue, souvent congénital, avec ou sans malformations associées. SYN. *NANISME IDIOPATHIQUE.* ◇ **HYPOPHYSAIRE** *(angl. hypophyseal —).* Dû à une absence de sécrétion de l'hormone de croissance (somathormone). ◇ **MÉSOMÉLIQUE** *(angl. mesomelic —).* Malformation héréditaire avec raccourcissement des quatre membres. ◇ **MULIBREY** ☞ *MULIBREY (NANISME OU SYNDROME).* ◇ **MYXŒDÉMATEUX** *(angl. hypothyroïd —).* En rapport avec une insuffisance thyroïdienne congénitale ou néonatale. SYN. *NANISME THYROÏDIEN.* ◇ **POLYDYSTROPHIQUE** *(angl. polydystrophic —).* ☞ *MUCOPOLYSACCHARIDOSE.* ◇ **RÉNAL** *(angl. renal —).* Nanisme qui complique diverses néphropathies, notamment les malformations congénitales de l'appareil urinaire. SYN. *RACHITISME RÉNAL.* ◇ **SÉNILE** *(angl. progeria).* *HUTCHINSON-GILFORD (SYNDROME DE).*

NANOGRAMME *s. m. (angl. nanogram).* Milliardième partie du gramme, 10^{-9} g. Symbole : ng.

NANOMÈTRE *s. m. (angl. nanometer).* Milliardième partie du mètre, 10^{-9} m. Symbole : nm.

NARCO- *(angl. narco-).* Préfixe d'origine grecque indiquant une relation avec le sommeil.

NARCOLEPSIE *s. f. (angl. narcolepsy).* Accès récidivant irrépressible de sommeil profond, de courte durée. Elle peut être essentielle, associée à la cataplexie (maladie de Gélineau) ou relever de causes neurologiques (tumeurs cérébrales, épilepsie).

NARCOSE *s. f. (angl. narcosis).* Sommeil artificiel provoqué par un psychotrope.

NARCOTIQUE *adj.* **1.** Qui provoque la narcose. **2.** Se dit de certains stupéfiants à effet sédatif ou anxiolytique, tels que les opiacés. S'emploie aussi comme substantif.

NARINE *s. f. (NA. naris). (angl. nostril).* Orifice faisant communiquer la fosse nasale avec l'extérieur.

NASAL *adj. (angl. nasal).* Qui se rapporte au nez.

NASOPHARYNX *s. m. (angl. nasopharynx).* ☞ *RHINOPHARYNX.*

NATALITÉ *s. f. (angl. natality birth rate).* Proportion de naissances pour un nombre déterminé d'habitants dans un temps donné.

NATRÉMIE *s. f. (angl. natremia).* Taux de sodium dans le sang. La natrémie varie de 135 à 145 mEq/L (ou mmol/L).

NATRIURÈSE *s. f.* ☞ *NATRIURIE.*

NATRIURÉTIQUE *adj. (angl. natriuretic).* Qui concerne l'élimination rénale du sodium.

NATRIURIE *s. f. (angl. natriuresis).* Élimination de sodium dans l'urine.

NATROPÉNIE *s. f. (angl. sodium deficiency).* Diminution du taux de sodium dans les liquides de l'organisme.

NATRURIE *s. f.* ☞ *NATRIURIE.*

NAUPATHIE *s. f. (angl. seasickness).* Mal de mer. ☞ *TRANSPORTS (MAL DES).*

NAUSÉE *s. f. (angl. nausea).* Envie de vomir, suivie ou non de vomissement.

NAUSÉEUX *adj.* **1.** Qui se rapporte à la nausée. **2.** Qui a des nausées.

NAVICULAIRE *adj. (angl. navicular).* En forme de nacelle. ◇ **(OS)** *adj. (angl. —bone).* Os de la deuxième rangée du tarse. SYN. *OS SCAPHOÏDE. OS NAVICULAIRE. ATLAS ANATOMIQUE DES OS EN ANNEXE.*

NÉARTHROSE *s. f. (angl. nearthrosis).* Articulation artificielle créée chirurgicalement. SYN. *NÉOARTHROSE.*

NÉBULISATION *s. f. (angl. nebulization).* Pulvérisation de substances antiseptiques ou médicamenteuses à l'aide d'un nébuliseur.

NECATOR Genre de vers nématodes, parasites de l'intestin grêle des mammifères. ☞ *ANCYLOSTOMA.*

NÉCROBIOSE *s. f. (angl. necrobiosis).* Mort physiologique des cellules ou des tissus due à des transformations liées au développement, au vieillissement, etc., comme la maturation et la desquamation des cellules épidermiques.

NÉCROPSIE *s. f. (angl. necropsy).* ☞ *AUTOPSIE.*

NÉCROSE *s. f. (angl. necrosis).* Processus de dégénérescence aboutissant à la destruction d'une cellule ou d'un tissu. ◇ **ASEPTIQUE** *(angl. aseptic—).* Processus dégénératif de nécrose et de sclérose, avec formation de cavités kystiques au sein d'un os, le plus souvent secondaire à un traumatisme. ◇ **CASÉEUSE** *(angl. caseous—).* Type de nécrose dans laquelle le tissu affecté se transforme en une masse de caséum. ◇ **DE COAGULATION** *(angl. coagulation—).* Type de nécrose dans laquelle les tissus affectés gardent leur consistance et microscopiquement conservent leurs limites cellulaires. ◇ **DE LIQUÉFACTION** *(angl. liquefaction—).* Nécrose caractérisée par une imbibition aqueuse importante des tissus affectés. ◇ **DU MYOCARDE** *(angl. myocardial—).* Destruction des fibres myocardiques par obstruction ischémique d'une artère coronaire avec apparition d'une onde Q (onde de nécrose) à l'ECG. ◇ **CORTICALE DES REINS** *(angl. renal cortical—).* Nécrose de l'ensemble du cortex rénal en général consécutive à un choc obstétrical ou infectieux. ◇ **HUMIDE** *(angl. colliquative—).* Nécrose dans laquelle les tissus affectés deviennent mous et aqueux. ◇ **PAPILLAIRE RÉNALE** *(angl. renal papillary—).* Nécrose des pyramides et des papilles rénales le plus souvent chez le diabétique à la suite d'une infection urinaire ou de l'absorption prolongée de phénacétine. SYN. *NÉCROSE MÉDULLAIRE RÉNALE.*

NÉCROTIQUE *adj. (angl. necrotic).* Qui se rapporte à la nécrose, ou qui est atteint de nécrose.

NÉGATOSCOPE *s. m. (angl. view box).* Écran translucide pouvu d'un dispositif éclairant, servant à examiner par transparence les clichés radiographiques.

NEISSERIA Genre de bactéries cocci à Gram négatif, disposés en paires. Certaines espèces sont pathogènes. ◇ ***GONORRHOEAE*** Agent responsable de la blennorragie. SYN. *GONOCOQUE.* ◇ ***MENINGITIDIS*** Agent responsable de la méningite cérébrospinale chez l'homme. Diplocoque à Gram négatif. Six sérogroupes sont à l'origine de la majorité des infections chez l'homme : A, B, C, W, X et Y. SYN. *MÉNINGOCOQUE.*

NÉLATON ◇ **MANOEUVRE DE** *s. f.* Manœuvre consistant à réduire une luxation temporomandibulaire en tractant la branche horizontale de mandibule vers le bas puis vers l'arrière en prenant appui sur les molaires inférieures.

NELSON ◇ **(BRONCHE DE)** Bronche du segment apical du lobe inférieur du poumon.

NELSON (TEST DE) *(angl. Nelson's test).* Épreuve utilisée pour le diagnostic sérologique de la syphilis dans laquelle on met en contact le sérum des malades supposés avec des suspensions vivantes de *Treponema pallidum.* L'existence d'anticorps aux *Treponema* dans le sérum immobilise les tréponèmes. Il s'agit d'un test très sensible et très spécifique. SYN. *TEST D'IMMOBILISATION DES TRÉPONÈMES (TIT).*

NÉMATODES *(angl. Nematoda).* Ordre de vers cylindriques pourvus d'un tube digestif complet et d'un revêtement chitineux, et chez lesquels les sexes sont séparés. La plupart de ces vers sont parasites des vertébrés.

NÉOADJUVANT *(angl. neoadjuvant).* Qualifie une chimio- ou une radiothérapie préalable au traitement chirurgical d'une tumeur maligne.

NÉOBLASTIQUE *adj.* Qui provient d'un tissu néoformé.

NÉOCÉRÉBELLUM *s. m. (angl. neocerebellum).* Partie du cervelet la plus récemment développée, qui comprend la majeure partie des lobes latéraux et les noyaux dentelés. Elle est chargée du contrôle de la motricité volontaire et des mouvements automatiques. SYN. *NÉOCERVELET.*

NÉOCERVELET *s. m.* ☞ *NÉOCÉRÉBELLUM.*

NÉOCORTEX *s. m. (NA. neocortex). (angl. neocortex).* Partie principale du cortex cérébral, phylogénétiquement la plus récente. SYN. *NÉOPALLIUM.*

NÉOFORMATEUR *adj. (angl. neoformative).* Qui se rapporte à la formation d'un tissu nouveau.

NÉOFORMATION *s. f.* **1.** Formation d'un tissu nouveau au sein d'un tissu déjà différencié. **2.** En langage clinique désigne une néoplasie ou une tumeur. SYN. *NÉOPLASIE.*

NÉOMYCINE *s. f. (angl. neomycin).* Antibiotique aminoside pouvant devenir bactéricide à fortes doses. La néomycine est active sur les bacilles à Gram négatif et sur les streptocoques. Elle ne peut être administrée par voie parentérale car toxique.

NÉONATAL *adj. (angl. neonatal).* Qui se rapporte au nouveau-né.

NÉONATOLOGIE *s. f. (angl. neonatology).* Branche de la médecine qui traite des soins médicaux et préventifs concernant le nouveau-né. SYN. *MÉDECINE NÉONATALE.*

NÉOPLASIE *s. f.* **1.** SYN. *TUMEUR.* **2.** Formation d'une tumeur. ◇ **ENDOCRINIENNE MULTIPLE** *(angl. multiple endocrine —).* Affection d'origine génétique comportant hyperplasie avec hyperfonctionnement et tumeurs d'au moins deux glandes endocrines. On en connaît deux types : 1 et 2. Le type 1associe hyperparathyroïdie (due à des nodules), tumeurs gastro-intestinales (Zollinger-Ellison, insulinome, etc) et adénome hypophysaire. Le type 2 comporte deux variants A et B ; le type 2A associe cancer médullaire de la thyroïde, phéochromocytome et hyperplasie parathyroïdienne ; le type 2B associe cancer médullaire de la thyroïde, phéochromocytome et ganglioneuromes des muqueuses, il n'y a pas d'hyperparathyroïdie dans ce type. Tous ces syndromes ont un support génétique permettant de faire le dépistage familial. Abréviation : NEM.

NÉOPLASIQUE *adj. (angl. neoplastic).* Qui se rapporte à une tumeur ou à sa formation.

NÉOSTIGMINE (BROMURE DE) *(angl. neostigmine bromide).* Parasympathomimétique inhibiteur de l'acétylcholinestérase. Elle s'utilise dans le traitement de l'iléus paralytique, de l'atonie vésicale et dans la myasthénie.

NÉPHR-, NÉPHRO- *(angl. nephr-, nephro-).* Préfixes d'origine grecque indiquant une relation avec le rein.

NÉPHRECTOMIE *s. f. (angl. nephrectomy).* Ablation totale ou partielle d'un rein. ◇ **ABDOMINALE** *(angl. abdominal —).* Néphrectomie pratiquée par voie abdominale, après incision du péritoine. SYN. *NÉPHRECTOMIE ANTÉRIEURE.* ◇ **LOMBAIRE** *(angl. lumbar —).* Néphrectomie pratiquée à travers une incision dans la région lombaire sans ouverture du péritoine. SYN. *NÉPHRECTOMIE POSTÉRIEURE.*

NÉPHRÉTIQUE *adj. (angl. nephric).* Qui se rapporte au rein, du point de vue pathologique. Ex. *colique néphrétique.*

NÉPHRITE *s. f. (angl. nephritis).* Toute inflammation aiguë ou chronique du rein. ◇ **ASCENDANTE** *(angl. ascending pyelonephritis).* Néphrite tubulo-interstitielle aiguë ou chronique secondaire à une infection des voies urinaires. SYN. *PYÉLONÉPHRITE ASCENDANTE.* ◇ **GLOMÉRULAIRE** ☞ *GLOMÉ-*

RULONÉPHRITE. ◇ **HÉMATURIQUE** *(angl. hemorrhagic—).* Néphopathie glomérulaire avec hématurie importante. ◇ **INTERSTITIELLE** *(angl. interstitial—).* Néphrite aiguë ou chronique caractérisée anatomiquement par une inflammation primitive ou secondaire du tissu interstitiel, d'origine infectieuse ou toxique.

NÉPHRITIQUE *adj. (angl. nephritic).* Qui se rapporte à la néphrite. Ex. *rein néphritique.*

NÉPHROANGIOSCLÉROSE *s. f. (angl. nephroangiosclerosis).* Sclérose des artérioles rénales, liée à une hypertension artérielle, et se manifestant tardivement par une insuffisance rénale. ◇ **MALIGNE** *(angl. malignant—).* Néphroangiosclérose compliquée de lésions nécrotiques et d'atteinte glomérulaire évoluant rapidement vers l'insuffisance rénale.

NÉPHROBLASTOME *s. m. (angl. nephroblastoma).* Carcinome du rein à cellules de type embryonnaire ; c'est une tumeur hautement maligne observée presque exclusivement chez le jeune enfant. SYN. *WILMS (TUMEUR DE).*

NÉPHROCALCINOSE *s. f. (angl. nephrocalcinosis).* Affection rénale caractérisée par la précipitation de sels de calcium dans le parenchyme rénal.

NÉPHROCARCINOME *s. m. (angl. renal adenocarcinoma).* Tumeur maligne rénale développée à partir des cellules des tubes urinifères.

NÉPHROGÈNE *adj. (angl. nephrogenous).* D'origine rénale.

NÉPHROGRAMME *s. m. (angl. nephrogram).* Image radiologique du parenchyme du rein, qui s'obtient par urographie. ◇ **ISOTOPIQUE** *(angl. isotopic—).* Scintigraphie rénale utilisant un traceur marqué au technétium 99m radioactif et permettant de calculer la valeur fonctionnelle de chaque rein.

NÉPHROGRAPHIE *s. f. (angl. nephrogram).* Radiographie du rein, après opacification du parenchyme rénal par urographie intraveineuse ou par artériographie rénale.

NÉPHROLITHIASE *s. f. (angl. nephrolithiasis).* Lithiase rénale.

NÉPHROLOGIE *s. f. (angl. nephrology).* Partie de la médecine qui étudie les reins et les maladies rénales.

NÉPHROME *s. m. (angl. nephroma).* Toute tumeur du rein. ◇ **MÉSOBLASTIQUE** *(angl. mesoblastic—).* Tumeur mésenchymateuse rénale congénitale, curable chirurgicalement.

NÉPHRON *s. m. (angl. nephron).* Unité anatomique et fonctionnelle du rein, comprenant la capsule glomérulaire et le glomérule, ainsi que le tube urinifère dans sa totalité. Le parenchyme rénal est constitué d'environ un million de néphrons.

NÉPHROPEXIE *s. f. (angl. nephropexy).* Reposition et fixation chirurgicales d'un rein ptosé.

NÉPHROSE *s. f. (angl. nephrosis).* Syndrome néphrotique. ◇ **LIPOÏDIQUE** *(angl. lipoid—).* ☞ *SYNDROME NÉPHROTIQUE.* ◇ **OSMOTIQUE** *(angl. osmotic—)* Insuffisance rénale aiguë pouvant être fatale, déclenchée par des perfusions de solutés hypertoniques en particulier chez les diabétiques.

NÉPHROTOMIE *s. f. (angl. nephrotomy).* Incision chirurgicale du rein, en général par voie lombaire, pour enlever un calcul ou drainer un abcès.

NÉPHROTOXIQUE *adj. (angl. nephrotoxic).* Qui exerce un effet toxique sur le rein.

NEPTUNIUM *s. m. (angl. neptunium).* Élément radioactif de numéro atomique 93 et de masse atomique 237, obtenu par bombardement de l'uranium par des neutrons. Il est instable et se transforme en plutonium. Symbole : Np.

NÉPHRO-URÉTÉRECTOMIE *s. f. (angl. nephroureterectomy).* Ablation d'un rein et de son uretère.

NERF *s. m. (NA. nervus). (angl. nerve).* Organe en forme de cordon, qui conduit ou transmet les influx ou les sensations. Les nerfs sont composés de fibres nerveuses, réunies en faisceaux, chacun d'eux étant entouré d'une enveloppe propre, le périnèvre. *ATLAS ANATOMIQUE DES NERFS EN ANNEXE.*

NERFS ◇ **CRÂNIENS** *(NA. nervi craniales). (angl. cranial nerves).* Nerfs qui naissent dans l'encéphale et sortent par les trous de la base du crâne pour se distribuer aux différentes parties de la tête. Ils sont groupés par paires (un nerf droit et un nerf gauche) et numérotés de I à XII : I, nerf olfactif ; II, nerf optique ; III, nerf oculomoteur ; IV, nerf trochléaire ; V, nerf trijumeau ; VI, nerf abducens ; VII, nerf facial ; VIII, nerf vestibulocochléaire ; IX, nerf glossopharyngien ; X, nerf vague ; XI, nerf accessoire ; XII, nerf hypoglosse. *ATLAS ANATOMIQUE DES NERFS EN ANNEXE.*

◇ **RACHIDIENS** *(NA. nervi spinales). (angl. spinal nerves).* Nerfs qui naissent de la moelle épinière et sortent par les trous de conjugaison. Ils sont au nombre de 31 paires : 8 cervicales, 12 thoraciques, 5 lombaires, 5 sacrales, et 1 coccygienne. SYN. *NERFS SPINAUX, NERFS RADICULAIRES.*

NERVEUX *adj.* Qui se rapporte aux nerfs.

NEUR-, NEURO- *(angl. neur-, neuro-).* Préfixes d'origine grecque indiquant une relation avec les nerfs. On dit aussi névr-, névro-.

NEURASTHÉNIE *s. f. (angl. neurasthenia).* Terme qui désigne une névrose évoluant souvent sur un terrain constitutionnel particulier, favorisée par le surmenage et caractérisée par des troubles psychiques (fatigue, tristesse, insomnie, angoisse, indécision, etc.), des troubles cardiovasculaires et vasomoteurs, des troubles digestifs, des troubles sexuels, des tremblements et des douleurs à localisations diverses. Terme désuet.

NEURECTOMIE *s. f. (angl. neurectomy).* Résection partielle plus ou moins étendue d'un nerf.

NEURINOME *s. m. (angl. neurinoma).* Tumeur des nerfs périphériques développée à partir des cellules de la gaine de Schwann. Le plus souvent bénigne, mais sa localisation aux nerfs crâniens (neurinome de l'acoustique) peut poser de délicats problèmes thérapeutiques. SYN. *SCHWANNOME.*

NEUROANÉMIQUE (SYNDROME) *(angl. neuro-anemic syndrome).* Troubles neurologiques observés au cours de l'évolution de certaines anémies par carence en vitamine B12 (dont la maladie de Biermer), avec notamment sclérose combinée de la moelle, comportant une atteinte pyramidale et une atteinte cordonale postérieure (portant en particulier sur la sensibilité profonde).

NEUROBIOLOGIE *s. f. (angl. neurobiology).* Biologie du système nerveux.

NEUROBLASTE *s. m. (angl. neuroblast).* Cellule nerveuse embryonnaire, qui donne naissance à un neurone.

NEUROBLASTOME *s. m. (angl. neuroblastoma).* Tumeur maligne, composée de cellules nerveuses similaires à celles des cellules embryonnaires du sympathique. Elle est localisée dans la médullosurrénale, dans des ganglions chromaffines voisins, dans le médiastin supérieur et dans la région cervicale. SYN. *SYMPATHOBLASTOME.*

NEUROCHIRURGIE *s. f. (angl. neurosurgery).* Chirurgie du système nerveux.

NEUROCHIRURGIEN *s. m. (angl. neurosurgeon).* Spécialiste de la neurochirurgie.

NEUROCRINIE *s. f. (angl. neurocrinia).* Production par certaines cellules nerveuses de substances qui, déversées dans le sang, agissent en tant qu'hormones.

NEUROFIBROMATOSE *s. f. (angl. neurofibromatosis).* ☞ *RECKLINGHAUSEN (MALADIE DE VON).*

NEUROFIBROME *s. m. (angl. neurofibroma).* Tumeur bénigne des nerfs.

NEUROGÈNE *adj. (angl. neurogenic).* Qui est d'origine nerveuse.

NEUROHORMONE *s. f. (angl. neurohormone).* Composé organique produit et sécrété par les neurones ou par des tissus d'origine nerveuse pour agir soit localement, soit à distance.

NEUROHYPOPHYSE *s. f.* ☞ *POST-HYPOPHYSE.*

NEUROLEPTANALGÉSIE *s. f. (angl. neuroleptoanalgesia).* Analgésie obtenue par administration associée d'un neuroleptique et d'un analgésique puissant. On obtient une analgésie complète, accompagnée d'une indifférence psychique et d'une certaine somnolence.

NEUROLEPTIQUE *s. m. (angl. neuroleptic).* Tout médicament qui calme l'agitation et l'hyperactivité neuromusculaire et qui est susceptible d'agir sur les états psychotiques. Les neuroleptiques peuvent provoquer des effets secondaires particuliers : dyskinésie, syndromes parkinsoniens, troubles neuromusculaires, etc. ◇ **INCISIF** *(angl. antipsychotic —)*. Neuroleptique agissant plus particulièrement sur les syndromes délirants et hallucinatoires. SYN. *ANTIPSYCHOTIQUE.*

NEUROLEPTIQUES (SYNDROME MALIN DES) *(angl. neuroleptics malignant syndrome)*. Complication rare mais grave de certains neuroleptiques avec hyperthermie, coma, sueurs abondantes et rhabdomyolyse.

NEUROLOGUE *s. m. (angl. neurologist)*. Médecin spécialisé en neurologie. On dit aussi neurologiste.

NEUROLYSE *s. f. (angl. neurolysis)*. **1.** Intervention chirurgicale consistant à libérer un nerf de ses adhérences pathologiques périphériques. **2.** Injection d'une substance toxique (alcool) dans le nerf ou dissolution de la substance nerveuse.

NEUROLYTIQUE *adj. (angl. neurolytic)*. Qui exerce une action destructrice sur la substance nerveuse.

NEUROME *s. m.* ☞ *NÉVROME.*

NEUROMÉDIATEUR *s. m. (angl. neuromediator)*. ☞ *NEUROTRANSMETTEUR.*

NEUROMYOPATHIE *s. f. (angl. neuromyopathy)*. Toute affection intéressant à la fois les systèmes nerveux et musculaire.

NEUROMYOSITE *s. f. (angl. neuromyositis)*. Atteinte nerveuse périphérique dans la polymyosite.

NEURONE *s. m. (angl. neuron)*. Unité fondamentale, morphologique et fonctionnelle du tissu nerveux, constituée par le corps cellulaire et ses prolongements (axone et dendrites). Les neurones conduisent et transmettent l'influx nerveux par l'intermédiaire de leur axone.

NEURO-OPHTALMOLOGIE *s. f. (angl. neuro-ophthalmology)*. Partie de l'ophtalmologie qui traite des relations entre les systèmes nerveux et oculaire.

NEURO-OTOLOGIE *s. f. (angl. neurootology)*. Partie de l'otologie qui traite de l'oreille interne en relation avec les voies nerveuses qui lui sont associées. SYN. *OTONEUROLOGIE.*

NEUROPATHIE *s. f. (angl. neuropathy)*. Terme générique désignant toute affection du système nerveux, central ou périphérique. ◇ **AMYLOÏDE** *(angl. amyloid —)*. Atteinte sensitivomotrice observée au cours de l'amyloïdose primitive, portant surtout sur les membres inférieurs. Il en existe plusieurs types dont des formes familiales à transmission autosomique dominante. ◇ **CANALAIRE** *(angl. entrapement —)*. Compression chronique d'un nerf au niveau d'un canal ou d'un défilé inextensible. ◇ **DIABÉTIQUE** *(angl. diabetic —)*. Polynévrite des membres inférieurs compliquant le diabète avec atteinte végétative. ◇ **MÉTABOLIQUE** *(angl. metabolic —)*. Neuropathie périphérique observée au cours d'affections métaboliques : diabète, insuffisance rénale, dysglobulinémies, etc. ◇ **PARANÉOPLASIQUE** *(angl. paraneoplastic —)*. Lésions neurologiques centrales ou périphériques observées au cours de certains cancers (en particulier le cancer bronchique à petites cellules et les lymphomes). L'atteinte nerveuse ne relève pas d'une atteinte directe du cancer en cause ni de son traitement. ◇ **PÉRIPHÉRIQUE** *(angl. peripheral —)*. Désigne toute atteinte du système nerveux périphérique quelles que soient la localisation ou l'étiologie. SYN. *POLYNEUROPATHIE.* ◇ **SENSITIVE HÉRÉDITAIRE** *(angl. hereditary sensitive —)*. ☞ *THÉVENARD (MALADIE DE).* ◇ **TOMACULAIRE** *(angl. tomaculous —)*. Neuropathie familiale à transmission autosomique dominante avec épaississements en « saucisse » (*tomaculum* = saucisse) des gaines de myéline entraînant des paralysies tronculaires récidivantes.

NEUROPEPTIDE *s. m. (angl. neuropeptide)*. Médiateur chimique de nature peptidique sécrété par le système nerveux central, comme les endorphines.

NEUROPLÉGIE *s. f. (angl. neuroplegia)*. Action dépressive globale sur les différentes fonctions nerveuses, centrales ou périphériques, obtenue en général au moyen de médicaments.

NEUROPLÉGIQUE *s. m.* SYN. *NEUROLEPTIQUE.*

NEUROPSYCHIATRE *s. m. (angl. neuropsychiatrist).* Médecin spécialiste de la neuropsychiatrie.

NEUROPSYCHIATRIE *s. f. (angl. neuropsychiatry).* Ancienne branche de la médecine qui englobait à la fois la neurologie et la psychiatrie.

NEURORADIOLOGIE *s. f. (angl. neuroradiology).* Étude radiologique du système nerveux.

NEURORÉCEPTEUR *s. m. (angl. neuroreceptor).* Partie de la synapse qui reçoit le signal présynaptique par l'intermédiaire d'un neurotransmetteur chimique.

NEUROSÉCRÉTION *s. f. (angl. neurosecretion).* Sécrétion par les cellules nerveuses de produits à activité hormonale.

NEUROSYPHILIS *s. f. (angl. neurosyphilis).* Syphilis affectant le système nerveux central, représente une phase tardive de l'infection.

NEUROTOMIE *s. f. (angl. neurotomy).* Section chirurgicale d'un nerf, pratiquée généralement comme traitement d'une névralgie rebelle. ◇ **RÉTROGASSÉRIENNE** *(angl. retrogasserian —).* Section de la racine postérieure sensitive du ganglion trigéminal dans la névralgie faciale.

NEUROTOXINE *s. f. (angl. neurotoxin).* Toxine qui exerce son action sur le système nerveux.

NEUROTOXIQUE *adj. (angl. neurotoxic).* Qui exerce une action toxique sur le système nerveux.

NEUROTRANSMETTEUR *s. m. (angl. neurotransmitter).* Substance impliquée directement dans l'action d'un neurone sur les cellules cibles. Présente dans les terminaisons nerveuses, elle est libérée par dépolarisation du neurone et est généralement détruite après son action. Les principaux neurotransmetteurs sont soit des peptides, comme la neurotensine, les enképhalines, etc., soit des dérivés d'acides aminés, comme la dopamine, la sérotonine, l'adrénaline, etc. Certains neurotransmetteurs agissent comme excitateurs, d'autres comme inhibiteurs des transmissions synaptiques. SYN. *NEUROMÉDIATEURS.*

NEUROTRANSMISSION *s. f. (angl. neurotransmission).* Transmission de l'influx nerveux entre neurones.

NEUROTROPE *adj. (angl. neurotropic).* Qui a une affinité particulière pour le système nerveux ; se dit en particulier de certains virus. SYN. *NEUROPHILE.*

NEUROTROPISME *s. m. (angl. neurotropism).* Affinité particulière pour le tissu nerveux que présentent certaines substances ou certains agents infectieux.

NEUROVASCULAIRE *adj. (angl. neurovascular).* Qui se rapporte aux systèmes nerveux et vasculaire.

NEUROVÉGÉTATIF *adj. (angl. neurovegetative).* Qui se rapporte au système nerveux végétatif.

NEUTRALISATION *s. f.* **1.** Annulation des effets exercés par un agent quelconque, notamment un agent nocif. **2.** Adjonction d'un acide à une base en solution, ou vice versa, afin d'obtenir une solution neutre. **3.** Inactivation d'un antigène par l'adjonction de son anticorps spécifique.

NEUTROPÉNIE *s. f. (angl. neutropenia).* Diminution anormale des granulocytes neutrophiles dans le sang au-dessous de 1 400/mm^3. Elle peut être modérée ou très importante, isolée ou associée à l'atteinte d'autres lignées.

NEUTROPHILE **1.** *adj.* Qui a de l'affinité pour les colorants neutres. **2.** *s. m.* Granulocyte neutrophile.

NEUTROPHILIE *s. f.* **1.** Affinité d'une cellule ou d'un tissu pour les colorants neutres. **2.** Augmentation du nombre des granulocytes neutrophiles dans le sang.

NEUVIÈME PAIRE CRÂNIENNE *(NA. n. glossopharyngeus). (angl. glossopharyngeal nerve ; ninth cranial nerve).* SYN. *N. GLOSSOPHARYNGIEN IXE PAIRE. ATLAS ANATOMIQUE DES NERFS EN ANNEXE.*

NÉVRALGIE *s. f. (angl. neuralgia).* Terme générique désignant les affections dont le principal symptôme est une douleur intense, intermittente, spontanée ou provoquée, sur le trajet d'un nerf périphérique, sans modification structurelle de celui-ci. ◇ **AMYOTROPHIANTE DE L'ÉPAULE** *(angl. Parsonage-Turner syndrome).* ☞ *PARSONAGE-TURNER (SYNDROME DE).* ◇ **DU GLOSSOPHARYNGIEN** *(angl. glossopharyngeal —).* Douleur unilatérale fulgurante touchant l'angle de la mâchoire, le pharynx et la base de la langue, déclenchée par la déglutition. L'étiologie est souvent tumorale, parfois idiopathique. ◇ **DU MOIGNON** *(angl. stump —).* Névralgie siégant au niveau du moignon d'une amputation. ◇ **FACIALE** *(angl. trigeminal —).* Elle peut être essentielle avec des accès douloureux paroxystiques atroces déclenchés par la stimulation d'une zone gâchette, ou secondaire. SYN. *NÉVRALGIE TRIGÉMINALE.* ◇ **GÉNICULÉE** *(angl. geniculate —).* ☞ *RAMSAY-HUNT (NÉVRALGIE DE).* ◇ **RÉFLEXE** *(angl. reflex —).* Névralgie survenant en un point distant de celui où se situe la cause. ◇ **TRIGÉMINALE** Névralgie fasciale due à l'inflammation du nerf trijumeau. SYN. *NÉVRALGIE FACIALE.*

NÉVRAXE *s. m. (angl. central nervous system).* Axe cérébrospinal ; ensemble de l'encéphale et de la moelle épinière.

NÉVRAXITE *s. f. (angl. neuraxitis).* Syndrome inflammatoire du névraxe, d'origine virale.

NÉVRITE *s. f. (angl. neuritis).* Affection inflammatoire, et par extension également dégénérative, d'un ou de plusieurs nerfs, caractérisée par des douleurs et des troubles sensitifs, moteurs ou trophiques, selon le nerf affecté. ◇ **ALCOOLIQUE** *s. f. (angl. alcoholic —).* Névrite compliquant l'alcoolisme chronique. ☞ *POLYNÉVRITE.* ◇ **AXONALE** *s. f. (angl. wallerian degeneration).* Dégénérescence wallérienne du segment périphérique du nerf lésé, qui progresse de façon centrifuge, entraînant une dégénérescence de l'axone et une dédifférenciation de la gaine de Schwann, avec fragmentation de la myéline. ◇ **DIABÉTIQUE** *s. f. (angl. diabetic —).* ☞ *NEUROPATHIE DIABÉTIQUE.* ◇ **HYPERTROPHIQUE FAMILIALE** *s. f. (angl. progressive hypertrophic neuropathy).* ☞ *DÉJERINE-SOTTAS (MALADIE DE).* ◇ **MIGRATOIRE** *s. f. (angl. migrating —).* Névrite affectant successivement plusieurs nerfs. ◇ **MULTIPLE** *s. f. (angl. multiple —).* ☞ *MULTINÉVRITE.* ◇ **OPTIQUE** *s. f. (angl. optic —).* Inflammation du nerf optique, de siège intraoculaire (papillite) ou rétrobulbaire, selon la partie du nerf affectée. ◇ **PSEUDOTABÉTIQUE** *s. f. (angl. pseudotabetic polynevritis).* Polynévrite de causes diverses (diabétique, alcoolique, etc.) dans laquelle les fibres de la sensibilité profonde sont atteintes, ce qui détermine une ataxie similaire à celle du tabès dorsal. ◇ **RADICULAIRE** *s. f. (angl. radicular —).* ☞ *RADICULITE.* ◇ **VESTIBULAIRE** *s. f. (angl. vesibular nevrites).* Crise vertigineuse rotatoire avec syndrome vestibulaire périphérique harmonieux (nystagmus horizonto-rotatoire dirigé du côté opposé aux déviations segmentaires) pouvant durer de quelques heures à quelques jours. Aucun signe neurologique de localisation ni signe cochléaire associés. Évolution spontanément favorable.

NÉVRODERMITE *s. f. (angl. neurodermatitis).* Éruption lichénoïde très prurigineuse, localisée surtout à la nuque, dans les régions axillaire et ano-génitale.

NÉVROGLIE *s. f. (angl. neuroglia).* Tissu de soutien du système nerveux, composé d'un fin réseau de cellules très ramifiées (cellules gliales ou névrogliques). On distingue trois types de cellules : la macroglie (astrocytes), l'oligodendroglie (oligodendrocytes) et la microglie.

NÉVROME *s. m. (angl. neuroma).* Terme qui désigne les tumeurs bénignes constituées de cellules et de fibres nerveuses, et aussi les tumeurs qui se développent dans un nerf. ◇ **D'AMPUTATION** *(angl. amputation —).* Névrome développé à l'extrémité proximale d'un nerf sectionné, par régénération anormale de l'axone.

NÉVROSE *s.f. (angl. neurosis).* Terme général qui se réfère à des troubles ou à des affections psychiques sans altération de la personnalité. Elle se manifeste par différents symptômes dont le patient est conscient du caractère pathologique et n'a pas de base anatomique connue. Ce terme n'est plus utilisé dans les classifications internationales. ◇ **D'ANGOISSE** *(angl. anxiety —).* Type de névrose dont le symptôme le plus important est une angoisse intense sans raison valable, avec symptômes somatiques divers. Ce terme a été remplacé par le trouble anxiété généralisée. ◇ **OBSESSIONNELLE** *f.* Terme désuet SYN. *TROUBLE OBSESSIONNEL-COMPULSIF.* ◇ **PHOBIQUE** *(angl. phobic disorder—).* Névrose dont le symptôme principal est une phobie, constituée par le déplacement de l'angoisse sur des objets, des personnes, des animaux ou des situations (objet phobogène). Ce terme a été remplacé par les phobies. ◇ **DE TRANSFERT** *(angl. transference —).* Névrose qui s'établit dans la relation à l'analyste durant la cure psychanalytique, et dont la dissolution est un élément essentiel dans le déroulement de la cure. ◇ **TRAUMATIQUE** *f.* Terme désuet SYN. *STRESS (ÉTAT) POST-TRAUMATIQUE.*

NÉVROSÉ *adj. (angl. neurotic).* Qui est atteint de névrose. S'emploie aussi comme substantif.

NÉVROTIQUE *adj. (angl. neurotic).* Qui se rapporte à la névrose.

NEZ *s. m. (NA. nasus externus). (angl. nose).* Éminence de la partie centrale de la face, entre le front et la bouche, en forme de pyramide triangulaire, de sommet supérieur et de base inférieure et percé de deux orifices, les narines. Il est formé d'os, de cartilages, de muscles et de peau et il est recouvert intérieurement par une partie de la muqueuse pituitaire. Il filtre et réchauffe l'air qui est inspiré. ◇ **EN LORGNETTE** *(angl. saddle—).* Nez aplati dans sa partie médiane, dû à la destruction des os du nez. ◇ **EN SELLE** ☞ *NEZ EN LORGNETTE.*

NFS Abréviation de numération, formule sanguine.

NICHE *s. f. (angl. niche).* Image radiologique correspondant à une ulcération dans la paroi d'un viscère creux (notamment du tube digestif), mise en évidence par un opacifiant. ◇ **DE HAUDEK** *(angl. Haudek's—).* ☞ *HAUDEK (NICHE DE).* ◇ **EN PLATEAU** Niche de l'estomac localisée surtout sur la partie horizontale de la petite courbure et se présentant sous forme d'une saillie peu prononcée.

NICKEL *s. m. (angl. nickel).* Élément métallique de numéro atomique 28. Il est utilisé pour la fabrication d'alliages résistants et inaltérables (pour les instruments de chirurgie notamment). Le nickel à fortes doses peut être responsable de cancers en particulier des fosses nasales. Il existe également des allergies cutanées. Symbole : Ni.

NICLOSAMIDE *s. f. (angl. niclosamide).* Composé de synthèse efficace dans le traitement des infestations par les cestodes (*Diphyllobothrium latum*, *Hymenolepis nana*, *Taenia saginata* et *Taenia solium*).

NICOLAS-FAVRE (MALADIE DE) *(angl. lymphogranuloma venereum).* Affection vénérienne de nature infectieuse et d'évolution chronique, transmise essentiellement par les rapports sexuels. Une adénopathie inguinale évoluant lentement jusqu'à la suppuration fait suite à une lésion ulcérée primaire des organes génitaux. Elle est due à *Chlamydia trachomatis.* SYN. *LYMPHOGRANULOME VÉNÉRIEN.*

NICOTINAMIDE *s. m. (angl. nicotinamide).* Amide de l'acide nicotinique, qui joue un rôle fondamental dans les processus d'oxydo-réduction cellulaires et dans la majorité des processus de biosynthèse. SYN. *VITAMINE PP.*

NICOTINE *s. f. (angl. nicotine).* Principal alcaloïde du tabac, à l'origine d'une dépendance psychique et physique. C'est un liquide extrêmement toxique.

NICOTINIQUE *adj. (angl. nicotinic).* Qui se rapporte à la nicotine ; qui est provoqué par la nicotine. ◇ **(ACIDE)** *(angl. —acid).* Constituant du groupe vitaminique B. Il est utilisé dans la prophylaxie et le traitement de la pellagre. Il est aussi employé comme vasodilatateur. SYN. *FACTEUR PP, VITAMINE PP, VITAMINE ANTIPELLAGREUSE.*

NICOTINISME *s. m. (angl. nicotinism).* Intoxication par la nicotine ou par le tabac. SYN. *TABAGISME.*

NICTATION *(angl. nictitation).* Contraction intermittente, brusque et involontaire, du muscle orbiculaire des paupières.

NICTITANT *adj. (angl. nictitating).* Qui clignote. Se dit de la membrane (membrane nictitante) constituant une troisième paupière chez certains animaux (oiseaux), et qui, chez l'homme, est représentée par le repli semi-lunaire de la conjonctive.

NIDATION *s. f. (angl. nidation).* Fixation de l'ovule fécondé dans la muqueuse utérine. SYN. *OVO-IMPLANTATION.*

NITRATE *s. m. (angl. nitrate).* Sel de l'acide nitrique. Certains sont utilisés comme vasodilatateurs coronariens : mono- et dinitrate d'isosorbide, trinitrine, etc.

NITRAZÉPAM *s. m. (angl. nitrazepam).* Dérivé de la benzodiazépine, hypnotique administré par voie orale.

NITRITE *s. m. (angl. nitrite).* Sel de l'acide nitreux. Les nitrites possèdent des propriétés antispasmodiques et antihypertensives. ◇ **D'AMYLE** *(angl. amyl —).* Vasodilatateur coronarien. Détourné pour un usage récréatif *(poppers).*

NOCARDIOSE *s. f. (angl. nocardiosis).* Affection pulmonaire, cutanée ou cérébrale, due à une bactérie du genre *Nocardia* : *Nocardia asteroides*, *N. farcinica* , *N. nova* et plus rarement *N. brasiliensis.*

NOCEBO (EFFET) *(angl. nocebo effect).* Apparition de symptômes désagréables après l'administration d'une substance dénuée d'activité pharmacologique.

NOCICEPTEUR *s. m. (angl. nociceptor).* Récepteur nerveux sensible aux stimuli douloureux.

NOCICEPTIF *adj. (angl. nociceptive).* Se dit d'une excitation nerveuse qui provoque une sensation douloureuse, ou de la réaction provoquée par une telle excitation.

NODAL *adj.*

NODOSITÉ *s. f. (angl. nodosity).* Toute production pathologique circonscrite, arrondie et indurée. ◇ **D'HEBERDEN** *(angl. Heberden's node).* ☞ *HEBERDEN (NODOSITÉS D').* ◇ **DE BOUCHARD** *(angl. Bouchard's node).* ☞ *BOUCHARD (NODOSITÉS DE).*

NODULAIRE *adj. (angl. nodular).* Qui est en forme de nodule, ou qui est constitué de nodules.

NODULE *s. m. (angl. nodule).* En anatomie et en pathologie, petit renflement ou saillie en forme de nœud. ◇ **ACTIF** *(angl. hypersecreting —).* Nodule thyroïdien hypersécrétant. ◇ **CHAUD** *(angl. hot —).* Nodule thyroïdien hyperfixant à la scintigraphie. ◇ **DE SŒUR JOSEPH** *(angl. Sister Joseph's —).* Métastase ombilicale d'un cancer abdominopelvien. Il témoigne d'une atteinte (carcinose) péritonéale. ◇ **DES TRAYEURS** *(angl. milker's —).* Dermatose virale des mains due à un poxvirus, propagée par le lait d'animaux infectés. ◇ **DOULOUREUX DE L'HÉLIX** *(angl. chronic nodular chondrodermatitis).* Formation de nodules arrondis et douloureux au niveau de l'hélix de l'oreille. ◇ **DU VERMIS** *(NA. nodulus vermis). (angl. — of vermis).* L'un des neuf lobules du vermis. ◇ **FROID** *(angl. cold —).* Nodule thyroïdien non fixant à la scintigraphie. ◇ **LYMPHATIQUE AGRÉGÉ DE L'ILÉUM** *(NA. nodulus lymphaticus aggregati). (angl. lymphatic follicle of Peyer).* Formations lymphoïdes observées sur la muqueuse intestinale, soit isolées, soit groupées en amas, constituant les plaques de Peyer. ◇ **TUBERCULEUX** *(angl. tuberculous —).* Lésion caractéristique de la tuberculose (tubercule). ◇ **VOCAL** *(angl. vocal — singer's node).* Petite saillie muqueuse, parfois bilatérale et symétrique, qui se développe sur le bord libre des cordes vocales, jonction tiers antérieur - tiers moyen, à l'origine d'une dysphonie. Se voit souvent chez les professionnels de la voix. SYN. *NODULE DES CHANTEURS, NODULE LARYNGÉ.*

NŒUD *s. m. (NA. nodus). (angl. knot node).* Structure anatomique formée d'un amas de cellules exerçant une fonction particulière. ◇ **ATRIOVENTRICULAIRE** *(NA. — atrioventricularis). (angl. atrioventricular node).* Nœud situé à la partie postérieure de la cloison séparant les deux ventricules. De ce nœud part le faisceau de His. Le nœud atrioventriculaire commande la transmission aux ventricules de l'excitation, venue du nœud sinuatrial. SYN. *ASCHOFF-TAWARA (NŒUD D').* ◇ *s. m.* **CHIRURGICAL** *(angl. surgical knot).* Nœud effectué au cours d'une intervention chirurgicale, qui est destiné à maintenir contigus les bords d'une incision ou d'une plaie. ◇ **LYMPHATIQUE** *(NA. — lymphaticus). (angl. lymph node).* Organe situé sur le trajet des vaisseaux lymphatiques, isolés ou réunis en groupe de volume et de forme variables, composé d'une enveloppe propre de tissu conjonctif, d'une substance corticale et d'une substance médullaire formée d'un tissu spécial, adénoïde, dont les mailles contiennent des cellules lymphatiques. Dans ces nœuds arrivent et partent, respectivement, les vaisseaux lymphatiques afférents et efférents. SYN. *GANGLION LYMPHATIQUE.* ◇ **LYMPHATIQUE ABDOMINAL** *(NA. — lymphaticus abdominis). (angl. abdominal lymph node).* Chacun des nodules lymphatiques drainant la lymphe des viscères abdominaux. ◇ **LYMPHATIQUE AXILLAIRE** *(NA. — lymphaticus axillare). (angl. axillary lymph node).* Chacun des nombreux nodules lymphatiques de l'aiselle, d'où partent trois ou quatre troncs qui du côté gauche s'ouvrent dans le conduit thoracique et du côté droit forment la grande veine lymphatique droite. ◇ **LYMPHATIQUE BRONCHO-PULMONAIRE** *(NA. — lymphaticus bronchopulmonales). (angl. bronchial lymph node).* Chacun des nombreux nodules lymphatiques ovoïdes, mous, rougeâtres chez l'enfant, bruns ou noirâtres chez l'adulte, situés devant la bifurcation de la trachée, autour des bronches et à l'intérieur des poumons. ◇ **LYMPHATIQUE CERVICAL** *(NA. — lymphaticus cervicales). (angl. cervical lymph node).* Chacun des nombreux nodules lymphatiques situés sur les parties latérales et postérieures du cou. ◇ **LYMPHATIQUE GASTRO-OMENTAL** *(NA. — lymphaticus gastroomentales). (angl. gastroomental lymph node).* Chacun des nodules lymphatiques situés entre les feuillets du grand omentum. ◇ **LYMPHATIQUE INGUINAL** *(NA. — lymphaticus inguinales). (angl. inguinal lymph node).* Chacun des nodules lymphatiques de l'aine. ◇ **LYMPHATIQUE PANCRÉATICOSPLÉNIQUE** *(angl. pancreatosplenic lymph node).* Nodule lymphatique le long de l'artère splénique. ◇ **LYMPHATIQUE SUPRACLAVICULAIRE** *(NA. — lymphaticus supraclaviculares). (angl. supraclavicular lymph node).* Chacun des nodules supraclaviculaires de la chaîne cervicale profonde. ◇ **MÉSENTÉRIQUE** *(NA. — lymphaticus mesenterici). (angl. mesenteric lymph node).* Nom donné aux nodules lymphatiques situés dans le mésentère. ◇ **SINUATRIAL** *(NA. — sinuatrialis). (angl. sinoatrial node).* Nœud situé dans la paroi de l'atrium droit, origine du système d'excito-conduction du cœur. SYN. *NŒUD DE KEITH ET FLACK, NŒUD SINOATRIAL.*

NOIX VOMIQUE *(angl. nux vomica).* Graine toxique du vomiquier (*Strychnos nux vomica*). Elle contient différents alcaloïdes (strychnine, brucine, etc.), auxquels elle doit ses propriétés. À doses élevées, elle est toxique et provoque des convulsions tétaniques.

NOMBRIL *s. m.* ☞ *OMBILIC.*

NOMENCLATURE *s. f. (angl. nomenclature).* Ensemble des termes propres à une discipline ou à une famille conceptuelle, présenté selon une liste systématique.

NOO-ANALEPTIQUE *adj. (angl. nooanaleptic).* Qui stimule la vigilance. Comme substantif désigne les amphétamines et leurs dérivés.

NORADRÉNALINE *s. f. (angl. norepinephrine).* Substance du groupe des catécholamines, qui agit comme neurotransmetteur central et dans les terminaisons adrénergiques du système nerveux végétatif ; la noradrénaline est également sécrétée par la médullosurrénale. Elle possède des effets biologiques similaires à ceux de l'adrénaline, stimulant les récepteurs α-adrénergiques. Elle peut être administrée par voie intraveineuse dans le traitement de collapsus. SYN. *NORÉPINÉPHRINE.*

NORADRÉNERGIQUE *adj. (angl. noradrenergic).* Qui concerne la noradrénaline.

NORÉPINÉPHRINE *s. f.* ☞ *NORADRÉNALINE.*

NORÉTHISTÉRONE *s. f. (angl. norethindrone).* Progestatif de synthèse qui entre dans la composition de divers contraceptifs oraux et traitements hormonaux de la ménopause.

NORGESTREL *s. m. (angl. norgestrel).* Puissant progestatif qui entre dans la composition de différents contraceptifs oraux.

NORMALITÉ *s. f. (angl. normality).* En chimie, concentration en équivalents-gramme par litre de solution.

NORMOBLASTE *s. m. (angl. normoblast).* Érythroblaste normal. ☞ *ÉRYTHROBLASTE.*

NORMOCAPNIE *s. f. (angl. normocapnia).* Taux normal de la PCO_2 (pression partielle du gaz carbonique) sanguine.

NORMOCHROME *adj. (angl. normochromic).* Dont la couleur est normale, ou qui se colore normalement. Qualifie surtout les globules rouges.

NORMOCHROMIE *s. f. (angl. normochromia).* Coloration des érythrocytes contenant une quantité normale d'hémoglobine.

NORMOCYTE *s. m. (angl. normocyte).* Érythrocyte normal.

NORMOCYTOSE *s. f. (angl. normocytosis).* Présence dans le sang d'érythrocytes de dimension normale.

NORMOGLYCÉMIQUE *adj. (angl. normoglycemic).* Se dit d'un sujet qui présente une glycémie normale.

NORMOLIPÉMIANT *adj. (angl. lipid lowering drug).* Se dit d'une substance qui peut ramener le taux des lipides sanguins à la normale. S'emploie aussi comme substantif.

NORMOLIPÉMIE *s. f. (angl. normolipidemia).* Taux normal de la lipidémie.

NORMOTOPE *adj. (angl. normotopic).* Se dit d'une contraction cardiaque normale née dans le nœud sinusal.

NORTRIPTYLINE *s. f. (angl. nortriptyline).* Antidépresseur tricyclique.

NOSCAPINE *s. f. (angl. noscapine).* Alcaloïde de l'opium dépourvu de propriétés narcotiques ; antitussif.

NOSOCOMIAL *adj. (angl. nosocomial).* Se dit d'une infection contractée à l'hôpital, au cours ou au décours de l'hospitalisation. Pour retenir ce diagnostic, on exige un début de l'infection minimum 48 heures après l'admission. Pour certaines situations, ce délai peut aller jusqu'à 30 jours après la sortie.

NOSOGRAPHIE *s. f. (angl. nosography).* Description et classification systématique des maladies.

NOSOLOGIE *s. f.* **1.** Étude des caractères qui permettent de définir les maladies. **2.** Science de la classification systématique des maladies.

NOSTRAS *adj. (angl. nostras).* Se disait des maladies propres à nos pays tempérés, par opposition à celles des pays tropicaux. EX. *choléra nostras.*

NOURRISSON *s. m. (angl. infant).* Enfant n'ayant pas encore été sevré.

NOUURE *s. f. (angl. nodule).* Tuméfaction sous-cutanée indurée et circonscrite.

NOUVEAU-NÉ *s. m. (angl. newborn).* Enfant qui vient de naître.

NOVOBIOCINE *s. f. (angl. novobiocin).* Antibiotique bactériostatique actif contre les cocci à Gram positif, en particulier les streptocoques et les staphylocoques. N'est plus disponible.

NOYAU *s. m.* **1.** Partie centrale de l'atome, constituée de protons et de neutrons, et où est concentrée toute la masse ; il est chargé positivement. **2.** Association d'atomes disposés en chaîne fermée et constituant un ensemble caractéristique. EX. *noyau benzénique.* **3.** Constituant essentiel de la cellule, généralement limité par une membrane nucléaire qui le sépare du cytoplasme. Il contient les chromosomes. Sans noyau, une cellule est incapable de se reproduire et de synthétiser de la matière vivante. **4.** Partie centrale, bien individualisée, d'une structure anatomique. EX. *noyaux gris du cerveau.* ◇ **ACOUSTIQUE** ☞ *NOYAU COCHLÉAIRE.* ◇ **AMBIGU** *(NA. — ambigus). (angl. ambiguous —).* Noyau moteur bulbaire des nerfs glossopharyngien et vague. ◇ **AMYGDALIEN** ☞ *CORPS AMYGDALOÏDE.* ◇ **ARQUÉ DU BULBE** *(NA. — arcuatus medulla oblongatae). (angl. arcuate — of medulla oblongata).* Chacun des deux noyaux situés de part et d'autre du sillon médian antérieur du bulbe, en avant des pyramides bulbaires. ◇ **CAUDÉ** *(NA. — caudatus). (angl. caudate —).* Le plus interne des noyaux formant le corps strié, enroulé autour du thalamus. ◇ **COCHLÉAIRE** *(NA. — cochlearis). (angl. cochlear —).* Chacun des noyaux de la terminaison du nerf cochléaire dans le bulbe. ◇ **CUNÉIFORME** *(NA. — cuneatus). (angl. cuneate —).* Noyau situé dans le bulbe, où les fibres du faisceau cunéiforme de la moelle établissent des synapses. Ses fibres efférentes vont former le lemniscus médian. ◇ **D'ORIGINE** *(NA. — originis). (angl. — of origin).* Masse de substance grise située dans le bulbe rachidien ou la moelle épinière, formée de cellules multipolaires dont les prolongements sont l'origine réelle des nerfs. ◇ **DE DARKSHEWICH** *(angl. Darkchewich's —).* Petit noyau situé à la partie rostrale de l'aqueduc cérébral. ◇ **DE L'HABENULA** *(NA. — habenulae). (angl. — of habenula).* Chacun des noyaux situés à la face profonde du trigone habenulaire. ◇ **DENTELÉ** *(NA. — dentatus). (angl. dentate —).* Noyau gris central du cervelet annexé aux formations et voies du néocervelet. ◇ **DORSAL DU VAGUE** *(NA. — dorsalis nervi vagi). (angl. dorsal — of vagus nerve).* Noyau d'origine des fibres viscéromotrices du nerf vague, situé sous le plancher du quatrième ventricule. ◇ **DU FAÎTE** *(NA. — cerebellaris). (angl. roof —).* Chacune des deux formations grises centrales du vermis situées en arrière et au-dessus du toit du quatrième ventricule. SYN. *NOYAU DU TOIT, NOYAU CÉRÉBELLEUX.* ◇ **DU RAPHÉ** *(NA. — raphae medullae oblongatae). (angl. — raphae medullae oblongatae).* Chacun des noyaux réticulés médians du bulbe et du pont. ◇ **EMBOLIFORME** *(NA. — emboliformis). (angl. emboliform —).* Noyau gris central de l'hémisphère cérébelleux. ◇ **GLOBULEUX** *(NA. — globusus). (angl. globose —).* Petit noyau gris central de l'hémisphère cérébelleux situé au-dessous du noyau emboliforme. ◇ **GRACILE** *(NA. — gracilis). (angl. — gracilis).* Noyau bulbaire qui reçoit ses fibres du faisceau gracile et dont les fibres efférentes participent à la constitution du lemniscus médian. ◇ **INTERCALÉ** *(NA. — intercalatus). (angl. intercalated —).* Noyau pair et symétrique situé sous le plancher du quatrième ventricule, entre le noyau de l'hypoglosse en dedans et le noyau dorsal du vague en dehors. ◇ **INTERPÉDONCULAIRE** *(NA. — interpeduncularis). (angl. interpeduncular —).* Noyau situé entre deux pédoncules cérébraux. ◇ **LENTICULAIRE** *(NA. — lentiformis). (angl. lentiform —).* L'un des noyaux gris centraux, situé en pleine substance blanche, latéralement par rapport au noyau caudé et au thalamus. ◇ **MASTICATEUR** *(NA. — motorius trigeminalis). (angl. masticatory — motor — of trigeminal nerve).* Noyau principal de la racine motrice du nerf trijumeau. ◇ **MOTEUR** *(angl. motor —).* Noyau d'origine des racines d'un nerf moteur. ◇ **PULPEUX** *(NA. — pulposus). (angl. pulpy —).* Partie centrale du disque intervertébral. ◇ **ROUGE** *(NA. — ruber). (angl. red —).* Chacune des deux masses ovoïdes de substance grise, situées dans la partie supérieure de la formation réticulaire. ◇ **SOUS-THALAMIQUE** *(NA. — subthalamicus). (angl. subthalamic nucleus).* Noyau situé entre le thalamus et la calotte pédonculaire. ◇ **VESTIBULAIRE** *(NA. — vestibularis). (angl. vestibular —).* Chacun des noyaux gris situés sous le plancher du quatrième ventricule, au niveau de l'aile blanche externe. ◇ **VESTIBULAIRE LATÉRAL** *(NA. — vestibularis lateralis). (angl. lateral vestibular nucleus).* Noyau du nerf vestibulaire situé sous le plancher du quatrième ventricule, en dedans du pédoncule cérébelleux inférieur. Il émet la majeure partie des fibres du faisceau vestibulospinal. ◇ **VESTIBULAIRE SUPÉRIEUR** *(NA. — vestibularis superior). (angl. superior vestibular —).* Noyau du nerf vestibulaire situé sous le plancher du quatrième ventricule. Il envoie des fibres au lobe flocculonodulaire du cervelet et, par l'intermédiaire du faisceau longitudinal postérieur, aux noyaux oculomoteurs.

NOYAUX ◇ **BASAUX** *(NA. nuclei basales). (angl. basal nuclei).* Masses de substance grise situées à l'intérieur de la substance blanche des hémisphères cérébraux. ◇ **GRIS CENTRAUX** ☞ *NOYAUX BASAUX.*

NPH (insuline) *(angl. NPH).* Abréviation de *Neutral Protamine Hagedorn*. Insuline en solution aqueuse tamponnée de zinc et de protamine qui lui confèrent une durée d'action dite intermédiaire (environ 12 heures).

NSE *(angl. NSE).* ☞ *ÉNOLASE.*

NUBILE *adj. (angl. nubile).* Qui est devenu apte au mariage, c'est-à-dire non seulement pubère, mais encore capable de procréer ou de concevoir.

NUCAL *adj. (angl. nuchal).* Qui se rapporte à la nuque.

NUCLÉAIRE *adj. (angl. nuclear).* Qui se rapporte au noyau (de l'atome ou de la cellule).

NUCLÉASE *s. f. (angl. nuclease).* Enzyme qui catalyse la décomposition des acides nucléiques en nucléotides et autres produits.

NUCLÉÉ *adj. (angl. nucleated).* Qui possède un ou plusieurs noyaux.

NUCLÉIQUE (ACIDE) *(angl. nucleic acid).* Substance qui se trouve dans les noyaux et dans certaines structures du cytoplasme des cellules. Les acides nucléiques sont généralement unis à des protéines basiques, pour former des nucléoprotéines. Ils sont composés d'acide phosphorique, d'un pentose (ribose ou désoxyribose) et de bases puriques (adénine, guanine) et pyrimidiques (thymine, cytosine, uracile).

NUCLÉOCAPSIDE *s. f. (angl. nucleocapsid ; core).* Dans la structure d'un virus, ensemble constitué par l'acide nucléique viral et la capside.

NUCLÉOLE *s. m. (angl. nucleolus).* Corpuscule sphérique homogène, unique ou multiple, contenu à l'intérieur du noyau de la cellule vivante. Il joue un rôle essentiel dans la synthèse de l'acide ribonucléique.

NUCLÉOLYSE *s. f. (angl. chemonucleolysis).* Technique de destruction du nucleus pulposus (partie centrale du disque intervertébral) par la chymopapaïne, enzyme protéolytique, dans certains cas de hernie discale.

NUCLÉOPHAGOCYTOSE *s. f. (angl. nucleophagocytosis).* Destruction du noyau cellulaire par un polynucléaire neutrophile.

NUCLÉOPLASME *s. m. (angl. nucleoplasm).* Protoplasme nucléaire.

NUCLÉOPROTÉINE *s. f. (angl. nucleoprotein).* Toute hétéroprotéine constituée par l'union d'un acide nucléique (acide ribonucléique ou acide désoxyribonucléique) et d'une protéine basique (protamine ou histone).

NUCLÉOSIDASE *s. f. (angl. nucleosidase).* Enzyme intestinale qui catalyse la scission des nucléosides en base et pentose.

NUCLÉOSIDE *s. m. (angl. nucleoside).* Résultat de l'action de la nucléotidase sur un nucléotide. C'est la combinaison d'un pentose (ribose ou désoxyribose) avec une base purique ou pyrimidique.

NUCLÉOSOME *s. m. (angl. nucleosome).* Structure de base de la chromatine constituée d'un octamère d'histones et d'environ 140 paires de bases d'ADN bobinées autour.

NUCLÉOTIDASE *s. f. (angl. nucleotidase).* Enzyme intestinale qui catalyse l'hydrolyse des nucléotides en nucléosides et en phosphates.

NUCLÉOTIDE *s. m. (angl. nucleotide).* Nom d'ensemble des substances constituées d'un sucre (ribose ou désoxyribose) uni à une base purique ou pyrimidique et lié à l'acide phosphorique sous forme d'ester. Les nucléotides sont des constituants importants de toute cellule vivante. Un acide nucléique est formé par l'union de quatre nucléotides dont la combinaison avec une protéine donne une nucléo-protéine.

NUCLEUS PULPOSUS Partie centrale du disque intervertébral dont la hernie peut comprimer des racines nerveuses comme dans la sciatique.

NULLIGESTE *s. f.* Femme qui n'a jamais été enceinte.

NULLIPARE *s. f. (angl. nullipara).* Femme qui n'a pas eu d'enfant.

NUMÉRATION ◇ GLOBULAIRE *s. f.* Dénombrement des éléments figurés du sang. ☞ *HÉMATIMÉTRIE.*

NUMÉRATION *s. f. (angl. count).* Dénombrement des éléments figurés contenus dans un milieu biologique quelconque.

NUMMULAIRE *adj. (angl. nummular).* En forme de pièce de monnaie. Se dit principalement d'un crachat.

NUQUE *s. f. (angl. nape back of the neck).* Partie postérieure du cou.

NUTRIMENT *s. m. (angl. nutriment).* Substance nutritive, intermédiaire entre l'aliment et le métabolite, n'ayant pas besoin de subir de transformation digestive pour être assimilée.

NUTRIPOMPE *s. f. (angl. electric feeding pump).* Pompe électrique pour l'injection d'aliments dans une sonde gastrique.

NUTRITIF *adj. (angl. nutritious).* Qui nourrit.

NUTRITION *s. f.* **1.** Ensemble des processus d'assimilation et de désassimilation des aliments dans l'organisme. **2.** Science qui traite de l'alimentation et des aliments sous tous leurs aspects. <> **PARENTÉRALE** *(angl. parenteral —).* Mode d'administration des aliments par une voie autre que la voie digestive quand celle-ci est impossible.

NUTRITIONNISTE *s. m. (angl. nutritionist).* Médecin spécialiste de la nutrition.

NYCTALOPE *adj. (angl. nyctalope).* Se dit d'une personne atteinte de nyctalopie. S'emploie également comme substantif.

NYCTALOPIE *s. f. (angl. day blindness).* Faculté de voir la nuit ou de mieux distinguer les objets à une faible intensité lumineuse qu'au grand jour. En anglais, ce mot a un sens totalement opposé et correspond à l'héméralopie du français.

NYCTÉMÈRE *s. m. (angl. nyctohemera).* Espace de temps de vingt-quatre heures, comprenant la succession d'une nuit et d'un jour, ou d'un jour et d'une nuit. On écrit aussi *nycthémère.*

NYCTURIE *s. f. (angl. nycturia).* Émission d'urine plus abondante ou plus fréquente la nuit que le jour.

NYMPHOMANIE *s. f. (angl. nymphomania).* Excès du désir sexuel chez la femme.

NYMPHOTOMIE *s. f. (angl. nymphotomy).* Incision des petites lèvres.

NYSSORHYNCHUS Sous-genre de moustiques anophèles d'Amérique tropicale, dont certaines espèces sont porteuses du parasite du paludisme.

NYSTAGMIFORME *adj. (angl. nystagmiform).* Qui ressemble au nystagmus. SYN. *NYSTAGMOÏDE.*

NYSTAGMOGRAPHE *s. m. (angl. nystagmograph).* Instrument servant à enregistrer les mouvements du globe oculaire dans le nystagmus.

NYSTAGMOGRAPHIE *s. f. (angl. nystagmography).* Enregistrement graphique des mouvements oculaires dans le nystagmus.

NYSTAGMUS *s. m. (angl. nystagmus).* Mouvements oculaires involontaires, plus ou moins rythmés, faits de secousses de directions opposées.

NYSTATINE *s. f. (angl. nystatin).* Antifungique particulièrement actif sur *Candida albicans* par voie orale (dans les mycoses du tube digestif) et en topique. Il ne peut pas être utilisé par voie parentérale en raison de sa grande toxicité.

O

O Symbole chimique de l'oxygène.

O_2 Symbole chimique de la molécule d'oxygène.

O_3 Symbole chimique de la molécule d'ozone.

OBÈSE *adj. (angl. obese).* Se dit d'une personne affectée d'obésité.

OBÉSITÉ *s. f. (angl. obesity).* Accumulation excessive de tissu adipeux dans le corps. Elle est actuellement définie par un indice de masse corporelle supérieur ou égal à 30.

OBJECTIF *s. m. (angl. lens).* Lentille ou système de lentilles qui, dans un microscope, est situé du côté de l'objet à examiner. ◇ **À IMMERSION** *(angl. immersion —).* Objectif de microscope dont la lentille frontale est plongée dans une goutte de liquide qui l'unit à la préparation à examiner, afin d'éviter la perte de rayons lumineux. ◇ **ACHROMATIQUE** *(angl. achromatic —).* Objectif de microscope qui corrige les aberrations chromatiques pour les longueurs d'onde correspondant au maximum de sensibilité de l'œil. ◇ **APOCHROMATIQUE** *(angl. apochromatic —).* Objectif de microscope qui corrige les aberrations chromatiques pour tout le spectre visible et les aberrations de sphéricité. ◇ **SEMI-APOCHROMATIQUE** *(angl. semiapochromatic —).* Objectif de microscope qui corrige les aberrations chromatiques du rouge au bleu.

OBLIQUE (MUSCLE) *(angl. oblique muscle).* Définit un muscle dont les insertions ne sont pas situées dans le même plan horizontal ou vertical.

OBLIQUITÉ UTÉRINE *(angl. obliquity of uterus).* Inclinaison latérale de l'utérus gravide.

OBLITÉRATION *s. f. (angl. obliteration).* Disparition, effacement, d'une cavité ou d'un conduit, dû à son comblement par une matière solide (obturation), ou au rapprochement et à la fusion de ses parois (occlusion).

OBNUBILATION *s. f. (angl. obnubilation).* Trouble de la vigilance caractérisé par un obscurcissement et un ralentissement de la pensée.

OBSERVANCE *s. f. (angl. compliance).* Respect par le malade d'une prescription ou d'un régime.

OBSESSION *s. f. (angl. obsession).* Idée, affect, image ou désir, qui s'introduit de façon réitérée et persistante, dont le patient reconnaît la nature pathologique, et qu'il ne peut éloigner volontairement de sa conscience. On différencie des obsessions idéatives (idée, mot, doute), des obsessions impulsives (ou phobie d'impulsion) et des obsessions phobiques (crainte de contamination ou de maladie).

OBSTÉTRICAL *adj. (angl. obstetrical).* Qui se rapporte à l'obstétrique.

OBSTÉTRIQUE *s. f. (angl. obstetrics).* Branche de la médecine qui traite de la grossesse, de l'accouchement et du post-partum.

OBSTRUCTION *s. f. (angl. obstruction).* Gêne ou entrave au libre accès à une cavité ou à la circulation normale à travers un conduit, sans qu'il y ait nécessairement oblitération.

OBTURATEUR **1.** *adj.* Qui sert à boucher une ouverture. **2.** *s. m.* Plaque ou dispositif destiné à empêcher l'accès à travers une ouverture (par exemple obturateur d'un appareil à rayons X).

OBTURATION *s. f. (angl. obliteration).* Action de remplir une cavité ou un conduit avec une matière solide ; le résultat de cette opération. ☞ *OBLITÉRATION.*

OCCIPITAL 1. *adj.* Qui se rapporte ou qui appartient à l'occiput. 2. *s. m.* Os impair et médian situé à la partie postérieure de la voûte crânienne. *ATLAS ANATOMIQUE DES OS EN ANNEXE.*

OCCIPUT *s. m. (angl. occiput).* Partie postérieure et inférieure de la tête.

OCCLUSIF *adj. (angl. occlusive).* Qui se rapporte à l'occlusion, qui la réalise.

OCCLUSION *s. f. (angl. occlusion).* Rapprochement des bords d'un conduit, d'un orifice ou d'une fente naturels, déterminant leur fermeture qui peut être physiologique et passagère (Ex. *occlusion des paupières*) ou pathologique, irréversible lorsqu'il y a fusion des parois.

OCHRONOSE *s. f. (angl. ochronosis).* Affection congénitale rare du métabolisme des acides aminés, caractérisée par la coloration, qui varie du gris au noir, des cartilages, des tendons et de certaines zones cutanées. ☞ *ALCAPTONURIE.* ◇ **EXOGÈNE** *(angl. exogenous —).* Ochronose due à une intoxication chronique par le phénol.

OCTRÉOTIDE *s. m. (angl. octreotide).* Analogue synthétique de la somatostatine utilisé dans le traitement de l'acromégalie, de certains cancers digestifs et des hémorragies digestives.

OCUL-, OCULO- *(angl. ocul-, oculo-).* Préfixes d'origine latine indiquant une relation avec l'œil. ☞ *OPHTALM-, OPHTALMO-.*

OCULAIRE 1. *adj. (angl. ocular).* Qui se rapporte à l'œil, plus particulièrement du point de vue anatomique. 2. *s. m. (angl. eyepiece).* Lentille ou système de lentilles qui, dans un microscope, est situé à proximité de l'œil et qui agrandit l'image donnée par l'objectif. ◇ **COMPENSATEUR** *(angl. compensating eyepiece).* Oculaire qui compense l'inégalité de grossissement, pour les diverses couleurs, de l'objectif.

OCULARISTE *s. m. (angl. ocularist).* Spécialiste dans la fabrication des prothèses oculaires.

OCULISTE *s. m. (angl. ophthalmologist).* ☞ *OPHTALMOLOGISTE.*

OCULOCÉPHALOGYRE *adj. (angl. oculocephalogyric).* Qui se rapporte aux mouvements de la tête liés à la fonction visuelle.

OCULOFACIAL *adj. (angl. oculofacial).* Qui se rapporte à l'œil et à la face.

OCULOGYRE *adj. (angl. oculogyric).* Qui commande les mouvements conjugués des globes oculaires, et plus spécialement leur rotation.

OCULOMOTEUR *adj.* 1. Qui se rapporte aux mouvements des globes oculaires. 2. Qui détermine ces mouvements.

OCYTOCIQUE *adj. (angl. oxytocic).* Qui favorise l'accouchement. S'emploie aussi comme substantif. SYN. *OXYTOCIQUE.*

OD Abréviation du latin *Oculus Dexter*, œil droit.

ODDI (SPHINCTER D') *(angl. Oddi's sphincter).* Sphincter entourant le conduit commun cholédocopancréatique.

ODDITE *s. f.* Inflammation du sphincter d'Oddi.

ODONT-, ODONTO- *(angl. odont-, odonto-).* Préfixes d'origine grecque indiquant une relation avec les dents.

ODONTALGIE *s. f. (angl. odontalgia toothache).* Douleur siégeant au niveau d'un organe dentaire (dent et ses éléments de soutien).

ODONTOBLASTE *s. m. (angl. odontoblast).* Cellule de tissu conjonctif présidant à la formation de la dentine.

ODONTOCIE *s. f. (angl. odontocia).* Ramollissement des tissus dentaires (décalcification).

ODONTOÏDE *adj. (angl. odontoid).* En forme de dent. SYN. *DENTIFORME.*

ODONTOLITHE *s. m. (angl. odontolith).* Nodule dur se développant au sein du tissu pulpaire.

ODONTOLOGIE *s. f. (angl. odontology).* Étude des dents et de leurs maladies et, par extension, traitement de ces maladies.

ODONTOLOGISTE *s. m. (angl. odontologist).* ☞ *DENTISTE.*

ODONTOME *s. m. (angl. odontoma).* Tumeur bénigne constituée par les tissus dentaires adultes. SYN. *DENTOME.* ◇ **AMÉLOBLASTIQUE** *(angl. ameloblastic —).* Améloblastome associé à une formation dentaire plus ou moins différenciée ou renfermant des tissus dentaires. ◇ **ODONTOPLASTIQUE** *(angl. embryoplastic —).* Odontome se formant pendant le développement de la dent.

ODONTORRAGIE *s. f. (angl. odontorrhagia).* Hémorragie consécutive à l'extraction d'une dent.

ODORAT *s. m. (angl. sense of smell).* Sens par lequel on perçoit les odeurs. ☞ *OLFACTION.*

ODYNOPHAGIE *s. f. (angl. odynophagia).* Difficulté de la déglutition s'accompagnant de douleurs.

ŒDÉMATEUX *adj. (angl. edematous).* Qui est caractérisé par des œdèmes.

ŒDÉMATIÉ *adj. (angl. edematized).* Qui est le siège d'un œdème.

ŒDÈME *s. m. (angl. edema).* Infiltration de sérosité dans les tissus, en particulier dans les tissus sous-cutané et sous-muqueux. Elle peut être due à diverses causes : diminution de la pression osmotique du plasma par réduction de la protéinémie, augmentation de la pression hydrostatique dans les capillaires, augmentation de la perméabilité des parois capillaires ou obstruction des voies lymphatiques. ◇ **ANGIONEUROTIQUE HÉRÉDITAIRE** *(angl. hereditary angioneurotonic —).* Maladie génétique autosomique dominante rare, dont un tiers des cas est lié à des néomutations. Elle est due à un déficit le plus souvent quantitatif en inhibiteur de la fraction C1 du complément (C1 inh). Elle se manifeste par des épisodes d'œdèmes sous-cutanés et/ou sous-muqueux, circonscrits, blancs, non prurigineux, durant 48 à 72 heures et récidivants. Ils peuvent toucher le tube digestif et causer un syndrome pseudo-occlusif. L'atteinte laryngée peut être fatale. La concentration du C4 est basse en crise. ◇ **CARDIAQUE** *(angl. cardiac —).* Œdème qui apparaît dans l'insuffisance cardiaque par augmentation de la pression veineuse et capillaire pulmonaire. ◇ **CÉRÉBRAL** *(angl. cerebral —).* Augmentation des liquides intercellulaires et intracellulaires du cerveau due à des causes diverses, traumatiques, tumorales, etc. entraînant une hypertension intracrânienne. ◇ **CYCLIQUE IDIOPATHIQUE** ☞ *MACH (SYNDROME DE).* ◇ **DE CALABAR** ☞ *CALABAR (ŒDÈME DE).* ◇ **DE FAMINE** *(angl. nutritional —).* Œdème plus ou moins étendu, qui complique une sous-alimentation grave portant surtout sur les protéines. Il est accompagné d'un amaigrissement, d'une asthénie, d'une bradycardie et d'une polyurie. SYN. *ŒDÈME DE DÉNUTRITION, ŒDÈME DE GUERRE.* ◇ **EN PÈLERINE** Œdème localisé aux membres supérieurs et à la région cervicale, caractéristique des compressions de la veine cave supérieure. ◇ **INFLAMMATOIRE** *(angl. inflammatory —).* Œdème dû à un processus inflammatoire. ◇ **LYMPHATIQUE** *(angl. lymphatic —).* Œdème lié à une obstruction des vaisseaux lymphatiques. ◇ **MALIN** *(angl. malignant —).* Forme rare de charbon, localisée surtout aux paupières ou aux lèvres, caractérisée par le développement rapide d'un œdème avec formation de phlyctènes. ◇ **PAPILLAIRE** *(angl. papillar —).* Œdème localisé à la papille optique, débordant parfois sur la rétine. ◇ **PULMONAIRE AIGU** *(angl. acute pulmonary —).* Infiltration du tissu pulmonaire par la sérosité du plasma sanguin. On distingue l'œdème pulmonaire aigu cardiogénique, secondaire à la défaillance du cœur gauche qui entraîne une élévation de la pression capillaire pulmonaire, et l'œdème pulmonaire aigu lésionnel, provoqué par une altération de la membrane alvéolocapillaire. ◇ **RÉNAL** *(angl. renal —).* Œdème observé au cours du syndrome néphrotique, lié à une albuminurie massive, ou œdème de la glomérulo-néphrite.

ŒDIPE (COMPLEXE D') *(angl. Oedipus' complex).* Ensemble des phénomènes fondamentaux au cours du développement de la sexualité infantile selon Freud, dans lequel s'établit une relation amoureuse au parent de sexe opposé et hostile au parent de même sexe.

ŒIL *s. m. (NA. oculus). (angl. eye).* Organe de la vision, composé du globe oculaire et de ses annexes. Il est contenu dans l'orbite et relié au cerveau par le nerf optique. ◇ **ARTIFICIEL** *(angl. artificial —).* Prothèse en verre, en matière plastique ou autre substance, imitant parfaitement la partie visible de l'œil et s'adaptant dans l'orbite, placée dans un but esthétique. ◇ **DE CHAT AMAUROTIQUE** *(angl. amaurotic cat — syndrome).* Aspect particulier de l'œil dû à un reflet blanc jaunâtre chatoyant de la pupille, observé en particulier dans le gliome de la rétine. ◇ **DE LIÈVRE** *(angl. lagophtalmos).* ☞ *LAGOPHTALMIE.* ◇ **DE PERDRIX** *(angl. interdigital corn).* Cor douloureux situé sur les deux faces latérales opposées d'un espace interdigital, dû à la compression des deux orteils. ◇ **RÉDUIT** *(angl. reduced —).* Système optique représentant les différents éléments de l'œil. ◇ **SEC** ☞ *GOUGEROT-SJÖGREN (SYNDROME DE L').* ◇ **SYMPATHISANT** *(angl. sympathizing —).* Dans l'ophtalmie sympathique, œil primitivement lésé. ◇ **SYMPATHISÉ** *(angl. secondary sympathizing —).* Dans l'ophtalmie sympathique, œil secondairement atteint.

ŒNOLISME *s. m. (angl. alcoholism).* Alcoolisme dû essentiellement à l'abus de vin.

ŒSOCARDIOGRAMME *s. m. (angl. esocardiogram).* Électrocardiogramme enregistré par une sonde œsophagienne (surtout de l'activité de l'atrium gauche).

ŒSOFIBROSCOPIE *s. f. (angl. fiberscope esophagoscopy).* Examen de l'œsophage par un fibroscope.

ŒSOPHAGE *s. m. (NA. osophagus). (angl. esophagus).* Conduit musculomembraneux, de 24 à 28 cm de long, qui s'étend depuis le pharynx jusqu'à l'estomac.

ŒSOPHAGECTOMIE *s. f. (angl. esophagectomy).* Résection d'une partie plus ou moins étendue de l'œsophage.

ŒSOPHAGITE *s. f. (angl. esophagitis).* Inflammation de l'œsophage. ◇ **CORROSIVE AIGUË** *(angl. acute corrosive —).* Œsophagite provoquée par l'ingestion de substances chimiques corrosives (soude caustique, acides, eau de Javel, etc.). ◇ **PHLEGMONEUSE** *(angl. phlegmonous —).* Œsophagite aiguë avec infiltration purulente de la sous-muqueuse, tendant à s'étendre aux tissus voisins et à envahir le médiastin.

ŒSOPHAGOPLASTIE *s. f. (angl. esophagoplasty).* Chirurgie plastique de l'œsophage.

ŒSOPHAGOSCOPIE *s. f. (angl. esophagoscopy).* Examen visuel de l'œsophage après introduction d'un œsofibroscope.

ŒSOPHAGOSTOMIE *s. f. (angl. esophagostomy).* Abouchement chirurgical de l'œsophage à la peau.

ŒSOPHAGOTOMIE *s. f. (angl. esophagotomy).* Incision de la paroi de l'œsophage. ◇ **EXTERNE** *(angl. external —).* Incision des parois de l'œsophage pratiquée de l'extérieur vers l'intérieur. ◇ **INTERNE** *(angl. internal —).* Section d'une sténose œsophagienne, pratiquée de l'intérieur de l'œsophage à l'aide d'un œsophagotome.

ŒSTRADIOL *s. m.* ☞ *ESTRADIOL.*

ŒSTRIOL *s. m.* ☞ *ESTRIOL.*

ŒSTROGÈNE *s. m.* ☞ *ESTROGÈNE.*

ŒSTROGÉNOTHÉRAPIE *s. f.* ☞ *ESTROGÉNOTHÉRAPIE.*

ŒSTRONE *s. f.* ☞ *ESTRONE.*

ŒSTROPROGESTATIF ☞ *ESTROPROGESTATIF.*

ŒSTRUS *s. m. (angl. estrus).* Ensemble des phénomènes physiologiques qui accompagnent l'ovulation chez les femelles de mammifères. SYN. *ESTRUS.*

ŒUF *s. m.* **1.** Ovule. **2.** Cellule résultant de la fécondation d'un ovule par un spermatozoïde. **3.** Ensemble du produit de la conception : embryon ou fœtus et leurs annexes.

OFFICINAL *adj. (angl. officinal).* Se dit d'un médicament préparé par avance selon les règles de la pharmacopée, et conservé dans l'officine (par opposition au médicament magistral préparé selon la formule établie par le médecin qui le prescrit).

OFFICINE *s. f. (angl. pharmacy).* Local où le pharmacien entrepose et/ou prépare les médicaments.

OGILVIE (SYNDROME D') *(angl. Ogilvie's syndrome).* Syndrome de pseudo-occlusion du côlon, sans obstacle mécanique, en rapport avec une atteinte des nerfs végétatifs.

OLÉANDOMYCINE *s. f. (angl. oleandomycin).* Antibiotique macrolide bactériostatique. Sa structure et son spectre d'action sont proches de ceux de l'érythromycine. N'est plus utilisé.

OLÉCRÂNE *s. m. (NA. olecranon). (angl. olecranon).* Processus postérieur et vertical de l'extrémité supérieure de l'ulna, qui, avec le processus coronoïde, forme l'incisure trochléaire articulée avec la trochlée humérale.

OLÉIQUE (ACIDE) *(angl. oleic acid).* Acide gras non saturé, constituant l'élément principal de la plupart des huiles et graisses naturelles.

OLÉOME *s. m. (angl. oil granuloma).* Granulome sous-cutané à corps étranger, constitué par une substance huileuse introduite lors d'une injection intramusculaire. SYN. *HUILOME.*

OLFACTIF *adj. (angl. olfactory).* Qui se rapporte à l'odorat. ◇ **(NERF)** *(angl. — nerve).* Première paire crânienne, nerf de l'odorat. *ATLAS ANATOMIQUE DES NERFS EN ANNEXE.*

OLFACTION *s. f. (angl. olfaction).* Sens de l'odorat.

OLIGO- *(angl. oligo-).* Préfixe d'origine grecque signifiant peu nombreux.

OLIGOAMNIOS *s. m. (angl. oligohydramnios).* Présence de moins de 250 mL de liquide amniotique (ou index amniotique < 5 cm) dans la cavité amniotique intacte pendant les derniers mois de la grossesse.

OLIGOANURIE *s. f. (angl. oligoanuria).* Réduction considérable de la diurèse confinant à l'anurie.

OLIGOARTHRITE *s. f. (angl. oligoarthritis).* Arthrite touchant un nombre réduit d'articulations.

OLIGOCYTHÉMIE *s. f. (angl. oligocythemia).* Diminution du nombre des érythrocytes et des leucocytes dans le sang.

OLIGODENDROCYTE *s. m. (angl. oligodendrocyte).* Cellule d'oligodendroglie.

OLIGODENDROCYTOME *s. m. (angl. oligodendrocytoma).* ☞ *OLIGODENDROGLIOME.*

OLIGODENDROGLIE *s. f. (angl. oligodendroglia).* Type de névroglie dont les cellules possèdent un noyau petit et arrondi et de rares prolongements peu ramifiés. L'oligodendroglie se rencontre aussi bien dans la substance blanche (où elle est à l'origine de la formation de la gaine de myéline) que dans la substance grise.

OLIGODENDROGLIOME *s. m. (angl. oligodendroglioma).* Tumeur gliale mal limitée et infiltrante parfois maligne de l'oligodendroglie. SYN. *OLIGODENDROCYTOME.*

OLIGOÉLÉMENT *s. m. (angl. trace element).* Élément chimique (métal ou non-métal) présent en très faible quantité dans l'organisme. La plupart des oligoéléments sont indispensables au fonctionnement de l'organisme (fluor, iode, brome, fer, cobalt, cuivre, etc.) et lui sont apportés par les aliments.

OLIGOMÉNORRHÉE *s. f. (angl. oligomenorrhea).* Règles anormalement peu abondantes, ou se produisant à intervalles anormalement longs.

OLIGOPHRÉNIE *s. f.* ◇ **PHÉNYLPYRUVIQUE** *(angl. phenylpyruvic mental retardation).* ☞ *PHÉNYLCÉTONURIE.* ◇ **POLYDYSTROPHIQUE** *(angl. Sanfilippo's syndrome).* ☞ *MUCOPOLYSACCHARIDOSE DE TYPE III.*

OLIGOSACCHARIDE *s. m. (angl. oligosaccharide).* Holoside ne comportant qu'un petit nombre d'oses.

OLIGOSACCHARIDOSE *s. f. (angl. oligosaccharidosis).* Affections héréditaires par déficit enzymatique avec présence d'oligosaccharides dans les urines, et au tableau clinique voisin de celui des mucopolysaccharidoses.

OLIGOSPERMIE *s. f.* **1.** Diminution anormale du nombre des spermatozoïdes dans le sperme (moins de 20 millions par mL). **2.** Insuffisance de sécrétion du sperme. SYN. *HYPOSPERMIE.*

OLIGURIE *s. f. (angl. oliguria).* Diminution de la quantité d'urine émise en 24 heures.

OMARTHROSE *s. f. (angl. omarthritis).* Arthrose de l'épaule.

OMBILIC *s. m. (NA. umbilicus). (angl. navel umbilicus).* Cicatrice qui se forme après la chute du cordon ombilical, située au milieu de la paroi abdominale. SYN. *NOMBRIL.*

OMBILICAL *adj. (angl. umbilical).* Qui se rapporte ou qui appartient à l'ombilic.

OMBILICATION *s. f. (angl. umbilication).* Formation d'une dépression circulaire au centre d'une pustule, d'une vésicule ou d'une papule cutanée.

OMBILIQUÉ *adj. (angl. umbilicate).* Qui présente une dépression centrale ressemblant à celle de l'ombilic. Ex. *pustule ombiliquée de la variole.*

OMENTAL *adj. (angl. omental).* Qui concerne l'omentum.

OMENTECTOMIE *s. f. (angl. omentectomy).* Résection partielle ou totale du grand omentum.

OMENTITE *s. f. (angl. omentitis).* Inflammation de l'omentum.

OMENTOFIXATION *s. f. (angl. omentofixation).* ☞ *OMENTOPEXIE.*

OMENTOPEXIE *s. f. (angl. omentopexy).* Fixation chirurgicale de l'omentum à la paroi abdominale. SYN. *OMENTOFIXATION, ÉPIPLOOPEXIE.*

OMENTOPLASTIE *s. f. (angl. omentoplasty).* Utilisation chirurgicale de l'omentum, ou d'une partie de celui-ci, pour couvrir une structure ou combler une cavité, que l'on fixe dans une position atypique. SYN. *ÉPIPLOOPLASTIE.*

OMENTORRAPHIE *s. f. (angl. omentorrhaphy).* Suture de l'omentum. SYN. *ÉPIPLOORRAPHIE.*

OMENTUM *s. m. (NA. omentum). (angl. omentum).* Repli du péritoine qui unit les viscères entre eux et qui contient des vaisseaux. SYN. *ÉPIPLOON.* ◇ **(GRAND)** *(NA. — majus). (angl. gastrocolic —).* Omentum situé entre la grande courbure de l'estomac et le côlon transverse, et qui recouvre plus ou moins les anses de l'intestin grêle. ◇ **PANCRÉATICOSPLÉNIQUE** *(angl. pancreaticosplenic —).* Repli péritonéal qui unit la queue du pancréas à la rate. ◇ **(PETIT)** *(NA. — minus). (angl. lesser —).* Repli péritonéal qui va du côté droit du cardia jusqu'au hile du foie et au sillon du canal veineux.

OMNIPRATICIEN *s. m. (angl. general practitioner).* Médecin traitant la pathologie dans son ensemble, sans s'attacher à une spécialité particulière. SYN. *MÉDECIN GÉNÉRALISTE.*

OMNIVORE *adj. (angl. omnivorous).* Qui se nourrit indifféremment d'aliments animaux ou végétaux. S'utilise aussi comme substantif.

OMOPLATE *s. f. (angl. scapula).* ☞ *SCAPULA.*

OMPHALOCÈLE *s. f. (angl. omphalocele).* ☞ *HERNIE OMBILICALE.*

OMS *(angl. WHO).* Sigle de l'Organisation mondiale de la santé.

ONCHOCERCOSE *s. f. (angl. onchocerciasis).* Infection due à *Onchocerca volvulus*, observée en Afrique tropicale et en Amérique centrale. Cliniquement, présence de tumeurs sous-cutanées (onchocercomes) contenant des filaires adultes ; infiltration diffuse de la peau par des microfilaires avec lésions très prurigineuses et atteinte oculaire par les microfilaires pouvant aboutir à une cécité définitive. SYN. *CÉCITÉ DES RIVIÈRES.*

ONCO- *(angl. onco-).* Préfixe d'origine grecque signifiant à la fois grosseur (tumeur) et crochet.

ONCOGÈNE *adj. (angl. oncogenic).* Qui provoque ou qui favorise la formation de tumeurs.

ONCOLOGIE *s. f. (angl. oncology).* Branche de la médecine consacrée à l'étude et au traitement des tumeurs et des cancers.

ONCOLOGISTE *s. m. (angl. oncologist).* Médecin spécialiste en oncologie, cancérologue.

ONCOSTATIQUE *adj. (angl. oncostatic).* Qui arrête le développement tumoral.

ONCOTIQUE (PRESSION) ☞ *PRESSION ONCOTIQUE.*

ONDE *s. f.* ◇ **ANACROTE** *(angl. anacrotic —).* ☞ *ANACROTISME.* ◇ **CATACROTE** *(angl. catacrotic —).* ☞ *CATACROTISME.* ◇ **DICROTIQUE** *(angl. dicrotic —).* Petite onde ascendante, située dans la partie descendante du sphygmogramme. ◇ **ÉLECTROMAGNÉTIQUE** *(angl. electromagnetic —).* Onde vibratoire produite par l'oscillation d'un champ électromagnétique, capable de se propager dans le vide à la vitesse de la lumière. Les ondes électromagnétiques comprennent les ondes hertziennes, les rayonnements infrarouges, visibles, ultraviolets, les rayons X et les rayons gamma. Ces ondes sont utilisées en biologie et en médecine. SYN. *RAYONNEMENT ÉLECTROMAGNÉTIQUE.* ◇ **LONGITUDINALE** *(angl. longitudinal —).* Onde dans laquelle la vibration a une direction parallèle à la direction de propagation de l'onde. Ex. *les ondes sonores.* ◇ **P** *(angl. P —).* ☞ *ÉLECTROCARDIOGRAMME.* ◇ **DE**

PARDEE *(angl. Pardee's T—).* ☞ *PARDEE (ONDE DE).* ⊂⊃ **TRANSVERSALE** *(angl. transverse—).* Onde dans laquelle la vibration a une direction perpendiculaire à la direction de propagation de l'onde. EX. *les ondes lumineuses.* ⊂⊃ **VENTRICULAIRE** *(angl. ventricular—).* Onde correspondant à la systole ventriculaire sur le phlébogramme normal.

ONGLE *s. m. (NA. unguis). (angl. nail).* Lame cornée, dure, convexe, recouvrant la face dorsale de la dernière phalange des doigts et des orteils, dans laquelle on distingue une extrémité antérieure libre, un corps adhérant par sa face interne et ses côtés, et une racine implantée dans un repli de la peau appelé matrice de l'ongle. ⊂⊃ **EN CUILLER** *(angl. spoon—).* Dépression de la portion centrale de l'ongle avec élévation des bords. ☞ *KOÏLONYCHIE.* ⊂⊃ **HIPPOCRATIQUE** *(angl. hippocratic—).* Ongle élargi et bombé caractéristique de l'hippocratisme digital, en « baguette de tambour ». ⊂⊃ **INCARNÉ** *(angl. ingrown—).* Ongle dont le bord latéral s'enfonce dans les tissus mous contigus, provoquant une inflammation douloureuse accompagnée souvent de suppuration. Il s'agit le plus souvent de l'ongle de l'hallux. ⊂⊃ **(RACINE DE L')** *(angl. —root).* Partie proximale de l'ongle, recouverte entièrement par la peau.

ONGLÉE *s. f. (angl. fingertip numbness).* Gelure des doigts.

ONGUENT *s. m. (angl. ointment).* Préparation médicamenteuse à usage externe, à base de résines et de corps gras, plus ou moins consistante. Les onguents sont actuellement d'utilisation restreinte.

ONIRIQUE *adj. (angl. oneiric).* Qui se rapporte aux rêves.

ONIRISME *s. m. (angl. oneirism).* État de conscience qui, par son contenu idéique, hallucinatoire et mental, se rapproche du rêve. Il s'observe en particulier dans la confusion mentale.

ONTOGENÈSE *s. f. (angl. ontogeny).* Développement d'un organisme individuel depuis sa conception (fécondation) jusqu'à la réalisation de sa forme définitive. ☞ *PHYLOGENÈSE.*

ONYCH-, ONYCHO- *(angl. onych-, onycho-).* Préfixes d'origine grecque indiquant une relation avec les ongles.

ONYCHOPATHIE *s. f. (angl. onychopathy).* Terme générique désignant toute affection unguéale.

ONYCHORRHEXIS *s. f. (angl. onychorrhexis).* Fragilité anormale des ongles, qui se fissurent longitudinalement.

ONYCHOSE *s. f. (angl. onychosis).* Tout trouble dystrophique des ongles.

ONYXIS *s. f. (angl. onyxis).* Inflammation du lit unguéal, dont la forme typique est l'ongle incarné.

OPACIFIANT *s. m.* ☞ *CONTRASTE (PRODUIT DE, SUBSTANCE DE, MILIEU DE).*

OPACIFICATION *s. f.* **1.** Injection d'un produit de contraste dans un organe creux ou un conduit, afin de les rendre visibles ou d'en mouler les contours lors de l'examen radiologique. **2.** Toute lésion cicatricielle qui modifie la transparence normale de la cornée ou du cristallin.

OPACITÉ *s. f.* **1.** Qualité d'un corps ou d'un milieu de rester impénétrable au passage de la lumière ou d'autres rayonnements. **2.** En radiologie, désigne l'image d'un tissu totalement ou partiellement opaque aux rayons X (on emploie « opacité » surtout pour désigner un foyer pathologique dans un tissu normalement transparent, comme le poumon).

OPÉRATEUR *s. m.* Celui qui effectue une opération.

OPÉRATION *s. f. (angl. operation).* Toute intervention chirurgicale pratiquée sur l'organisme vivant au moyen d'instruments, après une incision permettant une voie d'accès au champ opératoire. SYN. *INTERVENTION.* ⊂⊃ **CÉSARIENNE** *(angl. caesar section).* ☞ *CÉSARIENNE.* ⊂⊃ **PLASTIQUE** Toute opération visant à réparer un organe ou à rétablir son fonctionnement sans résection mutilante. ⊂⊃ **RADICALE** *(angl. radical surgery).* Opération effectuée afin de supprimer la totalité des lésions et d'obtenir une guérison définitive.

OPHTALM-, OPHTALMO- *(angl. ophthalm-, ophthalmo-).* Préfixes d'origine grecque indiquant une relation avec l'œil.

OPHTALMIE *s. f. (angl. ophthalmia).* Toute affection inflammatoire de l'œil. ◇ **DES NEIGES** *(angl. snow blindness).* Inflammation aiguë de la cornée et de la conjonctive, avec ophtalmalgie, photophobie, blépharospasme et larmoiement, due à l'action des rayons ultraviolets sur des yeux non protégés, lors d'ascensions ou d'un séjour en haute montagne. SYN. *OPHTALMIA NIVALIS, CONJONCTIVITE DES NEIGES, CÉCITÉ DES NEIGES.* ◇ **ÉGYPTIENNE** *(angl. Egyptian —).* ☞ *TRACHOME.* ◇ **MIGRATRICE** *(angl. migratory —).* ☞ *OPHTALMIE SYMPATHIQUE.* ◇ **NOUEUSE** *(angl. — nodosa).* Kératoconjonctivite aiguë due à la pénétration de poils de chenilles processionnaires du pin dans la conjonctive et la cornée, caractérisée par la présence de petits nodules gris contenant chacun un poil. ◇ **PHLYCTÉNULAIRE** *(angl. phlyctenular —).* SYN. *KÉRATOCONJONCTIVITE PHLYCTÉNULAIRE.* ◇ **PURULENTE** *(angl. purulent —).* Inflammation purulente de la conjonctive, souvent gonococcique. ◇ **SYMPATHIQUE** *(angl. sympathetic —).* Iridocyclite survenant sur un œil sain, plus ou moins longtemps après un traumatisme ou une lésion à l'autre œil.

OPHTALMIQUE *adj.* **1.** Qui se rapporte à l'œil, plus particulièrement du point de vue fonctionnel. **2.** Qui se rapporte à l'ophtalmie.

OPHTALMODONÉSIS *s. f. (angl. ophthalmodonesis).* Tremblement de l'œil.

OPHTALMODYNAMOMÈTRE *s. m. (angl. ophthalmodynamometer).* Appareil pour la mesure de la pression artérielle rétinienne. SYN. *TONOSCOPE.*

OPHTALMOLOGIE *s. f. (angl. ophthalmology).* Partie de la médecine qui traite des affections de l'œil et de ses annexes.

OPHTALMOLOGIQUE *adj. (angl. ophthalmologic).* Qui se rapporte à l'ophtalmologie.

OPHTALMOLOGISTE *s. m. (angl. ophthalmologist).* Médecin spécialiste en ophtalmologie. SYN. *OPHTALMOLOGUE.*

OPHTALMOMÈTRE *s. m. (angl. ophthalmometer).* Appareil servant à mesurer les rayons de courbure de la cornée, utilisé dans la détermination de l'astigmatisme.

OPHTALMOMÉTRIE *s. f.* **1.** Ensemble des mensurations de l'œil. **2.** Détermination du degré de réfraction de l'œil. **3.** Mesure des rayons de courbure de la cornée.

OPHTALMOPATHIE *s. f. (angl. ophthalmopathy).* Toute affection oculaire (terme peu usité). ◇ **EXTERNE** *(angl. external —).* Toute affection oculaire intéressant les paupières, la conjonctive, la cornée ou les structures annexes du globe oculaire (terme peu usité). ◇ **INTERNE** *(angl. internal —).* Toute affection oculaire intéressant le cristallin, la rétine ou d'autres structures profondes du globe oculaire (terme peu usité).

OPHTALMOPLASTIE *s. f. (angl. ophthalmoplasty).* Chirurgie plastique du globe oculaire et de ses annexes.

OPHTALMOPLÉGIE *s. f. (angl. ophthalmoplegia).* Paralysie des muscles de l'œil, paralysie oculomotrice.

OPHTALMOSCOPE *s. m. (angl. ophthalmoscope).* Appareil constitué essentiellement d'un miroir plan ou concave percé d'un trou central, et qui est utilisé dans l'examen du fond d'œil. ◇ **À RÉFRACTION** *(angl. metric —).* Ophtalmoscope comportant une série de petites lentilles montées sur un disque et permettant de mesurer les divers degrés de réfraction oculaire. ◇ **BINOCULAIRE** *(angl. binocular —).* Ophtalmoscope adapté à la vision binoculaire de l'examinateur, permettant l'examen du fond d'œil en vision stéréoscopique. ◇ **ÉLECTRIQUE** *(angl. electric —).* Ophtalmoscope comportant une petite lampe qui émet de la lumière à travers une lentille convexe condensatrice et un prisme réfléchissant, projetant la lumière dans l'œil.

OPHTALMOSCOPIE *s. f. (angl. ophthalmoscopy).* Examen du fond d'œil à l'aide de l'ophtalmoscope, dans un but diagnostique ou pour déterminer la réfraction des milieux oculaires. ◇ **DIRECTE, INDIRECTE** *(angl. direct, indirect —).* Examen du fond d'œil, respectivement de façon directe (l'image que l'on voit est virtuelle et droite) ou de façon indirecte (l'image que l'on voit est réelle et renversée). Dans la première, l'ophtalmoscope est au contact de l'œil examiné, l'œil de l'examinateur étant lui-même au contact de l'appareil ; dans la seconde, l'œil de l'examinateur et l'ophtalmoscope sont à environ 40 cm de l'œil du patient, l'examinateur interpose une lentille de 18-20 dioptries à 5 cm de l'œil à examiner, ce qui lui donne une image inversée et agrandie.

OPIACÉ *adj. (angl. opiate).* Qui contient de l'opium ou qui agit comme l'opium. S'emploie aussi comme substantif.

OPIOÏDE *adj. (angl. opioid).* Qui possède des effets semblables à ceux de l'opium.

OPIOMANE *adj. (angl. opiomaniac).* Qui est affecté d'opiomanie. S'emploie aussi comme substantif.

OPISTHOTONOS *s. m. (angl. opisthotonos).* Contraction spastique des muscles de la nuque et du dos, prédominant sur les muscles extenseurs, observée en particulier dans le tétanos, et où le corps forme un arc appuyé sur l'occiput et les talons.

OPIUM *s. m. (angl. opium).* Suc obtenu par incision, avant la maturité, du fruit du pavot, *Papaver somniferum*. Il contient plus de 20 alcaloïdes, parmi lesquels la morphine, la codéine, la thébaïne, la noscapine, la narcéine, la papavérine, etc., dont plusieurs sont narcotiques et d'autres convulsivants. À doses élevées, il entraîne des phénomènes d'intolérance (nausées, vomissements), il diminue la respiration et la température, contracte la pupille et provoque un état de stupeur profonde. L'opium est utilisé comme analgésique, sédatif, antispasmodique, antidiarrhéique et antitussif. Il est administré en association à d'autres molécules.

OPIUMISME *s. m. (angl. opiumism).* *OPIOMANIE.*

OPPRESSION *s. f. (angl. oppression).* Sensation gênante de poids sur le thorax, avec dyspnée.

OPSONINE *s. f. (angl. opsonin).* Globuline soluble favorisant l'opsonisation. Il s'agit principalement d'immunoglobulines et de certaines fractions du complément (C3 et C5). ◇ **SPÉCIFIQUE** *(angl. immune —).* Anticorps stimulant la phagocytose des bactéries par les cellules de l'hôte.

OPTICIEN *s. m.* **1.** Fabricant ou commerçant en articles de lunetterie ou instruments d'optique. **2.** Technicien spécialisé dans le montage et l'ajustage des verres de lunetterie.

OPTIQUE **1.** *adj. (angl. optic).* Qui se rapporte à la vue. **2.** *s. f. (angl. optics).* Branche de la physique qui traite de la lumière, de ses lois et de ses relations avec la vision. ◇ **ÉLECTRONIQUE** *(angl. optoelectronics).* Étude de dispositifs électroniques dans lesquels les rayonnements électroniques, sous l'action de champs électriques et magnétiques appropriés, se comportent comme les rayons lumineux dans les instruments d'optique. ◇ **MÉDICALE** *(angl. medical optics).* Partie de l'optique qui étudie les phénomènes de réfraction oculaire, normaux et pathologiques. ◇ **(NERF)** *(angl. optic nerve).* Deuxième paire crânienne. Nerf de la vision. *ATLAS ANATOMIQUE DES NERFS EN ANNEXE.*

OPTOTYPE *s. m. (angl. optotype).* Lettres, caractères ou figures de différentes tailles, utilisés par les oculistes ou les opticiens pour déterminer l'acuité visuelle. SYN. *OBJET-TEST.*

ORAL *adj. (angl. oral).* Qui se rapporte à la cavité buccale.

ORBITE *s. f. (NA. orbita). (angl. orbit).* Profonde cavité osseuse située de chaque côté des fosses nasales et qui contient le globe oculaire et ses annexes.

ORBITOTOMIE *s. f. (angl. orbitotomy).* Ouverture chirurgicale de la cavité orbitaire.

ORCHI-, ORCHIDO- *(angl. orchi-, orchido-).* Préfixes d'origine grecque indiquant une relation avec les testicules.

ORCHIALGIE *s. f. (angl. orchialgia).* Douleur testiculaire.

ORCHIDECTOMIE *s. f. (angl. orchidectomy).* Ablation d'un ou des deux testicules. On dit aussi orchiectomie.

ORCHIDO-ÉPIDIDYMECTOMIE *s. f. (angl. orchidoepididymectomy).* Excision chirurgicale du testicule et de l'épididyme.

ORCHIDOPEXIE *s. f. (angl. orchidopexy).* Fixation dans le scrotum d'un testicule ectopique.

ORCHIDOPLASTIE *s. f. (angl. orchidoplasty).* Intervention de chirurgie plastique pratiquée sur le testicule.

ORCHIDOPTOSE *s. f. (angl. orchidoptosis).* Abaissement du testicule par relâchement du dartos ou par développement d'une varicocèle.

ORCHIDORRAPHIE *s. f. (angl. orchiopexy).* On dit aussi orchiorraphie. SYN. *ORCHIDOPEXIE.*

ORCHIDOTHÉRAPIE *s. f. (angl. orchidotherapy).* Emploi thérapeutique d'extraits testiculaires. Abandonnée.

ORCHIDOTOMIE *s. f. (angl. orchidotomy).* Incision chirurgicale du testicule.

ORCHIECTOMIE *s. f. (angl. orchiectomy).* ☞ *ORCHIDECTOMIE.*

ORCHITE *s. f. (angl. orchitis).* Inflammation aiguë ou chronique du testicule. ⊂ **OURLIENNE** *(angl. mumps —).* Orchite due au virus des oreillons ; elle peut entraîner une atrophie des testicules.

ORDONNANCE *s. f. (angl. prescription).* Écrit daté et signé par le médecin, contenant les prescriptions recommandées par celui-ci pour le traitement de son malade (essentiellement les médicaments prescrits avec indication des doses à prendre).

OREILLE *s. f. (NA. auris). (angl. ear).* Organe de l'audition et de l'équilibre. L'oreille comprend trois parties : l'oreille externe, l'oreille moyenne et l'oreille interne. En langage courant, on utilise le terme « oreille » pour désigner l'oreille externe.

OREILLETTE *s. f.* ☞ *ATRIUM.*

OREILLONS *s. m. pl. (angl. mumps).* Maladie infectieuse, contagieuse et épidémique, due à *Myxovirus parotidis*, qui a une affinité particulière pour les glandes salivaires, les testicules et le système nerveux. Elle se manifeste par une tuméfaction douloureuse des glandes parotides, avec fièvre. Ses complications principales sont l'orchite ourlienne, la méningo-encéphalite ourlienne et parfois la pancréatite.

OREXIGÈNE *adj. (angl. orexigenic).* Qui stimule l'appétit.

ORGANE *s. m. (angl. organ).* Partie bien individualisée du corps, destinée à remplir une fonction déterminée. ⊂ **ADAMANTIN** ☞ *ORGANE DE L'ÉMAIL.* ⊂ **CHROMAFFINE** *(angl. chromaffin ganglion).* Corps glandulaire situé à proximité des ganglions sympathiques. ⊂ **DE L'ÉMAIL** *(angl. enamel —).* Amas de cellules épithéliales qui représente l'ébauche externe d'une dent et dont dérivera l'émail. SYN. *ORGANE ADAMANTIN.* ⊂ **ÉRECTILE** *(angl. erectile tissue).* Organe pourvu d'un tissu spécial qui, par un mécanisme vasomoteur, présente des variations critiques de l'afflux sanguin, avec pour conséquence une modification de volume et de consistance. EX. *organes érectiles de la verge.* ⊂ **SPIRAL** *(angl. spiral organ).* Organe de l'audition. SYN. *ORGANE DE CORTI.* ⊂ **VOMÉRONASAL** *(NA. organum vomeronasale). (angl. vomeronasal —).* Diverticule des fosses nasales chez les vertébrés supérieurs, qui s'enfonce de chaque côté dans la cloison médiane. Il régresse chez l'embryon humain.

ORGANIQUE *adj.* **1.** Qui se rapporte à un organe. Se dit en particulier d'une altération des tissus ou des organes, par opposition à ce qui est *fonctionnel*. **2.** Qui est produit par un organe ou un organisme vivant, qui en dérive (par opposition à *minéral* ou *inorganique*). **3.** Se dit d'un composé chimique renfermant du carbone.

ORGANISATION MONDIALE DE LA SANTÉ *(angl. World Health Organization).* Institution de l'ONU spécialisée dans les problèmes de santé publique. Elle a pour but « d'amener tous les peuples au niveau de santé le plus élevé possible ». Son siège est à Genève. Sigle : OMS.

ORGANISME *s. m.* **1.** Tout être vivant, animal ou végétal, organisé. **2.** Le corps humain.

ORGANOLEPTIQUE *adj. (angl. organoleptic).* Qui est capable d'impressionner un récepteur sensoriel.

ORGASME *s. m. (angl. orgasm).* Point culminant du plaisir sexuel.

ORGELET *s. m. (angl. sty hordeolum).* Infection du follicule pilosébacé du cil (sorte de furoncle), le plus souvent dû à un staphylocoque doré.

ORIENTATION (TROUBLES DE L') *s. f. (angl. orientation disorders).* Perturbation de la capacité individuelle de se situer dans le temps et dans l'espace. Ce trouble se voit dans la confusion mentale et les syndromes amnésiques.

ORIFICE *s. m. (NA. ostium). (angl. orifice).* Ouverture qui fait communiquer un organe, un conduit ou une cavité du corps avec l'extérieur ou avec une autre structure anatomique. ◇ **ABDOMINAL DE LA TROMPE UTÉRINE** *(NA. — abdominale tubae uterinae). (angl. abdominal — of uterine tube).* Orifice par lequel la trompe utérine communique librement avec la cavité abdominale. ◇ **AORTIQUE DU DIAPHRAGME** ☞ *HIATUS AORTIQUE.* ◇ **ATRIOVENTRICULAIRE** *(NA. — atrioventriculare). (angl. atrioventricular —).* Orifice mettant en communication l'atrium et le ventricule, de chaque côté. L'orifice atrioventriculaire droit est l'orifice tricuspide, l'orifice atrioventriculaire gauche est l'orifice mitral. ◇ **DE LA VEINE CAVE INFÉRIEURE** ☞ *FORAMEN DE LA VEINE CAVE.* ◇ **DU CONDUIT AUDITIF EXTERNE** ☞ *MÉAT ACOUSTIQUE EXTERNE.* ◇ **INTERVENTRICULAIRE** ☞ *FORAMEN INTERVENTRICULAIRE.* ◇ **MÉDIAN DU QUATRIÈME VENTRICULE** ☞ *OUVERTURE MÉDIANE DU 4E VENTRICULE.* ◇ **ŒSOPHAGIEN DU DIAPHRAGME** ☞ *HIATUS ŒSOPHAGIEN.* ◇ **ŒSOPHAGIEN DE L'ESTOMAC** ☞ *CARDIA.* ◇ **PHARYNGIEN DU LARYNX** ☞ *ADITUS LARYNGÉ.* ◇ **VAGINAL** ☞ *OSTIUM VAGINAL.*

ORL *(angl. ear-nose-throat, [ENT]).* Abréviation d'otorhinolaryngologie ou d'otorhinolaryngologiste.

ORNITHINE *s. f. (angl. ornithine).* Acide aminé non essentiel ; maillon intermédiaire dans la synthèse de l'urée. ◇ **CARBAMYL-TRANSFÉRASE** *(angl. — carbamyl transferase).* Enzyme hépatique de l'uréogenèse. Abréviation : OCT.

ORNITHOSE *s. f. (angl. ornithosis).* Zoonose affectant différents oiseaux, transmissible à l'homme, et caractérisée par un état infectieux respiratoire et systémique. Elle est due à une infection par des bactéries de l'espèce *Chlamydia psittaci*. Chez les oiseaux psittacidés (perroquets, perruches), elle est connue sous le nom de psittacose. ☞ *PSITTACOSE.*

ORO- Préfixe d'origine latine indiquant une relation avec la bouche.

OROPHARYNX *s. m. (NA. pars oralis pharyngis). (angl. oropharynx).* Partie moyenne, buccale, du pharynx, limitée en haut par le voile du palais. SYN. *ARRIÈRE-GORGE.*

OROSOMUCOÏDE *s. m. (angl. orosomucoid).* $_1$-globuline plasmatique ; son taux s'élève dans les syndromes inflammatoires.

ORTEIL *s. m. (NA. digitus pedis). (angl. toe).* Chacun des cinq doigts du pied. ◇ **EN MARTEAU** *(angl. hammer —).* Déformation congénitale ou acquise d'un orteil, le plus souvent le deuxième, caractérisée par l'extension forcée de la phalange proximale, la flexion de la phalange médiane, la phalange distale étant en position variable.

ORTHÈSE *s. f. (angl. orthosis).* Appareillage utilisé pour corriger une altération morphologique d'un membre ou d'un segment de membre, ou une déficience fonctionnelle du système locomoteur.

ORTHO- *(angl. ortho-).* Préfixe d'origine grecque signifiant droit ou correct et indiquant généralement la normalité.

ORTHODONTIE *s. f. (angl. orthodontics).* Partie de la médecine dentaire consacrée à la prévention et au traitement des malpositions des dents.

ORTHODONTISTE *s. m. (angl. orthodontist).* Médecin dentiste spécialisé en orthodontie.

ORTHOGENÈSE *s. f. (angl. orthogenesis).* Évolution progressive dans une direction déterminée, par opposition à une évolution non orientée.

ORTHOPÉDIE *s. f.* **1.** Étymologiquement, « enfant qui marche droit ». À l'origine, « art de prévenir et de corriger dans les enfants les difformités du corps » (Andry, 1741). **2.** Actuellement, l'orthopédie concerne également les adultes et a pour objet le traitement (le plus souvent chirurgical) des affections congénitales ou acquises des os, des articulations, des muscles et des tendons. ◇ **DENTOFACIALE** *(angl. orthodontics).* Partie de la médecine dentaire consacrée au traitement des malformations maxillo-dento-faciales.

ORTHOPÉDISTE *s. m. (angl. orthopedic surgeon).* Médecin spécialiste en orthopédie.

ORTHOPHONIE *s. f.* **1.** Prononciation et articulation correctes, par opposition à tout défaut de la phonation. **2.** Traitement visant à corriger les défauts de l'élocution, de la prononciation et de la déglutition.

ORTHOPHONISTE *s. m ou f. (angl. speech therapist).* Spécialiste non médecin, qui pratique des méthodes de rééducation verbale visant à corriger les défauts de la prononciation, de l'élocution ou de la déglutition.

ORTHOPHORIE *s. f. (angl. orthophoria).* Équilibre parfait des muscles oculaires, permettant aux yeux de converger sans aucun effort de fusion sur un point déterminé, et cela pour toutes les distances et dans toutes les directions.

ORTHOPNÉE *s. f. (angl. orthopnea).* Dyspnée intense en position couchée, qui oblige le patient à se mettre assis ou debout. SYN. *DYSPNÉE DE DÉCUBITUS.*

ORTHOPTIE *s. f. (angl. orthoptics).* ☞ *ORTHOPTIQUE.*

ORTHOPTIQUE **1.** *adj. (angl. orthoptic).* Qui se rapporte à la vision binoculaire normale. **2.** *s. f. (angl. orthoptics).* Ensemble des procédés de rééducation de l'œil destinés à corriger les troubles de la vision binoculaire (notamment le strabisme) et de la motilité oculaire. SYN. *ORTHOPTIE.*

ORTHOPTISTE *s. m ou f. (angl. orthoptist).* Spécialiste non médecin qui pratique les méthodes de l'orthoptique. SYN. *ORTHOPTICIEN.*

ORTHOSTATIQUE *adj. (angl. orthostatic).* Qui se rapporte ou qui est dû à la station debout.

ORTHOSTATISME *s. m.* **1.** Station debout. **2.** Ensemble des troubles provoqués par une station debout prolongée.

ORTHOTONOS *s. m. (angl. orthotonos).* Contracture tétanique maintenant le corps en rectitude.

OS *s. m. (NA. os). (angl. bone).* Chacun des organes durs qui constituent le squelette et dont la solidité est en rapport avec les sels de calcium déposés dans la trame conjonctive. *ATLAS ANATOMIQUE DES OS EN ANNEXE.* ◇ **ALVÉOLAIRE** *(angl. alveolar —).* Partie de l'os des mâchoires qui entoure les alvéoles dentaires. ◇ **COURT** *(NA. — breve). (angl. short —).* Os dont les trois dimensions sont presque égales, formé de tissu spongieux recouvert d'une couche de tissu compact. ◇ **DE MARBRE** *(angl. marble — disease).* Résultat d'une ostéosclérose dans laquelle l'os subit un processus de condensation, perdant tout vestige d'espaces médullaires. ☞ *OSTÉOPÉTROSE.* ◇ **ÉPACTAL** *(angl. interparietal —).* ☞ *OS INTERPARIÉTAL.* ◇ **INTERPARIÉTAL** *(NA. — interparietale). (angl. interparietal —).* Os crânien surnuméraire, qui existe parfois entre le pariétal et l'occipital. SYN. *OS ÉPACTAL.* ◇ **LONG** *(NA. — longum). (angl. long —).* Os dont la longueur prédomine sur les deux autres dimensions. Il se compose d'un corps (ou diaphyse) formé d'une gaine de tissu compact et d'un canal médullaire central, et de deux extrémités (ou épiphyses) formées d'un tissu spongieux entouré d'une lamelle de tissu compact. ◇ **PLAT** *(NA. — planum). (angl. flat —).* Os dont la longueur et la largeur prédominent sur l'épaisseur. Il est formé de deux lames de tissu compact entre lesquelles est compris du tissu spongieux. SYN. *OS LARGE.* ◇ **SÉSAMOÏDE** *(angl. sesamoid —).* Petit os situé au voisinage de certaines articulations. ◇ **TRIGONE** *(NA. — trigonum tarsi). (angl. triangular — of tarsus).* Osselet surnuméraire du pied, qui existe parfois indépendant à la partie postéro-externe du talus. ◇ **WORMIEN** *(NA. — wormis). (angl. wormian —).* Chacun des petits os inconstants situés entre les divers os du crâne.

OSCILLOMÈTRE *s. m. (angl. oscillometer).* Appareil permettant de mesurer les oscillations de la paroi artérielle, et ainsi la pression artérielle. Un des plus employés est l'oscillomètre sphygmomanométrique de Pachon.

OSCILLOMÉTRIE *s. f. (angl. oscillometry).* Étude de la pression artérielle en fonction de l'amplitude des oscillations des artères.

OSCILLOPSIE *s. f. (angl. oscillopsia).* Trouble de la vision dans lequel les objets apparaissent animés de mouvements divers. Il est observé notamment dans le nystagmus vertical.

OSE *s. m. (angl. ose).* Sucre simple non hydrolysable dont le type est le glucose. On désigne les oses selon le nombre de leurs atomes de carbone (tétroses, pentoses, hexoses, etc.) ou selon la nature de leur fonction réductrice (aldoses, cétoses). SYN. *MONOSACCHARIDE.*

OSIDE *s. m. (angl. oside).* Glucide composé, qui par hydrolyse donne un ou plusieurs oses.

OSLER (MALADIE D') *(angl. Osler's disease).* Endocardite infectieuse d'évolution subaiguë, due le plus souvent à *Streptococcus viridans*, greffée sur une lésion valvulaire cardiaque préexistante. Cliniquement : fièvre au long cours, arthralgies, splénomégalie, lésions artérielles, infarctus viscéraux, évoluant vers l'aggravation des lésions valvulaires et vers la mort si non traitée (endocardite maligne). SYN. *ENDOCARDITE MALIGNE LENTE.*

OSMOLALITÉ *s. f. (angl. osmolality).* Nombre d'osmoles par kilogramme de solvant.

OSMOLARITÉ *s. f. (angl. osmolarity).* Nombre d'osmoles par litre de solution.

OSMOLE *s. f. (angl. osmole).* Unité correspondant à la masse de $6,023 \times 10^{23}$ molécules osmotiquement actives d'une substance en solution.

OSMORÉCEPTEUR *s. m. (angl. osmoreceptor).* Terminaison nerveuse située sur le trajet de la carotide interne, sensible aux variations de la pression osmotique.

OSMOSE *s. f. (angl. osmosis).* Passage d'un solvant à travers une membrane semi-perméable séparant deux solutions de concentrations différentes : le phénomène osmotique tend à égaliser les pressions de chaque côté de la membrane.

OSMOTIQUE *adj. (angl. osmotic).* Qui se rapporte à l'osmose. ☞ *PRESSION OSMOTIQUE.*

OSSELETS *s. m. pl. (NA. ossicula auditus). (angl. auditory ossicles).* Les trois petits os, articulés entre eux, qui traversent la caisse du tympan, depuis la membrane tympanique jusqu'à la fenêtre ovale. Ce sont : le malleus, l'incus et le stapes.

OSSEUX *adj. (angl. osseous bony).* Qui se rapporte à l'os, qui est de la nature de l'os, ou qui est constitué par de l'os.

OSSIFICATION *s. f.* **1.** Processus histologique de la formation du tissu osseux. L'ossification peut être enchondrale (cartilagineuse), membraneuse ou périostique, selon l'origine de la formation du tissu osseux. **2.** Transformation anormale d'un tissu fibreux, cartilagineux, etc., en tissu osseux. ◇ **MÉTAPLASIQUE** *(angl. metaplastic —).* Développement de tissu osseux dans des parties molles. ◇ **(POINTS D')** *(angl. — centers).* Centres à partir desquels se développe le processus d'ossification.

OSSIFIÉ *adj. (angl. ossified).* Qui a pris les caractères du tissu osseux.

OSSIFLUENT *adj. (angl. ossifluent).* Abcès froid tuberculeux d'origine osseuse et se révélant parfois à distance.

OSTÉALGIE *s. f. (angl. ostalgia).* Douleur osseuse. SYN. *OSTÉODYNIE.*

OSTECTOMIE *s. f.* Résection d'un segment osseux. SYN. *OSTÉOTECTOMIE.*

OSTÉITE *s. f.* Inflammation aiguë ou chronique d'un os.

OSTÉOARTHRITE *s. f. (angl. osteoarthritis).* Arthrite compliquée de lésions inflammatoires des extrémités osseuses au niveau des surfaces articulaires. ◇ **DÉFORMANTE ENDÉMIQUE** *(angl. endemic —).*

OSTÉOARTHROPATHIE *s. f. (angl. osteoarthropathy).* Terme générique désignant toute affection caractérisée par la présence de lésions osseuses et articulaires. ◇ **HYPERTROPHIANTE PNEUMIQUE DE PIERRE MARIE** *(angl. hypertrophic pulmonary —).* Syndrome caractérisé par une hypertrophie des phalanges des doigts des mains et des pieds, par des déformations des doigts et par des arthralgies. Il est habituellement associé à des lésions tumorales pulmonaires, pleurales ou médiastinales, mais peut aussi être lié à une affection extrathoracique.

OSTÉOARTHROSE *s. f. (angl. osteoarthrosis).* Arthropathie de type dégénératif avec déformation des extrémités osseuses articulaires.

OSTÉOARTICULAIRE *adj. (angl. osteoarticular).* Qui se rapporte aux os et aux articulations, ou qui les affecte.

OSTÉOBLASTE *s. m. (angl. osteoblast).* Forme jeune de cellule osseuse, participant à la formation de la substance fondamentale du tissu osseux et donnant naissance à l'ostéocyte.

OSTÉOBLASTOME *s. m. (angl. osteoblastoma).* Tumeur osseuse bénigne constituée par une prolifération d'ostéoblastes, avec élaboration de lamelles ostéoïdes, et contenant parfois de nombreuses cellules géantes.

OSTÉOCALCINE *s. f. (angl. osteocalcin).* Protéine sécrétée par les ostéoblastes. Son taux sérique est élevé dans l'hyperparathyroïdie et la maladie de Paget.

OSTÉOCHONDRITE *s. f. (angl. osteochondritis).* Dystrophie ostéocartilagineuse de croissance en rapport avec des phénomènes de nécrose aseptique évoluant spontanément vers la guérison avec ou sans séquelles. SYN. *OSTÉOCHONDROSE.* ◇ **DÉFORMANTE JUVÉNILE DE LA HANCHE** *(angl. Legg-Calvé-Perthes disease).* Ostéonécrose de l'épiphyse supérieure du fémur, apparaissant durant la croissance, qui a pour conséquence un raccourcissement et un élargissement du col du fémur avec aplatissement de la tête fémorale responsable d'une coxarthrose secondaire. SYN. *MALADIE DE LEGG-PERTHES-CALVÉ.* ◇ **DISSÉQUANTE** *(angl. — dissecans).* Ostéonécrose aseptique épiphysaire limitée, qui a pour résultat la libération d'un fragment osseux dans une articulation. Elle est surtout localisée au genou. *KÖNIG (MALADIE DE).* ◇ **LAMINAIRE** *(angl. condrolysis of the hip).* Affection des adolescents touchant surtout la hanche et aboutissant à une ankylose.

OSTÉOCHONDRODYSPLASIE *s. f. (angl. osteochondrodysplasia).* Terme générique désignant l'ensemble des maladies dues à une anomalie de croissance ou de développement des os et des cartilages.

OSTÉOCHONDRODYSTROPHIE *s. f. (angl. osteochondrodystrophy).* Dystrophie ostéocartilagineuse.

OSTÉOCHONDROME *s. m. (angl. osteochondroma).* Tumeur bénigne développée à la surface d'un os long, au voisinage d'un cartilage de conjugaison. Elle est composée d'éléments osseux et cartilagineux.

OSTÉOCHONDROSARCOME *s. m. (angl. osteochondrosarcoma).* Sarcome comportant des éléments osseux et cartilagineux.

OSTÉOCHONDROSE *s. f. (angl. osteochondrosis).* ☞ *OSTÉOCHONDRITE.* ◇ **DE LA HANCHE** ☞ *OSTÉOCHONDRITE DÉFORMANTE JUVÉNILE DE LA HANCHE.* ◇ **DE LA TUBÉROSITÉ DU TIBIA** ☞ *OSGOOD-SCHLATTER (MALADIE D').* ◇ **VERTÉBRALE** *s. f.* ☞ *SCHEUERMANN (MALADIE DE).*

OSTÉOCLASIE *s. f.* **1.** *(angl. osteoclasia).* Résorption et destruction du tissu osseux par les ostéoclastes. **2.** *(angl. osteoclasis).* Méthode chirurgicale qui consiste à briser les os, pour remédier à certaines difformités ou pour redresser un membre qui, après une fracture, a été consolidé de façon vicieuse ou pour faire des allongements osseux chez l'enfant.

OSTÉOCLASTE *s. m.* **1.** Cellule géante multinucléée, située à la surface des travées osseuses, et qui joue un rôle important dans la résorption osseuse physiologique ou pathologique. SYN. *MYÉLOPLAXE.* **2.** Instrument utilisé en chirurgie osseuse pour fracturer un os.

OSTÉOCOPE *adj. (angl. osteocopic).* ☞ *DOULEUR OSTÉOCOPE.*

OSTÉOCYTE *s. m. (angl. osteocyte).* Cellule constitutive du tissu osseux, arrivée à maturité.

OSTÉODENSITOMÉTRIE *s. f. (angl. osteodensimetry).* ☞ *ABSORPTIOMÉTRIE.*

OSTÉODYSPLASIE *s. f. (angl. osteodystrophy).* Groupe d'affections héréditaires à transmission le plus souvent autosomique dominante, donnant des déformations osseuses crânio-faciales, des hanches et des doigts.

OSTÉODYSTROPHIE *s. f. (angl. osteodystrophy).* Trouble du développement osseux, d'origine génétique ou non, responsable de déformations osseuses. SYN. *DYSTROPHIE OSSEUSE.* ◇ **DÉFORMANTE** *(angl. osteodystrophia deformans).* ☞ *PAGET (MALADIE OSSEUSE*

DE). ◇ **FIBREUSE GÉNÉRALISÉE** *(angl. osteodystrophia fibrosa). OSTÉITE FIBROKYSTIQUE.* ◇ **HÉRÉDITAIRE D'ALBRIGHT** *(angl. Albright's hereditary —).* Affection héréditaire à transmission dominante caractérisée par des malformations multiples, une débilité, des calcifications des parties molles avec signes biologiques d'insuffisance parathyroïdienne. ◇ **RÉNALE** *(angl. renal —).* Toute affection osseuse secondaire à une insuffisance rénale chronique. Celle-ci entraîne une hypovitaminose D et une hyperparathyroïdie secondaire.

OSTÉOGÈNE *adj.* ☞ *OSTÉOGÉNIQUE.*

OSTÉOGÉNIQUE *adj. (angl. osteogenic osteogenetic).* Qui produit du tissu osseux. SYN. *OSTÉOGÈNE.*

OSTÉOÏDE *adj. (angl. osteoid).* Qui ressemble au tissu osseux. Se dit de certaines tumeurs.

OSTÉOLOGIE *s. f. (angl. osteology).* Partie de l'anatomie qui traite des os.

OSTÉOLYSE *s. f. (angl. osteolysis).* Résorption ou destruction du tissu osseux.

OSTÉOMALACIE *s. f. (angl. osteomalacia).* Maladie osseuse consistant en un défaut de minéralisation de la matrice osseuse par insuffisance de fixation phosphocalcique. Elle est caractérisée par un ramollissement progressif des os, associé à des douleurs osseuses. L'hypophosphocalcie peut être due à une insuffisance en vitamine D par carence solaire ou alimentaire, à une déperdition phosphocalcique liée à des grossesses répétées, à un trouble de l'assimilation ou de l'absorption (diarrhée chronique, gastrectomie, insuffisance pancréatique et biliaire) ou à une élimination excessive (dans certaines néphropathies). ◇ **INFANTILE** ☞ *RACHITISME.*

OSTÉOME *s. m. (angl. osteoma).* Tumeur bénigne formée de tissu osseux, siégeant habituellement sur le squelette, plus rarement dans un muscle (hématome calcifié).

OSTÉOMYÉLITE *s. f. (angl. osteomyelitis).* Inflammation suppurative de l'os et de la moelle osseuse. ◇ **AIGUË** *(angl. acute —).* Maladie observée chez les adolescents en période de croissance, due au staphylocoque doré, et caractérisée par une inflammation de la substance médullaire métaphysaire, avec formation de pus. Elle s'accompagne de phénomènes généraux graves. ◇ **CHRONIQUE** *(angl. chronic —).* Forme d'ostéomyélite à évolution prolongée, pouvant succéder à une ostéomyélite aiguë, à un traumatisme osseux, ou être chronique d'emblée, s'accompagnant de raréfaction et de condensation osseuses et de la formation d'abcès.

OSTÉON *s. m. (angl. osteon).* Unité structurale élémentaire de l'os compact, composée d'un conduit central, le canal de Havers, autour duquel se disposent des lamelles osseuses concentriques.

OSTÉONÉCROSE *s. f. (angl. osteonecrosis).* Nécrose osseuse. ◇ **ASEPTIQUE** *(angl. aseptic —).* Nécrose osseuse secondaire à la suppression de l'apport sanguin dans un segment d'os en dehors de toute cause infectieuse. Le stade de nécrose est suivi soit d'un stade de régénération, aboutissant à la guérison, soit d'une destruction définitive de l'os nécrosé.

OSTÉOPATHE *s. m. (angl. osteopath).* Personne qui pratique l'ostéopathie. SYN. *OSTÉOPRATICIEN.*

OSTÉOPATHIE *s. f.* **1.** Terme générique désignant toute affection des os. **2.** Méthode thérapeutique fondée essentiellement sur des manipulations vertébrales et articulaires.

OSTÉOPÉNIE *s. f. (angl. osteopenia).* Terme générique désignant les troubles du remodelage osseux dans lesquels il existe une diminution de la densité des os. ☞ *OSTÉOMALACIE, OSTÉOPOROSE.*

OSTÉOPÉRIOSTITE *s. f. (angl. osteoperiostitis).* ☞ *PÉRIOSTITE.*

OSTÉOPHYTE *s. m. (angl. osteophyte).* Excroissance osseuse, développée aux dépens du périoste, à proximité d'une articulation atteinte de lésions inflammatoires ou de lésions dégénératives (cas de l'arthrose).

OSTÉOPHYTOSE *s. f. (angl. osteophytosis).* Formation d'ostéophytes multiples périarticulaires.

OSTÉOPLASTIE *s. f. (angl. osteoplasty).* Chirurgie plastique des os. ◇ **PÉRIOSTIQUE** *(angl. periosteal —).* Production artificielle de tissu osseux par transplantation d'un lambeau périostique.

OSTÉOPOROSE *s. f. (angl. osteoporosis).* Affection osseuse caractérisée par un amincissement et une raréfaction des travées osseuses, avec une diminution de la trame protéique et un agrandissement des espaces médullaires, sans décalcification.

OSTÉOSARCOME *s. m. (angl. osteosarcoma).* Toute tumeur maligne primitive de l'os. SYN. *SARCOME OSTÉOGÉNIQUE.*

OSTÉOSCLÉROSE *s. f. (angl. osteosclerosis).* Affection osseuse caractérisée par un épaississement des travées osseuses, avec rétrécissement des espaces médullaires. Radiologiquement, l'os apparaît plus opaque. ◇ **DISSÉMINÉE FAMILIALE** *(angl. osteopolikilosis).* Affection osseuse héréditaire, caractérisée par la présence de multiples petites plages d'ostéosclérose dans les épiphyses des os. Cette affection ne se traduit par aucun signe clinique. SYN. *OSTÉOPATHIE CONDENSANTE DISSÉMINÉE, OSTÉOPŒCILIE, ÉNOSTOSE MULTIPLE.*

OSTÉOSE *s. f. (angl. osteosis).* Toute affection osseuse non inflammatoire. ◇ **CONDENSANTE ILIAQUE BÉNIGNE** *(angl. osteitis condensans ilii).* Condensation localisée de l'os iliaque après un accouchement dystocique. ◇ **ENGAINANTE MONOMÉLIQUE** ☞ *MÉLORHÉOSTOSE.* ◇ **PARATHYROÏDIENNE** *(angl. parathyroid —).* ☞ *OSTÉITE FIBROKYSTIQUE.*

OSTÉOSYNTHÈSE *s. f. (angl. osteosynthesis).* Fixation chirurgicale des fractures par la réunion des fragments osseux et alignement anatomiques des os par des moyens mécaniques (vis, plaques, clou, etc.).

OSTÉOTOMIE *s. f. (angl. osteotomy).* Section chirurgicale d'un os.

OSTIUM *s. m. (NA. ostium). (angl. ostium).* Orifice. ◇ **COMMUNE** *(angl. — commune).* Orifice faisant, chez l'embryon, communiquer les atria et les ventricules. ◇ **DE LA TROMPE UTÉRINE** *(NA. — uterinum tubae). (angl. uterine orifice of uterine tube).* Orifice étroit par lequel la trompe utérine communique avec l'utérus. ◇ **VAGINAL** *(NA. — vaginae). (angl. vaginal —).* Orifice par lequel le vagin s'ouvre au fond du vestibule.

OT-, OTO- *(angl. ot-, oto-).* Préfixes d'origine grecque indiquant une relation avec l'oreille.

OTALGIE *s. f. (angl. otalgia).* Douleur localisée à l'oreille. ◇ **RÉFLEXE** *(angl. reflex —).* Otalgie due à une cause extérieure à l'oreille (par exemple une douleur pharyngée).

OTITE *s. f. (angl. otitis).* Inflammation, aiguë ou chronique, de l'oreille. ◇ **ADHÉSIVE** *(angl. adhesive —).* Otite moyenne chronique avec formation d'adhérences fibreuses entre le tympan et le fond de la caisse du tympan. SYN. *OTITE FIBRO-ADHÉSIVE.* ◇ **BAROTRAUMATIQUE** *(angl. barotraumatic —).* Otite moyenne aiguë produite par des différences de pression entre la cavité tympanique et l'air ambiant. ◇ **EXTERNE** *(angl. — externa).* Inflammation ou infection (bactérienne ou mycotique) du méat acoustique externe. ◇ **MOYENNE** *(angl. — media).* Inflammation de l'oreille moyenne, et notamment de la caisse du tympan, primitive ou consécutive à divers états infectieux locaux ou généraux. Elle peut être aiguë (virale, bactérienne, ou barotraumatique) ou chronique. ◇ **SÉREUSE** Otite moyenne chronique avec épanchement rétro-tympanique séreux ou séro-muqueux et/ou rétraction du tympan, en rapport avec un défaut d'aération de l'oreille moyenne (hypertrophie des végétations adénoïdiennes chez l'enfant, dysfonction tubaire). SYN. *OTITE SÉRO-MUQUEUSE.*

OTOLITHE *s. m. (NA. statoconium). (angl. otolith).* Formation inerte riche en cristaux calcaires, qui se trouve sur la face interne de diverses parties du labyrinthe membraneux, saccule, utricule, canaux semi-circulaires, etc. L'otolithe contribue à l'équilibre du corps.

OTOLOGIE *s. f. (angl. otology).* Ensemble des connaissances relatives à l'oreille et à ses maladies.

OTOLOGISTE *s. m. (angl. otologist).* Médecin spécialiste en otologie.

OTOMASTOÏDITE *s. f. (angl. otomastoiditis).* Otite moyenne compliquée de mastoïdite.

OTOPLASTIE *s. f. (angl. otoplasty).* Chirurgie destinée à corriger les défauts congénitaux ou acquis de l'auricule (pavillon de l'oreille).

OTO-RHINO-LARYNGOLOGIE *s. f. (angl. otorhinolaryngology).* Partie de la médecine qui traite des maladies de l'oreille, du nez et de la gorge. Abréviation : ORL.

OTO-RHINO-LARYNGOLOGISTE *s. m. (angl. otorhinolaryngologist).* Médecin spécialiste en otorhinolaryngologie.

OTORRAGIE *s. f. (angl. otorrhagia).* Hémorragie extériorisée par le méat acoustique externe.

OTORRHÉE *s. f. (angl. otorrhea).* Écoulement de liquide (séreux, muqueux, purulent, LCR...) par le méat acoustique externe.

OTOSCLÉROSE *s. f. (angl. otosclerosis).* ☞ *OTOSPONGIOSE.*

OTOSCOPE *s. m. (angl. otoscope).* Instrument utilisé pour examiner le méat acoustique externe et la membrane tympanique.

OTOSCOPIE *s. f. (angl. otoscopy).* Examen visuel de l'oreille externe et du tympan au moyen de l'otoscope.

OTOSPONGIOSE *s. f. (angl. otospongiosis).* Sclérose congénitale et héréditaire des tissus de l'oreille interne et moyenne, avec formation d'un tissu spongieux bloquant le stapes. Cette affection entraîne une surdité de transmission évolutive. SYN. *OTOSCLÉROSE.*

OTOTOXICITÉ *s. f. (angl. ototoxicity).* Toxicité pour le nerf auditif.

OUÏE *s. f. (angl. hearing).* Sens par lequel sont perçus les sons.

OURAQUE *s. m. (NA. urachus). (angl. urachus).* Cordon fibreux s'étendant depuis le sommet de la vessie jusqu'à l'ombilic ; vestige du canal fœtal qui unit la vessie à l'allantoïde.

OURLIEN *adj.* Qui se rapporte aux oreillons. Ex. *fièvre ourlienne, orchite ourlienne.*

OVAIRE *s. m. (NA. ovarium). (angl. ovary).* Glande sexuelle femelle, paire, ovoïde, située de chaque côté de l'utérus, en regard du pavillon de la trompe utérine. Les ovaires produisent les ovules et sécrètent une partie des hormones sexuelles de la femme.

OVALBUMINE *s. f. (angl. ovalbumin).* Glycoprotéine, constituant essentiel du blanc d'œuf.

OVALOCYTE *s. m. (angl. ovalocyte).* Érythrocyte ovale, dont la présence est observée dans l'ovalocytose. SYN. *ELLIPTOCYTE.*

OVALOCYTOSE *s. f. (angl. ovalocytosis).* Anomalie héréditaire rare, caractérisée par la présence d'un grand nombre d'érythrocytes ovales (ovalocytes) dans le sang circulant, entraînant une anémie hémolytique. SYN. *ELLIPTOCYTOSE.*

OVARIALGIE *s. f. (angl. oophoralgia).* Douleur au niveau de l'ovaire.

OVARIECTOMIE *s. f. (angl. ovariectomy).* Ablation d'un ou des deux ovaires.

OVARIEN *adj. (angl. ovarian).* Qui se rapporte à l'ovaire.

OVARIOPEXIE *s. f. (angl. oophoropexy).* Fixation de l'ovaire à la paroi pelvienne.

OVARITE *s. f. (angl. ovaritis).* Toute inflammation, aiguë ou chronique, de l'ovaire. SYN. *OOPHORITE.*

OVERDOSE *s. f.* Anglicisme désignant une intoxication aiguë par une quantité excessive d'une drogue utilisée habituellement par les toxicomanes. SYN. *SURDOSE.*

OVOCULTURE *s. f. (angl. embryonate egg culture).* Recherche de germes par inoculation à un œuf embryonné d'un produit biologique.

OVOCYTE *s. m. (angl. oocyte).* Cellule germinale femelle, située dans l'épaisseur du parenchyme ovarien, résultant de la transformation d'une ovogonie, et dont dérive l'ovule.

OVOTESTIS *s. m. (angl. ovotestis).* Glande sexuelle hermaphrodite constituée à la fois de tissu testiculaire et de tissu ovarien.

OVULAIRE *adj. (angl. ovular).* Qui se rapporte à l'œuf.

OVULATION *s. f. (angl. ovulation).* Phénomène par lequel l'ovule, arrivé à maturité, quitte l'ovaire et, après avoir été capté par le pavillon de la trompe utérine, devient apte à être fécondé. Chez la femme, l'ovulation se produit normalement au milieu du cycle menstruel.

OVULATOIRE *adj. (angl. ovulatory).* Qui se rapporte à l'ovulation.

OVULE *s. m.* **1.** *(angl. ovum).* Gamète femelle formé dans l'ovaire, qui, après fécondation par un gamète mâle (spermatozoïde), donne lieu au développement de l'embryon. **2.** *(angl. vaginal suppository).* En pharmacie, capsule de forme ovoïde, contenant des substances médicamenteuses, destinée à être introduite dans le vagin.

OXACILLINE *s. f. (angl. oxacillin).* Pénicilline semi-synthétique résistante à la pénicillinase. ☞ *PÉNICILLINE.*

OXALATE *s. m. (angl. oxalate).* Sel ou ester de l'acide oxalique.

OXALIQUE (ACIDE) *(angl. oxalic acid).* Acide trouvé en particulier dans l'oseille. Non métabolisé, il est excrété dans l'urine, pouvant être source de calculs.

OXALISME *s. m. (angl. oxalism).* Intoxication par l'acide oxalique ou par un oxalate.

OXALOSE *s. f. (angl. oxalosis).* Maladie grave à transmission autosomique récessive due à un trouble du métabolisme entraînant une production massive d'acide oxalique. Elle est caractérisée par un dépôt de cristaux d'oxalate de calcium dans les reins et les autres tissus de l'organisme et conduit à l'insuffisance rénale et à la néphrocalcinose.

OXALURIE *s. f. (angl. oxaluria).* Présence dans l'urine d'acide oxalique, essentiellement sous forme d'oxalate de calcium.

OXAZÉPAM *s. m. (angl. oxazepam).* ☞ *BENZODIAZÉPINE.*

OXAZOLIDINE *s. f. (angl. oxazolidine).* Composé hétérocyclique à partir duquel on prépare certains médicaments.

OXYCARBONÉMIE *s. f. (angl. oxycarboxyhemia).* Présence d'oxyde de carbone dans le sang.

OXYCARBONISME *s. m. (angl. carbon monoxide poisoning).* Intoxication par l'oxyde de carbone.

OXYCÉPHALIE *s. f. (angl. oxycephalia).* ☞ *ACROCÉPHALIE.*

OXYDASE *s. f. (angl. oxidase).* Toute enzyme catalysant l'oxydation d'un substrat par l'oxygène. ⊂⊃ **(ÉPREUVE OU TEST DE L')** *(angl. oxidase test).* Épreuve dans laquelle on étudie la présence de cytochrome C (qui transmet les électrons à l'oxygène) dans la chaîne respiratoire d'une bactérie. Elle a une signification taxinomique. *Neisseria*, *Pseudomonas* et *Vibrio* sont des exemples de bactéries pourvues de cytochrome C (bactéries oxydase-positives) ; les staphylocoques et les *Enterobacteriaceae* en sont dépourvus.

OXYDATION *s. f.* **1.** Combinaison d'une substance chimique avec l'oxygène. **2.** Dans un sens plus large, perte d'électrons par un atome ou un ion. ⊂⊃ **(BÊTA)** *(angl. betaoxidation).* Oxydation de l'atome de carbone qui est en position par rapport à un groupement fonctionnel dans la molécule, mécanisme par lequel on a expliqué la dégradation des acides gras.

OXYDE *s. m. (angl. oxide).* Tout composé de l'oxygène avec un corps simple, une molécule organique ou un radical. ⊂⊃ **NITRIQUE** *(angl. nitrogen —).* NO (ou monoxyde d'azote), substance douée d'une importante activité vasomotrice.

OXYGÉNATION *s. f. (angl. oxygenation).* Fixation d'oxygène sur un corps.

OXYGÈNE *s. m. (angl. oxygen).* Élément gazeux bivalent, incolore, inodore et insipide, qui se trouve à l'état libre dans l'atmosphère, dont il constitue environ un cinquième. Numéro atomique : 8. Il se combine avec pratiquement tous les éléments pour former des oxydes. C'est l'agent essentiel de la respiration et de la combustion. On l'administre en inhalations, principalement dans les cas d'asphyxie, d'intoxication par le monoxyde de carbone, d'œdème aigu du poumon, etc. Symbole : O.

OXYGÉNÉ *adj.* **1.** Qui contient de l'oxygène. **2.** Qui a été traité par l'oxygène.

OXYGÉNOTHÉRAPIE *s. f. (angl. oxygen therapy).* Administration thérapeutique d'oxygène. ⊂⊃ **HYPERBARE** *(angl. hyperbaric oxygenation).* Inhalation d'oxygène dans un caisson sous une pression de 2 à 3 atmosphères utilisée, en particulier, en cas d'intoxication oxycarbonée et d'accidents de décompression.

OXYHÉMOGLOBINE *s. f. (angl. oxyhemoglobin).* Hémoglobine qui fixe de l'oxygène dans les poumons et le transporte par voie artérielle pour l'abandonner dans les tissus.

OXYHÉMOGLOBINOMÈTRE *s. m. (angl. oxyhemoglobinometer).* Appareil servant à mesurer la quantité d'oxyhémoglobine dans le sang.

OXYMÉTRIE *s. f. (angl. oxymetry).* Méthode de mesure de la saturation du sang en oxygène.

OXYURE *s. m. (angl. pinworm).* Ver nématode de la famille des *Oxyuridés*, parasite de l'intestin de l'homme.

OXYUROSE *s. f. (angl. oxyuriasis).* Infestation par les oxyures.

OZÈNE *s. m. (angl. ozena).* Inflammation chronique, atrophique, de la muqueuse nasale, s'accompagnant d'une sécrétion malodorante, avec formation de croûtes dégageant une odeur fétide. L'olfaction est fortement diminuée.

OZONE *s. m. (angl. ozone).* Forme allotropique de l'oxygène, O_3. C'est un gaz d'odeur caractéristique, très oxydant. Il est antiseptique et désinfectant (pour l'eau potable).

P

p.o. *(angl. p.o.).* Abréviation de *per os.*

P (onde) ☞ *ÉLECTROCARDIOGRAMME.*

PACEMAKER *s. m.* **1.** Nœud sinu-atrial où prend naissance l'excitation cardiaque automatique. **2.** Appareil capable d'envoyer au myocarde ventriculaire des impulsions électriques rythmées pour déclencher sa contraction. Le pacemaker est implanté de façon définitive dans l'organisme. Il comprend un boîtier et des électrodes fixées dans le myocarde ventriculaire. SYN. *STIMULATEUR CARDIAQUE.*

PACHY- *(angl. pachy-).* Préfixe d'origine grecque signifiant épais.

PACHYDERMIE *s. f. (angl. pachyderma ; elephantiasis).* Épaississement anormal de la peau par hyperplasie fibreuse. ☞ *ÉLÉPHANTIASIS.* ◇ **LYMPHANGIECTASIQUE** *(angl. lymphangiectatic elephantiasis).* Infiltration œdémateuse et hyperplasique du tissu conjonctif, secondaire à une obstruction des vaisseaux lymphatiques. SYN. *ÉLÉPHANTIASIS.* ◇ **PLICATURÉE** *(angl. pachydermoperiostis plicata).* Maladie héréditaire caractérisée par l'épaississement de la peau et du périoste prédominant aux extrémités avec hippocratisme digital. SYN. *PACHYDERMOPÉRIOSTOSE.* ◇ **VORTICELLÉE** *(angl. cutis verticis gyrata).* Nævus du cuir chevelu avec épaississement de la peau.

PACHYMÉNINGE *s. f. (angl. pachymeninx).* ☞ *DURE-MÈRE CRÂNIENNE, SPINALE.*

PACHYMÉNINGITE *s. f. (angl. pachymeningitis).* Inflammation chronique des méninges avec épaississement de la dure-mère.

PACHYONYCHIE *s. f. (angl. pachyonychia).* Épaississement des ongles. SYN. *PACHYONYXIS.* ◇ **CONGÉNITALE** *(angl. — congenita).* Affection héréditaire du nouveau-né, transmise sur le mode autosomique dominant, associant pachyonychie, kératose cutanée surtout palmoplantaire et des muqueuses. SYN. *JADASSOHN-LEWANDOWSKY (SYNDROME DE).*

PACHYPÉRICARDITE *s. f. (angl. pachypericarditis).* Épaississement du péricarde.

PACHYPLEURITE *s. f. (angl. pachypleuritis).* Pleurésie chronique avec épaississement de la plèvre. ◇ **RÉTRACTILE** *(angl. retractile —).* Résultat de certains pneumothorax artificiels pratiqués autrefois dans la tuberculose pulmonaire, au cours desquels il se produit une rétraction thoracique par symphyse pleurale totale et une immobilisation du poumon correspondant.

PAGET ◇ **(MALADIE CUTANÉE DE)** *(angl. Paget's disease of the nipple).* Affection précancéreuse du mamelon, atteignant la femme après la quarantaine, et ayant l'aspect d'une petite plaque d'eczéma suintant recouverte de croûtelles. Peut également s'observer au niveau vulvaire. ◇ **(MALADIE OSSEUSE DE)** *(angl. Paget's disease of bone).* Ostéite déformante d'origine inconnue. Elle se caractérise par l'hypertrophie et la déformation de certaines pièces osseuses (pariétaux, tibias, fémurs, bassin), alors que d'autres sont indemnes. Ces déformations se compliquent de douleurs et d'arthrose. Une dégénérescence sarcomateuse est exceptionelle. Biologiquement : augmentation des phosphatases alcalines et de l'excrétion urinaire de l'hydroxyproline. Affection autosomique dominante.

PAGÉTOÏDE *adj. (angl. pagetoid).* Qui ressemble aux lésions de la maladie de Paget.

PALAIS *s. m. (NA. palatum). (angl. palate).* Paroi supérieure de la cavité buccale, séparant celle-ci des fosses nasales. Elle est constituée en avant d'une partie osseuse, la voûte palatine (ou palais dur), prolongée en arrière par une partie musculo-membraneuse, le voile du palais (ou palais mou). Elle est recouverte d'une muqueuse adhérente.

PALATIN *adj. (angl. palatine).* Qui se rapporte au palais. ◇ **(OS)** *(angl. — bone).* Os contribuant à la formation de l'étage antérieur de la base du crâne. *ATLAS ANATOMIQUE DES OS EN ANNEXE.*

PALATOPLASTIE *s. f. (angl. palatoplasty).* Correction chirurgicale d'une pathologie palatine.

PALATOPLÉGIE *s. f. (angl. palatoplegia).* Paralysie du voile du palais.

PALÉOCÉRÉBELLUM *s. m. (NA. paleocerebellum). (angl. paleocerebellum).* Parties les plus primitives du cervelet d'un point de vue phylogénétique : vermis et flocculus. Cet ensemble fonctionnel commande le tonus de posture des muscles chargés de contrebalancer les effets de la pesanteur. SYN. *PALÉOCERVELET.*

PALÉOCORTEX *s. m. (NA. paleocortex). (angl. paleocortex).* Partie du cortex cérébral qui correspond aux aires de terminaison des voies olfactives, et qui phylogénétiquement occupe une position intermédiaire entre l'archicortex et le néocortex. SYN. *PALÉOPALLIUM.*

PALÉOENCÉPHALE *s. m. (angl. paleoencephalon).* Encéphale primitif, qui comprend tout le cerveau excepté le cortex et ses dépendances.

PÂLEUR *s. f. (angl. paleness).* Coloration blanchâtre des téguments, spécialement du visage, transitoire ou permanente, due à un défaut de circulation sanguine.

PALICINÉSIE *s. f. (angl. palikinesia).* Répétition pathologique et involontaire du même mouvement.

PALILALIE *s. f. (angl. palilalia).* Trouble de la parole caractérisé par la répétition involontaire et spontanée de syllabes, de mots ou d'une phrase identique. Il se rencontre fréquemment chez le parkinsonien.

PALINDROMIQUE *adj.* **1.** Qualifie la séquence identique sur les deux brins d'ADN complémentaires. **2.** Qui se répète, qui présente des récidives.

PALLESTHÉSIE *s. f. (angl. pallesthesia).* Sensibilité vibratoire, explorée à l'aide du diapason appliqué sur une éminence osseuse.

PALLIATIF *adj. (angl. palliative).* Se dit d'un traitement, d'un médicament qui atténue les symptômes d'une maladie, sans agir sur sa cause. S'utilise aussi comme substantif.

PALMAIRE *adj. (angl. palmar).* Qui se rapporte à la paume de la main.

PALPATION *s. f. (angl. palpation).* Moyen d'exploration clinique qui consiste à appuyer les doigts ou la main sur une région du corps, pour apprécier certaines caractéristiques des organes sous-jacents, ou pour rechercher la présence d'anomalies ou de formations pathologiques. SYN. *PALPER.* ◇ **BIMANUELLE** *(angl. bimanual —).* Palpation effectuée avec les deux mains.

PALPÉBRAL *adj. (angl. palpebral).* Qui se rapporte aux paupières.

PALPITATION *s. f. (angl. palpitation).* Perception inhabituelle des battements cardiaques, à l'origine de sensations plus ou moins pénibles. S'utilise surtout au pluriel.

PALUDÉEN *adj.* **1.** Qui se rapporte au paludisme. **2.** Qui est atteint de paludisme. S'emploie aussi comme substantif. SYN. *PALUDIQUE, MALARIEN.*

PALUDIQUE *adj.* ☞ *PALUDÉEN.*

PALUDISME *s. m. (angl. malaria).* Maladie infectieuse endémique menaçant plus de 30 % de la population mondiale et constituant une des premières causes de mortalité, provoquée par des parasites du genre *Plasmodium* et transmise à l'homme par la piqûre des femelles de moustiques du genre *Anopheles*. Le paludisme est caractérisé par une fièvre, une splénomégalie et par la présence du parasite dans le sang, où il envahit les érythrocytes qu'il détruit. SYN. *MALARIA.* ◇ **HÉMOLYTIQUE** *(angl. hemolytic malaria).* ☞ *FIÈVRE BILIEUSE HÉMOGLOBINURIQUE.*

PALUSTRE *adj.* Qui est de la nature des marais, qui croît ou vit dans les marais. Par extension, SYN. de *PALUDÉEN.*

PAN *s. f.* Abréviation de périartérite noueuse.

PANACÉE *s. f. (angl. panacea).* Nom donné autrefois à certains remèdes supposés traiter toutes les maladies.

PANARIS *s. f. (angl. felonc ; whitlow).* Inflammation phlegmoneuse du doigt, en particulier de la phalange distale. Elle peut être superficielle (sous-cutanée) ou profonde (ostéopériostique).

PANARTÉRITE *s. f. (angl. panarteritis).* Inflammation de toutes les tuniques d'une artère. ◇ **NOUEUSE** *(angl. polyarteritis nodosa).* ☞ *PÉRIARTÉRITE NOUEUSE.*

PANCARDITE *s. f. (angl. pancarditis).* Inflammation globale du cœur intéressant le péricarde, le myocarde et l'endocarde au cours du rhumatisme articulaire aigu.

PANCRÉAS *s. m. (NA. pancreas). (angl. pancreas).* Organe glandulaire, de 15 à 16 cm de long, situé dans l'abdomen, en arrière de l'estomac, devant les vertèbres lombaires L1 et L2, entre le duodénum et la rate. Il est composé de trois portions : la tête ou extrémité droite, le corps, et la queue ou extrémité gauche. Il est constitué d'éléments acineux qui sécrètent le suc pancréatique, collecté et déversé dans le duodénum par le conduit pancréatique. Le suc pancréatique contient plusieurs enzymes digestives : trypsine, chymotrypsine, lipase et amylase. En outre, le pancréas possède une fonction endocrine en sécrétant l'insuline et le glucagon.

PANCRÉATALGIE *s. f. (angl. pancreatalgia).* Douleur localisée au pancréas.

PANCRÉATECTOMIE *s. f. (angl. pancreatectomy).* Ablation chirurgicale partielle ou totale du pancréas.

PANCRÉATITE *s. f. (angl. pancreatitis).* Toute inflammation du pancréas. La pancréatite aiguë peut être hémorragique, œdémateuse ou gangreneuse. Cliniquement, elle se manifeste par un syndrome abdominal (nausées, vomissements, fièvre, douleur abdominale intense, leucocytose) avec amylasémie et amylasurie. Une lithiase biliaire est souvent à son origine. La pancréatite chronique aboutit à la sclérose de la glande. ◇ **CHRONIQUE HÉRÉDITAIRE** *(angl. hereditary chronic relapsing —).* Affection héréditaire à transmission autosomique dominante se manifestant sous des accès aigus ou une évolution chronique. Elle aboutit à une insuffisance pancréatique exocrine et endocrine avec un risque accru de cancer du pancréas.

PANCRÉATOCHOLANGIOGRAPHIE *s. f. (angl. pancreatocholangiography).* Opacification des canaux biliaires et pancréatiques par cathétérisme de l'ampoule hépatopancréatique.

PANCRÉATOPRIVE *adj. (angl. pancreatoprivic).* Qui est en rapport avec l'ablation du pancréas ou avec un déficit fonctionnel de celui-ci.

PANCURONIUM (BROMURE DE) *(angl. pancuronium bromide).* Décontractant musculaire de type compétitif, utilisé comme auxiliaire en anesthésie. Il possède une action anticholinergique.

PANCYTOPÉNIE *s. f. (angl. pancytopenia).* Diminution de tous les éléments figurés du sang : érythrocytes, leucocytes et thrombocytes, généralement en rapport avec une insuffisance médullaire.

PANDÉMIE *s. f. (angl. pandemia).* Épidémie qui atteint de nombreux pays, ou qui frappe pratiquement tous les individus d'un pays.

PANDICULATION *s. f. (angl. pandiculation).* Mouvement d'étirement et d'hyperextension du tronc et des membres, souvent accompagné de baillements.

PANENCÉPHALITE *s. f. (angl. panencephalitis).* Inflammation de l'ensemble de l'encéphale.

PANHYPOPITUITARISME *s. m. (angl. panhypopituitarism).* Insuffisance anté-hypophysaire totale.

PANIQUE ◇ **ATTAQUE DE** *s. m. (angl. panic attack).* Anciennement appelée crise d'angoisse, c'est une anxiété majeure survenant par crises, d'apparition brutale, sans raison apparente, limitée dans le temps et accompagnées de manifestations somatiques (sueurs, tachycardie, tremblements, etc.). ◇ **TROUBLE** *m. (angl. panic disorder).* C'est la survenue récurrente d'attaques de panique spontanées avec anxiété anticipatoire qui peut engendrer une agoraphobie des lieux où sont survenues les premières attaques.

PANMYÉLOPHTISIE *s. f. (angl. aplastic anemia).* Aplasie totale de la moelle osseuse, intéressant toutes les lignées cellulaires, de très grave pronostic.

PANNICULE ADIPEUX *(NA. panniculus adiposus). (angl. panniculus adiposus).* Tissu hypodermique constitué de lobules de graisse.

PANNICULITE *s. f. (angl. panniculitis).* Inflammation du pannicule adipeux, qui se manifeste par une induration locale et une douleur à la pression et aux mouvements. ◇ **NODULAIRE FÉBRILE NON SUPPURATIVE RÉCIDIVANTE** ☞ *WEBER-CHRISTIAN (MALADIE DE).*

PANNUS *s. m. (angl. pannus).* Formation pathologique constituée de tissu inflammatoire provenant de la synoviale d'une articulation. Elle forme une bandelette appliquée sur le cartilage articulaire et est observée dans certaines formes d'arthrites chroniques. ◇ **DE LA CORNÉE** *(angl. — trachomatosus).* Néoformation de tissu conjonctif très vascularisé, formant un voile envahissant la cornée ; c'est en général une lésion due au trachome.

PANOPHTALMIE *s. f. (angl. panophthalmitis).* Inflammation suppurative de toutes les parties de l'œil, survenant le plus souvent à la suite d'une plaie pénétrante du globe oculaire. Elle nécessite presque toujours l'énucléation. SYN. *FONTE PURULENTE DE L'ŒIL, PHLEGMON DE L'ŒIL.*

PANSEMENT *s. m.* **1.** Application sur une plaie de compresses stériles, sèches ou imprégnées de substances médicamenteuses, maintenues par un bandage ou du sparadrap. **2.** Désigne également les produits et le matériel employés.

PANSINUSITE *s. f. (angl. pansinusitis).* Inflammation simultanée de tous les sinus de la face.

PANTOTHÉNIQUE (ACIDE) *(angl. pantothenic acid).* Vitamine B5. Facteur de croissance essentiel pour l'organisme.

PAPANICOLAOU (COLORATION DE) *(angl. Papanicolaou's stain).* Méthode de coloration de cellules de desquamation, permettant de mettre en évidence des processus malins. On l'utilise pour le diagnostic du cancer du col utérin par l'étude des frottis vaginaux.

PAPAVÉRINE *s. f. (angl. papaverine).* Alcaloïde obtenu à partir de l'opium ou par synthèse ; relaxant de la fibre musculaire par action directe.

PAPILLAIRE *adj.* **1.** Qui se rapporte à des papilles (dermiques, rénales, etc.) ou à la papille optique. **2.** Qui présente des papilles.

PAPILLE *s. f. (NA. papilla). (angl. papilla).* Petite saillie conique, à la surface de la peau, d'une muqueuse ou d'un organe. ◇ **BASILAIRE** Organe embryonnaire qui donnera naissance à la cochlée. ◇ **CALICIFORME** *(NA. — vallatae). (angl. circum vallate —).* Chacune des papilles à la limite du dos et de la base de la langue, entourées d'un sillon, disposées en V ouvert vers l'avant. ◇ **COMPOSÉE** *(angl. composite —).* Amas de papilles simples implantées dans une base commune, par exemple les corpuscules du tact. ◇ **DENTAIRE** *(NA. — dentis). (angl. dental —).* Élargissement de la base du follicule dentaire recouvert par l'organe de l'émail. ◇ **DERMIQUE** *(NA. — dermatis). (angl. dermal —).* Saillie du chorion dans la dépression correspondante de l'épiderme. ◇ **DUODÉNALE** *(NA. — duodeni). (angl. duodenal —).* Saillie de la muqueuse duodénale au niveau desquelles on rencontre les embouchures des conduits cholédoque et pancréatique, pour la grande papille duodénale, et l'embouchure du conduit pancréatique accessoire, pour la petite papille duodénale. ◇ **FILIFORME** *(NA. — filiformis). (angl. filiform —).* Fines papilles de la muqueuse du dos de la langue, les plus petites et les plus nombreuses des papilles linguales. ◇ **FOLIÉE** *(angl. foliate —).* Papilles linguales formant une série de replis qui coupent perpendiculairement le bord de la langue, vers l'extrémité du V lingual. ◇ **FONGIFORME** *(NA. — fungiformis). (angl. fungiform —).* Papille large de la surface dorsale de la langue. ◇ **INCISIVE** *(NA. — incisiva). (angl. palatine —).* Saillie située à l'extrémité antérieure du raphé médian de la voûte palatine. ◇ **INTERDENTAIRE** *(NA. — interdentalis). (angl. interdental —).* Portion triangulaire de la gencive qui comble l'espace compris entre les collets de deux dents adjacentes. SYN. *PAPILLE GINGIVALE.* ◇ **LACRYMALE** *(NA. — lacrymalis). (angl. lacrimal —).* Petite saillie située sur le bord libre de chacune des paupières, vers l'angle interne de l'œil, et au sommet de laquelle se trouve le point lacrymal. ◇ **LINGUALE** *(NA. — lingualis). (angl. lingual —).* Chacune des petites saillies couvrant la muqueuse de la langue. Selon leur forme, on distingue des papilles filiformes, fongiformes, caliciformes et foliées. Ce sont les organes récepteurs du goût. ◇ **OPTIQUE** *(angl. optic —).* ☞ *DISQUE OPTIQUE.* ◇ **RÉNALE** *(NA. — renalis). (angl. renal —).* Sommet d'une pyramide rénale. ◇ **SIMPLE** *(angl. simple —).* Papille dermique de petite taille localisée à la surface du chorion de la muqueuse digestive. ◇ **SPIRALE** ☞ *ORGANE SPIRAL.* ◇ **TACTILE** ☞ *CORPUSCULE TACTILE.* ◇ **URÉTRALE** *(angl. urethral —).* Petite saillie du vestibule du vagin, où s'ouvre l'orifice de l'urètre.

PAPILLECTOMIE *s. f. (angl. papillectomy).* Excision de l'ampoule hépatopancréatique (de Vater) et de la papille duodénale majeure.

PAPILLITE *s. f. (angl. papillitis).* Inflammation d'une papille, en particulier de la papille optique.

PAPILLOMATOSE *s. f. (angl. papillomatosis).* Affection caractérisée par le développement de papillomes cutanés ou muqueux multiples (verrues).

PAPILLOMAVIRUS Genre de virus qui provoque chez l'homme et les animaux des tumeurs bénignes de la peau et de certaines muqueuses, appelées papillomes. EX. *verrues vulgaires, condylomes ano-génitaux.* Certains papillomavirus sont associés à des tumeurs malignes en particulier du col utérin.

PAPILLOME *s. m. (angl. papilloma).* Tumeur bénigne développée sur la peau ou sur une muqueuse et caractérisée par l'hypertrophie des papilles du derme.

PAPULE *s. f. (angl. papule).* Petite élevure cutanée, ferme et circonscrite, évoluant généralement vers la disparition sans laisser de cicatrice. Elle constitue une des lésions élémentaires de la peau.

PAQUET-ANNÉE *s. m. (angl. pack-year).* Mesure de l'intoxication tabagique. Un paquet-année correspond à la consommation d'un paquet de cigarettes par jour pendant un an.

PARA-AMINOBENZOÏQUE (ACIDE) *(angl. para-aminobenzoic acid).* Substance longtemps considérée, à tort, comme une vitamine du groupe B. Cet acide est essentiel pour le métabolisme des bactéries, dont il est un facteur de croissance. C'est un inhibiteur de l'action des sulfamides. Il est utilisé dans certaines affections cutanées (photodermatoses solaires). Abréviation : PAB, PABA. SYN. (impropre) *VITAMINE B8, VITAMINE H.*

PARA-AMINOHIPPURIQUE (ACIDE) *(angl. para-aminohippuric acid).* Acide organique utilisé pour l'exploration fonctionnelle de l'excrétion tubulaire rénale. Abréviation : PAH.

PARACENTÈSE *s. f. (angl. paracentesis).* Ponction chirurgicale d'une cavité ou d'un organe, pour évacuer un épanchement liquidien. ◇ **DU TYMPAN** *(angl. tympanum —).* Incision de la membrane tympanique. SYN. *MYRINGOTOMIE, TYMPANOTOMIE.*

PARACÉTAMOL *s. m. (angl. paracetamol).* Dérivé de l'aniline, analgésique et antipyrétique.

PARACLINIQUE *adj. (angl. paraclinical).* Se dit essentiellement des examens complémentaires aidant au diagnostic d'une affection.

PARACOUSIE *s. f. (angl. paracusis).* Perception erronée des sons, qui peut concerner la hauteur, la localisation ou l'intensité du son.

PARAGANGLION *s. m. (angl. paraganglion).* Amas de cellules nerveuses ayant une fonction de glande endocrine (sécrétion de l'adrénaline). On les trouve dans la médullosurrénale, ou sous forme de structures bien individualisées : paraganglion (ou glomus) carotidien, paraganglion aortique, etc. ◇ **CAROTIDIEN** *(angl. glomus caroticum).* ☞ *GLOMUS CAROTIDIEN.*

PARAGE *s. m. (angl. wound care).* Nettoyage d'une plaie, en excisant les tissus nécrosés, pour faciliter la cicatrisation.

PARAGRAPHIE *s. f. (angl. paragraphia).* Trouble du langage écrit. Substitution d'une unité linguistique par une autre au cours de l'écriture. ◇ **GRAPHÉMIQUE** *(angl. graphemic —).* Forme de paragraphie dans laquelle existe une substitution d'un graphème par un autre, qu'il s'agisse de graphèmes qui représentent le même phonème ou de graphèmes correspondant à des phonèmes proches quant à leur apparence ou leurs traits constitutifs. ◇ **LITTÉRALE** *(angl. litteral —).* Paragraphie impliquant la lettre comme unité linguistique substituée. ◇ **VERBALE** *(angl. verbal —).* Paragraphie où un mot est remplacé par un autre et qui correspond à la paraphasie verbale du langage parlé.

PARAINFLUENZA (VIRUS) ◇ *(angl. parainfluenza).* Virus à ARN monocaténaire, avec une enveloppe, appartient à la famille des *Paramyxoviridae*. Il en existe 4 sérotypes (1, 2, 3 et 4) responsables d'infections pulmonaires et des voies aériennes.

PARAKÉRATOSE *s. f. (angl. parakeratosis).* Altération de la kératinisation normale de l'épiderme. Elle se rencontre dans l'eczéma et le psoriasis. ◇ **PSORIASIFORME** *(angl. Brocq's disease).* Eczématide du tronc et de la racine des membres dont les squames rappellent celles du psoriasis. SYN. *ECZÉMATIDE PSORIASIFORME.* ◇ **VARIEGATA** *(angl. — variegata).* Érythrodermie maculopapuleuse, proche du parapsoriasis lichénoïde.

PARALYSIE *s. f. (angl. paralysis, palsy).* Perte passagère ou définitive de la fonction motrice d'un muscle, d'un groupe musculaire ou d'une partie du corps par lésion nerveuse centrale ou périphérique. ◇ **AGITANTE** *(angl. shaking palsy).* ☞ *PARKINSON (MALADIE DE).* ◇ **ALTERNE** *(angl. alternate paralysis).* ☞ *HÉMIPLÉGIE ALTERNE.* ◇ **ASCENDANTE AIGUË** *(angl. acute ascending spinal paralysis).* Affection gravissime caractérisée par une paralysie rapidement progressive débutant par les pieds puis s'étendant de façon ascendante aux muscles du tronc, aux membres supérieurs et au tronc cérébral, et qui aboutit à la mort par asphyxie du fait de la paralysie des centres respiratoires. Il s'agirait d'une forme aiguë du syndrome de Guillain-Barré. SYN. *LANDRY (SYNDROME DE).* ◇ **À TIQUES** *(angl. tick paralysis).* Paralysie ascendante flasque après morsure de certaines tiques, due à l'excrétion d'une neurotoxine. ◇ **CAPSULAIRE** *(angl. centrocapsular paralysis).* Hémiplégie due à une lésion de la capsule interne. ◇ **CENTRALE** *(angl. central paralysis).* Paralysie par lésion de l'encéphale ou de la voie pyramidale médullaire. ◇ **DE DÉCUBITUS** *(angl. decubitus paralysis).* Paralysie par compression, due au décubitus prolongé et qui affecte généralement le nerf fibulaire commun. ◇ **DES AMOUREUX** *(angl. Saturday night paralysis).* Paralysie radiale due à la compression par la tête d'un dormeur du bras de l'autre. ◇ **DIMIDIÉE** ☞ *HÉMIPLÉGIE ALTERNE.* ◇ **FACIALE** *(angl. facial paralysis).* Paralysie du nerf facial par lésion supranucléaire, nucléaire ou périphérique. On distingue cliniquement la paralysie faciale centrale et la paralysie faciale périphérique selon que la lésion est supranucléaire ou nucléaire. ◇ **FLASQUE** *(angl. flaccid paralysis).* Paralysie avec hypotonie musculaire. Propre aux lésions du motoneurone périphérique (poliomyélite, etc.) ou aux lésions aiguës de la voie pyramidale. ◇ **GÉNÉRALE PROGRESSIVE** *(angl. general paralysis).* Syphilis parenchymateuse cérébrale, d'évolution mortelle en l'absence de traitement spécifique. Actuellement exceptionnelle. ◇ **INFANTILE** *(angl. infantile paralysis).* Ancienne dénomination de la poliomyélite antérieure aiguë. *HEINE-MEDIN (MALADIE DE).* ◇ **LABIOGLOSSOPHARYNGÉE** *(angl. glossolabial paralysis).* Affection chronique progressive mortelle, caractérisée par la paralysie et l'atrophie progressive des muscles des lèvres, de la langue, du pharynx et du larynx, dues à la dégénérescence des noyaux moteurs des nerfs hypoglosse, facial, trijumeau, accessoire et vague. ◇ **NUCLÉAIRE** *(angl. nuclear paralysis).* Paralysie consécutive à une lésion du noyau d'origine d'un nerf. ◇ **OBSTÉTRICALE** *(angl. obstetric paralysis).* Paralysie du nouveau-né provoquée par un traumatisme au cours de l'accouchement.

◇ **PAR COMPRESSION** *(angl. pressure paralysis).* Paralysie provoquée par la compression d'un nerf périphérique. ◇ **PÉRIODIQUE FAMILIALE** *(angl. familial periodic paralysis).* Affection héréditaire bénigne caractérisée par des épisodes paroxystiques de paralysie flasque, sans troubles de la sensibilité, qui apparaissent à intervalles réguliers et qui sont attribués à une hypokaliémie subite. ◇ **PÉRIODIQUE PRIMITIVE HYPERKALIÉMIQUE** Affection héréditaire autosomique dominante, caractérisée par des accès de paralysie avec hyperkaliémie, durant quelques minutes à quelques heures, débutant habituellement avant 10 ans. Elle est due à une mutation du gène de la sous-unité alpha des canaux sodiques de la membrane des myocytes. SYN. *MALADIE DE GAMSTORP, ADYNAMIE ÉPISODIQUE HÉRÉDITAIRE.* ◇ **PÉRIPHÉRIQUE** *(angl. peripheral paralysis).* Paralysie due à une lésion d'un nerf, située entre l'origine apparente de celui-ci et la périphérie. ◇ **PSEUDO-BULBAIRE** *(angl. pseudobulbar paralysis).* Paralysie, due à des lésions supra-nucléaires, qui affecte surtout les muscles de la face et simule une paralysie bulbaire ; elle se caractérise par un rire et un pleurer spasmodique, une dysphagie et une dysarthrie. Son étiologie la plus fréquente est l'état lacunaire par thromboses multiples des artérioles capsulostriées ou protubérantielles, entraînant une succession de petits foyers bilatéraux d'ischémie cérébrale. ◇ **RADICULAIRE** *(angl. radicular paralysis).* Paralysie par atteinte des racines constituant les plexus nerveux. ◇ **SPASTIQUE OU SPASMODIQUE** *(angl. spastic paralysis).* Paralysie due à une lésion chronique de la voie pyramidale corticospinale, caractérisée par la présence d'une spasticité, d'une exagération des réflexes ostéotendineux et habituellement d'un signe de Babinski. ◇ **SPASTIQUE INFANTILE** *(angl. Little's disease).* Paralysie cérébrale infantile dans sa forme spasmodique. ☞ *LITTLE (MALADIE DE).* ◇ **SPINALE INFANTILE** *(angl. infantile spinal paralysis).* ☞ *POLIOMYÉLITE ANTÉRIEURE AIGUË.* ◇ **SPINALE SPASMODIQUE** *(angl. spastic paraplegia).* Paraparésie spasmodique progressive par lésion de sclérose latérale primitive isolée de la voie pyramidale. Il peut s'agir d'une forme clinique de la sclérose latérale amyotrophique. Dans certains cas, maintenant rarissimes, l'étiologie est la syphilis. ◇ **SUPRA-NUCLÉAIRE** *(angl. supranuclear paralysis).* Perte de la motricité par lésion des voies ou des centres situés au-dessus du noyau d'origine du nerf.

PARAMÉDICAL *adj. (angl. paramedical).* Terme désignant les professions auxiliaires de santé.

PARAMÉTHASONE *s. f. (angl. paramethasone).* Stéroïde synthétique à action glucocorticoïde et anti-inflammatoire puissante ; son action minéralocorticoïde est faible.

PARAMÈTRE *s. m. (NA. parametrium). (angl. parametrium).* Partie inférieure du ligament large de l'utérus, qui relie le bord latéral de l'utérus à la paroi pelvienne latérale.

PARANÉOPLASIQUE *adj. (angl. paraneoplasic).* ☞ *SYNDROME PARANÉOPLASIQUE.*

PARANOÏA *s. f. (angl. paranoia).* Délire systématisé, hallucinatoire ou interprétatif.

PARANOMIA *s. f. (angl. paranomia).* Trouble du langage caractérisé par l'oubli des noms des objets et leur désignation par d'autres termes impropres.

PARAPARÉSIE *s. f. (angl. paraparesis).* Parésie atteignant les deux membres inférieurs.

PARAPHIMOSIS *s. m. (angl. paraphimosis).* Étranglement du gland qui peut compliquer un phimosis incomplet.

PARAPHLÉBITE *s. f.* ☞ *PÉRIPHLÉBITE.*

PARAPLÉGIE *s. f. (angl. paraplegia).* Paralysie plus ou moins complète et symétrique des deux membres supérieurs (paraplégie brachiale ou supérieure) ou des deux membres inférieurs (paraplégie crurale ou inférieure). Ce terme est surtout utilisé pour désigner la paralysie des deux membres inférieurs. ◇ **CÉRÉBRALE INFANTILE** *(angl. Little's disease).* Forme de paralysie cérébrale infantile (ou maladie de Little) qui affecte sélectivement les membres inférieurs.

PARAPLÉGIQUE *adj. (angl. paraplegic).* Qui se rapporte à la paraplégie, ou qui en est atteint ; s'utilise aussi comme substantif.

PARAPROTÉINÉMIE *s. f. (angl. paraproteinemia).* Toute maladie dans laquelle on observe la présence de paraprotéines ou protéines anormales dans le sérum.

PARAPSORIASIS *s. m. (angl. parapsoriasis).* Terme regroupant diverses dermatoses chroniques d'aspect psoriasiforme, lichénoïde ou maculopapuleux, souvent rebelles au traitement. ◇ **EN GOUTTES** *(angl. guttate —).* Éruption de petites papules disséminées évoluant pendant des années. ◇ **EN PLAQUES** *(angl. plaque —).* Éruption en plaques disseminées pouvant évoluer vers un mycosis fongoïde. ◇ **LICHÉNOÏDE** *(angl. lichen variegatus).* Parapsoriasis en plaque associée à une atrophie cutanée. ◇ **VARIOLIFORMIS** *(angl. Mucha-Huberman disease).* Forme aiguë du parapsoriasis en gouttes.

PARASITAIRE *adj. (angl. parasitic).* Qui concerne les parasites.

PARASITE *s. m.* Organisme animal ou végétal qui, pendant une partie ou la totalité de son existence, vit sur un être vivant (ectoparasite) ou à l'intérieur de celui-ci (endoparasite), aux dépens duquel il se nourrit.

PARASITÉMIE *s. f. (angl. parasitemia).* Présence de parasites dans le sang.

PARASITICIDE *adj. (angl. parasiticide).* Qui détruit les parasites. S'utilise aussi comme substantif.

PARASITISME *s. m.* **1.** Association entre deux organismes, dans laquelle un des partenaires (le parasite) tire nécessairement et directement de l'autre (l'hôte) sa nourriture. **2.** Condition d'un organisme qui vit comme parasite d'un autre organisme. **3.** Présence de parasites chez un être vivant ou dans certains organes (parasitisme intestinal, sanguin).

PARASITOLOGIE *s. f. (angl. parasitology).* Science qui traite de l'ensemble des parasites, quelles que soient leurs dimensions.

PARASITOLOGISTE *s. m.* ☞ *PARASITOLOGUE.*

PARASITOLOGUE *s. m. (angl. parasitologist).* Spécialiste en parasitologie. SYN. *PARASITOLOGISTE.*

PARASITOSE *s. f. (angl. parasitosis).* Toute affection due à des parasites.

PARASOMNIE *s. f. (angl. parasomnia).* Groupe hétérogène de troubles qui sont observés durant le sommeil et qui comprennent la somniloquie, les rythmies nocturnes, le somnambulisme, les terreurs nocturnes, les cauchemars, le bruxisme du sommeil.

PARASYMPATHICOLYTIQUE *adj. (angl. parasympatholytic).* Qui supprime ou bloque l'action des fibres nerveuses parasympathiques. SYN. *PARASYMPATHOLYTIQUE, VAGOLYTIQUE.*

PARASYMPATHICOMIMÉTIQUE *adj. (angl. parasympathomimetic).* Qui produit les mêmes effets que ceux provoqués par une excitation des fibres nerveuses parasympathiques. SYN. *PARASYMPATHOMIMÉTIQUE, VAGOMIMÉTIQUE.*

PARASYMPATHIQUE *adj. (angl. parasympathetic).* S'applique à la partie du système nerveux autonome à destinée essentiellement viscérale, comprenant des centres localisés aux deux extrémités de l'axe cérébrospinal, d'où une partie crânienne (dont le vague est la portion principale) et une partie spinale. Son médiateur chimique est l'acétylcholine. S'utilise aussi comme substantif.

PARASYNOVITE *s. f. (angl. parasynovitis).* Inflammation des tissus voisins d'une cavité synoviale.

PARASYSTOLE *s. f. (angl. parasystolia).* Extrasystole issue d'un centre ectopique alors que le sinus conserve son automatisme normal.

PARASYSTOLIE *s. f. (angl. parasystole).* Variété d'arythmie cardiaque caractérisée par le fonctionnement simultané de deux centres d'automatisme, l'un étant le centre sinusal normal, l'autre un centre ectopique (paracentre). Le rythme cardiaque est sous la dépendance soit du centre normal, soit du paracentre.

PARATHORMONE *s. f. (angl. parathormone).* Hormone hypercalcémiante sécrétée par les glandes parathyroïdes, qui régule l'équilibre phospho-calcique de l'organisme. Son action concerne : l'os (résorption), le rein (diminution de la calciurie), l'intestin (augmentation de l'absorption calcique). Abréviation : PTH. SYN. *HORMONE PARATHYROÏDIENNE.*

PARATHYRÉOPRIVE *adj. (angl. parathyroprival).* Se dit d'un symptôme ou processus pathologique qui résulte de l'absence des glandes parathyroïdes.

PARATHYRÉOTROPE *adj. (angl. parathyrotropic).* Qui a une affinité spéciale pour les glandes parathyroïdes.

PARATHYROÏDE ☞ *GLANDE PARATHYROÏDE.*

PARATHYROÏDECTOMIE *s. f. (angl. parathyroidectomy).* Ablation d'une ou plusieurs glandes parathyroïdes.

PARATHYROÏDIEN *adj. (angl. parathyroidal).* Qui se rapporte aux glandes parathyroïdes.

PARATYPHOÏDE *adj. (angl. paratyphoid).* ☞ *FIÈVRE PARATYPHOÏDE.*

PARDEE (ONDE DE) *(angl. Pardee wave).* Association sur l'électrocardiogramme d'un décalage supérieur du segment ST à concavité inférieure et d'une inversion de l'onde T qui est négative, pointue et symétrique. Elle s'observe lors de l'infarctus du myocarde. SYN. *ONDE EN DÔME.*

PARENCHYMATEUX *adj. (angl. parenchymatous).* Qui se rapporte à un parenchymec ; qui est de la nature d'un parenchyme.

PARENCHYME *s. m. (angl. parenchyma).* Tissu fonctionnel d'un organe, généralement glandulaire, par opposition au tissu conjonctif de soutien ou stroma.

PARENTÉRAL *adj. (angl. parenteral).* Qui s'effectue par une voie autre que la voie digestive.

PARÉSIE *s. f. (angl. paresis).* Paralysie légère avec diminution de la force musculaire.

PARESTHÉSIE *s. f. (angl. paresthesia).* Troubles subjectifs pénibles de la sensibilté à type de fourmillements, d'engourdissement, etc., produits par l'atteinte d'une structure quelconque du système nerveux central ou périphérique participant à la sensibilité.

PARÉTIQUE *adj. (angl. paretic).* Qui se rapporte à la parésie ou qui en est atteint.

PARIÉTAL **1.** *adj. (angl. parietal).* Qui se rapporte à une paroi. **2.** *s. m. (angl. parietal bone).* Os plat formant la paroi latérale de la voûte crânienne. *ATLAS ANATOMIQUE DES OS EN ANNEXE.*

PARKINSON (MALADIE DE) *(angl. Parkinson's disease).* Dégénérescence des noyaux gris centraux (corps strié et locus niger), entraînant un tremblement de repos, une hypertonie extrapyramidale et une akinésie, dont le traitement a été bouleversé par la L-dopa, l'affection étant due à un déficit cérébral en dopamine. SYN. *PARALYSIE AGITANTE.*

PARKINSONIEN *(angl. parkinsonian).* Qui se rapporte à la maladie de Parkinson ou qui en est atteint ; s'utilise aussi comme substantif. ◇ **(SYNDROME)** *(angl. —syndrome).* Syndrome associant des signes similaires à ceux de la maladie de Parkinson, d'origine virale (postencéphalitique), toxique (manganèse, oxyde de carbone, etc.), tumorale, artérioscléreuse, dégénérative, traumatique.

PARODONTE *s. m. (NA. periodontium). (angl. periodontium).* Ensemble des tissus de soutien de la dent, constitué par le cément, le desmodonte, l'os alvéolaire et la gencive.

PARODONTITE *s. f. (angl. parodontitis).* Inflammation du parodonte, débutant par la gencive qui devient douloureuse.

PARODONTOLYSE *s. f. (angl. periodontoclasia, periodontolysis).* Affection caractérisée par une atrophie progressive du parodonte. SYN. *DÉCHAUSSEMENT DENTAIRE.*

PARODONTOSE *s. f. (angl. periodontosis).* Forme de parodontolyse débutant par une atrophie marginale de l'os alvéolaire.

PAROTIDE *s. f. (NA. glandula parotidea). (angl. parotid gland).* La plus volumineuse des glandes salivaires, située dans une excavation derrière la branche montante de la mandibule. Elle déverse sa sécrétion dans la bouche par le conduit parotidien. SYN. *GLANDE PAROTIDE.* ◇ **ACCESSOIRE** *(angl. accessory —).* Lobes glandulaires isolés, qui déversent leur sécrétion, par de fins canalicules, dans le conduit parotidien.

PAROTIDECTOMIE *s. f. (angl. parotidectomy).* Exérèse partielle ou totale de la glande parotide.

PAROTIDITE *s. f. (angl. parotiditis).* Inflammation de la glande parotide. C'est la manifestation caractéristique des oreillons.

◇ **PHLEGMONEUSE** *(angl. —phlegmonosa).* Parotidite aiguë qui évolue vers la suppuration.

PAROXYSME *s. m. (angl. paroxysm).* Période d'une maladie ou d'un trouble où les symptômes sont les plus aigus.

PAROXYSTIQUE *adj. (angl. paroxysmal).* Qui présente des paroxysmes, qui se manifeste par paroxysmes.

PARTHÉNOGENÈSE *s. f. (angl. parthenogenesis).* Reproduction sans fécondation. ◇ **ARTIFICIELLE** *(angl. artificial —).* Développement d'un œuf non fécondé, après intervention d'un stimulant chimique ou physique.

PARTURIENTE *s. f. (angl. parturient).* Se dit de la femme qui est en train ou sur le point d'accoucher.

PASSAGE À L'ACTE *(angl. passage à l'acte).* Expression brutale de pulsions inconscientes jusque-là réprimées envers le patient lui-même ou envers un tiers. S'utilise également pour décrire un comportement violent et brutal auto ou hétéro-agressif.

PASSIF *adj.* **1.** Se dit d'un individu qui ne réagit pas à diverses sollicitations. **2.** Se dit de tout acte qui n'est pas consécutif à l'intervention de la volonté. Ex. *mouvement passif.* **3.** Se dit d'un phénomène ou d'un processus qui est le résultat indirect, secondaire, d'une cause agissante. Ex. *congestion passive.*

PASTEURELLOSE *s. f. (angl. pasteurellosis).* Infection des animaux domestiques due à diverses espèces de *Pasteurella*, se traduisant par une septicémie hémorragique. Elle peut parfois atteindre l'homme, le plus souvent après morsures par des animaux infectés.

PASTEURISATION *s. f. (angl. pasteurization).* Procédé de conservation temporaire de certains produits alimentaires (lait, vin, bière, jus de fruits), par chauffage pendant 30 minutes à 70 °C, suivi d'un refroidissement brusque. Cette méthode permet de détruire la plupart des germes pathogènes sans modifier les substances protéiques (contrairement à l'ébullition).

PASTILLE *s. f. (angl. pastille).* Préparation pharmaceutique de consistance ferme et de forme lenticulaire, obtenue par compression et composée d'un mélange de sucre et d'un ou de plusieurs médicaments.

PATCH *s. m.* Terme anglais signifiant plaque, pièce. Petit pansement adhésif ; timbre. C'est une forme d'administration de nombreux médicaments (trinitrine, fentanyl, etc). Le patch-test consiste à appliquer sur la peau une petite pièce adhésive imprégnée d'une substance, afin de déterminer la sensibilité à l'égard de celle-ci. Ex. *patch-test à la tuberculine.*

PÂTE *s. f. (angl. paste).* Type de pommade de consistance épaisse, contenant une quantité importante de poudre (oxyde de zinc, amidon, kaolin, talc).

PATELLA *s. f.* Os de la face antérieure du genou sur lequel s'insère le tendon quadricipital. SYN. *ROTULE. ATLAS ANATOMIQUE DES OS EN ANNEXE.* ◇ **BIPARTITA** Patella dont les différents points d'ossification n'ont pas fusionné.

PATELLAIRE *adj. (angl. patellar).* Qui concerne la patella.

PATELLECTOMIE *s. f. (angl. patellectomy).* Ablation partielle ou totale de la patella.

PATERNITÉ (RECHERCHE DE) *(angl. paternity testing).* Comparaison de l'ADN d'une personne avec celui du père supposé.

PATHÉTIQUE (NERF) *(angl. trochlear nerve).* ☞ *TROCHLÉAIRE (NERF).*

PATHOGÈNE *adj. (angl. pathogenic).* Qui engendre ou provoque une maladie.

PATHOGÉNIE (OU PATHOGENÈSE) *s. f.* **1.** Étude des causes et du développement des maladies. **2.** Mécanisme par lequel est produit un processus pathologique.

PATHOGÉNIQUE *adj. (angl. pathogenic).* Qui concerne la pathogénie.

PATHOGNOMONIE *s. f. (angl. pathognomony).* Étude des signes et des symptômes pathognomoniques.

PATHOGNOMONIQUE *adj. (angl. pathognomonic).* Se dit d'un signe ou d'un symptôme spécifique d'une maladie et qui suffit à lui seul à poser le diagnostic.

PATHOLOGIE *s. f. (angl. pathology).* Branche de la médecine qui étudie les maladies et les troubles qu'elles produisent dans l'organisme. ◇ **CLINIQUE** *(angl. clinical —).*

Partie de la pathologie consacrée spécialement à la résolution de problèmes cliniques (méthodes d'investigation, analyses de laboratoire, etc.). ◇ **COMPARÉE** *(angl. comparative —)*. Étude comparative des maladies humaines et de celles des animaux. ◇ **EXPÉRIMENTALE** *(angl. experimental —)*. Étude des processus pathologiques produits expérimentalement chez les animaux. ◇ **GÉNÉRALE** *(angl. general —)*. Partie de la pathologie qui étudie les éléments communs à toutes les maladies (causes, lésions, symptômes), celles-ci étant considérées indépendamment des entités morbides et des organes atteints. ◇ **GÉOGRAPHIQUE** *(angl. geographical —)*. Étude des maladies en relation avec les conditions géographiques dans lesquelles elles surviennent. ◇ **INTERNE** *(angl. internal —)*. Partie de la pathologie qui étudie les affections justiciables d'un traitement médical. SYN. *PATHOLOGIE MÉDICALE*. ◇ **MÉDICALE** *(angl. medical —)*. ☞ *PATHOLOGIE INTERNE*. ◇ **MENTALE** ☞ *PSYCHOPATHOLOGIE*.

PATHOLOGIQUE *adj.* **1.** Qui se rapporte à la pathologie. **2.** Qui se rapporte à une maladie.

PATHOLOGISTE *s. m. (angl. pathologist)*. Médecin spécialiste de la pathologie.

PATHOMIMIE *s. f. (angl. pathomimesis)*. SYN. *TROUBLE FACTICE*.

PATIENT *s. m. (angl. patient)*. Personne malade ou en traitement.

PAUCIBACILLAIRE *adj. (angl. paucibacillary)*. Qui contient peu de bacilles.

PAUCISYMPTOMATIQUE *adj. (angl. paucisymptomatic)*. Qui ne possède que peu de symptômes.

PAUL-BUNNELL-DAVIDSOHN (RÉACTION DE) *(angl. Paul-Bunnell-Davidsohn test)*. Réaction utilisable pour le diagnostic de la mononucléose infectieuse. Elle repose sur le fait que le sérum des malades atteints de mononucléose infectieuse, à partir du cinquième jour de la maladie, contient des agglutinines spéciales capables d'agglutiner les érythrocytes du mouton.

PAUME *s. f. (NA. palma manus). (angl. palm)*. Face antérieure de la main allant du poignet aux doigts.

PAUPIÈRE *s. f. (NA. palpebra). (angl. eyelid)*. Chacun des deux voiles cutanéo-musculo-membraneux mobiles, supérieur et inférieur, qui recouvrent et protègent la partie antérieure du globe oculaire.

PAVILLON DE L'OREILLE ☞ *AURICULE*.

PCO_2 Symbole de pression partielle du gaz carbonique.

PCR Abréviation de l'anglais *Polymerase Chain Reaction* désignant une méthode d'amplification élective *in vitro* d'une séquence d'ADN double brin. ☞ *AMPLIFICATION GÉNIQUE*.

PEAU *s. f. (NA. cutis). (angl. skin)*. Membrane épaisse, résistante et flexible, qui recouvre le corps. La peau se compose de deux parties superposées, l'épiderme et le derme, séparées entre elles par une membrane basale, et séparées des tissus plus profonds par le tissu cellulaire sous-cutané. On rattache à la peau d'autres formations, tels que les poils, les ongles, les glandes sébacées, les papilles nerveuses du derme, les glandes sudoripares, etc., qui concourent à en faire un organe du tact, de protection et d'excrétion.

PEAUCIER DU COU (SIGNE DU) *(angl. Babinski platysma sign)*. L'ouverture de la bouche contre résistance de l'examinateur permet de constater l'absence de saillie du peaucier du cou du côté atteint, au cours de la paralysie faciale périphérique.

PECTINE *s. f. (angl. pectin)*. Substance colloïdale mucilagineuse existant dans de nombreux végétaux et servant à faire des émulsifiants et des épaississants pour l'alimentation.

PECTORAL *adj. (angl. pectoral)*. Qui se rapporte à la poitrine. ◇ **(GRAND ET PETIT)** *(angl. — muscles)*. Muscles de la partie antéro-supérieure de la paroi thoracique. *ATLAS ANATOMIQUE DES MUSCLES EN ANNEXE*.

PECTORILOQUIE *s. f. (angl. pectoriloquy)*. Résonnance de la voix au travers des parois thoraciques, qui témoigne de l'existence de cavernes pulmonaires ou d'une dilatation des bronches. ◇ **APHONE** *(angl. aphonic —)*. Perception de la voix chuchotée à travers la paroi thoracique, indiquant la présence d'un épanchement séreux abondant dans la plèvre.

PÉDIATRE *s. m. (angl. pediatrician).* Médecin spécialiste en pédiatrie.

PÉDIATRIE *s. f. (angl. pediatrics).* Partie de la médecine qui traite des maladies de l'enfance et de leur traitement. SYN. *MÉDECINE INFANTILE.*

PÉDICULAIRE *adj. (angl. pedicular).* Qui se rapporte aux poux.

PÉDICULE *s. m. (angl. pedicle).* Structure allongée et étroite supportant un organe ou reliant deux parties d'un organe. Plus particulièrement, groupement d'éléments vasculonerveux reliant un organe au reste de l'organisme. ~ **PULMONAIRE** *(NA. radix pulmonis). (angl. pedicle of lung).* Ensemble des éléments qui se rendent au poumon et qui en sortent : bronches, vaisseaux sanguins et lymphatiques, et nerfs. ~ **VERTÉBRAL** *(NA. pediculus arcus vertebrae). (angl. pedicle of vertebral arch).* Partie étroite latérale de la vertèbre qui unit le massif apophysaire au corps vertébral et limite les foramens transverses.

PÉDICULÉ *adj. (angl. pedicled).* Qui est pourvu d'un pédicule. Ex. *lambeau pédiculé.*

PÉDICULOSE *s. f. (angl. pediculosis).* Affection cutanée provoquée par les poux.

PÉDICURE *s. m. (angl. pedicure).* Auxiliaire médical diplômé habilité à traiter les affections épidermiques et unguéales du pied.

PÉDIEUX *adj. (angl. pedal).* Qui se rapporte au pied, surtout du point de vue anatomique. Ex. *artère pédieuse, muscle pédieux.*

PÉDILUVE *s. m. (angl. pediluvium).* Bain de pieds.

PÉDODONTIE *s. f. (angl. pedodontics).* Odontologie appliquée aux enfants.

PÉDONCULAIRE *adj. (angl. peduncular).* Qui se rapporte aux pédoncules cérébraux.

PÉDONCULE *s. m.* **1.** Dans un sens général, SYN. *PÉDICULE.* **2.** Plus particulièrement, nom de diverses structures allongées du cerveau. ~ **CÉRÉBELLEUX** *(NA. — cerebellaris). (angl. cerebellar —).* Chacun des cordons de substance blanche (au nombre de trois paires) qui relient le cervelet au tronc cérébral. ~ **CÉRÉBRAL** *(NA. — cerebri). (angl. cerebral —).* Chacun des deux cordons blancs, situés au-dessus du pont et qui relient le bulbe aux hémisphères cérébraux. ~ **DU CORPS PINÉAL** *(NA. habenula). (angl. pineal —).* Chacun des six prolongements (trois de chaque côté), supérieurs, moyens et inférieurs, qui partent de la portion antérieure de la glande pinéale et vont au thalamus. ~ **OLFACTIF** ☞ *TRACTUS OLFACTIF.* ~ **DU THALAMUS** ☞ *RADIATION THALAMIQUE.*

PÉDOPHILIE *s. f. (angl. pedophilia).* Présence de fantasmes entraînant une excitation sexuelle intense et récurrente, de pulsions sexuelles ou de comportements impliquant une activité sexuelle avec un enfant ou plusieurs prépubères.

PÉDOPSYCHIATRIE *s. f. (angl. child psychiatry).* ☞ *PSYCHIATRIE INFANTILE.*

PEG *s. m.* Abréviation de polyéthylène glycol. Polymère utilisé en solution de lavage pour préparation aux coloscopies ou comme laxatif puissant.

PELADE *s. f. (angl. pelade).* Chute des cheveux, de la barbe et des poils en plaques arrondies, où la peau est lisse. SYN. *ALOPÉCIE EN AIRES.*

PÉLIOSE HÉPATIQUE *(angl. hepatic peliosis).* Affection hépatique rare, caractérisée par la présence de taches ecchymotiques à la surface et à l'intérieur du foie, dues à une dilatation des sinusoïdes hépatiques.

PELLAGRE *s. f. (angl. pellagra).* Maladie caractérisée par un érythème localisé sur les parties découvertes, des troubles digestifs, un état de faiblesse et des troubles nerveux. Elle a pour cause une carence en amide nicotinique (vitamine PP) dans l'alimentation.

PELLET *s. m. (angl. pellet).* Petit comprimé destiné à être implanté sous la peau, après une petite incision, afin de permettre une résorption très lente du principe actif (des hormones notamment).

PELLICULE *s. f.* **1.** Fine membrane. **2.** Couche très fine qui se forme dans certaines conditions à la surface d'un liquide.

PELLICULES *s. f. pl. (angl. dandruff).* Squames d'origine épidermique qui se forment sur le cuir chevelu.

PÉLOTHÉRAPIE *s. f. (angl. pelotherapy).* Utilisation thérapeutique des boues médicinales.

PELVIEN *adj. (angl. pelvic).* Qui se rapporte au pelvis. Ex. *cavité pelvienne.*

PELVIMÉTRIE *s. f. (angl. pelvimetry).* Mensuration des diamètres du pelvis. ◇ **DIGITALE** ☞ *PELVIMÉTRIE INTERNE.*

PELVIPÉRITONITE *s. f. (angl. pelviperitonitis).* Inflammation du péritoine qui recouvre les organes pelviens.

PELVIS *s. m. (NA. pelvis). (angl. pelvis).* Anneau osseux limité par les os coxaux, le sacrum et le coccyx et renforcé par de nombreux ligaments. La ligne iliopectinéale divise le pelvis en deux parties : faux et vrai pelvis. SYN. *BASSIN.* ◇ **ANDROÏDE** *(angl. android —).* Pelvis féminin ayant des caractères d'un pelvis masculin. ◇ **ANTHROPOÏDE** *(angl. anthropoid —).* Pelvis ressemblant à celui des grands anthropoïdes, long, étroit, ovale, avec un diamètre antéropostérieur plus grand que le diamètre transverse. ◇ **COXALGIQUE** *(angl. coxalgic —).* Pelvis asymétrique par suite d'une affection de l'articulation coxofémorale. ◇ **CYPHOTIQUE** *(angl. kyphotic —).* Pelvis caractérisé par une forme en entonnoir, du fait de l'élargissement du détroit supérieur et du rétrécissement du détroit inférieur. ◇ **DOLICHOPELLIQUE** *(angl. dolichopellic —).* ☞ *PELVIS ANTHROPOÏDE.* ◇ **EN ENTONNOIR** *(angl. funnel shaped —).* ☞ *PELVIS CYPHOTIQUE.* ◇ **ÉPINEUX** *(angl. rachitic —).* Pelvis rachitique, caractérisé par les saillies pointues de la crête du pubis, de la symphyse sacro-iliaque, etc., pouvant léser les tissus mous au cours de l'accouchement. ◇ **ÉTROIT** *(angl. contracted —).* Pelvis dont les diamètres sont plus petits que la normale. ◇ **GYNÉCOÏDE** *(angl. gynecoid —).* Pelvis caractérisé par un détroit supérieur rond. SYN. *PELVIS FÉMININ.* ◇ **JUSTO MAJOR, JUSTO MINOR** Pelvis dont tous les diamètres sont respectivement plus grands ou plus petits que normalement, mais dans les mêmes proportions. ◇ **MASCULIN** *(angl. male —).* Pelvis de femme ayant des caractères analogues à celui de l'homme. ◇ **OSTÉOMALACIQUE** *(angl. osteomalacic —).* Pelvis très déformé et étroit du fait d'une ostéomalacie. ◇ **PLAT** *(angl. platypelvic —).* Pelvis présentant une diminution des diamètres antéro-postérieurs. ◇ **PLATYPELLOÏDE** ☞ *PELVIS PLAT.* ◇ **RACHITIQUE** *(angl. rachitic —).* Bassin ayant une déformation quelconque due au rachitisme. ◇ **DU REIN** *(NA. — renalis). (angl. renal —).* Réservoir membraneux de la partie postérieure du sinus du rein, situé à la jonction des grands calices, et qui se continue par l'uretère. SYN. *BASSINET DU REIN.* ◇ **ROND** *(angl. gynecoid —).* Bassin dont le détroit supérieur est circulaire. Il correspond au bassin gynécoïde. ◇ **SCOLIOTIQUE** *(angl. scoliotic —).* Pelvis déformé du fait d'une scoliose lombaire, caractérisé par un aplatissement de la moitié du bassin du côté où sont inclinées les vertèbres déviées. ◇ **TRIANGULAIRE** *(angl. triangular —).* Pelvis dont le détroit supérieur a la forme d'un triangle. Il correspond au bassin androïde. ◇ **VICIÉ** *(angl. abnormal —).* Tout pelvis ayant une anomalie de conformation ou d'orientation susceptible de gêner les phénomènes mécaniques de l'accouchement.

PELVISPONDYLITE RHUMATISMALE ☞ *SPONDYLARTHRITE ANKYLOSANTE.*

PEMPHIGOÏDE *adj. (angl. pemphigoid).* Qui ressemble à un pemphigus. ◇ **BULLEUSE** *(angl. bullous —).* Dermatose auto-immune du sujet âgé avec bulles sous-épidermiques, prurigineuses, en rapport avec la présence d'anticorps circulants antimembrane basale. Pronostic sévère amélioré par la corticothérapie.

PEMPHIGOÏDES *s. f. pl. (angl. pemphigoid).* Terme regroupant les dermatoses bulleuses autres que les pemphigus vrais.

PEMPHIGUS *s. m. (angl. pemphigus).* Nom d'ensemble de dermatoses caractérisées par la formation de bulles de volume variable. Ces dermatoses comprennent les pemphigus vrais et les pemphigoïdes. ◇ **AIGU FÉBRILE** *(angl. butcher's febrile —).* Syndrome septicémique grave, d'évolution rapide, caractérisé par une éruption bulleuse disséminée, qui frappe les personnes manipulant des animaux morts (bouchers, équarisseurs). SYN. *MALADIE DES BOUCHERS.* ◇ **BÉNIN CHRONIQUE FAMILIAL** *(angl.*

benign familial —). Affection familiale héréditaire transmise sur le mode dominant, bénigne, caractérisée par des poussées récidivantes de bulles, localisées surtout aux aisselles, au cou, à l'aine. SYN. *HAILEY-HAILEY (MALADIE DE).* ◇ **ÉRYTHÉMATEUX** ☞ *SENEAR-USHER (MALADIE DE).* ◇ **FOLIACÉ** *(angl. — foliaceous).* Dermatose grave débutant par un pemphigus vulgaire et se transformant progressivement en érythrodermie exfoliante. ◇ **HÉMORRAGIQUE** *(angl. hemorragic —).* Pemphigus dont les bulles deviennent sanguinolentes. ◇ **OCULAIRE** *(angl. ocular —).* Dermatose bulleuse des muqueuses en particulier oculaires. ◇ **PAPILLAIRE** ☞ *PEMPHIGUS VÉGÉTANT.* ◇ **VÉGÉTANT** *(angl. — vegetans).* Forme de pemphigus vulgaire, dans laquelle les bulles font place à des néoformations végétantes d'évolution mortelle. SYN. *NEUMANN (MALADIE DE), PEMPHIGUS PAPILLAIRE.* ◇ **VRAI** *(angl. true —).* Dermatose bulleuse grave d'origine auto-immune avec acantholyse. ◇ **VULGAIRE** *(angl. — vulgaris).* Maladie grave, d'étiologie inconnue, caractérisée par l'apparition de bulles et de vésicules sur les muqueuses puis sur tout le corps. Les bulles se dessèchent en formant des croûtes. L'état général est gravement touché et l'évolution se fait habituellement vers la mort. SYN. *PEMPHIGUS VRAI, PEMPHIGUS MALIN.*

PENDAISON *s. f. (angl. hanging).* Acte de violence au cours duquel le corps, retenu par le cou au moyen d'un lien attaché à un point fixe, exerce, par suite de son poids, une traction suffisamment forte pour causer soudainement une perte de connaissance, l'arrêt des fonctions vitales et la mort. ◇ **COMPLÈTE** *(angl. complete —).* Pendaison dans laquelle le corps se trouve entièrement suspendu. ◇ **INCOMPLÈTE** *(angl. incomplete —).* Pendaison dans laquelle le corps de la victime prend appui sur le sol ou sur une surface qui supporte une partie de son poids.

PÉNÉTRANCE *s. f. (angl. penetrance).* C'est la capacité d'un gène à s'exprimer ; ainsi un gène à pénétrance incomplète ne produira pas le phénotype en question chez tous les porteurs. À l'inverse, quand la pénétrance est complète, le phénotype s'exprimera chez tous les porteurs du gène. ☞ *PHÉNOTYPE.*

PÉNICILLÉ *adj. (angl. penicilliary).* En forme de pinceau. Se dit de certaines artères de la rate.

PÉNICILLINASE *s. f. (angl. penicillinase).* Enzyme sécrétée par certaines espèces bactériennes, en particulier les staphylocoques, et qui inactive les pénicillines. SYN. *BÊTA-LACTAMASE.*

PÉNICILLINE *s. f. (angl. penicillin).* Membre d'un vaste groupe d'antibiotiques à action bactéricide, dont les premiers ont été obtenus à partir d'un champignon, *Penicillium notatum*, et par la suite d'autres champignons du genre *Penicillium*. On les classe selon leur origine, leur résistance aux acides (qui conditionne leur éventuelle utilisation par voie orale), leur résistance à la bêtalactamase ou à la pénicillinase (activité vis-à-vis des germes produisant cette enzyme, pénicillines antistaphylococciques) et selon leur spectre d'activité. ◇ **NATURELLE** *(angl. natural —).* Sensible aux acides, à la pénicillinase et de spectre intermédiaire. La plus importante est la pénicilline G ou benzylpénicilline administrée par voie parentérale. ◇ **SEMI-SYNTHÉTIQUE** *(angl. semisynthetic —).* Il en existe plusieurs classes : a) résistantes aux acides mais pas à la pénicillinase et de spectre intermédiaire ; ce sont les phénoxypénicillines, comme la phénoxyméthylpénicilline ou pénicilline V ; b) les pénicillines sensibles aux acides mais résistantes à la pénicillinase, comme la méticilline ; c) les pénicillines résistantes aux acides et à la pénicillinase : pénicillines isoxaliques comme l'oxacilline, la cloxacilline, etc. ; d) les pénicillines résistantes aux acides mais pas à la pénicillinase, et de spectre étendu : ampicilline, amoxicilline ; e) les pénicillines aux indications spéciales comme les infections dues à *Pseudomonas* ou à certains types de *Proteus* : carbénicilline. Les pénicillines retard : dérivés insolubles de la pénicilline G qui libèrent lentement l'antibiotique après administration intramuscualire, comme la pénicilline G procaïne.

PÉNICILLINOTHÉRAPIE *s. f. (angl. penicillinotherapy).* Utilisation thérapeutique de la pénicilline. On dit aussi pénicillothérapie.

PÉNIEN *adj. (angl. penile).* Qui appartient ou qui se rapporte au pénis.

PÉNIS *s. m. (NA. penis). (angl. penis).* Organe de la miction et de la copulation chez l'homme, situé devant la symphyse pubienne. Il est composé d'une racine, d'un corps et d'une extrémité ou gland, et est constitué de trois organes érectiles : les deux corps caverneux à la face dorsale et le corps spongieux, traversé par l'urètre, à la face ventrale. SYN. *VERGE.*

PENTAMIDINE *s. f. (angl. pentamidine).* Composé utilisé dans le traitement de la trypanosomiase, du kala-azar et des pneumocystoses.

PENTAZOCINE *s. f. (angl. pentazocine).* Dérivé des alcaloïdes de l'opium, possédant des propriétés analgésiques semblables à celles de la morphine et moins dépresseur respiratoire. Peu utilisé.

PENTOSE *s. m. (angl. pentose).* Tout ose possédant cinq atomes de carbone dans sa molécule (arabinose, ribose, xylose).

PENTOSURIE *s. f. (angl. pentosuria).* Présence de pentoses, principalement d'arabinose, dans l'urine. C'est le plus souvent en rapport avec un déficit en xylitol déshydrogénase. ◇ **ESSENTIELLE** *(angl. essential —).* Affection familiale héréditaire autosomique récessive, cliniquement latente et sans conséquence, atteignant plus fréquemment les juifs ashkénazes, caractérisée par la présence dans l'urine d'un sucre réducteur (le L-xylulose) à un taux élevé.

PEPSINE *s. f. (angl. pepsin).* Enzyme du suc gastrique, qui transforme les protéines en peptides. Elle provient de l'activation du pepsinogène sécrété par les cellules principales de la région fundique de l'estomac.

PEPSINOGÈNE *s. m. (angl. pepsinogen).* Zymogène des glandes gastriques, qui se transforme en pepsine sous l'action de l'acide chlorhydrique.

PEPTIDASE *s. f. (angl. peptidase).* Toute enzyme qui hydrolyse les peptides en acides aminés.

PEPTIDE *s. m. (angl. peptide).* Composé organique constitué par la combinaison de deux ou plusieurs acides aminés. Selon le nombre des acides aminés, on distingue les dipeptides, les tripeptides, les tétrapeptides, etc. ◇ **ATRIAL NATRIURÉTIQUE** *(angl. atrial natriuretic —).* Hormone polypeptidique d'origine atriale diminuant la sécrétion de rénine et d'aldostérone. SYN. *FACTEUR NATRIURÉTIQUE ATRIAL.* ◇ **C** *(angl. C-—).* Peptide de connexion des chaînes A et B de l'insuline. ◇ **VASOACTIF INTESTINAL** *(angl. vasoactive intestinal —).* ☞ *VIP.*

PEPTIDE C *s. m. (angl. C peptide).* Fraction inactive de la pro-insuline. ☞ *INSULINE.*

PEPTIDIQUE *adj. (angl. peptide).* Qui se rapporte aux peptides. Ex. *liaison peptidique.*

PEPTIQUE *adj. (angl. peptic).* Qui se rapporte ou qui est dû à la digestion. Ex. *ulcère peptique.*

PEPTONE *s. f. (angl. peptone).* Polypeptide de faible poids moléculaire qui se forme au cours de l'hydrolyse des protéines par action des enzymes digestives, principalement de la pepsine.

PERCUSSION *s. f. (angl. percussion).* Procédé d'exploration clinique destiné à apprécier les limites et la compacité des organes sous-jacents à une région, par les variations de sonorité obtenues en frappant à petits coups répétés les téguments de cette région. ◇ **IMMÉDIATE** *(angl. immediate —).* Percussion pratiquée directement sur la peau à l'aide d'un doigt. ◇ **MÉDIATE** *(angl. mediate —).* Percussion pratiquée en interposant un doigt de l'autre main entre la surface percutée et le doigt percutant. ◇ **PALPATOIRE** *(angl. palpatory —).* Association de la percussion et de la palpation, qui permet d'apprécier la consistance ou la résistance des tissus.

PERCUTANÉ *adj. (angl. percutaneous).* Qui se fait à travers la peau. Se dit en particulier de l'absorption de médicaments à travers la peau.

PERFORATION *s. f. (angl. perforation).* Toute ouverture à travers la paroi d'un organe creux, d'une cavité, ou dans la continuité d'un tissu. Elle peut être accidentelle, chirurgicale ou consécutive à un processus pathologique.

PERFUSION *s. f. (angl. perfusion).* Introduction lente et continue, pendant quelques heures ou quelques jours, de liquides divers (sang, plasma, solutions salines, solutions médicamenteuses) dans la circulation sanguine.

PÉRIADÉNITE *s. f. (angl. periadenitis).* Inflammation du tissu conjonctif entourant un ganglion ou nœud lymphatique.

PÉRIARTÉRITE *s. f. (angl. periarteritis).* Inflammation de la tunique externe ou adventice d'une artère et des tissus qui l'entourent. ◇ **NOUEUSE** *(angl. — nodosa).* Vascularite nécrosante touchant préférentiellement les artères de petit et moyen calibres, le plus souvent primitive, mais parfois secondaire à une infection par HBV. Elle est caractérisée par l'association de plusieurs manifestations parmi lesquelles : altération de l'état général, fièvre, mononévrite isolée ou multiple, myalgies, arthralgies, purpura, livedo, HTA, atteinte rénale, syndrome inflammatoire et hyperéosinophilie. Le traitement repose sur la corticothérapie et les immunosuppresseurs. SYN. *PANARTÉRITE NOUEUSE.*

PÉRIARTHRITE *s. f. (angl. periarthritis).* Inflammation des tissus qui entourent une articulation, en particulier des bourses séreuses. ◇ **SCAPULO-HUMÉRALE** *(angl. — of shoulder, painful shoulder).* Syndrome douloureux avec blocage articulaire de l'épaule secondaire à une tendinite de la coiffe des rotateurs.

PÉRIARTICULAIRE *adj. (angl. periarticular).* Qui est situé autour d'une articulation.

PÉRIBRONCHIQUE *adj. (angl. peribronchial).* Qui est situé autour d'une bronche.

PÉRICARDE *s. m. (NA. pericardium). (angl. pericardium).* Sac membraneux qui enveloppe le cœur, composé d'une couche externe épaisse, fibreuse (péricarde fibreux), et d'une couche interne, séreuse (péricarde séreux), qui enveloppe directement le cœur (feuillet viscéral ou épicarde), formant le feuillet pariétal. Ces deux feuillets limitent la cavité péricardique, qui contient 5 à 20 mL de liquide séreux.

PÉRICARDECTOMIE *s. f. (angl. pericardiectomy).* Résection partielle ou totale du péricarde.

PÉRICARDIOCENTÈSE *s. f. (angl. pericardiocentesis).* Ponction chirurgicale du péricarde.

PÉRICARDITE *s. f. (angl. pericarditis).* Affection inflammatoire du péricarde, aiguë ou chronique, avec ou sans épanchement. ◇ **AIGUË BÉNIGNE** *(angl. acute benign —).* Péricardite pouvant être due à un virus, survenant chez des adultes jeunes, à début aigu très douloureux et fébrile, évoluant vers la guérison complète. ◇ **CARCINOMATEUSE** *(angl. carcinomatous —).* Épanchement péricardique souvent hémorragique, dû en général à des métastases cancéreuses. ◇ **CONSTRICTIVE** *(angl. constrictive —).* Forme de péricardite chronique, caractérisée par une symphyse péricardique enserrant le cœur dans une gangue fibreuse, parfois calcifiée, gênant à la fois le remplissage diastolique et l'évacuation systolique. Elle finit par entraîner une insuffisance cardiaque qui ne cède qu'à la péricardectomie. ◇ **FIBREUSE** *(angl. fibrous —).* Péricardite chronique évoluant vers la formation d'adhérences fibreuses. ◇ **HÉMORRAGIQUE** *(angl. hemorrhagic —).* Forme de péricardite dont la caractéristique est la nature sanguine de l'épanchement. ◇ **LOCALISÉE** *(angl. localized —).* Péricardite sèche circonscrite. ◇ **PURULENTE** *(angl. purulent —).* Forme de péricardite dont la caractéristique est la nature de l'épanchement : pus. ◇ **SÈCHE** *(angl. dry —).* Péricardite fibrineuse sans formation d'épanchement. ◇ **SÉROFIBRINEUSE** *(angl. serofibrinous—).* Forme de péricardite dont la caractéristique est la nature de l'épanchement : exsudation sérofibrineuse. ◇ **TUBERCULEUSE** *(angl. tuberculous —).* Localisation du processus tuberculeux au niveau du péricarde.

PÉRIHÉPATITE *s. f. (angl. perihepatitis).* Inflammation aigüe ou chronique de l'enveloppe fibreuse du foie. ◇ **CHRONIQUE HYPERPLASIQUE** *(angl. — chronica hyperplastica).* Inflammation chronique de la capsule hépatique qui devient épaisse, nacrée, et présente des adhérences avec les tissus voisins.

PÉRILYMPHE *s. f. (NA. perilympha). (angl. perilymph).* Liquide contenu dans l'espace entre le labyrinthe membraneux et le labyrinthe osseux de l'oreille interne.

PÉRINATAL *adj. (angl. perinatal).* Qui se rapporte à la période comprise entre les dernières semaines de grossesse et le 7e jour après la naissance (période périnatale).

PÉRINATALITÉ *s. f. (angl. perinatal period).* Tout ce qui concerne la naissance.

PÉRINATOLOGIE *s. f. (angl. perinatology).* Partie de la médecine qui étudie la physiologie et la pathologie de la mère et de l'enfant pendant la période périnatale. SYN. *MÉDECINE PÉRINATALE.*

PÉRINÉAL *adj. (angl. perineal).* Qui se rapporte au périnée.

PÉRINÉE *s. m. (NA. perineum). (angl. perineum).* Région de forme rhomboïde qui s'étend en longueur depuis la symphyse pubienne jusqu'à la pointe du coccyx et en largeur d'une tubérosité ischiatique à l'autre. Il se divise en un périnée antérieur ou urogénital, et un périnée postérieur ou anal. SYN. *PLANCHER PELVIEN.*

PÉRINÉOPLASTIE *s. f. (angl. perineoplasty).* Chirurgie plastique du périnée.

PÉRINÉORRAPHIE *s. f. (angl. perineorrhaphy).* Suture d'une déchirure ou d'une plaie périnéale.

PÉRINÉOTOMIE *s. f. (angl. perineotomy).* Incision chirurgicale du périnée.

PÉRINÉPHRITE *s. f. (angl. perinephritis).* Inflammation aiguë ou chronique du tissu cellulaire entourant le rein.

PÉRIODE *s. f.* **1.** Phase distincte dans le cours d'une maladie. **2.** En chimie, ensemble des éléments figurant sur la même ligne dans le tableau de la classification périodique des éléments. ~ **ALGIDE** *(angl. algid stage).* Phase du choléra caractérisée par un état grave de déshydratation, avec hypotension, tachycardie et hypothermie. ~ **DE DÉCLIN OU DE DÉFERVESCENCE** *(angl. defervescent stage).* Phase d'une maladie au cours de laquelle tous les symptômes diminuent graduellement d'intensité. ~ **D'ÉRUPTION OU D'EFFLORESCENCE** *(angl. eruptive stage).* Phase de développement de l'éruption dans une maladie exanthématique. ~ **D'ÉTAT** *(angl. acme).* Phase d'une maladie au cours de laquelle les symptômes présentent leur intensité maximale. ~ **DE FROID, DE CHALEUR, DE SUDATION** *(angl. cold, hot, sweeting stage).* Chacun des trois stades successifs caractéristiques d'un accès de paludisme. ~ **D'INCUBATION** *(angl. incubative stage).* Première période d'une maladie infectieuse, depuis l'entrée de l'agent pathogène dans l'organisme jusqu'à l'apparition du premier symptôme de la maladie. ~ **D'INVASION** *(angl. invasive stage).* Période d'apparition des premiers symptômes d'une maladie infectieuse. ~ **DE LATENCE** **1.** Période qui s'écoule entre la stimulation d'une structure excitable et la réponse correspondante. EX. *la contraction musculaire.* **2.** Période pendant laquelle une maladie en cours de développement ne se manifeste encore par aucun symptôme. **3.** Bref intervalle de temps qui succède au moment où un nerf ou un muscle entrent en activité fonctionnelle et au cours duquel ces organes ne répondent pas à un second stimulus. ~ **ISOÉLECTRIQUE** *(angl. isoelectric period).* Moment du cycle cardiaque au cours duquel le galvanomètre n'enregistre aucune déflection. ~ **MENSTRUELLE** *(angl. menstrual period).* Période pendant laquelle s'écoulent les règles. ~ **RADIOACTIVE** *(angl. half life period).* Temps nécessaire pour que l'activité d'un élément radioactif soit réduite à la moitié de sa valeur initiale, ou pour que la moitié de ses atomes se soit désintégrée. ~ **RÉFRACTAIRE** *(angl. refractory period).* Bref intervalle de temps qui succède au moment où un nerf ou un muscle entrent en activité fonctionnelle et au cours duquel ces organes ne répondent pas à un second stimulus.

PÉRIODIQUE ~ **(MALADIE)** *adj. (angl. familial Mediterranean fever).* Maladie auto-inflammatoire, héréditaire à transmission autosomique récessive, touchant surtout les Arméniens et les natifs d'Afrique du Nord. Elle débute généralement entre 5 et 15 ans. Elle se caractérise par des accès fébriles aigus et régressifs en 24 à 48 heures, avec douleurs articulaires ou abdominales. Elle se complique parfois d'amylose AA, avec risque rénal. Elle est liée à la mutation du gène de la marénostrine. SYN. *FIÈVRE FAMILIALE MÉDITERRANÉENNE.*

PÉRIOSTE *s. m. (NA. periosteum). (angl. periosteum).* Membrane fibreuse, blanche, plus ou moins épaisse et résistante selon l'âge, qui recouvre complètement l'os, sauf au niveau des points d'incrustation des cartilages et d'insertion des tendons. Il sert à la distribution des vaisseaux dans le tissu osseux, à la formation et à la régénération de ce dernier. ◇ **ALVÉOLAIRE** *(angl. alveolar periosteum).* Partie du desmodonte qui tapisse les parois internes de l'os alvéolaire.

PÉRIOSTITE *s. f. (angl. periostitis).* Inflammation, aiguë ou chronique, du périoste, accompagnée généralement d'une atteinte osseuse. La forme aiguë, d'origine infectieuse, se caractérise par une douleur, une suppuration, des symptômes généraux et habituellement une nécrose. ◇ **ALBUMINEUSE** *(angl. albuminous —).* Forme de périostite caractérisée par l'exsudation d'un liquide clair dans une cavité sous-périostique. Elle représente une variété atténuée d'ostéomyétite staphylococcique. ◇ **HYPERPLASTIQUE** *(angl. — hyperplastica).* Inflammation chronique avec épaississement du périoste.

PÉRIOSTOSE *s. f. (angl. periostosis).* Épaississement diffus du périoste.

PÉRIPARTUM *s. m. (angl. peripartum).* Période comprenant le dernier mois de la grossesse et les premiers mois suivant l'accouchement.

PÉRIPHLÉBITE *s. f. (angl. periphlebitis).* Inflammation de la tunique externe d'une veine et du tissu conjonctif qui l'entoure. SYN. *PARAPHLÉBITE.*

PÉRIPROSTATITE *s. f. (angl. periprostatitis).* Inflammation du tissu conjonctif entourant la prostate compliquant habituellement une prostatite aiguë.

PÉRISIGMOÏDITE *s. f. (angl. perisigmoiditis).* Inflammation de la séreuse péritonéale de l'anse sigmoïde du côlon.

PÉRISTALTIQUE *adj. (angl. peristaltic).* Qui se rapporte au péristaltisme.

PÉRISTALTISME *s. m. (angl. peristalsis).* Mouvement caractéristique de certains organes tubulaires pourvus de fibres musculaires longitudinales et circulaires, notamment l'intestin, qui propulse le contenu de ces organes.

PÉRITHÉLIUM *s. m. (angl. perithelium).* Couche de cellules et de fibrilles qui entoure les capillaires.

PÉRITOINE *s. m. (NA. peritoneum). (angl. peritoneum).* Membrane séreuse, la plus étendue du corps, résistante, incolore, composée du péritoine pariétal, qui tapisse les parois abdominales et la surface inférieure du diaphragme, et du péritoine viscéral, qui se réfléchit en divers points sur les viscères, pour les envelopper complètement (estomac, intestin, etc.), ou en partie (vessie, rectum, etc.). L'espace compris entre le péritoine viscéral et le péritoine pariétal s'appelle la cavité péritonéale.

PÉRITONÉAL *adj. (angl. peritoneal).* Qui se rapporte au péritoine. EX. *cavité péritonéale.*

PÉRITONÉOCENTÈSE *s. f. (angl. peritoneocentesis).* Paracentèse de la cavité péritonéale.

PÉRITONÉORRAGIE *s. f. (angl. peritoneorrhagia).* Hémorragie dans le péritoine.

PÉRITONISATION *s. f. (angl. peritonization).* Recouvrement par le péritoine de la surface cruentée d'un organe abdominal et reconstitution par suture de la continuité entre le péritoine pariétal et le péritoine viscéral ou fermeture d'une solution de continuité du péritoine pariétal, effectuée à la fin d'une opération abdominale.

PÉRITONITE *s. f. (angl. peritonitis).* Inflammation du péritoine, aiguë ou chronique, généralisée ou localisée. ◇ **ABACTÉRIENNE** *(angl. abacterial —).* Péritonite sans germes décelables. ◇ **AIGUË** *(angl. acute —).* Inflammation aiguë du péritoine, généralement consécutive à la propagation d'une infection de voisinage ou à la perforation d'un organe creux. Elle se manifeste par des signes fréquemment graves, avec état toxi-infectieux sévère, constipation, parfois signes d'occlusion intestinale, vomissements, douleurs vives. ◇ **ASEPTIQUE** *(angl. aseptic —).* Forme de péritonite liée à l'irritation du péritoine par des substances chimiques ou antiseptiques, une radiumthérapie, etc. ◇ **BILIAIRE** *(angl. biliary —).* Péritonite consécutive à la rupture d'un conduit biliaire principal ou de la vésicule biliaire. ◇ **CHRONIQUE** *(angl. chronic —).* Inflammation chronique du péritoine, d'évolution insidieuse et progressive, généralement d'origine tuberculeuse ou cancéreuse. ◇ **DIAPHRAGMATIQUE**

(angl. diaphragmatic —). Péritonite localisée à la surface inférieure du diaphragme. ◇ **DIFFUSE** *(angl. diffuse —).* Péritonite aigüe ou chronique, atteignant d'emblée la totalité ou la presque totalité du péritoine. SYN. *PÉRITONITE GÉNÉRALISÉE.* ◇ **ENCAPSULANTE** *(angl. peritoneal encapsulation).* Péritonite dans laquelle l'intestin est engainé dans une fausse membrane lisse, brillante et épaisse. ◇ **ENKYSTÉE** *(angl. encysted —).* Péritonite localisée, circonscrite par des adhérences. ◇ **FÉCALE** *(angl. fecal —).* Péritonite consécutive à une irruption de matières fécales dans la cavité abdominale. SYN. *PÉRITONITE STERCORALE.* ◇ **LOCALISÉE** *(angl. localized —).* Péritonite limitée à une région déterminée de l'abdomen. *PÉRITONITE PARTIELLE.* ◇ **MÉCONIALE** *(angl. meconium —).* Péritonite du nouveau-né causée par l'irruption de méconium dans la cavité péritonéale, consécutive à une perforation intestinale. ◇ **PELVIENNE** *(angl. pelvic —).* Péritonite localisée au niveau du petit pelvis. ◇ **PLASTIQUE** *(angl. plastic —).* Péritonite caractérisée par des adhérences entre le péritoine pariétal et le péritoine viscéral. ◇ **POSTOPÉRATOIRE** *(angl. postoperative —).* Péritonite compliquant une intervention chirurgicale. ◇ **PURULENTE** *(angl. purulent —).* Péritonite avec formation de pus dans la cavité péritonéale. ◇ **SEPTIQUE** *(angl. septic —).* Péritonite provoquée par des germes pyogènes, caractérisée par la présence d'un épanchement purulent. ◇ **SÉREUSE** *(angl. serous —).* Forme de péritonite caractérisée par un épanchement péritonéal important de caractère séreux. ◇ **STERCORALE** *(angl. stercoral —).* ☞ *PÉRITONITE FÉCALE.* ◇ **TRAUMATIQUE** *(angl. traumatic —).* Péritonite aiguë, provoquée par un traumatisme abdominal. ◇ **TUBERCULEUSE** *(angl. tuberculous —).* Péritonite chronique, due à *Mycobacterium tuberculosis*, se présentant sous diverses formes : infiltrée, ascitique, ulcéro-caséeuse, fibro-adhésive.

PÉRIUNGUÉAL *adj. (angl. periungual).* Qui est situé autour de l'ongle.

PERLE *s. f. (angl. troche).* Capsule sphérique de gélatine contenant des substances médicamenteuses.

PERLÈCHE *s. f.* **1.** Infection des commissures labiales, d'origine streptococcique. **2.** Par extension, toute affection inflammatoire de la commissure labiale, d'origine mycosique, carentielle, allergique ou mécanique.

PERLINGUAL *adj. (angl. perlingual).* À travers la langue. Se dit d'une méthode d'administration des médicaments, dans laquelle ceux-ci, placés sous la langue, sont absorbés au travers de la muqueuse linguale. SYN. *SUBLINGUAL.*

PERMANGANATE *s. m. (angl. permanganate).* Tout sel de l'acide permanganique. Les permanganates sont oxydants et antiseptiques ; le permanganate de potassium ($KMnO_4$) est d'utilisation fréquente comme antiseptique externe.

PERMICTIONNEL *adj.* Pendant l'émission d'urine.

PERNICIEUX *adj. (angl. pernicious).* Qui a une évolution très grave. Se dit de certaines maladies. EX. *anémie pernicieuse, fièvre pernicieuse.*

PÉRONÉ *s. m.* ☞ *FIBULA.*

PEROPÉRATOIRE *adj. intraoperative).* Qui se produit au cours d'une intervention chirurgicale.

PERORAL *adj. (angl. peroral).* Qui est administré par voie buccale. Terme peu utilisé. SYN. *PER OS.*

PÉROU (BAUME DU) *(angl. balsam of Peru).* Oléorésine extraite de *Myroxylon balsamum*, contenant de la vanilline, utilisée en dermatologie. Allergisant.

PEROXYDASE *s. f. (angl. peroxidase).* Type d'enzyme catalysant l'oxydation d'un composé par un peroxyde (notamment le peroxyde d'hydrogène ou eau oxygénée). Les peroxydases sont largement répandues dans le règne végétal et, dans une moindre mesure, dans le règne animal.

PÉROXYSOME *s. m. (angl. peroxisome).* Particule intracellulaire contenant diverses enzymes intervenant dans le métabolisme cellulaire. Son altération est à l'origine de maladies qualifiées de peroxysomales.

PERSONNALITÉ *s. f. (angl. personality).* C'est l'organisation dynamique et stable des composantes émotionnelles, intellectuelles, physiologiques, morphologiques qui différencie un sujet par rapport à un autre. ◇ **BORDELINE OU LIMITE** *(angl. borderline).* Trouble de la personnalité caractérisé par une anxiété diffuse avec angoisse d'abandon, sentiment de vide interne, tendances aux toxicomanies, conduites à risque, notamment sur le plan sexuel et des épisodes brefs d'allure psychotique. ◇ **DÉPENDANTE** *(angl. dependent).* Trouble de la personnalité caractérisé par une incapacité à prendre des initiatives, évitement de toute responsabilité, recherche permanente de réassurance et de soutien. ◇ **ÉVITANTE** *(angl. avoidant).* Trouble de la personnalité caractérisé par une inhibition sociale, timidité, hyperémotovité, inquiétude par rapport au jugement vrai ou supposé des autres avec le souhaite d'avoir des relations sociales. ◇ **HISTRIONIQUE** *(angl. hysteric —).* Trouble de la personnalité caractérisé par une immaturité, une dépendance, une instabilité émotionnelle, une excitabilité, des attitudes séductrices et un théâtralisme. ◇ **MULTIPLE** *(angl. multiple — disorder).* Trouble dissociatif caractérisé par la coexistence chez le même individu de deux ou plusieurs personnalités distinctes, chacune prédomine à un moment donné avec sa cohérence et ses caractéristiques propres. SYN. *TROUBLE DISSOCIATIF DE L'IDENTITÉ.* ◇ **NARCISSIQUE** *(angl. narcissistic).* Trouble de la personnalité caractérisé par une surestimation de soi, une grande susceptibilité aux critiques et au désaccord des autres avec sentiment de honte et de colère, absence d'empathie, sollicitation de l'admiration des autres de qui il se sert pour ses réalisations personnelles. ◇ **OBSESSIONNELLE-COMPULSIVE** *(angl. obsessive-compulsive — disorder).* Trouble de la personnalité caractérisé par une méticulosité scrupuleuse, avec forte adhésion aux règles morales, souci de l'ordre et de la propreté, contrôle des affects et pensée rigide. Pour la psychanalyse, cette structure exprime la prédominance de la fixation libidinale au stade sadique-anal. ◇ **PARANOÏAQUE** *(angl. paranoid — disorder).* Trouble de la personnalité caractérisé par une méfiance excessive, une susceptibilité, un égocentrisme, une surestimation de soi, une psychorigidité et une tendance aux conduites revendicatrices et quérulentes. ◇ **PASSIVE-AGRESSIVE** *(angl. passive-aggressive — disorder).* Type de personnalité dans laquelle le sujet exprime son agressivité sous une forme passive, avec entêtement, lenteur, tendance aux oublis, etc. ◇ **PSYCHASTHÉNIQUE** *(angl. psychastenic).* Trouble de la personnalité caractérisé par un sentiment de doute, tendance aux scrupules, ruminations, inhibition, fatigue matinale, culpabilité et procrastination. ◇ **PSYCHOPATHIQUE** *(angl. psychopathic —).* Trouble de la personnalité caractérisé par une transgression, une altération des normes éthiques et sociales, une instabilité émotionnelle, une impulsivité et une tendance à l'action, et une fréquente prédisposition à la toxicomanie et à la délinquance. SYN. *PERSONNALITÉ ANTISOCIALE OU DISSOCIALE.* ◇ **SCHIZOÏDE** *(angl. schizoid — disorder).* Trouble de la personnalité caractérisé par l'indifférence aux relations sociales et au jugement d'autrui, l'isolement, l'introversion, la froideur affective, la marginalité et la bizarrerie. ◇ **SCHIZOTYPIQUE** *(angl. schizotypal).* Trouble de la personnalité caractérisé par un comportement excentrique, des difficultés dans les relations sociales, des croyances magiques, un discours et un comportement bizarres, limite désorganisés, une méfiance et des illusions corporelles. ◇ **SENSITIVE** *(angl. sensitive).* Trouble de la personnalité caractérisé par une hypersensibilité, susceptibilité, timidité, introversion, évitement des relations sociales avec des ruminations autour de leur échec et leur insatisfaction. ◇ **(TROUBLES DE LA)** *(angl. — disorders).* Le trouble est identifié quand les traits de personnalité sont rigides, d'une manière durable, et inadaptés et qu'ils causent une souffrance ou une altération du fonctionnement.

PERSPIRATION *s. f.* **1.** Échanges respiratoires qui s'effectuent à travers les téguments ; la perspiration est négligeable chez l'homme. **2.** Élimination d'eau par évaporation continue, imperceptible, à la surface de la peau (perspiration insensible), ou par évaporation de la sueur qui s'y est accumulée (perspiration sensible).

PERTES BLANCHES *(angl. leukorrhea).* ☞ *LEUCORRHÉE.*

PERVERSION *s. f.* **1.** Déviation, anomalie d'un instinct (plus spécialement de l'instinct sexuel), portant sur son but, son objet ou son mode de satisfaction. **2.** Déséquilibre du comportement, défini principalement par l'inadaptabilité, l'amoralité, l'inaffectivité.

PERVERSITÉ *s. f. (angl. perversity).* Disposition à réaliser intentionnellement des actes qui provoquent une douleur, un préjudice ou une souffrance aux autres. Elle est habituellement en relation avec le désir ou le besoin d'enfreindre les règles éthiques.

PÈSE-BÉBÉ *s. m. (angl. baby scale).* Balance servant à peser les nouveau-nés ou les bébés.

PESSAIRE *s. m. (angl. pessary).* Appareil que l'on introduit dans le vagin pour soutenir l'utérus, le ramener dans sa position normale, réduire ou maintenir un prolapsus faisant saillie dans le vagin, ou encore dans un but anticonceptionnel. Il en existe de nombreux modèles.

PESTE *s. f. (angl. plague).* Maladie infectieuse aiguë, contagieuse et épidémique, très grave, causée par le bacille de Yersin (*Yersinia pestis*), qui est transmis à l'homme par la piqûre de puces de rongeurs.

PESTICIDE *s. m. (angl. pesticide).* Produit chimique capable de détruire des organismes vivants (animaux ou végétaux) considérés comme nuisibles.

PESTIFÉRÉ *adj. (angl. plague-stricken).* Qui est atteint de la peste. S'utilise aussi comme substantif.

PESTILENTIEL *adj.* **1.** Qui répand une odeur nauséabonde. **2.** Qui se rapporte à une maladie contagieuse particulièrement meurtrière. Les maladies pestilentielles sont maintenant appelées maladies quarantenaires.

PET *(angl. PET).* Abréviation de l'anglais *Positron Emission Tomography.* ☞ *TOMOGRAPHIE PAR ÉMISSION DE POSITONS.*

PÉTÉCHIAL *adj. (angl. petechial).* Qui se rapporte aux pétéchies ; qui s'accompagne de pétéchies.

PÉTÉCHIE *s. f. (angl. petechia).* Petite tache hémorragique cutanée, d'un rouge violacé, punctiforme ou lenticulaire, due à la rupture de capillaires. Les pétéchies sont les éléments caractéristiques du purpura.

PÉTHIDINE *s. f. (angl. pethidine).* Analgésique puissant, dont l'action est voisine de celle de la morphine, administré par voie parentérale. SYN. *MÉPÉRIDINE.*

PETIT MAL *(angl. petit mal, minor epilepsy).* Forme d'épilepsie généralisée avec perte de conscience, caractérisée par la survenue d'absences typiques associées à une décharge électroencéphalographique bilatérale, symétrique et synchrone de pointes-ondes périodiques à une fréquence de trois par seconde. ☞ *ÉPILEPSIE.*

PÉTREUX *adj.* **1.** Qui rappelle la pierre par sa dureté ou sa structure. **2.** Qui se rapporte au rocher du temporal.

PETRI (BOÎTE DE) *(angl. Petri dish).* Petit récipient circulaire, formé de deux parties qui s'emboîtent, contenant un milieu destiné à la culture des micro-organismes.

PÉTROSITE *s. f. (angl. petrositis).* Ostéite de la partie profonde du rocher (apex pétreux).

PEUTZ-JEGHERS (SYNDROME DE) *(angl. Peutz-Jeghers syndrome).* Affection héréditaire autosomique dominante, caractérisée par des taches pigmentaires localisées autour de la bouche et sur la muqueuse buccale, et par des hamartomes digestifs susceptibles de dégénérer. Il y a une susceptibilité accrue aux cancers. SYN. *LENTIGINOSE PÉRI-ORIFICIELLE AVEC POLYPOSE VISCÉRALE.*

-PEXIE *(angl. pexy).* Le suffixe *-pexie* indique la fixation chirurgicale d'un organe. Ex. *néphropexie.*

PEXIE *s. f. (angl. pexis, pexia).* Fixation de micro-organismes ou de particules étrangères dans les tissus.

PEYOTL *s. m. (angl. peyote).* Cactus mexicain contenant de la mescaline, utilisée par les indigènes pour provoquer un état d'exaltation spirituelle dans certaines pratiques religieuses.

PG **1.** Abréviation de paralysie générale. **2.** Abréviation de prostaglandine.

PHACOÉMULSIFICATION *s. f. (angl. phacoemulsification).* Technique de fragmentation du cristallin par ultrasons.

PHACOMALACIE *s. f. (angl. phacomalacia).* Ramollissement du cristallin.

PHACOMATOSE *s. f. (angl. phakomatosis).* Groupe de maladies héréditaires caractérisées par des tumeurs bénignes variées et multiples, à tendance proliférative, touchant en particulier le système nerveux central. Elles comprennent en particulier la sclérose tubéreuse de Bourneville, la maladie de von Hippel-Lindau et la neurofibromatose de types 1 et 2.

PHACOME *s. m. (angl. phakoma).* Néoformation dysplasique congénitale de la rétine, caractéristique de certaines maladies congénitales, les phacomatoses, et apparaissant à l'ophtalmoscopie comme une tache blanchâtre. Les phacomes peuvent être localisés également sur la peau et dans le système nerveux central.

PHACOSCLÉROSE *s. f. (angl. phacosclerosis).* Induration du cristallin.

PHAGE *s. m. (angl. phage).* Abréviation courante de bactériophage. ☞ *BACTÉRIOPHAGE.* <> **TEMPÉRÉ** *(angl. temperate bacteriophage).* Bactériophage tempéré. ☞ *LYSOGÉNISATION.*

PHAGÉDÉNIQUE *adj. (angl. phagedenic).* Qui ronge les tissus. Ex. *ulcère phagédénique.*

PHAGÉDÉNISME *s. m. (angl. phagedenism).* Tendance des ulcères à s'étendre rapidement par destruction des tissus voisins.

PHAGO- *(angl. phago-).* Préfixe d'origine grecque indiquant une relation avec l'action de manger.

PHAGOCYTAIRE *adj. (angl. phagocytic).* Qui se rapporte aux phagocytes ou à la phagocytose.

PHAGOCYTE *s. m. (angl. phagocyte).* Cellule qui a la propriété d'absorber des micro-organismes, des cellules ou des corps étrangers.

PHAGOCYTOSE *s. f. (angl. phagocytosis).* Phénomène qui consiste en l'absorption et la digestion par les phagocytes de particules solides, vivantes ou inertes. Ces cellules participent donc à la défense antimicrobienne de l'organisme.

PHALANGE *s. f. (NA. phalanx). (angl. phalanx).* Chacun des petits os longs des doigts de la main et du pied. Chaque doigt comprend trois phalanges, sauf le pouce et l'hallux qui n'en possèdent que deux. On les désigne par phalange proximale, moyenne et distale, en allant du métacarpe ou du métatarse à l'extrémité des doigts ou des orteils.

PHALANGISATION *s. f. (angl. phalangization).* Après amputation du pouce, création chirurgicale d'un moignon, qui peut permettre la préhension.

PHALLIQUE *adj. (angl. phallic).* Qui se rapporte au phallus.

PHALLOÏDIEN *adj.* Qui se rapporte à l'*Amanite phalloïde*, champignon vénéneux et à l'intoxication par ce champignon.

PHARMACEUTIQUE *adj. (angl. pharmaceutic).* Qui se rapporte à la pharmacie.

PHARMACIE *s. f.* **1.** Science des médicaments, de leur composition et de leur préparation. **2.** Local où sont préparés et vendus les médicaments. <> **CHIMIQUE** *(angl. chemical pharmaceutics).* Partie de la pharmacie qui étudie les composés chimiques utilisés comme médicaments. <> **GALÉNIQUE** *(angl. galenic pharmaceutics).* Partie de la pharmacie qui étudie les modes de préparation et les formes sous lesquelles les médicaments sont administrés.

PHARMACIEN *s. m. (angl. chemist ; pharmacist).* Personne, titulaire d'un diplôme, qui exerce la pharmacie.

PHARMACOCHIMIE *s. f. (angl. pharmacochemistry).* Pharmacie chimique.

PHARMACOCINÉTIQUE *s. f. (angl. pharmacokinetics).* Étude du devenir des médicaments dans l'organisme (résorption, distribution, métabolisme, élimination).

PHARMACODÉPENDANCE *s. f. (angl. drug dependence).* État psychique et physique d'un individu, consécutif à l'utilisation plus ou moins prolongée d'une substance médicamenteuse ou non, caractérisé par le désir contraignant d'en consommer, une tendance à augmenter les doses et l'apparition d'un syndrome somatopsychique lors du sevrage.

PHARMACODIAGNOSTIC *s. m. (angl. pharmacodiagnosis).* Diagnostic basé sur l'effet de médicaments.

PHARMACODYNAMIE *s. f. (angl. pharmacodynamics).* Étude des mécanismes d'action des médicaments dans l'organisme.

PHARMACOLOGIE *s. f. (angl. pharmacology).* Science qui étudie les médicaments sous tous leurs aspects.

PHARMACOLOGISTE *s. m. (angl. pharmacologist).* ☞ *PHARMACOLOGUE.*

PHARMACOLOGUE *s. m.* Spécialiste en pharmacologie. SYN. *PHARMACOLOGISTE.*

PHARMACOPÉE *s. f. (angl. pharmacopeia).* Registre officiel, révisé périodiquement par une commission scientifique, publié par chaque pays et qui sert de norme légale et obligatoire pour la spécification, la préparation, l'essai, etc., des médicaments.

PHARMACOVIGILANCE *s. f. (angl. drug monitoring).* Surveillance des incidents et accidents pouvant être entraînés par les médicaments.

PHARYNGÉ *adj. (angl. pharyngeal).* Qui appartient ou qui se rapporte au pharynx. SYN. *PHARYNGIEN.*

PHARYNGECTOMIE *s. f. (angl. pharyngectomy).* Exérèse chirurgicale d'une partie du pharynx.

PHARYNGITE *s. f. (angl. pharyngitis).* Inflammation du pharynx. ◇ **AIGUË** *(angl. acute —).* Inflammation aiguë de la muqueuse pharyngée, due en général à une infection virale et caractérisée par une douleur, en particulier lors de la déglutition, une sensation de sécheresse et d'irritation, et une hyperhémie du pharynx. SYN. *PHARYNGITE CATARRHALE.* ◇ **CHRONIQUE** *(angl. chronic —).* Inflammation chronique de la muqueuse pharyngée, pouvant être due à des causes diverses : irritation en particulier tabagique, surmenage vocal, carence en vitamines, etc. ◇ **CROUPEUSE** *(angl. croupous —).* Pharyngite caractérisée par la présence de fausses membranes, généralement due à la diphtérie. SYN. *PHARYNGITE MEMBRANEUSE.* ◇ **GANGRENEUSE** *(angl. gangrenous —).* Forme grave de pharyngite, caractérisée par la présence de lésions nécrotiques profondes. ◇ **GRANULEUSE** Pharyngite chronique caractérisée par une hypertrophie des follicules lymphatiques de la muqueuse pharyngée, donnant à celle-ci un aspect granuleux. ◇ **HERPÉTIQUE** *(angl. — herpetica).* Pharyngite aiguë au cours de laquelle apparaissent des vésicules entraînant des excoriations. ◇ **SÈCHE** *(angl. — sicca).* Pharyngite chronique atrophique avec sécheresse de la muqueuse. ◇ **ULCÉREUSE** *(angl. — ulcerosa).* Pharyngite aiguë caractérisée par de la fièvre, une douleur, et la formation d'ulcères recouverts d'un dépôt membraneux jaunâtre. ◇ **VÉSICULEUSE** ☞ *HERPANGINE.*

PHARYNGOCÈLE *s. f. (angl. pharyngocele).* Hernie ou malformation diverticulaire ou kystique du pharynx. SYN. *PHARYNGECTASIE.*

PHARYNGOPLASTIE *s. f. (angl. pharyngoplasty).* Opération réparatrice du pharynx.

PHARYNGOPLÉGIE *s. f. (angl. pharyngoplegia).* Paralysie des muscles du pharynx.

PHARYNGOSPASME *s. m. (angl. pharyngospasm).* Contraction spasmodique des muscles du pharynx.

PHARYNGOSTÉNOSE *s. f. (angl. pharyngostenosis).* Rétrécissement du pharynx.

PHARYNGOTOMIE *s. f. (angl. pharyngotomy).* Incision chirurgicale d'une paroi du pharynx. ◇ **SOUS-HYOÏDIENNE** *(angl. subhyoid —).* Section du pharynx à travers la membrane thyro-hyoïdienne.

PHARYNX *s. m.* Cavité anatomique aérodigestive constituée de haut en bas par : le rhinopharynx, l'oropharynx puis l'hypopahrynx en continuité avec l'œsophage.

PHASE *s. f.* **1.** Stade d'évolution d'une maladie, d'un état physiologique ou d'un processus biologique. **2.** Dans un système chimique, chacune des différentes parties homogènes, physiquement distinctes et limitées par des surfaces de séparation. **3.** Chacun des deux stades par lesquels passe le noyau cellulaire dans les organismes à reproduction sexuée, selon que ces organismes possèdent un nombre simple (n, phase haploïde) ou double (2n, phase diploïde) de chromosomes. ◇ **DISPERSANTE** *(angl. disperse —).* Milieu de dispersion dans un système colloïdal. ◇ **DISPERSÉE** *(angl. dispersate —).* Dans un système colloïdal, solide disséminé de façon homogène sous forme de fines particules.

◇ **G1** *(angl. gap 1).* Première phase du cycle cellulaire, dite de préparation à la synthèse, suivant la mitose précédente (phase M) et précédant la synthèse de l'ADN (phase S). ☞ *CYCLE CELLULAIRE.* ◇ **G2** *(angl. gap 2).* Troisième phase du cycle cellulaire, dite de préparation à la mitose, suivant la synthèse de l'ADN (phase S) et précédant la mitose (phase M). ☞ *CYCLE CELLULAIRE.* ◇ **M** *(angl. mitosis).* Dernière phase du cycle cellulaire, dite de mitose, suivant la phase G2 et précédant la phase G1 du cycle suivant. ☞ *CYCLE CELLULAIRE.* ◇ **S** *(angl. synthesis).* Deuxième phase du cycle cellulaire, correspondant à la synthèse et la réplication de l'acide désoxyribonucléique, comprise entre les phases G1 et G2. ☞ *CYCLE CELLULAIRE.*

PHÉNACÉTINE *s. f. (angl. phenacetin).* Antipyrétique et antalgique. Retiré du marché en raison de sa néphrotoxicité.

PHÉNAZONE *s. f. (angl. antipyrine).* Antipyrétique, analgésique et hémostatique en usage local. SYN. *ANTIPYRINE.*

PHENCYCLIDINE *s. f. (angl. phencyclidine).* Substance hallucinogène plus active que le LSD en ce qui concerne la désorganisation de la pensée et la perte du sens de la réalité ; elle possède en outre une puissante action antalgique.

PHÉNICOLÉS *s. m. pl.* Famille d'antibiotiques bactériostatiques comportant le chloramphénicol et le thiamphénicol. Leur usage est limité du fait d'une toxicité hématologique.

PHÉNOBARBITAL *s. m. (angl. phenobarbital).* Acide éthyl-phényl-barbiturique ; sédatif, hypnotique et antiépileptique.

PHÉNOLPHTALÉINE *s. f. (angl. phenolphthalein).* Produit utilisé comme indicateur de pH : incolore en milieu acide, elle devient violette en milieu alcalin.

PHÉNOLSTÉROÏDES *s. m. pl. (angl. phenolsteroids).* Composés d'élimination urinaire des œstrogènes et d'autres hormones surrénaliennes et génitales.

PHÉNOMÈNE *s. m.* **1.** Tout événement ou manifestation observable. **2.** Tout changement qui survient dans un organe ou une fonction. **3.** Tout symptôme ou signe. ◇ **ANAPHYLACTOÏDE** *(angl. pseudo-anaphylaxis).* ☞ *PSEUDO-ANAPHYLAXIE.* ◇ **DES DOIGTS** *(angl. Souque's phenomenon). DOIGTS (PHÉNOMÈNE DES).* ◇ **DE L'ESCALIER** *(angl. staircase phenomenon).* Si un muscle est excité de façon répétitive par des stimuli de même intensité, les réponses ont une amplitude progressivement croissante et s'inscrivent en marches d'escalier. ◇ **DE LA PRONATION (DE VON STRÜMPELL)** *(angl. pronation sign).* En cas d'hémiplégie, retour à la pronation de la main du côté lésé quand les deux mains ont été mises passivement en supination et lâchées subitement.

PHÉNOTHIAZINE *s. f. (angl. phenothiazine).* Membre d'un groupe de composés qui possèdent tous un noyau phénothiazine. Ce sont des neuroleptiques utilisés dans le traitement des psychoses (schizophrénie, accès maniaque), en prémédication anesthésique, et comme antiémétiques. Un des composés de ce groupe, la lévomépromazine, possède une action analgésique mais n'est pas utilisé dans ce cadre.

PHÉNOTYPE *s. m. (angl. phenotype).* Ensemble des caractères apparents d'un individu, dus essentiellement aux facteurs héréditaires (génotype) et dans une certaine mesure à l'influence exercée par le milieu extérieur.

PHÉNYLALANINE *s. f. (angl. phenylalanine).* Acide aminé essentiel. La phénylalanine se transforme en tyrosine sous l'action de la phénylalanine hydroxylase. Symbole : Phe.

PHÉNYLALANINÉMIE *s. f. (angl. phenylalaninemia).* Taux de phénylalanine sanguin. Celui-ci est anormalement élevé dans la phénylcétonurie.

PHÉNYLBUTAZONE *s. f. (angl. phenylbutazone).* Anti-inflammatoire non stéroïdien doté d'activité analgésique, et antipyrétique, utilisé dans les affections rhumatismales. N'est plus disponible.

PHÉNYLCÉTONURIE *s. f. (angl. phenylketonuria).* Anomalie héréditaire, de transmission autosomique récessive, du métabolisme de la phénylalanine, caractérisée par l'élimination d'acide phénylpyruvique dans l'urine et due à un déficit en phénylalanine-hydroxylase. Elle est marquée par une encéphalopathie grave, avec des anomalies neurologiques, un retard mental et des troubles pigmentaires de la peau. Son dépistage est systématique à la naissance par le test de Guthrie. ☞ *OLIGOPHRÉNIE PHÉNYLPYRUVIQUE.*

PHÉNYTOÏNE *s. f. (angl. phenytoin).* Dérivé de l'hydantoïne. Anticonvulsivant, utilisé dans le traitement de l'épilepsie. Il est également employé dans certains troubles du rythme cardiaque secondaires aux digitaliques. SYN. *DIPHÉNYLHYDANTOÏNE.*

PHÉOCHROMOCYTE *s. m. (angl. pheochromocyte).* Cellule chromaffine.

PHÉOCHROMOCYTOME *s. m. (angl. pheochromocytoma).* Tumeur, le plus souvent bénigne, de la médullosurrénale, qui sécrète des quantités excessives d'adrénaline et de noradrénaline. Cliniquement, elle se manifeste soit par une hypertension artérielle permanente soit par des poussées paroxystiques.

PHÉRORMONE *s. f. (angl. pherormone).* Substance chimique de nature hormonale sécrétée par un animal pour agir sur le sens de l'odorat, chez ses congénères, et donner naissance à un type déterminé de comportement.

PHIMOSIS *s. m. (angl. phimosis).* Rétrécissement le plus souvent congénital, parfois accidentel, de l'anneau cutané préputial, qui empêche de découvrir le gland.

PHLÉB-, PHLÉBO- *(angl. phleb-, phlebo-).* Préfixes d'origine grecque indiquant une relation avec les veines.

PHLÉBALGIE *s. f. (angl. phlebalgia).* Douleur siégeant sur le trajet de varices.

PHLÉBECTASIE *s. f. (angl. phlebectasia).* Dilatation veineuse, varice.

PHLÉBECTOMIE *s. f. (angl. phlebectomy).* Résection partielle ou totale d'une veine.

PHLÉBITE *s. f. (angl. phlebitis).* Inflammation veineuse avec thrombose, pouvant affecter un territoire veineux quelconque, mais localisée le plus souvant aux veines profondes des jambes. Elle est souvent à l'origine d'embolies pulmonaires par migration du thrombus, surtout lors de la phase de phlébothrombose caractérisée par un caillot adhérant peu à une paroi presque normale. ◇ **CHRONIQUE HYPERTROPHIQUE** *(angl. chronic —).* Inflammation veineuse caractérisée par l'épaississement scléreux de la paroi et parfois par des dépôts calcaires. ◇ **GOUTTEUSE** *(angl. gouty —).* Forme de phlébite observée au cours des poussées de goutte, récidivante et sensible à la colchicine. ◇ **OBLITÉRANTE** *(angl. obliterating —).* Forme de phlébite entraînant l'oblitération de la veine. ◇ **PUERPÉRALE** *(angl. puerperal —).* Phlébite septique des veines utérines ou d'autres veines, survenant lors des suites des couches. ◇ **RÉCIDIVANTE** *(angl. recurring —).* Phlébite qui réapparaît à intervalles plus ou moins longs. ◇ **SEPTIQUE** *(angl. septic —).* Phlébite aiguë secondaire à des foyers infectieux de voisinage, caractérisée par l'infiltration purulente des tuniques du vaisseau, et par le détachement d'emboles septiques qui sont transportés dans la circulation. SYN. *PHLÉBITE SUPPURÉE.*

PHLÉBOGRAPHIE *s. f.* **1.** Enregistrement graphique du pouls veineux, en général jugulaire, au moyen d'un phlébographe. **2.** Radiographie d'une veine après injection d'un produit opaque aux rayons X.

PHLÉBOLITHE *s. m. (angl. phlebolith).* Concrétion calcaire dans les parois d'une veine.

PHLÉBOLOGIE *s. f. (angl. phlebology).* Partie de la médecine qui étudie l'anatomie et la pathologie des veines.

PHLÉBORRAGIE *s. f. (angl. phleborrhagia).* Hémorragie veineuse.

PHLÉBOSCLÉROSE *s. f. (angl. phlebosclerosis).* Sclérose de la paroi des veines. Celle-ci peut être obtenue artificiellement, dans le traitement des varices.

PHLÉBOTHROMBOSE *s. f. (angl. phlebothrombosis).* Thrombose veineuse avec un caillot peu adhérent, capable de se détacher et de provoquer une embolie. SYN. *PHLÉBITE.*

PHLÉBOTOME *s. m.* Couteau ou lancette utilisé pour inciser une veine (phlébotomie).

PHLÉBOTOMIE *s. f. (angl. phlebotomy).* Incision d'une veine pour extraire un caillot, introduire un cathéter ou évacuer une certaine quantité de sang lors d'une saignée.

PHLEGMON *s. m. (angl. phlegmon).* Inflammation du tissu conjonctif sous-cutané ou profond.

PHLYCTÈNE *s. f. (angl. phlyctena).* Lésion cutanée élémentaire consistant en une bulle ou une vésicule formée par un soulèvement circonscrit de l'épiderme, renfermant un liquide généralement séreux.

PHLYCTÉNULE *s. f. (angl. phlyctenula).* Phlyctène de petites dimensions ou petit nodule, observé sur la cornée ou sur la conjonctive.

PHOBIE *s. f. (angl. phobia).* Crainte angoissante déclenchée par la présence d'un objet ou une situation et qui disparaît en leur absence, elle est disproportionnée avec le danger réel et reconnue comme absurde par le patient, entraînant des conduites d'évitement et l'utilisation d'objets contraphobiques.

PHOCOMÉLIE *s. f. (angl. phocomelia).* Malformation congénitale caractérisée par une absence de segments intermédiaires des membres : les mains et les pieds s'insérant directement sur le tronc. Secondaire à la prise de thalidomide pendant la grossesse.

PHONATION *s. f. (angl. phonation).* Ensemble des phénomènes qui produisent la voix et la parole.

PHONÈME *s. m. (angl. phoneme).* Chaque son simple du langage parlé.

PHONIATRIE *s. f. (angl. phoniatrics).* Étude de la voix et des troubles de la phonation.

PHONOCARDIOGRAMME *s. m. (angl. phonocardiogram).* Tracé de l'enregistrement graphique des bruits du cœur.

PHONOCARDIOGRAPHIE *s. f. (angl. phonocardiography).* Enregistrement graphique des bruits du cœur. L'introduction d'une sonde à manomètre dans les cavités cardiaques permet de réaliser une phonocardiographie endocavitaire.

PHOSPHATASE *s. f. (angl. phosphatase).* Toute enzyme qui catalyse l'hydrolyse des esters monophosphoriques, avec libération de l'acide phosphorique. On trouve des phosphatases dans le sang et dans la plupart des tissus de l'organisme. ◇ **ACIDE** *(angl. acid —).* Phosphatase sécrétée par la prostate, qui apparaît à la puberté et augmente avec la maturité sexuelle, moment où elle atteint une valeur fixe. Son taux est augmenté en cas de cancer de la prostate avec métastases osseuses. ◇ **ALCALINE** *(angl. alkaline —).* Phosphatase produite par les ostéoblastes et les cellules prolifératives du cartilage et du périoste. Elle intervient dans : la précipitation du phosphate calcique dans les os ; l'absorption de phosphates par l'intestin ; la synthèse des protéines tissulaires et l'hydrolyse des esters phosphatiques du rein et du foie avec libération de glucose, qui passe dans le sang. La phosphatase alcaline est augmentée au cours de la croissance, de la maladie osseuse de Paget, de l'ostéomalacie, du rachitisme et du cancer secondaire des os, des ictères obstructifs et des processus hépatiques diffus ou locaux, ainsi que dans le cancer du foie. ◇ **ALCALINE LEUCOCYTAIRE** *(angl. leukocyte alcaline —).* Enzyme présente dans les granulations des cellules de la série granulocytaire, à partir du myélocyte.

PHOSPHATASÉMIE *s. f. (angl. phosphatasemia).* Taux des phosphatases, acides ou alcalines, dans le sang.

PHOSPHATE *s. m. (angl. phosphate).* Sel ou ester de l'acide phosphorique.

PHOSPHATÉMIE *s. f. (angl. phosphatemia).* Quantité de phosphates contenue dans le sang. Elle s'exprime par le taux du phosphore qui est normalement de 0,96 à 1,3 mmol/L (30 à 40 mg/L). SYN. *PHOSPHORÉMIE.*

PHOSPHATURIE *s. f. (angl. phosphaturia).* Élimination de phosphates par l'urine. Usuellement 20 à 45 mmol/24 heures (0,65 à 1,4 g).

PHOSPHÈNE *s. m. (angl. phosphene).* Sensation lumineuse provoquée par un stimulus rétinien autre que la lumière (par exemple la compression du globe oculaire à travers les paupières) ; se voit également au cours de la migraine ophtalmique. ◇ **D'ACCOMMODATION** *(angl. accommodation —).* Phosphène provoqué par une accommodation rapide et dû à une traction sur la rétine.

PHOSPHOLIPIDE *s. m. (angl. phospholipid).* Triglycéride dont une des fonctions alcool est estérifiée par l'acide phosphorique. Les phospholipides sont des constituants des cellules animales, végétales et bactériennes, et des lipoprotéines membranaires. Ils comprennent les glycérophospholipides et les sphingophospholipides, abondants dans le tissu nerveux. SYN. *PHOSPHATIDES.*

PHOSPHORE *s. m. (angl. phosphorus).* Élément non métallique, de numéro atomique 15. C'est un constituant important du tissu osseux, de la moelle osseuse, du système nerveux, du sang. Il joue un rôle important dans le métabolisme des glucides et des lipides. Il est éliminé par l'urine sous forme de phosphates. Symbole : P. ~ **32** *(angl. phosphorus 32).* Isotope radioactif du phosphore, de masse atomique 32. Il fut utilisé dans le traitement de la polyglobulie, et comme marqueur radioactif.

PHOSPHORÉMIE *s. f. (angl. phosphatemia).* Taux de phosphore plasmatique. Normalement de 0,96 à 1,3 mmol/L (30 à 40 mg/L). SYN. *PHOSPHATÉMIE.*

PHOSPHORYLATION *s. f. (angl. phosphorylation).* Réaction chimique consistant en l'addition d'un radical phosphoryle à un composé organique.

PHOTOCOAGULATION *s. f. (angl. photocoagulation).* Méthode de traitement consistant à provoquer une coagulation localisée de certaines structures oculaires, au moyen d'un faisceau lumineux intense produit par une lampe au xénon ou par un laser, en particulier dans le traitement des déchirures rétiniennes et du décollement de la rétine. ~ **PANRÉTINIENNE** *(angl. total retinal —).* Photocoagulation intéressant toute la rétine. ~ **RÉTINIENNE** *(angl. retinal —).* Photocoagulation effectuée en des endroits déterminés de la rétine.

PHOTOMÈTRE *s. m. (angl. photometer).* Appareil permettant de mesurer les intensités lumineuses.

PHOTOPSIE *s. f. (angl. photopsia).* Perception subjective d'impressions lumineuses telles que flamèches ou éclairs, due à une affection rétinienne.

PHOTOSENSIBILISATION *s. f. (angl. photosensitization).* Sensibilisation de la peau aux radiations lumineuses avec apparition d'érythème après absorption ou application locale d'une substance sensibilisante et dans certaines porphyries.

PHRÉNALGIE *s. f. (angl. phrenalgia).* Douleur au niveau du diaphragme.

PHRÉNICECTOMIE *s. f. (angl. phrenicectomy).* Section ou résection partielle du nerf phrénique. SYN. *PHRÉNICOTOMIE.*

PHRÉNICOTOMIE *s. f. (angl. phrenicotomy).* ☞ *PHRÉNICECTOMIE.*

PHRÉNIQUE **1.** *adj. (angl. phrenic).* Qui se rapporte au diaphragme. **2.** *s. m. (angl. phrenic nerve).* Le nerf phrénique, nerf moteur du diaphragme.

PHTIRIASE *s. f. (angl. phthiriasis).* Infestation par des ectoparasites du genre *Pediculus.* SYN. *PÉDICULOSE.*

PHTISIE *s. f. (angl. phthisis).* SYN. (désuet de) *TUBERCULOSE PULMONAIRE.*

PHTISIOLOGIE *s. f. (angl. phthisiology).* Étude de la tuberculose.

PHTISIOLOGUE *s. m. (angl. phthisiologist).* Médecin spécialisé en phtisiologie.

PHYSIO- *(angl. physio-).* Préfixe d'origine grecque indiquant une relation avec la nature, avec ce qui est naturel.

PHYLOGENÈSE *s. f. (angl. phylogeny ; phylogenesis).* Évolution des espèces (animales ou végétales), à la différence de l'ontogenèse ou évolution de l'individu. SYN. *PHYLOGÉNIE.*

PHYSIOGNOMONIE *s. f. (angl. physiognomy).* Détermination du caractère d'une personne d'après les traits et la conformation générale de son visage.

PHYSIOLOGIE *s. f. (angl. physiology).* Science qui traite des fonctions normales d'un organisme animal (physiologie animale) ou végétal (physiologie végétale). ~ **CELLULAIRE** *(angl. cellular —).* Étude des fonctions normales de la cellule. ~ **COMPARÉE** *(angl. comparative —).* Étude comparée de la physiologie d'animaux ou de végétaux appartenant à diverses espèces. ~ **GÉNÉRALE** *(angl. general —).* Étude des fonctions vitales en général, sans application à une espèce déterminée. ◇ **HUMAINE** *(angl. human —)*. Physiologie de l'homme. ◇ **PATHOLOGIQUE** *(angl. morbid —)*. Étude des troubles fonctionnels d'un organisme. SYN. *PHYSIOPATHOLOGIE.* ◇ **SPÉCIALE** *(angl. particular —)*. Physiologie qui a pour objet d'étude une espèce particulière ou un organe particulier.

PHYSIOLOGISTE *s. m. (angl. physiologist)*. Spécialiste en physiologie.

PHYSIOLOGUE *s. m.* ☞ *PHYSIOLOGISTE.*

PHYSIONOMIE *s. f. (angl. physiognomy)*. Ensemble des traits du visage ayant un caractère particulier et exprimant la personnalité, l'humeur

PHYSIOPATHOLOGIE *s. f. (angl. pathophysiology)*. ☞ *PHYSIOLOGIE PATHOLOGIQUE*

PHYSIQUE **1.** *adj. (angl. physical)*. Qui se rapporte à la matière. **2.** *adj. (angl. physical)*. Qui se rapporte à la nature matérielle du corps, par opposition à psychique. **3.** *s. f. (angl. physics)*. Science des lois et des phénomènes de la nature, en particulier des propriétés générales de la matière. ◇ **MÉDICALE** *(angl. medical physics)*. Application de la physique à l'observation et à l'interprétation des phénomènes pathologiques.

PHYSOSTIGMINE *s. f. (angl. physostigmine)*. Alcaloïde de la fève de Calabar, *Physostigma venenosum*, extrêmement toxique, inhibiteur de la cholinestérase. Le sel le plus utilisé est le salicylate, qui est employé dans l'atonie intestinale et la dyspepsie. SYN. *ÉSÉRINE.*

PHYTATE *s. m. (angl. phytate)*. Sel de l'acide phytique qui en se combinant au calcium dans la lumière intestinale empêche l'absorption de celui-ci.

PHYTOBÉZOARD *s. m. (angl. phytobezoar)*. Corps étranger de l'estomac formé de débris alimentaires végétaux.

PHYTOHÉMAGGLUTININE *s. f. (angl. phytohemagglutinin)*. Mucoprotéine d'origine végétale, agglutinant les hématies et mitogène des lymphocytes T. L'intradermoréaction à la phytohémagglutinine (test à la —) évalue l'immunité cellulaire : elle est dite positive si elle est normale et négative si elle ne l'est pas.

PHYTOSTÉROL *s. m. (angl. phytosterol)*. Stérol d'origine végétale.

PHYTOTHÉRAPIE *s. f. (angl. phytotherapy)*. Traitement par les plantes ou par des substances d'origine végétale.

PIAN *s. m. (angl. yaws)*. Maladie infectieuse, chronique, des régions tropicales, due à un tréponème (*Treponema pallidum* ssp *pertenue*) morphologiquement identique au tréponème de la syphilis, mais qui n'est pas une maladie vénérienne. SYN. *YAWS, FRAMBŒSIA, BOUBA, PARANGI.*

PICA *s. m. (angl. pica)*. Trouble de l'alimentation caractérisé au-delà de l'âge d'un an par une tendance à l'ingestion répétée de substances non nutritives : sable, argile, terre, etc.

PIED *s. m.* **1.** *(NA. pes)*. Segment distal du membre inférieur ; il comprend le tarse, le métatarse et les orteils. **2.** Extrémité inférieure d'une structure organique. ◇ **BOT** *(angl. club —, talipes)*. Déformation permanente du pied, comportant des rétractions tendineuses et aponévrotiques, associées à des malformations osseuses, de sorte que l'appui du pied sur le sol n'est plus normalement réparti sur la région plantaire. ◇ **CONVEXE** *(angl. convex —)*. Pied dont la plante est convexe, avec équinisme de l'arrière-pied associé à une flexion dorsale du tarse antérieur et du métatarse. ◇ **CREUX** *(angl. talipes cavus)*. Pied dont la cambrure plantaire est exagérée. Cette déformation est presque toujours liée à un déséquilibre musculaire, parfois secondaire à une maladie neurologique. ◇ **ÉQUIN** Pied en flexion plantaire. ◇ **D'ATHLÈTE** *(angl. athlete's —)*. Affection du pied caractérisée par une rougeur, une vésiculation et le développement de fissures dans les espaces interdigitaux. Elle est due à des mycoses et se rencontre fréquemment chez les sportifs. ◇ **D'IMMERSION** *(angl. immersion —)*. Syndrome douloureux des extrémités chez les naufragés, accompagné d'érythèmes ou d'œdèmes, d'ecchymoses et de phlyctènes. ◇ **DES TRANCHÉES** *(angl. trench —)*. Troubles neuro-vasculaires et trophiques (douleurs, œdème, ecchymoses, etc.) des extrémités inférieures, consécutifs à l'exposition prolongée au froid et à l'humidité, observés chez les soldats au cours de la Première Guerre mondiale. ◇ **PLAT** *(angl. flat —)*. Déformation du pied caractérisée par l'affaissement plus ou moins important de l'arche longitudinale interne du pied, la plante prenant appui sur le sol sur la presque totalité de sa surface. SYN. *PLATYPODIE*. ◇ **PLAT VALGUS STATIQUE** *s. m. (angl. pes planovalgus)*. Affaissement de la voûte plantaire avec déviation externe du pied, par valgus calcanéen et déplacement de la tête du talus en bas et en dedans. On l'observe notamment à la suite de marches forcées ou de station debout prolongée. ◇ **S** ☞ *PIÈCE SÉCRÉTOIRE*. ◇ **SÉCRÉTOIRE** *(angl. secretory piece)*. Peptide associé aux dimères d'immunoglobulines A sécrétoires. D'origine épithéliale et non lymphocytaire, il permet le transport des dimères à travers la barrière intestinale et améliore leur résistance aux attaques protéolytiques. ☞ *COMPOSANT SÉCRÉTOIRE*. ◇ **TABÉTIQUE** *(angl. tabetic —)*. Arthropathie du tarse ou des métatarses, observées dans le tabès. SYN. *PIED DE CHARCOT, PIED CUBIQUE*.

PIEMÉRITE *s. f. (angl. meningitis of the pia mater)*. Inflammation de la pie-mère ; méningite.

PIGMENT *s. m. (angl. pigment)*. Toute substance dotée d'une coloration propre, d'origine animale ou végétale, présente (de façon normale ou anormale) dans les tissus et les liquides de l'organisme. ◇ **BILIAIRE** *(angl. bile —)*. Tout pigment présent dans les éléments constitutifs de la bile : bilirubine, urobiline, biliverdine, etc. ◇ **EXOGÈNE** *(angl. exogenous —)*. Tout pigment introduit artificiellement ou accidentellement dans l'organisme. ◇ **HÉMATOGÈNE** *(angl. hematogenous —)*. Pigment provenant de la dégradation de l'hémoglobine : hématine, hémosidérine, bilirubine. ◇ **MÉLANIQUE** *(angl. melanotic —)*. ☞ *MÉLANINE*. ◇ **PALUDÉEN** *(angl. malarial —)*. Pigment noir, trouvé dans le cytoplasme des formes érythrocytaires des différents *Plasmodium*. Il provient de la décomposition de l'hémoglobine par le parasite. ◇ **RESPIRATOIRE** *(angl. respiratory —)*. Tout pigment jouant un rôle essentiel dans les processus d'oxydoréduction de l'organisme (hémoglobine, cytochromes, etc.).

PIGMENTATION *s. f. (angl. pigmentation)*. Formation et accumulation (normale ou pathologique) de pigments dans les tissus. ◇ **DES VAGABONDS** *s. f.* Mélanodermie phtiriasique.

PILAIRE *adj. (angl. pilar)*. Qui se rapporte aux poils ou aux cheveux.

PILEUX *adj. (angl. hairy)*. Qui se rapporte aux poils, qui en contient, ou qui en est couvert.

PILIERS DU CŒUR Formations musculaires de la paroi ventriculaire cardiaque, dont l'extrémité supérieure donne naissance aux cordons tendineux des valvules.

PILOCARPINE *s. f. (angl. pilocarpine)*. Alcaloïde parasympthomimétique du jaborandi, sudorifique, myotique et toxique, utilisé comme myotique en solution de 0,5 à 1 % dans le traitement du glaucome et comme sialagogue.

PILOMOTEUR *adj. (angl. pilomotor)*. Qui produit l'érection des poils. Se dit du réflexe de chair de poule.

PILONIDAL *adj. (angl. pilonidal)*. Qui présente des follicules pileux en profondeur. Se dit de certains kystes.

PILOSÉBACÉ *adj. (angl. pilosebaceous)*. Qui se rapporte au follicule pileux et à la glande sébacée annexe.

PILOSITÉ *s. f. (angl. pilosity)*. Ensemble des poils et leur disposition sur les téguments (pilosité de type masculin, pilosité de type féminin).

PILULE *s. f. (angl. pill)*. Préparation pharmaceutique de forme sphérique ou ovalaire, contenant un ou plusieurs principes actifs et un excipient, destinée à être ingérée.

PINCE *s. f.* ◇ **GOUGE** *(angl. gouge forceps)*. Pince à bords tranchants utilisée pour réséquer des esquilles osseuses ou des cartilages. ☞ *GOUGE*. ◇ **HÉMOSTATIQUE** *(angl. Hemostatic —)*. Pince servant à l'hématose, souvent à crans d'arrêt.

PINCE-CISEAUX *(angl. pince-ciseaux)*. Pince coupante utilisée principalement en chirurgie oculaire.

PINCEMENT ARTICULAIRE *(angl. joint space narrowing).* Diminution de l'espace articulaire normal visible sur la radiographie, il peut être localisé ou diffus.

PINÉAL *adj. (angl. pineal).* Qui se rapporte au corps pinéal (épiphyse cérébrale).

PINÉALOME *s. m. (angl. pinealoma).* Toute tumeur du corps pinéal.

PIPÉMIDIQUE (ACIDE) *(angl. pipemidic acid).* Médicament antimicrobien de la famille des quinolones utilisé comme antiseptique urinaire.

PIPÉRAZINE *s. f. (angl. piperazine).* Anthelminthique très efficace dans les infestations dues aux ascaris et aux oxyures. Désormais réservée à la médecine vétérinaire.

PIPETTE *s. f. (angl. pipette).* Petit tube de verre étiré en pointe à l'une de ses extrémités et présentant généralement un renflement en son milieu, qui s'utilise dans les travaux de laboratoire pour prélever ou mesurer de petites quantités de liquide.

PIQUE *s. f. (angl. chigger; chigoe flea).* Espèce de puce. Les femelles fécondées déposent leurs œufs sous la peau, principalement celle des pieds, provoquant l'apparition de prurit et d'ulcères graves (tungose). SYN. *CHIQUE, PUCE CHIQUE.*

PIQÛRE *s. f. (angl. puncture ; bite ; sting).* Petite blessure causée par un instrument pointu, un aiguillon, un dard, etc. ◇ **ANATOMIQUE** *(angl. dissection wound).* Piqûre de la peau des mains ou des doigts au cours d'une autopsie, suivie d'accidents locaux et généraux dus à l'inoculation de germes virulents.

PIRIFORME *adj. (angl. piriform).* En forme de poire. Ex. *thorax piriforme.*

PISIFORME (OS) *(angl. pisiform bone).* Petit os de la première rangée du carpe. *ATLAS ANATOMIQUE DES OS EN ANNEXE.*

PITRESSINE *s. f.* ☞ *VASOPRESSINE.*

PITUITAIRE **1.** *adj. (angl. pituitary).* ☞ *HYPOPHYSAIRE.* **2.** *s. f. (angl. olfactory membrane).* La muqueuse pituitaire, membrane mince qui tapisse les fosses nasales.

PITUITE *s. f. (angl. sputum).* Liquide glaireux alcalin, composé de salive et de sécrétions gastriques, rejeté le matin à jeun par la bouche. Il est symptomatique d'une affection gastrique.

PITYRIASIS *s. m. (angl. pityriasis).* Nom donné à diverses dermatoses caractérisées par une fine desquamation. ◇ **ALBA** *(angl. —alba).* Affection cutanée bénigne des jeunes enfants qui présentent, sur les joues et de la région péribuccale, des médaillons hypopigmentés à fine desquamation. SYN. *ECZÉMATIDE PITYRIASIFORME.* ◇ **CAPITIS** Desquamation sèche du cuir chevelu (présence de « pellicules »). ◇ **CIRCINÉ ET MARGINÉ** *(angl. — circinata et marginata).* Variété de pityriasis, ressemblant au pityriasis rosé de Gibert, caractérisée par l'évolution très lente des médaillons. ◇ **LINGUAL** *(angl. lingual —).* ☞ *LANGUE GÉOGRAPHIQUE.* ◇ **NIGRA** ☞ *TINEA NIGRA.* ◇ **PILARIS** ☞ *PITYRIASIS RUBRA PILAIRE.* ◇ **ROSÉ DE GIBERT** *(angl. — rosea).* Pityriasis caractérisé par une évolution cyclique, débutant par une plaque primitive aux bords rosés et au centre décoloré, couverte de squames ; ensuite apparaissent des médaillons rosés secondaires sur différentes parties du corps. Cette dermatose guérit spontanément au bout de six à huit semaines environ ; son étiologie est inconnue. ◇ **RUBRA** *(angl. — rubra).* Affection cutanée généralisée, dont l'issue est le plus souvent fatale, caractérisée par une rougeur intense et une desquamation importante de la peau. SYN. *ÉRYTHRODERMIE.* ◇ **RUBRA PILAIRE** *(angl. — rubra pilaris).* Variété de pityriasis caractérisée par de petites papules squameuses folliculaires, qui donnent des plaques épaisses recouvertes de squames. Son évolution est chronique et n'affecte pas l'état général. SYN. *DEVERGIE (MALADIE DE).* ◇ **SIMPLEX** ☞ *PITYRIASIS ALBA.* ◇ **VERSICOLOR** *(angl. tinea versicolor).* Dermatose due à un champignon, *Microsporon furfur*, caractérisée par des taches jaunâtres disséminées sur le tronc, d'où se détachent de petites squames par grattage.

PIXEL *s. m.* Plus petite unité d'une image numérisée.

pK *(angl. pKa).* Logarithme de l'inverse de la constante de dissociation. Il s'utilise en particulier pour les constantes d'acidité.

PL *(angl. LP).* Abréviation de ponction lombaire.

PLACEBO *s. m. (angl. placebo).* Substance dénuée de toute efficacité pharmacologique, mais pouvant agir par un mécanisme psychologique chez certains patients (effet placebo).

PLACENTA *s. m. (NA. placenta). (angl. placenta).* Organe arrondi, mou et spongieux, situé à l'intérieur de l'utérus au cours de la grossesse, et qui assure les échanges nutritifs entre la mère et le fœtus. Il comprend une partie interne ou fœtale, tapissée par le chorion et l'amnios, dans laquelle se ramifient les vaisseaux du cordon, et une partie externe ou maternelle, dont la face adhérant à l'utérus est rouge et divisée par de profonds sillons en lobes de taille inégale, ou cotylédons. Le placenta joue également le rôle de glande endocrine en sécrétant des hormones.

PLAIE *s. f. (angl. wound ; sore).* Solution de continuité des tissus déterminée par une cause externe (traumatisme, intervention chirurgicale). ◇ **CONTUSE** *(angl. contusive wound).* Solution de continuité associée à la contusion avec déchirure des téguments.

PLANIFICATION FAMILIALE *(angl. family planning).* Emploi des diverses méthodes qui permettent aux couples d'éviter une grossesse non désirée et de déterminer volontairement le nombre et l'espacement des naissances. SYN. *PLANNING FAMILIAL.*

PLAQUE *s. f. (angl. plaque, plate).* **1.** Toute superficie plate. **2.** Lésion cutanée colorée surélevée à surface bien délimitée. **3.** Terme utilisé pour désigner la prothèse (habituellement en matière synthétique) que l'on insère dans le corps pour renforcer les tissus lors d'une cure de hernie ou d'éventration. ◇ **DENTAIRE** *(angl. dental plaque).* Enduit composé de constituants salivaires, de bactéries, de déchets alimentaires, qui se dépose à la surface des dents et dans les espaces interdentaires. ◇ **ÉQUATORIALE** *(angl. equatorial plate).* Figure formée par les chromosomes qui se disposent en couronne à l'équateur de la cellule lors de la métaphase. SYN. *COURONNE ÉQUATORIALE.* ◇ **MÉDULLAIRE** *(angl. neural plate).* Épaississement de la partie centrale de l'ectoblaste qui constitue le commencement du système nerveux central. SYN. *PLAQUE NEURALE.* ◇ **MOTRICE** *(angl. motor end plate).* Expansion discoïde plane à la terminaison d'une fibre nerveuse motrice dans le tissu musculaire. Elle permet la transmission de l'influx nerveux à la cellule musculaire striée. SYN. *PLAQUE NEUROMUSCULAIRE.* ◇ **MUQUEUSE** *(angl. mucous plaque).* Lésion muqueuse caractéristique de la syphilis secondaire, se présentant sous la forme d'érosions superficielles. Elles sont fréquentes sur les muqueuses génitale et buccale. ◇ **NEUROMUSCULAIRE** *(angl. endplate).* ☞ *PLAQUE MOTRICE.* ◇ **DE PEYER** *(angl. Peyer's plaque).* ☞ *PEYER (PLAQUES DE).* ◇ **TERMINALE** *(angl. terminal plate).* ☞ *PLAQUE MOTRICE.* ◇ **VISSÉE** *(angl. screwed plate).* Plaque métallique percée de trous filetés permettant la fixation et la compression des fragments d'un os fracturé, maintenue par des vis

PLAQUETTE *s. f. (angl. platelet).* Un des éléments constitutifs du sang ; cellule anucléée de forme ovalaire ou circulaire, de 2 à 3 µm de diamètre provenant de la fragmentation des mégacaryocytes. Les plaquettes sont au nombre de 150 000 à 400 000/mm^3. Elles jouent un rôle important dans la coagulation sanguine en provoquant l'hémostase primaire. SYN. *THROMBOCYTE.*

PLASMA *s. m. (angl. plasma).* Partie liquide du sang, dans laquelle les éléments figurés sont en suspension. ◇ **GERMINAL** ☞ *IDIOPLASME.* ◇ **(SUCCÉDANÉ DU)** *(angl. — substitute).* Composé chimique ou substance biologique utilisés dans l'hypovolémie. SYN. *SUBSTITUT DE PLASMA.*

PLASMAPHÉRÈSE *s. f. (angl. plasmapheresis).* Opération consistant à prélever du sang d'un sujet, à séparer les éléments figurés par centrifugation, à substituer au plasma une solution isotonique citratée et à réinjecter au sujet les éléments figurés dans cette solution. Cette technique est utilisée pour éliminer des globulines plasmatiques anormales.

PLASMOCYTE *s. m. (angl. plasmocyte ; plasma cell).* Cellule lymphoïde de 15 à 20 µm de diamètre, de forme ovale ou arrondie, à noyau excentré et à cytoplasme agranuleux fortement basophile. On trouve des plasmocytes dans le tissu lymphoïde, la moelle et surtout dans les inflammations chroniques. Ils interviennent dans la synthèse des immunoglobulines jouant un rôle essentiel dans l'immunité humorale.

PLASMOCYTOME *s. m. (angl. plasmocytoma).* Tumeur constituée par une prolifération de cellules appartenant à la lignée plasmocytaire. Elle peut être bénigne ou maligne. Ces tumeurs sont le plus souvent multiples, affectant les os (la forme habituelle en est le myélome multiple).

PLASMOCYTOSE *s. f.* **1.** Présence de plasmocytes dans un tissu ou dans le sang. **2.** Par extension, augmentation du nombre de plasmocytes dans un tissu.

PLASMODIUM Agent responsable du paludisme chez l'homme et transmis par les moustiques du genre *Anopheles*. Le cycle vital de *Plasmodium* est identique pour toutes les espèces et comprend deux phases de développement : une phase asexuée, qui s'effectue chez l'homme ou chez l'animal, et une phase sexuée, qui s'effectue chez la femelle du moustique *Anopheles*. Les espèces pathogènes pour l'homme sont *P. falciparum*, responsable de 90 % des décès du paludisme, *P. vivax* et *P. ovale*, agents responsables des fièvres dites tierces, car leurs accès se répètent toutes les 48 heures (chaque troisième jour), et *P. malariae*, agent des fièvres quartes, dont les accès se répètent toutes les 72 heures (chaque quatrième jour).

PLASTICITÉ *s. f. (angl. plasticity).* Propriété des tissus de se former ou de se reformer après destruction.

PLASTIE CUTANÉE *(angl. skin plasty).* Réparation d'une perte de substance de la peau ou réparation d'une cicatrice inesthétique.

PLASTIQUE *adj.* **1.** Qui vise à donner une forme, à réparer, à restaurer. Ex. *opération plastique, chirurgie plastique.* **2.** Qui peut être modelé ; malléable.

PLASTRON *s. m. (angl. lump).* Zone d'induration au niveau d'un foyer inflammatoire.

PLATHELMINTHES *(angl. Platyhelmintes).* Classe de vers plats, généralement hermaphrodites, dépourvus de cavité générale, exclusivement parasites ou parasites la plus grande partie de leur vie ; cette classe comprend deux ordres : les Trématodes et les Cestodes.

PLÂTRE *s. m.* **1.** *(angl. plaster).* Sulfate de calcium hydraté, provenant de la déshydratation partielle du gypse par chauffage. On l'utilise pour la confection d'appareils plâtrés (appelés couramment plâtres). **2.** *(angl. plaster cast).* Appareil de contention fabriqué au moyen de tissu imprégné de plâtre, qui, après avoir été mouillé, durcit en séchant. Il est utilisé pour immobiliser des fractures.

PLATYSPONDYLIE *s. f. (angl. platyspondylia).* Aplatissement congénital du corps vertébral d'une ou de plusieurs vertèbres.

PLÉTHORE *s. f.* **1.** Surabondance de sang. **2.** État de réplétion en général.

PLÉTHORIQUE *adj. (angl. plethoric).* Qui se rapporte à la pléthore. S'utilise en particulier pour désigner un individu obèse.

PLÉTHYSMOGRAMME *s. m. (angl. plethysmogram).* Tracé obtenu à l'aide du pléthysmographe.

PLÉTHYSMOGRAPHE *s. m. (angl. plethysmograph).* Appareil servant à enregistrer les variations de volume d'un membre ou d'un organe en fonction du volume de sang qui l'irrigue.

PLÉTHYSMOGRAPHIE *s. f. (angl. plethysmography).* Enregistrement des variations de volume d'une partie du corps ou d'un organe.

PLÉTHYSMOMÉTRIE *s. f. (angl. plethysmometry).* Détermination du degré de remplissage d'un vaisseau sanguin ou d'un autre organe creux.

PLEURAL *adj. (angl. pleural).* Qui se rapporte à la plèvre. Ex. *cavité pleurale.*

PLEURECTOMIE *s. f. (angl. pleurectomy).* Résection d'une partie de la plèvre pariétale.

PLEURÉSIE *s. f. (angl. pleurisy).* Inflammation avec congestion et épaississement de la plèvre, et réaction fibrineuse (période sèche), à laquelle succède généralement l'exsudation d'une quantité plus ou moins grande de liquide séreux (période exsudative). Cliniquement, l'affection se caractérise durant la première période par des frissons répétés, de la fièvre, un point de côté douloureux, de la dyspnée, une toux sèche, et l'impossibilité de se coucher sur le côté douloureux ; lors de la période exsudative, la douleur disparaît, la dyspnée persiste ou s'accentue et le malade peut se coucher sur le côté atteint. Les signes physiques caractéristiques de la période sèche sont le frottement pleural, avec diminution du bruit respiratoire, et ceux de la période exsudative sont une matité à la percussion, une disparition des vibrations thoraciques et du murmure vésiculaire, et la production d'un souffle tubaire avec bronchophonie ou égophonie. ◇ **APICALE** *(angl. apical —).* Pleurésie siégeant dans les régions supra- et infraclaviculaires. ◇ **ARÉOLAIRE** *(angl. multilocular —).* Pleurésie avec formation d'adhérences fibrineuses dans la cavité pleurale. SYN. *PLEURÉSIE MULTILOCULAIRE.* ◇ **CHYLIFORME** *(angl. chyliform —).* Pleurésie avec épanchement trouble laiteux, contenant une proportion élevée de graisse. ◇ **DIAPHRAGMATIQUE** *(angl. diaphragmatic —).* Pleurésie limitée à la portion de plèvre qui tapisse la face supérieure du diaphragme, caractérisée par un point douloureux sur le trajet du nerf phrénique au niveau du cou. ◇ **ENKYSTÉE** *(angl. encysted —).* Forme de pleurésie dans laquelle l'épanchement est circonscrit dans des loges limitées par des adhérences fibrineuses qui compartimentent l'espace pleural. ◇ **EXSUDATIVE** *(angl. exsudative —).* Pleurésie caractérisée par un épanchement exsudatif. ◇ **HÉMORRAGIQUE** *(angl. pleural effusion).* Pleurésie caractérisée par la présence de sang dans l'exsudat, généralement de nature traumatique ou cancéreuse. ◇ **INTERLOBAIRE** *(angl. interlobular —).* Inflammation de la plèvre séparant deux lobes pulmonaires. ◇ **MÉDIASTINALE** *(angl. mediastinal —).* Pleurésie localisée à la partie de la plèvre qui tapisse le médiastin. ◇ **MÉTAPNEUMONIQUE** *(angl. metapneumonic —).* Pleurésie purulente apparaissant au décours d'une pneumonie. ◇ **CHYLEUSE** ☞ *CHYLOTHORAX.* ◇ **PLASTIQUE** *(angl. plastic —).* Pleurésie sèche avec formation de néomembranes. ◇ **PULSATILE** *(angl. pulsating —).* Pleurésie dans laquelle l'épanchement suit les pulsations transmises par le cœur. ◇ **PURULENTE** *(angl. purulent —).* Pleurésie dans laquelle l'épanchement est purulent. Elle est généralement secondaire à une pneumopathie aiguë. SYN. *PYOTHORAX.* ◇ **PUTRIDE** *(angl. putrid —).* Pleurésie caractérisée par un épanchement purulent fétide. ◇ **SÈCHE** *(angl. dry —).* Pleurésie sans épanchement. SYN. *PLEURITE.* ◇ **SÉREUSE** *(angl. serous —).* Pleurésie dont le liquide d'épanchement est clair, ambré. ◇ **SÉROFIBRINEUSE** *(angl. serofibrinous pleural effusion).* Pleurésie caractérisée par un épanchement séreux contenant des flocons plus ou moins abondants de fibrine.

PLEURÉTIQUE *adj. (angl. pleuritic).* Qui concerne la pleurésie.

PLEURITE *s. f. (angl. pleuritis).* ☞ *PLEURÉSIE SÈCHE.*

PLEUROCENTÈSE *s. f. (angl. pleurocentesis).* Ponction de la plèvre pratiquée généralement pour évacuer un épanchement. SYN. *THORACENTÈSE.*

PLEURODÈSE *s. f.* Création d'une symphyse pleurale dans un but thérapeutique.

PLEURODYNIE *s. f. (angl. pleurodynia).* Douleur paroxystique intercostale, d'origine pleurale. ◇ **ÉPIDÉMIQUE** *(angl. epidemic —).* ☞ *MYALGIE ÉPIDÉMIQUE.*

PLEUROPATHIE *s. f. (angl. pleuropathy).* Terme générique désignant toute affection pleurale.

PLEUROPÉRICARDIQUE *adj. (angl. pleuropericardial).* Qui se rapporte à la plèvre et au péricarde. Ex. *souffle pleuro-péricardique.*

PLEUROPÉRICARDITE *s. f. (angl. pleuropericarditis).* Association d'une pleurésie et d'une péricardite.

PLEUROPÉRITONÉAL *adj. (angl. pleuroperitoneal).* Qui se rapporte à la plèvre et au péritoine.

PLEUROPNEUMONECTOMIE *s. f. (angl. pleuropneumonectomy).* Résection simultanée de la plèvre et du poumon.

PLEUROPNEUMONIE *s. f. (angl. pleuropneumonia).* Pneumonie aiguë s'accompagnant d'une pleurésie.

PLEUROSCOPE *s. m. (angl. pleuroscope).* Endoscope permettant l'exploration de la cavité pleurale à travers une ouverture thoracique.

PLEUROSCOPIE *s. f. (angl. pleuroscopy).* Examen endoscopique de la cavité pleurale au moyen d'un endoscope. SYN. *THORACOSCOPIE.*

PLEUROTHOTONOS *s. m. (angl. pleurothotonos).* Contraction unilatérale des muscles du corps, en arc de cercle dirigé à droite ou à gauche, observée dans le tétanos.

PLEUROTOMIE *s. f. (angl. pleurotomy).* Incision chirurgicale de la plèvre pariétale à travers la paroi thoracique, pour drainer un épanchement ou pour effectuer une biopsie de la plèvre ou du poumon.

PLÈVRE *s. f. (NA. pleura). (angl. pleura).* Membrane séreuse composée de deux feuillets, un feuillet viscéral qui tapisse les poumons (plèvre pulmonaire ou viscérale) et un feuillet pariétal (plèvre pariétale) qui tapisse la surface interne de la paroi thoracique, le diaphragme (plèvre diaphragmatique) et le médiastin (plèvre médiastinale).

PLEXUS *s. m. (NA. plexus). (angl. plexus).* Réseau ou entrelacement, en particulier de nerfs ou de vaisseaux. ◇ **ANNULAIRE** *(angl. annular —).* Plexus nerveux situé autour de la cornée. ◇ **AORTIQUE** *(NA. — aorticus). (angl. — aorticus).* Plexus nerveux sympathique situé autour de l'aorte. ◇ **AXILLAIRE** ☞ *NŒUD LYMPHATIQUE AXILLAIRE.* ◇ **BASILAIRE** *(NA. — basilaris). (angl. basilar —).* Sinus veineux situé dans la dure-mère qui recouvre la gouttière basilaire de l'occipital. Il communique avec les sinus caverneux et les sinus pétreux. ◇ **BRACHIAL** *(NA. — brachialis). (angl. brachial —).* Plexus nerveux formé par l'entrelacement des branches antérieures des quatre derniers nerfs cervicaux et du premier nerf thoracique, d'où partent des branches qui fournissent toute l'innervation sensitive et motrice du membre supérieur. Il s'étend du côté de la colonne vertébrale au creux axillaire. ◇ **CARDIAQUE** *(NA. — cardiacus). (angl. cardiac —).* Plexus nerveux de la base du cœur, constitué par les nerfs cardiaques du sympathique et les branches du vague. ◇ **CAROTIDIENS** *(NA. — caroticus). (angl. carotid —).* Plexus nerveux situés autour des artères carotides commune, externe et interne. ◇ **CAVERNEUX** *(NA. — cavernosus). (angl. cavernous —).* Plexus nerveux sympathique situé à l'intérieur du sinus caverneux, formé par les terminaisons de la branche antérieure du nerf supérieur efférent du ganglion cervical supérieur. ◇ **CERVICAL** *(NA. — cervicalis). (angl. cervical —).* Plexus nerveux formé par les branches antérieures des quatre premiers nerfs cervicaux, qui forment trois arcs situés devant les processus transverses des trois premières vertèbres cervicales, d'où partent les branches qui innervent la peau du cou, de l'épaule, de la poitrine, de l'occiput et les branches musculaires. ◇ **CHOROÏDES** *(NA. — choroideus). (angl. choroid —).* Ensemble des anses vasculaires développées au sein des replis de la pie-mère au niveau des troisième et quatrième ventricules cérébraux, formant la toile choroïdienne et sécrétant le liquide céphalo-rachidien. ◇ **CŒLIAQUE** *(NA. — celiacus). (angl. coeliac —).* Volumineux plexus nerveux abdominal, appartenant au système neurovégétatif, situé autour du tronc cœliaque et de l'origine de l'artère mésentérique, en avant de l'aorte abdominale. Il est formé des ganglions cœliaques, mésentériques supérieurs et aortico-rénaux, recevant les nerfs pneumogastriques, grand et petit splanchniques, et les nerfs provenant de tous les viscères abdominaux. SYN. *PLEXUS SOLAIRE.* ◇ **CORONAIRE** *(NA. — coronarius). (angl. coronary —).* Nom de deux plexus sympathiques, antérieur (droit) et postérieur (gauche), à la base du cœur, qui suivent le trajet des artères coronaires. ◇ **DÉFÉRENTIEL** *(NA. — deferentialis). (angl. deferential —).* Plexus nerveux végétatif provenant du plexus hypogastrique, qui entoure le canal déférent. ◇ **DENTAIRE SUPÉRIEUR** *(NA. — dentalis superior). (angl. superior dental —).* Épaississement au niveau de la réunion des nerfs maxillaires supérieur et médian. ◇ **HYPOGASTRIQUE** *(NA. — hypogastricus). (angl. hypogastric —).*

Plexus nerveux constitué par les branches antérieures des ganglions sympathiques sacrés, les prolongements du plexus lomboaortique et les branches des nerfs sacraux S3 et S4, situé autour du rectum et de la vessie ou du vagin, et duquel dépendent d'autres plexus : rectal moyen, vaginal, vésical, utérin, prostatique et vésico-séminal. ◇ **LOMBAIRE** *(NA. — lumbalis). (angl. lumbar —).* Plexus nerveux constitué par les branches antérieures des quatre premiers nerfs lombaires, situé profondément dans l'angle que forment les corps des vertèbres avec les processus transverses de celles-ci. ◇ **MÉSENTÉRIQUE** *(NA. — mesentericus). (angl. mesenteric —).* Plexus nerveux dépendant du plexus cœliaque, qui accompagnent les artères mésentériques. ◇ **MYENTÉRIQUE** *(NA. — myentericus). (angl. myenteric —).* Plexus nerveux situé entre les deux couches de la tunique musculaire de l'intestin grêle. ◇ **ŒSOPHAGIEN** *(NA. — oesophagealis). (angl. esophageal —).* Plexus de fibres nerveuses issues du vague, qui entourent l'œsophage. ◇ **OVARIEN** *(NA. — ovaricus). (angl. ovarian —).* Plexus nerveux situé autour de l'ovaire. ◇ **PAMPINIFORME** *(NA. — pampiniformis). (angl. pampiniform —).* Plexus veineux formé par les anastomoses des branches d'origine des veines ovariennes chez la femme et des veines du cordon spermatique chez l'homme. ◇ **PAROTIDIEN** *(NA. — parotideus). (angl. parotidian —).* Plexus de branches du nerf facial qui traversent la parotide. ◇ **PELVIEN** ☞ *PLEXUS HYPOGASTRIQUE.* ◇ **PHARYNGIEN** *(NA. — pharyngeus nervi vagi). (angl. pharyngeal — of vagus nerve).* Plexus nerveux constitué par les branches pharyngiennes du ganglion cervical supérieur du sympathique, anastomosées avec les branches du glossopharyngien et du vague. ◇ **PHRÉNIQUE** *(NA. — phrenicus). (angl. phrenic —).* Plexus émané du plexus cœliaque, qui entoure l'artère diaphragmatique. ◇ **PROSTATIQUE** *(NA. — prostaticus). (angl. prostatic —).* Plexus nerveux dépendant du plexus hypogastrique. ◇ **PUDENDAL** *(NA. — pudendus). (angl. pudendal —).* Plexus veineux de la prostate. ◇ **RECTAL** *(NA. — rectalis). (angl. rectal —).* Chacun des plexus nerveux rectaux moyens et supérieurs des plexus lombo-aortique et hypogastrique. ◇ **SACRAL** *(NA. — sacralis). (angl. sacral —).* Plexus nerveux formé par les branches antérieures des quatre premiers nerfs sacraux et par le tronc lombosacral, situé profondément dans le pelvis, sur la face antérieure du sacrum. Il se distribue aux muscles anaux, au sphincter anal, aux muscles de la fesse et du membre inférieur. ◇ **SOLAIRE** ☞ *PLEXUS CŒLIAQUE.* ◇ **SPLÉNIQUE** *(NA. — splenicus). (angl. splenic —).* Plexus dérivé du plexus cœliaque, qui entoure l'artère splénique. ◇ **TYMPANIQUE** *(NA. — tympanicus). (angl. tympanic —).* Plexus nerveux formé par les branches sympathiques du nerf facial et du nerf tympanique (rameaux du nerf glossopharyngien). ◇ **UTÉROVAGINAL** (NA. *— uterovaginalis). (angl. uterovaginal —).* Plexus nerveux sympathique dépendant du plexus hypogastrique. ◇ **VERTÉBRAL** *(NA. — vertebralis). (angl. vertebral —).* Branches sympathiques issues du ganglion cervical inférieur, qui accompagnent les artères vertébrales et leurs branches. ◇ **VÉSICOPROSTATIQUE** *(angl. vesicoprostatic —).* Ensemble formé par le plexus vésical (nerf vésical) et le plexus prostatique.

PLI *s. m.* **1.** Relief ou ride d'une surface, en particulier de la surface cutanée. **2.** Partie repliée en double. ◇ **ARY-ÉPIGLOTTIQUE** *(NA. — aryepligottica). (angl. aryepiglottic fold).* Chacun des deux replis de la muqueuse du larynx qui s'étendent entre les bords latéraux de l'épiglotte et le sommet du cartilage aryténoïde. ◇ **CIRCULAIRE DE L'ILÉON** *(NA. — circularis). (angl. circular fold).* Chacun des replis permanents de la muqueuse de l'intestin grêle, trouvés depuis l'angle duodénojéjunal jusqu'à la terminaison de l'iléon. Leur nombre diminue graduellement jusqu'à la valve iléocæcale. ◇ **FESSIER** *(NA. sulcus glutealis). (angl. gluteal —).* Sillon cutané marquant la limite entre la fesse et la cuisse. ◇ **DE FLEXION** *(angl. flexion crease).* Pli cutané correspondant à la flexion de structures anatomiques, comme les plis de flexion des doigts. ◇ **FRANGÉ DE LA LANGUE** *(angl. lingual —).* Repli frangé qui se dirige vers l'arrière et l'extérieur à partir de la base du frein de la langue. SYN. *REPLI FRANGÉ.* ◇ **GÉNITAL** *(angl. geni-*

tal fold). Chez l'embryon, plis situés de chaque côté du tubercule génital, qui donneront les petites lèvres. ◇ **GLOSSO-ÉPIGLOTTIQUE** *(NA. — glossoepligottica). (angl. glossoepiglottic fold).* Chacun des trois replis muqueux s'étendant de la racine de la langue à l'épiglotte. ◇ **ILÉOCÆCAL** *(NA. — ileocaecalis). (angl. ileocecal fold).* Repli péritonéal sur le bord gauche du cæcum, qui s'étend de l'iléon à l'appendice. ◇ **INTERURÉTÉRIQUE** *(angl. interureteric ridge).* Éminence transversale au fond de la vessie entre les orifices des uretères. ◇ **LACRYMAL** *(NA. — lacrymalis). (angl. lacrymal fold)* Pli de la muqueuse au niveau de l'orifice inférieur du canal lacrymonasal, appelé aussi valvule de Rosenmüller ou de Huschke. ◇ **DU LIGAMENT LARGE** *(angl. lateral wing of the broad ligament).* Nom des plis ou ailerons du bord libre du ligament large de l'utérus. ◇ **MALLÉAIRE** *(NA. — mallearis). (angl. mallear fold).* Replis muqueux, antérieur et postérieur, de la face interne de la membrane tympanique. ◇ **RECTO-UTÉRIN** *(NA. — rectouterina). (angl. rectouterine fold).* Repli du péritoine entre l'utérus et le rectum, qui résulte du soulèvement du péritoine par le ligament utérosacral. ◇ **RECTOGÉNITAL** ☞ *PLI RECTO-UTÉRIN.* ◇ **SALPINGOPALATIN** *(NA. — salpingopalatina). (angl. salpingopalatine fold).* Repli de la muqueuse du rhinopharynx, devant l'orifice de la trompe auditive. ◇ **TRANSVERSE DU RECTUM** *(NA. — transversale recti). (angl. transverse fold of rectum).* Chacune des trois valvules de la partie inférieure du rectum. ◇ **VENTRICULAIRE** *(NA. — vestibularis). (angl. vestibular fold).* Repli muqueux du larynx, également appelé fausse corde vocale. ◇ **VOCAL** *(NA. — vocalis). (angl. vocal cord).* Corde vocale.

PLOMB *s. m. (angl. lead).* Métal de couleur gris bleuté, très mou, malléable et ductile, de numéro atomique 82. Le plomb et ses sels sont très toxiques. Symbole : Pb.

PLOMBAGE *s. m. (angl. filling).* Opération qui consiste à remplir une cavité dentaire avec une substance solide inaltérable. Désignait les obturations à l'amalgame (terme désuet).

PLOMBÉMIE *s. f.* Taux de plomb sanguin.

PLOMBURIE *s. f.* Taux de plomb dans l'urine.

PLURICELLULAIRE *adj. (angl. pluricellular).* Se dit d'un organisme constitué d'un grand nombre de cellules.

PLURIGLANDULAIRE *adj. (angl. pluriglandular).* Qui se rapporte à plusieurs glandes ou qui affecte plusieurs glandes.

PMA Abréviation de procréation médicalement assistée.

PMI Abréviation de protection maternelle et infantile.

PMSI Abréviation de programme de médicalisation des systèmes d'information.

PNEUMALLERGÈNE *s. m. (angl. airborne allergen).* Allergène dont l'inhalation provoque des manifestations respiratoires (pollen par exemple).

PNEUMARTHROSE *s. f. (angl. pneumarthrosis).* Présence de gaz dans une cavité articulaire.

PNEUMATOCÈLE *s. f. (angl. pneumatocele).* Tumeur, tuméfaction ou hernie contenant des gaz. ◇ **CRÂNIENNE** *(angl. — cranii).* Infiltration d'air entre les os du crâne et leur périoste, par suite d'un traumatisme direct des sinus frontaux et des cellules mastoïdiennes. ◇ **PAROTIDIENNE** *(angl. parotid —, glass blowers' mouth).* Dilatation du canal parotidien chez les souffleurs de verre. ◇ **PULMONAIRE** *(angl. pneumatocele).* Cavité aérique pulmonaire.

PNEUMATURIE *s. f. (angl. pneumaturia).* Présence d'air ou de gaz dans l'urine, par suite d'une communication entre l'intestin et les voies urinaires.

PNEUMECTOMIE *s. f. (angl. pneumectomy).* ☞ *PNEUMONECTOMIE.*

PNEUMOALLERGOLOGIE *s. f. (angl. pneumoallergology).* Étude des affections respiratoires de cause allergique.

PNEUMOCÈLE *s. f. (angl. pneumocele).* Hernie du poumon.

PNEUMOCOCCIE *s. f. (angl. pneumococcosis).* Toute affection causée par les pneumocoques.

PNEUMOCOCCIQUE *adj.* *(angl. pneumococcic).* Qui se rapporte au pneumocoque ou qui est provoqué par le pneumocoque.

PNEUMOCONIOSE *s. f.* *(angl. pneumoconiosis).* Ensemble des affections bronchopulmonaires dues à l'inhalation prolongée de poussières minérales ou organiques ; la dénomination de ces affections varie selon la nature des particules en cause : silicose (silice), sidérose (fer), byssinose (coton), bagassose (canne à sucre), etc.

PNEUMOCOQUE *s. m.* *(angl. pneumococcus).* Diplocoque à Gram positif ; responsable de pneumonies.

PNEUMOCYSTOSE *s. f.* *(angl. pneumocystosis).* Pneumopathie grave, provoquée par un protozoaire, *Pneumocystis jiroveci*, qui survient surtout chez les malades traités par immunodépresseurs ou présentant un déficit immunitaire grave. La pneumocystose est une complication fréquente du sida.

PNEUMOLOGIE *s. f.* *(angl. pneumology).* Étude des maladies des poumons ou de l'appareil respiratoire en général.

PNEUMOLOGUE *s. m.* *(angl. pneumologist).* Médecin spécialisé en pneumologie.

PNEUMOMÉDIASTIN *s. m.* **1.** Présence d'air dans le médiastin. **2.** Injection de gaz dans le médiastin pour l'examen radiologique (radiographie, tomographie) de ses structures.

PNEUMONECTOMIE *s. f.* *(angl. pneumonectomy).* Ablation totale d'un poumon. SYN. *PNEUMECTOMIE.*

PNEUMONIE *s. f.* *(angl. pneumonia).* Toute lésion inflammatoire du poumon due à des germes infectieux, se manifestant sous la forme d'un foyer unique ou de foyers multiples. Le terme de pneumonie désigne en particulier la pneumonie lobaire (ou franche), due au pneumocoque.

PNEUMOPATHIE *s. f.* *(angl. pneumopathy).* Terme générique désignant toute affection du poumon.

PNEUMOPÉRICARDE *s. m.* *(angl. pneumopericardium).* Présence d'air dans le péricarde, due le plus souvent à une plaie thoracique laissant pénétrer l'air de l'extérieur.

PNEUMOPÉRITOINE *s. m.* **1.** Présence de gaz dans la cavité péritonéale. **2.** Injection d'air ou de gaz dans la cavité péritonéale comme premier temps de la cœlioscopie en vue d'un examen endoscopique, notamment de l'utérus et des annexes (pneumopéritoine gynécologique).

PNEUMOPEXIE *s. f.* *(angl. pneumopexy).* Fixation chirurgicale du poumon à la paroi thoracique.

PNEUMOPHTISIOLOGIE *s. f.* *(angl. pneumophtisiology).* Étude des maladies pulmonaires et en particulier de la tuberculose.

PNEUMOTHORAX *s. m.* *(angl. pneumothorax).* Présence d'air ou de gaz dans la cavité pleurale. ◇ **ARTIFICIEL** *(angl. artificial —).* Pneumothorax créé volontairement par injection d'air ou d'azote dans la cavité pleurale ; moyen conçu par Forlanini pour obtenir le collapsus et l'immobilisation du poumon dans le traitement de la tuberculose pulmonaire. Traitement obsolète. ◇ **EXTRAPLEURAL** *(angl. extrapleural —).* Injection d'air dans une cavité créée artificiellement par décollement du feuillet pariétal de la plèvre, lorsque les adhérences entre les deux feuillets pleuraux s'opposent à la création d'un pneumothorax intrapleural. Méthode abandonnée. ◇ **FERMÉ** *(angl. closed —).* Pneumothorax à l'intérieur d'une cavité pleurale n'ayant pas de communication avec l'air extérieur. ◇ **IDIOPATHIQUE BÉNIN** *(angl. simple —).* Pneumothorax survenant chez un sujet sain en rapport avec la rupture d'une bulle d'emphysème pulmonaire, généralement de bon pronostic. SYN. *PNEUMOTHORAX DES CONSCRITS, PNEUMOTHORAX SPONTANÉ.* ◇ **OUVERT** *(angl. open —).* Pneumothorax à l'intérieur d'une cavité pleurale restée en communication avec l'air extérieur. ◇ **SPONTANÉ** ☞ *PNEUMOTHORAX IDIOPATHIQUE BÉNIN.* ◇ **SUFFOQUANT, À SOUPAPE** *(angl. valvular —).* Pneumothorax spontané dans lequel la fistule pleurale qui permet le passage de l'air agit comme une valve ou un clapet ouvert pendant l'inspiration et fermé pendant l'expiration ; il provoque une compression importante du poumon et une asphyxie rapide.

PNEUMOTOMIE *s. f.* *(angl. pneumotomy).* Incision chirurgicale du poumon.

PO$_2$ *(angl. PO$_2$).* Pression partielle en oxygène.

POCHE DES EAUX *(angl. amniotic sac).* Partie inférieure des membranes fœtales occupant l'aire de dilatation du col de l'utérus, au début de l'accouchement.

POD-, PODO- *(angl. pod-, podo-).* Préfixes d'origine grecque indiquant une relation avec le pied.

PODALIQUE *adj. (angl. podalic).* Qui se rapporte au pied du fœtus lors de l'accouchement : version podalique.

PODOLOGIE *s. f. (angl. podology).* Partie de la médecine consacrée à l'étude du pied et de ses affections.

PODOLOGUE *s. m. (angl. podiatrist).* Spécialiste en podologie.

POIGNET *s. m. (NA. articulatio radiocarpea). (angl. wrist).* Partie du membre supérieur compris entre l'avant-bras et la main, qui comprend la région du carpe.

POÏKILOCYTOSE *s. f. (angl. poikilocytosis).* Présence de poïkilocytes (érythrocytes déformés) dans le sang. SYN. *POÏKILOCYTÉMIE.*

POIL *s. m. (NA. pilus). (angl. hair).* Phanère cutané ayant l'aspect d'un filament flexible et résistant, existant sur presque toute la surface du corps. Le poil est composé d'une racine, adhérant à un follicule pileux, et d'une tige, libre. La couleur du poil est déterminée par la présence de mélanine.

POINT *s. m. (angl. point).* Terme utilisé pour désigner un repère anatomique ou une zone sensible ou douloureuse. ◇ **APPENDICULAIRE** *(angl. appendicular —).* Point douloureux à la pression de la paroi abdominale en cas d'appendicite. ◇ **AURICULAIRE** *(angl. auricular —).* Centre de l'orifice du méat acoustique externe. ◇ **CORONAL** *(angl. coronal —).* Point craniométrique situé à l'intersection de la suture coronale et de la ligne temporale supérieure. ◇ **CRANIOMÉTRIQUE** *(angl. craniometric —).* Chacun des nombreux points de repère utilisés en craniométrie. ◇ **DE CÔTÉ** *(angl. side stitch).* Douleur aiguë dans la région du thorax. ◇ **DE DIVERGENCE** *(angl. — of divergence).* Point d'un système optique à partir duquel divergent les rayons lumineux. ◇ **DE FIXATION** *(angl. — of fixation).* Point de l'espace sur lequel est fixé le regard. ◇ **GLÉNOÏDIEN** *(angl. glenoid —).* Point craniométrique qui correspond au centre de la cavité glénoïde de l'os temporal. ◇ **JUGAL** *(angl. jugal —).* Point craniométrique situé au sommet de l'angle formé par les bords postérieur et supérieur de l'os zygomatique. ◇ **JUGULAIRE** *(angl. jugular —).* Point craniométrique situé à la face inférieure du crâne, correspondant au processus jugulaire de l'occipital. ◇ **LACRYMAL** *(angl. lacrimal —).* Orifice d'entrée des canalicules lacrymaux, situé sur le bord des paupières, près de l'angle interne. ◇ **MASTOÏDIEN** *(angl. mastoid —).* Point le plus inférieur du processus mastoïde, utilisé comme point craniométrique. ◇ **MENTONNIER** ☞ *GNATHION.* ◇ **MÉTOPIQUE** *(angl. metopic —).* ☞ *MÉTOPION.* ◇ **ORAL** *(angl. oral —).* Point craniométrique situé au milieu de la tangente aux bords postérieurs des alvéoles des deux incisives médianes supérieures. ◇ **ORBITAIRE** *(angl. orbitary —).* Point craniométrique correspondant au point le plus bas du rebord inférieur de l'orbite. ◇ **SOUS-NASAL** *(angl. nasal —).* Point situé au lieu de rencontre de la lèvre supérieure et de la sous-cloison nasale. SYN. *POINT SPINAL.* ◇ **SPINAL** *(angl. spinal —).* ☞ *POINT SOUS-NASAL.* ◇ **ZYGOMAXILLAIRE** *(angl. jugomaxillary —).* Point craniométrique situé à l'extrémité inférieure de la suture zygomatomaxillaire. SYN. *POINT JUGOMAXILLAIRE.*

POINTE *s. f. (angl. spike).* En électroencéphalographie, image électrique de grande amplitude, de brève durée, se présentant avec un sommet aigu. ◇ **DU CŒUR** *(NA. apex cordis). (angl. heart apex).* Sommet du cœur ; cliniquement, partie latérale la plus basse où sont perçus les battements cardiaques. ◇ **ONDE** *(angl. — and wave).* Aspect observé à l'électroencéphalogramme et caractéristique du petit mal épileptique.

POISON *s. m. (angl. poison).* Toute substance susceptible, après introduction dans l'organisme, de perturber certaines fonctions vitales ou de léser gravement des structures organiques. ◇ **DU FUSEAU** *(angl. spindle —).* Substance anticancéreuse antimitotique qui agit en désorganisant le fuseau mitotique. Plusieurs substances de ce type ont été extraites de plantes, ce sont des vinca-alcaloïdes. On peut citer : vinblastine, vincristine, vindésine, vinflunine, vinorelbine.

POLICLINIQUE *s. f. (angl. policlinic).* Établissement ou partie d'hôpital où sont examinés et traités des malades non hospitalisés, en cure ambulatoire, et dont les frais sont pris en charge par la commune (grec *polis* = ville). À ne pas confondre avec polyclinique.

POLIOENCÉPHALITE *s. f. (angl. polioencephalitis).* Inflammation aiguë ou chronique de la substance grise de l'encéphale, cortex et noyaux gris centraux. Elle est généralement due à une bactérie ou virus neurotrope ou à une intoxication aiguë.

POLIOMYÉLITE *s. f. (angl. poliomyelitis).* Inflammation de la substance grise de la moelle épinière. ◇ **ANTÉRIEURE AIGUË** *(angl. acute anterior —).* Maladie caractérisée anatomiquement par une destruction de la substance grise des cornes antérieures de la moelle, et cliniquement par une paralysie amyotrophique des groupes musculaires dépendant des métamères lésés. Cette maladie est provoquée par un entérovirus C appelé poliovirus, et dont on connaît trois types antigéniques : 1, 2 et 3 ; tous pathogènes. La pratique de la vaccination permet d'espérer l'éradication de cette affection. SYN. *PARALYSIE INFANTILE.* ◇ **ANTÉRIEURE CHRONIQUE** *(angl. chronic anterior —).* Atrophie musculaire progressive par dégénérescence des neurones des cornes antérieures. ◇ **ANTÉRIEURE SUBAIGUË** *(angl. subacute medullary amyotrophia).* Amyotrophie d'origine médullaire, évoluant vers la mort en quelques mois par atteinte bulbaire.

POLIOVIRUS Virus à ARN appartenant au genre *Enterovirus* du groupe C, agent responsable de la poliomyélite antérieure aiguë. On connaît trois types de poliovirus (1, 2 et 3), qui sont tous trois pathogènes. La transmission est interhumaine par voie orofécale ou contamination de l'eau.

POLLAKIURIE *s. f. (angl. pollakiuria).* Émission fréquente de petites quantités d'urine.

POLLINOSE *s. f. (angl. pollinosis).* Ensemble des troubles allergiques provoqués par le pollen.

POLLUTION *s. f.* **1.** Contamination d'un milieu naturel (air, eau) par des substances chimiques, biologiques, des déchets industriels, etc. **2.** Émission spontanée de sperme en dehors de l'acte sexuel, notamment pendant le sommeil (pollution nocturne). ◇ **NOCTURNE** *(angl. wet dream).* Émission nocturne de sperme, survenant spontanément.

POLYADÉNOMATOSE *s. f. (angl. polyadenomatosis).* État caractérisé par la présence d'adénomes multiples.

POLYADÉNOME *s. m. (angl. polyadenoma).* Tumeur bénigne, sessile ou pédiculée, se développant à la surface des muqueuses à épithélium cylindrique ou cylindrocubique (polyadénome de l'estomac, du côlon, etc.). SYN. *POLYPE ADÉNOMATEUX.* ◇ **GASTRIQUE DIFFUS** *(angl. Menetrier's disease).* ☞ *MÉNÉTRIER (MALADIE DE).* ◇ **DU GROS INTESTIN** *(angl. polyposis coli).* Polyadénomatose familiale à transmission autosomique dominante avec fréquente transformation maligne.

POLYALGIES *s. f. (angl. polyalgesia).* Manifestations douloureuses multiples déclenchées par un stimulus unique.

POLYARTÉRITE *s. f. (angl. polyarteritis).* Inflammation simultanée de plusieurs artères. ◇ **NOUEUSE** *(angl. periarteritis nodosa).* ☞ *PÉRIARTÉRITE NOUEUSE.*

POLYARTHRALGIES *s. f. (angl. multiple arthralgias).* Douleurs affectant plusieurs articulations.

POLYARTHRITE *s. f. (angl. polyarthritis).* Inflammation simultanée de plusieurs articulations. ◇ **ŒDÉMATEUSE BÉNIGNE DU SUJET ÂGÉ** Association d'une polyarthrite et d'œdèmes, survenant chez le sujet âgé et guérissant sans séquelles, d'étiologie inconnue. ◇ **RHUMATOÏDE** *(angl. rheumatoid arthritis).* Rhumatisme inflammatoire chronique le plus fréquent, survenant habituellement entre 40 et 60 ans, avec une prédominance féminine nette. Elle évolue par poussées, touchant généralement les doigts, poignets et pieds, mais pouvant atteindre toute articulation. Les arthrites sont habituellement symétriques, additives et d'évolution destructrice et déformante. C'est une maladie systémique du groupe des connectivites qui peut avoir des manifestations extra-articulaires : cardiaques, pulmonaires, cutanées, hématologiques, vascularitiques, etc. Une amylose ou un syndrome de Gougerot-Sjögren peut y être secondaire. Biologiquement, un facteur rhumatoïde est fréquent mais peu spécifique et les anticorps antipeptides citrullinés sont plus rares mais très spécifiques. Le traitement général peut notamment comprendre : méthotrexate, corticoïdes, anticorps anti-TNFα ou anti-IL6.

POLYARTHROSE *s. f. (angl. polyarthrosis).* Arthrose évolutive débutant vers la quarantaine et atteignant successivement les grosses articulations. ◇ **XANTHOMATEUSE** *(angl. rheumatoid xanthomatosis).* Rhumatisme chronique déformant sévère, multiarticulaire associé à une xanthomatose cutanée et viscérale.

POLYARTICULAIRE *adj. (angl. polyarticular).* Qui se rapporte à plusieurs articulations, ou qui atteint plusieurs articulations.

POLYCHIMIOTHÉRAPIE *s. f. (angl. combined chemotherapy).* Traitement par l'administration simultanée de plusieurs médicaments, doués d'une action pharmacologique semblable ou complémentaire. Méthode surtout utilisée en cancérologie.

POLYCHONDRITE *s. f. (angl. polychondritis).* Inflammation de plusieurs cartilages. ◇ **ATROPHIANTE CHRONIQUE** *(angl. chronic atrophic —).* Affection d'étiologie inconnue associant une disparition progressive des cartilages du nez, des oreilles, des voies respiratoires et des articulations, des lésions oculaires (épisclérite, iridocyclite) et une atteinte de l'état général.

POLYCHROMATOPHILE *adj. (angl. polychromatophil).* Qui peut se colorer par des colorants de différentes couleurs.

POLYCHROMATOPHILIE *s. f.* **1.** Propriété d'une cellule ou d'un tissu de se colorer par deux ou plusieurs colorants. **2.** Affinité de l'érythrocyte pour plusieurs colorants. **3.** Présence dans le sang d'érythrocytes polychromatophiles.

POLYCHROMIE *s. f. (angl. polychromia).* État de ce qui est de plusieurs couleurs.

POLYCINÉTIQUE *adj.* Qui concerne plusieurs mouvements.

POLYCLINIQUE *s. f. (angl. polyclinic).* Établissement hospitalier comportant des services spécialisés pour le diagnostic et le traitement d'affections de tous genres. À ne pas confondre avec policlinique.

POLYCLONAL *adj. (angl. polyclonal).* Qui concerne plusieurs clones.

POLYCORIE *s. f.* **1.** État constitutionnel caractérisé par l'accumulation excessive de glycogène ou de lipides dans les cellules épithéliales du foie ou des reins, ou dans les fibres musculaires striées et myocardiques. Terme désuet. **2.** Anomalie congénitale de l'iris avec existence de plusieurs fentes pupillaires, donnant l'apparence de pupilles multiples. ◇ **VRAIE** *(angl. — vera).* Existence de plus d'une pupille dans l'œil.

POLYCYTHÉMIE *s. f. (angl. polycythemia).* ☞ *POLYGLOBULIE.*

POLYDACTYLIE *s. f. (angl. polydactylia).* Anomalie congénitale caractérisée par la présence de doigts ou d'orteils surnuméraires.

POLYDIPSIE *s. f. (angl. polydipsia).* Soif excessive.

POLYDYSPLASIE *s. f. (angl. polydysplasia).* Existence de plusieurs malformations différentes chez le même individu.

POLYDYSTROPHIE *s. f. (angl. polydystrophy).* Anomalie de développement ou dégénérescence frappant plusieurs organes ou tissus.

POLYENDOCRINOPATHIE ◇ **AUTO-IMMUNE** *s. f. (angl. polyglandular syndrome).* Atteinte de plusieurs glandes endocrines par un processus auto-immun entraînant des insuffisances hormonales multiples. Il en existe trois types comportant différentes associations d'insuffisance glandulaire.

POLYESTHÉSIE *s. f. (angl. polyesthesia).* Trouble de la sensation dans lequel une seule excitation entraîne des sensations multiples.

POLYÉTHYLÈNE ⊂ GLYCOL *s. m. (angl. — glycol).* Préparation utilisée pour nettoyer l'intestin en vue d'un examen endoscopique. Abréviation : PEG.

POLYGLOBULIE *s. f. (angl. polycytemia).* Augmentation du nombre des érythrocytes circulants, se traduisant par l'augmentation du volume globulaire, du taux de l'hémoglobine et de la viscosité sanguine. SYN. *POLYCYTHÉMIE, ÉRYTHRÉMIE.* **⊂ ESSENTIELLE (OU PRIMITIVE)** *(angl. — vera).* Syndrome myéloprolifératif dans lequel existe une augmentation de la production des éléments de la série rouge. Il se manifeste par des céphalées, des vertiges, des paresthésies, une coloration rouge pourpre de la peau et des muqueuses (érythrose) et une tendance aux thromboses artérielles et veineuses. Il existe une splénomégalie, un nombre d'hématies élevé (7 à 10 millions/mm^3), une réticulocytose, une hyperleucocytose et une thrombocytose. La biopsie médullaire montre une augmentation de la série rouge et des mégacaryocytes. ☞ *VAQUEZ (MALADIE DE).* **⊂ RELATIVE** *(angl. relative —).* Augmentation de la teneur du sang en érythrocytes, due à une diminution du volume plasmatique, alors que le volume globulaire reste normal. SYN. *FAUSSE POLYGLOBULIE.* **⊂ SECONDAIRE** *(angl. secondary —).* Augmentation absolue du volume globulaire érythrocytaire en réponse à une trop grande libération, physiologique ou non, d'érythropoïétine. On l'observe chez les sujets vivant en haute altitude, dans les *shunts* droit-gauche, les maladies pulmonaires chroniques, certains cancers, en particulier du rein, etc. SYN. *POLYGLOBULIE RÉACTIONNELLE.*

POLYGONE DE WILLIS Cercle artériel situé à la base du cerveau formé par les carotides internes, le tronc basilaire et leurs branches. SYN. *CERCLE ARTÉRIEL DU CERVEAU.*

POLYMERASE CHAIN REACTION Abréviation : PCR. ☞ *AMPLIFICATION GÉNIQUE.*

POLYMÈRE *s. m. (angl. polymer).* Composé dont la formule chimique est un multiple entier de celle d'un autre composé. Par exemple, le glucose $C_6H_{12}O_6$ est un polymère du formaldéhyde HCHO.

POLYMORPHE *adj. (angl. polymorphous).* Qui présente des aspects différents. Se dit des corps qui présentent différentes formes cristallines et de certaines cellules.

POLYMYOSITE *s. f. (angl. polymyositis).* Myosite affectant simultanément plusieurs muscles, caractérisée cliniquement par de la fièvre et l'apparition de tuméfactions musculaires circonscrites indurées ; histologiquement par une dégénérescence des fibres musculaires striées avec sclérose et atrophie.

POLYMYXINE *s. f. (angl. polymyxin).* Antibiotique polypeptidique dont il existe plusieurs types ; deux ont une application médicale : la polymyxine B et la polymyxine E (colistine). Leur usage est local. **⊂ B** *(angl. — B).* Mélange de deux polymyxines, la B_1 et la B_2, toutes deux actives sur la majorité des bacilles à Gram négatif, *Pseudomonas* inclus. Elle est utilisée sous forme de sulfate comme topique local. **⊂ E** *(angl. — E).* Mélange de deux polymyxines, la E_1 et la E_2. Elle est utilisée par voie orale et par voie parentérale. Elle possède un spectre d'activité très voisin de celui de la polymyxine B. SYN. *COLISTINE.*

POLYNÉVRITE *s. f. (angl. polyneuritis).* Affection lésant le système nerveux périphérique, de façon symétrique et à prédominance distale. Il comprend des signes moteurs (paralysie flasque et amyotrophie), des signes sensitifs, subjectifs (paresthésies) et objectifs (hypoesthésie). Les polynévrites peuvent être démyélinisantes ou axonales. Elles relèvent de causes diverses (toxiques, infectieuses ou héréditaires) où l'alcoolisme chronique est au premier plan.

POLYNUCLÉAIRE *s. m. (angl. granulocyte).* SYN. (très usité mais incorrect de) *GRANULOCYTE.*

POLYNUCLÉÉ (OU POLYNUCLÉAIRE) *adj. (angl. polynucleated ; polynuclear).* Qui possède plusieurs noyaux.

POLYNUCLÉOSE *s. f. (angl. polynucleosis).* Présence d'un nombre anormalement élevé de polynucléaires dans le sang circulant.

POLYOSIDE *s. m. (angl. polysaccharide).* Molécule glucidique formée par l'union de plusieurs oses. Le glycogène, l'amidon, la cellulose sont des polyosides. SYN. *POLYSACCHARIDE.* ◇ **CAPSULAIRE** *(angl. bacterial —).* Polyoside élaboré par certaines bactéries, que l'on trouve dans leur capsule. Il a un grand intérêt en immunologie du fait de ses propriétés antigéniques ; dans certains groupes, tels que les pneumocoques, il détermine le type de spécificité antigénique.

POLYPE *s. m. (angl. polyp).* Tumeur bénigne, généralement pédiculée, qui se développe aux dépens de certains éléments d'une muqueuse. ◇ **ADÉNOMATEUX** *(angl. adenomatous —).* ☞ *POLYADÉNOME.* ◇ **VASCULAIRE** *s. m. (angl. vascular —).* Polype très vascularisé ressemblant à un angiome pédiculé, que l'on trouve dans les cavités nasales ou sur les cordes vocales. SYN. *POLYPE ANGIOMATEUX.*

POLYPECTOMIE *s. f. (angl. polypectomy).* Ablation d'un polype.

POLYPEPTIDE *s. m.* **1.** Tout composé organique constitué par l'union de plus de deux acides aminés. **2.** Composé appartenant à une famille d'antibiotiques d'origine bactérienne et actifs contre les germes à Gram négatif. Elle comprend la bacitracine, la thyrothricine et les polymyxines.

POLYPHAGIE *s. f. (angl. polyphagia).* Boulimie.

POLYPLOÏDE *adj.* **1.** Se dit d'une cellule qui possède un nombre de chromosomes multiple du nombre haploïde. **2.** Se dit d'un individu qui possède des cellules polyploïdes.

POLYPLOÏDIE *s. f. (angl. polyploidy).* État des cellules polyploïdes.

POLYPNÉE *s. f. (angl. hyperpnea).* Respiration rapide, haletante, amenant habituellement une hyperventilation.

POLYPOSE *s. f. (angl. polyposis).* Développement de polypes multiples ou de polyadénomes. ◇ **GASTRIQUE, INTESTINALE** *(angl. gastric, intestinal —).* Présence de polypes multiples, respectivement sur la muqueuse de l'estomac ou de l'intestin.

POLYRADICULONÉVRITE *s. f. (angl. polyneuritis).* Neuropathie périphérique avec atteinte inflammatoire et démyélinisation, souvent symétrique et extensive, de plusieurs racines nerveuses rachidiennes et des nerfs périphériques correspondants.

POLYSACCHARIDE *s. m.* ☞ *POLYOSIDE.*

POLYSÉRITE *s. f. (angl. polyserositis).* Inflammation de plusieurs membranes séreuses.

POLYSOMNOGRAPHIE *s. f. (angl. polysomnography).* Étude de différents paramètres (ECG, oxymétrie, mouvements respiratoires) au cours du sommeil, effectués dans les syndromes d'apnées du sommeil.

POLYSPLÉNIE *s. f. (angl. polysplenia).* Présence de plusieurs rates. Cette anomalie s'accompagne habituellement de malformations en particulier cardiaques.

POLYTRANSFUSÉ *adj.* Qui a reçu plusieurs transfusions.

POLYTRAUMATISÉ *adj.* Qui présente au moins deux fractures associées à une lésion d'un autre organe.

POLYURIE *s. f. (angl. polyuria).* Accroissement de la quantité d'urine émise en 24 heures.

POLYVISCÉRAL *adj.* En rapport avec plusieurs organes.

POMMADE *s. f. (angl. pommade).* Préparation pharmaceutique de consistance molle, à usage externe, composée d'un ou de plusieurs principes actifs incorporés à un excipient gras (vaseline, lanoline, etc.). La pommade se distingue de l'onguent car dans la composition de ce dernier entrent des résines.

POMPE *s. f. (angl. pump).* Appareil servant à extraire ou à injecter des liquides ou des gaz. ◇ **IMPLANTABLE** *(angl. implantable drug —).* Pompe servant à la distribution de certains médicaments par voie sous-cutanée, intravasculaire, etc. et dont le débit peut être programmé ; surtout utilisée en cancérologie et pour l'insulinothérapie. ◇ **À PROTONS** *(angl. proton —).* Mécanisme de sécrétion des ions H^+ par la muqueuse gastrique. C'est une cible thérapeutique de certains anti-ulcéreux. ◇ **À PROTONS (INHIBITEURS)** *(angl. proton — inhibitors).* Classe de médicaments anti-ulcéreux utilisés dans le traitement des ulcères gastriques et duodénaux. ◇ **À SODIUM** *(angl. sodium —).* Mécanisme cellulaire assurant le transport des ions Na^+ à travers la membrane en échange d'un ion K^+ qui pénètre à l'intérieur de la cellule.

PONCTION *s. f. (angl. puncture).* Intervention qui consiste à introduire un trocart, une aiguille ou la pointe d'un bistouri dans une cavité naturelle ou pathologique, pour prélever une partie de son contenu dans un but diagnostique (ponction exploratrice) ou thérapeutique (ponction évacuatrice), ou pour y introduire une substance (médicament, produit de contraste). ◇ **AMNIOTIQUE** ☞ *AMNIOCENTÈSE.* ◇ **EXPLORATRICE** *(angl. exploratory —).* Ponction ayant pour objet de vérifier l'existence et la nature d'un liquide dans une cavité. ◇ **LOMBAIRE** *(angl. lumbar —).* Ponction pratiquée au moyen d'un trocart dans l'espace sous-arachnoïdien, en général entre la quatrième et la cinquième vertèbre lombale, pour prélever du liquide céphalorachidien à des fins diagnostiques ou thérapeutiques, pour introduire une substance médicamenteuse ou un produit de contraste. SYN. *RACHICENTÈSE.* ◇ **STERNALE** *(angl. sternal —).* Ponction du sternum pratiquée à l'aide d'un trocart afin de prélever un échantillon de moelle osseuse pour examen cytologique. ◇ **SUS-PUBIENNE** *(angl. suprapubic —).* Ponction de la vessie préconisée dans certains cas de rétention aiguë, l'aiguille étant introduite immédiatement au-dessus du pubis. ◇ **TIBIALE** *(angl. tibial —).* Ponction du tibia chez l'enfant, pour prélever un échantillon de moelle osseuse. ◇ **VENTRICULAIRE** *(angl. ventricular —).* Ponction d'un ventricule cérébral.

PONCTION-BIOPSIE *(angl. needle biopsy).* Biopsie pratiquée à l'aide d'une aiguille appropriée qui ramène, après ponction, un fragment du tissu à examiner en anatomopathologie.

PONT *s. m. (angl. bridge).* **1.** Appareil de prothèse dentaire destiné à remplacer une ou plusieurs dents en prenant appui sur les dents voisines (à la manière d'un pont). On utilise couramment en français le mot anglais *bridge*, qui signifie pont. 2. *(NA. pons). (angl. pons).* Segment intermédiaire du tronc cérébral, situé au-dessus du bulbe, dont il est séparé par le sillon bulbopontique, au-dessous des pédoncules cérébraux, dont il est séparé par le sillon ponto-pédonculaire, et en avant du cervelet. SYN. *PROTUBÉRANCE.*

PONTAGE *s. m. (angl. by-pass).* Anastomose chirurgicale qui permet de court-circuiter un segment vasculaire (en particulier un segment artériel) obturé ou sténosé, en interposant un greffon d'artère, de veine ou un tube synthétique (*Dacron*, nylon, etc.). Se dit « parallèle » lorsque le segment exclu n'est pas enlevé.

POOL *s. m.* Ensemble de substances de même nature dans l'organisme. Ex. *pool potassique.*

POPLITÉ *adj. (angl. popliteal).* Qui se rapporte ou appartient à la face postérieure du genou. Ex. *creux poplité, muscle poplité.*

PORE *s. m. (NA. porus). (angl. pore).* Orifice très petit à la surface d'une membrane ou d'un tissu, correspondant à un interstice de la structure sous-jacente. ◇ **SUDORIPARE** *(NA. — sudoriferus). (angl. sweat —).* Chacun des orifices externes des canaux excréteurs des glandes sudoripares. SYN. *PORE CUTANÉ.*

PORPHYRIE *s. f. (angl. porphyria).* Nom d'ensemble d'un groupe d'affections héréditaires due à une anomalie du métabolisme des porphyrines par déficit enzymatique spécifique, dont divers dérivés sont éliminés par l'urine et les selles. Leurs manifestations cliniques sont diverses, essentiellement cutanées. Selon le siège de l'anomalie, on distingue les porphyries hépatiques et les porphyries érythopoïétiques.

PORPHYRINE *s. f. (angl. porphyrin).* Tout composé dérivé de la porphine, de couleur rouge intense (pigment), largement présent dans les organismes animaux et végétaux.

PORPHYRINÉMIE *s. f. (angl. porphyrinemia).* Présence de porphyrines dans le sang.

PORPHYRINURIE *s. f. (angl. porphyrinuria).* Élimination de porphyrines dans l'urine. Elle confère à l'urine une couleur rouge porto caractéristique.

PORTAL *adj. (angl. portal).* Qui se rapporte à la veine porte ou au système porte.

PORTE ◇ D'ENTRÉE Endroit par lequel les germes pénètrent dans l'organisme. **◇ (VEINE)** *(angl. portal vein).* Veine formée par la réunion de la veine splénique et des veines mésentériques, apportant le sang veineux du tube digestif au foie. *V. PORTE. ATLAS ANATOMIQUE DES VEINES EN ANNEXE.*

PORTE-LIGATURE *s. m. (angl. porte-ligature).* Pince utilisée pour amener une ligature dans une cavité profonde lors d'une opération chirurgicale.

PORTEUR *s. m. (angl. carrier).* Substance protidique ou polysaccharide à laquelle un haptène doit être combiné pour acquérir un pouvoir antigénique. **◇ CHRONIQUE** *(angl. chronic —).* Personne dont l'état de porteur de germes est de longue durée. **◇ CONVALESCENT** *(angl. convalescent —).* Personne qui héberge un germe pathogène alors qu'elle est en convalescence ou cliniquement guérie de l'infection. **◇ EN INCUBATION** *(angl. incubation period —).* Personne qui héberge un germe pathogène sans avoir déclaré la maladie, en période d'incubation. **◇ DE GERMES** *(angl. germ —).* Personne qui héberge l'agent infectieux spécifique d'une maladie sans présenter de symptômes cliniques de cette maladie mais qui peut propager celle-ci. **◇ SAIN** *(angl. healthy —).* Personne atteinte d'une infection qui demeure inapparente durant toute son évolution.

PORTOCAVE *adj. (angl. portocaval).* Qui se rapporte à la veine porte et à la veine cave inférieure.

PORTOGRAPHIE *s. f. (angl. portography).* Radiographie de la veine porte, après injection d'un produit de contraste radio-opaque.

PORTOMANOMÉTRIE *s. f. (angl. portomanometry).* Mesure des pressions du système porte.

POSITION *s. f.* **1.** Attitude ou posture adoptée par un malade spontanément ou dans un but déterminé. **2.** En obstétrique, rapport existant entre la partie du corps du fœtus qui se présente à l'accouchement et les repères du pelvis maternel. ☞ *PRÉSENTATION.* **◇ ANTALGIQUE** *(angl. antalgic —).* Position adoptée par le malade pour éviter ou atténuer une douleur. **◇ ANGLAISE** *(angl. English —).* Décubitus latéral gauche avec la cuisse droite soulevée et fléchie. **◇ DE FONCTION** *(angl. functional —).* Position qu'il faut donner à la main en cas d'immobilisation prolongée par suite d'un traumatisme : hyperextension du poignet, flexion à 45° des articulations métacarpo-phalangiennes et interphalangiennes des doigts et opposition en flexion du pouce et de l'index. **◇ DORSALE** *(angl. dorsal —).* Décubitus dorsal. **◇ DORSO-SACRÉE** *(angl. dorsosacral —).* Position en décubitus dorsal, avec les jambes et les cuisses fléchies et écartées. **◇ GENUPECTORALE** *(angl. knee-chest —).* Position pour l'examen proctologique dans laquelle le sujet est à genoux, le corps fléchi en avant sur les cuisses, la poitrine venant au contact des genoux. **◇ GYNÉCOLOGIQUE** *(angl. dorsal recumbent —).* Position d'examen ou d'intervention gynécologique dans laquelle, le corps reposant sur le dos, les cuisses sont demi-fléchies et écartées, les genoux fléchis à angle droit, les talons maintenus dans des étriers.

POSOLOGIE *s. f.* **1.** *(angl. dosage).* Quantité totale d'un médicament à administrer en une ou plusieurs fois lors du traitement d'une maladie. **2.** *(angl. posology).* Partie de la thérapeutique qui étudie le dosage et les modalités d'administration des médicaments.

POST-ABORTUM Locution latine signifiant « après un avortement ».

POST-COMMISSUROTOMIE (SYNDROME) ☞ *SYNDROME POST-COMMISSUROTOMIE.*

POST-HYPOPHYSAIRE *adj. (angl. neurohypophyseal).* Qui se rapporte au lobe postérieur de l'hypophyse. Ex. *hormone post-hypophysaire.*

POST-HYPOPHYSE *s. f. (angl. neurohypophysis).* Lobe postérieur de l'hypophyse. SYN. *NEUROHYPOPHYSE.*

POST-MÉNOPAUSIQUE *adj. (angl. postmenopausal).* Qui suit la ménopause, qui survient après la ménopause. Ex. *ostéoporose post-ménopausique.*

POST-MICTIONNEL *adj. (angl. postvoiding).* Qui a lieu, qui survient après la miction. Ex. *radiographie post-mictionnelle.*

POST-MORTEM Locution latine signifiant « après la mort ».

POST-PARTUM *s. m. (angl. postpartum).* Période qui fait suite à l'accouchement et durant laquelle l'organisme maternel, modifié par la grossesse et l'accouchement, subit des changements destinés à le ramener à l'état normal. Elle débute après la délivrance et dure 6 à 8 semaines. SYN. *SUITES DE COUCHES.*

POST-PRANDIAL *adj. (angl. postprandial).* Qui survient après les repas.

POSTGANGLIONNAIRE *adj. (angl. postganglionic).* Qui a une situation distale par rapport à un ganglion nerveux. Se dit notamment de fibres nerveuses.

POSTHECTOMIE *s. f. (angl. posthetomy).* Excision totale ou partielle du prépuce. SYN. *CIRCONCISION.*

POSTHIOPLASTIE *s. f. (angl. posthioplasty).* Chirurgie plastique du prépuce.

POSTHITE *s. f. (angl. posthitis).* Inflammation du prépuce.

POSTNATAL *adj. (angl. postnatal).* Qui se produit pendant la période qui suit immédiatement la naissance, ou qui se rapporte à cette période.

POSTOPÉRATOIRE *adj. (angl. postoperative).* Qui se fait ou qui survient après une intervention chirurgicale.

POSTURAL *adj. (angl. postural).* Qui est en relation avec la position du corps. EX. *drainage postural.*

POSTURE *s. f.* ☞ *ATTITUDE.*

POTASSIUM *s. m. (angl. potassium).* Élément métallique alcalin, de numéro atomique 19. Le potassium est un élément constitutif essentiel des organismes animaux et végétaux (sous forme d'ions K^+ dans le cytoplasme cellulaire). Beaucoup de ses sels sont utilisés en médecine. Symbole : K. ◇ **(ACÉTATE DE)** *(angl. — acetate).* Alcalinisant urinaire. ◇ **(BICARBONATE DE)** *(angl. — bicarbonate).* Sel de formule $KHCO_3$, antiacide gastrique. ◇ **(BICHROMATE DE)** *(angl. — bichromate).* Caustique ; il s'employait en solution pour la conservation des tissus. SYN. *DICHROMATE DE POTASSIUM.* ◇ **(BITARTRATE DE)** *(angl. — bitartrate).* Sel cristallin blanc, additif alimentaire. ◇ **(BROMURE DE)** *(angl. — bromide).* Sel cristallin, de formule KBr, sédatif et antiépileptique. N'est plus utilisé. ◇ **(CARBONATE DE)** *(angl. — carbonate).* Sel blanc, de formule K_2CO_3, antiacide. ◇ **(CHLORURE DE)** *(angl. — chloride).* Sel cristallin, de formule KCl. Il est employé comme moyen d'apport de l'ion potassium et comme succédané du chlorure de sodium dans les régimes sans sel. ◇ **(CITRATE DE)** *(angl. — citrate).* Sel blanc, diurétique et antiacide. Utilisé pour alcaliniser les urines. ◇ **(CYANURE DE)** *(angl. — cyanide).* Sel blanc, de formule KCN, extrêmement toxique. Il était utilisé comme insecticide et raticide. ◇ **(FERROCYANURE DE)** *(angl. — ferricyanide).* Sel cristallin, jaune, toxique. Il est utilisé comme réactif de laboratoire. ◇ **(HYDROXYDE DE)** *(angl. — hydroxide).* ☞ *POTASSE.* ◇ **(IODATE DE)** *(angl. — iodate).* Sel de formule KIO_3, utilisé comme réactif de laboratoire. ◇ **(IODURE DE)** *(angl. — iodate).* Sel de formule KI, utilisé comme agent de protection thyroïdienne en cas de contamination accidentelle par des radioéléments (lors d'un accident d'installation nucléaire par exemple). ◇ **(IODURE DE)** *(angl. — iodide).* Sel incolore de formule KI, pouvant être incorporé au sel de cuisine et à l'eau de boisson (apport d'iode). ◇ **(NITRATE DE)** *(angl. — nitrate).* Sel cristallin blanc, de formule KNO_3 ; diurétique. ◇ **(SULFATE DE)** *(angl. — sulfate).* Sel cristallin de formule K_2SO_4 ; a connu des usages divers.

POTENTIEL Qui existe en puissance, c'est-à-dire inapparent ou inactif, mais susceptible de se manifester ou d'entrer en action. ◇ **D'ACTION** *(angl. action —).* Potentiel électrique propagé le long d'un axone ou d'une fibre musculaire sous l'effet d'une stimulation électrique d'intensité suffisante (seuil). ◇ **AUTONOME** *(angl. self —).* Potentiel électrique qui se manifeste spontanément dans les neurones, indépendamment de toute stimulation. ◇ **BIOÉLECTRIQUE** *(angl. bioelectric —).* Tout potentiel électrique qui apparaît lors d'un phénomène biologique. ◇ **DE MEMBRANE** *(angl. membrane —).* Différence de potentiel qui s'établit entre les deux faces opposées d'une membrane (membrane cellulaire par exemple).

⊂ **DE REPOS** *(angl. resting —)*. Potentiel d'une membrane vivante en l'absence de stimulation. ⊂ **ÉVOQUÉ** *(angl. evoked —)*. Réponse, sous forme d'ondes, d'une aire sensorielle à l'application d'une stimulation sensorielle. En fonction du type de stimulation leur donnant naissance, on distingue les potentiels évoqués visuels, auditifs et somesthésiques. Les potentiels évoqués sont utilisés en neurophysiologie clinique.

POTION *s. f. (angl. potion)*. Préparation médicamenteuse magistrale, liquide, sucrée, destinée à être administrée par cuillerées.

POTOMANIE *s. f. (angl. psychogenic polydipsia)*. Trouble du comportement caractérisé par l'habitude de boire des quantités excessives de liquides.

POTT (MAL DE) *(angl. Pott's disease)*. Tuberculose vertébrale atteignant le plus souvent un disque intervertébral et les deux corps vertébraux adjacents.

POU *s. m. (angl. louse)*. Insecte parasite hématophage, vecteur du typhus exanthématique, de la fièvre récurrente à poux et de la fièvre des tranchées. ☞ *PEDICULUS.*

POUCE *s. m. (NA. pollex). (angl. thumb)*. Premier doigt de la main, le plus externe des cinq doigts, opposé à tous les autres. Il ne comporte que deux phalanges. ⊂ **(SIGNE DU)** *(angl. Klippel-Weil sign)*. Flexion réflexe du pouce provoquée par l'extension passive des autres doigts préalablement fléchis. C'est un signe d'atteinte pyramidale.

POUDRE *s. f. (angl. powder)*. Substance solide (chimique ou médicamenteuse) réduite en particules très fines et homogènes.

POULS *s. m. (angl. pulse)*. Soulèvement rythmique perçu à la palpation d'une artère superficielle, et qui traduit l'augmentation subite de la pression du sang provoquée par la contraction cardiaque. La fréquence normale du pouls est de 60 à 80 battements par minute. ⊂ **ABDOMINAL** *(angl. abdominal —)*. Pouls de l'aorte abdominale, perçu à la palpation de l'abdomen chez les sujets maigres. ⊂ **ALLORYTHMIQUE** *(angl. allorythmic —)*. Pouls caractérisé par des irrégularités intermittentes du rythme. ⊂ **ALTERNANT** *(angl. alternating —)*. Pouls caractérisé par une succession de battements forts et faibles, traduisant une lésion du myocarde. ⊂ **AMYGDALIEN** *(angl. tonsillar —)*. Pulsations systoliques des tonsilles dans certaines insuffisances aortiques. ⊂ **ANACROTE** *(angl. anacrotic —)*. Pouls caractérisant l'anacrotisme. ☞ *ANACROTISME.* ⊂ **BIGÉMINÉ** *(angl. bigeminal —)*. Pouls caractérisé par la succession rapide de deux pulsations, l'une forte et l'autre faible, suivies d'un intervalle plus long. La deuxième pulsation correspond à une extrasystole. ⊂ **CAPILLAIRE** *(angl. capillary —)*. Alternance de rougeur et de pâleur, rythmée par les systoles cardiaques, observée notamment au niveau du lit unguéal, surtout en cas d'insuffisance aortique. ⊂ **CAPRICANT** Pouls irrégulier et bondissant. ⊂ **CATACROTE** *(angl. catacrotic —)*. Pouls caractérisé par de petits crochets sur l'onde descendante du tracé sphygmographique. ⊂ **CATADICROTE** *(angl. catadicrotic —)*. Pouls caractérisé par deux expansions sur la partie descendante du sphygmogramme. ⊂ **CATATRICROTE** *(angl. catatricrotic —)*. Pouls caractérisé par trois expansions sur la partie descendante du sphygmogramme. ⊂ **DÉFICITAIRE** *(angl. intermittent —)*. Pouls dont la fréquence est inférieure à celle du rythme cardiaque (certaines pulsations cardiaques, trop faibles, ne parvenant pas jusqu'aux artères périphériques). SYN. *POULS INTERMITTENT.* ⊂ **DICROTE** *(angl. dicrotic —)*. Pouls dont chaque battement semble être dédoublé à la palpation. ⊂ **DISYSTOLIQUE** Variété de pouls dans lequel il y a un seul battement artériel pour deux systoles cardiaques. ⊂ **« FIL DE FER »** *(angl. wiry —)*. Pouls très dur, de faible amplitude. ⊂ **FILIFORME** *(angl. thready —)*. Pouls petit et très difficilement perceptible. ⊂ **GRIMPANT** *(angl. Mahler's sign, accelerating —)*. Pouls s'accélérant progressivement, sans fièvre concomitante. Ce signe a été décrit comme révélateur d'une thrombose veineuse. SYN. *SIGNE DE MAHLER.* ⊂ **HÉPATIQUE** *(angl. hepatic —)*. Expansion systolique du foie observée dans l'insuffisance tricuspidienne. ⊂ **INSTABLE**

(angl. labile —). Pouls plus rapide dans la position debout que dans la position couchée. ◇ **INTERMITTENT** ☞ *POULS DÉFICITAIRE.* ◇ **IRRÉGULIER** *(angl. irregular —).* Pouls dont les battements se succèdent à des intervalles irréguliers ou ne sont pas de même amplitude. ◇ **JUGULAIRE** *(angl. jugular —).* Expansion des veines jugulaires en rapport avec les variations de la pression atriale droite. ◇ **LENT** *(angl. slow —).* Pouls de fréquence lente, dont le nombre de battements est inférieur à celui du rythme normal. Il s'observe, par exemple, en cas de bradycardie. ◇ **LENT PERMANENT** ☞ *ADAMS-STOKES (SYNDROME D').* ◇ **PARADOXAL** *(angl. paradoxical —).* Diminution ou disparition du pouls au cours de l'inspiration profonde. Ce phénomène s'observe en cas de péricardite constrictive. SYN. *POULS DE KUSSMAUL.* ◇ **QUADRIGÉMINÉ** *(angl. quadrigeminal —).* Pouls caractérisé par quatre battements suivis d'une pause. ◇ **RADIAL** *(angl. radial —).* Pouls perçu au poignet, au niveau de l'artère radiale. ◇ **RESPIRATOIRE** *(angl. respiratory —).* Pulsations de la veine jugulaire perçues à la palpation du cou après un effort physique. ◇ **TRICROTE** *(angl. tricrotic —).* Pouls dont le sphygmogramme présente trois ondes secondaires. ◇ **TRIGÉMINÉ** *(angl. trigeminal —).* Pouls caractérisé par trois battements suivis d'une pause. ◇ **VEINEUX** *(angl. venous —).* Pulsations perçues au niveau des gros troncs veineux, en particulier de la veine jugulaire. ◇ **VEINEUX PHYSIOLOGIQUE** *(angl. physiologic venous —).* Affaissement normal de la veine jugulaire pendant la systole ventriculaire. SYN. *POULS VEINEUX NORMAL.* ◇ **VEINEUX VENTRICULAIRE** *(angl. ventricular venous —).* Pulsation jugulaire synchrone avec la systole ventriculaire. Elle s'observe dans l'insuffisance tricuspidienne, qui permet le reflux du sang dans l'atrium et ensuite dans les veines caves.

POUMON *s. m. (NA. pulmo). (angl. lung).* Chacun des deux organes respiratoires, droit et gauche, qui ont pour fonction l'oxygénation du sang. Ils sont situés dans la cage thoracique, qu'ils occupent presque complètement, et sont séparés l'un de l'autre par le médiastin. Lc poumon droit est divisé par deux scissures interlobaires en trois lobes inégaux, alors que le poumon gauche n'a que deux lobes. Les poumons sont constitués par les lobules. Chaque lobule comprend une bronchiole, la bronchiole intralobulaire, qui se ramifie en bronchioles terminales, aboutissant aux canaux alvéolaires et aux alvéoles pulmonaires. ◇ **D'ACIER** *(angl. iron —).* Appareil servant à entretenir artificiellement la respiration au long cours. Il est constitué d'une enceinte métallique fermée hermétiquement dans laquelle on place le malade, de telle sorte que sa tête reste hors de l'appareil. Des variations rythmiques de pression sont créées à l'intérieur de l'enceinte, provoquant des expansions et des contractions rythmiques du thorax, et assurant ainsi la ventilation pulmonaire. ◇ **CARDIAQUE** *(angl. cardiac —).* Nom donné à l'ensemble des complications pleuropulmonaires des maladies cardiaques, surtout de l'insuffisance ventriculaire gauche et de la sténose mitrale. ◇ **DE CHOC** *(angl. shock —).* Insuffisance respiratoire aiguë observée au cours des chocs infectieux. ◇ **ÉVANESCENT** *(angl. vanishing —).* Dystrophie pulmonaire progressive avec hyperclarté. ◇ **DE FERMIER** *(angl. farmer's —).* Pneumopathie immuno-allergique chez les cultivateurs manipulant le foin. ◇ **RADIOTHÉRAPIQUE** *(angl. radiofibrosis of the —).* Nom donné à l'ensemble des lésions pleuropulmonaires provoquées par la radiothérapie des tumeurs thoraciques (cancer du sein, de l'œsophage, du médiastin).

POUTEAU-COLLES (FRACTURE DE) *(angl. Colles' fracture).* Fracture du tiers inférieur du radius, qui donne à la main l'aspect d'un dos de fourchette, par suite du déplacemment des fragments osseux vers l'arrière.

POXVIRIDAE Famille de virus à ADN. Ils infectent l'homme et différentes espèces de mammifères, d'oiseaux et d'insectes. Certains poxvirus ont une capacité oncogène.

POXVIRUS *s. m. (angl. poxvirus).* ☞ *POXVIRIDAE.*

PPSB Abréviation de *Prothrombine-Proconvertine-Stuart-B.* Préparation obtenue du plasma et qui contient les quatre facteurs de la coagulation dont la synthèse dépend de la vitamine K : prothrombine, proconvertine (facteur VII), facteur Stuart (facteur X) et facteur antihémophilique B (facteur IX). Elle est administrée par voie intraveineuse dans certains troubles de la coagulation (hémophilie, carence en vitamine K).

PRANDIAL *adj. (angl. prandial).* Qui se rapporte aux repas ; qui survient pendant les repas.

PRATICIEN *s. m.* **1.** En France, tout médecin non spécialisé pratiquant la médecine. **2.** En Suisse, tout médecin ayant une clientèle privée.

PRAXIE *s. f. (angl. praxis).* Activité gestuelle différenciée et coordonnée, produit d'une activité nerveuse supérieure, en fonction d'une action exercée sur le corps ou sur le monde extérieur et ses objets.

PRÉ-ANESTHÉSIE *s. f. (angl. preanesthesia).* ☞ *PRÉMÉDICATION.*

PRÉ-ANESTHÉSIQUE *adj.* **1.** Qui s'effectue avant une anesthésie. **2.** Se dit d'un médicament administré avant une anesthésie.

PRÉBÊTALIPOPROTÉINE *s. f. (angl. prebetalipoprotein).* ☞ *LIPOPROTÉINE.*

PRÉCANCÉREUX *adj. (angl. precancerous).* Se dit d'un état qui précède le cancer, ou d'une lésion qui peut devenir cancéreuse.

PRÉCAPILLAIRE *s. m. (angl. metarteriole).* Veinule ou artériole.

PRÉCHARGE *s. f. (angl. preload).* Tension ventriculaire de fin de diastole.

PRÉCIPITINE *s. f. (angl. precipitin).* Anticorps qui, en réagissant avec son antigène correspondant, donne un précipité visible (réaction de précipitation).

PRÉCOMA *s. m. (angl. initial stage of coma).* Phase initiale du coma, durant laquelle la conscience persiste partiellement.

PRÉCONSCIENT *s. m. (angl. preconscious).* Système de l'appareil psychique décrit par Freud, qui regroupe toutes les représentations ou contenus psychiques qui ne sont pas dans le champ de la conscience, mais qui peuvent lui parvenir, ce qui le différencie du système inconscient.

PRÉCORDIAL *adj. (angl. precordial).* Qui est situé en avant du cœur.

PRÉCORDIALGIE *s. f. (angl. precordialgia).* Douleur localisée dans la région précordiale.

PRÉCURSEUR *adj.* **1.** Qui vient avant ; avant-coureur. Se dit des signes qui annoncent une maladie. **2.** Composé qui en précède un autre dans une suite de réactions métaboliques.

PRÉDIABÈTE *s. m. (angl. prediabetes).* Terme abandonné. ☞ *INTOLÉRANCE AU GLUCOSE.*

PRÉDISPOSITION *s. f. (angl. predisposition).* Tendance congénitale ou acquise de l'organisme à être affecté par une maladie donnée.

PREDNISOLONE *s. f. (angl. prednisolone).* Produit dérivé de l'hydrocortisone, possédant une plus grande activité glucocorticoïde et anti-inflammatoire, et une moindre activité minéralocorticoïde. SYN. *DELTAHYDROCORTISONE.*

PREDNISONE *s. f. (angl. prednisone).* Produit dérivé de la cortisone, possédant une plus grande activité glucocorticoïde et anti-inflammatoire que cette dernière, et une moindre activité minéralocorticoïde. SYN. *DELTACORTISONE.*

PRÉEXCITATION *s. f. (angl. preexcitation).* Excitation d'une partie ou de la totalité d'une cavité cardiaque survenant plus tôt que si la propagation de l'influx s'était faite uniquement par les voies de conduction normales. ☞ *WOLFF-PARKINSON-WHITE (SYNDROME DE).*

PRÉGANGLIONNAIRE *adj. (angl. preganglionic).* Qui a une situation proximale par rapport à un ganglion. Se dit de fibres nerveuses.

PRÉGNANDIOL *s. m. (angl. pregnanediol).* Stérol dérivé de la progestérone, qui est éliminé dans les urines sous forme glycuroconjuguée, en quantité faible chez l'homme, plus importante chez la femme en phase lutéale et au cours de la grossesse.

PRÉGNANOLONE *s. f. (angl. pregnanolone).* Métabolite de la progestérone.

PRÉGNÉNOLONE *s. f. (angl. pregnenolone).* Stéroïde intermédiaire dans la biosynthèse de nombreuses hormones (progestatifs, corticoïdes, androgènes et estrogènes).

PRÉHYPOPHYSE *s. f. (angl. prehypophysis).* Lobe antérieur de l'hypophyse. SYN. *ANTÉHYPOPHYSE.*

PRÉLÈVEMENT *s. m.* **1.** Action de prendre, d'extraire, un fragment de tissu, un produit de sécrétion ou d'excrétion, pour des examens anatomo-pathologiques. **2.** Le matériel ainsi obtenu.

PRÉMATURÉ *s. m. (angl. premature).* Qui arrive avant terme. Se dit d'un enfant qui est né après une période de gestation de moins de 37 semaines d'aménorrhée. S'emploie également comme adjectif.

PRÉMATURITÉ *s. f. (angl. prematurity).* État de l'enfant prématuré.

PRÉMÉDICATION *s. f. (angl. premedication preanesthesia).* Administration de médicaments avant une anesthésie. Elle a pour but de calmer le patient, en lui évitant l'angoisse de l'intervention, et de renforcer les effets utiles des anesthésiques en contrebalançant les effets indésirables comme les vomissements, l'hypersalivation et les réflexes nerveux nuisibles. SYN. *PRÉANESTHÉSIE, PRÉNARCOSE.*

PRÉMÉNOPAUSE *s. f. (angl. premenopause).* Période de quelques années précédant l'arrêt des règles en rapport avec un espacement des ovulations et une diminution de la sécrétion de progestérone.

PRÉMENSTRUEL *adj. (angl. premenstrual).* Qui précède les règles.

PREMIÈRE PAIRE CRÂNIENNE *(NA. n. olfactorius). (angl. olfactory nerve first cranial nerve).* Nerf olfactif. *N. OLFACTIF (IE PAIRE), ATLAS ANATOMIQUE DES NERFS EN ANNEXE.*

PRÉMOLAIRE *s. f. (angl. premolar).* Chacune des huit dents (quatre supérieures et quatre inférieures) situées en arrière des canines et en avant des molaires.

PRÉMONITOIRE *adj. (angl. premonitory).* Se dit notamment des symptômes qui apparaissent avant la phase aiguë d'une maladie infectieuse.

PRÉMUNISATION *s. f.* ☞ *PRÉMUNITION.*

PRÉMUNITION *s. f. (angl. premunition).* État de résistance à toute surinfection d'un organisme déjà infecté ; immunité relative qui s'établit après une infection aiguë. SYN. *PRÉMUNITÉ.*

PRÉNATAL *adj. (angl. prenatal).* Qui précède la naissance.

PRÉOPÉRATOIRE *adj. (angl. preoperative).* Qui précède une opération.

PRÉPARATION *s. f. (angl. preparation).* Pièce anatomique, histologique ou pathologique, prête pour son étude ou sa conservation. ◇ **MAGISTRALE** *(angl. magistral —).* Tout médicament préparé par le pharmacien d'après une ordonnance prescrite par le médecin spécialement pour un cas donné. ◇ **OFFICINALE** *(angl. officinal —).* Médicament dont la préparation est indiquée dans une pharmacopée.

PRÉPRANDIAL *adj. (angl. preprandial).* Qui survient avant un repas.

PRÉPUBERTAIRE *adj. (angl. prepubertal).* Qui précède immédiatement la puberté.

PRÉPUCE *s. m. (NA. preputium). (angl. prepuce).* Repli cutanéomuqueux qui recouvre plus ou moins complètement le gland du pénis ou du clitoris.

PRÉPUTIAL *adj. (angl. preputial).* Qui se rapporte au prépuce.

PRESBYACOUSIE *s. f. (angl. presbyacusis).* Surdité de perception, due au vieillissement des cellules sensorielles de l'audition.

PRESBYTE *adj. (angl. presbyope).* Se dit d'une personne affectée de presbytie. S'utilise également comme substantif.

PRESBYTIE *s. f. (angl. presbyopia).* Hypermétropie acquise, physiologique avec l'âge. Vision trouble de près mais nette de loin, due à une diminution du pouvoir d'accommodation par perte de l'élasticité du cristallin ou perte d'activité du muscle ciliaire.

PRESCRIPTION *s. f. (angl. prescription).* Conseil thérapeutique donné par un médecin. Quand il est écrit, il s'agit d'une ordonnance. ☞ *ORDONNANCE.*

PRÉSENTATION *s. f. (angl. presentation).* En obstétrique, partie du corps du fœtus qui se présente au niveau du détroit supérieur du bassin maternel pour s'y engager et évoluer suivant un mécanisme propre. Les présentations du sommet sont les plus fréquentes et les plus favorables. Les présentations de la face, transversale, du siège, sont rares et rendent en général l'accouchement difficile. ◇ **DE L'ANTIGÈNE**

(angl. antigen —). Processus par lequel certaines cellules expriment un antigène à leur surface sous une forme reconnaissable par les lymphocytes.

PRÉSERVATIF *s. m. (angl. contraceptive device).* Manchon en latex ou polyuréthane, souple et extensible, imperméable aux sécrétions, appliqué sur le pénis lors d'un rapport sexuel, dans un but contraceptif et pour se préserver des maladies sexuellement transmissibles. SYN. *CONDOM.*

PRESSION *s. f. (angl. pressure).* Force exercée par un liquide sur les parois du récipient, du conduit qui le contient, ou force exercée par un gaz sur ce qui l'entoure. ◇ **ARTÉRIELLE RÉTINIENNE** *(angl. ophthalmic artery —).* Pression au niveau des artères de la rétine. Abréviation . PAR. ◇ **ARTÉRIELLE** *(angl. arterial —).* ☞ *TENSION ARTÉRIELLE.* ◇ **CAPILLAIRE PULMONAIRE** *(angl. pulmonary capillary wedge —).* Pression mesurée dans l'artériole pulmonaire lors d'un cathétérisme des cavités droites. ◇ **INTRAOCULAIRE** *(angl. intraocular —).* Pression existant à l'intérieur du globe ; élevée dans le glaucome. ◇ **ONCOTIQUE** **1.** Pression osmotique des solutions colloïdales. **2.** Pression exercée par le sang sur les liquides extravasculaires, à travers la paroi des vaisseaux. ◇ **OSMOTIQUE** *(angl. osmotic —).* Pression développée de part et d'autre d'une membrane semi-perméable par deux solutions de concentration différente. ◇ **PARTIELLE** *(angl. partial —).* Pression exercée par chaque constituant d'un mélange gazeux, pris isolément. Symbole : P. ◇ **VEINEUSE** *(angl. venous —).* Pression du sang dans les veines.

PRESSOTHÉRAPIE *s. f. (angl. pressure therapy).* Méthode de traitement des troubles circulatoires des membres au moyen d'un manchon gonflé et dégonflé automatiquement grâce à un dispositif mécanique de compression et de décompression.

PRÉSYNAPTIQUE *adj. (angl. presynaptic).* Qui est situé en amont d'une synapse.

PRÉSYSTOLE *s. f. (angl. presystole).* Période qui précède immédiatement la systole ventriculaire.

PRÉTIBIAL *adj. (angl. pretibial).* Qui est situé en avant du tibia.

PRÉTRACHÉAL *adj. (angl. pretracheal).* Qui est situé en avant de la trachée.

PRÉVALENCE *s. f. (angl. prevalence).* « Nombre des cas de maladies ou des personnes malades, ou de tout autre événement tel qu'un accident, existant ou survenant dans une population déterminée, sans distinction entre les cas nouveaux et les cas anciens » (déf. OMS). Cet indice est largement utilisé en épidémiologie et en statistique sanitaire. À ne pas confondre avec incidence.

PRÉVENTION *s. f. (angl. prevention).* Ensemble des moyens médicaux et médico-sociaux mis en œuvre pour éviter les maladies (prévention primaire), pour empêcher leur aggravation (prévention secondaire), ou pour permettre la réinsertion des malades dans une vie proche de la normale (prévention tertiaire).

PRÉVENTORIUM *s. m. (angl. preventorium).* Établissement réservé aux enfants et aux adolescents présentant une réaction positive à la tuberculine et convalescents d'une primo-infection tuberculeuse.

PRÉVERTÉBRAL *adj. (angl. prevertebral).* Qui est situé en avant d'une vertèbre ou de la colonne vertébrale.

PRÉVÉSICAL *adj. (angl. prevesical).* Qui est situé en avant de la vessie.

PRIMIGESTE *s. f. (angl. primigravida).* Femme qui est enceinte pour la première fois.

PRIMIPARE *s. f. (angl. primipara).* Femme qui accouche pour la première fois.

PRIMITIF *adj.* **1.** Se dit d'une lésion, d'un phénomène, qui apparaît en premier et qui est à l'origine d'autres qui lui succèdent. **2.** Idiopathique ou essentiel.

PRIMO-INFECTION *s. f. (angl. primary infection).* Première infection de l'organisme par un micro-organisme. Généralement, ce terme se réfère à la primo-infection tuberculeuse.

PRION *s. m. (angl. prion).* Particule protéique infectieuse transmissible, auto-réplicable, ne renfermant ni ADN, ni ARN. Les prions sont les agents responsables des encéphalopathies spongiformes (tremblante du mouton, encéphalopathie spongiforme bovine, et chez l'homme maladie de Creutzfeldt-Jakob et insomnie familiale fatale).

PRISTINAMYCINE *s. f. (angl. pristinamycin).* Antibiotique de la famille des streptogramines actifs sur de nombreux germes, en particulier, le staphylocoque. Se donne par voie orale.

PROACCÉLÉRINE *s. f. (angl. proaccelerin).* Facteur V de la coagulation, qui, activé, accélère la transformation de la prothrombine en thrombine.

PROBÉNÉCIDE *s. m. (angl. probenecid).* Dérivé de l'acide benzoïque, qui inhibe le transport tubulaire rénal des acides organiques. Il est utilisé dans le traitement de l'hyperuricémie, et pour obtenir des concentrations plasmatiques de pénicilline plus élevées et plus stables, car il retarde l'excrétion tubulaire de cet antibiotique.

PROCAÏNAMIDE *s. m. (angl. procainamide).* Analogue de la procaïne, dans lequel la liaison ester de cette dernière est remplacée par un radical amide. Elle était utilisée dans le traitement de certaines arythmies cardiaques.

PROCAÏNE *s. f. (angl. procaine).* Anesthésique local, moins toxique que la cocaïne et dépourvu de l'action vasoconstrictive de celle-ci. Il est utilisé pour l'anesthésie par infiltration et pour la rachianesthésie.

PROCARBAZINE *s. f. (angl. procarbazine).* Anticancéreux utilisé dans le traitement de la maladie de Hodgkin, des tumeurs cérébrales et des lymphomes.

PROCESSUS *s. m.* **1.** Succession de phénomènes, de lésions, de symptômes, etc. **2.** *(NA. processus).* En anatomie, formation constituant le prolongement d'un organe, d'une structure ou d'un os. SYN. *APOPHYSE.* ⊂ **ANTÉRIEUR DU MALLEUS** *(NA. — anterior mallei). (angl. anterior — of malleus).* Processus long et grêle qui sort de la face antérieure du malleus. ⊂ **ARTICULAIRE** *(angl. articular —).* Saillie ou éminence osseuse par laquelle un os s'articule avec un os voisin. Ex. *processus articulaires supérieurs et inférieurs d'une vertèbre.* ⊂ **CILIAIRES** *(NA. — ciliares). (angl. ciliary —).* Franges saillantes à la face interne du corps ciliaire, qui forment la couronne ciliaire. Les procès ciliaires sécrètent l'humeur aqueuse. ⊂ **CLINOÏDE ANTÉRIEUR** *(NA. — clinoideus anterior). (angl. anterior clinoid —).* Saillie de l'extrémité médiale du bord postérieur de la petite aile du sphénoïde. ⊂ **CLINOÏDE MOYEN** *(NA. — clinoideus medius). (angl. middle clinoid —).* Chacune des deux petites saillies plus ou moins apparentes qui marquent les extrémités de la crête synostosique du sphénoïde. ⊂ **CLINOÏDE POSTÉRIEUR** *(NA. — clinoideus posterior). (angl. proterior clinoid —).* Chacune des deux saillies qui prolongent de chaque côté le bord supérieur de la lame quadrilatère du sphénoïde. ⊂ **CORACOÏDE** *(NA. — coracoideus). (angl. coracoid —).* Volumineux processus en forme de bec de corbeau, implanté sur la face supérieure du col de la scapula. ⊂ **CORONOÏDE DE L'ULNA** *(NA. — coronoideus ulnae). (angl. coronoid — of ulna).* Processus pyramidal quadrangulaire située à l'extrémité supérieure de l'ulna, devant l'olécrâne. ⊂ **CORONOÏDE DE LA MANDIBULE** *(NA. — coronoideus mandibulae). (angl. mandibular coronoid —).* Saillie antérieure du bord supérieur de la branche montante de la mandibule. ⊂ **COSTIFORME** ☞ *PROCESSUS TRANSVERSE.* ⊂ **ÉPINEUX** *(NA. — spinosus). (angl. spinous —).* Saillie médiane et postérieure de l'arc neural de la vertèbre, implantée au point d'union des deux lames vertébrales. ⊂ **ETHMOÏDAL DU CORNET INFÉRIEUR** *(NA. — ethmoidalis conchae inferioris). (angl. ethmoidal — of inferior nasal concha).* Lamelle triangulaire saillant verticalement sur le bord supérieur du cornet inférieur. ⊂ **FRONTAL DE L'OS ZYGOMATIQUE** *(NA. — frontalis zygomatici). (angl. frontal — of zygomatic bone).* Processus en forme de lame quadrilatère, formant la partie de l'angle supérieur de l'os zygomatique. ⊂ **FRONTAL DU MAXILLAIRE** *(NA. — frontalis maxillae). (angl. frontal — of maxilla).* Lame osseuse quadrilatère qui s'élève de l'extrémité antérieure du bord supérieur du maxillaire. ⊂ **JUGULAIRE** *(NA. — jugularis). (angl. jugular —).* Saillie osseuse située à la partie moyenne du bord externe des masses latérales de l'occipital, qui s'articule avec la facette jugulaire du temporal. ⊂ **LACRYMAL DU CORNET INFÉRIEUR** *(NA. — lacrimalis conchae inferioris). (angl. la-*

crymal of inferior concha). Processus saillant verticalement sur le bord supérieur du cornet inférieur, et qui s'unit en haut avec le bord inférieur de l'os lacrymal. ◇ **LATÉRAL DU TALUS** *(NA. — lateralis tali). (angl. lateral — of talus).* Saillie de la face externe du talus, sur laquelle s'appuie la facette malléolaire externe. ◇ **LENTICULAIRE** *(NA. — lenticularis incudis). (angl. lenticular — of incus).* Terminaison de la branche longue de l'incus, que l'on a longtemps décrite comme étant un osselet séparé. SYN. *OS LENTICULAIRE, OSSELET DE SYLVIUS.* ◇ **MARGINAL DE L'OS ZYGOMATIQUE** *(NA. — marginalis zygomatici). (angl. marginal — of zygomatic bone).* Saillie située sur le bord postéro-supérieur de l'os zygomatique. ◇ **MASTOÏDE** *(NA. — mastoideus). (angl. mastoid —).* Volumineuse saillie située en arrière et au dessous du méat accoustique externe. Il est creusé de cellules mastoïdiennes remplies d'air. ◇ **MAXILLAIRE DU CORNET INFÉRIEUR** *(NA. — maxillaris conchae inferioris). (angl. maxillary — of inferior nasal concha).* Lame osseuse naissant de la portion moyenne du bord supérieur du cornet inférieur et se recourbant en dehors et en bas dans le hiatus maxillaire. ◇ **ODONTOÏDE** *(NA. dens ascis). (angl. odontoid —).* Saillie osseuse verticale, ressemblant à une dent, implantée sur le corps de l'axis et qui s'articule en pivot avec l'atlas. ◇ **PALATIN DU MAXILLAIRE SUPÉRIEUR** *(NA. — palatinus maxillae). (angl. palatine — of maxilla).* Processus situé sur la face interne du maxillaire supérieur, qui forme une partie du palais osseux. ◇ **PARAMASTOÏDIEN** *(NA. — paramastoideus). (angl. paramastoid —).* Tubercule de la face inférieure du processus jugulaire. ◇ **PTÉRYGOÏDE DU SPHÉNOÏDE** *(NA. — pterygoideus sphenoidalis). (angl. pterygoid — of sphenoid bone).* Processus descendant de chaque côté de la face inférieure du sphénoïde, depuis les points d'union des grandes ailes avec le corps de l'os. ◇ **PYRAMIDAL DU PALATIN** *(NA. — pyramidalis palatini). (angl. pyramidal — of palatine bone).* Saillie en forme de pyramide triangulaire qui descend vers l'arrière et l'extérieur du bord postérieur du palais, et contribue à former la fosse ptérygoïde. ◇ **SPHÉNOÏDAL DU PALATIN** *(NA. — sphenoidalis palatini). (angl. sphenoid — of palatine bone).* Un des processus de l'os palatin, qui se dirige vers le haut et le dedans. ◇ **SPINAL** *(angl. spinal —).* Crête formée par la succession des processus épineux des vertèbres, à la face postérieure de la colonne vertébrale. ◇ **STYLOÏDE DE L'ULNA** *(NA. — styloideus ulnae). (angl. styloid — of ulna).* Saillie conique située en dedans et un peu en arrière de la tête de l'ulna. ◇ **STYLOÏDE DE LA FIBULA** *(NA. — styloideus fibulae). (angl. styloid — of fibula).* Saillie conique de la tête de la fibula, située en arrière de la facette articulaire avec le tibia. ◇ **STYLOÏDE DU RADIUS** *(NA. — styloideus radii) (angl. styloid — of radius).* Éminence pyramidale qui prolonge en bas la face externe de l'extrémité inférieure du radius. ◇ **STYLOÏDE DU TEMPORAL** *(NA. — styloideus ossis temporalis). (angl. styloid — of temporal bone).* Longue épine osseuse qui s'étend vers le bas depuis la face postéro-inférieure du rocher. ◇ **TEMPORAL DE L'OS ZYGOMATIQUE** *(NA. — temporalis ossis zygomatici). (angl. temporal — of zygomatic bone).* Angle postérieur de l'os zygomatique, qui s'unit à l'extrémité antérieure du processus zygomatique du temporal pour constituer l'arcade zygomatique. ◇ **TRANSVERSE** *(NA. — transversus vertebrarum). (angl. transverse — of vertebra).* Chacun des deux processus d'une vertèbre, implanté latéralement (à droite et à gauche) sur l'arc postérieur de la vertèbre. ◇ **UNCIFORME DE L'ETHMOÏDE** *(NA. — uncinatus ethmoidalis). (angl. uncinate — of ethmoid bone).* Lame osseuse qui se détache de la face interne de la masse latérale de l'ethmoïde. ◇ **UNCIFORME DE L'HAMATUM** *(angl. uncinate — of hamatum).* Processus en forme de crochet, implanté à la face antérieure de l'hamatum. SYN. *UNCUS DE L'HAMATUM.* ◇ **UNCINÉ DU PANCRÉAS** *(NA. — uncinatus pancreatis). (angl. uncinate — of pancreas).* Petite portion du pancréas partiellement détachée du corps de l'organe, située à l'extrémité droite. Elle est également appelée processus unciforme, crochet du pancréas, petit pancréas. ◇ **VAGINAL** *(NA. — vaginalis ossis sphenoidalis). (angl. vaginal — of sphenoid bone).* Prolongement inférieur de l'os tympanal, qui engaine la face externe de la base du processus styloïde. ◇ **VERMIFORMIS** ☞ *APPENDICE*

VERMICULAIRE. ◇ **VOCAL** *(NA. — vocalis). (angl. vocal —).* Processus du cartilage aryténoïde, sur lequel s'insère la corde vocale inférieure. ◇ **XIPHOÏDIEN** *(NA. — xiphoideus). (angl. xyphoid —).* Pièce de l'extrémité inférieure du sternum, cartilagineuse chez le sujet jeune, osseuse et soudée au sternum chez le sujet âgé. SYN. *APPENDICE ENSIFORME.* ◇ **ZYGOMATIQUE** *(NA. — zygomaticus temporalis). (angl. zygomatical — of temporal bone).* Long processus de l'écaille de l'os temporal qui s'articule avec l'os zygomatique pour constituer l'arcade zygomatique.

PROCIDENCE *s. f.* Prolapsus d'une partie anatomique ou d'un organe. ◇ **DU CORDON** *(angl. prolapse of the umbilical cord).* Descente du cordon ombilical en avant de la présentation, au cours du travail, après l'ouverture de l'œuf. SYN. *PROLAPSUS DU CORDON.*

PROCLIVE *adj. (angl. anteflexio).* Qui est dirigé en avant. SYN. *ANTÉFLEXION.*

PROCONVERTINE *s. f. (angl. proconvertin).* Facteur VII de la coagulation qui est activé en convertine.

PROCRÉATION MÉDICALEMENT ASSISTÉE *(angl. assisted reproduction).* Expression désignant l'ensemble des méthodes médicales destinées à faciliter la procréation : stimulation hormonale, insémination artificielle, fécondation *in vitro*, etc. Abréviation : PMA.

PROCTALGIE *s. f. (angl. proctalgia).* Douleur de l'anus ou du segment inférieur du rectum. SYN. *PROCTODYNIE.*

PROCTECTOMIE *s. f. (angl. proctectomy).* Résection du rectum.

PROCTITE *s. f. (angl. proctitis).* ☞ *RECTITE.*

PROCTOCÈLE *s. f. (angl. proctocele).* ☞ *RECTOCÈLE.*

PROCTOLOGIE *s. f. (angl. proctology).* Étude des affections du rectum et de l'anus.

PROCTOLOGUE *s. m. (angl. proctologist).* Spécialiste en proctologie.

PROCTOPEXIE *s. f. (angl. proctopexy).* Fixation du rectum à la paroi postérieure de la cavité pelvienne, afin de corriger un prolapsus rectal. SYN. *RECTOPEXIE.*

PROCTORRAGIE *s. f.* ☞ *RECTORRAGIE.*

PROCTOSCOPIE *s. f. (angl. proctoscopy).* ☞ *RECTOSCOPIE.*

PROCTOSIGMOÏDECTOMIE *s. f. (angl. proctosigmoidectomy).* Résection du rectum et du côlon sigmoïde. SYN. *RECTOSIGMOÏDECTOMIE.*

PROCUBITUS *s. m. (angl. ventral decubitus).* Décubitus ventral.

PRODROGUE *s. f. (angl. prodrug).* Précurseur d'un médicament actif après modification.

PRODROME *s. m. (angl. prodrome).* Signe ou symptôme indiquant le début d'une maladie.

PRODUIT *s. m. (angl. product).* Toute substance fabriquée par un organe ou un tissu et qui ne fait pas partie intégrante et permanente de l'organisme. ◇ **DE CONTRASTE** *(angl. contrast medium).* ☞ *CONTRASTE (PRODUIT DE, SUBSTANCE DE, MILIEU DE).* ◇ **DE CONTRASTE BARYTÉ** *(angl. baryum contrast medium).* Sulfate de baryum sous forme de suspension aqueuse ; il s'utilise essentiellement pour l'exploration radiologique du tube digestif. ◇ **DE CONTRASTE IODÉ** *(angl. iodine contrast medium).* Il existe deux types de produits de contraste iodés : les hydrosolubles, qui peuvent être administrés par voie orale (cholécystographie) ou par voie intraveineuse (pyélographie), et les liposolubles qui sont utilisés pour l'exploration de cavités ne communiquant pas avec le système circulatoire.

PROENZYME *s. f. (angl. proenzyme).* Substance protidique dépourvue d'activité enzymatique, mais qui donne par activation une enzyme active.

PROÉRYTHROBLASTE *s. m. (angl. proerythroblast).* Cellule de la moelle osseuse représentant le premier précurseur de la série érythrocytaire. Le proérythroblaste est basophile, a un gros noyau et contient des nucléoles.

PROÉRYTHROCYTE *s. m.* ☞ *RÉTICULOCYTE.*

PROFLAVINE *s. f. (angl. proflavine).* Poudre brun rougeâtre. Antiseptique à usage externe. SYN. *DIAMINOACRIDINE.*

PROFUS *adj. (angl. profuse).* Se dit des sécrétions et excrétions abondantes, en particulier de la sueur.

PROGESTATIF 1. *adj. (angl. progestational).* Qui permet la gestation, en provoquant une transformation de la muqueuse utérine favorable à l'implantation de l'œuf. 2. *s. f. (angl. progestin).* Se dit de la progestérone, hormone naturelle, et de toute substance hormonale naturelle ou synthétique ayant les mêmes propriétés que la progestérone.

PROGESTÉRONE *s. f. (angl. progesterone).* Hormone stéroïde sécrétée par le corps jaune, puis par le placenta, pour préparer l'endomètre à la fixation et au développement de l'ovule fécondé. SYN. *LUTÉINE, HORMONE LUTÉALE.*

PROGNATHISME *s. m. (angl. prognathism).* Proéminence en avant du maxillaire, de la mandibule ou des deux ; dans ce dernier cas, le prognathisme est dit complet.

PROHORMONE *s. f. (angl. prohormone).* Précurseur d'une hormone.

PROLABÉ *adj. (angl. prolapsed).* Se dit d'un organe déplacé vers le bas à la suite d'un prolapsus.

PROLACTINE *s. f. (angl. prolactin).* Hormone polypeptidique sécrétée par le lobe antérieur de l'hypophyse, qui déclenche la lactation après l'accouchement et empêche l'ovulation. Elle favorise en outre la sécrétion de progestérone, rendant ainsi fonctionnel le corps jaune, d'où son autre appellation d'hormone lutéotrope ou lutéotropine. Abréviation : PRL. SYN. *HORMONE GALACTOGÈNE.*

PROLACTINÉMIE *s. f. (angl. prolactinemia).* Taux de prolactine dans le sang.

PROLACTINOME *s. m. (angl. prolactinoma).* Tumeur hypophysaire sécrétant la prolactine. Elle entraîne chez la femme un syndrome aménorrhée-galactorrhée et chez l'homme une diminution de la libido.

PROLANS *s. m. (angl. prolans).* Nom sous lequel Zondek désigna les hormones présentes dans l'urine de la femme enceinte, semblables sous de nombreux aspects aux gonadotrophines hypophysaires, et sécrétées par les villosités chorioniques. Terme obsolète. ☞ *GONADOTROPHINE.*

PROLAPSUS *s. m. (angl. prolapse).* Descente d'un organe ou d'une partie d'organe.

PROLIFÉRATIF *adj. (angl. proliferative).* Qui a les caractères de la prolifération.

PROLIFÉRATION *s. f. (angl. proliferation).* Multiplication de cellules ou de micro-organismes.

PROLIFIQUE *adj. (angl. prolific).* Qui a la propriété d'engendrer.

PROLINE *s. f. (angl. proline).* Acide aminé non essentiel, constituant important de la substance collagène du tissu conjonctif.

PROMÉGALOBLASTE *s. m. (angl. promegaloblast).* Cellule de grande taille (25 à 35 µm), précurseur du mégaloblaste.

PROMÉTHAZINE *s. f. (angl. promethazine).* ☞ *PHÉNOTHIAZINE.*

PROMONOCYTE *s. m. (angl. promonocyte).* Cellule de la série monocytaire, intermédiaire entre le monoblaste et le monocyte.

PROMONTOIRE *s. m. (NA. promontorium). (angl. promontory).* Éminence ou saillie osseuse, en particulier celle formée par l'angle sacro-vertébral du bassin. ⟡ **DE LA CAVITÉ TYMPANIQUE** *(NA. — tympani). (angl. — of tympanic cavity).* Saillie arrondie sur la paroi interne de la cavité tympanique, qui correspond à la rampe externe de la cochlée et au côté externe du vestibule.

PROMYÉLOCYTE *s. m. (angl. promyelocyte).* Cellule de la série granulocytaire présente dans la moelle osseuse, intermédiaire entre le myéloblaste et le myélocyte.

PRONATEUR *adj. (angl. pronator).* Se dit d'un muscle qui sert à la pronation.

PRONATION *s. f.* 1. Mouvement de l'avant-bras qui fait exécuter à la main une rotation du dehors en dedans. 2. Position de la main résultant de ce mouvement (la paume de la main est dirigée vers le bas). ⟡ **DOULOUREUSE DE L'ENFANT** *(angl. pulled elbow).* Parésie douloureuse du bras après traction brusque sur le membre supérieur.

PRONÉPHROS *s. m. (angl. pronephros).* Partie antérieure du mésonéphros, qui s'ouvre dans le cloaque par le conduit paramésonéphrique.

PRONOSTIC *s. m. (angl. prognosis).* Prévision sur l'évolution d'une maladie, y compris son issue, chez un sujet déterminé.

PRONOSTIQUE *adj. (angl. prognostic).* Qui se rapporte au pronostic ; se dit de certains signes ou symptômes qui permettent de prévoir un résultat probable.

PROPERDINE *s. f. (angl. properdin).* Gammaglobuline présente dans le sérum normal (concentration plasmatique : 20 mg/L). Elle joue un rôle important dans l'immunité naturelle.

PROPHAGE *s. m. (angl. prophage).* Forme non infectieuse d'un bactériophage. Le prophage est le matériel génétique du bactériophage intégré au matériel génétique de la bactérie.

PROPHYLAXIE *s. f. (angl. prophylaxis).* Ensemble des moyens destinés à prévenir l'apparition ou la propagation des maladies. La prophylaxie peut être individuelle ou collective.

PROPOXYPHÈNE *s. m. (angl. propoxyphene).* Analogue structural de la méthadone. Il était utilisé comme analgésique dans les douleurs légères à modérées en association avec l'aspirine ou le paracétamol. N'est plus disponible.

PROPRANOLOL *s. m. (angl. propranolol).* Médicament antagoniste compétitif des récepteurs bêta-adrénergiques. Il fut le premier composé introduit en clinique et le prototype d'un groupe de médicaments appelés bêta-bloquants. Il est utilisé dans le traitement de l'angor, de certaines arythmies cardiaques, de l'hypertension artérielle, certaines hypertensions portales et de la migraine.

PROPRIOCEPTEUR *s. m. (angl. proprioceptor).* Récepteur situé à l'origine des voies de la sensibilité intéroceptive.

PROPRIOCEPTIF *adj. (angl. proprioceptive).* Qui se rapporte au fonctionnement des propriocepteurs. EX. *réflexe proprioceptif.*

PROPRIOCEPTION *s. f. (angl. proprioception).* Appréciation de la position, de l'équilibre et de ses modifications par le système musculaire, particulièrement lors de la locomotion.

PROPYLTHIO-URACILE *s. m. (angl. propylthiouracil).* Dérivé du thio-uracile, plus efficace et moins toxique que celui-ci à doses thérapeutiques. Il est utilisé dans le traitement des hyperthyroïdies.

PROSENCÉPHALE *s. m. (NA. prosencephalon). (angl. prosencephalon).* Ensemble des parties de l'encéphale dérivées de la vésicule cérébrale antérieure primitive : les hémisphères cérébraux, les corps striés, les lobes olfactifs, le thalamus, le troisième ventricule et les ventricules latéraux. SYN. *CERVEAU ANTÉRIEUR.*

PROSTACYCLINE *s. f. (angl. prostacyclin).* Substance voisine des prostaglandines, synthétisée dans certaines cellules endothéliales. Elle possède une action vasodilatatrice et antiagrégante plaquettaire. SYN. *PROSTAGLANDINE X, PGI2.*

PROSTAGLANDINE *s. f. (angl. prostaglandin).* Nom d'ensemble d'une série de composés dérivés de l'acide arachidonique et divisés en 9 classes de A à I. Leurs effets sont multiples ; ils favorisent l'accouchement, l'agrégation plaquettaire, et jouent un rôle dans l'inflammation et l'immunité, etc.

PROSTATE *s. f. (NA. prostata). (angl. prostate).* Organe glandulaire, propre au sexe masculin, qui entoure le col de la vessie et une portion de l'urètre, formé de deux lobes latéraux séparés par un sillon et d'un lobe moyen. Le liquide qu'elle sécrète se mélange avec le sperme au moment de l'éjaculation.

PROSTATECTOMIE *s. f. (angl. prostatectomy).* Ablation partielle ou totale de la prostate.

PROSTATIQUE *adj.* **1.** Qui se rapporte à la prostate. **2.** Qui présente une hypertrophie de la prostate.

PROSTATISME *s. m. (angl. prostatism).* Ensemble des troubles urinaires dus à l'hypertrophie de la prostate : besoin impérieux et fréquent d'uriner, avec émission de petites quantités d'urine, affaiblissement du jet urinaire, miction difficile et souvent douloureuse. ◇ **VÉSICAL** *(angl. vesical —).* Troubles urinaires analogues à ceux que provoquent l'hypertrophie de la prostate, dus à la dysectasie du col de la vessie.

PROSTATITE *s. f. (angl. prostatitis).* Inflammation, aiguë ou chronique, de la prostate.

PROSTHÉTIQUE *adj. (angl. prosthetic).* Se dit du groupement non protéique de la molécule des hétéroprotéines ; par exemple, le groupement hème est le groupement prosthétique de l'hémoglobine.

PROSTRATION *s. f. (angl. prostration).* État d'abattement extrême.

PROTAMINE *s. f. (angl. protamine).* Protéine extraite de la laitance de poisson. Elle entre dans la composition de l'insuline retard et son sulfate sert à neutraliser l'effet de l'héparine.

PROTANOMALIE *s. f. (angl. protanomalia).* Dyschromatopsie dans laquelle la perception du rouge est diminuée.

PROTÉASE *s. f. (angl. protease).* Enzyme catalysant l'hydrolyse de liaisons peptidiques de protéines ou de peptides. Les protéases comprennent les protéinases et les peptidases.

PROTÉIDE *s. m. (angl. proteid).* ☞ *PROTÉINE.*

PROTÉIFORME *adj. (angl. proteum).* Qui revêt des formes variables, tel le dieu grec Protée.

PROTÉINASE *s. f. (angl. proteinase).* Enzyme qui décompose les protéines en leurs éléments constitutifs (peptides et acides aminés).

PROTÉINE *s. f. (angl. protein).* Nom d'ensemble d'un groupe de composés organiques azotés, qui forment les constituants caractéristiques des tissus organiques.

PROTÉINÉMIE *s. f. (angl. proteinemia).* Présence et taux des protéines dans le plasma sanguin. SYN. *PROTIDÉMIE.*

PROTÉINORACHIE *s. f.* Présence de protéines dans le liquide céphalorachidien, normalement 0,20 g/L.

PROTÉINOTHÉRAPIE *s. f. (angl. proteinotherapy).* Traitement par injection de protéines étrangères à l'organisme, dans le but de provoquer des réactions qui stimulent les processus de défense (immunitaires) contre les infections. C'est une forme de vaccinothérapie non spécifique.

PROTÉINURIE *s. f. (angl. proteinuria).* Présence de protéines dans l'urine. ⊂⊃ **GLOMÉRULAIRE** *(angl. glomerular —).* Terme désignant la plupart des protéinuries des néphropathies glomérulaires. Elles peuvent être sélectives, lorsque seules passent dans l'urine les protéines plasmatiques de faible poids moléculaire, ou non sélectives, lorsque la quasi-totalité des protéines plasmatiques passent dans l'urine. ⊂⊃ **ORTHOSTATIQUE** *(angl. orthostatic —).* Protéinurie de nature bénigne, observée chez les adolescents lors du passage de la position couchée à la position debout. ⊂⊃ **TUBULAIRE** *(angl. tubular —).* Protéinurie caractérisée par la présence de globulines de faible poids moléculaire, observée dans certaines tubulopathies.

PROTÉIQUE *adj. (angl. proteinic).* Qui est de la nature des protéines ; qui se rapporte aux protéines.

PROTEUS Genre de bactéries à Gram négatif de la famille des entérobactéries.

PROTHÈSE *s. f.* **1.** Appareil ou dispositif destiné à remplacer un organe, un segment d'organe, un membre ou un segment de membre parce qu'il manque, est défectueux ou enlevé. **2.** Appareil ou dispositif médical implantable (habituellement en matière synthétique) que l'on insère dans le corps pour renforcer les tissus lors d'une cure de hernie ou d'éventration. ⊂⊃ **ACOUSTIQUE** *(angl. hearing aid).* Appareil destiné à amplifier les sons, qui s'applique sur l'oreille en cas de surdité. SYN. *PROTHÈSE AUDITIVE.* ⊂⊃ **DENTAIRE** **1.** Appareil fixe ou mobile porteur de plusieurs dents (prothèse partielle) ou remplaçant la totalité des dents (prothèse totale). **2.** *(angl. prosthodontics).* Partie des soins dentaires qui a pour but la restauration des dents, le remplacement des dents manquantes et la confection d'appareils d'orthopédie dentofaciale. ⊂⊃ **MAXILLOFACIALE** *(angl. maxillofacial —).* Prothèse destinée à corriger ou à remplacer une perte de substance au niveau de la face. ⊂⊃ **OCULAIRE** *(angl. artificial eye).* Œil artificiel.

PROTHÉSISTE *s. f. (angl. prosthetist).* Technicien qui fabrique les prothèses.

PROTHROMBINASE *s. f. (angl. prothrombinase).* Thromboplastine activée, transformant la prothrombine en thrombine.

PROTHROMBINE *s. f. (angl. prothrombin).* Globuline présente dans le plasma, qui sous l'action de la prothrombinase et du Ca^{++} se transforme en thrombine lors du processus de coagulation. La prothrombine est synthétisée dans le foie, en présence de vitamine K. SYN. *FACTEUR II.*

PROTHROMBINÉMIE *s. f. (angl. plasma prothrombin level).* Taux de la prothrombine dans le plasma sanguin.

PROTIDE *s. m. (angl. protide).* ☞ *PROTÉINE.*

PROTIDÉMIE *s. f. (angl. protidemia).* ☞ *PROTÉINÉMIE.*

PROTIDIQUE *adj. (angl. proteinic).* Qui est de la nature des protides, qui se rapporte aux protides.

PROTIDOGRAMME *s. m. (angl. proteinogram).* Répartition des différentes fractions des protéines du sérum (albumine, alphaglobulines, bêtaglobulines, gammaglobulines), après fractionnement par électrophorèse. SYN. *PROTÉINOGRAMME.*

PROTODIASTOLIQUE *adj. (angl. protodiastolic).* Qui se situe dans la première partie de la diastole ventriculaire.

PROTONEURONE *s. m. (angl. protoneuron).* Neurone, constituant le premier relais d'une voie nerveuse.

PROTONTHÉRAPIE *s. f. (angl. proton radiation therapy).* Radiothérapie utilisant les protons accélérés.

PROTOPLASME *s. m. (angl. protoplasm).* Substance constitutive des cellules, de consistance plus ou moins liquide, de structure colloïdale et de composition chimique très complexe. Elle contient une grande quantité d'eau dans laquelle sont dissous ou en suspension des corps organiques et des sels inorganiques. Le protoplasme comprend le cytoplasme et le noyau.

PROTOSYSTOLIQUE *adj. (angl. protosystolic).* Qui se situe dans la première partie de la systole ventriculaire.

PROTOXYDE D'AZOTE *(angl. nitrous oxide).* Gaz (N_2O) utilisé en anesthésie.

PROTRACTION *s. f. (angl. protraction).* Traction vers l'avant, en particulier de la langue ou de la mandibule.

PROTRUSION *s. f. (angl. protrusion).* État anormal d'un organe ou d'une partie d'organe qui se trouve poussé en avant. ◇ **ACÉTABULAIRE** *(angl. intrapelvic —).* Enfoncement du fond de l'acétabulum, qui fait saillie dans le bassin. Cette déformation entraîne une limitation des mouvements de l'articulation. ◇ **DISCALE** *(angl. discal —).* Saillie du disque intervertébral sans rupture de l'anneau fibreux pouvant être cause de lombalgie.

PROTUBÉRANCE *s. f. (angl. protuberance).* Structure anatomique saillante. ☞ *PONT.* ◇ **ANNULAIRE** *(angl. pons).* ☞ *PONT.* ◇ **OCCIPITALE EXTERNE** *(NA. protuberantia occipitalis externa). (angl. external occipital —).* Saillie de la partie moyenne de la face exocrânienne de l'occipital. ◇ **OCCIPITALE INTERNE** *(NA. protuberantia occipitalis interna). (angl. internal occipital —).* Saillie de la partie moyenne de la face endocrânienne de l'occipital.

PROVIRUS *s. m. (angl. provirus).* Fragment viral d'acide nucléique, intégré au génome d'une cellule et transmis avec celui-ci lors de la division cellulaire.

PROVITAMINE *s. f. (angl. provitamin).* Précurseur d'une vitamine. ◇ **A** *(angl. — A).* ☞ *CAROTÈNE.* ◇ **D2** *(angl. — D2).* ☞ *ERGOSTÉROL.*

PROXIMAL *adj. (NA. proximalis). (angl. proximal).* Qui est le plus proche du centre ou de la ligne médiane (du corps ou d'un organe). S'oppose à distal.

PRURIGÈNE *adj. (angl. pruriginous).* Qui provoque le prurit.

PRURIGINEUX *adj. (angl. pruriginous).* Qui s'accompagne de démangeaisons.

PRURIGO *s. m. (angl. prurigo).* Groupe de diverses dermatoses caractérisées essentiellement par un prurit violent et par des lésions papuleuses. ◇ **GESTATIONIS** Dermatose très prurigineuse, caractérisée par de petites papules siégeant principalement aux mains, aux pieds et au dos, apparaissant chez la femme enceinte vers le quatrième mois de la grossesse. SYN. *PRURIGO GRAVIDIQUE.* ◇ **MITIS** *PRURIGO DE HEBRA.* ◇ **SIMPLEX AIGU** ☞ *STROPHULUS.* ◇ **VULGAIRE** *(angl. neurodermatitis).* Prurigo chronique avec prurit important et évoluant vers des plaques de lichenification. SYN. *PRURIGO SIMPLEX CHRONIQUE.*

PRURIT *s. m. (angl. pruritus).* Sensation de démangeaison cutanée. ◇ **SÉNILE** *(angl.*

senile —). Prurit survenant chez les sujets âgés, généralement lié à l'atrophie cutanée de la vieillesse.

PSA ☞ *ANTIGÈNE PROSTATIQUE SPÉCIFIQUE.*

PSEUDARTHROSE *s. f. (angl. pseudarthrosis).* Constitution d'une fausse articulation, pathologique, entre les fragments osseux d'une fracture non consolidée.

PSEUDO-HERMAPHRODISME *s. m. (angl. pseudohermaphrodism).* État caractérisé par la présence chez un même individu de glandes sexuelles appartenant à un sexe et d'organes génitaux externes ou de caractères sexuels secondaires typiques de l'autre sexe. ◇ **FÉMININ** *(angl. female —).* Pseudo-hermaphrodisme dans lequel les caractères génétiques (chromosomes) et gonadiques (ovaires) sont féminins, mais avec des caractères sexuels secondaires masculins. SYN. *GYNANDRIE.* ◇ **MASCULIN** *(angl. male —).* État caractérisant un homme pseudo-hermaphrodite cryptorchide, à caractères sexuels extérieurs féminins. SYN. *ANDROGYNIE.*

PSEUDO-HYPERKALIÉMIE *s. f. (angl. pseudohyperkaliemia).* Artefact de laboratoire : augmentation du potassium sérique et plasmatique par libération du potassium intracellulaire quelques heures après le prélèvement sanguin. SYN. (lang. cour.) *FAUSSE HYPERKALIÉMIE.*

PSEUDOMEMBRANE *s. f. (angl. pseudomembrane).* Exsudat fibrineux ou fibrinoleucocytaire, déposé sous forme de lambeaux fermes à la surface d'une muqueuse enflammée.

PSEUDOMONAS Genre de bactéries, bacilles à Gram négatif, dont certaines espèces sont pathogènes pour les animaux et l'homme. ◇ ***AERUGINOSA*** Espèce pathogène de *Pseudomonas*. Ce bacille est responsable de suppurations à pus bleu (il produit la pyocyanine). À l'origine d'infections chroniques ou récidivantes. SYN. *BACILLE PYOCYANIQUE.* ◇ ***FLUORESCENS*** Espèce isolée très fréquemment des eaux, des boues. Sa pathogénicité est incertaine.

PSEUDOPODE *s. m. (angl. pseudopod).* Prolongement protoplasmique transitoire d'une cellule mobile (amibe, leucocyte), qui sert à la locomotion.

PSITTACISME *s. m. (angl. psittacism).* Trouble du langage avec répétition de phrases non comprises.

PSITTACOSE *s. f. (angl. psittacosis).* Maladie infectieuse des psittacidés (perroquets et perruches) transmissible à l'homme, causée par *Chlamydia psittaci*. Elle est caractérisée par un état fébrile et des infiltrats pulmonaires.

PSOAS *s. m. (angl. psoas).* Muscle de la partie antérieure de la cuisse et qui forme avec le muscle iliaque le muscle psoas-iliaque. *ATLAS ANATOMIQUE DES MUSCLES EN ANNEXE.*

PSOÏTIS *s. f. (angl. psoitis).* Inflammation du muscle psoas entraînant une attitude caractéristique de la cuisse en flexion, abduction et rotation interne.

PSORALÈNES *s. m. (angl. psoralens).* Nom générique d'un groupe de constituants de certaines plantes. L'utilisation de substances (parfums, médicaments) contenant des psoralènes peut provoquer des dermatites phototoxiques lors d'une exposition au soleil. L'utilisation des psoralènes associée aux rayons UV constitue la PUVAthérapie.

PSORIASIS *s. m. (angl. psoriasis).* Dermatose érythématosquameuse d'étiologie inconnue, à évolution chronique, caractérisée par des plaques rouges bien circonscrites, recouvertes de squames blanches. Les lésions siègent surtout aux coudes, aux genoux, au cuir chevelu, mais peuvent parfois atteindre tout le corps.

PSYCHANALYSE *s. f. (angl. psychoanalysis).* Méthode d'investigation de la vie psychique et de psychothérapie imaginée par Freud, basée sur l'interprétation des contenus latents (inconscients) qui s'expriment par les mots et les différents comportements d'un sujet. La technique psychanalytique se déroule selon la méthode de l'association libre, l'analyse des rêves, des lapsus, etc., et passe par le cadre et l'étude de la relation transférentielle.

PSYCHANALYSTE *s. m. (angl. psychoanalyst).* Spécialiste habilité à pratiquer la psychanalyse.

PSYCHASTHÉNIE *s. f. (angl. psychasthenia).* État décrit par P. Janet, caractérisé par une angoisse morbide, une indécision, une inhibition, une méticulosité, une asthénie matinale, des ruminations mentales, et des sentiments d'irréalité et de dépersonnalisation dans les cas graves.

PSYCHÉDÉLIQUE *adj. (angl. psychedelic).* Se dit des états mentaux comportant une augmentation et une altération de la sensibilité, des hallucinations et une modification de l'humeur (euphorie ou dépression). Ce terme s'applique notamment aux phénomènes psychiques provoqués par certaines drogues hallucinogènes (LSD, mescaline, etc.) et aux actes réalisés dans un tel état.

PSYCHIATRE *s. m. (angl. psychiatrist).* Médecin spécialisé en psychiatrie.

PSYCHIATRIE *s. f. (angl. psychiatry).* Branche de la médecine qui traite des maladies et des troubles mentaux ou psychiques. ◇ **INFANTILE** *(angl. child —).* Ou pédopsychiatrie, branche de la psychiatrie qui se consacre au diagnostic et au traitement des maladies mentales infantiles. ◇ **MÉDICOLÉGALE** *(angl. forensic —).* Branche de la psychiatrie qui traite des aspects légaux de la maladie mentale.

PSYCHODRAME *s. m. (angl. psychodrama).* Méthode diagnostique et psychothérapeutique caractérisée par la dramatisation (représentation théâtrale) de la réalité sous forme d'une scène improvisée par le patient sur un thème choisi par lui, permettant à travers le jeu de rôle de retrouver un aspect mal connu de sa personnalité.

PSYCHOGÈNE *adj. (angl. psychogenic).* Qui a une cause psychique.

PSYCHOLEPTIQUE *s. m.* Tout médicament qui diminue l'activité mentale (baisse de la vigilance, réduction de l'activité intellectuelle, atténuation de la tension émotionnelle). Les psycholeptiques comprennent les hypnotiques, les neuroleptiques et les anxiolytiques.

PSYCHOLOGIE *s. f. (angl. psychology).* Science qui étudie le comportement, le psychisme avec ses processus, chez le sujet normal.

PSYCHOLOGUE *s. m. (angl. psychologist).* Spécialiste de la psychologie.

PSYCHOMÉTRIE *s. f. (angl. psychometry).* Ensemble des tests servant à évaluer la capacité intellectuelle et le fonctionnement mental, en particulier l'évaluation chiffrée des fonctions cognitives et instrumentales.

PSYCHOMOTEUR *adj. (angl. psychomotor).* Qui se rapporte aux effets moteurs liés à l'activité psychique.

PSYCHOMOTRICITÉ *s. f. (angl. psychomotricity).* Ensemble des fonctions motrices intégrées dans l'activité psychique et adaptées aux besoins de la vie relationnelle.

PSYCHOPATHOLOGIE *s. f. (angl. psychopathology).* Branche de la psychologie qui étudie la cause et la nature des perturbations du comportement humain et des maladies mentales.

PSYCHOPHARMACOLOGIE *s. f. (angl. psychopharmacology).* Branche de la pharmacologie qui étudie l'action des médicaments sur les processus psychiques.

PSYCHOSE *s. f. (angl. psychosis).* Terme général qui s'applique aux troubles mentaux d'étiologie psychologique ou organique dans lesquels on note une désorganisation profonde de la personnalité, des altérations du jugement critique et du raisonnement, des troubles de la pensée, des idées et des constructions délirantes, et souvent des perturbations de la perception sensorielle (hallucinations). ◇ **CARCÉRALE** *(angl. prison —).* Troubles psychiques en rapport avec l'incarcération à type d'état dépressif et parfois d'accès confusionnels. ◇ **DÉLIRANTE AIGUË OU SUBAIGUË** *(angl. acute delusional disorder).* Terme mal défini sous lequel on peut regrouper : la bouffée délirante aiguë ; les psychoses délirantes du post-partum ; les poussées délirantes inaugurant une psychose chronique (schizophrénie). ◇ **HALLUCINATOIRE CHRONIQUE (PHC)** Délire chronique systématisé caractérisée par des idées délirantes à thème de persécution et des mécanismes d'hallucinations auditives et cénesthésiques et d'automatisme mental. Souvent chez une femme âgée de 40 ans, isolée avec une personnalité sensitive. ◇ **INFANTILE** *(angl. infantile —).* Terme qui englobe les psychoses d'apparition précoce dans l'enfance. ◇ **MANIACODÉPRESSIVE** *(angl. maniac depressive —).* Terme désuet. SYN. *TROUBLE BIPOLAIRE.* ◇ **PUERPÉRALE** *(angl. puerperal —).* Trouble survenant dans les 6 semaines suivant l'accouchement caractérisé par la présence d'idées délirantes souvent centrées sur l'enfant et les liens de filiation, des éléments confusionnels, des manifestations thymiques avec un risque de geste brutal infanticide et/ou suicidaire. ◇ **SCHIZOPHRÉNIQUE** ☞ *SCHIZOPHRÉNIE.*

PSYCHOTHÉRAPIE *s. f. (angl. psychotherapy).* Toute méthode thérapeutique des troubles mentaux reposant sur des procédés psychiques, dans le cadre du lien existant entre le patient et le psychothérapeute, et pouvant être effectuée sous forme individuelle ou en groupe.

PSYCHOTIQUE *adj.* **1.** Qui se rapporte à la psychose. **2.** Qui est atteint d'une psychose. S'utilise aussi comme substantif.

PSYCHOTROPE *s. m. (angl. psychotropic).* Toute substance capable de modifier le comportement psychique. Les médicaments psychotropes sont classés en trois groupes : les psycholeptiques (hypnotiques, neuroleptiques, anxiolytiques), les psychoanaleptiques (antidépresseurs, psychotoniques) et les psychodysleptiques (hallucinogènes).

PTÉRYGION *s. m. (angl. pterygium).* Épaississement de la conjonctive de forme triangulaire, pouvant envahir la cornée et gêner la vision.

PTOSE *s. f. (angl. ptosis).* Descente ou position anormalement basse d'un organe ou d'une structure organique.

PTOSIS *s. m. (angl. ptosis).* Chute plus ou moins marquée de la paupière supérieure, avec impossibilité de la relever, due à une paralysie du muscle releveur de la paupière. Il peut être congénital ou aquis.

PTYALINE *s. f. (angl. ptyalin).* Amylase salivaire qui transforme l'amidon en dextrose et maltose. Terme désuet.

PTYALISME *s. m. (angl. ptyalism).* Sécrétion excessive de salive. SYN. *HYPERSIALORRHÉE.*

PUBALGIE *s. f. (angl. pubalgia).* Douleur localisée à la région pubienne. Elle est observée surtout chez les sportifs.

PUBARCHE *s. f. (angl. pubarche).* Date d'apparition de la pilosité pubienne.

PUBÈRE *adj. (angl. pubertal).* Qui a atteint l'âge de la puberté.

PUBERTAIRE *adj. (angl. pubertal).* Qui se rapporte à la puberté.

PUBERTÉ *s. f. (angl. puberty).* Période de la vie pendant laquelle un individu acquiert la maturité sexuelle : développement des organes génitaux (apparition des règles chez la fille, production de spermatozoïdes chez le gaçon), apparition des caractères sexuels secondaires. ◇ **PRÉCOCE** *(angl. sexual precocity).* Puberté dont les signes caractéristiques se manifestent avant l'âge habituel, et qui peut avoir des origines diverses (tumeur hypophysaire, affection corticosurrénalienne, etc.).

PUBIEN *adj. (angl. pubic).* Qui se rapporte au pubis.

PUBIS *s. m. (NA. os pubis). (angl. pubis).* Partie antéro-inférieure de l'os coxal. *ATLAS ANATOMIQUE DES OS EN ANNEXE.*

PUCE *s. f. (angl. flea).* Insecte hématophage, parasite de l'homme et des animaux, pouvant transmettre différentes maladies infectieuses.

PUDENDAL *adj.* Qualifie certains vaisseaux et certains nerfs des organes génitaux externes. SYN. *HONTEUX. ATLAS ANATOMIQUE DES ARTÈRES EN ANNEXE. CF : N. PUDENDAL, ATLAS ANATOMIQUE DES NERFS EN ANNEXE.*

PUÉRICULTRICE *s. f. (angl. pediatric nurse).* Infirmière spécialisée s'occupant des jeunes enfants (dans les crèches, par exemple).

PUÉRICULTURE *s. f. (angl. well-baby care).* Ensemble des moyens et méthodes susceptibles d'assurer un développement physique et psychique normal de l'enfant du premier âge (de la naissance jusqu'à 4-5 ans).

PUÉRIL *adj. (angl. puerile).* Qui est propre à l'enfant, à l'enfance.

PUERPÉRAL *adj. (angl. puerperal).* Qui se rapporte à la période qui suit l'accouchement. Ex. *infection puerpérale.*

PUERPÉRALITÉ *s. f. (angl. puerperium).* Période qui va de l'acccouchement au retour à l'état physiologiquement normal, en général à la réapparition des règles. SYN. *ÉTAT PUERPÉRAL.*

PULLULATION *s. f. (angl. pullulation).* Multiplication rapide de micro-organismes, de parasites ou des éléments d'un tissu.

PULMONAIRE *adj. (angl. pulmonary).* Qui se rapporte au poumon.

PULPATION *s. f.* En pharmacie, réduction en pulpe de substances végétales.

PULPE *s. f.* **1.** Structure organique molle et charnue. **2.** Préparation pharmaceutique de consistance molle obtenue à partir de substances végétales. ⊂⊃ **DENTAIRE** *(NA. pulpa dentis). (angl. dental —).* Tissu conjonctif mou, riche en vaisseaux sanguins et en nerfs, dont dépend la vie de la dent, qui occupe la cavité centrale (chambre pulpaire) et les canaux radiculaires. ⊂⊃ **DES DOIGTS** *(angl. digital —).* Partie molle, charnue, de la face palmaire des extrémités des doigts.

PULPECTOMIE *s. f.* **1.** Excision totale de la pulpe dentaire. **2.** Ablation du testicule en ne conservant que l'albuginée notamment dans le cancer prostatique.

PULPITE *s. f. (angl. pulpitis).* Inflammation de la pulpe dentaire, le plus souvent secondaire à une carie.

PULSATILE *adj. (angl. pulsatile).* Qui est animé de pulsations ou battements rythmiques, ou qui dépend des battements cardiaques. Ex. *tumeur pulsatile.*

PULSATION *s. f. (angl. pulsation).* Battement rythmique du cœur, d'une artère ou du pouls.

PULTACÉ *adj. (angl. pultaceous).* Qui a la consistance et l'aspect d'une bouillie. Ex. *exsudat pultacé.*

PULVÉRISATION *s. f.* **1.** Réduction d'une substance solide à l'état de poudre. **2.** Projection uniforme à l'aide d'un pulvérisateur d'une poudre ou d'une solution, sur les vêtements ou sur les téguments par exemple.

PUNAISE *s. f. (angl. bedbug).* Insecte parasite (*Cimex lectularius*), responsable de lésions cutanées et un possible rôle dans la transmission d'infections.

PUPILLE *s. f. (NA. pupilla). (angl. pupil).* Ouverture dilatable et contractile du centre de l'iris, par laquelle passent les rayons lumineux. ⊂⊃ **ARTIFICIELLE** *(angl. artificial —).* Ouverture pratiquée chirurgicalement dans l'iris en cas d'opacité centrale de la cornée ou du cristallin. ⊂⊃ **MYOTONIQUE** *(angl. myotonic —).* ☞ *PUPILLOTONIE.*

PUPILLOMÉTRIE *s. f. (angl. pupillometry).* Mesure du diamètre pupillaire par l'intermédiaire d'un appareil, le pupillomètre.

PURGATIF *s. m. (angl. purgative).* Médicament qui, administré par voie orale, a une action évacuatrice du contenu intestinal. Les purgatifs reçoivent différents noms selon la modalité de leur action : hydragogues, cholagogues, drastiques.

PURGATION *s. f. (angl. purgation).* Évacuation du contenu intestinal après administration de purgatifs.

PURGE *s. f. (angl. purge).* SYN. (populaire de) *PURGATIF.*

PURIFORME *adj. (angl. puriform).* Qui ressemble au pus.

PURINE *s. f. (angl. purine).* Composé fondamental des bases puriques, qui comprennent l'adénine et la guanine et qui entrent dans la composition des nucléotides.

PURIQUE *adj. (angl. puric).* Qui se rapporte à la purine ou à ses dérivés.

PURPURA *s. m. (angl. purpura).* Taches cutanées rouges, constituées par de petites extravasations sanguines sous-cutanées. Ces taches ne s'effacent pas à la pression. Le purpura est un symptôme observé dans diverses maladies. Il peut être lié à une thrombopénie ou à une fragilité vasculaire. ⊂⊃ **ANNULAIRE TÉLANGIECTASIQUE** *(angl. — annularis telangiectodes).* Éruption de forme annulaire à centre achromique, pigmentée par dépôt d'hémosidérine, apparaissant sur les deux jambes, et associée à des télangiectasies et des ecchymoses. SYN. *PURPURA DE MAJOCCHI.* ⊂⊃ **FULMINANS** *(angl. — fulminans).* Affection très grave, caractérisée par l'apparition de nombreuses ecchymoses disséminées, compliquant une maladie infectieuse, en particulier la septicémie méningococcique.

◇ **GANGRÉNEUX** *(angl. gangrenous —).* Purpura évoluant vers une gangrène cutanée, d'origine septique et de pronostic très grave. ◇ **HYPERGLOBULINÉMIQUE** *(angl. hyperglobulinic —).* Maladie auto-immune en rapport avec une hyperglobulinémie monoclonale à IgG, d'évolution bénigne et touchant la femme. Elle associe : un purpura diffus, des arthralgies, des adénopathies et un syndrome de Raynaud. Il s'agit d'une affection à complexes immuns qui peut accompagner d'autres affections. ◇ **RHUMATOÏDE** *(angl. Henoch-Schönlein purpura).* Vascularite primitive à IgA, touchant principalement l'enfant et l'adolescent, associant purpura des membres inférieurs, arthralgies et atteinte rénale (glomérulo-néphrite). ☞ *SCHÖNLEIN-HENOCH (SYNDROME OU MALADIE DE).* ◇ **SÉNILE DE BATEMAN** *(angl. — senilis).* ☞ *BATEMAN (PURPURA SÉNILE DE).* ◇ **THROMBOCYTOPÉNIQUE THROMBOTIQUE** *(angl. thrombotic thrombocytopenic —).* Purpura très grave avec hémorragies diverses, troubles neurologiques, insuffisance hépatique. Il s'y associe une anémie hémolytique et une formation de microthrombus dans les petits vaisseaux. L'étiologie est inconnue. SYN. *SYNDROME DE MOSCHCOWITZ.* ◇ **THROMBOPÉNIQUE** *(angl. thrombocytopenic —).* Apparition soudaine de pétéchies et d'hémorragies des muqueuses, avec thrombopénie et anomalies plaquettaires, évoluant par poussées de gravité variable. SYN. *PURPURA HÉMORRAGIQUE, PURPURA THROMBOCYTOPÉNIQUE.* ◇ **THROMBOPÉNIQUE IDIOPATHIQUE** *(angl. idiopathic thrombocytopenic —).* Purpura lié à une thrombocytopénie auto-immune. Il existe une forme aiguë, plus fréquente chez les enfants, et une forme chronique, plus fréquente chez les femmes d'âge adulte, d'origine auto-immune.

PUS *s. m. (angl. pus).* Liquide plus ou moins épais, de couleur variable, résultant d'une inflammation aiguë ou chronique, constitué d'une partie liquide ou sérum, et d'une partie solide formée par des leucocytes plus ou moins altérés, des particules de graisse, des acides gras et des micro-organismes détruits ou non.

PUSTULE *s. f. (angl. pustule).* Lésion cutanée caractérisée par un soulèvement épidermique contenant un liquide purulent. ◇ **MALIGNE** *s. f. (angl. malignant anthrax).* ☞ *CHARBON.*

PUSTULOSE *s. f. (angl. pustulosis).* Affection caractérisée par la formation de nombreuses pustules. ◇ **SOUS-CORNÉE** *(angl. Sneddon-Wilkinson syndrome).* Éruption diffuse de vésicopustules d'évolution chronique. SYN. *SYNDROME DE SNEDDON ET WILKINSON.* ◇ **VACCINIFORME** *(angl. eczema herpeticum).* Éruption de pustules rappelant la vaccine évoluant généralement vers la guérison et d'étiologie controversée. SYN. *ECZÉMA HERPÉTIFORME, KAPOSI-JULIUSBERG (MALADIE DE).*

PUTRÉFACTION *s. f. (angl. putrefaction).* Processus de décomposition des matières organiques animales ou végétales.

PUTRESCIBLE *adj. (angl. putrescent).* Qui est susceptible de subir la putréfaction.

PUTRIDE *adj.* **1.** Qui est caractérisé ou produit par la putréfaction. **2.** Qui dégage une odeur rappelant celle de la putréfaction.

PUVAthérapie *(angl. PUVA therapy).* ☞ *PSORALÈNES.*

PYCNIQUE *adj. (angl. pyknic).* Qui est caractérisé par un corps trapu avec une tendance à l'embonpoint. Se dit d'un type morphologique.

PYCNOÏDE *adj. (angl. pyknomorphous).* Forme épaisse et large.

PYCNOSE *s. f. (angl. pyknosis).* État du noyau de la cellule en dégénérescence.

PYCNOTIQUE *adj.* Relatif ou affecté par la pycnose.

PYÉLECTASIE *s. f. (angl. pyelectasis).* Dilatation du pelvis rénal.

PYÉLIQUE *adj. (angl. pyelic).* Qui se rapporte au pelvis rénal.

PYÉLITE *s. f. (angl. pyelitis).* Infection aiguë ou chronique de la muqueuse qui tapisse le pelvis rénal, associée soit à une infection rénale (pyélonéphrite), soit à une infection de la vessie (pyélocystite). ◇ **CALCULEUSE** *(angl. calculous —).* Pyélite liée à la présence d'un calcul dans le pelvis rénal. ◇ **HÉMATOGÈNE** *(angl. hematogenous —).*

Infection du pelvis rénal propagée par voie sanguine. Elle est en général associée à une néphrite. ◇ **UROGÈNE** *(angl. urogenous —).* Pyélite résultant de la propagation ascendante, par voie urinaire, d'une infection de la vessie, en général liée à une stase urinaire due à un obstacle à l'écoulement dans les voies urinaires inférieures. SYN. *PYÉLITE ASCENDANTE.*

PYÉLOCALICIEL *adj. (angl. pyelocaliceal).* En rapport avec le pelvis rénal et les calices rénaux.

PYÉLOCYSTITE *s. f. (angl. pyelocystitis).* Inflammation du pelvis rénal et de la vessie.

PYÉLOGRAMME *s. m. (angl. pyelogram).* Cliché obtenu par la pyélographie.

PYÉLOGRAPHIE *s. f. (angl. pyelography).* Radiographie des cavités rénales et des uretères après injection d'un produit de contraste. ◇ **ASCENDANTE** *(angl. ascending —).* Pyélographie après injection d'un produit de contraste par voie urétérale. SYN. *PYÉLOGRAPHIE RÉTROGRADE.* ◇ **DESCENDANTE** *(angl. intravenous —).* Pyélographie après injection par voie intraveineuse d'un produit de contraste qui est éliminé par les reins. SYN. *PYÉLOGRAPHIE INTRAVEINEUSE, PYÉLOGRAPHIE D'ÉLIMINATION.*

PYÉLOLITHOTOMIE *s. f. (angl. pyelolithotomy).* Pyélotomie pratiquée pour extraire un ou plusieurs calculs situés dans le bassinet du rein.

PYÉLONÉPHRITE *s. f. (angl. pyelonephritis).* Affection inflammatoire d'origine bactérienne intéressant le pelvis rénal et le parenchyme rénal (système tubulaire et tissu interstitiel). ◇ **ASCENDANTE** *(angl. ascending —).* Néphrite interstitielle secondaire à une lésion souvent obstructive ou à un trouble du fonctionnement des voies excrétrices. SYN. *NÉPHRITE ASCENDANTE.* ◇ **GRAVIDIQUE** *(angl. — of pregnancy).* Inflammation des voies urinaires (voies excrétrices et tissu intestitiel du rein) pendant la grossesse. ◇ **XANTHOGRANULOMATEUSE** *(angl. xanthogranulomatous —).* Forme de pyélonéphrite chronique avec fibrose inflammatoire riche en histiocytes spumeux. Complication habituelle des infections à Proteus.

PYÉLOPLASTIE *s. f. (angl. pyeloplasty).* Traitement chirurgical de référence du syndrome de la jonction pyélo-urétérale consistant en une résection du segment d'uretère pathologique avec anastomose urétéro-urétérale protégée par une sonde double J.

PYLÉPHLÉBITE *s. f. (angl. pylephlebitis).* Phlébite de la veine porte ou de ses branches.

PYLÉTHROMBOSE *s. f. (angl. pylethrombosis).* Thrombose de la veine porte.

PYLORE *s. m. (NA. pylorus). (angl. pylorus).* Orifice de sortie de l'estomac, par lequel celui-ci communique avec le duodénum.

PYLORECTOMIE *s. f. (angl. pylorectomy).* Résection du pylore.

PYLORODUODÉNITE *s. f. (angl. pyloroduodenitis).* Inflammation de la muqueuse du pylore et de la muqueuse du duodénum.

PYLOROPLASTIE *s. f. (angl. pyloroplasty).* Chirurgie plastique du pylore pratiquée en prévention de la stase gastrique lors des vagotomies ou en cas de sténose.

PYOCÉPHALIE *s. f. (angl. pyocephalus).* Présence de pus dans les ventricules cérébraux.

PYOCHOLÉCYSTITE *s. f. (angl. purulent cholecystitis).* Cholécystite purulente.

PYOCYANIQUE (BACILLE) *(angl. pyocyanic).* ☞ *PSEUDOMONAS AERUGINOSA.*

PYODERMITE *s. f. (angl. pyoderma).* Toute infection cutanée purulente : furoncle, impétigo, sycosis, etc. ◇ **VÉGÉTANTE** *(angl. — vegetans).* Infection cutanée staphylococcique à surface végétante associée à des pustules folliculaires. SYN. *DERMATITE VÉGÉTANTE.*

PYOGÈNE *adj. (angl. pyogenic).* Qui provoque la formation de pus, la suppuration. Se dit surtout de certains micro-organismes (streptocoque, staphylocoque).

PYOHÉMIE *s. f. (angl. pyemia).* ☞ *SEPTICOPYOHÉMIE, PYÉMIE.*

PYONÉPHRITE *s. f. (angl. pyonephritis).* Néphrite due à la présence de petits abcès à germes pyogènes au sein du parenchyme rénal.

PYONÉPHROSE *s. f. (angl. pyonephrosis).* Affection rénale caractérisée par des collections de pus dans le pelvis rénal, les calices et le parenchyme rénal.

PYOPÉRICARDE *s. m. (angl. pyopericardium).* Collection de pus dans le péricarde.

PYOPÉRICARDITE *s. f. (angl. pyopericarditis).* Péricardite purulente.

PYOPÉRITOINE *s. m. (angl. pyoperitoneum).* Collection de pus dans la cavité péritonéale.

PYOPÉRITONITE *s. f. (angl. pyoperitonitis).* Péritonite purulente.

PYOPHYLACTIQUE *adj. (angl. pyophylactic).* Qui confère une protection contre les infections purulentes.

PYOPNEUMOTHORAX *s. m. (angl. pyopneumothorax).* Collection de pus et de gaz dans la cavité pleurale. ◇ **SOUS-PHRÉNIQUE** *(angl. subphrenic —).* Forme de pyopneumopérihépatite siégant entre le foie et le diaphragme et se traduisant cliniquement par les symptômes habituels du pneumothorax.

PYORRHÉE *s. f. (angl. pyorrhea).* Écoulement de pus. ◇ **ALVÉOLODENTAIRE** *(angl. — alveolaris).* Infection chronique purulente des éléments de soutien des dents.

PYOSALPINX *s. m. (angl. pyosalpinx).* Collection de pus dans la trompe utérine.

PYOSCLÉROSE *s. f. (angl. pyosclerosis).* Suppuration chronique au sein d'un tissu scléreux.

PYOSEPTICÉMIE *s. f. (angl. pyosepticemia).* ☞ *SEPTICOPYOHÉMIE.*

PYOSTERCORAL *adj.* Caractérise des excréments purulents.

PYOTHORAX *s. m. (angl. pyothorax).* Collection de pus dans la cavité pleurale, généralement secondaire à une pneumopathie aiguë. SYN. *PLEURÉSIE PURULENTE.*

PYRAMIDAL *adj. (angl. pyramidal).* Qui se rapporte à une pyramide ; en forme de pyramide. ◇ **(OS)** ☞ *TRIQUETRUM.* ◇ **(SYNDROME)** *(angl. — tract syndrome).* Syndrome correspondant à une atteinte du faisceau pyramidal, du cortex cérébral à la moelle. Il associe déficit moteur, troubles du tonus et des réflexes.

PYRAMIDE *s. f. (NA. pyramis). (angl. pyramid).* Nom de différentes structures anatomiques dont la forme rappelle cette figure géométrique. ◇ **ANTÉRIEURE DU BULBE** *(NA. — medullae oblongatae). (angl. — of medulla oblongata).* Chacun des deux cordons situés de chaque côté du sillon médian de la face antérieure du bulbe, qui se poursuivent vers le haut par les pédoncules et vers le bas, après avoir subi une décussation, par les cordons latéraux de la moelle. SYN. *PYRAMIDE BULBAIRE.* ◇ **BULBAIRE** ☞ *PYRAMIDE ANTÉRIEURE DU BULBE.* ◇ **CÉRÉBELLEUSE** ☞ *PYRAMIS.* ◇ **PÉTREUSE** *(NA. — ossis temporalis). (angl. petrous —).* Rocher du temporal. ◇ **RÉNALE** *(NA. — renalis). (angl. renal —).* Chacune des formations coniques, au nombre de huit à dix, constituant la substance médullaire du rein.

PYREXIE *s. f. (angl. pyrexia).* État fébrile.

PYRIDOXINE *s. f. (angl. pyridoxine).* ☞ *VITAMINE B6.*

PYRIMÉTHAMINE *s. f. (angl. pyrimethamine).* Substance employée dans la prophylaxie et le traitement du paludisme. Elle est utilisée également dans la toxoplasmose.

PYRIMIDINE *s. f. (angl. pyrimidine).* Composé azoté dont dérivent les bases pyrimidiques (thymine, cytosine, uracile) entrant dans la constitution des acides nucléiques.

PYROMANE *s. m. (angl. pyromaniac).* Individu atteint de pyromanie.

PYROMANIE *s. f.* Actes impulsifs répétés et irrésistibles visant à mettre le feu sans motif apparent.

PYROSIS *s. m. (angl. pyrosis).* Sensation de brûlure qui part de l'épigastre et remonte le long de l'œsophage vers le pharynx. Elle s'accompagne de régurgitations acides témoignant d'un reflux gastro-œsophagien.

PYRUVICÉMIE *s. f. (angl. pyruvemia).* Teneur du sang en acide pyruvique.

PYURIE *s. f. (angl. pyuria).* Présence de pus dans l'urine.

Q

Q (fièvre) *(angl. Q fever).* ☞ *FIÈVRE Q.*

QI *(angl. IQ).* Abréviation de quotient intellectuel.

QR Abréviation de quotient respiratoire.

QRS (complexe) ☞ *COMPLEXE VENTRICULAIRE.*

QS Dans les préparations magistrales, abréviation de *quantité suffisante*. Elle indique la quantité d'excipient à ajouter aux principes médicamenteux (en spécifiant après l'abréviation, en grammes ou en millilitres, le poids ou le volume total de la préparation). On écrit aussi QSP, abréviation de *quantité suffisante pour*.

QUADRANOPSIE *s. f. (angl. quadrantanopia).* Absence de vision dans un quart du champ visuel. SYN. *TÉTRANOPSIE, HÉMIANOPSIE EN QUADRANT.*

QUADRANTECTOMIE *s. m. (angl. quadrantectomy).* Ablation d'un quadrant du sein pour cancer.

QUADRICEPS *s. m. (angl. quadriceps muscle).* Muscle de la face antérieure de la cuisse constitué des muscles droit de la cuisse, vaste médial, vaste latéral et vaste intermédiaire. Il s'insère par l'intermédiaire d'un tendon commun sur la patella et sur la tubérosité antérieure du tibia. *ATLAS ANATOMIQUE DES MUSCLES EN ANNEXE.*

QUADRIJUMEAUX *s. m. (angl. quadrigeminal).* ☞ *QUADRUPLÉS.* ◇ **(TUBERCULES)** *s. m. (angl. — bodies).* ☞ *COLLICULI.*

QUADRIPARE *s. f. (angl. quadripara).* Femme qui a accouché quatre fois ou qui a donné naissance à des quadruplés.

QUADRIPARÉSIE *s. f. (angl. paresis of four limbs).* Parésie des quatre membres.

QUADRIPLÉGIE *s. f. (angl. quadriplegia).* Paralysie des quatre membres. SYN. *TÉTRAPLÉGIE.*

QUADRUPLÉS *s. m. (angl. quadruplets).* Les quatre enfants provenant d'une même grossesse. SYN. *QUADRIJUMEAUX.*

QUARANTAINE *s. f. (angl. quarantine).* Période d'isolement (anciennement de 40 jours) à laquelle on soumet les personnes provenant de zones ou de pays où règnent certaines maladies contagieuses.

QUARANTENAIRE (MALADIE) *(angl. quarantinable disease).* Nom donné à chacune des maladies contre lesquelles tous les États sont habilités, en vertu du réglement sanitaire international, à prendre des mesures de protection (vaccination, isolement, etc.) à l'égard des voyageurs pénétrant sur leur territoire en provenance d'une zone endémique. Il s'agit des maladies dites pestilentielles (choléra, peste, fièvre jaune, variole et fièvres récurrentes).

QUATRIÈME MALADIE *(angl. fourth disease).* Maladie éruptive de l'enfance, distinction qui n'est plus utilisée. Plusieurs virus pouvant en être à l'origine. ◇ **VÉNÉRIENNE** *(angl. fourth venereal disease).* ☞ *NICOLAS-FAVRE (MALADIE DE).*

QUATRIÈME PAIRE CRÂNIENNE *(NA. n. trochlearis). (angl. trochlear nerve ; fourth cranial nerve).* Nerf trochléaire. *N. TROCHLÉAIRE (IVE PAIRE). ATLAS ANATOMIQUE DES NERFS EN ANNEXE.*

QUEENSLAND (FIÈVRE DU) ☞ *FIÈVRE Q.*

QUÉRULENCE *s. f. (angl. quarelsomeness).* Tendance pathologique à protester contre des injustices réelles ou imaginaires.

QUEUE *s. f. (NA. cauda). (angl. tail).* Extrémité d'une structure anatomique ou d'un organe, par opposition à l'autre extrémité, appelée tête. ◇ **DE CHEVAL** *(NA. — equina). (angl. cauda equina).* Ensemble constitué par les racines nerveuses lombaires, sacrales et coccygiennes, à l'extrémité inférieure du canal vertébral. ◇ **DE CHEVAL (SYNDROME DE LA)** *(angl. cauda equina syndrome).* Atteinte sensitivomotrice de L2 à S5, comportant des douleurs pluriradiculaires des membres inférieurs, de la région périnéale et des organes génitaux, avec anesthésie, paralysie flasque complète et troubles génitosphinctériens. Il est dû à la compression des 3 dernières racines lombales et des racines sacrococcygiennes. ◇ **DE L'ÉPIDIDYME** *(NA. — epididymis). (angl. — of epididymis).* Extrémité postérieure de l'épididyme. ◇ **DE L'HÉLIX** *(NA. — helicis). (angl. — of helix).* Languette cartilagineuse qui prolonge l'hélix en bas et en arrière. ◇ **DU PANCRÉAS** *(NA. — pancreatis). (angl. — of pancreas).* Fine extension du pancréas vers la gauche.

QUICK (TEMPS DE) *(angl. prothrombin time ; PT).* Temps de coagulation d'un plasma oxalaté puis recalcifié en présence d'un excès de thromboplastine. Le temps de Quick normal est de 12 à 13 secondes. Son allongement est proportionnel à l'abaissement du taux de la prothrombine, ainsi que des taux de la proaccélérine, de la proconvertine et du facteur Stuart. SYN. *TEMPS DE PROTHROMBINE.*

QUINACRINE *s. f. (angl. quinacrine).* Dérivé de l'acridine utilisé comme antipaludique et comme ténicide. En raison de ses effets toxiques, son utilisation est interdite.

QUINCKE (MALADIE OU ŒDÈME DE) *(angl. angioedema Quincke's edema).* Forme d'urticaire caractérisée par un œdème d'apparition soudaine et localisé sur le visage, le cou et parfois le larynx (en particulier dans la forme héréditaire). SYN. *ŒDÈME ANGIONEUROTIQUE.*

QUINIDINE *s. f. (angl. quinidine).* Alcaloïde du quinquina. Ses propriétés pharmacodynamiques sont analogues à celles de la quinine. La quinidine peut être utilisée, sous forme de sulfate, dans le traitement de certains troubles du rythme (prévention des récidives) et en cas de tachycardie ventriculaire et supraventriculaire.

QUINIDINÉMIE *s. f. (angl. quinidinemia).* Taux sanguin de quinidine.

QUININE *s. f. (angl. quinine).* Alcaloïde principal de l'écorce de quinquina. Sa principale application en thérapeutique est le traitement du paludisme (principalement le paludisme à *Plasmodium falciparum*), dont elle est un traitement de référence. Elle était aussi utilisée comme antipyrétique, et contre les crampes musculaires.

QUININISATION *s. f. (angl. quininization).* Utilisation thérapeutique de la quinine, en particulier comme traitement préventif dans les pays où règne le paludisme endémique. SYN. *QUINISATION.*

QUININISME *s. m. (angl. cinchonism).* Intoxication par les sels de quinine, caractérisée par une céphalalgie, des bourdonnements d'oreilles, une surdité transitoire et des manifestations cérébrales. SYN. *QUINISME, CINCHONISME.*

QUINIQUE *adj. (angl. quinic).* Qui se rapporte à la quinine ou au quinquina.

QUINOLÉINE *s. f. (angl. quinoline).* Composé qui possède des propriétés antiseptiques et antipyrétiques. La quinoléine et ses dérivés sont utilisés comme antipaludiques (mefloquine, halofantrine, etc).

QUINOLONE *s. f. (angl. quinolone).* Famille d'antibactériens de synthèse. Le premier produit utilisé fut l'acide nalidixique. La péfloxacine, l'ofloxacine et la norfloxacine sont de nouvelles quinolones, dites fluoroquinolones, largement utilisées. Les formes lévogyres, plus récentes, que sont la lévofloxacine et la moxifloxacine ont un spectre plus large, notamment sur des cocci Gram positif et certaines mycobactéries.

QUINQUINA *s. m. (angl. quinquina ; cinchona).* Écorce des arbres du genre *Chinchona*. Le quinquina renferme plusieurs alcaloïdes, parmi lesquels les principaux sont la quinine, la quinidine, la cinchonine et la cinchonidine. ◇ **GRIS** *(angl. grey quinquina).* Nom de plusieurs quinquinas d'espèces différentes, *Cinchona condominea*, *Cinchona officinalis*, etc., de couleur grise, qui contiennent peu de quinine et une quantité plus importante de cinchonine. ◇ **JAUNE** *(angl. yellow quinquina)*. Espèce de *Cinchona calisaya*, très riche en quinine. ◇ **ROUGE** *(angl. red cinchona)*. Nom du quinquina de l'espèce *Cinchona succirubra*, d'action intermédiaire entre celles des quinquinas gris et des quinquinas jaunes.

QUINTE *s. f. (angl. coughing fit)*. Accès de toux prolongé. À l'origine, « toux de la cinquième heure du matin », décrite autrefois chez les tuberculeux. Désigne actuellement l'accès typique de la coqueluche.

QUINTUPLÉS *s. m. (angl. quintuplets)*. Les cinq enfants provenant d'une même grossesse.

QUOTIENT ◇ **INTELLECTUEL** *s. m. (angl. intelligence —)*. Mesure de l'intelligence obtenue en divisant l'âge mental du sujet, apprécié par l'échelle de Binet-Simon ou un autre test standardisé d'intelligence, par l'âge réel et en multipliant le résultat par 100. Abréviation : QI. ◇ **RESPIRATOIRE** *s. m. (angl. respiratory —)*. Rapport entre le volume de gaz carbonique éliminé et le volume d'oxygène consommé dans le même temps. Normalement, ce rapport est voisin de 0,9. Abréviation : QR.

R

RAA Abréviation de rhumatisme articulaire aigu.

RABIQUE *adj. (angl. rabic).* Qui se rapporte à la rage.

RACÉMEUX *adj. (angl. racemose).* Qui est disposé en grappe.

RACHIALGIE *s. f. (angl. rachiodynia).* Douleur localisée au niveau du rachis.

RACHIANALGÉSIE *s. f. (angl. spinal analgesia).* ☞ *RACHIANESTHÉSIE.*

RACHIANESTHÉSIE *s. f. (angl. spinal anesthesia).* Anesthésie de la partie inférieure du corps, par injection dans l'espace sous-arachnoïdien, par ponction lombaire, d'un produit anesthésique. SYN. *RACHIANALGÉSIE, ANESTHÉSIE RACHIDIENNE.*

RACHICENTÈSE *s. f. (angl. lumbar puncture).* Ponction lombaire permettant d'évacuer et de prélever, sans aspiration, le liquide céphalorachidien ou d'injecter un médicament ou un produit de contraste. SYN. *PONCTION LOMBAIRE.*

RACHIDIEN *adj. (angl. spinal rachidial rachidian).* Qui se rapporte ou qui appartient à la colonne vertébrale (ou rachis). SYN. *SPINAL.*

RACHIS *s. m. (angl. vertebral column).* Colonne vertébrale.

RACHISCHISIS *s. m. (angl. rachischisis).* Fissure congénitale, partielle ou totale, de la colonne vertébrale.

RACHITIQUE *adj.* **1.** Qui se rapporte au rachitisme. **2.** Qui est atteint de rachitisme.

RACHITISME *s. m. (angl. rickets).* Maladie de la période de croissance, presque toujours due à une carence en vitamine D. Elle se caractérise cliniquement par des symptômes osseux (déformation crânienne, craniotabès, fontanelle élargie, chapelet costal, proéminence malléolaire), une hyperlaxité articulaire, une hypotonie musculaire, ainsi qu'une tendance aux pneumopathies et aux infections à répétition. ◇ **FŒTAL** *(angl. fetal —).* ☞ *ACHONDROPLASIE.* ◇ **HÉMORRAGIQUE** *(angl. infantile scurvy).* Terme désuet, correspond au scorbut infantile. ◇ **HYPOPHOSPHATÉMIQUE FAMILIAL** *(angl. X-linked hypophosphatemic —)* Groupe d'affections héréditaires transmises selon différents modes. Elle se traduit par un rachitisme sévère, résistant à la vitamine D, apparaissant vers l'âge de 2 à 3 ans, et comportant une hypophosphatémie, une hyperphosphaturie et une hyperphosphatasémie. À l'origine d'un nanisme harmonieux. SYN. *RACHITISME VITAMINO-RÉSISTANT HYPOPHOSPHATÉMIQUE DE FANCONI.* ◇ **TARDIF** *(angl. late —).* Rachitisme apparaissant chez le grand enfant et chez l'adolescent.

RACINE *s. f. (NA. radix). (angl. root).* En anatomie, origine d'une structure (par exemple racine nerveuse) ou partie constituant la base, le point d'implantation, d'un organe (par exemple racine d'une dent). ◇ **PILEUSE** *(NA. — pili). (angl. hair —).* Partie du poil incluse dans la peau. ◇ **RACHIDIENNE** *(NA. — nervi spinalis). (angl. nerve —).* Chacune des deux racines par lesquelles chaque nerf rachidien se détache de la moelle épinière. Les racines rachidiennes se réunissent dans le canal rachidien juste avant de traverser le trou de conjugaison, pour former le nerf rachidien. ◇ **RACHIDIENNE ANTÉRIEURE** *(NA. — anterior nervi spinalis). (angl. anterior — of spinal nerve).* Racine rachidienne qui comprend les fibres motrices nées de la corne antérieure de la moelle et qui s'unit à la racine postérieure après le ganglion spinal. ◇ **RACHIDIENNE MOTRICE** *(angl. motor — of spinal nerve).* ☞ *RACINE RACHIDIENNE ANTÉ-*

RIEURE. ◇ **RACHIDIENNE POSTÉRIEURE** *(NA. —posterior nervi spinalis). (angl. posterior— of spinal nerve).* Racine rachidienne qui comprend les fibres sensitives, qui parviennent au sillon collatéral postérieur de la moelle, et dans laquelle se trouve le ganglion spinal. ◇ **RACHIDIENNE SENSITIVE** *(angl. sensory— of spinal nerve).* ☞ *RACINE RACHIDIENNE POSTÉRIEURE.*

RADIAL *adj.* **1.** Qui est disposé en rayons. **2.** Qui se rapporte au radius. *ATLAS ANATOMIQUE DES ARTÈRES EN ANNEXE ; ATLAS ANATOMIQUE DES MUSCLES EN ANNEXE ; ATLAS ANATOMIQUE DES NERFS EN ANNEXE.*

RADIATION *s. f. (NA. radiatio). (angl. radiation).* En anatomie, groupe de fibres nerveuses qui divergent à partir d'un centre commun. ◇ **ACOUSTIQUE** *(NA. — acustica). (angl. acoustic —).* Faisceau de fibres de la partie postérieure de la capsule interne, qui s'étend du corps géniculé interne au gyrus supérieur. SYN. *RADIATION AUDITIVE.* ◇ **OPTIQUE** *(NA. — optica). (angl. optic —).* Faisceau de fibres nerveuses qui vont du thalamus au centre optique du lobe occipital du cerveau. ◇ **THALAMIQUE** *(NA. — thalamicus). (angl. thalamocortical fiber peduncle of thalamus).* Ensemble des fibres qui relient le thalamus au cortex cérébral.

RADICAL *s. m. (angl. radical).* ◇ **LIBRE** *(angl. free —).* Radical chimique très réactif pouvant occasionner des lésions cellulaires. Certaines molécules (vitamines A, E...) s'opposent à cette action (antioxydants).

RADICULAIRE *adj.* **1.** Qui se rapporte aux racines nerveuses, en particulier à celles des nerfs rachidiens ou crâniens. **2.** Qui se rapporte aux racines des dents.

RADICULALGIE *s. f. (angl. radiculalgia).* Douleur localisée dans le territoire innervé par une racine nerveuse sensitive, due à une lésion de celle-ci.

RADICULECTOMIE *s. f. (angl. radiculectomy).* Excision d'une racine nerveuse, notamment d'une racine nerveuse spinale.

RADICULITE *s. f. (angl. radiculitis).* Inflammation d'une racine nerveuse.

RADICULOCORDONAL POSTÉRIEUR (SYNDROME) *(angl. posterior cord syndrome).* Ensemble des troubles associant des lésions des cordons postérieurs et des racines postérieures de la moelle. S'observe notamment dans le tabès.

RADIO-IMMUNOANALYSE *s. f. (angl. radioimmunoassay).* Méthode d'analyse très précise utilisant deux antigènes (dont l'un est marqué par un radio-isotope) avec leurs anticorps. Utilisée en particulier pour les dosages hormonaux. SYN. *TECHNIQUE RADIO-IMMUNOLOGIQUE.*

RADIO-ISOTOPE *s. m. (angl. radioisotope).* ☞ *ISOTOPE RADIOACTIF.*

RADIO-ULNAIRE *adj. (angl. radioulnar).* Qui se rapporte au radius et à l'ulna.

RADICULOGRAPHIE *s. f. (angl. radiculography).* Radiographie après injection dans les espaces sous-arachnoïdiens d'un produit de contraste hydrosoluble. L'injection est pratiquée après rachianesthésie ; le produit de contraste moule le cul-de-sac dural et les gaines des racines rachidiennes. SYN. *DISCO-RADICULOGRAPHIE, SACCORADICULOGRAPHIE.*

RADIO-OPAQUE *adj. (angl. radiopaque).* Qui n'est pas traversé par les rayons X ou les autres rayonnements ionisants.

RADIOACTIF *adj. (angl. radioactive).* Qui émet de la radioactivité.

RADIOACTIVITÉ *s. f. (angl. radioactivity).* Propriété que possèdent certains corps dits radioactifs (uranium, radium, etc.) d'émettre spontanément et de façon continue des rayonnements ionisants.

RADIOCARPIEN *adj. (angl. radiocarpal).* Qui se rapporte au radius et aux os du carpe.

RADIOCINÉMATOGRAPHIE *s. f. (angl. radiocinematography).* Enregistrement cinématographique d'images radiologiques mobiles (par exemple du cœur et des vaisseaux) au moyen de l'amplificateur de luminance. SYN. *CINÉRADIOGRAPHIE.*

RADIOCUBITAL *adj.* ☞ *RADIO-ULNAIRE.*

RADIODERMITE *s. f. (angl. radiodermatitis).* Ensemble des lésions cutanées et muqueuses provoquées par une exposition aux rayons X ou à d'autres rayonnements ionisants.

RADIODIAGNOSTIC *s. m. (angl. radiodiagnosis).* Diagnostic établi au moyen d'examens radiologiques.

RADIODOSIMÉTRIE *s. f. (angl. radiodosimetry).* Dosage des rayons X.

RADIOÉLÉMENT *s. m. (angl. radioelement).* Élément chimique radioactif, qu'il soit naturel ou artificiel.

RADIOFRÉQUENCE Technique basée sur l'usage d'une sonde métallique placée provisoirement au sein d'une tumeur. On procède à l'envoi d'un courant électrique qui, par son action au niveau moléculaire, génère une chaleur intratumorale permettant la destruction des cellules (thermocoagulation).

RADIOGRAPHIE *s. f.* **1.** Technique d'enregistrement, sur une surface photographique sensible, d'une partie du corps exposée aux rayons X. **2.** Nom donné couramment au cliché obtenu par cette technique (le terme correct, mais peu usité, est radiogramme).

RADIOLÉSION *s. f. (angl. radiolesion).* Toute lésion provoquée par une exposition aux rayonnements ionisants. SYN. *MAL DES RAYONS.*

RADIOLEUCÉMIE *s. f. (angl. radio-induced leukemia).* Leucémie induite par une exposition à des rayonnements ionisants.

RADIOLOGIE *s. f. (angl. radiology).* Science qui traite des rayons X et des rayonnements ionisants en général, notamment en ce qui concerne leurs applications en médecine, dans le diagnostic et le traitement. ◇ **INTERVENTIONNELLE** *(angl. interventional —).* Ensemble des techniques radiologiques invasives à visée diagnostique et thérapeutique par ponctions, cathétérismes, embolisations, etc.

RADIOLOGISTE *s. m.* ☞ *RADIOLOGUE.*

RADIOLOGUE *s. m. (angl. radiologist).* Spécialiste en radiologie.

RADIOMANOMÉTRIE *s. f. (angl. radiomanometry).* Technique d'étude des vaisseaux et autres conduits physiologiques au moyen d'injection de substances opaques aux rayons X sous pression contrôlée. Devenue obsolète.

RADIONÉCROSE *s. f. (angl. radionecrosis).* Destruction des tissus par exposition à des doses trop élevées de rayonnements ionisants.

RADIOPALMAIRE *adj. (angl. radiopalmar).* Qui se rapporte à la partie externe ou radiale de la paume de la main. Ex. *artère radiopalmaire.*

RADIOPELVIMÉTRIE *s. f. (angl. radiopelvimetry).* Mensuration des diamètres du bassin, utilisée en obstétrique et effectuée sur des radiographies prises selon une technique déterminée.

RADIORÉSISTANCE *s. f. (angl. radioresistance).* Résistance des cellules, tissus ou organes aux effets nocifs des rayonnements.

RADIOSCOPIE *s. f. (angl. fluoroscopy).* Examen de l'image formée sur un écran fluorescent par un corps soumis à une source de rayons X. ◇ **TÉLÉVISÉE** *(angl. teleradioscopy).* Technique de radioscopie dans laquelle l'écran radioscopique est remplacé par une chaîne de télévision par l'intermédiaire d'un amplificateur de luminance. Le gain de luminance obtenu permet l'examen en salle éclairée avec une nette réduction de la dose de rayons X reçue par le patient. SYN. *RADIOTÉLÉVISION, TÉLÉRADIOSCOPIE.*

RADIOSENSIBLE *adj. (angl. radiosensitive).* Qui peut être altéré par les rayonnements ionisants.

RADIOTHÉRAPEUTE *s. m. (angl. radiotherapist).* Médecin spécialiste en radiothérapie.

RADIOTHÉRAPIE *s. f. (angl. radiotherapy).* Emploi thérapeutique des rayonnements ionisants. On utilise souvent le terme radiothérapie pour désigner spécifiquement le traitement par les rayons externes. ☞ *CURIETHÉRAPIE.*

RADIQUE *adj. (angl. radiation-induced).* Se dit de lésions provoquées par les rayonnements ionisants, habituellement utilisés à titre thérapeutique.

RADIUM *s. m. (angl. radium).* Élément radioactif, de numéro atomique 88, qui émet des rayonnements alpha, bêta et gamma. Le radium a été utilisé en radiothérapie sous forme d'aiguilles fines, introduites dans les tissus cancéreux (curiethérapie). Symbole : Ra.

RADIUMTHÉRAPIE *s. f. (angl. radium therapy).* Curiethérapie utilisant le radium. L'usage de ce dernier étant abandonné, ce terme est désuet. ☞ *CURIETHÉRAPIE.*

RADIUS *s. m. (angl. radius).* Os qui forme, avec l'ulna, le squelette de l'avant-bras. *ATLAS ANATOMIQUE DES OS EN ANNEXE.* ◇ **CURVUS** *(angl. radius curvus).* ☞ *MADELUNG (DIFFORMITÉ DE).*

RAGE *s. f. (angl. rabies).* Maladie infectieuse et contagieuse grave, propre à certains animaux (chien, chat, renard, loup, chauve-souris), et transmise à l'homme par la morsure des animaux infectés. Elle est due à des virus du genre *Lyssavirus.* Après une période d'incubation, qui varie de 1 à 6 mois, apparaît la maladie. Elle réalise une méningo-encéphalite diffuse, dans laquelle on peut distinguer trois périodes plus ou moins consécutives : prodromique, avec modifications du caractère, dépression, état craintif, douleurs au niveau de la cicatrice de morsure et paresthésies ; d'excitation, avec spasmes intenses des muscles pharyngés, hydrophobie, spasmes cloniques des membres et du tronc, et troubles mentaux (accès maniaques, hallucinations) ; de dépression, avec paralysie des extrémités et des nerfs crâniens. La mort de la rage déclarée est inéluctable et survient par apnée. Le traitement découvert par Pasteur n'est efficace que pendant l'incubation et consiste en une vaccination associée à la sérothérapie. ◇ **FURIEUSE** *(angl. furious —).* Forme de rage dans laquelle la période d'excitation est très prononcée. ◇ **DE LABORATOIRE** *(angl. laboratory contamination —).* Forme exceptionnelle de rage imputée à la contamination pendant la préparation du vaccin. ◇ **MUETTE** *(angl. paralytic — ; dumb —).* Forme de rage dans laquelle la paralysie est le symptôme précoce et prédominant. SYN. *RAGE PARALYTIQUE.* ◇ **SYLVATIQUE** *(angl. sylvatic —).* Rage des animaux sauvages. SYN. *RAGE SAUVAGE.*

RAGOCYTE *s. m. (angl. ragocyte RA cell).* Leucocyte polynucléaire caractérisé par des granulations cytoplasmiques qui contiennent des combinaisons d'immunoglobuline G, d'immunoglobuline M et de fibrine. On le trouve dans le liquide synovial de la polyarthrite rhumatoïde. SYN. *RHAGOCYTE.*

RÂLE *s. m. (angl. rale).* Tout bruit anormal perçu à l'auscultation pulmonaire, dû au passage de l'air à travers les sécrétions obstruant les voies aériennes. ◇ **BULLEUX** Variété de râle sous-crépitant.

RAMOLLISSEMENT *s. m. (angl. softening malacia).* Processus pathologique dégénératif caractérisé par la diminution de la consistance d'un tissu. ◇ **CÉRÉBRAL** *(angl. cerebral softening).* Foyer de nécrose du tissu cérébral due à une ischémie par thrombose ou embolie artérielle, se traduisant cliniquement par une apoplexie. SYN. *ENCÉPHALOMALACIE.* ◇ **GRAISSEUX DES OS** *(angl. bone fatty degeneration).* Dégénérescence graisseuse des os, caractérisée par un agrandissement des cavités médullaires et la présence d'un liquide huileux dans la moelle du tissu spongieux. Elle est observée dans la tuberculose osseuse. ◇ **HÉMORRAGIQUE** *(angl. hemorrhagic softening).* Ramollissement d'un tissu dû à une hémorragie. ◇ **MÉDULLAIRE** *(angl. myelomalacia).* Ischémie médullaire par thrombose d'une artère spinale. ◇ **MUCOÏDE** *(angl. mucoid softening).* Type de ramollissement cérébral caractérisé par une dégénérescence mucoïde du tissu nerveux atteint. ◇ **VERTÉBROBASILAIRE** *(angl. basilar cerebromalacia).* Nécrose du tissu cérébral dans le territoire irrigué par le système artériel vertébrobasilaire : tronc cérébral, cervelet, moelle cervicale et une partie des lobes temporaux et occipitaux. Le syndrome neurologique dépend de la zone atteinte et de l'étendue des lésions.

RANDALL (SYNDROME DE) Glomérulopathie par dépôt non amyloïdes de chaînes légères d'immunoglobulines observé au cours du myélome.

RANDOMISATION *s. f. (angl. randomization).* Méthode utilisant le hasard appliquée aux essais thérapeutiques.

RANITIDINE *s. f. (angl. ranitidine).* Substance antagoniste des récepteurs H_2 de l'histamine, et inhibitrice de la sécrétion acide gastrique, utilisée dans le traitement de l'ulcère gastro-duodénal.

RAPHÉ *s. m. (NA. raphe). (angl. raphe).* Ligne saillante produite par l'entrecroisement de fibres provenant souvent de deux parties symétriques droite et gauche d'un organe, et de ce fait située sur la ligne médiane. Ex. *raphé du scrotum.* ◇ **ANOCOCCYGIEN** *(NA. ligamentum anococcygeum). (angl. anococcygeal body).* Entrecroisement tendineux des fibres sphinctériennes des muscles releveurs de l'anus, s'étendant de l'anus au coccyx. ◇ **DU BULBE** *(NA. — medullae oblongata). (angl. — of medulla oblongata).* Ligne séparant les deux parties du bulbe et se continuant sur la partie dorsale du pont. ◇ **PHARYNGIEN** *(NA. — pharyngis). (angl. — of pharynx).* Entrecroisement tendineux des muscles constricteurs du pharynx, sur la ligne médiane de la paroi postérieure du pharynx. ◇ **DU SCROTUM** *(NA. — scroti). (angl. scrotal —).* Relief médian et vertical visible sur la face antérieure des bourses. SYN. *RAPHÉ DES BOURSES.*

RAPTUS *s. m. (angl. raptus).* Acte brutal, irréfléchi et inattendu secondaire à un état émotionnel intense (colère, angoisse...) pouvant conduire à des actes auto ou hétéroagressifs soudains.

RASH *s. m.* « Éruption cutanée » (en anglais) passagère, de causes diverses (maladie infectieuse, réaction allergique, etc.).

RAST Abréviation de *Radio-Allergo-Sorbent Test*, examen permettant de doser les immunoglobulines E spécifiques d'un allergène donné.

RATE *s. f. (NA. splen). (angl. spleen).* Organe lymphoïde hématopoïétique et hématolytique, de poids moyen 200 g, situé dans l'hypochondre gauche. La rate détruit les globules rouges du sang et en libère l'hémoglobine que le foie transforme en bilirubine ; elle agit comme réservoir des éléments figurés du sang, intervient dans la formation des lymphocytes et des monocytes, et dans la production d'anticorps. ◇ **AMYLOÏDE** *(angl. bacon —).* ☞ *RATE LARDACÉE.*

RATION ALIMENTAIRE *(angl. food ration).* Quantité d'aliments qui doit être ingérée quotidiennement pour assurer l'entretien et la croissance de l'organisme.

RAUCITÉ *s. f. (angl. hoarseness).* Caractère d'une voix, d'un son rauque.

RAUQUE *adj. (angl. hoarse).* Se dit d'une voix rude et âpre, et comme enrouée.

RAUVOLFIA Genre d'arbres et arbustes tropicaux qui fournissent de nombreux alcaloïdes, dont certains présentent un intérêt médical, comme la réserpine. ◇ ***SERPENTINA*** Plante utilisée historiquement en Inde pour ses propriétés sédatives. Elle est employée dans les médecines traditionnelles comme hypotenseur et sédatif.

RAYNAUD (SYNDROME DE) *(angl. Raynaud's phenomenon).* Crises de pâleur suivies de cyanose et de rougeur des doigts. Le syndrome de Raynaud se différencie de la maladie de Raynaud par le fait qu'il est secondaire à diverses affections (cryoglobulinémies, thrombo-angéite oblitérante, collagénoses, syndrome cervico-brachial, etc.) et à la prise de bêtabloquants.

RAYONNEMENT *s. m.* **1.** Propagation d'énergie sous forme d'ondes électromagnétiques ou de particules. **2.** Cette énergie elle-même. ◇ **ALPHA** Rayonnement ionisant (noyau d'hélium) émis par des corps radioactifs. ◇ **BÊTA** Rayonnement ionisant (électron) émis par des corps radioactifs. ◇ **CORPUSCULAIRE** *(angl. corpuscular radiation).* Rayonnement constitué de particules subatomiques, telles que protons, neutrons, électrons. ◇ **DUR** *(angl. hard ray).* Rayons X de courte longueur d'onde et de grande énergie. Ils sont très pénétrants. ◇ **INFRAROUGE** *(angl. infrared ray).* Rayonnement électromagnétique qui s'étend depuis la région visible du spectre (extrémité rouge, 770 nm environ) jusqu'au domaine des micro-ondes (1 mm environ). Le rayonnement infrarouge est utilisé en médecine pour ses effets thermiques. Il permet aussi d'effectuer l'analyse qualitative et quantitative de nombreuses substances (spectrographie par infrarouge). ◇ **IONISANT** *(angl. ionizing radiation).* Tout rayonnement électromagnétique ou corpusculaire possédant une énergie suffisante pour produire, directement ou indirectement, des ions en traversant la matière. Ex. *les rayons X, les rayons alpha, bêta, gamma, les flux de protons, d'électrons.* ◇ **MOU** *(angl. soft ray).* Rayons X de longueur d'onde relativement grande, de faible énergie. Ils sont peu pénétrants. ◇ **PRIMAIRE** *(angl. primary ray).* Rayonnement issu directement d'une source radioactive ou du tube émetteur de rayons X. ◇ **SECONDAIRE** *(angl. secondary ray).* Rayonnement émis par toute substance irradiée par un rayonnement électromagnétique ou corpusculaire. ◇ **ULTRAVIOLET** *(angl. ultraviolet ray).* Rayonnement électromagnétique dont la longueur d'onde est comprise entre celle de la lumière visible (extrémité violette du spectre, 400 nm) et celle des rayons X (20 nm). Les rayonnements ultraviolets A, de grande longueur d'onde, se trouvent en abondance dans la lumière solaire. Les rayonnements ultraviolets B, de longueur d'onde moyenne, sont utilisés en médecine (photothérapie). Les rayonnements ultraviolets C, de courte longueur d'onde, ont des effets chimiques et bactériolytiques. Abréviation : UV.

RAYONS (MAL DES) ☞ *MALADIE DES RAYONS.*

RAYONS X *(angl. X-rays).* Rayonnement électromagnétique de très courte longueur d'onde. Les rayons X ont la propriété de traverser certaines substances opaques et d'impressionner les plaques photographiques. Cette propriété est à la base des techniques radiographiques. SYN. *RAYONNEMENT X, RAYONS DE RÖNTGEN.*

RÉACTIF *s. m. (angl. reagent).* Toute substance capable de produire une réaction, de déceler une réaction, ou de modifier plusieurs caractères d'une autre substance.

RÉACTION *s. f.* **1.** Action contraire à une autre, ou qui tend à s'opposer à l'influence de l'agent qui l'a provoquée. **2.** En physiologie, toute réponse à un stimulus. **3.** En chimie, interaction de corps chimiques (dits réactifs) ayant pour résultat la formation d'autres composés (dits produits de la réaction). **4.** Provocation de phénomènes biologiques spécifiques, à l'intérieur ou à l'extérieur de l'organisme, au moyen d'un agent déterminé, comme méthode de diagnostic. On utilise également les termes *épreuve* et *test.* ◇ **ALLERGIQUE** *(angl. allergic reaction).* Réaction générale ou locale, notamment cutanée, du corps lorsqu'il est en contact avec une substance à laquelle il est hypersensible. ◇ **ANAMNESTIQUE** *(angl. anamnestic reaction).* Phénomène survenant chez un sujet préalablement immunisé avec un antigène déterminé, et chez lequel une nouvelle administration de cet antigène provoque une augmentation du taux d'anticorps correspondant, ou fait réapparaître l'anticorps disparu. Cette réaction se produit notamment lors des injections de rappel des vaccinations. ◇ **ANAPHYLACTIQUE** *(angl. anaphylactic reaction).* ☞ *ANAPHYLAXIE.* ◇ **ANTIGÈNE-ANTICORPS** *(angl. antigen-antibody reaction).* Réaction qui se produit lorsqu'un antigène se combine avec un anticorps spécifique. ◇ **ANSÉRINE** *(angl. cutis anserina).* SYN. *CHAIR DE POULE.* ◇ **BIOLOGIQUE** *(angl. biological reaction).* Toute méthode biochimique, sérologique, immunologique, etc., effectuée *in vitro* ou *in vivo* dans un but diagnostique. ◇ **CONSENSUELLE (À LA LUMIÈRE)** *(angl. consensual reaction).* Contraction de la pupille lors de la stimulation de l'autre œil. SYN. *RÉACTION PUPILLAIRE CONSENSUELLE.* ◇ **DE DÉGÉNÉRESCENCE** *(angl. reaction of degeneration).* ☞ *DÉGÉNÉRESCENCE (RÉACTION DE).* ◇ **MYASTHÉNIQUE** *(angl. myasthenic reaction).* Diminution de l'excitabilité faradique des muscles.

RÉACTIONNEL *adj. (angl. reactional).* Qui se rapporte à une réaction ou qui survient en tant que réaction. Ex. *inflammation réactionnelle.*

RÉACTIVATION *s. f.* **1.** Réapparition de la capacité d'activité d'un organe, d'une substance, ou d'un micro-organisme (par exemple, réactivation d'un virus). **2.** Réapparition des symptômes d'une maladie qui paraissait éteinte (par exemple, réactivation d'un foyer tuberculeux). **3.** Virage d'une réaction sérologique qui redevient positive après avoir été pendant un certain temps négative. ◇ **D'UN SÉRUM** *(angl. — of serum).* Addition d'un nouveau complément par adjonction de sérum frais à un sérum inactivé.

RÉACTOGÈNE *adj. (angl. allergen).* Qualifie une substance provoquant une réaction allergique ; utilisé également comme substantif.

RÉADAPTATION *s. f. (angl. rehabilitation).* Ensemble des mesures prises pour permettre à un ancien malade de reprendre un travail et d'occuper une place normale dans la communauté.

RÉANIMATEUR *s. m.* Médecin spécialisé chargé de veiller au maintien ou au rétablissement de l'équilibre physiologique compromis par la maladie, l'accident ou le traumatisme chirurgical.

RÉANIMATION *s. f. (angl. intensive care).* Ensemble des mesures visant à rétablir des fonctions vitales momentanément compromises (respiration, circulation, nutrition, etc.). ◇ **(SERVICE OU UNITÉ DE)** *(angl. intensive care).* Structure hospitalière équipée en personnel et en matériel spécialisés afin de permettre un support des fonctions vitales défaillantes, et de permettre de rétablir l'homéostasie. Selon le degré d'équipement on distingue : les soins continus, les soins intensifs, les services de réanimation, etc.

REBOND *s. m. (angl. rebound).* Réapparition d'une maladie après arrêt thérapeutique.

RECALCIFICATION *s. f.* **1.** Remplacement du calcium dans les tissus qui l'ont perdu. **2.** Administration de calcium en vue d'augmenter la calcémie ou le taux du calcium contenu dans les tissus, essentiellement dans les os.

RÉCEPTEUR *s. m.* **1.** Organe ou structure spécialisée (extérocepteur, intérocepteur, propriocepteur) qui reçoit un stimulus périphérique spécifique et qui est capable de déclencher une réaction appropriée. **2.** Structure protéique située le plus souvent au niveau de la membrane cellulaire ou du noyau et possédant des sites pouvant accueillir électivement des substances endogènes ou exogènes, qui déclenchent dans la cellule des réactions spécifiques.

RÉCEPTIVITÉ *s. f.* **1.** Aptitude de l'organisme à recevoir des impressions provoquées par des excitations internes ou externes. **2.** Sensibilité plus ou moins grande d'un organisme ou d'un individu à contracter certaines maladies.

RÉCESSIF *adj. (angl. recessive).* Qualifie un allèle ou une mutation n'influençant pas le phénotype à l'état hétérozygote. Contraire : dominant.

RÉCESSIVITÉ *s. f. (angl. recessivity).* Propriété d'un gêne qui ne se manifeste que chez l'homozygote.

RÉCESSUS *s. m. (NA. recessus). (angl. recess ; recessus).* En anatomie, fossette, dépression ou petite cavité. ◇ **COSTODIAPHRAGMATIQUE** *(NA. — costodiaphragmaticus pleurae). (angl. costodiaphragmatic recess).* Sinus pleural situé à l'union des plèvres costale et diaphragmatique. ◇ **COSTOMÉDIASTINAL** *(NA. — costomediastinalis pleurae). (angl. costomediastinal sinus).* Sinus pleural situé à l'union de la plèvre médiastinale avec la plèvre costale. ◇ **DUODÉNAL INFÉRIEUR** *(NA. — duodenalis inferior). (angl. inferior duodenal recess).* Repli du péritoine le long de la partie inférieure et externe de la portion ascendante du duodénum. ◇ **DUODÉNAL SUPÉRIEUR** *(NA. — duodenalis superior). (angl. superior duodenal recess).* Repli du péritoine le long de la partie supérieure et externe de la portion ascendante du duodénum. ◇ **DUODÉNOJÉJUNAL** *(NA. — duodenalis). (angl. duodenal recess).* Repli du péritoine qui, depuis la paroi antérieure de la portion terminale du duodénum, fait le tour pour s'unir avec le péritoine pariétal. ◇ **ELLIPTIQUE DU VESTIBULE** *(NA. — ellipticus vestibuli). (angl. elliptical recess of vestibule).* Petite dépression de la paroi interne du vestibule osseux de l'oreille interne, située au-dessus du récessus cochléaire. Elle répond à l'utricule. SYN. *FOSSETTE ELLIPTIQUE.* ◇ **ÉPITYMPANIQUE** *(NA. — epitympanicus). (angl. epitympanic recess).* Étage supérieur de la caisse du tympan, ouvert en arrière dans l'aditus ad antrum et contenant la tête du malléus et le corps de l'incus. SYN. *ATTIQUE.* ◇ **ILÉOCÆCAL** *(NA. — ileocaecalis). (angl. ileocaecal recess).* Bourse péritonéale longue et étroite derrière le repli iléocæcal. ◇ **INFRADUODÉNAL** *(NA. — infraduodenalis). (angl. infraduodenal recess).* Récessus péritonéal en dessous de la troisième portion du duodénum. ◇ **DE LA BOURSE OMENTALE** *(NA. — bursae omentalis). (angl. recess of omental bursa).* Prolongement droit de la bourse omentale. ◇ **LATÉRAL DU QUATRIÈME VENTRICULE** *(NA. — lateralis ventriculi quarti). (angl. lateral recess of the fourth ventricle).* Diverticule latéral de la cavité du quatrième ventricule, qui s'étend jusqu'à l'ouverture latérale de ce ventricule. ◇ **OPTIQUE** *(NA. — opticus). (angl. optic recess).* Diverticule de la paroi antérieure de la cavité du troisième ventricule. ◇ **PHARYNGIEN** *(NA. — pharyngeus). (angl. pharyngeal recess).* Dépression des parois latérales du rhinopharynx de chaque côté de l'orifice des trompes auditives. ◇ **PIRIFORME** *(NA. — piriformis). (angl. piriform recess).* Récessus de la paroi pharyngée. ◇ **PLEURAL** *(NA. — pleuralis). (angl. pleural recess).* Cul-de-sac formé par l'angle de réflexion de la plèvre pariétale sur la plèvre viscérale. ◇ **SUPÉRIEUR DE LA MEMBRANE TYMPANIQUE** *(NA. — superior membrana tympanica). (angl. Prussak's space).* Espace à l'intérieur de l'attique entre le ligament externe du malleus, la membrane de Shrapnell et le col du malleus. ◇ **DU VESTIBULE COCHLÉAIRE** *(NA. — sphericus vestibuli). (angl. spherical recess of vestibule).* Petite dépression de la paroi interne du vestibule osseux de l'oreille interne, située au-dessous de la fossette semi-ovoïde. Elle répond au saccule.

RECEVEUR *s. m. (angl. recipient).* Individu qui bénéficie d'une transfusion sanguine, d'une greffe tissulaire ou d'une transplantation d'organe. ◇ **UNIVERSEL** *(angl. universal —).* Individu de groupe sanguin AB capable de recevoir une transfusion de n'importe quel sujet, car son sérum, dépourvu d'agglutinine, n'agglutine aucune hématie.

RECHLORURATION *s. f.* Introduction de chlorure de sodium dans un organisme qui en est partiellement privé.

RECHUTE *s. f. (angl. relapse).* Réapparition d'une maladie pendant la période de convalescence de celle-ci, c'est-à-dire avant d'avoir recouvré une santé complète. À ne pas confondre avec récidive.

RÉCIDIVE *s. f. (angl. recurrence).* Réapparition d'une maladie après une période plus ou moins longue de santé complète. À ne pas confondre avec rechute.

RECKLINGHAUSEN (MALADIE DE VON) *(angl. Recklinghausen's disease).* Maladie héréditaire transmise sur le mode autosomique dominant, caractérisée essentiellement par l'association de taches pigmentaires, de tumeurs cutanées et sous-cutanées fibreuses et de neurofibromes siégeant sur le trajet de nerfs périphériques, crâniens (notamment le nerf cochléaire) ou spinaux, et qui peuvent provoquer des troubles neurologiques. Cette affection fait partie des phacomatoses. SYN. *NEUROFIBROMATOSE.*

RECOMBINAISON *s. f. (angl. recombination).* En génétique, modification de la distribution des gènes par enjambement de segments de chromosomes homologues durant la méiose, ce qui conduit à la formation de nouveaux génotypes.

RECOMBINANT *adj. (angl. recombinant).* Produit par génie génétique.

RECRUDESCENCE *s. f. (angl. recrudescence).* Reprise des symptômes d'une maladie après une rémission temporaire. À ne pas confondre avec rechute et récidive.

RECTAL *adj. (angl. rectal).* Qui se rapporte au rectum. Ex. *ampoule rectale.*

RECTALGIE *s. f. (angl. rectalgia).* ☞ *PROCTALGIE.*

RECTITE *s. f. (angl. rectitis).* Inflammation du rectum. SYN. *PROCTITE.*

RECTOCÈLE *s. f. (angl. rectocele).* **1.** Hernie du rectum dans le vagin. SYN. *PROCTOCÈLE.* **2.** Hernie de la paroi antérieure du rectum à travers la cloison recto vaginale

RECTOCOLITE *s. f. (angl. rectocolitis).* Inflammation simultanée du rectum et du côlon. ◇ **ULCÉRO-HÉMORRAGIQUE** *(angl. ulcerative colitis).* Maladie d'origine inconnue, évoluant par poussées successives marquées par un syndrome dysentérique muco-hémorragique. L'examen endoscopique montre une muqueuse congestive hémorragique, saignant au moindre contact, avec des ulcérations multiples. Le pronostic est sévère.

RECTOPEXIE *s. f. (angl. rectopexy).* ☞ *PROCTOPEXIE.*

RECTORRAGIE *s. f. (angl. proctorrhagia).* Évacuation par l'anus de sang rouge provenant du rectum. Elle se distingue du méléna caractérisé par l'évacuation de sang noir. SYN. *PROCTORRAGIE.*

RECTORRAPHIE *s. f. (angl. rectorrhaphy).* ☞ *PROCTORRAPHIE.*

RECTOSCOPIE *s. f. (angl. rectoscopy).* Examen visuel du rectum à l'aide d'un rectoscope (endoscope muni d'un dispositif d'éclairage et que l'on introduit par l'anus). SYN. *PROCTOSCOPIE.*

RECTOSIGMOÏDE *s. m. (angl. rectosigmoid).* Segment du gros intestin constitué par la partie terminale du côlon sigmoïde et la partie initiale du rectum.

RECTOSIGMOÏDECTOMIE *s. f.* ☞ *PROCTOSIGMOÏDECTOMIE.*

RECTOSIGMOÏDITE *s. f. (angl. proctosigmoiditis).* Inflammation associée du rectum et du côlon sigmoïde.

RECTOSIGMOÏDOSCOPIE *s. f. (angl. proctosigmoidoscopy).* Exploration visuelle du rectum et du côlon sigmoïde au moyen d'un endoscope souple. SYN. *PROCTOSIGMOÏDOSCOPIE.*

RECTOTOMIE *s. f. (angl. rectotomy).* Incision du rectum. SYN. *PROCTOTOMIE.*

RECTUM *s. m. (NA. rectum). (angl. rectum).* Partie terminale du gros intestin, qui s'étend du rectosigmoïde jusqu'à l'anus. On distingue un segment supérieur, le rectum pelvien dont la partie distale élargie constitue l'ampoule rectale, et un segment inférieur, le rectum périnéal ou canal anal.

RÉCURRENCE *s. f.* **1.** Caractère de ce qui est récurrent. **2.** Reprise évolutive d'une maladie infectieuse qui était apparemment guérie, sans qu'il y ait eu nouvelle infection.

RÉCURRENT *adj.* **1.** Qui revient en arrière ou vers son point d'origine. Ex. *nerf récurrent, artère récurrente.* **2.** Qui réapparaît, se reproduit après des interruptions.

REDON (DRAIN DE) *(angl. suction drain).* Tube en polyéthylène multiperforé à une extrémité, dont l'autre extrémité est reliée à un flacon où l'on a préalablement fait le vide pour assurer un drainage aspiratif continu.

RÉDUCTION *s. f.* **1.** En chimie, soustraction d'oxygène à une substance chimique ; dans un sens plus général, gain d'électrons par un atome ou un ion. **2.** En chirurgie, remise en place d'un organe déplacé, d'un os fracturé, d'une hernie ou d'une extrémité articulaire luxée. ◇ **D'UNE FRACTURE** *(angl. fracture —).* Remise en place d'un os luxé ou fracturé après incision (réduction ouverte) en regard du foyer de fracture, ou sans incision (réduction fermée). ◇ **DES CHROMOSOMES** *(angl. — of chromosomes).* Réduction de moitié du nombre des chromosomes du noyau (de 2n à n) lors de la méiose. SYN. *RÉDUCTION CHROMATIQUE.*

RÉÉDUCATION *s. f. (angl. rehabilitation).* Ensemble des moyens visant à permettre à un sujet atteint d'une affection invalidante de recouvrer, plus ou moins complètement, l'usage de ses facultés.

RÉFLEXE **1.** *s. m.* Toute réponse involontaire et immédiate de structures vivantes résultant de la stimulation d'un récepteur sensible déterminé. **2.** *adj.* Qui possède le caractère d'un réflexe.

RÉFLEXOGÈNE *adj. (angl. reflexogenic).* Qui provoque ou augmente une action réflexe ; s'applique aux zones dont l'excitation déclenche un réflexe.

REFLUX *s. m. (angl. reflux).* Écoulement d'un liquide dans un conduit naturel dans un sens contraire à celui de l'écoulement normal.

REFOULEMENT *s. m. (angl. repression).* En psychanalyse, mécanisme de défense inconscient par lequel sont maintenus ou rejetés dans l'inconscient des idées, des pulsions ou des sentiments qui ne sont pas acceptables par le sujet.

RÉFRACTAIRE *adj.* **1.** Qui ne réagit pas ou qui réagit peu à un stimulus physique, chimique ou de toute autre nature. S'applique à une phase ou période d'activité musculaire ou nerveuse. ☞ *PÉRIODE RÉFRACTAIRE.* **2.** Se dit d'une affection qui ne réagit pas favorablement au traitement. Ex. *anémie réfractaire.*

RÉFRACTÉ *adj. (angl. refracted).* Se dit d'un rayon lumineux ayant subi une réfraction.

RÉFRACTION *s. f. (angl. refraction).* Changement de la direction de propagation d'un rayonnement lorsqu'il passe d'un milieu dans un autre. ◇ **(DOUBLE)** *(angl. double —).* ☞ *BIRÉFRINGENCE.* ◇ **DYNAMIQUE** *(angl. dynamic —).* Réfraction oculaire lorsque l'œil se trouve dans un état actif d'accommodation. ◇ **OCULAIRE** *(angl. ocular —).* Réfraction des rayons lumineux lors de leur passage à travers les différents milieux réfringents de l'œil, de façon à former une image normale sur la rétine. ◇ **STATIQUE** *(angl. static —).* Réfraction oculaire sans intervention de l'accommodation.

RÉFRACTIVE (CHIRURGIE) *(angl. refractive surgery).* Modification de la forme de la cornée par des procédés chirurgicaux en cas de myopie.

RÉFRIGÉRATION *s. f. (angl. refrigeration).* Opération consistant à abaisser la température d'un corps, ou d'un malade fébrile, et état qui en découle.

RÉFRINGENT *adj. (angl. refringent).* Qui a la propriété de faire dévier les rayons lumineux.

RÉGIME *s. m. (angl. regimen diet).* Mode rationnel d'alimentation de l'homme sain ou malade.

RÈGLES *s. f. (angl. menses).* ☞ *MENSTRUATION.*

RÉGLISSE *s. m. (angl. liquorice).* Plante dont on utilise la racine comme édulcorant et dans diverses préparations médicales. L'abus de réglisse peut entraîner des hypertensions artérielles sévères et des hypokaliémies.

REGORGEMENT *s. m. (angl. overflow).* Émission involontaire d'urine par excès de remplissage de la vessie du fait d'une rétention.

RÉGRESSION *s. f.* **1.** Retour d'un tissu, d'un organe, d'un symptôme ou d'un phénomène à un stade antérieur de son évolution. **2.** En psychiatrie, retour à un niveau antérieur d'adaptation, à une conduite appropriée à un âge antérieur du développement qui ne concorde pas avec l'âge et l'état social actuel de l'individu. **3.** En psychanalyse, mécanisme psychique inconscient intimement lié à celui de la fixation, par lequel un sujet recommence, à un degré majeur ou mineur, à utiliser des comportements correspondant aux étapes antérieures de son développement psychosexuel (stades libidinaux).

RÉGULATEUR *adj. (angl. regulator).* Qui assure une régulation.

RÉGULATION *s. f. (angl. regulation).* Aptitude d'une cellule, d'un tissu ou d'un organisme à réagir à diverses excitations de façon à limiter les perturbations qui pourraient en résulter et à sauvegarder un état d'équilibre physiologique.

RÉGURGITATION *s. f.* **1.** Retour des aliments de l'œsophage ou de l'estomac dans la bouche, sans nausée et sans effort. **2.** Reflux du sang d'une cavité cardiaque dans l'autre, par suite d'une insuffisance valvulaire.

RÉHABILITATION *s. f.* ☞ *RÉADAPTATION.*

RÉHYDRATATION *s. f. (angl. rehydration).* Apport de liquides, quelle qu'en soit la voie, destiné à compenser une déshydratation.

RÉIMPLANTATION *s. f. (angl. reimplantation).* Réinsertion d'un organe en situation convenable, ou à l'endroit où il était primitivement.

REIN *s. m. (NA. ren). (angl. kidney).* Organe pair qui sécrète l'urine, situé de chaque côté de la colonne vertébrale dans la région lombaire, en arrière du péritoine.

RÉINFECTION *s. f. (angl. reinfection).* Nouvelle infection par un germe identique à celui qui a provoqué la première infection.

RÉINOCULATION *s. f. (angl. reinoculation).* Inoculation d'un micro-organisme consécutive à une inoculation antérieure du même germe chez le même individu.

RÉINSERTION *s. f. (angl. reinsertion).* Acte chirurgical consistant à remettre en place un muscle ou un tendon détaché de son point d'attache.

REJET *s. m. (angl. rejection).* Processus biologique compliquant certaines greffes, qui se traduit par l'élimination du greffon par les tissus du receveur. Il s'agit d'un mécanisme immunologique, les antigènes tissulaires du greffon étant reconnus comme étrangers par les lymphocytes T du receveur qui le détruisent.

RELÂCHEMENT *s. m.* **1.** Diminution de la consistance, de la tonicité ou de l'élasticité des tissus. **2.** Phase de l'activité musculaire qui succède à la contraction et au cours de laquelle le muscle retrouve sa longueur ou sa tension normale ; état opposé à la contraction.

RELAXATION *s. f.* **1.** Détente physique (par diminution du tonus musculaire) ou psychique (par diminution de la tension nerveuse). **2.** Toute méthode permettant d'obtenir cette détente.

RELEASING FACTOR Terme anglais désignant des facteurs hormonaux hypothalamiques qui déclenchent la sécrétion hypophysaire. SYN. *RELEASING HORMONE.*

REM Phase du sommeil caractérisée par la présence de mouvements oculaires rapides ou sommeil paradoxal (sigle du terme anglais *Rapid Eye Movements*). ☞ *SOMMEIL.*

REMANIEMENT *s. m. (angl. remodeling).* Modification de la structure d'un tissu sous l'action du vieillissement, d'un processus pathologique ou d'un traitement.

REMÈDE *s. m. (angl. remedy).* Tout ce qui guérit, soulage ou prévient une maladie.

REMINÉRALISATION *s. f. (angl. remineralization).* Restitution à l'organisme ou à un tissu des constituants minéraux qu'il a perdus.

RÉMISSION *s. f. (angl. remission).* Stade d'une maladie marquée par l'atténuation des symptômes. SYN. *RÉMITTENCE.*

RÉMITTENCE *s. f. (angl. remittence).* ☞ *RÉMISSION.*

RÉMITTENT *adj. (angl. remittent).* Qui présente des rémissions.

REMNOGRAPHIE *s. f. (angl. remnography).* Méthode d'imagerie médicale fondée sur la résonance magnétique nucléaire (ce terme vient de RMN). Terme peu usité. ☞ *RÉSONANCE MAGNÉTIQUE NUCLÉAIRE.*

REMODELAGE *s. f. (angl. remodeling).* Réorganisation ou rénovation d'une structure ancienne. ◇ **OSSEUX** *(angl. bone —).* Renouvellement permanent de l'os par action des ostéoblastes et ostéoclastes.

RÉNAL *adj. (angl. renal).* Qui se rapporte au rein.

RÉNIFORME *adj. (angl. reniform).* En forme de rein.

RÉNINE *s. f. (angl. renin).* Enzyme libérée par l'appareil juxta-glomérulaire du rein qui agit sur l'angiotensinogène pour former l'angiotensine I, laquelle est transformée en angiotensine II (la substance vasoconstrictrice la plus puissante de l'organisme) par l'enzyme de conversion.

RÉNINÉMIE *s. f. (angl. plasma renin activity).* Taux de rénine dans le sang : très élevé en cas d'ischémie rénale et effondré dans le syndrome de Conn.

RÉNITENCE *s. f. (angl. renitence).* Propriété d'un organe, ou plus particulièrement d'une tumeur, de résister à la pression du doigt en donnant une sensation d'élasticité (tumeur rénitente).

RÉNOVASCULAIRE *adj. (angl. renovascular).* Qui se rapporte au rein et aux vaisseaux sanguins.

RÉPLÉTION *s. f.* **1.** État d'un organe qui est plein. **2.** SYN. *PLÉTHORE.*

REPLI *s. m.* ☞ *PLI.*

RÉPLICATION *s. f. (angl. replication).* Processus selon lequel une molécule d'ADN donne naissance à une nouvelle molécule identique à la molécule mère. C'est un processus fondamental dans la reproduction.

RÉPLICON *s. m. (angl. replicon).* Structure d'acide nucléique douée d'une capacité d'autoduplication (réplication). Les chromosomes des cellules eucaryotes, l'ADN nucléaire des procaryotes, les plasmides et les acides nucléiques des virus sont des réplicons.

REPOLARISATION *s. f. (angl. repolarization).* Retour d'une membrane ou de fibres musculaires à leur potentiel de repos.

RÉPONSE *s. f. (angl. response).* Réaction à un stimulus.

REPOS COMPENSATEUR *(angl. compensatory pause).* Pause qui fait suite à une extrasystole, et dont la durée est plus longue que celle d'une diastole séparant deux systoles normales.

RÉPULSIF *adj. (angl. repellent).* Qui exerce une répulsion. S'applique en particulier aux substances qui par leur odeur ou leur nature éloignent les insectes parasites.

RÉSEAU *s. m. (angl. network).* Entrelacement de fibres, de vaisseaux ou de nerfs. ◇ **ADMIRABLE** *(NA. rete mirabile). (angl. rete mirabile).* Système porte artériel du rein, représenté par les artères efférentes glomérulaires. ◇ **TESTICULAIRE** *(NA. rete testis). (angl. rete testis).* Segment des voies spermatiques interposé entre les tubes séminifères droits du testicule et les canaux efférents de la tête de l'épididyme.

RÉSECTION *s. f. (angl. resection).* Intervention chirurgicale consistant à enlever une partie ou la totalité d'un tissu ou d'un organe.

RÉSERVE ALCALINE *(angl. total plasma CO_2).* Ensemble des constituants du sang (représenté essentiellement par les ions bicarbonate) qui peuvent neutraliser les acides. Le taux moyen de la réserve alcaline est de 60 vol. % ou 27 mEq/L. Abréviation : RA.

RÉSERVOIR ◇ **D'INFECTION** *s. m. (angl. — of infection).* Tout être vivant ou tout milieu organique ou inorganique, hébergeant et favorisant le développement des micro-organismes pathogènes susceptibles d'être transmis à l'homme ou à l'animal.

RÉSIDUEL *adj.* **1.** Qui se rapporte à un résidu ou qui en a les caractères. **2.** Qui persiste après la disparition de l'affection ou de la lésion primitive.

RÉSINE ÉCHANGEUSE D'IONS *(angl. ion exchange resin).* Nom donné à certains composés synthétiques de poids moléculaire élevé, qui, grâce à leurs caractéristiques physico-chimiques, sont capables de céder ou de fixer, avec une grande facilité, certains ions.

RÉSISTANCE *s. f.* **1.** Action d'opposer une force à une autre. **2.** Capacité, naturelle ou acquise, de certains micro-organismes ou de certains insectes de supporter sans dommage l'action des agents utilisés pour les combattre (antibiotiques ou insecticides). ◇ **(ÉPREUVE DE LA)** *(angl. capillary fragility test).* Épreuve consistant à étudier les conditions de création d'un purpura expérimental. Un brassard exerçant une compression est appliqué pendant 5 minutes, sans arrêter la circulation artérielle, et le nombre de pétéchies apparues est noté. ◇ **GLOBULAIRE (ÉPREUVE DE LA)** *(angl. erythrocyte fragility test).* Résistance des érythrocytes à l'hémolyse. Les érythrocytes, qui sont détruits dans l'eau distillée, restent intacts dans une solution saline de concentration déterminée. ◇ **VASCULAIRE** *(angl. peripheral —).* Résistance opposée par les vaisseaux à l'écoulement du sang.

RÉSOLUTIF *adj. (angl. resolving).* Qui facilite ou qui provoque la résolution. Ex. *emplâtre résolutif.* S'emploie aussi comme substantif.

RÉSOLUTION *s. f.* **1.** Retour d'un tissu siège d'un processus inflammatoire à son état anatomique et physiologique normal. **2.** Relâchement musculaire produit par l'asphyxie, l'anesthésie, les paralysies, etc. ◇ **(POUVOIR DE)** *s. f.* ☞ *POUVOIR DE RÉSOLUTION.*

RÉSONANCE *s. f.* **1.** Prolongement ou amplification des sons dans certains milieux. **2.** Augmentation de l'amplitude d'une vibration sous l'effet de vibrations excitatrices de fréquence voisine. ◇ **MAGNÉTIQUE NUCLÉAIRE** *(angl. nuclear magnetic —).* Méthode d'imagerie exploratrice fondée sur le principe suivant lequel, sous l'action d'un champ magnétique d'une fréquence particulière, les noyaux d'hydrogène (protons) se mettent à résonner dans les tissus biologiques. La résonance des noyaux d'hydrogène est traduite en signaux électromagnétiques qui forment des images des tissus mous d'une grande finesse. Un des avantages de cette méthode est son innocuité puisqu'elle ne requiert pas l'utilisation de rayonnements ionisants. Abréviation : RMN.

RÉSORBABLE *adj. (angl. absorbable).* Qui est susceptible de subir une résorption.

RÉSORPTION *s. f.* **1.** Disparition, par absorption progressive, d'un liquide naturel ou pathologique, ou d'un corps étranger, au sein des tissus. **2.** Disparition progressive, physiologique ou pathologique, d'un organe ou d'un tissu. **3.** Passage d'une substance (un médicament par exemple) par diffusion ou dialyse à travers une membrane (comme la muqueuse intestinale).

RESPIRATEUR *s. m.* **1.** Appareil utilisé en anesthésiologie et en réanimation pour la ventilation artificielle d'un patient. **2.** Sorte de masque permettant de travailler dans une atmosphère insalubre ou contenant des gaz toxiques.

RESPIRATION *s. f. (angl. respiration breathing).* Fonction par laquelle sont absorbés les gaz nécessaires à la vie et sont éliminés les gaz nocifs. Elle comprend deux phases : l'inspiration, qui introduit l'oxygène nécessaire, et l'expiration, qui élimine le gaz carbonique. Elle a pour résultat la transformation du sang veineux en sang artériel, ou hématose. La fonction respiratoire est assurée chez l'homme par les poumons, organes essentiels de la respiration, grâce au concours d'organes annexes qui constituent l'appareil respiratoire, et d'autres organes auxiliaires, notamment les muscles intercostaux, le diaphragme, l'abdomen et des nerfs. ◇ **ABDOMINALE** *(angl. abdominal respiration).* Respiration assurée principalement par le jeu des muscles abdominaux et du diaphragme. ◇ **AMPHORIQUE** *(angl. amphoric respiration).* Respiration caractérisée par une résonance amphorique, généralement signe de caverne pulmonaire, de bronchectasie, de pneumothorax, etc. ◇ **ARTIFICIELLE** *(angl. artificial respiration).* Ensemble des moyens mécaniques et des manœuvres visant à assurer les échanges respiratoires en cas d'apnée ou de perturbation grave de la ventilation pulmonaire. (Le terme de *respiration artificielle* tend à être remplacé par celui de *ventilation artificielle*, plus correct.) ◇ **ASSISTÉE** *(angl. artificial respiration).* Augmentation artificielle de l'amplitude des mouvements respiratoires d'un patient anesthésié et curarisé par pression sur le sac respiratoire. ◇ **CELLULAIRE** *(angl. cell respiration).* Ensemble des processus par lesquels la cellule s'enrichit en oxygène (processus oxydatifs) et rejette le gaz carbonique et les déchets. SYN. *RESPIRATION TISSULAIRE.* ◇ **COSTALE** *(angl. costal respiration).* Respiration assurée par l'action des muscles intercostaux. ◇ **CUTANÉE** *(angl. cutaneous respiration).* Échange de gaz entre la peau et l'extérieur ; elle est insignifiante chez l'homme. ☞ *PERSPIRATION.* ◇ **DE CHEYNE-STOKES** ☞ *CHEYNE-STOKES (DYSPNÉE OU RESPIRATION DE).* ◇ **DE KUSSMAUL** ☞ *KUSSMAUL (RESPIRATION DE).* ◇ **DIAPHRAGMATIQUE** *(angl. diaphragmatic respiration).* Respiration assurée principalement par l'action du diaphragme. ◇ **EXPIRATRICE** *(angl. Bouchut's respiration).* Respiration caractéristique de la bronchopneumonie infantile, dans laquelle la période d'inspiration est plus courte que la période d'expiration. SYN. *RESPIRATION DE BOUCHUT.* ◇ **EXTERNE** *(angl. external respiration).* Respiration accomplie par les poumons, où s'effectuent les échanges de gaz entre le milieu extérieur et le sang. Le sang veineux se transforme en sang artériel oxygéné. ◇ **FŒTALE** *(angl. fetal respiration).* Échange entre le sang fœtal et le sang maternel par l'intermédiaire du placenta. ◇ **INTERNE** *(angl. internal respiration).* Échange de gaz entre le sang et les tissus. ◇ **PARADOXALE** *(angl. paradoxical respiration).* État pathologique au cours duquel un poumon ou un segment de poumon tend à se vider au cours de l'inspiration et à se gonfler d'air pendant l'expiration. Il est observé dans la paralysie unilatérale du diaphragme ou à la suite de certaines blessures thoraciques. ◇ **PUÉRILE** *(angl. puerile respiration).* Respiration dont les bruits sont plus marqués que normalement, rappelant le murmure vésiculaire du poumon chez l'enfant. ◇ **STERTOREUSE** *(angl. stertorous respiration).* Respiration bruyante, rappelant le ronflement. ◇ **SUSPIRIEUSE** *(angl. suspirious breathing).* Respiration qui ressemble à un soupir. ◇ **THORACIQUE** *(angl. thoracic respiration).* Respiration assurée par les muscles intercostaux et autres muscles thoraciques. ◇ **TUBAIRE** *(angl. tubal respiration).* Respiration observée lorsque le parenchyme pulmonaire dense donne aux bronches une rigidité anormale ; elle est caractérisée par un bruit semblale à celui que l'on obtient lorsqu'on souffle dans un tube. SYN. *RESPIRATION BRONCHIQUE.*

RESTAURANT CHINOIS (SYNDROME DU) *(angl. chinese restaurant syndrome).* Ensemble des troubles observés, parfois 15 à 30 minutes après un repas dans un restaurant chinois : sensation d'engourdissement, de brûlure, d'écrasement de la face, du cou, de la partie supérieure du thorax. Ces troubles sont provoqués par le glutamate monosodique ajouté aux aliments comme condiment.

RESTÉNOSE *s. f. (angl. restenosis).* Nouveau rétrécissement d'un conduit physiologique ou d'un orifice après dilatation.

RESTITUTIO AD INTEGRUM Locution latine désignant le retour à l'état normal d'un tissu ou d'un organe qui a été le siège d'un processus pathologique.

RESTRICTION ◇ AU COMPLEXE MAJEUR D'HISTOCOMPATIBILITÉ *s. f.* Caractéristique de nombreuses réactions immunitaires dans lesquelles les cellules ayant un haplotype du CMH en commun coopèrent le plus efficacement. **◇ (ENZYME DE)** *(angl. — endonuclease).* Endonucléase capable de couper les chaînes d'ADN en des sites très spécifiques (dits sites de restriction) et permettant d'en isoler les fragments. **◇ GÉNÉTIQUE** *(angl. genetic —).* Phénomène suivant lequel les lymphocytes et les cellules présentant l'antigène coopèrent avec une meilleure efficacité lorsqu'elles ont certains haplotypes génétiques communs. **◇ (PHÉNOMÈNE DE)** Destruction enzymatique de l'ADN des phages infectant une bactérie, s'objectivant par le fait que les bactéries infectées ne sont pas lysées. **◇ (SITE DE)** *(angl. — site).* Point très spécifique où une enzyme de restriction est capable de couper les chaînes d'ADN.

RETARD MENTAL *(angl. mental retardation).* Retard du développement intellectuel normal.

RÉTENTION *s. f. (angl. retention).* Fait, pour un organe ou pour un tissu, de retenir des produits normalement éliminés par sécrétion ou par excrétion. **◇ BILIAIRE** *(angl. bile —).* Accumulation de bile dans la vésicule biliaire, due à un obstacle situé sur les voies excrétrices. **◇ CHLORURÉE** *(angl. salt —).* Rétention dans l'organisme des ions Cl^- par suite d'une diminution de leur élimination par les reins. **◇ DENTAIRE** *(angl. dental —).* Arrêt évolutif momentané ou définitif, à l'intérieur de la mâchoire, d'une ou plusieurs dents au cours de leur déplacement de croissance. **◇ PLACENTAIRE** *s. f. (angl. — of placenta).* Rétention dans la muqueuse utérine, après la délivrance, de villosités placentaires pouvant empêcher l'involution physiologique de l'utérus et entraîner des métrorragies. **◇ URINAIRE** *(angl. urinary —).* Impossibilité d'émettre de l'urine alors que la production d'urine par le rein continue normalement. Elle est due à un obstacle mécanique ou à une inflammation des voies urinaires. SYN. *RÉTENTION D'URINE.*

RÉTICULÉ *adj. (angl. reticulated).* Qui se présente sous la forme d'un réticulum. EX. *formation réticulée du tronc cérébral.*

RÉTICULINE *s. f. (angl. reticulin).* Substance protéinique des fibres conjonctives du tissu réticulaire.

RÉTICULO-ENDOTHÉLIAL *adj. (angl. reticuloendothelial).* ☞ *SYSTÈME RÉTICULO-ENDOTHÉLIAL.*

RÉTICULOCYTE *s. m.* **1.** Érythrocyte jeune qui montre un réseau de granulations. Les réticulocytes sont des éléments de formation médullaire accélérée, particulièrement nombreux dans les anémies post-hémorragiques. **2.** Cellule reticulo-endothéliale.

RÉTICULOCYTOSE *s. f. (angl. reticulocytosis).* Taux des réticulocytes dans le sang. Sa valeur normale est de 30 000 à 60 000/mm^3.

RÉTICULOPATHIE *s. f. (angl. reticulopathy).* Toute affection du système réticulo-endothélial.

RÉTICULOSARCOME *s. m. (angl. reticulum cell sarcoma).* Tumeur maligne résultant de la prolifération néoplasique des cellules réticulaires de la moelle osseuse ou des tissus lymphoïdes. SYN. *RÉTICULOLYMPHOSARCOME.*

RÉTICULOSE ◇ HÉMOPHAGOCYTAIRE *s. f.* Affection familiale se manifestant par une hémophagocytose diffuse dès les premiers mois de vie. SYN. *LYMPHOHISTIOCYTOSE FAMILIALE.*

RÉTICULUM *s. m. (angl. reticulum).* Tout réseau de fibres, de fibrilles ou de vaisseaux. ◇ **ENDOPLASMIQUE** *(angl. endoplasmic —).* Structure cytoplasmique formée par des canalicules et des vésicules. Il est toujours bien développé dans les cellules à métabolisme actif (cellules sécrétrices, nerveuses, etc.). Il existe sous deux formes : le réticulum endoplasmique granulaire contenant de nombreux ribosomes, le réticulum endoplasmique agranulaire (ou lisse) associé aux éléments de l'appareil de Golgi.

RÉTINE *s. f. (NA. retina). (angl. retina).* Organe de la vision, grâce aux cellules photoréceptrices (cônes et bâtonnets). La plus interne des trois membranes de l'œil, située entre la choroïde et le corps vitré. Le pôle postérieur de la rétine est constitué par la macula lutea ou tache jaune, portion la plus sensible, dont le centre présente une dépression, la fovea centralis. La rétine est une membrane transparente, de 0,2 mm d'épaisseur, constituée de cellules nerveuses et névrogliques. Elle comprend dix couches.

RÉTINIEN *adj. (angl. retinal).* Qui se rapporte à la rétine.

RÉTINITE *s. f. (angl. retinitis).* Inflammation, aiguë ou chronique, de la rétine.

RÉTINOBLASTOME *s. m. (angl. retinoblastoma).* Tumeur maligne du jeune enfant, provenant de l'épithélium rétinien, par prolifération de cellules indifférenciées (rétinoblastes). Affection secondaire à une double mutation. SYN. *GLIOME DE LA RÉTINE.* ◇ **ENDOPHYTE** *(angl. — endophytum).* Gliome de la rétine débutant dans la couche interne et évoluant vers l'extérieur. ◇ **EXOPHYTE** *(angl. — exophytum).* Gliome de la rétine débutant dans la couche externe et évoluant vers l'extérieur. ◇ **DE LA RÉTINE (OU RÉTINIEN)** *(angl. — retinae).* SYN. *RÉTINOBLASTOME.*

RÉTINOCHOROÏDITE *s. f. (angl. retinochoroiditis).* Inflammation simultanée de la rétine et de la choroïde. SYN. *CHORIORÉTINITE.* ◇ **JUXTAPAPILLAIRE** *(angl. — juxtapapillaris).* Affection observée chez des sujets jeunes, caractérisée par une lésion localisée au voisinage de la papille et se traduisant par un déficit correspondant du champ visuel. SYN. *CHOROÏDITE JUXTAPAPILLAIRE, RÉTINITE DE JENSEN.*

RÉTINOGRAPHIE *s. f. (angl. retinography).* Photographie du fond de l'œil.

RÉTINOÏDES *s. m. pl. (angl. retinoids).* Dérivés de la vitamine A possédant une action freinatrice sur la multiplication des cellules épithéliales.

RÉTINOÏQUE (ACIDE) *(angl. retinoic acid).* Dérivé oxydé de la vitamine A. Agent kératolytique utilisé en dermatologie. SYN. *TRÉTINOÏNE.*

RÉTINOPAPILLITE *s. f. (angl. retinopapillitis).* Inflammation de la rétine et de la papille optique.

RÉTINOPATHIE *s. f. (angl. retinopathy).* Terme générique désignant toute affection de la rétine. ◇ **DIABÉTIQUE** *(angl diabetic —).* Rétinopathie caractérisée par des exsudats blancs et des foyers hémorragiques, liée au diabète. Complication très grave de la micro-angiopathie entraînant la cécité par atteinte maculaire. ◇ **HÉMORRAGIQUE** *(angl. hemorrhagic —).* Rétinopathie caractérisée par des lésions hémorragiques observées au cours du diabète et dans l'occlusion de la veine centrale de la rétine. ◇ **HYPERTENSIVE** *(angl. hypertensive —).* Rétinopathie liée à une hypertension artérielle avec rétrécissement des artérioles rétiniennes, hémorragies et exsudats. SYN. *RÉTINITE HYPERTENSIVE.* ◇ **MÉTASTATIQUE** *(angl. metastatic —).* Rétinopathie due à la dissémination d'embols septiques dans les vaisseaux rétiniens. ◇ **PIGMENTAIRE** *(angl. retinitis pigmentosa).* Dégénérescence progressive de la rétine, avec pigmentation et atrophie, caractérisée par des dépôts de pigments, une oblitération des vaisseaux rétiniens, un rétrécissement du champ visuel et une héméralopie. Affection familiale héréditaire apparaissant dans l'enfance et conduisant à la cécité. SYN. *RÉTINITE PIGMENTAIRE.* ◇ **PROLIFÉRANTE** *(angl. proliferative —).* Rétinopathie caractérisée par la prolifération de tissu conjonctif néoformé qui s'étend vers le corps vitré : fréquente dans le diabète.

RÉTRACTEUR *adj.* **1.** Qui provoque la rétraction. **2.** Instrument servant à repousser et à maintenir écartés les tissus ou certains organes.

RÉTRACTILITÉ *s. f. (angl. retractility).* Propriété d'un tissu de diminuer de longueur après avoir subi une distension.

RÉTRACTION *s. f. (angl. retraction).* Raccourcissement, diminution de volume d'un tissu ou d'un organe. ⬭ **DE L'APONÉVROSE PALMAIRE** *(angl. Dupuytren's contracture).* ☞ *DUPUYTREN (MALADIE DE).* ⬭ **SYSTOLIQUE** *(angl. systolic —).* Légère rétraction du sternum ou des côtes observée pendant la systole cardiaque et due à l'existence d'adhérences. ⬭ **UTÉRINE** **1.** Propriété physiologique du muscle utérin se manifestant après la délivrance, caractérisée par un raccourcissement et un resserrement permanents des fibres musculaires, assurant l'hémostase.

RÉTRÉCISSEMENT *s. m. (angl. stenosis stricture).* Diminution anormale du calibre d'un conduit ou d'un orifice ; sténose. ⬭ **AORTIQUE** *(angl. aortic stenosis).* Diminution du calibre de l'orifice aortique d'origine congénitale ou acquise par adhérences ou épaississement des valvules aortiques, qui font obstacle au passage du sang du ventricule gauche vers l'aorte. L'aboutissement en est la défaillance ventriculaire gauche. SYN. *STÉNOSE AORTIQUE.* ⬭ **MITRAL** *(angl. mitral stenosis).* Diminution du calibre de l'orifice mitral, généralement d'origine rhumatismale, faisant obstacle au passage du sang de l'atrium gauche vers le ventricule gauche et pouvant se compliquer d'œdème pulmonaire, de fibrillation atriale, d'embolies, etc. SYN. *STÉNOSE MITRALE.* ⬭ **PULMONAIRE** *(angl. pulmonary stenosis).* Diminution, d'origine congénitale, du calibre de l'orifice pulmonaire, faisant obstacle à l'évacuation du ventricule droit, isolée ou associée à d'autres malformations. Il provoque l'hypertrophie puis la défaillance ventriculaire droite. SYN. *STÉNOSE PULMONAIRE.* ⬭ **TRICUSPIDIEN** *(angl. tricuspid stenosis).* Diminution du calibre de l'orifice tricuspide, faisant obstacle à l'évacuation de l'atrium droit, d'origine acquise ou congénitale. SYN. *STÉNOSE TRICUSPIDIENNE.*

RÉTRO-UTÉRIN *adj. (angl. retrouterine).* Qui est situé en arrière de l'utérus.

RÉTROBULBAIRE *adj.* **1.** Qui est situé derrière le bulbe rachidien. **2.** Qui est situé derrière le globe oculaire.

RÉTROCÆCAL *adj. (angl. retrocecal).* Qui est situé en arrière du cæcum.

RÉTROCARDIAQUE *adj. (angl. retrocardiac).* Qui est situé en arrière du cœur.

RÉTROCOLIQUE *adj. (angl. retrocolic).* Qui est situé en arrière du côlon.

RÉTROCOLIS *s. m. (angl. retrocollis).* Variété de torticolis avec déviation spamodique de la tête et du cou vers l'arrière.

RÉTROCONTRÔLE *s. m. (angl. feed-back).* En physiologie, système de régulation de la sécrétion d'une glande endocrine en particulier hypophysaire par le taux de son propre produit de sécrétion ; il inhibe la stimuline hypophysaire correspondante si son taux augmente au-delà du seuil physiologique, ou la stimule dans le cas contraire. SYN. *FEED-BACK.*

RÉTRODÉVIATION *s. f. (angl. retrodeviation).* Terme général désignant toute déviation d'un organe (en particulier l'utérus) vers l'arrière : rétroflexion, rétroposition, rétroversion, etc.

RÉTROFLÉCHI *adj. (angl. retroflexed).* Qui a subi une rétroflexion. Ex. *utérus rétrofléchi.*

RÉTROFLEXION *s. f. (angl. retroflexion).* Flexion d'un organe vers l'arrière. Dans la rétroflexion de l'utérus, le corps de l'utérus s'incline en arrière, formant un angle aigu avec le col qui garde sa position normale.

RÉTROGÈNE *s. m.* Gène inactif.

RÉTROGNATHISME *s. m. (angl. retrognathism).* Position en retrait de la mandibule par rapport au plan du front. SYN. *RÉTROGNATHIE.*

RÉTROGRADE *adj. (angl. retrograde).* Qui se déplace vers l'arrière, qui revient vers son point de départ.

RÉTROLINGUAL *adj. (angl. retrolingual).* Qui se rapporte à la partie postérieure de la langue, qui est situé en arrière de la langue.

RÉTROLISTHÉSIS *s. m. (angl. retrospondylolisthesis).* Glissement en arrière d'une vertèbre, lié à une discopathie sous-jacente.

RÉTROPÉRITONÉAL *adj. (angl. retroperitoneal).* Qui est situé ou qui se produit en arrière du péritoine pariétal.

RÉTROPHARYNGIEN *adj. (angl. retropharyngeal).* Qui est situé ou qui se produit derrière le pharynx.

RÉTROPUBIEN *adj. (angl. retropubic).* Qui est situé derrière le pubis.

RÉTROPULSION *s. f. (angl. retropulsion).* Tendance à la chute vers l'arrière observée dans certaines affections neurologiques (maladie de Parkinson).

RÉTROSTERNAL *adj. (angl. retrosternal).* Qui est situé ou qui se produit derrière le sternum.

RÉTROSYMPHYSIEN *adj. (angl. retrosymphysial).* Qui est situé en arrière de la symphyse pubienne.

RÉTROTRANSCRIPTION *s. f. (angl. retrotranscription).* En génétique, copie d'ADN par la transcriptase inverse.

RÉTROVERSION *s. f. (angl. retroversion).* Inclinaison en arrière de l'axe vertical d'un organe, sans flexion. Dans la rétroversion de l'utérus, le corps de l'utérus se trouve porté en arrière, alors que le col remonte en avant et en haut, derrière la symphyse pubienne.

REVACCINATION *s. f. (angl. revaccination).* Injection ou inoculation d'un vaccin à un sujet précédemment vacciné.

REVASCULARISATION *s. f. (angl. revascularization).* Rétablissement de la circulation sanguine dans un organe ischémié.

RÉVISION UTÉRINE Exploration manuelle ou instrumentale de la cavité utérine après l'accouchement afin de s'assurer qu'il n'y reste plus de débris placentaires et de fragments membraneux. SYN. *CURETAGE UTÉRIN.*

RÉVULSIF *adj. (angl. revulsive).* Qui provoque une révulsion. S'emploie aussi comme substantif.

RÉVULSION *s. f. (angl. revulsion).* Procédé thérapeutique consistant à provoquer un afflux de sang dans une région plus ou moins éloignée d'un organe malade, dans le but de décongestionner cet organe (application de chaleur, de cataplasmes, de ventouses, etc.).

REYE (SYNDROME DE) *(angl. Reye's syndrome).* Encéphalopathie aiguë observée chez l'enfant au décours d'une infection virale ou après la prise d'aspirine, et caractérisée par une hépatopathie anictérique avec stéatose. L'évolution spontanée est mortelle dans la plupart des cas. L'étiologie est sujette à discussion. SYN. *ENCÉPHALOPATHIE DE REYE.*

RGO *(angl. GER).* Abréviation de reflux gastro-œsophagien.

Rh Abréviation de facteur Rhésus.

RHABDOÏDE *adj. (angl. rhabdoid).* Qui ressemble à une baguette. Se dit de certaines larves. SYN. *RHABDITIFORME.*

RHABDOMYOLYSE *s. f. (angl. rhabdomyolysis).* Rupture des cellules musculaires striées, avec libération d'enzymes, d'électrolytes et de myoglobine dans le sang. Elle peut s'observer au cours des destructions musculaires, le plus souvent par écrasement ou par compression, mais également au cours d'affections entraînant des contractions musculaires intenses et prolongées et au cours de certaines enzymopathies. Il existe une myoglobinurie.

RHABDOMYOME *s. m. (angl. rhabdomyoma).* Toute tumeur, le plus souvent bénigne, constituée de fibres musculaires striées.

RHABDOMYOSARCOME *s. m. (angl. rhabdomyosarcoma).* Sarcome développé à partir de fibres musculaires striées ou à partir d'un blastème dont certains éléments se différencient en fibres musculaires striées. SYN. *MYOSARCOME.*

RHAGADE *s. f. (angl. rhagades).* Fissure cutanée ou muqueuse, sans perte de substance, douloureuse et tenace. Les rhagades peuvent compliquer une affection cutanée, ou se développer au pourtour des orifices naturels. SYN. *CREVASSE.*

RHAGOCYTE *s. m.* ☞ *RAGOCYTE.*

RHEGMATOGÈNE *adj. (angl. rhegmatogenous).* En rapport avec une déchirure. Se dit surtout de la rétine.

RHINENCÉPHALE *s. m. (NA. rhinencephalon). (angl. rhinencephalon).* Partie du cerveau assurant le sens de l'olfaction.

RHINITE *s. f. (angl. rhinitis).* Inflammation aiguë ou chronique de la muqueuse des fosses nasales. SYN. *CORYZA.* ◇ **CATARRHALE AIGUË** *(angl. acute catarrhal —).* ☞ *RHUME.* ◇ **PURULENTE** *(angl. purulent —).* Rhinite s'accompagnant d'un écoulement purulent.

RHINOLALIE *s. f. (angl. rhinolalia).* Voix nasale due à une affection ou à une anomalie des fosses nasales ou du rhinopharynx. ◇ **FERMÉE** *(angl. — clausa).* Rhinolalie due à l'obstruction des fosses nasales ou du rhinopharynx. ◇ **OUVERTE** *(angl. — aperta).* Rhinolalie due à une béance excessive du rhinopharynx, à une perforation ou à une insuffisance vélaire.

RHINOLOGIE *s. f. (angl. rhinology).* Partie de la médecine qui traite du nez et de ses affections.

RHINOMANOMÈTRE *s. m. (angl. rhinomanometer).* Manomètre permettant d'évaluer la pression et le débit d'air dans les fosses nasales.

RHINOPHARYNGITE *s. f. (angl. nasopharyngitis).* **1.** Inflammation du tissu rhinopharyngé. **2.** Inflammation du rhinopharynx, ou inflammation du nez et du pharynx. ◇ **MUTILANTE** *(angl. — mutilans).* Ensemble des lésions tertiaires destructrices du pian, affectant les structures nasales et palatines. SYN. *GANGOSA.*

RHINOPHARYNX *s. m. (NA. pars nasalis pharyngis). (angl. rhinopharynx).* **1.** Partie supérieure du pharynx, communiquant avec les fosses nasales. SYN. *PHARYNX NASAL, NASOPHARYNX, CAVUM.* **2.** Partie des voies respiratoires hautes située en arrière des fosses nasales et au-dessus de l'oropharynx. Il est limité en haut et en arrière par l'os sphénoïde, latéralement par l'abouchement des trompes d'Eustache. SYN. *NASOPHARYNX, CAVUM.*

RHINOPHYMA *s. m. (angl. rhinophyma).* Stade très avancé d'acné rosacée hypertrophique du nez, avec boursouflures déformantes violacées, parsemées de pustules d'acné, de cicatrices et de dilatations capillaires.

RHINOPLASTIE *s. f. (angl. rhinoplasty).* Chirurgie plastique destinée à corriger les déformations nasales congénitales ou consécutives à un traumatisme.

RHINORRHÉE *s. f. (angl. rhinorrhea).* Écoulement de liquide par le nez. La rhinorrhée est antérieure lorsqu'elle est extériorisée par l'avant et/ou postérieure lorsqu'elle est extériorisée par le pharynx. ◇ **CÉRÉBROSPINALE** *(angl. cerebrospinal fluid —).* Écoulement de liquide céphalorachidien par le nez consécutif à une fracture des os de la base du crâne.

RHINOSCOPE *s. m. (angl. rhinoscope).* Spéculum nasal.

RHINOSCOPIE *s. f. (angl. rhinoscopy).* Examen visuel des fosses nasales, soit par les narines à l'aide d'un spéculum nasal (rhinoscopie antérieure), soit à l'aide d'un petit miroir introduit dans la bouche derrière le voile du palais et qui reflète l'image du rhinopharynx et des choanes (rhinoscopie postérieure). La rhinoscopie postérieure est maintenant remplacé par la nasofibroscopie.

RHINOSEPTOPLASTIE *s. f. (angl. septorhinoplasty).* Intervention chirurgicale dans laquelle sont effectuées conjointement une rhinoplastie et une septoplastie.

RHINOVIRUS Virus du genre *Enterovirus* de la famille des *Picornaviridae.* Les *Rhinovirus* sont les agents responsables du rhume chez l'homme.

RHIZARTHROSE *s. f. (angl. root arthrosis).* Arthrose de la racine d'un doigt (notamment du pouce), d'un orteil ou d'un membre.

RHIZOMÉLIQUE *adj. (angl. rhizomelic).* Qui se rapporte à la racine des membres (articulations de l'épaule et de la hanche).

RHOMBENCÉPHALE *s. m. (NA. rhombencephalon). (angl. rhombencephalon).* Partie de l'encéphale qui comprend le bulbe, le pont et le cervelet. SYN. *CERVEAU POSTÉRIEUR.*

RHOTACISME *s. m. (angl. rhotacism).* Prononciation incorrecte ou impossible de la lettre *r.*

RHUMATISMAL *adj. (angl. rheumatic).* Qui se rapporte au rhumatisme, notamment au rhumatisme articulaire aigu.

RHUMATISME *s. m. (angl. rheumatism).* Terme générique vague se rapportant à un groupe d'affections, aiguës ou chroniques, d'origines diverses et parfois inconnues, affectant essentiellement les articulations, et dont les symptômes essentiels sont la douleur et l'enraidissement. ◇ **ARTICULAIRE AIGU** *(angl. acute rheumatic fever —).* Maladie dysimmunitaire secondaire à une infection à streptocoques du groupe A (angine ou érysipèle), caractérisée par une polyarthrite, de la fièvre, une anémie et des complications viscérales, surtout cardiaques et rénales. Elle est marquée par l'élévation des ASLO. Elle survient presque toujours chez l'enfant, rarement chez l'adulte. Elle est devenue beaucoup plus rare dans les pays développés du fait du traitement précoce des infections. ◇ **BLENORRAGIQUE** *(angl. gonorrheal —).* Rhumatisme infectieux dû au gonocoque. SYN. *RHUMATISME GONOCOCCIQUE.* ◇ **CARDIAQUE** *(angl. rheumatic heart disease).* Endocardite, myocardite ou péricardite de nature rhumatismale, complication fréquente du rhumatisme articulaire aigu. ◇ **GOUTTEUX** *(angl. gouty —).* Goutte chronique. ◇ **PALINDROMIQUE** *(angl. palindromic —).* Arthrite aiguë survenant par crises récidivantes, apyrétiques, irrégulièrement espacées, qui durent seulement quelques heures ou quelques jours puis disparaissent complètement. ◇ **PSORIASIQUE** *(angl. psoriatic arthritis).* Rhumatisme chronique observé au cours du psoriasis réalisant soit des formes localisées, soit des formes graves évolutives. ◇ **TUBERCULEUX** *(angl. tuberculous —).* Complications articulaires et périarticulaires de la tuberculose. SYN. *RHUMATISME DE PONCET.* ◇ **VISCÉRAL** *(angl. visceral —).* Atteinte rhumatismale d'un viscère, notamment du cœur.

RHUMATOÏDE *adj. (angl. rheumatoid).* Qui ressemble, par certains aspects, à une forme quelconque de rhumatisme.

RHUMATOLOGIE *s. f. (angl. rheumatology).* Partie de la médecine consacrée aux maladies rhumatismales.

RHUMATOLOGISTE *s. m.* ☞ *RHUMATOLOGUE.*

RHUMATOLOGUE *s. m. (angl. rheumatologist).* Spécialiste en rhumatologie.

RHUME *s. m. (angl. cold).* Inflammation catarrhale aiguë de la muqueuse des fosses nasales, d'origine virale ou allergique. Elle peut s'étendre aux sinus et aux voies respiratoires supérieures. SYN. *CORYZA, RHINITE.* ◇ **DES FOINS** *(angl. hay fever).* Inflammation de la muqueuse nasale, conséquence d'une allergie aux pollens des graminées, se traduisant par des salves d'éternuements, un écoulement nasal aqueux abondant, une irritation conjonctivale. SYN. *ASTHME DES FOINS.*

RIA Abréviation du terme anglais *radioimmunoassay* ou de radio-immunoanalyse. ☞ *RADIO-IMMUNOANALYSE.*

RIBA Abréviation du terme anglais *Recombinant Immunoblot Assay.* Examen sérologique fondé sur la réaction entre un antigène obtenu par génie génétique et un anticorps contenu dans le sérum étudié.

RIBOFLAVINE *s. f. (angl. riboflavin).* Vitamine hydrosoluble très répandue dans les céréales, les légumes, la levure de bière, etc. La carence en riboflavine se manifeste principalement par des fissures aux commissures des lèvres, une glossite et une vascularisation anormale de la cornée. La riboflavine joue un rôle essentiel dans les processus d'oxydo-réduction cellulaire. SYN. *LACTOFLAVINE, VITAMINE B2.*

RIBONUCLÉASE *s. f. (angl. ribonuclease).* Enzyme catalysant la scission de l'acide ribonucléique.

RIBONUCLÉIQUE (ACIDE), ARN *(angl. ribonucleic acid, [RNA]).* Acide nucléique formé par une chaîne hélicoïdale de nucléotides constitués par un sucre (le ribose), une base azotée, l'uracile et de l'acide phosphorique. On le trouve dans toutes les cellules et chez certains virus. Abréviation : ARN, RNA.

RIBONUCLÉOPROTÉINE *s. f. (angl. ribonucleoprotein).* Nucléoprotéine dont le groupement prosthétique est représenté par l'acide ribonucléique.

RIBONUCLÉOTIDE *s. m. (angl. ribonucleotide).* Nucléotide dont l'ose est le ribose.

RIBOSE *s. m. (angl. ribose).* Pentose entrant dans la composition des nucléotides et des acides nucléiques.

RIBOSOME *s. m. (angl. ribosome).* Granulations d'environ 20 nm de diamètre, riches en acide ribonucléique (ARN), présentes dans le réticulum endoplasmique et dans les mitochondries, et qui interviennent dans la synthèse des protéines.

RIBOSONDE *s. f. (angl. RNA probe).* Séquence d'ARN simple-brin utilisée comme sonde. SYN. *SONDE GÉNÉTIQUE.*

RICIN *s. m. (angl. castor bean).* Plante de la famille des Euphorbiacées. L'espèce la plus commune, *Ricinus communis*, produit l'huile de ricin. ◇ **(HUILE DE)** *(angl. castor oil).* Huile épaisse, purgative, extraite des graines de *Ricinus communis*. Elle stimule le péristaltisme intestinal et produit une exonération au bout de quatre à cinq heures. N'est plus utilisée.

RICINE *s. f. (angl. ricin).* Glycoprotéine extrêmement toxique, extraite des graines de ricin *(Ricinus communis)*.

RICKETTSIA Genre de bactéries à Gram négatif. Elles peuvent être pathogènes pour l'homme et les animaux, auxquels elles sont transmises par la piqûre d'arthropodes infectés. ◇ ***AKARI*** Agent de la rickettsiose varicelliforme, transmise à l'homme par des acariens. ◇ ***CONORII*** Agent de la fièvre exanthématique méditerranéenne, ou fièvre boutonneuse, transmise par des tiques. ◇ ***PROWAZEKII*** Agent responsable du typhus exanthématique historique. Il est transmis par la piqûre des poux. ◇ ***QUINTANA*** Agent responsable de la fièvre des tranchées, transmis par les déjections du pou. ◇ ***RICKETTSII*** Agent de la fièvre pourprée des montagnes Rocheuses, transmis par les tiques du genre *Dermacentor*. ◇ ***TSUTSUGAMUSHI*** ☞ *ORIENTIA TSUTSUGAMUSHI.* ◇ ***TYPHI*** Agent du typhus murin (ou typhus endémique). Il est transmis à l'homme par la puce du rat *(Xenopsylla cheopis)*. ◇ **À TIQUES** *(angl. tick-borne rickettsiosis).* Nom donné aux affections fébriles à tiques de l'ancien et du nouveau monde.

RICKETTSIOSE *s. f. (angl. rickettsiosis).* Toute maladie infectieuse due à des rickettsies (micro-organismes du genre *Rickettsia*) et transmise par des arthropodes (tiques, acariens, puces, poux, etc.). Les rickettsioses sont caractérisées par de la fièvre, un exanthème cutané et des atteintes viscérales. ◇ **VARICELLIFORME** *(angl. rickettsialpox).* Maladie infectieuse bénigne causée par *Rickettsia akari* et caractérisée par une lymphadénopathie régionale, des frissons, de la fièvre, une éruption secondaire à une papule initiale située sur le point de piqûre de l'arthropode *Liponyssoides sanguineus*, parasite de la souris domestique.

RICTUS *s. m. (angl. risus).* Contraction des lèvres donnant à la bouche un aspect de sourire forcé, qui s'observe au cours de certains spasmes nerveux.

RIDEAU (SIGNE DU) Signe observé en cas de paralysie unilatérale du constricteur supérieur du pharynx par lésion du nerf glosso-pharyngien. Dans ce cas, la stimulation de la paroi postérieure du pharynx entraîne son déplacement vers le côté sain et légèrement vers le haut.

RIFAMPICINE *s. f. (angl. rifampicin).* Antibiotique dérivé de la rifamicine, actif sur la plupart des germes à Gram positif, sur certains germes à Gram négatif (en particulier *Mycobacterium tuberculosis*). Il est administré par voie orale dans la prophylaxie de la méningite méningococcique et dans le traitement de la tuberculose, toujours en association avec d'autres antituberculeux afin d'éviter l'émergence de souches résistantes.

RIFAMYCINE *s. f. (angl. rifamycin).* Classe d'antibiotiques comprenant notamment la rifampicine, la rifabutine et la rifaximine. Ce sont des antibiotiques utilisés dans les infections à mycobactéries et à staphylocoque.

RIGIDITÉ *s. f. (angl. rigidity).* Hypertonie musculaire ; état de raideur et d'inflexibilité. ◇ **CADAVÉRIQUE** *(angl. cadaveric —).* Raideur du corps se manifestant entre une demi-heure et 7 heures après la mort et disparaissant lorsque la putréfaction commence. SYN. *RIGOR MORTIS.* ◇ **DE DÉCÉRÉBRATION** *(angl. decerebrate —).* Hypertonie en extension et pronation des membres supérieurs et en extension des membres inférieurs, avec tendance à l'opisthotonos, due à des lésions du tronc cérébral supérieur jusqu'à la partie moyenne du pont, et également observée dans des troubles métaboliques sévères. ◇ **DE DÉCORTICATION** *(angl. decorticate —).* Hypertonie dans laquelle les membres supérieurs sont en flexion et les membres inférieurs en extension, due à des lésions des hémisphères (capsules internes) ou des pédoncules cérébraux. ◇ **EXTRAPYRAMIDALE** *(angl. lead-pipe —)*. Hypertonie par lésion des voies extrapyramidales, en particulier de la voie nigro-striée, observée par exemple en cas de maladie de Parkinson. Elle comporte une exagération des réflexes de posture et cède de façon inopinée, déterminant le phénomène de la roue dentée. ◇ **HÉMIPLÉGIQUE** *(angl. hemiplegic —)*. Rigidité touchant la moitié du corps. ☞ *RIGIDITÉ PYRAMIDALE*. ◇ **PUPILLAIRE** *(angl. pupillary —)*. Absence de réaction de la pupille à la lumière ou à l'accomodation. ◇ **PYRAMIDALE** *(angl. pyramidal —)*. Hypertonie liée à l'atteinte de la voie pyramidale ou corticospinale, qui affecte les extrémités de l'hémicorps controlatéral lors des lésions situées au-dessus de la décussation pyramidale bulbaire.

RIOPELLE (TUMEUR DE) C'est la découverte concomitante d'un adénocarcinome rénal et d'un angiomyolipome. Se voit plus souvent dans les scléroses tubéreuses de Bourneville. Terme peu utilisé.

RISORIUS *(angl. risorius muscle)*. Muscle responsable de la rétraction de la commissure labiale. *ATLAS ANATOMIQUE DES MUSCLES EN ANNEXE.*

RIST Abréviation de *Radio-Immuno-Sorbent Test*, épreuve de dosage des IgE.

RIZIFORME *adj. (angl. riziform)*. Qui a l'aspect de grains de riz.

RM Abréviation de rétrécissement mitral.

RMN Abréviation de résonance magnétique nucléaire.

RNA *(angl. RNA)*. Abréviation de *Ribonucleic Acid*. ☞ *RIBONUCLÉIQUE (ACIDE), ARN.*

ROCHER *s. m. (NA. pars petrosa ossis temporalis). (angl. petrous part of temporal bone)*. Partie interne de l'os temporal, en forme de pyramide quadrangulaire, à l'intérieur de laquelle se trouvent les cavités de l'oreille interne.

ROMBERG (SIGNE DE) *(angl. Romberg's sign)*. Impossibité de conserver la station debout, pieds joints et yeux fermés, chez le malade tabétique témoignant de l'atteinte de la sensibilité profonde.

RONCHUS *s. m. (angl. rhonchus)*. Râle sec de tonalité grave, comparable au ronflement d'un homme qui dort, indiquant la présence de sécrétions muqueuses dans les bronches.

RÖNTGEN *s. m. (angl. roentgen)*. Unité d'exposition à des rayonnements X ou gamma. Symbole : R. Désormais remplacée par le coulomb par kilogramme.

ROR Abréviation de vaccin associé anti-rougeole, anti-oreillons et anti-rubéole.

ROSACÉE *s. f. (angl. rosacea)*. ☞ *ACNÉ ROSACÉE.*

ROSÉOLE *s. f. (angl. roseola)*. Éruption cutanée de taches roses, rondes ou ovales, d'origines diverses (syphilis, typhoïde, fièvres éruptives, intoxications). ◇ **ÉPIDÉMIQUE** ☞ *RUBÉOLE*. ◇ **INFANTILE** *(angl. — infantum)*. ☞ *EXANTHÈME SUBIT OU CRITIQUE.* ◇ **SYPHILITIQUE** *(angl. syphilitic —)*. Éruption de macules roses peu nombreuses, qui caractérise le début de la période secondaire de la syphilis. ◇ **TOXIQUE** *(angl. toxic —)*. Roséole provoquée par l'ingestion de médicaments, de iodures, etc. SYN. *ROSÉOLE MÉDICAMENTEUSE.*

ROSETTE *s. f. (angl. rosette)*. Figure produite par l'adhérence de cellules, en général des hématies, autour d'une autre cellule, en général un lymphocyte. Cette formation de rosettes est due à des récepteurs particuliers permettant cette adhérence. *HASERICK (TEST DE)*. ◇ **RHUMATOÏDE** *(angl. rheumatoid —)*. ☞ *FACTEUR RHUMATOÏDE.*

ROTATEUR *adj. (angl. rotating)*. Se dit d'un muscle dont l'action est de faire tourner un membre, une partie du corps, autour de leur axe.

ROTULE *s. f.* ☞ *PATELLA.*

ROTULIEN *adj.* ☞ *PATELLAIRE.*

ROUE DENTÉE (SIGNE OU PHÉNOMÈNE DE LA) *(angl. cogwheel rigidity)*. Dans la maladie de Parkinson, perception, lors de la mobilisation passive d'une articulation, d'une série de brefs ressauts comparables à l'impression produite par le mouvement d'une roue dentée.

ROUGEOLE *s. f. (angl. measles).* Maladie infectieuse éruptive, très contagieuse et épidémique, fréquente surtout chez les enfants, due à un virus. La période d'incubation dure 10 jours environ. L'éruption cutanée est précédée de quelques jours par un catarrhe oculo-nasal fébrile, avec présence sur la face interne des joues de petites taches blanches surélevées (signe de Köplick). Elle débute par la face pour gagner tout le corps et les membres ; constituée de petites papules rouges légèrement saillantes, plus ou moins confluentes en placards, laissant toujours entre elles des intervalles de peau saine. Les complications de la rougeole sont surtout d'ordre respiratoire.

ROUGET DU PORC *(angl. erysipelothria infection).* Érisypèle porcin ; affection septicémique, due à *Erysipelothrix rhusiopathiae*, caractérisée par l'apparition de taches rouges sur la peau. Elle est transmissible accidentellement à l'homme chez qui l'on peut observer des phénomènes septicémiques.

ROULEMENT DIASTOLIQUE *(angl. diastolic rumble).* Bruit entendu dans la diastole au cours du rétrécissement mitral.

RU 486 ☞ *MIFÉPRISTONE.*

RUBÉFACTION *s. f. (angl. rubefaction).* Rougeur intense et passagère de la peau provoquée par un agent rubéfiant.

RUBÉFIANT *s. m. (angl. rubefacient).* Médicament pour application locale, qui provoque une rougeur intense et passagère de la peau. S'emploie aussi comme adjectif.

RUBÉOLE *s. f. (angl. rubella).* Maladie infectieuse éruptive, contagieuse et épidémique, due à un virus du genre Rubivirus, caractérisée par une éruption d'aspect variable, rappelant à la fois celle de la rougeole et celle de la scarlatine, et par des adénopathies multiples. Quand la maladie survient chez une femme enceinte non immunisée, elle peut provoquer des malformations congénitales (oculaires notamment) chez le fœtus. Il existe une vaccination préventive. La maladie confère une immunité définitive.

RUBÉOLIFORME *adj. (angl. ressembling rubella).* Qui ressemble à l'éruption de la rubéole. Ex. *exanthème rubéoliforme.*

RUGINATION *s. f. (angl. rugination).* Action de racler un os à l'aide d'une rugine, de ruginer.

RUGINE *s. f. (angl. rugine).* Instrument en acier, à bords tranchants, utilisé en chirurgie pour racler les surfaces osseuses et décoller le périoste. Il en existe de nombreux modèles.

RUMINATIONS ◇ ANXIEUSES *s. f. pl.* Ressassement répétitif des mêmes idées d'une manière non productive.

RUPIA *s. m. (angl. rupia).* Lésion cutanée caractérisée par la formation de croûtes noirâtres, disposées en couches concentriques stratifiées, et recouvrant une ulcération inflammatoire purulente.

RUTINE *s. f. (angl. rutin).* Substance cristalline, glucoside extrait des feuilles de la rue, qui exerce un effet protecteur sur les parois des vaisseaux capillaires. SYN. *RUTOSIDE, VITAMINE P.*

RYTHME *s. m. (angl. rhythm wave).* Succession à intervalles réguliers de phénomènes ou d'évènements. ◇ **ALPHA** *(angl. alpha wave).* Rythme régulier des ondes de l'électroencéphalogramme normal de l'adulte. Sa fréquence est de 8-10 cycles par seconde. C'est le rythme normal de l'adulte éveillé, au repos sensoriel, les yeux fermés. Il prédomine dans la région pariéto-occipitale. ◇ **ATRIOVENTRICULAIRE** *(angl. atrio-ventricular rhythm).* ☞ *RYTHME NODAL.* ◇ **BÊTA** *(angl. beta wave).* Rythme des ondes électroencéphalographiques de l'adulte éveillé, les yeux fermés, constitué par des ondes de faible amplitude survenant à la fréquence de 18-35 cycles par seconde. Il prédomine au niveau des régions frontales du cerveau. ◇ **CIRCADIEN** *(angl. circadian rhythm).* ☞ *CIRCADIEN.* ◇ **COUPLÉ** Allorythmie caractérisée par la survenue régulière d'une extrasystole après la systole normale. SYN. *BIGÉMINISME.* ◇ **NODAL** *(angl. nodal rhythm).* Rythme cardiaque naissant dans le nœud atrioventriculaire (de Tawara), entraînant une fréquence de 40 à 60 par minute. SYN. *RYTHME ATRIOVENTRICULAIRE.* ◇ **DELTA** *(angl. delta wave).* Succession d'ondes électroencéphalographiques lentes, d'une fréquence de 1 à

4 cycles par seconde, qui s'observent durant la première année de vie, et chez l'adulte en cas de lésion cérébrale. ◇ **PENDULAIRE** *(angl. pendulum rhythm).* Rythme cardiaque fœtal caractérisé par une égalisation des deux bruits cardiaques. ◇ **RÉCIPROQUE** *(angl. reciprocal rhythm).* Trouble du rythme cardiaque du à une réentrée. ☞ *RÉ-ENTRÉE.* ◇ **DU SINUS CORONAIRE** *(angl. coronary sinus rhythm).* Trouble du rythme cardiaque caractérisé par des ondes P négatives en DII, DIII et aVF. ◇ **SINUSAL** *(angl. sinus rhythm).* Rythme cardiaque normal, sous la dépendance du nœud sinu-atrial. ◇ **THÊTA** *(angl. theta wave).* Rythme d'ondes électroencéphalographiques caractérisé par la succession d'ondes lentes de fréquence 4-7 cycles par seconde. Il s'observe normalement chez l'enfant et dans les régions pariéto-temporales en cas de souffrance cérébrale.

RYTHMOLOGIE *s. f. (angl. rythmology).* Étude du rythme cardiaque et de ses troubles.

S

SABIN (VACCIN DE) *(angl. Sabin's vaccine).* ☞ *VACCIN ANTIPOLIOMYÉLITIQUE.*

SABURRALE *adj. (angl. saburral).* ☞ *LANGUE SABURRALE.*

SAC *s. m.* ◇ **CONJONCTIVAL** *(NA. saccus conjunctivalis). (angl. conjunctival —).* Chacun des deux culs-de-sacs, supérieur et inférieur, que forme la conjonctive palpébrale lorsqu'elle se réfléchit sur le globe oculaire. ◇ **HERNIAIRE** *(angl. hernial —).* Poche formée par la partie du péritoine à l'intérieur de laquelle se trouve le contenu herniaire, l'intestin le plus souvent. ◇ **LACRYMAL** *(NA. saccus lacrimalis). (angl. lacrimal —).* Partie supérieure dilatée du conduit lacrymonasal, qui reçoit les larmes du canal d'union des canalicules lacrymaux.

SACCHARIDE *s. m. (angl. saccharide).* Tout ose ou holoside.

SACCHARINE *s. f. (angl. saccharin).* Substance cristalline à l'intense saveur sucrée utilisée comme succédané du sucre (édulcorant).

SACCHAROSE *s. m. (angl. sucrose).* Diholoside composé de glucose et de fructose. Il constitue le sucre alimentaire de betterave ou de canne. SYN. *SUCROSE, SUCRE BLANC.*

SACCHAROSURIE *s. f. (angl. saccharosuria).* Présence de saccharose dans l'urine. SYN. *SUCROSURIE.*

SACCIFORME *adj. (angl. sacciform).* En forme de sac. Ex. *anévrisme sacciforme.*

SACCORADICULOGRAPHIE *s. f.* ☞ *RADICULOGRAPHIE.*

SACCULAIRE *adj.* **1.** Qui forme un sac. **2.** Qui se rapporte au saccule.

SACCULE *s. m. (NA. sacculus). (angl. sacculus).* Vésicule du labyrinthe membraneux, contenue dans le vestibule osseux de l'oreille interne.

SACRALGIE *s. f. (angl. sacralgia).* Douleur localisée au sacrum ou à la région sacrale. SYN. *SACRODYNIE.*

SACRALISATION *s. f. (angl. sacralization).* Développement exagéré des processus transverses de la 5e vertèbre lombale et fusion de cette vertèbre avec la première pièce sacrale.

SACROCOCCYGIEN *adj. (angl. sacrococcygeal).* Qui se rapporte ou qui appartient au sacrum et au coccyx.

SACROCOXALGIE *s. f.* **1.** *(angl. sacrocoxitis).* Arthrite de l'articulation sacro-iliaque. **2.** *(angl. sacrocoxalgia).* Tuberculose de l'articulation sacro-iliaque.

SACROCOXITE *s. f. (angl. sacroiliitis).* Atteinte inflammatoire de l'articulation sacro-iliaque. SYN. *SACROILIITE.*

SACRODYNIE *s. f. (angl. sacrodynia).* ☞ *SACRALGIE.*

SACRO-ILIAQUE *adj. (angl. sacroiliac).* Qui se rapporte au sacrum et à l'os iliaque (os coxal).

SACRUM *s. m. (angl. sacrum).* Os impair et médian formé par la soudure des cinq vertèbres sacrées. Il contribue à former le pelvis. *ATLAS ANATOMIQUE DES OS EN ANNEXE.*

SADISME *s. m. (angl. sadism).* Trouble paraphilique caractérisé par la présence d'une excitation sexuelle intense et récurrente provoquée par la souffrance physique ou psychologique d'une autre personne.

SAGE-FEMME *s. f. (angl. midwife).* Professionnelle de santé diplômée dont la fonction est de prodiguer des soins aux femmes pendant la grossesse, l'accouchement et les suites de couches. (La profession est ouverte aux hommes.)

SAGITTAL *adj.* **1.** En forme de flèche. **2.** Qui est orienté dans le sens antéropostérieur, verticalement sur la ligne médiane du corps. EX. *plan sagittal, suture sagittale.*

SAIGNÉE *s. f. (angl. bloodletting).* Évacuation d'une certaine quantité de sang par incision d'un vaisseau superficiel, dans un but thérapeutique.

SALAZOSULFAPYRIDINE *s. f. (angl. salicylazosulfapyridine).* Sulfamide employé dans le traitement des maladies inflammatoires de l'intestin et la polyarthrite rhumatoïde.

SALBUTAMOL *s. m. (angl. salbutamol).* Agoniste des récepteurs bêta-adrénergiques, utilisé sous forme d'aérosol dans le traitement des crises d'asthme.

SALICYLATE *s. m. (angl. salicylate).* Sel de l'acide salicylique. Le salicylate de sodium est utilisé comme antirhumatismal (par voie orale).

SALICYLIQUE (ACIDE) *(angl. salicylic acid).* Composé cristallin à propriétés antiseptiques. On l'utilise en dermatologie comme kératolytique (il ramollit la couche cornée de la peau). Il sert aussi à la préparation des salicylates et de l'aspirine.

SALICYLISME *s. m. (angl. salicylism).* Intoxication due à l'absorption de doses excessives d'acide salicylique ou de salicylates marquée par des acouphènes, nausées et vomissements.

SALICYLOTHÉRAPIE *s. f. (angl. salicyltherapy).* Utilisation thérapeutique des dérivés salicylés (médicaments contenant de l'acide salicylique ou des salicylates).

SALIDIURÉTIQUE *adj. (angl. saluretic).* Se dit d'une substance qui favorise l'élimination urinaire du chlorure de sodium. S'emploie aussi comme substantif.

SALIVAIRE *adj. (angl. salivary).* Qui concerne la salive.

SALIVATION *s. f. (angl. salivation).* Sécrétion de la salive.

SALMONELLA Genre de bactéries à Gram négatif pathogènes pour l'homme et les animaux. La classification des salmonelles tient compte des espèces et au sein de chaque espèce des variants sérologiques (antigènes O, H et Vi). Ainsi *S. typhi* est un sérovariant de *S. enterica enterica*, responsable de la fièvre typhoïde ; c'est le cas également de *S. paratyphi A, B* et *C*, qui sont responsables des fièvres paratyphoïdes. Les autres salmonella provoquent souvent des intoxications alimentaires chez l'homme, sauf chez les immunodéprimés (sida) chez lesquels des formes graves sont notées. SYN. *SALMONELLE.*

SALMONELLOSE *s. f. (angl. salmonellosis).* Terme générique désignant les infections causées par des micro-organismes appartenant au genre *Salmonella*. On parle de salmonellose mineure quand il s'agit d'une salmonelle autre que *S. typhi*.

SALPING-, SALPINGO- *s. m. (angl. salping-, salpingo-).* Préfixes d'origine grecque indiquant une relation avec la trompe utérine ou avec la trompe auditive.

SALPINGECTOMIE *s. f. (angl. salpingectomy).* Ablation chirurgicale d'une trompe utérine.

SALPINGITE *s. f.* Inflammation d'une ou des deux trompes utérines.

SALPINGOGRAPHIE *s. f. (angl. salpingography).* Radiographie des trompes utérines après injection d'un produit de contraste opacifiant dans le col utérin.

SALPINGOPEXIE *s. f. (angl. salpingopexy).* Fixation chirurgicale de la trompe utérine.

SALPINGOTOMIE *s. f. (angl. salpingotomy).* Incision chirurgicale d'une trompe utérine.

SALTATOIRE *adj. (angl. saltatory).* Qui est caractérisé par des sauts.

SANATORIUM *s. m. (angl. sanatorium).* Établissement destiné au traitement des malades atteints de tuberculose pulmonaire ou extrapulmonaire.

SANG *s. m. (NA. haema). (angl. blood).* Liquide rouge, épais, circulant dans le système vasculaire sanguin, composé d'éléments cellulaires figurés (hématies, leucocytes et plaquettes) et d'une partie liquide, le plasma. Le sang contient de nombreuses substances (protéines, minéraux et éléments gazeux). Le poids total du sang équivaut environ à 1/13 du poids du corps. Il contient 78 % d'eau et 22 % d'éléments solides. ◇ **ARTÉRIEL** *(angl. arterial —)*. Sang qui, après oxygénation dans les poumons, passe dans l'atrium et le ventricule gauches du cœur, à partir duquel, par les artères, il distribue l'oxygène et les éléments nutritifs à l'ensemble de l'organisme. ◇ **HÉPARINÉ** *(angl. heparinized —)*. Sang additionné d'une très faible quantité d'héparine afin d'empêcher sa coagulation. ◇ **TOTAL** *(angl. whole —)*. Sang dont on n'a retiré aucun de ses constituants. ◇ **VEINEUX** *(angl. venous —)*. Sang qui circule dans les veines, les cavités droites du cœur et l'artère pulmonaire. Le sang veineux reçoit les produits de sécrétion et les déchets issus du métabolisme, et est amené par les veines jusqu'au cœur droit, puis aux poumons où il sera oxygéné et transformé en sang artériel.

SANGLOT *s. m. (angl. sob)*. Inspiration brève, convulsive, accompagnée d'une contraction du diaphragme et d'une occlusion spasmodique de la glotte.

SANGUICOLE *adj. (angl. sanguicolous)*. Qui vit dans le sang ; se dit des parasites.

SANGUIN *adj.* **1.** Qui se rapporte au sang. **2.** Qui est formé de sang.

SANGUINOLENT *adj. (angl. bloodtinged)*. Qui est teinté ou mêlé de sang. Ex. *diarrhée sanguinolente.*

SANIE *s. f. (angl. sanies)*. Matière purulente et fétide, mélangée de sang.

SANIEUX *adj. (angl. sanious)*. Purulent. Se dit d'un ulcère, d'une plaie.

SANITAIRE *adj. (angl. sanitary)*. Qui se rapporte à la santé et à l'hygiène, considérées plus particulièrement du point de vue collectif.

SANTÉ *s. f. (angl. health)*. État normal des fonctions organiques et psychiques. Selon la définition de l'OMS (1946) : la santé est un état de complet bien-être physique, mental et social, et ne consiste pas seulement en une absence de maladie ou d'infirmité.

SAPHÈNE *adj. (angl. saphena)*. Se dit des veines superficielles de la jambe et des nerfs satellites de ces veines. *ATLAS ANATOMIQUE DES VEINES EN ANNEXE ; ATLAS ANATOMIQUE DES NERFS EN ANNEXE.*

SAPHÉNECTOMIE *s. f. (angl. saphenectomy)*. Résection totale ou partielle d'une veine saphène, dans le traitement chirurgical des varices.

SAPIDE *adj.* Qui a une saveur déterminée. Contraire d'insipide.

SAPROPHYTE *adj. (angl. saprophyte)*. Se dit d'une bactérie qui vit aux dépens des matières organiques inertes (cadavres, humus, excréments, urine, etc.) dont il peut provoquer la fermentation ou la putréfaction. Les germes saprophytes sont en général non pathogènes. S'emploie aussi comme substantif.

SARCO- *(angl. sarco-)*. Préfixe d'origine grecque indiquant une relation avec la chair.

SARCOÏDE *s. f. (angl. sarcoid)*. Terme appliqué aux formations cutanées tumorales, d'aspect nodulaire, caractéristiques de la sarcoïdose (maladie de Besnier-Boeck-Schaumann). ◇ **HYPODERMIQUE** *(angl. subcutaneous —)*. Nouure de l'hypoderme observées dans la maladie de Besnier-Boeck-Schaumann (de type Darier-Roussy) et dans l'érythème induré de Bazin.

SARCOÏDOSE *s. f.* Maladie systémique chronique, caractérisée histologiquement par des granulomes épithélioïdes et gigantocellulaires, sans nécrose. Les différentes localisations (poumons, ganglions, peau, œil, articulations, os, etc.) déterminent les diverses formes cliniques connues. L'évolution est généralement favorable sous corticoïdes. ☞ *BESNIER-BOECK-SCHAUMANN (MALADIE DE).*

SARCOLEMME *s. m. (angl. sarcolemma)*. Membrane mince, de nature conjonctive, qui entoure chaque fibre musculaire striée. SYN. *MYOLEMME.*

SARCOMATEUX *adj. (angl. sarcomatous)*. Qui se rapporte au sarcome, qui est de la nature du sarcome.

SARCOMATOSE *s. f. (angl. sarcomatosis)*. Affection caractérisée par le développement de sarcomes multiples. ◇ **MULTIPLE HÉMORRAGIQUE** ☞ *KAPOSI (MALADIE DE, SARCOME DE).*

SARCOME *s. m. (angl. sarcoma).* Tumeur maligne dérivée des cellules mésenchymateuses, qui peut se former aux dépens de cellules du tissu conjonctif commun (fibrosarcome), de cellules du tissu conjonctif différencié (chondrosarcome, myosarcome, liposarcome, etc.). Généralement, ce sont des tumeurs de haute malignité.

SARCOPLASME *s. m. (angl. sarcoplasm).* Cytoplasme des fibres musculaires, formé de longues traînées entourant les noyaux et séparant les uns des autres les faisceaux de myofibrilles.

SARTORIUS (MUSCLE) *(angl. sartorius muscle).* Muscle de la région antérieure de la cuisse. SYN. *MUSCLE COUTURIER. ATLAS ANATOMIQUE DES MUSCLES EN ANNEXE.*

SATELLITE *adj.* **1.** Se dit d'une veine qui avoisine une artère le long du trajet de celle-ci et qui porte souvent le même nom. **2.** Par extension, se dit d'une structure anatomique voisine d'une autre et présentant certaines analogies avec elle, ou d'une structure liée ou dépendant d'une autre.

SATURATION *s. f.* **1.** État d'une solution qui ne peut plus dissoudre une quantité supplémentaire d'une substance donnée. **2.** État d'un composé organique dans lequel toutes les valences du carbone sont satisfaites sans qu'il existe de double ou triple liaisons dans la molécule. **3.** Qualité de la sensation visuelle qui fait la distinction entre des couleurs ayant la même longueur d'onde dominante, mais différents degrés de pureté (c'est-à-dire contenant une quantité différente de lumière blanche). ◇ **DU SANG EN OXYGÈNE** *(angl. oxygen blood —).* Pourcentage exprimant le contenu du sang en oxygène à la capacité du sang en oxygène (quantité maximale d'oxygène qu'il peut contenir).

SATURNIN *adj.* **1.** Qui se rapporte au plomb. **2.** Qui est provoqué par le plomb ou ses composés.

SATURNISME *s. m. (angl. saturnism).* Intoxication aiguë ou chronique par le plomb ou ses composés.

SCABICIDE *adj. (angl. scabicide).* Qui détruit le parasite de la gale (*Sarcoptes scabiei*).

SCABIES *s. f. (angl. scabies).* SYN. *GALE.*

SCABIEUX *adj. (angl. scabetic).* Qui se rapporte à la gale.

SCALÈNE *s. m. (angl. scalenus).* Chacun des muscles profonds de la région latérale du cou. *ATLAS ANATOMIQUE DES MUSCLES EN ANNEXE.*

SCALÈNE ANTÉRIEUR (SYNDROME DU) *(angl. anterior scalene syndrome).* Syndrome associant ischémie et paresthésies du membre supérieur, dû à la compression de l'artère subclavière et du plexus brachial, entre le muscle scalène antérieur et la première côte. SYN. *SYNDROME DE LA CÔTE CERVICALE.*

SCALP *s. m. (angl. scalp).* Cuir chevelu arraché accidentellement.

SCALPEL *s. m.* Mot anglais pour désigner le bistouri. SYN. *BISTOURI.*

SCANNER *s. m. (angl. scanner).* Appareil utilisé dans l'exploration radiographique. Des rayons X collimatés et balayant l'organe examiné « en tranches » sont mesurés par des capteurs reliés à un ordinateur qui calcule les différents coefficients d'absorption, ce qui permet d'obtenir l'image complète de sections transversales successives de la région du corps explorée. SYN. *TOMODENSITOMÈTRE, SCANOGRAPHE.* ◇ **HÉLICOÏDAL OU SPIRALÉ** *(angl. spiral computerized tomography).* La rotation continue de la source de rayons X associée à un déplacement linéaire du patient permet une reconstruction de l'image en 3D.

SCANOGRAPHE *s. m. (angl. scanograph).* Recommandation officielle pour scanner.

SCANOGRAPHIE *s. f. (angl. scanography).* ☞ *TOMODENSITOMÉTRIE.*

SCAPHOÏDE **1.** *adj. (angl. scaphoid).* Qui a une forme rappelant celle d'une barque. **2.** *s. m. (angl. os scaphoideum).* ☞ *NAVICULAIRE (OS). ATLAS ANATOMIQUE DES OS EN ANNEXE.* ◇ **TARSIEN** *OS NAVICULAIRE. ATLAS ANATOMIQUE DES OS EN ANNEXE.*

SCAPHOÏDITE *s. f. (angl. scaphoiditis).* Inflammation du scaphoïde. ◇ **TARSIENNE** *(angl. tarsal —). KÖHLER (MALADIE DE).*

SCAPULA *s. f.* Os de la ceinture scapulaire articulé avec l'humérus et la clavicule. SYN.

OMOPLATE. ATLAS ANATOMIQUE DES OS EN ANNEXE. ◇ **ALATA** État produit par la paralysie et l'atrophie des muscles de l'épaule, en particulier du dentelé antérieur, avec décollement « en aile d'ange » du bord interne de la scapula.

SCAPULALGIE *s. f. (angl. scapulalgia).* Douleur localisée dans la région de la scapula ou de l'épaule.

SCAPULODYNIE *s. f. (angl. scapulodynia).* ☞ *SCAPULALGIE.*

SCARIFICATEUR *s. m. (angl. scarificator).* Instrument en acier, à extrémité tranchante, permettant de pratiquer la scarification.

SCARIFICATION *s. f. (angl. scarification).* Incision de petite taille, superficielle, réalisée à l'aide d'un bistouri, d'une lancette ou d'un scarificateur, ayant pour but de produire un écoulement de sang ou de sérosité, ou l'inoculation d'un vaccin (BCG, vaccin antivariolique).

SCARLATINE *s. f. (angl. scarlatina ; scarlet fever).* Maladie infectieuse éruptive, contagieuse et épidémique, due à un streptocoque hémolytique du groupe A, *Streptococcus pyogenes.*

SCARPA (TRIANGLE DE) ☞ *TRIGONE FÉMORAL.*

SCHÉMA *s. m. (angl. schema).* Représentation graphique qui a pour but de représenter les traits essentiels d'un organe, d'un appareil ou d'un objet quelconque, en faisant abstraction de certaines particularités. ◇ **CORPOREL** *(angl. body image).* Image que l'individu se fait de son propre corps.

SCHEUERMANN (MALADIE DE) *(angl. Scheuermann's disease).* Affection dégénérative de la colonne vertébrale, atteignant les adolescents, caractérisée par une cyphose douloureuse et une raideur de la colonne thoracolombaire. Elle se caractérise radiologiquement par un aplatissement d'un ou de plusieurs disques intervertébraux et par une déformation cunéiforme d'un ou de plusieurs corps vertébraux. SYN. *CYPHOSE DOULOUREUSE DES ADOLESCENTS, ÉPIPHYSITE VERTÉBRALE DE CROISSANCE.*

SCHILLING (TEST DE) *(angl. Schilling's test).* Épreuve destinée à étudier le métabolisme de la vitamine B12, utilisant cette vitamine marquée au cobalt radioactif. Le test est positif dans l'anémie de Biermer ou en cas de malabsorption spécifique de la B12.

SCHIRMER (TEST DE) *(angl. Schirmer's test).* Test mesurant la sécrétion lacrymale au moyen de papier buvard appliqué dans l'angle interne de l'œil.

SCHISTOCYTE *s. m. (angl. schistocyte).* ☞ *SCHIZOCYTE.*

SCHISTOSOME *s. m.* Parasite trématode appartenant au genre *Schistosoma.*

SCHISTOSOMIASE *s. f. (angl. schistosomiasis).* Maladie parasitaire, endémique dans certaines régions (Afrique, Amérique du Sud, Asie), due à des vers appartenant au genre *Schistosoma.* SYN. *BILHARZIOSE.* ◇ **ARTÉRIOVEINEUSE** *(angl. asiatic —).* Schistosomiase due à *Schistosoma japonicum*, caractérisée par un état toxi-infectieux grave, une éosinophilie, un syndrome dysentérique, une hépato-splénomégalie, et de l'ascite. SYN. *SCHISTOSOMIASE ASIATIQUE, KATAYAMA (MALADIE DE).* ◇ **INTESTINALE** *(angl. intestinal —).* Schistosomiase due à *Schistosoma mansoni*, caractérisée par une atteinte hépatique et intestinale. ◇ **URINAIRE** *(angl. urinary —).* Schistosomiase due à *Schistosoma haematobium*, caractérisée par des troubles urinaires souvent graves et une hématurie. SYN. *SCHISTOSOMIASE VÉSICALE, HÉMATURIE D'ÉGYPTE, HÉMATURIE DU CAP.*

SCHIZOCYTE *s. m. (angl. schizocyte).* Corpuscule sanguin provenant de la fragmentation des hématies. SYN. *SCHISTOCYTE.*

SCHIZOGONIE *s. f. (angl. schizogony).* Cycle de reproduction asexuée des parasites du paludisme.

SCHIZONTE *s. m. (angl. schizont).* Forme intracellulaire des parasites du paludisme, se multipliant par division asexuée, soit dans les tissus, soit dans les érythrocytes.

SCHIZONTICIDE *s. m. (angl. schizonticide).* Médicament agissant sur les formes érythrocytaires asexuées des parasites du paludisme. SYN. *SCHIZOTONCIDE.*

SCHIZOPHRÈNE *s. f ou m.* Malade atteint de schizophrénie.

SCHIZOPHRÉNIE *s. f. (angl. schizophrenia).* Psychose de caractère évolutif. On en distingue les formes cliniques simple, paranoïde, catatonique et hébéphrénique. La maladie se caractérise par une dissociation psychique, des troubles du cours de la pensée, un repli autistique, un discours et un comportement désorganisés, des troubles de l'affectivité (ambivalence), des troubles sensitivo-perceptifs (hallucinations) et des idées délirantes.

SCHWANN (GAINE DE) *(angl. Schwann's sheath neurilemma).* Enveloppe protectrice située à l'extérieur de la gaine de myéline des fibres nerveuses cérébrospinales. SYN. *NEURILEMME.*

SCHWANNOME *s. m. (angl. schwannoma).* ☞ *NEURINOME.*

SCHWARTZ-BARTTER (SYNDROME DE) *(angl. syndrome of inappropriate antidiuretic hormone secretion, [SIADH]).* Syndrome paranéoplasique endocrinien, témoignant d'une sécrétion excessive d'hormone antidiurétique, que l'on observe surtout chez les patients atteints de cancer bronchique à petites cellules, responsable d'une hyponatrémie.

SCIALYTIQUE Appareil pour éclairer le champ opératoire. Marque déposée.

SCIATALGIE *s. f. (angl. sciatica).* Névralgie sciatique.

SCIATIQUE **1.** *adj. (angl. sciatic).* Qui se rapporte à la hanche. **2.** Inflammation ou compression douloureuse du nerf sciatique, caractérisée par des paresthésies de la cuisse et de la jambe pouvant atteindre le pied, par l'existence de points douloureux sur le trajet du nerf et parfois par une atrophie musculaire. **3.** *s. m. (angl. sciatic nerve).* Branche terminale du plexus sacré, nerf mixte pour le membre inférieur. SYN. *NERF ISCHIATIQUE. ATLAS ANATOMIQUE DES NERFS EN ANNEXE.* **4.** *s. m. (angl. sciatic nerve).* Ancienne dénomination. ◇ **SPASMODIQUE** *(angl. spasmodic sciatica).* Variété de sciatique accompagnée de phénomènes spasmodiques : trépidation épileptoïde, exagération des réflexes et contractures des muscles de la hanche et de la région lombo-sacrée.

SCINTIGRAPHIE *s. f. (angl. scintigraphy).* Méthode consistant à injecter, généralement par voie intraveineuse, une solution contenant un produit radioactif qui a une affinité sélective pour l'organe (ou le tissu) examiné, puis à enregistrer à l'aide d'un détecteur spécial (scintigraphe) la répartition topographique de la radioactivité dans les différentes parties de l'organe. Ce procédé permet d'établir ou de préciser le siège et la taille de différentes formations pathologiques intraparenchymateuses (kystes, nodules, abcès, tumeurs, etc.), ou d'évaluer l'état fonctionnel d'un organe. Il est employé notamment pour l'exploration de la thyroïde, du foie, des reins, du cœur, des poumons, du cerveau. SYN. *GAMMAGRAPHIE, CARTOGRAPHIE.* ◇ **MYOCARDIQUE** *(angl. myocardial —).* Fixation d'un radioisotope (thallium ou technétium) sur le myocarde pour explorer la vascularisation coronarienne, examen couplé à une épreuve d'effort ou une stimulation pharmacologique. ◇ **PULMONAIRE** *(angl. pulmonary —).* Technique ayant recours à un isotope radioactif inhalé et un autre injecté, permettant ainsi d'obtenir des scintigrammes en ventilation et en perfusion, pour le diagnostic de l'embolie pulmonaire.

SCISSIPARITÉ *s. f. (angl. binary fusion).* Mode de reproduction asexuée particulier à certains organismes unicellulaires, caractérisé par la division de la cellule mère en deux cellules filles.

SCISSURE *s. f.* **1.** Sillon profond creusé à la surface d'un organe. **2.** Anfractuosité longue et étroite qui sépare deux lobes cérébraux. ◇ **CALCARINE** ☞ *SILLON CALCARIN.* ◇ **CALLOSO-MARGINALE** ☞ *SILLON DU CINGULUM.* ◇ **CENTRALE** ☞ *SILLON CENTRAL DU CERVEAU.* ◇ **INTERHÉMISPHÉRIQUE** ☞ *SILLON INTERLOBAIRE.* ◇ **LATÉRALE** ☞ *SILLON LATÉRAL.* ◇ **OCCIPITALE** ☞ *SILLON PARIÉTO-OCCIPITAL.* ◇ **PERPENDICULAIRE EXTERNE** ☞ *SILLON OCCIPITAL TRANSVERSE.* ◇ **PERPENDICULAIRE INTERNE** ☞ *SILLON PARIÉTO-OCCIPITAL.* ◇ **TYMPANOMASTOÏDIENNE** ☞ *FISSURE TYMPANOMASTOÏDIENNE.*

SCISSURITE *s. f. (angl. interlobar pleuritis).* Épanchement interlobaire pulmonaire.

SCLÉRAL *adj. (angl. scleral).* Qui se rapporte à la sclérotique.

SCLÈRE *s. f.* ☞ *SCLÉROTIQUE.*

SCLÉRECTOMIE *s. f. (angl. sclerectomy).* Excision d'une partie de la sclérotique.

SCLÉREUX *adj. (angl. sclerotic sclerous).* Qui est épaissi et durci, qui est atteint de sclérose. Se dit en particulier d'un tissu.

SCLÉRITE *s. f. (angl. scleritis).* Inflammation de la sclère, parfois associée à la polyarthrite rhumatoïde. ◇ **ANNULAIRE** *(angl. annular —).* Sclérite dont les lésions sont disposées en anneau autour de la cornée. ◇ **ANTÉRIEURE** *(angl. anterior —).* Sclérite affectant la région antérieure de la sclérotique. ◇ **POSTÉRIEURE** *(angl. posterior —).* Sclérite affectant la région postérieure de la sclérotique.

SCLÉROCHOROÏDITE *s. f. (angl. sclerochoroiditis).* Inflammation de la sclérotique et de la choroïde. ◇ **ANTÉRIEURE** *(angl. anterior —).* Inflammation de la partie antérieure de la sclérotique et de la choroïde pouvant évoluer vers la cécité. Affection rare, pouvant entraîner un staphylome antérieur. ◇ **POSTÉRIEURE** *(angl. posterior —).* Affection observée dans la myopie progressive avec diminution de l'acuité visuelle, et dans laquelle le staphylome postérieur est toujours présent.

SCLÉROCONJONCTIVITE *s. f. (angl. scleroconjunctivitis).* Inflammation de la sclérotique et de la conjonctive.

SCLÉRODACTYLIE *s. f. (angl. sclerodactyly).* Sclérodermie localisée aux doigts et aux orteils. Elle peut s'associer à la maladie de Raynaud.

SCLÉRODERMIE *s. f. (angl. scleroderma).* Maladie cutanée chronique caractérisée par l'induration et l'épaississement des couches profondes de la peau, fréquemment associée à des altérations analogues du tissu conjonctif de divers viscères (sclérodermie généralisée).

SCLÉRŒDÈME *s. m. (angl. scleredema).* Œdème de consistance ligneuse de la peau. C'est une manifestation d'une sclérodermie débutante.

SCLÉROPROTÉINE *s. f. (angl. scleroprotein).* Nom d'ensemble des protéines fibreuses, insolubles dans l'eau, telles que le collagène et les kératines.

SCLÉROSANT *adj. (angl. sclerosant).* Qui produit une sclérose.

SCLÉROSE *s. f. (angl. sclerosis).* Induration pathologique d'un organe par suite d'une prolifération de son tissu conjonctif, s'accompagnant d'une augmentation pathologique du collagène et d'une raréfaction progressive des cellules. La sclérose constitue souvent le stade terminal d'une lésion inflammatoire. ◇ **ANTÉROLATÉRALE** *(angl. anterolateral —).* Sclérose des cordons antérieurs et latéraux de la moelle épinière, provoquant une paraplégie spasmodique. SYN. *PARALYSIE SPINALE SPASMODIQUE.* ◇ **CÉRÉBRALE CENTROLOBAIRE** *(angl. Schilder's disease).* Variété de sclérose cérébrale diffuse de la substance blanche avec paralysie et affaiblissement intellectuel. ◇ **CÉRÉBRALE DIFFUSE** *(angl. diffuse cerebral —).* Leucoencéphalite progressive des sujets jeunes. SYN. *MALADIE DE SCHILDER-FOIX.* ◇ **CÉRÉBRALE DIFFUSE FAMILIALE** ☞ *PELIZAEUS-MERZBACHER (MALADIE DE).* ◇ **COMBINÉE DE LA MOELLE** *(angl. subacute combined degeneration of spinal cord).* Syndrome associant des lésions des cordons postérieurs de la moelle et du faisceau pyramidal, responsable d'une paraplégie avec troubles de la sensibilité profonde, s'observant éventuellement dans le syndrome neuroanémique par avitaminose B12, mais également au cours de la syphilis, la sclérose en plaques, certaines intoxications. ◇ **CONCENTRIQUE** *(angl. concentric —).* ☞ *BALÓ (ENCÉPHALITE CONCENTRIQUE DE).* ◇ **DISSÉMINÉE, INSULAIRE OU MULTIPLE** *(angl. disseminated, insular or multiple —).* ☞ *SCLÉROSE EN PLAQUES.* ◇ **EN PLAQUES** *(angl. multiple —).* Affection du système nerveux central, d'étiologie inconnue. Maladie incurable et chronique, évoluant par poussées, avec des épisodes de rémission parfois de longue durée. Les symptômes les plus fréquemment rencontrés sont : un tremblement intentionnel, un nystagmus, une ataxie, une dysarthrie, des vertiges, une diplopie, une névrite optique rétrobulbaire, des troubles psychiques. Abréviation : SEP. ◇ **LATÉRALE AMYOTROPHIQUE** *(angl. amyotrophic lateral —).* Affection dégénérative de cause inconnue des cellules motrices des cornes antérieures de la moelle épinière, avec atrophie et fasciculations des muscles des membres supérieurs, parésie des membres inférieurs, augmentation des réflexes ostéotendineux et finalement une paralysie bulbaire, d'évolution rapidement mortelle. Abréviation : SLA. SYN. *MALADIE DE CHARCOT.* ◇ **RÉNALE** *(angl. renal arteriolar —).* Développement anormal du tissu conjonctif interstitiel du rein.

SCLÉROTENDINITE *s. f. (angl. sclerotendinitis).* Sclérose des tendons, secondaire à un processus inflammatoire.

SCLÉROTHÉRAPIE *s. f. (angl. sclerotherapy).* Technique de traitement des varices et des hémorroïdes par injection de produits sclérosants.

SCLÉROTIQUE *s. f. (angl. sclera).* Enveloppe externe de l'œil, blanche, dure, fibreuse, présentant une grande ouverture antérieure où est enchassée la cornée, et une petite ouverture postérieure, qui livre passage au nerf optique. SYN. *SCLÈRE, BLANC DE L'ŒIL.*

SCLÉROTOMIE *s. f. (angl. sclerotomy).* Incision de la sclérotique. ◇ **ANTÉRIEURE** *(angl. anterior —).* Ponction de la chambre antérieure de l'œil, pratiquée en cas de glaucome. ◇ **POSTÉRIEURE** *(angl. posterior —).* Ponction du corps vitré au travers de la sclérotique, pratiquée en cas de décollement de la rétine ou pour l'extraction d'un corps étranger.

SCOLEX *s. m. (angl. scolex).* Extrémité antérieure, pourvue de ventouses, parfois de crochets, des vers cestodes (tête de ténia).

SCOLIOSE *s. f. (angl. scoliosis).* Déviation latérale de la colonne vertébrale. ◇ **EMPYÉMATIQUE** *(angl. empyematic —).* Scoliose par rétraction du thorax, secondaire à un empyème. SYN. *SCOLIOSE PLEURÉTIQUE.* ◇ **MYOPATHIQUE** *(angl. myopathic —).* Scoliose due à un déséquilibre de l'antagonisme physiologique des muscles latéraux de la colonne vertébrale. ◇ **OSTÉOPATHIQUE** *(angl. osteopathic —).* Scoliose consécutive au rachitisme, ou à une affection inflammatoire ou tuberculeuse de la colonne vertébrale. ◇ **STATIQUE** *(angl. static —).* Scoliose due à l'inclinaison latérale du plateau sacré.

SCOPOLAMINE *s. f. (angl. scopolamine).* Alcaloïde dont l'action parasympathicolytique est comparable à celle de l'atropine. Elle est employée comme sédatif et antispasmodique (notamment pour la prévention du mal des transports et dans la maladie de Parkinson), ainsi que dans le traitement des encombrements respiratoires en fin de vie.

SCORBUT *s. m. (angl. scurvy).* Affection due à une carence de l'organisme en vitamine C, d'origine alimentaire (régime sans fruits ni légumes frais).

SCORBUTIQUE *adj. (angl. scorbutic).* Qui est en rapport avec le scorbut.

SCOTCH-TEST Application à la marge de l'anus d'un papier adhésif transparent pour y recueillir des œufs d'oxyures. Marque déposée.

SCOTOME *s. m. (angl. scotoma).* Lacune dans le champ visuel, plus ou moins étendue, due à l'existence de points insensibles sur la rétine. ◇ **ABSOLU** *(angl. absolute —).* Scotome dans lequel la cécité est complète (le blanc n'est pas perçu). ◇ **ANNULAIRE** *(angl. annular —).* Scotome entourant le centre du champ visuel. ◇ **CENTRAL** *(angl. central —).* Scotome limité à la partie du champ visuel correspondant à la macula. ◇ **MOBILE** *(angl. motile —).* Opacités de l'humeur vitrée qui changent de localisation. ◇ **NÉGATIF** *(angl. negative —).* Défaut du champ visuel que le patient ne perçoit pas, et qui est découvert uniquement lors de l'examen du champ visuel. ◇ **PARACENTRAL** *(angl. paracentral —).* Scotome de petites dimensions très voisin de la macula tout en l'épargnant. ◇ **PÉRIPHÉRIQUE** *(angl. peripheral —).* Scotome de toute partie du champ visuel en dehors du point de fixation. ◇ **PHYSIOLOGIQUE** *(angl. physiologic —).* ☞ *TACHE AVEUGLE.* ◇ **POSITIF** *(angl. positive —).* Scotome perçu par le patient comme une tache sombre. ◇ **RELATIF** *(angl. relative —)*. Scotome dans lequel la perte de la vision n'est pas complète (les couleurs ne sont pas perçues, mais le blanc est perçu). ◇ **SCINTILLANT** *(angl. scintillating —)*. Dans la migraine ophtalmique, perception de points, taches, lignes brisées, à brillance variable. SYN. *TEICHOPSIE*.

SCOTOMÈTRE *s. m. (angl. scotometer)*. Appareil servant à localiser et à mesurer les scotomes.

SCOTOPIQUE *adj. (angl. scotopic)*. Qui se rapporte à l'œil adapté à l'obscurité. Ex. *vision scotopique*.

SCRAPIE *s. f. (angl. scrapie)*. Variété d'encéphalopathie spongiforme chez les caprins et les ovins.

SCROTAL *adj. (angl. scrotal)*. Qui se rapporte au scrotum.

SCROTUM *s. m. (NA. scrotum). (angl. scrotum)*. Ensemble des enveloppes du testicule qui forment, en avant du périnée et au-dessous de la verge, un sac allongé verticalement. SYN. *BOURSES*.

SCYBALES *s. f. (angl. scybala)*. Masses de matières fécales dures et sèches accumulées dans le gros intestin.

SÉBACÉ *adj. (angl. sebaceous)*. Qui se rapporte au sébum. Ex. *glande sébacée*.

SÉBORRHÉE *s. f. (angl. seborrhea)*. Exagération de la sécrétion sébacée.

SÉBORRHÉIQUE *adj.* **1.** Qui se rapporte à la séborrhée. **2.** Se dit d'une peau qui a l'aspect gras.

SÉBUM *s. m. (angl. sebum)*. Produit de sécrétion des glandes sébacées, formé d'un mélange de corps gras et de matières protéiques provenant des débris des cellules sécrétrices.

SECRETA *s. m. (angl. secreta)*. Terme latin désignant l'ensemble des produits de sécrétion de l'organisme.

SÉCRÉTAGOGUE *adj. (angl. secretatogue)*. Qui stimule la sécrétion d'une glande.

SÉCRÉTEUR *adj. (angl. secretor)*. Qui produit une sécrétion. Ex. *cellule sécrétrice*.

SÉCRÉTINE *s. f. (angl. secretin)*. Hormone de la muqueuse duodénale qui stimule les sécrétions du pancréas.

SÉCRÉTION *s. f.* **1.** Fonction en vertu de laquelle une cellule, un tissu ou un organe élabore une substance, qui est excrétée vers l'extérieur ou déversée dans le sang. **2.** La substance ainsi sécrétée.

SÉCRÉTOIRE *adj. (angl. secretory)*. Qui se rapporte à la sécrétion. Ex. *trouble sécrétoire*.

SECTION *s. f.* **1.** Action de couper ou de trancher. **2.** Surface engendrée par une coupe réelle ou virtuelle.

SÉDATIF *adj. (angl. sedative)*. Se dit de toute substance qui calme la douleur, diminue la tension nerveuse ou modère l'activité exagérée d'un organe. S'emploie aussi comme substantif.

SÉDATION *s. f. (angl. sedation)*. Apaisement induit par les sédatifs.

SÉDIMENT *s. m. (angl. sediment)*. Dépôt formé par la précipitation de substances normalement dissoutes ou en suspension dans un liquide (notamment dans l'urine et le sang).

SÉDIMENTATION *s. f. (angl. sedimentation)*. Phénomène par lequel une substance en suspension dans un liquide se dépose sous l'influence de la gravité. ◇ **GLOBULAIRE** *(angl. erythrocyte —)*. Sédimentation des globules rouges lorsque le sang, rendu incoagulable (sang citraté), est laissé au repos dans un tube. La vitesse de sédimentation globulaire (VS) varie dans diverses conditions physiologiques et pathologiques.

SEGMENT *s. m. (angl. segment)*. Partie d'un membre ou d'un organe, délimitée par des lignes imaginaires ou réelles. ◇ **DE NELSON** *(angl. apical segment of the inferior lobe)*. Segment apical du lobe inférieur du poumon.

SEGMENTATION *s. f. (angl. segmentation ; cleavage)*. Division en parties plus ou moins semblables. En particulier, processus de division de l'ovule fécondé en nombreuses cellules (blastomères). ◇ **MÉROBLASTIQUE** *(angl. meroblastic cleavage)*. Type de segmentation dans lequel l'ovule fécondé ne se divise qu'au niveau de son pôle animal, le pôle végétatif restant continu.

SEGMENTECTOMIE *s. f. (angl. segmentectomy).* Ablation chirurgicale d'un segment d'organe.

SEIN *s. m. (NA. mamma). (angl. breast).* Chacune des mamelles de la femme. Les seins sont des organes glandulaires responsables de la sécrétion lactée. Ils sont constitués par de la peau, sur laquelle font saillie le mamelon et son aréole, par du tissu adipeux sous-cutané et par la glande mammaire proprement dite, rudimentaire chez l'homme et parfaitement développée chez la femme seulement pendant la période de lactation.

SEITELBERGER (MALADIE DE) *(angl. Seitelberger's disease).* Sphingolipidose du système nerveux central à transmission récessive autosomique entraînant arrêt du développement, hypotonie, cécité et détérioration mentale. SYN. *DYSTROPHIE NEUROAXONALE PROGRESSIVE.*

SEL *s. m.* **1.** Tout composé résultant de l'action d'un acide sur une base. **2.** En langage courant, le chlorure de sodium ou sel de cuisine.

SELLAIRE *adj. (angl. sellar).* Qui se rapporte à la selle turcique.

SELLE TURCIQUE *s. f. (NA. sella turcica). (angl. sella turcica).* Dépression sur la face supérieure du corps du sphénoïde, dans laquelle est logée l'hypophyse.

SELLES *s. f. pl. (angl. feces ; stools).* Fèces.

SÉMÉIOLOGIE *s. f.* ☞ *SÉMIOLOGIE.*

SEMI-CIRCULAIRES (CANAUX) *(angl. semicircular canals).* ☞ *CANAL SEMI-CIRCULAIRE.*

SEMI-ÉPINEUX (MUSCLE) Muscle de la région cervicale, extenseur de la tête. SYN. *MUSCLE DEMI-ÉPINEUX. ATLAS ANATOMIQUE DES MUSCLES EN ANNEXE.*

SEMI-LUNAIRE (OS) *(angl. lunate bone).* ☞ *LUNATUM (OS). ATLAS ANATOMIQUE DES OS EN ANNEXE.*

SEMI-MEMBRANEUX (MUSCLE) Muscle de la région postérieure de la cuisse, fléchisseur de la jambe et extenseur de la cuisse. SYN. *MUSCLE DEMI-MEMBRANEUX. ATLAS ANATOMIQUE DES MUSCLES EN ANNEXE.*

SÉMINAL *adj. (angl. seminal).* Qui se rapporte au sperme. SYN. *SPERMATIQUE.*

SÉMINOME *s. m. (angl. seminoma).* Tumeur maligne développée aux dépens des cellules germinales primitives, non différenciées, du testicule ou de l'ovaire. SYN. *GERMINOME.* ◇ **SPERMATOCYTAIRE** *(angl. spermatocytic —).* Variété de séminome du testicule dans laquelle les cellules rappellent davantage le spermatocyte que la cellule germinale embryonnaire.

SÉMIOLOGIE *s. f. (angl. semiology).* Partie de la médecine étudiant les symptômes et signes qui traduisent la lésion d'un organe ou le trouble d'une fonction. SYN. *SÉMIOTIQUE, SÉMÉIOLOGIE.*

SÉMIOLOGIQUE *adj. (angl. semiotic).* Qui concerne la sémiologie.

SÉMIOTIQUE *s. f. (angl. semiotic).* ☞ *SÉMIOLOGIE.*

SÉNÉ *s. m. (angl. senna).* Nom des feuilles et des fruits de diverses espèces de Légumineuses qui s'emploient en général en infusion comme purgatif.

SÉNESCENCE *s. f.* ☞ *VIEILLISSEMENT.*

SÉNILE *adj. (angl. senile).* Qui se rapporte à la vieillesse ou qui est causée par elle.

SÉNILITÉ *s. f. (angl. senility).* Vieillesse et, par extension, diminution des facultés physiques et intellectuelles chez le vieillard. ◇ **PRÉCOCE** ☞ *SÉNILISME.*

SÉNOLOGIE *s. f. (angl. mastology).* Étude du sein normal et pathologique. SYN. *MASTOLOGIE.*

SENS *s. m. (angl. sense).* Sensibilité qui permet de percevoir des impressions conscientes (sensations). Les cinq sens classiques sont la vue, l'ouïe, l'odorat, le goût et le toucher. ◇ **DES ATTITUDES** *(angl. posture —).* Type de sens musculaire permettant d'apprécier la position du corps ou de ses parties. SYN. *SENSIBILITÉ POSTURALE.* ◇ **CHROMATIQUE** *(angl. color —).* Faculté de distinguer les différentes couleurs. ◇ **KINESTHÉSIQUE** *(angl. kinesthesic —).* Sens qui permet d'appécier les mouvements et les postures. ◇ **DE L'ESPACE** *(angl. space —).* Faculté d'apprécier la position de son propre corps dans l'espace. ⇔ **LUMINEUX** *(angl. light —)*. Capacité d'apprécier les divers degrés d'intensité de la lumière. ⇔ **MUSCULAIRE** *(angl. muscle —)*. Sensation de l'activité musculaire. ⇔ **DU RELIEF** *(angl. stereoscopic —)*. Capacité d'apprécier visuellement le relief. ☞ *STÉRÉOGNOSIE.* ⇔ **STATIQUE** *(angl. static —)*. Sens qui assure le maintien de l'équilibre du corps dans la station debout. ⇔ **STÉRÉOGNOSTIQUE** *(angl. stereognostic —)*. ☞ *STÉRÉOGNOSIE.*

SENSATION *s. f. (angl. sensation)*. Perception consciente d'une impression transmise par un nerf afférent, à la suite de la stimulation des récepteurs sensoriels. ⇔ **RÉFLEXE OU RÉFÉRÉE** *(angl. reflex — reffered —)*. Sensation perçue à un endroit distinct de celui où le stimulus a été appliqué. ⇔ **RETARDÉE** *(angl. delayed —)*. Sensation perçue un certain temps après l'application du stimulus.

SENSIBILISATION *s. f. (angl. sensitization)*. Processus par lequel un organisme ou une de ses parties sont rendus plus sensibles à toute stimulation à laquelle ils étaient moins sensibles auparavant. La sensibilisation est un mécanisme immunologique. ☞ *ANAPHYLAXIE.* ⇔ **ACTIVE** *(angl. active sensitization)*. Sensibilisation résultant de l'injection d'un antigène dans un organisme animal, qui devient ainsi sensibilisé. ⇔ **PASSIVE** *(angl. passive sensitization)*. Sensibilisation résultant de l'injection dans l'organisme, non d'un antigène, mais du sérum d'un animal sensibilisé. ⇔ **RH** *(angl. Rh sensitization)*. Sensibilisation au facteur Rh résultant d'une transfusion de sang Rh-positif ou d'une grossesse avec fœtus Rh-positif chez un sujet Rh-négatif.

SENSIBILISÉ *adj. (angl. sensitized)*. Qui a subi une sensibilisation.

SENSIBILITÉ *s. f.* **1.** Faculté de percevoir des sensations d'origine cutanée, profonde et intéroceptive. **2.** Probabilité d'anomalie d'un test biologique ou de la constatation d'un signe clinique dans le dépistage d'une affection. ⇔ **ÉPICRITIQUE** *(angl. epicritic —)*. Sensibilité cutanée qui assure une discrimination fine dans l'espace. ⇔ **EXTÉROCEPTIVE** *(angl. exteroceptive —)*. Sensibilité superficielle ou cutanée. ⇔ **INTÉROCEPTIVE** *(angl. interoceptive —)*. Sensibilité dépendant de la stimulation de récepteurs viscéraux. ⇔ **PALLESTHÉSIQUE** *(angl. pallesthetic —)*. Sensibilité relative aux sensations vibratoires. ⇔ **PROFONDE** *(angl. deep —)*. Sensibilité liée aux stimulations musculaires, tendineuses et articulaires. ⇔ **PROPRIOCEPTIVE** *(angl. proprioceptive —)*. Sensibilité relative aux mouvements du corps, correspondant aux stimuli sensitifs déclenchés par les récepteurs de l'élongation musculaire logés au sein des muscles et accessoirement dans les tendons. Outre une forme consciente de cette sensibilité, qui correspond à la définition générale de ce terme, il en existe une autre inconsciente, qui joue un rôle important dans la régulation de l'équilibre, de la posture, etc., et dans laquelle intervient principalement le cervelet. ⇔ **PROTOPATHIQUE** *(angl. protopathic —)*. Sensibilité dépourvue de finesse discriminatoire, liée principalement aux stimuli douloureux. ⇔ **SOMESTHÉSIQUE** *(angl. splanchnesthetic —)*. Terme général comprenant les différentes formes de perceptions somatiques (à l'exception de celles qui procèdent des organes sensoriels spécialisés : vision, audition, etc.). ⇔ **TACTILE** *(angl. tactile —)*. Sensibilité relative au toucher. ⇔ **THERMIQUE** *(angl. thermic —)*. Sensibilité se rapportant aux modifications relatives de la température. ⇔ **VIBRATOIRE** *(angl. vibratory —)*. ☞ *SENSIBILITÉ PALLESTHÉSIQUE.*

SENSIBLE *adj.* **1.** Qui est doué de sensibilité. **2.** Qui a une sensibilité particulièrement développée.

SENSITIF *adj.* **1.** Qui se rapporte aux sens ou aux sensations. **2.** Se dit d'une structure organique capable de transformer en influx nerveux une stimulation, d'acheminer un influx nerveux ou de l'analyser. Ex. *nerf sensitif.*

SENSORIEL *adj. (angl. sensorial)*. Qui se rapporte aux sens ou aux sensations. Ex. *organes sensoriels, récepteurs sensoriels.*

SEP Abréviation de sclérose en plaques.

SEPSIE *s. f. (angl. sepsis)*. Infection par des bactéries.

SEPTAL *adj. (angl. septal).* Qui se rapporte à un septum.

SEPTICÉMIE *s. f. (angl. septicemia).* État morbide dû à la dissémination par voie sanguine de germes pathogènes provenant d'un foyer infectieux.

SEPTICITÉ *s. f. (angl. septicity).* Caractère infectieux d'une maladie.

SEPTICOPYOHÉMIE *s. f. (angl. septicopyemia).* Septicémie due à des microbes pyogènes et compliquée de foyers purulents multiples. SYN. *PYÉMIE.* ◇ **MÉTASTATIQUE** *(angl. metastatic —).* Forme de septicopyohémie caractérisée par des foyers septiques d'origine embolique. SYN. *EMBOLS SEPTIQUES.*

SEPTIQUE *adj. (angl. septic).* Qui est contaminé ou provoqué par des germes pathogènes.

SEPTOPLASTIE *(angl. septoplasty).* Correction chirurgicale d'une déviation du septum nasal.

SEPTOSTOMIE *s. f. (angl. septostomy).* Ouverture d'une cloison ou d'un septum en particulier cardiaque.

SEPTUM *s. m. (NA. septum). (angl. septum).* Cloison qui divise en deux parties un organe, une structure anatomique ou une cavité organique. SYN. *CLOISON.*

SÉQUELLE *s. f. (angl. sequela).* Lésion organique ou trouble fonctionnel qui persiste après la fin d'une maladie ou d'un traumatisme.

SÉQUENCE *s. f.* **1.** Suite, dans un ordre prédéterminé, d'un certain nombre d'éléments, de substances, impliqués dans un même processus, une même activité. Ex. *séquence d'acides aminés.* **2.** Suite, dans un ordre bien défini, de plusieurs réactions.

SÉQUESTRATION PULMONAIRE *(angl. pulmonary sequestration).* Anomalie congénitale caractérisée par l'existence de tissu pulmonaire non fonctionnel, privé de ses connexions normales avec l'arbre bronchique, et le plus souvent vascularisé par une artère provenant de l'aorte, associé à des kystes bronchiques.

SÉQUESTRE *s. m. (angl. sequestrum).* Fragment osseux nécrosé, détaché du reste de l'os, provenant d'un foyer pathologique osseux.

SÉQUESTRECTOMIE *s. f. (angl. sequestrectomy).* Ablation chirurgicale d'un séquestre.

SÉREUSE *s. f. (NA. tunica serosa). (angl. serous membrane).* Membrane tapissant les cavités closes de l'organisme (péritoine, plèvre, péricarde), essentiellement constituée d'un endothélium et de tissu conjonctif, avec des vaisseaux sanguins et lymphatiques.

SÉREUX *adj.* **1.** Qui a l'apparence du sérum. **2.** Qui produit ou qui contient du sérum. **3.** Qui se rapporte à une séreuse.

SÉRINE *s. f. (angl. serine).* Acide aminé non indispensable.

SERINGUE *s. f. (angl. syringe).* Instrument destiné à injecter ou à prélever un liquide dans les conduits, les cavités ou les tissus du corps. ◇ **ÉLECTRIQUE** *(angl. electric —).* Appareillage permettant l'administration continue de médicaments par voie intraveineuse. ◇ **HYPODERMIQUE** *(angl. hypodermic —).* Seringue de petit calibre, munie d'une aiguille creuse, permettant d'injecter un liquide dans un vaisseau ou dans les tissus.

SÉRIOGRAPHIE *s. f. (angl. seriography).* Prise de radiographies successives d'une même région anatomique. SYN. *RADIOGRAPHIE EN SÉRIE.*

SÉRIQUE *adj. (angl. serous).* Qui se rapporte ou qui est dû au sérum.

SERMENT D'HIPPOCRATE *(angl. Hippocratic oath).* Serment extrait de la « Collection Hippocratique », qui définit les règles de l'éthique médicale et que les médecins prêtent au moment d'être admis à exercer.

SÉRO-AGGLUTINATION *s. f. (angl. serofloculation).* Agglutination de cellules ou de micro-organismes par les agglutinines contenues dans le sérum, technique utilisée pour le sérodiagnostic.

SÉRO-ANAPHYLAXIE *s. f. (angl. seroanaphylaxis).* Anaphylaxie provoquée par l'injection de sérum sanguin.

SÉRO-ANATOXITHÉRAPIE *s. f. (angl. serovaccination).* Injection simultanée en deux endroits différents du corps d'une dose massive de sérum spécifique et d'une petite dose d'anatoxine de même spécificité, suivie au bout de quelques jours d'autres injections d'anatoxine seule.

SÉROCONVERSION *s. f. (angl. seroconversion).* Apparition dans le sang d'anticorps en réponse à un antigène. Elle se produit après des délais variables.

SÉRODIAGNOSTIC *s. m. (angl. serodiagnosis).* Diagnostic fondé sur la présence d'anticorps spécifiques dans le sérum sanguin du malade.

SÉROFIBRINEUX *adj. (angl. serofibrinous).* Qui est constitué de sérosité et de fibrine. EX. *exsudat séro-fibrineux.*

SÉROLOGIE *s. f. (angl. serology).* Étude des sérums, et en particulier de leurs propriétés immunitaires.

SÉROLOGIQUE *adj. (angl. serologic).* Qui est en rapport avec la sérologie.

SÉRONÉGATIF *adj. (angl. seronegative).* Qui donne une réaction négative à un ou plusieurs tests sérologiques.

SÉROPOSITIF *adj. (angl. seropositive).* Qui donne une réaction positive à un ou plusieurs tests sérologiques.

SÉROPROPHYLAXIE *s. f. (angl. seroprophylaxis).* Injection d'un sérum immun à des sujets menacés de contagion, afin de les protéger rapidement, mais temporairement, contre une maladie infectieuse donnée.

SÉRORÉACTION *s. f. (angl. seroreaction).* Toute réaction sérologique. SYN. *SÉRODIAGNOSTIC.*

SÉROSITÉ *s. f. (angl. serosity).* Liquide ressemblant au sérum sanguin, contenu normalement dans les cavités séreuses. Dans certains états pathologiques, il peut infiltrer les tissus (œdème, phlyctène).

SÉROTHÈQUE *s. f.* Ensemble de sérums conservés en laboratoire pour des analyses ultérieures.

SÉROTHÉRAPIE *s. f. (angl. serotherapy).* Utilisation thérapeutique d'un sérum de sujets ou d'animaux immunisés.

SÉROTONINE *s. f. (angl. serotonin).* Substance synthétisée dans les cellules argentaffines du tube digestif et dans le tissu cérébral. Elle est transportée par les plaquettes sanguines. Elle a une action vasoconstrictrice et stimulante sur le péristaltisme intestinal. La sérotonine est un médiateur chimique dans les phénomènes d'hypersensibilité immédiate et au niveau du système nerveux central.

SÉROTYPE *s. m. (angl. serotype).* Caractéristiques d'un micro-organisme (bactérie ou virus) déterminés par sa constitution antigénique.

SERPIGINEUX *adj. (angl. serpiginous).* Qui s'étend de part en part selon une ligne sinueuse. Se dit de certaines lésions ou ulcérations de la peau, qui cicatrisent d'un côté et s'étendent de l'autre, comme en rampant.

SÉRUM *s. m.* **1.** Partie liquide qui reste après la coagulation du lait (lactosérum). **2.** Sérum sanguin. **3.** Sérum thérapeutique : sérum sanguin d'animaux (principalement du cheval) immunisés avec des bactéries ou des toxines, utilisé en thérapeutique pour obtenir l'immunité passive. ◇ **ANTI-RH** *(angl. anti-Rh —).* Anticorps dirigés contre l'antigène D. ◇ **ANTICOMPLÉMENTAIRE** *(angl. anticomplementary —).* ☞ *ANTICOMPLÉMENTAIRE.* ◇ **ANTIDIPHTÉRIQUE** *(angl. diphteria antitoxic —).* Sérum antitoxique provenant de chevaux immunisés avec la toxine diphtérique élaborée par *Corynebacterium diphteriae*, ou avec l'anatoxine diphtérique. ◇ **ANTILYMPHOCYTAIRE** *(angl. antilymphocyte —).* Sérum obtenu en immunisant un animal par des injections de lymphocytes d'un animal d'une espèce différente. On l'utilise pour combattre le rejet des greffes et comme anti-inflammatoire. Abréviation : SAL. ◇ **ANTIRABIQUE** *(angl. antirabies —).* Sérum provenant d'animaux (cheval, lapin, mouton) hyperimmunisés contre le virus de la rage. On l'utilise en association avec le vaccin antirabique en cas de morsures graves ou multiples. ◇ **ANTITÉTANIQUE** *(angl. antitetanic —).* Sérum antitoxique provenant de chevaux hyperimmunisés avec l'anatoxine tétanique ou avec la toxine élaborée par *Clostridium tetani.* ◇ **ANTITOXIQUE** *(angl. antitoxic —).* Sérum enrichi en antitoxines par administration à l'animal de toxines ou d'anatoxines. On l'utilise pour la sérothérapie de maladies telles que la diphtérie, le tétanos. ◇ **ANTIVENIMEUX** *(angl. antivenomous —)*. Sérum provenant de chevaux immunisés par le venin de serpent. Il existe des sérums monovalents (contre une seule espèce de serpent : vipère, cobra, etc.) et des sérums multivalents (mélange de plusieurs sérums monovalents). ◇ **ARTIFICIEL** **1.** Sérum physiologique. **2.** Toute solution aqueuse injectable renfermant certains des composants (sels, glucose) du sérum sanguin. ◇ **HÉTÉROLOGUE** *(angl. heterologous —)*. Sérum immunisant provenant d'une espèce différente. ◇ **HOMOLOGUE** *(angl. homologous —)*. Sérum provenant de la même espèce. ◇ **HYPERIMMUN** *(angl. hyperimmune —)*. Sérum très riche en anticorps, obtenu par l'immunisation répétée d'un animal, puis concentré. ◇ **IMMUN** *(angl. immune —)*. Sérum qui contient l'anticorps spécifique d'un antigène donné. SYN. *IMMUNSÉRUM*. ◇ **INACTIVÉ** *(angl. inactivated —)*. Sérum chauffé jusqu'à destruction du complément. ◇ **(MALADIE DU)** ☞ *MALADIE SÉRIQUE*. ◇ **MONOVALENT** *(angl. monovalent —)*. Sérum qui contient les antigènes d'une seule souche microbienne ou qui n'est actif que contre un seul type d'antigène. ◇ **PHYSIOLOGIQUE** *(angl. isotonic solution)*. Solution isotonique contenant 9 g de NaCl pour 1 litre d'eau. ◇ **SANGUIN** *(angl. blood —)*. Plasma sanguin dépourvu de fibrinogène. Il est de composition complexe, et contient de l'eau, des albumines, des globulines, des métabolites, des lipides, des glucides, des hormones, des éléments minéraux, des enzymes, etc. Les protéines du sang sont des albumines et des globulines α, β et γ.

SÉRUM-ALBUMINE *s. f. (angl. serum albumin)*. Albumine du sérum sanguin : 40 g/L.

SÉRUM-GLOBULINE *s. f. (angl. serum globulin)*. Globuline du sérum sanguin, environ 30 g/L, formé des globulines α_1, α_2, β et γ.

SÉSAMOÏDE **1.** *adj. (angl. sesamoid)*. Qui ressemble à une graine de sésame. **2.** *s. m. (angl. sesamoid bone)*. Os sésamoïde : petit os situé dans l'épaisseur de certains tendons ou au voisinage de certaines articulations de la main et du pied.

SÉSAMOÏDITE *s. f. (angl. sesamoiditis)*. Inflammation d'un os sésamoïde.

SESSILE *adj. (angl. sessile)*. Qui est attaché directement à une structure principale, sans l'intermédiaire d'un pédicule. Ex. *tumeur sessile*.

SÉTON *s. m.* **1.** Faisceau de crins servant de drain transcutané ou transanal, et dont les deux extrémités sont passées par deux orifices différents pour obtenir un drainage. **2.** Se dit d'une plaie (plaie en séton) comportant deux orifices cutanés (un orifice d'entrée et un de sortie), faite par un projectile ayant traversé les parties molles.

SEUIL *s. m.* **1.** Limite à laquelle un phénomène donné apparaît, subit une modification déterminée ou disparaît. **2.** Limite (intensité minimale) à partir de laquelle est perçue une sensation ou une excitation.

SÉVICES *s. m. (angl. ill treatment)*. Mauvais traitements exercés sur quelqu'un qu'on a sous son autorité ou sous sa responsabilité.

SEVRAGE *s. m.* **1.** Cessation de l'allaitement. **2.** Privation progressive d'une drogue lors d'une cure de désintoxication.

SEX HORMONE BINDING PROTEIN Terme anglais désignant une glycoprotéine d'origine hépatique qui se lie aux hormones sexuelles dans le plasma.

SEXE *s. m.* **1.** Ensemble des caractéristiques qui distinguent le mâle de la femelle. **2.** Organe de la copulation (de l'homme ou de la femme). **3.** Ensemble des individus du même sexe (sexe masculin, sexe féminin). ◇ **ANATOMIQUE** *(angl. morphological —)*. Étape du développement caractérisé par les différences anatomiques caractéristiques de chaque sexe. ◇ **CHROMATINIEN** *(angl. nuclear —)*. Sexe déterminé par la présence (sexe féminin) ou l'absence (sexe masculin) dans le noyau des cellules somatiques du corpuscule de Barr. SYN. *SEXE NUCLÉAIRE*. ◇ **CHROMOSOMIQUE** *(angl. chromosomal —)*. Sexe déterminé par les chromosomes sexuels. La présence de deux chromosomes X détermine le sexe féminin, et celle d'un chromosome Y et d'un chromosome X, le sexe masculin. SYN. *SEXE GÉNÉTIQUE*. ◇ **GONADIQUE** *(angl. gonadal —)*. Transformation anatomique conforme au sexe génétique. ◇ **NUCLÉAIRE** ☞ *SEXE CHROMATINIEN*. ◇ **PSYCHOLOGIQUE** *(angl. psychological —)*. Comportement sexuel.

SEXOLOGIE *s. f. (angl. sexology)*. Étude des phénomènes sexuels normaux et anormaux, ainsi que du traitement des troubles sexuels.

SEX-RATIO *s. m.* Pourcentage de naissance des mâles par rapport à la totalité des naissances.

SEXUALITÉ *s. f.* **1.** Ensemble des attributs anatomiques et physiologiques qui caractérisent chaque sexe. **2.** Ensemble des comportements et activités liés à l'instinct sexuel. ◇ **INFANTILE** *(angl. infantile —)*. Concept freudien concernant l'excitation et l'activité érotiques chez l'enfant qui s'observent dans les phases orale, anale et phallique du développement psychosexuel infantile.

SEXUÉ *adj. (angl. sexed ; sexuate)*. Qui a un sexe, mâle ou femelle, et qui se reproduit par l'union des deux sexes.

SEXUEL *adj. (angl. sexual)*. Qui se rapporte au sexe ou à la sexualité.

SGOT *(angl. SGOT)*. Transaminase glutamino-oxalo-acétique ou ASAT. ☞ *TRANSAMINASE*.

SGPT *(angl. SGPT)*. Transaminase glutamique pyruvique ou ALAT. ☞ *TRANSAMINASE*.

SHIGELLA Genre de bactéries à Gram négatif, agents responsables de la dysenterie bacillaire pouvant entraîner des gastro-entérites aiguës.

SHIGELLOSE *s. f. (angl. shigellosis)*. Dysenterie bacillaire (due aux bacilles du genre *Shigella*).

SHUNT *s. m.* Terme anglais employé dans le sens de « court-circuit », « dérivation » ou « anastomose ». En cardiologie, court-circuit congénital ou acquis dans la circulation du sang, s'effectuant par un orifice ou un canal anormal, ou par l'abouchement anormal d'un vaisseau, entre le cœur artériel (ou le système vasculaire artériel) et le cœur veineux (ou système vasculaire veineux). Ainsi, une partie ou la totalité du courant sanguin subit une déviation de son trajet normal, d'où résulte un mélange des sangs artériel et veineux. Un *shunt* peut être créé chirurgicalement pour contourner un obstacle : *shunt* porto-cave en cas de sclérose hépatique. ◇ **DROIT-GAUCHE** *(angl. right-to-left shunt)*. Passage de sang veineux dans le sang artériel (tétralogie de Fallot). ◇ **GAUCHE-DROIT** *(angl. left to right shunt)*. Passage de sang artériel dans le sang veineux (canal artériel, par exemple).

SIAL-, SIALO- *(angl. sial-, sialo-)*. Préfixes d'origine grecque indiquant une relation avec la salive.

SIALADÉNITE *s. f. (angl. sialoadenitis)*. Inflammation d'une ou de plusieurs glandes salivaires.

SIALAGOGUE *s. m. (angl. sialogogue)*. Médicament favorisant le flux salivaire.

SIALOGÈNE *adj. (angl. sialogenous)*. Qui provoque la salivation. SYN. *PTYALOGÈNE*.

SIALOGRAPHIE *s. f. (angl. sialography)*. Radiographie des canaux excréteurs des glandes salivaires, après injection dans ceux-ci d'une substance radio-opaque.

SIALOLITHE *s. m. (angl. sialolith)*. Calcul salivaire.

SIALOLITHIASE *s. f. (angl. sialolithiasis)*. Lithiase salivaire.

SIAMOIS (FRÈRES) *(angl. siamese twins)*. Nom populaire donné aux jumeaux rattachés l'un à l'autre par deux parties homologues de leurs corps (en souvenir des frères jumeaux Chang et Eng, nés en 1811 au Siam).

SIBILANCE *s. f. (angl. sibilant rale)*. Râle sec, de tonalité aiguë, rappelant le sifflement du vent. Il est caractéristique de la période initiale d'une bronchite et de l'asthme, et traduit une sténose des bronchioles. SYN. *RÂLE SIBILANT*.

SIBILANT *adj. (angl. sibilant ronchus)*. Qui siffle. EX. *râle sibilant*.

SICCATIF *adj. (angl. siccative)*. Qui dessèche.

SIDA *(angl. AIDS).* Abréviation de « syndrome d'immunodéficience acquise ». Syndrome causé par le virus VIH, qui provoque une immunodéficience cellulaire se manifestant par le développement de différentes infections opportunistes et de néoplasies à évolution agressive, et en particulier le sarcome de Kaposi. Le virus, introduit dans l'organisme par les relations sexuelles, le sang, les injections ou par transmission materno-fœtale, infecte et détruit les lymphocytes T CD4. ☞ *VIH.*

SIDÉEN *adj. (angl. AIDS patient).* Qui est atteint de sida. S'emploie aussi comme substantif.

SIDÉRATION *s. f. (angl. sideration).* Anéantissement brusque des fonctions vitales (par électrocution, action de la foudre, hémorragie cérébrale, etc.). Ce phénomène était attribué autrefois à l'influence des astres, d'où son nom.

SIDÉRÉMIE *s. f. (angl. sideremia).* Taux du fer dans le sérum sanguin : 10 à 30 µmol/L (0,5 à 1,75 mg/L).

SIDÉROBLASTE *s. m. (angl. sideroblast).* Érythroblaste contenant dans son cytoplasme des granulations de fer non hémoglobinique.

SIDÉROPÉNIE *s. f. (angl. sideropenia).* Insuffisance de fer dans le sang.

SIDÉROPEXIE *s. f. (angl. sideropexy).* Fixation de fer par des cellules ou des tissus.

SIDÉROPHAGE *s. m. (angl. siderophage).* Macrophage contenant des inclusions de fer.

SIDÉROPHILE *adj. (angl. siderophil).* Se dit de cellules ou de tissus capables de fixer le fer.

SIDÉROPHILINE *s. f. (angl. siderophilin).* ☞ *TRANSFERRINE.*

SIDÉROSE *s. f. (angl. siderosis).* Infiltration des tissus par de fines particules de fer ou d'un composé ferrugineux. ◇ **BULBAIRE** *(angl. — bulbi).* Dépôt de pigments ferriques dans les tissus du globe oculaire. ◇ **CONJONCTIVALE** *(angl. — conjunctivae).* Dépôt de pigments ferriques dans la conjonctive, lui donnant une coloration brun jaunâtre. Elle est due à la présence d'un corps étranger métallique. ◇ **HÉMATOGÈNE** *(angl. hematogenous —).* Infiltration diffuse des tissus par des pigments ferriques provenant du sang. ◇ **HÉPATIQUE** *(angl. hepatic —).* ☞ *HÉMOCHROMATOSE.* ◇ **PULMONAIRE** *(angl. pulmonary —).* Pneumoconiose due à l'inhalation de poussières d'oxyde de fer, survenant chez les soudeurs, les polisseurs de métaux, etc.

SIDÉRURIE *s. f. (angl. siderinuria).* Taux du fer dans les urines, normalement très faible.

SIEVERT *s. m. (angl. sievert).* Unité d'équivalent de dose de rayonnement ionisant du Système international d'unités. Symbole : Sv. 1 Sv = 100 rem. (rem : dose de rayonnement produisant le même effet qu'un rad de rayons X).

SIGMOÏDE **1.** *adj. (angl. sigmoid).* Qui est en forme de S. **2.** *s. m. (angl. sigmoid colon).* Le côlon sigmoïde (ou côlon pelvien) : deuxième partie, mobile, du côlon iliopelvien, comprise entre le bord interne du muscle psoas gauche et le rectum. Il forme une anse rappelant la lettre grecque sigma, d'où son nom.

SIGMOÏDECTOMIE *s. f. (angl. sigmoidectomy).* Résection du côlon sigmoïde.

SIGMOÏDITE *s. f. (angl. sigmoiditis).* Inflammation du côlon sigmoïde.

SIGMOÏDOPEXIE *s. f. (angl. sigmoidopexy).* Fixation chirurgicale du côlon sigmoïde à la paroi abdominale.

SIGMOÏDOSCOPIE *s. f. (angl. sigmoidoscopy).* Examen endoscopique du côlon sigmoïde.

SIGMOÏDOSTOMIE *s. f. (angl. sigmoidostomy).* Création d'un anus artificiel au niveau du côlon sigmoïde qui est abouché à la peau.

SIGNE *s. m. (angl. sign symptom).* Toute manifestation d'une maladie que le médecin peut constater objectivement et, plus particulièrement, tout phénomène que le médecin peut provoquer intentionnellement à des fins diagnostiques. À distinguer du symptôme, qui est subjectivement ressenti par le malade. Pour les noms de signes comportant un nom propre, voir au nom propre. ◇ **ACCESSOIRE** *(angl. accessory sign).* Signe non pathognomonique d'une maladie. ◇ **DE LA ROUE DENTÉE** ☞ *ROUE DENTÉE (SIGNE OU PHÉNOMÈNE DE LA).* ◇ **GÉNÉRAL** *(angl. general symptom).* Signe qui traduit une altération de l'ensemble de l'organisme, tel que la fièvre ou l'amaigrissement. ◇ **LOCAL** *(angl. local symptom).* Signe dû à une lésion locale.

SILICOSE *s. f. (angl. silicosis).* Pneumoconiose due à l'inhalation de poussières de silice.

SILLON *s. m.* **1.** Dépression étroite et allongée à la surface d'une structure anatomique. SYN. *GOUTTIÈRE.* **2.** Dépression linéaire du cortex cérébral, séparant deux gyrus d'un même lobe cérébral. ◇ **ALVÉOLO LINGUAL** *(angl. alveolingual sulcus).* Sillon compris entre la gencive inférieure et la racine de la langue. ◇ **ATRIO-VENTRICULAIRE** *(NA. — coronarius cordis). (angl. atrioventricular groove).* Sillon de la surface externe du cœur, marquant la limite entre les atria et les ventricules. SYN. *SILLON CORONAIRE DU CŒUR.* ◇ **BALANO-PRÉPUTIAL** ☞ *SILLON CORONAIRE DU GLAND DU PRÉPUCE.* ◇ **BASILAIRE** *(NA. — basilaris pontis). (angl. basilar sulcus).* Sillon médian du pont, répondant au tronc basilaire. ◇ **BICIPITAL** ☞ *SILLON INTERTUBERCULAIRE.* ◇ **BULBOPONTIN** *(NA. — bulbopontinus). (angl. bulbopontine sulcus).* Sillon séparant le bulbe du pont, et d'où émergent le nerf abducens, le nerf facial, le nerf intermédiaire de Wrisberg et le nerf vestibulocochléaire. ◇ **CALCARIN** *(NA. — calcarinus). (angl. calcarine sulcus).* Sillon horizontal de la face interne de l'hémisphère cérébral. Il s'unit au sillon pariéto-occipital séparant le cuneus du gyrus lingual. ◇ **CAROTIDIEN** *(NA. — caroticus). (angl. carotid sulcus).* Dépression située sur la face supérieure du sphénoïde, qui loge l'artère carotide interne et le sinus caverneux. ◇ **CENTRAL DU CERVEAU** *(NA. — centralis cerebri). (angl. central sulcus of cerebrum).* Sillon de la face latérale de chaque hémisphère cérébral, séparant le lobe frontal en avant, du lobe pariétal en arrière. ◇ **DU CINGULUM** *(NA. — cinguli). (angl. sulcus of cingulum).* Sillon situé à la face interne de l'hémisphère cérébral, séparant le gyrus cingulaire du lobule paracentral. ◇ **CIRCULAIRE DE L'INSULA** *(NA. — circularis insulae). (angl. circular sulcus of insula).* Sillon qui sépare en profondeur le lobe de l'insula des trois lobes voisins, frontal, pariétal et temporal. ◇ **COLLATÉRAL** *(NA. — collateralis). (angl. collateral sulcus).* Sillon de la face interne de l'hémisphère cérébral, séparant les gyrus fusiforme et hippocampal. ◇ **CORONAIRE DU GLAND DU PRÉPUCE** *(NA. — coronarius glandis penis). (angl. coronary sulcus of penis).* Sillon circulaire séparant le gland du corps de la verge. SYN. *SILLON CORONAIRE DE LA VERGE.* ◇ **DORSOLATÉRAL DU BULBE** *(NA. — dorsolateralis medullae oblongatae). (angl. dorsolateral sulcus of medulla oblongata).* Chacun des deux sillons qui, sur la face postérieure du bulbe, font suite aux sillons dorsolatéraux de la moelle, et d'où émergent les racines des nerfs accessoire, pneumogastrique et glossopharygien. ◇ **DORSOLATÉRAL DE LA MOELLE** *(NA. — dorsolateralis medullae spinalis). (angl. dorsolateral sulcus of spinal cord).* Chacun des deux sillons qui, sur la face postérieure de la moelle, séparent les cordons latéraux des cordons postérieurs. ◇ **FIMBRIOGODRONNÉ** *(angl. fimbriodentate sulcus).* Sillon qui sépare le gyrus dentatus (ou corps godronné) de la fimbria de l'hippocampe. SYN. *SILLON FIMBRIODENTÉ.* ◇ **FRONTAL INFÉRIEUR** *(NA. — frontalis inferior). (angl. inferior frontal sulcus).* Sillon séparant les gyrus frontaux inférieur et moyen. ◇ **FRONTAL SUPÉRIEUR** *(NA. — frontalis superior). (angl. superior frontal sulcus).* Sillon séparant les gyrus frontaux moyen et supérieur. ◇ **INTERFESSIER** *(NA. crena ani). (angl. anal cleft).* Profond et étroit sillon situé entre les deux fesses, se continuant en haut avec la région lombaire. Dans le fond du sillon interfessier s'ouvre l'orifice anal. ◇ **INTERLOBAIRE** *(NA. — interlobare). (angl. interlobar sulcus).* Fente profonde située entre les deux hémisphères cérébraux et occupée par la faux du cerveau. ◇ **INTERPARIÉTAL** *(NA. — interparietalis). (angl. interparietal sulcus).* Sillon profond de la face latérale du lobe pariétal de l'hémisphère cérébral. ◇ **INTERTUBERCULAIRE** *(NA. — intertubercularis). (angl.*

intertubercular sulcus). Sillon sur la face antérieure de l'humérus, dans lequel glisse le tendon du long biceps. SYN. *SILLON BICIPITAL.* ◇ **INTERVENTRICULAIRE** *(NA. — interventricularis). (angl. interventricular sulcus of heart).* Sillon de la surface externe du cœur, marquant la séparation entre les ventricules droit et gauche. ◇ **DE L'ARTÈRE VERTÉBRALE** *(NA. — arteriae vertebralis atlantis). (angl. sulcus of vertebral artery of atlas).* Chacune des deux gouttières situées sur la face postérieure de la colonne vertébrale, de part et d'autre de la crête épinière. ◇ **DE LA VEINE OMBILICALE** *(NA. — venae umbilicalis). (angl. sulcus of umbilical vein).* Sillon longitudinal gauche du foie, qui loge le vestige fibreux de la veine ombilicale. ◇ **LACRYMAL** *(angl. lacrimal sulcus).* Sillon prolongeant l'orifice inférieur du canal lacrymonasal. ◇ **LATÉRAL** *(NA. — lateralis). (angl. lateral sulcus).* Profonde scissure de la face latérale de l'hémisphère cérébral, séparant les lobes frontal et pariétal en haut, du lobe temporal en bas. SYN. *SCISSURE DE SYLVIUS.* ◇ **MÉDIAN DU DOS** Dépression médiane du dos, en regard de la colonne vertébrale. Elle est particulièrement marquée chez les sujets musclés. ◇ **MENTOLABIAL** *(NA. — mentolabialis). (angl. mentolabial sulcus).* Sillon situé entre la lèvre inférieure et le menton. ◇ **MENTONNIER** Sillon curviligne, marquant la limite inférieure du menton. Il est plus accusé chez les sujets gras, et délimite alors en avant le double menton. ◇ **MYLO-HYOÏDIEN** *(NA. — mylohyoideus). (angl. mylohyoid sulcus).* Sillon situé sur la face interne de la mandibule, livrant passage à l'artère et au nerf mylo-hyoïdiens. SYN. *GOUTTIÈRE MYLO-HYOÏDIENNE.* ◇ **NASOLABIAL** *(NA. — nasolabialis). (angl. nasolabial sulcus).* Sillon oblique en bas et en dehors, séparant la joue de la lèvre supérieure et de la partie inférieure du nez. Il s'étend de l'aile du nez à la commissure labiale. ◇ **DU NERF RADIAL** *(NA. — nervi radialis). (angl. radial sulcus).* Dépression large, oblique, sur la face postérieure de l'humérus, livrant passage au nerf radial et à l'artère humérale profonde. ◇ **NYMPHO-HYMÉNÉAL** *(angl. nymphocaruncular sulcus).* Sillon situé entre l'hymen et la face interne des petites lèvres. ◇ **OCCIPITAL TRANSVERSE** *(NA. — occipitalis transversus). (angl. transverse occipital sulcus).* Sillon de la face externe du lobe occipital. ◇ **OLFACTIF** *(NA. — olfactorius). (angl. olfactory sulcus).* Gouttière située sur la lame criblée de l'ethmoïde, de chaque côté du processus crista galli, en rapport avec le bulbe olfactif. ◇ **PARIÉTO-OCCIPITAL** *(NA. — parieto-occipitalis). (angl. parieto-occipital sulcus).* Scissure bien marquée de la face interne du lobe occipital. ◇ **PONTO-PÉDONCULAIRE** *(angl. pontopeduncular sulcus).* Sillon transversal séparant le pont des pédoncules cérébraux. ◇ **POST-CENTRAL** *(NA. — postcentralis). (angl. postcentral sulcus).* Partie antérieure ascendante du sillon interpariétal. Elle limite en arrière le gyrus post-central. ◇ **PRÉCENTRAL** *(NA. — precentralis). (angl. precentral sulcus).* Sillon discontinu limitant en avant le gyrus précentral. ◇ **DU SAC LACRYMAL** *(NA. — lacrimalis). (angl. lacrimal sulcus).* Gouttière située sur la paroi interne de l'orbite, qui loge le sac lacrymal. ◇ **DU SINUS SAGITTAL** *(NA. — sagitalis). (angl. sagittal sulcus).* Sillon situé sur la face interne de la voûte du crâne, en rapport avec le sinus supérieur. ◇ **DU SINUS SIGMOÏDE** *(NA. — sinus sigmoidei). (angl. sulcus of sigmoid sinus).* Canal dans les os occipital et temporal, qui loge le sinus sigmoïde. ◇ **TYMPANIQUE** *(NA. — tympanicus ossis temporalis). (angl. tympanic sulcus of temporal bone).* Sillon circulaire creusé sur le bord concave de l'os tympanal, et dans lequel s'insère la membrane du tympan. ◇ **VENTROLATÉRAL DU BULBE** *(NA. — ventrolateralis medullae oblongatae). (angl. ventrolateral sulcus of medulla oblongata).* Chacun des deux sillons qui, sur la face antérieure du bulbe, font suite aux sillons ventrolatéraux de la moelle, et d'où émergent les racines du nerf hypoglosse. ◇ **VENTROLATÉRAL DE LA MOELLE** *(NA. — ventrolateralis medullae spinalis). (angl. ventrolateral sulcus of spinal cord).* Chacun des deux sillons qui, sur la face antérieure de la moelle, séparent les cordons antérieurs des cordons latéraux.

SILVERMAN (SYNDROME DE) *(angl. battered child syndrome).* Ensemble de lésions traumatiques des os et des tissus mous observées chez les jeunes enfants soumis à des mauvais traitements répétés de la part de leur entourage. Ces lésions peuvent être très diverses ; les plus évocatrices étant : des ecchymoses, des hématomes, des égratignures et marques de coup, des fractures multiples. Le retentissement sur l'état général est souvent important. SYN. *SYNDROME DES ENFANTS BATTUS.*

SIMULATEUR *s. m. (angl. malingerer).* Personne qui feint de souffrir d'un trouble, d'une maladie.

SIMULATION *s. f. (angl. simulation).* **1.** Emploi d'un modèle dans des situations où l'expérimentation sur un système réel est impossible. **2.** *s. f. (angl. malingering).* Imitation intentionnelle et délibérée d'une affection psychique en vue d'éviter une contrainte, une obligation, ou d'en tirer un bénéfice matériel ou moral.

SINAPISME *s. m. (angl. mustard plaster).* Emplâtre ou cataplasme à base de farine de moutarde, destiné à produire une révulsion.

SINE MATERIA Locution latine signifiant « sans cause apparente ». EX. *dyspnée sine materia.*

SINUS *s. m. (NA. sinus). (angl. sinus).* Espace creux ou cavité. ◇ **ANAUX** *(NA. — anales). (angl. anal —).* Replis de la muqueuse rectale, semi-lunaires, qui relient la base des colonnes anales. ◇ **AORTIQUE** *(NA. — aortae). (angl. aortic —).* Dilatation acquise de la paroi de l'aorte au niveau de la convexité de la crosse, due probablement au choc du sang. ◇ **BASILAIRE** ☞ *PLEXUS BASILAIRE.* ◇ **CAROTIDIEN** *(angl. carotid —).* Dilatation de l'artère carotide interne, juste au-dessus de la bifurcation de l'artère carotide primitive. SYN. *BULBE CAROTIDIEN.* ◇ **CAVERNEUX** *(NA. — cavernosus). (angl. cavernous —).* Chacun des deux sinus veineux situés de chaque côté de la selle turcique, entre la fente sphénoïdale et l'extrémité du rocher, et qui communiquent avec les sinus pétreux. ◇ **CAVERNEUX (SYNDROME DU)** *(angl. cavernous sinus syndrome).* Ophtalmoplégie avec syndrome de Claude Bernard-Horner, paralysie du nerf abducens, du nerf moteur oculaire et de la branche ophtalmique du nerf trijumeau, observée dans la thrombose du sinus caverneux. Elle peut également être provoquée par une tumeur du voisinage ou un anévrysme carotidien. SYN. *SYNDROME DE LA PAROI EXTERNE DU SINUS CAVERNEUX, SYNDROME DE FOIX.* ◇ **CIRCULAIRE DE L'IRIS** ☞ *SINUS VEINEUX DE LA SCLÈRE.* ◇ **CORONAIRE** *(NA. — coronarius). (angl. coronary —).* Portion terminale et ampullaire de la grande veine coronaire, qui débouche dans l'atrium droit du cœur. ◇ **COSTODIAPHRAGMATIQUE** ☞ *RÉCESSUS COSTODIAPHRAGMATIQUE.* ◇ **COSTOMÉDIASTINAL** ☞ *RÉCESSUS COSTOMÉDIASTINAL.* ◇ **DROIT** *(NA. — rectus). (angl. straight —).* Sinus de la dure-mère situé au niveau de la tente du cervelet, à l'endroit où elle entre en contact avec la faux du cerveau. Il est formé par la réunion de la grande veine cérébrale et du sinus sagittal inférieur et se termine dans le confluent des sinus. ◇ **ETHMOÏDAL** *(NA. — ethmoidalis). (angl. ethmoidal —).* Chacune des cavités pneumatiques creusées dans les masses latérales de l'ethmoïde. ◇ **FRONTAL** *(NA. — frontalis). (angl. frontal —).* Cavité creusée dans les portions verticale et horizontale du frontal. ◇ **INTERCAVERNEUX** *(NA. — intercavernosi). (angl. intercavernous —).* Sinus veineux circulaire qui occupe le pourtour de la selle turcique et qui fait communiquer les deux sinus caverneux. Il est sus-jacent à l'hypophyse. ◇ **DE LA DURE-MÈRE** *(NA. — durae matris). (angl. — of dura mater).* Canal veineux situé dans le crâne, et dont la paroi rigide est formée par une duplication de la dure-mère. Les sinus crâniens drainent toutes les veines de l'encéphale, des méninges et de l'œil, ainsi que les veines du diploé. ◇ **(MALADIE DU)** *(angl. sick sinus disease).* Troubles du rythme en rapport avec un dysfonctionnement du nœud sinusal. ◇ **MAXILLAIRE** *(NA. — maxillaris). (angl. maxillar —).* Cavité pneumatique creusée dans l'os maxillaire, en communication avec les fosses nasales. ◇ **OCCIPITAL** *(NA. — occipitalis). (angl. occipital —).* Sinus formé par l'union des sinus marginaux droit et gauche et se terminant dans le confluent des sinus. ◇ **PARANASAL** *(NA. — paranasalis). (angl. paranasal —).* Chacune des cavités pneumatiques annexées aux fosses nasales et creusées dans l'épaisseur des os de la face : frontal, maxillaire, ethmoïde et sphénoïde. ◇ **PÉTREUX INFÉRIEUR** *(NA. — petrosus inferior). (angl. inferior petrous —).* Sinus veineux de la dure-mère, qui part de l'extrémité postérieure du sinus caverneux, chemine le long de la suture pétro-occipitale et se jette dans la veine jugulaire interne. ◇ **PÉTREUX SUPÉRIEUR** *(NA. — petrosus superior). (angl. superior petrous —).* Sinus veineux de la dure-mère, qui part de l'extrémité postérieure du sinus caverneux, longe le bord supérieur du rocher et se termine dans le sinus latéral. ◇ **PILONIDAL** *(angl. pilonidal —).* Kyste suppuré contenant des poils, situé dans la région sacrococcygienne. SYN. *KYSTE PILONIDAL.* ◇ **PIRIFORME** ☞ *RÉCESSUS PIRIFORME.* ◇ **SAGITTAL INFÉRIEUR** *(NA. — sagittalis inferior). (angl. inferior sagittal —).* Sinus de la dure-mère s'étendant sur le bord inférieur libre de la faux du cerveau et qui se jette dans le sinus droit. ◇ **SAGITTAL SUPÉRIEUR** *(NA. — sagittalis superior). (angl. superior sagittal —).* Sinus de la dure-mère s'étendant sur toute la longueur du bord supérieur de la faux du cerveau et qui se termine dans le confluent des sinus. ◇ **SIGMOÏDE** *(NA. — sigmoideus). (angl. sigmoid —).* Portion du sinus transverse, en forme de S, se jetant dans la veine jugulaire. ◇ **SPHÉNOÏDAL** *(NA. — sphenoidalis). (angl. sphenoidal —).* Cavité pneumatique creusée dans l'épaisseur du corps du sphénoïde. ◇ **SPHÉNOPARIÉTAL** *(NA. — sphenoparietalis). (angl. sphenoparietal —).* Sinus de la dure-mère faisant suite à une veine méningée qui chemine le long du bord postérieur de la petite aile du sphénoïde et qui se termine dans le sinus caverneux. ◇ **DU TARSE** *(NA. — tarsi). (angl. tarsal —).* Canal ostéofibromusculaire allant de la malléole interne à la plante du pied, et contenant tendons, nerfs et vaisseaux. SYN. *CANAL TARSIEN.* ◇ **TRANSVERSE DE LA DURE-MÈRE** *(NA. — transversus durae matris). (angl. transverse — of dura mater).* Chacun des deux sinus de la protubérance occipitale interne qui se réunissent pour former le sinus sigmoïde. ◇ **TRANSVERSE DU PÉRICARDE** *(NA. — transversus pericardi). (angl. transverse — of pericardum).* Espace formé par la réflexion du péricarde sur l'aorte et l'artère pulmonaire. ◇ **TYMPANI** *(NA. — tympani). (angl. tympanic —).* Fossette de la paroi interne de la caisse du tympan, située entre la fenêtre ovale et la fenêtre ronde. ◇ **UROGÉNITAL** *(NA. — urogenitalis). (angl. urogenital —).* Chez l'embryon, partie ventrale du cloaque après son cloisonnement, où débouchent les conduits de Wolff et de Müller. ◇ **VEINEUX** *(NA. — venosus). (angl. venous —).* Segment du tube cardiaque primitif dans lequel débouchent toutes les veines de l'embryon et qui communique avec l'atrium primitif. ◇ **VEINEUX DE LA SCLÈRE** *(NA. — venosus sclerae). (angl. venosus — of sclera).* Canalicule circulaire situé à la limite de la sclérotique et de la cornée, dans l'angle iridocornéen. ◇ **VENOSUS** *(angl. — venosus).* Retour veineux anormal, une ou plusieurs veines pulmonaires se jetant dans l'atrium droit ou dans la veine cave supérieure.

SINUSAL *adj.* **1.** Qui se rapporte à un sinus (on dit également sinusien). **2.** Qui se rapporte au nœud sinuatrial de Keith et Flack, qui a son origine dans ce nœud. EX. *nœud sinusal.*

SINUSITE *s. f. (angl. sinusitis).* Inflammation, aiguë ou chronique, de la muqueuse tapissant les sinus de la face.

SINUSOÏDE *s. m. (angl. sinusoid).* Type de capillaire de calibre irrégulier, possédant une tunique endothéliale complète, mais une tunique adventice incomplète ou absente. Il se rencontre dans certains organes : le foie, le pancréas, les glandes suprarénales, etc.

SIROP *s. m. (angl. syrup).* Préparation médicamenteuse aqueuse contenant une forte proportion de sucre. ◇ **DIACODE** Sirop contenant de la teinture d'opium.

SISMOTHÉRAPIE *s. f.* ☞ *ÉLECTROCHOC.*

SITE *s. m.* ◇ **ANTICORPS** *(angl. antibody binding —).* Structure complémentaire du site antigénique, présente sur la surface de l'anticorps correspondant. ◇ **ANTIGÉNIQUE** *(angl. antigenic —).* Partie de la molécule d'un antigène qui a la propriété de se combiner avec l'anticorps spécifique correspondant. SYN. *DÉTERMINANT ANTIGÉNIQUE, ÉPITOPE.*

SIXIÈME ◇ MALADIE *adj. (angl. — disease).* ☞ *EXANTHÈME SUBIT OU CRITIQUE.* **◇ PAIRE CRÂNIENNE** *adj.* ☞ *ABDUCENS (NERF). ATLAS ANATOMIQUE DES NERFS EN ANNEXE.*

SKIASCOPIE *s. f. (angl. skiascopy).* Méthode d'examen de la réfraction oculaire, au moyen d'un ophtalmoscope, par l'observation du déplacement de l'ombre pupillaire.

SLA Abréviation de sclérose latérale amyotrophique.

SLUDGE Terme anglais signifiant « agrégat d'hématies ».

SMEGMA *s. m. (angl. smegma).* Substance blanchâtre, épaisse, caséeuse, d'odeur aigre, qui se trouve au fond du repli du prépuce chez l'homme et autour des petites lèvres chez la femme, produit de l'accumulation de cellules épithéliales desquamées.

SMYRIDOSE *s. f.* Pneumoconiose à la poussière d'émeri.

SODÉ *adj. (angl. sodic).* Qui contient du sodium ou de la soude ; qui a été traité par le sodium ou l'un de ses composés.

SODIQUE *adj.* Qui se rapporte au sodium ou qui en contient.

SODIUM *s. m. (angl. sodium).* Élément métallique alcalin, de numéro atomique 11. Le sodium est un constituant essentiel de pratiquement tous les tissus végétaux et animaux. Beaucoup de ses sels sont employés en thérapeutique. Symbole : Na. SYN. *NATRIUM.* **◇ (ACÉTATE DE)** *(angl. — acetate).* Sel cristallisant en prismes, soluble, diurétique, expectorant et alcalinisant urinaire. **◇ (ASCORBATE DE)** *(angl. — ascorbate).* Sel sodique de l'acide ascorbique (ou vitamine C) à usage parentéral. **◇ (BENZOATE DE)** *(angl. — benzoate).* Composé très hydrosoluble ; il a été utilisé dans la goutte et la lithiase, le rhumatisme, les affections pharyngées et bronchiques. **◇ (BICARBONATE DE)** *(angl. — bicarbonate).* Sel de formule $NaHCO_3$, qui entre dans la composition d'un grand nombre d'eaux minérales. Il est utilisé comme antiacide gastrique dans l'hyperchlorhydrie, et comme alcalinisant urinaire. SYN. *CARBONATE ACIDE DE SODIUM, HYDROGÉNOCARBONATE DE SODIUM.* **◇ (BORATE DE)** *(angl. — borate).* ☞ *BORAX.* **◇ (BROMURE DE)** *(angl. — bromide).* Composé de formule NaBr ; cristaux blancs ou incolores, solubles dans l'eau. Sédatif. **◇ (CHLORATE DE)** *(angl. — chlorate).* Sel cristallisé incolore, désinfectant. **◇ (CHLORURE DE)** *(angl. — chloride).* Sel commun (NaCl), blanc, cristallisé et soluble. Aliment indispensable puisqu'il constitue la plus grande partie des constituants inorganiques du sérum, raison pour laquelle il est utilisé pour réaliser des solutions isotoniques. SYN. *SEL, SEL DE CUISINE.* **◇ (CITRATE DE)** *(angl. — citrate).* Sel blanc cristallisé, antiacide, diurétique et expectorant. Il est utilisé comme alcalinisant urinaire et comme anticoagulant pour le sang ou le plasma (dans les tubes de prélèvement et dans les poches de conservation en vue d'une transfusion). **◇ (DÉHYDROCHOLATE DE)** *(angl. — dehydrocholate).* Sel sodique de l'acide déhydrocholique, poudre cristalline incolore, soluble, de saveur amère. C'est un cholérétique. Il augmente le volume de la bile et la fluidifie. **◇ (GLYCOCHOLATE DE)** *(angl. — glycocholate).* Sel cholagogue obtenu à partir de la bile. **◇ (HYDROXYDE DE)** *(angl. — hydroxide).* ☞ *SOUDE CAUSTIQUE.* **◇ (IODURE DE)** *(angl. — iodide).* Sel de formule NaI ; cristaux incolores, solubles dans l'eau. Il fut préconisé comme expectorant, mais surtout utilisé comme source d'iode. **◇ (NITRATE DE)** *(angl. — nitrate).* Sel cristallin de formule $NaNO_3$, a été utilisé comme diurétique et purgatif. **◇ (NITRITE DE)** *(angl. — nitrite).* Sel cristallin blanc, de formule $NaNO_2$, antidote de l'intoxication par les cyanures. **◇ (PHOSPHATE DE)** *(angl. — phosphate).* Sel blanc cristallin, de formule Na_2HPO_4, utilisé comme cholagogue et laxatif. SYN. *PHOSPHATE DISODIQUE.* **◇ (SALICYLATE DE)** *(angl. — salicylate).* Sel blanc cristallisé d'action semblale à celle de l'acide salicylique, mais moins irritant et mieux absorbé que celui-ci : antirhumatismal, antipyrétique et analgésique, cholagogue. Il n'est plus utilisé qu'en traitement local comme antiseptique et protecteur cutané. ◇ **(SILICATE DE)** *(angl. — silicate).* Composé antiseptique dont la solution aqueuse (verre liquide) peut être utilisée pour la préparation de bandages chirurgicaux rigides, du fait de sa solidification. ◇ **(SULFATE DE)** *(angl. — sulfate).* Poudre blanche cristalline, soluble dans l'eau, douée de propriétés laxatives. La préparation officinale, hydratée, est le sel de Glauber. ◇ **(SULFOSALICYLATE DE)** *(angl. — sulfosalicylate).* Poudre cristalline blanche, soluble dans l'eau, d'utilisation semblable à celle du salicylate de sodium. ◇ **(TAUROCHOLATE DE)** *(angl. — taurocholate).* Sel sodique de l'acide taurocholique, stimulant de la sécrétion biliaire. ◇ **(THIOSULFATE DE)** *(angl. — thiosulfate).* Poudre cristalline incolore, soluble dans l'eau. Il est employé comme antidote dans l'intoxication par les cyanures et l'iode.

SODOKU *s. m. (angl. sodoku).* Maladie infectieuse, décrite au Japon, due au spirille *Spirillum minus.* Inoculée à l'homme par la morsure de rats infectés, elle est caractérisée par des signes locaux au point d'inoculation, par une fièvre récurrente et par une éruption maculo-papuleuse coïncidant avec la poussée fébrile. Le nom de la maladie vient du japonais *so,* « rat » ; *doku,* « poison ». SYN. *FIÈVRE PAR MORSURE DE RAT.*

SODOMIE *s. f.* Coït anal.

SOL *s. m. (angl. sol).* Solution ou suspension colloïdale en milieu liquide (en milieu gazeux, on parle d'aérosol).

SOLÉAIRE *s. m. (angl. soleus muscle).* Muscle de la région postérieure de la jambe ; se termine par un tendon commun (tendon calcanéen) avec le gastrocnémien. *ATLAS ANATOMIQUE DES MUSCLES EN ANNEXE.*

SOLUTÉ *s. m.* **1.** Dans une solution, substance dissoute, par opposition au solvant. **2.** En pharmacologie, solution obtenue par dissolution d'une ou de plusieurs substances médicamenteuses dans un solvant approprié. ◇ **PHYSIOLOGIQUE** *(angl. physiological solution).* ☞ *SOLUTION PHYSIOLOGIQUE SALÉE.*

SOLUTION *s. f. (angl. solution).* Mélange liquide homogène d'une substance solide, liquide ou gazeuse (la substance dissoute est le soluté), et d'un liquide (le solvant) généralement en quantité plus élevée. ◇ **ALCOOLIQUE** *(angl. alcoholic —).* Solution dans laquelle le solvant est l'alcool. ◇ **AQUEUSE** *(angl. aqueous —).* Solution dans laquelle le solvant est l'eau. ◇ **COLLOÏDALE** *(angl. colloid —).* Système colloïdal dans lequel la phase dispersante est un liquide et la phase dispersée un solide disséminé de façon homogène sous forme de fines particules. Une solution colloïdale peut être liquide (sol) ou de consistance plus ou moins épaisse (gel). ◇ **DE CONTINUITÉ** *(angl. — of continuity).* Toute division, complète ou partielle, survenant dans un organe ou un tissu dont les éléments constitutifs sont normalement continus. ◇ **HYPERTONIQUE** *(angl. hypertonic —).* Solution dont la pression osmotique est supérieure à celle du sérum sanguin. SYN. *SOLUTION HYPEROSMOTIQUE.* ◇ **HYPOTONIQUE** *(angl. hypotonic —).* Solution dont la pression osmotique est inférieure à celle du sérum sanguin. ◇ **ISOTONIQUE** *(angl. isotonic —).* Solution ayant la même pression osmotique que le sérum sanguin, et dans laquelle on peut maintenir intacts des éléments cellulaires (notamment des érythrocytes). ◇ **MOLAIRE** *(angl. molar —).* Solution qui contient une mole (une molécule-gramme) de substance dissoute par litre. ◇ **NORMALE** *(angl. normal —).* Solution qui contient une valence-gramme de substance dissoute par litre. ◇ **PHYSIOLOGIQUE SALÉE** *(angl. physiological salt —).* Solution isotonique contenant 9 g de chlorure de sodium (NaCl) par 1 000 mL d'eau distillée. Elle est utilisée en injections (notamment perfusion intraveineuse lente) pour pallier une diminution importante du volume sanguin ou une déshydratation importante. (Le terme *sérum physiologique,* utilisé couramment comme synonyme, est impropre). SYN. *SOLUTÉ PHYSIOLOGIQUE.* ◇ **PHYSIOLOGIQUE SUCRÉE** *(angl. physiological glucose —).* Solution isotonique contenant 50 g de glucose pour 1 000 mL d'eau distillée. Elle est utilisée en injections intraveineuses comme agent nutritif. On la désigne souvent par « glucosé à 5% ». ◇ **TAMPON** *(angl. buffer—).* Solution dont le pH reste sensiblement constant malgré l'addition d'un acide ou d'une base. Ex. *le système acide carbonique-carbonate dans le sang.*

SOLVANT *s. m. (angl. solvent).* Substance liquide qui peut dissoudre une autre substance. S'emploie aussi comme adjectif. SYN. *DISSOLVANT.*

SOMA *s. m. (angl. soma).* Ensemble de l'organisme, à l'exclusion des cellules et des tissus qui jouent un rôle direct dans la reproduction.

SOMATHORMONE *(angl. growth hormone).* ☞ *SOMATOTROPHINE.*

SOMATIQUE *adj. (angl. somatic).* Qui se rapporte ou qui appartient au corps. Se dit d'un phénomène ou d'une cause physiques (organiques), par opposition à d'autres de nature psychique.

SOMATISATION *s. f. (angl. somatization).* Processus de conversion de troubles ou conflits psychiques en symptômes fonctionnels somatiques.

SOMATOMÉDINE *s. f. (angl. somatomedin).* Hormone polypeptidique sécrétée par le foie, et dont la présence dans le sang est indispensable à l'action biologique de l'hormone de croissance sur le cartilage. Appelée aussi IGF1 ou *Insulin Growth Factor 1.*

SOMATOSTATINE *s. f. (angl. somatostatin).* Hormone inhibitrice de la sécrétion hypophysaire de l'hormone de croissance et de l'hormone thyréotrope. Au niveau du pancréas, elle inhibe la libération d'insuline, de glucagon et de gastrine. Abréviation : SRIF (de l'anglais *Somatotrophin Releasing Inhibiting Factor)*, GHRIH (de l'anglais *Growth Hormone Releasing Inhibiting Hormone).*

SOMATOTROPE *adj. (angl. somatotropic).* Qui exerce une action sur les cellules somatiques ou sur le corps.

SOMMEIL *s. m. (angl. sleep).* État physiologique caractérisé par la suspension, périodique et réversible, de la conscience et de la vie de relation, et répondant à un besoin de repos de l'organisme. Il est accompagné d'une abolition plus ou moins importante de la sensibilité et d'un ralentissement de la plupart des fonctions de la vie organique.

SOMNAMBULISME *s. m. (angl. somnambulism).* Activité physique automatique, plus ou moins coordonnée (notamment la marche), survenant pendant le sommeil lent profond et dont le sujet n'a aucun souvenir au réveil.

SOMNIFÈRE *adj. (angl. hypnotic ; soporific).* Se dit d'une substance qui provoque le sommeil. S'emploie aussi comme substantif.

SOMNILOQUIE *s. f. (angl. somniloquism).* Automatisme verbal survenant pendant le sommeil.

SOMNOLENCE *s. f. (angl. somnolence).* État d'assoupissement peu profond, mais difficile à surmonter, relevant de causes diverses.

SONDAGE *s. m. (angl. catheterization).* Action de mettre en place une sonde.

SONDE *s. f. (angl. sound catheter probe).* Terme général désignant différents instruments, cylindriques, longs et fins généralement, souples ou rigides, pleins ou creux, servant à explorer un conduit ou une cavité naturels, à évacuer le contenu d'une cavité naturelle ou à y injecter un liquide ou un gaz. ◇ **À DOUBLE VOIE** *(angl. double-current catheter).* Sonde urétrale ou utérine, dont le conduit est divisé en deux par une cloison longitudinale afin que le liquide injecté d'un côté puisse ressortir de l'autre. ◇ **LACRYMALE** *(angl. lacrymal probe).* Sonde fine utilisée pour dilater ou explorer les conduits lacrymaux. ◇ **MOLÉCULAIRE** *(angl. DNA probe).* Fragment d'ADN marqué par un corps radioactif ou par un enzyme pour le repérage précis d'un gène. SYN. *SONDE GÉNÉTIQUE.*

SOPHROLOGIE *s. f. (angl. sophrology).* Discipline psychosomatique qui étudie les effets sur l'organisme de certains états de conscience provoqués par différentes techniques (relaxation profonde, hypnose, suggestion) ou applications culturelles (yoga, zen, etc.).

SOPORIFIQUE *adj. (angl. soporific).* ☞ *HYPNOTIQUE.*

SORBITOL *s. m. (angl. sorbitol).* Polyalcool diurétique et cholérétique.

SOTALOL *s. m. (angl. sotalol).* Antagoniste des récepteurs bêta-adrénergiques (bêta bloquant). ☞ *PROPRANOLOL.*

SOUFFLE *s. m. (angl. murmur souffle).* Bruit rappelant le bruit que fait l'air en sortant d'un soufflet, et qui est perçu à l'auscultation, en particulier du cœur et des poumons. ◇ **AMPHORIQUE** *(angl. amphoric murmur).* Souffle respiratoire résultant de la transmission du souffle tubaire à travers un épanchement gazeux (pneumothorax) ou une grande caverne pulmonaire, et rappelant le bruit obtenu en soufflant dans une bouteille vide. ◇ **ANÉMIQUE** *(angl. anemic murmur).* Souffle cardiaque anorganique, le plus souvent systolique, entendu chez des sujets ayant une anémie quelle qu'en soit la cause. ◇ **ANORGANIQUE** *(angl. functional murmur).* Souffle systolique audible en un point quelconque de l'aire précordiale chez un sujet ne présentant aucune anomalie cardiaque. SYN. *SOUFFLE INORGANIQUE.* ◇ **AORTIQUE** *(angl. aortic murmur).* Souffle dû à une affection des valves aortiques. ◇ **ARTÉRIEL** *(angl. arterial murmur).* Souffle perçu sur le trajet d'une artère, le plus souvent holosystolique, et traduisant l'existence d'un obstacle gênant la circulation. ◇ **BRONCHIQUE** ☞ *SOUFFLE TUBAIRE.* ◇ **CARDIAQUE** *(angl. cardiac murmur).* Souffle perçu à l'auscultation du cœur et prenant son origine dans cet organe. Il peut être organique ou anorganique, systolique ou diastolique. ◇ **CARDIOPULMONAIRE** *(angl. cardiopulmonary murmur).* Souffle anorganique extracardiaque, prenant naissance dans la languette pulmonaire précardiaque. ◇ **CAVERNEUX** *(angl. cavitary murmur).* Variété de souffle tubaire, de tonalité grave, perçue lorsqu'il existe une caverne pulmonaire entourée d'une condensation du parenchyme pulmonaire. SYN. *SOUFFLE CAVITAIRE.* ◇ **DIASTOLIQUE** *(angl. diastolic murmur).* Roulement que l'on entend pendant la diastole. ◇ **D'ÉJECTION** *(angl. ejection murmur).* Souffle sytolique provoqué par un rétrécissement de l'orifice aortique ou pulmonaire. ◇ **EN ÉCHARPE** *(angl. mitroaortic murmur).* Souffle mitro-aortique irradiant de l'apex vers le haut en cas d'infiltration artérioscléreuse de l'orifice aortique. ◇ **EXTRACARDIAQUE** *(angl. extracardiac murmur).* Souffle qui n'est pas d'origine cardiaque. ◇ **FONCTIONNEL** *(angl. functional murmur).* Souffle résultant de la dilatation de l'anneau d'insertion des valves aortiques. ◇ **MITRAL** *(angl. mitral murmur).* Souffle dû à une affection de la valve atrioventriculaire gauche. ◇ **ORGANIQUE** *(angl. organic murmur).* Souffle dû à une altération anatomique du cœur ou des gros vaisseaux. ◇ **PLEURÉTIQUE** *(angl. pleural murmur).* Souffle tubaire modifié par l'interposition d'un épanchement pleural. ◇ **PROTODIASTOLIQUE** *(angl. prediastolic murmur).* Souffle cardiaque entendu au début de la diastole. ◇ **PROTOSYSTOLIQUE** *(angl. presystolic murmur).* Souffle systolique entendu au début de la systole. ◇ **SYSTOLIQUE** *(angl. systolic murmur).* Souffle occupant la systole cardiaque, témoignant d'une insuffisance atrioventriculaire gauche ou droite, quand il est perçu au niveau de la pointe du cœur. ◇ **TRICUSPIDIEN** *(angl. tricuspid murmur).* Souffle dû à une affection de la valve atrioventriculaire droite. ◇ **TUBAIRE** *(angl. bronchial murmur).* Souffle intense et de timbre rude, rappelant plus ou moins le bruit obtenu en soufflant dans un tube, perçu à l'auscultation pulmonaire au niveau d'un foyer de condensation. SYN. *SOUFFLE BRONCHIQUE.* ◇ **TUNELLAIRE** *(angl. continuous murmur).* Souffle continu témoignant de la persistance du canal artériel. ◇ **VASCULAIRE** *(angl. vascular murmur).* Souffle produit par le passage du sang dans un vaisseau sanguin. ◇ **VEINEUX** *(angl. venous murmur).* Souffle doux, plutôt continu, perçu sur le trajet d'une veine de gros calibre ou d'un sinus veineux.

SOUFFRANCE FŒTALE *(angl. fetal distress).* État grave dans lequel peut se trouver un fœtus en fin de grossesse ou lors d'un accouchement difficile, en raison d'un apport insuffisant d'oxygène, à la suite d'une compression du cordon ombilical, de lésions du placenta, de contractions utérines excessives et prolongées. Cet état peut entraîner la mort du fœtus.

SOURIS ARTICULAIRE *(angl. joint mouse).* Petit fragment ostéocartilagineux libre dans une cavité articulaire.

SOUS-ARACHNOÏDIEN *adj. (angl. subarachnoid).* Qui est situé sous l'arachnoïde. Ex. *espace sous-arachnoïdien.*

SOUS-CLAVIÈRE (ARTÈRE) ☞ *SUBCLAVIÈRE (ARTÈRE).*

SOUS-CRÉPITANT (RÂLE) *(angl. subcrepitant rale).* Bruit produit aux deux temps de la respiration traduisant la présence d'une sécrétion dans les bronches et bronchioles.

SOUS-CUTANÉ *adj.* ☞ *SUBCUTANÉ.*

SOUS-DURAL *adj.* ☞ *SUBDURAL.*

SOUS-MAXILLAIRE *adj.* ☞ *SUBMAXILLAIRE.*

SOUS-MAXILLITE *s. f. (angl. submaxillaritis).* Inflammation de la glande submandibulaire.

SOUS-PÉRITONÉAL *adj.* ☞ *SUBPÉRITONÉAL.*

SOUS-PHRÉNIQUE *adj. (angl. subphrenic).* ☞ *SUBDIAPHRAGMATIQUE.*

SOUSTRACTION SANGUINE ☞ *SAIGNÉE.*

SOUS-UNGUÉAL *adj.* ☞ *SUBUNGUÉAL.*

SPARADRAP *s. m. (angl. sparadrap).* Bande de tissu ou de papier, recouverte sur l'une de ses faces d'une substance adhésive permettant de l'appliquer sur la peau. Le sparadrap contient parfois un principe médicamenteux.

SPASME *s. m. (angl. spasm).* Contraction involontaire, brusque et persistante, d'un muscle ou d'un groupe de muscles. Certains réservent le terme de spasme à la contraction tonique persistante des muscles lisses.

SPASMODICITÉ *s. f. (angl. spasmodism).* État spasmodique dû à l'hyperexcitabilité médullaire.

SPASMOLYTIQUE *adj. (angl. antispasmodic).* Se dit d'un médicament qui relâche la musculature lisse des viscères. S'emploie aussi comme substantif.

SPASMOPHILIE *s. f. (angl. spasmophilia).* Hyperexcitabilité neuromusculaire qui crée une prédisposition à des crises de spasmes viscéraux en particulier laryngés ou de contractures musculaires sous forme de tétanie. Des troubles ioniques ou du métabolisme phosphocalcique et magnésien sont parfois en cause. L'électromyogramme montre une activité répétitive caractéristique spontanée ou après garrot. Le signe de Chvostek est souvent positif. SYN. *TÉTANIE IDIOPATHIQUE.*

SPASTICITÉ *s. f.* **1.** Hypertonie due à la lésion des fibres pyramidales ou corticospinales directes, et s'accompagnant d'une exagération des réflexes ostéotendineux. SYN. *SPASMODICITÉ.* **2.** Caractère de ce qui est spastique.

SPATULE *s. f. (angl. spatula).* Instument en bois ou en métal, dont l'extrémité est aplatie, et qui est utilisé pour étaler des produits, confectionner des pommades, etc.

SPÉCIALISTE *s. m. (angl. specialist).* Médecin qui se consacre d'une manière exclusive à une branche déterminée de la médecine ou qui a des compétences particulières dans cette branche.

SPÉCIALITÉ *s. f. (angl. specialty).* Branche de la médecine pour laquelle un médecin a acquis une compétence particulière qui lui est reconnue par la délivrance d'un certificat. ◇ **PHARMACEUTIQUE** *(angl. patented drug).* Tout médicament préparé à l'avance, présenté sous un conditionnement particulier et portant une dénomination propre (marque déposée ou nom déposé).

SPÉCIFICITÉ *s. f.* **1.** Ensemble de caractères propres à une espèce. **2.** Ensemble de caractères qui distinguent un organisme ou un phénomène de tous les autres qui lui sont apparentés ou qui lui ressemblent. **3.** En immunologie, affinité mutuelle unissant l'anticorps et l'antigène correspondant. ◇ **PARASITAIRE** *(angl. host —).* Le fait qu'un parasite ne peut vivre qu'aux dépens d'une ou de quelques espèces bien déterminées.

SPÉCIFIQUE *adj.* **1.** Qui est pourvu de spécificité. Ex. *réaction spécifique.* **2.** Qui se rapporte à une espèce bien définie ou qui est caractéristique de cette espèce.

SPÉCIMEN *s. m. (angl. specimen).* Échantillon.

SPECTINOMYCINE *s. f. (angl. spectinomycin).* Antibiotique proche des aminosides, utilisé par voie intramusculaire dans le traitement de la blennorragie aiguë (gonococcie).

SPECTRE *s. m.* **1.** Image colorée que produit la lumière blanche décomposée, par son passage à travers un prisme, en ses composantes élémentaires monochromatiques. **2.** Dans un sens plus large, résultat de l'étalement et de la décomposition de tout rayonnement électromagnétique ou corpusculaire en ses composantes, en fonction d'une grandeur caractéristique (longueur d'onde, fréquence, énergie cinétique). ◇ **D'ACTION** **1.** Étendue de l'action d'un médicament. Se dit en particulier d'un antibiotique, qui peut agir sur un nombre plus ou moins grand d'espèces microbiennes. **2.** Étendue de l'efficacité d'un rayonnement.

SPÉCULAIRE *adj. (angl. specular).* Qui semble vu dans un miroir. Se dit de certaines formes d'écriture et de langage.

SPÉCULUM *s. m. (angl. speculum).* Instrument permettant d'élargir une cavité naturelle (vagin, rectum, etc.) pour en faciliter l'examen et éventuellement y introduire un instrument.

SPERMATIQUE *adj. (angl. spermatic).* ☞ *SÉMINAL.*

SPERMATOCIDE *adj. (angl. spermaticide).* Qui détruit les spermatozoïdes. SYN. *SPERMICIDE.*

SPERMATOCYTE *s. m. (angl. spermatocyte).* Cellule germinale mâle, résultant de la transformation d'une spermatogonie. ◇ **DE DEUXIÈME ORDRE** *(angl. secondary —).* Chacune des deux cellules issues de la division du spermatocyte de premier ordre. Les spermatocytes de deuxième ordre donnent naissance aux spermatides. ◇ **DE PREMIER ORDRE** *(angl. primary —).* Cellule résultant de la multiplication des spermatogonies.

SPERMATOCYTOGENÈSE *s. f. (angl. spermatocytogenesis).* Stade initial de la spermatogenèse, au cours duquel la spermatogonie se transforme en spermatocyte.

SPERMATOGÈNE *adj.* **1.** Qui se rapporte à la spermatogenèse. **2.** Qui produit le sperme ou les spermatozoïdes.

SPERMATOGENÈSE *s. f. (angl. spermatogenesis).* Ensemble des processus ou phénomènes évolutifs qui aboutissent à la formation des spermatozoïdes.

SPERMATOGONIE *s. f. (angl. spermatogonia).* Cellule germinale mâle initiale, qui prend naissance dans un tube séminifère et dont dérive le spermatocyte de premier ordre.

SPERMATORRHÉE *s. f. (angl. spermatorrhea).* Écoulement involontaire de sperme.

SPERMATOZOÏDE *s. m. (angl. spermatozoon).* Cellule reproductrice mâle arrivée à maturité, mesurant entre 10 et 60 µm, mobile, élément essentiel du sperme, capable de féconder l'ovule. Le spermatozoïde se compose d'une tête contenant le noyau, d'un segment intermédiaire, d'une queue et d'un segment terminal.

SPERMATURIE *s. f. (angl. spermaturia).* Présence de sperme dans l'urine.

SPERME *s. m. (angl. semen).* Liquide blanchâtre, épais, d'odeur caractéristique, produit par l'éjaculation. Il est constitué par les sécrétions des différentes glandes génitales mâles (testicules, épididymes, vésicules séminales, prostate, glandes bulbo-urétrales) et contient en suspension des spermatozoïdes.

SPERMICIDE *adj. (angl. spermicide ; spermaticide).* Se dit d'une substance qui, introduite dans le vagin, agit comme anticonceptionnel en détruisant les spermatozoïdes. S'emploie aussi comme substantif. SYN. *SPERMATOCIDE.*

SPERMIOGENÈSE *s. f. (angl. spermiogenesis).* Stade de la spermatogenèse au cours duquel les spermatides se transforment en spermatozoïdes.

SPERMOCULTURE *s. f. (angl. spermoculture).* Culture de sperme en vue d'un examen bactériologique.

SPERMOGRAMME *s. m. (angl. semen analysis).* Résultat de l'examen complet du sperme : dénombrement des spermatozoïdes, étude de leur forme, de leur mobilité. Le spermogramme permet d'évaluer la fertilité masculine.

SPHACÈLE *s. m. (angl. sphacelus).* Fragment de tissu nécrosé.

SPHÉNOÏDAL *adj. (angl. sphenoidal).* Qui se rapporte au sphénoïde. SYN. *SPHÉNOÏDIEN.*

SPHÉNOÏDE *(angl. sphenoidal bone).* Os impair, central et symétrique de la partie moyenne et inférieure du crâne. *ATLAS ANATOMIQUE DES OS EN ANNEXE.*

SPHÈRE ATTRACTIVE *(angl. attraction sphere).* Masse de cytoplasme qui entoure le centrosome.

SPHÉROCYTE *s. m. (angl. spherocyte).* Érythrocyte en forme de disque biconvexe (au lieu de biconcave), et dont l'épaisseur est augmentée et le diamètre diminué. Le volume reste normal. S'observe dans la microsphérocytose héréditaire, mais également dans d'autres anémies hémolytiques.

SPHÉROCYTOSE *s. f. (angl. spherocytosis).* Forme d'anémie hémolytique caractérisée par la présence de sphérocytes dans le sang. SYN. *MALADIE DE MINKOWSKI-CHAUFFARD.*

SPHÉROÏDE *adj. (angl. spheroid).* Type d'articulation (ancienne énarthrose) à synoviale de mobilité importante comme l'articulation coxofémorale.

SPHINCTER *s. m. (angl. sphincter).* Muscle en forme d'anneau qui entoure un orifice et qui en assure l'occlusion ou l'ouverture.

SPHINCTÉRALGIE *s. f. (angl. sphincteralgia).* Douleur au niveau d'un sphincter et en particulier du sphincter anal.

SPHINCTÉRECTOMIE *s. f. (angl. sphincterectomy).* Résection d'un sphincter.

SPHINCTÉRIEN *adj. (angl. sphincteric).* Qui se rapporte à un sphincter.

SPHINCTÉROPLASTIE *s. f. (angl. sphincteroplasty).* Réfection chirurgicale ou endoscopique d'un sphincter, habituellement pour agrandir l'orifice entouré par le sphincter.

SPHINCTÉROSPASME *s. m. (angl. sphincterospasm).* Spasme d'un sphincter.

SPHINCTÉROTOMIE *s. f. (angl. sphincterotomy).* Incision de l'ampoule hépatopancréatique et de son sphincter.

SPHYGMOGRAMME *s. m. (angl. sphygmogram).* Tracé obtenu à l'aide du sphygmographe.

SPHYGMOGRAPHE *s. m. (angl. sphygmograph).* Instrument servant à enregistrer les pulsations artérielles en les amplifiant.

SPHYGMOGRAPHIE *s. f. (angl. sphygmography).* Enregistrement des pulsations artérielles à l'aide d'un sphygmographe.

SPHYGMOMANOMÈTRE *s. m. (angl. sphygmomanometer).* Appareil composé d'un brassard gonflable et d'un manomètre, servant à mesurer la pression artérielle. SYN. *TENSIOMÈTRE.*

SPHYGMOMANOMÉTRIE *s. f. (angl. sphygmomanometry).* Mesure de la pression artérielle.

SPICA *s. m. (angl. spica).* Bandage croisé appliqué à la racine d'un membre et consolidé par un tour au niveau de l'épaule ou de l'aine du côté opposé (*spica* est un terme latin signifiant épi).

SPICULE *s. m. (angl. spicule).* Toute structure en forme de pointe ou d'aiguille.

SPIKE Mot anglais signifiant pic et caractérisant un tracé présentant une dénivellation brève et étroite.

SPINA BIFIDA *s. m. (angl. spina bifida).* Malformation de la colonne vertébrale (le plus souvent dans la région lombo-sacrée) caractérisée par l'absence de soudure des deux moitiés d'un ou de plusieurs arcs vertébraux postérieurs.

SPINAL *adj.* **1.** Qui se rapporte à la colonne vertébrale ou à la moelle épinière. **2.** En physiologie expérimentale, se dit d'un animal décérébré. ⊂⊃ **(NERF)** ☞ *ACCESSOIRE (NERF).*

SPINOCELLULAIRE *adj. (angl. spinocellular).* Qui est constitué par des cellules de la couche de Malpighi (couche muqueuse de l'épiderme). Ex. *épithélioma spinocellulaire.*

SPIRAMYCINE *s. f. (angl. spiramycin).* Antibiotique de la famille des macrolides à action bactériostatique. La spiramycine est administrée le plus souvent par voie orale.

SPIRILLE *s. m. (angl. spirilla).* Microorganisme appartenant au genre *Spirillum*.

SPIRILLOSE *s. f. (angl. spirillosis).* Toute maladie infectieuse provoquée par des spirilles. Chez l'homme, la fièvre par morsure de rat *(sodoku)*, provoquée par *Spirillum minus*.

SPIROCHÈTE *s. m. (angl. spirochete).* Microorganisme appartenant au genre *Spirochaeta*.

SPIROCHÉTOCIDE *adj. (angl. spirocheticidal).* Qui détruit les spirochètes.

SPIROCHÉTOSE *s. f. (angl. spirochetosis).* Toute maladie provoquée par des spirochètes.

SPIROGRAMME *s. m. (angl. spirogram).* Tracé graphique obtenu lors de la spirographie.

SPIROGRAPHIE *s. f. (angl. spirography).* Enregistrement graphique des mouvements et des volumes respiratoires, obtenu à l'aide d'un spirographe.

SPIROLACTONES *s. f. pl. (angl. spirolactone).* Stéroïdes de synthèse dont fait partie la spironolactone.

SPIROMÈTRE *s. m. (angl. spirometer).* Appareil servant à la spirométrie.

SPIROMÉTRIE *s. f. (angl. spirometry).* Mesure des volumes pulmonaires à l'aide d'un spiromètre.

SPIRONOLACTONE *s. f. (angl. spironolactone).* Diurétique antagoniste de l'aldostérone au niveau du tubule rénal. Elle entraîne une augmentation de la natriurèse et une diminution de la kaliurèse. Diurétique épargneur du potassium.

SPLANCHNICECTOMIE *s. f. (angl. splanchnicectomy).* Neurolyse splanchnique chimique (bloc cœliaque par alcoolisation) ou chirurgicale.

SPLANCHNIQUE *adj. (angl. splanchnic).* Qui se rapporte ou qui appartient aux viscères. ◇ **(NERF)** *(angl. — nerve).* Nerf du système sympathique.

SPLÉN-, SPLÉNO- *(angl. splen-, spleno-).* Préfixes d'origine grecque indiquant une relation avec la rate.

SPLÉNALGIE *s. f. (angl. splenalgia).* Douleur au niveau de la rate.

SPLÉNATROPHIE *s. f. (angl. splenatrophy).* Atrophie de la rate.

SPLÉNECTOMIE *s. f. (angl. splenectomy).* Ablation partielle ou complète de la rate.

SPLÉNIQUE *adj. (angl. splenic).* Qui se rapporte à la rate.

SPLÉNISATION *s. f. (angl. splenization).* Transformation subie par le parenchyme pulmonaire au cours d'une pneumopathie aiguë, caractérisée par un aspect analogue à celui du tissu splénique ; phénomène lié à une congestion et à une condensation.

SPLÉNITE *s. f. (angl. splenitis).* Inflammation de la rate. ◇ **SPODOGÈNE** *(angl. spodogenous —).* Splénite due à l'accumulation de débris d'érythrocytes, observée dans le paludisme.

SPLÉNOCYTE *s. m. (angl. splenocyte).* Cellule mononucléaire macrophage située dans les sinus de la rate.

SPLÉNOGRAPHIE *s. f.* ☞ *SPLÉNOPORTOGRAPHIE.*

SPLÉNOMALACIE *s. f. (angl. splenomalacia).* Ramollissement anormal de la rate.

SPLÉNOMANOMÉTRIE *s. f. (angl. splenomanometry).* Mesure de la pression veineuse portale par ponction de la rate, normalement égale à 10 cm d'eau.

SPLÉNOMÉGALIE *s. f. (angl. splenomegaly).* Augmentation de volume de la rate. ◇ **CONGESTIVE** *(angl. congestive —).* Splénomégalie consécutive à un obstacle à la circulation portale. ◇ **MYÉLOÏDE** *(angl. idiopathic myelofibrosis).* Terme désuet relatif à la myélofibrose primitive. Syndrome myéloprolifératif chronique avec métaplasie myéloïde de la rate qui atteint un volume énorme et myélofibrose avec anémie et hyperleucocytose. ◇ **TROPICALE** ☞ *KALA-AZAR.*

SPLÉNOPORTOGRAPHIE *s. f. (angl. splenoportography).* Radiographie du système porte et de la veine splénique après injection d'un produit de contraste opacifiant par ponction transpariétale du parenchyme de la rate. La tomodensitométrie a rendu obsolète cet examen.

SPONDYLALGIE *s. f. (angl. spondylalgia).* Douleur localisée à la colonne vertébrale. SYN. *SPONDYLODYNIE.*

SPONDYLARTHRITE *s. f. (angl. spondylarthritis).* Groupe de maladies caractérisées par l'atteinte inflammatoire des enthèses, pouvant être axiale (atteinte vertébrale et/ou des sacro-iliaques) et/ou périphérique (arthrite, dactylite). Cette famille comprend la spondylarthrite ankylosante, les rhumatismes associés aux maladies inflammatoires chroniques intestinales, le rhumatisme psoriasique, les arthrites réactionnelles, les spondylarthropathies juvéniles, le syndrome SAPHO. SYN. *SPONDYLO-ARTHRITE.* ◇ **ANKYLOSANTE** *(angl. ankylosing spondylitis).* Rhumatisme inflammatoire chronique atteignant les articulations sacro-iliaques et la colonne vertébrale. Cette affection est observée surtout chez l'homme jeune et s'accompagne fréquemment de la présence de l'antigène HLA B 27. SYN. *PELVISPONDYLITE RHUMATISMALE.*

SPONDYLARTHROPATHIE *s. f. (angl. spondylarthropathy).* Toute affection touchant les articulations vertébrales.

SPONDYLARTHROSE *s. f. (angl. spondylarthrosis).* Arthrose de la colonne vertébrale.

SPONDYLITE *s. f. (angl. spondylitis).* Lésion inflammatoire, le plus souvent d'origine infectieuse, d'un corps vertébral, en général associée à celle du disque intervertébral sus- ou sous-jacent. ◇ **DÉFORMANTE** *(angl. —deformans).* Arthrite déformante des articulations de la colonne vertébrale. ◇ **TUBERCULEUSE** *(angl. tuberculous —).* ☞ *POTT (MAL DE).*

SPONDYLODISCITE *s. f. (angl. spondylodiscitis).* Inflammation conjointe d'une vertèbre et des disques intervertébraux sus ou sous-jacents.

SPONDYLOLISTHÉSIS *s. m. (angl. spondylolisthesis).* Glissement en avant d'une vertèbre sur une autre. Il peut apparaître dans toutes les régions de la colonne vertébrale, mais il se produit le plus souvent entre les vertèbres L4 et L5 et L5 S1.

SPONDYLOLYSE *s. f.* **1.** Lyse ou destruction d'une vertèbre. **2.** Malformation vertébrale caractérisée par la présence d'une fissure entre les processus articulaires supérieurs et inférieurs d'une vertèbre. Elle prédispose au spondylolisthésis.

SPONDYLOPATHIE *s. f. (angl. spondylopathy).* Terme générique désignant toute affection de la colonne vertébrale.

SPONDYLOSCHISIS *s. m. (angl. spondyloschisis).* Fissure congénitale d'un arc vertébral.

SPONDYLOSE *s. f. (angl. spondylosis).* Arthrose vertébrale.

SPONGIOSE *s. f. (angl. spongiosis).* Œdème intercellulaire de la couche de Malpighi (couche muqueuse) de l'épiderme. Il est caractéristique de l'eczéma.

SPORADIQUE *adj. (angl. sporadic).* Se dit principalement de maladies peu répandues, qui atteignent seulement quelques individus isolément (par opposition à épidémique et à endémique).

SPORE *s. f.* **1.** Élément reproducteur de nombreuses espèces végétales (cryptogames) et des protozoaires sporozoaires. **2.** Organite bactérien thermorésistant, caractérisant certains bacilles. Il résiste aux conditions de vie défavorables et aux agents chimiques, et peut se transformer en bactérie active, semblable à celle dont il est issu.

SPORICIDE *s. m. (angl. sporicide).* Substance qui détruit les spores.

SPOROZOAIRES *s. m. (angl. Sporozoa).* Classe de Protozoaires parasites des tissus ou du sang d'animaux vertébrés et invertébrés. Le genre *Plasmodium*, agent du paludisme, appartient à cette classe.

SPOROZOÏTE *s. m. (angl. sporozoite).* Une des formes de développement du parasite du paludisme. Le sporozoïte passe du moustique à l'homme lors de la piqûre.

SPOTTING *s. m.* Saignement vaginal peu important.

SPRUE ◇ **SECONDAIRE** *s. f. (angl. secondary —).* Sprue que l'on observe dans divers processus pathologiques gastriques (gastrectomie), hépatiques, pancréatiques et intestinaux (tuberculose intestinale, amyloïdose, entérite régionale, etc.). ⇔ **TROPICALE** *(angl. tropical —)*. Syndrome de malabsorption observé dans certaines régions tropicales et subtropicales (Inde, Cuba, Puerto Rico, etc.) ; son expression clinique est similaire à celle de la sprue nostras et son origine est probablement bactérienne ou virale. Elle ne s'améliore pas par un régime sans gluten.

SPUMEUX *adj. (angl. foamy)*. Qui a l'aspect de l'écume. Ex. *crachat spumeux*.

SQUAME *s. f. (angl. squama)*. Lamelle épidermique formée à la surface de la peau.

SQUAMEUX *adj.* **1.** Qui est formé ou recouvert de squames. **2.** Qui se rapporte à l'écaille de l'os temporal.

SQUELETTE *s. m.* Ensemble des os qui forment la charpente du corps. Le nombre des os qui composent le squelette, sans compter les dents et les os sésamoïdes, atteint 206 chez l'homme adulte.

SQUIRRHE *s. m. (angl. scirrhous carcinoma)*. Épithélioma riche en tissu fibreux, de consistance dure.

SRAS Abréviation de *syndrome respiratoire aigu sévère*. ☞ CORONAVIRUS.

SRE Abréviation de système réticulo-endothélial.

STABILISATEUR DE MEMBRANE *(angl. membrane stabilizing substance)*. Substance se fixant sur la membrane cellulaire en bloquant les canaux ioniques et entraînant une mise au repos de la cellule. Certaines de ces substances (quinidine, β-bloquant) sont utilisées en médecine.

STADE *s. m. (angl. stage phase)*. Chacune des phases ou chacun des degrés successifs que l'on peut distinguer dans un phénomène, au cours du développement d'un organisme, dans l'évolution d'une maladie, etc. ⇔ **AMPHIBOLE** *(angl. amphibolic stage)*. Stade qui, dans la fièvre typhoïde, se situe entre la période d'état et la défervescence. Il est caractérisé par de larges oscillations de la température au cours du nycthémère. ⇔ **ANAL** *(angl. anal stage)*. Seconde période du développement psychosexuel infantile (de 1 à 3 ans) pendant laquelle l'obtention du plaisir se trouve orientée par la primauté de la zone érogène anale. La relation d'objet est déterminée par les significations psychiques des actes d'expulsion-rétention des fèces, leur représentation symbolique et les modalités de l'éducation sphinctérienne. ⇔ **GÉNITAL** *(angl. genital stage)*. En psychanalyse, consolidation définitive du développement psychosexuel infantile qui s'installe normalement à la puberté à la suite de la période de latence. Il se caractérise par l'affirmation de la synthèse des pulsions partielles sous le primat de la zone génitale et le choix stable d'un objet sexuel. ⇔ **ORAL** *(angl. oral stage)*. En psychanalyse, première période du développement psychosexuel infantile (de 0 à 12 mois) pendant lequel la bouche et les lèvres constituent le centre prédominant du plaisir sexuel qui accompagne l'alimentation. Le stade oral se subdiviserait (K. Abraham) en stade oral précoce, avec prédominance de la passivité et de la succion, et en stade oral sadique, qui coïncide avec l'apparition de la dentition, et où prédominent l'activité et l'agressivité. ⇔ **PHALLIQUE** *(angl. phallic stage)*. En psychanalyse, troisième période du développement psychosexuel infantile (entre 3 et 6 ans), caractérisée par la convergence des pulsions partielles et des expériences de plaisir prédominant au niveau des organes génitaux. Pendant cette période, le garçon et la fille ne reconnaissent qu'un organe génital, le pénis, et la différence des sexes est vécue et imaginée en relation directe avec sa présence ou son absence (castration). Les alternatives de cette phase correspondent à celles du complexe d'Œdipe.

STANDARD **1.** *adj.* Qui est conforme à l'usage, à la norme ; qui peut être utilisé comme référence, comme type. **2.** *s. m.* Norme ou étalon.

STANNOSE *s. f. (angl. stannosis)*. Affection pulmonaire provoquée par l'inhalation de particules d'étain.

STAPÉDECTOMIE *s. f.* Exérèse chirurgicale partielle ou totale du stapes (la superstructure et une partie ou la totalité de la platine). Peut se voir en cas de cholestéatome ou d'otospongiose. Peut être remplacé par une prothèse.

STAPÉDIEN *adj. (angl. stapedial).* Qui se rapporte au stapes.

STAPES *(NA. stapes). (angl. stapes).* L'osselet de l'oreille le plus interne, dont la tête s'articule avec l'incus et la base s'insère sur la fenêtre vestibulaire. SYN. *ÉTRIER.*

STAPHYLECTOMIE *s. f.* Résection d'un staphylome (protrusion anormale de la cornée) cornéen ou du segment antérieur de l'œil.

STAPHYLIN *adj. (angl. uvular).* Qui se rapporte à l'uvule. SYN. *UVULAIRE.*

STAPHYLOCOCCÉMIE *s. f. (angl. staphylococcemia).* Présence de staphylocoques dans le sang.

STAPHYLOCOCCIE *s. f. (angl. staphylococcal infection).* Toute infection due aux staphylocoques. ~ **MALIGNE DE LA FACE** État septicémique avec parfois trombophlébite du sinus caverneux observé au cours de certains furoncles de l'aile du nez et de la lèvre supérieure.

STAPHYLOCOCCIQUE *adj. (angl. staphylococcal).* Qui se rapporte aux staphylocoques ou qui est provoqué par les staphylocoques.

STAPHYLOCOCCUS ~ ***AUREUS*** Staphylocoque pathogène qui produit un pigment doré.

STAPHYLOCOQUE *s. m. (angl. staphylococcus).* Tout coccus appartenant au genre *Staphylococcus.*

STAPHYLOTOMIE *s. f.* Excision d'un staphylome (protrusion anormale de la cornée) cornéen.

STARR-EDWARDS (VALVE DE) Valve mécanique à bille utilisée dans la chirurgie de remplacement valvulaire cardiaque.

STASE *s. f. (angl. stasis).* Ralentissement ou arrêt de la circulation sanguine ou de l'écoulement d'un liquide dans l'organisme. ~ **INTESTINALE** *(angl. intestinal —).* Ralentissement pathologique du temps de passage des aliments dans l'intestin. ~ **PAPILLAIRE** *(angl. papillary —).* Ralentissement du flux sanguin veineux au niveau de la papille optique, le plus souvent dû à une hypertension intracrânienne.

STATINE *s. f. (angl. statin).* Médicament hypocholestérolémiant par inhibition de l'HMG CoA réductase.

STATUROPONDÉRAL *adj. (angl. pondostatural).* Qui est en rapport à la fois avec le poids et la taille.

STÉATOLYSE *s. f. (angl. steatolysis).* Dissolution des graisses par émulsification, avant leur absorption dans le sang.

STÉATORRHÉE *s. f. (angl. steatorrhea).* Présence d'un excès de graisses dans les selles, traduisant souvent une affection du pancréas.

STÉATOSE *s. f. (angl. steatosis).* Surcharge en lipides (triglycérides) du cytoplasme cellulaire, traduisant soit une dégénérescence cellulaire, soit une infiltration.

STELLAIRE (GANGLION) *(angl. stellate ganglion).* Ganglion cervical inférieur du sympathique.

STÉNOCARDIE *s. f. (angl. stenocardia).* Angine de poitrine.

STÉNON (CANAL DE) ☞ *CONDUIT PAROTIDIEN.*

STÉNOSE *s. f. (angl. stenosis).* Étroitesse pathologique permanente, congénitale ou acquise, d'un canal ou d'un orifice organique. On dit aussi rétrécissement. ~ **INFUNDIBULAIRE** *(angl. infundibular —).* Sténose sous-valvulaire du ventricule droit. ~ **PYLORIQUE DU NOURRISSON** *(angl. hypertrophic pyloric —).* Hypertrophie du muscle pylorique à la naissance nécessitant une intervention d'urgence.

STENT Terme anglo-saxon désignant une prothèse endovasculaire introduite dans une artère par cathétérisme.

STEPPAGE *s. m. (angl. steppage gait).* Démarche caractérisée par la chute pendulaire du pied, qui oblige à lever le genou en fléchissant exagérément la cuisse. Il traduit un déficit des muscles releveurs du pied.

STERCOBILINE *s. f. (angl. stercobilin).* Produit de réduction de la bilirubine, qui donne une couleur foncée aux fèces.

STERCOBILINOGÈNE *s. m. (angl. stercobilinogen).* Précurseur de la stercobiline, en partie éliminé par les selles. Son élimination fécale est augmentée dans les ictères hémolytiques.

STERCORAL *adj. (angl. stercoral).* Qui se rapporte aux matières fécales, qui en contient.

STÉRÉO- *(angl. stereo-).* Préfixe d'origine grecque indiquant une relation avec un solide, ou avec la notion de relief (structure à trois dimensions).

STÉRÉOAGNOSIE *s. f. (angl. stereoagnosis).* ☞ *ASTÉRÉOGNOSIE.*

STÉRÉOTAXIE *s. f. (angl. stereotactic technique).* En neurochirurgie et neuroradiologie, méthode radiographique pour le repérage de certaines structures intracrâniennes dans les trois plans de l'espace.

STÉRÉOTYPÉ *adj. (angl. stereotyped).* Qualifie des gestes répétés de façon involontaire.

STÉRILET *s. m. (angl. intrauterine contraceptive device).* Dispositif contraceptif introduit dans l'utérus. Il rend impossible la nidation de l'ovule. SYN. *DISPOSITIF INTRA-UTÉRIN (DIU).*

STÉRILISATION *s. f.* **1.** Destruction de tous les micro-organismes présents dans un milieu organique, dans une substance ou sur un objet quelconques, par des moyens physiques (chaleur, irradiation, etc.) ou chimiques (antiseptiques). **2.** Suppression définitive, accidentelle ou intentionnelle, de la capacité de procréer.

STÉRILITÉ *s. f.* **1.** Absence de tout micro-organisme dans un milieu organique, dans une substance ou sur un objet quelconques. **2.** Incapacité de procréer. ◇ **CONJUGALE** *(angl. conjugal —).* Absence de grossesse après un minimum de deux ans de rapports sexuels sans méthode contraceptive. ◇ **FÉMININE** *(angl. female —).* Incapacité pour une femme de devenir enceinte, du fait d'une altération de la structure ou des fonctions de ses organes génitaux. ◇ **MASCULINE** *(angl. male —).* Impossibilité de féconder l'ovule, du fait d'une insuffisance ou d'une anomalie de la spermatogenèse, ou par occlusion des voies épididymaires ou déférentielles. ◇ **PRIMAIRE** *(angl. primary —).* Incapacité de procréer. ◇ **SECONDAIRE** *(angl. secondary —).* Incapacité de procréer un nouvel enfant après en avoir déjà procréé au moins un.

STERNAL *adj. (angl. sternal).* Qui se rapporte au sternum.

STERNALGIE *s. f. (angl. sternalgia).* Douleur localisée au sternum. SYN. *STERNODYNIE.*

STERNOCLÉIDOMASTOÏDIEN (MUSCLE) *(angl. sternocleidomastoid muscle).* Muscle de la région antérolatérale du cou, fléchisseur et rotateur de la tête. *ATLAS ANATOMIQUE DES MUSCLES EN ANNEXE.*

STERNOTOMIE *s. f. (angl. sternotomy).* Section chirurgicale du sternum.

STERNUM *(angl. sternum).* Os plat, impair et symétrique de la paroi thoracique, qui s'articule avec les clavicules et les sept premières côtes. *ATLAS ANATOMIQUE DES OS EN ANNEXE.*

STERNUTATION *s. f. (angl. sternutation).* Éternuements à répétition.

STÉROÏDE *s. m. (angl. steroid).* Substance de grande importance physiologique, dérivée d'un stérol. Les stéroïdes hormonaux (ou hormones stéroïdes) sont sécrétés par les glandes endocrines (corticosurrénales, testicules, ovaires, placenta).

STÉROÏDIEN *adj. (angl. steroidal).* Qui se rapporte aux stéroïdes.

STÉROÏDOGENÈSE *s. f. (angl. steroidogenesis).* Formation des hormones stéroïdiennes.

STERTOR *s. m. (angl. stertor).* Respiration bruyante qui rappelle le ronflement.

STÉTHACOUSTIQUE *adj. (angl. stethacoustic).* Se dit d'un bruit que l'on entend grâce à l'auscultation du thorax.

STÉTHOSCOPE *s. m. (angl. stethoscope).* Instrument destiné à l'auscultation médiate, inventé par Laennec en 1816. Il permet de transmettre à l'oreille du médecin les bruits du corps (en particulier du thorax).

STH *(angl. STH).* ☞ *SOMATOTROPHINE.*

STHÉNIQUE *adj. (angl. sthenic).* Qui concerne la force ou le tonus.

STIBIÉ *adj. (angl. stibic).* Qui contient de l'antimoine.

STIGMATE **1.** *s. m.* Signe morbide persistant, caractéristique d'une maladie déterminée. **2.** Espace ou orifice entre des cellules endothéliales. **3.** *s. m. pl.* Marques cutanées sur le corps de certains mystiques.

STILBESTROL *s. m. (angl. stilbestrol).* ☞ *DIÉTHYLSTILBESTROL.*

STIMULATEUR CARDIAQUE *(angl. pacemaker).* ☞ *PACEMAKER.*

STIMULATION *s. f. (angl. stimulation).* Action d'un stimulus sur un système excitable.

STIMULINES *s. f. (angl. trophic hormones).* Hormones sécrétées par l'antéhypophyse et agissant sur une autre glande endocrine.

STIMULUS *s. m. (angl. stimulus).* Tout agent ou action susceptible de provoquer une réaction de la part d'un système excitable.

STOMACAL *adj. (angl. stomachal).* SYN. *GASTRIQUE.*

STOMACHIQUE *adj. (angl. stomachic).* Qui favorise la digestion gastrique. S'emploie aussi comme substantif.

STOMATHÉRAPEUTE *s. m.* Infirmier(ère) spécialisé(e) dans les soins et l'éducation des patients porteurs d'une stomie.

STOMATITE *s. f. (angl. stomatitis).* Toute inflammation de la muqueuse buccale. ◇ **APHTEUSE** *(angl. aphthous —).* Stomatite caractérisée par la présence d'aphtes sur la muqueuse buccale. ◇ **GANGRENEUSE** *(angl. gangrenous —).* Stomatite grave, compliquée d'escarres, à tendance extensive, et accompagnée de signes fonctionnels et généraux. ☞ *NOMA.* ◇ **HERPÉTIQUE** *(angl. herpetic —).* Stomatite caractérisée par la présence de vésicules d'herpès sur la muqueuse buccale. Lorsqu'elle touche aussi les gencives, on parle de gingivostomatite. ◇ **MERCURIELLE** *(angl. mercurial —).* Stomatite observée autrefois chez les individus soumis à un traitement mercuriel ou souffrant d'une intoxication chronique par le mercure, caractérisée par une salivation excessive, un goût métallique, une haleine fétide, une tuméfaction des gencives et un déchaussement des dents. ◇ **SCORBUTIQUE** *(angl. — scorbutica).* Stomatite rouge, pultacée, très douloureuse, observée dans le scorbut. ◇ **ULCÉROMEMBRANEUSE** *(angl. ulcerative —).* Forme grave de stomatite, caractérisée par des ulcérations qui se recouvrent ensuite d'un exsudat pultacé grisâtre ou noir. ◇ **VÉSICULEUSE** *(angl. vesicular —).* Affection due à un *Rhabdovirus* touchant le bétail et pouvant être transmise à l'homme.

STOMIE *s. f. (angl. stomy stoma).* Abouchement d'un viscère à la peau, en dehors de son emplacement naturel. Les stomies sont des abouchements chirurgicaux ; les abouchements spontanés (d'origine infectieuse, cancéreuse ou traumatique) sont appelés fistules. On utilise également le suffixe *-stomie*. Ex. *colostomie.*

STOMISÉ *adj. (angl. stomized).* Qualifie un sujet porteur d'une stomie.

STOMITE *s. f.* Inflammation de la bouche d'une gastro-entérostomie.

STRABISME *s. m. (angl. strabismus).* Défaut de convergence des deux axes visuels, un œil déviant de l'axe de fixation.

STRAPPING *s. m.* Terme anglais désignant une contention par des bandes adhésives.

STREPTOCOCCÉMIE *s. f. (angl. streptococcemia).* Présence de streptocoques dans le sang.

STREPTOCOCCIE *s. f. (angl. streptococcosis).* Toute infection causée par les streptocoques.

STREPTOCOCCIQUE *adj. (angl. streptococcal).* Qui se rapporte aux streptocoques ou qui est provoqué par les streptocoques.

STREPTOCOCCUS *(angl. streptococcus).* Cocci à Gram positif, qui se disposent en paires ou en chaînes. Ils sont parasites et/ou pathogènes des voies respiratoires et de l'appareil digestif de l'homme et des animaux. ◇ ***AGALACTIAE*** Streptocoque β-hémolytique appartenant au groupe B de Lancefield, responsable de processus septiques graves chez le nouveau-né, et qui est transmis par le canal génital lors de l'accouchement. Il provoque des mastites chez la vache. ◇ ***FAECALIS*** Ancienne appellation d'*Enterococcus faecalis*. ◇ **PNEUMONIAE** Streptocoque de forme ovale ou lancéolée, encapsulé, qui se dispose en paires. En mileu agar-sang, il provoque une hémolyse de type α. On connaît 80 types de polyosides capsulaires ; le type de capsule est utilisé comme critère de classification au sein de cette espèce. Il est responsable de pneumonies et de méningites. SYN. *PNEUMOCOQUE.* ◇ **PYOGENES** Streptocoque β-hémolytique qui appartient au groupe A de Lancefield. Il entraîne deux types de processus : 1) des processus septiques proprement dits : angines, érysipèle, scarlatine, lymphangite, panaris, otite, sinusite, septicémies ; 2) des processus post-infectieux : rhumatisme articulaire aigu et glomérulonéphrite aiguë. Il est très sensible à la pénicilline G. ◇ **SALIVARIUS** Streptocoque α-hémolytique du groupe *viridans*, saprophyte des voies aériennes supérieures et responsable d'endocardite subaiguë. ◇ **VIRIDANS** Dénomination regroupant différentes espèces de streptocoques (*S. sanguis*, *S. salivarius*, etc.), dont la plupart provoquent une hémolyse de type α en milieu agar-sang, sont saprophytes habituels des voies respiratoires supérieures et sont responsables de 90 % des endocardites bactériennes subaiguës.

STREPTOCOQUE *s. m. (angl. streptococcus).* Tout micro-organisme appartenant au genre *Streptococcus*.

STREPTODORNASE *s. f. (angl. streptodornase).* Enzyme produite par certaines souches de streptocoques hémolytiques, qui dissout les exsudats purulents.

STREPTOKINASE *s. f. (angl. streptokinase).* Enzyme produite par des streptocoques hémolytiques, capable de digérer la fibrine et utilisée pour dissoudre les caillots sanguins.

STREPTOLYSINE *s. f. (angl. streptolysin).* Toxine hémolytique produite notamment par les streptocoques du groupe A.

STREPTOMYCINE *s. f. (angl. streptomycin).* Antibiotique de la famille des aminosides. Il est bactéricide, actif sur les bacilles à Gram positif et à Gram négatif. Il fut utilisé principalement par voie intramusculaire, dans le traitement de la tuberculose, dans l'endocardite bactérienne, dans le traitement de la peste, de la brucellose. La streptomycine s'avère toxique pour le nerf vestibulo-cochléaire, en particulier la branche vestibulaire. Son usage est très limité (tuberculose résistante, lèpre) du fait de sa toxicité.

STRESS *s. m.* Terme anglais désignant un ensemble de réactions (biologiques et psychologiques) qui se déclenchent dans l'organisme lorsque celui-ci doit faire face de façon soudaine à une demande, quelle que soit sa nature (déplaisante ou agréable).

STRICTION *s. f. (angl. stricture).* Constriction, resserrement.

STRICTURE *s. f. (angl. stricture).* Rétrécissement.

STRIDOR *s. m. (angl. stridor).* Bruit inspiratoire aigu, ressemblant à un sifflement, provoqué par une obstruction incomplète du larynx ou de la trachée. ◇ **CONGÉNITAL OU LARYNGÉ** *(angl. congenital, laryngeal —).* Affection des nouveau-nés, caractérisée par un cornage respiratoire et attribuée à un spasme de la glotte.

STRIDULEUX *adj. (angl. strident).* Se dit d'un bruit respiratoire aigu, d'un sifflement, d'origine laryngée ou trachéale. SYN. *STRIDOREUX.*

STRIPPING *s. m.* Terme anglais désignant une technique de cure chirurgicale des varices consistant à introduire une tringle (*stripper* ou tire-veine) dans un segment de veine variqueux et, après l'avoir fixée à l'une de ses extrémités, à l'extraire par arrachement de façon à ramener le vaisseau. SYN. *ÉVEINAGE.*

STROMA *s. m. (angl. stroma).* Trame ou charpente d'un organe, d'une glande ou d'une tumeur, constituée de tissu conjonctif vascularisé, qui sert à soutenir les éléments cellulaires ; à distinguer du parenchyme ou partie fonctionnelle.

STRONGYLOÏDE (LARVE) *(angl. hook worm).* Larve infestante de l'anguillule ou de l'ankylostome.

STRONGYLOIDES *(angl. Strongyloidea).* Genre de vers nématodes. *Strongyloides stercoralis* est la seule espèce spécifique de l'homme. C'est l'agent de la strongyloïdose ou anguillulose, fréquente dans les pays tropicaux et caractérisée par des troubles digestifs.

STRONGYLOÏDIOSE *s. f. (angl. strongyloidiasis).* ☞ *STRONGYLOÏDOSE.*

STRONGYLOÏDOSE *s. f. (angl. strongyloidosis).* Infection causée par *Strongyloides stercoralis*. Peut être gravissime chez les immunodéprimés, sinon asymptomatique ou se limite à des troubles digestifs modérés. SYN. *ANGUILLULOSE.*

STROPHULUS *s. m. (angl. strophulus).* Dermatose infantile caractérisée par l'éruption de petites papules rosées, prurigineuses, progressant par poussées, et souvent associée à des troubles digestifs. SYN. *PRURIGO-STROPHULUS.*

STRUMECTOMIE *s. f. (angl. strumectomy).* Ablation totale ou partielle d'un goitre. SYN. *THYROÏDECTOMIE.*

STRUMITE *s. f. (angl. strumitis).* Thyroïdite chronique. Peu utilisée. ◇ **LIGNEUSE** ☞ *RIEDEL (MALADIE LIGNEUSE DE).* ◇ **LYMPHOMATEUSE** ☞ *HASHIMOTO (MALADIE DE).*

STRYCHNINE *s. f. (angl. strychnine).* Alcaloïde cristallin, très toxique. La strychnine était autrefois utilisée comme stimulant du système nerveux central. Elle entre dans la composition de certains raticides.

STRYCHNISME *s. m. (angl. strychninism).* Intoxication par la strychnine.

STUPÉFIANT *s. m. (angl. narcotic).* Substance narcotique et analgésique qui détermine une accoutumance, des perturbations somatiques et psychiques et provoque un état d'euphorie.

STUPEUR *s. f. (angl. stupor).* État de sidération de la personnalité caractérisé par une altération partielle de la conscience avec hypomotilité, diminution des réactions aux divers stimuli. Il s'observe dans certaines formes graves de la fièvre typhoïde, dans la dépression mélancolique, dans la catatonie et dans les syndromes confusionnels.

STUPOREUX *adj. (angl. stuporous).* Qui est caractérisé par un état de stupeur.

STYLALGIE *s. f. (angl. styloid dysphagia).* Syndrome douloureux du pharynx due à une compression du glossopharyngien par un processus styloïde trop long.

STYLOGLOSSE *adj. (angl. styloglossal).* Qui se rapporte au processus styloïde du temporal et à la langue. ◇ **(MUSCLE)** *(angl. — muscle).* Muscle de la langue. *ATLAS ANATOMIQUE DES MUSCLES EN ANNEXE.*

STYLOHYOÏDIEN *adj. (angl. stylohyoid).* Qui se rapporte au processus styloïde du temporal et à l'os hyoïde. ◇ **(MUSCLE)** *(angl. — muscle).* Muscle de la région supra-hyoïdienne. *ATLAS ANATOMIQUE DES MUSCLES EN ANNEXE.*

STYLOÏDE *adj. (angl. styloid).* Qui ressemble à un stylet ; long et mince. Se dit en anatomie de plusieurs processus.

STYLOÏDIEN *adj. (angl. styloid).* Qui se rapporte à un processus styloïde. SYN. *STYLIEN.*

STYLOÏDITE *s. f. (angl. styloiditis).* Inflammation des tissus entourant un processus styloïde (de l'os temporal, du radius).

STYLORADIAL *adj. (angl. stylo-radial).* Qui se rapporte au processus styloïde du radius.

SUBAIGU *adj. (angl. subacute).* Qui évolue de façon intermédiaire entre une forme aiguë et une forme chronique. Ex. *maladie subaiguë.*

SUBCLAVIÈRE (ARTÈRE) *(angl. subclavian artery).* Artère du cou, du thorax, des membres supérieurs et de la moelle ; la droite naît du tronc brachiocéphalique ; la gauche de l'aorte. SYN. *ARTÈRE SOUS-CLAVIÈRE. ATLAS ANATOMIQUE DES ARTÈRES EN ANNEXE.*

SUBCUTANÉ *adj. (angl. subcutaneous).* Qui est situé ou qui s'effectue sous la peau. SYN. *SOUS-CUTANÉ, HYPODERMIQUE.*

SUBDIAPHRAGMATIQUE *adj. (angl. subdiaphragmatic).* Qui est situé ou qui se produit au-dessous du diaphragme. SYN. *SUBPHRÉNIQUE, SOUS-PHRÉNIQUE.*

SUBDURAL *adj. (angl. subdural).* Qui est situé ou qui se produit sous la dure-mère. Ex. *hémorragie subdurale.* SYN. *SOUS-DURAL.*

SUBÉROSE *s. f. (angl. suberosis).* Syndrome respiratoire allergique dû à l'inhalation de poussières de liège.

SUBFÉBRILE *adj. (angl. subfebrile).* Légèrement fébrile. Se dit lorsque la température excède de peu la normale.

SUBICTÈRE *s. m. (angl. subicterus).* Ictère léger, visible surtout au niveau de la conjonctive.

SUBICTÉRIQUE *adj. (angl. subicteric).* Qui présente une coloration jaune pâle, intermédiaire entre la coloration normale et le jaune qui caractérise l'ictère franc.

SUBINTRANT *adj. (angl. subintrant).* Se dit d'un état caractérisé par des accès ou des paroxysmes qui se succèdent sans période de rémission.

SUBJECTIF *adj. (angl. subjective).* Se dit des symptômes, des troubles, etc., ressentis par le sujet lui-même, et non perceptibles par autrui. Opposé à objectif.

SUBLÉTAL *adj. (angl. sublethal).* Se dit d'une dose d'une substance toxique un peu inférieure à la dose mortelle.

SUBLINGUAL *adj. (angl. sublingual).* Qui est situé ou qui se produit sous la langue.

SUBLUXATION *s. f. (angl. subluxation).* Luxation partielle ou incomplète.

SUBMANDIBULAIRE *adj. (angl. submandibular).* Qui est situé sous la mandibule. SYN. *SOUS-MAXILLAIRE.* ◇ **(GLANDE)** *(NA. glandula submandibularis). (angl. — gland).* Glande salivaire paire, située entre la face interne de la mandibule et la face latérale de la base de la langue. Son canal excréteur est le conduit submandibulaire (de Wharton). SYN. *GLANDE SOUS-MAXILLAIRE.*

SUBMATITÉ *s. f. (angl. slight dullness).* Diminution de la sonorité normale perçue à la percussion.

SUBMAXILLAIRE *adj. (angl. submaxillary).* Qui est situé ou qui se produit au-dessous du maxillaire. SYN. *SOUS-MAXILLAIRE.*

SUBMERSION *s. f. (angl. drowning).* État du corps entier se trouvant immergé ou les orifices aériens supérieurs se trouvant plongés dans un liquide entraînant une asphyxie mortelle.

SUBNARCOSE *s. f. (angl. narcoanalysis).* État artificiel proche du sommeil, provoqué par l'administration d'hypnotiques. La subnarcose est utilisée comme moyen d'investigation psychologique et psychanalytique.

SUBPÉRITONÉAL *adj. (angl. subperitoneal).* Qui est situé ou qui se produit sous le péritoine. SYN. *SOUS-PÉRITONÉAL.*

SUBUNGUÉAL *adj. (angl. subungual).* Qui est situé ou qui se produit sous l'ongle. SYN. *SOUS-UNGUÉAL.*

SUC *s. m.* **1.** Tout liquide obtenu en pressurant une substance animale ou végétale. **2.** Liquide provenant de certaines sécrétions organiques (suc gastrique, suc intestinal). ◇ **GASTRIQUE** *(angl. gastric —).* Liquide clair sécrété en abondance par les glandes de l'estomac. Il contient de l'eau, de l'acide chlorhydrique, de l'acide lactique, de la pepsine, du labferment et des sels minéraux. ◇ **INTESTINAL** *(angl. intestinal —).* Liquide clair, jaunâtre, alcalin, sécrété par les glandes intestinales. ◇ **PANCRÉATIQUE** *(angl. pancreatic —).* Liquide visqueux, limpide, alcalin, sécrété par le pancréas et déversé dans le duodénum par les conduits pancréatiques. Sa production quotidienne varie de 500 à 1 200 mL. Il contient deux enzymes, une amylase et une lipase, et une proenzyme, le trypsinogène, lequel, activé par l'entérokinase, donne la trypsine.

SUCCÉDANÉ *s. m. (angl. succedaneum).* Médicament qui peut en remplacer un autre du fait de propriétés analogues. Se dit également d'un produit alimentaire de remplacement.

SUCCION *s. f. (angl. suction).* Action de sucer ou d'aspirer.

SUCCULENT *adj. (angl. succulent).* Se dit d'un organe ou d'un tissu tuméfié par suite d'une infiltration œdémateuse ou lymphatique ; se dit principalement de la main dans certains états morbides (syringomyélie, myopathies).

SUCCUSSION *s. f. (angl. succussion).* Action de secouer.

SUCRE *s. m. (angl. sugar).* ☞ *GLUCIDE.* ◇ **AMINÉ** *(angl. aminosugar).* Ose dans lequel un des groupements OH a été remplacé par un groupe amine $-NH_2$. Les plus importants sont la glucosamine (2-amino-2-désoxyglucose) et la galactosamine (2-amino-2-désoxygalactose), largement répandues dans la nature. ◇ **DE BETTERAVE** *(angl. beet —)*. ☞ *SACCHAROSE.* ◇ **DE CANNE** *(angl. cane —)*. ☞ *SACCHAROSE.* ◇ **DE FRUIT** *(angl. fructose)*. Fructose naturel contenu dans les fruits. ◇ **DE LAIT** ☞ *LACTOSE.* ◇ **DE RAISIN** ☞ *GLUCOSE.*

SUCROSE *s. m.* ☞ *SACCHAROSE.*

SUDAMINA *s. m. pl. (angl. sudamina)*. Éruption cutanée disséminée de vésicules de la taille d'un grain de millet (miliaire), transparentes, remplies d'un liquide aqueux, au cours de l'évolution de diverses maladies fébriles ou après un épisode de sudation profuse.

SUDATION *s. f.* SYN. *TRANSPIRATION.*

SUDORAL *adj.* **1.** Qui se rapporte à la sueur ou à la transpiration. **2.** Qui provoque ou qui favorise la transpiration.

SUDORIFIQUE *adj. (angl. sudorific)*. Qui provoque la transpiration. S'emploie aussi comme substantif.

SUDORIPARE *adj. (angl. sudoriparous)*. Qui excrète la sueur ou qui donne passage à la sueur.

SUEUR *s. f. (angl. sweat)*. Liquide aqueux, d'odeur particulière, excrété par les glandes sudoripares et déversé par les pores sudoripares à la surface de la peau. ◇ **(ÉPREUVE DE LA)** *(angl. — test)*. Épreuve pour le diagnostic de la mucoviscidose, consistant à doser la teneur en chlorure de sodium de la sueur. Le taux du chlore est en effet fortement augmenté dans la mucoviscidose.

SUFFOCATION *s. f.* **1.** Grande difficulté à respirer. **2.** Asphyxie mécanique par obstruction des voies respiratoires ou par occlusion des orifices respiratoires.

SUFFUSION *s. f. (angl. suffusion)*. Épanchement, notamment sanguin ; hémorragie avec infiltration des tissus.

SUGGESTIBILITÉ *s. f. (angl. suggestibility)*. Aptitude ou tendance d'un sujet à recevoir une idée ou une croyance qu'il n'a pas.

SUGGESTION *s. f. (angl. suggestion)*. En psychologie, imposition, insinuation ou induction d'une idée ou d'un acte chez un sujet par l'action d'un autre. La suggestion peut naître chez le sujet lui-même à partir du moi (autosuggestion), favorisée par certaines conditions particulières (émotion, rêve, entraînement, etc.). ◇ **HYPNOTIQUE** *(angl. hypnotic —)*. Suggestion provoquée en état d'hypnose.

SUICIDE *s. m. (angl. suicide)*. Action de se donner la mort.

SUITES DE COUCHES *(angl. puerperium)*. ☞ *POST-PARTUM.*

SULCIFORME *adj. (angl. sulciform)*. En forme de sillon.

SULCUS *s. m. (angl. sulcus)*. Terme latin signifiant « sillon », « scissure ».

SULFACÉTAMIDE *s. m. (angl. sulfacetamide)*. Sulfamide qui fut employé en application locale dans le traitement de certaines infections oculaires.

SULFADIAZINE *s. f. (angl. sulfadiazine)*. Sulfamide bactériostatique, d'action et d'élimination rapide et de toxicité réduite. Indications limitées aux infections à toxoplasma et nocardia. SYN. *SULFAPYRIMIDINE.*

SULFAGUANIDINE *s. f. (angl. sulfaguanidine)*. Sulfamide à action élective sur les germes pathogènes intestinaux. N'est plus utilisé.

SULFAMÉTHIZOL *s. m. (angl. sulfamethizole)*. Sulfamide utilisé électivement dans les infections urinaires basses.

SULFAMÉTHOXAZOLE *(angl. sulfamethoxazole)*. Sulfamide utilisé en association avec le triméthoprime, puissant antibactérien et actif contre certains parasites.

SULFAMIDE *s. m. (angl. sulfonamide)*. Nom générique désignant les composés dérivés du sulfanilamide. Utilisés dans le traitement de diverses infections bactériennes, ils diffèrent quant à leur activité, leur degré d'absorption, leur métabolisme et leur excrétion, ainsi que dans leurs manifestations toxiques. D'autres ont une action diurétique ou antidiabétique. SYN. *SULFONAMIDE.* ◇ **ANTIDIABÉTIQUE** *(angl.*

hypoglycemic —). Sulfamide stimulant la production pancréatique d'insuline. SYN. *SULFAMIDE HYPOGLYCÉMIANT.* ◇ **DIURÉTIQUE** *(angl. diuretic —).* Sulfamides à action diurétique agissant à différents niveaux du tube urinifère. Ils comprennent les thiazidiques et les non-thiazidiques (comme le furosémide).

SULFAMIDÉMIE *s. f. (angl. sulfonamidemia).* Présence et taux de sulfamides dans le sang.

SULFAMIDOTHÉRAPIE *s. f. (angl. sulfonamidotherapy).* Utilisation thérapeutique des sulfamides.

SULFAPYRIMIDINE *s. f. (angl. sulfapyrimidine).* ☞ *SULFADIAZINE.*

SUPERINFECTION *s. f. (angl. superinfection).* Nouvelle infection compliquant une maladie infectieuse en cours.

SUPINATEUR *adj. (angl. supinator).* Se dit d'un muscle qui produit la supination. S'emploie aussi comme substantif.

SUPINATION *s. f.* **1.** Mouvement de rotation de dedans en dehors de l'avant-bras par lequel la paume de la main est tournée vers le haut. **2.** Position de la main résultant de ce mouvement.

SUPPOSITOIRE *s. m. (angl. suppository).* Préparation médicamenteuse de consistance solide, de forme conique ou ovoïde, à base d'une substance fondant à la température du corps (beurre de cacao, glycérine solidifiée), et destinée à être introduite dans le rectum.

SUPPRESSEUR *adj. (angl. suppressor).* ARN de transfert muté capable d'incorporer un acide aminé à l'emplacement d'un codon non-sens (ou codon stop) et levant le blocage de la traduction par ce codon.

SUPPURANT *adj. (angl. suppurant).* Qui suppure.

SUPPURATION *s. f. (angl. suppuration).* Formation de pus.

SUPRA-ÉPINEUX (MUSCLE) *(angl. supraspinal muscle).* Muscle de la région postérosupérieure de l'épaule, élévateur du bras. SYN. *MUSCLE SUS-ÉPINEUX. ATLAS ANATOMIQUE DES MUSCLES EN ANNEXE.*

SUPRARÉNAL *adj. (angl. suprarenal).* Qui est situé au-dessus du rein. EX. *glande surrénale.*

SUPRASELLAIRE *adj. (angl. suprasellar).* Qui est situé au-dessus de la selle turcique.

SUPRASTERNAL *adj. (angl. suprasternal).* Qui est situé ou qui s'effectue au-dessus du sternum.

SUPRAVENTRICULAIRE *adj. (angl. supraventricular).* Qui se rapporte à une région du cœur située au-dessus des ventricules. Se dit en particulier de tachycardies ou de certains troubles du rythme.

SURAIGU *adj. (angl. hyperacute).* Extrêmement aigu. Se dit de symptômes, de maladies ou d'infections.

SURAL *adj. (angl. sural).* Qui se rapporte ou qui appartient au mollet.

SURALIMENTATION *s. f. (angl. overfeeding).* Alimentation trop importante, cause fréquente de l'obésité.

SURCHARGE *s. f.* **1.** Présence en excès à l'intérieur des cellules d'une substance qu'elles renferment déjà à l'état normal. EX. *surcharge glycogénique du foie.* **2.** Excès de charge, de travail.

SURDIMUTITÉ *s. f. (angl. deaf-mutism).* Mutité associée à une surdité complète, et qui peut en être une conséquence.

SURDITÉ *s. f. (angl. deafness).* Abolition partielle ou complète du sens de l'ouïe. ◇ **CENTRALE** *(angl. central —).* Surdité due à une lésion des voies centrales et des centres auditifs. ◇ **COCHLÉAIRE** *(angl. cochlear —).* Surdité de perception due à une lésion des cellules sensorielles de Corti dans l'oreille interne. ◇ **CORTICALE** *(angl. cortical —).* Surdité relevant de lésions bilatérales des gyrus temporaux transverses ou des radiations auditives des capsules externes. Elle s'accompagne souvent d'une méconnaissance du trouble. SYN. *AGNOSIE AUDITIVE.* ◇ **DE PERCEPTION** *(angl. perceptive —).* Surdité due à une lésion des organes sensoriels (cellules sensorielles de l'oreille interne, nerf cochléaire, centres auditifs). ◇ **DE TRANSMISSION** *(angl. conduction —).* Surdité périphérique due à une lésion du système de transmission des sons (pathologie de l'oreille externe et/ou de l'oreille moyenne). SYN. *SURDITÉ DE CONDUCTION.* ◇ **MIXTE** *(angl. sensorineural —).* Surdité qui possède les caractères d'une surdité de transmission et d'une surdité de perception. ◇ **MUSICALE** *(angl. amusia).* Variété d'aphasie sensorielle entraînant une non-reconnaissance de la musique. ◇ **RÉTRO-COCHLÉAIRE** *(angl. nerve —).* Surdité de perception due à une lésion du nerf cochléaire. ◇ **VERBALE** *(angl. word —).* Absence de reconnaissance des sons verbaux (langage parlé) avec persistance de la réactivité aux stimulus sonores, par lésion du lobe temporal gauche.

SURDOSAGE *s. m. (angl. overdosage).* Administration de doses excessives d'un médicament.

SURFACTANT PULMONAIRE *(angl. surfactant).* Substance élaborée dans le poumon, qui diminue la tension superficielle dans les alvéoles pulmonaires, et favorise l'expansion pulmonaire lors des mouvements inspiratoires. Sa quantification dans le liquide amniotique permet d'évaluer la maturité du poumon fœtal.

SURINFECTION *s. f. (angl. superinfection).* Infection survenant au cours d'une maladie infectieuse et due à un agent pathogène différent de celui qui a provoqué cette maladie.

SURJET *s. m. (angl. running or continuous suture).* Suture au moyen d'un fil unique passé alternativement par les deux bords accolés de la plaie, sans nœuds intermédiaires. Le fil est noué aux deux extrémités de la plaie.

SURMENAGE *s. m. (angl. overstrain).* Degré anormal de fatigue dû à un exercice prolongé.

SURMOI *s. m. (angl. superego).* En psychanalyse, l'une des trois instances de l'appareil psychique qui se forme principalement par internalisation des ordres et interdits des parents pendant l'enfance et qui accomplit une fonction de juge ou de censeur (conscience morale) du moi.

SURRÉNALE *s. f. (angl. adrenal gland).* ☞ *GLANDE SUPRARÉNALE.*

SURRÉNALECTOMIE *s. f. (angl. adrenalectomy).* Ablation d'une ou des deux glandes suprarénales.

SURRÉNALIEN *adj. (angl. adrenal suprarenal).* Qui se rapporte ou qui appartient à la glande suprarénale (ou surrénale), notamment en ce qui concerne ses fonctions.

SURRÉNALITE *s. f. (angl. adrenalitis).* Inflammation des glandes surrénales.

SURRÉNALOME *s. m. (angl. adrenal tumor).* Toute tumeur bénigne ou maligne de la glande surrénale.

SURRÉNOPRIVE *adj. (angl. adrenoprival).* Qui se rapporte à une déficience des glandes surrénales ou qui en est le résultat. SYN. *INSUFFISANCE SURRÉNALIENNE.*

SUS-APEXIEN *adj. (angl. supra-apical).* Qui est situé au-dessus de la pointe du cœur.

SUS-ÉPINEUX (MUSCLE) ☞ *SUPRA-ÉPINEUX (MUSCLE). ATLAS ANATOMIQUE DES MUSCLES EN ANNEXE.*

SUSPENSION *s. f.* **1.** Liquide dans lequel se trouvent dispersées des particules insolubles. **2.** Méthode de traitement de certaines affections de la colonne vertébrale qui consiste à suspendre le patient par le menton et les aisselles pendant quelques minutes. ◇ **COLLOÏDALE** *(angl. colloid —).* Solution colloïdale.

SUSPENSOIR *s. m. (angl. suspensory).* Bandage servant à soutenir le scrotum dans les affections inflammatoires du testicule, de l'épididyme ou du cordon spermatique.

SUSPIRIEUX *adj. (angl. sighing).* Qui ressemble à un soupir.

SUSTENTATION *s. f. (angl. sustentation).* Action de soutenir les forces d'un malade ou d'un accidenté par un traitement ou par un régime.

SUTURE *s. f.* **1.** En anatomie, type d'articulation dans laquelle les surfaces articulaires sont presque en contact direct et n'ont aucune mobilité. Les articulations des os de la voûte du crâne sont des sutures. **2.** En chirurgie, réunion des berges d'une plaie ou rétablissement de la continuité d'un tissu ou d'un organe divisé au moyen d'une couture avec des fils, des agrafes ou des pansements adhésifs.

◇ **BASILAIRE** *(angl. synchondrosis spheno-occipitalis).* ☞ *SYNCHONDROSE SPHÉNO-OCCIPITALE.* ◇ **BIMAXILLAIRE** ☞ *SUTURE INTERMAXILLAIRE.* ◇ **BIPARIÉTALE** *(angl. sutura sagittalis).* ☞ *SUTURE SAGITTALE.* ◇ **CORONALE** *(NA. — coronalis). (angl. coronal —).* Ensemble des deux sutures frontopariétales. ◇ **DENTÉE** *(NA. — dentate). (angl. serrated —).* Suture dans laquelle les deux surfaces en contact ont une forme de scie, dont les dents s'engrènent réciproquement. ◇ **ÉCAILLEUSE** *(NA. — squamosa). (angl. squamous —).* Suture à surfaces planes dans laquelle l'interligne est oblique par rapport à la face superficielle des os. ◇ **ETHMOÏDOLACRYMALE** *(NA. — ethmoidolacrimalis). (angl. ethmoidolacrymal —).* Suture entre l'ethmoïde et l'os lacrymal. ◇ **ETHMOÏDOMAXILLAIRE** *(NA. — ethmoidomaxillaris). (angl. ethmoidomaxillary —).* Suture entre l'ethmoïde et la face orbitaire du maxillaire. ◇ **FRONTO-ETHMOÏDALE** *(NA. — frontoethmoidalis). (angl. frontoethmoidal —).* Suture entre le frontal et l'ethmoïde. ◇ **FRONTOLACRYMALE** *(NA. — frontolacrimalis). (angl. frontolacrimal —).* Suture entre le frontal et l'os lacrymal. ◇ **FRONTOMAXILLAIRE** *(NA. — frontomaxillaris). (angl. frontomaxillar —).* Suture entre le frontal et le processus frontal du maxillaire. ◇ **FRONTONASALE** *(NA. — frontonasalis). (angl. frontonasal —).* Suture entre le frontal et les deux os propres du nez. ◇ **FRONTOPARIÉTALE** ☞ *SUTURE CORONALE.* ◇ **FRONTOSPHÉNOÏDALE** ☞ *SUTURE SPHÉNOFRONTALE.* ◇ **FRONTO-ZYGOMATIQUE** *(NA. — frontozygomatica). (angl. frontozygomatic —).* Suture entre le frontal et l'os zygomatique. ◇ **HARMONIQUE** ☞ *SUTURE À SURFACES PLANES.* ◇ **INCISIVE** *(NA. — incisiva). (angl. incisive —).* Suture entre le maxillaire et le prémaxillaire (os incisif). Cette suture, présente à la naissance, disparaît normalement ensuite, mais subsiste parfois chez l'adulte. ◇ **INTERMAXILLAIRE** *(NA. — intermaxillaris). (angl. intermaxillary —).* Suture entre les deux maxillaires. ◇ **INTERNASALE** *(NA. — internasalis). (angl. internasal —).* Suture entre les deux os propres du nez. ◇ **INTERPARIÉTALE** ☞ *SUTURE SAGITTALE.* ◇ **LACRYMOCONCHALE** *(NA. — lacrimoconchalis). (angl. lacrimoconchal —).* Suture entre l'os lacrymal et le cornet inférieur. ◇ **LACRYMOMAXILLAIRE** *(NA. — lacrimomaxillaris). (angl. lacrimomaxillary —).* Suture entre l'os lacrymal et le maxillaire. ◇ **LAMBDOÏDE** *(NA. — lamboidea). (angl. lambdoid —).* Suture entre l'occipital et les deux pariétaux. ◇ **LONGITUDINALE** ☞ *SUTURE SAGITTALE.* ◇ **NASOMAXILLAIRE** *(NA. — nasomaxillaris). (angl. nasomaxillary —).* Suture entre l'os propre du nez et le maxillaire. ◇ **OCCIPITOMASTOÏDIENNE** *(NA. — occipitomastoidea). (angl. occipitomastoid —).* Suture entre l'occipital et le processus mastoïde. ◇ **OCCIPITOPARIÉTALE** ☞ *SUTURE LAMBDOÏDE.* ◇ **PALATINE MÉDIANE** *(NA. — palatina mediana). (angl. median palatine —).* Suture située sur la ligne médiane de la voûte palatine, entre les bords médiaux des lames horizontales des deux os palatins. ◇ **PALATINE TRANSVERSE** *(NA. — palatina transversa). (angl. transverse palatine —).* Suture entre les bords antérieurs des lames horizontales des deux os palatins et les bords postérieurs des processus palatins du maxillaire et de la mandibule. ◇ **PALATO-ETHMOÏDALE** *(NA. — palatoethmoidalis). (angl. palatoethmoidal —).* Suture entre le palatin et l'ethmoïde. ◇ **PALATOMAXILLAIRE** *(NA. — palatomaxillaris). (angl. palatomaxillary —).* Suture entre le maxillaire et la face latérale du palatin. ◇ **PAR TRANSFIXION** *(angl. transfixion —).* Type de suture chirurgicale utilisé dans les transplantations tendineuses ou pour solidariser une greffe d'un calibre inférieur au tendon. ◇ **PARIÉTALE** ☞ *SUTURE SAGITTALE.* ◇ **PARIÉTOMASTOÏDIENNE** *(NA. — parietomastoidea). (angl. paramastoid —).* Suture entre le pariétal et le processus mastoïde. ◇ **PRÉMAXILLAIRE** ☞ *SUTURE INCISIVE.* ◇ **SAGITTALE** *(NA. — sagittalis). (angl. sagital —).* Suture située sur la ligne médiane de la voûte du crâne, entre les bords supérieurs des deux pariétaux. ◇ **SPHÉNO-ETHMOÏDALE** *(NA. — sphenoethmoidalis). (angl. sphenoethmoidal —).* Suture entre la crête sphénoïdale et la lame perpendiculaire de l'ethmoïde. ◇ **SPHÉNO-ORBITAIRE** *(NA. — spheno-orbitalis). (angl. spheno-orbital —).* Suture entre le corps du sphénoïde et le processus orbitaire du palatin. ◇ **SPHÉNOFRONTALE** *(NA. — sphenofrontalis). (angl. sphenofrontal —).* Suture entre le sphénoïde et le frontal. ◇ **SPHÉNOMAXILLAIRE** *(NA. — sphenomaxillaris). (angl. sphenomaxillary —).* Suture inconstante entre le processus ptérygoïde du sphénoïde et le maxillaire. ◇ **SPHÉNOPARIÉTALE** *(NA. — sphenoparietalis). (angl. sphenoparietal —).* Suture entre la grande aile du sphénoïde et le pariétal. ◇ **SPHÉNOSQUAMEUSE** *(NA. — sphenosquamosa). (angl. sphenosquamous —).* Suture entre la grande aile du sphénoïde et l'écaille du temporal. ◇ **SPHÉNOTEMPORALE** ☞ *SUTURE SPHÉNOSQUAMEUSE.* ◇ **SPHÉNOVOMÉRIENNE** *(NA. — sphenovomeriana). (angl. sphenovomerine —).* Suture entre le vomer et la crête sphénoïdale. ◇ **SPHÉNOZYGOMATIQUE** *(NA. — sphenozygomatica). (angl. sphenozygomatic —).* Suture entre le sphénoïde et l'os malaire (ou zygomatique). ◇ **SQUAMEUSE** *(NA. — squamosa). (angl. squamous —).* Suture entre l'écaille du temporal et le pariétal. ◇ **À SURFACES PLANES** *(NA. — plana). (angl. plane —).* Type de suture dans laquelle les surfaces d'union des deux os sont planes ou ne présentent que de légères aspérités. ◇ **TEMPOROZYGOMATIQUE** *(NA. — temporozygomatica). (angl. temporozygomatic —).* Suture entre le processus zygomatique du temporal et l'angle postérieur de l'os zygomatique. ◇ **TRANSVERSALE** *(angl. transversal —).* Nom donné aux sutures frontozygomatiques, frontomaxillaires et frontonasales, considérées comme une suture unique. ◇ **ZYGOMATOFRONTALE** ☞ *SUTURE FRONTOZYGOMATIQUE.* ◇ **ZYGOMATOMAXILLAIRE** *(NA. — zygomaticomaxillaris).* Suture entre l'os malaire (ou zygomatique) et le maxillaire.

SWAN-GANZ (SONDE) *(angl. Swan-Ganz catheter).* Cathéter introduit par voie veineuse jusqu'au niveau artériel pulmonaire afin d'en mesurer la pression. SYN. *CATHÉTER FLOTTANT.*

SYCOSIS *s. f. (angl. sycosis).* Dermatose caractérisée par l'inflammation des follicules pileux de la barbe. Elle est d'origine bactérienne (staphylococcique) ou trichophytique. ◇ **LUPOÏDE** *(angl. lupoid —).* Forme chronique de sycosis avec alopécie centrale cicatricielle.

SYDENHAM (CHORÉE DE) *(angl. Sydenham's chorea).* Chorée de la deuxième enfance et parfois de l'adulte (surtout la femme enceinte), liée à une infection streptococcique et pouvant précéder ou suivre un rhumatisme articulaire aigu.

SYLVIEN *adj. (angl. sylvian).* Qui se rapporte à l'aqueduc ou à la scissure de Sylvius (sillon latéral).

SYLVIUS ◇ **(AQUEDUC DE)** ☞ *AQUEDUC MÉSENCÉPHALIQUE.* ◇ **(SCISSURE DE)** ☞ *SILLON LATÉRAL.*

SYMBIOSE *s. f.* **1.** Vie en association durable et avec profit mutuel de deux organismes d'espèces différentes. SYN. *COMMENSALISME.* **2.** En psychiatrie, relation d'étroite dépendance entre deux personnes, qui maintient et renforce la pathologie mentale de chacune.

SYMBLÉPHARON *s. m. (angl. symblepharon).* Adhérence complète ou partielle de la paupière au globe oculaire.

SYMPATHALGIE *s. f. (angl. sympatheticalgia).* Douleur neurovégétative au niveau d'un nerf, d'un ganglion ou d'un plexus sympathique.

SYMPATHECTOMIE *s. f. (angl. sympathectomy).* Résection chirurgicale d'un ganglion, d'un nerf au niveau de la chaîne sympathique thoracique ou cervicale. ◇ **CHIMIQUE** *(angl. chemical —).* Blocage de la conduction de l'influx nerveux par les ganglions sympathiques, par injection d'une substance chimique. ◇ **PÉRIARTÉRIELLE** *(angl. periarterial —).* Exérèse adventicielle en cas d'artérite, dans le but de corriger les troubles trophiques et douloureux du territoire irrigué par le vaisseau. SYN. *OPÉRATION DE LERICHE.*

SYMPATHICOLYTIQUE *adj. (angl. sympathicolytic).* Qui inhibe l'action du système nerveux sympathique. S'emploie aussi comme substantif. SYN. *SYMPATHOLYTIQUE.*

SYMPATHICOMIMÉTIQUE *adj. (angl. sympathicomimetic).* Qui exerce sur l'organisme des effets analogues à ceux de la stimulation du système nerveux sympathique.

S'emploie aussi comme substantif. SYN. *SYMPATHOMIMÉTIQUE.*

SYMPATHICOTONIE *s. f. (angl. sympathicotonia).* État d'excitation ou de prédominance d'action du système nerveux sympathique, caractérisé par un angiospasme, une hypertension, une mydriase, une tachycardie, etc.

SYMPATHIQUE **1.** *adj. (angl. sympathetic).* Qui se rapporte au système nerveux sympathique. **2.** Qui concerne le retentissement d'un trouble organique sur un autre organe. Ex. *ophtalmie sympathique.* **3.** *s. m. (angl. sympathetic nervous system).* Système nerveux sympathique.

SYMPATHOLYTIQUE *adj. (angl. sympatholytic).* ☞ *SYMPATHICOLYTIQUE.*

SYMPHYSE *s. f.* **1.** Accolement anormal des deux feuillets d'une membrane séreuse. **2.** Articulation dans laquelle les surfaces osseuses sont unies par des disques fibrocartilagineux, comme les vertèbres ou la symphyse pubienne. Cette forme d'articulation ne permet que des mouvements très limités. SYN. *AMPHIARTHROSE.* ◇ **CARDIAQUE** *(angl. cardiac symphysis).* ☞ *SYMPHYSE PÉRICARDIQUE.* ◇ **MENTONNIÈRE** *(NA. symphysis mandibulae). (angl. mandibular symphysis).* Crête verticale médiane de la face antérieure de la mandibule, trace de l'union des deux pièces osseuses primitives qui forment cet os. ◇ **PÉRICARDIQUE** *(angl. adhesive pericarditis).* Adhérence unissant les deux feuillets péricardiques ou le péricarde aux organes voisins. ◇ **PLEURALE** *(angl. pleural adhesion).* Accolement des deux feuillets de la plèvre, dû à la transformation en tissu conjonctif fibreux d'un exsudat pleural. ◇ **PUBIENNE** *(NA. symphysis pubica). (angl. pubic symphysis).* Union des bords internes des corps des deux pubis.

SYMPTOMATIQUE *adj.* **1.** Qui se rapporte aux symptômes d'une maladie. **2.** Se dit d'un traitement qui combat les symptômes et non les causes d'une maladie (par exemple le traitement d'une douleur ou d'une fièvre). **3.** Qui survient en tant que symptôme particulier ou caractéristique d'une affection.

SYMPTOMATOLOGIE *s. f.* **1.** Étude des symptômes des maladies. **2.** Ensemble de symptômes qui caractérisent une maladie.

SYMPTÔME *s. m. (angl. symptom sign).* Toute manifestation d'un état pathologique, perçue subjectivement par le patient lui-même (symptôme subjectif), ou découverte par le médecin (symptôme objectif). ☞ *SIGNE.* ◇ **D'APPEL** *(angl. chief complaint).* Symptôme dont se plaint essentiellement le malade et qui le pousse à avoir recours au médecin. ◇ **CONCOMITANT** *(angl. concomitant symptom).* Symptôme qui accompagne les manifestations principales d'une maladie, mais qui n'a pas une valeur essentielle pour le diagnostic. ◇ **CONSÉCUTIF** *(angl. consecutive symptom).* Symptôme qui apparaît à la fin d'une maladie. ◇ **ÉQUIVOQUE** *(angl. equivocal symptom).* Symptôme de signification douteuse ou qui peut être produit par différentes maladies. ◇ **OBJECTIF** *(angl. objective symptom).* Symptôme se manifestant par des signes cliniques perceptibles à l'examen. ◇ **PATHOGNOMONIQUE** *(angl. pathognomonic symptom).* Symptôme caractéristique d'une maladie déterminée et qui permet, à lui seul, de poser le diagnostic. ◇ **PRÉCURSEUR** *(angl. precursory symptom).* Symptôme précoce faisant soupçonner l'apparition imminente d'une maladie. ◇ **SUBJECTIF** *(angl. subjective symptom).* Symptôme perçu uniquement par le malade (par exemple une douleur ou un vertige).

SYNAPSE *s. f. (angl. synapse).* Région de transmission de l'influx nerveux entre l'axone d'un neurone et les dendrites ou le corps cellulaire d'un autre neurone.

SYNAPTIQUE *adj. (angl. synaptic).* Qui se rapporte à la synapse.

SYNARTHROSE *s. f. (angl. synarthrosis).* Articulation immobile dans laquelle les pièces osseuses se trouvent en continuité l'une avec l'autre.

SYNCHONDROSE *s. f. (NA. synchondrosis). (angl. synchondrosis).* Synarthrose dans laquelle l'union des os est assurée par du cartilage, par exemple l'articulation entre les côtes et le sternum, entre le sacrum et l'os iliaque, ou entre deux vertèbres adjacentes. ◇ **SPHÉNO-OCCIPITALE** *(NA. synchondrosis spheno-occipitalis). (angl. spheno-occipital —).* Synchondrose existant à la naissance entre le clivus et le corps du sphénoïde. Elle disparaît par synostose entre 15 et 20 ans.

SYNCHRONISME *s. m. (angl. synchronism).* Simultanéité de deux ou plusieurs phénomènes.

SYNCINÉSIE *s. f. (angl. synkinesis).* Mouvement involontaire, superflu, d'une partie du corps, qui accompagne un mouvement volontaire d'une autre partie du corps.

SYNCOPE *s. f. (angl. syncope).* Perte de conscience complète et de durée brève, secondaire à une brutale anoxie cérébrale et pouvant être d'origine très diverse (trouble cardiaque, brusque hypotension artérielle, effort, etc.). ◇ **LARYNGÉE** *(angl. laryngeal —).* ☞ *ICTUS LARYNGÉ.* ◇ **LOCALE** *(angl. local ischiemia).* Arrêt de la circulation dans une partie limitée du corps, dans la maladie de Raynaud. ◇ **VASOVAGALE** *(angl. vasovagal —).* Syncope classiquement attribuée à l'instabilité du système vasomoteur, mais dont la physiopathologie reste en fait mystérieuse. Une forte émotion ou la compression du vague produit une baisse de la pression artérielle et une bradycardie.

SYNCYTIUM *s. m. (angl. syncytium).* Masse cytoplasmique contenant de nombreux noyaux et résultant de la fusion de plusieurs cellules.

SYNDACTYLIE *s. f. (angl. syndactylia).* Malformation congénitale caractérisée par l'accolement de deux ou plusieurs doigts ou orteils entre eux.

SYNDESMOPHYTE *s. m. (angl. syndesmophyte).* Ligament articulaire ossifié, en particulier des corps vertébraux.

SYNDESMOPLASTIE *s. f. (angl. syndesmoplasty).* Réfection chirurgicale d'un ligament. SYN. *LIGAMENTOPLASTIE.*

SYNDESMOTOME *s. m. (angl. syndesmotome).* Instrument utilisé par les dentistes pour séparer la gencive de la surface dentaire, afin de faciliter l'extraction des dents.

SYNDESMOTOMIE *s. f. (angl. syndesmotomy).* Section d'un ligament.

SYNDROME *s. m. (angl. syndrome).* Cadre clinique ou ensemble symptomatique ; ensemble de symptômes et de signes qui constituent une entité et qui définissent cliniquement un état morbide déterminé. ◇ **ADIPOSOGÉNITAL** *(angl. Fröhlich's —).* Dystrophie adiposo-génitale, caractérisée par une obésité du tronc et de la racine des membres et par un hypogénitalisme. Ce syndrome est en rapport avec une atteinte de l'hypophyse ou de la région infundibulo-tubérienne (adénome chromophobe, craniopharyngiome). ◇ **ADRÉNOGÉNITAL** *APERT-GALLAIS (SYNDROME D').* ◇ **ALTERNE** *(angl. alternate hemiplegia).* Hémiplégie associant du côté de la lésion la paralysie de nerfs crâniens et du côté opposé, la paralysie des membres. ◇ **ANGINEUX** *(angl. angina pectoris).* Ensemble des manifestations de l'angine de poitrine. ◇ **CAMPOMÉLIQUE** *(angl. camptomelic —).* Syndrome plurimalformatif congénital caractérisé par l'incurvation des os des membres inférieurs, associée à des anomalies du crâne (faciès aplati), des vertèbres courtes et une hypoplasie des scapulas. Il y a souvent des malformations cardiaques, rénales et génitales. Transmission autosomique dominante. SYN. *NANISME CAMPOMÉLIQUE.* ◇ **CARCINOÏDE** *(angl. carcinoid —).* Syndrome associé aux tumeurs carcinoïdes, dû à une hypersécrétion de sérotonine. Il associe avec une fréquence variable : accès de rougeur de la face, épisodes diarrhéiques, douleurs abdominales, valvulopathie cardiaque souvent du cœur droit, crises d'asthme et lésions cutanées. ◇ **CÉRÉBELLEUX** *(angl. cerebellar —).* Ensemble de troubles causés par des lésions du cervelet (troubles de la motricité volontaire, troubles du langage, etc.) responsable du défaut de coordination des mouvements. ◇ **COSTOCLAVICULAIRE** *(angl. costoclavicular compression —).* Ensemble de symptômes neurovasculaires (douleurs, paresthésies, etc.) au niveau du membre supérieur, dû à la compression de l'artère sous-clavière et du plexus brachial dans la région sous-claviculaire, entre la clavicule et la première côte. SYN.

SYNDROME DE COMPRESSION COSTOCLAVICULAIRE. ◇ **D'ABSTINENCE** *(angl. abstinence syndrome).* Ensemble des troubles survenant lors de la suppression d'une drogue chez un sujet en état de dépendance vis-à-vis de cette drogue. ◇ **DE L'ARTÈRE CÉRÉBELLEUSE SUPÉRIEURE** *(angl. superior cerebellar artery —).* Hémisyndrome cérébelleux homonyme avec hémianesthésie thermo-algésique, mouvements choréo-athétosiques, syndrome de Claude Bernard-Horner, paralysie du nerf trochléaire controlatéral. ◇ **D'IMMUNODÉFICIENCE** *(angl. immunodeficiency —).* Cortège symptomatique qui accompagne les processus morbides se développant par suite d'un déficit des mécanismes immunitaires naturels. Les manifestations cliniques caractéristiques sont des infections à répétition, généralement provoquées par des germes opportunistes, et le développement fréquent de processus néoplasiques, en particulier de nature hématologique. ◇ **D'IMMUNODÉFICIENCE ACQUISE** *(angl. acquired immunodeficiency —, [AIDS]).* ☞ *SIDA.* ◇ **DU SINUS CAVERNEUX** *(angl. cavernous sinus —).* Ophtalmoplégie unilatérale et douleurs dans le territoire du nerf ophtalmique. Il est du à l'atteinte de l'ophtalmique et des nerfs moteur de l'œil dans la paroi externe du sinus caverneux par un processus tumoral ou vasculaire. ◇ **ENTÉRORÉNAL** Ensemble de manifestations infectieuses de l'appareil urinaire (pyélite, pyélonéphrite, cystite) secondaire à une entéro-colite chronique. ◇ **HYPERÉOSINOPHILIQUE** *(angl. hypereosinophilic —).* Syndrome associant hyperéosinophilie chronique et atteinte d'organes, notamment cardiaque (fibrose endomyocardique). La leucémie chronique à éosinophiles est une forme de syndrome hyperéosinophilique liée à la présence du transcrit de fusion FIP1L1-PDGFRa. ◇ **HYPOTHALAMIQUE** *(angl. hypothalamic —).* Syndrome lié à un dérèglement des centres hypothalamiques. Il comprend le diabète insipide, certaines obésités et maigreurs, les troubles du sommeil et des syndromes endocriniens par défaut ou excès de stimulines hypophysaires. ◇ **MÉDIASTINAL** *(angl. mediastinal —).* Syndrome traduisant la compression d'un ou plusieurs organes du médiastin : veine cave supérieure (œdème en pélerine, céphalées, vertiges), bronches (tirage, atélectasie), nerf phrénique (hoquet, paralysie), nerf vague (toux coqueluchoïde, dyspnée), conduit thoracique (pleurésie chyleuse), sympathique (syndrome de Claude Bernard-Horner), nerf récurrent gauche (voix bitonale). ◇ **MÉNINGÉ** *(angl. meningeal —).* Ensemble des troubles traduisant l'irritation des méninges. Le syndrome méningé comporte céphalées, vomissements en jet, constipation, raideur de la nuque s'étendant au rachis, à l'abdomen et aux membres inférieurs, hyperesthésie cutanée, photophobie. La ponction lombaire permet d'identifier les anomalies du liquide céphalorachidien. ◇ **MYELOPROLIFÉRATIF** *(angl. myeloproliferative —).* Terme général désignant diverses affections caractérisées par une prolifération médullaire d'une ou de plusieurs séries cellulaires de la moelle osseuse : myélocytaire, érythrocytaire ou mégacaryocytaire ; ce sont, par exemple, la leucémie myéloïde chronique, la polyglobulie primitive, la myélofibrose primitive, la thrombocythémie essentielle. ◇ **NÉPHROTIQUE** *(angl. nephrotic —).* Syndrome caractérisé par une protéinurie massive (plus de 3 g/24 h), une hypoprotéinémie (moins de 60 g/L), une hypoalbuminémie (moins de 30 g/L), une hyperlipidémie et des œdèmes importants. Les causes de ce syndrome sont multiples (glomérulonéphrite, atteinte rénale du diabète, etc.). ◇ **NÉPHROTIQUE IDIOPATHIQUE** *(angl. idiopathic nephrotic —).* ☞ *NÉPHROSE LIPOÏDIQUE.* ◇ **NÉPHROTIQUE PUR** Syndrome néphrotique sans hématurie, ni hypertension ni insuffisance rénale. ◇ **OCULAIRE SYMPATHIQUE** *(angl. Horner's —).* ☞ *CLAUDE BERNARD-HORNER (SYNDROME DE).* ◇ **PARANÉOPLASIQUE** *(angl. paraneoplastic —).* Manifestation survenant au cours de l'évolution d'un cancer sans rapport avec une métastase et régressant avec le traitement de la tumeur. Il s'agit de manifestations très diverses : neuropathies périphériques, dermatomyosites, ostéo-arthropathies, syndromes endocriniens hypersécrétants, encéphalites. ◇ **PARIÉTAL** *(angl. parietal —).* Symptômes en rapport avec une lésion du lobe pariétal cérébral : apraxie, ataxie, hypotonie, astéréognosie ; ces troubles sont controlatéraux. ◇ **PONTIN** *(angl. pontine —).* Symptômes en rapport avec une lésion du pont, associant une hémiplégie à une atteinte des nerfs moteurs pontins. Selon le siège exact de la lésion, on peut observer également des troubles cérébelleux. ◇ **POST-COMMISSUROTOMIE** *(angl. postcommissurotomy —).* Réaction pleurale ou péricardique survenant plus d'une semaine après commissurotomie avec syndrome inflammatoire général évoluant vers la guérison. ◇ **POST-EXCITATION** *(angl. postexcitation —).* Arythmie ventriculaire sévère survenant dans la dysplasie du ventricule droit ou après infarctus du myocarde. ◇ **PRÉMENSTRUEL** *(angl. premenstrual —).* Ensemble des troubles survenant chez certaines femmes quelques jours avant les règles : sensibilité douloureuse de l'utérus et des ovaires, gonflement abdominal, tension des seins, irritabilité, dépression, migraines, etc. ◇ **SOLAIRE** *(angl. solar —).* Syndrome douloureux paroxytique par irritation du plexus solaire observé au cours du tabès, de l'aortite abdominale, de cancers de la région. ◇ **SUBJECTIF DES TRAUMATISÉS CRÂNIENS** *(angl. traumatic neurosis).* Céphalée, troubles visuels, de la mémoire et de l'attention sans proportion avec le traumatisme initial. ◇ **SYLVIEN** *(angl. sylvian —).* Hémiplégie associée éventuellement à aphasie, apraxie et hémianopsie par thrombose de l'artère cérébrale moyenne. ◇ **THALAMIQUE** *(angl. thalamic —).* Association de douleurs, d'hémianesthésie à prédominance tactile et proprioceptive, avec syncinésies d'imitation touchant l'hémicorps opposé à la lésion, négligence motrice et aphasie sous-corticale. ◇ **TOXIQUE CHOLÉRIFORME** *(angl. toxic shock —).* Syndrome propre au nourrisson, caractérisé par une altération brutale et grave de l'état général avec défaillance des principales fonctions viscérales. Il résulte habituellement de la diarrhée provoquée par une infection intestinale. SYN. *CHOLÉRA INFANTILE.*

SYNÉCHIE *s. f. (angl. synechia).* Accolement ou soudure plus ou moins étendue de deux tissus qui, normalement, sont séparés. Ce terme désigne notamment l'adhérence de l'iris à la cornée ou au cristallin. ◇ **ANNULAIRE** *(angl. annular —).* Adhérence, disposée en cercle, d'une partie ou de la totalité de l'iris, partant de son bord jusqu'au cristallin. ◇ **ANTÉRIEURE, POSTÉRIEURE** *(angl. anterior, posterior —).* Respectivement, adhérences de l'iris avec la cornée ou avec le cristallin.

SYNERGIE *s. f.* **1.** Association ou coopération de plusieurs systèmes ou organes pour l'accomplissement d'une fonction. **2.** Action simultanée de deux médicaments, se traduisant par des effets additionnés ou renforcés.

SYNESTHÉSIE *s. f. (angl. synesthesia).* Trouble de la perception des sensations, caractérisé par la perception simultanée, en plus de la sensation normale, d'une sensation secondaire dans une autre région du corps.

SYNFIBROSE *s. f. (angl. synfibrosis).* Synarthrose dans laquelle l'union des os est assurée exclusivement par du tissu conjonctif.

SYNOSTOSE *s. f. (angl. synostosis).* Union de deux os par soudure osseuse. ◇ **RADIO-ULNAIRE** *(angl. radioulnar —).* Soudure congénitale héréditaire entre les épiphyses supérieures du radius et de l'ulna. Elle empêche les mouvements de pronation et de supination.

SYNOVECTOMIE *s. f. (angl. synovectomy).* Ablation chirurgicale de la synoviale d'une articulation.

SYNOVIAL *adj. (angl. synovial).* Qui se rapporte à la synovie ou à la synoviale.

SYNOVIALE *s. f. (NA. membrana synovialis). (angl. synovial membrane).* Membrane de nature fibroséreuse qui sécrète la synovie et tapisse l'intérieur de la capsule articulaire des diarthroses (articulations mobiles). SYN. *MEMBRANE SYNOVIALE.*

SYNOVIALOME *s. m. (angl. sinovialoma).* Toute tumeur formée aux dépens de la synoviale. SYN. *SYNOVIOME.*

SYNOVIE *s. f. (angl. synovial fluid).* Liquide transparent, visqueux, présent dans les cavités articulaires, et sécrété par les membranes synoviales. SYN. *LIQUIDE SYNOVIAL.*

SYNOVIORTHÈSE *s. f. (angl. synoviorthesis).* Injection intra-articulaire de radioéléments ou d'acide osmique pour traiter certaines affections de la synoviale.

SYNOVITE *s. f. (angl. synovitis).* Inflammation d'une membrane synoviale.

SYNTHÈSE *s. f.* **1.** Production artificielle d'un composé chimique. **2.** Réaction chimique au cours de laquelle des corps simples donnent naissance à un composé, ou des composés relativement simples donnent naissance à un composé plus complexe.

SYPHILIDE *s. f. (angl. syphilid).* Terme générique désignant toutes les manifestations cutanées de la syphilis secondaire ou tertiaire. ◇ **ACNÉIFORME** *(angl. acneiform —).* Syphilide de la période secondaire consistant en de petites papules localisées autour des follicules pilo-sébacés. ◇ **ÉRYTHÉMATEUSE** *(angl. erythematous —).* Roséole syphilitique, manifestation de la syphilis secondaire, caractérisée par des taches isolées lenticulaires, qui apparaissent principalement sur le tronc et les cuisses. ◇ **FOLLICULAIRE** *(angl. follicular —).* Syphilide papuleuse des follicules pileux. ◇ **FRAMBOESIFORME** *(angl. frambesioma-like —).* Syphilide formée d'une agglomération de papules. ◇ **GOMMEUSE** *(angl. gumma —).* Gomme syphilitique cutanée. ◇ **IMPÉTIGINEUSE** *(angl. impetiginous —).* Impétigo syphilitique.

SYPHILIS *s. f. (angl. syphilis).* Maladie infectieuse sexuellement transmissible, due à *Treponema pallidum* (tréponème pâle). La syphilis évolue en trois stades. Stade primaire caractérisé par le chancre induré, indolore avec adénopathie satellite. Non traitée, l'évolution se fait vers le stade secondaire, éruptions cutanéo-muqueuses (roséole), puis vers le stade tertiaire, gommes cutanées, lésions aortiques et nerveuses. Le diagnostic de la syphilis est fondé sur des réactions sérologiques spécifiques (réactions VDRL, TPHA, tests immunologiques directs) ; les tests FTA et test de Nelson sont abondonnés. La syphilis est traitée par la pénicilline. ◇ **D'EMBLÉE** *(angl. — d'emblée).* Syphilis qui se développe sans que l'observation ait pu démontrer l'existence d'un chancre primaire. ◇ **EXTRAGÉNITALE** *(angl. extragenital —).* Syphilis dont la lésion primaire n'est pas localisée aux organes génitaux. ◇ **MILIAIRE** *(angl. miliary —).* Syphilide caractérisée par de petites papules folliculaires fréquemment agglomérées. ◇ **PRIMAIRE** *(angl. primary —).* Stade initial de la syphilis, caractérisé par l'apparition, trois semaines environ après la contamination, d'un chancre primaire induré, indolore. Le chancre syphilitique s'accompagne d'une adénopathie satellite. ◇ **SECONDAIRE** *(angl. secondary —).* Deuxième stade de la syphilis, au cours duquel apparaissent les symptômes qui révèlent l'invasion de l'organisme par le tréponème. Il commence trois mois environ après la contamination et se manifeste par des éruptions cutanéo-muqueuses (roséole, syphilides, plaques muqueuses), une polyadénopathie, de la fièvre, des céphalées et des douleurs articulaires. ◇ **TERTIAIRE** *(angl. tertiary or late —).* Troisième stade de la syphilis, caractérisé par des lésions cutanées particulières (gommes, syphilides ulcéreuses), des lésions profondes des muqueuses, et des lésions osseuses ou viscérales (système nerveux, appareil cardiovasculaire). ◇ **TERTIAIRE** *(angl. tertiary —).* Syphilide apparaissant au cours de la phase tertiaire de la syphilis. ◇ **TUBERCULEUSE** *(angl. nodular —).* Lésion syphilitique tertiaire caractérisée par des nodules disséminés ou regroupés, qui siègent fréquemment sur le visage. ◇ **VARICELLIFORME** *(angl. varicelliform —).* Syphilide vésiculeuse ressemblant à la varicelle. ◇ **VÉGÉTANTE** *(angl. flat condyloma).* Condylome plat.

SYPHILITIQUE *adj.* Qui se rapporte à la syphilis ou qui en est atteint.

SYRINGOMYÉLIE *s. f. (angl. syringomyelia).* Affection de la moelle épinière cervicale et cervico-dorsale, caractérisée par une cavitation centro-médullaire, et s'exprimant cliniquement par une dissociation thermo-algésique suspendue (perte de la sensibilité thermique et douloureuse avec conservation de la sensibilité tactile et profonde), une amyotrophie segmentaire, des signes pyramidaux sous-lésionnels et des troubles trophiques. Elle peut s'étendre au bulbe, donnant lieu à une syringomyélobulbie.

SYSTÈME *s. m.* **1.** Ensemble d'organes ou de tissus de même nature et doués de fonctions analogues. Ex. *système osseux.* **2.** Ensemble d'éléments, de substances, de phénomènes, en relation les uns avec les autres et formant un tout. **3.** Ensemble ordonné de concepts. ◇ **APUD** *(angl. APUD cell —).* Ensemble des cellules APUD de l'organisme. Les cellules APUD sont des cellules endocrines originaires de la crête neurale, situées dans l'encéphale, l'hypophyse, les organes chromaffines, le tractus gastro-intestinal, le pancréas et la glande thyroïde, et capables de capter une ou plusieurs amines ou leurs précurseurs, de les décarboxyler et d'élaborer des hormones polypeptidiques (APUD est le sigle anglais d'*Amine Precursor Uptake and Decarboxylation*). ◇ **CARDIONECTEUR** *(angl. cardionector —).* Système de fibres neuromusculaires réglant les contractions du myocarde. ◇ **CGS** *(angl. CGS —).* Système d'unités de mesure dans lequel le centimètre, le gramme et la seconde sont les unités fondamentales. ◇ **CHROMAFFINE** *(angl. chromaffin —).* ☞ CHROMAFFINE. ◇ **COLLOÏDAL** *(angl. colloid —).* Système constitué de deux phases, dont l'une est continue (milieu de dispersion) et l'autre est dispersée (milieu dispersé ou colloïde proprement dit). ◇ **DOPAMINERGIQUE** *(angl. dopaminergic —).* Neurones sensibles à la dopamine ou sécrétant cette substance. ◇ **ENDOCRINE** *(angl. endocrine —).* Ensemble des glandes à sécrétion interne. ◇ **EXOCRINE** *(angl. exocrine —).* Ensemble des glandes à sécrétion externe. ◇ **EXTRAPYRAMIDAL** *(angl. extrapyramidal —).* Ensemble de structures nerveuses, intervenant dans la motricité automatique et la coordination des mouvements, distinctes du système pyramidal. ◇ **GABAMINERGIQUE** *(angl. GABA-ergic —).* Neurones cérébraux stimulés par l'acide gamma-aminobutyrique. ◇ **HÉMATOPOÏÉTIQUE** *(angl. hematopoietic —).* Ensemble des structures hématopoïétiques de l'organisme (moelle osseuse, rate, nœuds lymphatiques). ◇ **HLA** *(angl. HLA antigen —).* ☞ ANTIGÈNE. ◇ **INTERNATIONAL D'UNITÉS** *(angl. international — of units).* Système d'unités de mesure qui comprend trois classes d'unités : les unités de base, les unités dérivées et les unités supplémentaires. Abréviation : SI. ☞ UNITÉ SI. ◇ **LYMPHATIQUE** *(angl. lymphatic —).* Ensemble des nœuds, des vaisseaux, des espaces lymphatiques et des vaisseaux chylifères. ◇ **NERVEUX** *(angl. nervous —).* Ensemble des structures ou tissus nerveux de l'organisme : système nerveux central, système nerveux autonome, ganglions nerveux et nerfs périphériques. ◇ **NERVEUX AUTONOME** *(angl. autonomic nervous —).* Partie du système nerveux indépendante du système nerveux central, qui comprend le système nerveux parasympathique et le système nerveux sympathique. Le système nerveux autonome règle le bon fonctionnement des organes, indépendamment du monde extérieur, et assure l'harmonisation de leurs fonctions. SYN. *SYSTÈME NERVEUX VÉGÉTATIF, SYSTÈME NEUROVÉGÉTATIF.* ◇ **NERVEUX CENTRAL** *(angl. central nervous —).* Système nerveux de la vie de relation, qui comprend l'encéphale et la moelle épinière. ◇ **NERVEUX PARASYMPATHIQUE** *(angl. parasympathetic nervous —).* Partie du système nerveux autonome constituée par des fibres préganglionnaires issues du mésencéphale, avec les nerfs oculomoteur, facial, glossopharyngien et vague (parasympathique crânien) et par la portion sacrée de la moelle épinière (parasympathique pelvien ou sacré). Par son activité physiologique, le système nerveux parasympathique est antagoniste du système nerveux sympathique. Son médiateur chimique est l'acétylcholine. SYN. *PARASYMPATHIQUE.* ◇ **NERVEUX PÉRIPHÉRIQUE** *(angl. peripheral nervous —).* Partie du système nerveux formé par l'ensemble des nerfs. ◇ **NERVEUX SYMPATHIQUE** *(angl. sympathetic nervous —).* Partie du système nerveux autonome, constituée de deux cordons nerveux s'étendant de chaque côté de la colonne vertébrale, et présentant de nombreux ganglions sur leur trajet. Ce système innerve les muscles lisses et le cœur, et a une relation étroite avec les sécrétions, les mouvements vasculaires et les processus trophiques. Par son activité physiologique, le système nerveux sympathique est antagoniste du système nerveux parasympathique. Son médiateur chimique est l'adrénaline et la noradrénaline. SYN. *SYMPATHIQUE, SYSTÈME ORTHOSYMPATHIQUE.* ◇ **NERVEUX VÉGÉTATIF** *(angl. vegetative nervous —).* ☞ *SYSTÈME NERVEUX AUTONOME.* ◇ **ORTHOSYMPATHIQUE** ☞ *SYSTÈME NERVEUX SYMPATHIQUE.* ◇ **P** *(angl. P blood group —).* Système de groupes sanguins essentiellement défini, en ce qui concerne la très grande majorité des individus, par la présence ou l'absence d'un facteur érythrocytaire P_1. Les sérums anti-P_1 définissent deux groupes : P_1 (P positif), d'une fréquence de 80 % environ en Europe occidentale, et P_2 (P négatif). ◇ **PORTE** **1.** Appareil vasculaire, artériel ou veineux, formé d'un vaisseau se terminant à ses deux extrémités par un réseau capillaire. **2.** Système de la veine porte : ensemble constitué par le tronc de la veine porte, ses branches d'origine, ses collatérales et ses branches terminales. ◇ **PROPERDINE** *(angl. properdin —).* Gammaglobuline du plasma. En présence de certaines substances (polyosides, endotoxines) et d'ions magnésium, elles sont capables d'activer le complément selon une voie dite voie alterne. ◇ **PYRAMIDAL** *(angl. pyramidal —).* Ensemble des structures nerveuses qui interviennent dans la motricité volontaire (cortex pyramidal du gyrus précentral et voies pyramidales). ◇ **RÉNINE-ANGIOTENSINE** *(angl. renin-angiotensin —).* Système hypertenseur formé par la rénine et son dérivé vasoconstricteur, l'angiotensine, qui stimule également la production d'aldostérone. ◇ **RÉTICULÉ** *(angl. reticular —).* Ensemble des formations qui occupent, dans la calotte du tronc cérébral, les espaces compris entre les noyaux des nerfs crâniens et les grandes voies ascendantes et descendantes. Le système réticulé est constitué d'un réseau dense de fibres enserrant des noyaux. Il assure le contrôle, la facilitation ou l'inhibition des grandes fonctions dépendant des noyaux du tronc cérébral et du diencéphale. SYN. *FORMATION RÉTICULÉE, SUBSTANCE RÉTICULÉE.* ◇ **RÉTICULO-ENDOTHÉLIAL** *(angl. reticuloendothelial —).* Ensemble de cellules d'origine mésenchymateuse, réparties dans tout l'organisme, mais principalement dans le foie (cellules de Kupffer), la rate, les lymphatiques, la moelle osseuse, ayant des caractères réticulaires et endothéliaux, et possédant diverses fonctions : hématopoïétique, phagocytaire, de métabolisme et d'immunité. ◇ **TAMPON** *(angl. buffer —).* Système doté de la capacité d'amortir les variations de la concentration en ions hydrogène, produites par l'addition d'acides ou de bases, et de maintenir un pH relativement stable. Exemple de système tampon : bicarbonate de sodium (sel d'acide fort)- acide carbonique (acide faible). ◇ **VASCULAIRE** *(angl. vascular —).* Partie de l'appareil circulatoire formée de l'ensemble des vaisseaux de l'organisme : artères, veines et vaisseaux lymphatiques.

SYSTÉMIQUE *adj.* **1.** Qui se rapporte à un système. **2.** En pathologie, se dit d'une affection qui atteint électivement un tissu ou un système (conjonctif, lymphoïde, réticulo-endothélial, etc.). **3.** Qui se rapporte à la circulation générale (à la grande circulation).

SYSTOLE *s. f. (angl. systole).* Période de contraction cardiaque, qui comprend la contraction simultanée des deux atria, suivie de celle des deux ventricules, et qui a pour objet de chasser le sang dans l'aorte et l'artère pulmonaire.

T

TA *(angl. AP).* Abréviation de tension artérielle.

TABAC *s. m. (angl. tobacco).* Nom vernaculaire de la plante *Nicotiana tabacum* et de ses feuilles séchées et préparées. Celles-ci contiennent de la nicotine, responsable de la dépendance, d'artérite et de vasoconstriction ; des substances cancérogènes (goudrons) et du monoxyde de carbone favorisant l'hypoxie.

TABAGISME *s. m. (angl. tabagism).* Intoxication aiguë ou chronique par le tabac pouvant entraîner de graves complications : bronchopneumapathies chroniques, cancers, en particulier des bronches, et artérite. SYN. *NICOTINISME.* ◇ **PASSIF** *(angl. passive smoking).* Intoxication chronique par la fumée des autres chez le non-fumeur.

TABATIÈRE ANATOMIQUE *(angl. anatomical snuff box).* Petite dépression située sur la face postéro-externe du poignet, formée par les tendons du long extenseur et du court extenseur du pouce.

TABÈS *s. m. (angl. tabes).* Ataxie locomotrice progressive avec douleurs fulgurantes et arthropathies nerveuses indolores, liée à une leptoméningite (inflammation de l'arachnoïde et de la pie-mère) syphilitique avec atteinte radiculocordonnale postérieure de la moelle.

TABÉTIQUE *adj.* Qui se rapporte au tabès ou qui en est atteint. S'emploie aussi comme substantif.

TABLETTE *s. f. (angl. tablet).* Préparation pharmaceutique de consistance solide, généralement plus grande que la pastille, de forme aplatie, rectangulaire ou ronde, contenant une forte proportion de sucre et une petite quantité de substance médicamenteuse. SYN. *GLOSSETTE.*

TABLIER OMENTAL *(angl. lower part of the greater omentum).* Partie inférieure du grand omentum. SYN. *TABLIER ÉPIPLOÏQUE.*

TABOURET (SIGNE DU) Chez les hyperthyroïdiens, difficulté pour se relever d'un patient assis sur un tabouret bas traduisant la myopathie thyroïdienne. Utilisé par extension dans d'autres situations pathologiques.

TACHE *s. f.* **1.** Aire circonscrite d'un organe ou d'un tissu, de coloration distincte du reste de l'organe. **2.** Marque laissée par une substance (sang, sperme, méconium, etc.) sur un corps, et dont la nature peut être utilisée en justice dans les cas médico-légaux. ◇ **AVEUGLE** *(angl. Mariotte's blind —).* Scotome physiologique du champ visuel correspondant à la papille optique. SYN. *TACHE DE MARIOTTE.* ◇ **BLANCHE** ☞ *TACHE CRIBLÉE.* ◇ **BLEUE** Taches cutanées ardoisées provoquées par la morsure de *Phtirus pubis* (pou du pubis). ◇ **BLEUE SACRÉE** Variété de nævus de la région lombosacrée observée à la naissance chez les enfants en Asie. SYN. *TACHE MONGOLIQUE.* ◇ **CAFÉ AU LAIT** *(angl. café au lait —).* Tache pigmentaire cutanée observée dans la maladie de Recklinghausen. ◇ **CRIBLÉE** *(NA. macula cribosa). (angl. cribriform —).* Zone de la paroi interne du vestibule osseux, perforée de petits orifices et livrant passage aux filaments du nerf auditif. SYN. *TACHE BLANCHE.* ◇ **CUTANÉE** *(angl. skin spot).* Modification localisée de la coloration de la peau. ◇ **DE ROUSSEUR** ☞ *ÉPHÉLIDE.* ◇ **DE VIN** *(angl. naevus flammaeus).* ☞ *ANGIOME PLAN.* ◇ **JAUNE** ☞ *MACULA LUTEA.* ◇ **MÉLANIQUE** Nævus pigmenté. ◇ **ROSÉE LENTICULAIRE** *(angl. typhoid roseola).* Pétéchies de couleur rosée et de forme lenticulaire qui apparaissent sur l'abdomen, principalement vers le septième jour de la fièvre typhoïde. ◇ **RUBIS** *(angl. cherry angioma).* Angiome sénile.

TACHYARYTHMIE *s. f. (angl. tachyarrhythmia).* Arythmie avec accélération du rythme cardiaque.

TACHYCARDIE *s. f. (angl. tachycardia).* Augmentation de la fréquence cardiaque à plus de 100 battements par minute. ◇ **ATRIALE** *(angl. atrial —).* Tachycardie dont le centre de commande siège dans les atria, et identifiable par un tracé électrocardiographique caractéristique. ◇ **ATRIOVENTRICULAIRE** *(angl. atrioventricular —).* Tachycardie dont le centre de commande siège dans le nœud atrioventriculaire. ◇ **NODALE** Tachycardie dont le point de départ se situe dans le nœud atrioventriculaire. ◇ **ORTHOSTATIQUE** *(angl. orthostatic —).* Tachycardie provoquée par le passage brusque du décubitus à la position debout. ◇ **PAROXYSTIQUE** *(angl. paroxysmal —).* Répétition d'accès de tachycardie à début et fin brusques d'origine ventriculaire ou supraventriculaire. ◇ **PAROXYSTIQUE ESSENTIELLE** *(angl. Bouveret's disease).* ☞ *BOUVERET (MALADIE DE).* ◇ **RÉFLEXE** *(angl. reflex —).* Tachycardie sinusale provoquée par des troubles sans rapport avec une affection de l'appareil circulatoire. ◇ **SINUSALE** *(angl. sinus —).* Accélération du rythme sinusal normal, avec ondes P et temps de conduction atrioventriculaire normaux. ◇ **SUPRAVENTRICULAIRE** *(angl. supraventricular —).* Tachycardie dont le point d'origine se situe dans les atria ou le nœud sinu-atrial. ◇ **VENTRICULAIRE** *(angl. ventricular —).* Tachycardie entre 140 et 200 par minute avec complexes ventriculaires à type d'extrasystole ventriculaire, de pronostic très sévère, préludant à la fibrillation ventriculaire mortelle.

TACHYCINÉSIE *s. f. (angl. tachykinesia).* Rapidité anormale des mouvements volontaires.

TACHYPHAGIE *s. f. (angl. tachyphagia).* Ingestion rapide des aliments, associée le plus souvent à une insuffisance de la mastication.

TACHYPHÉMIE *s. f. (angl. tachyphemia).* Accélération du rythme d'émission des mots ; observé en particulier dans la maladie de Parkinson. SYN. *TACHYLALIE.*

TACHYPHYLAXIE *s. f. (angl. tachyphylaxis).* Immunisation rapide contre les effets de doses toxiques d'un poison organique, par l'injection préalable de petites doses de ce même poison.

TACHYPNÉE *s. f. (angl. tachypnea).* Accélération du rythme respiratoire.

TACHYSYSTOLIE *s. f. (angl. tachysystoly).* Accélération anormale des systoles cardiaques. ◇ **ATRIALE** *(angl. atrial flutter).* ☞ *FLUTTER ATRIAL.*

TACT *s. m. (angl. touch).* Sens qui assure la perception des stimuli mécaniques (contact, pression, traction, etc.) appliqués sur la peau et les muqueuses. ☞ *TOUCHER.*

TACTILE *adj. (angl. tactile).* Qui se rapporte au tact.

TAENIA *(angl. tapeworm).* Genre de vers Cestodes parasites intestinaux de l'homme et des animaux. Chez l'homme, les espèces principales sont : *T. saginata*, de 3 à 8 m de long, qui vit à l'état adulte dans l'intestin de l'homme ; *T. solium*, le ver solitaire, de 1 à 3 m de long, qui vit à l'état adulte dans l'intestin de l'homme, et à l'état larvaire dans les muscles du porc. SYN. *TÉNIA.* ◇ **ARMÉ** *(angl. armed tapeworm).* Ténia pourvu de crochets. EX. *Taenia solium.* ◇ **INERME** *(angl. unarmed tapeworm).* Ténia dépourvu de crochets. EX. *Taenia saginata.*

TAENIASE *s. f. (angl. taeniasis).* Infection par des ténias à l'état adulte.

TAENICIDE *adj. (angl. teniacidal).* Qui tue les ténias. S'emploie aussi comme substantif.

TAENIFUGE *adj. (angl. taenifuge).* Qui provoque l'expulsion des ténias. S'emploie aussi comme substantif.

TAIE *s. f. (angl. leukoma).* Tache cicatricielle opaque ou semi-transparente de la cornée, consécutive à une lésion traumatique ou inflammatoire.

TAILLE *s. f.* **1.** Hauteur du corps humain, de la plante des pieds jusqu'au sommet de la tête, le sujet étant en position de « garde-à-vous ». **2.** Incision d'un organe creux, essentiellement de la vessie, afin d'en extraire un calcul ou un corps étranger.

TALALGIE *s. f. (angl. talalgia).* Douleur localisée au talon.

TALC *s. m. (angl. talc).* Silicate de magnésium naturel, blanc, onctueux, disposé en lamelles compactes. Il se réduit facilement en une poudre fine, employée pour le saupoudrage des parties humides.

TALCAGE *s. m. (angl. talc pleurodesis).* Création d'une symphyse pleurale ou péricardique par introduction de talc entre les feuillets pleuraux ou péricardiques.

TALCOME *s. m. (angl. talcosis).* Tumeur provoquée par le dépôt accidentel de talc dans un tissu (le talc provenant des gants d'un chirurgien, par exemple).

TALCOSE *s. f. (angl. talcosis).* Pneumoconiose due à l'inhalation de poussières de talc.

TALON *s. m. (NA. calx). (angl. heel).* Extrémité postérieure du pied. SYN. *CALX.*

TALON-GENOU (ÉPREUVE) *(angl. heel-to-knee test).* Épreuve destinée à évaluer l'état de la coordination des mouvements volontaires des membres inférieurs, et consistant à faire toucher rapidement, par le patient en décubitus dorsal, les yeux fermés, le genou d'un membre avec le talon de l'autre.

TALUS *(angl. talus).* Os du tarse s'articulant en haut avec le tibia et la fibula, et en bas avec le calcanéus et l'os naviculaire. SYN. *ASTRAGALE. ATLAS ANATOMIQUE DES OS EN ANNEXE.*

TAMPON *s. m.* **1.** *(angl. pad).* Morceau de coton, de gaze, etc., utilisé pour empêcher une hémorragie ou absorber des liquides ou des sécrétions. **2.** *(angl. buffer).* ☞ *SYSTÈME TAMPON.*

TAMPONNADE CARDIAQUE *(angl. cardiac tamponade).* Compression aiguë du cœur par un épanchement péricardique rapidement constitué.

TAMPONNAGE *s. m. (angl. buffering).* Addition d'une solution tampon à une autre solution afin de maintenir son pH entre deux valeurs fixes.

TAMPONNEMENT *s. m. (angl. packing).* Introduction de mèches, de compresses serrées dans une plaie, une cavité naturelle ou autour d'un organe, dans le but d'arrêter une hémorragie.

TAR Abréviation de tension artérielle rétinienne.

TARE *s. f. (angl. defect).* Anomalie héréditaire susceptible de provoquer une diminution de la résistance de l'organisme ou un trouble des fonctions physiologiques.

TARGET-CELL Terme anglais pour « cellule-cible ». ☞ *ANNULOCYTE.*

TARSALGIE *s. f. (angl. tarsalgia).* Douleur localisée au tarse.

TARSE *s. m. (NA. tarsus). (angl. tarsus).* Partie postérieure du squelette du pied, située entre les os de la jambe et les métatarsiens. Le tarse comprend sept os disposés en deux rangées : le talus et le calcanéus sur la première (tarse postérieur), le cuboïde, l'os naviculaire et les trois cunéiformes sur la seconde (tarse antérieur). ~ **PALPÉBRAL** *(NA. — palpebrae). (angl. tarsal plate).* Lamelle fibreuse résistante s'étendant d'une commissure à l'autre dans l'épaisseur des paupières, entre le muscle orbiculaire de l'œil et la conjonctive palpébrale. ~ **(SINUS DU)** *(NA. — tarsi, tarsal canal).* Cavité située entre le calcanéus et le talus.

TARSECTOMIE *s. f.* **1.** Résection d'un ou de plusieurs os du tarse. **2.** Résection du tarse palpébral.

TARSIEN *adj.* Qui se rapporte au tarse du pied ou au tarse palpébral.

TARSITE *s. f. (angl. tarsitis).* Inflammation du tarse palpébral ou des os du tarse.

TARSOPLASTIE *s. f.* Intervention réparatrice d'une malformation du pied, pratiquée au niveau du tarse, forme d'ostéotomie de correction. ☞ *BLÉPHAROPLASTIE.*

TARSORRAPHIE *s. f. (angl. tarsorrhaphy).* Suture du bord libre des paupières.

TARSOTOMIE *s. f.* **1.** Incision ou section du tarse. **2.** Incision du tarse palpébral.

TARTRE *s. m. (angl. tartar).* Agglomérat composé de substances organiques et de sels calcaires, adhérant à la surface des dents, surtout au niveau des collets. ~ **(CRÈME DE)** *s. m. (angl. cream of —).* Bitartrate de potassium, anciennement utilisé comme diurétique et laxatif.

TATA (BOÎTE) *(angl. TATA box).* Séquence de 5 à 7 bases riches en adénine et thymine retrouvée à environ 25 paires de bases en amont du site d'initiation de la transcription de nombreux gènes, susceptible de fixer des protéines régulatrices.

TAWARA (NŒUD DE) ☞ *NŒUD ATRIOVENTRICULAIRE.*

TAXIS *s. f. (angl. taxis).* Réduction manuelle d'une hernie.

TBG Abréviation du terme anglais *Thyroid-Binding-Globulin.* Globuline fixant la thyroïde dans le sérum sanguin.

TCA Abréviation de temps de céphaline activée. Temps de recalcification d'un plasma en présence de céphaline et d'un activateur : test global de coagulation.

TCK Abréviation de temps de céphaline-kaolin. ☞ *TCA.*

TCMH Abréviation de teneur corpusculaire moyenne en hémoglobine. ☞ *HÉMOGLOBINE.*

TDM Abréviation de tomodensitométrie. ☞ *TOMODENSITOMÉTRIE.*

TECHNÉTIUM *s. m. (angl. technetium).* Élément artificiel radioactif, de numéro atomique 43. Le principal isotope est l'isotope de masse atomique 99. Il est employé en scintigraphie. Symbole : Tc.

TÉGUMENT *s. m. (angl. integument).* Tissu qui recouvre un organisme (peau, écailles, carapace chitineuse).

TEIGNE *s. f. (angl. tinea).* Dermatose du cuir chevelu due à un champignon et s'accompagnant d'alopécie.

TEINTURE *s. f. (angl. tincture).* Solution d'une ou de plusieurs substances médicinales dans l'alcool ou l'éther, préparée à froid par dissolution, macération ou lixiviation. ◇ **ALCOOLIQUE** *(angl. alcoholic —).* Teinture dont le solvant est l'alcool. ◇ **AMMONIACALE** *(angl. ammonium —).* Teinture à base d'alcool et d'ammoniaque. ◇ **D'ARNICA** *(angl. — of arnica).* Teinture préparée à partir de poudre d'arnica, d'alcool et d'eau. Elle est utilisée comme résolutif. ◇ **DE BELLADONE** *(angl. belladonna —).* Préparation alcoolique de feuilles de belladone pulvérisées, qui contient de 27 à 33 mg d'alcaloïdes totaux de la belladone pour 100 mL de teinture. ◇ **COMPOSÉE** *(angl. compound —).* Teinture dans la composition de laquelle entrent diverses substances adjuvantes d'une substance principale qui donne son nom à la préparation. ◇ **ÉTHÉRÉE** *(angl. ethereal —).* Teinture dont le solvant est l'éther. ◇ **MÈRE** *(angl. mother —).* Teinture homéopathique à partir de laquelle on prépare des dilutions successives.

TÉLANGIECTASIE *s. f. (angl. telangiectasia).* Dilatation des vaisseaux capillaires cutanés, formant un fin réseau rouge qui s'efface à la vitropression. ◇ **HÉMORRAGIQUE HÉRÉDITAIRE** *(angl. Osler-Weber-Rendu disease).* Dystrophie vasculaire héréditaire, transmise selon le mode autosomique dominant, et évoluant en deux périodes : une période hémorragique pure pendant l'adolescence, caractérisée par des épistaxis répétées, suivie de l'apparition d'angiomes cutanés et muqueux, qui peuvent s'accompagner d'angiomes viscéraux, d'anévrysmes artérioveineux pulmonaires et d'atteinte hépatique. SYN. *ANGIOMATOSE HÉMORRAGIQUE FAMILIALE, MALADIE DE RENDU-OSLER.* ◇ **LYMPHATIQUE** *(angl. — lymphatica).* Lymphangiome formé par la dilatation de vaisseaux lymphatiques. ◇ **VERRUQUEUSE** ☞ *ANGIOKÉRATOME.*

TÉLÉDIAGNOSTIC *s. m. (angl. telediagnosis).* Transmission d'informations concernant un patient entre médecins éloignés.

TÉLÉDIASTOLIQUE *adj. (angl. telediastolic).* Qui se rapporte à la phase finale de la diastole.

TÉLÉIRRADIATION *s. f. (angl. teleirradiation).* Irradiation à distance.

TÉLÉMÉDECINE *s. f.* Consultation médicale à distance.

TÉLENCÉPHALE *s. m. (NA. telencephalon). (angl. telencephalon).* Ensemble des deux hémisphères cérébraux. Ils proviennent de la vésicule cérébrale antérieure de l'embryon.

TÉLÉRADIOGRAPHIE *s. f. (angl. teleradiography).* Radiographie dans laquelle la source de rayons X et l'organisme à radiographier sont séparés d'au moins 1,50 m. Dans ces conditions, les rayons sont presque parallèles, et l'on obtient une image de grandeur naturelle.

TÉLÉRADIOTHÉRAPIE *s. f. (angl. telero-entgentherapy).* Traitement par les rayons X ou par d'autres rayonnements ionisants dont la source est placée à une distance de plus de 1,50 m de l'organisme.

TÉLÉSYSTOLIQUE *adj. (angl. telesystolic).* Qui se rapporte à la phase finale de la systole.

TELLURIQUE *adj. (angl. telluric).* Qui se rapporte ou qui appartient à la terre ou au sol.

TÉLOPHASE *s. f. (angl. telophase).* Dernière phase de la mitose, au cours de laquelle les chromosomes reconstituent un réseau de chromatine.

TEMPE *s. f. (angl. temple).* Région temporale.

TEMPORAL **1.** *adj.* Qui se rapporte à la tempe ou à l'os temporal. **2.** *s. m. (angl. — bone).* L'os temporal. Os latéral de la voûte crânienne. *ATLAS ANATOMIQUE DES OS EN ANNEXE.* **3.** *adj.* Qui se rapporte au lobe temporal du cerveau : syndrome temporal, épilepsie temporale.

TEMPS ◇ **BRAS-LANGUE** *s. m. (angl. arm-to-tongue circulation —).* Temps écoulé entre l'injection intraveineuse de 3 mL d'une solution à 40 % de gluconate de calcium et l'apparition d'une sensation de chaleur dans la langue. Il mesure l'activité fonctionnelle du ventricule gauche. ◇ **BRAS-POUMONS** *(angl. arm-to-lung circulation —).* Temps écoulé entre l'injection intraveineuse de 0,2 mL d'éther et l'apparition d'une odeur d'éther dans l'haleine. Il mesure l'activité du ventricule droit. ◇ **DE COAGULATION** *(angl. whole blood clotting).* Temps que met le sang, placé dans un tube à 37 °C, pour coaguler. Cette épreuve est peu précise. ◇ **DE PROTHROMBINE** ☞ *QUICK (TEMPS DE).* ◇ **DE RÉACTION** *(angl. reaction —).* Temps qui s'écoule entre l'application d'un stimulus et la réaction consécutive. ◇ **DE SAIGNEMENT** *(angl. bleeding —).* Durée de l'écoulement de sang consécutif à une incision standard pratiquée sur le lobe de l'oreille (5 mm de long et entamant le derme) ou sur la face antérieure de l'avant-bras sous un tensiomètre gonflé à 40 mmHg (méthode d'Ivy). Normalement, le temps de saignement est de 1 à 4 minutes ; il est beaucoup plus long dans la thrombopénie et les thrombopathies.

TÉNALGIE *s. f. (angl. tenalgia).* Douleur localisée à un tendon. SYN. *TÉNODYNIE.*

TENDINEUX *adj.* **1.** De la nature des tendons. **2.** Qui se rapporte aux tendons.

TENDINITE *s. f. (angl. tendinitis).* Inflammation d'un tendon. SYN. *TÉNOSITE.*

TENDON *s. m. (NA. tendo). (angl. tendon).* Extrémité fibreuse d'un muscle, constituée par un tissu conjonctif de couleur blanc nacré, dense et résistant, et par laquelle le muscle s'insère sur un os. ◇ **CALCANÉEN** *(NA. — calcaneus). (angl. calcaneal —).* Bande large et épaisse formée par la réunion des tendons des chefs latéral et médial du gastrocnémien et du muscle soléaire, qui s'insère sur la partie inférieure de la face postérieure du calcanéus. SYN. *TENDON D'ACHILLE.* ◇ **CONJOINT** ☞ *FAUX INGUINALE.* ◇ **DIRECT DU MUSCLE ORBICULAIRE** *L. PALPÉBRAL. ATLAS ANATOMIQUE DES LIGAMENTS EN ANNEXE.* ◇ **PATELLAIRE** Ligament antérieur de l'articulation du genou ; va du sommet de la patella à la tubérosité antérieure du tibia (pour de nombreux auteurs, le tendon patellaire serait la partie terminale du tendon quadricipital). SYN. *TENDON ROTULIEN.* ◇ **PERFORANT** *(angl. — of deep flexor muscle of finger, — of long flexor muscle of toes).* Nom donné à deux tendons : 1) le tendon du muscle fléchisseur commun profond des doigts, qui perfore le tendon correspondant du muscle fléchisseur commun superficiel des doigts au niveau de la deuxième phalange ; 2) le tendon du muscle long fléchisseur commun des orteils, qui perfore le tendon correspondant du muscle court fléchisseur plantaire. ◇ **PERFORÉ** *(angl. — of superficial flexor muscle of fingers).* Tendon du muscle fléchisseur commun superficiel des doigts, perforé au niveau de la deuxième phalange par le tendon perforant correspondant. Tendon du muscle court fléchisseur plantaire, perforé par le tendon perforant correspondant. ◇ **ROTULIEN** *(angl. ligamentum patellae).* ☞ *TENDON PATELLAIRE.*

TÉNECTOMIE *s. f. (angl. tenectomy).* Excision partielle ou totale d'un tendon.

TÉNESME *s. m. (angl. tenesmus).* Contracture spasmodique douloureuse du sphincter anal ou vésical, s'accompagnant de brûlures et d'un besoin impérieux et continu d'aller à la selle ou d'uriner.

TENEUR CORPUSCULAIRE MOYENNE EN HÉMOGLOBINE *(angl. mean corpuscular hemoglobin, MCH).* Abréviation : TCMH. ☞ *HÉMOGLOBINE.*

TENNIS ELBOW *s. m.* Épicondylite ou épicondylalgie des joueurs de tennis.

TÉNODÈSE *s. f. (angl. tenodesis).* Fixation chirurgicale d'un tendon à un os.

TÉNODYNIE *s. f. (angl. tenodynia).* ☞ *TÉNALGIE.*

TÉNOLOGIE *s. f. (angl. tenontology).* Partie de l'anatomie qui traite des tendons.

TÉNOLYSE *s. f. (angl. tendolysis).* Libération chirurgicale d'un tendon de ses adhérences, afin de rétablir sa mobilité.

TÉNOPATHIE *s. f. (angl. tenopathy).* Toute affection des tendons.

TÉNOPEXIE *s. f. (angl. tenopexy).* Fixation, généralement par suture, du tendon d'un muscle. En ophtalmologie, fixation des tendons des muscles de l'œil pour corriger un strabisme.

TÉNOPLASTIE *s. f. (angl. tenoplasty).* Intervention de chirurgie plastique sur un tendon.

TÉNORRAPHIE *s. f. (angl. tenorrhaphy).* Suture d'un tendon sectionné.

TÉNOSITE *s. f. (angl. tenositis).* ☞ *TENDINITE.*

TÉNOSYNOVECTOMIE *s. f. (angl. tenosynovectomy).* Excision d'une gaine tendineuse.

TÉNOSYNOVITE *s. f. (angl. tenosynovitis).* Inflammation d'un tendon et de sa gaine synoviale. ◇ **CRÉPITANTE** *(angl. — crepitans).* ☞ *AÏ CRÉPITANT.* ◇ **GRANULEUSE** *(angl. — granulosa).* Ténosynovite tuberculeuse caractérisée par la présence de tissu granulomateux. ◇ **STÉNOSANTE** *(angl. — stenosans).* Affection douloureuse du poignet, caractérisée par un épaississement et une sténose de la gaine des tendons du court extenseur et du long abducteur du pouce. SYN. *DE QUERVAIN (MALADIE DE).*

TÉNOTOMIE *s. f. (angl. tenotomy).* Section chirurgicale d'un tendon.

TENSIOACTIF *adj. (angl. tensioactive).* Se dit d'une substance qui abaisse la tension superficielle du liquide dans lequel elle est dissoute.

TENSIOMÈTRE *s. m. (angl. tensiometer).* ☞ *SPHYGMOMANOMÈTRE.*

TENSION *s. f. (angl. tension, pressure).* Résistance qu'opposent les parois d'une cavité organique (abdomen, estomac, vessie, etc.) ou d'un conduit (artère, veine, trompe auditive, etc.), aux liquides ou aux gaz qu'ils contiennent. ◇ **ARTÉRIELLE** *(angl. blood pressure).* Force élastique exercée par les parois artérielles sur leur contenu sanguin. Elle s'équilibre avec la pression du sang. En pratique, dans le langage courant, les termes « tension artérielle » et « pression artérielle » sont devenus synonymes. ◇ **ARTÉRIELLE DIFFÉRENTIELLE** *(angl. pulse pressure).* Différence entre les tensions maxima et minima. ◇ **ARTÉRIELLE MAXIMA** *(angl. systolic pressure).* Pression artérielle systolique. ◇ **INTRAOCULAIRE** *(angl. intraocular pressure).* ☞ *PRESSION INTRAOCULAIRE.* ◇ **MINIMA** *(angl. diastolic pressure).* Pression artérielle diastolique. ◇ **VEINEUSE** *(angl. venous pressure).* ☞ *PRESSION VEINEUSE.*

TENTE *s. f.* ◇ **À OXYGÈNE** *(angl. oxygen tent).* Dispositif étanche et transparent, à l'intérieur duquel on place un malade soumis à l'oxygénothérapie. ◇ **DU BULBE OLFACTIF** *(angl. olfactory groove).* Prolongement transversal de la dure-mère entre le processus crista galli et le bord du frontal, qui recouvre l'extrémité antérieure du bulbe olfactif. ◇ **DU CERVELET** *(NA. tentorium cerebelli). (angl. tentorium of cerebellum).* Prolongement de la dure-mère, situé entre le cerveau et le cervelet. ◇ **DE L'HYPOPHYSE** *(NA. diaphragma sellae). (angl. diaphragm of sella turcica).* Lame de la dure-mère s'étendant horizontalement au-dessus de la fosse pituitaire. SYN. *TENTE HYPOPHYSAIRE.*

TENTORIEL *adj. (angl. tentorial).* Qui se rapporte à la tente du cervelet.

TEP Abréviation de tomographie par émission de positons. Voir ce terme.

TÉRATOGÈNE *adj. (angl. teratogen).* Qui provoque des monstruosités ou des malformations.

TÉRATOGENÈSE *s. f. (angl. teratogenesis).* Formation et développement d'une monstruosité *in utero*. SYN. *TÉRATOGÉNIE.*

TÉRATOGÉNIE *s. f.* ☞ *TÉRATOGENÈSE.*

TÉRATOLOGIE *s. f. (angl. teratology).* Science qui étudie les monstruosités et les causes des anomalies du développement.

TÉRATOME *s. m. (angl. teratoma).* Tumeur composée d'un nombre variable de tissus différents, étrangers à la région où ils se développent. Ces tissus peuvent avoir des caractères embryonnaires (tératome malin) ou des caractères très différenciés (tératome bénin). SYN. *DYSEMBRYOME.*

TÉRÉBRANT *adj.* **1.** Qui a tendance à creuser en profondeur dans les tissus. Se dit notamment d'un ulcère. **2.** Se dit d'une douleur profonde, perçante.

TERME *s. m. (angl. term).* Date prévue de la fin de la grossesse.

TERMINOLOGIE *s. f. (angl. terminology).* Liste des termes techniques d'une science ou d'un art. ☞ *NOMENCLATURE.*

TEST *s. m.* **1.** Épreuve, réaction, essai. **2.** En psychologie, ensemble de procédés standardisés qui permettent de déterminer qualitativement et quantitativement les caractéristiques psychologiques d'un sujet. ◇ **APGAR** *(angl. apgar score).* ☞ *APGAR (INDICE D').* ◇ **D'IMMOBILISATION DES TRÉPONÈMES** *(angl. Treponema pallidum immobilization test).* ☞ *NELSON (TEST DE).* ◇ **PROJECTIF** *(angl. projective test).* Tout test psychologique qui permet d'évaluer la personnalité et qui repose sur les réponses que le sujet donne devant des situations ou des dessins peu structurés et stéréotypés, comme le test de Rorschach, le TAT, etc.

TESTICULAIRE *adj. (angl. testicular).* Qui se rapporte au testicule.

TESTICULE *s. m. (NA. testis). (angl. testicle ; testis).* Gonade mâle, paire, située dans les bourses et suspendue par le cordon spermatique.

TESTOSTÉRONE *s. f. (angl. testosterone).* Hormone mâle sécrétée par les testicules. Elle stimule le développement des organes génitaux masculins et est responsable de l'apparition des caractères sexuels secondaires masculins. La testostérone exerce en outre un effet anabolisant sur le métabolisme des protéines. Elle est utilisée en thérapeutique dans l'insuffisance testiculaire.

TÉTANIE *s. f. (angl. tetany).* Syndrome d'hyperexcitabilité neuromusculaire, caractérisé par des accès de contraction tonique douloureuse des muscles, surtout des extrémités. Elle est parfois en rapport avec une hypocalcémie ou apparaît primitive (spasmophilie). ◇ **LATENTE** *(angl. latent —).* Tétanie qui se manifeste par l'application de courants électriques ou de stimuli mécaniques. ◇ **PARATHYRÉOPRIVE** *(angl. parathyroprival —).* Tétanie secondaire à l'ablation des glandes parathyroïdes et liée à une hypocalcémie profonde.

TÉTANIQUE *adj.* **1.** Qui se rapporte au tétanos, qui en a les caractères. **2.** Qui est atteint de tétanos (s'emploie aussi comme substantif). **3.** Qui se rapporte à la tétanie.

TÉTANISATION *s. f.* **1.** État de contraction musculaire tonique persistante, produit expérimentalement par des stimulations répétées et rapprochées. **2.** Induction de phénomènes tétaniques.

TÉTANOS *s. m. (angl. tetanus).* Maladie infectieuse aiguë, très grave, due à *Clostridium tetani* (bacille de Nicolaïer), lequel pénètre dans l'organisme au niveau d'une plaie. Elle est caractérisée par des spasmes toniques des muscles volontaires.

TÊTE *s. f.* Extrémité supérieure du corps de l'homme, ensemble du crâne et de la face, qui contient l'encéphale, les principaux organes des sens et la partie supérieure des voies respiratoires et digestives.

TÉTRACYCLINE *s. f. (angl. tetracycline).* Membre d'un groupe d'antibiotiques d'action bactériostatique. Leur possible action tératogène les contre-indique chez la femme enceinte. Certains dérivés semi-synthétiques, comme la doxycycline et la minocycline, se caractérisent par leur meilleure absorption digestive et leurs effets prolongés, ce qui permet leur administration en une seule prise quotidienne.

TÉTRADE *s. f. (angl. tetrad).* Groupe de quatre éléments. ☞ *FALLOT (TÉTRALOGIE DE).*

TÉTRAHYDROALDOSTÉRONE *s. f. (angl. tetrahydroaldosterone).* Produit de dégradation de l'aldostérone, éliminé dans l'urine.

TÉTRAHYDROCANNABINOL *s. m. (angl. tetrahydrocannabinol).* Plus précisément delta-9-tétrahydrocannabiol. Composé contenu dans le chanvre indien (cannabis) et dans ses différentes préparations (marijuana, etc.), auquel on doit la plus grande partie des effets psychiques de ces produits. Abréviation : THC.

TÉTRAHYDROCORTICOSTÉRONE *s. f. (angl. tetrahydrocorticosterone).* Métabolite principal de la corticostérone, éliminé en faible quantité dans l'urine.

TÉTRAHYDROCORTISOL *s. m. (angl. tetrahydrocortisol).* Métabolite du cortisol, trouvé dans l'urine. SYN. *TÉTRAHYDROCORTISONE.*

TÉTRAIODOTHYRONINE *s. f. (angl. tetraiodothyronine).* Thyroxine. Abréviation : T_4.

TÉTRALOGIE *s. f. (angl. tetralogy).* Terme utilisé comme synonyme de tétrade. ☞ *FALLOT (TÉTRALOGIE DE).*

TÉTRAPLÉGIE *s. f. (angl. quadriplegia).* Paralysie des quatre membres. SYN. *QUADRIPLÉGIE.*

TÉTRAPLOÏDIE *s. f. (angl. tetraploidy).* État d'un individu ou d'une cellule tétraploïde (cellule possédant 4n chromosomes).

TÉTRASOMIE *s. f. (angl. tetrasomy).* État d'une cellule diploïde qui possède en outre deux chromosomes supplémentaires identiques.

TÉTRASOMIQUE *adj. (angl. tetrasomic).* Qui est caractérisé par la tétrasomie ou qui s'y rapporte.

TÉTRASTER *s. m. (angl. tetraster).* Figure mitotique caractérisée par la présence de quatre asters, produite par la quadruple division du noyau.

TÉTRAZÉPAM *s. m. (angl. tetrazepam).* Benzodiazépine qui était utilisée comme myorelaxant.

TG Abréviation de thyroglobuline.

TGO *(angl. SGOT).* ☞ *TRANSAMINASE.*

TGP *(angl. SGPT).* ☞ *TRANSAMINASE.*

THALAMIQUE *adj. (angl. thalamic).* Qui se rapporte au thalamus.

THALAMUS *s. m. (angl. thalamus).* Chacun des deux volumineux noyaux de substance grise situés de part et d'autre du troisième ventricule. Ils constituent l'un des principaux relais des voies sensitives allant vers le cortex cérébral. SYN. *COUCHE OPTIQUE.*

THALASSÉMIE *s. f.* ◇ **ALPHA** *(angl. alpha —).* Thalassémie caractérisée par un défaut de formation des hémoglobines normales HbA, HbF, HbA_2, par altération de la synthèse de la chaîne α. Il y a formation de deux hémoglobines pathologiques, HbH et HbBart. Les formes homozygotes, très graves, évoluent le plus souvent vers une anarsaque fœto-placentaire. Les formes hétérozygotes évoluent parfois vers une forme grave (présence de HbH) ou peuvent être bénignes. ◇ **BÊTA** *(angl. beta —).* Thalassémie caractérisée par une altération de la synthèse de la chaîne β, qui entraîne un défaut de synthèse de l'HbA normale. Les autres hémoglobines normales, HbF et HbA_2, sont présentes. Cliniquement, on distingue la thalassémie majeure et la thalassémie mineure. La thalassémie majeure (ou maladie de Cooley), apparaît chez les enfants de plus de 3 mois et de moins de 2 ans. Elle se traduit par une augmentation de l'HbF, des altérations osseuses (visage mongoloïde) et une hépatosplénomégalie ; dans le sang périphérique, on observe de nombreuses cellules-cibles, des érythroblastes et une hypersidérémie. Cette forme est toujours mortelle. La thalassémie mineure se rencontre habituellement chez l'adulte ; il existe des altérations osseuses mais pas d'hépatosplénomégalie. L'anémie, discrète, est hypochrome hypersidérémique. On observe une augmentation de l'HbA_2, peu de cellules-cibles et de nombreux poïkylocytes et schizocytes. ◇ **DELTA** *(angl. delta —).* Thalassémie caractérisée par une diminution de l'HbA_2, par défaut de synthèse de la chaîne δ. Elle est cliniquement asymptomatique.

THALASSOTHÉRAPIE *s. f. (angl. thalassotherapy).* Utilisation thérapeutique de l'eau de mer et du climat marin.

THALIDOMIDE *s. f. (angl. thalidomide).* Produit hypnotique et sédatif dont l'absorption par des femmes enceintes a été à l'origine de graves malformations (notamment phocomélie) chez le fœtus. La thalidomide est utilisée à titre exceptionnel dans un certain nombre d'affections et dans le traitement du myélome multiple, sa prescription est très réglementée.

THALLIUM *s. m. (angl. thallium).* Élément métallique toxique de numéro atomique 81. Son isotope radioactif ^{201}Tl est utilisé pour la scintigraphie myocardique. Symbole : Tl.

THANATOLOGIE *s. f.* **1.** Somme des connaissances relatives à la mort. **2.** Étude de la mort du point de vue médicolégal (date de la mort, circonstances dans lesquelles elle s'est produite, phénomènes cadavériques).

THANATOPRAXIE *s. f. (angl. thanatopraxy).* Ensemble des divers procédés destinés à conserver les cadavres. SYN. *EMBAUMEMENT.*

THÉBAÏQUE *adj. (angl. thebaic).* Qui se rapporte à l'opium ou qui contient de l'opium.

THÉBAÏSME *s. m. (angl. thebaism). OPIOMANIE.*

THEBESIUS ◇ **(VEINES DE)** ☞ *VEINE CARDIAQUE.*

THÉCAL *adj. (angl. thecal).* Qui se rapporte à une thèque, en particulier à la thèque folliculaire ovarienne.

THÉCOME *s. m. (angl. thecoma).* Tumeur bénigne de l'ovaire, apparaissant généralement après la ménopause.

THÉINE *s. f. (angl. theine).* Substance cristallisable extraite du thé, chimiquement identique à la caféine.

THÉISME *s. m. (angl. theaism).* Intoxication par le thé.

THÉLALGIE *s. f. (angl. thelalgia).* Sensibilité douloureuse du mamelon.

THÉLARCHE *s. f. (angl. thelarche).* Développement mammaire à la puberté.

THÉNAR (ÉMINENCE) *(NA. eminentia thenaris). (angl. thenar eminence).* Éminence de la partie externe de la paume de la main, formée par les muscles court abducteur, court fléchisseur et opposant du pouce.

THÉOBROMINE *s. f. (angl. theobromine).* Alcaloïde extrait des graines du cacaoyer *(Theobroma cacao)*, à propriétés diurétiques, vasodilatatrices et cardiotoniques. SYN. *DIMÉTHYLXANTHINE.*

THÉOPHYLLINE *s. f. (angl. theophylline).* Alcaloïde cristallin, extrait des feuilles de thé, diurétique, vasodilatateur coronarien et bronchodilatateur, fut utilisé dans le traitement de l'asthme. La théophylline exerce également une action stimulante sur le système nerveux central.

THÈQUE *s. f.* **1.** Enveloppe ou gaine. **2.** En particulier, l'enveloppe conjonctive qui entoure le follicule ovarien.

THÉRAPEUTE *s. m. (angl. therapist).* Médecin spécialiste de thérapeutique.

THÉRAPEUTIQUE **1.** *s. f. (angl. therapeutics).* Partie de la médecine qui s'occupe du traitement des maladies. Elle comprend l'étude des moyens propres à guérir ou à soulager les malades. **2.** *s. f.* Tout traitement. **3.** *adj. (angl. therapeutic).* Qui se rapporte au traitement des maladies ou qui est susceptible de les guérir. EX. *agent thérapeutique.* ◇ **CIBLÉE** Traitement visant un objectif précis ; comme par exemple : prescription d'un antibiotique adapté à un germe particulier après détermination de sa sensibilité par l'antibiogramme. S'oppose à thérapeutique probabiliste. ◇ **HYGIÉNIQUE** *(angl. hygiene therapeutics).* Ensemble des procédés susceptibles de rétablir la santé sans l'intervention de substances médicamenteuses : régime alimentaire, hydrothérapie, gymnastique, etc. ◇ **MOLÉCULAIRE CIBLÉE** Thérapeutique dirigée contre une cible moléculaire présente qui est supposée jouer un rôle dans la pathologie à traiter. Abréviation : TMC. ◇ **PROBABILISTE** Traitement ayant le plus de chance d'être efficace ; comme par exemple : prescription d'un antibiotique à large spectre avant de connaître la nature d'un germe.

THÉRAPIE *s. f.* **1.** Thérapeutique. **2.** Traitement. **3.** Psychothérapie. ◇ **COMPORTEMENTALE** *(angl. behavior —).* Méthode de psychothérapie fondée sur l'apprentissage et le conditionnement, et ayant pour but de modifier des comportements inadaptés. ◇ **GÉNIQUE** *(angl. gene therapy).* Traitement d'une affection par transfert de gènes. ◇ **OCCUPATIONNELLE** *(angl. occupational —).* Technique thérapeutique employée dans diverses affections somatiques et psychiques, et qui a pour but de réadapter le malade en lui faisant exécuter les gestes de l'activité journalière.

THERMALISME *s. m. (angl. thermatology, balneology).* Ensemble des moyens médicaux, sociaux, etc., mis en œuvre pour l'utilisation thérapeutique des eaux thermales.

THERMES *s. m. (angl. thermal baths).* Établissement destiné à l'usage thérapeutique des eaux médicinales chaudes.

THERMESTHÉSIE *s. f. (angl. thermesthesia).* Sensibilité à la chaleur.

THERMO-ANALGÉSIE *s. f. (angl. thermoanesthesia).* Abolition des sensations douloureuses produites par la chaleur.

THERMO-ANESTHÉSIE *s. f. (angl. thermoanesthesia).* ☞ *THERMO-ANALGÉSIE.*

THERMOCAUTÈRE *s. m. (angl. thermocautery).* Tout appareil utilisé pour cautériser les tissus au moyen de la chaleur.

THERMOCAUTÉRISATION *s. f. (angl. thermocauterization).* Cautérisation d'une plaie ou d'un tissu au moyen de la chaleur produite par un thermocautère.

THERMOCOAGULATION *s. f. (angl. thermocoagulation).* Coagulation de tissus sous l'effet de la chaleur produite par un courant à haute fréquence.

THERMODILUTION *s. f. (angl. thermodilution).* Méthode de mesure du débit sanguin par dilution d'un soluté refroidi.

THERMOGENÈSE *s. f. (angl. thermogenesis).* Production de chaleur.

THERMOGRAPHIE *s. f.* **1.** Enregistrement graphique des variations de température au moyen du thermographe. **2.** Méthode utilisant le rayonnement infrarouge émis naturellement par un sujet. Très peu utilisée.

THERMOLABILE *adj. (angl. thermolabile).* Qui subit des modifications ou s'altère sous l'effet d'une élévation de température. Se dit des sérums qui perdent leur activité à la température de 55-56 °C.

THERMOLYSE *s. f.* **1.** Perte de chaleur par l'organisme, par radiation, sudation, etc. **2.** Décomposition chimique au moyen de la chaleur. SYN. *PYROLYSE.*

THERMOMÈTRE *s. m. (angl. thermometer).* Instrument permettant de mesurer la température. Il se compose essentiellement d'une substance qui se dilate ou se contracte suivant les variations de la température et d'une échelle graduée qui indique le degré de contraction ou de dilatation. ◇ **DIFFÉRENTIEL** *(angl. differential —).* Type de thermomètre, muni d'un tube capillaire, servant à mesurer de petites différences de température.

THERMORÉGULATION *s. f. (angl. thermoregulation).* Régulation assurée par le système nerveux et tendant à maintenir la température centrale à un niveau sensiblement constant (environ 37 °C chez l'homme). SYN. *RÉGULATION THERMIQUE.*

THERMORÉSISTANT *adj. (angl. thermoresistant).* Qui résiste à des températures élevées ; se dit notamment de micro-organismes.

THERMOSENSIBLE *adj. (angl. thermosensitive).* Dépendant de la température.

THERMOSTABILITÉ *s. f. (angl. thermostability).* État d'un corps thermostable.

THERMOSTABLE *adj. (angl. thermostable).* Qui ne subit pas de modifications de structure sous l'effet d'une élévation de température. Se dit des sérums qui résistent à des températures supérieures à 55 °C.

THERMOTHÉRAPIE *s. f. (angl. thermotherapy).* Utilisation thérapeutique de la chaleur.

THÉSAURISMOSE *s. f. (angl. storage disease).* Terme générique désignant toute affection due à l'accumulation dans les cellules de quantités anormalement élevées de substances normales ou pathologiques (lipides, glycogène, phosphatides, etc.). SYN. *MALADIE DE SURCHARGE.*

THIAMINE *s. f. (angl. thiamine).* ☞ *VITAMINE B1.* ◇ **(PYROPHOSPHATE DE)** SYN. *VITAMINE B_1.* ☞ *COCARBOXYLASE.*

THIAZIDIQUE (DIURÉTIQUE) *(angl. thiazide diuretic).* Membre d'un groupe de composés à action diurétique. Ils augmentent l'excrétion rénale de sodium et de chlore, avec un volume correspondant d'eau. Ils augmentent également l'excrétion de potassium, ce qui peut entraîner une hypokaliémie. Ils sont utilisés dans le traitement de l'hypertension artérielle. SYN. *BENZOTHIADIAZIDE.*

THIOTÉPA *s. m. (angl. thiotepa).* Antinéoplasique utilisé dans le traitement des cancers de l'ovaire, du sein et de la vessie.

THORACENTÈSE *s. f. (angl. thoracentesis).* ☞ *THORACOCENTÈSE.*

THORACIQUE *adj. (angl. thoracic).* Qui se rapporte au thorax.

THORACOCENTÈSE *s. f. (angl. thoracocentesis).* Ponction chirurgicale de la paroi thoracique dans le but d'explorer ou d'évacuer la cavité pleurale. SYN. *PONCTION THORACIQUE.*

THORACOLAPAROTOMIE *s. f. (angl. thoracolaparotomy).* Incision continue de la paroi thoracique et de la paroi abdominale.

THORACOPHRÉNO-LAPAROTOMIE *s. f. (angl. thoracolaparotomy).* Incision des parois thoraciques et abdominales ainsi que du diaphragme.

THORACOPLASTIE *s. f. (angl. thoracoplasty).* Intervention chirurgicale consistant à réséquer plusieurs côtes pour provoquer l'affaissement de la paroi thoracique, dans le but d'entraîner le collapsus du poumon, ou l'obturation d'une poche pleurale.

THORACOSCOPIE *s. f. (angl. thoracoscopy).* Examen direct de la cavité pleurale au moyen d'un thoracoscope. SYN. *PLEUROSCOPIE, ENDOSCOPIE PLEURALE.*

THORACOSTOMIE *s. f. (angl. thoracostomy).* Création d'une ouverture dans la paroi thoracique, dans le but de réduire une pression intrathoracique excessive.

THORACOTOMIE *s. f. (angl. thoracotomy).* Ouverture chirurgicale de la paroi thoracique.

THORAX *s. m. (NA. thorax). (angl. thorax).* Partie supérieure du tronc, située entre le cou et l'abdomen, et limitée par la cage thoracique (sternum, côtes et colonne vertébrale) et par le diaphragme. Le thorax contient les organes principaux de la respiration et de la circulation.

THRÉONINE *s. f. (angl. threonine).* Acide aminé présent dans la majorité des protéines. La L-thréonine est un acide aminé essentiel pour l'organisme humain.

THRILL *s. m.* Frémissement perçu à la palpation (terme anglais).

THROMBANGÉITE *s. f. (angl. thrombangeitis).* ☞ *THROMBOANGÉITE.*

THROMBASTHÉNIE *s. f. (angl. thrombasthenia).* Modification de la forme et des propriétés des plaquettes sanguines, dont le nombre est normal, voire augmenté. Il en résulte des troubles de l'hémostase. ◇ **HÉRÉDITAIRE** *(angl. hereditary —).* ☞ *GLANZMANN (THROMBASTHÉNIE DE).*

THROMBECTOMIE *s. f. (angl. thrombectomy).* Excision d'un thrombus vasculaire.

THROMBIDIOSE *s. f. (angl. chigger's dermatitis).* Dermatose prurigineuse observée en été et due à la pénétration dans la peau de la nymphe (ou aoûtat) d'un acarien des genres (*Trombidium* ou *Neotrombicula*). SYN. *TROMBIDIOSE.*

THROMBINE *s. f. (angl. thrombin).* Enzyme provenant de l'activation de la prothrombine plasmatique. Elle transforme le fibrinogène en fibrine. SYN. *THROMBASE.*

THROMBINOFORMATION *s. f. (angl. thrombin-formation).* Temps de la coagulation au cours duquel la prothrombine est transformée en thrombine.

THROMBO-AGGLUTINATION *(angl. thromboagglutination).* Agglutination des plaquettes.

THROMBOANGÉITE *s. f. (angl. thromboangiitis).* Inflammation des parois des vaisseaux sanguins, associée à la thrombose.

SYN. *THROMBANGÉITE.* ◇ **OBLITÉRANTE** *(angl. — obliterans).* ☞ *BUERGER (MALADIE DE).*

THROMBOCYTE *s. m.* ☞ *PLAQUETTE.*

THROMBOCYTÉMIE *s. f. (angl. thrombocythemia).* ☞ *THROMBOCYTHÉMIE.*

THROMBOCYTOPÉNIE *s. f. (angl. thrombocytopenia).* Diminution du nombre des thrombocytes dans le sang circulant, les thrombocytes présents étant fonctionnellement normaux. SYN. *THROMBOPÉNIE, HYPOPLAQUETTOSE.*

THROMBOCYTOPOÏÈSE *s. f. (angl. thrombocytopoiesis).* ☞ *THROMBOPOÏÈSE.*

THROMBOCYTOSE *s. f. (angl. thrombocytosis).* Augmentation du nombre des thrombocytes dans le sang. SYN. *HYPERPLAQUETTOSE.*

THROMBOÉLASTOGRAMME *s. m. (angl thromboelastogram).* Courbe enregistrée photographiquement avec le thromboélastographe.

THROMBOÉLASTOGRAPHE *s. m. (angl. thromboelastograph).* Appareil permettant l'enregistrement photographique et l'étude des différentes étapes de la coagulation.

THROMBOÉLASTOGRAPHIE *s. f. (angl. thromboelastography).* Procédé d'étude globale de l'hémostase fondé sur la mesure de l'élasticité du sang en voie de coagulation, puis du caillot, au moyen du thromboélastographe.

THROMBOEMBOLIE *s. f. (angl. thromboembolism).* Embolie ou occlusion complète d'un vaisseau sanguin par un thrombus.

THROMBOGÈNE *adj. (angl. thrombogenic).* Qui produit une thrombose.

THROMBOKINASE *s. f. (angl. thrombokinase).* Thromboplastine d'origine tissulaire.

THROMBOLYSE *s. f. (angl. thrombolysis).* Dissolution d'un caillot sanguin.

THROMBOLYTIQUE *(angl. thrombolytic).* Qui a une action de dissolution sur un caillot.

THROMBOPATHIE *s. f. (angl. thrombopathy).* Toute affection due à une déficience qualitative des plaquettes sanguines.

THROMBOPÉNIE *s. f. (angl. thrombopenia).* Diminution du nombre des thrombocytes dans le sang circulant, les thrombocytes présents étant fonctionnellement normaux. ☞ *THROMBOCYTOPÉNIE.*

THROMBOPHLÉBITE *s. f. (angl. thrombophlebitis).* Inflammation d'une veine associée à une thrombose.

THROMBOPLASTINE *s. f. (angl. thromboplastin).* Ensemble de substances qui activent la coagulation du sang en transformant la prothrombine en thrombine. On distingue la thromboplastine plasmatique (ou endogène) et la thromboplastine tissulaire (ou exogène). SYN. *PROTHROMBINASE.*

THROMBOPLASTINOFORMATION *s. f. (angl. thromboplastin-formation).* Formation de la thromboplastine endogène, intravasculaire, au cours de la coagulation du sang dont c'est le premier stade.

THROMBOPLASTINOGÈNE *s. m. (angl. thromboplastinogen).* Facteur VIII de coagulation, activateur de la thromboplastine plasmatique, et dont le déficit caractérise l'hémophilie A.

THROMBOPLASTIQUE *adj. (angl. thromboplastic).* Se dit des substances qui favorisent la transformation de la prothrombine en thrombine.

THROMBOPOÏÈSE *s. f.* Ensemble des processus aboutissant à la formation des plaquettes. ☞ *THROMBOCYTOPOÏÈSE.*

THROMBOPOIÉTINE *s. f. (angl. thrombopoietin).* Substance stimulant la formation plaquettaire.

THROMBOSE *s. f. (angl. thrombosis).* Formation d'un thrombus à l'intérieur d'un vaisseau sanguin ou d'une cavité cardiaque.

THROMBOTEST *s. m. (angl. Owren's thrombotest).* Test permettant l'évaluation dans le plasma des quatre facteurs (prothrombine, proconvertine, facteur antihémophilique B, et facteur Stuart) dont la synthèse est vitamino-K dépendante. SYN. *TEST D'OWREN.*

THROMBUS *s. m. (angl. thrombus).* Caillot sanguin formé dans le cœur ou dans un vaisseau, où il détermine une thrombose.

THYMECTOMIE *s. f. (angl. thymectomy).* Ablation chirurgicale du thymus.

THYMIE *s. f. (angl. thymia, mood).* Humeur, tonus affectif. Ce terme est plus souvent employé comme suffixe. Ex. *lipothymie.*

THYMINE *s. f. (angl. thymine).* Base pyrimidique entrant dans la constitution des acides désoxyribonucléiques (ADN).

THYMIQUE *adj.* **1.** Qui se rapporte au thymus. **2.** Qui se rapporte à l'humeur.

THYMOANALEPTIQUE *s. m.* Médicament qui stimule le tonus émotionel comme les antidépresseurs.

THYMOCYTE *s. m. (angl. thymocyte).* Lymphocyte issu du thymus.

THYMODÉPENDANT *adj. (angl. thymus dependent).* Qui dépend du thymus, en particulier le lymphocyte T.

THYMOLEPTIQUE *s. m.* Médicament qui agit en tant que tranquillisant sur le tonus émotionnel perturbé.

THYMOME *s. m. (angl. thymoma).* Tumeur bénigne ou maligne du thymus.

THYMOPRIVE *adj. (angl. thymoprivous, thymoprivic).* Qui est en rapport avec l'absence ou l'atrophie du thymus.

THYMUS *s. m. (NA. thymus). (angl. thymus).* Organe glandulaire transitoire, dont il ne reste que des vestiges adipeux vers l'âge de 10 ou 12 ans. Il est situé à la partie inférieure du cou et à la partie supérieure du médiastin antérieur et contribue à donner la compétence immunitaire aux lymphocytes T, dits thymo-dépendants, agents de l'immunité cellulaire. ◇ **ACCESSOIRES** *(angl. accessory —).* Nodules isolés du thymus, développés aux dépens de reliquats embryonnaires du canal pharyngo-thymique et situés au voisinage du corps thyroïde.

THYRÉOGÈNE *adj. (angl. thyrogenic).* Qui est d'origine thyroïdienne. SYN. *THYROGÈNE.*

THYRÉOGLOBULINE *s. f. (angl. thyreoglobulin).*

THYRÉOGLOSSE *adj. (angl. thyroglossal).* Qui se rapporte à la thyroïde et à la langue.

THYRÉOLIBÉRINE *s. f. (angl. thyrotropin releasing hormone).* Hormone hypothalamique stimulant la sécrétion hypophysaire de thyréostimuline. Abréviation : TRH (de l'anglais *Thyrotropin Releasing Hormone*), TRF (de l'anglais *Thyrotropin Releasing Factor*).

THYRÉOPRIVE *adj. (angl. thyroprival).* Qui résulte de l'ablation de la glande thyroïde.

THYRÉOSTIMULINE *s. f. (angl. thyroid stimulating hormone).* Hormone sécrétée par le lobe antérieur de l'hypophyse et ayant pour action de stimuler la production des hormones thyroïdiennes. Son taux est régulé par les taux plasmatiques de T_3 et de T_4. Abréviation : TSH. SYN. *HORMONE THYRÉOTROPE, THYROTROPHINE.* ◇ **(TEST À LA)** *(angl. thyrotropin releasing hormone stimulation test).* Comparaison de la fixation thyroïdienne d'iode radioactif avant et après injection de TSH. La fixation s'élève en cas d'insuffisance thyroïdienne d'origine hypophysaire. SYN. *TEST DE QUÉRIDO.*

THYRÉOTOXICOSE *s. f. (angl. thyrotoxicosis).* État pathologique provoqué par une production endogène ou une administration excessive d'hormones thyroïdiennes.

THYRÉOTOXIQUE *adj. (angl. thyrotoxic).* Qui se rapporte à la thyréotoxicose.

THYRÉOTROPE *adj. (angl. thyrotropic).* Qui a une affinité pour la glande thyroïde ou qui exerce une influence sur la glande thyroïde. ◇ **(HORMONE)** *adj.* ☞ *THYRÉOSTIMULINE.*

THYROCALCITONINE *s. f. (angl. thyrocalcitonin).* ☞ *CALCITONINE.*

THYROCYTE *s. m. (angl. thyroid cell).* Cellule thyroïdienne.

THYROÏDE *s. f. (NA. glandula thyroidea). (angl. thyroid).* Glande endocrine située à la partie antérieure et inférieure du cou. Elle est constituée de deux lobes latéraux ovoïdes, réunis par un isthme duquel se détache parfois un lobe intermédiaire ou pyramide de Lalouette. La thyroïde est formée de vésicules remplies d'une matière colloïdale. Elle sécrète les hormones thyroïdiennes : T_3 ou tri-iodothyronine et T_4 ou tétra-iodothyronine. SYN. *GLANDE THYROÏDE, CORPS THYROÏDE.* ◇ **ABERRANTE** *(angl. aberrant —).* ☞ *THYROÏDE ACCESSOIRE.* ◇ **ACCESSOIRE** *(angl. accessory —).* Petite masse glandulaire de même structure que la thyroïde, que l'on peut observer en un point quelconque des territoires dérivés des arcs branchiaux. SYN. *THYROÏDE ABERRANTE.* ⟡ **(CARTILAGE)** *(angl. — cartilage).* ☞ *CARTILAGE THYROÏDE.* ⟡ **LINGUALE** *(angl. lingual —).* Tissu thyroïdien localisé à la base de la langue, entre le trou borgne et l'os hyoïde.

THYROÏDECTOMIE *s. f. (angl. thyroidectomy).* Exérèse chirurgicale d'un ou des deux lobes thyroïdiens. Elle est totale lorsque les deux lobes sont enlevés. On parle plutôt d'hémithyroïdectomie lorsqu'un seul des lobes est enlevé.

THYROÏDIEN *adj. (angl. thyroid).* Qui se rapporte à la glande thyroïde.

THYROÏDISME *s. m. (angl. thyroidism).* Ensemble de troubles dus à l'administration d'extraits thyroïdiens à doses excessives.

THYROÏDITE *s. f. (angl. thyroiditis).* Toute inflammation de la glande thyroïde. ⟡ **AUTO-IMMUNE** *(angl. autoimmune —).* ☞ *HASHIMOTO (MALADIE DE).* ⟡ **CHRONIQUE DE HASHIMOTO** *(angl. Hashimoto's —).* ☞ *HASHIMOTO (MALADIE DE).* ⟡ **PARASITAIRE** *(angl. Chagas' disease —).* Thyroïdite de la trypanosomiase américaine (maladie de Chagas). ⟡ **SUBAIGUË DE DE QUERVAIN** *(angl. De Quervain —).* Thyroïdite associant un syndrome inflammatoire, une tuméfaction douloureuse de la thyroïde et des signes d'hyperthyroïdie. D'origine virale.

THYROTOMIE *s. f. (angl. thyrotomy).* Incision chirurgicale du larynx à travers le cartilage thyroïde.

THYROTOXICOSE *s. f.* ☞ *THYRÉOTOXICOSE.*

THYROXIN BINDING GLOBULIN Abréviation : TBG. ☞ *THYROXINE.*

THYROXINE *s. f. (angl. thyroxine).* Hormone thyroïdienne. Elle augmente la consommation d'oxygène de la plupart des tissus, ainsi que le métabolisme basal et la thermogenèse ; elle est indispensable à la croissance. Dans le sang, la thyroxine existe sous deux formes : libre (forme active) et liée à la TBG (*Thyroid Binding Globulin*). Abréviation : T4. SYN. *TÉTRA-IODOTHYROXINE.*

THYROXINÉMIE *s. f. (angl. thyroxinemia).* Présence de thyroxine dans le sang.

TIABENDAZOLE *s. m. (angl. thiabendazole).* Anthelminthique très actif contre de nombreuses espèces de vers nématodes, en particulier *Strongyloides stercoralis* et *Trichinella spiralis*. N'est plus disponible.

TIBIA *(angl. tibia).* Os formant avec la fibula le squelette de la jambe. *ATLAS ANATOMIQUE DES OS EN ANNEXE.* ⟡ **EN LAME DE SABRE** *(angl. saber-shaped tibia).* Incurvation à convexité antéro-externe avec aplatissement latéral. ⟡ **VARA** Incurvation du tibia à convexité externe. SYN. *BLOUNT (MALADIE DE).*

TIBIAL *adj. (angl. tibial).* Qui se rapporte au tibia.

TIBIALGIE *s. f. (angl. tibialgia).* Douleur tibiale.

TIC *s. m. (angl. tic).* Trouble moteur ou vocal brusque, rapide, répété, intempestif et sans but, conscient mais involontaire. ⟡ **DOULOUREUX DE LA FACE** ☞ *NÉVRALGIE TRIGÉMINALE.*

TICK BITE FEVER Terme anglais, utilisé également en français, synonyme de fièvre par morsure de tiques.

TIMBRE *s. m. (angl. patch).* Pastille adhésive appliquée sur la peau et permettant l'administration percutanée d'une substance, qu'il s'agisse d'un réactif comme la tuberculine ou d'un médicament comme la trinitrine. On utilise souvent l'anglicisme *patch*.

TINNITUS *s. m. (angl. tinnitus).* Acouphènes caractérisés par la perception de bruits anormaux tels que bourdonnements, tintements ou sifflements.

TIQUE *s. f. (angl. tick).* Nom vernaculaire des Ixodidés. La morsure de ces acariens est à l'origine de la transmission, chez l'homme, de diverses affections telles que la maladie de Lyme.

TIRAGE *s. m.* Dépression du creux épigastrique, de la partie supérieure du thorax et du cou pendant l'inspiration forcée, dans les cas d'obstruction des voies respiratoires, croup, œdème de la glotte, etc.

TIROIR (SIGNES DU) Mouvements antéro-postérieurs anormaux imprimés à l'épiphyse tibiale par rapport aux condyles fémoraux, le genou étant fléchi ; ils traduisent une déchirure des ligaments croisés.

TISANE *s. f. (angl. tisane).* Boisson médicinale qui résulte de l'infusion d'une ou de plusieurs substances végétales dans l'eau.

TISSU *s. m. (angl. tissue).* Ensemble de cellules qui ont la même fonction et présentent la même différenciation morphologique. ◇ **ADIPEUX** *(angl. adipose —).* Variété de tissu conjonctif formé de cellules adipeuses. ◇ **ADIPEUX BRUN** *(angl. brown adipose —).* Tissu graisseux présent chez le nouveau-né et certains mammifères hibernants. ◇ **CARTILAGINEUX** *(angl. cartilaginous —).* Tissu conjonctif dont la substance fondamentale contient une substance mucoïde, la cartilagéine, englobant des fibrilles collagènes et dans laquelle baignent les chondrocytes. ◇ **CAVERNEUX** *(angl. cavernous —).* ☞ *TISSU ÉRECTILE.* ◇ **CHROMAFFINE** *(angl. chromaffin —).* Tissu composé principalement de cellules chromaffines, dans la substance médullaire des glandes surrénales. ◇ **CICATRICIEL** *(angl. cicatricial —).* Tissu conjonctif fibreux dont est constituée la cicatrice. ◇ **COMPACT** *(angl. compact —).* Tissu osseux dense qui constitue la couche périphérique continue d'un os. ◇ **CONJONCTIF** *(angl. connective —).* Tissu de soutien et de liaison, dérivé du mésoblaste, formé de fibres conjonctives et élastiques et de cellules (fibroblastes), qui comprend le tissu conjonctif proprement dit, avec ses deux variétés, lâche et dense, et les tissus adipeux, élastique, osseux et cartilagineux. ◇ **DE GRANULATION** *(angl. granulation —).* Tissu conjonctif jeune très vascularisé, qui se forme dans le processus de guérison d'une plaie ou d'un ulcère. ◇ **ÉLASTIQUE** *(angl. elastic —).* Variété de tissu conjonctif constitué principalement de fibres élastiques, parfois disposées en lamelles, que l'on trouve principalement dans la tunique intermédiaire des vaisseaux, les ligaments et les tendons. ◇ **ENDOTHÉLIAL** ☞ *ENDOTHÉLIUM.* ◇ **ÉPISCLÉRAL** *(angl. episcleral —).* Tissu conjonctif lâche situé entre la sclérotique et la conjonctive. ◇ **ÉRECTILE** *(angl. erectile —).* Tissu contenant des espaces veineux en communication directe avec des artères et qui, en se remplissant de sang, met en érection l'organe qui le contient : pénis, bulbe du vagin, aréole, etc. SYN. *TISSU CAVERNEUX.* ◇ **FIBREUX** *(angl. fibrous —).* Tissu conjonctif dense, constitué de fibres collagènes réunies en faisceaux compacts, entrecroisés, qui forme les tendons, les ligaments articulaires, les aponévroses, etc. ◇ **GÉLATINEUX** *(angl. gelatinous —).* ☞ *TISSU MUQUEUX.* ◇ **GLANDULAIRE** *(angl. glandular —).* Tissu épithélial qui constitue le parenchyme d'une glande. ◇ **HÉTÉROLOGUE** *(angl. heterologous —).* Tissu dont la structure diffère de celle des tissus normalement présents dans un organisme. ◇ **HOMOLOGUE** *(angl. homologous —).* Tissu dont la structure et la fonction sont analogues à celles d'un autre tissu du même organisme ou d'un autre organisme. ◇ **INTERSTITIEL** *(angl. interstitial —).* Tissu conjonctif présent entre les éléments cellulaires spécifiques d'un organe, qui constitue le stroma de celui-ci. ◇ **LAMELLEUX** *(angl. lamellar —).* Tissu conjonctif disposé autour d'un organe sous forme de couches ou de membranes minces. Ses cellules constituent un endothélium polygonal continu. ◇ **LARDACÉ** *(angl. lardaceous —).* Tissu infiltré d'amylose. ◇ **LYMPHOÏDE** *(angl. lymphoid —).* Tissu réticulé dont les mailles renferment des lymphocytes et qui constitue l'élément caractéristique des organes lymphoïdes. ◇ **LYMPHOÏDE PRIMAIRE** *(angl. primary lymphoid —).* Nom donné aux organes dans lesquels les lymphocytes effectuent leurs premières étapes de maturation : foie fœtal, moelle osseuse, thymus et, chez les oiseaux, bourse de Fabricius. ◇ **MÉSENCHYMATEUX** *(angl. mesenchymal —).* Tissu embryonnaire non différencié composé de cellules ramifiées au sein d'une substance fondamentale coagulable. ◇ **MUQUEUX** *(angl. mucous —).* Tissu conjonctif constituant la majeure partie du cordon ombilical jeune. SYN. *TISSU GÉLATINEUX.* ◇ **MUSCULAIRE** *(angl. musclar —).* Tissu contractile qui constitue la substance propre du muscle. ◇ **MYÉLOÏDE** *(angl. myeloid —).* Tissu constitutif de la moelle osseuse rouge, au sein duquel sont formés les éléments figurés du sang. ◇ **NERVEUX** *(angl. nerve —)*. Tissu qui constitue la substance propre du système nerveux central et périphérique. ◇ **NODAL** *(angl. nodal —)*. Tissu composé de fibres musculaires et nerveuses, comme celui qui constitue le nœud sinu-atrial du cœur. ◇ **OSSEUX** *(angl. osseous —)*. Variété de tissu conjonctif composé d'une substance molle, l'osséine, et de sels en proportions diverses, et constitué essentiellement par des fibres qui forment avec les sels des lamelles osseuses laissant entre elles des cavités, à l'intérieur desquelles se logent les cellules osseuses ou ostéocytes. ◇ **OSTÉOGÈNE** *(angl. osteogenic —)*. Portion du périoste proche de l'os, qui contribue à la formation du tissu osseux. ◇ **OSTEOÏDE** *(angl. osteoid —)*. Tissu ayant la disposition du tissu osseux, mais non calcifié. ◇ **RÉTICULAIRE** *(angl. reticular —)*. Variété de tissu spongieux des os, à trabécules espacées. ◇ **SCLÉREUX** *(angl. sclerous —)*. Tout tissu conjonctif de consistance ferme, normal ou pathologique. ◇ **SOUS-CUTANÉ** *(angl. subcutaneous —)*. Tissu conjonctif lâche, situé immédiatement au-dessous de la peau. ◇ **SPONGIEUX** *(angl. spongy bone)*. Tissu osseux criblé de larges cavités que séparent des cloisons grêles et contenant de la moelle osseuse. Il constitue la partie centrale des épiphyses des os longs et le corps des os courts. ◇ **SPONGIOÏDE** *(angl. spongioid —)*. Tissu osseux d'aspect spongieux que l'on trouve dans les os des sujets atteints de rachitisme. ◇ **SYMPLASTIQUE** *(angl. symplastic —)*. ☞ *SYNCYTIUM.*

TISSULAIRE *adj. (angl. tissular)*. Qui se rapporte aux tissus organiques.

TNF Abréviation de *Tumor Necrosis Factor* (« facteur nécrosant des tumeurs »). Le TNF est une cytokine qui provoque la nécrose cellulaire. ☞ *ANTI-TNF.*

TNM (classification) *(angl. TNM system)*. Classification internationale, utilisée en cancérologie pour évaluer l'extension tumorale, en fonction de la taille de la tumeur T, de l'envahissement ganglionnaire N (pour *node* en anglais), de la présence de métastases M. Chaque lettre étant suivie d'un coefficient numérique (T_0, T_1, T_2, etc.), le statut métastatique ne pouvant être que M_0 ou M_1. Cette classification est la référence pour la majorité des tumeurs, sauf quelques cas particuliers.

TOBRAMYCINE *s. f. (angl. tobramycin)*. Antibiotique de la famille des aminoglucosides.

TOCOCARDIOGRAPHE *s. m. (angl. tococardiograph)*. Appareil permettant d'enregistrer en même temps, pendant l'accouchement, les battements cardiaques du fœtus et les contractions utérines.

TOCOGRAPHE *s. m. (angl. tocograph)*. Tocodynamomètre enregistreur.

TOCOGRAPHIE *s. f. (angl. tocography)*. Enregistrement de la force de contraction de l'utérus au cours de l'accouchement au moyen du tocographe.

TOCOLYSE *s. f.* Inhibition des contractions utérines.

TOCOLYTIQUE *adj.* Qualifie une substance inhibant les contractions utérines.

TOCOPHÉROL *s. m. (angl. tocopherol)*. ☞ *VITAMINE E.*

TOLBUTAMIDE *s. m. (angl. tolbutamide)*. Sulfamide hypoglycémiant, le premier qui fut mis sur le marché. N'est plus disponible en France.

TOLÉRANCE *s. f. (angl. tolerance)*. Faculté d'un organisme de supporter un médicament ou un toxique. ◇ **CROISÉE** *(angl. crossed —)*. Tolérance à un médicament ou à un poison, résultant de la tolérance déjà acquise à une autre substance. ◇ **IMMUNITAIRE** *(angl. immunological —)*. État d'absence de réponse immunitaire à un antigène donné qui habituellement la déclenche. L'absence de réponse peut s'expliquer par le contact avec l'antigène dans la période d'immaturité immunologique (vie intra-utérine, premiers jours suivant la naissance) ou, chez des individus immunologiquement matures, par l'administration d'une ou de plusieurs doses très élevées de l'antigène, ou de doses très réduites et répétées pendant longtemps.

TOMODENSITOMÉTRIE *s. f. (angl. computerized tomography, scanning).* Technique de radiodiagnostic qui consiste à traiter par ordinateur les informations fournies par les rayons X. Des rayons X collimatés (émis en faisceaux très étroits) et balayant l'organe examiné « en tranches » sont mesurés par des capteurs reliés à un ordinateur qui calcule les différents coefficients d'absorption des tissus et reconstitue des images en coupes fines. La première application de la tomodensitométrie a été l'exploration du crâne et du cerveau, puis cette technique a été étendue au corps entier. Abréviation : TDM. SYN. *SCANOGRAPHIE.*

TOMOGRAPHE *s. m. (angl. tomograph).* Appareil permettant de réaliser des tomographies.

TOMOGRAPHIE *s. f.* **1.** Procédé d'exploration radiologique permettant d'obtenir la radiographie d'une mince couche d'organe à une profondeur voulue, en effaçant les plans sus et sous-jacents. Il se fonde sur le principe d'un mouvement combiné de la source de rayons X et du film, par rapport au malade. **2.** L'image obtenue par ce procédé. ◇ **AXIALE COMPUTÉRISÉE** *(angl. computed —).* Abréviation : TAC. ☞ *TOMODENSITOMÉTRIE.* ◇ **AXIALE INFORMATISÉE** TAI ☞ *TOMODENSITOMÉTRIE.* ◇ **PAR ÉMISSION DE POSITONS** *(angl. PET Scan).* Technique d'exploration radiologique qui se réalise après l'administration d'un radionucléide émetteur de positons et dont la détermination permet de reconstruire des images tridimensionnelles de l'organe étudié. Selon le traceur utilisé, les applications sont variables (dépistage et suivi des tumeurs avec le ^{18}F-FDG par exemple). Abréviation : TEP.

TONICARDIAQUE *s. m. (angl. cardiotonic).* ☞ *CARDIOTONIQUE.*

TONICITÉ *s. f. (angl. tonicity).* État normal de tension d'un tissu ou d'un organe, en particulier des muscles.

TONIQUE *adj.* **1.** Qui se rapporte au tonus musculaire. **2.** Se dit d'une contraction musculaire continue, de convulsions provoquant un état de rigidité. S'oppose à clonique. **3.** Qui stimule et fortifie l'organisme. S'emploie aussi comme substantif.

TONOMÉTRIE *s. f. (angl. tonometry).* Mesure de la pression intraoculaire au moyen d'un tonomètre.

TONSILLAIRE *adj. (angl. tonsillar).* Qui se rapporte à la tonsille.

TONSILLE *s. f.* **1.** Tout organe en forme d'amande. **2.** Plus particulièrement, la tonsille palatine. SYN. *AMYGDALE.* ◇ **CÉRÉBELLEUSE** *(NA. — cerebelli). (angl. tonsilla of cerebellum).* Lobule situé sur la face inférieure de chaque hémisphère cérébelleux. ◇ **INTESTINALE** *(angl. lymphatic node of small intestine).* Ensemble de follicules clos de la muqueuse de l'appendice vermiculaire du cæcum. SYN. *TONSILLE APPENDICULAIRE.* ◇ **LINGUALE** *(NA. — lingualis). (angl. lingual —).* Ensemble de follicules clos lymphoïdes situés à la partie pharyngienne de la face dorsale de la langue. ◇ **PALATINE** *(NA. — palatina). (angl. palatine —).* Organe pair, ovoïde, rougeâtre, d'une longueur de 13 à 18 mm, situé entre les piliers du voile du palais. Elle est composée principalement de tissu lymphoïde recouvert d'une muqueuse, et contient diverses cryptes et de nombreux follicules lymphatiques. ◇ **PHARYNGIENNE** *(NA. — pharyngealis). (angl. pharyngeal —).* Amas de follicules lymphoïdes occupant la paroi supérieure du rhinopharynx. L'hypertrophie de ces follicules constitue les végétations adénoïdes. ◇ **TUBAIRE** *(NA. — tubaria). (angl. tonsilla tubaria).* Masse de tissu lymphoïde qui se trouve à l'extrémité pharyngienne de la trompe auditive.

TONSILLECTOMIE *s. f. (angl. tonsillectomy).* Exérèse chirurgicale d'une ou des deux tonsilles palatines. SYN. *AMYGDALECTOMIE.*

TONSILLITE *s. f. (angl. tonsillitis).* Inflammation des tonsilles. SYN. *AMYGDALITE.*

TONSILLOTOMIE *s. f. (angl. tonsillotomy).* Exérèse chirurgicale partielle d'une tonsille palatine. Peut être uni- ou bilatérale. SYN. *AMYGDALOTOMIE.*

TONUS MUSCULAIRE *(angl. muscular tonus).* État de tension, légère mais permanente, des muscles au repos, disparaissant en cas de dénervation musculaire.

TOPHACÉ *adj. (angl. tophaceous).* Qui se rapporte au tophus, qui en possède les caractères.

TOPHUS *s. m. (angl. tophus).* Concrétion uratique observée dans le tissu sous-cutané des goutteux, due à une altération métabolique des bases puriques.

TOPIQUE *adj.* Se dit d'un médicament pour usage externe, qui agit localement, à l'endroit où il est appliqué. S'emploie aussi comme substantif.

TORPEUR *s. f. (angl. torpor).* État d'engourdissement général, physique et psychique. ◇ **RÉTINIENNE** *(angl. — retinae).* Trouble de l'adaptation visuelle se manifestant surtout lors du passage du regard d'un objet éclairé à un objet sombre.

TORPIDE *adj. (angl. torpid).* Se dit d'une lésion ou d'une affection qui évoluent très lentement, sans tendance manifeste vers l'amélioration ou vers l'aggravation.

TORSADE DE POINTE *(angl. torsade de pointe).* Forme de fibrillation ventriculaire caractérisée sur le tracé électrocardiographique par des complexes QRS dont l'axe change progressivement, de sorte que, dans certaines dérivations, le complexe ventriculaire semble s'enrouler autour de la ligne isoélectrique. Elle se traduit cliniquement par des syncopes brutales à répétition, aux conséquences parfois très sévères.

TORSION *s. f. (angl. torsion).* Mouvement conjugué des yeux autour de l'axe antéropostérieur du globe oculaire. ◇ **DU CORDON SPERMATIQUE** *(angl. — of spermatic cord).* Accident douloureux aigu produit par l'enroulement du cordon spermatique sur lui-même, qui entraîne à brève échéance une ischémie puis la nécrose testiculaire. Sa résolution est chirurgicale d'urgence. ◇ **TESTICULAIRE** SYN. (couramment utilisé, bien qu'impropre) *TORSION DU CORDON SPERMATIQUE.*

TORTICOLIS *s. m. (angl. torticollis).* Torsion du cou avec inclinaison de la tête, s'accompagnant de douleurs musculaires. ◇ **CONGÉNITAL** *(angl. congenital —).* Torticolis permanent dû à la rétraction congénitale ou à une lésion du muscle sterno-cléido-mastoïdien au cours de l'accouchement. ◇ **SPASMODIQUE** *(angl. spasmodic —).* Dystonie focale entraînant une contraction des muscles cervicaux, qui imprime à la tête des mouvements d'inclinaison latérale avec rotation s'effectuant de manière lente ou par saccades explosives.

TOUCHER *s. m. (angl. touch).* Méthode d'exploration d'une cavité naturelle (rectum ou vagin) à l'aide d'un ou de plusieurs doigts.

TOURNIOLE *s. f. (angl. runaround).* Panaris superficiel périunguéal.

TOUX *s. f. (angl. cough).* Expulsion brusque, bruyante, plus ou moins répétée, de l'air contenu dans les poumons, afin de chasser des voies respiratoires toute substance irritante. ◇ **ABOYANTE** *(angl. barking —).* Toux forte et retentissante, comparable à l'aboiement d'un chien. ◇ **ÉMÉTISANTE** *(angl. Morton's —).* Accès de toux suivis de vomissements, survenant après les repas chez les tuberculeux. SYN. *TOUX DE MORTON.* ◇ **FÉRINE** Toux opiniâtre, sèche, rauque et bruyante. ◇ **GRASSE** *(angl. productive —).* Toux accompagnée d'expectorations. SYN. *TOUX PRODUCTIVE.* ◇ **IMPRODUCTIVE** ☞ *TOUX SÈCHE.* ◇ **POSTPRANDIALE** *(angl. postprandial —).* Toux apparaissant après les repas sous l'effet des stimuli de la déglutition. ◇ **PRODUCTIVE** ☞ *TOUX GRASSE.* ◇ **SÈCHE** *(angl. dry —).* Toux qui n'est pas accompagnée d'expectoration. SYN. *TOUX IMPRODUCTIVE.*

TOXÉMIE *s. f. (angl. toxemia).* Présence de toxines en quantité excessive dans le sang. ◇ **GRAVIDIQUE** *(angl. gestational toxicosis).* Néphropathie survenant dans les trois derniers mois de la grossesse, à manifestations vasculaires et rénales : albuminurie, œdèmes, hypertension artérielle. Elle est due à une ischémie placentaire et peut aboutir à la crise d'éclampsie. SYN. *NÉPHROPATHIE GRAVIDIQUE.*

TOXI-INFECTION *s. f.* Intoxication produite par des toxines bactériennes au cours d'une infection.

TOXICITÉ *s. f. (angl. toxicity).* Propriété d'une substance qui peut empoisonner un organisme vivant. Elle s'exprime généralement par la dose nécessaire pour tuer 50 % d'une population expérimentale.

TOXICODERMIE *s. f. (angl. drug eruption).* Toute dermatose d'origine toxique, en particulier d'origine médicamenteuse. SYN. *TOXIDERMIE.*

TOXICOLOGIE *s. f. (angl. toxicology).* Étude scientifique des poisons et des toxiques, en particulier de leur action, de leur mise en évidence dans l'organisme et du traitement des états morbides qu'ils provoquent.

TOXICOLOGISTE *s. m.* ☞ *TOXICOLOGUE.*

TOXICOLOGUE *s. m. (angl. toxicologist).* Spécialiste en toxicologie.

TOXICOMANE *adj. (angl. toxicomaniac).* Qui présente une toxicomanie.

TOXICOMANIE *s. f. (angl. drug addiction).* Intoxication périodique ou chronique engendrée par la consommation répétée d'une drogue. Elle s'accompagne d'un désir invincible ou d'un besoin de continuer à consommer cette drogue et de se la procurer par tous les moyens, avec tendance à augmenter les doses et dépendance psychique et souvent aussi physique à l'égard des effets de la drogue.

TOXICOSE *s. f. (angl. toxicosis, poisoning).* Intoxication par des substances nocives produites dans l'organisme. SYN. *INTOXICATION ENDOGÈNE.* ~ **ALIMENTAIRE** *(angl. food poisoning).* Intoxication due à des produits toxiques formés dans le tube digestif, provenant d'aliments avariés.

TOXIDERMIE *s. f. (angl. toxidermia).* ☞ *TOXICODERMIE.*

TOXINE *s. f. (angl. toxin).* Terme générique désignant les substances productrices d'effets toxiques, en particulier les substances protéiques d'origine animale, végétale ou bactérienne, dont les caractères généraux les plus importants sont de produire des effets toxiques et d'être antigéniques. ~ **ANIMALE** *(angl. animal —).* Substance toxique d'origine animale, comme le venin des serpents. SYN. *ZOOTOXINE.* ~ **BACTÉRIENNE** *(angl. bacterial —).* Toxine élaborée par des bactéries. Classiquement, on distingue les endotoxines et les exotoxines. ~ **BOTULINIQUE** *(angl. botulinum —).* Chacune des sept toxines (A, B, C, D, E, F, G) produites par *Clostridium botulinum.* La toxine botulinique est utilisée dans le traitement de certains spasmes musculaires. ☞ *BOTULISME.* ~ **DIPHTÉRIQUE** *(angl. diphteria —).* Exotoxine protéique produite par *Corynebacterium diphteriae.* ~ **ÉRYTHROGÈNE** *(angl. erythrogenic —).* Toxine isolée de cultures de *Streptococcus pyogenes*, responsable de l'exanthème de la scarlatine et de la réaction érythémateuse de la réaction de Dick. ~ **EXTRACELLULAIRE** *(angl. extracellular —).* ☞ *EXOTOXINE.* ~ **INTRACELLULAIRE** *(angl. intracellular —).* ☞ *ENDOTOXINE.* ~ **TÉTANIQUE** *(angl. tetanus —).* Exotoxine produite par *Clostridium tetani*, qui comprend une neurotoxine (tétanospasmine) et une hémolysine (tétanolysine). C'est la tétanospasmine qui est impliquée dans le tétanos. ~ **VÉGÉTALE** *(angl. plant —).* ☞ *PHYTOTOXINE.*

TOXINIQUE *adj.* **1.** Qui se rapporte aux toxines. **2.** Qui est provoqué par des toxines.

TOXIQUE *adj.* **1.** Qui contient un poison. **2.** Qui produit une intoxication dans l'organisme. S'emploie aussi comme substantif. ~ **HÉMOLYTIQUE** *(angl. hemolytic —).* Toute substance qui provoque une hémolyse anormale. Il peut s'agir d'agents chimiques, végétaux ou animaux.

TOXOPLASMA Parasite intracellulaire de divers animaux, et agent responsable de la toxoplasmose (*Toxoplasma gondii*).

TOXOPLASMOSE *s. f. (angl. toxoplasmosis).* Maladie aiguë ou chronique de l'homme et de diverses espèces animales, due à *Toxoplasma gondii.* Chez la plupart des individus, la toxoplasmose évolue sous une forme infraclinique, bien qu'elle puisse dans certains cas être grave et même mortelle, en particulier chez les sujets immunodéprimés et chez la femme enceinte non immunisée. L'infection peut être provoquée par l'ingestion d'aliments contenant des kystes parasitaires, ou directement par l'ingestion d'oocystes présents dans la poussière ou le sol contaminés par les déjections de chats infectés. ~ **CONGÉNITALE** *(angl. congenital —).* Toxoplasmose transmise par voie transplacentaire chez une femme enceinte non immunisée, susceptible d'entraîner des malformations fœtales (chorio-rétinite, calcifications cérébrales, microcéphalie et retard psychomoteur) ou un avortement.

TP *(angl. PT).* Abréviation de taux de prothrombine.

TPHA Réaction sérologique presque spécifique de la syphilis. Abréviation du terme anglais *Treponema Pallidum Hemagglutination Assay.*

TPI Abréviation du terme anglais *Treponema Pallidum Immobilisation (test).* ☞ *NELSON (TEST DE).*

TR Abréviation de toucher rectal.

TRABÉCULE *s. f. (angl. trabecula).* Petite travée qui forme, en s'anastomosant avec d'autres travées du même type, un tissu réticulé.

TRACEUR *s. m. (angl. tracer).* Atome ou molécule qui, introduit dans l'organisme ou dans une substance, peut être identifié en très faible quantité grâce à une propriété physique particulière (radioactivité, fluorescence). Les traceurs sont utilisés pour des explorations fonctionnelles. SYN. *MARQUEUR.*

TRACHÉAL *adj. (angl. tracheal).* Qui concerne la trachée.

TRACHÉALGIE *s. f. (angl. trachealgia).* Douleur au niveau de la trachée.

TRACHÉE *s. f. (NA. trachea). (angl. trachea).* Conduit cylindrique, cartilagineux et membraneux, situé à la partie antérieure et inférieure du cou et à la partie supérieure du thorax. Il fait suite au larynx et se divise à sa partie inférieure en deux bronches-souches.

TRACHÉITE *s. f. (angl. tracheitis).* Inflammation de la trachée.

TRACHELHÉMATOME *s. m. (angl. trachelematoma).* Hématome du cou constitué parfois dans la gaine du muscle sterno-cléido-mastoïdien chez le nouveau-né, à la suite d'un traumatisme musculaire au cours de l'accouchement.

TRACHÉLISME *s. m. (angl. trachelism).* Contractions spasmodiques des muscles du cou, qui peuvent se produire dans certaines crises d'épilepsie, provoquant une gêne respiratoire et circulatoire.

TRACHÉLOPLASTIE *s. f. (angl. trachelo-plasty).* Intervention de chirurgie plastique portant sur le col utérin.

TRACHÉOBRONCHITE *s. f. (angl. tracheobronchitis).* Inflammation simultanée de la trachée et des bronches.

TRACHÉOMALACIE *s. f. (angl. tracheomalacia).* Ramollissement de la trachée par dégénérescence adipeuse de ses cartilages.

TRACHÉOPLASTIE *s. f. (angl. tracheoplasty).* Chirurgie plastique de la trachée.

TRACHÉORRAPHIE *s. f. (angl. tracheorrhaphy).* Suture chirurgicale de la trachée.

TRACHÉOSCOPIE *s. f. (angl. tracheoscopy).* Endoscopie de la trachée.

TRACHÉOSTÉNOSE *s. f. (angl. tracheostenosis).* Rétrécissement de la trachée.

TRACHÉOSTOMIE *s. f. (angl. tracheostomy).* Abouchement définitif de la trachée à la peau cervicale, réalisée chirurgicalement après l'exérèse complète du larynx (laryngectomie totale), le plus souvent pour cause carcinologique.

TRACHÉOTOMIE *s. f. (angl. tracheotomy).* Incision de la paroi antérieure de la trachée, pour parer à une asphyxie par obstruction du conduit et permettre l'introduction d'une canule dans la trachée, ou comme premier temps d'une trachéoscopie.

TRACHOME *s. m. (angl. trachoma).* Kératoconjonctivite contagieuse à évolution chronique, due à une petite bactérie transmise par les mouches et les objets de toilette, *Chlamydia trachomatis.* Elle peut aboutir à la cécité. Le trachome est endémique dans certaines régions d'Afrique et d'Asie (notamment en Égypte). ◇ **FOLLICULAIRE** *(angl. granular —).* Forme de trachome dans laquelle les follicules conjonctivaux présentent un aspect granuleux.

TRACTUS *s. m.* **1.** Cordon ou faisceau de fibres, nerveuses ou musculaires. **2.** Ensemble de conduits et de viscères creux appartenant à un système anatomo-physiologique. EX. *tractus digestif.* ◇ **CORTICOSPINAL** *(NA. tractus corticospi-*

nalis). (angl. corticospinal tract). Faisceau de fibres issu du gyrus frontal ascendant, qui traverse la capsule interne, le pied du pédoncule cérébral, le pont, le bulbe où il décusse, et qui se termine au niveau de la corne antérieure de la moelle. C'est le faisceau de la motricité volontaire. ◇ **DIGESTIF** *(angl. digestive apparatus).* ☞ *TUBE DIGESTIF.* ◇ **DORSOLATÉRAL** *(NA. tractus dorsolateralis). (angl. dorsolateral tract).* Groupe de fibres nerveuses du cordon médullaire latéral comportant les fibres de la douleur et de la température. ◇ **HABENULO-INTERPÉDONCULAIRE** *(NA. tractus habenulo-interpedoncularis). (angl. habenulointerpedoncular tract).* Petit faisceau de fibres nerveuses qui va de l'habenula au noyau interpédonculaire. ◇ **ILIOTIBIAL** *(NA. tractus iliotibialis). (angl. iliotibial tract).* Portion antérieure épaissie du fascia glutéal, qui se détache de la crête iliaque, recouvre la partie antérieure du muscle moyen fessier, passe en dehors du grand trochanter et se confond en bas avec le fascia lata. ◇ **INTERMEDIOLATERALIS** ☞ *COLONNE INTERMÉDIOLATÉRALE.* ◇ **OLFACTIF** *(NA. tractus olfactorius). (angl. olfactory tract).* Cordon blanc qui unit le bulbe olfactif au trigone olfactif. ◇ **OLIVOSPINAL** *(NA. tractus olivospinalis). (angl. olivospinal tract).* Petit groupe triangulaire de fibres descendantes du faisceau latéral de la moelle, qui commence à proximité du noyau olivaire et passe dans la moelle cervicale. ◇ **OPTIQUE** *(NA. tractus opticus). (angl. optic tract).* Portion du nerf optique en arrière du chiasma optique. SYN. *BANDELETTE OPTIQUE.* ◇ **SOLITAIRE** *(NA. tractus solitarius). (angl. solitary bundle).* Fibres viscérales afférentes des VII, IX et X nerfs crâniens. ◇ **SPINOTHALAMIQUE** *(NA. tractus spinothalamicus). (angl. spinothalamic tract).* Fibres ascendantes s'étendant de la moelle épinière au thalamus, et qui transmettent les sensations tactiles, thermiques et douloureuses. ◇ **TECTOSPINAL** *(NA. tractus tectospinalis). (angl. tectospinal tract).* Faisceau issu du toit du colliculus et qui descend jusqu'à la moelle cervicale. ◇ **UROGÉNITAL** *(angl. uro-genital system).* Ensemble des voies urinaires et génitales. ◇ **UVÉAL** *(angl. uveal tract).* Tunique vasculaire de l'œil, comprenant l'iris, le corps ciliaire et la choroïde. SYN. *UVÉE.*

TRAGUS *s. m. (NA. tragus). (angl. tragus).* Éminence cartilagineuse du pavillon de l'oreille, située en avant de l'orifice du méat acoustique externe.

TRAIT *s. m.* **1.** Toute caractéristique génétiquement déterminée. **2.** Caractère récessif dans la forme hétérozygote d'une affection génétique.

TRAITEMENT *s. m. (angl. treatment).* Ensemble des moyens hygiéniques, pharmacologiques, chirurgicaux et psychiques employés pour guérir ou atténuer une maladie. ☞ *THÉRAPEUTIQUE.* ◇ **CHIRURGICAL** *(angl. surgical —).* Traitement qui utilise les moyens chirurgicaux. ◇ **CONSERVATEUR** *(angl. conservative —).* Traitement qui vise à maintenir les fonctions physiologiques dans un état satisfaisant, lorsqu'il n'est pas absolument indispensable ou qu'il n'est plus possible de s'attaquer aux causes mêmes du mal. ◇ **CURATIF** *(angl. curative —).* Traitement qui guérit radicalement une maladie. ◇ **PALLIATIF** *(angl. palliative —).* Traitement qui, faute de pouvoir combattre la cause même d'une maladie, vise à en atténuer les symptômes. ◇ **PRÉ-SAISONNIER** *(angl. preventive —).* Traitement prophylactique par extrait de pollen avant l'apparition du rhume des foins. ◇ **PRÉVENTIF** *(angl. preventive —).* Traitement qui a pour objet principal d'empêcher l'apparition de la maladie. ◇ **PROPHYLACTIQUE** *(angl. prophylactic —).* ☞ *TRAITEMENT PRÉVENTIF.* ◇ **SPÉCIFIQUE** *(angl. specific —).* Traitement curatif spécialement adapté à une maladie déterminée. ◇ **SYMPTOMATIQUE** *(angl. symptomatic —).* Traitement qui vise à supprimer les symptômes et non leurs causes (par exemple le traitement d'une douleur).

TRANCHÉES *s. f. pl. (angl. tormina).* Violentes coliques. ◇ **(FIÈVRE DES)** *(angl. trench fever).* ☞ *FIÈVRE DES TRANCHÉES.* ◇ **UTÉRINES** *(angl. after pains).* Contractions douloureuses après l'accouchement.

TRANQUILLISANT *s. m. (angl. tranquillizer).* Nom générique des médicaments psychotropes qui possèdent un effet anxiolytique et calmant. Ce groupe comprend les neuroleptiques et les anxiolytiques.

◇ **MAJEUR** *(angl. major —)*. SYN. (désuet de) *NEUROLEPTIQUE.*

TRANSAMINASE *s. f. (angl. transaminase).* Enzyme dont les plus importantes sont l'alanine-aminotransférase (ALAT), appelée également glutamate-pyruvate-transaminase (GPT), et l'aspartate-aminotransférase (ASAT), ou glutamate-oxaloacétate-transaminase (GOT). SYN. *AMINOTRANSFÉRASE.* ◇ glutamo-oxaloacétique *(angl. glutamic oxalo-acetic —).* Enzyme normalement présente dans les tissus, que l'on trouve aussi dans le sérum sanguin à la suite de lésions tissulaires, et qui augmente en cas d'infarctus du myocarde et de lésion des cellules hépatiques. Abréviation : GOT. L'appellation aspartate-aminotransférase ou ASAT fait désormais référence. ◇ glutamopyruvique *(angl. glutamic-pyruvic —).* Enzyme normalement présente dans l'organisme, et qui augmente en cas de lésion aiguë des cellules hépatiques. Abréviation : GPT. On préfère désormais l'appellation alanine-aminotransférase ou ALAT.

TRANSCRIPTASE *s. f. (angl. transcriptase).* ARN polymérase ADN-dépendante, enzyme qui catalyse la synthèse de l'ARN à partir de ribonucléosides triphosphatés et qui utilise l'ADN comme matrice. ◇ **INVERSE** *(angl. reverse —).* ADN polymérase ARN-dépendante, enzyme que possèdent certains virus (famille des *Retroviridae*) permettant au virus du sida et à certains virus cancérigènes de s'intégrer dans le génome de la cellule parasitée. SYN. *POLYMÉRASE H, TRANSCRIPTASE REVERSE.*

TRANSCRIPTION *s. f. (angl. transcription).* Synthèse d'ARN messager (ou d'ARN de transfert ou d'ARN ribosomique), à partir de la matrice de l'ADN complémentaire.

TRANSCRIT *s. m. (angl. transcript).* ARN produit par la transcription d'un gène.

TRANSDUCTION *s. f.* **1.** Transfert d'informations génétiques d'une bactérie à une autre par l'intermédiaire d'un bactériophage. **2.** Transformation d'une forme d'énergie en une autre au niveau d'un récepteur sensoriel.

TRANSFECTION *s. f. (angl. transfection).* Introduction artificielle d'un fragment d'acide nucléique dans une cellule animale ou bactérienne.

TRANSFERRINE *s. f. (angl. transferrin).* β-globuline présente dans le plasma sanguin, qui fixe le fer et le transporte jusqu'à la moelle osseuse. SYN. *SIDÉROPHILINE.*

TRANSFERT *s. m. (angl. transference).* Dans la cure psychanalytique, processus par lequel un sujet reporte sur l'analyste les sentiments d'affection ou d'hostilité qu'il éprouvait, dans l'enfance, pour ses parents ou ses proches. ◇ **GÉNÉTIQUE** *(angl. transduction).* Incorporation de déterminants génétiques au génome ou au chromosome d'une cellule bactérienne (réceptrice) à partir d'un fragment d'ADN provenant d'une autre cellule (donatrice). ◇ **NORTHERN** *(angl. northern blot).* Méthode d'analyse des ARN par électrophorèse suivie de transfert et d'hybridation sur filtre.

TRANSFIXIANT *adj. (angl. transfixing).* Qui traverse de part en part. EX. *plaie transfixiante.*

TRANSFUSEUR *s. m. (angl. transfuser).* Appareil servant à la transfusion directe du sang du donneur au receveur.

TRANSFUSION *s. f.* **1.** Injection intraveineuse de sang, frais ou conservé. **2.** Par extension, injection d'un constituant du sang ou d'un succédané du sang. ◇ **DIRECTE** *(angl. direct —).* Transfusion de sang d'un donneur à un receveur, directement. SYN. *TRANSFUSION IMMÉDIATE.* ◇ **INDIRECTE** *(angl. indirect —).* Transfusion de sang d'un sujet à un autre, le sang ayant été conservé après avoir été prélevé sur le donneur. SYN. *TRANSFUSION MÉDIATE.* ◇ **INTRA-UTÉRINE** *(angl. intrauterine —).* Transfusion de sang effectuée dans le fœtus avant la naissance, dans le traitement de l'érythroblastose fœtale. ◇ **INTRAMÉDULLAIRE** *(angl. intramedullar —).* Transfusion de sang dans la moelle osseuse. Technique exceptionnelle.

TRANSGÉNIQUE *adj. (angl. transgenic).* Qualifie un organisme vivant issu d'un ovocyte fécondé dans lequel a été transférée une séquence d'ADN exogène cloné, et qui a donc incorporé cette séquence dans son propre génome.

TRANSILLUMINATION *s. f. (angl. transillumination).* Illumination par transparence d'une cavité, notamment des sinus de la face.

TRANSIT *s. m. (angl. transit).* Passage des aliments à travers les voies digestives. ◇ **BARYTÉ** *(angl. barium contrast X-ray).* Examen radiologique du tube digestif après absorption d'un produit de contraste (bouillie barytée). ◇ **GASTRODUODÉNAL** *(angl. gastroduodenal contrast X-ray).* Terme désignant l'examen radiologique de l'estomac et du duodénum après absorption d'un produit de contraste. ◇ **PHARYNGO-OESOPHAGIEN** Examen radiologique dynamique consistant à faire avaler au patient un produit radio-opaque et examiner en radiographie de profil et/ou de face le trajet du produit de la cavité buccale jusqu'à l'oesophage. SYN. *RADIOCINÉMA DE LA DÉGLUTITION.*

TRANSLOCATION *s. f. (angl. translocation).* En génétique, aberration chromosomique due à l'échange d'un segment chromosomique avec un autre. Elle est à l'origine d'un nouveau gène dit de fusion. ◇ **ROBERTSONNIENNE** *(angl. robertsonian —).* Constitution d'un chromosome unique par fusion des deux bras longs des deux chromosomes acrocentriques.

TRANSMISSIBLE *adj. (angl. transmissible).* Qui peut être transmis d'un individu à un autre. Se dit notamment d'une maladie infectieuse.

TRANSMISSION *s. f.* **1.** Passage d'une maladie (le plus souvent infectieuse) d'un individu à un autre. **2.** Communication des caractères héréditaires à la descendance.

TRANSMURAL *adj. (angl. transmural).* Se dit d'une lésion qui intéresse le myocarde dans toute son épaisseur.

TRANSPÉRITONÉAL *adj. (angl. transperitoneal).* Qui traverse le péritoine.

TRANSPIRATION *s. f.* **1.** Excrétion de la sueur produite par les glandes sudoripares. **2.** La sueur éliminée par ce processus.

TRANSPLANT *s. m. (angl. transplant).* Nom donné à l'organe greffé au cours d'une transplantation.

TRANSPLANTATION *s. f. (angl. transplantation, graft).* Greffe d'un organe d'un individu à un autre, avec rétablissement de la continuité vasculaire. ◇ **ALLOGÉNIQUE** *(angl. allogenic graft).* Utilisation d'un transplant provenant de la même espèce. ◇ **AUTOLOGUE** *(angl. autologous graft).* Auto-transplant. ◇ **HÉTÉROLOGUE** *(angl. xenograft).* Utilisation d'un transplant provenant d'une espèce différente. ◇ **HOMOLOGUE** ☞ *TRANSPLANTATION ALLOGÉNIQUE.* ◇ **ISOLOGUE** *(angl. isologous graft).* Utilisation d'un transplant de même formule génétique. ◇ **XÉNOGÉNIQUE** ☞ *TRANSPLANTATION HÉTÉROLOGUE.*

TRANSPORTS (MAL DES) *(angl. motion sickness).* Malaise général dû à l'excitation labyrinthique au cours d'un transport par véhicule. SYN. *NAUPATHIE.*

TRANSPOSITION *s. f.* ◇ **ARTÉRIELLE** *(angl. — of great vessels).* Malformation vasculaire congénitale, l'aorte naissant du ventricule droit et l'artère pulmonaire du ventricule gauche, associée à une communication interatriale, interventriculaire ou à une persistance du canal artériel. Cliniquement, maladie bleue sévère. SYN. *TRANSPOSITION DES GROS VAISSEAUX.* ◇ **VISCÉRALE** ☞ *SITUS INVERSUS.*

TRANSSEXUALISME *s. m. (angl. transsexualism).* Conviction profonde et durable d'appartenir au sexe opposé à celui de son anatomie avec sentiment d'inadéquation quant à son sexe et la recherche d'une transition sociale et parfois médicale de changement de sexe.

TRANSSUDAT *s. m. (angl. transudate).* Liquide qui a traversé mécaniquement une membrane, sans phénomènes inflammatoires. ☞ *EXSUDAT.*

TRAPÈZE **1.** *(angl. trapezium bone).* Os de la seconde rangée du carpe. *ATLAS ANATOMIQUE DES OS EN ANNEXE.* **2.** *(angl. trapezius muscle).* Muscle de la région postérieure du cou et du tronc : releveur de l'épaule ; rotateur de la tête. *ATLAS ANATOMIQUE DES MUSCLES EN ANNEXE.*

TRAPÉZOÏDE **1.** *adj.* Qui ressemble à un trapèze. **2.** *(angl. — bone).* Os de la deuxième rangée du carpe. *ATLAS ANATOMIQUE DES OS EN ANNEXE.*

TRAPPAGE *s. m. (angl. trapping).* Phénomène consistant en la rétention de gaz inspiré, dans un territoire broncho-pulmonaire pathologique, au cours de l'expiration. ◇ **PULMONAIRE EXPIRATOIRE** Absence d'obscurcissement radiologique d'un ou des deux champs pulmonaires lors de l'expiration, permettant d'affirmer l'existence d'une bronchopathie obstructive.

TRAUMA *s. m. (angl. trauma).* Lésion produite sur un territoire limité de l'organisme par une action violente extérieure. ☞ *TRAUMATISME.*

TRAUMATIQUE *adj. (angl. traumatic).* Qui se rapporte à un trauma ou à un traumatisme.

TRAUMATISÉ *adj. (angl. injured).* Qui a subi un traumatisme. S'emploie aussi comme substantif.

TRAUMATISME *s. m. (angl. traumatism).* Ensemble des manifestations locales et générales provoquées par une action violente sur l'organisme. On parle aussi de traumatisme lors d'agression psychique brutale. À ne pas confondre avec trauma, qui ne désigne que la lésion physique locale. ◇ **PSYCHIQUE** *(angl. psychic trauma).* Événement ou expérience de grand impact affectif vécu par un sujet et produisant différents troubles psychopathologiques durables.

TRAVAIL *s. m. (angl. labor).* Ensemble des phénomènes physiologiques constituant les deux premières périodes de l'accouchement, avec pour la première, effacement et dilatation du col utérin, et pour la deuxième, sortie du fœtus.

TRÉMATODES *(angl. Trematoda).* Ordre de vers appartenant à la classe des *Plathelminthes.* Ce sont des vers plats, non segmentés, de forme foliacée. Ils possèdent des ventouses plus ou moins développées. Cet ordre comprend des vers parasites importants en pathologie humaine : les douves et les schistosomes.

TREMBLEMENTS *s. m. pl. (angl. tremor).* Mouvements involontaires alternants, agonistes-antagonistes, d'amplitude assez faible, de rythme peu variable, susceptibles d'être influencés dans leur intensité et dans leur rythme par l'activité volontaire et par l'émotion.

TRÉMULATION *s. f. (angl. tremulousness).* État caractérisé par la présence de tremblements fins et rapides.

TRÉPAN *s. m. (angl. trephine).* Instrument chirurgical en forme de vilebrequin, pour percer des trous dans les os, en particulier dans les os du crâne.

TRÉPANATION *s. f. (angl. trepanation ; trephination).* Opération qui consiste à pratiquer une ouverture dans un os, notamment un os du crâne, pour évacuer un hématome extra-dural.

TRÉPIDATION *s. f. (angl. trepidation).* Tremblement pathologique à secousses marquées et rapides.

TRÉPIED MÉNINGITIQUE Ensemble des trois signes principaux du syndrome méningé, à savoir céphalées, vomissements, constipation.

TREPONEMA Genre de bactéries de la famille des *Spirochetaceae.* Ce sont des bactéries de forme spiralée ; parasites des muqueuses orale et génitale de l'homme et des animaux. Plusieurs espèces sont pathogènes dont *T. pallidum ssp pallidum* responsable de la syphilis. ◇ ***CARATEUM*** Agent responsable de la pinta ou caraté. ◇ ***PALLIDUM SSP PALLIDUM*** Agent responsable de la syphilis. Nom vernaculaire : tréponème pâle. ◇ ***PALLIDUM SSP PERTENUE*** Agent responsable du pian ou frambœsia. ◇ ***VINCENTI*** Agent responsable, en association avec des bacilles fusiformes, de l'angine fusospirillaire ou angine de Vincent.

TRÉPONÉMATOSE *s. f. (angl. treponematosis).* Toute maladie causée par des tréponèmes : syphilis, pian, etc.

TRÉPONÈME *s. m. (angl. treponema).* Micro-organisme appartenant au genre *Treponema.*

TRÉPONÉMICIDE *adj. (angl. treponemicide).* Qui peut détruire les tréponèmes. S'emploie aussi comme substantif.

TRÉTINOÏNE *s. f. (angl. tretinoin).* Dérivé oxydé de la vitamine A. Agent kératolytique et anti-inflammatoire cutané, utilisé en dermatologie sous forme locale. Par voie orale, c'est un médicament qui induit la différenciation et inhibe la prolifération des cellules blastiques de la leucémie aiguë promyélocytaire. SYN. *ACIDE RÉTINOÏQUE.*

TRF Abréviation de l'anglais *Thyrotropin Releasing Factor* ou *Hormone* (TRH). Hormone hypothalamique responsable de la sécrétion de la TSH par l'antéhypophyse. SYN. *TRH.*

TRIADE *s. f. (angl. triad).* Groupe de trois éléments, signes, symptômes, etc.

TRIAMCINOLONE *s. f. (angl. triamcinolone).* Stéroïde synthétique à forte activité glucocorticoïde et anti-inflammatoire, et à activité minéralocorticoïde faible.

TRIAMTÉRÈNE *s. m. (angl. triamterene).* Diurétique aux propriétés et aux indications similaires à celles de la spironolactone.

TRICEPS *s. m.* Qui a trois chefs. ◇ **(MUSCLE)** *(angl. triceps muscle).* Muscle de la région postérieure du bras, extenseur de l'avant-bras. *ATLAS ANATOMIQUE DES MUSCLES EN ANNEXE.*

TRICHIASIS *s. m. (angl. trichiasis).* Déviation des cils vers le globe oculaire, entretenant une irritation chronique de la conjonctive oculaire et de la cornée.

TRICHINE *s. f. (angl. trichina).* ☞ *TRICHINOSE.*

TRICHINOSE *s. f. (angl. trichinosis).* Maladie parasitaire due à l'infestation de l'organisme par des larves de *Trichinella spiralis*, consécutive à l'ingestion de viande de porc insuffisamment cuite contenant des kystes de trichines. La maladie est grave et de symptomatologie peu caractéristique. SYN. *TRICHINELLOSE.*

TRICHOBÉZOARD *s. m. (angl. trichobezoar).* Corps étranger gastrique ou intestinal, formé de cheveux agglomérés avec du mucus.

TRICHOCÉPHALE *s. m. (angl. trichocephalus).* ☞ *TRICHOCÉPHALOSE.*

TRICHOCÉPHALOSE *s. f. (angl. trichocephaliasis).* Affection parasitaire due à la présence dans l'intestin de trichocéphales (*Trichuris trichiura*). Des symptômes cliniques (diarrhée, douleurs abdominales, etc.) n'apparaissent qu'en cas d'infection massive.

TRICHOCLASIE *s. f. (angl. trichossexis nodosa).* Cassure des cheveux due à leur fragilité anormale.

TRICHOMONACIDE *adj. (angl. trichomonacidal).* Qui détruit les *Trichomonas.* S'emploie aussi comme substantif.

TRICHOMONAS Genre de protozoaires flagellés. On les trouve dans les muqueuses digestives ou génitales et ils se transmettent directement, sans vecteur intermédiaire. Deux espèces ont été isolées chez l'homme : *T. intestinalis*, parasite de la muqueuse intestinale, qui peut provoquer des diarrhées en cas d'infection massive, et *T. vaginalis*, parasite des voies urinaires et de la muqueuse génitale, qui peut être responsable d'urétrites et de vaginites.

TRICHOMONASE *s. f. (angl. trichomoniasis).* Infection par *Trichomonas intestinalis* ou *Trichomonas vaginalis.* SYN. *TRICHOMONOSE.*

TRICHOMYCOSE *s. f. (angl. trichomycosis).* Affection mycosique de la tige des poils. ◇ **AXILLAIRE** *(angl. — axillaris).* Affection des poils axillaires, caractérisée par le développement de concrétions molles qui entourent le poil et par la production d'une sueur de couleur rose due à *Corynebacterium* qui peut également infester les poils pubiens.

TRICHOPHYTIE *s. f. (angl. trichophytosis).* Toute infection de la peau et des phanères due aux dermatophytes du genre *Trichophyton.* SYN. *TRICHOPHYTOSE.* ◇ **DU CUIR CHEVELU** *(angl. tinea tonsurans).* SYN. *TEIGNE TONDANTE TRICHOPHYTIQUE.*

TRICHOPHYTOBÉZOARD *s. m. (angl. trichophytobezoar).* Bézoard composé de poils et de fibres végétales.

TRICHOPHYTOSE *s. f.* ☞ *TRICHOPHYTIE.*

TRICHOSIS *s. m. (angl. trichosis).* Développement de poils en un endroit où ils n'existent pas normalement. ◇ **CARONCULAIRE** *(angl. — carunculae).* Développement de poils sur la caroncule lacrymale.

TRICHOTILLOMANIE *s. f. (angl. trichotillomania).* Ou l'arrachage compulsif de ses propres cheveux est caractérisé par l'incapacité récurrente de résister à l'impulsion d'arracher les cheveux, conduisant à une alopécie manifeste. Il peut s'aggraver pendant les périodes de stress.

TRICIPITAL *adj. (angl. tricipital).* Qui se rapporte au muscle triceps.

TRICUSPIDE *adj. (angl. tricuspid).* Qui possède trois pointes ou cuspides ; se dit de l'une des valves du cœur (valve atrio-ventriculaire droite) ou de molaires.

TRICUSPIDIEN *adj. (angl. tricuspid).* Qui se rapporte à la valve tricuspide du cœur.

TRIDERMIQUE *adj. (angl. tridermic).* Qui possède les trois feuillets embryonnaires (ectoderme, mésoderme et endoderme).

TRIGÉMINAL *adj. (angl. trigeminal).* Qui se rapporte au nerf trijumeau.

TRIGLYCÉRIDE *s. m. (angl. triglyceride).* Tout ester du glycérol et de trois molécules d'acides gras. Les triglycérides se trouvent dans le tissu adipeux et dans le sérum sanguin.

TRIGLYCÉRIDÉMIE *s. f. (angl. triglyceridemia).* Taux sanguin des triglycérides, normalement compris entre 0,3 et 2 g/L.

TRIGONE *s. m.* En anatomie, aire ou espace triangulaire. ◇ **CÉRÉBRAL** Fibres unissant l'hippocampe au corps mamillaire. ◇ **COLLATÉRAL** *(NA. — collaterale). (angl. collateral trigone).* Espace triangulaire à l'union des cornes postérieure et inférieure des ventricules latéraux. ◇ **FÉMORAL** *(NA. — femorale). (angl. femoral trigone).* Région de la face antéro-supérieure de la cuisse, parcourue par les vaisseaux fémoraux et le nerf crural. SYN. *TRIANGLE DE SCARPA.* ◇ **INGUINAL** *(NA. — inguinale). (angl. inguinal trigone).* Espace triangulaire de la paroi abdominale délimité en dedans par le bord externe du muscle droit de l'abdomen, en haut par une ligne horizontale tangente à l'épine iliaque antérosupérieure, et en bas par le ligament inguinal. SYN. *TRIANGLE INGUINAL.* ◇ **OLFACTIF** *(NA. — olfactorium). (angl. olfactory trigone).* Espace triangulaire de la substance perforée antérieure entre les stries olfactives. ◇ **(PILIERS DU)** ☞ *FORNIX (PILIERS DU).* ◇ **DU VAGUE** *(NA. — nervi vagi). (angl. trigone of vagus nerve).* ☞ *FOVEA INFERIOR.* ◇ **VÉSICAL** *(NA. — vesicale). (angl. vesical trigone).* Espace triangulaire à l'intérieur de la vessie, compris entre les orifices des uretères et l'orifice de l'urètre.

TRI-IODOTHYRONINE *s. f. (angl. triiodothyronine).* Hormone thyroïdienne, produit de la dégradation périphérique de la thyroxine. Composé biologiquement plus actif que la thyroxine. SYN. *T3.*

TRIJUMEAU (NERF) *(angl. trigeminal nerve).* Cinquième paire crânienne, sensitif pour la face et moteur pour les muscles de la mâchoire. *ATLAS ANATOMIQUE DES NERFS EN ANNEXE.*

TRILOGIE *s. f. (angl. trilogy).* Terme employé comme synonyme de triade. ◇ **DE FALLOT** *(angl. — of Fallot).* ☞ *FALLOT (TRILOGIE DE).*

TRIMÉTHADIONE *s. f. (angl. trimethadione).* Anticonvulsivant qui fut utilisé dans le petit mal et les crises myocloniques ou akinétiques de l'épilepsie. Il est à l'origine de tétralogies de Fallot chez les fœtus exposés in utero.

TRIMÉTHOPRIME *s. m. (angl. trimethoprim).* Dérivé de la diaminopyrimidine, qui inhibe la synthèse des purines, des pyrimidines et de certains acides aminés. L'association du triméthoprime avec un sulfamide, le sulfaméthoxazole, a un effet synergique, avec une action bactéricide potentialisée, et un large spectre d'activité antibactérienne et antiparasitaire *(pneumocystis, toxoplasma, etc).*

TRIMÉTHYLXANTHINE *s. f. (angl. trimethylxanthine).* ☞ *CAFÉINE.*

TRIMIPRAMINE *s. f. (angl. trimipramine).* Antidépresseur tricyclique, doué de propriétés sédatives.

TRINITRINE *s. f. (angl. trinitrin).* Médicament spasmolytique et vasodilatateur veineux et coronaire ; utilisé dans l'angine de poitrine et l'insuffisance cardiaque par voie orale et transcutanée.

TRIOSE *s. m. (angl. triose).* Sucre dont la molécule renferme trois atomes de carbone, de formule $C_3H_6O_3$.

TRIPARE *adj. (angl. tripara).* Se dit d'une femme qui a accouché trois fois. S'emploie aussi comme substantif.

TRIPEPTIDE *s. m. (angl. tripeptide).* Polypeptide résultant de l'union de trois molécules d'acides aminés par des liaisons peptidiques.

TRIPLÉGIE *s. f. (angl. triplegia).* Hémiplégie avec paralysie d'un membre du côté opposé.

TRIPLÉS *s. m. (angl. triplets).* Les trois enfants issus d'une même grossesse.

TRIPLET *s. m. (angl. triplet).* En génétique moléculaire, unité de trois bases successives dans la molécule d'ADN ou d'ARN, qui code pour un acide aminé spécifique.

TRIPLOÏDE *adj. (angl. triploid).* Se dit d'une cellule ou d'un individu qui possède trois génomes (trois lots de chromosomes).

TRIPLOÏDIE *s. f. (angl. triploidy).* État d'une cellule ou d'un individu triploïde.

TRIPLOPIE *s. f. (angl. triplopia).* Trouble de la vision monoculaire caractérisé par la perception de trois images d'un seul objet.

TRIQUETRUM *(angl. triquetrum).* Os de la première rangée du carpe. SYN. *OS PYRAMIDAL. ATLAS ANATOMIQUE DES OS EN ANNEXE.*

TRISMUS *s. m. (angl. trismus).* Contraction tonique des muscles masticateurs, qui détermine l'occlusion forcée de la bouche ; symptôme précoce et caractéristique du tétanos. S'observe également dans les accidents de la dent de sagesse (abcès dentaires) et les phlegmons périamygdaliens.

TRISOMIE *s. f. (angl. trisomy).* État caractérisé par la présence d'un chromosome surnuméraire sur une paire de chromosomes. L'anomalie peut intéresser les gonosomes ou les autosomes et réalise une maladie par aberration chromosomique. La trisomie 21 est responsable du syndrome de Down (mongolisme) : association dès la naissance d'un retard mental mental à un faciès particulier et à diverses malformations. SYN. *MONGOLISME.*

TRISOMIQUE *adj. (angl. trisomic).* Se dit de la cellule ou de l'individu possédant un chromosome surnuméraire.

TRITANOPIE *s. f. (angl. tritanopia).* Absence de perception de la couleur bleue.

TRITHÉRAPIE *s. f.* Traitement associant trois produits, comme par exemple dans la tuberculose ou le sida.

TRITURATION *s. f.* **1.** Réduction d'une substance en poudre, par écrasement dans un mortier. **2.** Morcellement des aliments par les dents, au cours de la mastication.

TROCART *s. m. (angl. trocar).* Instrument de chirurgie en métal ou plastique, qui sert à transpercer la paroi abdominale pour permettre de glisser à l'intérieur de la canule des instruments de cœliochirurgie.

TROCHANTER *s. m. (angl. trochanter).* Chacun des processus de l'extrémité supérieure du fémur. Le grand trochanter est une saillie quadrilatère située du côté externe. Il donne insertion à la plupart des muscles de la hanche. Le petit trochanter (ou trochantin) est situé du côté interne. Il donne insertion au muscle psoas iliaque. ◇ **(TROISIÈME)** Nom donné à la crête du grand fessier du fémur dans les cas où elle est très saillante.

TROCHANTÉRIEN *adj. (angl. trochanterian ; trochanteric).* Qui se rapporte au grand trochanter.

TROCHANTÉRITE *s. f. (angl. trochanteritis).* Inflammation du grand ou du petit trochanter.

TROCHANTIN *s. m. (angl. lesser trochanter).* Petit trochanter.

TROCHANTINIEN *adj. (angl. trochantinian).* Qui se rapporte au petit trochanter.

TROCHLÉAIRE *adj. (angl. trochlear).* Qui se rapporte à une trochlée, qui a la forme d'une trochlée. ◇ **(NERF)** Quatrième paire crânienne, moteur du muscle oblique supérieur de l'œil. SYN. *NERF PATHÉTIQUE. ATLAS ANATOMIQUE DES NERFS EN ANNEXE.*

TROCHLÉE *s. f. (NA. trochlea). (angl. trochlea).* En anatomie, structure en forme de poulie. ◇ **HUMÉRALE** *(NA. — humeri). (angl. — of humerus).* Saillie articulaire à la partie interne de l'extrémité inférieure de l'humérus, qui forme une sorte de poulie sur laquelle s'articule l'ulna.

TROISIER (GANGLION DE) *(angl. Troisier's node).* Nœud lymphatique, le plus interne de la chaîne de l'artère cervicale transverse, susceptible d'être envahi, surtout à gauche, au cours de l'évolution du cancer de l'estomac.

TROMBICULOSE *s. f. (angl. chigger dermatitis).* Dermatose prurigineuse due à *Trombicula autumnalis.*

TROMPE ◇ **AUDITIVE** *s. f. (NA. tuba auditoria). (angl. auditory —).* Conduit ostéocartilagineux aérifère mettant en communication la cavité tympanique et le rhinopharynx. SYN. *TROMPE D'EUSTACHE.* ◇ **UTÉRINE** *(NA. tuba uterina). (angl. uterine —).* Chacun des deux conduits s'étendant de chaque côté de l'utérus jusqu'aux ovaires, et qui conduisent l'ovule de l'ovaire jusqu'à la cavité utérine. SYN. *TROMPE DE FALLOPE.*

TRONC *s. m.* **1.** Partie moyenne du corps humain, reliée à la tête par le cou, et qui porte les quatre membres. Elle est composée du thorax, de l'abdomen et du petit pelvis. **2.** Portion initiale d'un nerf ou d'un vaisseau (artère, veine ou lymphatique) de gros calibre, avant la naissance des branches de ramification.

TRONCULAIRE *adj. (angl. truncal).* Qui se rapporte à un tronc vasculaire ou nerveux.

TROPHICITÉ *s. f. (angl. trophicity).* Nutrition et développement d'une structure vivante.

TROPHIQUE *adj. (angl. trophic).* Qui se rapporte à la nutrition des tissus et organes.

TROPHISME *s. m. (angl. trophism).* Processus de la nutrition tissulaire.

TROPISME *s. m. (angl. tropism).* Réaction d'orientation de végétaux ou d'animaux fixés sous l'effet d'agents physiques ou chimiques externes (lumière, chaleur, substances chimiques, etc.).

TROU *s. m. (NA. foramen). (angl. foramen, hole).* Terme employé en anatomie pour désigner certains orifices. ◇ **AUDITIF INTERNE** ☞ *MÉAT ACOUSTIQUE INTERNE.* ◇ **BORGNE DU FRONTAL** ☞ *FORAMEN CÆCUM DE L'OS FRONTAL.* ◇ **BORGNE DE LA LANGUE** *(NA. foramen caecum linguae). (angl. foramen caecum of tongue).* Orifice borgne situé au sommet du V lingual. ◇ **CARRÉ DU DIAPHRAGME** *(angl. vena caval foramen).* ☞ *FORAMEN DE LA VEINE CAVE.* ◇ **CONDYLIEN ANTÉRIEUR** ☞ *CANAL DE L'HYPOGLOSSE.* ◇ **CONDYLIEN POSTÉRIEUR** *(angl. condyloid canal).* Orifice postérieur exocrânien du canal condylien postérieur. ◇ **DE CONJUGAISON** ☞ *FORAMEN INTERVERTÉBRAL.* ◇ **DÉCHIRÉ ANTÉRIEUR** ☞ *FISSURE ORBITALE SUPÉRIEURE.* ◇ **DÉCHIRÉ POSTÉRIEUR** ☞ *FORAMEN JUGULAIRE.* ◇ **ÉLECTRIQUE** *(angl. window effect).* Dans l'infarctus du myocarde transpariétal, enregistrement du potentiel négatif intracavitaire par l'électrode précordiale placée en face de la lésion. ◇ **ETHMOÏDAL** ☞ *FORAMEN ETHMOÏDAL.* ◇ **FRONTAL** ☞ *FORAMEN FRONTAL.* ◇ **GRAND ROND** ☞ *FORAMEN ROND.* ◇ **INCISIF** ☞ *FORAMEN INCISIF.* ◇ **ISCHIOPUBIEN** ☞ *FORAMEN OBTURÉ.* ◇ **MALAIRE** ☞ *FORAMEN ZYGOMATICOFACIAL.* ◇ **MASTOÏDIEN** ☞ *CANALICULE MASTOÏDIEN.* ◇ **MENTONNIER** ☞ *FORAMEN MENTONNIER.* ◇ **NOURRICIER** ☞ *FORAMEN NOURRICIER.* ◇ **OCCIPITAL** ☞ *FORAMEN MAGNUM.* ◇ **OLFACTIF** *(angl. olfactory foramen).* Chacun des nombreux orifices creusés dans la lame criblée de l'ethmoïde. ◇ **OPTIQUE** ☞ *CANAL OPTIQUE.* ◇ **OVALE** ☞ *FORAMEN OVALE.* ◇ **PARIÉTAL** ☞ *FORAMEN PARIÉTAL.* ◇ **PETIT ROND** ☞ *FORAMEN ÉPINEUX.* ◇ **SACRÉ ANTÉRIEUR** ☞ *FORAMEN SACRAL ANTÉRIEUR.* ◇ **SACRÉ POSTÉRIEUR** ☞ *FORAMEN SACRAL POSTÉRIEUR.* ◇ **SOUS-ORBITAIRE** ☞ *FORAMEN INFRA-ORBITAIRE.* ◇ **SPHÉNOPALATIN** ☞ *FORAMEN SPHÉNOPALATIN.* ◇ **STYLOMASTOÏDIEN** ☞ *FORAMEN STYLOMASTOÏDIEN.* ◇ **TRANSVERSAIRE** ☞ *FORAMEN TRANSVERSAIRE.* ◇ **VERTÉBRAL** ☞ *FORAMEN VERTÉBRAL.* ◇ **ZYGOMATOTEMPORAL** ☞ *FORAMEN ZYGOMATICOTEMPORAL.*

TRYPANOCIDE *adj. (angl. trypanocide).* Qui détruit les trypanosomes. S'emploie aussi comme substantif. SYN. *TRYPANOSOMICIDE.*

TRYPANOSOMA Genre de protozoaires, agents de diverses maladies chez l'homme et chez les animaux, dans plusieurs régions d'Afrique et d'Amérique. Ce sont des parasites du sang chez de nombreux animaux (oiseaux, amphibiens, mammifères) et chez l'homme. De nombreuses espèces requièrent un hôte vertébré et un hôte invertébré pour accomplir leur cycle. L'hôte invertébré joue en outre le rôle de vecteur. ◇ **BRUCEI** Espèce responsable de la trypanosomiase des bovidés et des équidés en Afrique centrale ; appelée également *T. brucei brucei*, elle est non pathogène pour l'homme. ◇ **CRUZI** Espèce responsable de la trypanosomiase américaine ou maladie de Chagas. Elle est transmise à l'homme par l'intermédiaire de punaises de grande taille appelées triatomes : *Triatoma infestans* et *Rhodnius prolixus*. Il y a également une transmission secondaire aux transfusions et materno-fœtale. ◇ **EQUIPERDUM** Espèce responsable de la dourine chez les équidés. ◇ **GAMBIENSE** Espèce responsable de la trypanosomiase africaine, ou maladie du sommeil, en Afrique occidentale. Elle est rencontrée dans le sang et le liquide céphalorachidien des patients, transmise par la piqûre de la mouche tsé-tsé, *Glossina palpalis* et *G. tachinoides*. Elle est également appelée *T. brucei gambiense*. ◇ **RHODESIENSE** Espèce responsable de la trypanosomiase africaine en Afrique orientale. Actuellement désignée par *T. brucei rhodesiense*. Elle est transmise à l'homme par la piqûre de la mouche *Glossina morsitans*.

TRYPANOSOME *s. m. (angl. trypanosome)*. Protozoaire flagellé sanguicole appartenant au genre *Trypanosoma*.

TRYPANOSOMIASE *s. f. (angl. trypanosomiasis)*. Toute maladie causée par des parasites du genre *Trypanosoma* : trypanosomiase africaine (maladie du sommeil) et trypanosomiase américaine (maladie de Chagas). ☞ *MALADIE DU SOMMEIL, MALADIE DE CHAGAS*. ◇ **AFRICAINE** *(angl. African —)*. Maladie parasitaire, endémique dans certaines régions d'Afrique, due à *T. gambiense* et *T. rhodesiense* et transmise par la piqûre de diverses espèces de la mouche tsé-tsé (*Glossina*). La première période de la maladie est caractérisée par de la fièvre, des céphalées et des vomissements. Vient ensuite une période pendant laquelle alternent des épisodes de fièvre et d'apyrexie. Par la suite apparaissent des douleurs dans les membres, une tuméfaction des ganglions lymphatiques et une anémie, suivies de complications nerveuses centrales (méningo-encéphalite diffuse) où prédomine un état de léthargie. À ce stade, la maladie est irréversible. La trypanosomiase africaine due à *T. gambiense* est transmise par *Glossina palpalis* et *Glossina tachinoides*, elle est d'évolution généralement lente. La forme due à *T. rhodiense* et transmise par *Glossina morsitans* est d'évolution plus rapide. SYN. *MALADIE DU SOMMEIL*. ◇ **AMÉRICAINE** *(angl. American —)*. ☞ *CHAGAS (MALADIE DE)*.

TRYPANOSOMOSE *s. f.* ☞ *TRYPANOSOMIASE*.

TRYPSINE *s. f. (angl. trypsin)*. Principale enzyme digestive de la sécrétion pancréatique catalysant l'hydrolyse de certains polypeptides. Elle a été utilisée comme topique dans le traitement de plaies, d'abcès, d'ulcères, etc.

TRYPSINOGÈNE *s. m. (angl. trypsinogen)*. Précurseur de la trypsine présent dans le suc pancréatique et qui se transforme en trypsine sous l'action de l'entérokinase.

TRYPTOPHANE *s. m. (angl. tryptophan ; tryptophane)*. Acide aminé indispensable à l'homme, présent dans la plupart des protéines desquelles il est libéré par l'action de la trypsine. C'est le précurseur de la sérotonine. Symbole : Try.

TSÉ-TSÉ *s. f. (angl. tse-tse)*. Nom vernaculaire des mouches appartenant au genre *Glossina*, dont la piqûre transmet à l'homme et aux animaux différentes espèces de trypanosomes, agents de la maladie du sommeil. SYN. *MOUCHE TSÉ-TSÉ, GLOSSINE*.

TSH Abréviation du terme anglais *Thyroid Stimulating Hormone*, désignant la thyréostimuline ou thyrotrophine.

TSI Abréviation du terme anglais *Thyroid Stimulating Immunoglobulin*. Immunoglobuline stimulant la sécrétion des hormones thyroïdiennes dans la maladie de Basedow

TUBAIRE *adj.* Qui se rapporte à la trompe utérine ou à la trompe auditive.

TUBERCULE *s. m.* **1.** Petite éminence arrondie située à la surface d'un organe ou d'un os. **2.** Lésion caractéristique de la tuberculose (nodule tuberculeux), se présentant sous forme d'une masse arrondie grise ou jaunâtre, dure, transparente ou opaque, constituée par la réunion de plusieurs follicules tuberculeux. Par extension, toute lésion cutanée pleine et arrondie du derme profond évoluant vers des cicatrices (syphilis, lupus, etc.) ◇ **ANATOMIQUE** *(angl. anatomical —).* Variété de tuberculose cutanée verruqueuse, due à une inoculation locale du bacille tuberculeux et à une surinfection par d'autres germes. Elle s'observe surtout sur les mains de sujets en contact direct avec une source d'infection (autopsie par exemple). ◇ **ANTÉRIEUR DE L'ATLAS** *(NA. tuberculum anterius atlantis). (angl. anterior — of atlas).* Saillie conique sur l'arc antérieur de l'atlas. ◇ **ANTÉRIEUR DE LA VERTÈBRE C6** *(NA. tuberculum anterius vertebrae cervicalis sextae). (angl. anterior tubercule of sixth cervical vertebre).* Tubercule situé sur la branche antérieure du processus transverse de la 6e vertèbre cervicale, point de repère de l'artère carotide primitive. ◇ **DE BOUCHUT** *BOUCHUT (TUBERCULE DE).* ◇ **DU CINQUIÈME MÉTATARSIEN** ☞ *TUBÉROSITÉ DU CINQUIÈME MÉTATARSIEN.* ◇ **CONOÏDE** *(NA. tuberculum conoideum). (angl. conoid —).* Tubérosité de la clavicule, sur laquelle s'insère le ligament coracoclaviculaire. ◇ **CORNICULÉ** *(NA. tuberculum corniculatum). (angl. corniculate —).* Petite saillie marquant la partie postéro-interne de la margelle laryngée. Elle est due à la présence des cartilages corniculés sous la muqueuse du larynx. ◇ **DELTOÏDIEN** ☞ *TUBÉROSITÉ DELTOÏDIENNE.* ◇ **EXTERNE DU PREMIER MÉTATARSIEN** ☞ *TUBÉROSITÉ DU PREMIER MÉTATARSIEN.* ◇ **GÉNITAL** *(angl. genital —).* Éminence située en avant du sinus urogénital, et qui donne naissance au clitoris chez la femme et au pénis chez l'homme. ◇ **DE L'AURICULE** *(NA. tuberculum auriculae). (angl. auricular —).* Saillie de la partie postéro-inférieure de l'auricule. ◇ **LACRYMAL** ☞ *PAPILLE LACRYMALE.* ◇ **MAJEUR DE L'HUMÉRUS** *(NA. tuberculum majus humeri). (angl. greater — of humerus).* Tubérosité de l'extrémité supérieure de l'humérus, située à la partie externe. Elle donne insertion aux muscles sus-épineux, sous-épineux et petit rond. ◇ **MAMILLAIRE** *(angl. mamillary —).* ☞ *CORPS MAMMILLAIRE.* ◇ **MILIAIRE** *(angl. miliary —).* Lésion tuberculeuse circonscrite, de la grosseur d'un grain de millet, à contours irréguliers, contenant à sa partie centrale une masse caséeuse de coloration jaune. ◇ **MINEUR DE L'HUMÉRUS** *(NA. tuberculum minus humeri). (angl. lesser — of humerus).* Tubérosité de l'extrémité supérieure de l'humérus, située sur la face antérieure. Elle donne insertion au muscle subscapulaire. ◇ **PHARYNGIEN** *(NA. tuberculum pharyngeum). (angl. pharyngeal —).* Éminence du processus basilaire de l'occipital, qui donne insertion au muscle constricteur supérieur du pharynx. ◇ **DU SCALÈNE ANTÉRIEUR** *(NA. tuberculum musculi scaleni anterioris). (angl. — of anterior scalene).* Tubercule de la première côte permettant l'insertion du muscle scalène antérieur, point de référence de l'artère subclavière. ◇ **TRIGÉMINAL** *(NA. tuberculum trigeminale). (angl. trigeminal —).* Saillie de la face latérale du bulbe en rapport avec le tractus spinal du trijumeau.

TUBERCULES QUADRIJUMEAUX ☞ *COLLICULI.*

TUBERCULEUX *adj.* **1.** Qui se rapporte à la tuberculose. **2.** Qui est atteint de tuberculose. S'emploie aussi comme substantif.

TUBERCULIDE *s. f. (angl. tuberculid).* Terme générique désignant les affections cutanées dues à une sensibilisation de l'organisme à la tuberculose, mais dans lesquelles on ne trouve pas le bacille tuberculeux.

TUBERCULISATION *s. f.* **1.** Envahissement de l'organisme par *Mycobacterium tuberculosis.* Terme désuet. **2.** Formation de tubercules ou transformation d'un infiltrat en tubercules.

TUBERCULINE *s. f. (angl. tuberculin).* Protéine obtenue par filtration à partir de cultures de *Mycobacterium tuberculosis,* et qui est utilisée pour le diagnostic de l'infection tuberculeuse chez l'homme et chez les animaux. Elle met en évidence une hypersensibilité retardée consécutive à l'infection (actuelle ou antérieure) par des mycobactéries. ☞ *CUTIRÉACTION, INTRADERMORÉACTION.*

TUBERCULOME *s. m. (angl. tuberculoma).* Nodule pseudo-tumoral pouvant correspondre à un vieil abcès tuberculeux caséeux enkysté, ou à un nodule caséifié en voie d'organisation fibreuse. ◇ **EN PLAQUE** *(angl. en plaque —).* Méningoencéphalite tuberculeuse au cours de laquelle se forme une plaque se présentant comme une lésion expansive se développant à partir de la dure-mère, ou les espaces leptoméningés, d'évolution lente, intriquant signes focaux et hypertension intracrânienne.

TUBERCULOSE *s. f. (angl. tuberculosis).* Maladie infectieuse et contagieuse due à *Mycobacterium tuberculosis* (bacille tuberculeux ou bacille de Koch), commune à l'homme et à certains animaux. Elle peut revêtir des formes très diverses, selon le lieu d'inoculation, l'étendue des lésions (limitées à un organe ou plus ou moins disséminées), le mode évolutif (aigu, subaigu ou chronique) et le degré de résistance de l'organisme. L'infection se fait le plus souvent par inhalation, et les localisations les plus fréquentes intéressent les poumons. ◇ **AÉROGÈNE** *(angl. aerogenic —).* Tuberculose pulmonaire contractée par l'inhalation de bacilles tuberculeux. ◇ **AVIAIRE** *(angl. avian —).* Variété de tuberculose qui affecte les poules, les canards, etc., due à *Mycobacterium avium*, transmissible à l'homme. ◇ **BOVINE** *(angl. bovine —).* Tuberculose des bovidés due à *Mycobacterium bovis.* L'infection peut se transmettre à l'homme. ◇ **BRONCHOGÈNE** *(angl. bronchogenous —).* Tuberculose pulmonaire résultant de l'extension de l'infection par voie bronchique. ◇ **CUTANÉE** *(angl. — cutis).* Localisation de la tuberculose à la peau. ◇ **FERMÉE** *(angl. latent —).* Tuberculose dans laquelle il n'est pas possible de mettre en évidence les bacilles à l'aide des méthodes bactériologiques habituelles (notamment l'examen des expectorations et du liquide gastrique). Terme désuet. ◇ **FIBREUSE** *(angl. fibrous —).* Type de tuberculose caractérisé par une production abondante de tissu scléreux. ◇ **INTESTINALE** *(angl. — of intestines).* Variété de tuberculose caractérisée par la formation d'ulcères sur l'intestin, à tendance extensive, qui laissent parfois des sténoses cicatricielles. Elle est presque toujours associée à de la diarrhée. ◇ **LARYNGÉE** *(angl. — of larynx).* Localisation de la tuberculose au larynx, primitive ou consécutive à une tuberculose pulmonaire. Elle est caractérisée par la formation de granulations et d'ulcérations sur les cordes vocales et d'autres parties du larynx, et se manifeste par des symptômes de laryngite chronique, de dyspnée, de dysphagie et une cachexie rapide. ◇ **MÉNINGÉE** *(angl. tubercular meningitis).* Atteinte des méninges par le bacille tuberculeux. Chez l'enfant, elle apparaît dans la première année qui suit la primo-infection ; chez l'adulte, elle résulte d'une dissémination hématogène, en particulier dans le cadre d'une tuberculose miliaire. ◇ **MILIAIRE** *(angl. acute miliary —).* Forme aiguë et généralisée de tuberculose, caractérisée par la présence dans le poumon, ainsi que dans presque tous les organes, de granulations grises miliaires, c'est-à-dire du volume d'un grain de millet. C'est une forme aiguë, secondaire à l'invasion hématogène de l'organisme par le bacille tuberculeux. ◇ **OSTÉO-ARTICULAIRE** *(angl. osteoarticular —).* Localisation ostéo-articulaire secondaire de l'infection tuberculeuse. Elle se traduit le plus souvent par une arthrite chronique et atteint, par ordre de fréquence, le rachis (mal de Pott), la hanche (coxalgie), le genou, le coude, l'articulation tibiotarsienne et le poignet. ◇ **PRIMAIRE** *(angl. primary —).* Primo-infection tuberculeuse. ◇ **PULMONAIRE** *(angl. — of lungs).* Localisation du processus tuberculeux aux poumons. forme la plus fréquente de tuberculose. ◇ **PULMONAIRE AIGUË** *(angl. acute pulmonary —).* Tuberculose pulmonaire caractérisée par l'évolution rapide du processus pathologique, mais avec les mêmes lésions anatomiques que la forme commune ou chronique. ◇ **RÉNALE** *(angl. renal —).* Localisation rénale de la maladie tuberculeuse, la plus fréquente après la localisation pulmonaire, qui lui est presque toujours associée, et secondaire à la dissémination bacillaire par voie sanguine. L'allure clinique est le plus souvent torpide, voire muette.

TUBERCULOSTATIQUE *adj. (angl. tuberculostatic).* Se dit d'une substance qui inhibe le développement de *Mycobacterium tuberculosis*. S'emploie aussi comme substantif.

TUBÉROSITAIRE *adj. (angl. tuberous).* Qui se rapporte à une tubérosité.

TUBÉROSITÉ *s. f.* **1.** Éminence d'un os, donnant insertion à un muscle ou à un ligament. **2.** Partie renflée d'un organe (par exemple, tubérosité de l'estomac). ◇ **DU CINQUIÈME MÉTATARSIEN** *(NA. — ossis metatarsalis quinti). (angl. — of fifth metatarsal bone).* Saillie externe de l'extrémité postérieure du cinquième métatarsien. Elle donne insertion au muscle court péronier. ◇ **DELTOÏDIENNE** *(NA. — deltoidea humeri). (angl. deltoid — of humerus).* Rainure de la partie moyenne et externe de l'humérus, sur laquelle s'insère l'apex du deltoïde. ◇ **EXTERNE DU FÉMUR** ☞ *ÉPICONDYLE LATÉRAL DU FÉMUR.* ◇ **EXTERNE DU TIBIA** ☞ *CONDYLE LATÉRAL DU TIBIA.* ◇ **GASTRIQUE (GROSSE)** ☞ *FOND DE L'ESTOMAC.* ◇ **GASTRIQUE (PETITE)** ☞ *ANTRE PYLORIQUE.* ◇ **GLUTÉALE** *(NA. — glutea). (angl. gluteal tuberosity).* Éminence de la portion supérieure de la diaphyse du fémur, servant à l'insertion du muscle grand fessier. ◇ **ILIAQUE** *(NA. — iliaca). (angl. iliac —).* Saillie de la surface interne de la portion supérieure de l'os iliaque. Elle donne insertion au ligament sacro-iliaque postérieur. ◇ **INTERNE DU FÉMUR** ☞ *ÉPICONDYLE MÉDIAL DU FÉMUR.* ◇ **INTERNE DU TIBIA** ☞ *CONDYLE MÉDIAL DU TIBIA.* ◇ **ISCHIATIQUE** *(NA. — ischiatica). (angl. ischiatic —).* Saillie de l'extrémité inférieure du bord postérieur de l'os iliaque. Elle donne insertion aux muscles ischio-jambiers et au grand ligament sacro-sciatique. ◇ **DE L'HUMÉRUS (GROSSE)** ☞ *TUBERCULE MAJEUR DE L'HUMÉRUS.* ◇ **DE L'HUMÉRUS (PETITE)** ☞ *TUBERCULE MINEUR DE L'HUMÉRUS.* ◇ **DU PREMIER MÉTATARSIEN** *(NA. — ossis metatarsalis primi). (angl. — of first metatarsal bone).* Saillie externe de la base du premier métatarsien, à sa face plantaire. Elle donne insertion au muscle long péronier. ◇ **RADIALE** *(NA. — radii). (angl. radial —).* Éminence située sur la partie antéro-interne du col du radius. Elle donne insertion au muscle biceps. ◇ **TIBIALE** *(NA. — tibiae). (angl. — of tibia).* Saillie située à l'extrémité supérieure de la crête du tibia. Elle donne insertion au ligament patellaire.

TUBULE *s. m. (angl. tubule).* Petit tube. ◇ **DENTINAIRE** ☞ *CANALICULE DENTAIRE.* ◇ **RÉNAL** *(NA. tubulus renalis). (angl. renal —).* Tube qui conduit l'urine du corpuscule rénal jusqu'à l'extrémité de la papille rénale. Il débute dans le cortex rénal, à partir des corpuscules rénaux, par le tubule proximal et descend plus ou moins rectiligne, formant le tubule droit, jusqu'à la médullaire, où il remonte à nouveau, formant l'anse du néphron, jusqu'au cortex, où il s'enroule de nouveau (tube contourné distal), puis s'unit à d'autres tubules droits et forme le tubule collecteur qui se termine dans la papille rénale. Avec le corpuscule rénal, le tubule rénal constitue l'unité fonctionnelle du rein, le néphron. ◇ **SÉMINIFÈRE** *(NA. tubulus seminiferis). (angl. seminiferous tubule).* Chacun des tubules situés dans les lobules testiculaires ; leur trajet est d'abord tortueux (tubules séminifères contournés), ensuite droit (tubules séminifères droits) lorsqu'ils s'approchent de la partie médiane de l'organe, où ils forment le réseau testiculaire de Haller ; ce dernier donne naissance à 10 à 20 canaux efférents qui pénètrent dans la tête de l'épididyme. Le revêtement épithélial de ces canalicules produit les spermatozoïdes.

TUBULONÉPHRITE *s. f. (angl. tubulo-interstitial nephritis).* Affection rénale secondaire aux lésions des tubes urinifères ou tubules rénaux. Le plus souvent aiguë, elle est due à une intoxication, un état de choc, une hémolyse massive, par exemple. SYN. *NÉPHROPATHIE TUBULO-INTERSTITIELLE.*

TUBULOPATHIE *s. f. (angl. tubular defect).* Variété de néphropathie concernant électivement le tube contourné du rein.

TULARÉMIE *s. f. (angl. tularemia).* Maladie infectieuse due à *Francisella tularensis*, qui atteint essentiellement les animaux, en particulier les rongeurs sauvages. L'homme est infecté avant tout par contact direct avec des animaux infectés. Il s'agit d'une zoonose. Elle débute par une lésion locale ulcérative (chancre d'inoculation), qui peut siéger sur les mains ou sur la conjonctive, avec tuméfaction ganglionnaire. Elle évolue dans un cadre fébrile qui dure de deux à quatre semaines.

TULARINE *s. f. (angl. tularine).* Antigène provenant de la culture du germe de la tularémie et utilisée en intradermoréaction. Celle-ci est positive à partir du 8e jour environ et persiste longtemps. Technique qui n'est plus utilisée.

TUMÉFACTION *s. f. (angl. tumefaction).* Gonflement, augmentation de volume d'un organe ou d'une partie du corps, provoqué par un processus inflammatoire ou tumoral, ou par une infiltration œdémateuse. SYN. *TUMESCENCE.*

TUMESCENCE *s. f. (angl. tumescence).* ☞ *TUMÉFACTION.*

TUMESCENT *adj. (angl. tumescent).* Qui se gonfle.

TUMEUR *s. f. (angl. tumor).* Production pathologique, non inflammatoire, de tissu de nouvelle formation. Elle peut être formée de cellules normales et rester strictement localisée (tumeur bénigne) ou être constituée de cellules atypiques, et envahir progressivement les tissus voisins ou se disséminer à distance par des métastases (tumeur maligne). ◇ **À CELLULES GÉANTES DES OS** *(angl. giant cell — of bone).* ☞ *OSTÉOCLASTOME.* ◇ **ARGENTAFFINE** *(angl. argentaffinoma).* Tumeur carcinoïde du tube digestif constituée de cellules entérochromaffines. ◇ **BÉNIGNE** *(angl. benign —).* Néoformation qui ressemble beaucoup au tissu normal dont elle est issue, par sa structure cellulaire, son organisation et son activité fonctionnelle. Sa croissance, lente, se fait généralement de manière expansive locale. Les tumeurs bénignes sont en général bien limitées par une capsule nette. Elles n'envahissent pas les organes voisins et ne donnent pas de métastases à distance ; certaines, cependant, ont tendance à récidiver localement après leur exérèse. ◇ **BLANCHE** *(angl. — albus).* Arthrite tuberculeuse chronique, qui se présente sous l'aspect d'une tuméfaction blanche. ◇ **DESMOÏDE** *(angl. desmoid —).* Tumeur mésenchymateuse de consistance dure, fibreuse, du tissu sous-cutané ou des muscles de la paroi abdominale. Il s'agirait d'une forme de sarcome à malignité locale. ◇ **EMBRYOÏDE** *(angl. embryoma).* SYN. *TÉRATOME.* ◇ **GLOMIQUE** *(angl. glomus —).* Petite tumeur bénigne cutanée ou sous-cutanée, ressemblant à un angiome, mais douloureuse en raison des nombreux filets nerveux qu'elle contient. Elle siège le plus souvent sous l'ongle, parfois aux membres ou aux oreilles. ◇ **MALIGNE** *(angl. malignant —).* Tumeur qui a la propriété d'envahir les tissus voisins, de donner des métastases à distance, et qui évolue spontanément vers la mort. Elle présente un degré d'anaplasie plus élevé que les tumeurs bénignes. ☞ *CANCER.* ◇ **MIXTE** *(angl. pleomorphic —).* Tumeur formée de plusieurs tissus, en particulier au niveau de la parotide (adénome pléomorphe). Elle est bénigne et peut dégénérer en tumeur maligne. ◇ **PAPILLAIRE** *(angl. papillary —).* Toute tumeur dont la structure est caractérisée par la juxtaposition de formations papillaires. ◇ **ROYALE** Dans la neuro-fibromatose de Recklinghausen, nom donné à la plus grosse tumeur cutanée. ◇ **VILLEUSE** **1.** Toute tumeur constituée de l'agglomération de nombreuses formations filiformes tassées, qui lui donnent un aspect « velu ». **2.** Dans un sens plus restreint et plus usité, tumeur villeuse du tube digestif, en particulier du rectum.

TUMORECTOMIE *s. f. (angl. tumorectomy).* Ablation d'une tumeur, sans exérèse des tissus voisins.

TUMORIGÈNE *adj. (angl. tumorigenic).* Qui favorise ou qui provoque la formation de tumeurs. SYN. *ONCOGÈNE.*

TUNIQUE *s. f. (NA. tunica). (angl. tunic ; tunica).* Membrane qui enveloppe certains organes ou qui constitue une partie de la paroi d'un vaisseau. ◇ **ADVENTICIELLE** *(NA. — adventicia). (angl. tunica adventitia).* Tunique externe d'un vaisseau ou d'un organe creux. SYN. *ADVENTICE.* ◇ **ALBUGINÉE** *(NA. — albuginea). (angl. tunica albuginea).* Membrane conjonctive épaisse entourant le testicule, l'épididyme et les corps érectiles de la verge ainsi que l'ovaire. SYN. *ALBUGINÉE.* ◇ **FIBREUSE DE L'ŒIL** *(NA. — fibrosa bulbi). (angl. fibrous tunic of eyeball).* Tunique externe de l'œil, résistante, de nature fibreuse. Elle comprend une portion postérieure opaque, la sclérotique, et une portion antérieure transparente, la cornée. ◇ **MUSCULEUSE** *(NA. — muscularis). (angl. muscular tunic).* Couche de fibres musculaires d'un organe creux. Ex. *tunique musculeuse de la vessie.* ◇ **VAGINALE** *(NA. — vaginalis testis). (angl. tunica vaginalis testis).* Membrane séreuse qui enveloppe les testicules, formée d'une portion du péritoine entraînée dans les bourses au cours de la descente des testicules. ◇ **VASCULAIRE DE L'ŒIL** ☞ *TRACTUS UVÉAL.*

TUNNELISATION *s. f. (angl. tunneling).* Création d'un conduit artificiel au sein d'un tissu, en général sous-cutané ou osseux.

TUPHOS *s. m. (angl. typhoid state).* État de stupeur, d'abattement extrême, avec faciès immobile et hébété, observé dans les formes graves de certaines maladies infectieuses, dont la fièvre typhoïde.

TURGESCENCE *s. f. (angl. turgescence).* Augmentation de volume d'un tissu ou d'un organe provoquée par un apport accru de sang.

TURGESCENT *adj. (angl. turgescent).* Qui est gonflé par un apport accru de sang.

TURISTA *s. f. (angl. turista).* Nom mexicain de la diarrhée des voyageurs due le plus souvent à des souches entéropathogènes de colibacilles ou d'origine virale. SYN. *DIARRHÉE DES VOYAGEURS.*

TURNER ◇ **(SYNDROME DE)** *(angl. Turner's syndrome).* Syndrome plurimalformatif affectant des sujets de phénotype féminin, et caractérisé par une aplasie gonadique, un nanisme, un infantilisme sexuel, un pterygium colli et un cubitus valgus. Une anomalie chromosomique est le plus souvent en cause : caryotype XO.

TUSSIGÈNE *adj. (angl. tussigenic).* Qui provoque la toux.

TV Abréviation de toucher vaginal.

TYMPAN *s. m.* **1.** *(NA. cavum tympani). (angl. tympanic cavity).* Caisse du tympan : cavité de l'oreille moyenne, située entre le méat acoustique externe et l'oreille interne. Elle est traversée par la chaîne des osselets (malléus, incus, stapes). Elle communique en avant avec le rhinopharynx par la trompe auditive, et est prolongée en arrière par les cavités mastoïdiennes. **2.** *(NA. membra tympani). (angl. tympanic membrane).* En langage courant, membrane du tympan : membrane fibreuse et élastique qui sépare le méat acoustique externe de la cavité tympanique.

TYMPANIQUE *adj.* **1.** Qui se rapporte au tympan. Ex. *cavité tympanique, membrane tympanique.* **2.** Se dit d'un son semblable à celui obtenu en frappant sur un tambour, caractéristique du tympanisme.

TYMPANISME *s. m. (angl. tympanicity).* Sonorité obtenue à la percussion d'un organe distendu par des gaz, en particulier l'abdomen.

TYMPANOPLASTIE *s. f. (angl. tympanoplasty).* Opération qui a pour objet la reconstruction du système tympano-ossiculaire ou d'une partie de celui-ci. Il en existe 4 types, la myringoplastie étant synonyme de tympanoplastie de type 1. ☞ *MYRINGOPLASTIE.*

TYMPANOSCLÉROSE *s. f. (angl. tympanosclerosis).* Présence dans l'oreille moyenne de tissu fibreux cicatriciel créant des adhérences, notamment autour des osselets et des fenêtres labyrinthiques, et pouvant entraîner une surdité. Elle est consécutive à une inflammation chronique de l'oreille moyenne.

TYPAGE *s. m. (angl. typing).* Méthode utilisée pour identifier un antigène porté par une cellule sanguine. Elle utilise pour ce faire un isotope radioactif, un colorant, un enzyme ou un anticorps spécifique.

TYPE *s. m. (angl. type).* Caractéristiques somatiques et psychologiques des individus, qui permettent de les inclure dans des classes ou des groupes déterminés. ◇ **ASTHÉNIQUE OU LEPTOSOMIQUE** *(angl. asthenic —).* Type constitutionnel caractérisé par une minceur, un thorax plat et un faible développement musculaire. Il est généralement associé au type schizothymique. ◇ **ATHLÉTIQUE** *(angl. athletic —)*. Type constitutionnel caractérisé par des épaules larges, un thorax ample et un grand développement musculaire. ◇ **CONSTITUTIONNEL** *(angl. constitutional —)*. Modèle supposé idéal résultant du groupement de certaines caractéristiques morphologiques, physiologiques et psychologiques. ◇ **DYSPLASTIQUE** *(angl. dysplastic —)*. Type morphologique présentant des déviations anthropométriques des trois autres types : pycnique, athlétique et asthénique. ◇ **PYCNIQUE** *(angl. pyknic —)*. Type constitutionnel caractérisé par une rondeur du corps, un thorax et des épaules larges, et un cou court. ◇ **SYMPATHICOTONIQUE** *(angl. sympatheticotonic —)*. Type constitutionnel caractérisé par la prédominance du nerf sympathique. ◇ **VAGOTONIQUE** *(angl. vagotonic —)*. Type constitutionnel caractérisé par la prédominance du nerf vague.

TYPHIQUE *adj.* **1.** Qui se rapporte au typhus exanthématique. **2.** Qui est atteint de typhus exanthématique (s'emploie aussi comme substantif). **3.** Qui se rapporte à la fièvre typhoïde (terme impropre mais couramment employé ; l'adjectif typhoïdique, plus correct, est moins usité).

TYPHLECTASIE *s. f. (angl. typhlectasis)*. Distension du cæcum.

TYPHLITE *s. f. (angl. typhlitis)*. Inflammation du cæcum. Désigne parfois à tort l'entérocolite neutropénique.

TYPHLOCOLITE *s. f. (angl. typhlocolitis)*. Inflammation du cæcum et du côlon ascendant.

TYPHLOPEXIE *s. f. (angl. typhlopexy)*. Fixation du cæcum à la paroi abdominale. SYN. *CÆCOPEXIE*.

TYPHLOSTOMIE *s. f. (angl. typhlostomy)*. ☞ *CÆCOSTOMIE*.

TYPHOBACILLOSE *s. f. (angl. typhobacillosis)*. Forme de primo-infection tuberculeuse, caractérisée par un état fébrile grave rappelant celui de la fièvre typhoïde.

TYPHOÏDE *s. f. (angl. typhoid)*. Qui ressemble au typhus. ☞ *FIÈVRE TYPHOÏDE*.

TYPHOÏDIQUE *adj. (angl. typhoidal)*. Qui se rapporte à la fièvre typhoïde.

TYPHUS EXANTHÉMATIQUE *(angl. epidemic typhus)*. Maladie infectieuse, contagieuse et épidémique, due à une rickettsie (*Rickettsia prowazeki*) et transmise par les poux. Maladie devenue rare de nos jours, se caractérise par une fièvre en plateau, un état toxi-infectieux sévère et une éruption généralisée épargnant le visage.

TYROSINE *s. f. (angl. tyrosine)*. Acide aminé non essentiel, précurseur des hormones thyroïdiennes des catécholamines et de la mélanine.

TYROTHRICINE *s. f. (angl. tyrothricin)*. Mélange de deux antibiotiques, la tirocidine (80 %) et la gramicidine (20 %). La tyrothricine est toxique et fut utilisée en applications locales comme bactéricide dans les infections à bactéries à Gram positif.

U

U *(angl. U).* Abréviation d'unité.

UBIQUITINE *s. f.* Protéine jouant un rôle dans le catabolisme protéique.

UI *(angl. IU).* Abréviation d'unité internationale.

UIV Abréviation d'urographie intraveineuse.

ULCÉRATION *s. f.* **1.** Processus pathologique aboutissant à la formation d'un ulcère. **2.** L'ulcère lui-même, notamment lorsqu'il est en voie de constitution.

ULCÈRE *s. m. (angl. ulcer).* Perte de substance au niveau de la peau ou d'une muqueuse, sans tendance à la cicatrisation spontanée et d'évolution chronique.

ULCÉREUX *adj.* **1.** Qui se rapporte à une ulcération, à un ulcère, qui en a les caractères. **2.** Qui est atteint d'un ulcère. S'emploie aussi comme substantif.

ULCÉROCANCER *s. m.* Ulcération gastrique de nature cancéreuse. Il peut s'agir d'un ulcère malin d'emblée ou, moins souvent, d'une transformation maligne d'un ulcère simple.

ULCUS *s. m. (angl. ulcus).* Terme latin signifiant ulcère. ◇ **RODENS** *(angl. rodent ulcer).* Épithélioma basocellulaire du sujet âgé, siégeant à la face ou au cou. Il se présente comme une ulcération dont la base et les bords sont indurés, et se caractérise par sa capacité destructive et sa lente mais constante évolution.

ULNA *s. m.* Os interne de l'avant-bras dont il forme le squelette avec le radius. SYN. *CUBITUS. ATLAS ANATOMIQUE DES OS EN ANNEXE.*

ULNAIRE *adj. (angl. ulnar).* Qui se rapporte à l'ulna ou à l'avant-bras. SYN. *CUBITAL.*

ULTRACENTRIFUGATION *s. f. (angl. ultracentrifugation).* Centrifugation à très grande vitesse, au moyen d'une ultracentrifugeuse pouvant dépasser 100 000 tours par minute. La vitesse de sédimentation des particules de très petites dimensions étant proportionnelle à leur taille, il est possible de déterminer leurs dimensions par ultracentrifugation.

ULTRAFILTRATION *s. f. (angl. ultrafiltration).* Filtration sous pression à l'aide d'un ultrafiltre (filtre ne permettant le passage que de particules ultramicroscopiques, virus ou particules en solution colloïdale). ◇ **FRACTIONNÉE** *(angl. fractional —).* Séparation de particules colloïdales de différentes dimensions au moyen d'ultrafiltres à pores de tailles diverses.

ULTRAMICROSCOPE *s. m. (angl. ultramicroscope).* Microscope à grande puissance, dans lequel la lumière est dirigée latéralement sur la préparation à examiner. Il permet d'observer des objets (particules colloïdales, flagelles, granulations, etc.) qui, du fait de leur taille, sont invisibles au microscope ordinaire, et qui se détachent illuminés sur un fond noir.

ULTRAMICROSCOPIQUE *adj. (angl. ultramicroscopic).* Qui est trop petit pour être examiné au microscope ordinaire.

ULTRASON *s. m. (angl. ultrasound).* Vibration sonore dont la fréquence est supérieure à 20 000 Hz, donc au-delà de la limite des sons audibles par l'homme. Les ultrasons ont de nombreuses applications en médecine (ultrasonothérapie, échographie, lithotritie).

ULTRASONOGRAPHIE *s. f. (angl. ultrasonography).* ☞ *ÉCHOGRAPHIE.*

ULTRASONOTHÉRAPIE *s. f. (angl. ultrasonotherapy).* Emploi thérapeutique des ultrasons.

ULTRAVIOLET *adj. (angl. ultraviolet).* ☞ *RAYONNEMENT ULTRAVIOLET.*

UNCARTHROSE *s. f. (angl. uncarthrosis).* Arthrose des articulations uncovertébrales.

UNCIFORME *adj. (angl. unciform).* Qui est en forme de crochet. ◇ **(CRISE)** *(angl. uncinate epilepsy).* Variété d'épilepsie localisée avec hallucinations sensorielles provoquées par une lesion de l'uncus de l'hippocampe. SYN. *CRISE UNCINÉE.*

UNCODISCARTHROSE *s. f. (angl. uncodiscarthrosis).* Association d'une uncarthrose et de lésions des disques intervertébraux, caractéristique de l'arthrose cervicale.

UNGUÉAL *adj. (angl. ungual).* Qui se rapporte à l'ongle.

UNICELLULAIRE *adj. (angl. unicellular).* Constitué d'une seule cellule.

UNIOVULAIRE *adj. (angl. uniovular).* Qui se développe à partir d'un seul ovule. Se dit de certaines grossesses gémellaires.

UNIPARE *adj. (angl. uniparous).* Se dit d'une femme qui n'a eu qu'un enfant. S'emploie aussi comme substantif.

UNITÉ *s. f. (angl. unit).* Grandeur ou quantité servant de terme de comparaison et permettant une mesure. ◇ **ANTITOXIQUE** *(angl. antitoxic —).* Quantité d'antitoxine nécessaire pour neutraliser 100 fois la quantité de toxine suffisante pour tuer un cobaye de 250 g. N'est plus utilisée. ◇ **HÉMOLYTIQUE** *(angl. hemolytic —).* Quantité de sérum immun inactivé qui, en présence du complément, hémolyse complètement 1 ml d'une solution à 5 % de globules rouges lavés. ◇ **DE SOINS INTENSIFS** *(angl. intensive care —).* Unité hospitalière ou département spécialement équipé (personnel spécialisé, hémodialyse, ventilation assistée, monitorage, etc.) pour le traitement des malades en état critique. ◇ **ENZYMATIQUE** *(angl. enzyme —).* Unité d'activité enzymatique : c'est la quantité d'enzyme qui catalyse la transformation d'une micromole de substrat par minute à 30 °C et à un pH optimal. ◇ **INTERNATIONALE** *(angl. international —).* Unité de mesure de l'activité de diverses substances biologiques, notamment des enzymes et des hormones. ◇ **MOTRICE** *(angl. motor —).* Ensemble de fibres musculaires innervées par un seul axone et un seul neurone moteur. ◇ **SI** *(angl. SI —).* Toute unité du Système international d'unités. Celui-ci comporte 7 unités de base : le mètre (longueur), le kilogramme (masse), la seconde (temps), l'ampère (intensité de courant électrique), le kelvin (température), la candela (intensité lumineuse), la mole (quantité de matière). ◇ **TOXIQUE** *(angl. toxic —).* Quantité minimale d'une toxine capable de tuer en trois ou quatre jours un cobaye d'un poids de 250 g. N'est plus utilisée.

UNIVALENT *adj. (angl. univalent).* ☞ *MONOVALENT.*

UNIVALVE *adj.* Qui est pourvu d'une seule valve.

UPÉRISATION *s. f. (angl. UHT sterilization).* Procédé de stérilisation à très haute température (140 °C) par injection de vapeur, utilisé pour la stérilisation du lait. Le sigle UHT correspond à Upérisation à haute température ou Ultra haute température.

URATE *s. m. (angl. urate).* Sel de l'acide urique. Ces sels, en particulier l'urate de sodium, sont des constituants de l'urine et des concrétions goutteuses.

URATÉMIE *s. f. (angl. uratemia).* Présence d'urates dans le sang.

URATIQUE *adj. (angl. uratic).* Qui se rapporte aux urates, qui est formé d'urates.

URATURIE *s. f. (angl. uraturia).* Présence d'urates dans l'urine ; taux normal 1,5 à 4,8 mmol/24 heures (0,25 à 0,8 g/ 24 heures). Les urates sont la forme d'élimination de l'acide urique dans l'urine.

URÉASE *s. f. (angl. urease).* Enzyme qui détermine la scission de l'urée en ammoniac et anhydride carbonique. Elle est utilisée pour le dosage de l'urée.

URÉE *s. f. (angl. urea).* Composé présent dans l'urine et, en petite quantité, dans le sang, le chyle, la lymphe, etc. L'urée constitue le principal composé d'excrétion de l'ammoniac qui se forme au cours du catabolisme des acides aminés. Elle est synthétisée presque exclusivement dans le foie et, après être passée dans le sang, elle est excrétée rapidement par l'urine.

URÉIQUE *adj. (angl. urea).* Qui se rapporte à l'urée ou à l'azote de l'urée.

URÉMIE *s. f. (angl. uremia).* Ensemble des manifestations toxiques dues à la rétention dans le sang de substances azotées normalement éliminées par l'urine (notamment de l'urée), secondaire à une insuffisance rénale grave. Principaux symptômes : nausées, vomissements, céphalées, prurit, vertiges, somnolence, convulsions, odeur urineuse de l'haleine et de la sueur, et coma.

URÉMIGÈNE *adj. (angl. uremigenic).* Qui provoque des manifestations urémiques.

URÉMIQUE *adj. (angl. uremic).* Qui concerne l'urémie.

URÉOGENÈSE *s. f. (angl. ureogenesis).* Suite de réactions aboutissant à la formation d'urée à partir d'ammoniac.

URÉOGÉNIQUE *adj. (angl. ureogenic).* Qui se rapporte à la production d'urée.

URÉTÉRAL (OU URÉTÉRIQUE) *adj. (angl. ureteral).* Qui se rapporte à l'uretère.

URÉTÉRALGIE *s. f. (angl. ureteralgia).* Douleur sur le trajet de l'uretère.

URETÈRE *s. m. (NA. ureter). (angl. ureter).* Conduit fibromusculaire cylindrique, étroit, pair, qui amène l'urine du rein à la vessie. L'uretère mesure environ 27 cm. Il commence dans le pelvis rénal par une portion dilatée, et se termine dans la partie postérieure et inférieure de la vessie. ◇ **BIFIDE** *(angl. bifid —).* Malformation congénitale caractérisée par l'existence de deux uretères qui drainent un rein et se réunissent pour s'aboucher à la vessie par un seul orifice.

URÉTÉRITE *s. f. (angl. ureteritis).* Inflammation de l'uretère.

URÉTÉRO-ENTÉROSTOMIE *s. f. (angl. ureteroenterostomy).* Abouchement de l'uretère dans l'intestin. SYN. *ANASTOMOSE URÉTÉRO-ENTÉRIQUE.*

URÉTÉRO-HYDRONÉPHROSE *s. f. (angl. ureterohydronephrosis).* Hydronéphrose compliquée d'une dilatation de l'uretère.

URÉTÉROCÈLE *s. f. (angl. ureterocele).* Dilatation kystique de la portion terminale, intravésicale, de l'uretère, consécutive à un rétrécissement du méat urétéral.

URÉTÉROCOLOSTOMIE *s. f. (angl. ureterocolostomy).* Création chirurgicale d'un abouchement de l'uretère dans le côlon. SYN. *ANASTOMOSE URÉTÉROCOLIQUE.*

URÉTÉROCYSTONÉOSTOMIE *s. f. (angl. ureterocystoneostomy).* Création chirurgicale d'une nouvelle implantation de l'uretère dans la vessie. SYN. *ANASTOMOSE URÉTÉRO-VÉSICALE.*

URÉTÉROGRAPHIE *s. f. (angl. ureterography).* Radiographie de l'uretère après injection d'une substance opaque aux rayons X.

URÉTÉROLITHIASE *s. f. (angl. ureterolithiasis).* Présence de calculs dans les uretères.

URÉTÉROLYSE *s. f. (angl. ureterolysis).* Opération consistant à libérer un uretère fixé ou comprimé par des adhérences.

URÉTÉRONÉPHRECTOMIE *s. f. (angl. ureteronephrectomy).* Ablation chirurgicale du rein et d'une portion de l'uretère correspondant.

URÉTÉROPLASTIE *s. f. (angl. ureteroplasty).* Réparation chirurgicale de l'uretère, en particulier pour corriger une sténose.

URÉTÉROPYÉLOPLASTIE *s. f. (angl. ureteropyeloplasty).* Intervention de chirurgie plastique pratiquée sur l'uretère et le pelvis rénal, habituellement pour syndrome de la jonction.

URÉTÉRORECTOSTOMIE *s. f. (angl. ureterorectostomy).* Création chirurgicale d'un abouchement de l'uretère dans le rectum. SYN. *ANASTOMOSE URÉTÉRORECTALE.*

URÉTÉRORRAGIE *s. f. (angl. ureterorrhagia).* Hémorragie provenant de l'uretère.

URÉTÉRORRAPHIE *s. f. (angl. ureterorrhaphy).* Suture d'un uretère sectionné ou incisé.

URÉTÉROSIGMOÏDOSTOMIE *s. f. (angl. ureterosigmoidostomy).* Création chirurgicale d'un abouchement de l'uretère dans le côlon sigmoïde. SYN. *ANASTOMOSE URÉTÉROSIGMOÏDIENNE, OPÉRATION DE COFFEY.*

URÉTÉROSTÉNOSE *s. f. (angl. ureterostenosis).* Rétrécissement de l'uretère.

URÉTÉROSTOMIE *s. f. (angl. ureterostomy).* Abouchement de l'uretère à la peau.

URÉTÉROTOMIE *s. f. (angl. ureterotomy).* Incision d'un uretère.

URÉTRAL *adj. (angl. urethral).* Qui se rapporte à l'urètre.

URÈTRE *s. m. (NA. urethra). (angl. urethra).* Canal membraneux conduisant l'urine depuis la vessie jusqu'à l'extérieur, où il s'ouvre par le méat urétral. Chez l'homme, il s'étend du col de la vessie jusqu'à l'extrémité du pénis, traverse le corps spongieux de la verge et arrive jusqu'au méat urinaire. Outre l'urine, l'urètre masculin livre passage au sperme. L'urètre féminin s'étend du col de la vessie jusqu'au méat urinaire situé au-dessus du vagin.

URÉTRECTOMIE *s. f. (angl. urethrectomy).* Résection totale ou partielle de l'urètre.

URÉTRITE (OU URÉTHRITE) *(angl. urethritis).* Inflammation aiguë ou chronique de l'urètre. ◇ **ANTÉRIEURE** *(angl. anterior —).* Inflammation de l'urètre antérieur. ◇ **GONOCOCCIQUE** *(angl. gonorrheal —).* Urétrite spécifique, due au gonocoque. ◇ **À INCLUSIONS** *(angl. inclusion —).* Affection chronique, sexuellement transmissible, due à *Clamydia trachomatis.* ◇ **NON SPÉCIFIQUE** *(angl. non specific —).* Urétrite qui n'est pas due à un micro-organisme bien déterminé et qui n'est notamment pas d'origine gonococcique ou tuberculeuse. ◇ **POSTÉRIEURE** *(angl. posterior —).* Inflammation de l'urètre membraneux et de l'urètre prostatique. ◇ **SPÉCIFIQUE** *(angl. specific —).* Urétrite due à un germe spécifique, essentiellement le gonocoque.

URÉTROCÈLE *s. f.* **1.** *(angl. dilatation of urethra).* Diverticule de la paroi urétrale. **2.** Chez la femme, dilatation de l'urètre faisant saillie dans le vagin.

URÉTROCYSTITE *s. f. (angl. urethrocystitis).* Inflammation simultanée de l'urètre et de la vessie.

URÉTROCYSTOGRAPHIE *s. f. (angl. urethrocystography).* Radiographie de l'urètre et de la vessie après injection d'un milieu opacifiant.

URÉTROGRAPHIE *s. f. (angl. urethrography).* Radiographie de l'urètre après injection d'un produit opacifiant. L'urétrographie rétrograde est la radiographie de l'urètre après injection d'un produit opacifiant dans le canal urétral. L'urétrographie permictionnelle est la radiographie de l'urètre pendant la miction, après opacification de la vessie.

URÉTROPLASTIE *s. f. (angl. urethroplasty).* Réparation chirurgicale de l'urètre, en particulier pour corriger une sténose.

URÉTRORRAGIE *s. f. (angl. urethrorrhagia).* Hémorragie provenant de l'urètre.

URÉTRORRAPHIE *s. f. (angl. urethrorrhaphy).* Suture de l'urètre sectionné ou incisé.

URÉTRORRHÉE *s. f. (angl. urethrorrhea).* Écoulement anormal provenant de l'urètre.

URÉTROSCOPE *s. m. (angl. urethroscope).* Instrument muni d'un dispositif d'éclairage permettant l'examen du canal urétral.

URÉTROSCOPIE *s. f. (angl. urethroscopy).* Examen visuel du conduit urétral à l'aide de l'urétroscope.

URÉTROSTÉNOSE *s. f. (angl. urethrostenosis).* Rétrécissement de l'urètre.

URÉTROSTOMIE *s. f. (angl. urethrostomy).* Création chirurgicale d'une ouverture artificielle de l'urètre à la peau.

URÉTROTOMIE *s. f. (angl. urethrotomy).* Incision de l'urètre, en particulier lors des rétrécissements de celui-ci. ◇ **EXTERNE** *(angl. external —).* Incision de l'urètre pratiquée de dehors en dedans. ◇ **INTERNE** *(angl. internal —).* Incision de l'urètre pratiquée de dedans en dehors à l'aide d'un instrument spécial (urétrotome).

URICÉMIE *s. f.* Teneur du sang en acide urique (taux normal : 150 à 420 μmol/L).

URICOÉLIMINATEUR *adj. (angl. urocosuric).* Qui entraîne l'élimination de l'acide urique par le rein. S'emploie aussi comme substantif.

URICOFREINATEUR *adj.* Qui empêche la formation de l'acide urique. S'emploie aussi comme substantif.

URICOLYSE *s. f. (angl. uricolysis).* Dissolution de l'acide urique.

URICOPOÏÈSE *s. f. (angl. uricopoiesis).* Formation d'acide urique. SYN. *URICOGENÈSE.*

URICOSURIQUE *adj. (angl. uricosuric).* Se dit d'un médicament qui favorise l'élimination urinaire de l'acide urique. S'emploie aussi comme substantif.

URICURIE *s. f. (angl. uricosuria).* Élimination de l'acide urique par l'urine. SYN. *URICOSURIE.*

URINAIRE *adj. (angl. urinary).* Qui se rapporte à l'urine, à sa formation et à son excrétion.

URINAL *s. m. (angl. urinal).* Récipient servant à recueillir l'urine d'un malade alité de sexe masculin.

URINE *s. f. (angl. urine).* Liquide excrémentiel, sécrété par les reins et excrété par les voies urinaires, de couleur jaune ambrée, légèrement acide, d'odeur particulière, de saveur salée, et dont la densité varie entre 1,005 et 1,03. La quantité d'urine éliminée quotidiennement par un adulte est de 1 300 à 1 600 ml. L'urine contient, en poids, environ 95 % d'eau et 5 % de composants organiques et minéraux. ◇ **CHYLEUSE** *(angl. chylous —).* Urine d'aspect laiteux, contenant du chyle. ◇ **RÉSIDUELLE** *(angl. residual —).* **1.** Urine qui reste dans la vessie après miction complète. SYN. *RÉSIDU POST-MICTIONNEL.* **2.** Urine qui reste dans la vessie après miction complète.

URINEUX *adj.* Qui se rapporte à l'urine, qui est de la nature de l'urine ou qui contient de l'urine. EX. *odeur urineuse, abcès urineux. TRZ.*

URO- *(angl. uro-).* Préfixe d'origine grecque indiquant une relation avec l'urine.

UROBILINE *s. f. (angl. urobilin).* Pigment amorphe, jaune orangé, produit de réduction de la bilirubine, que l'on trouve normalement dans l'intestin et, en faible quantité, dans l'urine.

UROBILINÉMIE *s. f. (angl. urobilinemia).* Présence d'urobiline dans le sang.

UROBILINOGÈNE *s. m. (angl. urobilinogen).* Produit de transformation des pigments biliaires par les bactéries intestinales, précurseur de l'urobiline. Normalement, il est éliminé en faible quantité dans l'urine, qu'il colore.

UROBILINOGÉNÉMIE *s. f. (angl. urobilinogenemia).* Présence d'urobilinogène dans le sang, essentiellement en cas d'affection hépatique ou d'hémolyse.

UROBILINOGÉNURIE *s. f. (angl. urobilinogenuria).* Teneur de l'urine en urobilinogène. Elle est augmentée dans les affections hépatiques.

UROBILINURIE *s. f. (angl. urobilinuria).* Teneur de l'urine en urobiline.

UROCÈLE *s. f. (angl. urocele).* Infiltration d'urine dans les bourses.

UROCHROME *s. m. (angl. urochrome).* Pigment jaune de l'urine, qui confère à ce liquide sa couleur caractéristique.

UROCULTURE *s. f. (angl. urine culture).* Culture de micro-organismes à partir de l'urine prélevée stérilement.

UROCYTOGRAMME *s. m. (angl. urocytogram).* Résultat de l'étude des cellules du sédiment urinaire.

URODYNAMIQUE (ÉTUDE) *s. f. (angl. urodynamics).* Étude des pressions vésicales et urétrales, ainsi que du débit urinaire au cours de la miction.

UROGRAPHIE *s. f. (angl. urography).* Radiographie de l'appareil urinaire. ◇ **DESCENDANTE** ☞ *UROGRAPHIE INTRAVEINEUSE.* ◇ **INTRAVEINEUSE** *(angl. intravenous —).* Radiographie de l'appareil urinaire après injection intraveineuse d'un produit de contraste à élimination rénale sélective. Abréviation : UIV. SYN. *UROGRAPHIE DESCENDANTE.*

UROKINASE *s. f. (angl. urokinase).* Enzyme activant la fibrinolyse, présente dans l'urine humaine. Elle est utilisée comme traitement thrombolytique, en particulier dans l'embolie pulmonaire grave.

UROLITHIASE *s. f. (angl. urolithiasis).* ☞ *LITHIASE URINAIRE.*

UROLOGIE *s. f. (angl. urology).* Partie de la médecine qui traite des maladies des voies urinaires, du point de vue médical, chirurgical et, par extension, des maladies de l'appareil génito-urinaire chez l'homme.

UROLOGUE *s. m. (angl. urologist).* Spécialiste en urologie. SYN. *UROLOGISTE.*

UROPATHIE *s. f. (angl. uropathy).* Toute affection de l'appareil urinaire.

URTICAIRE *s. f. (angl. urticaria).* ◇ **AIGUË** *(angl. acute —).* Apparition aiguë de papules d'urticaire, dont l'involution est très rapide. ◇ **CHRONIQUE** *(angl. chronic —).* Urticaire récidivant pendant plusieurs mois.

URTICANT *adj. (angl. urticant).* Qui produit sur la peau une sensation de brûlure et de prurit semblable à celle causée par le contact d'orties.

URTICARIEN *adj. (angl. urticarial).* Qui se rapporte à l'urticaire.

UTÉRIN *adj.* **1.** Qui se rapporte à l'utérus. **2.** Se dit des frères et sœurs nés de la même mère, mais non du même père.

UTÉRUS *s. m. (NA. uterus). (angl. uterus).* Organe génital féminin destiné à recevoir l'ovule fécondé, à permettre son développement et à l'expulser à la fin de la grossesse. C'est un organe musculaire, creux, de 7 à 8 cm de long, formé d'une partie supérieure large, le corps, et d'une partie inférieure plus étroite, le col ; la portion la plus haute et la plus large du corps est appelée le fond. La cavité de l'utérus s'ouvre dans le vagin par le col et dans les trompes utérines par les parties supérieures et latérales du fond (cornes utérines). SYN. *MATRICE.* ◇ **ACOLLIS** *(angl. — acollis).* Utérus dépourvu de col. ◇ **ARQUÉ** *(angl. — arcuatus).* Utérus dont le fond est déprimé. ◇ **BICORNE** *(angl. — bicornis).* Utérus dédoublé seulement dans sa partie supérieure. ◇ **BILOCULAIRE** *(angl. — bilocularis).* Utérus dont la cavité est divisée en deux parties par une cloison longitudinale. SYN. *UTÉRUS SEPTUS.* ◇ **BILOCULAIRE CERVICAL** *(angl. — biforis).* Utérus dont le canal cervical est divisé en deux par une cloison. ◇ **CORDIFORME** *(angl. — cordiformis).* Utérus en forme de cœur de jeu de cartes. Le fond est marqué d'une dépression médiane plus ou moins profonde. ◇ **DIDELPHE** *(angl. — didelphys).* Utérus double dans lequel les deux hémi-utérus sont complètement séparés l'un de l'autre, avec deux corps et deux cols. Le vagin est, en général, lui aussi dédoublé. ◇ **DOUBLE OU DUPLEX** *(angl. — duplex).* ☞ *UTÉRUS DIDELPHE.* ◇ **FŒTAL** *(angl. fetal —).* Utérus de petites dimensions, dont le col est plus long que le corps. ◇ **INFANTILE** *(angl. infantile —).* Utérus insuffisamment développé, le col étant aussi long que le corps. ◇ **MÂLE** *(angl. — masculinus).* ☞ *UTRICULE PROSTATIQUE.* ◇ **PARVICOLLIS** *(angl. — parvicollis).* Utérus dont le col est très petit. ◇ **SEPTUS** *(angl. — septus).* ☞ *UTÉRUS BILOCULAIRE.* ◇ **UNICORNIS** *(angl. — unicornis).* Anomalie qui résulte de l'absence de développement d'un des conduits paramésonéphriques.

UTRICULAIRE *adj.* **1.** En forme de sac ou d'outre. **2.** Qui se rapporte à un utricule.

UTRICULE *s. m. (NA. utriculus). (angl. utricle).* Vésicule située à la partie supérieure du vestibule membraneux de l'oreille interne, dans laquelle débouchent les trois canaux semi-circulaires. ◇ **PROSTATIQUE** *(NA. — prostaticus). (angl. prostatic —).* Organe en forme de petite bourse piriforme, vestige des conduits paramésonéphriques chez l'homme, situé sur la ligne médiane de la portion prostatique de l'urètre, et qui s'ouvre dans le veru montanum.

UV Abréviation de ultraviolet (rayonnement).

UVÉAL *adj. (angl. uveal).* Qui se rapporte à la tunique moyenne de l'œil (uvée).

UVÉE *s. f. (angl. uveal tract).* Tunique vasculaire de l'œil formée de l'iris, du corps ciliaire et de la choroïde.

UVÉITE *s. f. (angl. uveitis).* **1.** Inflammation de l'uvée. L'uvéite antérieure est l'inflammation de l'iris et du corps ciliaire (iridocyclite). L'uvéite postérieure est l'inflammation de la choroïde (choroïdite). L'uvéite s'observe dans les maladies systémiques ou peut être de cause strictement oculaire. **2.** *(angl. iritis).* Inflammation de l'iris, se caractérisant par une rougeur du pourtour de la cornée, un myosis, une tension douloureuse, une photophobie et une congestion de la région ciliaire. Elle est le plus souvent associée à une inflammation du corps ciliaire (irido-cyclite).

UVÉOMÉNINGITE *s. f. (angl. uveomeningitis).* Nom d'ensemble des syndromes associant une atteinte du tractus uvéal et une méningite.

UVÉOPAROTIDITE *s. f. (angl. uveoparotid fever).* Syndrome caractérisé par l'association d'une uvéite et d'une parotidite.

UVULAIRE *adj.* **1.** Qui se rapporte à l'uvule du vermis cérébelleux. **2.** Qui se rapporte à l'uvule palatine. SYN. *STAPHYLIN.*

UVULE *s. f.* **1.** *(angl. uvula ; vermis).* Lobule du vermis inférieur du cervelet. **2.** *(NA. uvula palatina). (angl. palatine uvula).* Petite masse charnue qui pend du voile du palais, au-dessus de la racine de la langue, formée par le muscle staphylopalatin, du tissu conjonctif et la muqueuse. SYN. *LUETTE.* ◇ **VÉSICALE** *(NA. uvula vesicae). (angl. uvula of bladder).* Petite saillie au sommet du trigone vésical, qui se projette sur l'orifice de l'urètre.

UVULECTOMIE *s. f. (angl. uvulectomy).* Résection chirurgicale de l'uvule du voile du palais.

V

VACCIN *s. m. (angl. vaccine).* Substance possédant la propriété d'immuniser l'organisme contre une maladie infectieuse. On la prépare soit à partir de micro-organismes tués ou inactifs, soit à partir de micro-organismes vivants, mais atténués (par le formol ou par la chaleur, par exemple), soit à partir d'une fraction antigénique d'un micro-organisme. Devenue sans danger, elle permet, en ayant gardé ses propriétés antigéniques, de faire développer par l'organisme une réaction immunitaire protectrice. ◇ **ANTI-HÉPATITE B** *(angl. hepatitis B —).* Vaccin recombinant s'administrant par voie intramusculaire contenant la protéine d'enveloppe du virus, recommandé pour les populations identifiées à risque d'infection, obligatoire pour les personnels de santé exposés. ◇ **ANTIAMARIL** *(angl. yellow fever —).* Vaccin contre la fièvre jaune, obtenu à partir des virus atténués par plusieurs passages sur culture de tissus. Il est administré par injection sous-cutanée unique. L'immunité obtenue est de longue durée. ◇ **ANTICHOLÉRIQUE** *(angl. cholera —).* Vaccin contre le choléra préparé avec des vibrions cholériques tués. La durée de l'immunité n'est que de 6 mois et seulement dans 50 % des cas environ. ◇ **ANTICOQUELUCHEUX** *(angl. pertussis —).* Vaccin acellulaire, à base de constituants antigéniques, administré par voie sous-cutanée ou intramusculaire, le plus souvent en association (DTC Polio par exemple). ◇ **ANTIDIPHTÉRIQUE** *(angl. diphteria anatoxin).* Vaccin préparé à partir de la toxine diphtérique (anatoxine diphtérique). ◇ **ANTIGRIPPAL** *(angl. influenza virus —).* Vaccin inactivé préparé à partir de cultures de virus grippal. Il est modifié chaque année de façon à tenir compte des variations du virus. ◇ **ANTIHAEMOPHILUS** *(angl. hemophilus influenzae conjugate —).* Vaccin constitué par des polysaccharides de la capsule de *Haemophilus influenzae* b. ◇ **ANTIMÉNINGOCOCCIQUE** *(angl. meningococcal polysaccharide —).* Vaccin à base de fractions antigéniques bactériennes polyosidiques, correspondant aux sérogroupes A, C, Y et W de *Neisseria meningitidis.* On dispose depuis peu d'un vaccin dirigé contre le sérogroupe B. ◇ **ANTIPNEUMOCOCCIQUE** *(angl. pneumococcal polysaccharide —).* Vaccin comportant des extraits polyosidiques. Il en existe 2 types : conjugué et dirigé contre 13 sérotypes, et un autre non conjugué ayant 23 valences de *Streptococcus pneumoniae.* ◇ **ANTIPOLIOMYÉLITIQUE** *(angl. poliomyelitis —).* Vaccin préparé à partir de souches virulentes de virus poliomyélitique, inactivées, administré par injections sous-cutanées. Dans certains pays, on rencontre encore le vaccin vivant préparé à partir de souches virales atténuées par plusieurs passages sur des rongeurs ou des cultures de tissus, administré par voie buccale. ◇ **ANTIRABIQUE** *(angl. rabies —).* Vaccin viral inactivé, actuellement préparé sur cultures cellulaires humaines ou animales. Il est administré soit à titre préventif, soit à titre curatif après contact avec un animal suspect ou atteint de rage. ◇ **ANTIROUGEOLE** *(angl. measles —).* Vaccin obtenu par atténuation du virus de la rougeole administré par voie sous-cutanée. L'immunité est acquise une dizaine de jours après la vaccination. Il s'agit d'un vaccin vivant. ◇ **ANTIRUBÉOLEUX** *(angl. rubella —).* Vaccin préparé à partir de souches atténuées de virus rubéoleux, conférant une immunité durable contre la rubéole. ◇ **ANTITÉTANIQUE**

(angl. tetanus anatoxin). Vaccin préparé à partir de la toxine tétanique (anatoxine tétanique). ◇ **ANTITUBERCULEUX** *(angl. tuberculosis —).* ☞ *VACCIN BCG.* ◇ **ANTITYPHOÏDIQUE** *(angl. typhoparathyphoid —).* Vaccin inerte dirigé contre des polyosides de *Salmonella typhi*, non conjugué. ◇ **ANTIVARICELLEUX** *(angl. varicella —).* Vaccin vivant atténué réservé aux immunodéprimés. ◇ **ANTIVARIOLIQUE** *(angl. smallpox —).* Préparation immunisante contre la variole humaine. Cette vaccination n'est plus pratiquée par suite de l'éradication mondiale de la maladie. ◇ **AUTOGÈNE** *(angl. autogenous —).* ☞ *AUTOVACCIN.* ◇ **BACTÉRIEN** *(angl bacterial —).* Préparation de bactéries vivantes, atténuées ou mortes, appartenant à une ou plusieurs espèces, mise en suspension liquidienne et injectée pour stimuler les mécanismes de défense contre les infections déterminées par les bactéries de la même classe. On prépare également des vaccins antibactériens à partir de fractions antigéniques de bactéries : par exemple à partir des capsules (vaccin antipneumococcique, antiméningococcique), à partir de phospholipides de la paroi, etc. ◇ **BCG** *(angl. BCG —).* Vaccin antituberculeux constitué de bacilles tuberculeux bovins vivants, ayant perdu leur virulence. On l'administre par voie intradermique ou par scarification. ◇ **DT** Vaccin mixte antidiphtérique-antitétanique. ◇ **DTC** Vaccin mixte antidiphtérique, antitétanique et anticoquelucheux. ◇ **DTCP** Vaccin mixte antidiphtérique, antitétanique, anticoquelucheux et antipoliomyélitique. ◇ **MIXTE** *(angl. polyvalent —).* ☞ *VACCIN POLYVALENT.* ◇ **POLYVALENT** Vaccin préparé à partir de plusieurs micro-organismes et qui protège contre les infections provoquées par chacun d'eux. SYN. *VACCIN MIXTE.* ◇ **SENSIBILISÉ** *(angl. sensitized —).* Vaccin composé de micro-organismes qui ont été mis en contact avec le sérum d'un animal immunisé contre eux.

VACCINATION *s. f.* Administration d'un vaccin par voie orale, parentérale ou par scarification, dans le but de produire une immunité active et ainsi de prévenir une maladie infectieuse.

VACCINE *s. f. (angl. cow-pox).* Maladie infectieuse des bovins (appelée aussi *cowpox*), caractérisée par une éruption pustuleuse, due à un virus de la famille des *Poxviridae* (virus vaccinal) qui est utilisé pour la préparation du vaccin antivariolique.

VACCINOTHÉRAPIE *s. f.* **1.** Partie de la thérapeutique qui traite de l'emploi des vaccins. **2.** Utilisation thérapeutique d'un vaccin.

VACHE FOLLE (MALADIE DE LA) *(angl. mad cow disease).* ☞ *ENCÉPHALOPATHIE SPONGIFORME BOVINE.*

VACUOLE *s. f. (angl. vacuole).* Espace clos présent dans le cytoplasme d'une cellule ou d'un organisme unicellulaire, et pouvant contenir diverses substances.

VACUOLISATION *s. f. (angl. vacuolation).* Formation de vacuoles.

VAGAL *adj.* **1.** Qui se rapporte au nerf vague ou pneumogastrique. **2.** Qui est dû à l'activité de ce nerf.

VAGIN *s. m. (NA. vagina). (angl. vagina).* Canal musculomembraneux, organe de la copulation chez la femme, qui s'étend du col de l'utérus à la vulve. Il est situé dans la cavité pelvienne, entre la vessie en avant et le rectum en arrière.

VAGINAL *adj. (angl. vaginal).* Qui se rapporte au vagin.

VAGINALE *s. f. (angl. tunica vaginalis).* Membrane péritonéale enveloppant les testicules. ☞ *TUNIQUE VAGINALE.*

VAGINALITE *s. f. (angl. vaginalitis).* Inflammation de la tunique vaginale du testicule. ◇ **PLASTIQUE** *s. f. (angl. plastic —).* ☞ *PACHYVAGINALITE.*

VAGINISME *s. m. (angl. vaginismus).* Contracture douloureuse des muscles constricteurs du vagin, gênant ou empêchant le coït. ◇ **INFÉRIEUR** *(angl. perineal —).* Vaginisme dû au spasme des muscles périnéaux superficiel et moyen. SYN. *VAGINISME ANTÉRIEUR, VAGINISME VULVAIRE.* ◇ **SUPÉRIEUR** *(angl. posterior —).* Vaginisme dû au spasme du muscle élévateur de l'anus et du muscle transverse profond du périnée, qui entraîne parfois un accident appelé *penis captivus* lorsqu'il survient au cours du coït. SYN. *VAGINISME POSTÉRIEUR.*

VAGINITE *s. f. (angl. vaginitis).* Inflammation de la muqueuse du vagin. ◇ **SÉNILE** *(angl. senile —).* Ensemble d'altérations dues à l'involution sénile du vagin en rapport avec la déficience de la sécrétion d'estrogènes : atrophie de la muqueuse, rétrécissement du canal vaginal, induration des parois.

VAGINOPLASTIE *s. f. (angl. vaginoplasty).* ☞ *COLPOPLASTIE.*

VAGINOSE *s. f. (angl. vaginosis).* Vaginite due le plus souvent à *Gardnerella vaginalis*, caractérisée par des leucorrhées grisâtres malodorantes.

VAGISSEMENTS *s. m. (angl. vagitus).* Premiers cris poussés par le nouveau-né, du latin *vagitus.*

VAGOLYTIQUE *adj. (angl. vagolytic).* Qui inhibe le nerf vague (pneumogastrique) et, par extension, le système nerveux parasympathique. SYN. *PARASYMPATHOLYTIQUE.*

VAGOMIMÉTIQUE *adj. (angl. vagomimetic).* Qui possède des effets comparables à ceux produits par la stimulation du nerf vague. SYN. *PARASYMPATHOMIMÉTIQUE.*

VAGOSPLANCHNIQUE *adj. (angl. vagosplanchnic).* ☞ *VAGOSYMPATHIQUE.*

VAGOSYMPATHIQUE *adj. (angl. vagosympathetic).* Qui se rapporte à l'action du nerf vague et du système sympathique, ou qui en dépend. SYN. *VAGOSPLANCHNIQUE.*

VAGOTOMIE *s. f. (angl. vagotomy).* Section du ou des nerfs vagues.

VAGOTONIE *s. f. (angl. vagotonia).* État caractérisé par une hyperexcitabilité du système parasympathique. La vagotonie se traduit essentiellement par une instabilité vasomotrice, une bradycardie, des transpirations abondantes, et par une tendance à la constipation et aux crampes musculaires. SYN. *PARASYMPATHICOTONIE, PARASYMPATHOTONIE.*

VAGUE (NERF) *(angl. vagus nerve).* Dixième paire crânienne, véhiculant de très nombreuses fibres parasympathiques à destination viscérale. SYN. *NERF PNEUMOGASTRIQUE. ATLAS ANATOMIQUE DES NERFS EN ANNEXE.*

VAIRONS (YEUX) *(angl. eyes of different colours).* Se dit des yeux dont les iris ont des couleurs différentes chez une même personne.

VAISSEAU *s. m. (NA. vas). (angl. vessel).* Terme général désignant les canaux par lesquels circulent le sang ou la lymphe : artères, veines, capillaires, lymphatiques. ◇ **AFFÉRENT** *(angl. afferent —).* Vaisseau qui pénètre à l'intérieur d'un organe. ◇ **ARTÉRIEL** ☞ *ARTÈRE.* ◇ **CAPILLAIRE** ☞ *CAPILLAIRE.* ◇ **CHYLIFÈRE** *(angl. chyliferous —).* Vaisseau lymphatique de l'intestin, transportant du chyle. ◇ **EFFÉRENT** *(angl. efferent —).* Vaisseau qui sort d'un organe. ◇ **LYMPHATIQUE** *(NA. — lymphaticus). (angl. lymphatic —).* Vaisseau qui transporte la lymphe. Les vaisseaux lymphatiques naissent d'un réseau de capillaires lymphatiques dans toutes les parties du corps et confluent pour former des troncs, interrompus ou non par des relais nodaux. Les troncs collecteurs aboutissent aux grosses veines de la base du cou. SYN. *LYMPHATIQUE.* ◇ **LYMPHOCAPILLAIRE** *(angl. lymph capillary).* Chacune des branches les plus fines des vaisseaux lymphatiques. ◇ **SANGUIN** *(angl. blood —).* Vaisseau qui transporte le sang. ◇ **VEINEUX** ☞ *VEINE.*

VALÉRIANE *s. f. (angl. valerian).* Plante dont la racine est employée comme antispasmodique et tranquillisant, sous forme de poudre, d'infusion, de teinture et d'extrait.

VALÉTUDINAIRE *adj. (angl. feeble health).* Se disait autrefois d'un sujet en mauvaise santé. S'emploie aussi comme substantif.

VALEUR GLOBULAIRE *(angl. hemoglobin/erythrocyte ratio).* Proportion d'hémoglobine dans les érythrocytes, représentée par un rapport dont le numérateur est le taux d'hémoglobine et le dénominateur le nombre d'érythrocytes circulants. Abréviation : VG.

VALGISANT *adj.* Qui produit un valgus.

VALGUS *adj. (angl. valgus).* Qui est tourné ou dévié en dehors. ☞ *GENU VALGUM.*

VALINE *s. f. (angl. valine).* Acide aminé essentiel.

VALSALVA ◇ (ÉPREUVE OU MANŒUVRE DE) *(angl. Valsalva's maneuver).* Inspiration profonde suivie d'un effort d'expiration, bouche fermée et narines pincées. Il en résulte une insufflation de la trompe auditive, une augmentation de la pression intrathoracique et des pressions artérielle pulmonaire et veineuse périphérique, ainsi qu'une diminution du retour veineux au cœur.

VALVE *s. f.* **1.** En anatomie, lame membraneuse dont la fermeture intermittente empêche le reflux sanguin. **2.** Instrument de chirurgie en forme de lame courbe coudée, qui permet d'écarter les parois du vagin ou du rectum lors de leur examen ou lors des interventions pratiquées sur ces organes. **3.** Prothèse valvulaire cardiaque. ◇ **ATRIOVENTRICULAIRE** *(NA. valva atrioventricularis). (angl. atrioventricular —).* Chacune des deux valves annexées aux orifices atrioventriculaires droit et gauche du cœur. Ce sont : la valve mitrale (à gauche) et la valve tricuspide (à droite). Elles empêchent le passage du sang du ventricule vers l'atrium au moment de la systole ventriculaire. ◇ **ATRIOVENTRICULAIRE DROITE** *(NA. valva atrioventricularis dextra). (angl. right atrioventricular —).* Valve constituée de trois cuspides, annexée à l'orifice atrioventriculaire droit (faisant communiquer l'atrium et le ventricule droits). ◇ **ATRIOVENTRICULAIRE GAUCHE** *(NA. valva atrioventricularis sinistra). (angl. left atrioventricular —).* Valve constituée de deux cuspides, annexée à l'orifice atrioventriculaire gauche (faisant communiquer l'atrium et le ventricule gauches). ◇ **ILÉOCÆCALE** *(NA. valva ileocaecalis). (angl. ileocecal —).* Repli de la muqueuse à l'abouchement de l'iléon dans le cæcum. SYN. *VALVULE DE BAUHIN.*

VALVULAIRE *adj. (angl. valvular).* Qui concerne une valve en particulier cardiaque.

VALVULE *s. f. (NA. valvula). (angl. valvula).* Repli membraneux situé soit dans la lumière d'un vaisseau et destiné à empêcher le reflux du sang, soit dans la lumière du tube digestif. ◇ **AURICULOVENTRICULAIRE** ☞ *VALVE ATRIOVENTRICULAIRE.* ◇ **CONNIVENTE** ☞ *PLI CIRCULAIRE DE L'ILÉON.* ◇ **ILÉOCOLIQUE** ☞ *VALVE ILÉOCÆCALE.* ◇ **DE LA VEINE CAVE INFÉRIEURE** *(NA. — venae cavae inferioris). (angl. valve of inferior vena cava).* Valvule en forme de croissant située sur le bord antérieur de l'orifice de la veine cave inférieure. ◇ **MITRALE** ☞ *VALVE ATRIOVENTRICULAIRE.* ◇ **PYLORIQUE** *(NA. — pylori). (angl. pyloric orifice).* Repli circulaire de la muqueuse du pylore. ◇ **RECTALE** ☞ *PLI TRANSVERSE DU RECTUM.* ◇ **SIGMOÏDE** ☞ *CUPSIDES SEMI-LUNAIRES (DES VALVES AORTIQUES ET DU TRONC PULMONAIRE).* ◇ **DU SINUS CORONAIRE** *(NA. — sinus coronarii). (angl. valve of coronary sinus).* Valvule de l'orifice du sinus coronaire dans l'atrium droit. ◇ **SPIRALE** Replis en spirale de la muqueuse du conduit cystique. ◇ **TRICUSPIDE** ☞ *VALVE ATRIOVENTRICULAIRE.*

VALVULECTOMIE *s. f. (angl. valvulectomy).* Résection totale ou partielle d'une valve cardiaque.

VALVULITE *s. f. (angl. valvulitis).* Inflammation d'une valve, notamment d'une valve cardiaque.

VALVULOPATHIE *s. f. (angl. valvular disease).* Maladie d'un orifice cardiaque.

VALVULOPLASTIE *s. f. (angl. valvuloplasty).* Toute opération réparatrice au niveau d'une valve cardiaque lésée, en particulier pour corriger une sténose ou une insuffisance mitrale.

VALVULOTOMIE *s. f. (angl. valvulotomy).* Section des valves cardiaques pratiquée en cas de sténose orificielle.

VANCOMYCINE *s. f. (angl. vancomycin).* Antibiotique de la famille des glycopeptides, dont l'action s'exerce surtout contre les cocci Gram positif dont les staphylocoques.

VANILLISME *s. m.* **1.** Intoxication provoquée par l'ingestion de vanille à fortes doses. **2.** Manifestations allergiques sévères chez les ouvriers qui manipulent la vanille et due à un acarien, *Acarus siro.*

VANYLMANDÉLIQUE (ACIDE) *(angl. vanylmandelic acid (VMA)).* Produit de dégradation des catécholamines, normalement éliminé dans les urines. SYN. *ACIDE VANILLYLMANDÉLIQUE.*

VARIANT *adj. (angl. variable).* Se dit d'un caractère héréditaire ayant subi une variation.

VARIATION *s. f. (angl. variation).* En génétique, modification des propriétés d'un organisme ou d'une population. On distingue des variations génotypiques (liées à des facteurs transmis par les gènes) et des variations phénotypiques (liées à des changements des facteurs ambiants). ◇ **BACTÉRIENNE** *(angl. bacterial —).* Modifications progressives et non transmissibles (adaptation) ou brusques et transmissibles (mutation) observées chez les bactéries. ◇ **CONTINUE** *(angl. continuous —).* En génétique, variation d'un caractère qui se poursuit par étapes successives qui ne diffèrent que très discrètement de l'une à la suivante. ◇ **MÉRISTIQUE** *(angl. meristic —).* Variation quantitative d'un caractère normal, en dessous ou au-dessus de la moyenne.

VARICE *s. f. (angl. varix).* Dilatation permanente d'une veine, siégeant en général au niveau du réseau superficiel des membres inférieurs.

VARICECTOMIE *s. f. (angl. varicectomy).* Excision d'une veine variqueuse.

VARICELLE *s. f. (angl. varicella, chickenpox).* Maladie virale aiguë fébrile, contagieuse et épidémique, habituellement bénigne, caractérisée essentiellement par une éruption cutanée papulo-vésiculeuse à poussées successives. La période d'incubation est d'environ 14 jours. Le virus de la varicelle est identique à celui du zona, famille des *Herpersviridae*. Il est désigné par l'abréviation VZV (Varicelle Zona virus). ◇ **GANGRENEUSE** *(angl. varicella gangrenosa).* Forme rare de varicelle dans laquelle les lésions éruptives donnent des ulcères gangreneux cutanés ou muqueux.

VARICELLIFORME *adj. (angl. varicelliform).* Qui ressemble à la varicelle. Ex. *dermatose varicelliforme.* SYN. *VARICELLOÏDE.*

VARICOCÈLE *s. f. (angl. varicocele).* Dilatation variqueuse des veines du cordon spermatique, se présentant sous forme d'une tuméfaction molle, parfois douloureuse, du scrotum. ◇ **TUBO-OVARIENNE** *(angl. ovarian —).* Dilatation variqueuse des veines ovariennes.

VARIOLE *s. f. (angl. smallpox ; variola).* Maladie infectieuse grave, très contagieuse, autrefois épidémique et souvent mortelle, due à un virus de la famille des *Poxviridae*. Elle a totalement disparu depuis 1980 à la suite des vastes campagnes d'éradication menées par l'OMS depuis 1965. ◇ **ATTÉNUÉE** *(angl. varioloid).* Forme atténuée de variole majeure survenant chez des sujets qui ont antérieurement été vaccinés ou qui ont déjà eu la variole, soit majeure, soit mineure. SYN. *VARIOLE MODIFIÉE.* ◇ **BLANCHE** *(angl. milkpox).* ☞ *ALASTRIM.* ◇ **HÉMORRAGIQUE** *(angl. hemorragic smallpox).* Forme grave de variole caractérisée par la présence de lésions hémorragiques dans la peau et les muqueuses. SYN. *VARIOLE NOIRE.* ◇ **MAJEURE** *(angl. variola major).* Variole typique ayant chez les sujets non vaccinés un taux de létalité variant entre 20 % et 50 %, selon l'âge et selon d'autres facteurs propres à l'hôte et au milieu. ◇ **MINEURE** *(angl. minor variola).* ☞ *ALASTRIM.*

VARIOLEUX *adj.* **1.** Qui se rapporte à la variole. **2.** Qui est atteint de variole. S'utilise aussi comme substantif.

VARIOLIFORME *adj. (angl. varioliform).* Qui ressemble à la variole.

VARIOLIQUE *adj. (angl. variolic).* Qui se rapporte à la variole.

VARIQUEUX *adj.* **1.** Qui se rapporte aux varices. **2.** Qui présente des varices. S'emploie aussi comme substantif.

VARISANT *adj.* Qui produit un varus.

VARISATION *s. f. (angl. varisation).* Mise en varus.

VARUS *adj. (angl. varus).* Qui est tourné ou dévié en dedans. ☞ *GENU VARUM.*

VAS *s. m. (angl. vas).* Terme latin signifiant vaisseau, canal ou canalicule. ◇ **ABERRANS** *s. m.* Nom de divers diverticules de la queue de l'épididyme.

VASA *(NA. vasa). (angl. vasa).* Pluriel de vas. ◇ **ABERRANTIA DU FOIE** *(NA. — aberrantis hepatis). (angl. — aberrantis hepatis).* Système de canalicules observés à la surface extérieure du foie, et qui paraissent être des canaux biliaires devenus superficiels à la suite de l'atrophie des lobules hépatiques dans lesquels ils étaient primitivement situés. ◇ **NERVORUM** *(angl. — nervorum).* Capillaires sanguins qui parcourent l'endonèvre. ◇ **VASORUM** *(angl. — vasorum).* Capillaires sanguins nourriciers qui se distribuent aux parois des artères et des veines. ◇ **VORTICOSA** ☞ *VEINE VORTIQUEUSE.*

VASCULAIRE *adj. (angl. vascular).* Qui se rapporte aux vaisseaux.

VASCULARITE *s. f. (angl. vasculitis).* Inflammation des vaisseaux. ☞ *ANGÉITE.*

VASCULONERVEUX *adj.* **1.** Qui se rapporte aux vaisseaux et aux nerfs. **2.** Qui en est formé.

VASECTOMIE *s. f. (angl. vasectomy).* Résection partielle ou totale des canaux déférents. SYN. *DÉFÉRENTECTOMIE, VASOTOMIE.*

VASELINE *s. f. (angl. vaseline).* Substance constituée par un mélange d'hydrocarbures. Elle est utilisée comme lubrifiant et comme excipient pour pommades.

VASELINOME *s. m. (angl. oleoma).* Granulome sous-cutané dû à l'injection de vaseline liquide.

VASO-ACTIF *adj. (angl. vasoactive).* Qui exerce une action sur le calibre des vaisseaux. S'emploie aussi comme substantif.

VASOCONSTRICTEUR *adj. (angl. vasoconstrictor).* Qui produit une vasoconstriction. S'emploie aussi comme substantif.

VASOCONSTRICTION *s. f. (angl. vasoconstriction).* Diminution du calibre d'un vaisseau, par contraction de ses fibres musculaires.

VASODILATATEUR *adj. (angl. vasodilator).* Qui produit une vasodilatation. S'emploie aussi comme substantif.

VASODILATATION *s. f. (angl. vasodilatation, vasodilation).* Dilatation des vaisseaux.

VASO-INHIBITEUR *adj. (angl. vasoinhibitor).* Qui inhibe l'action des nerfs vasomoteurs.

VASOMOTEUR *adj.* **1.** Qui provoque des modifications du calibre des vaisseaux (vasoconstriction ou vasodilatation). **2.** Qui se rapporte à la vasoconstriction ou à la vasodilatation. S'emploie aussi comme substantif.

VASOMOTRICITÉ *s. f. (angl. vasomotoricity).* Capacité des vaisseaux à se contracter ou à se dilater.

VASOPLÉGIE *s. f. (angl. vasomotor paralysis).* Suppression du tonus des parois vasculaires.

VASOPRESSEUR *adj. (angl. vasopressor).* Se dit d'un phénomène ou d'un médicament qui fait augmenter la pression sanguine.

VASOPRESSINE *s. f. (angl. vasopressin).* Hormone sécrétée par l'hypothalamus, qui stimule la contraction des fibres musculaires lisses (notamment des artères et des artérioles, produisant, par conséquent, une hypertension) et qui stimule la réabsorption de l'eau dans le tube distal du rein. SYN. *HORMONE ANTIDIURÉTIQUE (HAD), PITRESSINE.*

VASOSTIMULANT *adj. (angl. vasostimulant).* Qui exerce une action vasomotrice en stimulant l'activité des nerfs vasomoteurs.

VASOTOMIE *s. f. (angl. vasotomy).* ☞ *VASECTOMIE.*

VASOTONIE *s. f. (angl. vasotonia).* Tonus vasculaire.

VASOTONIQUE *adj. (angl. vasotonic).* Qui contrôle le tonus et la tension des vaisseaux. SYN. *ANGIOTONIQUE.*

VASOTROPHIQUE *adj. (angl. vasotrophic).* Qui se rapporte à la nutrition par les vaisseaux sanguins. SYN. *ANGIOTROPHIQUE.*

VASOVAGAL (SYNDROME) *(angl. vasovagal syndrome).* Association d'une vasodilatation périphérique et d'une bradycardie par excitation du nerf vague, responsable d'une hypotension artérielle.

VASTE ◇ **LATÉRAL** ☞ *QUADRICEPS. M. QUADRICEPS CRURAL. ATLAS ANATOMIQUE DES MUSCLES EN ANNEXE.* ◇ **MÉDIAL** ☞ *QUADRICEPS. M. QUADRICEPS CRURAL. ATLAS ANATOMIQUE DES MUSCLES EN ANNEXE.*

VATER (AMPOULE DE) ☞ *AMPOULE DE VATER.*

VDRL Sigle sous lequel on désigne un test sérologique de floculation qui s'applique au diagnostic de la syphilis. Abréviation de l'anglais *Venereal Disease Research Laboratory.*

VECTEUR *s. m.* **1.** Tout animal capable de transmettre une infection, appartenant à un embranchement différent de celui auquel appartient l'organisme infecté. **2.** Séquence nucléotidique capable de s'autorépliquer, utilisée pour la recombinaison *in vitro* de l'ADN et son amplification extrachromosomique.

VECTOCARDIOGRAMME *s. m. (angl. vectorcardiogram).* Tracé obtenu à l'aide d'un vectocardiographe et qui représente dans l'espace les sommets des vecteurs instantanés de l'activité électrique du cœur. SYN. *VECTOGRAMME.*

VÉGÉTALISME *s. m. (angl. veganism).* Doctrine diététique, plus stricte que le végétarisme, qui ne permet que les aliments d'origine végétale.

VÉGÉTANT *adj. (angl. vegetative).* Qui produit des végétations. Ex. *endocardite végétante.*

VÉGÉTARISME *s. m. (angl. vegetarianism).* Doctrine diététique qui proscrit de l'alimentation la chair de tous les animaux. Elle autorise toutefois des aliments d'origine animale tels que le lait, les œufs, le miel, etc.

VÉGÉTATIF *adj.* **1.** Qui concerne les fonctions vitales de base, les activités physiologiques involontaires, placées sous le contrôle du système nerveux autonome : circulation, sécrétion, etc. Ex. *vie végétative.* **2.** Relatif à la partie du système nerveux qui assure les fonctions vitales de base, le fonctionnement des viscères.

VÉGÉTATIONS *s. f.* Lésions papillomateuses, cutanées ou muqueuses. ◇ **ADÉNOÏDES** *(angl. "adenoids").* Tissu adénoïde du nasopharynx (tonsille nasopharyngienne), observé surtout chez l'enfant et pouvant entraîner une gêne respiratoire lorsqu'il est hypertrophié. ◇ **VÉNÉRIENNES** ☞ *CONDYLOME.*

VÉHICULE *s. m. (angl. vehicle).* ☞ *EXCIPIENT.*

VEINE *s. f. (NA. vena). (angl. vein).* Vaisseau sanguin qui conduit le sang depuis les capillaires jusqu'au cœur. À l'intérieur de nombreuses veines se trouvent des replis ou valves, analogues aux valves des orifices cardiaques, qui empêchent le reflux du sang. Ces vaisseaux sont regroupés en trois systèmes : système veineux pulmonaire, système veineux général et système porte. ◇ **CARDIAQUE** Chacune des petites veines qui proviennent des parois du cœur et qui s'ouvrent dans les cavités voisines, atria ou ventricules, par de fins orifices, les pores de Vieussens. ◇ **CARDINALE** *(angl. cardinal —).* Chacune des quatre veines longitudinales du système veineux primitif de l'embryon, dont deux céphaliques (veines cardinales antérieures) et deux caudales (veines cardinales postérieures). Les veines antérieure et postérieure de chaque côté se réunissent pour former une veine cardinale commune ou canal de Cuvier. ◇ **DU DIPLOÉ** *(NA. — diploica). (angl. diploic —).* Chacune des veines drainant le crâne. ◇ **ÉMISSAIRE** *(NA. — emissaria). (angl. emissary —).* Chacune des veines anastomotiques qui relient les sinus veineux de la base du crâne et les plexus veineux exocrâniens. ◇ **ÉTOILÉE** *(NA. venula stellate renis). (angl. stellate — of kidney).* Chacune des veines collectrices de la surface du rein, qui convergent en étoile vers un centre, d'où part une veine interlobulaire qui s'enfonce dans la corticale du rein. ◇ **INNOMINÉE** *(angl. innominate vein).* Tronc veineux brachiocéphalique. *ATLAS ANATOMIQUE DES VEINES EN ANNEXE.* ◇ **PARAOMBILICALE** *(NA. — paraombilicalis). (angl. paraumbilical —).* Chacune des petites veines qui naissent autour de l'ombilic, suivent le ligament rond et s'abouchent dans la veine porte ou directement dans le foie. Elles appartiennent au groupe des veines portes accessoires. ◇ **SATELLITE** *(angl. satellite —).* Veine qui accompagne une artère. ◇ **VORTIQUEUSE** *(NA. — vorticosa). (angl. vorticose —).* Chacune des quatre veines qui traversent la sclérotique et apportent le sang de la choroïde à une veine ophtalmique.

VEINITE *s. f.* Irritation de l'endothélium veineux, provoquée par certaines substances médicamenteuses.

VEINOGRAPHIE *s. f. (angl. venography).* ☞ *PHLÉBOGRAPHIE.*

VEINOSITÉ *s. f. (angl. venosity).* Petite veine visible à travers la peau.

VEINOTOMIE *s. f. (angl. venotomy).* ☞ *PHLÉBOTOMIE.*

VEINOTONIQUE *adj. (angl. phlebotonic).* Se dit d'un médicament qui améliore la tonicité des parois veineuses. S'emploie aussi comme substantif.

VEINULE *s. f. (angl. venule).* Petite veine.

VÉLAMENTEUX *adj.* **1.** En forme de voile. **2.** Qui se rapporte aux membranes de l'œuf humain. EX. *insertion vélamenteuse du cordon ombilical.*

VÉLOCIMÉTRIE *s. f. (angl. velocimetry).* ☞ *DOPPLER (EXAMEN ULTRASONOGRAPHIQUE).*

VÉLOPALATIN *adj. (angl. velopalatine).* Qui se rapporte au voile du palais.

VEMS Abréviation de volume expiratoire maximal par seconde.

VÉNÉNEUX *adj. (angl. venenous).* Qui contient un poison.

VÉNÉRÉOLOGIE *s. f. (angl. venereology).* Étude des maladies vénériennes.

VÉNÉRIEN *adj. (angl. venereal).* Qui se rapporte ou qui est dû aux rapports sexuels.

VENIN *s. m. (angl. venom).* Substance toxique produite par certains animaux et, exceptionnellement, par certaines plantes.

VENTILATION *s. f. (angl. ventilation).* Ensemble des phénomènes physiques et mécaniques qui permettent les échanges gazeux lors de la respiration pulmonaire. ◇ **ALVÉOLAIRE** *(angl. alveolar —).* Quantité d'air/min capable de participer aux échanges gazeux au niveau des alvéoles pulmonaires. ◇ **ARTIFICIELLE** *(angl. mechanical —).* ☞ *RESPIRATION ARTIFICIELLE.* ◇ **MAXIMALE** *(angl. maximum ventilatory capacity).* Volume d'air maximal pouvant être ventilé volontairement par les poumons pendant une minute. Il est normalement de l'ordre de 120 litres. Abréviation : VM. ◇ **-MINUTE** *(angl. minute —).* Nombre de litres d'air inspiré et expiré par minute au cours de mouvements respiratoires d'amplitude normale.

VENTOUSE *s. f. (angl. cupping glass).* Ampoule de verre que l'on applique sur la peau après y avoir raréfié l'air, afin de provoquer une révulsion locale. N'est plus utilisée.

VENTRAL *adj. (angl. ventral).* Qui se rapporte au ventre ou, surtout, à la face antérieure du corps humain.

VENTRE *s. m.* **1.** *(NA. venter).* En langage courant, *ABDOMEN.* **2.** *(NA. venter musculi).* Partie charnue contractile d'un muscle. ◇ **DE BATRACIEN** *(angl. frog —).* Ventre étalé au cours des ascites chroniques. ◇ **DE BOIS** *(angl. board-like rigidity).* Contracture permanente et douloureuse de la musculature abdominale, caractéristique de la péritonite. ◇ **EN BATEAU** *(angl. scaphoid abdomen).* Creusement de la partie centrale de l'abdomen au cours de certaines affections. ◇ **EN BESACE** *(angl. pendulous abdomen).* Abdomen qui pend comme une bourse flasque par-dessus la symphyse pubienne, que l'on peut observer chez les obèses et les multipares. SYN. *ABDOMEN PENDULUM.*

VENTRICULAIRE *adj. (angl. ventricular).* Qui se rapporte à un ventricule (notamment cardiaque ou cérébral).

VENTRICULE *s. m. (NA. ventriculus). (angl. ventricle).* Cavité située au sein de certains organes. ◇ **CÉRÉBRAL LATÉRAL** *(NA. — lateralis cerebri). (angl. lateral — of cerebrum).* Cavité épendymaire de chacun des hémisphères cérébraux. Chaque ventricule latéral s'enroule autour des noyaux gris centraux. ◇ **(CINQUIÈME)** ☞ *VENTRICULE TERMINAL DE LA MOELLE.* ◇ **DROIT À DOUBLE ISSUE** *(angl. double-outlet right —).* Transposition incomplète des gros vaisseaux : aorte et artère pulmonaire naissant du ventricule droit et communication interventriculaire. ◇ **DU CŒUR** *(NA. — cordis). (angl. — of heart).* Chacune des deux cavités droite et gauche du cœur séparées par le septum interventriculaire recevant le sang des atria correspondants et l'envoyant dans l'artère pulmonaire (VD) et l'aorte (VG). ◇ **DU TRIGONE** *(angl. Verga's —).* Espace inconstant situé entre le corps calleux et le trigone. SYN. *VENTRICULE DE VERGA.* ◇ **GAUCHE À DOUBLE ISSUE** *(angl. double-outlet left —).* Naissance des deux gros vaisseaux du ventricule gauche associée à une communication interventriculaire. ◇ **LARYNGÉ** *(NA. — laryngis). (angl. — of larynx).* Chacun des deux diverticules latéraux de l'étage glottique de la cavité laryngée. Ils occupent l'espace entre les cordes vocales supérieures et inférieures correspondantes. ◇ **MOYEN** ☞ *VENTRICULE (TROISIÈME).* ◇ **(PREMIER ET DEUXIÈME)** *(angl. first and second ventricles of cerebrum).* Ventricules latéraux. ◇ **(QUATRIÈME)** *(NA. — quartus cerebri). (angl. fourth — of cerebrum).* Ventricule cérébral impair et médian, compris entre les différentes parties du rhombencéphale : bulbe, pont et cervelet. Il communique vers le haut avec le troisième ventricule par l'aqueduc mésencéphalique et vers le bas avec le canal central de la moelle spinale. ◇ **TERMINAL DE LA MOELLE** *(NA. — terminalis medullae spinalis). (angl. terminal — of spinal cord).* Dilatation du canal central de la moelle spinale au niveau du cône terminal. SYN. *CINQUIÈME VENTRICULE.* ◇ **(TROISIÈME)** *(NA. — tertius cerebri). (angl. third — of cerebrum).* Cavité épendymaire située entre les deux hémisphères cérébraux, et qui communique avec chacun des ventricules latéraux par les foramens interventriculaires. SYN. *VENTRICULE MOYEN.* ◇ **UNIQUE** *(angl. single —).* Cardiopathie congénitale à une seule cavité ventriculaire. SYN. *VENTRICULE COMMUN.*

VENTRICULES CÉRÉBRAUX *(angl. cerebral ventricles).* Ensemble des dilatations de la cavité épendymaire de l'encéphale, contenant du liquide céphalorachidien sécrété à leur niveau par les plexus choroïdes. On distingue : les ventricules latéraux, le troisième ventricule et le quatrième ventricule.

VENTRICULO-ATRIOSTOMIE *s. f. (angl. ventriculo-atrial shunt).* Drainage du liquide des ventricules cérébraux dans l'atrium cardiaque droit, au moyen d'un tube très fin, destiné à traiter certaines hydrocéphalies.

VENTRICULOCISTERNOSTOMIE *s. f. (angl. ventriculocisternostomy).* Anastomose entre les ventricules du cerveau et les citernes de la base, pour permettre le drainage du liquide céphalorachidien en cas d'hydrocéphalie par obstruction des foramens interventriculaires.

VENTRICULOGRAMME *s. m. (angl. ventriculogram).* Complexe ventriculaire ; partie de l'électrocardiogramme qui traduit la dépolarisation et la repolarisation des ventricules.

VENTRICULOGRAPHIE *s. f.* **1.** Examen radiographique des ventricules cérébraux après injection d'air. N'est plus pratiqué. **2.** Examen radiographique des ventricules cardiaque après injection d'une substance opaque aux rayons X.

VÉNUS ◇ **(MONT DE)** ☞ *MONT DU PUBIS.* ◇ **(COLLIER DE)** *(angl. Venus' necklace).* Syphilide secondaire pigmentaire localisée sur les parties latérales du cou, plus commune chez la femme.

VER *s. m. (angl. worm).* Nom commun des parasites de l'intestin en général : ascarides, ténias, oxyures, etc. ◇ **DE GUINÉE** *(angl. Guinea —).* Filaire de Médine. ◇ **MACAQUE** *(angl. ver macaque).* Larve de la mouche *Dermatobia hominis*, qui provoque chez l'homme une myiase furonculeuse. ◇ **SOLITAIRE** *(angl. taenia).* ☞ *TÆNIA.*

VÉRAPAMIL *s. m. (angl. verapamil).* Inhibiteur calcique ayant une action antiarythmique et vasodilatateur coronarien.

VERGE *s. f. (angl. penis).* ☞ *PÉNIS.* ◇ **PALMÉE** *(angl. webbed —).* Malformation de la verge qui est unie au scrotum par une bande cutanée. ◇ **(RACINE DE LA)** *(NA. radix penis). (angl. root of —).* Partie postérieure, fixe, de la verge.

VERGENCE *s. f. (angl. vergence).* Mouvement des yeux dans lequel les axes visuels cessent d'être parallèles, soit qu'ils se rapprochent (convergence), soit qu'ils s'éloignent (divergence).

VERGETURE *s. f. (angl. linear atrophy ; striae atrophicae).* Petite raie d'atrophie cutanée, semblable à une cicatrice, localisée surtout au ventre, aux seins ou aux cuisses, et due à la rupture des fibres élastiques du derme par suite d'une distension excessive. Les vergetures s'observent notamment lors de la grossesse, dans l'obésité et dans la maladie de Cushing.

VERMICIDE *adj. (angl. vermicidal).* Qui détruit les vers, essentiellement les parasites intestinaux. S'emploie aussi comme substantif.

VERMIEN *adj. (angl. vermian).* Qui se rapporte au vermis du cervelet.

VERMIFORME *adj. (angl. vermiform).* En forme de ver.

VERMIFUGE *adj. (angl. vermifuge).* Se dit d'un médicament qui favorise ou provoque l'expulsion des vers intestinaux. S'emploie aussi comme substantif.

VERMINEUX *adj. (angl. verminous).* Qui est produit par des vers ou qui se rapporte aux vers.

VERMINOSE *s. f. (angl. vermination).* Maladie due à des vers.

VERMIS DU CERVELET *(angl. cerebellar vermis).* Partie médiane du cervelet entre les deux hémisphères.

VERNER-MORRISON (SYNDROME DE) *(angl. Verner-Morrison syndrome).* Syndrome caractérisé par l'association d'une diarrhée de type cholériforme, d'une hypokaliémie et d'une insuffisance rénale, en rapport avec une tumeur pancréatique endocrine sécrétant du VIP (*Vasoactive-Intestinal Peptide*).

VERROUILLAGE (SYNDROME DE) *(angl. locked-in syndrome).* Syndrome associant tétraplégie, paralysie labio-glosso-pharyngée et faciale et des mouvements latéraux du regard en rapport avec une thrombose du tronc basilaire, causé par un ramollissement de la partie ventrale du pont. Conscience et vigilance restent intactes. SYN. *LOCKED-IN SYNDROME.* ☞ *LOCKED-IN SYNDROME.*

VERRUCOSITÉ *s. f. (angl. verrucosis).* Végétation cutanée ou muqueuse à surface hyperkératosique.

VERRUE *s. f. (angl. wart ; verruca).* Petite tumeur bénigne cutanée, d'origine virale, de taille variable, constituée par une hypertrophie des papilles du derme, et siégeant surtout aux mains, aux pieds et à la face. ◇ **PLANE JUVÉNILE** *(angl. verruca plana juvenilis).* Petites papules planes, lisses, siégeant surtout sur le visage et le dos des mains, et touchant les sujets jeunes. ◇ **PLANTAIRE** *(angl. plantar wart).* Papillomes bénins, d'origine virale, qui apparaissent sur les zones d'appui de la plante du pied. ◇ **SÉBORRHÉIQUE** *(angl. verruca seborrheica).* Variété de verrue plane, fréquente chez les sujets âgés, recouverte d'un enduit corné gras. SYN. *VERRUE SÉNILE.* ◇ **TÉLANGIECTASIQUE** ☞ *ANGIOKÉRATOME.* ◇ **VULGAIRE** *(angl. verruca).* Élevures cornées des mains et des pieds.

VERRUQUEUX *adj.* **1.** Couvert de verrues. **2.** Formé de verrues ou de verrucosités.

VERSION *s. f. (angl. version).* Manœuvre obstétricale qui consiste à modifier la présentation du fœtus en une autre plus favorable. ◇ **PODALIQUE** *(angl. podalic —).* Manœuvre qui consiste à tourner le fœtus dans l'utérus pour changer le mode de présentation. La version podalique aboutit à une présentation du siège pour extraire le fœtus par une grande extraction. ◇ **CÉPHALIQUE** *(angl. cephalic —).* Version qui a pour objet d'amener la tête du fœtus au niveau du détroit supérieur. Elle est habituellement pratiquée par des manœuvres externes lors de présentations transversales ou podaliques. ◇ **PAR MANŒUVRES EXTERNES** *(angl. external —).* Version effectuée manuellement à travers la paroi abdominale pour transformer une présentation du siège en une présentation du sommet, ou une présentation transversale en présentation longitudinale. ◇ **PAR MANŒUVRES MIXTES** *(angl. bipolar —).* Version effectuée par l'association de manœuvres externes et internes. ◇ **SPONTANÉE** *(angl. spontaneous —).* Changement de position du fœtus *in utero* qui se produit au septième mois. ◇ **PAR MANŒUVRES INTERNES** *(angl. internal —).* Version effectuée au cours de l'accouchement avec la main placée dans l'utérus.

Elle consiste à transformer une présentation primitive céphalique ou transverse en présentation du siège pour extraire le fœtus par une grande extraction.

VERTÈBRE *s. f. (angl. vertebra).* Élément osseux du rachis, au nombre de 31 ou 33 (7 cervicales, 12 thoraciques, 5 lombaires, 3 sacrales et 4 à 6 coccygiennes), traversé par la moelle épinière. *ATLAS ANATOMIQUE DES OS EN ANNEXE.* ◇ **EN CADRE** Vertèbre pagétique bordée d'un liseré condensé. ◇ **EN DIABOLO** *(angl. hourglass —).* Étranglement médian de la vertèbre. ◇ **(FAUSSE)** *(angl. false —).* Chacune des vertèbres du sacrum et du coccyx (par opposition aux autres vertèbres, les « vraies » vertèbres). ◇ **D'IVOIRE** *(angl. ivory —).* Densification vertébrale observée dans la maladie de Paget, le cancer de la prostate, etc. ◇ **PROÉMINENTE** *(angl. prominent —).* Septième vertèbre cervicale.

VERTÉBROTHÉRAPIE *s. f. (angl. spondylotherapy).* Traitement de certaines douleurs de la colonne vertébrale par des manipulations des vertèbres.

VERTEX *s. m. (angl. vertex).* Point anthropométrique correspondant au point le plus élevé de la voûte du crâne dans le plan sagittal médian, la tête étant maintenue droite.

VERTIGE *s. m. (angl. vertigo).* Trouble de l'équilibre, caractérisé par une sensation d'instabilité et de mouvement rotatoire du corps ou de l'environnement.

VÉSICAL *adj. (angl. vesical).* Qui se rapporte à la vessie.

VÉSICANT *adj. (angl. vesicant).* Qui provoque des vésicules cutanées (phlyctènes).

VÉSICATION *s. f. (angl. vesication).* Action et effet des substances vésicantes.

VÉSICATOIRE *s. m. (angl. vesicatory).* Agent topique qui provoque des phlyctènes cutanées.

VÉSICULAIRE *adj.* **1.** Qui se rapporte à une vésicule. **2.** En forme de vésicule.

VÉSICULATION *s. f. (angl. vesiculation).* Processus de formation de vésicules.

VÉSICULE *s. f.* **1.** Tout organe en forme de petit sac. **2.** Vésicule cutanée. ◇ **ACOUSTIQUE** *(angl. acoustic —).* Invagination épiblastique qui représente la première ébauche du labyrinthe membraneux. SYN. *VÉSICULE AUDITIVE.* ◇ **ALLANTOÏDIENNE** *(angl. allantoic —).* Petit diverticule issu de la paroi postérieure de la vésicule vitelline. ◇ **BILIAIRE** *(NA. vesica biliaris). (angl. gallbladder).* Organe creux situé à la face inférieure du foie et servant de réservoir à la bile. Elle est reliée au conduit cholédoque par le conduit cystique. ◇ **BLASTODERMIQUE** *(angl. blastodermic —).* ☞ *BLASTOCYSTE.* ◇ **CÉRÉBRALE** *(angl. primary brain —).* Les trois dilatations de la partie antérieure du tube neural de l'embryon. Elles constituent le cerveau antérieur ou prosencéphale, le cerveau moyen ou mésencéphale, et le cerveau postérieur ou rhombencéphale. SYN. *VÉSICULE ENCÉPHALIQUE.* ◇ **CRISTALLINIENNE** *(angl. lens —).* Ébauche du futur cristallin. ◇ **CUTANÉE** *(angl. —).* Lésion élémentaire de la peau constituée par un petit soulèvement épidermique, et remplie de liquide séreux. ◇ **EXCLUE** *(angl. nonfilling gallbladder).* Vésicule biliaire non opacifiée à la cholécystographie. ◇ **FRAISE** *(angl. strawberry gallbladder).* Aspect de la muqueuse de la vésicule biliaire, en rapport avec une cholestérolose vésiculaire, et caractérisé par la présence de grains jaunâtres qui évoquent les akènes d'une fraise. ◇ **OLFACTIVE** *(angl. olfactory —).* Vésicule embryonnaire constituant l'ébauche du bulbe olfactif. ◇ **OMBILICALE** *(angl. yolk sac).* Annexe embryonnaire rattachée au cordon ombilical primitif, en forme de sac tapissé d'un endoderme qui se continue avec l'épithélium de l'intestin primitif. ◇ **OPTIQUE** *(angl. optic —).* Évagination latérale, paire et symétrique, de la vésicule cérébrale antérieure embryonnaire, à partir de laquelle se développent les parties sensibles de l'œil. ◇ **OTIQUE** *(angl. otic —).* ☞ *VÉSICULE ACOUSTIQUE.* ◇ **PITUITAIRE** *(angl. pituitary —).* Structure embryonnaire qui formera le lobe glandulaire de l'hypophyse. ◇ **PORCELAINE** *(angl. porcelain gallbladder).* Calcification de la paroi de la vésicule biliaire visible sur les radiographies sans préparation. Cet aspect traduit l'existence d'une cholécystite chronique. ◇ **SÉMI-**

NALE *(NA. vesicula seminalis). (angl. seminal —).* Chacun des deux petits réservoirs dans lesquels s'accumule le sperme dans l'intervalle des éjaculations. Elles communiquent avec l'urètre par les canaux éjaculateurs.

VÉSICULECTOMIE *s. f. (angl. vesiculectomy).* Ablation d'une vésicule, en particulier d'une vésicule séminale.

VÉSICULEUX *adj.* **1.** SYN. *VÉSICULAIRE (DEUXIÈME ACCEPTION).* **2.** Qui est formé de vésicules.

VÉSICULITE *s. f. (angl. vesiculitis).* Inflammation des vésicules séminales.

VÉSICULODÉFÉRENTOGRAPHIE *s. f. (angl. vesiculodeferentography).* Examen radiologique du canal déférent et de la vésicule séminale correspondante, après injection d'un produit opaque dans le canal.

VÉSICULOGRAPHIE *s. f. (angl. vesiculography).* Radiographie des vésicules séminales, après injection d'un produit opacifiant dans le canal déférent. Remplacée par la tomodensitométrie.

VÉSICULOPUSTULEUX *adj.* Caractérisé par la présence de vésicules et de pustules.

VÉSICULOTOMIE *s. f. (angl. vesiculotomy).* Incision d'une vésicule séminale en vue d'évacuer un abcès.

VESPÉRAL *adj. (angl. vesperal).* Qui a lieu le soir.

VESPERTILIO *s. m. (angl. butterfly rash).* Aspect des lésions cutanées siégeant de façon symétrique sur les ailes du nez et les joues (en masque de loup), observé dans le lupus érythémateux.

VESSIE *s. f. (NA. vesica urinaria). (angl. bladder).* Réservoir musculaire dans lequel l'urine, qui s'écoule par les uretères, s'accumule dans l'intervalle des mictions ; elle s'évacue par l'urètre. La vessie est située dans la cavité pelvienne, en arrière du pubis. ◇ **AUTOMATIQUE** *(angl. automatic —).* Évacuation spontanée de la vessie, secondaire à une section tranversale de la moelle épinière. ◇ **À COLONNES** *(angl. fasciculated —).* Vessie dans laquelle se trouvent des élévations ou colonnes sous-jacentes à la muqueuse de la paroi. Elle est observée chez le sujet âgé. ◇ **HYPERTONIQUE** Vessie caractérisée par une exagération de la tonicité de sa musculature, qui peut avoir pour cause une irritation ou une inflammation locales, ou être consécutive à une lésion de la moelle épinière. ◇ **DE LUTTE** Aspect réalisé par une vessie hypertonique, dont l'évacuation est gênée par un obstacle (cervical, prostatique ou urétral). Radiologiquement, on observe l'épaississement de la paroi vésicale et les autres conséquences de l'hypertrophie du muscle détrusor (colonnes et diverticules).

VESTIBULAIRE *adj.* **1.** Qui se rapporte à un vestibule, en particulier au vestibule de l'oreille interne. **2.** Se dit de la face d'une dent située du côté du vestibule de la bouche. ◇ **(SYNDROME)** *(angl. — syndrome).* Syndrome se manifestant par un nystagmus, des troubles de la statique, de la marche et du tonus musculaire. Il est d'origine centrale ou périphérique, en rapport avec une lésion du labyrinthe ou du nerf vestibulaire.

VESTIBULE *s. m. (NA. vestibulum). (angl. vestibule).* Espace ou cavité servant d'entrée à une autre cavité. EX. *vestibule du vagin.* ◇ **DES CAVITÉS NASALES** *(angl. nasal —).* SYN. *NARINE.* ◇ **DE L'ARRIÈRE-CAVITÉ DES ÉPIPLOONS** ☞ *RÉCESSUS DE LA BOURSE OMENTALE.* ◇ **DE L'OREILLE INTERNE** ☞ *VESTIBULE DU LABYRINTHE OSSEUX.* ◇ **DE LA BOUCHE** *(NA. — oris). (angl. buccal —).* Partie périphérique de la cavité buccale, comprise entre les arcades dentaires d'une part, les lèvres et les joues d'autre part. ◇ **DU LABYRINTHE OSSEUX** *(NA. — auris). (angl. — of ear).* Cavité moyenne du labyrinthe de l'oreille interne. Elle comprend le vestibule osseux, situé entre la cochlée en avant et les canaux semi-circulaires en haut et en arrière, et le vestibule membraneux, contenu dans le vestibule osseux et formé de deux vésicules : l'utricule et le saccule. ◇ **DU LARYNX** *(NA. — laryngis). (angl. — of larynx).* Étage supérieur du larynx, situé entre l'orifice pharyngien du larynx et le bord libre des cordes vocales supérieures. ◇ **DU VAGIN** *(NA. — vaginae). (angl. vaginal —).* Espace limité latéralement par les grandes lèvres doublées des petites lèvres, et circonscrit en avant par le clitoris et en arrière par la commissure postérieure de la vulve.

VF Symbole de la dérivation unipolaire de la jambe gauche en électrocardiographie (F pour *foot*, « pied » en anglais).

VGM Abréviation de volume globulaire moyen.

VIABILITÉ *s. f. (angl. viability).* Aptitude à vivre. Se dit d'un fœtus. ☞ *FŒTUS VIABLE.*

VIABLE *adj. (angl. viable).* Qui est apte à vivre.

VIBICES *s. f. (angl. vibices).* Lésions purpuriques cutanées dessinant des stries.

VIBRANCE PÉRICARDIQUE *s. f. (angl. pericardial sound).* Bruit vibrant entendu à l'auscultation cardiaque dans la péricardite calcifiée.

VIBRATION *s. f.* **1.** Mouvement périodique rapide de va-et-vient ou d'oscillations de part et d'autre d'un point d'équilibre. **2.** Méthode de massage par des pressions intermittentes de la main, celle-ci restant en contact constant avec la peau du sujet.

VIBRATIONS VOCALES *(angl. tactile fremitus).* Vibrations perçues en posant la main à plat sur le thorax d'une personne pendant qu'elle parle. L'augmentation de leur intensité indique une condensation du parenchyme pulmonaire, leur diminution ou leur abolition signale l'existence d'air ou de liquide entre la paroi thoracique et le poumon. SYN. *VIBRATIONS THORACIQUES.*

VIBRION *s. m. (angl. vibrio).* Microorganisme appartenant au genre *Vibrio* ; désigne parfois le bacille du choléra.

VIBRISSES *s. f. (angl. vibrissae).* Poils situés à l'intérieur des narines.

VICARIANT *adj. (angl. vicarious).* Qui remplace, qui compense, en parlant d'une activité, d'une fonction de l'organisme qui supplée une insuffisance fonctionnelle.

VIDÉOCHIRURGIE *s. f. (angl. videosurgery).* Technique chirurgicale endoscopique couplée à la télévision.

VIEILLESSE *s. f. (angl. old age).* ☞ *SÉNILITÉ.*

VIEILLISSEMENT *s. m. (angl. aging).* Ensemble de modifications produites par le temps chez l'être vivant.

VIERGE *adj. (angl. virginal).* Se dit d'une personne qui n'a jamais eu de relations sexuelles. S'emploie aussi comme substantif.

VIGILANCE *s. f. (angl. vigilance).* État d'éveil.

VIGILE *adj. (angl. vigil).* Qui se rapporte à l'état de veille, qui survient à l'état de veille.

VIH *(angl. HIV).* Abréviation de virus de l'immunodéficience humaine (ou HIV, *Human Immunodeficiency Virus*). C'est un rétrovirus qui affecte principalement les lymphocytes TCD4 (lymphocytes T porteurs du récepteur CD4) et qui est l'agent responsable du syndrome d'immunodéficience acquise (sida). On en distingue deux types : VIH-1, responsable des cas de sida dans la majorité des pays et VIH-2, isolé chez des sujets infectés dans des pays d'Afrique occidentale. Le VIH a été isolé en 1983 à l'Institut Pasteur de Paris. ☞ *SIDA.*

VILLEUX *adj. (angl. villous).* Qui présente des villosités. Ex. *papillome villeux.*

VILLOSITÉ *s. f. (angl. villus).* État de ce qui est velu.

VINBLASTINE *s. f. (angl. vinblastine).* Alcaloïde extrait de *Catharanthus rosea* (pervenche). C'est un poison du fuseau, il est utilisé dans le traitement de la maladie de Hodgkin et de certaines tumeurs.

VINCRISTINE *s. f. (angl. vincristine).* Alcaloïde extrait de *Catharanthus rosea* (pervenche), à propriétés antimitotiques. C'est un poison du fuseau. Il est utilisé dans les leucémies aiguës, les lymphosarcomes et dans diverses affections cancéreuses.

VIP Abréviation de *Vasoactive Intestinal Peptide* (peptide vasoactif intestinal), désignant un neurotransmetteur vasodilatateur, régulateur de la motricité intestinale, des sécrétions intestinales, gastriques et internes du pancréas. Sa sécrétion en excès est responsable du syndrome de Verner-Morrisson. ☞ *VERNER-MORRISON (SYNDROME DE).*

VIPOME *s. m.* Tumeur (surtout pancréatique) sécrétant des quantités importantes de VIP et responsable du syndrome de Verner-Morrison.

VIRAL *adj. (angl. viral).* Qui se rapporte aux virus, qui est provoqué par un virus.

VIRÉMIE *s. f. (angl. viremia).* Présence de virus dans le sang circulant.

VIRIL *adj. (angl. male, masculine).* Qui se rapporte au sexe masculin ou qui possède des caractères masculins.

VIRILISANT *adj. (angl. virilizing).* Qui provoque la virilisation. SYN. *MASCULINISANT.*

VIRILISATION *s. f. (angl. virilization).* Apparition chez la femme pubère de caractères sexuels secondaires de type masculin.

VIRILISME *s. m. (angl. virilization).* Présence chez la femme de caractères sexuels secondaires de type masculin : système pileux à répartition masculine, hypertrophie clitoridienne, aménorrhée, etc. Ce syndrome est le plus souvent en rapport avec une tumeur maligne de la glande surrénale. ⇨ **SURRÉNAL** *(angl. adrenal —).* Virilisme dû à une hyperfonction de la corticosurrénale.

VIRILITÉ *s. f.* **1.** Ensemble des caractères propres au sexe masculin. **2.** Capacité normale d'engendrer chez l'homme.

VIRION *s. m. (angl. virion).* Particule virale infectieuse comprenant deux constituants principaux : un acide nucléique (ADN ou ARN) et une structure protéique (la capside). À ces constituants s'ajoute parfois une enveloppe.

VIROLOGIE *s. f. (angl. virology).* Science qui traite des virus.

VIROSE *s. f. (angl. virus disease).* Toute maladie provoquée par un virus.

VIROSTATIQUE *adj. (angl. virustatic).* Qui inhibe le développement d'un virus.

VIRUCIDE *adj. (angl. virucide).* Qui détruit les virus. ☞ *VIROCIDE.*

VIRULENCE *s. f. (angl. virulence).* Capacité d'un germe infectieux de se multiplier dans un organisme, et d'y provoquer un état pathologique.

VIRURIE *s. f. (angl. viruria).* Présence de virus dans l'urine.

VIRUS *s. m. (angl. virus).* Terme générique désignant tout agent infectieux de très petite taille (10-300 nm) qui se reproduit à partir de son seul matériel génétique représenté par un seul type d'acide nucléique (ADN ou ARN), qui est un parasite absolu, incapable de générer de l'énergie ou toute autre activité métabolique et qui doit utiliser les ressources de la cellule infectée pour se reproduire. ⇨ **AMARIL** *(angl. yellow fever —).* Agent de la fièvre jaune. Virus à ARN de la famille des *Flaviviridae.* ⇨ **APC** *(angl. adenovirus).* Pour virus adéno-pharyngo-conjonctival. Ce sont les adénovirus. ⇨ **BK** Polyomavirus responsable chez l'immunodéprimé d'infection et d'échec de la transplantation rénale. ⇨ **BUNYAMWERA** *(angl. Bunyamwera —).* ☞ *BUNYAVIRIDAE.* ⇨ **CALIFORNIA** *(angl. California encephalitis —).* Virus responsable de l'encéphalite de Californie. ☞ *BUNYAVIRIDAE.* ⇨ **DÉFECTIF** *(angl. defective —).* Virus ne pouvant se développer sans la présence d'un autre virus comme le virus delta qui nécessite la présence du virus de l'hépatite B. ⇨ **ECHO** ☞ *ECHOVIRUS.* ⇨ **ENVELOPPÉ** *(angl. envelopped —).* Virus pourvu d'une enveloppe lipidique. ⇨ **JC** Polyomavirus responsable de la leucoencéphalopathie multifocale progressive (LEMP). ⇨ **DE L'ENCÉPHALITE ÉQUINE (DE L'EST, DE L'OUEST ET DU VENEZUELA)** *(angl. Eastern, Western and Venezuela equine encephalomyelitis —).* ☞ *TOGAVIRIDAE.* ⇨ **DE L'HÉPATITE** *(angl. hepatitis —).* Agent responsable des différentes hépatites. On a actuellement décrit les virus de l'hépatite A (HAV), de l'hépatite B (HBV), de l'hépatite C (HCV), de l'hépatite D (HDV, agent delta), de l'hépatite E (HEV) et de l'hépatite G (ce dernier ne semble pas pathogène). ⇨ **DE L'IMMUNODÉFICIENCE HUMAINE** *(angl. human immunodeficiency —).* ☞ *VIH.* ⇨ **DE L'INFLUENZA** *(angl. influenza —).* ☞ *INFLUENZAVIRUS.* ⇨ **DE LA CHORIOMÉNINGITE LYMPHOCYTAIRE** *(angl. lymphocytic choriomeningitis —).* ☞ *ARENAVIRIDAE.* ⇨ **DE LA DENGUE** *(angl. dengue —).* ☞ *FLAVIVIRUS.*

⇨ **DE LA FIÈVRE HÉMORRAGIQUE D'ARGENTINE** *(angl. Argentine hemorrhagic fever —).* ☞ *ARENAVIRIDAE.* ⇨ **DE LA FIÈVRE HÉMORRAGIQUE DE BOLIVIE** *(angl. Bolivian hemorrhagic fever —).* ☞ *ARENAVIRIDAE.* ⇨ **DE LA FIÈVRE JAUNE** ☞ *FLAVIVIRUS.* ⇨ **DE LA GRIPPE** *(angl. influenza —).* ☞ *INFLUENZAVIRUS.* ⇨ **PARAINFLUENZA** *(angl. parainfluenza —).* Virus du genre *Paramyxovirus*. Ce sont les agents étiologiques d'affections respiratoires. ⇨ **DE LA POLIOMYÉLITE** *(angl. poliomyelitis —).* ☞ *POLIOVIRUS.* ⇨ **DE LA ROUGEOLE** *(angl. measles —).* ☞ *MORBILLIVIRUS.* ⇨ **DU MOLLUSCUM CONTAGIOSUM** *(angl. molluscum contagiosum —).* Poxvirus, agent responsable du *molluscum contagiosum* chez l'homme. ⇨ **EBOLA** *(angl. Ebola —).* ☞ *EBOLA (MALADIE À VIRUS).* ⇨ **JUNIN** *(angl. Junin —).* ☞ *ARENAVIRIDAE.* ⇨ **MACHUPO** *(angl. Machupo —).* ☞ *ARENAVIRIDAE.* ⇨ **NU** *(angl. naked —).* Virus dépourvu d'enveloppe lipidique. ⇨ **ONCOGÈNE** *(angl. oncogenic —).* Virus cancérogène comme le virus Epstein-Barr et les virus des hépatites B et C, le HTLV 1, etc. ⇨ **ORPHELIN** *(angl. orphan —).* Virus « en quête de maladie ». ⇨ **OURLIEN** *(angl. mumps —).* Virus des oreillons. ⇨ **RESPIRATOIRE SYNCYTIAL** *(angl. respiratory syncitial —).* Virus du genre *Pneumovirus*. Il peut être responsable d'infections respiratoires graves (bronchites, bronchiolites, broncho-pneumonies), en particulier chez les enfants âgés de moins de 6 mois. Abréviation : VRS. ⇨ **VARICELLE-ZONA** *(angl. varicella-zoster —).* Abréviation : VZV. ☞ *HERPESVIRIDAE.*

VISCÉRAL *adj. (angl. visceral).* Qui se rapporte ou qui appartient à un viscère.

VISCÉRALGIE *s. f. (angl. visceralgia).* Toute douleur au niveau d'un viscère.

VISCÈRE *s. m. (angl. viscus).* Tout organe contenu dans une cavité du corps : cavité thoracique (cœur, poumon), cavité abdominale (estomac, foie, rate, etc.), boîte crânienne (cerveau).

VISION *s. f.* Exercice du sens de la vue ; faculté de l'œil de percevoir la lumière, les couleurs et les formes.

VISUEL *adj. (angl. visual).* Qui se rapporte à la vision.

VITAMINE *s. f. (angl. vitamin).* Terme désignant des substances organiques indispensables à la croissance et au fonctionnement de l'organisme, apportées en petites quantités par l'alimentation, et que l'organisme n'est pas capable de synthétiser. Leur absence ou leur insuffisance dans le régime alimentaire provoque des états de carence (avitaminoses et hypovitaminoses). ⇨ **A** *(angl. — A).* Vitamine liposoluble indispensable au développement et au fonctionnement du tissu épithélial. Elle joue un rôle primordial dans la vision (pourpre visuel). On la trouve dans le lait, le beurre, le foie de nombreux animaux, les œufs, les bettes, les carottes, le chou, les épinards, etc. SYN. *AXÉROPHTOL, RÉTINOL, VITAMINE ANTIXÉROPHTALMIQUE.* ⇨ **B1** *(angl. — B1).* Vitamine hydrosoluble qui intervient dans les métabolismes glucidiques et lipidiques. La carence en vitamine B1 provoque polynévrite, béribéri, anorexie, perte de poids, fatigue, troubles gastro-intestinaux, encéphalopathie de Wernicke. On la trouve dans le foie, la viande, la levure de bière, les fruits séchés. SYN. *THIAMINE, ANEURINE, VITAMINE ANTIBÉRIBÉRI.* ⇨ **B12** *(angl. — B12).* Vitamine hydrosoluble contenant du cobalt. Elle joue un rôle important dans l'érythropoïèse. Sa carence provoque une anémie macrocytaire, une myélite ou une neuropathie périphérique. On la trouve dans le foie, les reins, la farine de poisson, les huîtres. SYN. *CYANOCOBALAMINE.* ⇨ **B2** *(angl. — B2).* Vitamine hydrosoluble qui participe au processus d'incorporation de l'iode par la thyroïde. Sa carence provoque glossite, chéilite, dermatite séborrhéique, fatigue visuelle, photophobie, conjonctivite et vascularisation de la cornée. Elle est très répandue dans les aliments naturels, les céréales, les légumes, le cœur, les reins et le foie, la levure de bière et les œufs. SYN. *RIBOFLAVINE.* ⇨ **B3** *(angl. niacin).* Vitamine hydrosoluble dont la carence provoque des signes de pellagre (dermatite, diarrhée et démence). Cette vitamine est présente dans le foie, les reins, le cœur de bœuf, la viande fraîche, la levure de bière et l'extrait de malt. SYN. *NICOTINAMIDE, VITAMINE ANTIPELLAGREUSE, VITAMINE PP.* ◇ **B5** *(angl. pantothenic acid).* Vitamine hydrosoluble intervenant dans la croissance, dans la synthèse de l'acétylcholine et dans le métabolisme des lipides et des protides. Sa carence est rare. On trouve cette vitamine dans le foie de veau, le jaune d'œuf et la levure de bière. SYN. *ACIDE PANTOTHÉNIQUE.* ◇ **B6** *(angl. — B6).* Vitamine hydrosoluble qui intervient dans le métabolisme des protides et des acides gras. La carence en vitamine B6 provoque apathie, dépression, crampes, ataxie et convulsions chez les nourrissons et les jeunes enfants, chez l'adulte, nausées, paresthésies, faiblesse musculaire, dermatites, séborrhée et anémie. On la trouve dans le germe de blé, la levure de bière, les céréales, le foie, les muscles et le lait. SYN. *PYRIDOXINE, PYRIDOXAL, PYRIDOXAMINE, ADERMINE.* ◇ **B8** ☞ *BIOTINE.* ◇ **B9** *(angl. folic acid).* Vitamine hydrosoluble participant aux phénomènes de croissance et jouant un rôle important dans l'hématopoïèse. Sa carence provoque des perturbations hématopoïétiques et digestives : anémie macrocytaire, leucopénie, diarrhée, lésions gastro-intestinales. On la trouve dans le foie de porc et de bœuf, dans les épinards, les concombres et les asperges. SYN. *ACIDE FOLIQUE.* ◇ **C** *(angl. — C).* Vitamine hydrosoluble, qui joue un rôle important dans la formation des protéines de structure (matrice des os) et dans la synthèse d'hormones glucocorticostéroïdes, comme transporteur d'oxygène dans les oxydations cellulaires. La carence en vitamine C est responsable du scorbut. On la trouve dans les légumes (épinards, chou-fleur) et les fruits frais (orange, citron, fraises). SYN. *ACIDE ASCORBIQUE, VITAMINE ANTISCORBUTIQUE.* ◇ **D** *(angl. — D).* Vitamine liposoluble qui intervient dans le métabolisme phosphocalcique. Elle favorise l'absorption intestinale des sels de calcium et de phosphore. Sa carence provoque rachitisme, hypotonie musculaire et ligamentaire, ostéomalacie. L'hypervitaminose D provoque une diarrhée, un amaigrissement et un excès d'ossification. ◇ **E** *(angl. — E).* Vitamine liposoluble caractérisée par son action antioxydante non spécifique et son interaction avec l'insuline et les hormones sexuelles. Sa carence peut être responsable d'anémie hémolytique chez le prématuré, une neuropathie périphérique, des troubles de la vision et une atteinte neurologique centrale. On la trouve dans les germes de blé, l'huile de soja, la cacahuète, le chocolat, le maïs et l'huile de pépins de raisin. SYN. *TOCOPHÉROL.* ◇ **F** *(angl. essential fatty acids).* Complexe d'acides gras non saturés (acides linoléique, linolénique, arachidonique) qui stimule la croissance. Sa carence dans le régime alimentaire provoque eczéma, hyperkératose, acanthose et obstruction des follicules pileux. On la trouve dans les huiles et les graisses végétales, les cacahuètes, le lard, le jaune d'œuf, le beurre, le lait. SYN. *ACIDES GRAS ESSENTIELS.* ◇ **H** ☞ *BIOTINE.* ◇ **K** *(angl. — K).* Vitamine liposoluble nécessaire à la biosynthèse de la prothrombine, du facteur VII, du facteur IX et du facteur X dans le foie. Sa carence se traduit par une prédisposition aux hémorragies. On la trouve dans la luzerne, les feuilles vertes, les huiles végétales. SYN. *VITAMINE ANTIHÉMORRAGIQUE, VITAMINE DE LA COAGULATION.* ◇ **P** *(angl. flavonoid).* Terme impropre qui désignait des substances naturelles exerçant une activité sur les parois des capillaires (augmentation de la résistance et diminution de la perméabilité). On les trouve notamment dans les feuilles de la rue et dans l'écorce de citron. Ce n'est pas une vitamine au sens strict. SYN. *RUTINE, CITRINE.* ◇ **PP** ☞ *VITAMINE B3.*

VITAMINOTHÉRAPIE *s. f. (angl. vitaminotherapy).* Emploi thérapeutique des vitamines.

VITELLIN *adj. (angl. vitelline).* Qui se rapporte au vitellus de l'œuf.

VITELLUS *s. m.* **1.** Jaune d'œuf. **2.** Ensemble des réserves nutritives contenues dans l'œuf, destiné à nourrir l'embryon dans les premières étapes de son développement. Dans l'œuf humain, le vitellus est très réduit.

VITESSE DE SÉDIMENTATION (GLOBULAIRE) *(angl. erythrocyte sedimentation rate).* Vitesse de la chute des érythrocytes contenus dans le sang rendu incoagulable (citraté) et placé dans un tube étroit gradué. Elle est exprimée par la hauteur en mm de la colonne d'érythrocytes ayant sédimenté en 1, 2 et 24 heures. Elle est élevée surtout lorsqu'il existe une augmentation du fibrinogène et des globulines aux dépens des albumines, ce qui est le cas dans un grand nombre d'états pathologiques en particulier inflammatoires. Abréviations : VS, VSG.

VITILIGO *s. m. (angl. vitiligo).* Dyschromie caractérisée par des plaques dépigmentées, bien délimitées, entourées d'une zone hyperpigmentée. Son étiologie est inconnue.

VITRÉ *s. m.* ☞ *CORPS VITRÉ.*

VITRECTOMIE *s. f. (angl. vitrectomy).* Opération endo-oculaire comportant l'exérèse totale ou partielle du corps vitré, ou la section de brides endovitréennes pathologiques.

VITRÉEN *adj. (angl. vitreous).* Qui se rapporte au corps vitré.

VITROPRESSION *s. f. (angl. vitropression).* Procédé consistant à appuyer une lame en verre sur la peau au niveau d'une lésion pour la rendre exsangue, utilisé comme moyen de diagnostic dans certaines affections cutanées.

VL *(angl. VL).* Symbole de la dérivation unipolaire du bras gauche en électrocardiographie (L pour *left*, « gauche » en anglais).

VLDL Abréviation de *Very Low Density Lipoproteins* (lipoprotéines de très basse densité).

VMA Acide vanylmandélique.

VOIE *s. f. (angl. pathway, tract).* Nom d'ensemble des structures tubulaires qui livrent passage à diverses matières organiques (voies biliaires, voies urinaires), à l'air (voies respiratoires), et des structures qui conduisent un type déterminé d'influx nerveux (voies optiques, voies olfactives, etc.). ◇ **CLASSIQUE** *s. f. (angl. classic pathway).* Voie d'activation du complément déclenchée par les complexes immuns. La fraction C1 se fixe sur les complexes antigènes-anticorps spécifiques. L'activation se poursuit par C2 et C4 jusqu'à C3. La voie classique active finalement la voie lytique, comme le fait la voie alterne. ◇ **D'ABORD** *(angl. surgical approach).* En chirurgie, trajet qu'emprunte le chirurgien pour atteindre l'organe visé, à partir du revêtement cutané et à travers les autres organes interposés, qu'il doit écarter ou traverser. Selon l'étendue de l'incision cutanée et le type d'instruments utilisés, on parle de voie d'abord classique (traditionnelle) ou cœlioscopique (vidéo-assistée). ◇ **LYTIQUE** Voie du complément impliquant ses fractions C5 à C9 et aboutissant à la lyse des membranes cellulaires. Cette voie lytique peut être mise en jeu par la voie classique ou par la voie alterne. ◇ **MOTRICE** ☞ *VOIE PYRAMIDALE.* ◇ **PYRAMIDALE** *(angl. pyramidal tract).* Voie de conduction nerveuse dans la moelle descendante. C'est une voie de la motricité. SYN. *VOIE MOTRICE.*

VOIX *s. f. (angl. voice).* Ensemble des sons émis par la bouche et produits par les organes de la phonation. ◇ **AMPHORIQUE** *(angl. amphoric—).* Résonance de la voix à caractère caverneux et métallique, perçu à l'auscultation thoracique en cas de grosses cavernes pulmonaires. SYN. *VOIX CAVERNEUSE.* ◇ **BITONALE** *(angl. diplophonia).* Voix caractérisée par l'émission simultanée de deux sons. Elle s'observe chez les malades ayant un polype du larynx ou atteints de paralysie d'une corde vocale. ◇ **CASSÉE** Voix faible qui s'observe surtout chez les professionnels de la voix surmenés. ◇ **DE POLICHINELLE** ☞ *ÉGOPHONIE.* ◇ **ŒSOPHAGIENNE** Voix propre aux personnes laryngectomisées, due à l'émission de l'air accumulé dans l'œsophage et modulée par les organes buccaux.

VOL DE LA SUBCLAVIÈRE (SYNDROME DE) *(angl. subclavian steal syndrome).* Ensemble des troubles liés à une déficience aiguë de l'irrigation sanguine cérébrale due à une obstruction de l'artère subclavière. Ces troubles consistent en pertes de connaissance, vertiges, céphalées, ataxie.

VOLÉMIE *s. f. (angl. total blood volume).* Volume total du sang circulant (plasma et éléments figurés).

VOLET COSTAL *(angl. flail chest).* Partie de la paroi thoracique rendue mobile par suite de multiples fractures costales doubles et qui, lorsqu'il est animé d'un mouvement paradoxal, comprime le poumon lors de l'inspiration.

VOLORÉCEPTEUR *s. m. (angl. volume receptor).* Récepteur sensible aux variations du volume sanguin, situé en particulier dans l'atrium droit.

VOLUME *s. m. (angl. volume).* Espace occupé par un corps. Son unité de mesure est le mètre cube. ◇ **COURANT** *(angl. tidal —).* Volume gazeux inspiré et expiré lors d'une respiration normale. ◇ **EXPIRATOIRE MAXIMAL PAR SECONDE** *(angl. forced expiratory —).* Volume d'air expiré pendant la première seconde d'une expiration forcée faisant suite à une inspiration forcée. Il représente normalement 70 % à 85 % de la capacité vitale. Abréviation : VEMS. ◇ **DE RÉSERVE EXPIRATOIRE** *(angl. expiratory reserve —).* Quantité d'air qui peut encore être expulsée par une expiration forcée après une expiration normale. Ce terme remplace celui d'air de réserve. Abréviation : VRE. ◇ **DE RÉSERVE INSPIRATOIRE** *(angl. inspiratory reserve —).* Quantité d'air qui peut encore pénétrer dans les poumons après une inspiration normale. Ce terme remplace celui d'air complémentaire. Abréviation : VRI. ◇ **GLOBULAIRE** *(angl. corpuscular —).* Volume de la totalité des hématies. ◇ **GLOBULAIRE MOYEN** *(angl. mean corpuscular —).* Volume moyen de chaque hématie, qui s'obtient en divisant l'hématocrite par le nombre d'hématies par mm^3. Abréviation : VGM. SYN. *VOLUME CORPUSCULAIRE MOYEN.* ◇ **PLASMATIQUE** *(angl. plasma —).* Volume total du plasma. Il constitue environ 5 % du poids corporel. ◇ **RÉSIDUEL** *(angl. residual —).* Quantité d'air restant encore dans les poumons à la fin d'une expiration forcée. Ce terme remplace celui d'air résiduel. Abréviation : VR. ◇ **SANGUIN** *(angl. blood —).* Volume de la totalité du sang contenu dans l'organisme. Il est d'environ 5 litres. SYN. *MASSE SANGUINE.* ◇ **SANGUIN MINUTE** *(angl. cardiac output).* SYN. *DÉBIT CARDIAQUE.* ◇ **SYSTOLIQUE** *(angl. stroke —).* Volume de sang expulsé par chaque ventricule à chaque systole.

VOLVULUS *s. m. (angl. volvulus).* Enroulement ou torsion d'un organe creux (estomac, segment intestinal, etc.) sur lui-même ou autour de son point d'attache, ayant pour conséquence une obstruction et des troubles ischémiques graves (par arrêt de la circulation du sang).

VOMER *s. m. (angl. vomer bone).* Petit os de la partie postérieure des fosses nasales. *ATLAS ANATOMIQUE DES OS EN ANNEXE.*

VOMIQUE *s. f.* Expectoration soudaine et abondante de pus, de sérosité ou de sang provenant d'une collection purulente intrathoracique.

VOMISSEMENT *s. m.* **1.** Expulsion violente par la bouche de matières contenues dans l'estomac. **2.** Matières ainsi évacuées. ◇ **ACÉTONÉMIQUE** *(angl. acetonemic —).* ☞ *VOMISSEMENT CYCLIQUE OU PÉRIODIQUE.* ◇ **CYCLIQUE OU PÉRIODIQUE** Vomissements périodiques qui surviennent chez certains enfants sans raison évidente ou après une infection virale. Incoercibles, ils se compliquent de cétonémie et cétonurie. SYN. *VOMISSEMENT ACÉTONÉMIQUE.* ◇ **FÉCALOÏDE** *(angl. fecal —).* Vomissement de matières nauséabondes rappelant les matières fécales, observé dans l'obstruction intestinale, l'appendicite, la péritonite, etc. ◇ **INCOERCIBLE** *(angl. pernicious —).* Littéralement, vomissement que rien ne peut arrêter. On désignait autrefois sous ce nom la forme grave de la maladie émétisante des premiers mois de la grossesse. ◇ **NEUROLOGIQUE** *(angl. cerebral —).* Vomissement soudain, sans nausées ni effort, observé fréquemment dans la méningite et dans les affections intracrâniennes compliquées d'hypertension. SYN. *VOMISSEMENT EN FUSÉE.*

VOMITIF *adj. (angl. vomitive).* ☞ *ÉMÉTIQUE.*

VOMITURITION *s. f.* **1.** Efforts répétés et infructueux pour vomir ; vomissement incomplet. **2.** SYN. *RÉGURGITATION.*

VOUSSURE *s. f.* Bombement au niveau d'un organe.

VOÛTE *s. f. (angl. vault).* Structure anatomique convexe à sa face supérieure et externe, et concave à sa face inférieure et interne. ◇ **CRÂNIENNE** *(angl. dome of the skull)*. Partie supérieure et arrondie du crâne. SYN. *CALOTTE CRÂNIENNE*. ◇ **PLANTAIRE** *(angl. arch of the foot)*. Ensemble des courbures à concavité inférieure que présente la plante du pied.

VOYEURISME *s. m. (angl. voyeurism)*. Trouble paraphilique caractérisé par la présence d'une excitation sexuelle intense et récurrente provoquée par le fait d'observer une personne qui ne se doute de rien, nue, en train de se déshabiller ou d'avoir des rapports sexuels.

VR Symbole de la dérivation unipolaire du bras droit en électrocardiographie (R pour *right*, « droit » en anglais).

VS Abréviation de vitesse de sédimentation globulaire.

VUE *s. f. (angl. sight, vision)*. Un des cinq sens, dont l'organe est l'œil et par lequel nous percevons la lumière, la couleur et la forme des objets. ☞ *VISION*.

VULNÉRAIRE *adj. (angl. vulnerary)*. Se dit d'une substance propre à guérir les blessures.

VULTUEUX *adj. (angl. bloated)*. Rouge et congestionné. Se dit notamment du visage.

VULVAIRE *adj. (angl. vulvar)*. Qui se rapporte à la vulve.

VULVE *s. f. (angl. vulva)*. Ensemble des organes génitaux externes de la femme. Elle se compose d'une cavité médiane, le vestibule, limitée de chaque côté par les grandes lèvres et les petites lèvres, et dans laquelle s'ouvrent l'urètre et le vagin. Les grandes lèvres se perdent en avant sur une saillie médiane, le mont du pubis. La commissure supérieure de la vulve est occupée par le clitoris.

VULVECTOMIE *s. f. (angl. vulvectomy)*. Résection partielle ou totale de la vulve.

VULVITE *s. f. (angl. vulvitis)*. Inflammation de la vulve. ◇ **FOLLICULAIRE** *(angl. follicular —)*. Inflammation localisée à l'appareil glandulaire de la vulve. ◇ **GONOCOCCIQUE** *(angl. gonococceal —)*. Inflammation de la vulve due au gonocoque. ◇ **LEUCOPLASIQUE** *(angl. leukoplakic —)*. Leucoplasie localisée à la muqueuse de la vulve.

VULVOVAGINITE *s. f. (angl. vulvovaginitis)*. Inflammation de la vulve et du vagin.

W

WAALER-ROSE (RÉACTION DE) *(angl. Waaler-Rose's test).* Réaction mettant en évidence le facteur rhumatoïde. Une suspension d'hématies de mouton additionnée d'un antisérum spécifique de lapin, dans une proportion qui ne détermine pas d'agglutination, se laisse agglutiner par le sérum de malades porteurs de facteur rhumatoïde.

WALDENSTRÖM ◇ (MALADIE DE) *(angl. Waldenström's macroglobulinemia).* Syndrome lymphoprolifératif pouvant associer purpura, anémie, adénomégalies et splénomégalie, infiltration lymphoplasmocytaire dans le foie, la rate, les nœuds lymphatiques et la moelle osseuse, et présence dans le plasma d'une immunoglobuline monoclonale de type IgM.

WEGENER (GRANULOMATOSE DE) *(angl. Wegener's granulomatosis).* Vascularite nécrosante des petits vaisseaux, le plus souvent à cANCA anti-PR3, ayant des manifestations ORL (sinusites, otites, rhinites), pulmonaires (nodules, hémorragie intra-alvéolaire) et/ou rénales (glomérulonéphrite).

WHARTON (CANAL DE) ☞ *CONDUIT SUBMANDIBULAIRE.*

WHARTONITE *s. f. (angl. whartonitis).* Inflammation de la paroi du conduit submandibulaire, le plus souvent due à la présence de calculs salivaires.

WHEEZING *s. m.* Terme anglais désignant une respiration sifflante de tonalité aiguë, survenant en particulier chez les asthmatiques ou en cas de sténose bronchique.

WHIPPLE (MALADIE DE) *(angl. Whipple's disease).* Maladie inflammatoire intestinale. Elle se traduit par une diarrhée graisseuse avec amaigrissement massif, pouvant s'accompagner de manifestations articulaires et d'adénopathies périphériques. D'évolution spontanément mortelle, elle guérit par antibiothérapie. Elle est due à une bactérie proche des Actinomycètes : *Tropheryma whipplei.*

WIDAL (SYNDROME DE) *(angl. Widal's syndrome).* Crises d'asthme déclenchées par prise d'aspirine chez des sujets atteints de polypose rhinosinusienne.

WILLIS (CERCLE ARTÉRIEL DE) *(angl. arterial circle of Willis).* Cercle artériel de la base du cerveau formé par des branches de la carotide interne, du tronc basilaire et des artères cérébrales antérieures, postérieures et communiquantes. SYN. *CERCLE ARTÉRIEL DU CERVEAU, POLYGONNE DE WILLIS.*

WILSON ◇ (MALADIE DE) *(angl. Wilson's disease).* Maladie génétique rare, autosomique récessive, liée à une surcharge en cuivre, due à un déficit en ATPase 7B, un transporteur de métaux lourds. Le cuivre s'accumule dans le foie puis dans le système nerveux central. La maladie peut se manifester par une atteinte hépatique (hépatite, cirrhose), un syndrome extrapyramidal, des troubles psychiatriques (dépression) ou d'autres troubles (anémie hémolytique, ostéoporose, tubulopathie, etc.). Un anneau péricornéen de Kayser-Fleischer est constant en cas d'atteinte neurologique. Biologiquement, la céruléoplasminémie est basse, la cuprurie est élevée. Le traitement repose sur les chélateurs du cuivre (D-pénicillamine, etc.).

WIRSUNG (CANAL DE) *(angl. Wirsung's duct).* ☞ *CONDUIT PANCRÉATIQUE.*

WIRSUNGOGRAPHIE *s. f. (angl. pancreatography).* Radiographie du conduit pancréatique principal après injection d'un produit de contraste opaque aux rayons X dans ce canal. Elle se fait désormais par tomodensitométrie ou IRM.

WIRSUNGOJÉJUNOSTOMIE *s. f. (angl. pancreatico-jejunostomy ; Wirsung jejunostomy).* Anastomose du conduit pancréatique principal (canal de Wirsung) à une anse du grêle. SYN. *ANASTOMOSE WIRSUNGOJÉJUNALE.*

WOLFF-PARKINSON-WHITE (SYNDROME DE) *(angl. Wolff-Parkinson-White syndrome).* Syndrome lié à l'existence anormale d'une ou de plusieurs voies de conduction supplémentaires et accessoires (faisceau de Kent), en plus du faisceau de His, assurant la connexion entre les atria et les ventricules. À l'ECG : onde delta (complexe QRS déformé).

X

X ◇ **(CHROMOSOME)** *(angl. X chromosome).* Un des deux types de chromosomes sexuels ; dans l'espèce humaine, le sexe féminin correspond à XX et le sexe masculin à XY. ☞ *CHROMOSOME.* ◇ **(RAYONS)** *(angl. X rays).* ☞ *RAYONS X.*

XANTHÉLASMA *s. m. (angl. xanthelasma).* Variété de xanthome ayant l'aspect de petites taches ovalaires de couleur jaune, localisées surtout aux paupières et constituées par un dépôt de cholestérol.

XANTHINE *s. f. (angl. xanthine).* Base purique dont il existe différents dérivés. Les plus importants en médecine sont : la caféine, la théophylline et la théobromine, que l'on trouve, respectivement, dans le café, le thé et le cacao. Ces trois xanthines stimulent le système nerveux central, agissent sur le rein en augmentant la diurèse, stimulent le muscle cardiaque et relâchent la musculature lisse, en particulier bronchique.

XANTHOCHROMIE *s. f.* **1.** Coloration jaune de la peau. **2.** Coloration jaune du liquide céphalorachidien, indice d'une hémorragie méningée.

XANTHODERMIE *s. f. (angl. xanthodermia).* Coloration jaune de la peau.

XANTHOMATEUX *adj.* **1.** Qui se rapporte au xanthome. **2.** Qui est caractérisé par une accumulation de lipides.

XANTHOMATOSE *s. f. (angl. xanthomatosis).* Terme générique désignant les maladies du métabolisme des lipides caractérisées par la constitution, en différents points de l'organisme, de dépôts de cholestérol. ◇ **CÉRÉBROTENDINEUSE** *(angl. cerebrotendinous —).* Xanthomatose touchant le cerveau, les tendons et la peau avec retard mental. Autosomique récessive, due à un déficit enzymatique en 27-hydroxylase. ◇ **CUTANÉOMUQUEUSE AVEC DIABÈTE INSIPIDE** *(angl. Montgomery's syndrome).* Association chez l'enfant de xanthomes cutanés et muqueux avec un diabète insipide. ◇ **HYPERCHOLESTÉROLÉMIQUE FAMILIALE** *(angl. idiopathic hypercholesterolemic —).* Hyperlipidémie de type IIa dans sa forme homozygote.

XANTHOME *s. m. (angl. xanthoma).* Dépôt de cholestérol dans la peau, les tendons, les os, se présentant sous forme de taches ou de nodules jaunes contenant des cellules histiocytoires au plasma spumeux. ◇ **DIABÉTIQUE** *(angl. diabetic —).* Xanthome cutané observé parfois chez les diabétiques présentant une hypercholestérolémie. ◇ **JUVÉNILE** *(angl. juvenile xanthogranuloma).* Formation cellulaire bénigne de l'enfance apparaissant dans la peau sous la forme d'un nodule jaunâtre ou brunâtre, le plus souvent au niveau de la tête, du cou et du tronc. Elle disparaît spontanément au bout de 1 à 2 ans. SYN. *XANTHOGRANULOME JUVÉNILE, NÆVOXANTHO-ENDOTHÉLIOME.* ◇ **PLAN** *(angl. planar —).* Xanthomes cutanés, en particulier des paupières (xanthélasma). ◇ **SYNOVIAL** *(angl. synovial —).* Petite tumeur bénigne, formée dans une gaine tendineuse ou une bourse synoviale. ◇ **TUBÉREUX MULTIPLE** *(angl. eruptive —).* Variété de lipoïdose caractérisée par la formation de nodules en relief, localisés notamment sur les paumes des mains, les plantes des pieds et les plis de flexion. SYN. *XANTHOME ÉRUPTIF.*

XÉNOPHTALMIE *s. f. (angl. xenophthalmia).* Réaction inflammatoire de la conjonctive due à la présence d'un corps étranger.

XÉRODERMIE *s. f. (angl. xeroderma).* Affection cutanée caractérisée par une sécheresse excessive de la peau avec desquamation fine et poudreuse.

XÉROPHTALMIE *s. f. (angl. xerophthalmia).* Sécheresse de la conjonctive, qui devient blanchâtre et perd de son éclat. Elle entraîne l'opacité de la cornée. Elle est due à une inflammation chronique (trachome) ou à une carence en vitamine A. SYN. *XÉROME.*

XÉROSIS *s. m. (angl. xerosis).* Sécheresse de la conjonctive, qui est souvent le premier stade de la xérophtalmie.

XÉROSTOMIE *s. f. (angl. xerostomia).* Sécheresse de la bouche due à une diminution ou une absence de sécrétions salivaires.

XIPHOÏDE *adj. (angl. xiphoid).* Partie terminale du sternum. ☞ *PROCESSUS XIPHOÏDIEN.*

XIPHOÏDIEN *adj. (angl. xiphisternal).* Qui se rapporte à l'appendice xiphoïde.

Y

Y ◇ **(CHROMOSOME)** Un des deux types de chromosomes sexuels. Sa présence détermine le sexe masculin.

YERSINIA Genre de bacilles à Gram négatif de la famille des *Enterobacteriaceae* dont fait partie le bacille de la peste. ◇ ***ENTEROCOLITICA*** Agent responsable de gastro-entérites aiguës. Également impliquée dans les arthrites réactionnelles et des érythèmes noueux. ◇ ***PESTIS*** Agent responsable de la peste. SYN. *BACILLE DE YERSIN*. ◇ ***PSEUDOTUBERCULOSIS*** Bactérie responsable chez l'homme d'adénites mésentériques, de septicémies, d'arthrites réactionnelles et d'érythème noueux.

YERSINIOSE *s. f. (angl. yersiniosis)* Affection causée par un bacille du genre *Yersinia*.

YOHIMBINE *s. f. (angl. yohimbine)*. Alcaloïde possédant des propriétés alpha-bloquantes. On utilisait autrefois le chlorhydrate de yohimbine, sur des bases discutables, dans l'impuissance fonctionnelle. N'est plus disponible.

Z

ZÉINE *s. f. (angl. zein).* Protéine jaunâtre de la farine de maïs ; elle ne contient ni tryptophane ni lysine.

ZÉISME *s. m.* Pellagre due à l'ingestion excessive de maïs. Terme abondonné. SYN. *PELLAGRE.*

ZENKER (DIVERTICULE DE) *(angl. Zenker's diverticulum).* Diverticule de l'œsophage, créé par pression, au niveau de son union avec le pharynx.

ZÉZAIEMENT *s. m. (angl. lisping).* Vice de prononciation consistant à substituer le son *z* aux sons *ch*, *j* et *g* doux.

ZIDOVUDINE *s. f. (angl. zidovudine).* Médicament antiviral, analogue nucléosidique, qui agit en inhibant la réplication du VIH et qui est utilisé dans le traitement des patients atteints du sida. SYN. *AZIDOTHYMIDINE, AZT.*

ZIEHL-NEELSEN (COLORATION DE) *(angl. Ziehl-Neelsen method).* Méthode de coloration utilisée pour la mise en évidence des bactéries acido-alcoolorésistantes (notamment de *Mycobacterium tuberculosis*) utilisant le colorant de Ziehl. Les bactéries acidorésistantes apparaissent colorées en rouge (couleur due à la fuchsine).

ZIEVE (SYNDROME DE) Association d'une hépatomégalie, d'une cholestase, d'une hyperlipidémie et d'une anémie hémolytique chez des sujets alcooliques chroniques.

ZINC *s. m. (angl. zinc).* Métal de numéro atomique 30. Certains de ses sels sont utilisés pour leurs propriétés de protection cutanée. Symbole : Zn.

ZINCOPÉNIE *s. f. (angl. zinc deficiency).* Carence de l'organisme en zinc, se traduisant par une petite taille, un hypogonadisme, une peau rugueuse, une hépatosplénomégalie, une anémie ferriprive et une bradypsychie.

ZINCOSE *s. f.* Pneumoconiose provoquée par l'inhalation de poussières de zinc.

ZONA *s. m. (angl. herpes zoster).* Dermatose aiguë due au virus de la varicelle, famille des *Herpesviridae*, caractérisée par une éruption presque toujours unilatérale de vésicules sur fond érythémateux, disposées par groupes sur le trajet d'un nerf sensitif ou un métamère.

ZONE *s. f. (angl. zone).* Région délimitée sur une surface, un corps. ☞ *AIRE.* ◇ **CILIAIRE DE L'IRIS** *(angl. ciliary —).* Zone de la face antérieure de l'iris située en dehors du petit cercle artériel de l'iris. ◇ **ÉPILEPTOGÈNE** *(angl. epileptogenic —).* Zone dont la stimulation peut provoquer une crise d'épilepsie. ◇ **ÉROGÈNE** *(angl. erogenous —).* Région du corps dont l'excitation peut donner lieu à des sensations de plaisir sexuel. ◇ **GÂCHETTE** *(angl. trigger —).* Toute zone du corps dont la stimulation déclenche une réaction spécifique (névralgie, notamment). ◇ **ORBICULAIRE** *(NA. zona orbicularis). (angl. orbicular —).* Épais anneau de la capsule coxofémorale, situé autour de l'acétabulum. ◇ **PELLUCIDE** *(angl. pellucid —).* Fine couche fibrillaire qui recouvre l'ovocyte à l'intérieur du follicule ovarien. SYN. *MEMBRANE PELLUCIDE.* ◇ **PUPILLAIRE DE L'IRIS** *(angl. pupillary —).* Zone de la face antérieure de l'iris située en dedans du petit cercle artériel de l'iris. ◇ **TRANSITIONNELLE** *(angl. transition —).* Partie du cristallin dans laquelle les cellules épithéliales se transforment graduellement en fibres cristalliniennes.

ZONULE CILIAIRE *(NA. zonula ciliaris). (angl. ciliary zonule).* Ensemble des fibres qui maintiennent le cristallin en position dans le globe oculaire.

ZOONOSE *s. f.* **1.** Maladie causée par des parasites animaux. **2.** Maladie animale.

ZOOPARASITE *s. m. (angl. zooparasite).* Parasite animal.

ZOOPHILIE *s. f.* Tendance de certains insectes à se nourrir sur les animaux domestiques plutôt que sur l'homme.

ZOOPSIE *s. f. (angl. zoopsia).* Hallucination visuelle dans laquelle le sujet voit des animaux, généralement terrifiants. Elle est fréquente dans le délirium tremens.

ZOSTÉRIEN *adj. (angl. zoster).* Qui se rapporte ou qui est dû au zona.

ZYGOMATIQUE *adj. (angl. zygomatic).* Qui se rapporte à la pommette. ◇ **(OS)** Os de la face entre le maxillaire et la fosse temporale. SYN. *OS MALAIRE.*

ZYGOTE *s. m. (angl. zygote).* Cellule résultant de la conjugaison de deux gamètes ; ovule fécondé.

ZYMOGÈNE *s. m.* **1.** Précurseur inactif d'une enzyme. Proenzyme. **2.** Bactérie qui provoque une fermentation.

ZYMOLOGIE *s. f. (angl. zymology).* Étude des fermentations, notamment de celles produites par les levures.

ZYMOLYSE *s. f. (angl. zymolysis).* Fermentation ou digestion par des enzymes.

ZYMOTIQUE *adj. (angl. zymotic).* Qui se rapporte ou qui est dû à la fermentation.

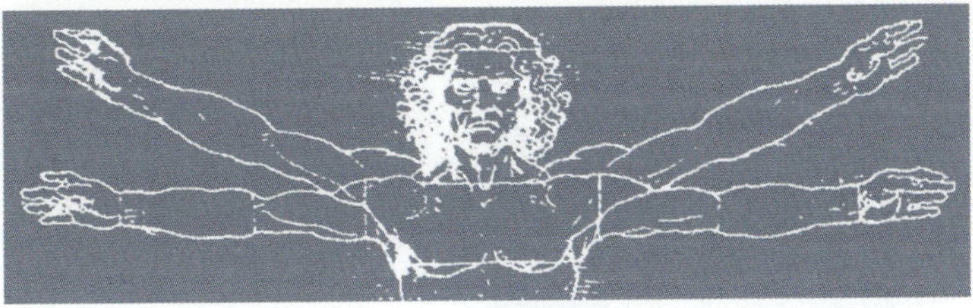

Principales constantes biologiques

Bien que le terme de constante biologique soit consacré par l'usage, il faut savoir que les résultats des dosages de ces paramètres comportent de nombreuses variations. La valeur « normale » d'une constante peut varier en fonction de l'âge, du sexe, de l'heure du prélèvement, de l'ethnie… En pratique, il faut donc considérer d'une part les valeurs comme données à titre indicatif et d'autre part que ces mêmes valeurs peuvent dépendre soit des techniques de dosage, soit des unités dans lesquelles elles sont exprimées.

Les principales unités utilisées sont le gramme (g), le milliéquivalent (mEq), la molécule gramme (mol), l'unité internationale (UI). Le système international d'unités (SI) est conseillé pour toutes les constantes, mais l'usage fait que de nombreuses constantes sont souvent exprimées en unités anciennes. Pour certaines constantes sera donnée la valeur en unité ancienne et en unité SI. Enfin, les symboles suivants sont souvent utilisés pour les sous-multiples de 10.

10^{-1} = *déci* = *d*
10^{-2} = *centi* = *c*
10^{-3} = *milli* = *m*
10^{-6} = *micro* = μ
10^{-9} = *nano* = *n*
10^{-12} = *pico* = *p*

Constantes sanguines

	Unités anciennes	Unités internationales	Principales variations pathologiques
Acide lactique (sang artériel)	30 à 100 mg/L	0,33 à 1,1 mmol/L	↑ Acidoses lactiques (anoxie, diabète)
Acide urique	25 à 70 mg/L	148 à 416 µmol/L	↑ Goutte, destructions cellulaires importantes
ACTH (Adreno corticotropic hormone)		À 8 h : 60 pg/mL À 16 h : 10 pg/mL	↑ Insuffisance surrénalienne primitive ↓ Syndrome de Cushing, insuffisance hypophysaire
ALAT (Alanine aminotranférase)	5 à 25 UI/L		↑ Hépatites aiguës, infarctus du myocarde
Albumine	40 à 45 g/L		↑ Hémoconcentration ↓ Fuites digestives et rénales, insuffisance hépatique
Aldostérone	Taux très variable selon l'âge, la teneur en sodium du régime, la position couchée ou debout… Conditions basales 2 à 13 ng/dL	6 à 36 pg/mL	↑ Hyperaldostéronisme primitif
Alpha-fœtoprotéine (AFP)	< 20 µg/L		↑ Cancer primitif du foie
Ammoniaque	< 70 µg/100 mL	< 40 µmol/L	↑ Coma hépatique, shunt porto-cave…
Amylase	30 à 160 UI/L		↑ Pancréatite aiguë, oreillons…

➡

Constantes sanguines (suite)

	Unités anciennes	Unités internationales	Principales variations pathologiques
Antigène CA (CA = carbohydrate antigen) CA 15-3 CA 19-9 CA 125	< 30 UI/mL < 40 UI/mL < 35 UI/mL		Utile dans le diagnostic de certains cancers, indispensable dans la surveillance ↑ Cancer du sein… ↑ Cancer du pancréas… ↑ Cancer de l'ovaire…
Antigène carcino-embryonnaire (ACE)	< 2,5 ng/mL		↑ Fumeurs, cancer colique et rectal…
Antigène prostatique spécifique (APS)	2,5 à 4 ng/ml		Cancer de la prostate, adénome… Surveillance du cancer prostatique traité +++
Aspartate aminotransférase (ASAT)	5 à 40 UI/L		Nécrose cellulaire hépatique (hépatites aiguës virales, toxiques…)
Bicarbonates	22 à 29 mEq/L (ou mmol/L)		↑ En cas d'acidose respiratoire ou d'alcalose métabolique ↓ En cas d'alcalose respiratoire ou d'acidose métabolique
Bilirubine totale Bilirubine conjuguée Bilirubine libre	2 à 10 mg/L 0 à 4 mg/L 2 à 6 mg/L	5 à 18 µmol/L 0 à 6 µmol/L 5 à 12 µmol/L	↑ Est responsable de l'ictère ↑ Cholostase ↑ Hyperhémolyse
Calcitonine	*Voir* Thyrocalcitonine		
Calcium	95 à 105 mg/L	2,4 à 2,6 mmol/L	↑ Hyperparathyroïdie, ostéolyses ↓ Hypoparathyroïdie
Chlore	3,50 à 3,90 g/L	100 à 110 mmol/L	↑ Déshydratation, alcaloses respiratoires et acidoses métaboliques ↓ Surcharge hydrique, acidose respiratoire et alcalose métabolique

Constantes sanguines (suite)

	Unités anciennes	Unités internationales	Principales variations pathologiques
Cholestérol – total (CT)	1,8 à 2,50 g/L	4,60 à 6,80 mmol/L	↑ Hypercholestérolémie primitive, hypothyroidie, syndrome néphrotique
– HDL (hight density lipid)	> 0,40 g/L	> 1 mmol/L	↑ Diminution du risque athérogène
– LDL (low density lipid)	< 1,60 g/L	< 4,12 mmol/L	↑ Augmentation du risque athérogène
R = CT / HDL	≤ 4,5		
Cortisol	Par radio-immunologie : À 8 h : 10 à 20 µg/dL À 20 h : < 10 µg/dL		↑ Syndrome de Cushing ↓ Insuffisance corticosurrénale
Créatine-phosphokinase (CPK)	Homme : 20 à 200 UI/L Femme : 20 à 100 UI/L		↑ Infarctus du myocarde, myopathies, hypothyroïdie
Créatinine	1,5 à 14 mg/L	13 à 124 µmol/L	↑ Insuffisance rénale
Estradiol	Taux variable selon période : prépubertaire, d'activité génitale (varie au cours du cycle), grossesse, ménopause		↑ Certaines tumeurs ovariennes ↓ Insuffisance ovarienne
Fer	0,5 à 1,75 mg/L	9 à 30 µmol/L	↑ Hémochromatose, cytolyse hépatique ↓ Anémies par saignement et carence d'apport
Ferritine	30 à 300 µg/L Valeurs plus basses chez la femme si règles		↑ Hémochromatose ↓ Carence en fer
Fibrinogène	2 à 4 g/L	6 à 12 µmol/L	↑ Infections, brûlures, infarctus du myocarde ↓ Fibrinolyse, insuffisance hépatique

Constantes sanguines (suite)

	Unités anciennes	Unités internationales	Principales variations pathologiques
FSH (folliculo-stimulating hormone) – LH (luteinizing hormone)	Grandes variations des résultats selon les techniques de dosages et les unités utilisées. Chez la femme ; – Phase folliculaire : 3 UI/mL – Pic ovulatoire : 7 UI/mL – Phase lutéale : 2 UI/mL – Ménopause ≥ 4 UI/mL Chez l'homme : 0,5 à 5 UI/mL		↑ Dans l'insuffisance gonadique dans les deux sexes ↓ En cas d'insuffisance hypophysaire
γGT (gamma-glutamyl transpeptidase)	< 40 UI/L		↑ Cholestase, alcoolisme chronique…
Globulines – α1 globulines – α2 globulines – β globulines – γ globulines	1 à 4 g/L 6 à 10 g/L 6 à 13 g/L 7 à 15 g/L		↑ Infections ↓ Syndrome néphrotique ↑ Infections, collagénoses ↑ Hyperlipidémie, syndrome néphrotique ↑ Infections, parasitoses, cirrhoses
Glucose	0,70 à 1,05 g/L	3,8 à 5,8 mmol/L	↑ Diabète sucré ↓ Insulinome, insuffisance surrénalienne, hypoglycémie fonctionnelle
βHCG (Hormone chorionique gonadotrope)	Hors grossesse < 5 UI/L > 10 jusqu'à 100 000 UI/L en cas de grossesse		↑ Certains cancers utérins et ovariens, cancer du testicule
Hématies	*Voir* Numération formule sanguine		
Hémoglobine glyquée (ou glycosylée)	4 à 6,5 % de l'hémoglobine totale		↑ Dans le diabète sucré
Hémogramme	*Voir* Numération formule sanguine		

Constantes sanguines (suite)

	Unités anciennes	Unités internationales	Principales variations pathologiques
Hormone de croissance (GH : growth hormone / STH : somathormone)	Adulte < 5 µg/L		↑ Acromégalie ↓ Insuffisance hypophysaire
INR (International normalized ratio)	Rapport : temps de Quick du malade / temps de Quick d'un témoin		↑ En cas de traitement par antivitamine K valeur recherchée entre 2,0 et 3,5
Ionogramme	*Voir* Chlore, sodium, potassium		
LDH (Lacticodéshydrogénase)	Variable selon la technique de dosage		↑ Infarctus du myocarde, hépatite aiguë toxique, anémie hémolytique
Leucocytes.	*Voir* Numération formule sanguine		
LH (hormone lutéinisante)	*Voir* FSH-LH		
Lipase	20 à 160 UI/L		↑ Pancréatite aiguë
Lipides	*Voir* Cholestérol/triglycérides		
Lipoprotéine a [LP(a)]	< 0,30 g/L		↑ Facteur important de risque athéromateux
Magnésium	18 à 24 mg/L	0,7 à1 mmol/L	↑ Insuffisance rénale ↓ Malabsorption intestinale

Constantes sanguines (suite)

	Unités anciennes	Unités internationales	Principales variations pathologiques
Numération formule sanguine	– Globules rouges : 4-5 10^6/mm^3 – Hémoglobine : 11,5-15 g/100 mL – Hématocrite : 38-47 % – Volume globulaire moyen : 80 à 100 μm^3 – Concentration corpusculaire moyenne en hémoglobine : 32-38 % – Réticulocytes : 50 000-150 000/mm^3 – Plaquettes : 150-450 000/mm^3 – Leucocytes : 4 000-10 000/mm^3 – Polynucléaires neutrophiles : 1 800 à 8 000/mm^3 – Polynucléaires éosinophiles : < 700/mm^3 – Polynucléaires basophiles : < 700/mm^3 – Lymphocytes : 1 000 à 4 000/mm^3 – Monocytes : < 800/mm^3		Variations multiples selon âge, sexe, origine ethnique, heure de prélèvement… – Hématies : ↑ En cas de polyglobule primitive et d'hémoconcentration – Réticulocytes : ↑ Compensation médullaire en cas d'anémie ↓ Anémie centrale – Plaquettes : ↑ Thrombocytose ↓ Insuffisance médullaire – Leucocytes / Polynucléaires neutrophiles : ↑ Infections à pyogènes ↓ Affections virales, insuffisance médullaire – Éosinophiles : ↑ Parasitoses
Parathormone (PTH)	Variable : 10 à 65 ng/L		↑ Dans les hyperparathyroïdies ↓ Dans les hypoparathyroïdies
Phosphatases acides	< 4 µg/L ou 5 UI/L		↑ Cancer prostatique, métastases osseuses
Phosphatases alcaline	20 à 80 UI/L		↑ Cancer osseux, maladie de Paget, hyperparathyroïdie, ictère par rétention
Phosphore	30 à 40 mg/L	0,96 à 1,3 mmol/L	↑ Hypoparathyroïdie, acromégalie, insuffisance rénale ↓ Hyperparathyroïdie, ostéomalacie
Plaquettes	*Voir* Numération formule sanguine		
Potassium	137 à 195 mg/L	3,5 à 5 mmol/L (ou mEq/L)	↑ Insuffisance rénale et surrénale, hypoaldostéronisme ↓ Pertes digestives ou urinaires

Constantes sanguines (suite)

	Unités anciennes	Unités internationales	Principales variations pathologiques
Progestérone	Phase folliculaire : 0,15 à 1 µg/L Phase lutéale : 3 à 26 µg/L Chez l'homme : 0,1 à 0,3 µg/L	0,5 à 3,2 nmol/L 9,5 à 83 nmol/L 0,3 à 1 nmol/L	↑ Hyperplasie surrénale congénitale
Prolactine	Chez la femme : < 20 ng/mL Chez l'homme : <13 ng/mL		↑ Tumeur à prolactine, hypothyroïdie, prise de certains médicaments
Protéines *Voir aussi* Albumine et Globulines	60 à 75 g/L		↑ Hémoconcentration, myélome ↓ Hémodilution, dénutrition
PSA	*Voir* Antigène prostatique spécifique		
SGOT, SGPT	*Voir* ASAT, ALAT		
Sodium	3,15 à 3,45 g/L	137 à 151 mmol/L (ou mEq/L)	↑ Déshydratation, perte d'eau au cours de diabète insipide, polyurie osmotique, diarrhée, vomissements… ↓ Hyperhydratation, insuffisance surrénale
Temps de Quick / TP (Temps de prothrombine)	12 à 18 s ou 80 à 100 % par rapport à un témoin normal		↓ Carence en vitamine K, traitement par antivitamines K
Temps de saignement	3 à 8 min selon la technique		↑ Thrombopénies, thrombopathie, prise d'antiagrégants (aspirine)

Constantes sanguines (suite)

	Unités anciennes	Unités internationales	Principales variations pathologiques
Testostérone	Chez l'homme : 2,8 à 9,2 µg/L Chez la femme : 0,2 à 0,6 µg/L	Chez l'homme : 10 à 32 nmol/L Chez la femme : 0,7 à 2,1 nmol/L	↑ Tumeur testiculaire, hyperplasie congénitale des surrénales ↓ Insuffisance testiculaire
Thyréostimuline hypophysaire (TSH)	0,15 à 4,5 mU/L		↑ Hypothyroïdie primaire ↓ Hyperthyroïdie, insuffisance hypophysaire
Thyrocalcitonine (TCT)	Variable selon technique < 10 ng/L		↑ Cancer médullaire de la thyroïde
Thyroglobuline	3 à 60 ng/mL		↑ Cancer thyroïdien
Thyroxine libre (T4)	7,8 à 19 ng/L	10 à 24 pmol/L	↑ Hyperthyroïdie ↓ Hypothyroïdie
Transaminases	*Voir* ALAT, ASAT		
Triglycérides	0,3 à 1,6 g/L	0,34 à 1,80 mmol/L	↑ Hypertriglycéridémies (primitives, diabétiques, alcooliques) ↓ Dénutrition, hyperthyroïdie
Triiodothyronine libre (T3)	2 à 6 ng/L	3 à 9 pmol/L	*Idem Thyroxine libre*
Troponine	< 0,9 µg/L		↑ Infarctus du myocarde
Urée	0,15 à 0,50 g/L	2,5 à 8,3 mmol/L	↑ Insuffisance rénale, déshydratation ↓ Insuffisance hépatique grave
Vitesse de sédimentation globulaire (VS)	< 20 mm à la 1re heure		↑ Infections et maladies inflammatoires ↓ Polyglobulie

Constantes urinaires

	Unités anciennes	Unités internationales	Principales variations pathologiques
Acide urique (uricurie, uraturie)	250 à 800 mg/24 h	1,5 à 4,8 mmol/24 h	↑ Goutte, leucémie myéloïde ↓ Insuffisance rénale
Acide vanylmandélique (VMA)	< 5 mg/24 h	< 25 µmol/24 h	↑ Tumeurs secrétant les catécholamines (phéochromocytome…)
Aldostérone	4 à 17 µg/24 h	11 à 48 nmol/24 h	↑ Hyperaldostéronisme primaire ou secondaire
Bilirubine conjuguée	0		Présence en cas d'ictère par hépatite ou par obstruction (recherche qualitative)
Calcium (calciurie)	100 à 300 mg/24 h	2,5 à 7,5 mmol/24 h	↑ Hyperparathyroïdie, ostéolyse cancéreuse ↓ Insuffisance rénale, ostéoporose, hypoparathyroïdie
Chlore (chlorurie)	Très variable selon l'apport en chlorure de sodium de l'alimentation		
Cortisol libre urinaire	30 à 90 µg/24 h	85 à 250 nmol/24 h	↑ Syndrome de Cushing ↓ Insuffisance surrénalienne
Créatinine (créatininurie)	15 à 25 mg/kg/24 h	130 à 220 µmol/kg/24 h	↓ Insuffisance rénale chronique
Fer (sidérurie)	0,2 à 0,4 mg/L		↑ Hémoglobinurie
Gonadotrophine chorionique (βHCG)	Apparaît dans les urines en cas de grossesse (réaction biologique de grossesse)		
Hématies-Leucocytes-minute (HLM)	< 2000 hématies < 2000 leucocytes		↑ Hématurie ↑ Infection urinaire

Constantes urinaires (suite)

	Unités anciennes	Unités internationales	Principales variations pathologiques
17-hydroxystéroïdes	Chez l'homme : 4 à 6 mg/24 h Chez la femme : 3 à 5 mg/24 h	Chez l'homme : 11 à 17 µmol/24 h Chez la femme : 8 à 14 µmol/24 h	↑ Syndrome de Cushing ↓ Insuffisance surrénalienne
Magnésium	80 à 120 mg/24 h	3,3 à 5 mmol/24 h (6,6 à 10 mEq/24 h)	↑ Hyperaldostéronisme ↓ Malabsorption
pH	4,5 à 8		↑ Alcaloses, infection urinaire ↓ Acidoses métaboliques
Phosphore (phosphaturie)	0,50 à 1,50 g/24 h	16 à 48 mmol/24 h	↑ Hyperparathyroïdie ↓ Hypoparathyroïdie, insuffisance rénale
Potassium (kaliurie)	1 à 5 g/24 h	20 à 130 mmol/24 h (ou mEq/24 h)	↑ Hyperaldostéronisme, syndrome de Cushing ↓ Insuffisance surrénale, pertes digestives
Protéines (protéinurie)	< 30 mg/24 h		↑ Glomérulopathie, syndrome néphrotique
Sodium (natriurie)	Variable en fonction de l'apport sodé. En moyenne : 1 à 5 g/24 h	43 à 217 mmol/24 h (ou mEq/24 h)	↑ Insuffisance surrénalienne ↓ Régime désodé, œdèmes, hypercoticisme
Tétra-hydraldostérone	20 à 50 µg/24 h	55 à 138 nmol/24 h	↑ Hyperaldostéronisme ↓ Insuffisance surrénale
Urée	10 à 30 g/24 h	165 à 500 mmol/24 h	↑ Hypercatabolisme protidique ↓ Néphropathie

Liquide céphalo-rachidien

	Unités anciennes	Unités internationales	Principales variations pathologiques
Cellules	0 à 3/mm³		↑ Méningites, hémorragie méningée
Glucose (glycorachie)	0,32 à 0,74 g/L	2,3 à 4,1 mmol/L	↑ Diabète ↓ Méningites
Protéines (protéinorachie)	Variable selon technique de dosage : 0,12 à 0,40 g/L		↑ Méningites, hémorragie méningée, compression médullaire…
Gamma globulines	Variable selon technique de dosage : < 14 % de la protéinorachie		↑ Sclérose en plaques

Les paramètres biologiques chez le jeune enfant et tout particulièrement chez le nourrisson peuvent parfois s'écarter de façon importante de ceux de l'adulte et ce d'autant plus que l'enfant est jeune. D'où ce tableau non exhaustif des valeurs biologiques moyennes en pédiatrie.

Constantes biologiques chez le nourrisson

	Valeurs normales	Principales variations pathologiques
Albuminémie	– Prématuré : 30 g/L – Nouveau-né : 40 g/L – 1 à 6 mois : 35 g/L	*Idem adulte*
Alpha-fœtoprotéine	– Nouveau-né : 20 µg/mL – À 1 an : idem adulte	↑ Anencéphalie, spina bifida
Bilirubine totale	≥ adulte	Risque d'ictère nucléaire si : – entre H 24 et H 48 > 100 mg/L – chez le prématuré > 150 mg/L – chez le nouveau-né > 180 mg/L
Chlore (dans la sueur)	10 à 40 mEq/L	Si > 60 mEq/L, élément diagnostic important en faveur d'une mucoviscidose
Calcium (calcémie)	– Nouveau-né : 2,4 à 2,7 mmol/L – 1 mois à 1 an : 2,2 à 2,7 – > 1 an : 2,2 à 2,7	
Créatine-phosphokinase (CPK)	– Nouveau-né : 35 à 145 U/L – < 10 ans : 20 à 120 U/L	↑ Myopathie taux x 10 à 100 (dépistage néo-natal) ↑ Hypothyroïdie, souffrance néo-natale

Constantes biologiques chez le nourrisson (suite)

<table>
<tr><th></th><th colspan="4">Valeurs normales</th><th>Principales variations pathologiques</th></tr>
<tr><td>Créatinine</td><td colspan="4">– Nouveau-né : 55 µmol/L
– 1 mois à 1 an : 36 µmol/L
– 1 an à 7 ans : 30 à 70 µmol/L</td><td>↑ Insuffisance rénale</td></tr>
<tr><td>Diurèse</td><td colspan="4">– Nouveau-né : 20 à 75 mL/kg
– 2 mois : 80 à 130 mL/kg
– 1 an : 40 à 100 mL/kg</td><td></td></tr>
<tr><td>Fer (sidérémie)</td><td colspan="4">– Nouveau-né : 10 à 36 µmol/L
– Nourrisson : 11,5 à 22,5 µmol/L</td><td>↓ Carence martiale et syndromes inflammatoires</td></tr>
<tr><td>Ferritine</td><td colspan="4">– Nouveau-né : 200 à 300 µg/L
– De 6 mois à 12 ans : 15 à 100 µg/L</td><td>Idem fer</td></tr>
<tr><td rowspan="5">Gaz du sang</td><td></td><td>Nouveau-né</td><td>> 1 mois</td><td colspan="2">1 an</td></tr>
<tr><td>pH</td><td>7,2 à 7,45</td><td>7,35 à 7,45</td><td colspan="2">7,35 à 7,45</td></tr>
<tr><td>PO_2</td><td>60 à 76 mmHg</td><td>60 à 76 mmHg</td><td colspan="2">> 90 mmHg</td></tr>
<tr><td>PCO_2</td><td>30 à 40 mmHg</td><td>30 à 40 mmHg</td><td colspan="2">35 à 40 mmHg</td></tr>
<tr><td>SaO_2</td><td>92 à 95 %</td><td>92 à 95 %</td><td colspan="2">> 95 %</td></tr>
<tr><td>Hormone de croissance (GH, STH)</td><td colspan="4">Grande variabilité des taux.
Sécrétion étudiée par épreuve de stimulation avec pic > 10 ng/mL</td><td>↓ Nanisme hypophysaire</td></tr>
<tr><td rowspan="4">Hormones thyroïdiennes</td><td></td><td>24 h</td><td>5 jours</td><td>1 an</td><td></td></tr>
<tr><td>T3 (ng/mL)</td><td></td><td>1,40</td><td>1,24</td><td>↓ Hypothyroïdie</td></tr>
<tr><td>T4 (µg/100 mL)</td><td>20,5</td><td>11</td><td>9</td><td>↓ Hypothyroïdie</td></tr>
<tr><td>TSH (µU/mL)</td><td>20,6</td><td>< 5</td><td>1,6 à 1,4</td><td>↑ Hypothyroïdie</td></tr>
</table>

Constantes biologiques chez le nourrisson (suite)

		Valeurs normales			Principales variations pathologiques
		Prématuré	**Nouveau-né**	**1 à 8 mois**	
Liquide céphalo-rachidien	Cellules (/mm³)	0-30	0-30	5	↑ En cas de méningite, hémorragie
	Glucose (mmol/L)	1,3-3,5	1,9-6,1	> 2,2	↓ En cas de méningite
	Protides (g/L)	0,25 à 1,3	0,2 à 1,2	0,1 à 0,40	↑ En cas de méningite, hémorragie

		5	**J7**	**3 mois**	**1 an**	**4 ans**	**10 ans**	Principales variations pathologiques
Numération formule sanguine	Hématies (millions/mm³)	5,8	5,2	3,7 à 4,0	4,7 à 5	4,5 à 5	4,5 à 5,5	*Idem adulte*
	Hémoglobine (g/100 mL)	18,4	17	11,5	10 à 12	12,4	12 à 14,5	
	Leucocytes (/mm³)	18 000	12 000	12 000	11 000	9 000	8 000	
	Polynucléaires neutrophiles (%)	61	45	37	40	44	50	
	Lymphocytes (%)	31	41	55	51	47	42	
	Monocytes (%)	5,8	9,1	6	5	5	5	
	Plaquettes (mm³)	350 000	350 000	260 000		260 000		
Phosphatases alcalines (UI/L)	– Nouveau-né : 100 à 250 – 1 mois à 1 an : 80 à 280 – > 1 an : 100 à 250							↑ Cholestase (les valeurs normales élevées chez l'enfant sont dues à la croissance osseuse)

Constantes biologiques chez le nourrisson (suite)

	Valeurs normales	Principales variations pathologiques
Phosphore (phosphorémie) (mmol/L)	– Nouveau-né : 1,8 à 2,6 – 1 mois à 1 an : 1,6 à 1,9 – > 1 an : 1,3 à 1,6	Valeurs élevées en rapport avec la croissance osseuse
Protides totaux (protidémie) (g/L)	– Nouveau-né : 60 ± 10 – 1 à 6 mois : 55 ± 10	
Protéine C réactive (PCR)	– Nouveau-né : < 15 mg/L – > J3 : < 10 mg/L	↑ Infection bactérienne
Urée	Nouveau-né : < 0,13g/L / 2,13 mmol/L	

Vue antérieure des muscles et des os

1 M. frontal
2 M. temporal
3 M. orbiculaire de l'œil
4 M. zygomatique
5 M. orbiculaire de la bouche (M. orbiculaire des lèvres)
6 M. sterno-cléido-mastoïdien
7 M. trapèze
8 M. deltoïde
9 M. grand pectoral
10 M. biceps brachial
11 M. triceps brachial
12 M. dentelé antérieur (M. grand dentelé)
13 M. oblique externe de l'abdomen (M. grand oblique de l'abdomen)
14 M. droit (M. grand droit)
15 M. brachio-radial (M. long supinateur)
16 M. fléchisseur radial du carpe (M. grand palmaire)
17 M. tenseur du fascia lata (M. fascia lata)
18 M. sartorius (M. couturier)
19 M. gracile (M. droit interne)
20 M. droit fémoral (M. droit antérieur)
21 M. vaste latéral (M. vaste externe)
22 M. vaste médial (M. vaste interne)
23 M. long fibulaire (M. long péronier latéral)
24 M. gastrocnémien médial (M. jumeau interne)
25 M. tibial antérieur (M. jambier antérieur)
26 M. soléaire
27 Crâne
28 Maxillaire (Maxillaire supérieur)
29 Mandibule (Maxillaire inférieur)
30 Clavicule
31 Sternum
32 Scapula (Omoplate)
33 Cage thoracique
34 Humérus
35 Côtes
36 Rachis (Colonne vertébrale)
37 Os coxal (Os iliaque)
38 Sacrum
39 Radius
40 Ulna (Cubitus)
41 Ischion
42 Carpe
43 Métacarpe
44 Fémur
45 Patella (Rotule)
46 Tibia
47 Fibula (Péroné)
48 Tarse
49 Métatarse

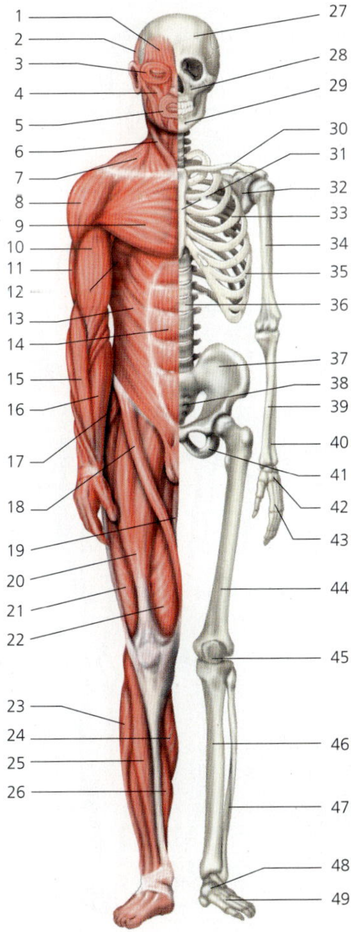

Les termes de l'ancienne nomenclature se trouvent entre parenthèses.
Muscle = M ; Artère = A ; Veine = V ; Nerf = N.

Vue postérieure des muscles et des os

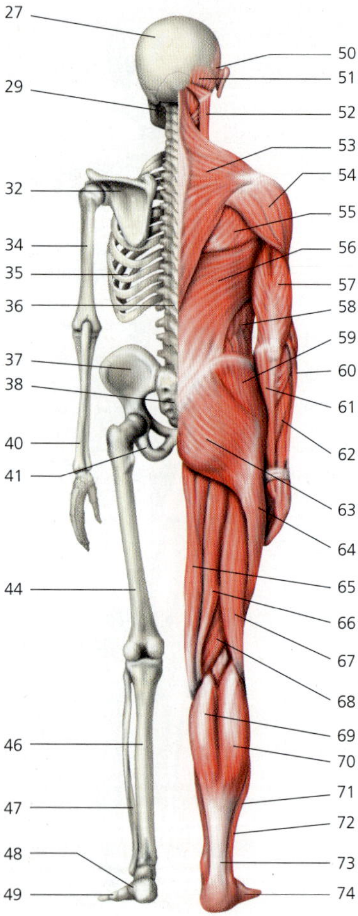

27 Crâne
28 Maxillaire (Maxillaire supérieur)
29 Mandibule (Maxillaire inférieur)
30 Clavicule
31 Sternum
32 Scapula (Omoplate)
33 Cage thoracique
34 Humérus
35 Côtes
36 Rachis (Colonne vertébrale)
37 Os coxal (Os iliaque)
38 Sacrum
39 Radius
40 Ulna (Cubitus)
41 Ischion
42 Carpe
43 Métacarpe
44 Fémur
45 Patella (Rotule)
46 Tibia
47 Fibula (Péroné)
48 Tarse
49 Métatarse
50 M. temporal
51 M. occipital
52 M. sterno-cléido-mastoïdien
53 M. trapèze
54 M. deltoïde
55 M. grand rond et petit rond
56 M. grand dorsal
57 M. triceps brachial
58 M. dentelé antérieur (M. grand dentelé)
59 M. moyen fessier
60 M. long extenseur radial du carpe (M. radial externe)
61 M. fléchisseur ulnaire du carpe (M. cubital antérieur)
62 M. extenseur ulnaire du carpe (M. cubital postérieur)
63 M. grand fessier
64 M. vaste latéral (M. vaste externe)
65 M. gracile (M. droit interne)
66 M. semi-tendineux (M. demi-tendineux)
67 M. biceps fémoral (M. biceps crural)
68 M. semi-membraneux (M. demi-membraneux)
69 M. gastrocnémien médial (M. jumeau interne)
70 M. gastrocnémien latéral (M. jumeau externe)
71 M. soléaire
72 M. long fibulaire (M. long péronier latéral)
73 Tendon calcanéen (Tendon d'Achille)
74 M. court extenseur des orteils (M. pédieux)

Membre supérieur : artères et nerfs

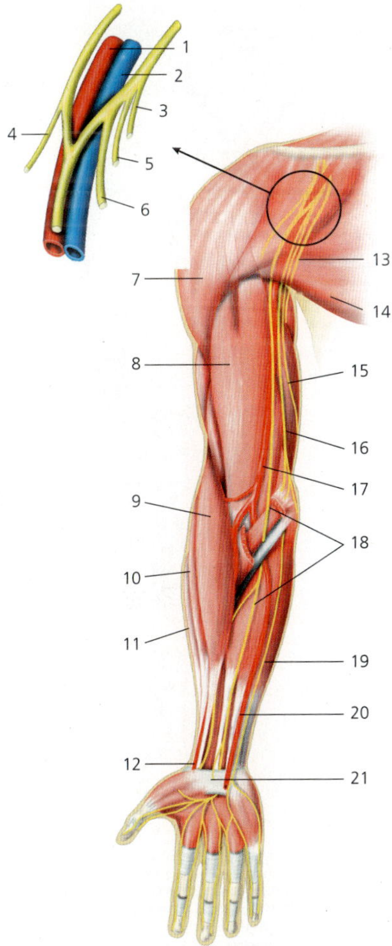

1 A. axillaire
2 V. axillaire
3 N. cutané médial du bras (N. accessoire du brachial cutané interne)
4 N. musculo-cutané
5 N. cutané médial de l'avant-bras (N. brachial cutané interne)
6 N. ulnaire (N. cubital)
7 M. deltoïde
8 M. biceps
9 M. brachio-radial (M. long supinateur)
10 M. long extenseur radial du carpe (M. 1er radial)
11 M. court extenseur radial du carpe (M. 2e radial)
12 A. radiale
13 N. radial
14 M. grand pectoral
15 N. cutané médial de l'avant-bras (N. brachial cutané interne)
16 N. ulnaire (N. cubital)
17 A. brachiale (A. humérale)
18 N. médian
19 N. ulnaire (N. cubital)
20 A. ulnaire (A. cubitale)
21 Rétinaculum des M. fléchisseurs des doigts (Ligament annulaire antérieur du carpe)

Membre inférieur (innervation de la face postérieure)

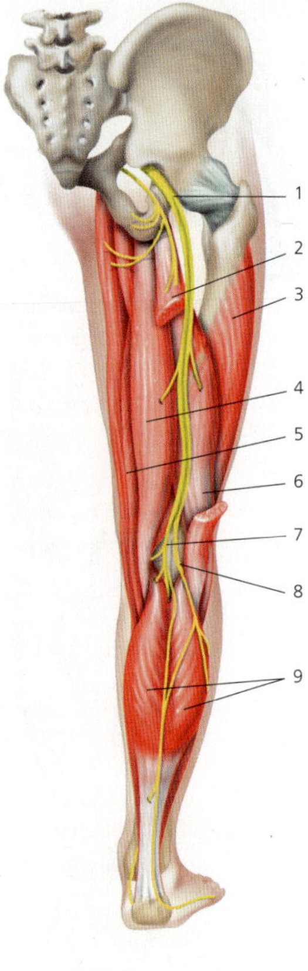

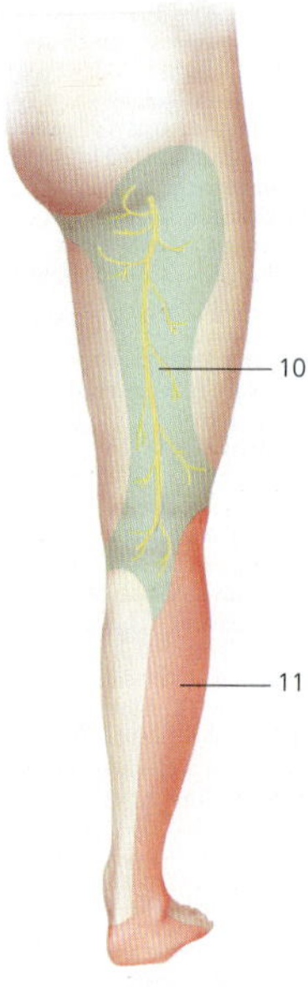

1 N. ischiatique (4e et 5e racines lombaires + 1re, 2e et 3e racines sacrées)
2 Longue portion du biceps
3 M. vaste latéral (M. vaste externe)
4 M. semi-tendineux (M. demi-tendineux)
5 M. semi-membraneux (M. demi-membraneux)
6 Courte portion du biceps
7 N. tibial (N. sciatique poplité interne)
8 N. fibulaire commun (N. sciatique poplité externe)
9 M. gastrocnémien (M. jumeaux)
10 Territoire du N. glutéal inférieur (Territoire du N. petit sciatique)
11 Territoire du N. fibulaire commun (Territoire du N. sciatique poplité interne)

Vue antérieure du cœur

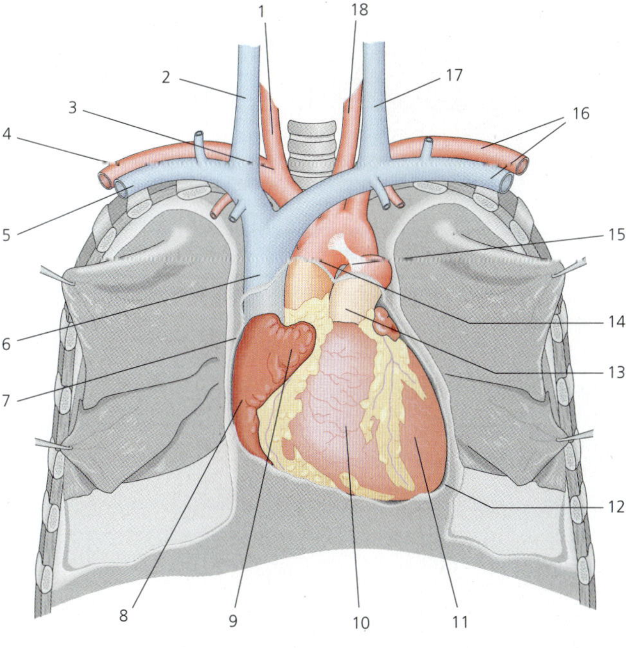

1 A. carotide commune droite (A. carotide primitive droite)
2 V. jugulaire interne droite
3 Tronc artériel brachio-céphalique
4 A. subclavière droite (A. sous-clavière droite)
5 V. subclavière droite (V. sous-clavière droite)
6 V. cave supérieure
7 Hile du poumon droit
8 Atrium droit (Oreillette droite)
9 Auricule droite
10 Ventricule droit
11 Ventricule gauche
12 Ligne de réflexion du péricarde
13 Tronc de l'A. pulmonaire
14 Aorte ascendante
15 Ligament artériel
16 A. + V. subclavières gauches (A. + V. sous-clavières gauches)
17 V. jugulaire interne gauche
18 A. carotide commune gauche (A. carotide primitive gauche)

Ventricule droit

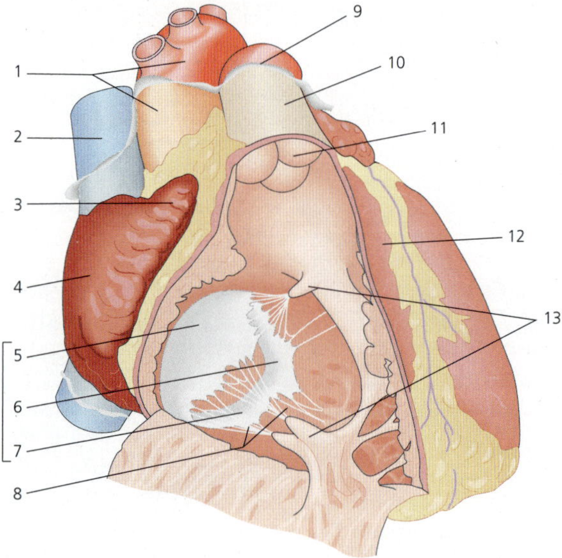

1 Crosse aortique
2 V. cave supérieure
3 Auricule droite
4 Atrium droit (Oreillette droite)
5-7 Valve atrio-ventriculaire droite (Valve tricuspide)
5 Cuspide antérieure (Feuillet antérieur)
6 Cuspide septale (Feuillet septal)
7 Cuspide postérieure (Feuillet postérieur)
8 Cordages tricuspides
9 Péricarde
10 Tronc de l'A. pulmonaire
11 Valve pulmonaire
12 Ventricule droit
13 Piliers de la tricuspide

Vue ouverte de l'oreillette gauche et du ventricule gauche

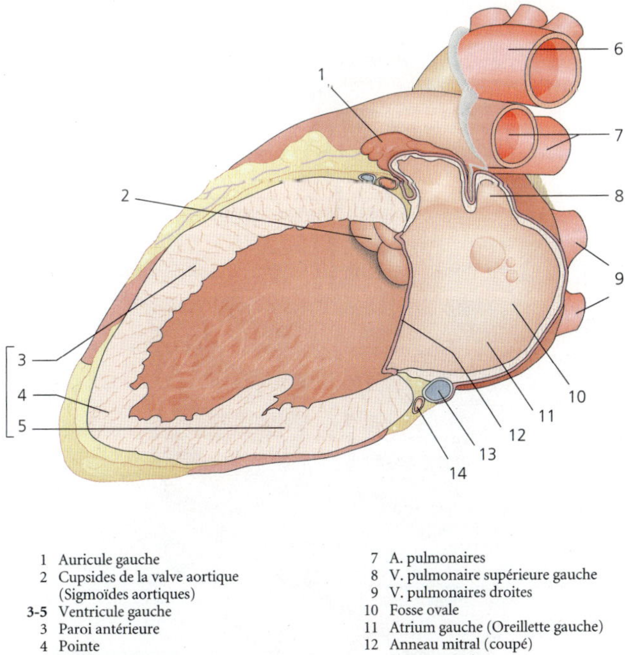

1 Auricule gauche
2 Cupsides de la valve aortique (Sigmoïdes aortiques)
3-5 Ventricule gauche
3 Paroi antérieure
4 Pointe
5 Paroi inférieure
6 Crosse de l'aorte
7 A. pulmonaires
8 V. pulmonaire supérieure gauche
9 V. pulmonaires droites
10 Fosse ovale
11 Atrium gauche (Oreillette gauche)
12 Anneau mitral (coupé)
13 Sinus coronaire
14 Coronaire droite

Topographie générale des poumons dans la cage thoracique

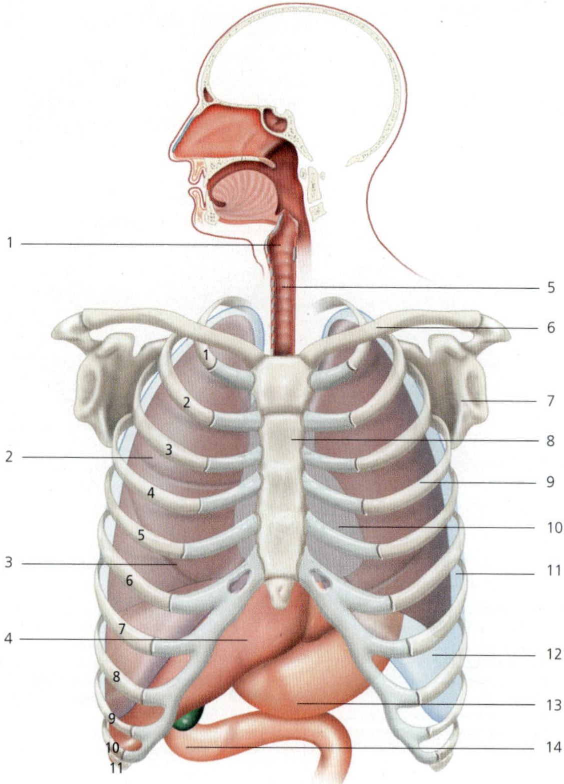

1	Larynx	8	Sternum
2	Poumon	9	Côtes
3	Scissure	10	Cœur
4	Foie	11	Plèvre
5	Trachée	12	Cul-de-sac pleural
6	Clavicule	13	Estomac
7	Scapula (Omoplate)	14	Duodénum

Organes du tube digestif

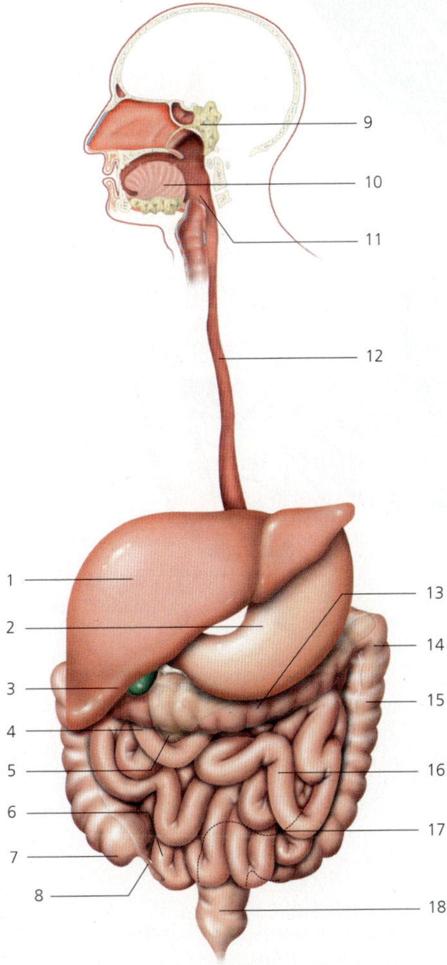

1 Foie
2 Estomac
3 Vésicule biliaire
4 Duodénum
5 Pancréas
6 Iléon
7 Cæcum
8 Appendice
9 Glandes salivaires
10 Langue
11 Pharynx
12 Œsophage
13 Côlon transverse
14 Angle colique gauche
15 Gros intestin (côlon)
16 Intestin grêle (jéjunum)
17 Côlon sigmoïde
18 Rectum

Affluents de la veine porte

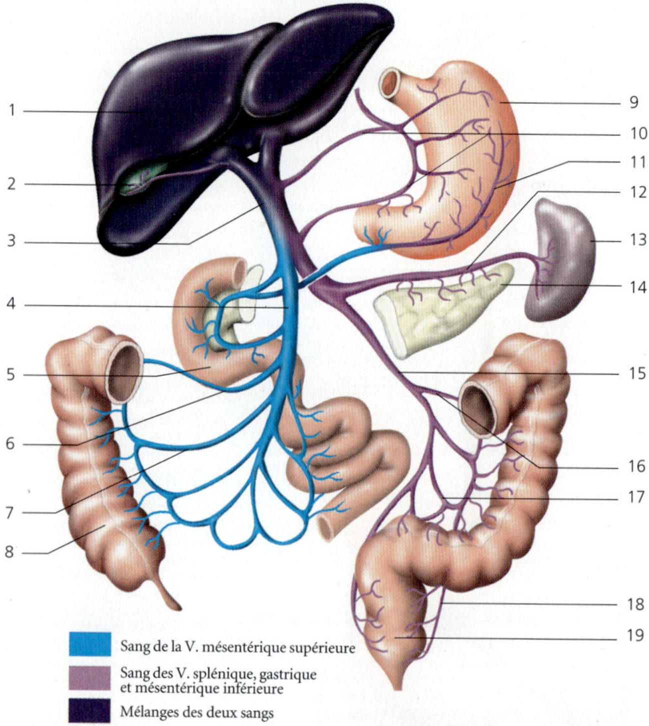

1 Foie
2 Vésicule biliaire
3 V. porte
4 V. mésentérique supérieure (Grande V. mésentérique)
5 Duodénum
6 V. colique moyenne
7 V. colique droite
8 Côlon ascendant
9 Estomac
10 V. gastrique
11 V. gastro-omentale
12 V. splénique
13 Rate
14 Pancréas
15 V. mésentérique inférieure (Petite V. mésentérique)
16 V. colique gauche
17 V. sigmoïdes
18 V. rectales
19 Rectum

Péritoine
(coupe sagittale)

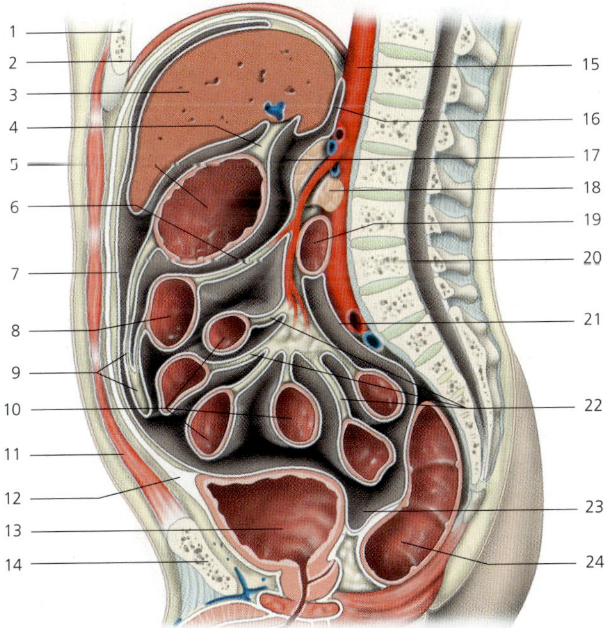

1 Sternum
2 Diaphragme
3 Foie
4 Petit omentum (Petit épiploon)
5 Estomac
6 Mésocôlon transverse
7 Péritoine de la paroi abdominale antérieure
8 Côlon transverse
9 Grand omentum (Grand épiploon)
10 Intestin grêle
11 M. droit de l'abdomen
12 Ouraque
13 Vessie
14 Os pubien
15 Aorte
16 Récessus omental supérieur
17 Foramen omental (Foramen épiploïque de Winslow)
18 Pancréas
19 3e duodénum
20 Aorte abdominale
21 Péritoine de la paroi abdominale postérieure
22 Mésentère de l'intestin grêle
23 Excavation recto-vésicale (Cul-de-sac recto-vésical)
24 Rectum

Vue générale des reins

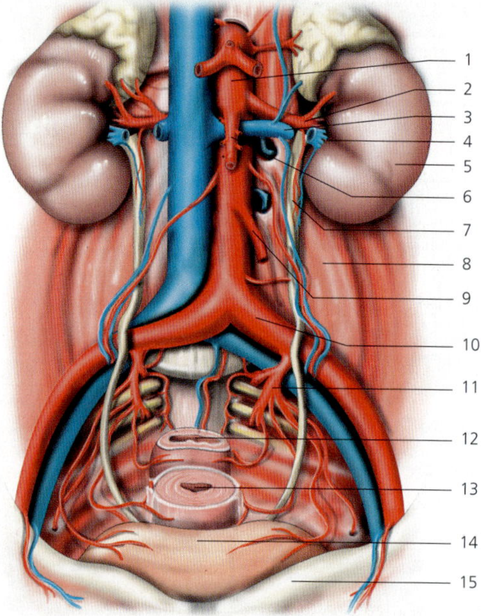

1 Aorte abdominale
2 A. rénale
3 V. rénale
4 Hile du rein
5 Rein
6 A. mésentérique supérieure
7 Uretère et vaisseaux urétéraux
8 M. psoas
9 A. mésentérique inférieure
10 A. iliaque commune (A. iliaque primitive)
11 A. iliaque interne
12 Rectum
13 Utérus
14 Vessie
15 Os pubien

Système urinaire chez l'homme

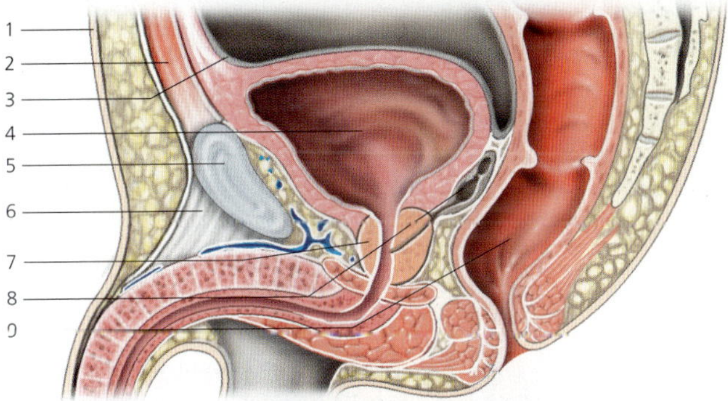

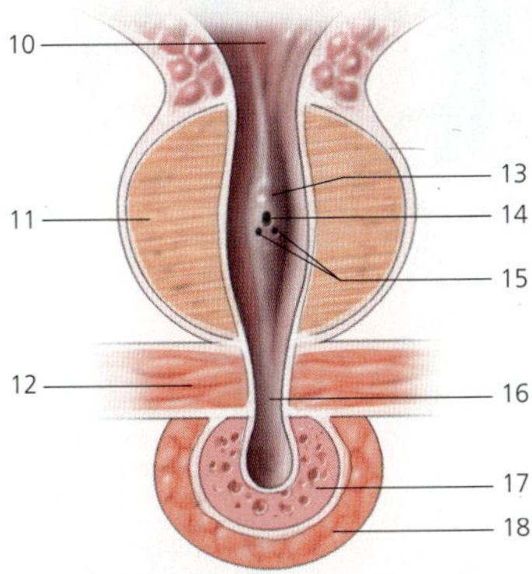

1 Peau
2 Muscle droit de l'abdomen (M. grand droit)
3 Péritoine
4 Vessie
5 Pubis
6 Ligament suspenseur du pénis
7 Prostate
8 Vésicule séminale
9 Rectum
10 Vessie
11 Prostate
12 Sphincter strié de l'urètre
13 Veru montanum
14 Orifice de l'utricule
15 Orifices des canaux éjaculateurs
16 Urètre
17 Corps spongieux

Rapports antérieurs de la glande thyroïde

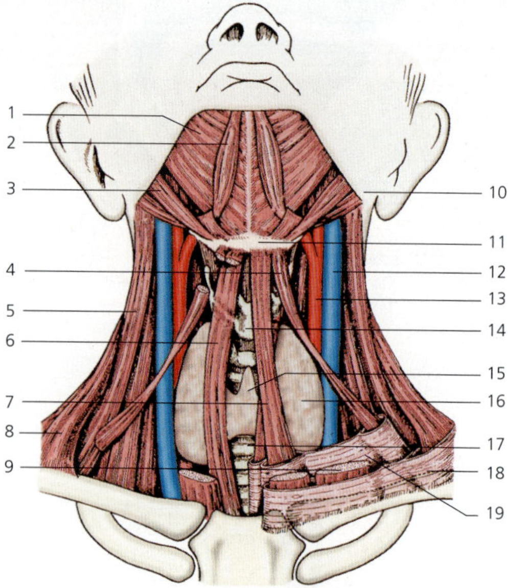

1 M. mylo-hyoïdien
2 M. digastrique
3 M. stylo-hyoïdien
4 M. omo-hyoïdien
5 M. scalènes
6 M. sterno-thyroïdien
7 M. sterno-hyoïdien
8 M. trapèze
9 M. sterno-cléido-mastoïdien
10 Mandibule
11 Os hyoïde
12 V. jugulaire interne
13 A. carotide primitive
14 Cartilage thyroïde
15 Pyramide de Lalouette
16 Glande thyroïde
17 Cartilage cricoïde
18 Fascia cervical superficiel (Aponévrose cervicale superficielle)
19 Fascia cervical moyen (Aponévrose cervicale moyenne)

Coupe sagittale du petit bassin chez la femme

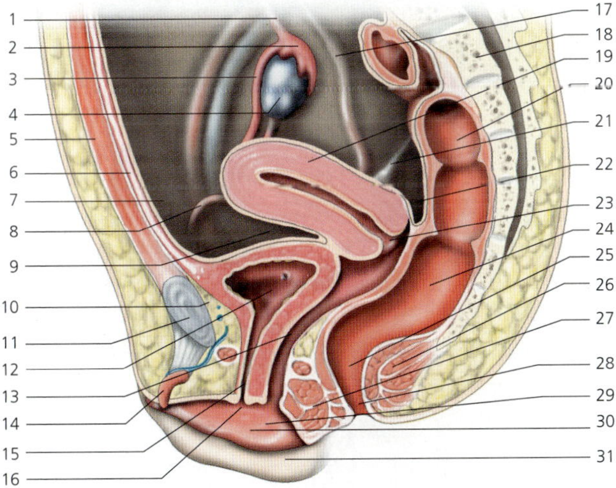

1 Ligament lombo-ovarien
2 Pavillon
3 Trompe utérine (Trompe de Fallope)
4 Ovaire
5 M. droit de l'abdomen
6 Ouraque
7 Péritoine
8 Ligament rond
9 Fosse paravésicale (Cul-de-sac vésico-utérin)
10 Espace rétro-pubien (Espace de Retzius)
11 Symphyse pubienne
12 Vessie
13 Vagin
14 Clitoris
15 Urètre
16 Méat urinaire
17 Uretère
18 Sacrum
19 Corps utérin
20 Côlon sigmoïde
21 Repli utéro-sacral (Ligament utéro-sacré)
22 Excavation recto-utérine (Cul-de-sac de Douglas)
23 Col de l'utérus
24 Rectum
25 Canal anal
26 M. élévateur de l'anus
27 Noyaux fibreux du périnée
28 Anus
29 Vestibule
30 Petite lèvre
31 Grande lèvre

Vue latérale de l'appareil génital masculin

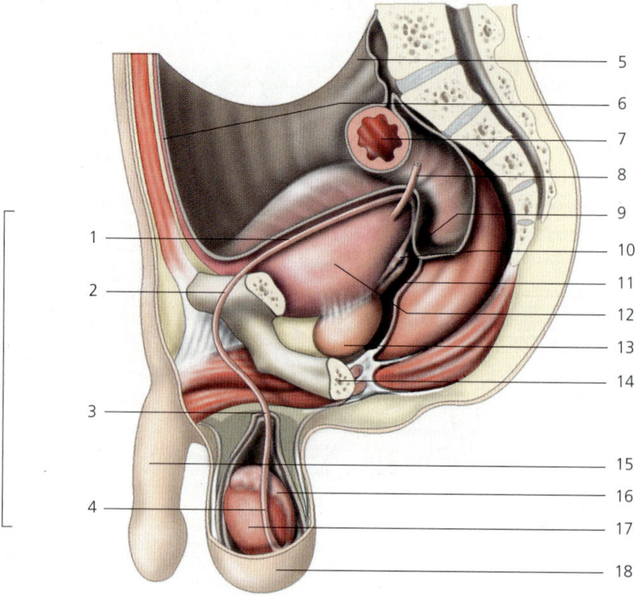

1-4 Canal déférent
1 Portion latéro-vésicale
2 Portion inguinale
3 Portion funiculaire
4 Portion testiculaire
5 Péritoine
6 Paroi antérieure de l'abdomen
7 Rectum
8 Uretère
9 Excavation recto-vésicale
10 Ampoule déférentielle
11 Vésicule séminale
12 Vessie
13 Prostate
14 Os du pubis
15 Pénis ou verge
16 Epididyme
17 Testicule
18 Scrotum

Elsevier Masson S.A.S. – 65 rue Camille Desmoulins
92442 Issy-les-Moulineaux Cedex
Dépôt légal : mai 2018
Composition : Nord Compo
Imprimé en Pologne par Dimograf